DICTIONNAIRE [illegible]

MÉDECINE USUELLE

par le Docteur

[illegible]

[illegible]

Dictionnaire illustré de

MÉDECINE USUELLE

NOUVELLE ÉDITION

5e MILLE

Dictionnaire illustré de

MÉDECINE USUELLE

Par le Dr GALTIER-BOISSIÈRE

NOUVELLE ÉDITION
entièrement refondue et augmentée
par le Dr BURNIER

991 gravures, photographies ou radiographies
2 cartes — 2 planches en couleurs.

LIBRAIRIE LAROUSSE. — PARIS
13-17, RUE MONTPARNASSE. — SUCCURSALE : RUE DES ECOLES (58).

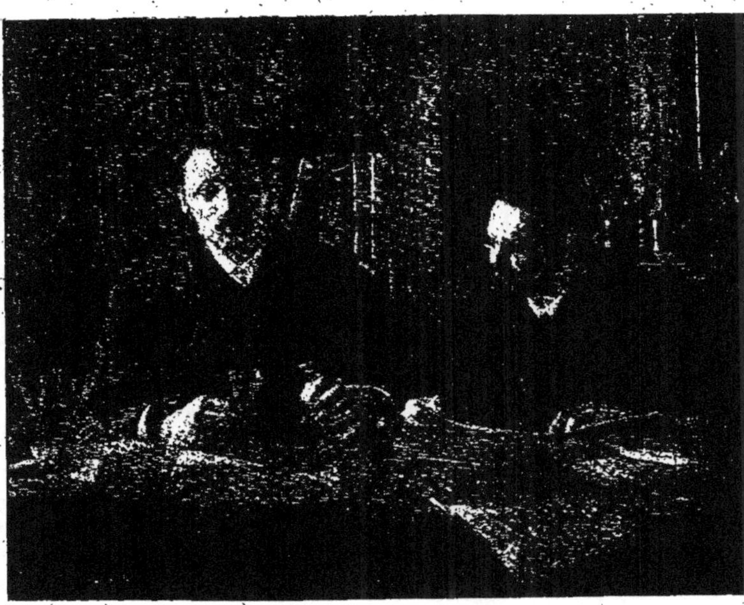

L'ANALYSE. Tableau de René Ménard.

BUT DE L'OUVRAGE

On ne devient pas plus médecin en lisant les livres de médecine qu'on ne sait parler une langue étrangère après avoir feuilleté une grammaire de cette langue. Les altérations de la santé sont individuelles; chacun, par le fait de sa double hérédité, de son hygiène, de ses maladies antérieures, transforme à son usage le type général, lui-même établi d'après la moyenne des cas les plus caractéristiques.

Le présent ouvrage n'a donc pas pour objectif de remplacer le médecin, mais de le suppléer en son absence et de compléter des instructions données quelquefois par lui d'une façon un peu succincte. D'autre part, les formules thérapeutiques sont de simples indications générales et ne peuvent être exécutées par les pharmaciens que sur *ordonnance d'un médecin,* le choix et la dose des médicaments variant avec les conditions où se trouve le malade; enfin on trouvera la définition des mots et des expressions de la science médicale qui, à l'heure actuelle, constituent véritablement un langage spécial.

Quelques exemples permettront de comprendre le but poursuivi :

1° On se trouve à la campagne, à l'étranger, loin d'un médecin : un accident (*brûlure, empoisonnement, fracture, hémorragie, morsure de vipère, plaie*) ou une maladie (*faux* ou *vrai croup, convulsions*) se produisent, plusieurs heures s'écoulent avant l'arrivée du praticien et l'anxiété s'accroît de l'ignorance des premiers soins à donner, qui auraient soulagé, peut-être sauvé l'être cher.

2° Le médecin a prescrit un vésicatoire, un enveloppement froid, voire même le très vulgaire cataplasme sinapisé, et personne ne lui ayant demandé de renseignements sur la façon de procéder, il a pu croire ses clients au courant de ces médications très usuelles; mais, maintenant qu'il est parti, voilà ceux-ci très embarrassés : un oubli peut être nuisible, une maladresse provoquera de la douleur. Il arrive souvent aussi que le médecin, après avoir ordonné un régime particulier assez désagréable à suivre, comme par exemple le régime lacté, oublie d'indiquer les petits moyens à employer pour rendre supportable cette forme de traitement, cependant si indispensable.

3° Un enfant *va* naître : quels soins doit-on donner à la maman? (1) L'enfant *est* né : quels soins lui donner à lui-même? (2) Il crie et présente certains signes : faut-il se tranquilliser ou s'inquiéter ? Comment, d'autre part, se défendre contre les tromperies de la *nourrice* ?

4° Certaines circonstances vous font craindre que votre *lait* ou votre *vin* aient subi des falsifications : comment s'en assurer par des procédés simples et rapides ?

5° On a parlé devant vous *microbes, appendicite, dyspepsie, neurasthénie, tuberculose*, maladies de la *volonté, psittacose* (maladie des perruches, contagieuse à l'homme) ; on a cité des noms étranges, comme *cacodylique, trinitrine, sulfonal, glycérophosphate, menthol* : comment se renseigner sur tous ces mots que la fréquence des discussions médicales entre gens du monde jette journellement dans la conversation ?

(1) V. *Grossesse, accouchement, fièvre de lait, seins.*

(2) V. *Allaitement, berceau, biberon, croissance, cris, convulsions, couveuse, dentition, habillement des enfants, nouveau-né, nourrisson, pèse-bébé, sevrage, sommeil*, etc.

Nous nous sommes efforcé de donner des réponses à toutes ces questions dans le présent dictionnaire, dont les articles, suivant l'utilité pratique, n'ont qu'une ligne ou s'étendent sur plusieurs pages; des renvois continuels aux mots typiques permettent en outre à ces articles de se compléter l'un par l'autre.

Les signes décrits pour chaque maladie sont ceux perceptibles par le malade et par son entourage; quant aux symptômes perceptibles seulement par un médecin, ils n'ont pas été indiqués ici, car ils auraient été non seulement inutiles, mais nuisibles au lecteur incompétent, une longue et délicate étude permettant seule aux médecins de les comprendre et de les différencier.

Les maladies ont été groupées en général par organes (*dent, estomac, foie, intestin*, etc.), afin de faciliter la comparaison des lésions frappant la même région, et l'étude des altérations de l'organe est précédée d'une description rapide de sa structure et de ses fonctions.

Un développement étendu a été donné à la médication par les *simples*, par l'*eau chaude* ou *froide*, par la *gymnastique* française et suédoise, par le *massage*, par les *petits moyens* de la médecine d'urgence sans drogue proprement dite; à l'*hygiène préventive* et *curative*, qui chaque jour prend une extension plus grande pour la guérison des maladies les plus graves (tuberculose, affections nerveuses) : *altitude*, *cure* de terrain, *sanatorium*, stations *hibernales*, *hydrothérapie*, *lumière*, *massage*, *mécanothérapie*, *mer*, *régime alimentaire*, *électrothérapie*, eaux *minérales*, *désinfection*. Une large part a été faite à l'hygiène des *exercices*, comme la *boxe*, l'*équitation*, l'*escrime*, la *chasse*, la *pêche*, la *natation*, la *marche*, le *cyclisme*; à l'hygiène *professionnelle* (maladies produites par les *poussières* et les *vapeurs* industrielles, *blanchisseur*, *boucher*, etc.); aux nouveaux procédés d'examen (*radioscopie*, *pléthysmographe*, *phonendoscope*, *sphygmographe*).

Nombre d'explications techniques ne font que traverser la mémoire, alors qu'une figure exacte ou schématique s'impose à notre cerveau; aussi a-t-on remplacé le plus souvent possible un texte forcément aride par une image (gravures, radiographies ou photographies, dont plusieurs sont des reproductions de tableaux de maîtres), en se bornant à compléter l'enseignement par quelques lignes de commentaire.

Pour les champignons vénéneux, la circulation du sang, la représentation en noir eût été insuffisante, et nous avons eu recours à des figures en couleurs; un grand nombre de tableaux synthétiques et de figures d'ensemble permettent d'utiles comparaisons; enfin, la médecine et la chirurgie ayant réalisé depuis ces dernières années de nombreux progrès, nous avons indiqué dans le présent ouvrage les méthodes de traitement (thérapeutique) les plus récentes, et les derniers perfectionnements apportés à l'art de la médecine.

Ce livre sera emporté, nous l'espérons, par des personnes allant aux colonies; elles y trouveront tous les renseignements utiles dans des articles généraux comme *Tropiques* (Pays des), hygiène *coloniale*, *acclimatement;* ou des articles spéciaux sur les pays : *Afrique*, *Chine*, *Madagascar*, *Taïti*, *Tonkin*, ou sur les maladies : *béribéri*, *bouton* d'Orient, *dysenterie*, *choléra*, *peste*, *paludisme*, *filariose*, etc.

Les voyageurs, les explorateurs qui se trouvent éloignés de tout secours médical, pourront, en se référant aux mots exprimant les signes les plus caractéristiques d'une maladie qui leur survient, faire une médication appropriée à chacun de ces signes, s'ils ont emporté avec eux la petite *pharmacie* de famille indiquée dans l'ouvrage.

L'ACCIDENT. Tableau de Dagnan-Bouveret.

Reproduction autorisée par la Maison Manzi, Joyant et Cie.

DICTIONNAIRE ILLUSTRÉ DE
MÉDECINE USUELLE

A

aa. — Ces lettres, interposées entre les noms de plusieurs médicaments et un chiffre dans une ordonnance, signifient que ces médicaments sont mélangés en quantité égale :

Hydrate de chloral. . . . . . } aa 10 gr.
Alcoolat de cochléaria. . . . }

Soit 10 grammes d'hydrate de chloral et 10 grammes d'alcoolat de cochléaria.

Abaisse-langue. — Instrument destiné à aplatir la base de la langue, de façon à permettre de voir le fond de la gorge.

MODE D'EMPLOI. Le procédé le plus simple consiste à se servir du manche d'une cuiller qu'on aura soin de choisir grande, pour avoir plus de force. On pourra s'éclairer en tenant de l'autre main une autre cuiller servant de réflecteur à une bougie (*fig.* 1).

PROCÉDÉ SUPPRIMANT L'INSTRUMENT. Il est souvent possible de se passer de cuiller, en faisant tirer la

L'astérisque qui suit un mot indique qu'on trouvera des renseignements complets à ce mot. Si le renvoi s'applique à une expression formée de plusieurs mots, comme « acide borique », c'est à celui qui porte l'astérisque qu'il faut chercher.*

langue au dehors et en demandant au malade de répéter à haute voix *a, a, a, a*, lettre dont l'articulation abaisse naturellement la base de la langue.

FIG. 1. — Examen de la bouche et de la gorge.

Abaisse-langue irrigateur. — L'auteur de ce dictionnaire a fait fabriquer un abaisse-langue (*fig. 2*) qui, d'un côté, sert à aplatir simplement la langue et, de l'autre, permet de laver complètement la gorge, sur laquelle peut ainsi passer, en quelques minutes, sans aucune fatigue, un litre de liquide antiseptique (de l'eau boriquée, par exemple) qui est lancé avec force et pénètre ainsi dans tous les recoins de la cavité. Ce procédé rend les plus grands services dans les angines.

DISPOSITIF. Il suffit d'appliquer au tube de l'abaisse-langue le tube en caoutchouc d'un bock* et, ayant placé l'instrument sur la langue, de pencher la tête

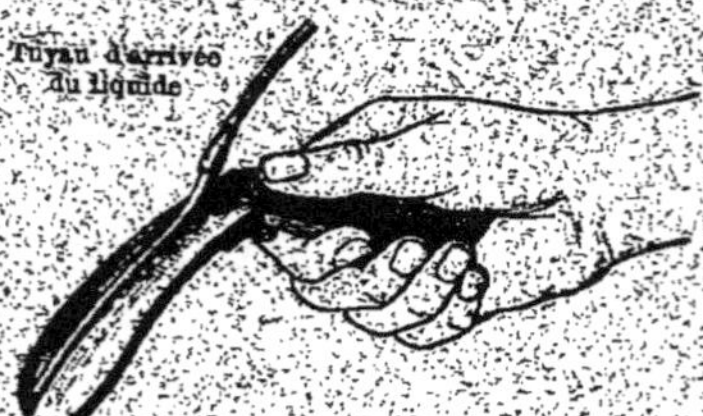

FIG. 2. — Abaisse-langue irrigateur.

au-dessus d'une cuvette dans laquelle retombe le liquide après le lavage. Par de petits mouvements de la main on dirige le courant vers le fond et sur les côtés de la gorge.

Abasie (du gr. *a*, priv., et *basis*, marche). — Trouble du système nerveux se produisant le plus souvent chez les hystériques et caractérisé par l'impossibilité de la marche normale, bien qu'il n'existe pas de paralysie musculaire. Il coïncide souvent avec l'impossibilité de la station verticale ou *astasie*. V. ce mot.

Abattement. — Dépression morale et physique pouvant être le résultat d'une action morale, d'une hémorragie ou d'une maladie.

Abattoirs (Hygiène des). — V. BOUCHERIES.

Abcès (du lat. *abcedere*, s'écarter). — Collection de pus dans une cavité créée par lui et dont les parois sont formées par le tissu voisin refoulé et modifié. Par extension, on donne aussi le nom d'abcès aux collections de pus qui se produisent dans des séreuses enflammées : ce sont des *abcès enkystés*.

Les abcès siègent en général dans le tissu cellulaire (phlegmon), particulièrement là où il est abondant, et dans les régions riches en glandes lymphatiques (adénites*), comme l'aisselle, le cou. Ils peuvent succéder à l'inflammation d'un vaisseau lymphatique (lymphangite), d'une veine (phlébite), des os (ostéite, ostéomyélite et périostite), ou se produire dans le cerveau ou les organes respiratoire, digestif, sexuel ou urinaire.

Abcès chauds. — Abcès causés par des microbes de la suppuration. Suivant la variété de microbes, le pus est bien lié, sans odeur (staphylocoques blancs ou dorés), ou liquide, mal lié (streptocoques), fétide (colibacilles), et contient des microbes anaérobies. La teinte du pus peut être modifiée par la présence de bile, de sang, de lait, de matières fécales, d'urine. Des gaz peuvent y pénétrer au niveau des ouvertures naturelles (bouche, anus) et produire une odeur fétide.

L'abcès chaud s'accompagne de douleurs pulsatives et lancinantes, rougeur, chaleur et tuméfaction de la peau accompagnées de frissonnements et fièvre. Si l'abcès est suffisamment superficiel, en appuyant le doigt sur la partie malade, on a la sensation d'un déplacement du liquide (fluctuation). L'abcès s'ouvre spontanément si on n'intervient pas, dès que le pus est constitué, en donnant lieu à une cicatrice beaucoup plus grande et plus laide que celle provoquée par le bistouri.

TRAITEMENT. L'application de compresses imbibées d'eau oxygénée ou alcoolisée (alcool à 90° et eau à parties égales), les pansements humides très chauds, les bains peuvent faire avorter l'abcès à sa période inflammatoire. Dès que le pus est réuni en foyer (fluctuation), il doit être évacué ; incision au bistouri au point le plus déclive, de façon à supprimer la douleur provoquée par l'écartement des tissus et à éviter l'ulcération de la peau, les décollements et l'extension de l'abcès vers les points où les espaces celluleux lâches lui ouvrent la voie (phlegmon diffus). Ensuite, lavages et pansement* en comprimant légèrement.

Abcès froids. — Collection de pus formée lentement et sans réaction inflammatoire apparente. Ces abcès sont dus, le plus souvent, à la dissolution de masses tuberculeuses ayant pour origine le bacille de Koch. Le liquide est aqueux, jaune clair.

Gonflement mou sans modification de la couleur de la peau ; l'accroissement est très lent ; il n'y a ni fièvre, ni douleur. Le pus peut se résorber ou, au contraire, s'évacuer au dehors ; la peau devient alors rosée, sensible et s'ulcère en un ou plusieurs points. Les parois ayant peu de tendance à la cicatrisation, une *fistule* se forme dans certains cas et s'éternise.

Les *abcès par congestion* (*fig. 3*) sont toujours précédés de douleurs au niveau des points malades (os, articulations), d'où la collection purulente est partie pour apparaître sous la peau très loin de là (partie antérieure de la cuisse pour une tuberculose d'une des vertèbres).

Traitement. Le *traitement général* (V. à tuberculose) peut faire résorber un abcès froid. La révulsion (application de teinture d'iode, de pointes de feu légères, de chaleur sèche) peut avoir le même résultat. On provoque aussi dans certains cas (quand la tumeur est bien circonscrite) la guérison spontanée par des injections d'une solution de chlorure de zinc. Lorsque le pus est formé, ponctions et injections d'éther iodoformé à 50 p. 100. Parfois, lorsque l'abcès est bien limité, on peut l'enlever chirurgicalement avant son ramollissement comme une simple tumeur.

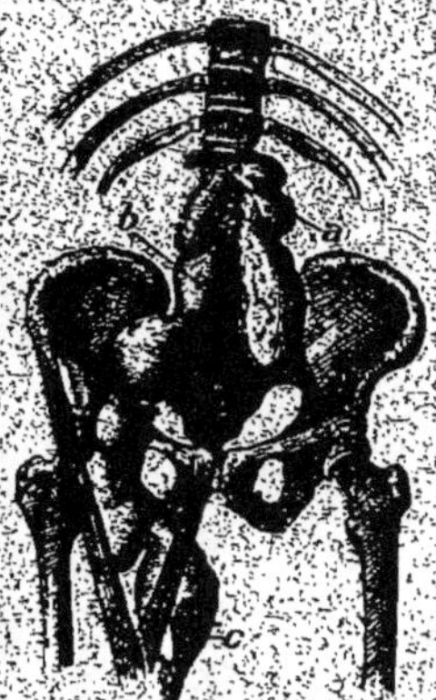

Fig. 3.
Abcès par congestion.
a. Vertèbre malade ; b. Abcès par congestion ; c. Abcès ouvert.

Abcès de fixation. — Abcès que l'on crée artificiellement en injectant en un point déterminé, la cuisse le plus souvent, un liquide irritant, de l'essence de térébenthine par exemple. Cet abcès aseptique agirait en stimulant la leucocytose et en augmentant ainsi le pouvoir bactéricide du sang, en réalisant une véritable saignée leucocytaire, en oxydant les microbes et leurs toxines ou en jouant le rôle d'un dérivatif à la manière des cautères.

Cette méthode est indiquée dans l'infection puerpérale, l'infection chirurgicale, les septicémies, les péritonites, les infections urineuses, les maladies infectieuses graves (broncho-pneumonies grippales, pneumonies asthéniques des vieillards, épidémies graves de grippes, méningite cérébro-spinale épidémique, encéphalite léthargique), les maladies infectieuses infantiles, les fièvres éruptives graves ; les intoxications graves par l'oxyde de carbone, le plomb, les champignons, les auto-intoxications, l'urémie grave.

Abcès métastatiques. — Abcès secondaires survenant au cours d'une infection générale (pyohémie, septicémie).

Abcès tubéreux. — Abcès siégeant dans les glandes sébacées accolées aux follicules pileux, à l'aisselle par exemple. C'est une sorte de furoncle.

Abcès urineux. — Abcès de la région périurétrale dû à l'infection urinaire, qu'il y ait ou non rupture de l'urètre.

Abcès vermineux. — Abcès ayant pour origine des vers (ascaris) ou des larves.

Abdomen (du lat. *abdere*, cacher). — L'abdomen ou ventre (*fig.* 4, 5) est la partie du tronc placée au-dessous du diaphragme qui la sépare du thorax. C'est une grande cavité formée en bas par le bassin, en arrière par les vertèbres lombaires, sur les côtés et en avant par des muscles.

Afin de pouvoir localiser les lésions qui s'y produisent, on divise l'abdomen par des lignes artificielles : deux *horizontales* répondent, la première, à la limite inférieure des fausses côtes, et la deuxième, au bord supérieur du bassin ; deux *verticales*, descendant au niveau des bouts de sein, atteignent le bassin au niveau d'une saillie nommée « épine iliaque antérieure ». Ces lignes circonscrivent neuf régions, qui sont, de haut en bas : l'hypocondre droit, l'épigastre, l'hypocondre gauche, le flanc droit, l'ombilic, le flanc gauche ; l'iliaque droit, le bas-ventre ou hypogastre et l'iliaque gauche (*fig.* 5.)

L'abdomen contient : 1° des organes digestifs (estomac, gros et petit intestin, foie, pancréas) ; 2° des organes urinaires (reins, uretère, vessie) ; 3° des organes génitaux féminins (ovaires, trompes, utérus et vagin) ou masculins (vésicules séminales et prostate) ; 4° la rate, l'aorte abdominale et ses divisions, la veine cave inférieure et les grosses veines qui la constituent, enfin le péritoine.

Abdomen (Lésions de l'). — Les lésions du ventre peuvent être de deux sortes : contusions et plaies.

1° **Contusions.** I. **superficielles.** — Causes et signes. Produites par des coups et n'atteignant que la paroi de la cavité, elles se réduisent à un épanchement de sang entre la peau et les muscles (ecchymose).

Traitement. Repos, compresses d'alcool camphré.

II. **profondes.** — Causes : I. déterminantes. Les *chocs directs* (pierres, projectiles, coup de pied de cheval) ou par *contre-coup* (chute sur les pieds ou le bassin)

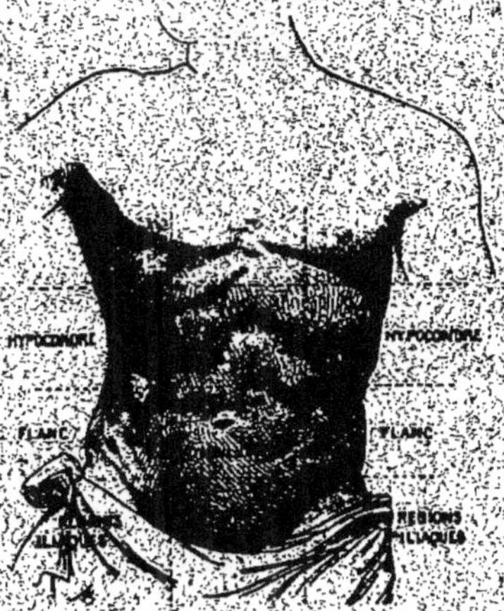

Fig. 4. — Régions de l'abdomen.

peuvent laisser intacte la paroi, à cause de sa laxité, et léser gravement les viscères. Les *pressions* intenses (tamponnement, éboulement, chute sous une voiture) altèrent à la fois la paroi et les viscères, qui peuvent être déchirés ; — II. aggravantes. Maladie antérieure ou état de plénitude des viscères (estomac, intestins, vessie, matrice) par suite d'épanchement du contenu dans le péritoine, qui alors s'enflamme.

SIGNES : I. GÉNÉRAUX. Quelquefois, au début, ils sont insignifiants, bien que la lésion soit grave ou, au contraire, très bruyants, bien qu'elle soit légère. Douleur avec sensation d'angoisse, surtout si la région épigastrique est atteinte ; stupeur profonde suivie ou non de défaillance ; vomissements et signes de péritonite ou d'hémorragie interne si un viscère est rompu ; — II. LOCAUX. Ecchymose à la partie inférieure du ventre, pouvant se produire très tardivement si la rupture musculaire est profonde. Quelquefois on observe une hernie, assez fréquemment des troubles urinaires (rétention, anurie).

TRAITEMENT. Lorsque la lésion viscérale est certaine ou simplement probable de par l'intensité du choc, *l'intervention chirurgicale rapide s'impose* (laparotomie). Si la lésion est plus bénigne, repos au lit avec glace sur le ventre, diète absolue, opiacés, surveillance très attentive jusqu'au septième jour.

2° **Plaies** : I. **superficielles** (ne dépassant pas les parois). — CAUSES. Armes blanches ou balles faisant séton.

SIGNES. Douleur souvent plus intense après quelques heures ; possibilité de vomissements, de difficulté respiratoire, de troubles nerveux ; gêne dans les mouvements si un muscle est sectionné. Quelquefois hernie, notamment par suite d'insuffisance de solidité de la cicatrice.

TRAITEMENT. Immobilisation en faisant fléchir légèrement le tronc, de façon à relâcher les muscles de l'abdomen. Désinfecter à l'eau bouillie. Suture avec drain à la partie inférieure, pansement sec. Bandage du corps pendant assez longtemps après guérison, pour préserver la cicatrice d'une dilatation.

II. **pénétrantes**. — CAUSES. Armes blanches ou à feu ; cornes de ruminants. Les épées et poignards ne produisent quelquefois pas de lésions des viscères ; le fait est infiniment plus rare pour les autres causes.

SIGNES. Ceux des contusions profondes avec pâleur extrême, ballonnement du ventre, hoquets, signe de péritonite, formation d'une hernie ; en cas de perforation des viscères, il peut y avoir un écoulement de matières, de liquide ou de gaz, au dehors ; vomissements et selles sanglantes.

TRAITEMENT. Si les viscères ne sont pas lésés, agir comme dans les plaies non pénétrantes ; dans le cas contraire, laparotomie.

3° **Épanchements par lésion interne**. — CAUSES. Épanchement de *bile* dû à une ulcération des voies biliaires par un calcul ; — d'*aliments*, par une ulcération de l'estomac ou des intestins ; — de *pus*, par un abcès d'un viscère ; — de *sang*, par rupture de la rate, d'une hématocèle ou d'une grossesse.

SIGNES ET TRAITEMENT. Ceux de la péritonite.

Abdominale (Ceinture). — V. CEINTURES.

Abduction (du lat. *ab*, particule qui indique l'écartement, et *ducere*, mener). — L'abduction est l'action d'éloigner un membre du tronc, une partie du corps de son milieu. Ainsi, le muscle *abducteur* du pouce écarte celui-ci des autres doigts. Le nerf abducteur de l'œil (nerf moteur oculaire externe) dévie le globe en dehors vers la tempe.

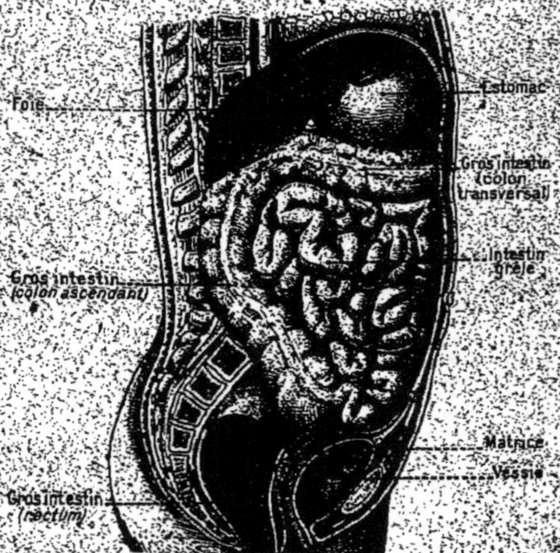

FIG. 5. — Abdomen : coupe d'avant en arrière au niveau de l'ombilic.

Abeilles. — V. PIQURES.

Aberration (du lat. *aberrare*, s'écarter). — Anomalie, irrégularité dans l'aspect, la structure, la conformation, l'action d'un organe ou l'exercice d'une faculté : *aberration des sens, du jugement*.

Aberration du sens génésique. — V. HOMOSEXUALITÉ.

Ablation (du lat. *ablatum*, enlevé). — Action de retrancher une partie malade, plus particulièrement un tissu anormal (tumeur, exostose).

Ablution. — Lavage plus ou moins général du corps.

Abortif (du lat. *ab*, suppression, et *ortus*, naissance).

Maladie abortive. — Maladie qui n'aboutit pas à son complet développement. La varioloïde est une forme abortive de la variole.

Médicament abortif. — Substance à laquelle on attribue la propriété de provoquer l'avortement.

Traitement abortif. — Médication qui a pour but de faire avorter une maladie à son début. C'est ainsi que la blennorragie*, la syphilis* peuvent être arrêtées dans leur évolution, si un traitement actif intervient dans les premières heures ou les premiers jours de la maladie.

Aboulie (du gr. *a*, privatif, et *boulê*, volonté). — Impuissance à faire agir sa volonté pour prendre une détermination. S'observe dans la neurasthénie, la mélancolie, la débilité mentale.

Abréviations. — V. AA, AD, BM, etc.

Absence (du lat. *ab*, hors, et *esse*, être). — Arrêt momentané de la pensée, sous l'action de la fatigue, de l'ivresse ou d'une maladie cérébrale, notamment de l'épilepsie*.

Absinthe. — Liqueur formée d'un mélange d'essences empruntées à différentes plantes (grande et petite absinthe [*fig.* 6,] anis vert, badiane, menthe, fenouil, hysope, coriandre, angélique, origan) dans la proportion de 0 gr.,05 à 0 gr.,10 d'essence d'absinthe et de 0 gr.,30 à 0 gr.,80 d'essence des autres plantes pour 2 cuillerées à soupe. 2 gr. d'essence d'absinthe suffisent à donner à un chien une crise épileptiforme.

La vente de l'absinthe est interdite en France depuis 1914. Il est à souhaiter qu'on interdise également les succédanés de l'absinthe, presque aussi nocifs qu'elle.

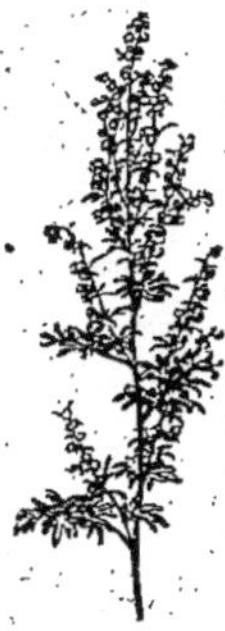

FIG. 6. Absinthe.

Absinthisme. — Intoxication aiguë déterminée par l'ingestion d'absinthe, caractérisée par des troubles digestifs (perte d'appétit, pituites matinales, amaigrissement progressif, pâleur), et des troubles psychiques (vertiges, *hallucinations*, insomnie, douleurs dans les articulations et le long des nerfs, accès de fureur, idées de persécution, attaque d'épilepsie, démence).

Absorbant.— Substances capables de recevoir dans leurs pores (*absorbants mécaniques*) ou de transformer (*absorbants chimiques*) les gaz ou les liquides :

1° Principaux absorbants mécaniques : amadou*, coton hydrophile, pour les liquides ; charbon*, pour les gaz ;

2° Principaux absorbants chimiques : carbonate de soude*, de fer ou de chaux, phosphate* de chaux, eau de chaux*, magnésie, sous-nitrate de bismuth*.

Absorption. — Résultat terminal de la digestion. V. DIGESTION.

Abstinent. — Buveur d'eau, de limonade, de lait, à l'exclusion de toute boisson fermentée ou liqueur distillée.

Acare. — Arachnide parasite de la gale*.

Accès (du lat. *ad*, vers, et *cedere*, approcher). — Perturbation brusque dans l'organisme. Ex. : accès de fièvre, accès palustre. V. PALUDISME.

Accident. — V. BLESSURE, BRULURE, CONTUSION, COUPURE, ÉLECTRICITÉ, ENTORSE, FRACTURE, MORSURE, etc.

Accidents du travail. Toute atteinte au corps humain provenant de l'action soudaine et violente d'une force extérieure. L'accident se distingue de la maladie en ce qu'il doit avoir une cause extérieure qui se manifeste d'une façon *subite*, tandis que la maladie a le plus souvent une cause intérieure et est le résultat d'une évolution *lente et continue*.

Cette définition élimine donc les maladies professionnelles et certaines lésions, tels que les durillons ou callosités des mains, le durillon forcé, la pénétration continue et insensible des poussières métalliques.

Sont, au contraire, considérés comme accidents du travail certaines affections pathologiques tels que le charbon, contracté par un ouvrier tanneur en manipulant des peaux contaminées, et la syphilis inoculée à un verrier par une canne contaminée.

Les accidents du travail sont régis en France par les lois du 9 avril 1898, 22 avril 1902, 31 mars 1905, qui ont été étendues ultérieurement aux exploitations commerciales, forestières, agricoles, aux domestiques.

Certaines maladies professionnelles (saturnisme, hydrargyrisme) sont assimilées aux accidents de travail (loi du 25 octobre 1919).

L'état du blessé antérieur à l'accident (diabète, tuberculose) ne doit pas entrer en ligne de compte.

La loi de 1898 distingue l'*incapacité temporaire*, qui après un temps plus ou moins long, est suivie d'une guérison complète, et ne donne droit qu'à une indemnité temporaire, et l'*incapacité permanente*, qui après la consolidation de la blessure donne droit à une rente viagère.

L'incapacité permanente peut être *absolue* ou *partielle*.

L'incapacité est absolue quand la victime de l'accident se trouve dans l'impossibilité définitive et complète de se livrer au moindre travail lucratif. Ex. : cécité, amputation de deux membres, aliénation mentale.

L'incapacité est partielle quand l'accident, tout en laissant l'ouvrier capable de travailler, doit avoir pour conséquence dans l'avenir une diminution de capacité et une réduction de ses salaires. C'est ainsi que la perte d'un œil est évaluée à 33 p. 100 ; l'amputation d'une jambe ou d'un bras, de 50 à 60 p. 100 ; l'amputation d'un doigt, de 5 à 15 p. 100.

Acclimatation. — Accommodation d'un individu à un pays dont l'altitude et la température sont différentes de celles du pays d'origine.

On s'habitue assez rapidement à une altitude même élevée, mais l'acclimatation aux pays chauds est plus difficile. L'âge auquel on est le plus apte à changer de climat est trente-cinq ans ; la période de vie où on y est le moins préparé est l'enfance jusqu'à douze ans. Souvent on ne peut conserver les enfants qu'en les envoyant tout petits en Europe et en les y laissant attendre la puberté. Les maladies les plus ordinaires sont celles d'estomac (perte d'appétit, diarrhées opiniâtres), du foie, de la peau, les fièvres intermittentes, l'anémie, la dysenterie.

RÈGLES D'HYGIÈNE. Ne boire que de l'eau bouillie, ne pas sortir à l'aube et au coucher du soleil. Ne venir qu'en décembre ou en janvier au Sénégal, dans l'Inde, la Cochinchine ou les Antilles. Habiter sur un lieu élevé, fermer les fenêtres du côté où soufflent les vents venant de marécages. Porter des vêtements de laine. Observer une grande propreté (bains, douches). Exercice modéré, jamais pendant que les habitants font la sieste, c'est-à-dire aux heures les plus chaudes. Pas d'excès d'alcool, d'aliments ou autres. — V., en outre, aux mots CLIMAT, COLONIES, et aux noms de pays : AFRIQUE, CHINE, MADAGASCAR, etc.

Acclimatement. — V. ACCLIMATATION. L'acclimatement est plus particulièrement l'accommodation d'un individu à un genre de vie (nourriture, travail, surmenage, privation d'air) différent de celui qu'il avait précédemment. L'ouvrier des champs a peine à s'acclimater aux grandes villes et se trouve prédisposé à la fièvre typhoïde, à la phtisie, s'il ne suit pas une hygiène rationnelle.

Accommodation. — V. ŒIL.

Accouchement. — L'accouchement comprend deux temps : l'expulsion 1° de l'enfant ; 2° des annexes (membranes, placenta, cordon). Ce deuxième temps porte le nom particulier de *délivrance*.

SIGNES PRÉCURSEURS (annonçant l'accouchement) :

I. *Dans les huit ou quinze derniers jours*, « le ventre tombe », *s'affaisse*, parce que l'enfant descend dans le bassin. Cet affaissement se fait souvent même progressivement dans les derniers mois, surtout chez les femmes ayant eu déjà plusieurs enfants. L'*absence de cet affaissement* doit faire consulter le médecin, car il peut indiquer une mauvaise position du fœtus, souvent modifiable par l'accoucheur, s'il est averti en temps utile.

II. *Dans la journée de l'accouchement* : 1° la femme ressent des *douleurs* (contractions utérines) qui se reproduisent à des intervalles de plus en plus rapprochés (toutes les vingt minutes, puis toutes les quinze, les dix, les cinq, les minutes) et qui peuvent s'arrêter quelquefois plusieurs heures pour reprendre ensuite ; 2° il se produit un *écoulement d'un liquide* aqueux (rupture de la poche des eaux) en quantité plus ou moins abondante.

PRÉPARATIFS À FAIRE EN VUE DE L'ACCOUCHEMENT :

I. *Par la femme* : 1° Prendre un lavement pour débarrasser l'intestin et uriner, mais ne pas aller au cabinet pour ces évacuations ;

2° Faire une injection antiseptique* ;

3° Ne pas manger ; prendre seulement du bouillon, un grog léger, mais pas de vin ;

4° Mettre une chemise propre ;

5° Se coucher dès le début des douleurs, ou tout au moins dès qu'elles deviennent très rapprochées.

II. *Soins matériels* : 1° Entretenir dans la pièce une *température* de 16 à 17 degrés ;

2° Le *lit* devra être d'une seule personne et placé au milieu de la chambre. On le recouvrira d'un drap, de la *garniture inférieure*, formée d'une première toile cirée fixée à ce drap par des épingles, et d'une alèze (drap plié en plusieurs doubles) ; de la *garniture supérieure*, formée d'une seconde toile cirée et d'une seconde alèze.

Cette disposition présente le grand avantage qu'après la délivrance on enlèvera facilement la garniture supérieure et que la femme se trouvera dans un lit propre, sans avoir eu de déplacement à subir. Au besoin, on peut remplacer une des toiles imperméables (de préférence celle de la garniture supérieure) par une couche de journaux enfermée dans l'alèze ;

3° On placera dans la pièce : un bassin pour selle, un bassin pour injection et un *bock** ; un flacon de vaseline ; des draps disposés en alèze pour changer ceux qui pourraient être salis, ou simplement pour soulever le siège à un moment donné ;

4° On entretiendra sur le feu une grande bassine d'eau.

III. *Pour l'enfant*. Avoir dans la pièce, à portée de la main : 1° du gros *fil* pour la ligature du cordon ; 2° un vase et du savon pour le laver et le baigner ; 3° une serviette-éponge pour l'essuyer ; 4° sa layette.

SOINS PENDANT LE TRAVAIL. S'il se produit des *crampes*, frictionner les cuisses et les jambes, fléchir et étendre successivement les orteils.

Si la femme le désire, la laisser marcher pendant les premières douleurs, à moins qu'elle ne soit faible, disposée aux évanouissements, aux hémorragies ou atteinte de hernie.

Couvrir la femme, ou tout au moins ses membres inférieurs, de façon qu'elle ne se refroidisse pas.

LIGATURE DU CORDON. Lier le cordon environ *deux minutes* après l'expulsion, à *deux travers de doigt* de l'ombilic, en serrant assez fortement pour que le fil se perde dans un sillon profond. On fait un premier nœud après avoir entouré le cordon, puis on l'entoure de nouveau, et on en fait un second sur l'autre face ; enfin on coupe au-dessus du nœud.

DÉLIVRANCE. L'expulsion des annexes se fait en moyenne une ou deux heures après celle de l'enfant. Si l'accoucheur n'est pas présent, il sera utile de conserver le délivre pour qu'il constate s'il est bien complet.

SOINS APRÈS L'ACCOUCHEMENT. Faire une toilette (lavage extérieur et injection) avec le liquide antiseptique conseillé par le médecin et, à défaut de prescription spéciale, avec de l'eau boriquée à 45 degrés. Appliquer au-devant du vagin de l'ouate boriquée et placer un bandage de corps autour du ventre, dont il sera séparé par une couche d'ouate. Surveiller l'écoulement du sang et, s'il était important, avertir l'accoucheur. — Maintenir le calme autour de la malade (pas de visites, pas de conversations). Comme régime : bouillon ou lait par petites tasses, à discrétion, le premier jour ; le lendemain, œuf ou viande. Les jours suivants, six tolettes* au moins par jour. Si constipation, lavement le quatrième jour. Position horizontale pendant la plus grande partie de la journée, repos de cette position de temps en temps par de courts couchers sur le côté. Le changement de lit ne sera fait que le huitième jour. Chaise longue vers le vingtième jour. Ceinture abdominale pendant six semaines. V. SEINS, NOUVEAU-NÉ.

MÉDECINE LÉGALE. Si la mère a accouché hors de son domicile, la déclaration incombe à la personne chez laquelle a eu lieu l'accouchement. (C. *civ.*, art. 56.)

Accouchement prématuré. — Accouchement qui se produit avant le terme de la grossesse.

Accouchement provoqué. — Accouchement fait artificiellement à partir de 7 mois et demi. L'interruption dans la grossesse ne se pratique que pour une raison grave : affection cardiaque, tuberculose, vomissements incoercibles, défaut de conformation du bassin de la mère : toute lésion qui met en péril la vie de la mère ou de l'enfant.

Accoutumance. — L'absorption progressive de petites doses d'un médicament y accoutume l'économie : elle arrive à supporter une dose qui, prise en une fois, aurait produit des troubles et même un empoisonnement mortel. Ce phénomène est l'inverse de l'anaphylaxie*.

Acétanilide. — V. ANTIFÉBRINE.

Acétates. — V. AMMONIAQUE, CUIVRE, PLOMB, POTASSE, SOUDE.

Acétique (Acide). — Partie active du vinaigre.

Acétonémie (de *acétone*, et du gr. *aima*, sang). — Présence d'acétone (corps volatil) dans le sang. S'observe chez les diabétiques, dont l'haleine et les urines dégagent l'odeur de pomme reinette.

Acétonurie (de *acétone*, et du gr. *ouron*, urine). — Présence d'acétone dans l'urine chez les diabétiques.

Acétopyrine (acéto-salicylate d'antipyrine). — Poudre blanche employée à la dose de 1 à 3 grammes contre la migraine, les névralgies et le rhumatisme.

Ache (persil des marais). — Les feuilles de cette ombellifère sont employées comme excitant et diurétique en infusion* (15 gr. par litre d'eau). Cette plante entre aussi dans la composition du sirop des cinq racines* apéritives.

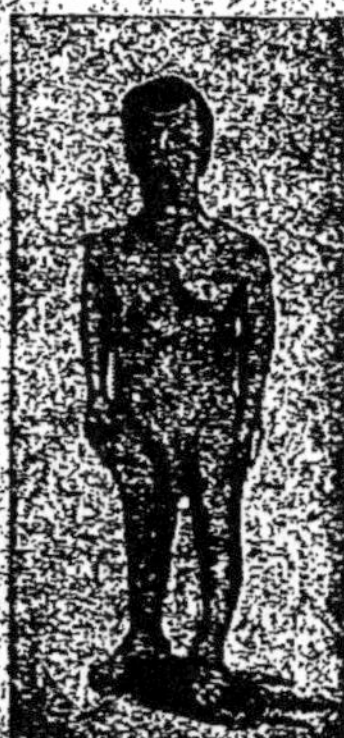

FIG. 7. — Achondroplasique. Taille 1m,20.

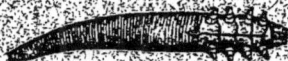

Achille (Tendon d'). — Tendon très épais d'insertion des muscles postérieurs de la jambe (jumeaux et soléaire) sur la face postérieure du calcanéum.

Acholie (du gr. *a*, priv., et *cholé*, bile). — Suppression de la sécrétion biliaire.

Achondroplasie (du gr. *a*, priv., *chondros*, cartilage, et *plassein*, façonner). — Arrêt du développement par calcification des cartilages de conjugaison des os longs. Le malade a une trop grosse tête par rapport au tronc et aux membres qui, eux, au contraire, sont trop petits (*fig.* 7). L'achondroplasie peut être héréditaire.

Achorion. — Champignon de la teigne* faveuse.

Achromatique (du gr. *a*, pas, et *chrôma*, couleur). Les verres de lunettes doivent être achromatiques, c'est-à-dire débarrassés des colorations qui accompagnent l'image d'un objet fourni par une lentille (irisation) ; sinon, il en résulte une fatigue pour l'œil. On arrive à ce résultat en fabriquant ces verres avec deux verres différents : l'un en *flint-glass* et l'autre en *crown-glass* (*fig.* 8).

Achromie. — Décoloration d'un tissu, de la peau, des poils.

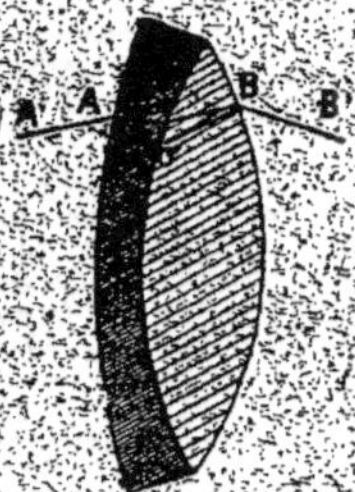

FIG. 8. — Lentille achromatique (Coupe).

A. Lentille en *flint-glass*. — B. Lentille en *crown-glass*. — A' A c B B'. — Trajet d'un rayon lumineux.

Acides. — V. BORIQUE, CARBONIQUE, CHLORHYDRIQUE, SULFURIQUE, etc. Pour les empoisonnements, V. CAUSTIQUES.

Acidose. — Intoxication acide due à la présence en excès dans l'organisme de corps acétoniques (acide diacétique, acétone). S'observe dans le diabète. Se traduit par une dépression, de la somnolence, de la gêne respiratoire, des vomissements.

Acidulés. — Boissons rafraîchissantes faites avec : 1° le jus de fruits acidulés (groseilles, orange, grenade) ; 2° les acides retirés de ces fruits (acides citrique et tartrique), ou des acides forts très étendus (limonade sulfurique* ou chlorhydrique*).

Acné. — Maladie de la peau extrêmement polymorphe et commune, due à des lésions inflammatoires variables des glandes sébacées ou des follicules pileux.

On en distingue plusieurs types :

Acné ponctuée ou comédon. — Légère saillie, au centre de laquelle on voit un point noir ; quand on presse, on énuclée un filament blanchâtre, coiffé par le point noir, d'aspect vermiforme. Siège surtout aux nez, front, menton, épaules, en nombre variable. Souvent le comédon contient un acare, le « demodex » (*fig.* 9).

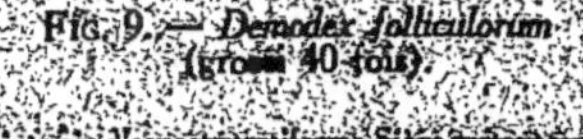

FIG. 9. — *Demodex folliculorum* (grossi 40 fois).

TRAITEMENT. Extraction des comédons, lavage avec solutions alcoolisées, soufrées, salicylées.

Acné inflammatoire et pustuleuse. — Au début c'est une simple saillie rougeâtre : « bouton vulgaire » qui peut disparaître ; habituellement il suppure : on voit au centre une tache jaunâtre due au soulèvement de l'épiderme par le pus. Rupture de la pustule et issue d'une goutte purulente. Formation d'une croûte brune et d'une cicatrice, d'abord rouge, ensuite blanchâtre, souvent indélébile. Les lésions d'acné peuvent être grosses, indurées à la base : *acné indurée*. Quand la suppuration est abondante, on est en présence d'une *acné pustuleuse* ou *phlegmoneuse*.

S'observe surtout à la face, au dos, chez les jeunes gens à partir de la puberté (acné juvénile), chez les constipés, chez les sujets à peau grasse.

TRAITEMENT : I. GÉNÉRAL. Traiter l'état causal ; établir un régime alimentaire en proscrivant poisson, gibier, charcuterie, vins. Laxatifs, hydrothérapie, huile de foie de morue, arsenic, fer, levure de bière, vaccinothérapie*. Saisons à Cauterets, Luchon, Barèges ; — II. LOCAL. Simples lotions chaudes additionnées d'alcool camphré. Dans les cas plus sérieux, emploi de lotion soufrée, de pommade soufrée avec un peu d'acide salicylique. Douche filiforme. Redouter l'irritation de la peau. Massage plastique.

Acné rosée (rosacée ou couperose). — Taches érythémateuses superficielles sur lesquelles apparaissent de petites dilatations vasculaires s'anastomosant pour former des arborisations, des varicosités, siégeant aux visage, menton, nez, joue, front. Secondairement il se surajoute des éléments d'acné inflammatoire dont l'apparition est favorisée par la congestion de la peau. Quand la tuméfaction est considérable, on note un volume parfois énorme du nez et des lèvres (acné hypertrophique ou rhinophyma).

Le trouble vaso-moteur initial est souvent sous la dépendance de troubles digestifs ou menstruels, chez la femme.

TRAITEMENT. Manger lentement, bien mastiquer, éviter la constipation ; lotions et pommades au soufre, à l'ichtyol ; les scarifications donnent de bons résultats, ainsi que la douche filiforme ; les rayons X, les rayons ultra-violets, la neige carbonique peuvent être employés dans les cas rebelles.

Acné chéloïdienne. — Variété d'acné particulière caractérisée par le développement autour d'un poil de papulo-pustules présentant une induration à la base qui augmente vite. Des nodules indurés saillants se forment, se réunissent et prennent un aspect fibreux, cicatriciel. Siège presque exclusivement à la nuque.

CAUSES. Le sexe masculin est le plus souvent atteint. Frottement du faux col. Rôle des prédispositions individuelles : certains individus transforment en chéloïde toute lésion banale de la peau.

TRAITEMENT. Emplâtre au mercure, ichtyol, scarifications, rayons X ; dans certains cas, destruction au thermocautère.

Acné atrophique, nécrotique ou varioliforme. — Cette forme débute par des saillies aplaties, d'aspect rouge avec petite pustule centrale que remplace bientôt une croûte jaune centrée par un poil. Quand la croûte tombe, il subsiste une cicatrice blanche, déprimée, indélébile le plus souvent.

Siège à la bordure du cuir chevelu, qui peut être envahi en totalité, au front, quelquefois au tronc, très rarement aux membres.

TRAITEMENT. Faire tomber les croûtelles par des pulvérisations ou par des cataplasmes de fécule de pomme de terre. Lavage à la liqueur de Van Swieten. Ensuite application de pommade au soufre. Dans certaines formes graves et extensives, cautérisations ignées.

Acné miliaire ou **milium.** — Forme particulière d'acné caractérisée par des granulations sous-épidermiques, de la dimension d'une tête d'épingle, blanc jaunâtre et se trouvant surtout à la face, au niveau des paupières, de la partie supérieure des joues ; elles se voient sur les organes génitaux. Par la pression on énuclée de la lésion un petit noyau (grain de millet) dur, s'écrasant difficilement sous le doigt.

TRAITEMENT. Si les lésions sont abondantes, faire l'énucléation avec un scarificateur ou la pointe d'un galvanocautère.

Aconit. — Plante de la famille des Renonculacées, employée comme médicament. Autres noms : napel, capuchon, tue-loup bleu, casque de Minerve, fève de loup (*fig.* 10). — Principe actif : *aconitine.*

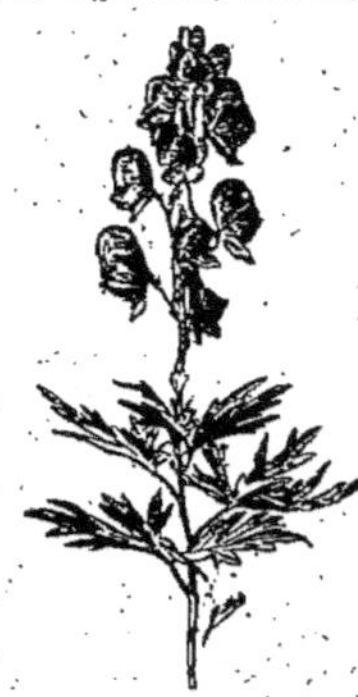

FIG. 10. — Aconit.

ACTION ET INDICATIONS. Calmant (névralgies, enrouement, toux quinteuse, coqueluche, rhumatisme, goutte sciatique). — MODE D'EMPLOI. Alcoolature de feuilles, 1 à 5 gr. ; alcoolature de racines, 5 à 30 gouttes dans une potion.

Aconitine. — Médicament alcaloïde dangereux, très vénéneux. La dose maximum d'aconitine *cristallisée* à prendre en plusieurs fois dans les vingt-quatre heures est d'un quart de milligramme à 1/2 milligramme. L'aconitine *amorphe*, moins active, peut se prendre à dose triple.

ACTION ET INDICATIONS. Comme pour aconit.

Empoisonnement. — SIGNES. Picotement dans la bouche, constriction de la gorge. Chaleur au creux de l'estomac, nausées, vomissements, *fourmillements* sur tout le corps, surdité, troubles de la vue (pupilles dilatées), prostration très grande. — PREMIERS SOINS. Faire vomir en chatouillant la luette ou avec de l'ipéca. Alcool en boisson ou lavement, applications chaudes, respiration artificielle. V. ASPHYXIE.

Acroasphyxie (du gr. *akros*, extrémité, et *asphyxie*). — Asphyxie des extrémités.

Acrocéphalie (du gr. *akros*, extrémité, et *céphalé*, tête). — Malformation du crâne en pain de sucre, qui s'observe souvent dans l'idiotie.

Acrocyanose (du gr. *akros*, extrémité, et *kuanos*, bleu). — Teinte bleuâtre des extrémités par troubles de la circulation chez les cardiaques, les paralytiques.

Acromégalie (du gr. *akros*, extrémité, et *megalos*, volumineux). — Exagération énorme du volume de la tête (*fig.* 11), des mains et des pieds, par trouble de la croissance : due à une lésion de l'hypophyse* ou glande pituitaire.

Acromélalgie (du gr. *akros*, extrémité, *mélos*, membre, et *algos*, douleur). — Maladie caractérisée par des douleurs dans les doigts des mains et des pieds, se produisant par accès et s'accompagnant de maux de tête et de vomissements.

Acromion (du gr. *akros*, sommet, et *ômos*, épaule). — Apophyse de l'omoplate qui s'articule avec l'extrémité externe de la clavicule et donne attache aux muscles deltoïde et trapèze. V. à OMOPLATE.

Acroparesthésie (du gr. *akros*, extrémité, *para*, ayant le sens d'erreur, et *aisthesis*, sensibilité). — Engourdissement des extrémités simulant la paralysie de la sensibilité, alors que celle-ci est seulement atténuée, quelquefois même accrue, et sans qu'il y ait lésion ni des centres nerveux ni des nerfs.

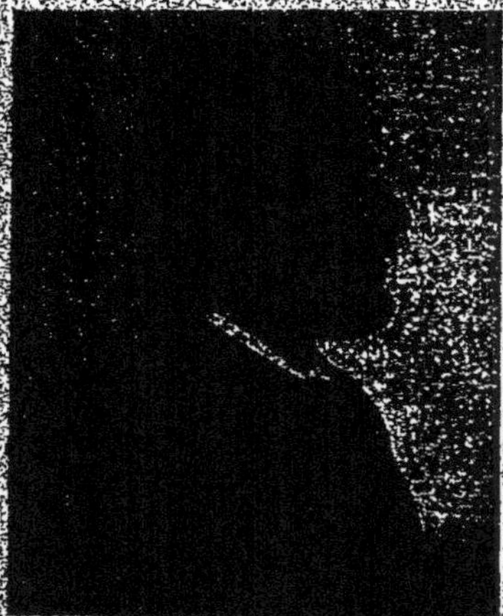

FIG. 11. — Type d'acromégalique.

Actinomycose (du gr. *aktis*, *aktinos*, rayon, et *mukes*, champignon). — Maladie parasitaire, rare en France, provoquée par la multiplication d'un champignon (*fig.* 12) ayant l'apparence d'une moisissure de couleur soufrée.

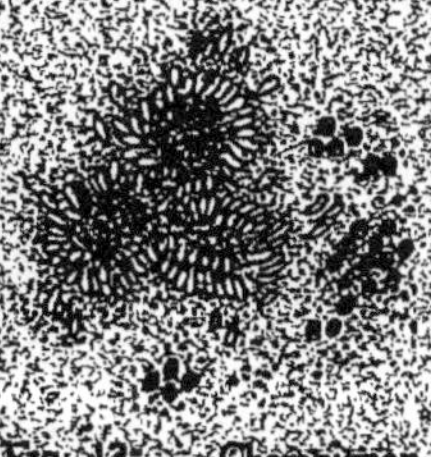

FIG. 12. — Champignon de l'actinomycose.

Ce champignon se trouve dans les régions humides à la surface de végétaux (épis de céréales, feuilles, pousses d'arbustes), et peut s'introduire dans le corps lorsqu'on mâche distraitement un épi de céréale, chez les sujets qui battent les céréales ou s'occupent des bovidés.

La forme la plus fréquente chez l'homme est l'actinomycose *cervico-faciale* (60 p. 100); elle débute sur le maxillaire inférieur au niveau d'une dent cariée. Une tumeur se forme, d'abord dure, puis la peau rougit, la tumeur se ramollit ; le pus formé est riche en *grains* jaunes caractéristiques renfermant le parasite, sous forme de masses disposées en rayons autour d'une masse centrale. Ce pus est éliminé par des fistules qui s'ouvrent dans la bouche et sur la face et le cou.

A. pleuro-pulmonaire (15 p. 100), peut être primitive ou secondaire, simule une bronchite chronique et la tuberculose pulmonaire. Le champignon se retrouve dans les crachats.

A. abdominale (15 p. 100), peut se localiser sur divers viscères (cœur, appendice, foie, rectum), primitive ou secondaire ; grave.

TRAITEMENT. — 1° GÉNÉRAL. Iodure de potassium, 2 à 8 grammes en ingestion, injection de liqueur iodo-iodurée ou d'huile iodée. 2° LOCAL. Cautérisation au thermocautère.

Actinothérapie (du gr. *aktis*, rayon, et *therapeuein*, soigner). — Traitement par les agents physiques émettant des radiations : radium, rayons X, rayons ultra-violets. V. ces mots.

Ad ou **add.** — Signifie dans une ordonnance : Ajoutez.

Addison (Maladie d'). V. SURRÉNALES.

Adduction (du lat. *ad*, vers, et *ducere*, conduire). — Mouvement qui porte un membre ou un fragment de membre vers l'axe du corps. Ces mouvements sont produits par des muscles dit *adducteurs*.

Adénie (du gr. *adên*, glande). — Maladie rare, caractérisée par une hypertrophie simple des ganglions lymphatiques superficiels et profonds et des productions lymphatiques dans différents organes, analogues à celles de la leucémie*, mais sans augmentation des globules blancs du sang.

Adénite (du gr. *adên*, glande). — Inflammation des ganglions lymphatiques, c'est-à-dire des petites glandes où se réunissent un certain nombre de vaisseaux lymphatiques. Les plus importants sont placés au-dessous du menton (vaisseaux de la tête), au pli de l'aine (vaisseaux du membre inférieur) et dans l'aisselle (vaisseaux du membre supérieur) [V. la figure en couleurs, à CŒUR]. Il existe une forme *aiguë* et une forme *chronique*.

Adénite aiguë. — CAUSES. Quelquefois lésion directe d'un ganglion, mais ordinairement blessure ou simplement écorchure d'une partie de la peau ou des muqueuses placée au-dessous du ganglion dans lequel les lymphatiques transportent le principe irritant. — SIGNES LOCAUX. On trouve dans les régions susindiquées une ou plusieurs petites masses ovalaires, roulant sous la peau, d'abord bien isolées, plus tard moins nettement perceptibles par suite de l'inflammation du tissu voisin (*adénophlegmon*), en tout cas douloureuses à la pression et même spontanément. Sous l'influence du traitement, l'adénite peut s'arrêter là, mais souvent aussi elle suppure (*abcès*). — SIGNES GÉNÉRAUX. Fièvre, mal de tête, perte d'appétit.

On donne plus particulièrement le nom de *bubons* aux adénites produites par une affection générale : *variole*, *typhus*, *peste*, *chancre simple* ou *syphilitique*.

TRAITEMENT. Suppression de la cause, pansement soigné de la plaie, origine de l'adénite. Repos. Onctions mercurielles*, applications chaudes d'une solution de sublimé et pansement à l'alcool. (V. PANSEMENT.) En cas de suppuration, ponction sous-cutanée avec appareil à aspiration* ou ouverture au bistouri, *de bonne heure*, par un médecin.

Adénite chronique. — CAUSES. Lymphatisme, tuberculose, syphilis, mycoses, cancer. Inflammation chronique notamment de l'oreille (écoulement par le canal auditif externe ou irritation du lobule par des boucles d'oreille), des yeux (blépharite, conjonctivite), de la peau, de la tête (*eczéma*, etc.), des dents (carie), des amygdales. — SIGNES. Les mêmes que ceux d'adénite aiguë, sauf que la douleur est d'abord nulle ou faible. Le volume des adénites chroniques peut être très grand. La suppuration, lorsqu'elle se produit, est indéfinie et peut laisser des cicatrices très visibles (*tumeurs froides*), surtout si l'ouverture se fait spontanément.

TRAITEMENT. Action : 1° *générale* (huile de foie de morue, liqueur de Fowler, teinture d'iode) ; 2° *locale* (application de pommade iodée, injection d'éther iodoformé). En cas de suppuration, voir TRAITEMENT de forme aiguë.

Adénoide (Végétations) [du gr. *adên*, glande, et *eidos*, aspect] (*fig.* 13-14-15). — Il existe au-dessus du voile du palais une glande de même nature que les amygdales et qu'on nomme « amygdale pharyngée de Luschka ». Très petite d'ordinaire, elle peut s'hypertrophier chez les enfants comme les autres amygdales et forme alors une masse charnue qui : 1° bouche plus ou moins les voies nasales et l'ouverture des trompes d'Eustache destinées à faire communiquer l'oreille moyenne avec l'arrière-gorge ; 2° repousse en avant le voile

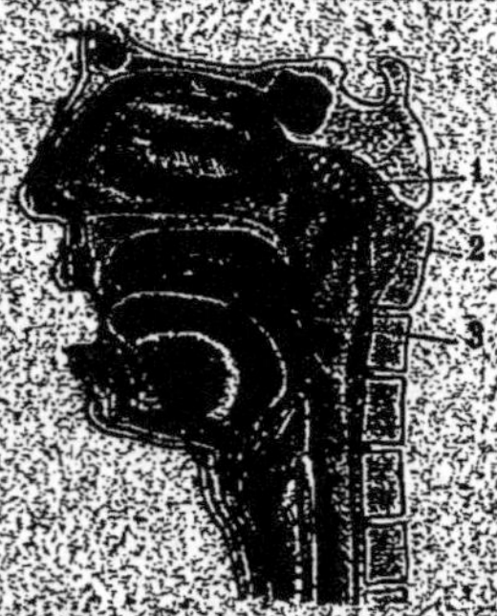

FIG. 13. — Tumeurs adénoïdes.
1. Végétations adénoïdes. — 2. Orifice de la trompe d'Eustache. — 3. Amygdale.

du palais, au-dessus duquel le doigt peut sentir une masse molle et gélatineuse, rappelant la consistance d'un paquet de vers.

CAUSES. Hérédité, tuberculose, hérédo-syphilis, rougeole. — SIGNES : 1° une diminution plus ou moins grande de l'ouïe ; 2° la malformation du nez dont les ailes sont très étroites, la difficulté de se moucher, l'obligation de respirer par la bouche, qui reste continuellement ouverte, une respiration nocturne gênée (ronflement). La diminution de la capacité respiratoire entraîne un rétrécissement de la poitrine, la pâleur du visage, l'anémie* ; 3° une modification de la voix : l'enfant ne peut plus prononcer les voyelles nasales *an, en, in, on, un* ; il dit « baba » pour « maman » ; les notes

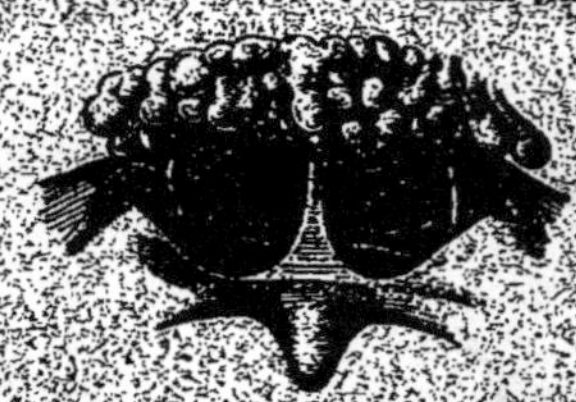

FIG. 14. — Ouvertures postérieures des fosses nasales surmontées par des végétations adénoïdes.

élevées sont perdues par l'effet de ce nasonnement, et il se produit quelquefois une perte temporaire de la voix (aphonie*). Les enfants atteints de végétations adénoïdes se développent mal ; ils sont faibles, prédisposés aux pharyngites, aux bronchites tenaces, aux rhumatismes. Quelques-uns des signes des tumeurs adénoïdes sont ceux de l'hypertrophie des amygdales*, qui coïncide d'habitude avec elles. — TRAITEMENT. La destruction de ces tumeurs doit être opérée au plus tôt, de façon à éviter l'influence désastreuse qu'elles produisent sur la santé générale et locale (appendicite), influence qu'il conviendra de combattre ensuite par un traitement reconstituant (huile de foie de morue*, iodure de fer*, chlorures, quinquina, bains de mer*, eaux minérales* sulfureuses).

FIG. 15. — Enfant adénoïdien de 8 à 12 ans.

Adéno-lipomatose (du gr. *adên*, glande, et *lipos*, graisse). — Affection caractérisée par des lipomes circonscrits, souvent symétriques, localisés au cou, aux aisselles, aux aines ; attribuée à la tuberculose et à la syphilis, à un trouble des glandes à sécrétion interne.

Adénome (du gr. *adên*, glande, et *ome*, qui signifie tumeur). — Tumeur bénigne due à la prolifération d'un épithélium glandulaire *normal*, ce qui la distingue des épithéliums où la prolifération des cellules est *anormale*. S'observe surtout au niveau des seins.

Adénomes sébacés. — Petites tumeurs blanchâtres ou rougeâtres causées par une hypertrophie des glandes sébacées ; siègent surtout au visage, de chaque côté du nez et au menton. Apparaissent dans la seconde enfance et durent indéfiniment.

Adénopathie (du gr. *adên*, glande, et *pathos*, maladie). — On donne ce nom à toutes les maladies des ganglions (V. ADÉNITE), mais particulièrement à l'hypertrophie des ganglions qui entourent les grosses bronches.

Adénopathie trachéo-bronchique. — S'observe chez les enfants, entre deux et sept ans, à la suite d'une inflammation de la trachée (rhume, trachéite), des bronches (bronchite simple ou liée à la grippe, à la rougeole et à la *coqueluche*), des bronchioles (pneumonie, pleurésie, tuberculose).

L'augmentation de volume des ganglions provoque la compression des organes voisins, c'est-à-dire le tissu pulmonaire, les canaux bronchiques, les vaisseaux sanguins, les nerfs.

SIGNES. Les phénomènes de compression se manifestent par une sensation de gêne, de poids dans la poitrine qui, dans certains cas, peut devenir une véritable douleur et qui s'exagère par l'action de courir, de monter, de faire un effort quelconque un peu violent et prolongé ; la respiration est alors facilement haletante. Chez quelques enfants, l'oppression peut se présenter sous forme de crise d'une durée variable, affectant tous les caractères d'un accès d'asthme. Chez d'autres, la respiration devient sifflante et bruyante au point de ressembler au bruit qu'on produit en soufflant dans une corne (cornage).

La toux est violente, stridente ou rauque, sèche à certains moments de la journée, grasse à d'autres ; les quintes sont incessantes et très pénibles ; elles ont été comparées à celles de la coqueluche (*toux coqueluchoïde*) ; elles se produisent, de préférence, le matin ou le soir, ou à la suite d'un effort, de cris, et ne sont pas plus fréquentes la nuit. La voix ne subit pas d'ordinaire de modification, mais peut cependant, elle aussi, devenir enrouée et rauque ; quelquefois elle s'éteint complètement et l'enfant semble pour ainsi dire aphone.

L'évolution peut être aiguë, mais surtout chronique.

TRAITEMENT. Huile de foie de morue en hiver, sirop de belladone, sirop iodotannique, liqueur de Fowler. Séjour au Mont-Dore, aux Eaux-Bonnes ou à Enghien.

Adéno-phlegmon. — Infection d'un ganglion lymphatique propagée au tissu cellulaire avoisinant et se terminant par suppuration.

Adipose (du lat. *adeps*, graisse). — Infiltration du tissu cellulaire sous-cutané.

Adipose douloureuse (maladie de Dercum). — Adipose symétrique s'accompagnant de douleurs, d'asthénie et parfois de troubles mentaux. S'observe surtout chez la femme au moment de la ménopause.

Adonis vernalis. — La tige et les feuilles de cette renonculacée sont employées en infusion (20 grammes pour 1 litre d'eau), à la dose de 200 grammes par jour, comme succédané de la digitale, régulateur du cœur et diurétique.

Adrénaline (du préfixe *ad*, et fr. *rein*). — Poudre cristalline blanchâtre, extraite des glandes surrénales, dont elle est le principe actif.

MODE D'EMPLOI. Sous forme de tablettes ou de solution de chlorhydrate au millième. Vaso-constricteur énergique.

Adynamie (du gr. *a*, pas, et *dunamis*, force). — Prostration complète, physique et morale. La fièvre typhoïde est le type des maladies adynamiques.

Ægagropile ou **Égagropile** (du gr. *aigagros*, chèvre sauvage, et *pilos*, laine foulée). — Tumeur formée de poils et de débris végétaux, qu'on trouve parfois dans l'estomac des ruminants et plus rarement dans celui de l'homme.

Aération. — V. CHEMINÉE ET VENTILATION.

Aérophagie (du gr. *aêr*, air, et *phagein*, manger). — Pénétration d'air dans les voies digestives supérieures chez des névropathes (hystérie, psychasthénie, phobie), suivie d'éructations plus ou moins difficiles.

La distension de l'estomac peut comprimer les organes voisins : d'où essoufflement, palpitations, vertiges, troubles digestifs. Traitement psychique.

Chez le nourrisson, l'aérophagie résulte surtout de tétées à vide. Lorsque le mamelon de la nourrice est mal conformé, qu'elle a peu de lait, quand l'enfant tette ses doigts, une tétine ou un objet quelconque ne donnant pas de lait, il n'avale que de l'air mélangé de salive. Cet air distend l'estomac et l'intestin. Le ventre est gros, ballonné, clapotant. La surcharge gazeuse provoque des renvois et même des vomissements.

Aérothérapie (du gr. *aêr*, air, et *therapeia*, traitement). — Traitement des maladies par l'air *comprimé*, *raréfié*, ou plus ou moins *saturé* de substances *médicamenteuses*. V. BAINS.

Æthone (orthoformiate d'éthyle). — Liquide incolore, à odeur spéciale non désagréable, soluble dans l'eau. Préconisé contre la toux, de l'asthme, de la bronchite, de la coqueluche.

DOSES : 10 à 20 gouttes chez l'enfant, 20 à 30 chez l'adulte.

* *

Affusion. — Procédé hydrothérapique qui consiste à verser, avec un récipient à large ouverture, une nappe d'eau froide ou chaude sur une partie du corps ou sur le corps tout entier d'un malade placé nu, debout ou assis, dans une baignoire.

Affusion froide. — DISPOSITIF. Mettre, ou non, les pieds dans un vase rempli d'eau chaude. Faire suivre l'affusion d'un essuyage énergique, puis transport au lit et enveloppement dans une couverture de laine ou habillement rapide et exercice en plein air. — MODE D'ACTION. Effet *stimulant* (eau à 12°, durée 2 à 3 minutes) ; — effet *sédatif* (eau 14° à 16°, durée 10 à 15 minutes) ; — effet *mixte* (eau 14° à 16°, durée 5 minutes). — INDICATIONS. Fièvres typhoïde*, intermittente, éruptives, notamment scarlatine* ; névroses ; congestion.

Affusion chaude. — *Sédatives* de 25° à 30° ; *stimulantes* au-dessus de 30°. — INDICATIONS. Mêmes maladies que pour froides.

Afrique (Hygiène en). — Après un séjour d'un an dans l'Afrique orientale, la peau de l'Européen ne peut plus aussi bien qu'auparavant régler la température du corps ; de sorte que, quand la température descend seulement de 30° à 26°, comme cela arrive fréquemment, il se refroidit facilement, et même, étant rapatrié, ne supporte plus bien l'été des pays septentrionaux.

1° VÊTEMENT. Dans l'intérieur de l'Afrique, par suite d'augmentation d'altitude, les variations de température entre le jour et la nuit peuvent atteindre 20° ; et, si l'on ne se couvre pas davantage le soir, il se produit des maladies par refroidissement.

Le casque est très utile, mais il n'en est pas de même du couvre-nuque, qui, étant généralement mince et transparent, loin d'arrêter les rayons solaires, favorise, au contraire, les coups de chaleur, par la gêne qu'il apporte à la circulation de l'air.

2° PEAU. Les soins de la peau sont tout particulièrement nécessaires sous les tropiques. Beaucoup de voyageurs donnent comme fortifiant remarquable en expédition les bains de pieds dans l'eau courante.

3° CAMPEMENT. Il est d'autant plus sain qu'il est plus élevé, plus sec et plus ventilé ; le voisinage de l'eau facilite l'évolution de la malaria. Néanmoins, l'expérience a démontré qu'il est peu nuisible de passer une nuit à proximité d'un cours d'eau, pourvu qu'on s'en éloigne le lendemain et qu'on prenne de la quinine préventivement. Il n'en est pas de même pour un séjour prolongé.

Pour les Européens en expédition, le lit de camp est aussi nécessaire que la tente, non seulement parce qu'il donne un bon repos, mais à cause de l'intensité du rayonnement terrestre dans ces régions.

4° PLAIE. Laver, surtout si la plaie est soupçonnée d'être empoisonnée, avec une solution concentrée de sublimé, puis faire un pansement solide et imperméable, afin qu'au besoin son renouvellement puisse être rare. *Donner de la quinine* à titre préventif.

Agar-Agar. — V. GÉLOSE.

Agaric. — Nom de divers champignons*.

Agaric blanc (polypore du mélèze). — Antisudorifique employé contre les sueurs profuses des phtisiques, à la dose de 25 à 30 centigr. par jour, sous forme de poudre.

Agaric du chêne. — V. AMADOU.

Agaric comestible (psalliote des champs). — Appelé aussi « champignon de couche ». C'est un excellent aliment.

Agaric (amanite), tue-mouche ou fausse oronge. Ce champignon est, au contraire, un poison violent. V. CHAMPIGNONS.

Age critique (Syn. : *Retour d'âge*). — V. RÈGLES.

Agglutinatif (du lat. *agglutinare*, coller à). — Médicament adhérant fortement à la peau (emplâtre caoutchouté, diachylon, collodion).

Agglutination. — Agglomération en quelques amas assez volumineux (*fig.* 16) de microbes ou de champignons, qui, normalement, étaient isolés et mobiles (*fig.* 17) sous l'action de la mise en contact : 1° avec le sérum d'un animal immunisé par vaccination contre le microbe ; 2° avec le sérum d'un malade atteint de la maladie produite par le microbe ou champignon (réaction de Widal pour la fièvre typhoïde).

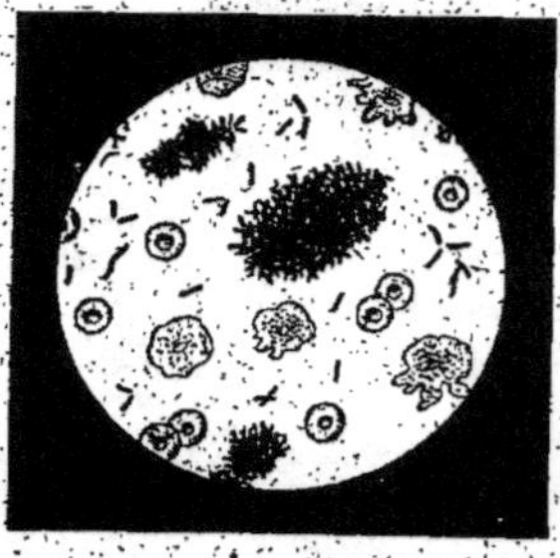

FIG. 16.
Agglutination des microbes.
(Séro-réaction positive.)

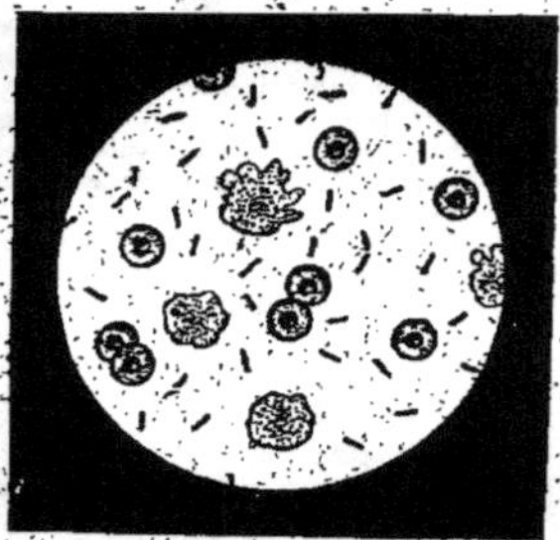

FIG. 17.
Microbes isolés.
(Séro-réaction négative.)

Agitation. — Mouvements désordonnés des membres, de la tête et parfois du tronc sous l'influence d'une intoxication (alcoolisme), d'une maladie infectieuse (fièvre typhoïde) ou mentale (manie). V. CALMANTS.

Agitation nocturne. — V. SOMMEIL.

Agnosie (du gr. *a*, priv., et *gnosis*, connaissance). — Ensemble des troubles dans la compréhension de la nature des choses, de la signification des objets, sans atteinte des voies sensorielles, sans trouble de la perception simple. Les malades voient et perçoivent les éléments du monde extérieur, mais ils ne les reconnaissent plus ; ils sont incapables d'en saisir et d'en indiquer la destination, l'usage, l'utilité (agnosie visuelle, auditive, gustative, olfactive, tactile).

Agonie (du gr. *agôn*, combat). — Lutte finale contre la mort.

L'intelligence et le sentiment persistent dans certains cas jusqu'à la cessation de la vie ; mais, le plus souvent, la fixité du regard, l'absence d'expression des traits, le râle bruyant qui rend toute parole impossible semblent attester que les fonctions végétatives subsistent seules. L'agonie est souvent longue dans certaines maladies du cœur et du poumon. Il peut même se produire, dans l'insuffisance aortique, une sorte d'arrêt de la vie, le pouls devenant très rare et presque insensible ; puis, peu à peu, les battements reprennent et le malade sort de cette torpeur pour vivre encore quelques heures, souvent même quelques jours.

CONDUITE À TENIR PAR LES ASSISTANTS. Ne pas oublier que, malgré toutes les apparences, le moribond peut parfaitement entendre ce qu'on dit autour de lui ; que, si le goût, l'odorat et la vue se sont affaiblis, il conserve souvent, jusqu'à la fin, une grande acuité de l'ouïe. Ne prononcer donc aucune parole imprudente ; mais, s'il semble entendre, le réconforter par des encouragements.

Ne pas trop le couvrir de couverture s'il est en sueur, mais éviter, d'autre part, qu'il ait froid. Essuyer les lèvres avec un linge trempé dans un liquide frais et débarrasser la bouche des glaires qui gênent la respiration.

Si l'on peut espérer un retour à la vie, essayer des révulsifs (sinapismes sur les jambes, injection d'éther) ; mais, si le médecin a reconnu que tout espoir a disparu, ne pas persécuter le mourant par des soins intempestifs.

Agoraphobie (du gr. *agora*, place publique, et *phobos*, crainte). — Crainte de traverser un espace libre (rue, place publique).

Agrafes. — Des agrafes sont employées

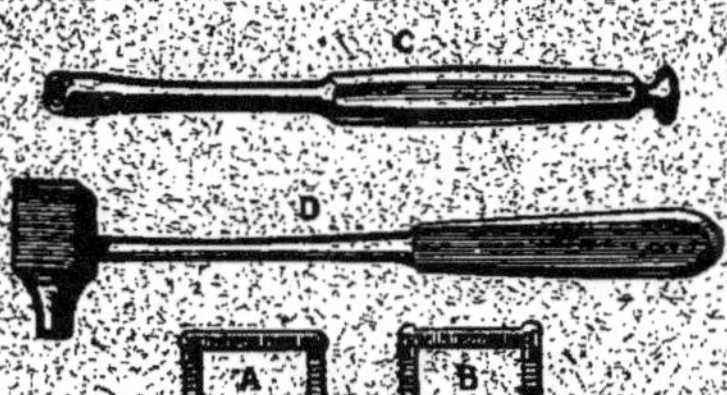

FIG. 18. — Agrafes et chasse-clous.
A. Du Dr Tarcol ; B. du Dr Dujarrier ; C. Chasse-clous du Dr Dujarrier ; D. Marteau.

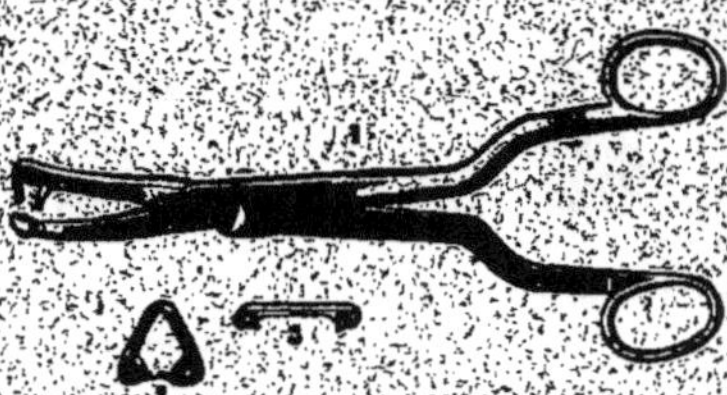

FIG. 19. — Pinces à ligatures métalliques et agrafes.
1. Pince à ligatures métalliques du Dr Michel ; 2, 3. Agrafes du Dr Michel.

en chirurgie pour réunir les plaies ou des fragments d'os fracturés (*fig.* 18, 19).

Agraphie (de *a*, sans, et *graphein*, écrire). — Difficulté ou impossibilité d'écrire, non par défaut de mouvement de la main, mais absence de coordination des centres cérébraux, de la pensée, de la mémoire et de l'expression écrite des mots.

Agueusie. — Anesthésie gustative ou absence de perception des saveurs.

Aï crépitant. — Inflammation aiguë des gaines synoviales* entourant les tendons du poignet, surtout des muscles extenseurs, caractérisée par une crépitation analogue à celle de l'amidon écrasé, et une douleur assez vive.

Aigreurs. — Renvois acides résultant d'une mauvaise digestion. (V. ESTOMAC [maladies].) Les eaux alcalines, Vals, Vichy et le bicarbonate de soude font, en général, disparaître rapidement les aigreurs.

Aiguille. — Tige tubulée, qui s'adapte aux seringues pour faire les injections,

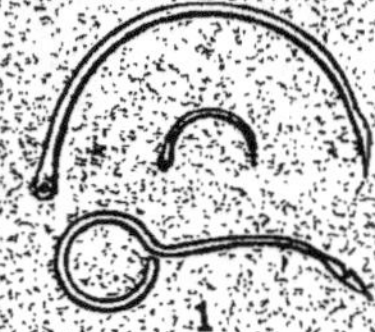

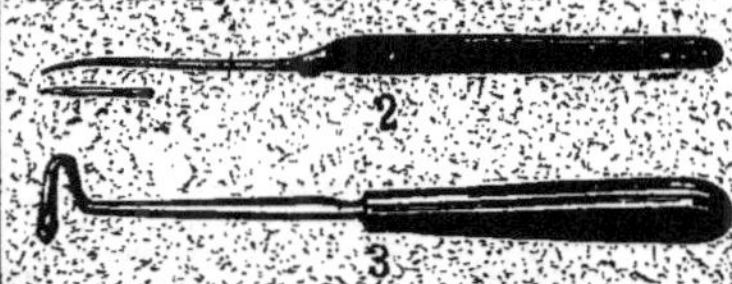

FIG. 20. — Différents types d'aiguilles.
1. Aiguilles à suture ; 2. Aiguille de Reverdin ; 3. Aiguille de Deschamps.

ou lame métallique droite ou courbe destinée aux sutures ou ligatures (*fig.* 20).

Ail. — Plante de la famille des Liliacées dont le bulbe contient une essence volatile douée de propriétés rubéfiantes et vésicantes. Il est en même temps un diurétique, un expectorant, un désinfectant des voies respiratoires et un hypotenseur. Entre dans la composition du vinaigre des Quatre voleurs.

Aimant. — Oxyde de fer naturel ou acier trempé frotté par un aimant naturel ayant la propriété d'attirer le fer et l'acier. On utilise cette propriété pour retirer de l'œil les particules métalliques qui ont pu s'y introduire : on se sert pour cela d'un électro-aimant.

Aine (Pli de l'). — Dépression entre le ventre et la cuisse. L'aine est souvent le siège, chez les nourrissons un peu gras, de rougeurs et de démangeaisons qu'on calme par des bains quotidiens et l'emploi de la poudre d'amidon ou de riz. C'est aussi le siège des ADÉNITES* et des HERNIES*.

Aïnhum. — Maladie spéciale à la race noire, caractérisée par l'amputation spontanée du cinquième orteil (*fig.* 21).

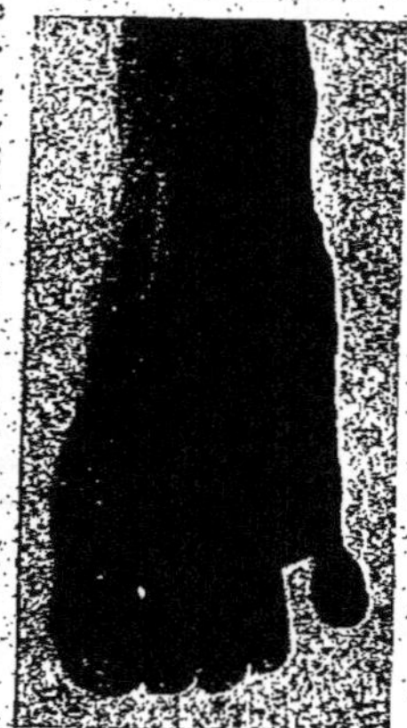

FIG. 21. — Aïnhum.

Air. — COMPOSITION CHIMIQUE. L'air est formé d'un mélange de trois gaz principaux : azote 78 p. 100, oxygène 21 p. 100, argon 1,3 p. 100, auxquels il faut ajouter, pour 100 mètres cubes, 30 litres d'acide carbonique et de vapeur d'eau et des traces d'oxyde de carbone

Les poussières contiennent des débris de substances minérales et organiques, des champignons et des microbes divers (*fig.* 22, 23).

La quantité de poussières varie avec les conditions ocales : rares dans les montagnes (V. ALTITUDE), abondantes dans les villes.

Les spores sont fréquentes par un été humide (moyenne 14 200) ; les bactéries, au contraire, sont particulièrement nombreuses au printemps (moyenne, 365 par mètre cube).

Ces nombres quadruplent après le passage de l'air dans une ville, décuplent dans l'air du centre de la ville. Dans les poussières sèches, le nombre des micro-organismes peut atteindre jusqu'à 2 millions par gramme.

Origine des poussières des villes. Fumées industrielles, boues des chaussées, ordures, eaux ménagères.

CONDITIONS D'ASSAINISSEMENT : 1° Des *villes*. Larges voies dans la direction des vents, plantations d'arbres, pavages étanches, balayeuses laveuses, tout à l'égout. 2° Des *appartements*. Pas de tentures, essuyage au linge humide, désinfection soignée après les maladies.

Airelle (myrtille). — Plante de la famille des Vacciniées, dont les fruits (baies) sont astringentes. Ne pas les confondre avec les baies de la belladone.

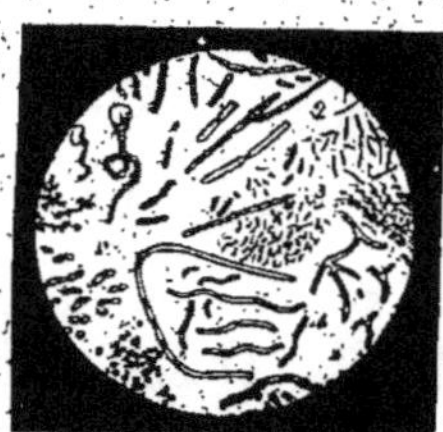

FIG. 22.
Microbes atmosphériques
1. Micrococcus. — 2. Bactéries.
3. Bacilles. — 4. Vibrions.

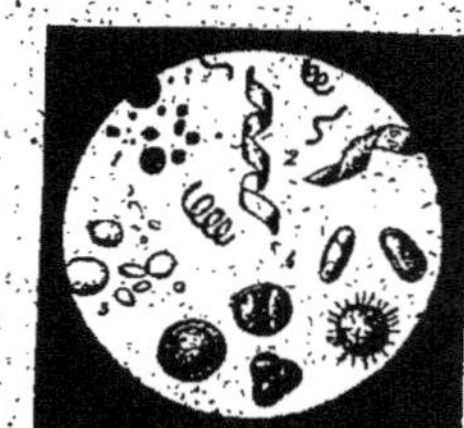

FIG. 23.
Poussières et pollens.
1. Globules de fer. — 2. Débris de trachée. — 3. Amidon. — 4. Pollens.

Airol (oxyodogallate de bismuth). — Poudre grisâtre, inodore, insoluble dans l'eau, antiseptique et cicatrisant.

Aisselle. — Cavité placée au-dessous de la jonction du bras avec l'épaule par où passent les gros vaisseaux qui se rendent au membre supérieur et les nerfs du plexus brachial. Les ganglions lymphatiques qui s'y trouvent augmentent de volume, lorsqu'il existe une lésion du membre supérieur. Les glandes sudoripares et sébacées de la peau sont l'origine d'abcès superficiels ou profonds.

Aix en Provence (Bouches-du-Rhône). — Ville d'eaux thermales simples. V. EAUX MINÉRALES* thermales.

Aix-les-Bains (Savoie). — Ville d'eaux sulfurées calciques chaudes (45°). L'établissement est ouvert toute l'année, mais la saison existe surtout du 1er avril au 1er novembre. Climat très doux ; altitude, 260 mètres. Ressources de toutes sortes.

MODE D'EMPLOI. L'eau minérale est employée sous toutes les formes d'eaux sulfureuses, mais, ce qui caractérise le traitement à Aix, c'est la *douche-massage* ; pendant 20 minutes, le malade est simultanément douché et massé, puis il se recouche ou fait de l'exercice. — INDICATIONS. Rhumatisme, lymphatisme. — CONTRE-INDICATIONS. Celles des eaux sulfureuses (V. EAUX MINÉRALES* sulfureuses). Un des avantages d'Aix est le voisinage de la station d'altitude du Revard*.

Ajaccio (chef-lieu de la Corse). — *Station d'hiver* à habiter d'octobre à mai.

La température y varie entre 9° (janvier) et 19° (octobre).

Au cours de la journée, elle ne se modifie pas de plus de 5° à 6° ; s'abaisse au moment du coucher du soleil, puis remonte dans la soirée. L'humidité atmosphérique est élevée (71 et 80). Le ciel est pur, en général ; les eaux s'écoulent rapidement, sol graniteux.

INDICATIONS. Bronchite et tuberculose chez les éréthiques*. — CONTRE-INDICATIONS. Bronchites avec sécrétion abondante, rhumatisme, goutte.

Alastrim. — Fièvre éruptive, voisine de la variole, et sévissant au Brésil. La vaccination jennérienne n'empêche pas l'évolution, d'ailleurs bénigne, de cette affection.

Albinisme (du lat. *albus*, blanc). — État anormal datant de la naissance et résultant de l'absence complète ou partielle du pigment : 1° dans la *peau*, qui est d'un blanc fade et couverte de cheveux et poils blancs ou blanc jaune ; 2° dans *l'iris*, qui est rose pâle ; 3° dans la *choroïde*, qui donne à la pupille une couleur rouge.

Albumine (du lat. *albumen*, blanc d'œuf). — Blanc d'œuf.

Eau albumineuse. — Quatre blancs d'œufs battus dans un litre d'eau.

EMPLOI. Diarrhée*, empoisonnements.

Potion albumineuse. — Deux blancs d'œufs pour 30 gr. de sirop thébaïque et 60 gr. d'eau de laitue à prendre dans la journée contre les diarrhées.

Albuminimètre (de *albumine*, et du gr. *metron*, mesure). — Appareil à doser la quantité d'albumine contenue dans l'urine. V. URINES.

Albumino-réaction. — Recherche de l'albumine dans les crachats. Elle est toujours positive dans les crachats tuberculeux, mais s'observe aussi dans la pneumonie, la broncho-pneumonie, la congestion pulmonaire et l'œdème du poumon.

Albuminurie (de *albumine*, et du gr. *ourein*, uriner). — État dans lequel l'albumine est anormalement éliminée en nature dans l'urine, au lieu d'être transformée par les sucs digestifs.

CAUSES. L'albuminurie vraie se divise en *albuminurie d'origine rénale* et *albuminurie fonctionnelle*.

L'***albuminurie rénale*** constitue le symptôme capital de la *néphrite* aiguë ou chronique, c'est-à-dire d'une altération plus ou moins profonde du rein.

Elle se rencontre encore au cours :

Des infections aiguës : scarlatine, diphtérie, rhumatisme, érysipèle, fièvre typhoïde, rougeole, variole, grippe, oreillons, angines. Cette albuminurie, dite *fébrile*, est habituellement légère et fugace, conséquence d'une néphrite passagère et curable. Parfois elle peut passer à la chronicité (scarlatine, diphtérie) ;

Des infections chroniques : telle l'albuminurie prétuberculeuse (Teissier), intermittente, légère et matinale, celle de la *tuberculose* confirmée, celle de la syphilis secondaire ou tertiaire, qui peut atteindre des doses considérables (10-20 gr. par litre), celle du *paludisme*, au déclin des accès fébriles ;

Des intoxications : empoisonnement par le plomb, l'arsenic, le *phosphore*, le *sublimé* ; usage prolongé de certains médicaments (*cantharides*, salicylate de soude, antipyrine, sulfonal, copahu, etc.) ;

Des auto-intoxications : l'albumine peut apparaître à la fin de la *grossesse*, chez les *goutteux*, les *diabétiques*, les *obèses*.

L'***albuminurie fonctionnelle*** est bénigne et spontanément curable ; elle dépasse rarement le gramme ; elle est discontinue et souvent cyclique ; la perméabilité rénale est intacte. On en a distingué plusieurs groupes :

a) *A. transitoire*, temporaire, des sujets bien portants, à la suite de fatigue, d'émotions vives, de bain froid ; albuminurie d'origine nerveuse des neurasthéniques, des épileptiques ;

b) *A. intermittente cyclique* : A. prégoutteuse à cycle nycthéméral, A. à cycle menstruel ;

c) *A. orthostatique*, se produisant dès la station debout et cessant 3/4 d'heure après que le malade a repris le décubitus dorsal ; parfois associée à de la dilatation gastrique, à un rein mobile, à de la lordose ;

d) *A. digestive*, d'origine gastrique, gastro-intestinale, hépatique, survenant par exemple à la suite d'ingestion abondante d'aliments azotés et notamment d'œufs ;

e) *A. fonctionnelle de cause indéterminée* : A. dite de *croissance* ; *A. intermittente à grandes oscillations*, apparaissant et disparaissant sans cause appréciable, parfois au moment des règles chez la femme, à la suite d'un travail intellectuel prolongé ; A. par *débilité rénale*, conséquence d'une hérédité rénale non directe, mais souvent collatérale.

Les **fausses albuminuries** sont dues au mélange dans l'urine d'un liquide albumineux (sang, pus, sperme) ; ces cas sont fréquents chez les femmes leucorréiques, les hommes atteints de blennorragie ou de prostatite.

VALEUR DE L'ALBUMINURIE. L'albuminurie à elle seule ne suffit pas pour fixer sur la nature de la lésion rénale. Ces examens complémentaires sont nécessaires, tels la recherche de la tension artérielle, l'examen du dépôt urinaire (cylindres, hématies, leucocytes), l'épreuve du bleu de méthylène, de la chlorurie alimentaire, de l'azotémie alimentaire, afin de préciser l'état de la perméabilité rénale.

SIGNES. Enflure des pieds, notamment au niveau des malléoles, enflure des paupières qui sont lourdes à soulever, maux de tête, saignements de nez, vertiges, palpitations. Souvent hypertension artérielle.

TRAITEMENT : I. CURATIF. Il dépend de la cause. V. à CŒUR (maladies), à REINS (maladies), à SYPHILIS, etc.

II. RÉGIME. 1° *Période de début*. Régime lacté absolu (V. LACTÉ). Régime déchloruré. — 2° *Période de transition*. Aliments (pain, riz, tapioca, chocolat, fromage) préparés au lait ; — 3° *Période de repos*. Légumes verts ou féculents, en purée, oignons, fruits, préparés au lait, viandes blanches (volailles, veau, porc), peu d'œufs et toujours très cuits. Comme boisson : lait, thé, café léger, bière. Ni vin, ni liqueurs.

III. HYGIÈNE ET AGENTS PHYSIQUES. Repos physique et intellectuel ; vie au grand air. Flanelle sur les reins. Frictions sèches, générales, chaque jour. Massages. Inhalations d'oxygène et bains d'air comprimé. Climat doux, voisinage de forêts de pins.

IV. EAUX MINÉRALES. Si l'origine est une affection rénale, Royat ; si elle est une conséquence de l'anémie, Saint-Nectaire.

V. STATIONS DE REPOS : 1° *En hiver* : Alger, Cannes, Hyères, Menton ; 2° *En été* : montagnes de moyenne altitude (Le Revard, Barèges).

Alcalis (Empoisonnement par les). — V. CAUSTIQUES.

Alcali volatil. — V. AMMONIAQUE.

Alcalines (Eaux). — Pour les eaux minérales *naturelles*, V. EAUX MINÉRALES* alcalines ; pour les eaux *artificielles*, V. VICHY*.

Alcalins (Bains). 1° Bain *alcalin simple* : carbonate de soude, 250 gr. ; — 2° bain de *Vichy* : bicarbonate de soude, 500 gr. V. aussi, pour les bains, EAUX MINÉRALES* alcalines.

Alcalins (Sels). — Combinaison d'un acide et d'une base. Les principaux alcalins employés en médecine sont les carbonate, acétate, citrate, sulfate de potasse*, de soude*, de lithine*, d'ammoniaque*.

MODE D'ACTION. Les carbonates à petite dose se dédoublent dans l'estomac sous l'action de l'acide chlorhydrique du suc gastrique ; celui-ci forme avec la base des chlorures, en mettant en liberté du gaz carbonique. A haute dose, l'absorption se fait en nature ; d'où l'élimination, aussi en nature, dans les urines, qui au lieu d'être acides deviennent alcalines.

EFFETS THÉRAPEUTIQUES. A petite doses, les alcalins accroissent l'action du suc gastrique (estomac) et du suc pancréatique (intestin), favorisent les échanges organiques et sont ainsi *digestifs*. Ils augmentent la sécrétion de l'urine et, par suite, sont *diurétiques* ; enfin, ils diminuent la sécrétion de la bile. Les légumes (pommes de terre, raves, épinards, carottes), les salades et les fruits crus contiennent une notable proportion d'alcalins, ainsi que le vin blanc (bitartrate de potasse). Les principales maladies dans lesquelles on emploie les alcalins sont les maladies d'estomac et du foie, la goutte, la gravelle, les coliques des reins, le muguet.

Alcaloïdes. — Principes immédiats azotés qui existent dans les substances végétales et qui doivent leur nom à ce qu'ils s'unissent à des acides comme une base ordinaire pour former des sels.

Les alcaloïdes sont, du reste, souvent unis dans les végétaux à des acides (acétique, malique, tannique, etc.). Les principaux alcaloïdes sont l'atropine (extraite de la belladone), la nicotine (tabac), la quinine (quinquina), la strychnine (noix vomique), la digitaline (digitale). Certaines substances peuvent contenir plusieurs alcaloïdes, ayant des propriétés différentes ; ainsi l'opium contient des alcaloïdes excitants (thébaïne, papavérine) et des alcaloïdes calmants soporifiques (morphine, codéine) : d'où la différence d'action, dans certains cas, de l'alcaloïde et de la substance dont elle a été extraite. Les alcaloïdes s'emploient à des doses très faibles (1 milligr., parfois 1/10 de milligr.). Ils ont causé des empoisonnements accidentels et criminels.

Alcarazas. — Carafe en terre poreuse, à la surface de laquelle s'opère une évaporation de l'eau versée à l'intérieur du vase. Cette évaporation s'accélère si l'on place l'alcarazas dans un courant d'air ; elle rafraîchit d'une façon notable l'eau, surtout si on a le soin de provoquer l'évaporation longtemps avant l'heure où l'on veut boire, mais cette eau a un goût spécial (*fig.* 24).

Un linge imbibé d'eau, entortillé autour d'une carafe de verre, rafraîchit également son contenu par la même action évaporatrice.

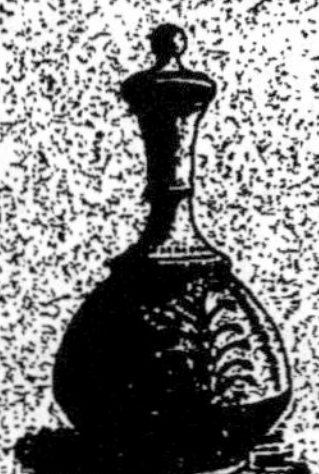

FIG. 24.
Alcarazas.

Alcool. — Liquide inflammable bouillant à 78°, incolore, saveur chaude. Extrait de boissons fermentées, notamment du vin (esprit-de-vin), de leurs résidus (marcs), des fruits sucrés ou de la fécule transformée en sucre. Les boissons spiritueuses ne contiennent pas un, mais plusieurs alcools : éthylique (vin), propylique, amylique ; tous sont *toxiques*, mais surtout les derniers. V. ABSINTHE, ALCOOLISME.

MÉDICAMENT. *Voie interne* : employé comme *stimulant diffusible* dans toutes les formes adynamiques des maladies aiguës (pneumonie, fièvre typhoïde, érysipèle, fièvre puerpérale) et dans toutes les maladies des vieillards ; comme *hémostatique*, dans les hémorragies internes, les hémoptysies.

En *médecine infantile*, dans les maladies aiguës fébriles (bronchite capillaire, broncho-pneumonie, diarrhée cholériforme).

Dans ces cas, l'alcool est employé à petites doses, 10-40 gr., en nature ou sous forme d'eau-de-vie, de cognac, de rhum ou de vin liquoreux (banyuls, malaga, porto), à la dose de 100 gr. par cuillerée à soupe toutes les 2 heures ou encore sous forme de potions cordiales et de grog ou de punch.

L'alcool sert aussi de dissolvant pour nombre de médicaments. V. ALCOOLAT, ALCOOLATURE, ALCOOLÉ, TEINTURE.

CONTRE-INDICATIONS. Goutte, rhumatisme, artério-sclérose, diabète, nervosisme. Chez les enfants, contre-indiqué chez les chlorotiques, anémiques, amaigris, dyspeptiques.

Usage externe. L'alcool est employé comme *antiseptique* pour le pansement des plaies, contusions, pour faire avorter ou limiter les suppurations, angines phlegmoneuses, inflammations abdominales, panaris, phlegmons, furoncles. Il est utilisé également pour la *désinfection du champ opératoire* et l'*antisepsie des mains du chirurgien*.

A titre de *stimulant général* et irritant, il est employé en frictions contre l'état syncopal, ou comme *excitant local*.

Enfin, l'alcool a été utilisé en *injections interstitielles* dans les troncs nerveux ; Sicard a proposé contre les névralgies faciales rebelles des *injections d'alcool* dans le nerf sensitif trijumeau. Ces injections ne doivent pas être employées contre les névralgies du sciatique, nerf mixte, car elles entraîneraient la paralysie.

Alcoolat. — Résultat de la *distillation* d'un mélange de plantes aromatiques avec de l'alcool pur ou additionné d'eau. Ex. : Alcoolat de menthe, de citron.

Alcoolature. — Médicament obtenu par la macération, dans de l'alcool, de substances végétales fraîches capables de céder à ce liquide leurs principes actifs. Ex. : Alcoolature d'aconit. Les alcoolatures hydroalcooliques sont celles dans lesquelles entre une notable partie d'eau.

Alcoolé (teinture). — Médicament formé par la solution, la macération ou la digestion de certaines substances dans l'alcool ou l'éther. Ex. : Alcoolé ou teinture d'iode.

Alcoolisme. — Altération de la santé produite par l'usage habituel d'une quantité, même faible, de boissons spiritueuses (eau-de-vie, absinthe, apéritifs divers) ou d'une quantité exagérée de boissons fermentées.

Il en existe deux formes : 1° *alcoolisme aigu* ou ivresse, intoxication passagère, grave seulement d'ordinaire si elle se répète ; 2° *alcoolisme* proprement dit ou *chronique*, intoxication lente et d'abord inapparente, produisant après un temps variable, suivant les doses ingérées et la résistance de l'individu, des alté-

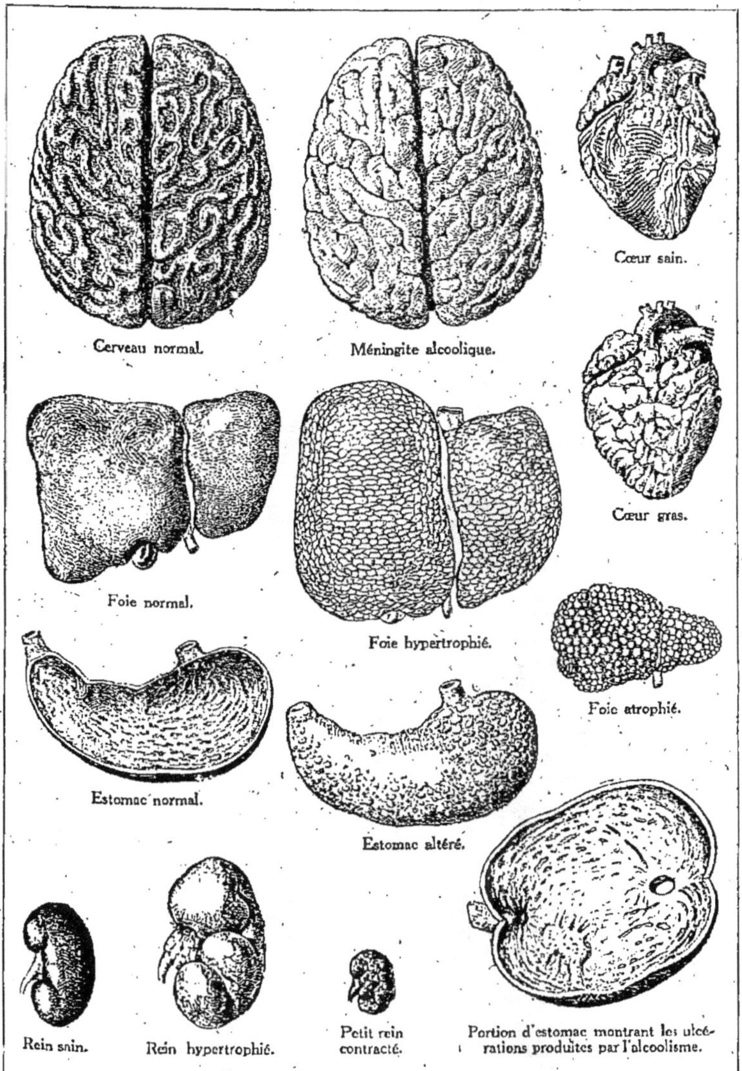

Fig. 25. — TABLEAU DES PRINCIPALES LÉSIONS DE L'ALCOOLISME.
(Cerveau, cœur, estomac, foie, d'après le Dr Lancereaux, et reins, d'après Charcot.)

rations du cœur, de l'estomac, du foie, des reins, du cerveau (*fig.* 25) et de la moelle épinière, le delirium tremens, et la folie. Les enfants nés d'un alcoolique meurent souvent au cours de la première enfance, dans des convulsions. Ils sont fréquemment idiots, épileptiques ou atteints d'autres dégénérescences (pieds bots, surdi-mutité, bec-de-lièvre).

V. aussi ABSINTHE, ALCOOL, APÉRITIFS, DIGESTIFS, et les noms des différents organes altérés par l'alcoolisme.

TRAITEMENT : 1° De l'*ivresse*. Faire vomir en titillant la luette, puis infusion forte de thé ou café (50 gr. pour un 1/2 litre). Potion à l'ammoniaque (15 gouttes pour 125 gr. de café sucré et 4 gr. de sel marin). Si perte de connaissance, sinapismes, frictions, lavement de café ; 2° de l'*alcoolisme chronique*. Substituer à l'eau-de-vie des stimulants, comme le thé, le café, la coca, la kola. — Régime lacté. Si excitation, bains tièdes prolongés de une heure et demie à deux heures.

Alcôve. — V. LIT.

Alet (Aude). — Station d'eaux bicarbonatées mixtes (sodiques et calciques) chaudes (25° à 39°). Établissement ouvert toute l'année, température très élevée en été, ressources modestes.

INDICATIONS. Appétit insuffisant, digestion lente. — MODE D'EMPLOI. Eau de table.

Alexie (du gr. *a* priv., et *legein*, lire). — Trouble du langage caractérisé par l'impossibilité de lire à haute voix, sans qu'il y ait un trouble quelconque de la vision.

Alèze. — Drap hors de service, bien lessivé et désinfecté, qu'on place au-dessous des malades, l'usage ayant adouci la rudesse du linge.

Alger (chef-lieu de la province d'Alger). — *Station d'hiver*, à habiter de novembre à fin avril.

CLIMAT : 1° *Vents* nombreux et assez fréquents, notamment la brise de mer (vent du nord-ouest), quelquefois même en hiver le siroco, qui apporte avec lui la poussière du désert ;

2° *Température*. Elle varie en automne-hiver entre 22° (octobre) et 14° (janvier).

Variations au cours de la journée : fréquentes, avec fortes modifications barométriques et hygrométriques.

INDICATIONS. Anémie, scrofule et lymphatisme, mal de Bright, tuberculeux non excitables.

CONTRE-INDICATIONS. Excitabilité, rhumatismes, dyspepsie, maladies du foie.

Algidité (du lat. *algidus*, glacé). — Refroidissement du corps marqué par un abaissement de la température, qui de la normale (37°), peut tomber à 30° et même au-dessous, alors que la température intérieure, prise dans l'anus, est au contraire supérieure à la normale et peut atteindre 40°.

CAUSES. Choléra, empoisonnement par le chloral. — TRAITEMENT. Enveloppement dans une couverture de laine, au travers de laquelle on frictionne le malade ; frictions au gant de crin, boissons stimulantes chaudes (thé, mélisse), bains sinapisés.

Algie (du gr. *algos*, douleur). — Douleur subjective sans lésion organique.

Alibour (Eau d'). — Liquide antiseptique à base de sulfate de cuivre et de zinc, employé dans les pyodermites et l'impétigo.

Aliénation mentale. — Groupe d'affections cérébrales, ordinairement chroniques, caractérisées par des désordres *inconscients* de la sensibilité, de l'intelligence et de la volonté, sans fièvre et souvent sans trouble apparent des fonctions nutritives. L'expression « aliénation mentale » s'applique donc à toute perte d'intelligence, qu'elle soit temporaire ou définitive : *idiotie, imbécillité, démence* et *folie proprement dite*. Ce groupe d'affections a des causes, des signes, une évolution, un traitement qui sont en grande partie communs et qui seront exposés ici ; quant aux signes spéciaux de chaque variété, on les trouvera aux dénominations particulières de ces états maladifs.

CAUSES : I. PRÉDISPOSANTES. Habitation dans grandes villes, idées *religieuses* exagérées (surtout au moment de puberté* et de ménopause*). *Hérédité* immédiate (surtout maternelle), médiate (grands-parents) ou collatérale.

II. OCCASIONNELLES. Alcoolisme (1 sur 3), syphilis, passions et émotions dépressives, imitation. Chocs sur la tête, maladie du crâne, érysipèle, otite, insolation, puberté, maladies utérines, grossesse.

SIGNES : I. *Lésions de développement* (idiotisme) : 1° *physique*, microcéphalie, hydrocéphalie, bec-de-lièvre, strabisme, cécité, surdi-mutité, taille inférieure à la moyenne ; 2° *morale*, absence de sens moral, affaiblissement de l'intelligence. — II. *Troubles fonctionnels* : 1° surexcitation (*manie*) ou dépression (*mélancolie*) de l'activité générale ; 2° idées délirantes ayant pour caractéristique la satisfaction ou l'humilité, la grandeur ou la ruine, la persécution religieuse, la transformation du corps ; 3° hallucinations (perception d'objets n'existant pas) ; 4° illusions (fausse interprétation d'une perception) ; 5° altération de la sensibilité (égoïsme, orgueil, méchanceté, dissimulation, haine, prodigalité, découragement, terreur) ; 6° dépravation ; 7° impulsions (tendance irrésistible à l'exécution d'actes) ; 8° insomnie, perte ou surexcitation du toucher ; 9° tics, convulsions ou paralysies ; 10° perversion de l'appétit.

ÉVOLUTION : 1° *formes aiguës généralisées*, guérissables ; 2° *formes chroniques partielles*, à peu près incurables. La folie peut être continue, s'atténuer seulement à certains moments ou être interrompue pendant des intervalles de jours et de mois. La folie aiguë se produit rarement d'une façon subite ; la folie chronique, jamais : une période de malaise, de tristesse sert de prologue. Les formes chroniques ont une longueur interminable ; les formes aiguës durent au minimum un mois (exception faite du délire aigu et de la folie transitoire) ; la guérison se produit brusquement ou progressivement ; la mort est, en général, le résultat d'une maladie indépendante de l'état mental. Les *chances de guérison* sont d'autant plus grandes que la folie est très généralisée, très aiguë (manie et mélancolie aiguë) ; qu'elle s'est produite brusquement ; qu'elle a eu une évolution rapide avec des interruptions de calme ; que le temps écoulé depuis les premiers troubles est plus court (maximum de chances dans les premiers six mois, exceptionnelles après quatre ans) ; que le malade est plus jeune et que l'action héréditaire est moins intense. Le passage à l'état chronique et l'*incurabilité* s'annoncent par une coloration terreuse de la peau, un retour des forces et de l'embonpoint, sans modification de l'état mental du fou, dont les hallucinations se prolongent et qui prend l'habitude de se servir de mots spéciaux et de se parer d'objets quelconques.

TRAITEMENT PRÉVENTIF. Agir chez les enfants prédisposés par une éducation ferme, des études tardives, la vie à la campagne, des exercices physiques, la sobriété, l'abstinence des boissons alcooliques ; éviter les émotions morales et surveiller la puberté, la grossesse, la ménopause ; ne permettre d'union qu'avec des personnes n'ayant aucune tare nerveuse.

TRAITEMENT CURATIF. I. MORAL : 1° *Action personnelle.* Ne pas heurter les idées du malade, mais ne pas non plus y acquiescer ; détourner sa pensée par des occupations diverses, des distractions, des travaux manuels, des voyages ; 2° *Internement.* L'isolement, c'est-à-dire l'éloignement du malade de sa famille et de son milieu habituel, est un des meilleurs modes de traitement dans nombre de formes de l'aliénation mentale, notamment dans la manie et la mélancolie ; il doit être employé *dès le début*, et, en tout cas, lorsque le malade a une tendance aux actes dangereux pour lui-même ou autrui (excitation maniaque, manie raisonnante, folie alcoolique, folies partielles [persécutés], folie épileptique). *Tout individu ayant des hallucinations bien caractérisées de l'ouïe* doit être séquestré, car il est dangereux. V. ISOLEMENT.

Cessation de l'internement. La sortie du malade sera effectuée : 1° après inscription de la guérison par le médecin sur le registre d'entrée ; 2° sur la demande du curateur de la fortune de l'aliéné, de son conjoint, des ascendants, des descendants, de la personne qui a signé la demande d'admission ou qu'y a autorisée le conseil de famille.

II. PHYSIQUE : 1° *Formes aiguës, agitées, délire aigu et manie. Bains* de 28° à 32° quotidiens prolongés trois à six heures, avec affusion froide sur la tête. Pour pouvoir maintenir les agités dans ces bains sans les blesser, on recouvre la baignoire d'une toile qui laisse la tête libre (*fig.* 26). *Alitement* continu, qui arrive à calmer les plus excités. Afin d'éviter d'anémier le malade, on lui fait faire chaque jour deux heures de promenade au grand air. Purgatifs. Grands lavements (2 litres) d'eau à 40°, qui, en dilatant les vaisseaux des intestins, décongestionnent le cerveau ; on a rarement recours au maillot dont les manches sont cousues sur les jambes (restreint) [*fig.* 27]. 2° *Formes chroniques calmes* (mélancolie, lypémanie). Gymnastique, jeux de plein air, douches, bicyclette. Le système de l'*open door* (porte ouverte), par lequel on permet à certains aliénés de circuler sur parole dans ou hors de l'asile, combiné avec les travaux de culture dans les champs, a donné des succès.

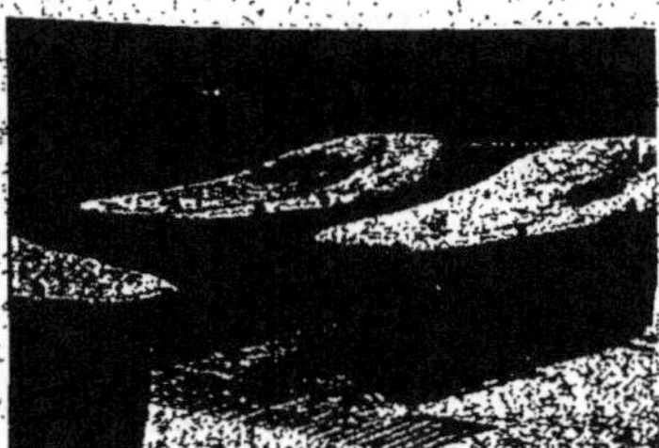

FIG. 26. — Baignoire d'agité, avec couvercle en toile.

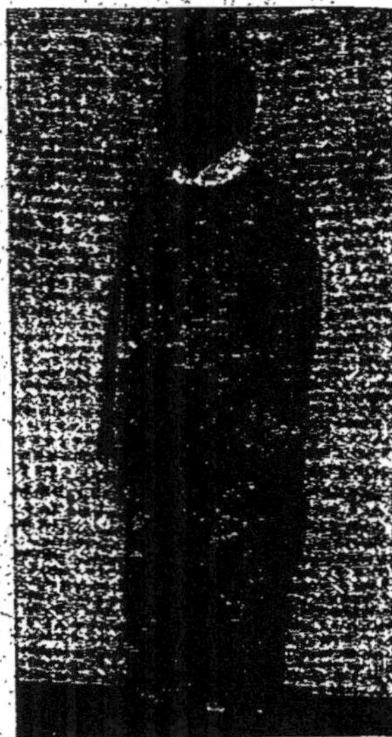

FIG. 27 — Jeune homme qui a des impulsions à se mutiler, et est maintenu avec un maillot cousu.

Aliment. — Substance pouvant servir à la nutrition.

La ration d'entretien doit répondre aux pertes *quotidiennes*, qui s'élèvent à 120 grammes de substances albuminoïdes, 90 grammes de graisse, 350 grammes de matières hydrocarbonées (amidon, sucre), 2 800 grammes d'eau, 30 grammes de sels. La ration nécessaire à la santé doit être plus faible en cas d'inactivité, plus forte en cas de travail. Le soldat reçoit, par jour, 1 000 grammes de pain, 300 grammes de viande non désossée, 100 grammes de légumes frais, 30 grammes de légumes secs. En temps froid, les matières grasses, le pain et le sucre sont particulièrement utiles, parce que ce sont des aliments producteurs de chaleur et de force. On appelle aliment *complet* le lait, parce qu'il contient tous les éléments nécessaires au renouvellement de nos tissus. L'alimentation doit être *variée*, car l'association de la viande, des légumes et du pain peut seule donner, sous un volume convenable, les diverses substances indispensables à la santé : les *végétariens* sont obligés de consommer une énorme quantité de légumes et de fruits pour suppléer la viande, d'où une dilatation de l'estomac. Une nourriture insuffisante entraîne l'anémie ; une nourriture surabondante, l'obésité, la goutte, la gravelle, les congestions et l'hémorragie cérébrale.

La *digestibilité*, c'est-à-dire la rapidité avec laquelle un aliment est transformé, est variable. La viande rouge et les œufs sont d'autant moins digestibles qu'ils sont plus cuits ; la viande blanche et les légumes ont besoin, au contraire, d'une cuisson prolongée. (Voir, du reste, au mot DIGESTIBILITÉ.) Pour les régimes, V. ALBUMINURIE, AMAIGRISSEMENT, CŒUR, ESTOMAC, LACTÉ, OBÉSITÉ.

Les aliments les *plus nourrissants*, à égalité de volume, sont, par ordre : la sardine, la morue, le fromage de Gruyère, les fèves, haricots, lentilles, la raie et l'anguille, le maquereau, la carpe, la viande rouge, le fromage de Brie.

On a exprimé en calories la mesure moyenne appliquée aux différentes substances nutritives. La calorie représente la quantité de chaleur nécessaire pour élever de 1 degré 1 kilogramme d'eau. Ce procédé permet de savoir très rapidement comment les aliments peuvent se remplacer dans une ration alimentaire ; par exemple, 1 litre de lait donne 700 calories, un œuf correspond à 75 calories ; il faudrait donc 10 œufs environ pour remplacer 1 litre de lait. La ration d'un homme adulte exige environ 2 500 à 3 000 calories. Il sera donc facile de la calculer en se reportant au tableau ci-dessous où sont rangés la plupart des aliments avec leur valeur en calories.

I. Le lait et les œufs.

100 gr. de lait	=	70	calories.
100 gr. de crème de lait	=	250	—
100 gr. de beurre	=	350	—
100 gr. de fromage (gruyère)	=	360	—
Un œuf (environ 50 gr.)	=	75	—

II. Les viandes.

100 gr. de viande de bœuf maigre	=	100	—
100 gr. de viande de bœuf grasse	=	300 à 350	—
100 gr. de veau, mouton, poulet	=	200	—
100 gr. de viande de porc	=	300	—
100 gr. de jambon (gras et maigre)	=	400	—
100 gr. de poisson	=	100	—

III. Les aliments végétaux.

100 gr. de pain	=	250	—
100 gr. de biscotte, biscuit	=	400	—
100 gr. de céréales (blé, orge, avoine) ou légumineuses (pois, haricots, lentilles)	=	300	—
100 gr. de pâtes (macaroni, nouilles, etc.)	=	350	—
100 gr. de pommes de terre	=	90	—
100 gr. de légumes verts, fruits, envir.	=	50	—
100 gr. de sucre	=	400	—

V. aussi aux mots BOISSON, BOUILLON, CHAMPIGNON, CROISSANCE, GRAISSE, LAIT, LÉGUME, MOLLUSQUE, ŒUF, PAIN, POISSON, RÉGIME, VIANDE.

Les aliments, dans certains cas, doivent être donnés sous forme de lavement.

Alimentaires (Falsifications). — V. à chaque aliment.

Alitement. — Méthode de traitement consistant à prolonger le séjour du malade au lit, au cours de certaines maladies mentales, chez des sujets cachectiques et anémiés. Fait partie de la cure d'engraissement et de repos.

Allaitement. — RAISONS POUR UNE MÈRE DE NOURRIR SES ENFANTS. Toutes les femmes, à l'exception des tuberculeuses, de celles atteintes de fièvres (typhoïde, éruptive, intermittente), doivent nourrir, si elles ont du lait, dans l'intérêt de l'enfant et dans leur propre intérêt.

Quantité de femmes nerveuses, anémiques ou qui se plaignent sans cesse de migraines, de maux d'estomac, de névralgies dans le ventre, voient disparaître, sous l'influence de l'allaitement, tous ces troubles. L'appétit devient régulier, les digestions sont faciles, et le teint reprend sa fraîcheur.

La femme, au contraire, qui, constituée pour faire une bonne nourrice, n'allaite pas son enfant, est fréquemment atteinte par une sorte de dérivation de nutrition, d'un embonpoint excessif. « Son lait s'est tourné en graisse. » Cette obésité a, en outre, l'inconvénient de rendre la femme stérile.

Quant à l'enfant, l'allaitement maternel lui donne le maximum de survie, dans cette première année qui est la plus dangereuse de la vie entière.

SOINS A PRENDRE POUR NOURRIR : 1° dans les derniers jours de la grossesse, faire des lotions sur le bout des seins avec de l'eau-de-vie ou de la teinture d'arnica, pour endurcir les mamelons et les préserver des gerçures ou *crevasses** ; 2° ne pas se décourager si, plusieurs heures après l'accouchement, le lait ne *monte* pas encore : l'enfant, les premiers jours, a besoin d'une quantité insignifiante de lait, et sa succion a moins pour but de le nourrir que d'assurer la montée laiteuse, qui s'établit d'autant plus difficilement que les couches ont été longues et pénibles ; 3° ne pas échauffer les seins en les recouvrant d'une couche trop épaisse d'ouate, qui produirait une transpiration excessive ; 4° *avant* chaque tétée, laver les mamelons avec de l'eau bouillie tiède, afin de rendre libres les orifices de la glande ; faire de même *après* la tétée, de façon à enlever les dernières gouttes de lait, et essuyer le sein avec un linge fin ; 5° éviter les vêtements trop serrés (porter un corset de nourrice*) et les vêtements trop légers (abcès par refroidissements) ou trop chauds (diminution de sécrétion) ; 6° un exercice *quotidien* (marche) est nécessaire, mais sans fatigue, sans course rapide entraînant une forte transpiration ; 7° un sommeil réparateur est indispensable, d'où la nécessité d'éloigner l'enfant à ce moment. On évitera aussi les émotions vives, qui peuvent tarir, tout au moins temporairement, la sécrétion.

ALIMENTS ET BOISSONS. L'alimentation de la nourrice doit être abondante, mais non excessive ; elle sera variée et comprendra une quantité suffisante de fruits et de légumes frais (exception faite des choux*), pour empêcher la constipation.

La meilleure boisson pour une nourrice est le lait : elle pourra en prendre au moins 1 litre entre les repas. La bière est également utile (1 litre de petite bière) ; quant au vin, 1 demi-litre est un maximum à ne pas dépasser, si l'on veut éviter les accidents nerveux chez l'enfant (*agitation, insomnie, terreurs nocturnes*).

PREMIÈRE TÉTÉE. On mettra l'enfant au sein de une à quatre heures après la naissance, suivant la fatigue de la mère, de préférence avant la montée laiteuse, le bout du sein étant alors plus difficile à saisir par l'enfant, auquel on aura soin de ne rien donner jusque-là. Si, cependant, la première tétée était retardée plus de six heures, on donnerait au bébé une cuillerée d'eau sucrée ou du lait d'ânesse coupé dans la proportion des 3/4.

RÉPARTITION DE L'ALLAITEMENT. Pendant les trois ou quatre premiers mois, l'allaitement aura lieu *régulièrement* toutes les deux heures pendant la journée, à 11 heures et à 5 ou 6 heures la nuit ; puis les tétées ne devront plus avoir lieu, dans le jour, que toutes les trois heures. Les intervalles prescrits entre les tétées sont *indispensables* pour permettre une bonne digestion du lait.

Quantité de lait : 60 gr. par tétée et 600 gr. par jour les deux premiers mois ; 70 et 700 gr. le 3e et le 4e mois ; 100 à 120 gr. et 800 gr. le 5e et 6e mois ; 150 et 900 gr. le 7e mois ; 175 et 1 000 gr. du 8e au 12e mois.

La *constipation* du bébé annonce que l'alimentation est insuffisante ; la *diarrhée*, que les tétées sont trop rapprochées, trop abondantes. L'embonpoint (joues pleines, corps ferme), la pesée chaque semaine (V. NOURRISSON), la constatation de selles jaune d'or bien liées à consistance de bouillie (ressemblant à des œufs brouillés) et sans odeur, sont les seuls procédés pratiques et sérieux pour constater si l'allaitement se fait bien.

ADJUVANTS. La mère peut s'aider du biberon dès le 5e mois (V. BIBERON), ce qui constitue l'allaitement mixte, et, au 8e mois, elle peut remplacer une tétée par un lait de poule, c'est-à-dire un jaune d'œuf battu avec de l'eau et du sucre, des potages légers au lait et au tapioca, ou, en cas de diarrhée, avec de la crème de riz*. Si la femme est affaiblie et si l'enfant supporte bien ces petites modifications, on accroîtra peu à peu le nombre des potages, mais en donnant toujours à l'allaitement maternel le rôle principal jusqu'au 12e mois.

OBSTACLES A L'ALLAITEMENT. *Brièveté du mamelon.* Si la succion par un enfant plus fort ou, au besoin, par un jeune chien, n'a pas allongé suffisamment le mamelon, on emploiera des bouts* de sein artificiels, formés d'une cupule en verre à laquelle est adapté un mamelon en caoutchouc. Ces bouts de sein devront être soigneusement lavés après chaque tétée et conservés dans l'eau bouillie.

Nouvelle grossesse. Elle doit faire interrompre l'allaitement, à cause de la fatigue qu'il entraînerait pour la mère.

Brièveté du frein de la langue du bébé (filet). Cette brièveté n'a aucune importance, et il faut résister aux conseils des bonnes femmes engageant à une opération inutile et qui peut offrir des dangers (hémorragie).

Apathie de l'enfant. Le bébé ne veut pas se donner la peine de téter par suite d'une réplétion de l'intestin : on aura raison de cet état par un léger purgatif (une cuillerée à café d'huile de ricin ou de sirop de chicorée). Si, cependant, l'apathie persistait, il deviendrait nécessaire de le nourrir à la cuiller.

Voir, en outre, aux mots SEIN (Abcès, Crevasses du), et aussi aux mots ALLAITEMENT* artificiel, BERCEAU, BIBERON, BOUTS DE SEIN, CRIS, HABILLEMENT, NOURRICE, NOURRISSON, NOUVEAU-NÉ, SEVRAGE, SOMMEIL.

Allaitement artificiel. — Il peut se faire de plusieurs façons.

Allaitement direct au pis de l'animal (ânesse ou chèvre). Il est d'une application difficile, au moins en ville. Si on l'emploie, on devra avoir soin de nettoyer après chaque tétée (qui devra avoir lieu aux intervalles ordinaires, deux, puis trois heures), le pis de l'animal et la bouche de l'enfant.

Allaitement indirect. C'est le plus généralement employé et de beaucoup le préférable, à cause de la facilité de la stérilisation, qui devra *toujours* être pratiquée. Le lait peut être acheté tout stérilisé ou, au contraire, cette opération sera faite par soi-même (V. STÉRILISATION et BIBERON). Le lait de vache devra être coupé de trois quarts d'eau bouillie sucrée les premiers jours, puis à moitié pendant le premier mois, de un quart pendant les trois autres mois, et ensuite sera donné pur. En cas de diarrhée, remplacer l'eau sucrée par de l'eau de Vals. La température du lait devra être de 37°.

Allergie (du gr. *allon*, autre, et *ergon*, travail). — Hypersensibilité naturelle, le plus souvent héréditaire, de l'organisme vis-à-vis de certaines substances. Diffère de l'anaphylaxie* qui est une hypersensibilité acquise.

Allevard (Isère). — Ville d'eaux sulfurées calciques froides (16°). Altitude, 475 mètres. Climat frais le matin et le soir.

MODE D'EMPLOI. Ceux des EAUX MINÉRALES* sulfureuses, mais notamment l'inhalation. — INDICATIONS. Celles des EAUX MINÉRALES* sulfureuses, notamment les affections des voies respiratoires.

Allumettes (Empoisonnement par les). V. PHOSPHORE.

Aloès. — Médicament formé par le suc épaissi des feuilles de divers aloès, plantes de la famille des Liliacées (*fig.* 28).

ACTION. Purgatif drastique*.

MODE D'EMPLOI ET DOSE. Poudre 0,15 à 1 gr. 50 par jour ; extrait, 0,15 à 0,50 ; teinture, 5 à 20 gr. Entre dans la composition du *Baume du Commandeur*.

Contre-indiqué chez les enfants, les hémorroïdaires, les calculeux, chez la femme pendant les règles, la grossesse.

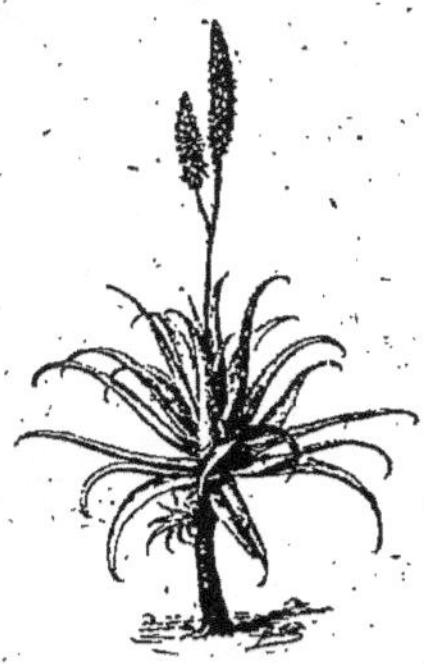

FIG. 28. — Aloès.

Alopécie (du gr. *alopex*, renard chez lequel une maladie amène une chute temporaire des poils). — Chute prématurée et en général temporaire des cheveux et quelquefois des poils, provoquée par une maladie. V. CHEVEUX.

Altérants. — Ce mot à deux sens. MÉDICATION ALTÉRANTE signifie soit *donnant soif*, comme les purgatifs, les sudorifiques, la saignée, qui soustraient de l'eau à l'économie et provoquent le besoin de boire, soit *changeant* l'état de l'économie. Cette dernière acception est mauvaise, car « médication altérante » peut s'appliquer à tous les médicaments.

Altitude (Cure d'). — Séjour dans les montagnes.

Regnard divise les stations d'altitude en trois groupes : 1° *stations basses*, intermédiaires entre la montagne et la plaine, au-dessous de 1 200 m. ; 2° *stations d'altitude moyenne*, de 1 200 à 1 800 m. ; 3° *stations de haute altitude*, 1 800 à 2 600 m. — Il distingue en outre les stations d'*été* et d'*hiver*. Ces dernières sont également très fréquentées en été, mais le sont seules en hiver.

ÉTAT DE L'AIR DANS LES MONTAGNES. L'air de montagne contient plus d'ozone que l'air de plaine, et il est d'une grande pureté : il renferme, en effet, peu de poussières en été et pas en hiver, la neige en débarrassant l'atmosphère. Au-dessus de 1 000 mètres, on ne trouve plus de germes, non seulement nuisibles, mais quelconques. Pendant l'hiver, il y a peu de vent, l'air est d'un calme presque absolu. L'air est très sec, par suite de l'évaporation de la vapeur d'eau sous l'influence de la diminution de la pression atmosphérique, qui est d'autant plus faible qu'on s'élève sur la montagne.

ACTION SUR LE SANG ET LA NUTRITION. La diminution de pression a d'abord pour conséquence une diminution des gaz contenus dans le sang, mais celle-ci est rapidement compensée par une *multiplication* des globules rouges, qui accroît considérablement la capacité d'absorption du liquide sanguin pour l'oxygène (un tiers d'augmentation). Le nombre des globules rouges, qui à l'état normal est de 5 000 000 par millim. cube de sang, s'accroît souvent de plus de 1 290 000 après quelques jours et le chiffre total peut passer ainsi de 4 800 000 à 6 360 000. Le retour à la plaine amène une résorption lente des globules « en excès », mais cette résorption s'arrête à la normale, c'est-à-dire à un chiffre bien supérieur à celui qui existait dans le sang des malades. Le résultat est une grande suractivité de la nutrition générale.

ACTION SUR LES FONCTIONS DANS LES HAUTES ALTITUDES (de 1 800 à 2 400 mètres). 1° *Période d'acclimatement* (8 à 10 jours). Accroissement du nombre des respirations et des battements du cœur accompagné, chez les nerveux, de palpitations, d'oppression, d'insomnie, quelquefois de maux de tête et de vertiges. La peau, notamment au visage, rougit et devient le siège de démangeaisons, surtout si l'on s'expose au soleil ou au vent. L'appétit s'accroît. 2° *Période de séjour.* Disparition des troubles, persistance de l'appétit. La vigueur et l'entrain augmentent ; le corps, plus léger, supporte facilement la fatigue.

PRÉCAUTIONS À PRENDRE. Changer fréquemment de linge pour faciliter le fonctionnement de la peau, porter des vêtements de laine, emporter toujours des vêtements d'hiver en plus de ceux d'été, à cause de la fraîcheur des nuits et de la possibilité de sautes de température.

CHOIX DES STATIONS D'APRÈS LES MALADIES : *Anémie* chlorotique* et *convalescences* traînantes*, la première année, basses et moyennes stations ; la deuxième année, hautes. — *Anémie, suite de fièvre intermittente*, stations moyennes. — *Dyspepsie, congestions du foie*, hémorroïdes, eczéma humide*, moyennes stations au début et, en tout cas, celles où les repas sont simples. — *Neurasthénie, morphinomanie*, rapidement stations élevées. — *Neurasthénie et mélancolie*, stations élevées, mais en y faisant de courts séjours et en surveillant les malades. — *Bronchites chroniques, catarrhes du nez, du pharynx et du larynx*, altitudes basses et pays secs. Les *tuberculeux* doivent se rendre, en été et en hiver, dans les localités où existe un sanatorium (V. TUBERCULOSE) ; partout ailleurs, ils ne recevront pas les soins nécessaires et sont mal accueillis par les hôtels.

CONTRE-INDICATIONS. Cardiaques, athéromateux, emphysémateux, grands rhumatisants, vieillards, nourrissons, personnes aimant la vie bruyante.

CHOIX D'UNE STATION ET DURÉE DE SÉJOUR. Choisir une station au voisinage d'une forêt ou l'espace en terrain plat soit assez grand pour permettre des promenades faciles aux fatigués, où la vue soit étendue et le vent rare. La cure doit être prolongée le plus longtemps possible (1er juillet-15 septembre).

Stations d'altitude en France. — Les principales stations de notre pays sont :

I. *Stations basses.* — Dans les Vosges : Bussang 600 mètres, Gérardmer 670, la Schlucht 1 150 ; dans les Pyrénées : Eaux*-Bonnes 740, Eaux*-Chaudes 674, Cauterets 932, Bagnères*-de-Bigorre 579, Luchon 628, le Vernet 629, La Preste 1 100, les Corbières 545 ; en Auvergne : La Bourboule 849, Mont-Dore 1 050 ; en Savoie : Saint-Gervais 827, Chamonix 1 050 ; en Alsace : les Trois-Épis 582, Hohwald 610, Sainte-Odile 753.

II. *Stations moyennes.* — Dans les Hautes-Alpes : le Monetier* de Briançon 1 495 mètres, la Grave 1 526 ; en Savoie : Pralognan 1 424, les Voirons 1 456, le Revard 1 545 ; dans les Pyrénées : Barèges 1 232, les Escaldes 1 350, Superbagnères 1 797.

III. *Stations élevées.* — Dans les Hautes-Alpes : le Lautaret, 2 070 mètres ; en Haute-Savoie : le Montanvert, 1 921 mètres.

Alumine (sulfate d'alumine). — Astringent employé à la dose de 1 à 2 p. 100 comme collyre.

Alun. — Sulfate double d'alumine et de potasse.

ACTION astringente. L'alun *calciné* est légèrement caustique. — MODE D'EMPLOI ET INDICATIONS. *Angines*, collutoire (5 gr. pour 30 gr. de miel rosat) ou gargarisme (5 gr. pour 250 gr. eau bouillante, 10 gr. de roses rouges et 50 gr. de miel). — *Antihémorragique*, eau hémostatique de Pagliari. Faire bouillir, six heures, alun 2 gr., benjoin 1 gr., eau 20 gr. — *Antidiarrhéique*, 50 centigr. dans potion avec 5 gr. de ratanhia pour 150 gr. d'eau. — *Antileucorrhéique*, 10 à 50 gr. d'alun pour 1 litre, en injections.

Alvéole (du lat. *alveolus*, petite loge). — Il en existe deux sortes.

Alvéole dentaire. — Cavité des maxillaires destinée à contenir la dent ; elle est tapissée par la gencive, prolongement de la muqueuse de la bouche, et percée à sa partie inférieure pour laisser pénétrer l'artère, la veine et le nerf alvéolaire qui se rendent à chaque dent.

Alvéole pulmonaire. — Cul-de-sac qui termine les dernières ramifications des bronches.

Amadou (du lat. *ad manum dulce*, doux à la main). — Champignons du chêne, du frêne, du saule et du peuplier (*Polyporus fomentarius et ignarius*) [*fig.* 29].

On les garde en cave pour les ramollir, puis, après avoir enlevé l'écorce, on les coupe en tranches qu'on bat avec un maillet, en mouillant de temps en temps et en les frottant dans les mains jusqu'à ce qu'elles soient devenues souples et douces.

PROPRIÉTÉS hémostatiques.

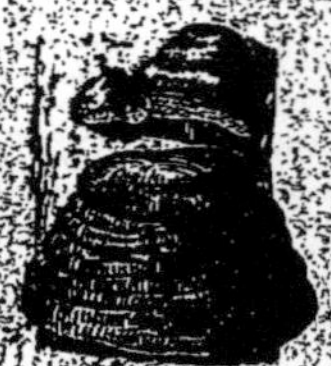

FIG. 29. Amadouvier.

Amaigrissement (Régime de l'). — Trois formes : 1° la maigreur *famélique* ou de misère, qui disparaît sous l'influence d'une bonne alimentation graduellement augmentée ; 2° la maigreur *consomptive* (anémie, tuberculose, neurasthénie) ; 3° la maigreur *constitutionnelle*.

Pour ces deux dernières, il faut suivre une hygiène et un traitement spéciaux.

HYGIÈNE. Exciter l'appétit et augmenter la consommation d'oxygène par un exercice *modéré*, n'allant jamais jusqu'à la fatigue ou la transpiration et pour lequel on supprimera, au besoin, l'effet nuisible de l'émulation : marche en montagne, bicyclette, aviron. Il sera utile d'y ajouter le *massage*. — Augmenter la proportion des aliments : 1° *gras* : poissons gras, sardines à l'huile, harengs à l'huile, anguilles, beurre, lard frais, pâtes d'amandes, rôtis gras, jaunes d'œufs, fromages (V. aux mots FROMAGE et POISSON la proportion de graisse) ; 2° *féculents et sucrés* : farine de lentille, sucre, riz, pain de seigle. Prendre des potages et soupes aux deux repas, boire abondamment de l'eau et de la bière. Peu ou pas de liqueurs, jus de viande à 10 heures et 4 heures. — MÉDICAMENTS. Huile de foie de morue* *aux repas* (2 à 3 cuillerées à soupe par jour). Arsenic (liqueur de Fowler). En cas de nervosisme, petites doses de bromure. Chez les aliénés, gavage.

Amandes. — Deux espèces d'amandiers donnent, l'une un fruit doux, l'autre un fruit amer (*fig.* 30).

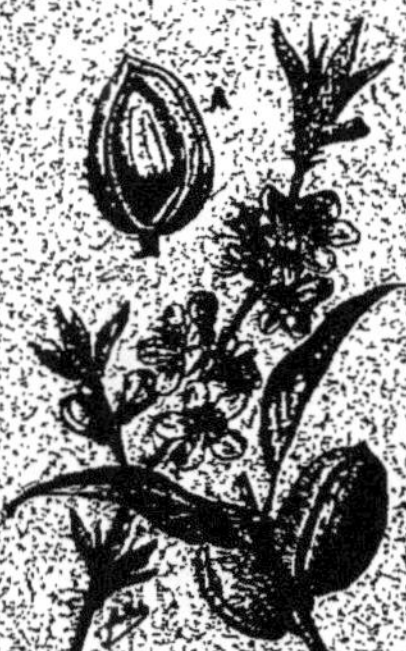

FIG. 30. — Amandier.

I. **Amandes douces.** — ACTION. Emolliente. — MODE D'EMPLOI ET INDICATIONS. Emulsion, sirop dit « d'orgeat », looch (maladies de la gorge ou des voies respiratoires). L'huile avec quantité égale d'eau de chaux* forme le *liniment oléocalcaire* (brûlures) ; avec quantité égale d'huile de cade et de glycérine, elle constitue un liniment contre les gerçures et les crevasses du sein et des mains.

II. **Amandes amères.** — ACTION. Calmante par l'acide cyanhydrique qu'elles contiennent. — MODE D'EMPLOI. Associées aux amandes douces, font partie du looch et des laits d'amandes.

Amaurose (du gr. *amauroô*, s'obscurcir). — Affaiblissement ou perte totale de la vision sans lésions appréciables du fond de l'œil. S'observe dans l'hypertension artérielle, l'éclampsie, l'albuminurie. L'amaurose peut être lente ou, au contraire, brusque. V. ŒIL, *maladies*.

Ambard (Constante urémique d'). — Ambard a découvert un *rapport mathématique qui lie le taux de l'urée dans le sang avec le débit de l'urée dans l'urine*. Le débit de l'urée dans l'urine varie comme le carré du taux de l'urée dans le sang ou, inversement, le taux de l'urée dans le sang varie comme la racine carrée du taux de l'urée dans l'urine.

Amblyopie (du gr. *amblus*, obtus, et *ôps*, œil). — Synonyme de *amaurose*. V. ci-dessus.

Ambulatoire (du lat. *ambulare*, se promener). — Qui existe chez un individu vaquant à ses occupations.

Fièvre ambulatoire. — La fièvre typhoïde et le typhus peuvent évoluer longtemps chez certaines personnes sans présenter de signes apparents assez nets pour les obliger à prendre le lit. Aussi des accidents graves peuvent-ils se produire, notamment des hémorragies intestinales.

Méthode ambulatoire. — Elle est appliquée au traitement des fractures du membre inférieur (particulièrement celles de la jambe) et consiste à faire marcher le malade très rapidement avec un appareil immobilisant la fracture. Le séjour au lit, en dehors des inconvénients habituels (V. ALITEMENT), a le désavantage de diminuer la vitalité et par suite le travail de réparation osseuse.

Traitement ambulatoire, opposé au traitement par hospitalisation. — Les malades, tout en continuant de vaquer à leurs occupations, viennent recevoir leur traitement quotidien ou hebdomadaire dans des dispensaires ; très usité actuellement dans la cure de certaines affections, comme la syphilis.

Amélie-les-Bains (Pyrénées-Orientales). — Station d'eaux sulfuro-sodiques chaudes, ouverte *toute l'année* et même particulièrement fréquentée en dehors des mois de juillet et d'août, pendant lesquels le climat est très chaud. Altitude, 270 mètres. Ressources abondantes. Vie calme. Vingt-deux sources, dont la température varie de 62° à 45°.

INDICATIONS. Celles des EAUX MINÉRALES sulfureuses, particulièrement pour le rhumatisme, les vieilles blessures, les maladies chroniques des voies respiratoires.

Aménorrhée. — Suppression des règles. V. RÈGLES.

Amers. — Médicaments d'origine végétale, ayant une saveur amère.

ACTION. Ils accroissent la sécrétion de la salive, des sucs gastriques et intestinaux, d'où une augmentation de l'appétit, une digestion plus facile, des selles plus régulières.

INDICATIONS. Maladies de l'estomac et de l'intestin, goutte, fièvres intermittentes, anémie, maladies de la peau. — MODE D'EMPLOI. *Une heure avant* les repas, si on les emploie pour accroître l'appétit ; *au cours* ou *après* les repas, si on désire activer la digestion. — VARIÉTÉS : 1° *amers purs* : gentiane, colombo, quassia amara, centaurée ; 2° *aromatiques* (c'est-à-dire contenant une substance volatile aromatique) : cascarille, houblon, camomille. — FORMULE. On obtient de bons résultats en donnant aux enfants 10 à 15 gouttes, aux grandes personnes 20 à 30 gouttes du mélange suivant : Teinture de cascarille, de colombo, de gentiane, de cannelle, de rhubarbe, de chacune 10 gr. et 2 gr. 50 de noix vomique.

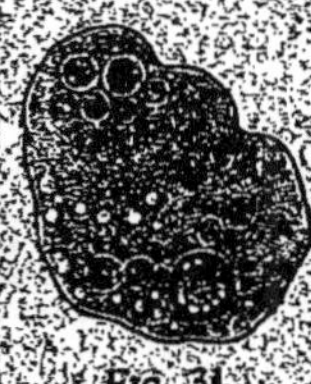

FIG. 31. Amoeba coli

Amétropie. — Vice de réfraction de l'œil (myopie, hypermétropie ou astigmatisme).

Amibe (du gr. *amoibos*, être changeant). — Protozoaire unicellulaire (*fig.* 31), vivant à l'état libre dans l'eau et le sol ou à l'état de parasite ; chez l'homme, on le trouve dans les cavités naturelles, surtout dans l'intestin, où il provoque la dysenterie amibienne.

Amibiases. — Affections causées par des amibes, en particulier par l'amibe de la dysenterie. V. ce mot.

Amiboïde (Mouvement). — Dilatation, rétraction, production de prolongements analogues à celles des amibes, qu'on constate chez les globules blancs et qui permettent la phagocytose.

Amidon (ou fécule). — On donne plus spécialement le nom d'*amidon* à la fécule de blé, de riz, de maïs, et le nom de *fécule* à celle de pomme de terre.

Action nutritive et émolliente. — Mode d'emploi. *Bain :* 500 gr. d'amidon (pour enfant), 2 kilogr. (pour grande personne) délayé dans 1 000 gr. d'eau pure et versé dans baignoire lentement et en agitant. — *Lavement* d'amidon *cru* (amidon 20 gr. délayé dans décoction de guimauve, 500 gr.) ; d'amidon *cuit* (15 gr. d'amidon à faire bouillir dans 500 gr. d'eau). — *Glycérolé :* solution de 1 gr. d'amidon dans 15 gr. de glycérine. — *Poudre :* mélange d'amidon à parties égales avec sous-nitrate de bismuth et talc, ou avec de la poudre de quinquina. — *Cataplasme* de fécule : délayer 60 gr. de fécule dans quantité égale d'eau froide, puis verser brusquement ce liquide dans 500 gr. d'eau bouillante, qu'on laissera encore bouillir huit à dix minutes.

Indications : 1° de la *poudre*, du *glycérolé*, des *cataplasmes :* irritation avec démangeaisons (coup de soleil, érysipèle, scarlatine, maladies de peau, brûlure légère) ; 2° des *lavements :* diarrhée.

Ammoniaque. — Alcali volatil. Solution du gaz ammoniac dans l'eau distillée.

Action. *A l'intérieur,* stimulant, antiacide, antispasmodique, sudorifique ; *à l'extérieur,* rubéfiant, vésicant et caustique.

Mode d'emploi et indications. *A l'intérieur,* en inhalation (rhume de cerveau chronique, évanouissements, maux de tête, ivresse), 5 à 6 gouttes dans un verre d'eau sucrée ; *à l'extérieur,* entre dans la composition de l'eau sédative*, du baume opodeldoch* et de divers liniments. (V. ces mots.) Elle est employée aussi contre les piqûres d'insectes.

Pour obtenir la vésication, on applique pendant dix minutes à un quart d'heure sur la peau une rondelle de laine imprégnée d'ammoniaque, dont on empêche l'évaporation par l'application d'un verre de montre ou d'une pièce d'argent.

Acétate d'ammoniaque. — Action. Stimulant, sudorifique, diurétique. — Dose. 5 à 30 gr. dans une potion de 200 gr. à prendre en vingt-quatre heures (pneumonie, choléra).

Carbonate d'ammoniaque (*sel volatil anglais*). — Employé en inspiration contre les évanouissements, les migraines, les névralgies faciales, les maux de dents.

Valérianate d'ammoniaque. — V. valérianate.

Empoisonnement. — Signes. Chaleur brûlante dans la bouche, la gorge, l'estomac ; lèvres tuméfiées, toux suffocante, oppression, vomissements sanguinolents. Face pâle, refroidissement général.

Traitement. Vinaigre dilué dans l'eau, jus de citron ou d'orange en quantité, puis eau albumineuse, lait, huile d'olive.

Amnésie (du gr. *a,* sans, et *mnesis,* mémoire). — Réduction ou disparition complète de la mémoire. Elle peut exister dès la naissance, ou se produire au cours de la vie, être transitoire ou permanente et être due à une maladie ou à un traumatisme du cerveau.

Amnios (du gr. *amnion,* membrane entourant l'*agneau* [*amnos*] à sa naissance). — Membrane la plus interne des enveloppes de l'œuf humain. Elle contient le *liquide amniotique* sécrété par le fœtus* et qui l'entoure.

Amphion (Haute-Savoie). — Station d'eaux bicarbonatées sodiques faibles et ferrugineuses. Climat doux, saison du 1er juin au 1er octobre, beau pays. Ressources modestes.

Mode d'emploi. Boisson. — Indications. Maladies des voies urinaires et de l'utérus chez les irritables et les nerveux. La source ferrugineuse permet d'agir sur l'anémie, qui accompagne souvent ces affections.

Ampoule (cloche, cloque). — Sorte de petite poche formée par le soulèvement de la partie la plus superficielle de la peau, l'*épiderme,* qui se trouve séparée du *derme* par un liquide que sécrète celui-ci. Le liquide ordinairement est clair et transparent, mais peut contenir du sang (érosion d'un capillaire), et même du pus, si l'irritation est intense et prolongée.

Causes. Pressions répétées d'un instrument (paume de la main), d'une selle (cavalier), d'une chaussure étroite (talon et plante des pieds).

Traitement. Percer de part en part l'ampoule avec une aiguille neuve flambée, de façon à avoir deux ouvertures. Comprimer pour évacuer le liquide. Appliquer une couche de collodion pour empêcher le contact de l'air. L'épiderme se recollera ou tombera après s'être reformé au-dessous. Si l'épiderme a été enlevé, panser avec de la vaseline boriquée, après avoir lavé la petite plaie.

Le mot *ampoule* est aussi employé pour exprimer le soulèvement de l'épiderme produit par les brûlures* ou les vésicatoires*.

Amputation (du lat. *amputare,* couper). — Opération chirurgicale consistant à couper une partie du corps (membre) lésée par un traumatisme ou une tumeur maligne. V. prothèse.

Amygdales (du gr. *amygdalos,* amande). — Glandes placées à l'isthme du pharynx. V. pharynx.

Amygdalite. — V. pharynx.

Amygdalotome (du gr. *amygdalê,* amande, et *tomein,* couper). — Instrument destiné à sectionner les amygdales (*fig.* 32).

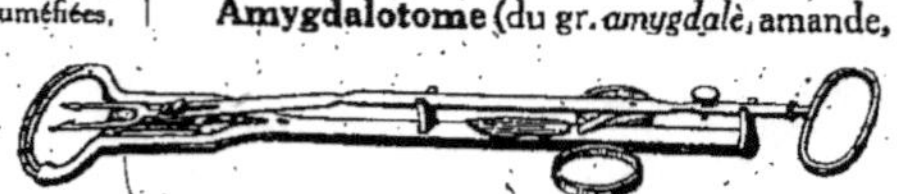

Fig. 32. — Amygdalotome.

Amylacé (du gr. *amylon,* amidon). — Qui contient de l'amidon.

Amylase (du gr. *amylon,* amidon). — Ferment digestif agissant sur les matières amylacées dans l'intestin grêle.

Amyotrophie (du gr. *a*, sans, *muon*, muscle, et *trophê*, nourriture). — Atrophie des muscles.

Elle peut dépendre soit d'une diminution de *fonctionnement* (sédentarité, vieillesse, inanition), soit d'une *affection aiguë* ou *chronique* : fièvres diverses, rhumatisme, maladies nerveuses (atrophie musculaire progressive, paralysie infantile, intoxication, paralysie saturnine), syphilis.

Anaérobie (du gr. *a* ou *an*, sans, *aer*, air, et *bios*, vie). — Un microbe *anaérobie* peut vivre et se reproduire en dehors du contact de l'air. L'oxygène le tue.

Analeptique (du gr. *ana*, à nouveau, et *lambano*, je prends). — Aliment ou médicament qui contribue à rétablir les forces des convalescents : 1° *aliments*, bouillons, fécules, jus de viande ; 2° *médicaments*. V. TONIQUES.

Analgésie (du gr. *a* priv., et *algos*, douleur). — Insensibilité à la douleur, la sensation du contact étant seule conservée.

CAUSES. Maladies nerveuses (épilepsie, hystérie, maladies de la moelle épinière). Maladies de la peau. Intoxications par l'alcool, le chloroforme, le haschisch. Refroidissement intense, gelure. (Pour l'utilisation de l'analgésie, V. ANESTHÉSIE.)

Analgésine. — V. ANTIPYRINE.

Analyse. — Examen, par des procédés appropriés, des éléments normaux ou anormaux d'un liquide (*urines*, matières *vomies*, *crachats*, matières *fécales*) ou de produits spéciaux dus à une maladie (fausses membranes de la *diphtérie*). V. à ces différents mots.

Anaphrodisiaque (du gr. *a* priv., et *Aphroditè*, Vénus). — Qui diminue ou abolit les excitations génitales (bromure, camphre, lupulin).

Anaphylaxie (du gr. *ana*, contraire, et *phulassis*, protection). — Augmentation de la sensibilité de l'organisme à l'égard d'une substance déterminée, par l'introduction d'une dose préalable de cette même substance.

Cette découverte de Ch. Richet et Portier en 1902 a permis d'expliquer un grand nombre d'accidents morbides (asthme, migraine, eczémas), la maladie du sérum et certaines intoxications alimentaires. V. ANTIANAPHYLAXIE.

Anarthrie (du gr. *an*, sans, et *arthron*, articulation). — Forme d'aphasie dans laquelle le malade ne peut articuler les mots. V. APHASIE.

Anasarque (du gr. *ana*, à travers, et *sarcos*, chair). — Hydropisie généralisée ; infiltration de sérosité dans le tissu cellulaire placé sous la peau qui peut être déprimé en godet dans les différents points du corps. Cette généralisation distingue l'anasarque de l'œdème*.

CAUSES. L'anasarque peut être *primitive*. Elle est alors due au froid. Plus souvent elle est *secondaire* : on l'observe dans les maladies de cœur (période souvent avancée) ; l'enflure alors débute par les pieds. Dans les maladies des *reins* (mal de Bright), l'enflure commence au contraire d'ordinaire par les paupières. Dans les maladies du *foie* (cirrhose), l'ascite ou hydropisie du péritoine précède l'anasarque. Plus rarement, maladies *fébriles* comme la rougeole et surtout la scarlatine (période de desquamation), ou encore la fièvre intermittente. Enfin, état général d'*affaiblissement* (anémie profonde, tuberculose, cancer).

TRAITEMENT. Régime lacté absolu. Frictions sèches ou alcooliques. Lavements purgatifs. V. aussi ŒDÈME.

Anastomose (du gr. *ana*, avec, et *stoma*, bouche). — Réunion de deux organes qui s'abouchent et communiquent entre eux. Ex. : anastomose de vaisseaux, de nerfs.

Anatomie (du gr. *ana*, à travers, et *temno*, je coupe). — Etude de la structure du corps humain. V. CORPS.

Androgyne (du gr. *anèr*, homme, et *gynè*, femme). — Hermaphrodite, individu qui présente à la fois les attributs sexuels de l'homme et de la femme.

Anémie (du gr. *an*, pas, et *aima*, sang). — Etat maladif caractérisé par l'insuffisance de la qualité ou de la quantité du sang. Le nombre des globules rouges peut diminuer de plus de moitié (1 à 2 millions, au lieu de 5 par millim. cube).

CAUSES. L'anémie peut n'avoir pas de cause appréciable. Favorisée seulement par les fatigues et les grossesses, les mauvaises conditions hygiéniques et alimentaires, c'est l'*anémie primitive* ou chlorose* ; mais elle peut être seulement *secondaire* et liée à de nombreuses affections :

1° Pertes de sang répétées, quel qu'en soit le siège (anémie par hémorragie digestive latente, liée à un ulcère stomacal indolent) ;

2° Maladies, soit aiguës (notamment rhumatisme, malaria, fièvre typhoïde), soit chroniques (tuberculose, maladies des reins, endocardite infectieuse, à forme anémique, cancer, paludisme, syphilis acquise et héréditaire [anémie hérédo-syphilitique des nouveau-nés]) ;

3° Intoxication par le plomb (anémie des peintres), par l'oxyde de carbone, l'alcool, le mercure ;

4° Quelquefois la présence de vers intestinaux, bothriocéphale, mais surtout ankylostome (anémie des mineurs) ; il faut alors rechercher dans les selles les parasites ou leurs œufs ;

5° Enfin, certaines altérations primitives des globules blancs (*leucémies*) et des organes qui les forment (rate, moelle osseuse, ganglions lymphatiques).

SIGNES : pâleur du visage, des gencives, conjonctives ; palpitations avec vertiges et évanouissements ; troubles nerveux, perte de l'appétit.

TRAITEMENT. Avant tout, rechercher la cause de l'anémie et la traiter. Nécessité d'un repos physique et moral complet, au besoin *maintien au lit* dans les cas graves. Vie à la campagne, cure d'air et de soleil, hydrothérapie, frictions stimulantes, alimentation reconstituante, surtout laitage, œufs, viande crue dans du bouillon ou viandes grillées, légumes verts (épinards riches en fer). Usage à domicile et cure aux stations d'eaux minérales, suivant les cas : *ferrugineuses* (Forges, Bussang, Saint-Nectaire), *sulfureuses* (Aix, Cauterets), ou *arsenicales* (La Bourboule, Royat).

Outre les stimulants généraux tels que strychnine, teinture de noix vomique, glycérophosphates, etc., les médicaments employés dans l'anémie sont les préparations de fer et d'arsenic. Le *fer*, dont on use sous différentes formes, représente la médication spécifique de l'affection. L'*arsenic*, qui peut être associé au fer, s'emploie surtout sous forme d'injections hypodermiques de cacodylate de soude, ou sous celle de liqueur de Fowler ; il donne de bien meilleurs résultats que le fer dans les anémies pernicieuses. L'ingestion journalière de *moelle osseuse* de veau fraîche (opothérapie médullaire) peut donner des succès dans les cas où l'examen du sang démontre une insuffisance médullaire (hématies déformées, granuleuses, nucléées).

Les *sérums d'animaux* ont également une action hématopoïétique : on fait ingérer du sérum de cheval saigné abondamment, soit liquide (en ampoules), soit desséché (en tablettes) [*hémostyl, hémogénol*].

Dans les anémies graves, la transfusion du sang d'artère à veine donne d'excellents résultats. On peut remplacer cette transfusion par des injections répétées de petites quantités de sang, défibriné ou non, injecté soit dans les veines, soit profondément dans le muscle ; on peut faire aussi des injections sous-cutanées de sang additionné de citrate de soude à 10 p. 100 (20 à 100 cmc.). Les injections intraveineuses de sérum artificiel donnent des résultats inconstants. V. TRANSFUSION.

Anémie cérébrale. — V. CERVEAU.

Anencéphale (du gr. *an* priv., *en*, dans, et *céphalê*, tête). Monstre dont le cerveau ne s'est pas développé.

Anesthésie (du gr. *an*, pas, et *aisthêsis*, sensibilité). — Perte de la sensibilité complète ou partielle dans une région du corps ou dans le corps tout entier. Elle est précédée, en général, d'une période où la sensibilité est exagérée.

Anesthésie médicale. — Suite de maladies ou blessures ; elle est liée à la perte de conduction dans les nerfs sensitifs correspondant aux régions anesthésiées : maladies du cerveau, de la moelle épinière, hystérie, blessures, contusions, section complète ou incomplète, compression ou enkystement d'un nerf, brûlures, gelures, maladies de la peau.

Anesthésie chirurgicale. — But : suppression de la douleur dans les opérations. Se fait en agissant sur le système nerveux central : c'est l'*anesthésie générale*, soit en agissant sur une partie limitée de l'organisme : c'est l'*anesthésie locale*.

Anesthésie générale par inhalation. — Divers anesthésiques peuvent être employés : le *bromure d'éthyle*, le *protoxyde d'azote*, le *chlorure d'éthyle*, l'*éther* et le *chloroforme* (*fig.* 33, 34, 35).

PRÉCAUTIONS À PRENDRE AVANT L'ANESTHÉSIE. Pour éviter l'irritation produite sur la peau par la chute de quelques gouttes de chloroforme, avoir soin d'enduire le visage de vaseline et de recouvrir les yeux avec un mouchoir.

SIGNES DE L'ANESTHÉSIE GÉNÉRALE : 1° *Période d'excitation* pendant laquelle le malade lutte contre les aides par des mouvements inconscients, particulièrement violents chez les alcooliques ; 2° *période de sommeil* annoncée par un bruit de cloches dans les oreilles du malade et pendant laquelle l'insensibilité est complète.

CONDITIONS NÉCESSAIRES POUR L'ANESTHÉSIE. Pas de maladie de cœur, diète absolue depuis le repas de la veille au soir.

ACCIDENTS PENDANT L'ANESTHÉSIE. *Syncope blanche*, cardiaque, mortelle, se produisant au début (1 fois sur 3 000 à 4 000 anesthésiés). *Syncope bleue* asphyxique, au cours de l'anesthésie. En vue d'y parer, il est nécessaire de maintenir la mâchoire inférieure projetée en avant, afin d'éviter que la langue tombe en arrière et, si ce fait se produit, la tirer en avant avec une pince spéciale.

ACCIDENTS APRÈS L'ANESTHÉSIE. Toux ; albuminurie passagère ; vomissements bilieux pouvant durer un jour ou deux et s'accompagner d'un véritable embarras gastrique. D'autres accidents plus tardifs, *néphrites*, *ictères chloroformiques*, dus à l'action toxique du chloroforme sur la cellule hépatique ou rénale, peuvent être très graves. Il y a lieu, par suite, de ne pas employer le chloroforme quand le foie et les reins sont lésés.

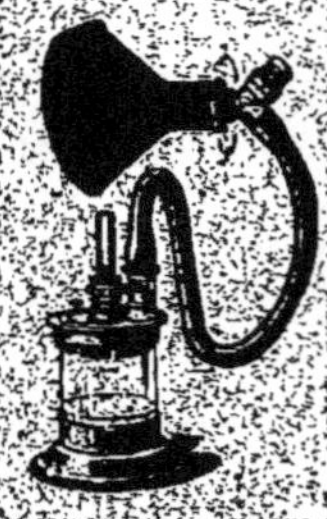

FIG. 33. — Chloroformisateur à soupape tournante du Dr Ricard.

Delbet attribue un certain nombre de morts subites survenues après l'opération (*shock opératoire*) à des lésions des capsules surrénales et, pour les prévenir, il fait précéder l'intervention d'une injection de 4/10e de milligr. d'adrénaline.

SOINS APRÈS L'ANESTHÉSIE. En cas de vomissements,

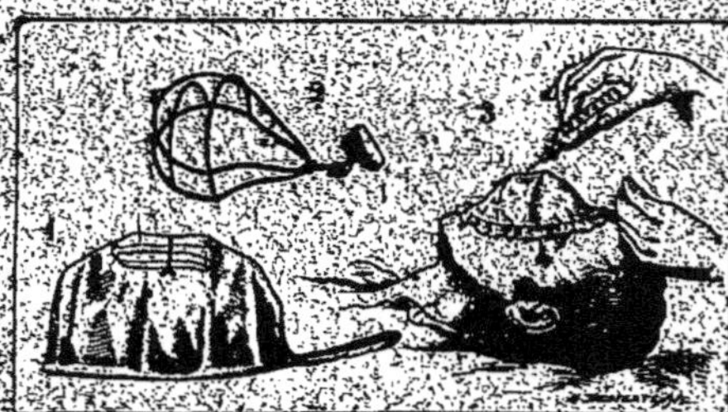

FIG. 34. — Anesthésie générale.
1. Masque pour l'éther. — 2. Masque pour le chloroforme. 3. Mode d'application.

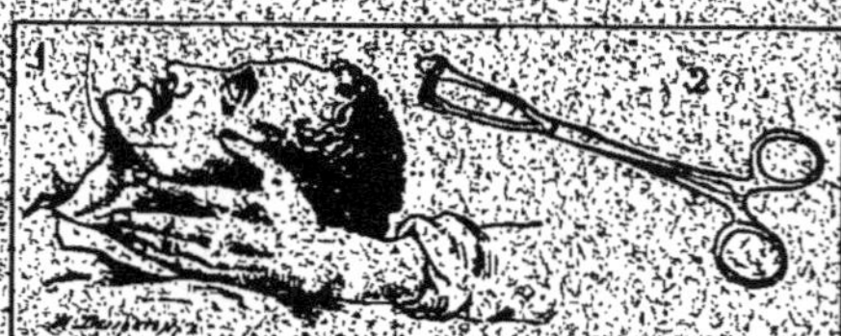

FIG. 35. — Procédés pour empêcher l'asphyxie pendant l'anesthésie.
1. Propulsion de la mâchoire inférieure en avant. — 2. Pince tire-langue du Dr Berger.

incliner la tête de côté ; surveiller la respiration du malade pendant plusieurs heures après l'anesthésie.

Anesthésie locale. — Application de glace additionnée de sel marin. Chlorure d'éthyle, chlorure de méthyle (*fig.* 36, 37), chlorhydrate de cocaïne en badigeonnage, injection (méthode de Reclus) de cocaïne* à

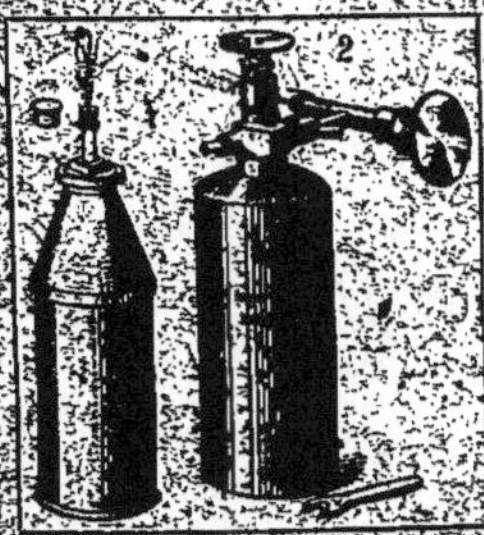

FIG. 36. — Anesthésie locale.
1. Pulvérisateur au chlorure d'éthyle. — 2. Pulvérisateur au chlorure de méthyle.

FIG. 37. — Seringue stérilisable de Roux pour injections de cocaïne.

1/2 p. 100 (ne pas dépasser la dose totale de 10 centigr. de cocaïne), de stovaïne* ou de novocaïne* à 1/2 p. 100 (dose 15 à 20 centigr.).

Anesthésie rachidienne. — La cocaïne, stovaïne et novocaïne peuvent s'injecter dans la partie inférieure du canal vertébral (ponction lombaire) sous l'arachnoïde, déterminant ainsi l'anesthésie de la partie inférieure du corps.

Anesthésie par voie rectale. — Le procédé de Pirogoff consiste à faire pénétrer dans le rectum les vapeurs qui se dégagent d'un flacon d'éther, immergé dans de l'eau à 50°, jusqu'à ce que l'insensibilité soit complète.

Anesthésine. — Poudre blanche insipide, inodore, produisant une sensation particulière sur la langue.

MODE D'EMPLOI. Comme anesthésique local à l'intérieur, à la dose de 20 à 50 centigrammes en cachets, contre les douleurs d'estomac, et extérieurement sous forme de pommade (5 à 10 p. 100 de lanoline) contre les démangeaisons, ou en suppositoires (20 à 50 centigr.) contre les douleurs des hémorroïdes.

Anévrisme ou **Anévrysme** (du gr. *aneurusma*, dilatation). — Tumeur contenant du sang et communiquant avec la cavité d'une artère. L'anévrisme est *spontané* lorsque la poche est formée par la dilatation, en un point donné, des parois de l'artère qui ont perdu leur résistance sous l'influence de l'athérome*. Cette dilatation peut se faire d'un seul côté par refoulement d'une partie seulement du vaisseau, *anévrisme sacciforme* (*fig.* 38), ou comprendre tout le pourtour de l'artère, *anévrisme fusiforme* (*fig.* 39). Il est *traumatique* lorsqu'il succède à une blessure

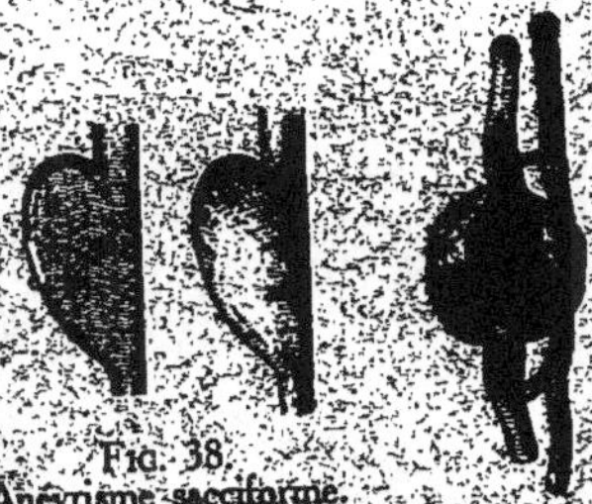

FIG. 38. — Anévrisme sacciforme.

du vaisseau, et les parois de la poche sont constituées alors par les tissus voisins. Les anévrismes *artério-veineux* sont ceux qui, à la suite d'une blessure, communiquent à la fois avec une artère et une veine (*fig.* 40).

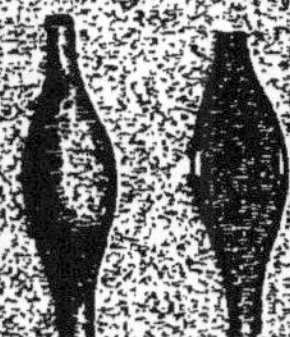

FIG. 39. — Anévrisme fusiforme.

CAUSES. Syphilis, alcoolisme, paludisme. Efforts violents. Athérome*. — AGE. 30 à 50 ans. — LOCALISATIONS les plus fréquentes. Aorte, artère poplitée, artères cérébrales (V. CERVEAU [maladies du]). — SIGNES. Tumeur sur le trajet d'une artère présentant des battements (pouls), des mouvements d'expansion générale et un frémissement spécial sous la main. Elle diminue par la compression directe ou celle de l'artère entre le cœur et la tumeur, et s'accroît par la compression au delà de la tumeur. La pression exercée par l'anévrisme sur les parties voisines y provoque des douleurs et des érosions.

TRAITEMENT. Traitement antisyphilitique. Extirpation chirurgicale du sac, quand elle est possible. Injection sous-cutanée de gélatine pour tenter d'amener l'obstruction de la poche anévrismale par un caillot.

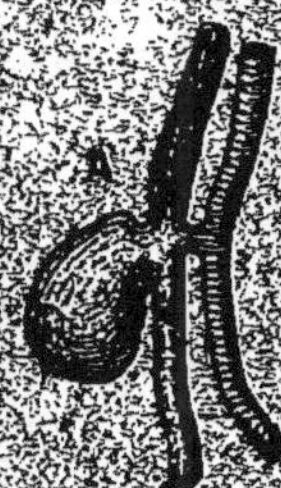

FIG. 40. — Anévrisme artério-veineux.

Angine (du lat. *angere*, suffoquer). — V. PHARYNX (Maladies du).

Angine de Ludwig. — Phlegmon très grave du plancher de la bouche qui est tuméfié, dur comme du bois. Nécessite une intervention chirurgicale urgente.

Angine de poitrine. — V. CŒUR (Maladies du).

Angiocholite (de *aggeion*, vaisseau, *cholê*, bile, et *ite*, inflammation). — Inflammation des canaux biliaires. V. FOIE (Maladies du).

Angiome (du gr. *aggeion*, vaisseau, et suff. *ome*, indiquant une tumeur). — Tumeur, dite T. *érectile*, formée par la dilatation des petits vaisseaux sanguins, les capillaires. V. NÆVUS.

Angoisse (du lat. *angere*, serrer). — Syndrome d'origine bulbaire, caractérisé par une grande difficulté de respirer avec sensation de serrement au creux de l'estomac.

L'angoisse s'accompagne d'ordinaire de pâleur de la face, de refroidissement des extrémités, quelquefois de nausées et de vomissements, souvent aussi à la fin d'une émission abondante d'urine. Cet état effraye beaucoup le malade, qui éprouve une anxiété intense.

CAUSES. Névroses et psychoses (hystérie, épilepsie, obsessions, neurasthénie, manie et mélancolie), goitre exophtalmique, maladies du bulbe, maladies infectieuses, intoxications, maladies du cœur (angine de poitrine) ou des organes respiratoires.

Anguillule (dim. de *anguille*). — Ver rond nématode, microscopique (*fig.* 41), qui se

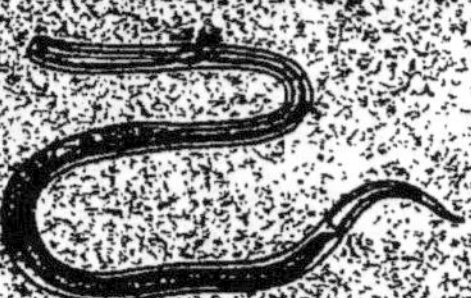

FIG. 41. — Anguillule (très grossie).

trouve dans la boue et l'eau et peut déterminer, comme l'ankylostome, des crises de diarrhée chez les ouvriers du fond des mines.

Ces vers sont difficiles à expulser, néanmoins le thymol et la fougère mâle semblent avoir une action efficace.

La prophylaxie est la même que celle de l'ankylostomiase : il faudra utiliser des fosses d'aisances pour éviter de disséminer des œufs sur le sol et porter des chaussures pour éviter le contact direct de la boue.

Angusture vraie. — Plante de la famille des Rutacées, dont on emploie l'écorce comme tonique, stimulant, amer et fébrifuge, soit en infusion ou en décoction à la dose de 15 gr. par litre, dont on prend 1 à 3 verres à bordeaux par jour, soit sous forme d'extrait mou (0 gr. 20 à 0 gr. 60 par jour).

Aniline (Empoisonnement par l').

SIGNES. Vertiges, sueurs abondantes, refroidissement général, bleuissement de la face, des lèvres, des doigts, oppression très grande ; l'haleine exhale une odeur d'aniline. — PREMIERS SOINS. Apporter le malade près d'une fenêtre ouverte ; si perte de connaissance, traitement de l'asphyxie, si plus grave.

Anis étoilé. — V. BADIANE.

Anis vert. — Plante de la famille des Ombellifères, dont les *fruits* sont employés comme médicament antispasmodique, galactagogue, stimulant, digestif.

MODE D'EMPLOI. Infusion, 10/1000e à est. comme calmant, digestif ; 30/1000e comme galactagogue (12 à 15 cuill. par jour) et 5 à 6 fomentations sur les seins. Alcoolat : 1-15 gr.

Anisocorie (du gr. *anisos*, inégal, et *korê*, pupille). Inégalité pupillaire.

Ankylose (du gr. *agkulos*, courbé). — Abolition complète ou partielle des mouvements d'une articulation mobile due : 1° soit à la soudure des os qui la constituent par du tissu osseux ou fibreux, *ankylose vraie* ; 2° soit à des modifications péri-articulaires comme des cicatrices cutanées, des rétractions de tendons ou des muscles, *ankylose fausse*.

La rétraction musculaire peut du reste compliquer une ankylose vraie, et l'examen sous le chloroforme permet seul souvent de faire la part de chaque action.

CAUSES. Inflammation de l'articulation à la suite de fracture, de tumeur blanche, de blennorragie, de rhumatisme, de goutte, immobilisation trop prolongée dans un appareil. — SIGNES. Simple raideur ou immobilisation dans une position qui devient particulièrement pénible lorsque, comme au coude, elle rend impossibles certains actes. Lorsque l'ankylose se fait au membre inférieur, en maintenant dans une même ligne la cuisse et la jambe, elle est moins gênante et souvent même est recherchée par des chirurgiens comme un des modes de guérison des tumeurs blanches. — TRAITEMENT. 1° PRÉVENTIF. L'habitude actuelle de mobiliser beaucoup plus tôt qu'autrefois les articulations voisines d'une fracture a rendu assez rares les ankyloses par immobilisation dans un appareil. Elles ne peuvent, cependant, être toujours évitées lorsque la fracture est compliquée de blessure. 2° CURATIF d'ankylose incomplète. Frictions, massages, mouvements lents, progressifs, sans ou avec appareil (*fig.* 42).

En cas d'ankylose complète, rupture forcée, ostéotomie, résection avec provocation d'une pseudarthrose, c'est-à-dire formation d'une articulation artificielle. Appareils de prothèse.

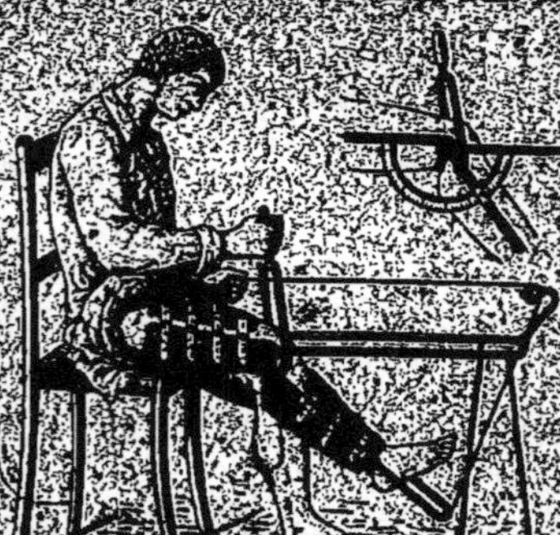

FIG. 42. — Appareil pour le traitement de l'ankylose du genou.

EAUX MINÉRALES. Aix-les-Bains, Barèges, Bourbonne, Dax, Luchon, Saint-Amand.

Ankylostome (du gr. *agkulos*, courbe, et *stoma*, bouche) et **Ankylostomiase.** — L'ankylostome (*fig.* 43, 44) est un ver rond nématode, long de 1 à 2 centimètres, découvert par Perroncito, de Turin, en 1881, caractérisé par l'existence d'une capsule buccale chitineuse armée d'une ventouse, de crochets et de lames tranchantes lui permettant de se fixer sur la muqueuse de l'intestin grêle (particulièrement celle du duodénum) et de la déchirer pour se gorger de sang, d'où une forme spéciale d'anémie. Les œufs pondus en quantité invraisemblable (on en a compté 19 000 dans un seul gramme de matière fécale) et les larves se trouvent dans la boue, notamment dans les mines, les tunnels, les rizières; aussi les personnes atteintes sont-elles surtout des mineurs, des briquetiers, des terrassiers, que leur profession expose à souiller leurs mains de cette boue.

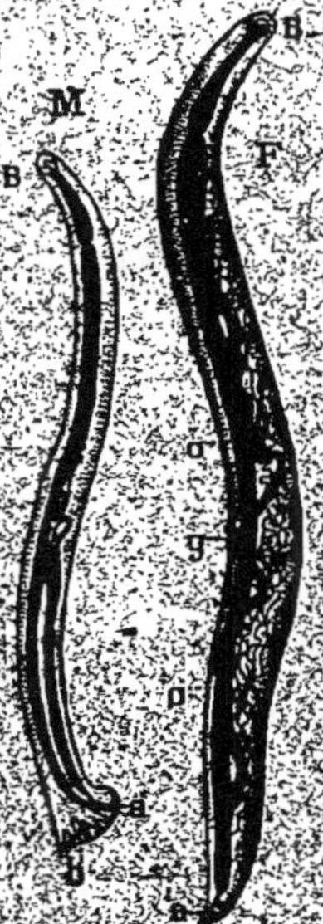

FIG. 43 et 44. — Ankylostome duodénal (gross. 5 fois).
B, bouche; a, anus; b, bourse; o, ovaire; g, orifice génital. M, mâle; F, femelle.

L'infection se produit par l'intestin (aliments souillés par les œufs ou les larves) et par la peau. Dans ce dernier cas, la larve de l'ankylostome produit des éruptions fréquentes sur la peau des mains, des pieds et des fesses, c'est-à-dire sur les parties non protégées (boutons, gourmes).

Les larves pénètrent dans les veines et sont ainsi portées par le sang dans les poumons (bronchite aiguë), mais surtout dans l'intestin grêle (duodénum), où elles provoquent des hémorragies qui entraînent une anémie profonde connue sous le nom d'anémie des mineurs. Des mesures ont été prescrites (*Journal officiel* du 24 octobre 1907) pour protéger les ouvriers contre l'infection.

MESURES OBLIGATOIRES : 1° Installation au jour et à proximité de chaque puits de water-closets : un au moins pour quarante ouvriers ; 2° installation, au fond de chaque puits, de tinettes : une aussi pour le même nombre d'ouvriers ; 3° défense aux ouvriers de souiller la mine de leurs déjections ; 4° installation, à l'entrée de chaque mine, de vestiaires-lavabos pouvant être utilisés par la totalité des ouvriers du fond ; 5° ventilation énergique dans tous les puits ; 6° ne pas laisser de vieux bois dans la galerie ; 7° assurer l'écoulement des eaux ; 8° enlèvement journalier des boues dans les galeries et les chantiers ; l'eau de boisson sera descendue dans des barils propres et bien bouchés ; 9° création de dispensaire ; 10° n'embaucher dans les nouvelles explorations que des ouvriers reconnus indemnes ; 11° tenir, au fond, de l'eau salée à 10 p. 100 pour le lavage des mains. Il a été reconnu, en effet, que les larves d'ankylostome ne peuvent vivre dans l'eau contenant plus de 3 p. 100 de chlorure de sodium, d'où l'utilité de saler les eaux et les boues des mines où ce parasite existe.

MOYENS À CONSEILLER AUX OUVRIERS. Se laver les mains avec de l'eau salée avant chaque repas ; travailler avec des chaussures ; éviter de suspendre les vêtements et les sacs à provisions (qui devront être remplacés par des caisses métalliques) contre les parois humides ; éviter de s'asseoir sur de vieux bois et ne faire de déjections que dans les tinettes.

TRAITEMENT. Il consiste dans un purgatif formé de : chlorure de sodium, 25 grammes ; bicarbonate de soude, 8 grammes ; eau, 150 à 200 grammes. Les lavements salés rendent aussi des services. On donnera en outre, pendant trois ou quatre jours, du thymol, de l'extrait éthéré de fougère mâle et du calomel ou de l'huile de chenopodium.

Annexite. — Inflammation des annexes (trompe et ovaire). V. ces mots.

Anode (du gr. *ana*, en haut, et *odos*, route). — Pôle positif d'une pile ou d'une ampoule de Crookes, employée en radiologie.

Anophèle (du gr. *anophelês*, importun). — Insectes diptères némocères (*fig.* 45), de la famille des culicides, qui comprend notamment les genres *anophèle* et *stegomyie*, et constitue une des variétés de moustiques les plus

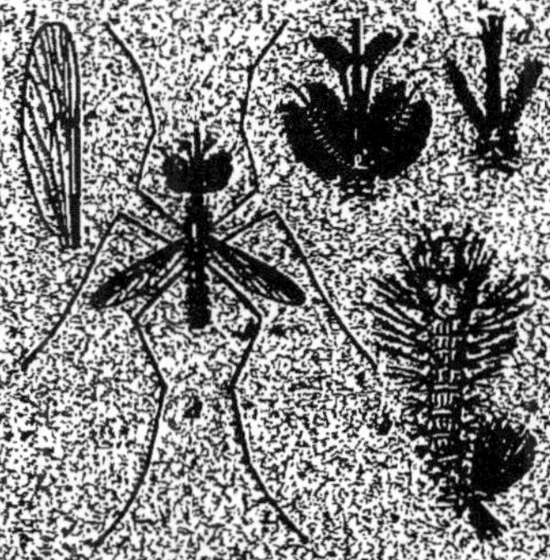

FIG. 45. — Anophèle.
a, Mâle; b, sa larve; c, sa tête; d, Tête de la femelle; e, Aile.

nuisibles. Les anophèles transmettent par leurs piqûres les hématozoaires qui donnent les fièvres paludéennes. Il est très important de détruire leur larve. V. PALUDISME.

Anorexie (du gr. *an*, pas, et *orexis*, appétit). — Absence d'appétit. V. ALCOOLISME, APPÉTIT, DYSPEPSIE, HYSTÉRIE, FIÈVRE.

Anosmie (du gr. *a* priv., et *osmé*, odorat). — Diminution ou perte complète de l'odorat par lésions nasales ou cérébrales.

Anoxémie (du gr. *a*, sans [d'oxygène], et *aima*, sang). — Diminution de la quantité d'oxygène dans le sang [raréfaction de l'air sur les hautes montagnes, maladies respiratoires).

Antéversion (du lat. *ante*, en avant, et *vertere*, tourner). — Position anormale d'un organe tourné en avant. Ex. : antéversion utérine.

Anthelminthiques. — Vermifuges, médicaments contre les vers. V. LOMBRICS, TÉNIA, VERS.

Anthracose (du gr. *anthrax*, charbon). Infiltration du poumon par des poussières de charbon provenant de l'air atmosphérique.

Anthrax (du gr. *anthrax*, charbon). — Inflammation des follicules pileux et des glandes sébacées, due au staphylocoque et formée par une réunion de *furoncles* (clous*).

CAUSES. Il se produit de préférence chez les débilités par l'âge (vieillesse), par les cachexies (albuminurie, tuberculose), par le *diabète* (qu'il révèle souvent) et au cours de la convalescence de fièvres graves. Il convient de noter aussi, l'irritation de la peau par le frottement du col chez les jeunes soldats, le traumatisme chez les cavaliers, la malpropreté, l'humidité de la peau. L'anthrax est très inoculable et contagieux. Il peut donner d'autres affections également staphylococciques (acné, furoncle).

SIGNES : 1° GÉNÉRAUX. Fièvre élevée (39-41°), troubles gastro-intestinaux (diarrhée), prostration ; 2° LOCAUX. Tuméfaction rouge, douloureuse, du volume, en général, d'un œuf, d'abord dure, puis s'ulcé-

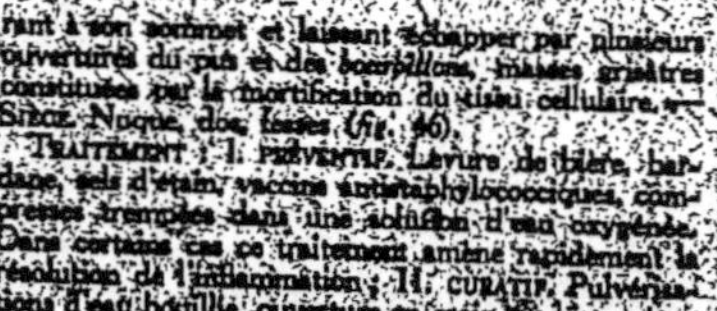

FIG. 46. — Anthrax de la nuque.

rant à son sommet et laissant échapper par plusieurs ouvertures du pus et des *bourbillons*, masses grisâtres constituées par la mortification du tissu cellulaire. — SIÈGE. Nuque, dos, fesses (*fig.* 46).

TRAITEMENT : I. PRÉVENTIF. Levure de bière, bardane, sels d'étain, vaccins antistaphylococciques, compresses trempées dans une solution d'eau oxygénée. Dans certains cas ce traitement amène rapidement la résolution de l'inflammation ; II. CURATIF. Pulvérisations d'eau bouillie, ouverture en croix au bistouri ou au thermocautère. Pansement avec la solution d'eau oxygénée. Vaccins ; III. GÉNÉRAL. Toniques alimentaires (jus et extrait de viande) et pharmaceutiques (vin de quinquina).

Anti. — Préfixe indiquant qu'un remède est employé « contre » telle maladie ; par exemple : *antiacide*, *antigoutteux*, etc.

Antiacide. — Alcalins et spécialement bicarbonate de soude*, oxyde et carbonate de manganèse*. V. aussi ABSORBANTS.

Antianaphylaxie (du gr. *anti*, contre, et de *anaphylaxie*). — Méthode visant à combattre les effets de l'anaphylaxie*.

Les procédés d'antianaphylaxie s'efforcent surtout de *désensibiliser l'organisme* et d'*éviter l'éclosion du choc*.

Pour *désensibiliser un organisme*, on le soumet à des injections répétées, longtemps poursuivies, de doses généralement infimes, puis progressivement croissantes, de la substance nocive. On parvient souvent à réaliser ainsi une sorte de vaccination qui libère l'organisme de son état anormal d'hypersensibilité.

Pour *éviter l'éclosion du choc*, on s'efforce de créer dans l'organisme une sorte d'état réfractaire temporaire, qui lui permette de supporter sans dommage l'action déchaînante de la substance productrice du choc. Cet état réfractaire peut être réalisé par exemple par l'injection, faite très peu de temps avant celle de la dose nocive, d'une dose minime de la même substance.

Anticorps. — V. ANTIGÈNE.

Antidote (du préf. *anti*, et du gr. *dotos*, donné). — Une substance est l'antidote d'une autre lorsqu'elle en neutralise les effets, soit *chimiquement*, par formation d'un composé inoffensif (acides et alcalins), soit *mécaniquement* en diluant le corps nuisible (eau), en enrobant et entourant le poison (sirop, mucilages, matières gélatineuses, corps gras), soit *physiologiquement*, en facilitant l'élimination par l'accroissement de la sécrétion, urine, bile, salive, sueur, avec laquelle il est rejeté au dehors (diurétiques, sudorifiques). L'application pratique de ces règles se trouve à l'article EMPOISONNEMENT.

Antifébrile. — V. FIÈVRE.

Antifébrine ou **Acétanilide.** — Poudre blanchâtre, à saveur brûlante, employée comme antifébrile et analgésique par cachets de 0 gr. 25 à 0 gr. 50.

Antigène. — Toute substance étrangère à l'organisme (microbe, toxine, etc.) qui, introduite dans celui-ci, y fait naître, par réaction de défense, une substance antagoniste, l'*anticorps*, capable de l'annihiler.

Antihémorragique. — V. HÉMOSTATIQUE.

Antilaiteux. — V. LAIT.

Antileucorrhéique. — Médicaments contre les pertes blanches. V. LEUCORRHÉE.

Antimoine. — Les préparations d'antimoine les plus employées sont :

Oxyde blanc d'antimoine. — Médicament expectorant employé à la dose de 1 à 6 gr., en potion.

Tartre stibié ou **émétique** (*tartrate d'antimoine et de potasse*).

MODE D'EMPLOI. L'action varie avec la quantité. A la dose de 0 gr. 05 à 0 gr. 10, en trois paquets à prendre chacun dans un demi-verre d'eau à un quart d'heure d'intervalle, c'est un *vomitif* employé exceptionnellement en raison de la dépression profonde que l'émétique provoque. Les autres vomitifs sont préférables.

A la même dose, mais dilué dans 1 litre de bouillon aux herbes qu'on boit par petites tasses dans la matinée, il est *purgatif*. — En ajoutant à ce purgatif 20 gr. de sulfate de soude et en prenant un verre de ce mélange tous les quarts d'heure, on obtient une action *éméto-cathartique* qui provoque à la fois des vomissements et une purgation.

Les injections intraveineuses d'émétique (0 gr. 10 tous les 5 jours) ont été employées avec succès dans certaines maladies tropicales (*trypanosomiases, leishmanioses, bilharzioses*).

Pendant l'administration des antimoniaux, il faut éviter l'emploi de boissons acides (citrique ou tartrique) qui détermineraient la production de composés toxiques.

Empoisonnement par les préparations d'antimoine. — SIGNES. Saveur métallique, vomissements continus, constriction de la gorge, douleur à l'estomac, diarrhée, crampes, dépression. — PREMIERS SOINS. Ipéca, si pas de vomissements, mais seulement en leur absence. Thé et café forts, blancs d'œufs, lait. Enveloppement dans des couvertures chaudes.

Antiphlogistiques (du gr. *anti*, contre, et *phlogisticos*, enflammé). — Médicaments contre l'inflammation : cataplasmes, lotions froides ou tièdes, bains, glace, tisanes, purgatifs, révulsifs, calmants.

Antipsoriques. — Médicaments contre la gale. V. GALE.

Antipyrétiques. — Médicaments contre la fièvre. V. FIÈVRE.

Antipyrine [analgésine] (du préf. *anti*, et du gr. *puretos*, fièvre). — Médicament se présentant sous forme de cristaux blancs, de saveur légèrement amère.

USAGES. Employé comme *antifébrile* et surtout contre la *douleur* (*névralgies, migraine*), contre la *chorée*, les *terreurs* nocturnes, le *diabète*, les *hémorragies*, notamment du nez.

MODE D'EMPLOI. *Dose*, 50 centigr. à 6 gr. ; ordinairement 1-2 gr. en cachets. — Son action est accrue lorsqu'on la prend dans un verre d'eau simple ou additionnée de bicarbonate de soude (eaux de Vals, Vichy). On évite ainsi, en outre, les vomissements possibles. La tolérance est donnée aussi par l'absorption d'une cuillerée de : acide citrique, 2 gr. ; sirop de limon, 15 gr. ; eau, 45 gr. — *Extérieurement*, contre hémorragie locale, en cristaux ou en solution à 20 p. 100. — INCONVÉNIENTS. Quelquefois éruptions, indépendantes d'ailleurs des doses. — CONTRE-INDICATIONS. Ne pas en prendre pendant les règles, et en cas de maladies de cœur que sur ordonnance médicale.

Antiscorbutiques. — Médicaments destinés primitivement à guérir le scorbut, maladie consécutive à un défaut d'hygiène alimentaire, due à l'absence dans l'alimentation de viande fraîche et particulièrement de légumes frais.

Les antiscorbutiques, médicaments d'une valeur incontestable, mais qui étaient quelque peu tombés dans l'oubli, sont en train de rajeunir grâce aux théories nouvelles sur les vitamines*.

Parmi les substances qui constituent un excellent préventif du scorbut, citons le *jus de citron* et d'*oranges*, qui figurent d'ailleurs réglementairement dans l'approvisionnement de beaucoup de navires ; le *jus de viande*, le *lait cru*, certains *végétaux*, le chou, l'oignon, la pomme de terre, le cresson, le raifort.

Mais la stérilisation, la dessiccation et, à un moindre degré, l'ébullition détruisent les éléments antiscorbutiques.

Les antiscorbutiques médicamenteux se composent de divers principes actifs : cochléaria, cresson, raifort, ményanthe (dérivés sulfurés et iodés), oranges, cannelle (principes amers et aromatiques). Tous ces éléments sont capables d'influencer profondément le métabolisme général de l'individu, mais à la condition d'employer des sucs frais ou des sirops préparés à froid.

Or, le *sirop antiscorbutique du Codex* ou *sirop de raifort composé* est un sirop cuit, distillé, puis recuit ; toutes les vitamines ont disparu et cette préparation n'a aucune valeur curative contre le scorbut. Il est donc nécessaire de la remplacer par une autre préparation (sirop ou vin) obtenue à froid et renfermant tous les éléments antiscorbutiques et vitaminiques des végétaux qui entrent dans sa constitution.

Antisepsie (du préf. *anti*, et du gr. *sepsis*, putréfaction). — Médication contre la putréfaction, c'est-à-dire qui préserve contre elle, en détruisant les microbes nuisibles.

Antiseptiques. — Médicaments détruisant les bacilles à l'intérieur ou à l'extérieur du corps (plaies).

Les principaux sont : l'alcool camphré, le sublimé, les acides borique et phénique, le salol, le thymol, le permanganate de potasse, l'iodoforme, le bismuth, la créosote, les gaïacols, le naphtol. Presque tous sont des poisons : il convient donc de s'en servir avec prudence. L'acide borique est le plus inoffensif. V. aussi DÉSINFECTANTS ET DÉSINFECTION, PLAIE.

Antispasmodiques (du gr. *anti*, contre, et *spasmos*, tiraillement). — Médicaments contre les spasmes, qui souvent sont d'origine nerveuse. Les principaux sont l'éther, la mélisse, l'oranger, la valériane, le thym, le camphre, le tilleul, l'assa fœtida.

Antisudorifiques (du gr. *anti*, contre, et du lat. *sudor*, sueur). — Médicaments employés pour diminuer l'exagération de la sudation, due à un état cachectique (tuberculose, convalescence), à l'arthritisme notamment, ou à l'obésité, et qui peut être seulement nocturne ou se prolonger toute la journée.

Moyens externes. — Grand air, exercice gradué, frictions sèches, alcooliques ou vinaigrées.

Médicaments internes. — *Sulfate d'atropine*, un ou deux granules d'un quart de milligr., une heure ou deux avant la période où la sudation fait son apparition ; agaric, 30 centigr. ; camphre, 50 centigr. à 1 gr. ; acide camphorique, 1 gr. ; tanin, 50 centigr. à 1 gr. ; phosphate de chaux, 1 gr. à 3 gr. en cachets.

Antithermiques (du gr. *anti*, contre, et *thermos*, chaleur). — Médicaments contre la fièvre. V. FIÈVRE.

Antitoxine (du gr. *anti*, contre, et *toxon*, poison). Substance capable de neutraliser une toxine.

Anurie (du gr. *a* priv., et *ouron*, urine). — Absence d'urine dans la vessie par arrêt de la sécrétion rénale (néphrites, cardiopathies) ou par obstacle à la sécrétion (obstruction des uretères par des calculs).

Anus. — Orifice inférieur de l'intestin. V. FISSURE, FISTULES, RECTUM.

Anus contre nature. — Ouverture spontanée (*accidentelle*) ou faite à l'intestin (*artificielle*) de façon à assurer le cours et l'évacuation des matières fécales (*fig.* 47).

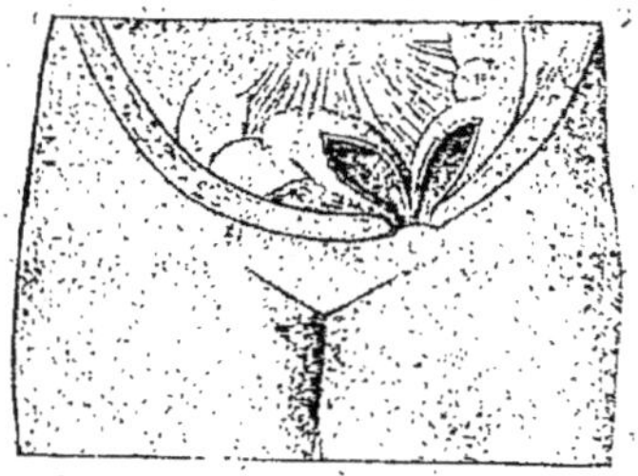

FIG. 47. — Anus contre nature.

Anxiété. — Trouble mental qui accompagne l'*angoisse*, c'est-à-dire une sensation de constriction de la poitrine et d'étouffement.

L'anxiété est constituée par un sentiment de tristesse extrême, de terreur, d'appréhension de la perte de connaissance et de la mort imminente.

CAUSES. Angine de poitrine, mélancolie, obsession.

TRAITEMENT. Celui de la cause. Psychothérapie, reconstituants.

Aorte (du gr. *aortê*, vaisseau). — Tronc commun de toutes les artères, commençant au cœur et se terminant par la bifurcation de ce vaisseau en iliaques primitives. V. *fig.* à CIRCULATION.

Aortite. — Inflammation des parois de l'aorte. Peut être aiguë (angoisse, crises angineuses) ou chronique (essoufflement, douleur rétrosternale, barre épigastrique, palpitations).

CAUSES. Maladies infectieuses, rhumatisme, paludisme, *syphilis*, alcoolisme.

TRAITEMENT. Repos physique et moral. Régime lacto-végétarien. Ventouses scarifiées, vésicatoires, pointes de feu. Morphine, antipyrine ; traitement antisyphilitique.

Anévrisme de l'aorte (*fig.* 48). — CAUSES. Celles des anévrismes*, surtout la syphilis. — SIÈGE. Par ordre de fréquence : aorte ascendante, convexité de la crosse, aorte descendante. — COMPLICATIONS. La phtisie coïncide souvent avec cette variété d'anévrisme. — SIGNES. *Douleur* dont le siège varie avec le nerf comprimé (névralgies intercostales, douleurs au bras, à la main, angine de poitrine). *Oppression* continue ou par accès, avec inspiration rude et bruit de cornage*, surtout à l'occasion d'un effort. Quelquefois *toux* quinteuse, coqueluchoïde*. Troubles de la *voix*, qui est rauque ou aphone, à des intervalles plus ou moins grands. *Gêne* de la *déglutition* continue ou intermittente. Battements donnant la sensation de deux cœurs dans la poitrine. Modifications dans le pouls d'un des bras. Quelquefois, teinte bleuâtre et enflure de la face. — TRAITEMENT. V. ANÉVRISME.

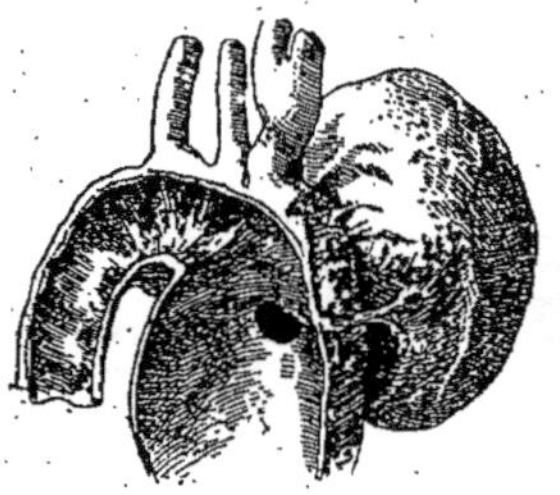

FIG. 48. — Anévrisme de l'aorte.
(La tache noire est l'ouverture de l'anévrisme.)

Aoûtat. — V. ROUGET.

Apathie (du gr. *a* priv., et *patheia*, sensibilité). — Inertie, abolition des désirs.

Apéritifs (du lat. *aperire*, ouvrir). — Les liqueurs dites « apéritives », qu'on boit avant les repas soi-disant pour ouvrir l'appétit (bitter, absinthe, vulnéraire, amer-quinquina, etc.), produisent un résultat absolument inverse de celui désiré : elles détruisent les liquides chargés d'effectuer la digestion (sucs gastrique et pancréatique) et provoquent ainsi des maux d'estomac et des diarrhées persistantes. Les essences employées pour parfumer ces liqueurs sont des poisons convulsivants : d'où la rapidité de l'alcoolisme chez les buveurs d'apéritifs.

Apéritives. — I. PLANTES. Ce sont la chicorée sauvage, la gentiane, le houblon, l'oranger amer, la tormentille.

II. RACINES. Les cinq racines apéritives sont l'ache, l'asperge, le fenouil, le persil, le petit liseron. On en fait un sirop qui est en réalité diurétique.

Aphakie (du gr. *a* priv., et *phakê*, lentille). Absence du cristallin, congénitale ou acquise (après opération de la cataracte).

Aphasie (du gr. *a*, pas, et *phasis*, parole). Suppression temporaire ou définitive de la faculté de s'exprimer par le langage malgré la persistance de la voix et de la pensée. L'aphasie peut être complète ou limitée à la parole, à l'écriture (*agraphie*), à la lecture des mots (*cécité verbale*), à leur audition (*surdité* *verbale*), la main, la vue et l'ouïe étant cependant intactes.

CAUSES. Certaines aphasies sont *transitoires* et s'expliquent par des spasmes artériels survenant au cours de certaines *méningites aiguës*, de méningites syphilitiques et de la paralysie générale. C'est le fait aussi des aphasies qui s'observent au cours de certaines *maladies infectieuses* et plus spécialement de la fièvre typhoïde et de la pneumonie. C'est le fait enfin de certaines aphasies toxiques au cours de l'*urémie* et du *tabagisme*.

Quant aux aphasies *permanentes*, elles sont dues dans la moitié des cas à un *ramollissement cérébral* (V. CERVEAU). On en peut observer causées par une *embolie* d'origine cardiaque chez une jeune femme atteinte de *rétrécissement mitral* (début par ictus avec hémiplégie, aphasie, évolution relativement favorable); chez le vieillard, au contraire, il s'agit des *thromboses** à évolution progressive. Chez un sujet jeune, l'évolution lente dénote le plus souvent une thrombose par *artérite syphilitique*.

Plus rarement on peut noter l'aphasie au cours d'*hémorragies* ou de *tumeurs cérébrales*.

TRAITEMENT. Celui de la cause. Si on soupçonne la syphilis (surtout chez un sujet âgé de moins de 40 ans), il faut toujours soumettre le malade au traitement antisyphilitique.

Aphonie (du gr. *a*, pas, et *phônê*, voix). — Impossibilité de produire aucun son.

TRAITEMENT. Celui des affections causales (V. DIPHTÉRIE, SYPHILIS, TUBERCULOSE). Pour l'aphonie nerveuse, on emploiera les antispasmodiques, les révulsifs locaux (notamment l'éponge trempée dans de l'eau très chaude).

Aphrodisiaque (du gr. *Aphroditê*, Vénus). — Médicament qui excite les fonctions génitales : phosphore, cantharides (médicaments dangereux).

Aphtes (du gr. *aptein*, brûler). — Affection assez fréquente, siégeant soit à la muqueuse buccale, soit à la vulve et caractérisée par la production de vésicules éphémères, suivies d'ulcérations superficielles.

Les aphtes sont ou d'origine herpétique et ont pour cause une infection du tube digestif ou d'origine contagieuse et dues à l'ingestion du lait d'animaux atteints de fièvre aphteuse.

TRAITEMENT. Chez l'enfant, lotions avec de l'eau de guimauve ; surveiller le régime ; s'il est au biberon, s'occuper de la qualité et de la provenance du lait.

Chez l'adulte, lotions de la bouche au borate de soude ou au bicarbonate de soude, à la décoction de tête de pavots ; soins de propreté exagérés, surtout s'il existe des dents cariées ou des pièces dentaires.

On peut toucher les ulcérations avec une solution d'acide chromique (au 1/50) ou une solution de nitrate d'argent (au 1/10), avec une solution aqueuse de bleu de méthylène (au 1/50), ou avec de la poudre d'orthoforme.

Apiol. — Liquide huileux extrait du persil, employé sous forme de capsule à la dose de 0 gr. 30 à 0 gr. 40 par jour comme emménagogue. Dangereux.

Apomorphine. — Médicament vomitif dangereux, employé par les médecins en injection hypodermique dans les cas d'empoisonnement.

Aponévrose (du gr. *apo*, hors de, et *neuron*, nerf, par suite de la confusion faite par les anciens entre les tendons et les nerfs). — Membrane blanche ou quelquefois légèrement jaunâtre, résistante, servant d'enveloppe aux muscles.

Apophyse (du gr. *apo*, hors de, et *phusis*, croissance). — Éminence s'élevant à la surface d'un os (*fig.* 49).

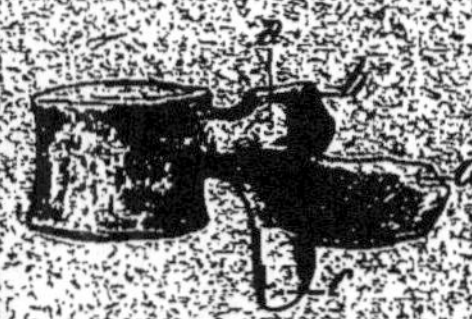

FIG. 49. — Apophyses.

a, Transverse ; *b*, Articulation supérieure ; *c*, Articulation inférieure ; *d*, Épineuse.

Apophysites. — Lésions inflammatoires, apparaissant en pleine croissance, atteignant des noyaux osseux, surtout épiphysaires, souvent en des points où le squelette, plus saillant, est plus exposé aux traumatismes.

Elles s'accompagnent de tuméfaction de l'os et des parties molles, mais aboutissent rarement à la suppuration.

Le traitement consiste dans le repos au lit et un peu de révulsion. Curetage quand il y a suppuration.

Apoplexie (du gr. *apoplêssein*, frapper de stupeur). — Abolition subite des fonctions cérébrales.

Apoplexie cérébrale. — Perte totale, soudaine ou simplement rapide, du sentiment et du mouvement, suivie d'une paralysie plus ou moins étendue et plus ou moins persistante d'une partie du corps. La congestion du visage, la déviation des traits d'un côté, la respiration bruyante, la plénitude du pouls différencient l'apoplexie de l'évanouissement.

CAUSES. Maladies du cerveau* (urémie, tumeurs, méningite, hémorragie, ramollissement).

PREMIERS SOINS. Ouvrir les fenêtres ou exposer le malade au grand air, le coucher la tête élevée, après avoir desserré tous les liens ; appliquer des compresses froides sur la tête et des sinapismes aux jambes. Donner un lavement (30 à 50 gr. de sel pour 500 gr. d'eau).

Apoplexie pulmonaire. — Hémorragie dans l'épaisseur du parenchyme pulmonaire.

Apoplexie séreuse. — Œdème aigu du poumon.

Appartement. — Pour remplir les conditions nécessaires d'hygiène, un appartement doit posséder au moins deux expositions (de préférence nord-est, sud-est), de façon à permettre une bonne aération.

Toutes les pièces doivent être pourvues de cheminées, les chambres à coucher larges et hautes, les latrines absolument inodores. Avant d'emménager, il est indispensable de savoir si un malade atteint d'une maladie contagieuse (scarlatine, diphtérie, variole, fièvre typhoïde, phtisie, etc.) n'a pas habité précédemment la maison et si la désinfection a été opérée. Le propriétaire d'un appartement est tenu de le faire désinfecter sous peine d'amende. V. CHAUFFAGE, HOPITAL, LIT.

Appendice. — L'appendice iléo-cæcal est le prolongement atrophié, très rétréci, d'une partie du gros intestin, le cæcum (*fig.* 50).

Le calibre de l'appendice est un peu inférieur à celui d'une plume à écrire, sa forme cylindrique, la

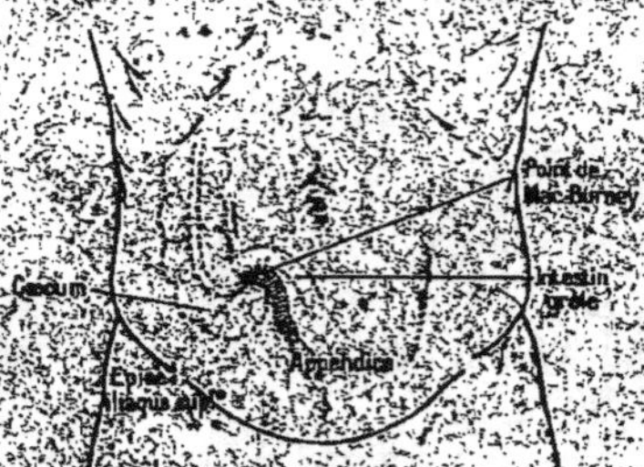

FIG. 50. — Appendice.

longueur varie de 4 à 12 centimètres; la direction est ordinairement flexueuse; la cavité, très étroite, communique avec le cæcum par un orifice d'un demi-centimètre environ, qui est souvent en partie oblitéré par un repli.

Appendicite. — Inflammation de l'appendice iléo-cæcal.

CAUSES. Affection souvent familiale et héréditaire qui reconnaît de nombreuses causes.

Parmi les causes *locales*, citons d'abord les *corps étrangers intra-appendiculaires* (60 p. 100 (*fig.* 51)) : noyaux de fruits, épingles, poils de brosse à dents, concrétions stercorales (petits amas de matières fécales) chez les constipés ou des calculs constitués par l'agglomération du sable de la gravelle intestinale. Leur forme est ovoïde, allongée ; les amas s'étant peu à peu accrus par apport de couches nouvelles, on constate qu'ils sont stratifiés.

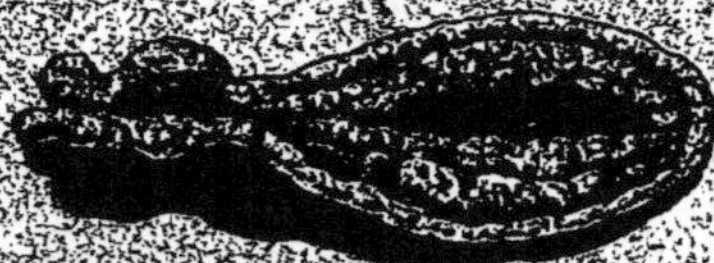

FIG. 51. — Coupe de l'appendice montrant l'inflammation due à un calcul obturant la communication avec le cæcum.

Ces concrétions sableuses sont fréquentes chez les jeunes enfants, et aussi chez les femmes enceintes, d'où la fréquence de l'appendicite pendant la grossesse.

Parmi les corps étrangers, il faut aussi citer les *vers intestinaux*, en particulier les trichocéphales (Guiart, Metchnikoff), les oxyures qui, accrochés à la muqueuse, se reproduisent dans l'appendice, y créent des érosions infectantes ou deviennent le centre de concrétions stercorales.

Certaines appendicites reconnaissent une cause *générale* et constituent une complication locale au cours ou à la suite de la *grippe*, la *rougeole*, la *fièvre typhoïde*, la *scarlatine*, la *variole*, la *diphtérie*, les *oreillons*, la *pneumonie*, l'*érysipèle*, l'*angine*, le *rhumatisme*, l'*anthrax* et la *furonculose*.

Gaucher a signalé les rapports de l'appendicite et de la syphilis qui peut toucher l'appendice comme elle atteint les ganglions lymphatiques. On a pu trouver le tréponème dans l'appendice d'un fœtus hérédo-syphilitique.

Enfin l'appendicite peut résulter de la *propagation* à l'appendice d'une infection du voisinage : *entérocolites, salpingites*.

SIGNES. L'appendicite se caractérise par une série de symptômes dont les degrés de gravité varient suivant les malades. Mais dans tous les cas existe un syndrome commun, la crise appendiculaire.

Crise d'appendicite. — Le malade accuse une douleur brusque et vive (en coup de poignard), dans la fosse iliaque droite, au point typique, dit de Mac Burney, c'est-à-dire au milieu de la ligne qui va de l'ombilic à l'épine iliaque antérieure et supérieure, quelquefois un peu au-dessus ou au-dessous, parfois dans la région épigastrique ou même dans la région lombaire. Dans certains cas tout l'abdomen est douloureux. Il existe en même temps une certaine défense et une hyperesthésie de la paroi abdominale, du ballonnement du ventre, un hoquet, des vomissements verdâtres, une ascension de la température (38° à 39°), une accélération du pouls (100).

Appendicite simple. — Dans cette forme, la crise précédente dure 3 à 4 jours, puis les phénomènes s'amendent. A la palpation de la fosse iliaque droite, on sent une résistance profonde, le plastron appendiculaire, symptomatique de la réaction péritonéale localisée.

Appendicite suppurée. — Au bout de 3 à 4 jours, au lieu de s'amender, les phénomènes peuvent s'aggraver, le ventre demeure ballonné, la température est élevée, le pouls rapide ; un abcès péritonéal s'est formé autour de l'appendice et au plastron appendiculaire succède une collection profonde avec œdème pariétal. Cet abcès, abandonné à lui-même, peut s'évacuer à l'extérieur, ou dans l'intestin ou dans le péritoine.

Appendicite avec péritonite généralisée. — La situation devient grave, le faciès est altéré, plombé ; la température élevée (39-40°). La douleur du ventre est alors vive et diffuse, les vomissements assez fréquents et verdâtres, la constipation opiniâtre, le ventre très ballonné. Si l'on intervient à temps, les phénomènes s'amendent, sinon les symptômes s'aggravent et la mort peut survenir en 5 et 10 jours, quelquefois en 30 heures en cas de péritonite septique.

Appendicite toxique (Dieulafoy). — Forme très grave caractérisée par une altération rapide et profonde de l'état général, de l'albumine, de la jaunisse, des vomissements noirâtres (*vomito negro* appendiculaire). La température est basse et le pouls fuyant, l'état général rappelle celui de la fièvre typhoïde ; la mort est la terminaison habituelle.

Appendicite chronique d'emblée. — La maladie évolue sans épisode aigu ou subaigu. Les signes les plus habituels sont les *troubles gastriques* : appétit capricieux, sensation de pesanteur, quelquefois même de brûlure après le repas, bizarreries de la digestibilité, nausées et vomissements intermittents survenant sans cause appréciable, notamment chez les jeunes enfants et pouvant être alimentaires ou aqueux ; les troubles nerveux sont fréquents. Les douleurs abdominales sont légères, intermittentes, situées autour de l'ombilic, à l'épigastre, voire même à gauche ; elles peuvent être permanentes ou survenir par crises brusquement. Cette douleur (*colique appendiculaire*) dure quelques minutes ou plus longtemps, 1 heure ou 2, puis disparaît. Pendant l'accès douloureux, le visage pâlit, les traits se contractent. Parfois on note chez ces malades des phénomènes d'oppression simulant l'asthme (*asthme, appendiculaire*).

COMPLICATIONS. Abcès multiples periappendiculaires, pelviens, sous-hépatiques. — Infection du foie caractérisée par de grands accès de fièvre avec frissons, température de 40°, vomissements, douleurs au creux de l'estomac et dans le côté droit, jaunisse plus ou moins tardive. — Parotidite suppurée. — Pleurésie appendiculaire (Dieulafoy). Suppurations pulmonaires. — Abcès métastatiques des reins, du cerveau, etc.

TRAITEMENT. Pas de purgatif, de lavement, ni de révulsifs sans conseil médical. Repos au lit, glace sur le ventre, diète absolue. Si, après quarante-huit heures au plus tard, pas d'amélioration sensible, intervention chirurgicale qui, même dans le cas d'affaiblissement des symptômes peut devenir nécessaire, l'examen du ventre montrant que l'amélioration est trompeuse. Opération, si possible, *à froid*, c'est-à-dire dans l'intervalle d'une crise. Thymol au début.

Appétit. — Pour avoir de l'appétit, il faut : 1° faire un exercice suffisant au grand air entre les repas, et ne rien prendre entre les repas, surtout des sucreries ; 2° manger à des heures régulières ; 3° aller quotidiennement à la selle, une fois au moins par jour. On accroît l'appétit en buvant une heure avant le repas un grand verre d'eau simple ou de tisane amère. (V. AMERS, APÉRITIFS, CONSTIPATION, ESTOMAC.) Pour l'exagération d'appétit, V. BOULIMIE. Pour la perversion d'appétit, V. ENVIES.

Apraxie (du gr. *a* priv., et *prassein*, faire). — Perte du pouvoir d'exécuter des actes adéquats à un but déterminé, malgré la conservation de la force motrice, par suite de la perte des images motrices nécessaires à l'exécution de l'acte.

Arachnides, Araignées. — V. PIQURES et SCORPION.

Arachnoïde (du gr. *arachnê*, araignée, et *eidos*, ressemblance). — Nom donné, à cause de sa minceur, à l'enveloppe du cerveau intermédiaire à la pie-mère et à la dure-mère.

Arbutine. — V. BUSSEROLE.

Arcachon. — Cette station est formée de deux villes : l'une, l'Arcachon d'*été*, placée sur le bassin d'Arcachon, est fréquentée par les baigneurs (plage de sable protégée en partie contre les vents par les dunes boisées du cap Ferret, mer calme, pas de vagues) ; l'autre, l'Arcachon d'*hiver*, est séparée de la précédente par une ligne de dunes couvertes de pins maritimes (*fig.* 52), faisant partie eux-mêmes d'une forêt de même essence qui couvre près de 100.000 hectares et dont les émanations résineuses donnent un caractère spécial à la station : *cure marine et forestière*.

L'air légèrement humide d'Arcachon *diminue la toux, facilite l'expectoration* des crachats, d'où du repos du poumon. Il accroît les urines, mais ralentit les fonc-

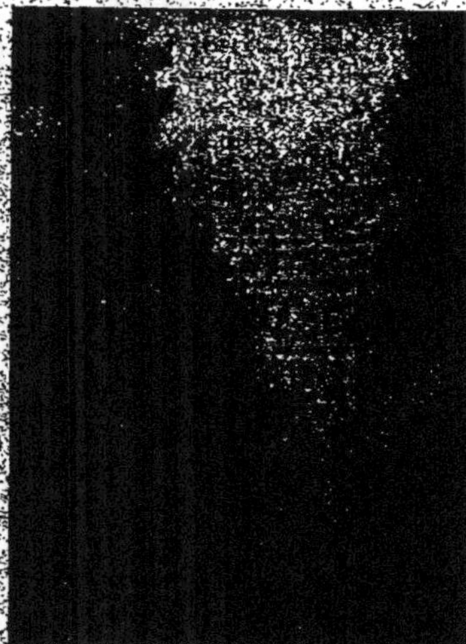

FIG. 52.
Arcachon : Les dunes et la forêt de pins.

tions de la peau, d'où l'utilité de frictions sèches ou alcooliques. *Il calme l'irritation nerveuse* et l'insomnie, supprime la fièvre du soir, la perte d'appétit et les crachements de sang des phtisiques.

INDICATIONS. Nerveux excitables, asthmatiques à forme nerveuse, cardiaques. Prédisposés à la tuberculose (pleurésie, congestions pulmonaires, ganglions bronchiques, chloro-anémie avec bronchite chronique).

CONTRE-INDICATIONS. Constitutions molles et languissantes à réaction faible. — PROCÉDÉS DE TRAITEMENT. Cure d'air (V. TUBERCULOSE), hamacs dans la forêt, promenades au bord de la mer seulement par des temps calmes et en veillant pour les enfants à ce que leurs jeux ne les mettent pas en transpiration. Chez les tuberculeux, en cas de fièvre, cure de repos d'abord absolu au lit, puis dans les pavillons-abris et enfin en voiture. Emploi obligatoire de crachoirs fermés.

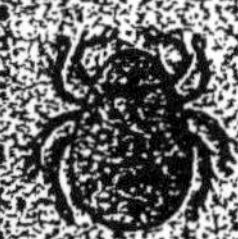

FIG. 53.
Argas : très grossi vu en dessus.

Arête. — Si elle est dans la gorge, provoquer le vomissement en mettant le doigt dans le fond de la bouche. Si elle est descendue dans l'œsophage, V. ŒSOPHAGE.

Argas. — Genre d'acariens (*fig.* 53) vivant en parasites sur l'homme et les pigeons, se nourrissant de leur sang pendant leur sommeil et déterminant des démangeaisons, du gonflement, et parfois un phlegmon.

Argelès-Gazost (Hautes-Pyrénées). — Station d'eaux sulfurées sodiques *froides* et bromo-iodurées ; les eaux sont conduites par des tuyaux de Gazost à Argelès.

INDICATIONS. Celles des EAUX MINÉRALES* sulfureuses. Employées aussi comme eaux transportées.

Argent. — Diverses préparations sont employées en médecine.

Albuminate d'argent (Argine). — Antiseptique employé contre la blennorragie en solution à 0,50 p. 100.

Azotate ou **nitrate d'argent.** — Cautérisation des plaies sous forme de crayon (*pierre infernale*) ; collyre, 2 gr. pour 100 gr. dans l'ophtalmie purulente du nouveau-né ; injection urétrale, 10 centigr. à 1 gr. pour 150 gr. d'eau distillée ; on pilules de 1 centigr. contre les diarrhées, à la dose de 4 par jour.

Empoisonnement. — SIGNES. Vomissements d'une matière blanchâtre noircissant à l'air. — Argyrie*.

TRAITEMENT. — Faire boire abondamment de l'eau salée ; puis vomitifs, eau albumineuse.

Citrate d'argent (itrol). — Poudre antiseptique non irritante employée en pommade à 1 p. 100 de vaseline dans le pansement des plaies.

Nucléinate d'argent (argyrol, nargol). — Employé dans les conjonctivites en solution à 10 p. 100.

Protéinate d'argent (protargol). — Combinaison organique contenant 8 p. 100 d'argent. Poudre jaunâtre employée en pommade, 1 gr. pour 5 gr. de lanoline et de vaseline, dans la blépharite et en injection contre la blennorragie à la dose de 0,50 à 2 p. 100.

Argent colloïdal (collargol ou électrargol). — V. COLLOÏDES.

Argyll Robertson (Signe d'). — Disparition du réflexe de la contraction de l'iris sous l'action de la lumière. Il existe dans l'*ataxie locomotrice*, la *paralysie générale*, la *syphilis cérébrale*.

Argyrie (du gr. *argyrion*, argent). — Coloration ardoisée des téguments, due à l'imprégnation de la peau par l'argent métallique, à la suite d'ingestion prolongée de sels d'argent (pilules de nitrate d'argent, par exemple).

Aristol (thymol biiodé). — Médicament antiseptique employé, sous forme d'une poudre chamois clair, pour remplacer l'iodoforme, dont il ne possède pas l'odeur pénétrante.

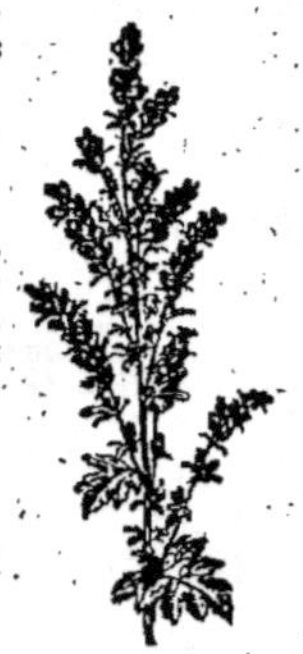

FIG. 54. Armoise.

Armoise. — Plante de la famille des Composées (*fig.* 54), dont les feuilles sont employées en infusion pour faciliter les règles, à la dose de 10 gr. pour 1 litre d'eau.

Arnica. — Plante de la famille des Composées (*fig.* 55) ; on l'appelle encore tabac des Vosges, plantain des Alpes, bétoine des montagnes, herbe aux chutes et herbe aux pêcheurs.

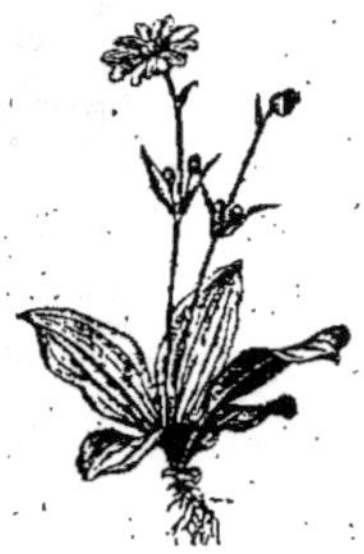

FIG. 55. — Arnica.

ACTION. A été considérée de tout temps comme vulnéraire puissant. En réalité son action se borne à être un bon anti-ecchymotique.

INDICATIONS. L'arnica étant irritante pour la peau, l'usage externe doit en être en particulier interdit aux personnes ayant facilement des éruptions sur la peau, car l'arnica produit des poussées d'eczéma aigu assez étendues, tout au moins chez les prédisposés. Sur les simples contusions des enfants, une compresse d'eau blanche ou d'alcool camphré est bien préférable. Quant au titre de « quinquina du pauvre » donné à l'arnica, la vérité est plutôt de dire qu'elle est un *pauvre* quinquina.

MODE D'EMPLOI ET DOSE. Les feuilles d'arnica sont quelquefois employées, mais ses fleurs sont le véritable remède. A l'intérieur, l'arnica est prise sous forme de *tisane* (une pincée ou 4 gr. pour 1 000 gr. d'eau) ; ou infusion, filtrée avec soin (pour empêcher le passage des aigrettes qui pourraient s'arrêter dans la gorge et amener des vomissements) ; ou sous forme de *teinture* (1 à 2 gr. *au plus*, c'est-à-dire une centaine de gouttes pour un grand verre d'eau à prendre dans la journée par cuillerée toutes les deux heures). A l'extérieur, on emploie de préférence la teinture.

Empoisonnement. — Alors que l'arnica était employée sans rime ni raison, les empoisonnements n'étaient pas rares. Ils étaient caractérisés par des vomissements, des nausées, des coliques, des sueurs froides, puis des mouvements convulsifs violents. Quelques-uns étaient suivis de mort. Aujourd'hui ils sont exceptionnels.

Aromatiques. — Les *espèces aromatiques*, feuilles d'absinthe, d'hysope, de menthe poivrée, de romarin, de sauge, de thym et de fleurs de lavande, mêlées en parties égales, sont versées dans la proportion de 125 gr. pour 1 litre de vin, et après quatre jours de macération constituent le *vin aromatique*, autrefois très employé lorsque les plaies avaient besoin d'être stimulées.

Arrow-root. — Fécule de plantes des Indes, des Antilles, employée pour la nourriture des petits enfants.

Arsenic. — Les préparations employées sont toutes des médicaments actifs, par suite dangereux à doses non thérapeutiques. Les principales sont :

Acide arsénieux. — C'est le plus actif des arsenicaux. DOSE : 2 à 10 milligr.

MODE D'EMPLOI. Granules (dits de Dioscoride) de 1 milligr. chacun ; liqueur de *Boudin* (1/1 000), contenant 10 milligr. d'acide pour 10 gr. ; pilules *asiatiques* de 5 milligr. par pilule ; poudres arsenicales diverses, caustiques dangereux (poudre du frère Come).

Action. A l'*intérieur*, fièvres intermittentes, maladies de peau, névralgies ; à l'*extérieur*, caustique escarotique.

Incompatibilités. Ne pas prendre en même temps des tisanes astringentes, de l'eau de chaux*.

Arsénite de potasse (sel d'*acide arsénieux*). — Mode d'emploi. *Liqueur de Fowler* (1 gr. d'arsénite pour 100 gr. d'eau). Dix à trente gouttes.

Action. Maladies chroniques de la peau, malaria, névroses (chorée, migraine), glandes lymphatiques, tuberculose, asthme, emphysème, bronchite chronique.

Arséniate de fer. — En granules de 5 milligr. ; en pilules de 1 centigr. — Dose. 1 à 5. — Action. Chlorose, maladies de la peau.

Arséniate de soude. — Mode d'emploi. *Liqueur de Pearson* (1 gr. 66 d'arséniate pour 1 000 gr. d'eau). Quelques gouttes à 3 gr. Les pilules sont à doses variables. Les cigarettes de Trousseau sont fabriquées avec du papier trempé dans une solution de sel. Pour les *bains*, on emploie 2 à 10 gr. — Action. La même que celle de l'arsénite de potasse.

Atoxyl (anilarséniate de soude ou anilarsinate). — Doses. En pilules de 5 centigr., dont on donne 1 à 4 ; mais de préférence en injections hypodermiques au dixième ou en pommade à 50 p. 100.

Mode d'emploi et indications. On l'a employé contre l'anémie et l'adénite tuberculeuse, les maladies chroniques de la peau (eczéma, lichen, psoriasis), les trypanosomiases, notamment la maladie du sommeil, la malaria, la syphilis. Ce médicament doit être employé en laissant des intervalles de repos assez prolongés pour prévenir les intoxications. Des rétrécissements du champ visuel et même des *cécités* complètes se sont produits chez des personnes en ayant fait un usage prolongé. Peu employé.

Hectine (benzosulfone paraminophénylarsinate de soude). — Découverte par Mouneysat, employée dans la syphilis, à la dose de 10 centigr., sous forme de pilules de 5 centigr. (1 à 2 par jour pendant 10 à 15 jours) ou en injections intramusculaires de 10 à 20 centigr., l'hectine donne avec le cyanure de mercure un sel, l'*hectargyre*, employé également en pilules ou en injections, dans la syphilis.

Méthylarsinate de soude (arrhénal, arsynal, néoarsycodile). — Mode d'emploi. En granules de 1 centigr. ou en solutions à absorber par la bouche, ou en injections hypodermiques.

Doses. 25 à 50 milligr. par jour pendant 4 jours, puis intervalle égal d'interruption de traitement, suivi de périodes semblables de médication et de repos.

Indications. Anémie pernicieuse, tuberculose au début, emphysème, bronchite chronique, neurasthénie, paludisme, maladies de peau, eczéma, cancer, vomissements de la grossesse.

Enésol (salicylarsinate de mercure). — Mode d'emploi. En injections intramusculaires ou intraveineuses (2 cmc. à 5 cmc.) contre la syphilis, le psoriasis.

Diméthylarsinate ou **Cacodylate de soude.** — En pilules, 5 à 20 centigr. par jour, avec interruption comme pour le méthylarsinate ; en injection hypodermique, 5 centigr. à 3 gr.

Mêmes indications que le méthylarsinate.

Salvarsan. — V. arsénobenzènes.

Stovarsol (acide acétyloxyamino-phényl arsinique). — Employé par voie buccale en comprimés de 0 gr. 25 (2 à 3 par jour) les quatre premiers jours de chaque semaine pendant deux mois.

Antiparasitaire et spirillicide. Employé comme traitement curatif et préventif de la syphilis ; dans les amibiases, le pian.

Tréparsol (acide formyloxyamino-phényl arsinique). — Voisin du précédent. Mêmes modes d'emploi et action thérapeutique.

Empoisonnement par les arsenicaux. — Causes. C'est en général l'*acide arsénieux* (mort aux rats) qui est l'origine des empoisonnements involontaires ou criminels. La dose suffisante pour produire des accidents est seulement de 6 dixièmes de milligramme par kilogramme de poids du corps : 1 centigr. pour un enfant de 18 kilogr. Or les couleurs d'aniline (jouets*, bonbons*) contiennent une notable quantité d'acide arsénieux. On a observé aussi des accidents avec le *savon des naturalistes*, qui contient 30 gr. pour 100 d'acide arsénieux ; les *pâtes dépilatoires** (rusma*), qui contiennent jusqu'à un cinquième d'orpiment ou sulfure d'arsenic et souvent, en outre, de l'acide arsénieux.

L'intoxication chronique se produit chez les ouvriers qui préparent l'acide arsénieux, le vert de Scheele ou de Schweinfurt (arsénite de cuivre), ou qui en recouvrent les papiers peints, les fleurs, les feuilles et herbes artificielles, chez les apprêteurs d'étoffes vertes, les peaussiers (pâte formée de chaux et d'orpiment), les bronzeurs en vert ou noir, les corroyeurs (orpiment), les verriers, les personnes habitant des pièces recouvertes de *papier vert velouté*.

Signes : 1° *De l'empoisonnement aigu.* Un quart d'heure à une heure après l'absorption, sensation de chaleur et de constriction à la gorge, soif vive, douleur brûlante à l'estomac, vomissements alimentaires, bilieux, verts, noirs ou bleus. Diarrhée intense avec douleurs de ventre. Respiration anxieuse, peau froide, pouls très petit ; 2° *De l'empoisonnement chronique.* Pas d'appétit, poids à l'estomac, bouche sèche et soif vive, vomissements, constipation, selles enduites de sang. Amaigrissement et faiblesse générale. Yeux rouges et bouffis ; la peau, qui est sèche, desquame ; éruptions variées, paralysies.

Traitement : 1° *Forme aiguë.* Vomitif*, ipéca*. Faire prendre beaucoup d'eau chaude salée. Fer* dyalisé, 30 gr. répétés plusieurs fois ou magnésie en abondance. Huile commune seule ou avec moitié eau de chaux, en abondance. Stimulants, frictions, couvertures chaudes. Blanc d'œuf, tisane de graine de lin, cataplasmes sur le ventre. 2° *Forme chronique.* Supprimer la cause. Reconstituants*.

Arsenicales (Eaux). — V. eaux minérales* arsenicales et Bussang, Bourboule (La), Cransac, Mont-Dore, Plombières, Vals (source Dominique).

Arsénobenzènes. — Série de composés arsénicaux apparus après la découverte du 606, par Ehrlich, en 1910, et employés dans le traitement de la syphilis ou d'autres infections causées par des protozoaires, en particulier des spirilles* ou des trypanosomes* ; fièvre récurrente*, pian*, angine de Vincent, maladie du sommeil*, paludisme, dysenterie amibienne.

Salvarsan. — Le *salvarsan* ou *arsénobenzol* (606), le premier en date (dioxydiaminoarsénobenzène), poudre jaune, contenant 31 à 34 p. 100 d'arsenic. Il a été employé en solution acide, alcaline ou neutre en solutions concentrées ou diluées. Il a été démontré qu'une seule injection ne guérissait pas la syphilis, comme l'avait soutenu Ehrlich, et qu'il était nécessaire de pratiquer plusieurs injections successives, en général 6 à 10, espacées de six à huit jours, à la dose progressive de 0,15 à 0,60 centigr. de salvarsan, correspondant à une dose moyenne de 0,1 centigr. de produit par kilogramme du poids du corps, en tenant compte toutefois de l'âge et du sexe.

Néosalvarsan. — Le *néosalvarsan* (914) d'Ehrlich (formaldéhyde sulfoxylate de sodium et d'arsénobenzène) contient 21 p. 100 d'arsenic, moins actif que le salvarsan, mais plus maniable. Poudre jaune soluble dans l'eau ; s'administre en injections intraveineuses de 0,85 milligr. par kil. : dilué dans 200 cmc. d'eau stérilisée ou simplement dans 2 à 5 cmc. d'eau bi-distillée (Ravaut). On fait une série d'injections de 0,15, 0,30, 0,45, 0,60, 0,75, 0,90 tous les huit jours, de façon à obtenir un total de 4 à 5 gr. 50 de néosalvarsan.

De nombreuses préparations similaires existent en France sous les noms de *novarsénobenzol*, *rhodarsan*, *métarsan*, *néotréparsan*, *sanar*, etc.

Le 914 peut aussi s'injecter sous la peau ou dans les muscles en dilution dans l'eau simple ou glucosée phéniquée. Les réactions locales sont faibles, les réactions générales sont moins vives qu'avec les injections intraveineuses.

Peut aussi s'employer en poudre ou en solution glycérinée comme topique dans les ulcérations gangréneuses, l'angine de Vincent.

Galyl. — Le *galyl* de Mouneyrat, ou 1116, est livré actuellement sous forme de sel sodique (tétraoxydiphosphamino-diarsénobenzène disodique), poudre jaune, contenant 35,3 d'arsenic et 7,2 p. 100 de phosphore, administrée par voie intraveineuse ou sous-cutanée.

Luargol. — Le *luargol* ou 102 de Danysz (dioxydiaminoarsénobenzène stibiobromoargentique) contient dans sa forme nouvelle (*disodoluargol*) 18,08 p. 100 d'arsenic. En injections intraveineuses.

Sulfarsénol. — Le *sulfarsénol* (sel de sodium de l'éther sulfureux acide du méthylolaminoarsénophénol) de Lehnhoff-Wyld, peu toxique, poudre jaune, soluble dans l'eau, s'emploie en injections intraveineuses allant de 6 cgr. à 60 cgr. par doses de 6 cgr. ou bien en injections intramusculaires ou sous-cutanées (peu douloureuses).

Eparséno. — L'*éparséno* (132), de Pomaret (aminoarsénophénol), contient 40 p. 100 d'arsenic ; poudre jaune soluble dans l'eau glycosée concentrée ; s'injecte dans les muscles à la dose de 0 cgr. 24 à 0 cgr. 48 par semaine (2 à 4 ampoules).

ACCIDENTS. Après les injections d'arsénobenzènes peuvent survenir des accidents variés : fièvre, frissons, vomissements, diarrhée, crise nitritoïde (congestion et cyanose de la face, céphalée, pouls petit), érythèmes ; plus tardivement ictère, albuminurie ; parfois convulsions et mort.

Artères. — V. CIRCULATION.

Artères (Blessures des). — V. HÉMORRAGIE.

Artériosclérose (du gr. *artêria*, artère, et *sclerosis*, durcissement). — Durcissement des artères, notamment de celles des viscères, dû à l'épaississement de la tunique interne de ces vaisseaux par du tissu fibreux infiltré plus tard par des sels calcaires.

S'observe surtout après cinquante ans, de préférence chez les alcooliques et les syphilitiques, les tabagiques, les saturnins et les paludéens.

SIGNES. Céphalée, refroidissement des extrémités. Fourmillements, vertiges, sommeil court et agité, polyurie nocturne. Bourdonnements d'oreilles, troubles visuels. Le pouls est dur, tendu, petit, fréquent (V. HYPERTENSION ARTÉRIELLE), l'effort provoque une gêne intense de la respiration, des palpitations.

TRAITEMENT. — I. RÉGIME. Beaucoup de légumes verts, œufs ou légumes seuls au repas du soir, pas de gibier. Peu ou pas de vin. — II. HYGIÈNE. Vie au grand air, mais ni au bord de la mer, ni dans les hautes altitudes. Exercice modéré, promenade, jardinage sans aller jusqu'à la fatigue. Réduire le travail intellectuel. Frictions sèches ou à l'eau de Cologne. — III. CURATIF. Iodure de potassium ou mieux de sodium associé au benzoate de lithine, pendant des périodes d'un à deux mois, et s'il y a lieu à des laxatifs. Massage de l'abdomen (effleurage, frictions). Haute fréquence (solénoïde-cage de d'Arsonval). Bains lumineux ultra-violets, hydro-électriques, affusions générales tièdes (pas de bains froids). Séjour à la campagne dans une région sèche et peu éventée.

EAUX MINÉRALES : aux uratiques, Contrexéville, Martigny, Vittel ; aux éréthiques, Evian ; en cas d'hypertension excessive, Bourbon-Lancy.

Artérite. — Inflammation des artères, aiguë (fièvre typhoïde, grippe, fièvres éruptives) ou chronique (artériosclérose, athérome).

Arthralgie (du gr. *arthron*, articulation, et *algos*, douleur). — Douleur, névralgie articulaire.

Arthrite (du gr. *arthron*, et de la terminaison *ite*, qui désigne une inflammation). — Inflammation des articulations. Plusieurs formes.

Arthrite aiguë : I. ***Simple.*** — CAUSES : 1° *traumatique*, coup, chute, fracture ; 2° *infectieuse*, blennorragie, fièvres éruptives, fièvre typhoïde. — SIGNES. Douleur vive au niveau d'une jointure, gonflement, peau rouge, fièvre. — PREMIERS SOINS. Repos au lit, bonne direction donnée au membre dans une gouttière. Compression ouatée.

II. ***Blennorragique.*** — V. BLENNORRAGIE.

III. ***Goutteuse.*** — V. GOUTTE.

IV. ***Rhumatismale.*** — V. RHUMATISME.

Arthrite chronique : I. ***Sèche*** (déformante). — CAUSES. Ordinairement après quarante ans et consécutives à fractures, entorses, luxations, hydarthroses, arthrite aiguë, rhumatisme. *Siège* par ordre de fréquence : hanche, genou, coude, épaule, pied. — SIGNES. Gêne aux changements de temps, puis douleur spontanée que n'accroissent pas les mouvements imprimés à l'articulation. *Déformation* (augmentation de volume, bosselures, saillies pointues ou arrondies autour de l'articulation). *Difficulté* des mouvements (raideurs) et *craquements* caractéristiques à l'occasion de ces mouvements. — ÉVOLUTION. Lente. — COMPLICATION. Hydarthrose. — TRAITEMENT. Douches sulfureuses. — EAUX MINÉRALES : Dax, Saint-Amand, Barèges, Bourbonne, Luxeuil, Néris.

II. ***Tuberculeuse.*** — V. TUMEURS blanches.

III. ***Hydarthrose.*** — V. ce mot.

Arthritisme (du gr. *arthron*, articulation). — Tempérament morbide, diathèse*, qui sommeille dans l'enfance et ne s'accuse nettement qu'à l'âge adulte (Comby).

L'enfant ne devient pas arthritique, il naît arthritique. L'hérédité peut d'ailleurs être polymorphe : tantôt c'est un père goutteux, diabétique, obèse ou migraineux, qui engendre un enfant goutteux, diabétique, obèse ou migraineux, tantôt ce goutteux n'engendre pas un goutteux, mais un enfant obèse ou asthmatique. L'influence du père est prépondérante dans la transmission héréditaire de l'arthritisme ; mais on peut aussi rencontrer des enfants arthritiques dont la mère seule est entachée de la diathèse. Quand les deux géniteurs sont arthritiques, leur descendance sera plus exposée ; quand il y a plusieurs enfants, l'héritage morbide peut varier suivant les sujets : celui-ci sera goutteux, celui-là obèse, un troisième asthmatique, etc.

A l'âge adulte, l'aspect extérieur de l'arthritique est souvent caractéristique : son teint est coloré, son embonpoint précoce ; ses cheveux rares sont tombés de bonne heure et parfois la calvitie est complète. L'arthritique se plaint souvent de démangeaisons, et son irritabilité cutanée se traduit par des eczémas tenaces localisés de préférence aux aisselles, aux aines, aux creux poplités, à la face palmaire des mains.

L'appétit est presque toujours bon, souvent même exagéré, mais rapidement la dyspepsie s'installe, avec ballonnement du ventre après les repas, renvois acides 2 ou 3 heures après les repas. La constipation est fréquente, souvent accompagnée d'hémorroïdes.

Les urines sont hautes en couleurs, riches en phosphates et en urates. La gravelle urique est fréquente.

Dans l'âge avancé, les manifestations de l'arthritisme sont graves, car elles atteignent les organes internes et produisent des lésions persistantes. C'est à cette période que les crises de goutte deviennent de plus en plus fréquentes, ainsi que la glycosurie. Le système artériel est souvent touché ; l'athérome, la néphrite interstitielle, l'hémorragie cérébrale ne sont pas rares chez les arthritiques.

L'atteinte du rein et du foie est souvent favorisée par une alimentation défectueuse des arthritiques qui sont souvent de gros mangeurs, faisant abus de la bonne chère et des vins généreux.

TRAITEMENT : I. PRÉVENTIF. Alimentation en grande partie végétarienne ; pas d'alcool ni de café, pas de légumes acides (oseille, épinards). Selle quotidienne. Frictions sèches, hydrothérapie, exercices au grand air sous toutes ses formes (gymnastique, cyclisme). En été, s'il y a coïncidence de lymphatisme, eaux de La Bourboule, de Salies-de-Béarn, de Salins ; — de constipation et d'obésité, Châtelguyon ; — de digestion difficile, Pougues, Vichy, Vals ; — d'urines renfermant des dépôts rougeâtres, Evian, Contrexéville, Vittel ; — de nervosisme, Luxeuil, Néris, Plombières ; — II. CURATIF. V. aux diverses maladies qui constituent l'arthritisme.

Arthropathie (du gr. *arthron*, articulation, et *pathos*, maladie). — Affection subaiguë ou chronique d'une articulation ou arthropathie nerveuse, tabétique.

Articulation (du lat. *articulus*, jointure). — Assemblage et mode de jointure d'un ou de plusieurs os ensemble (*fig.* 56). Il existe trois variétés d'articulations, suivant que les os ne sont pas mobiles l'un sur l'autre, *sutures* (os du crâne), le sont peu, *symphyses* (os du bassin), ou peuvent exécuter des mouvements plus ou moins variés l'un sur l'autre, *diarthroses* (os des membres).

Dans les SUTURES, les os sont enclavés l'un dans l'autre par des dentelures (os du front, *frontal*, avec os du sommet du crâne, *pariétaux*). Les ligaments interposés sont très courts ; aussi ces os ne sont-ils mobiles qu'avant l'ossification complète (fissure entre les os du crâne chez les nourrissons).

Dans les SYMPHYSES, les surfaces articulaires sont encroûtées de cartilage, et le ligament qui les réunit est plus long ; quelquefois, même, il renferme une partie centrale plus molle (disque intervertébral), ou même une petite cavité centrale (articulation du pubis), qui permet certains mouvements.

Le type des DIARTHROSES est constitué par une surface arrondie roulant sur une surface concave ou cupule, complétée par des ligaments circulaires (articulations de l'épaule et de la hanche). Ces articulations sont mobiles en tous sens ; mais celles du coude et du genou ne permettent que le mouvement d'extension et de flexion. Chacune des surfaces articulaires est recouverte d'une couche de cartilage dont l'élasticité et la résistance permettent d'amortir les pressions et les chocs que subissent les os. Au bord de ces surfaces vient s'attacher une sorte de sac sans ouverture, la *synoviale*, qui contient un liquide filant, la *synovie*, destinée à faciliter les glissements des os l'un sur l'autre et à remplir les vides qui se produisent entre les surfaces. Des *ligaments* puissants allant du pourtour d'un os à l'autre renforcent l'articulation. Dans l'articulation de la hanche, un ligament réunit directement le fond de la cavité articulaire avec la tête de l'os, le ligament rond.

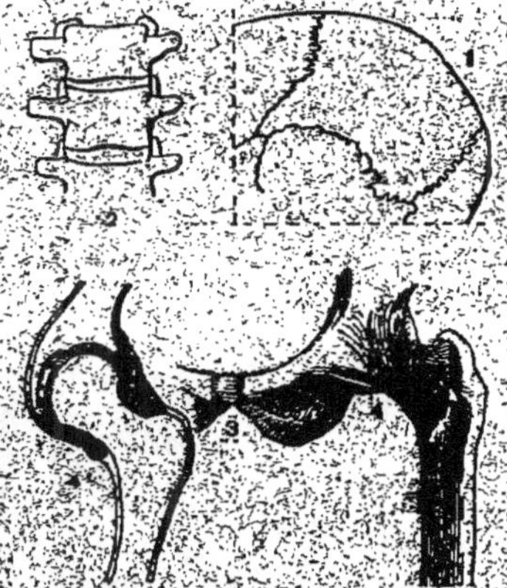

FIG. 56. — Articulations.
1. Sutures. — 2. Symphyses (disques intervertébraux). — 3. Symphyse du pubis. — 4. Diarthrose entourée de ligaments (hanche). — 5. Coupe d'une diarthrose.

Certains os, en rapport l'un avec l'autre, sont tous deux convexes ; dans ce cas, une lame fibro-cartilagineuse ou ménisque présentant deux surfaces concaves, permet l'emboîtement (articulation de la mâchoire inférieure avec le temporal).

Les mouvements que peuvent effectuer les articulations sont : le *balancement* (symphyses et diarthroses peu mobiles), dans lequel une des surfaces articulaires devient oblique par rapport à l'autre ; le *glissement* (diarthroses des membres), dans lequel les surfaces articulaires glissent l'une sur l'autre sans perdre le contact.

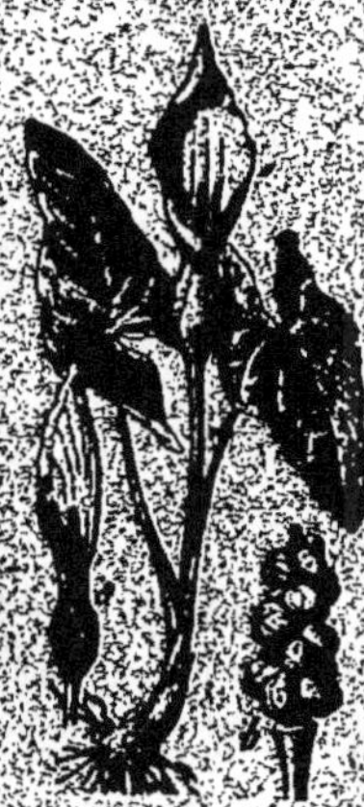

FIG. 57. — Arum.
a. Coupe de la fleur ; b. Fruit.

Arum maculatum. — Plante appelée aussi serpentaire, pied-de-veau, gouet (*fig.* 57).

Empoisonnement. — SIGNES. Gonflement de la langue, vomissements, convulsions, dilatation des pupilles, insensibilité. — PREMIERS SOINS. Vomitifs (chatouillement de la luette, ipéca), puis café fort. Cataplasmes sur région douloureuse

Arythmie (du gr. *a* priv., et *rythmos*, rythme). — Irrégularité du rythme cardiaque. V. CŒUR.

Ascaride lombricoïde. — V. LOMBRICS.

Ascite (du gr. *askos*, outre). — Hydropisie du péritoine (*fig.* 58).

SIGNES. Tuméfaction du ventre qui se distend suivant la position debout ou couchée dans le sens de la pesanteur. Si, le malade étant sur le dos, on applique

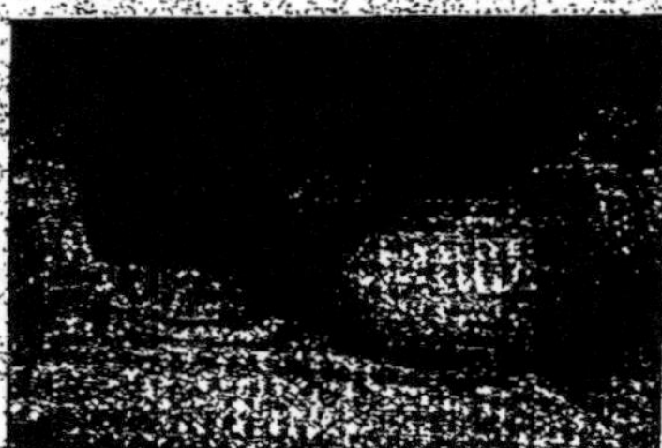

FIG. 58. — Ascite.
(Collection du Dr Meunier, de Tours.)

les deux mains de chaque côté du ventre, une des mains, en frappant légèrement, donne à l'autre une sensation de flot. Quand l'ascite est peu abondante, on note de la matité au niveau des flancs, alors que la zone centrale de l'abdomen reste sonore à la percussion.

CAUSES. Quand l'ascite s'accompagne d'œdèmes généralisés, il s'agit habituellement d'une *néphrite chronique* ou d'une *asystolie*. Quand l'ascite existe sans anasarque, l'épanchement est dû généralement : chez l'enfant, à une *péritonite tuberculeuse* ; chez l'adulte, à une *cirrhose hépatique* (alcoolique, syphilitique ou paludéenne), et chez le vieillard à un *cancer abdominal* généralisé au péritoine.

TRAITEMENT. Celui de la cause et, en outre, purgatifs drastiques, diurétiques, sudorifiques, régime déchloruré. Ponction (paracentèse) le plus tard possible et en ne retirant qu'une partie du liquide. Ce liquide est ordinairement jaune clair, séreux ; il peut être sanguinolent en cas de cancer.

Aseptique (du gr. *a*, pas, et *sépsis*, infection). — Substance ne contenant pas de germes ou bacilles, ceux-ci étant détruits par l'ébullition (eau bouillie) ou le séjour dans une étuve qui les détruit tous.

Asile d'aliénés. — Hôpital pour aliénés. V. à ISOLEMENT.

Asperge. — Plante de la famille des Asparaginées (*fig.* 59). Les racines sont apéritives (30 gr. par litre) et les jeunes pousses (turions) diurétiques (sirop de pointes d'asperges). Elles sont un aliment rafraîchissant plutôt que nourrissant (elles contiennent 94 p. 100 d'eau). Elles ne conviennent pas aux personnes atteintes d'albuminurie, de gravelle, de maladies de la prostate et de la vessie.

Aspergillus et Aspergillose. — Les aspergillus sont des champignons qui se trouvent sur les substances animales et végétales en décomposition.

Ils doivent leur nom à leur fructification en pomme d'arrosoir, en goupillon (*aspergillum*). Certains aspergillus, comme l'*A. fumigatus* (*fig.* 60), peuvent causer des lésions pulmonaires chez certains oiseaux et chez l'homme, lésions qui simulent la tuberculose pulmonaire.

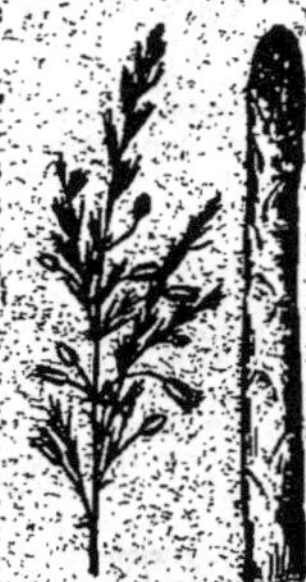

FIG. 59. — Asperge.

Asphyxie (du gr. *a*, pas, et *sphuxis*, pulsation). — Difficulté ou impossibilité de la respiration, c'est-à-dire de l'absorption d'oxygène et de l'expulsion

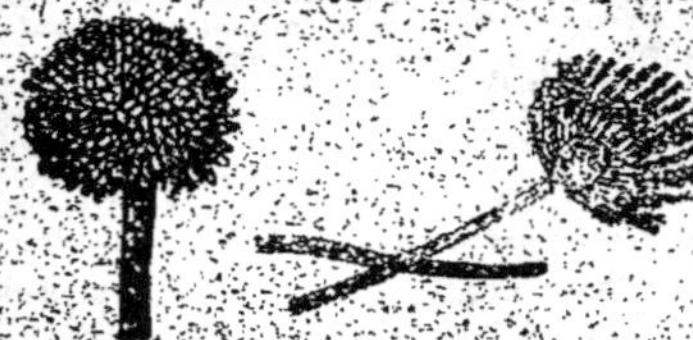

FIG. 60. — Aspergillus et coupe.

d'acide carbonique, d'où absence de régénération du sang et des tissus. Elle aboutit à la mort, en l'absence d'une intervention.

I. **Asphyxie simple.** — CAUSES : 1° *Insuffisance de l'air respiré.* Air raréfié (ballons), air confiné (pièce insuffisamment aérée pour le nombre d'habitants), air chargé de gaz carbonique (cuves de fermentation de fruits, fissures du sol en certaines régions). — 2° *Obstacles mécaniques à la respiration.* Strangulation, suffocation, submersion, pendaison, écrasement dans les foules, obstruction des voies respiratoires par un corps étranger avalé ou apporté par la maladie (diphtérie, phtisie et cancer du larynx). — 3° *Lésions nerveuses.* Action de courants électriques, suppression de l'excitation respiratoire des nerfs de la peau par une brûlure généralisée (la respiration, ne s'effectuant plus que par un effort de volonté, cesse dès l'envahissement par le sommeil) ; lésions des nerfs phréniques et du bulbe cérébral ; épilepsie, rage, tétanos, strychnine, curare. — 4° *Lésions du poumon.* Suppression de la perméabilité des vésicules pulmonaires par altération du tissu même (pneumonie) ou compression extérieure (pleurésie). — 5° *Lésions de la circulation.* Embolie pulmonaire, maladies du cœur, modifiant l'apport du sang dans le poumon, maladies infectieuses.

II. **Asphyxie toxique.** — L'asphyxie est compliquée par l'action d'un poison : gaz délétères (oxyde de carbone, ammoniac, gaz sulfurés, gaz d'éclairage, gaz des fosses d'aisances).

SIGNES. Tuméfaction et teinte violacée de la face, qui est contractée, saillie des yeux, battement des ailes du nez, ouverture excessive de la bouche avec angoisse, tremblements convulsifs, évacuations involontaires, puis perte de connaissance.

Traitement général des asphyxies. — I. RÈGLE : 1° *agir vite* (ne pas attendre un médecin) ; 2° *agir longtemps* (on a eu des succès après deux heures d'efforts).

II. TRACTIONS RYTHMÉES DU Dr LABORDE (*fig.* 61). *La mâchoire étant ouverte de force et les dents écartées par l'introduction d'un morceau de bois (couteau à papier) ou d'un manche de cuiller, saisir la langue avec un mou-*

FIG. 61. — Asphyxie.
Traction de la langue.

FIG. 62. — Asphyxie.
Procédé Sylvester, 1er mouvement (*expiration*).

choir et la tirer fortement et en ligne droite *au dehors* 16 à 20 *fois par minute, puis la faire chaque fois revenir en arrière.* Si l'opérateur est embarrassé pour le nombre de tractions à opérer, il pourra se régler sur sa propre respiration et exercer sur la langue de l'asphyxié une traction à chacune de ses propres respirations.

Une certaine résistance de langue annonce le rétablissement de la respiration, qui est marquée par un léger soulèvement, puis un abaissement de la partie inférieure de la poitrine et une série de hoquets.

PROCÉDÉS ACCESSOIRES. Si plusieurs personnes peuvent aider, on complète ce traitement par des mouvements également rythmés de la poitrine. L'aide *applique énergiquement les mains sur le thorax* en exerçant une assez forte pression et en lâchant aussitôt après (s'arrêter, dès que l'asphyxié essaye de respirer). V. NOYÉS.

L'aide peut encore (*procédé de Sylvester*, *fig.* 62, 63, 64), se plaçant en arrière de la tête du malade, saisir les bras et les presser fortement contre la poitrine pendant trois secondes (*expiration*), puis les écarter et les élever des deux côtés de la tête. Il les maintient ainsi trois secondes (*inspiration*), puis abaisse les bras et recommence le premier mouvement.

Ces mouvements, qu'on s'efforce d'accorder avec ceux faits sur la langue (en ayant soin que l'élévation des bras coïncide avec la langue au dehors de la bouche), doivent être répétés, comme eux, 16 à 20 fois par minute.

Il est bien entendu que ces procédés accessoires

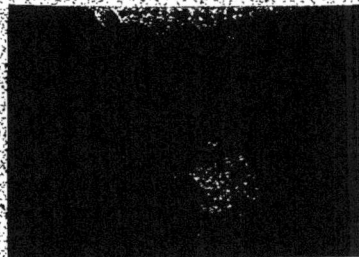

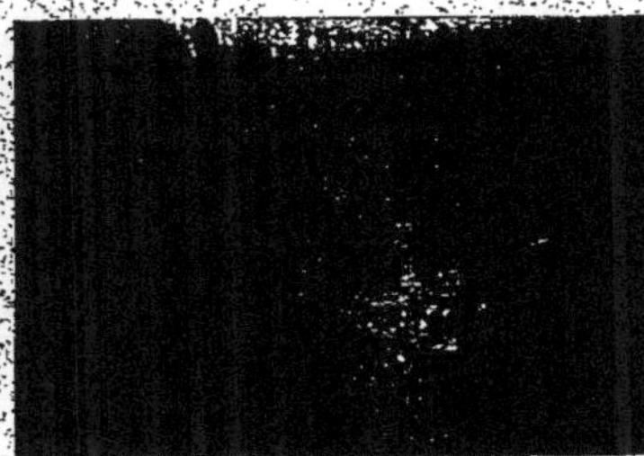

FIG. 63. — Asphyxie.
Procédé Sylvester, mouvement intermédiaire.

FIG. 64. — Asphyxie.
Procédé Sylvester, 2e mouvement (*inspiration*).

sont subordonnés aux tractions de la langue et *ne doivent pas les remplacer.*

Des *inhalations d'oxygène*, si on peut s'en procurer, rendront également grand service.

SOINS APRÈS RETOUR À LA VIE. Coucher le malade dans un lit bien chaud, la tête élevée ; lui donner des grogs chauds par cuillerées, des lavements de café et *surveiller attentivement sa respiration*, car il n'est pas rare, surtout si la période d'asphyxie a été longue, de voir la respiration s'arrêter de nouveau. La traction de la langue serait alors renouvelée.

SOINS PARTICULIERS
SUIVANT LES VARIÉTÉS D'ASPHYXIE :

I. Asphyxie par le charbon et les cuves de fermentation alcooliques (acide carbonique et oxyde

de carbone).— HYGIÈNE PRÉVENTIVE. Ne pas employer de poêles à combustion lente, surtout la nuit. Ne pas fermer les cheminées par des plaques de fer. Aérer les salles où fermentent des fruits (fruitiers, fabrication de cidre, poiré, vin). — TRAITEMENT. Le malade étant placé à l'air pur, *la tête et la poitrine élevées*, on lui fait respirer des sels, puis des tractions de la langue.

II. **Asphyxie par l'électricité.** — Pour mesures préalables, V. ÉLECTRIQUES (Accidents).

III. **Asphyxie par le gaz des fosses d'aisances et les égouts.** — HYGIÈNE PRÉVENTIVE. Ne pénétrer dans une fosse qu'après y avoir descendu une lumière et avoir constaté qu'elle y brûle, ce qui indique la possibilité de la respiration. — TRAITEMENT. Air pur, asperger la figure avec de l'eau vinaigrée froide. Faire respirer une compresse trempée de vinaigre, puis saupoudrée fortement de *chlorure de chaux*. Traction de la langue. — Ne pas oublier que pénétrer dans une pièce où l'air est irrespirable, avant qu'elle ait été aérée, c'est augmenter le nombre des victimes, sans bénéfice pour elles.

IV. **Asphyxie par le gaz d'éclairage.**— HYGIÈNE PRÉVENTIVE. Ne pas souffler un bec de gaz, mais le fermer. Ne pas laisser un bec en veilleuse, un courant d'air suffisant alors à l'éteindre. Veiller soi-même à la fermeture du compteur. En cas d'odeur de gaz, établir un courant d'air entre deux fenêtres et ne pas chercher la fuite de gaz avec une lumière. — TRAITEMENT. Air frais (ouvrir portes et fenêtres). Tractions rythmées de la langue, puis faire respirer de l'ammoniaque ; sinapismes aux jambes, lavement de café, *inhalations d'oxygène.*

V. **Asphyxie des nouveau-nés.** — SIGNES. Dans l'*asphyxie bleue*, la peau et la langue sont violacées ; dans l'*asphyxie blanche*, elles sont pâles, mais, en tout cas, le corps est inerte, les battements du cœur très faibles, imperceptibles, les respirations insensibles ou rares. — TRAITEMENT. Il importe d'autant plus d'agir que les deux tiers des enfants reviennent à la vie si l'on intervient avec promptitude : désobstruer les voies aériennes avec le doigt, chatouiller le nez avec une barbe de plume, faire les tractions rythmées de la langue, pendant qu'une autre personne flagelle l'enfant, le frictionne avec des linges chauds et le place dans un bain sinapisé*.

VI. **Asphyxie des noyés.** — SOINS PRÉLIMINAIRES. Enlever rapidement les vêtements, en les coupant si c'est nécessaire. Coucher le malade *sur le dos* en le tournant un peu sur le côté droit ; enlever avec le doigt les mucosités ou le sable qui peuvent se trouver dans la bouche ; pencher légèrement la tête et essayer de faire rejeter une partie du liquide absorbé en introduisant l'index au fond de la gorge pour provoquer par des vomissements l'expulsion de l'eau qui se trouve dans l'estomac. Puis faire les tractions de la langue.

Pour développer la chaleur, faire des frictions assez fortes, à l'aide de tampons de laine chaude, sur les côtés de l'épine du dos, ainsi que sur les membres. Ces frictions seront faites avec ménagement à la région du cœur, au creux de l'estomac, aux flancs et au ventre.

On brossera doucement, mais longuement, la plante des pieds, ainsi que la paume des mains.

SOINS APRÈS LE RETOUR A LA VIE. Si l'on s'aperçoit que le *noyé fait des efforts pour respirer*, il faut discontinuer, pendant quelque temps, toute manœuvre qui pourrait comprimer la poitrine ou le bas-ventre et contrarier leurs mouvements. Si un noyé, *ayant déjà repris connaissance*, paraît éprouver beaucoup de difficulté à respirer, et si l'on remarque qu'il lui sort de l'écume par la bouche ou par le nez, on tâchera de provoquer des vomissements en chatouillant le fond de la gorge à l'aide d'une plume d'oie.

Il ne faut pas donner de boisson à un noyé avant qu'il ait repris ses sens et qu'il puisse facilement avaler. Cependant, on peut, en vue de le ranimer, lui introduire dans la bouche quelques gouttes d'eau de mélisse.

Quand le *noyé est revenu à lui*, il faut le coucher dans un lit bassiné et l'y laisser reposer le temps utile.

Si l'on porte le noyé à l'hôpital, prendre les précautions nécessaires pour le soustraire à l'action du froid.

Si, *pendant le sommeil*, la face du malade, de pâle qu'elle était, se colore fortement ; si, après avoir été éveillé, le malade retombe aussitôt dans un état de somnolence, on lui appliquera des sinapismes en feuilles ou en pâte entre les épaules, ainsi qu'à l'intérieur des cuisses et aux mollets.

VII. **Asphyxie des pendus.** — Couper le nœud, *sans attendre la police*, comme on le fait trop souvent par suite d'un préjugé absurde. Soutenir le corps pour éviter une chute, puis employer le traitement ci-dessus des noyés.

Asphyxie locale et **Gangrène symétrique des extrémités.** — Affection décrite par M. Raynaud, débutant par un arrêt plus ou moins complet de la circulation capillaire des doigts et des orteils, et aboutissant à la gangrène sèche. Elle est due à une artérite avec spasme des vaisseaux des extrémités.

CAUSES. Age adulte, surtout chez la femme. Souvent associée à la sclérodactylie. Reconnaît habituellement une origine infectieuse (rhumatisme, paludisme, *syphilis*).

SIGNES. 1re *période* (15 jours à 1 mois) : l'extrémité des doigts et des orteils, de chaque côté symétriquement, est exsangue, pâle ou livide, froide (15° à 18°) avec fourmillements et sensation de doigt mort. Ces troubles sont d'abord intermittents, puis continus ; — 2e *période* : la région malade devient violacée, cyanosée et douloureuse ; — 3e *période* (peut faire défaut) : gangrène sèche avec escarre superficielle, laissant une cicatrice blanchâtre. Quelquefois la *gangrène* s'étend plus profondément ou envahit aussi les oreilles et le nez

TRAITEMENT. Air chaud, celui de la cause.

Aspiration (Appareil à). — L'appareil le plus employé est celui de Potain, représenté par la figure 65.

DISPOSITIF. Il se compose essentiellement d'un corps de pompe P avec lequel on fait le vide dans une bouteille B, qui est mise en communication par un tube de

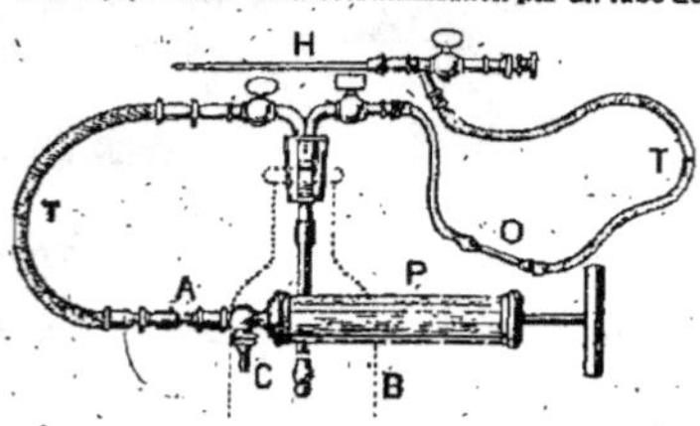

FIG. 65. — Aspirateur de Potain.

caoutchouc T avec une aiguille H, qu'on plonge dans la cavité dont on désire retirer le liquide ; celui-ci se trouve ainsi aspiré dans la bouteille. Le tube en verre O permet de voir si le liquide est aspiré. — PRINCIPALES APPLICATIONS. Pleurésie, abcès par adénite suppurée, kyste.

Aspirine (acide salicylacétique). — Poudre cristalline, antifébrile, antirhumatismale, antinévralgique.

DOSES. 0,50 à 1 gr. par dose, 6 gr. par jour en cachets, dans de l'eau alcoolisée ou en lavement.

INCONVÉNIENTS. Elle provoque chez certains individus des éruptions, des bourdonnements d'oreilles et des sueurs très abondantes.

Assa fœtida (ou **Asa**). — Médicament constitué par une gomme résine extraite d'une plante de la famille des ombellifères.

ACTION. Antispasmodique puissant, régulateur des règles et vermifuge. — MODE D'EMPLOI : *Lavement*. Asa fœtida, 4 gr. ; un jaune d'œuf et 250 gr. de décoction de guimauve. *Pilules*. Assa fœtida et camphre, āā 0 gr. 10 ; savon, q. s. pour une pilule, dont on prendra une à six.

Assainissement. — V. AIR, CITERNE, LIEUX, PALUDISME, VIDANGE.

Assimilation (du lat. *ad*, à, et *similis*, semblable). — Dernier terme du travail de la digestion après lequel les substances absorbées et apportées dans les tissus par le sang se combinent avec les éléments contenus dans les cellules.

Assistance publique. — Ensemble des services de secours que dirigent l'État, les départements, les communes ou, sous leur contrôle, les établissements publics.

Son but est de combattre le paupérisme en venant en aide aux malheureux qui ne pourraient subsister sans son appui (malades et vieillards indigents, enfants abandonnés) ou qui, se trouvant dans une situation précaire, risqueraient d'être écrasés par des charges trop lourdes (familles nombreuses, femmes en couches, etc.).

Assistance familiale. — Placement des aliénés dans des familles où ils restent néanmoins sous la surveillance médicale. Ils peuvent être en colonies placés par groupes ou isolément.

Association de médicaments. — Certaines personnes consultent plusieurs médecins à l'insu l'un de l'autre et croient bien faire en associant les médicaments prescrits par chacun d'eux ; quelquefois, elles emploient simultanément les drogues inscrites sur une ancienne et sur une récente ordonnance. D'où un double danger : 1° certaines drogues ont une action identique sous des noms différents, ex. : *belladone* et *atropine*, *opium* et *morphine* ou *codéine*, et, réunies, peuvent former une dose toxique ; 2° d'autres ont une action inverse et qui, par suite, s'annule ; 3° d'autres, en se réunissant dans l'estomac ou l'intestin, peuvent produire des substances nouvelles nuisibles.

Assoupissement après les repas. — Cet état indique, chez les personnes jeunes ou d'âge moyen, dans notre climat, une digestion stomacale laborieuse.

On luttera avec succès contre la somnolence par des ablutions d'eau froide sur le visage, la ventilation des salles, la promenade, l'usage du thé ou du café (ce dernier agira plus activement s'il est pris sans sucre). Lorsque l'assoupissement se produit chez les vieillards portés à la congestion, il doit être combattu par les moyens précédents ; si, au contraire, il supplée chez les personnes âgées, mais anémiques, à une insuffisance de sommeil nocturne, il doit être respecté.

Astasie (du gr. *a*, sans, et *stasis*, station verticale). — Impossibilité de se tenir debout, sans qu'il y ait de paralysie. Trouble existant dans les affections cérébrales et notamment chez les hystériques. Il peut être compliqué d'*abasie*.*

TRAITEMENT. Rééducation.

Asthénie (du gr. *a*, sans, et *sthenos*, force). — Affaiblissement de l'action musculaire (myasthénie), cérébrale ou du cœur et des vaisseaux, par suite de la diminution générale ou partielle des phénomènes organiques.

CAUSES. Maladies infectieuses, intoxications, maladies nerveuses, notamment neurasthénie.

TRAITEMENT. Massage, électricité, strychnine.

Asthme (du gr. *asthma*, respiration difficile). — Maladie caractérisée par des crises nerveuses d'oppression, accompagnées ou non de bronchite.

SIGNES. Réveil brusque dans les premières heures de la nuit par une vive oppression, constriction à la poitrine, inspiration incomplète, expiration lente, sifflante, convulsive, si pénible qu'on cherche à la faciliter par les positions les plus variées ; la face est couverte de sueurs, les lèvres sont violacées. L'accès dure un quart d'heure à plusieurs heures ; il se termine par des crachats humides ou, au contraire, secs, ressemblant à du vermicelle (*fig.* 66). Lorsque la bronchite

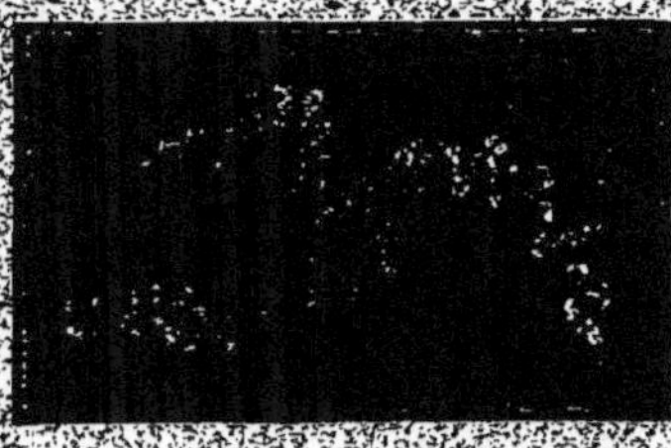

FIG. 66. — Crachat d'asthmatique.

coïncide avec l'asthme, aux accès s'ajoutent des quintes de toux. — ÉVOLUTION. Ordinairement les accès se produisent par séries plus ou moins rapprochées qui durent quelques jours ou quelques semaines et dont l'ensemble constitue l'*attaque d'asthme*. La coïncidence d'une bronchite accroît la gêne respiratoire. L'emphysème (V. ce mot) est une conséquence fréquente de l'asthme, ainsi que certaines lésions du cœur.*

L'asthme existe également chez l'enfant de six mois à trois ans.

A mesure que l'enfant grandit, les crises s'espacent de plus en plus, puis disparaissent. Plus l'enfant est jeune au moment de l'apparition de l'asthme, plus tôt celui-ci cesse.

Quelquefois certaines affections alternent avec l'asthme : urticaire, eczéma, prurigo, vomissements acétonémiques. Plus tard ces malades souffrent de la migraine, de la lithiase biliaire et même de la goutte.

CAUSES. L'asthme paraît dû à une hypersensibilité du nerf pneumo-gastrique, sous l'influence de causes provocatrices diverses : lésions des voies respiratoires (polypes du nez, végétations adénoïdes), troubles digestifs, dyspepsie, trouble des glandes à sécrétion interne ; choc anaphylactique par sensibilisation par des substances albuminoïdes, l'inhalation de poussières végétales ou animales.

TRAITEMENT. Pendant la crise : injection de morphine, inhalation de nitrite d'amyle, injections d'adrénaline, hypophyse, cigarettes de datura, de belladone. Dans l'intervalle des crises : iodure de potassium, arsenic. EAUX MINÉRALES : Mont-Dore, Cauterets, Royat, Saint-Honoré.

Hydrothérapie chaude ou écossaise. Désensibilisation antianaphylactique, vaccination, autohémothérapie.

Asthme d'été. — V. FOINS (Fièvre des).

Astigmatisme (du gr. *a* priv., et *stigma*, point). — V. ŒIL.

Astragale. — Os du pied.

Astringents (du lat. *astringere*, resserrer). — Médicaments qui produisent un resserrement des tissus et des orifices.

Il en existe trois variétés : 1° *acides* très étendus : eau de Rabel (V. SULFURIQUE), citron ; 2° *sels* : alun, acétate de plomb* ; 3° *tanin* : feuilles de noyer, de chêne, fleurs de rose, fruits de coing, racine de ratanhia.

Asystolie (du gr. *a*, pas, et *sustolê*, systole). — Insuffisance cardiaque. V. CŒUR.

Atavisme (du lat. *atavus*, aïeul). — Reproduction de types ancestraux avec tous leurs caractères physiques ou psychiques.

Ataxie (du gr. *a*, pas, et *taxis*, ordre). — Désordre, irrégularité de la force musculaire par lésion cérébrale.

Ataxie locomotrice. — Maladie de la moelle épinière (tabes). V. MOELLE ÉPINIÈRE.

Athérome (du gr. *athera*, bouillie). — Altération des artères ; dégénérescence graisseuse de leur tunique interne qui se rompt ou, au contraire, s'infiltre de sels calcaires. Ceux-ci forment des plaques dures qui, en se réunissant, donnent à l'artère une rigidité osseuse (artère en tuyau de pipe).

Trois résultats peuvent être la conséquence de cet état : 1° la dilatation limitée de l'artère, *anévrisme* ; 2° puis sa rupture, *hémorragie* ; 3° la coagulation du sang provoquée par l'irrégularité de la paroi, *thromboses*, avec mortification du tissu arrosé par l'artère, *gangrène*. (V. aux mots en italique.)

SIGNES. Dureté, irrégularité, flexuosité des artères, notamment de la radiale et de la temporale : pouls irrégulier, brusque ou faible, claudication intermittente, fourmillement des extrémités. — COMPLICATIONS. Rénales, cardiaques, cérébrales* (hémorragie ou ramollissement). — CAUSES. Alcoolisme, rhumatisme chronique, goutte, diabète, tabac, syphilis, vieillesse.

TRAITEMENT GÉNÉRAL. Régime lacto-végétarien ou déchloruré. Suppression de l'alcool et du tabac. Iodure de potassium comme vaso-dilatateur. Diurétiques : caféine, théobromine, digitale.

Athétose (du gr. *athetos*, sans position fixe). — Impossibilité de maintenir en une position donnée les doigts et les orteils qui sont agités de mouvements arythmiques lents et continus. S'accompagne souvent de troubles intellectuels (idiotie). Due à une lésion des voies nerveuses motrices.

Athrepsie (du gr. *a*, sans, et *threpsis*, action de nourrir). — Ensemble de troubles liés à une nutrition insuffisante (Parrot) et qui est la suite des gastro-entérites chez les nouveau-nés.

CAUSES : Parents mal portants, syphilitiques, alcooliques, lait altéré ou alimentation prématurée avec substances indigestes pour les bébés. — TRAITEMENT : 1° PRÉVENTIF. Lait pur à intervalles réguliers, de préférence d'une bonne nourrice ; babeurre, propreté rigoureuse du biberon (V. ce mot). Continuer le lait jusqu'à 12 mois (V. ALLAITEMENT). 2° CURATIF. Acide lactique, eau de chaux, bismuth (V. ENTÉRITE). Sérum de cheval. Remplacement pendant quelques heures du lait par de l'eau minérale. Enveloppement ouaté, bains chauds. Injections d'eau de mer.

Traitement syphilitique en cas d'hérédo-syphilis.

Atlas. — Nom de la première vertèbre cervicale.

Atonie (du gr. *a*, sans, et *tonos*, ressort). — Diminution de la contractilité des tissus.

Atoxyl. — V. ARSENIC.

Atrophie (du gr. *a*, pas, et *trophê*, nourriture). — Amaigrissement dû à l'anémie, à l'immobilisation dans un appareil (fracture*), à une maladie nerveuse.

L'électrisation fait souvent disparaître l'atrophie au moins dans les premiers cas.

L'atrophie peut frapper tous les tissus. V. les figures aux mots PARALYSIE faciale, PARALYSIE infantile.

Atropine. — V. BELLADONE.

Attaque d'apoplexie. — V. APOPLEXIE.

Attaque de nerfs. — V. NERFS.

Attelle. — V. FRACTURE.

Aubépine. — Arbrisseau épineux de la famille des Rosacées (*fig.* 67), dont la *fleur* est utilisée comme toni-cardiaque léger, sédatif nervin.

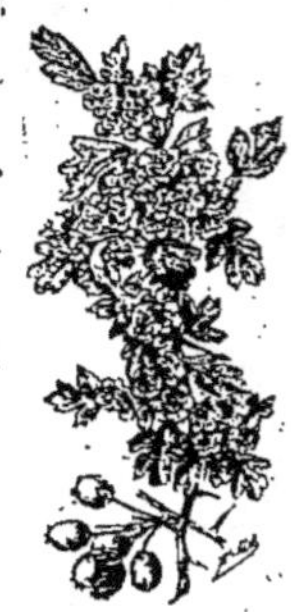

FIG. 67. Aubépine.

Se prescrit sous forme d'infusion (1 cuiller à café de fleurs pour une tasse d'eau bouillante, 2 à 3 fois par jour) d'extrait fluide (0 gr. 50 à 1 gr.) et de teinture (30 gouttes par jour) dans l'artério-sclérose, dans les troubles congestifs de la ménopause, chez les hypertendus neuro-arthritiques.

Aulus (Ariège). — Petite station d'eaux minérales sulfatées calciques (1 gr. 8 de sulfate de chaux), ferrugineuses, froides et tièdes (17° à 20°). Altitude, 762 m. Saison, 15 mai-15 octobre.

MODE D'EMPLOI ET INDICATIONS. V. EAUX MINÉRALES calciques.

Aura (du lat. *aura*, souffle). — Symptôme prémonitoire d'une crise d'épilepsie*.

Auscultation (du lat. *auscultare*, écouter). — Action par le médecin d'écouter les bruits normaux ou anormaux du cœur ou du poumon. Cet examen est très délicat et demande de longues études comparatives ; il est donc exclusivement réservé au médecin.

Autoclave (du gr. *autos*, soi-même, et du lat. *clavis*, clef). — Appareil à fermeture hermétique (*fig.* 68) qu'on peut chauffer à une température élevée de façon à obtenir la *stérilisation* des objets qui y sont placés : pièces de pansement, instruments, bouillon de culture, etc.

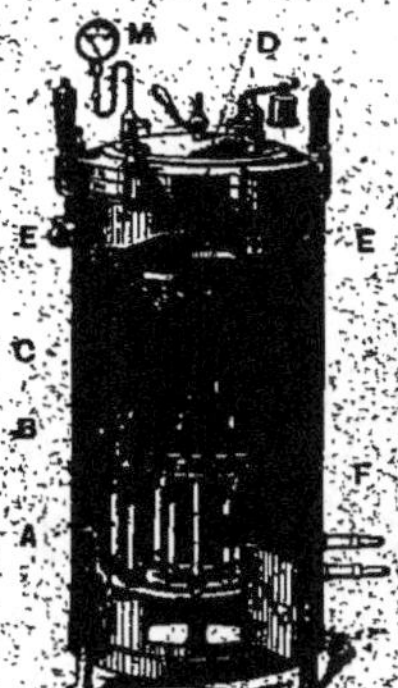

FIG. 68. — Autoclave de Chamberland.

A. Couronne de brûleurs ; B. Chaudière ; C. Panier renfermant les objets à stériliser ; D. Couvercle ; E. Vis de pression pour fermeture ; M. Manomètre ; F. Liquide à stériliser.

Autohémothérapie (du gr. *autos*, soi-même, *aima*, sang, et *therapeuein*, soigner). — Réinjection immédiate dans les muscles des fesses du sang total prélevé dans une veine.

Les injections se font tous les 3-5 jours à la dose de 5 à 20 cmc. Cette méthode a été préconisée dans le traitement de certaines affections, telles que l'asthme, certaines dermatoses (eczéma, furonculose, prurit, prurigo, affections bulleuses), où elle peut donner des résultats remarquables.

Cette méthode est basée sur la présence dans le sang du sujet de substances propres à le désensibiliser. V. ANTIANAPHYLAXIE.

Auto-infection (du gr. *autos*, soi-même, et *infection*). — Infection par un microbe non pathogène qui devient pathogène sous l'action de certaines influences.

Auto-intoxication. — Intoxication produite par l'organisme lui-même, par suite de la formation de substances toxiques qui ne sont plus éliminées par les émonctoires (foie, reins, peau).

Automatisme (du gr. *autos*, soi-même, et *maomai*, je me meus). — Exécution inconsciente d'un mouvement, d'un acte, par effet d'habitude.

Automatisme ambulatoire. — Fugue inconsciente d'un hystérique, d'un épileptique, suivie d'amnésie totale.

Automobilisme (Hygiène de l').

CONDITIONS DE SANTÉ. L'automobilisme provoque chez le conducteur une grande tension nerveuse, par l'attention extrême qu'il exige. D'autre part, l'air, étant traversé avec grande vitesse, produit une irritation des yeux et un refroidissement intense, d'où nécessité de lunettes, de masques et de vêtements très chauds (fourrures). Le coup de fouet donné par le *gavage d'air* à la vitalité générale est utile aux anémiques et lymphatiques, à certaines personnes atteintes d'affections chroniques de poitrine à forme torpide (pleurésie sèche, emphysème, laryngite chronique). Quant aux nerveux psychasthéniques déprimés, aux individus atteints de la maladie de la volonté (obsédés, douleurs, phobiques), aux neurasthéniques, aux hypocondriaques, l'auto leur rend des services, mais à condition ordinairement de ne pas conduire la voiture, sous peine d'exagération de leur nervosité. Les enfants chlorotiques, convalescents, qui n'ont pas d'appétit, en acquièrent par cet exercice sans fatigue. Les contre-indications pour le conducteur sont toutes les affections où une gêne de la respiration est nuisible (angine de poitrine, maladie des artères et du poumon [à forme congestive]); pour les voyageuses, à cause de la trépidation et des secousses, l'état de grossesse ou l'existence de lésions inflammatoires de l'appareil génital ou d'une rétroversion.

HYGIÈNE DES YEUX. Les verres doivent être plans, neutres et non bombés (ces derniers déformant les objets et pouvant être l'origine d'accidents), légèrement teintés de noir de fumée ou de jaune mêlé de bleu et de noir, entourés de taffetas ou de peau souple s'adaptant exactement à la périphérie de l'orbite et à monture légère d'acier nickelé avec branches recourbées emboîtant bien les oreilles.

PRÉCAUTIONS POUR LA MANIVELLE. Un des accidents les plus fréquents, surtout autrefois, était la fracture de l'extrémité inférieure du radius par retour de manivelle. On l'évite en ayant soin, au moment de lancer le moteur, de donner très peu d'avance à l'allumage, et, pour tourner la manivelle, de se servir d'une seule main en effaçant bien le corps.

Autoplastie (du gr. *autos*, soi-même, et *plassein*, façonner). — Réparation d'une perte de substance de la peau par un emprunt fait aux parties voisines.

Autopsie (du gr. *autos*, soi-même, et *opsis*, vue). — Examen de toutes les parties d'un cadavre, ayant pour but de déterminer les causes de la mort.

L'ouverture peut être limitée à une partie plus ou moins restreinte du corps. Les médecins ne peuvent y procéder que : 1° du consentement de la famille ; 2° après en avoir prévenu l'officier de police (art. 5 et 6 de l'ordonnance de police du 14 messidor an XII); 3° après vérification du décès et en présence de l'officier de santé chargé de constater ledit décès.

Autosérothérapie (du gr. *autos*, soi-même, du lat. *serum*, et du gr. *therapeia*, traitement). — Méthode thérapeutique consistant à injecter au malade non pas son sang total (V. AUTOHÉMOTHÉRAPIE), mais son sérum, après formation du caillot et décantation.

Autosuggestion (du gr. *autos*, soi-même, et du lat. *suggere*, persuader). — Persuasion inconsciente que se fait le sujet à lui-même.

Autovaccin. — Vaccin* préparé avec les microbes mêmes des malades ; s'oppose au stock-vaccin.

Avalés (Corps étrangers). — V. GORGE, ŒSOPHAGE.

Aventure (Mal d'). — V PANARIS.

Aveugle. — Il existe en France près de 40 000 aveugles ; or, sur ce nombre, plus de la moitié doivent leur affection à l'ophtalmie purulente ; cette maladie, qui fait souvent son apparition après la naissance, peut cependant être prévenue par des soins à la portée de tous, et elle est facilement curable si elle est soignée énergiquement dès le début. (V. ŒIL et NOUVEAU-NÉ.) Beaucoup d'aveugles ont aussi perdu la vue à la suite d'une variole, maladie évitable par excellence, grâce à la vaccination.

AVANT LA CÉCITÉ. Lorsqu'un individu est condamné à perdre la vue, il est du devoir de la famille de profiter des derniers temps où il voit pour lui apprendre les éléments de la méthode Braille et, s'il est jeune, à se servir d'une machine à écrire.

SOINS GÉNÉRAUX A PRENDRE PAR L'ENTOURAGE. On doit maintenir l'ordre le plus exact dans tous les objets dont l'aveugle fait usage, de façon qu'il puisse les trouver lui-même.

Il est nuisible de soustraire à ses occupations et à son milieu la personne qui vient de devenir aveugle; il faut s'efforcer au contraire de lui maintenir ses relations.

Lorsque dans une réunion la personne qui parlait à un aveugle doit le quitter, il convient qu'elle l'amène près d'une autre personne et la lui nomme.

Si l'aveugle doit prendre un médicament, la bouteille placée auprès de son lit doit contenir la dose exacte.

Il aura à sa disposition soit une canne, soit une légère baguette portant un crochet qu'on peut fixer à la boutonnière et qu'il tient devant lui ou avec laquelle il tâte le sol.

Il est utile de lui remettre un sifflet avec lequel il peut appeler.

La lecture à haute voix sera faite avec un arrêt aux signes de ponctuation, arrêt qui devra être prolongé à la fin des phrases, de façon que l'auditeur puisse bien retenir ce qu'il a entendu.

SOINS A PRENDRE PAR LE CONDUCTEUR. En promenade, le conducteur qui donne le bras, lorsqu'il faut lever le pied (trottoir), lève brusquement un peu son propre avant-bras ; lorsqu'il y a une descente, le guide serre son bras contre son corps. Pour monter un escalier, le conducteur pose sur la rampe la main de l'aveugle qui doit la porter en avant de lui, de façon à être averti à l'avance des paliers.

OCCUPATIONS. Les personnes qui ont écrit avant de perdre la vue continuent facilement à le faire, mais la difficulté pour elles est de ne pas enchevêtrer leurs lignes. Le procédé le plus simple consiste à plier le papier, puis à écrire en déplissant successivement le paquet ainsi obtenu. Javal a imaginé une *planchette scolographique* dans laquelle une crémaillère sert à remonter le papier d'un centimètre chaque fois qu'une ligne est écrite.

On sait d'autre part que de nombreux aveugles continuent ou apprennent à jouer des instruments de musique. Des compositeurs, même, on fait des œuvres importantes après avoir perdu la vue.

MÉTHODE BRAILLE. Le principe de cette méthode est le remplacement des lettres et des chiffres par des points en reliefs (V. *fig.* 69). Il existe une méthode

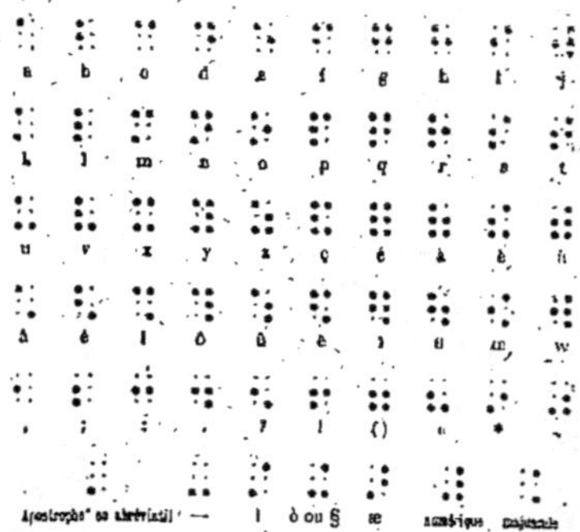

FIG. 69. — Alphabet en relief des aveugles.

abrégée permettant une lecture plus rapide. On trouve de nombreux livres faits d'après ce système, et des bibliothèques circulantes en prêtent.

JEUX. Un aveugle peut jouer seul au solitaire, au baguenaudier, avec les voyants au billard anglais, aux cartes, à condition d'y faire des piqûres ; aux dames et aux échecs, à condition que les premiers présentent une disposition spéciale (par exemple des stries) pour les dames noires, de façon à être distinguées facilement, et que chaque case des damiers et des échiquiers porte un trou dans lequel on enfonce la cheville placée à la partie inférieure des pièces.

Institutions de protection. — Les *Quinze-Vingts*, outre le service de consultation, reçoivent les aveugles (des deux sexes) de toute la France, âgés de 40 ans au moins, atteints de cécité complète incurable. Les formalités sont les suivantes : 1° une demande indiquant nom, prénoms, âge et profession ; 2° un certificat de médecin : 3° un extrait du rôle des contributions et un certificat d'indigence. Le pensionnaire peut amener sa famille et loge avec elle dans l'établissement. Il reçoit 1 fr. 80 par jour ; sa femme, 0 fr. 40 ; chaque enfant âgé de moins de 14 ans, 0 fr. 25. Toute la famille a la faculté de travailler pour son compte.

L'*Institut national des Jeunes Aveugles*, boulevard des Invalides, instruit les enfants et leur enseigne un métier : la pension est de 1 200 francs. Des bourses sont entretenues sur les fonds de l'Etat et des départements. L'institution fournit des renseignements pour l'achat du matériel spécial.

L'*Ecole Braille*, 7, rue Mongenot, à Saint-Mandé, poursuit un triple but : instruire l'enfant, qui est reçu dès l'âge de 3 ans, apprendre un métier à l'adolescent, assurer du travail et un asile à l'adulte.

L'*Association Valentin Haüy*, rue Duroc, s'occupe de tous les aveugles : enfant, le place dans une école, lui donne un métier et le patronne ; âgé, assure ses vieux jours en le faisant entrer dans un hospice ou en l'aidant de ses secours. Elle a un atelier de sacs à son siège social et une bibliothèque circulante.

Aviation. — Les troubles observés *en montée* sont analogues à ceux des ascensions en montagne : respiration courte, accélération des battements du cœur, mal de tête encerclant les tempes, malaise général, mais ayant son centre à l'estomac, bourdonnement d'oreilles avec diminution de l'ouïe (hypoacousie), besoin intense d'uriner. Ce qui les différencie, c'est qu'ils apparaissent dès 800 à 1200 mètres, et qu'ils s'accompagnent d'une sensation de froid extrêmement pénible à partir de 1 500 mètres, alors qu'en montagne et en ballon cette action ne se produit que beaucoup plus haut.

Un examen médical très sérieux est imposé aux candidats aviateurs.

Avitaminose (du gr. *a* priv., et *vitamine*). — Maladie causée exclusivement par l'insuffisance ou l'absence de vitamines*.

Avivement (du lat. *avivere*, mettre à vif). — Méthode chirurgicale consistant à mettre à vif les bords d'une plaie pour faciliter l'accollement et la cicatrisation.

Avoine (Gruau d'). — Semence d'avoine. Médicament adoucissant (toux) et analeptique (convalescence).

MODE D'EMPLOI. Tisane, 20 grammes par litre en décoction.

Avortement (du lat. *ab*, hors de, et *oriri*, naître). — V. COUCHES (Fausses).

Avulsion (du lat. *avellere*, arracher). — Extraction; ex.: avulsion dentaire.

Ax (Ariège). — Petite ville d'eaux sulfurées sodiques. Plus de cinquante sources, dont la température varie de 77° à 25°. Altitude, 716 mètres. Climat à variations brusques. Saison, 15 mai-15 octobre.

ACTION CURATIVE. Celle des EAUX MINÉRALES sulfureuses. Certaines sources sont sédatives et peuvent être employées chez des individus excitables.

Axis. — Deuxième vertèbre du cou.

Axonge (du lat. *axis*, axe, et *ungere*, oindre). — Graisse de porc ayant subi une préparation spéciale. On lui incorpore différents médicaments pour former des onguents et des pommades. Elle est souvent remplacée actuellement par la vaseline, qui ne rancit pas, mais qui parfois est plus irritante pour la peau.

Azoosperme (du gr. *a* priv., *zoon*, animal, et *sperma*, sperme). — Absence de spermatozoïdes.

Azotate. — V. aux bases. Ex : Azotate d'argent. V. ARGENT.

Azote (Protoxyde d'). — Gaz employé comme anesthésique pour les petites opérations (dents).

Azotémie (du gr. *a* priv., *zoe*, vie, et *aima*, sang). — Syndrome dû à la rétention dans le sang des composés azotés (urée, etc.).

Le taux normal de l'urée dans le sang oscille entre 0 gr. 20 et 0 gr. 50 par litre; un chiffre supérieur à 0 gr. 50 indique une azotémie, due à un vice de fonctionnement rénal.

L'azotémie se manifeste par des troubles digestifs, anorexie, langue saburrale, vomissements, diarrhée; une dénutrition entraînant une perte de poids souvent notable, une anémie plus ou moins marquée, des hémorragies nasales, gingivales, gastriques, intestinales ; une dyspnée paroxystique. On note souvent chez ces malades une rétinite albuminurique et une péricardite brightique.

Dans les formes graves, le malade présente des crises convulsives répétées et tombe dans le coma, ou bien il est pris d'une dyspnée violente ou de délire précédant de peu la mort.

L'azotémie s'observe surtout dans les *néphrites chroniques*, le *mal de Bright ;* chez les sujets affectés de ces maladies, la teneur en urée du sérum peut atteindre 7 à 8 gr. par litre. Le dosage de l'urée du sang a dans ce cas une importance de tout premier ordre et il renseigne mieux qu'une analyse d'urine sur l'état du malade.

D'après Widal, une azotémie de 0,50 à 1 gr. d'urée par litre est une *azotémie d'alarme ;* au-dessus de 1 gr. par litre, le pronostic est *grave*, et le malade succombe presque toujours dans un délai inférieur à 2 ans ; entre 2 et 3 gr. la mort survient d'autant plus vite que s'élève davantage le taux de l'urée, et la survie ne peut durer que quelques semaines.

Le dosage de l'urée dans le sang peut être complété par la recherche de la *constante d'Ambard** qui permet d'estimer la valeur fonctionnelle des reins.

TRAITEMENT. Diète, boissons abondantes ; purgatifs, saignées.

Azotique ou **nitrique** (Acide). — Caustique violent, employé à tort pour détruire les poireaux et les verrues.

Azoturie (du gr. *a* priv., *zoe*, vie, et *ouron*, urine). — Excrétion des substances azotées (urée, acide urique) par l'urine.

Azyme (Pain). — V. PAIN.

B

Babeurre (rad. *bat*, de *battre*, et *beurre*). — Nom vulgaire du petit-lait ou lait de beurre. Liquide laiteux restant après l'enlèvement du beurre et ayant subi la fermentation lactique, spontanément ou artificiellement. Il est assez digestible, contenant moins de graisse et d'albuminoïdes (caséine) que de lait. Il a été conseillé dans certaines dyspepsies infantiles, associé à du sucre ou à des soupes faites avec des farines.

Bacille (du lat. *bacillus*, baguette). — Variété de microbe. V. ce mot.

Bacillémie (du lat. *bacillus*, baguette, et

aima, sang). Présence de bacilles dans le sang.

Bactérie (du gr. *baktêrion*, petit bâton). — Variété de microbe. V. ce mot.

Bactériophage (du gr. *baktêrion*, bactérie, et *phago*, je mange). — Bactérie qui détruit les bactéries.

Bactériothérapie (du gr. *baktêrion*, bactérie, et *thérapia*, traitement). — Thérapeutique qui utilise, à titre de médicaments, des microbes vivants, inoffensifs ou non, capables d'exercer, vis-à-vis d'autres microbes pathogènes, des effets antagonistes. Ex. : bactériothérapie avec les bouillons lactiques.

Badiane [anis étoilé] (*fig.* 70). — Fruit d'un arbrisseau de la famille des Magnoliacées, employé comme stimulant et stomachique en

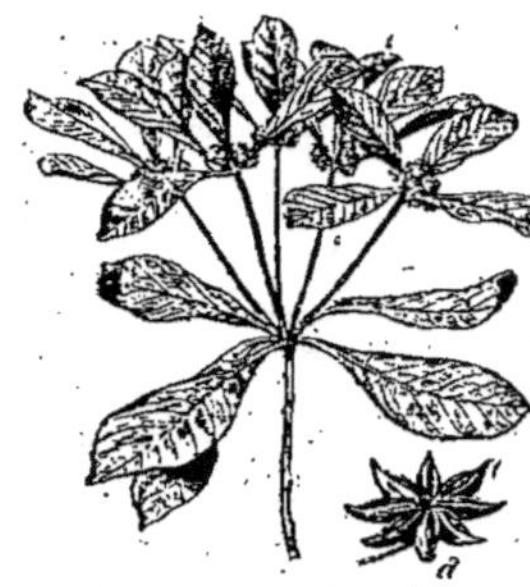

FIG. 70. — Badianier.
a, Fruit, dit *anis étoilé*.

infusion, d'un goût agréable (10 gr. par litre). Il sert aussi pour la fabrication de l'anisette.

Bagnères-de-Bigorre (Hautes-Pyrénées). — Ville d'eaux sulfatées calciques (1 gr. 83) chaudes (28°-51°). Altitude, 580 mètres. Climat doux et humide; saison, juillet à octobre. Ressources nombreuses, casino, excursions.

MODES D'EMPLOI. Ceux des EAUX MINÉRALES calciques, surtout sous forme de bains.

INDICATIONS. Nerveux surexcités avec dépression des forces, neuro-arthritiques.

Bagnoles-de-l'Orne (Orne). — Station d'eaux thermales simples (27°). Climat doux ; saison, 15 mai-15 octobre. Ressources limitées, vie calme.

INDICATIONS. Phlébites, varices, éréthisme veineux douloureux.

Baignoire. — Les baignoires sont ordinairement en zinc ; ce métal étant altéré par certaines substances médicamenteuses, notamment par les gaz qui se dégagent dans les bains sulfureux, il y a lieu de ne donner cette sorte de bain que dans des baignoires émaillées ou de marbre. Il ne faut cependant rien exagérer, l'action nuisible ne se produisant

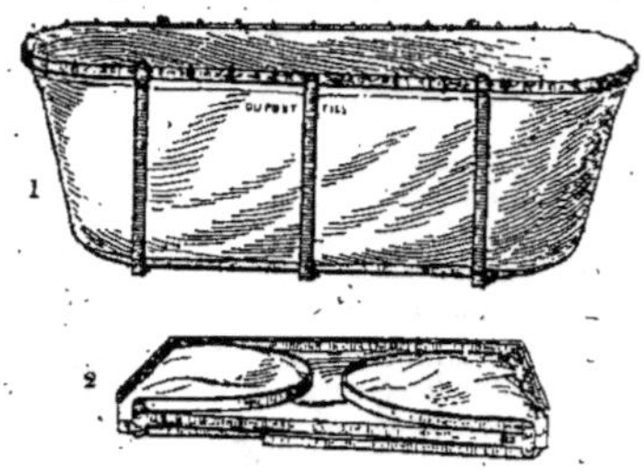

FIG. 71. — Baignoire pliante.
1. Ouverte ; 2. Fermée.

qu'après plusieurs bains. On fabrique pour le voyage des baignoires pliantes en caoutchouc (*fig.* 71).

Bâillement. — Inspiration profonde et longue, *involontaire*, avec écartement des mâchoires et suivie d'une expiration prolongée. Le bâillement est provoqué par la faim, l'ennui, le besoin de dormir, l'imitation ou même le souvenir. Dans certaines affections de la gorge accompagnées de douleurs d'oreilles et d'affaiblissement de l'ouïe, des bâillements successifs soulagent le malade.

Bain (Chauffe-). — Appareil destiné à chauffer l'eau des bains.

VARIÉTÉS. Le chauffe-bain le plus simple est un récipient en fer battu, terminé par une cheminée en tôle ; après y avoir introduit du charbon de bois allumé, on le place au centre de la baignoire, préalablement remplie d'eau, qui atteint la température nécessaire en trois quarts d'heure environ.

Le *thermosiphon*, qui consomme du charbon de coke ou du bois, est adapté à l'une des extrémités de la baignoire, avec laquelle il communique par deux ouvertures : l'eau froide pénètre par l'une et sort chaude par l'autre ; la préparation du bain dure une demi-heure.

Les chauffe-bains à *colonne*, qui, suivant les modèles, marchent au gaz ou au charbon, sont des appareils isolés de la baignoire, dans laquelle ils versent de l'eau chaude dix minutes environ après l'allumage. V. aussi CHAUFFAGE.

Bain-marie. — Récipient placé sur un feu et rempli d'eau bouillante dans laquelle on plonge le vase contenant la substance qu'on désire chauffer et qui s'altérerait au contact direct du feu. On cuit ainsi, notamment, les substances très volatiles.

Bains (du lat. *balneum*). — Séjour plus ou moins prolongé d'une partie du corps ou de celui-ci tout entier dans un milieu autre que l'atmosphère ordinaire.

Il existe trois sortes de bains : 1° *liquides* (bains proprement dits), formés d'eau simple ou additionnée de substances médicamenteuses ou dans laquelle on fait passer un courant électrique ; 2° *gazeux* (air chaud, air comprimé, vapeur d'eau) ; 3° *solides* (sable, boue).

Bains liquides : I. ***Simples complets.*** — TEMPÉRATURE. L'eau peut être au-dessous de 25°, *bain froid*, très tonique ; de 30° à 35°, *bain tiède*, calmant, puis débilitant si trop prolongé ou trop fréquent ; ou à 35° à 40°, *bain chaud*, d'abord excitant, puis déprimant.

DURÉE. Pour le bain chaud ou froid, la moyenne varie entre dix à trente minutes ; au delà d'une heure, le bain est *prolongé*.

QUANTITÉ d'eau. 250 à 300 *litres* pour adulte.

PRÉCAUTIONS : 1° *Générales pour tous les bains.* Ne pas se baigner moins de trois heures après les repas ; comme, d'autre part, les individus faibles ne doivent pas se baigner à jeun, les heures à préférer sont 10 heures du matin et 5 heures de l'après-midi.

2° *Spéciales aux bains froids à eau courante.* Ne pas attendre que le corps ne soit plus en sueur pour se baigner dans l'eau froide, mais simplement que la respiration soit normale. Ne pas prendre de bain si l'on se sent fatigué ou si l'on a froid (possibilité de congestion cérébrale, cardiaque ou pulmonaire, par insuffisance de réaction). Se hâter de se plonger le corps tout entier dans l'eau et y faire de l'exercice (nage de préférence) ; en faire encore après s'être rhabillé. En cas de soleil, se préserver la tête avec un chapeau. Un bain de pieds chaud est utile après un bain de mer. Un bain froid a été trop long lorsque l'individu sort de l'eau avec un frisson, un tremblement des membres, le claquement des dents, le visage pâle, les lèvres, les mains et les pieds violacés.

3° *Spéciales aux bains froids de baignoires* dans les *maladies fébriles* (méthode de Brand). Ces bains sont pris à une température qui varie de 30° à 18°. Chez les *adultes*, on les donne à 20° et d'une durée de quinze minutes toutes les trois heures, tant que la température, prise dans l'anus trois heures après le bain, ne descend pas au-dessous de 39°. Chez les *enfants*, le premier bain sera donné à 28°, les suivants à 24°, pendant une durée de cinq à dix minutes, en cessant, du reste, plus tôt en cas de frisson. Avant l'entrée dans le bain et pendant qu'il s'y trouve, on fera prendre au malade quelques cuillerées d'un grog froid, et au commencement, au milieu et à la fin, on lui fera une affusion* froide sur la tête et la nuque.

Au sortir du bain, envelopper le malade dans une couverture de laine et mettre une boule d'eau chaude aux pieds.

4° *Spéciales aux bains chauds.* Il faut se hâter de sortir d'un bain si la face devient rouge, si des palpitations se produisent, ainsi que du mal de tête, des bourdonnements d'oreilles, des éblouissements : un évanouissement ou une congestion cérébrale sont à craindre. En cas d'accident de ce genre, il faut ouvrir la fenêtre, jeter de l'eau froide sur la tête et se hâter de retirer la personne du bain. On évitera ces accidents en entourant la tête avec une serviette trempée dans de l'eau froide et refroidie à nouveau dès qu'elle s'échauffe.

INDICATIONS ET CONTRE-INDICATIONS : 1° *Des bains froids à eau courante.* Ils sont utiles à tous comme excitant de la nutrition générale, quel que soit l'âge, à condition que leur durée soit courte pour les vieillards, les femmes en état de grossesse, les petits enfants ces derniers y seront préparés par des affusions froides. Ces bains sont spécialement recommandés aux lymphatiques, scrofuleux, chlorotiques, constipés, dyspeptiques, nerveux (pour ces derniers, bains de rivière seuls). Les contre-indications sont les maladies de la peau, du cœur et des gros vaisseaux (V. aussi MER [Bains de]).

2° *Des bains froids de baignoire* dans les maladies à *fièvre élevée*. Ils abaissent la température, calment le système nerveux, régularisent la circulation et la respiration, accroissent l'excrétion de l'urine et par suite des toxines : *fièvre typhoïde*, broncho-pneumonie infantile, rhumatisme cérébral, fièvres éruptives, méningite, delirium tremens. Les contre-indications sont : la pneumonie double et les maladies de cœur, le diabète et le mal de Bright, lorsqu'ils coexistent avec l'affection fébrile.

3° *Des bains tièdes* ou *tempérés*. Au point de vue de la simple propreté, ils ont perdu de leur intérêt pour les personnes qui se tubent chaque jour, mais sont toujours utiles comme calmants, notamment dans la grossesse, dans les maladies des voies urinaires, les hémorroïdes douloureuses, certaines maladies nerveuses ou fébriles (broncho-pneumonie).

4° *Des bains chauds.* Ils agissent comme excitants, révulsifs, dérivatifs, en congestionnant la peau, mais doivent être prescrits et surveillés par un médecin : rhumatismes chroniques, maladies cutanées chroniques, avec sécheresse de la peau, diarrhée chronique. (V. EAUX MINÉRALES* thermales.) Les contre-indications sont la tendance aux congestions du cerveau, du cœur, des poumons, les maladies aiguës.

II. ***Simples partiels.*** — Trois variétés : bains de bras, de pieds et de siège. Suivant leur température, ils sont froids, tempérés ou chauds comme les bains complets, et possèdent des propriétés analogues. On trouvera leurs indications aux divers états ou maladies pour lesquels on les utilise. V. BRULURE, ENTORSE, GOUTTE, HÉMORROÏDES, PÉDILUVE (bain de pieds), PHLEGMONS, RÈGLES.

III. ***Médicamenteux et électriques.*** — V. ALCALIN (Bain), AMIDON, ARSENIC, BARÈGES artificiel, BOURBONNE artificiel, ÉLECTROTHÉRAPIE, FERRUGINEUX,

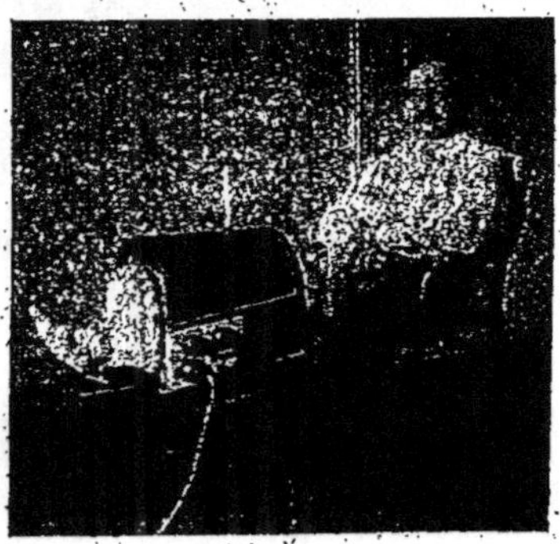

FIG. 72. — Bain d'air chaud (électrique) de la jambe. Système Tirnauer.

GÉLATINE, IODURÉ, MER artificiel, MERCURE (sublimé), MOUTARDE (sinapisé), SAVON, SEL, SON, SULFUREUX (Bain), TILLEUL.

Bains gazeux et de vapeur. — On emploie l'air chauffé (*étuve sèche*), la vapeur d'eau (*étuve humide*) ou différents gaz (oxygène, acide carbonique).

I. ***Bains d'air chaud.*** — MODE D'EMPLOI. Ces bains peuvent être généraux (bains turco-romains, voir plus loin) ou partiels. La chaleur étant produite par des lampes à alcool, à gaz, ou des lampes électriques (*fig.* 72, 73).

VARIÉTÉS DE TEMPÉRATURE SUIVANT EFFET DÉSIRÉ : 1° *Effet excitant sudorifique* (38°-42°). Surveiller avec un thermomètre, et dès que la température dépasse 42°, éteindre un bec. La peau rougit et se gonfle, la circulation de la peau s'accélère et la sueur se produit, mais

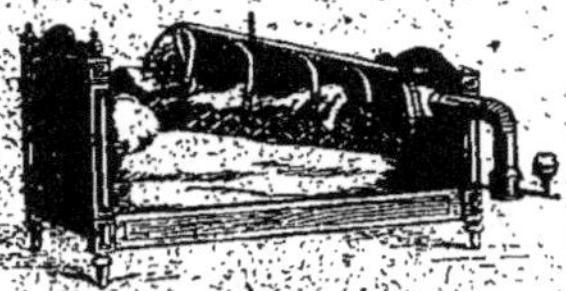

FIG. 73. — Bain d'air chaud complet.

le pouls reste calme et le malade doit éprouver du bien-être. Si, au contraire, il se sent mal à l'aise, souffre de maux de tête, il faut lui placer une compresse d'eau froide sur le front. La durée varie entre une demi-heure et une heure.

2° *Effet révulsif* (45°-55°). La transpiration ne pouvant contre-balancer la température, la chaleur du corps s'accroît de 1° à 3° et, avec elle, la rapidité de la circulation, qui arrive à gêner la respiration ; la face rougit, des tintements d'oreilles, des éblouissements et même une perte de connaissance par congestion cérébrale peuvent se produire, si l'on ne modère pas la lampe. L'évanouissement se produit, au contraire, quelquefois par syncope, après l'immersion dans l'eau ou la douche. La connaissance de ces accidents fait comprendre que la durée de l'étuve très chaude doit être courte (maximum, 20 à 30 minutes) et qu'*elle ne doit jamais être employée sans ordonnance* ni surveillance.

INDICATIONS. Comme amaigrissant dans l'obésité. Comme préventif chez les personnes qui ont de la susceptibilité des voies respiratoires, contre les rhumatismes chroniques et les névralgies.

BAINS PARTIELS. Rhumatisme, hydarthrose, névralgies.

BAINS TURCO-ROMAINS [hammam]. Les bains turco-romains, dont il existe plusieurs établissements à Paris, sont composés de diverses salles où l'on passe successivement : 1° le *tepidarium*, étuve sèche dont la température est de 60° et où l'air chaud arrive par des ouvertures ménagées à la partie inférieure d'une sorte de table circulaire centrale ; le baigneur, nu ou couvert d'un pagne, s'y promène ou s'y assied sur des divans de marbre ou des fauteuils en bois, buvant de temps en temps quelques gorgées d'eau fraîche ; 2° le *caldarium*, où la chaleur est *très forte* (80°) et dans lequel on ne reste que quelques instants, si on le juge utile pour activer la transpiration ; 3° la *salle de massage* ; 4° le *lavatorium*, où les garçons savonnent le baigneur à l'eau chaude, avant qu'il se jette dans une piscine froide ou se mette sous la douche.

INDICATIONS. Obésité, rhumatisme chronique, goutte, entorse.

BAINS D'ÉTUVE SÈCHE AVEC FUMIGATIONS. V. FUMIGATIONS.

II. ***Bains de vapeur ou d'étuve humide.*** — I. DISPOSITIF AVEC VAPEURS NATURELLES OU NÉCESSITANT UN GÉNÉRATEUR DE VAPEUR. La vapeur provient soit d'EAUX MINÉRALES* thermales, soit d'eau chauffée dans une chaudière et qui arrive dans la pièce par un robinet. La salle de bain, dont le sol est treillissé de façon à permettre l'écoulement de la vapeur d'eau condensée, peut être disposée pour recevoir à la fois plusieurs personnes, ou une seule : le malade s'étend alors sur un lit de bois. Le bain peut, enfin, être pris dans une *caisse* avec ouverture pour la tête [procédé le plus ordinaire dans les villes] (*fig.* 74).

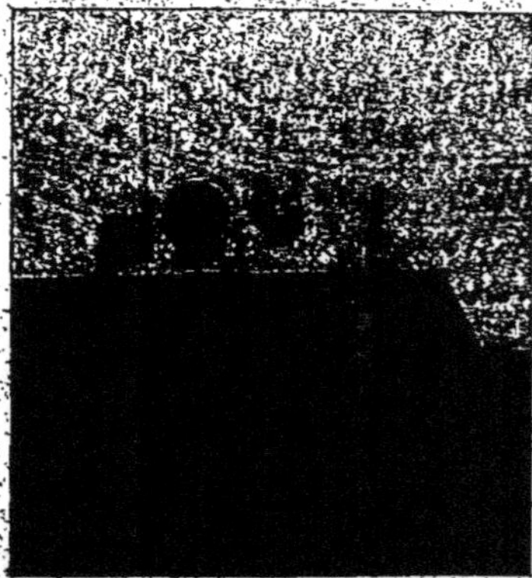

FIG. 74. — Bain de vapeur, à Vichy.

II. DISPOSITIFS DE CAMPAGNE SANS GÉNÉRATEUR DE VAPEUR (pour bain dans le lit même). *Procédé des boules.* Coucher le malade simplement vêtu de sa chemise sur une couverture de laine ; entourer de serviettes mouillées quatre cruchons de grès, pleins d'eau bouillante, et en placer deux aux pieds et deux sur les côtés du malade, puis rabattre la couverture sur lui ; ajouter une ou deux couvertures et, si possible, un édredon.

III. VARIÉTÉS DE TEMPÉRATURE SUIVANT EFFET DÉSIRÉ : I. *Effet sudorifique* (36°-40°). II. *Effet excitant révulsif* (45°-75°). L'action et les troubles sont analogues à ceux de l'étuve sèche. La durée est de vingt-cinq à trente minutes. — RÉSULTATS. Endurcissement du corps contre le froid ; préservation des maladies des voies respiratoires (*bains russes*, où l'immersion dans l'eau froide succède au bain de vapeur), rhumatismes, névralgies, hydropisies, goutte, cachexie des fièvres intermittentes.

III. ***Bains carbo-gazeux.*** — Les bains dans de l'eau contenant de l'acide carbonique déterminent une dilatation des vaisseaux périphériques, stimulent la circulation cutanée et le système nerveux. Ils sont diurétiques et désintoxiquent l'organisme. Ils s'emploient contre l'hypertension artérielle à Royat, Vichy, Saint-Nectaire, Salins, Moutiers.

Bain d'air comprimé. — DISPOSITIF. Séjour dans une cloche où, pendant une demi-heure, on accroît graduellement la pression de l'air (2/5 d'atmosphère) ; ensuite, pendant une demi-heure à une heure, on la maintient à cette pression, et enfin on la ramène graduellement à la normale pendant une demi-heure. On peut saturer l'air comprimé de médicament (goudron, térébenthine, créosote, eucalyptus). — ACTION. Accroissement de capacité du poumon et de la nutrition générale. — INDICATIONS. Asthme, emphysème, bronchite chronique, coqueluche, goutte, diabète, anémie, albuminurie. — CONTRE-INDICATIONS. Maladies du cœur et des vaisseaux.

Bains solides: I. ***Bains de boues.*** — Les boues médicamenteuses sont constituées par une masse plastique généralement noirâtre, plus ou moins onctueuse et

FIG. 75. — Bains de boue à Saint-Amand (Nord).

à odeur assez forte. L'onctuosité est due, dans les eaux de Dax, à des algues qui, à Saint-Amand, donnent naissance à de la barégine, substance sulfureuse organique. V. DAX et SAINT-AMAND.

Les boues s'emploient : 1° en bains complets ou en demi-bains (*fig.* 75); 2° en lutations, c'est-à-dire

FIG. 76. — Bain de boue pendant l'application.

application en couche épaisse sur la totalité ou une partie seulement du corps (cataplasmes) ; 3° en frictions (*fig.* 76).

On a transporté à Paris des boues médicinales ; mais les résultats n'ont pas été satisfaisants, la boue ayant perdu sa radioactivité.

ACTION SUR LES FONCTIONS. Sensations de bien-être spécial, accélération de la respiration et de la circulation, augmentation de la température périphérique, puis interne et, par suite, de la sueur.

EMPLOI. Maladies de la moelle épinière, paralysie, névrite, goutte et rhumatisme chronique, varices, phlébite.

CONTRE-INDICATIONS. Goutte et rhumatisme aigus, phtisie, diabète, albuminurie, états congestifs.

II. ***Bains de sable.*** — MODE D'EMPLOI. On enterre une partie plus ou moins grande du malade sous quelques centimètres de sable et on le laisse, pendant quinze à vingt minutes, exposé aux rayons du soleil, en garantissant sa tête et en surveillant les résultats de la médication.

ACTION. Sudation abondante, dont l'évacuation est gênée par le sable, qui se colle à la peau. — PRÉCAUTIONS A PRENDRE. La chaleur devenant vite insupportable, il se produit du mal de tête, de l'oppression, qui doivent faire cesser le bain, sous peine de syncope.

INDICATIONS. Rhumatisme, engorgement scrofuleux, paralysie.

Balanite (du gr. *balanos*, gland). — Inflammation de la muqueuse du gland coïncidant souvent avec celle du prépuce (*balanoposthite*).

CAUSES. Irritation locale, soit par maladies vénériennes : chancre, blennorragie, soit par malpropreté, herpès, végétations ou urine sucrée (diabète). Excès. — SIGNES. La région, notamment le prépuce, est rouge, tuméfiée, et un liquide fétide s'écoule entre le prépuce et le gland. — ÉVOLUTION. Guérison ordinairement en 10 jours, mais possibilité de gangrène, surtout chez les alcooliques. — COMPLICATIONS. Phimosis et paraphimosis (V. ces mots). — TRAITEMENT. Bains généraux et locaux, injections d'eau boriquée dans la rainure au-dessous du prépuce.

Balaruc (Hérault). — Station d'eaux chlorurées sodiques (7 gr.), chaudes (48°), à quelques kilomètres de la mer, et dans une presqu'île entourée par l'étang de Thau. Climat agréable pendant la saison : mai, juin, septembre et octobre ; été très chaud.

ACTION CURATIVE. Celle des EAUX MINÉRALES* chlorurées, notamment contre la tuberculose osseuse et articulaire, les névralgies rebelles, les anciennes blessures, les paralysies rhumatismales. — CONTRE-INDICATIONS. Celles des EAUX MINÉRALES chlorurées. — MODE D'EMPLOI. Boissons, bains, douches, boues.

Balbutiement. — V. VOIX (Troubles de la).

Balle. — V. PLOMB.

Ballonnement (du gr. *ballo*, je lance). — Distension par des gaz d'un organe digestif : estomac, intestin. V. ces mots et PÉRITONITE.

Ballottement. — Mouvement communiqué au fœtus par le médecin, dans l'examen d'une femme enceinte de plusieurs mois.

Balnéothérapie (du lat. *balneum*, bain, et du gr. *therapeia*, traitement). — Traitement par les bains (V. BAINS) et plus spécialement les bains froids de baignoire.

Balsamiques (du lat. *balsamum*, baume). — Substances résineuses renfermant de l'acide benzoïque ou cinnamique (baume du Pérou, de Tolu) [V. BAUME]. Modificateurs des muqueuses trachéo-bronchiques et génito-urinaires.

Bandage (du lat. *bandum*, bande). — Arrangement méthodique, sur une partie du corps, d'une ou plusieurs pièces de pansement qu'elles constituent à elles seules ou servent simplement à maintenir.

RÈGLES DE L'APPLICATION. On devra :

1° Serrer également le bandage dans toute son étendue, de façon qu'il ne se relâche pas.

2° Ne pas trop serrer, sous peine de gangrène par arrêt de circulation. On sera averti de l'excès de compression par la couleur bleuâtre persistante et le refroidissement de l'extrémité du membre. En tous cas, la compression devra être d'autant plus modérée que la couche de ouate interposée entre la peau et le bandage sera plus mince.

3° L'appliquer de bas en haut sur les membres, afin de refouler les liquides vers le centre.

4° Procéder doucement, pour ne pas ébranler la partie douloureuse.

5° Ne dérouler qu'une faible partie de la bande à la fois.

6° Au début du bandage, pour maintenir l'extrémité solidement, faire plusieurs tours circulaires qui se recouvrent complètement, tandis que les autres se recouvriront d'un tiers seulement.

7° Exercer un certain effort continuellement sur la bande, pour qu'elle ne se relâche pas.

8° Eviter les *godets* sur les parties de volume inégal en faisant des *renversés* (*fig.* 77).

9° Fixer l'extrémité terminale par une épingle* de sûreté ou en divisant cette extrémité même en deux lanières qu'on noue ensemble, loin de la partie douloureuse. Si on se sert d'une épingle ordinaire, sa pointe doit être dirigée vers le bord libre de la bande et recouverte. Pour certains bandages se déplaçant facilement (tête), il y aura avantage à faire quelques points de distance en distance.

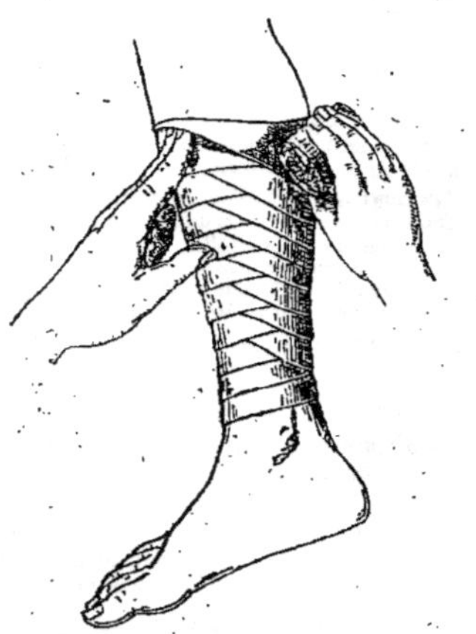

FIG. 77. — Bandage de jambe : application de renversés.

10° Pour enlever la bande, la rouler en sens inverse, d'une façon correcte V. BANDE.

I. **Bandage en triangle.** — Les bandages les plus simples et par suite les plus pratiques, au moins à titre provisoire, sont les bandages en triangle de Mayor (*fig.* 78, 79, 80, 83, 85, 86, 89). Ils peuvent être faits avec un morceau de toile coupé soit en triangle, soit en carré (triangle double), et permettent d'utiliser un simple *mouchoir* ou une *serviette* qu'on plie ou non en fichu dont l'étroitesse variera avec la surface à recouvrir. On aura soin d'employer, autant que possible, comme moyen d'attache, des épingles de sûreté, et, dans le cas où un nœud serait nécessaire, de protéger la peau contre une pression pénible par un tampon de ouate.

Pour ces bandages le principe est toujours le même : placer le milieu du fichu sur la plaie et attacher les deux bouts en les entre-croisant, si la longueur le permet ; dans certains cas (face, pieds), cet entre-croisement est nécessaire pour la solidité du pansement.

II. **Bandage en rectangle.** — On emploie pour ce bandage de simples serviettes.

BANDAGE DE POITRINE (*fig.* 82). La serviette est enroulée une fois et demie autour du corps, et, pour empêcher qu'elle descende, on y adapte des sortes de bretelles.

III. **Bandage avec bandes.** — On emploie soit les bandes de toile ou de coton (V. BANDE), soit la bande Velpeau ; une couche de ouate doit toujours être interposée entre la surface malade et la bande pour modérer la compression. On trouvera ci-dessous les principaux types de bandages avec bandes.

BANDAGE DE L'AINE (spica). Faire deux circulaires autour du bassin ; puis, partant de la crête de cet os à la partie supérieure et externe de la cuisse, se diriger en passant, sur l'aine, vers sa partie interne, postérieure, puis externe ; contourner le corps horizontalement, puis recommencer.

BANDAGE DES AINES (*fig.* 87). Il se fait comme le précédent, la bande après chaque circulaire autour du corps venant s'enrouler alternativement autour d'une des cuisses (double spica).

BANDAGE D'UN DOIGT (*fig.* 88). Couper une bande de 1 centimètre de large et de douze fois la longueur du doigt, puis appliquer le milieu de cette bande sur l'extrémité du doigt et faire alternativement avec les deux bouts des spires autour du doigt jusqu'à sa base ; on passe alors les deux extrémités sur le dos de la main on les enroule autour du poignet et on noue.

BANDAGE DE LA FACE ET DE LA TÊTE : *Pour la face.* Commencer par quelques circulaires horizontaux autour de la tête, puis passer obliquement sur la partie malade, refaire un tour circulaire, et ainsi de suite.

Pour la tête. Après quelques tours horizontaux, faire des tours verticaux embrassant le menton, puis de nouveau des horizontaux.

BANDAGE DU PIED ET DU MEMBRE INFÉRIEUR (*fig.* 84) : *Pour le pied.* Partir de la malléole interne, passer sous le talon, arriver à la malléole externe, puis devant l'articulation de la jambe avec le pied ; faire alors un circulaire, puis recommencer jusqu'à ce que le talon soit recouvert. On passe ensuite sur la partie antérieure du pied en faisant les renversés nécessaires.

Pour le membre inférieur. On continue sur la jambe les circulaires.

IV. **Bandage en fronde.** — Pièce de linge plus longue que large, fendue à ses deux extrémités en deux ou trois lanières, s'arrêtant à deux ou trois travers de doigt de son milieu.

FRONDE DE TÊTE (*fig.* 81). Le plein est placé sur le sommet de la tête, les chefs moyens sont noués sous le menton, les postérieurs sur le front, les antérieurs sur l'occiput.

V. **Bandage en T** (*fig.* 90). — Ils sont formés d'une bande transversale et d'une verticale. On l'emploie pour le maintien de pansements entre les cuisses ou sur l'aine ; la partie horizontale sert de ceinture, et la partie verticale y est attachée d'une façon fixe en arrière, mobile en avant. Cette dernière peut être *double*. — V. pour d'autres bandages, CROIX* de Malte, ÉCHARPE, FRACTURE.

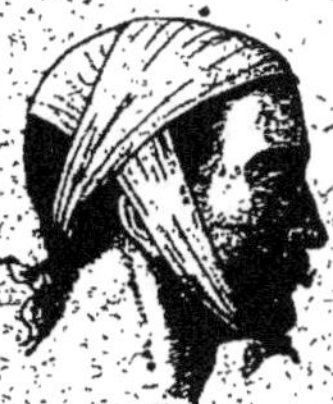
FIG. 78.
Plaie de l'occiput.

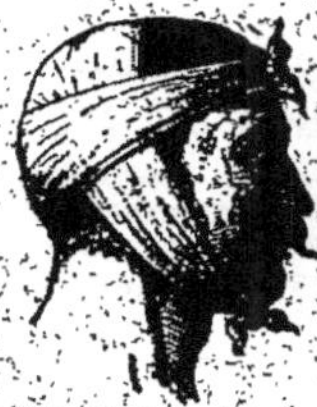
FIG. 79.
Plaie de la joue.

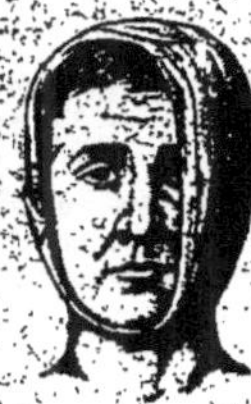
FIG. 80.
Plaie du crâne.

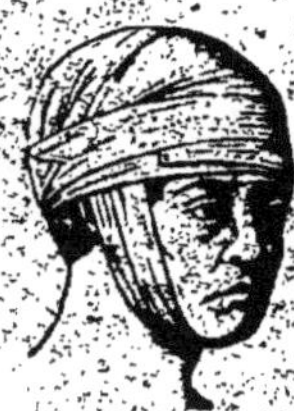
FIG. 81.
Bandage en fronde.

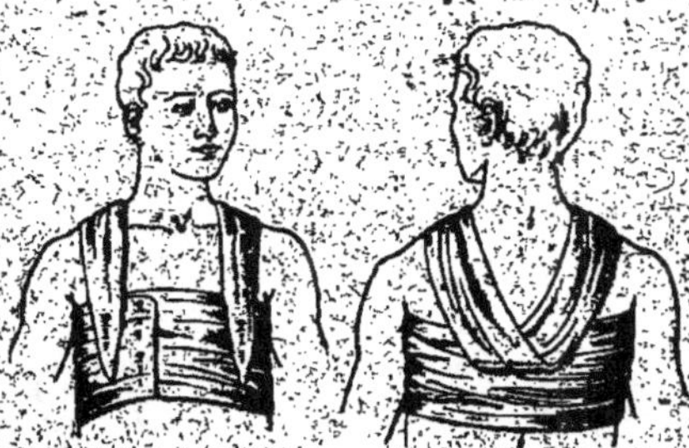
Vu de face. Vu de dos.
FIG. 82. — Bandage de poitrine.

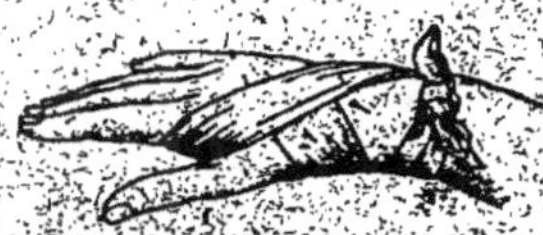
FIG. 83. — Plaie de la main.

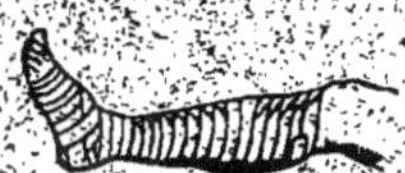
FIG. 84.
Bandage du pied et de la jambe.

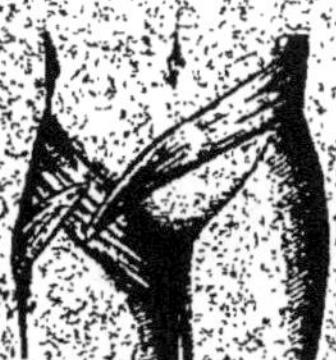
FIG. 85. — Plaie d'une aine.

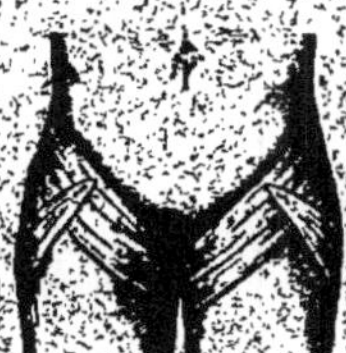
FIG. 86. — Plaie des deux aines.

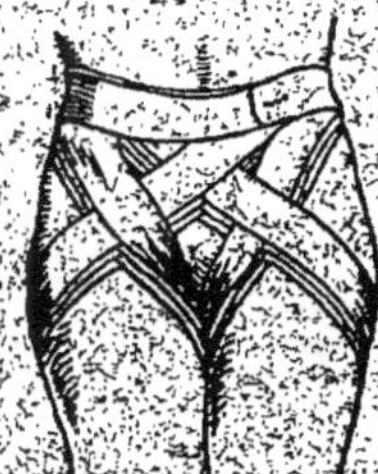
FIG. 87.
Bandage des aines avec bandes.

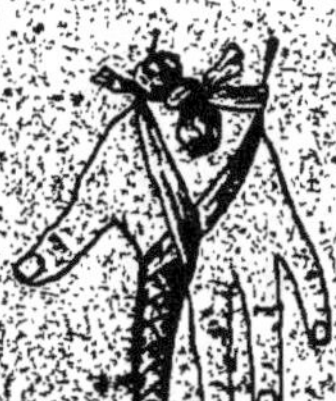
FIG. 88.
Bandage du doigt.

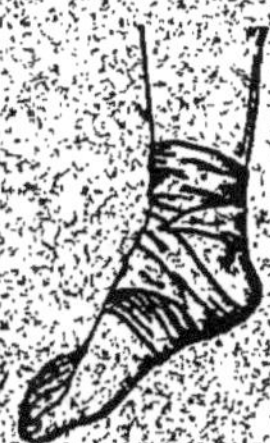
FIG. 89.
Plaie du pied.

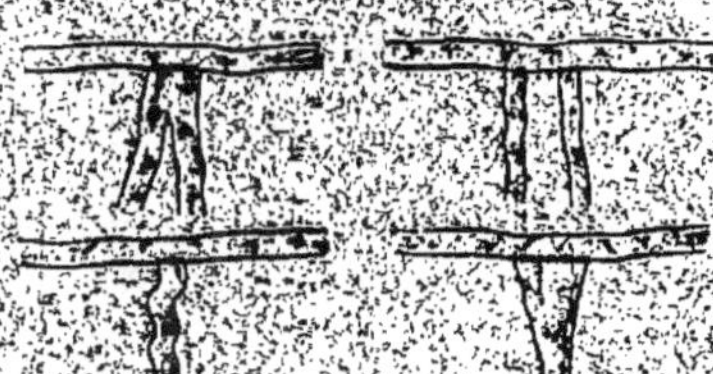
FIG. 90. — Bandes en T.

VI. **Bandage inamovible.** — Bandage roulé, qu'on agglutine en l'imbibant extérieurement avec du silicate* de potasse.

Bandage herniaire. — V. HERNIE.

Bandage orthopédique. — V. COLONNE vertébrale, ORTHOPÉDIE.

Bande. — Pièce de linge étroite et longue, qu'on emploie roulée sur elle-même. *Tissu* : toile, coton, flanelle ou caoutchouc pour bandage compressif ; tarlatane lorsqu'il s'agit de maintenir un pansement. La *largeur et la longueur* varient : 0m,01 à 0m,02 de large et 1 mètre de long pour le doigt ; 0m,05 de large pour les membres ; 0m,07 pour la cuisse avec une longueur de 6 à 8 mètres.

PROCÉDÉ POUR ROULER LA BANDE. Replier plusieurs fois une des extrémités (appelées *chefs*) sur elle-même, puis prendre le petit rouleau résistant ainsi formé avec la main gauche, le pouce serrant au-dessus, l'index au-dessous, et les trois derniers doigts, également au-

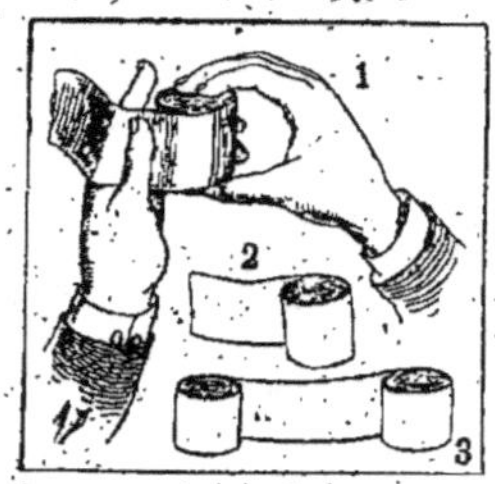

FIG. 91. — Procédé pour rouler les bandes.
1. Manière de rouler une bande ; 2. Bande roulée à un globe ; 3. Bandes roulée à deux globes.

dessous, servant à maintenir. La main droite tire sur la partie libre de façon à tendre, tandis que l'autre roule en égalisant le tissu. Un point à l'aiguille empêche la bande de se dérouler (*fig.* 91, nos 1 et 2).

Quelquefois, on roule la bande par les deux extrémités, de façon à faire alternativement des spires (*fig.* 91, n° 3).

PROCÉDÉ POUR LE NETTOYAGE DES BANDES. Les faire bouilllir dans de l'eau un quart d'heure, puis les laver et

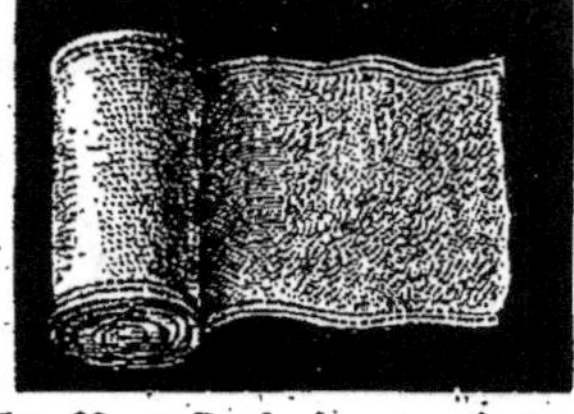

FIG. 92. — Bande de coton élastique.

enfin les passer dans de la lessive bouillante (contenant de la soude et du savon), enfin les rincer à l'eau, les faire sécher et les rouler.

Bande d'Esmarch. — Bande de caoutchouc employée pour arrêter les hémorragies. V. *fig.* à HÉMORRAGIE.

Bande de Velpeau. — Tissu spécial de coton élastique, s'adaptant parfaitement aux surfaces et ne perdant pas ses qualités par le lavage (*fig.* 92).

Bandeau. — Bandage circulaire, destiné à maintenir un pansement sur le crâne et notamment sur les yeux.

Bandelette. — Bandes étroites coupées dans un emplâtre caoutchouté et ayant pour but de rapprocher les deux lèvres d'une plaie. Pour les faire mieux adhérer, on les chauffe légèrement.

Barbe. — La barbe est utile aux personnes vivant au grand air, ou qui sont exposées à de brusques alternatives de température : elle protège contre les affections des dents, de la gorge, du larynx. Elle arrête, en partie, au passage les particules grossières qui pourraient pénétrer dans les voies respiratoires.

La barbe peut être atteinte d'affections contagieuse, notamment de *teigne*, de *pelade*, de *sycosis* (V. ces mots). D'autre part, les rasoirs peuvent inoculer la syphilis, d'où la nécessité de se raser soi-même, au besoin, avec un instrument où la lame, par un dispositif spécial, ne peut blesser, et de n'employer que des brosses et des peignes personnels.

Barbotan (Gers). — Station d'eaux minérales sulfatées, calciques faibles et ferrugineuses, chaudes (33° à 38°), avec boues végétales, extraites d'un marais tourbeux et délayées dans l'eau minérale. Saison, mai-octobre. Indiquée dans le rhumatisme chronique, anémie.

Bardane (Herbe aux teigneux). — Plante bisannuelle de la famille des Composées

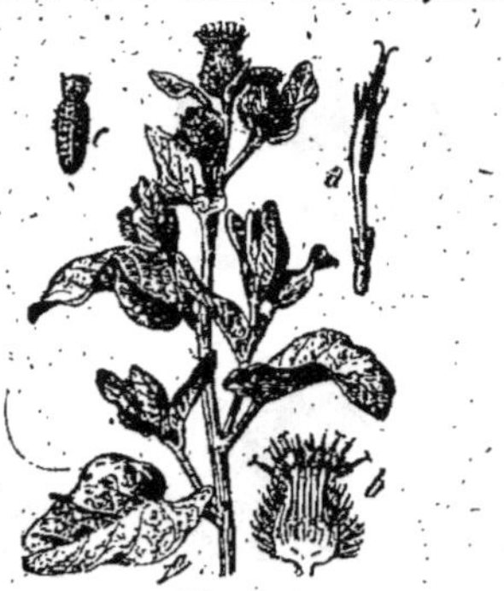

FIG. 93. — Bardane.
a. Fleuron ; *b.* Coupe du capitule ; *c.* Graine.

(*fig.* 93) ; la racine est employée comme dépuratif, sudorifique, en une infusion agréable (20 gr. pour 1 litre d'eau), l'extrait fluide de la racine bisannuelle, récoltée au printemps et stabilisée, est efficace contre la furonculose à répétition.

Barèges (Hautes-Pyrénées). — Petite ville d'eaux sulfurées sodiques chaudes (32°-44°). Une des stations les plus élevées de France (1.232 mètres). Climat variable : vêtements de laine. Saison : 1er juin-15 septembre.

ACTION CURATIVE. Celle des EAUX MINÉRALES* sulfureuses. Très excitantes. Employées avec succès dans la tuberculose torpide, les vieilles blessures, les tumeurs blanches, le mal de Pott.

Barèges artificiel (Bain de).

FORMULE :

Monosulfure de sodium cristallisé . . . . }	aa 60 gr.
Chlorure de sodium . . . . }	
Carbonate de soude desséché	30 gr.

Faire dissoudre dans 1 litre d'eau, puis verser dans une baignoire de bois, de zinc ou de fonte émaillée. Donner ces bains seulement dans des pièces peintes en blanc de zinc. Chez les particuliers, recouvrir la baignoire d'un drap pour réduire au minimum l'arrivée du gaz sulfhydrique dans la pièce.

Bartholinite.— Inflammation de la glande de Bartholin au niveau de la vulve. Elle est habituellement causée par la blennorragie.

Bas. — L'usage des bas ordinaires peut devenir nuisible si l'on emploie des jarre-

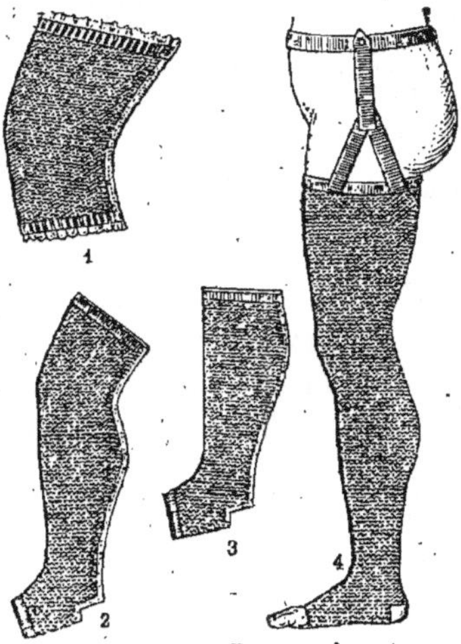

FIG. 94. — Bas à varices.

1. Genouillère; 2. Bas de jambe et genou; 3. Bas de jambe; 4. Bas complet soutenu par les jarretelles.

tières qui compriment la jambe et gênent la circulation veineuse de retour; on les remplacera par des jarretelles*, sous peine de varices*.

Bas à varices (*fig.* 94). — Ils sont faits en tissu élastique et peuvent être limités à la jambe ou remonter

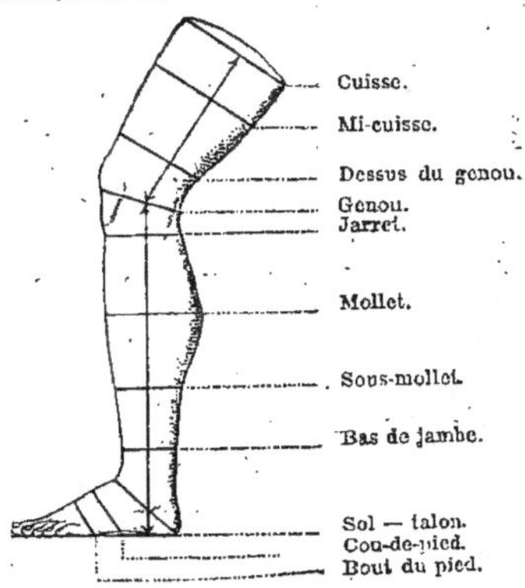

FIG. 95.

Mesures à prendre pour bas à varices.

jusqu'à la cuisse. Ils n'entourent pas, en général, les doigts de pied ni le talon, et, s'ils sont complets, peuvent être formés de trois parties : jambes, genouillère, cuisse. Leur souplesse doit être telle qu'après huit jours on n'ait plus conscience de les porter. On doit les enlever la nuit. Pour les mesures, indiquer l'âge, le sexe, l'usage (hydarthrose, entorse, phlébite), la hauteur et les circonférences correspondant aux lignes de la figure 95.

Basedow (Maladie de).— Goître exophtalmique. V. à CŒUR (maladies du).

Basiotripsie (du gr. *basis*, base, et *tribè*, broiement). — Opération obstétricale qui consiste à écraser la tête du fœtus avec un instrument, le *basiotribe*, en cas de dystocie.

Bassin. — Le bassin (*fig.* 96) est un canal osseux qui sert de base au tronc et se trouve soutenu par les membres inférieurs.

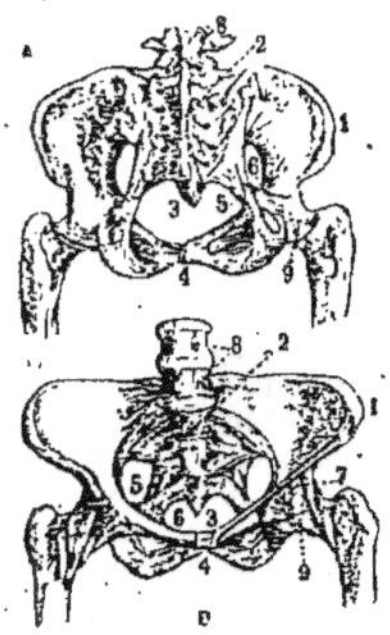

FIG. 96.

Le bassin humain.

A. Bassin avec les ligaments vus de dos et d'en bas.
B. Bassin avec les ligaments vus de face :
1. Os iliaque; 2. Sacrum; 3. Coccyx; 4. Symphyse pubienne; 5. Grand ligament sacro-sciatique; 6. Petit ligament sciatique; 7. Ligament de Fallope ou arcade crurale; 8. Vertèbres lombaires; 9. Tête du fémur.

Il est formé par le sacrum et le coccyx en arrière, les os coxaux sur les côtés et en avant ; l'os coxal est lui-même constitué par une partie large et plate, l'*iliaque*, qui donne souvent son nom à l'os tout entier, et un anneau présentant deux renflements : l'un antérieur, le *pubis*, l'autre postérieur, l'*ischion*. Au niveau de l'union de l'iliaque avec l'anneau se trouve en dehors une cavité qui reçoit la tête du *fémur*. Les os qui composent le bassin sont réunis par des symphyses*.

Le bassin est divisé en *grand* et *petit bassin* par une ligne saillante, le *détroit supérieur*, que forment la base du sacrum, l'angle sacro-vertébral ou *promontoire*, le bord de l'iliaque et du pubis.

Le grand bassin contient une partie des intestins et les organes génito-urinaires. V. *fig.*, à ABDOMEN*.

Les dimensions du détroit supérieur sont importantes, au point de vue de l'accouchement : l'antéro-postérieur doit être de 0m,11, le transversal de 0m,135 l'oblique de 12 centimètres. On a, du reste, le moyen de mesurer exactement ces dimensions.

La conformation du petit bassin, placé au-dessous du détroit supérieur, peut entraver l'évacuation du fœtus. La radiographie permet, actuellement, de connaître suffisamment les formes du bassin.

En cas de maladie antérieure (rachitisme, coxalgie) il est nécessaire de faire procéder en temps utile à un examen radiographique et à des mensurations.

Le développement du bassin continue jusqu'à 20 ans : on comprend, d'après cela, le danger des mariages avant cet âge.

Bassin vicié. — Bassin qui par sa forme et ses dimensions ne permet pas le mécanisme d'un accouchement (bassin rachitique, ostéomalacique, cyphotique, etc.).

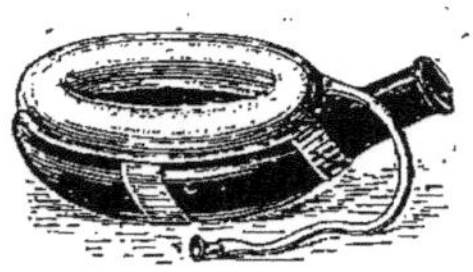

FIG. 97. — Bassin pour selles, surmonté d'un coussin de caoutchouc gonflé d'eau.

Bassins. — Les bassins sont de deux sortes : les uns, pour les matières fécales, sont plats et ronds (*fig.* 97), les autres, pour la toilette féminine, sont formés de deux parties : une fermée pour le siège en arrière et une ouverte plus relevée ; un tube, qu'on met en communication avec un seau au pied du lit, permet d'employer plusieurs litres de

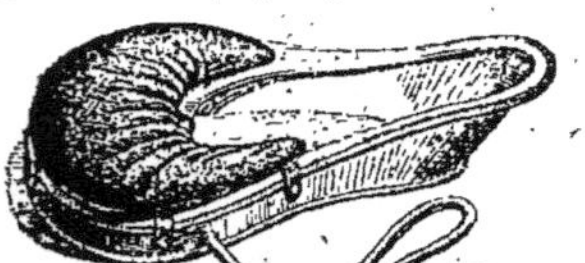

FIG. 98. — Bassin pour toilette féminine.

liquide sans avoir besoin de retirer le bassin (*fig.* 98). Des coussins en crin ou en caoutchouc gonflé d'air peuvent être placés sur les bassins.

Baudruche. — Pellicule mince de l'intestin du bœuf ou du mouton. La baudruche gommé sert à protéger les petites blessures superficielles (coupure, écorchure), mais ne doit être employée qu'après lavage sérieux.

Baumes. — I. ***Baumes naturels.***

Baume du Pérou. — Liquide sirupeux, brun noirâtre, provenant d'un grand arbre de l'Amérique Centrale. Il renferme 70 p. 100 de *cinnaméine* (mélange de benzoate de benzyle et de cinnamate de benzyle). Modificateur des muqueuses des voies urinaires et surtout des voies trachéo-bronchiques.

Se prescrit dans le catarrhe des voies pulmonaires, dans la bronchite, en pilules, en potion ou sirop (0 gr. 50, à 2 grammes par jour). Employé surtout en usage externe, dans le traitement des dermatoses, comme cicatrisant, antiprurigineux, dans les engelures, les plaies atones. Utilisé également contre la gale chez le nourrisson et la femme enceinte, en pommade à 1 p. 100.

Baume de Tolu. — Baume fluide, à odeur de benjoin et de vanille, provenant d'arbres habitant l'Equateur, la Colombie, voisin de celui qui donne le baume du Pérou. Sa constitution chimique est d'ailleurs voisine de celle de ce baume.

Employé surtout dans les trachéo-bronchites et les bronchites (0 gr. 50 à 2 gr. par jour) en sirop. Figure dans plusieurs préparations du Codex ; le baume nerval, le baume du commandeur. V. plus loin.

II. ***Baumes pharmaceutiques.*** — Préparations très différentes les unes des autres, teintures alcooliques, huiles, onguents, mais ayant pour caractère commun d'être des *calmants* de la douleur. Les principaux sont :

Baume acétique camphré. — Savon et camphre, 4 gr. pour 30 gr. d'éther acétique. Frictions contre rhumatismes.

Baume du commandeur. — Alcoolé d'angélique, d'hypericum, de myrrhe, d'oliban, de tolu, de benjoin et d'aloès. Il arrête les hémorragies et accélère la cicatrisation des plaies et des ulcères.

Baume de Fioravanti. — Alcoolat de térébenthine, myrrhe, élémi, cannelle, girofle, gingembre. Très stimulant, il est employé en frictions dans le rhumatisme chronique.

Baume nerval ou *nervin.* — Mélange d'huiles d'amandes douces, de muscade, de romarin, de girofle, avec moelle de bœuf, baume de Tolu et alcool. En frictions dans l'entorse et les douleurs rhumatismales.

Baume opodeldoch. — Mélange de savon blanc de graisse de veau, d'alcool camphré, d'huiles de thym et de romarin et d'ammoniaque. En frictions dans l'entorse et les douleurs.

Baume tranquille. — Infusion de plantes narcotiques (belladone, jusquiame, morelle, nicotiane, pavot, stramoine) et de plantes aromatiques (absinthe, hysope, marjolaine, menthe, rue, romarin, sauge, thym), dans de l'huile.

Baume vulnéraire. — Mélange de vin, d'huile, d'eau-de-vie et d'une macération de plantes vulnéraires.

Bave. — Salive qui s'écoule involontairement de la bouche chez l'enfant et chez les malades atteints de rage, d'épilepsie.

Bébé. — V. ALLAITEMENT, BIBERON, HABILLEMENT, NOURRICE, NOURRISSON, NOUVEAU-NÉ, PESÉE.

Bec-de-lièvre. — Difformité résultant de la division d'une des lèvres (ordinairement la supérieure) [*fig.* 99] et s'étendant parfois à la voûte palatine et au voile du palais (gueule de loup) [*fig.* 100]. Le plus souvent, cette lésion est congénitale, par suite de l'absence de développement du bourgeon incisif. — TRAITEMENT chirurgical dès le 3e mois.

Bégayement. — V. VOIX.

Belladone (morelle furieuse, belle dame) [*fig.* 101]. — Plante de la famille des Solanées. *Principe actif*. atropine.

ACTION ET INDICATIONS. *Médicament narcotique, calmant* de la toux (coqueluche) et des douleurs (névralgies, rhumatismes); *modérateur de l'excitation du pneumogastrique* (asthme, mal de mer); *relâchant les sphincters* (pupille, constipation); *antispasmodique* (incontinence d'urine, chorée, épilepsie); *réducteur des sécrétions* (sialorrhée, sueurs nocturnes des phtisiques, hypersécrétion gastrique).

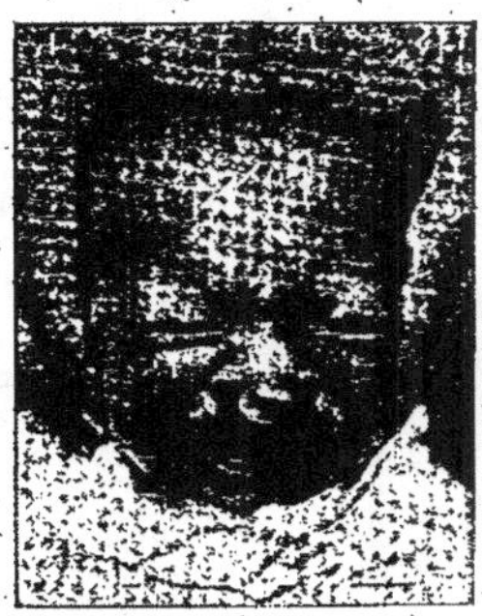

FIG. 99. Bec-de-lièvre bilatéral total.

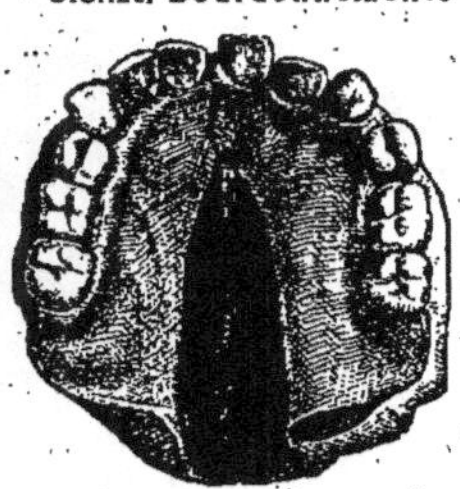

FIG. 100. — Bec-de-lièvre. Forme avec division de la voûte palatine.

Atropine. — Alcaloïde de la belladone.

ACTION. *Médicament* antispasmodique, antinévralgique, antirhumatismal, calmant, dilatateur des pupilles. — MODE D'EMPLOI. Collyre, 1/100; pilules ou granules, de 1/2 à 1 milligr.; pommade contre névralgies faciales, 0 gr. 10 pour 15 gr. de baume de nerval.

Sulfate d'atropine. — Mêmes doses et indications que pour ATROPINE.

Empoisonnement par les fruits de la belladone, qui ressemblent aux cerises appelées *guignes*, et par les préparations de belladone ou d'atropine. — SIGNES. *Sécheresse de la bouche* et de la gorge, soif ardente, difficulté d'avaler; visage rouge, yeux brillants, vue troublée par *dilatation des pupilles*, devenues insensibles à la lumière. Excitation, délire; peau sèche. — PREMIERS SOINS. Vomitifs (chatouillement de la luette, ipéca), lavage de l'estomac avec du thé, puis alcool, éther, ammoniaque, café fort et chaud; sinapismes aux jambes, bouillottes aux pieds; respiration artificielle *pendant 2 heures*, si nécessaire. V. ASPHYXIE.

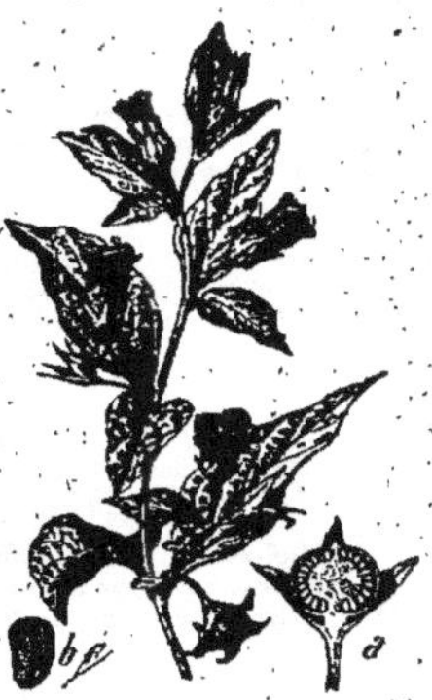

FIG. 101. — Belladone. *a*. Coupe du fruit. — *b*. Graine.

Béniqué (Sonde de). — Sonde métallique à double courbure utilisée dans la dilatation des rétrécissements de l'urètre.

Benjoin. — Baume extrait d'un arbre de Java (Styrax benjoin).

ACTION, MODE D'EMPLOI ET INDICATIONS : 1° *Calmant*. Lait virginal (teinture 10 gr. pour 400 gr. de lait d'amandes ou eau de roses, pommade contre engelures et crevasses de mamelon; 2° *Antihémorragique*. Eau hémostatique*.

Benzine (Empoisonnement par la).

SIGNES. Bourdonnements d'oreilles, tremblement, gêne respiratoire, dilatation de la pupille, hémorragies. — PREMIERS SOINS. Ceux de l'empoisonnement par la belladone. V. ce mot.

Benzoates. — Médicaments antigoutteux et anticatarrheux.

Le plus employé est le *benzoate de soude*, puis le *benzoate d'ammoniaque*. DOSE. 0 gr. 50 à 2 gr.

Benzoïque (Acide). — Poudre cristalline extraite du benjoin, employée comme stimulant et pour accroître l'urine et la sueur. DOSE. 0 gr. 20 à 2 gr.

Benzonaphtol. — Combinaison de naphtol B et d'acide benzoïque, employée comme désinfectant de l'intestin. Poudre blanche cristalline n'ayant pas de goût, ce qui permet de l'administrer aux enfants. DOSE. 1 à 2 gr., en cachets.

Béquille. — Canne (*fig.* 102) destinée à être placée sous les aisselles des infirmes pour les soutenir. Elle est formée d'une tige transversale (*crosse*) implantée dans une ou deux tiges verticales, terminées à la partie inférieure par un *sabot*.

La crosse doit être garnie de crins couverts de molesquine ou de velours, afin d'éviter la compression des nerfs de l'aisselle, qui pourrait entraîner une paralysie des muscles du membre supérieur, caractérisée notamment par une sensation de doigts morts dans une partie de la main. Le sabot, pour atténuer les chocs contre le sol et éviter le glissement, sera entouré de caoutchouc ou de cuir.

La paralysie qu'on observe chez les individus qui se servent de béquilles, provient de l'emploi d'une tige unique aboutissant à une crosse qui comprime d'autant plus les nerfs du creux de l'aisselle que le poids tout entier du corps repose sur elle. Il n'en est pas de même pour les béquilles à deux tiges, avec *traverse* à la partie moyenne, car la main prend point d'appui sur elle et la pression dans le creux axillaire se trouve par suite diminuée de moitié.

Les blessés doivent donc être surveillés au point de vue d'un usage abusif des béquilles.

Rien n'abolit la volonté et l'idée de mouvement comme l'absence même de mouvement. La béquille

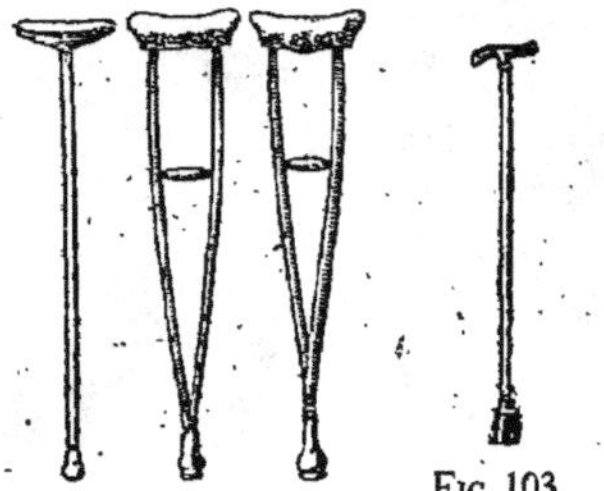

FIG. 102. — Béquilles. FIG. 103. Béquillon.

est, pour le membre inférieur, un moyen de supprimer les mouvements spontanés, d'empêcher la reprise de la fonction : or le mouvement est nécessaire à l'entretien de la fonction de la vie.

L'abus des béquilles peut constituer de graves dangers, notamment dans les plaies en séton du mollet et dans les fractures des membres inférieurs, parce qu'elles favorisent l'équinisme*.

Béquillon. — Canne de malade (*fig.* 103). Les prescriptions données au mot BÉQUILLE relatives au sabot sont applicables au béquillon.

Berceau. — Le berceau sera composé d'une ou deux paillasses, l'inférieure en varech, la supérieure en balle d'avoine ; on aura ainsi un coucher très doux et peu coûteux à changer. Au-dessus du drap qui recouvre la paillasse, on place un *lange de coton*, plié en plusieurs doubles ; il a la supériorité sur les feutres absorbants de pouvoir être rincé tous les jours. Le coussin sera de balle d'avoine ou mieux de crin, qui n'échauffe pas la tête du bébé.

Un *moïse* (panier-berceau) sera employé pour déposer l'enfant sur le lit de la maman, mais jamais à terre, où un animal, surtout à la campagne, pourrait venir blesser le bébé. On ne mettra jamais l'enfant dans le lit d'une personne adulte et on interdira surtout cette pratique aux nourrices (il existe de trop nombreux exemples d'enfants ainsi étouffés).

Pour faire la nuit autour du nourrisson, on ne fermera pas hermétiquement les rideaux du berceau : plus encore que les adultes, le bébé a besoin d'air ; on se contentera de fermer les grands rideaux de la fenêtre ou les persiennes.

Le berceau doit être placé dans un coin de la chambre à l'abri des courants d'air. Quant à la direction à l'inverse du jour, qui préserverait du strabisme, elle n'a aucune raison d'être préférée.

Pour chauffer le berceau pendant l'hiver, on pourra faire usage d'une boule*, en ayant soin de l'éloigner suffisamment de l'enfant et de la bien entourer de linge, de façon à éviter de le brûler.

L'action de balancer l'enfant par des oscillations de son berceau (*berçage*) a l'inconvénient de donner une mauvaise habitude à l'enfant, qui ne peut plus bientôt s'endormir sans cela. Il n'est rien moins que certain, d'autre part, que cette pratique ne nuise pas au cerveau de l'enfant, tout au moins lorsqu'elle est fréquemment répétée.

Béribéri. — Maladie observée en Indochine et dans l'Inde, caractérisée par une anémie profonde avec paralysie et insensibilité de la peau ou de l'œdème des jambes, puis du ventre. Il se produit un amaigrissement rapide, qui s'accompagne de palpitations et d'une oppression intense.

CAUSES. Encore discutées. On a attribué au béribéri une *origine parasitaire* ou *infectieuse*. On tend plutôt à admettre actuellement une *origine alimentaire* (absence de vivres frais, pauvreté du régime en albumine, usage de riz altéré ou de riz privé de son enveloppe). Des pigeons nourris de riz décortiqué meurent d'une maladie analogue au béribéri. Il suffit d'ajouter à leur alimentation le son du riz pour les guérir. On en conclut que ce son contient des substances appelées vitamines* et qui seraient indispensables à la vie. Le béribéri serait ainsi une maladie par carence*.

TRAITEMENT : I. PRÉVENTIF. Absorber 40 gr. par jour de son de riz ou des fèves indigènes. Nourriture saine et abondante, surtout pendant les marches. — II. CURATIF. Vin de quinquina et régime substantiel avec repos au lit.

Beurre. — Le beurre est l'aliment le plus *nourrissant* que l'on connaisse ; 100 gr. dégagent 750 calories.

Il constitue la plus *digestible* des graisses ; à condition toutefois d'être frais, cru et non salé, l'intestin peut en absorber 200 gr. Chez les dyspeptiques, il est préférable de faire cuire les aliments sans beurre et d'ajouter ce dernier, cru, sur l'assiette, au moment de servir.

Indiqué comme reconstituant chez les débilités et les tuberculeux, chez les diabétiques et les chlorurémiques. Contre-indiqué chez les obèses et les lithiasiques.

Malheureusement, le beurre s'altère assez rapidement, surtout en été ; il *rancit*, par suite de la formation d'acide butyrique. On peut le conserver en le salant à 30 gr. par kilogramme (*beurre salé*) ou en le fondant (*beurre fondu*), de façon à lui enlever une partie de son eau.

Sa falsification la plus ordinaire consiste à lui incorporer de l'eau ou encore à lui ajouter de la *margarine*. On le colore souvent avec du safran.

Biarritz (Basses-Pyrénées). — Ville de bains de mer et station d'hiver dans laquelle on a conduit par des tuyaux l'eau salée de Briscous, distant de 18 kilomètres. Cette eau contient 295 gr. de chlorure de sodium, 4 gr. de sulfate de magnésium, 3 gr. de sulfate de calcium, 0 gr. 17 de bromure de sodium.

CLIMAT : 1° *Vents* d'ouest et de sud-ouest en hiver, d'est et de nord-est en février et mars ; pluie et tempêtes en automne ; 2° *Température*, en été, moyenne 19° ; en automne-hiver de 15° (octobre) à 7°,5 (janvier). Ciel pur ; 3° *Humidité*. L'état hygrométrique varie en automne-hiver de 67° à 72° ; il y a en moyenne 40 jours de pluie en hiver et 35 en automne.

Eau de Briscous. MODE D'EMPLOI. Bains. — INDICATIONS. Épuisement nerveux, lymphatisme et tuberculose au début, surtout chez les enfants peu excitables, ayant des ganglions bronchiques et des végétations adénoïdes ; diabète et maladies de l'utérus. — CONTRE-INDICATIONS. Les enfants excitables et les femmes très nerveuses feront mieux d'aller à Salies-de-Béarn, l'air stimulant de la mer leur étant défavorable.

Biberon. — Récipient destiné à permettre l'allaitement artificiel des bébés. Le plus simple et le meilleur est (*fig.* 104) une bouteille de verre blanc qui, suivant l'âge de l'enfant, sera de la contenance de 100 à 150 gr., et qu'on coiffera d'une tétine en caoutchouc *au moment* de faire boire l'enfant. Le tout est facile à nettoyer et d'un prix très minime. Il faut avoir chez soi, en vue de la nuit, au moins deux bouteilles de verre.

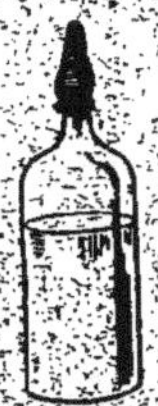

FIG. 104. Bon biberon.

MODE D'EMPLOI. Laver soigneusement la tétine *avant* et après chaque tétée dans de l'eau bouillie et la conserver, dans l'intervalle, au fond d'un verre rempli d'eau de Vichy artificielle (5 gr. de bicarbonate de soude par litre). Malgré ces précautions, il sera bon de changer la tétine dès qu'elle aura la moindre odeur. Pour le lait, V. STÉRILISATION.

PROCÉDÉS POUR FAIRE ACCEPTER LE BIBERON. Lorsqu'on substitue le biberon à l'allaitement maternel pour toutes ou pour quelques-unes seulement des tétées, il arrive fréquemment que l'enfant, surtout s'il a déjà plusieurs mois, se refuse d'abord à l'accepter. La raison de cette résistance peut venir de la difficulté qu'éprouve le bébé à tirer le lait, par suite de l'insuffisance de l'ouverture pratiquée à l'extrémité de la tétine. Il convient donc de vérifier préalablement son diamètre et, au besoin, de l'agrandir (sans exagérer cependant cette ouverture, la tétine ne devant pas être transformée en entonnoir). On facilitera, en outre, l'acceptation du biberon en le remplissant de lait tiède, et non trop chaud ou trop froid, et en l'introduisant rapidement, la première fois, entre les lèvres du bébé, sans pour ainsi dire qu'il s'en aperçoive.

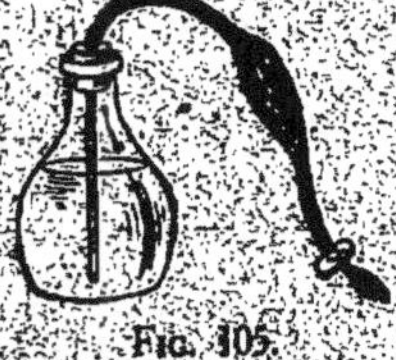

FIG. 105. Mauvais biberon à tube.
(Une ouverture dans le tube montre du lait fermenté.)

MAUVAIS BIBERON. On emploie encore malgré les défenses réitérées de l'Académie de médecine, les biberons à tube (*fig.* 105), qui sont inlavables et sont par suite, le réceptacle d'une quantité notable de lait fermenté. Ces biberons ont une large part dans les diarrhées et dans la mortalité des nourrissons.

Bicarbonate. — V. aux bases. Ex. : bicarbonate de soude. V. SOUDE.

Biceps (du lat. *bis*, deux, et *caput*, tête). — Nom donné à des muscles qui, à leur extrémité supérieure, possèdent deux tendons pour s'attacher à l'os : *biceps du bras* en avant du bras, *biceps crural* en arrière de la cuisse. V. figure, au mot CORPS.

Bichromate de potasse (Empoisonnement par le).

SIGNES. Douleurs dans le ventre, vomissements violents, dilatation des pupilles, dépression générale, diminution d'urine.

PREMIERS SOINS. Vomitifs, eau albumineuse. V. ALBUMINE.

Bicyclette (Hygiène de la). — V. CYCLISME.

Bidet. — Cuvette en porcelaine ou en

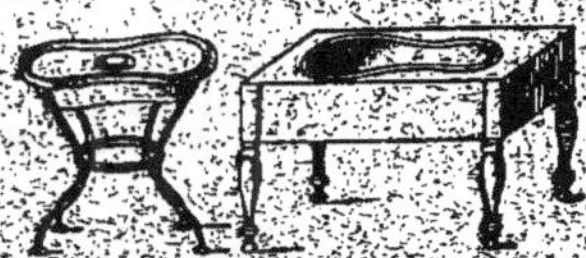

FIG. 106. — Bidets.

métal, monté sur pied et servant aux ablutions intimes (*fig.* 106).

Bier (Méthode de). — Méthode préconisée contre les inflammations aiguës ou chroniques et basée sur ce fait que l'hyperhémie est un procédé de défense de l'organisme contre les microbes. L'hyperhémie peut être passive (compression des membres par une bande en caoutchouc, aspirateurs, ventouses) ou active (air chaud).

Bière. — La quantité d'alcool varie entre 3 et 7 pour 100. Cette boisson est particulièrement recommandée aux nourrices et aux personnes désireuses d'engraisser ; mais on ne doit pas dépasser la proportion d'une bouteille par repas.

PRÉPARATION DE MALT. La bière contient un ferment digestif, diastase végétale ou *maltine*, qui transforme en sucre assimilable les substances contenant de l'amidon ou de la fécule. On fabrique des bières très chargées en maltine, et on fait des préparations de malt (élixir, poudre, pastilles). — DOSE. 50 centigrammes à 1 gr., par repas, de poudre de malt desséché ou 20 centigr. de maltine. Pour la LEVURE, V. ce mot.

BIÈRES MÉDICAMENTEUSES : 1° Au *quinquina*. 30 gr. en macération dans 1 litre de bière forte, dont on prendra 30 à 100 gr. par jour.

2° *Antiscorbutique*.

Feuilles fraîches de cochléaria	30 gr.
Racines fraîches de raifort	60 gr.
Bourgeons de sapin	30 gr.
Bière forte	2 000 gr.

Même dose que pour la bière au quinquina.

Bile. — Sécrétion du foie. Le passage des matières colorantes de la bile dans le sang constitue la *jaunisse* ou *ictère*. V. FOIE (maladies).

Bilharzie. — Ver trématode (*fig.* 107) de la famille des distomes ou douves, parasite du sang de l'homme, qui cause des troubles

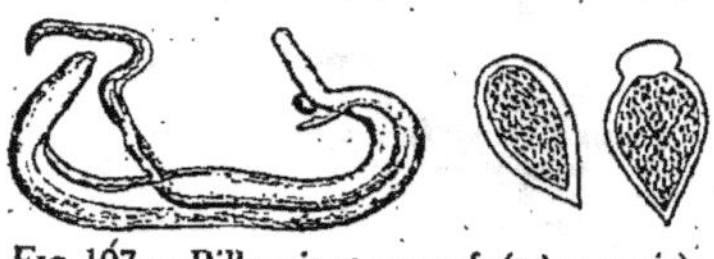

FIG. 107. — Bilharzie et ses œufs (très grossis).

urinaires, surtout fréquents en Egypte (hématurie d'Egypte).

Binocle. — V. LUNETTES.

Biopsie (du gr. *bios*, vie, et *opsis*, vue). — Enlèvement d'un fragment très petit d'un tissu vivant pour l'examen microscopique dans un but de diagnostic.

Biscotte. — Tranche de pain qu'un passage au four sèche et dore. Les biscottes sont employées pour les panades des bébés et l'alimentation des diabétiques et des obèses. Les biscottes constituent un aliment plus léger et contenant moins d'amidon que la mie ordinaire.

Biscuit. — Aliment formé d'un mélange de farine, d'œuf et de sucre.

Le BISCUIT DE MER est une sorte de pain très peu levé, qu'on dessèche à l'étuve sous forme d'une galette mince très dure, mais très nutritive.

BISCUIT VERMIFUGE. Biscuit contenant chacun 0 gr. 50 de semen-contra ou 0 gr. 05 de santonine. Suivant l'âge de l'enfant, la dose est d'un demi-biscuit ou d'un biscuit entier.

Bismuth. — Divers sels de bismuth sont utilisés en médecine.

Sous-nitrate de bismuth. — Poudre blanche, insoluble dans l'eau. Employé comme antidiarrhéique à la dose de 4 à 8 gr. par jour, pour les enfants, 0,20 centigr. à 4 gr., en cachet ou en potion, souvent associé au laudanum et au ratanhia ; le bismuth communique aux matières fécales une coloration noire.

MÉTHODE DE BECK. — Beck (de Chicago) avait préconisé l'injection d'une pâte bismuthée (sous-nitrate de bismuth à 33 p. 100) dans les trajets fistuleux et les poches d'abcès froids ; mais des cas d'empoisonnement se sont produits, même avec une pâte à 5 et 10 p. 100, aussi cette méthode a-t-elle été abandonnée.

Salicylate de bismuth. — Poudre blanche insoluble dans l'eau, qui se dédouble dans l'intestin en acide salicylique et oxyde de bismuth. Employé à la dose de 1 à 3 gr. par jour en cachet de 0,50 centigr. comme antidiarrhéique, souvent associé au benzonaphtol.

Carbonate de bismuth. — Poudre blanche insoluble, employée surtout comme sédatif des douleurs gastriques, en pansements de l'estomac sous forme d'un lait contenant 15 gr. à 20 gr. pour 150 gr. d'eau. On fait usage du même lait de bismuth pour la radioscopie de l'estomac, qui donne des renseignements très importants sur le fonctionnement normal ou pathologique de cet organe, grâce aux ombres visibles sur l'écran. A ces doses élevées, le bismuth ne produit pas de constipation.

A l'extérieur, ces différents sels sont employés en poudre, comme topique de certaines plaies, en pommade, dans le traitement de certaines dermatoses (herpès, eczéma).

Sous-gallate de bismuth. (DERMATOL). — Poudre jaunâtre, employée comme antiseptique.

Oxy-iodo-gallate de bismuth. (AIROL). — Poudre brun verdâtre utilisée comme antiseptique.

Les sels de bismuth dans le traitement de la syphilis. — Depuis 1921 on emploie contre la syphilis divers sels de bismuth dont la teneur en bismuth varie suivant les sels ; c'est ainsi que l'oxyde de bismuth contient 86 p. 100 de bismuth, le tartrobismuthate 50 p. 100, le quiniobismuth 20 p. 100 environ.

Les préparations les plus communément employées sont à base de tartrobismuthate de potassium et de sodium (*trépol, luatol*), d'oxyde de bismuth (*curalues, muthanol*) et d'iodobismuthate de quinine (*quinby, rubyl*). Ces sels s'emploient en suspension huileuse ou en solution aqueuse s'injectent dans les muscles à la dose de 16 centigr. de bismuth métal deux fois par semaine.

Empoisonnement. (Bismuthisme). — Les divers sels de bismuth peuvent provoquer une stomatite avec liséré noirâtre au bord des gencives, de la diarrhée avec hémorragie intestinale, de l'albuminurie, et quelquefois des troubles nerveux.

Bistouri. — Couteau employé en chirurgie. Il en existe de formes diverses, droite ou courbe.

Bitter. — Teinture alcoolique de gentiane, d'orange, de rhubarbe et souvent d'autres amers (quassia amara, écorce de cerisier), avec dosage variable suivant les fabricants. Les bitters constituent de soi-disant *apéritifs**, dont le rôle principal est d'altérer les fonctions de l'estomac.

Blanc d'argent, de céruse (blanc de plomb). — V. PLOMB (Carbonate de).

Blanc d'Espagne, de Meudon. — V. CHAUX (Carbonate de).

Blanc d'œuf. — V. ALBUMINE.

Blanc de plomb. — V. PLOMB.

Blanc de zinc. — V. ZINC.

Blanchisserie et **Blanchisseuse.** — Les mesures à prendre pour détruire les germes nuisibles dans les linges qui ont été en contact avec un malade contagieux sont indiqués aux mots CONTAGIEUSES (Maladies) et DÉSINFECTION.

A la campagne, on aura soin de ne faire aucun blanchissage dans les sources ou dans les cours d'eau où l'on puise l'eau de boisson, sous peine de faire contracter des maladies infectieuses (V. EAU). L'eau de lessive qui contient les résidus du nettoyage et des substances destinées à décrasser, comme le savon ou l'hypochlorite de chaux (eau de Javel), seront envoyés directement à l'égoût ou, à défaut, dans un puisard. Le blanchissage se fera dans une pièce bien aérée.

DANGERS DE LA PROFESSION DE BLANCHISSEUSE. L'humidité et la fréquence des refroidissements provoquent des bronchites, des rhumatismes articulaires ou musculaires, des névralgies. Les émanations qui s'élèvent des lessiveuses irritent les bronches et amènent la toux ; l'action de l'eau de Javel, du savon sur les mains peut entraîner des gerçures et de l'eczéma à la face dorsale et dans l'intervalle des doigts enfin, le métier est très fatigant et ne peut être exercé longtemps que par des individus très solides. Des varices et des ulcères se produisent aux jambes des personnes qui travaillent debout, et celles qui passent leur journée accroupies sur leurs genoux voient paraître à ce niveau une saillie formée par une bourse séreuse.

Le repassage expose aux brûlures, aux émanations des fourneaux (asphyxie* par l'acide carbonique* et l'oxyde de carbone*).

RESPONSABILITÉ DES CLIENTS. Il est de devoir strict de désinfecter les linges avant de les donner à une blanchisseuse, ou tout au moins de la prévenir. Les maladies qui surviendraient à la suite d'une négligence du client impliquent une responsabilité et peuvent donner lieu à une indemnité.

PRÉCAUTIONS A PRENDRE PAR LES BLANCHISSEUSES. Les ouvrières doivent, autant que possible : 1° changer de vêtements après leur rentrée chez elles, surtout si elles ont porté sur leur dos des paquets de linge humide ; ou bien interposer entre les vêtements et ces paquets une toile imperméable (cirée ou caoutchoutée) ; 2° faire usage de sabots à l'intérieur du lavoir ; 3° n'employer que des solutions décrassantes très étendues ; 4° ne toucher et surtout ne tordre des linges provenant de malades atteints d'affections contagieuses qu'après les précautions indiquées au mot DÉSINFECTION et, en tout cas, après ébullition prolongée à plus de 100°.

Afin d'éviter les déformations de la colonne* vertébrale, provoquées par l'habitude de porter de lourds paquets de linge, surtout avant la terminaison de la croissance, il sera utile d'employer des brouettes ou des paniers à roulettes pour les livraisons.

Blastomycoses (du gr. *blastos*, germe, et *mukos*, champignon).— Affections parasitaires dues à des champignons du type levure (*saccharomyces, endomyces, cryptococcus, monilia mycoderma*, etc.), qui peuvent atteindre la peau ou les viscères.

Blennorragie (de gr. *blenna*, mucus, et *régnumi*, je chasse dehors) et **Blennorrhée** (du gr. *blenna*, mucus, et *rhein*, couler). — Maladie contagieuse, succédant en général à des rapports vénériens. Elle est produite par un microbe : le gonocoque de Neisser (*fig.* 108), qui ressemble en quelque sorte à des haricots réunis deux à deux par leurs bords concaves.

Le gonocoque se trouve dans le pus et dans les cellules de la muqueuse et peut circuler dans le sang, d'où l'extension de la maladie aux organes voisins (*orchite, métrite, salpingite*) et plus rarement à ceux éloignés des organes, comme le genou (*arthrite blennoragique*) et le cœur (*endocardite blennorragique*). C'est le transport du gonocoque par l'apport d'une parcelle de pus sur les yeux qui provoque l'*ophtalmie purulente*, qui peut amener la cécité par opacité de la cornée (*fig.* 109). On le rencontre avec abondance dans l'urètre, chez l'homme ; dans le vagin et quelquefois dans l'urètre, chez la femme.

La blennorragie peut être produite chez les petites filles, en dehors de tout contact vénérien, par l'emploi d'objets souillés provenant de personnes malades (linges, éponges, canules, thermomètres, etc.). Se méfier, dans ces cas, des blennorragies chroniques de la mère ou d'une bonne.

I. Forme aiguë. — CAUSE DÉTERMINANTE. Coït avec un partenaire atteint de blennorragie aiguë ou chronique. — CAUSES PRÉDISPOSANTES. Fatigues, libations notamment de bière, blennorragie antérieure, leucorrhée habituelle, rapports au voisinage des règles.

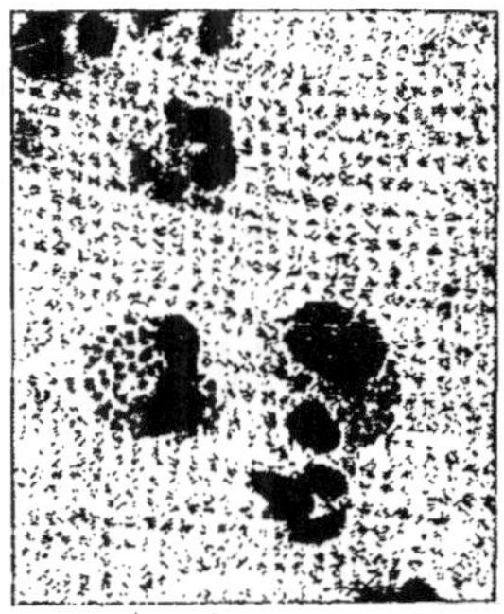

FIG. 108. — Gonocoques.

— SIGNES : 1° *Chez l'homme.* De un à cinq jours après le contact contagieux, se produit une démangeaison à l'extrémité de l'urètre, puis apparaît un écoulement clair, filant au début, mais bientôt épais, jaunâtre et enfin verdâtre. Au moment des mictions, une sensation de cuisson très pénible se répand le long du canal de l'urètre qui fait saillie à certains moments, sous forme d'une corde dure, en provoquant d'intenses douleurs. Après une période variable (ord. six semaines), l'écoulement redevient jaune et plus liquide, puis disparaît ; les douleurs ont cessé plus rapidement, ou du moins se sont grandement atténuées. 2° *Chez la femme.* L'écoulement est analogue, mais les douleurs sont ordinairement moins vives, l'inflammation étant limitée le plus souvent au vagin ; lorsque la maladie s'étend à l'urètre il existe des douleurs également au moment de la miction. — RECHUTES. Elles sont fréquentes à la suite de marche prolongée, d'excès de boissons, de fatigues de tout genre.

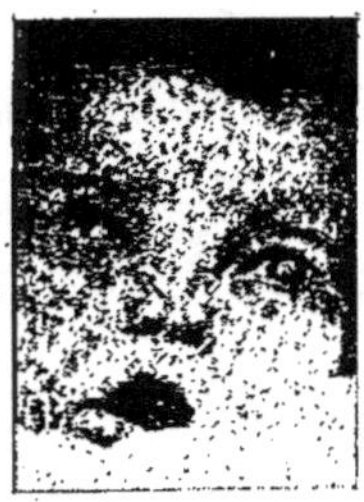

FIG. 109.— Ophtalmie purulente blennorragique chez un nouveau-né, ayant produit la cécité par altération de la cornée. (Atlas de Maitland-Ramsay. Maloine, édit.)

TRAITEMENT PRÉVENTIF. Eviter les causes prédisposantes, énumérées plus haut ; uriner après le rapport ; faire une injection avec du protargol (5 °/o) ou du permanganate de potasse (0 gr. 50 à 1 gr. par litre d'eau).

TRAITEMENT CURATIF : 1° *Chez l'homme.* Pas d'alcool, de bière, de mets épicés, vin coupé d'eau de Vals, eau de Vichy ou d'eau de goudron. Coucher sur un lit dur, ne pas dormir sur le dos pour éviter les érections, que l'on combattra par des applications d'eau très froide. Empêcher la constipation par des aliments rafraîchissants (pruneaux, miel) et par des laxatifs, bains tièdes tous les jours. Puis, suivant le cas, térébenthine ou cubèbe, de protargol, de copahu ou santal à dose progressive. Enfin, lorsque l'écoulement est devenu clair, injections, après avoir uriné, avec la solution de permanganate ou celle au sublimé : 0 gr. 10 p. 1.000. Avoir soin de ne pas porter les mains tachées de pus aux yeux, de crainte d'ophtalmie purulente. Entourer les parties malades avec de la ouate boriquée qu'on jettera au feu après chaque pansement ; porter un suspensoir et éviter les fatigues qui pourraient provoquer des rechutes. 2° *Chez la femme.* Lavage avec les solutions de permanganate ou de sublimé, tampons imbibés d'alcool camphré, puis lavage avec de l'eau de feuilles de noyer*.

II. **Forme chronique** ou **Blennorrhée** (*goutte militaire*). — L'écoulement, du reste incolore, s'éternise, réduit à une goutte matinale à certains moments, il s'accroît à d'autres sous les mêmes influences qui provoquent les rechutes. Dans cet état, la contagion est parfaitement possible, et c'est même ainsi que la maladie se répand ordinairement.

TRAITEMENT. Injections comme précédemment, ou avec oxyanure de mercure, sulfate de cuivre, sulfate de zinc. Instillations de nitrate d'argent. Dilatation du canal pour exprimer les glandes et massage du canal sur Béniqué. Le traitement d'ailleurs varie suivant la quantité de l'écoulement, l'existence ou non d'un rétrécissement, d'une prostatite. Vaccins antigonococciques.

III. **Complications** chez l'*homme* : 1° PROSTATE. V. ce mot.

2° EPIDIDYMITE ou ORCHITE. Ordinairement, du quinzième au vingtième jour, augmentation du volume des bourses avec douleur intense. V. ORCHITE.

3° RÉTRÉCISSEMENT DE L'URÈTRE. Ses signes n'apparaissent le plus souvent qu'après des mois, et quelquefois des années.

4° CYSTITE du col de la vessie. V. VESSIE.

5° RHUMATISME BLENNORRAGIQUE. Il se distingue du rhumatisme ordinaire par sa localisation à une seule articulation (genou, coude), soit d'emblée, soit après une inflammation temporaire de plusieurs articulations. V. RHUMATISME.

6° SPERMATORRHÉE [pertes séminales]. V. SPERMATORRHÉE.

IV. **Complications** chez la *femme* : elles sont plus rares que chez l'homme. V. 1° OVARITE ; 2° PÉRITONITE ; 3° SALPINGITE.

Blépharite (du gr. *blepharon*, paupière, et de la terminaison *ite*, désignant une inflammation). — Inflammation des paupières. V. ŒIL.

Blépharoplastie (du gr. *blepharon*, paupière, et de *plastês*, qui façonne). — Restauration d'une paupière à l'aide de la peau du voisinage.

Blépharoptose (du gr. *blepharon*, paupière, et *ptôsis*, chute). — Abaissement permanent de la paupière supérieure, par suite d'enflure de la peau ou de paralysie du muscle releveur. V. ŒIL.

Blépharospasme (du gr. *blepharon*, paupière, et *spasmos*, spasme). — Spasme des paupières, soit par contracture (fermeture continue), soit par convulsion (alternative incessante d'ouverture et fermeture).

Blessé. — Le traitement varie avec la variété de blessure (V. FRACTURES, LUXATION, PLAIE). On ne trouvera ci-après que les procédés à employer pour porter un blessé sur un lit.

I. RELÈVEMENT. Agir avec douceur et précision, en s'entendant à l'avance avec les autres aides sur les positions à prendre pour chacun. La partie blessée sera soutenue au-dessus et au-dessous (V. *fig.* au mot FRACTURE). Si deux personnes peuvent aider, le brancard (V. ce mot) étant placé près du blessé : 1° elles se mettent de chaque côté de lui, posent un genou à terre, passent les mains au-dessous du tronc et des membres inférieurs et les entre-croisent mutuellement pour soutenir le blessé, qui les saisit par le cou (*fig.* 110) ; 2° les aides se lèvent alors ensemble et transportent le blessé au-dessus du brancard, sur lequel elles le déposent doucement. Si une troisième personne est présente, elle glissera le brancard sous le blessé, dès qu'il est relevé. S'il y en a une quatrième, elle soutient la tête.

II. TRANSPORT. Le malade est placé sur le dos, à moins que la lésion ne soit en arrière du corps et sur un seul côté ; dans ce cas, on inclinera le blessé sur le côté opposé. Si la blessure siège au ventre, on fléchira les cuisses pour relâcher les parois de l'abdomen. Les porteurs devront partir d'un pied différent pour diminuer le balancement du brancard, marcher d'un pas régulier, s'efforcer de maintenir le brancard horizontal, porter le blessé la *tête en avant* en gravissant une côte ou un escalier, les *pieds en avant* en le descendant (à moins de fracture des membres inférieurs ; auquel cas, les pieds doivent toujours être plus élevés).

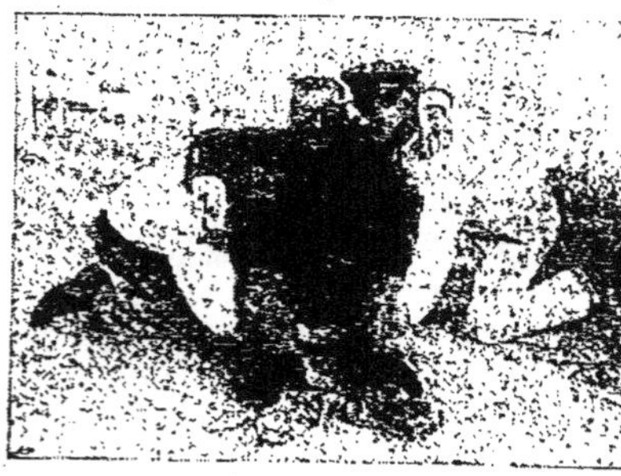

FIG. 110. — Procédé pour relever un blessé.

III. PLACEMENT SUR UN LIT. Si le lit est étroit, on procède comme ci-dessus pour le brancard ; s'il est large, le brancard est déposé le long du lit, la tête du côté de l'oreiller, les porteurs glissent les mains sous le blessé et le soulèvent ; puis, dès que le brancard est enlevé, ils se rapprochent du lit et y déposent doucement le malade.

Blessures (du gr. *plessein*, frapper). — V. BLESSÉ, PLAIES.

Bleu de méthylène. — Employé : 1° pour montrer la perméabilité du rein par la coloration verte qu'il donne à l'urine ; 2° comme analgésique (névralgies), antiseptique, antipaludique ; 3° comme antialbuminurique (mal de Bright, néphrite aiguë) ; 4° anti-blennorragique.

DOSES. *Us. int.* 0,15 à 1 gr. en capsules. *Us. ext.* En solution à 1/20 ou 1/50 pour badigeonnages.

Bleu de Prusse. — V. CYANURE.

bm. — Dans une ordonnance, abréviation de *bain-marie*.

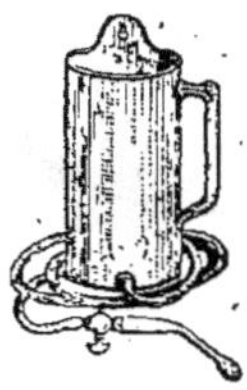

FIG. 111. Bock.

Bock (*fig.* 111). — Récipient en métal émaillé, en verre ou en porcelaine, qui porte à sa partie inférieure un tuyau auquel on adapte un tube en caoutchouc. Ce dernier reçoit à son extrémité une pièce formant robinet auquel s'adaptent les embouts pour lavement ou pour les divers genres d'injections externes (lavage des blessures) ou internes (nez, oreilles, urètre, vagin) [*fig.* 112].

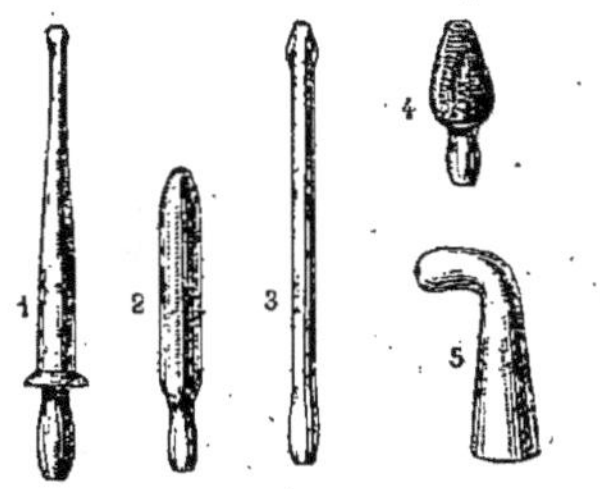

FIG. 112. — Canules pour injections.
Dans : 1, Rectum (lavement) ; 2, Urètre ; 3, Vagin ; 4 et 5, Nez.

Suivant qu'on place plus ou moins haut le bock, on a un jet plus ou moins puissant. Le courant d'eau est *continu*, tandis que, dans d'autres appareils, il est intermittent.

AVANTAGES. Il est facile à nettoyer, facile à monter, facile surtout à surveiller, tandis que tous les appareils dont le mécanisme est intérieur marchent souvent mal lorsqu'on en a besoin.

Boissons. — V. APÉRITIFS, BIÈRE, CAFÉ, CIDRE, EAU, EAU-DE-VIE, KOLA, LIQUEURS, MATÉ, THÉ, VIN.

Les *boissons chaudes* donnent d'excellents résultats, dans certaines maladies d'estomac. V. EAU, ESTOMAC.

Boîte de secours. — V. PHARMACIE de famille.

Bol (du gr. *bôlos*, bouchée). — Quantité donnée d'un médicament de consistance molle, qu'on avale dans du pain azyme* ou roulé dans une poudre inerte. Le poids d'un bol varie entre 0 gr. 30 et 2 gr.

Boldo. — Feuilles d'une plante appelée *boldus*, employées sous forme de vin ou de sirop comme stimulant tonique dans les maladies de foie. DOSE. 20 à 30 grammes.

Bolet (champignon). — V. CHAMPIGNON.

Bondonneau (Drôme). — Petite station d'eaux gazeuses faiblement bicarbonatées mixtes et sulfurées, contenant en outre de l'iode et du brome.

MODE D'EMPLOI ET INDICATIONS. Ceux des EAUX MINÉRALES* alcalines.

Borate de soude ou **Borax.** — V. BORIQUE (acide).

Borborygmes (du gr. *borborygmos*, murmure). — Gargouillements plus ou moins bruyants dans le ventre, par suite du déplacement de gaz au milieu des liquides de l'intestin. Ils indiquent des troubles digestifs par formation excessive de gaz.

TRAITEMENT. Charbon. V. aussi INTESTINS (maladies d'), ESTOMAC (maladies d').

Borique (Acide). — Médicament antiseptique, non toxique à l'extérieur.

MODE D'EMPLOI ET INDICATIONS. Solution, 40 gr. par litre d'eau bouillante (maximum de solubilité) ; gaze boriquée, 10 p. 100 ; pommade, 1 gr. pour 9 de vaseline. Pansement des plaies, notamment du visage ; conjonctivite ; gargarisme dans angine. Employé aussi à l'intérieur en lavement, 1 à 2 gr. p. 100.

Borate de soude ou **Borax.** — ACTION. Fondant, astringent, résolutif.

DOSE. 0 gr. 50 à 6 gr. par jour.

MODE D'EMPLOI ET INDICATIONS. Aphtes*, angines*, muguet*, en collutoire (borax et miel, quantité égale), ou en gargarisme, 10 p. 100. Contre les gerçures, les démangeaisons, en glycéré, 1 gr. pour 3 de glycérine. Entre aussi dans la composition des dentifrices.

Perborate de sodium. — Poudre blanche dont 25 gr. se dissolvent dans 1 litre d'eau froide en formant de l'eau oxygénée à 2 volumes, c'est-à-dire contenant 2 litres d'oxygène.

Bosse. — 1° Tumeur succédant à une contusion (V. ce mot) lorsqu'un os est immédiatement placé sous la peau de la région frappée ; elle est formée du sang infiltré.

TRAITEMENT. Comprimer avec un corps plat et dur (sou), puis pansement à l'alcool camphré*.

2° Saillie résultant de la déformation de la colonne vertébrale. V. BOSSUS.

Bosse séro-sanguine. — Hématome du cuir chevelu qu'on observe chez le nouveau-né à la suite de la compression de la tête contre les parois du bassin pendant l'accouchement.

Bossus. — Individus atteints d'une déviation de la colonne vertébrale (V. COLONNE*) ou de tuberculose des vertèbres (MAL DE POTT*).

Bothriocéphale (du gr. *bothrion*, petite fosse, et *kephalê*, tête). — Sorte de ténia. V. TÉNIA.

Botryomycome (du gr. *botrys*, grappe, et *myces*, champignon). — Petite tumeur rouge, arrondie, lisse ou framboisiforme, pédiculée, siégeant sur les doigts (*fig.* 113), les lèvres et ayant la structure d'un bourgeon charnu. Survient souvent après un traumatisme.

TRAITEMENT. Excision, cautérisation.

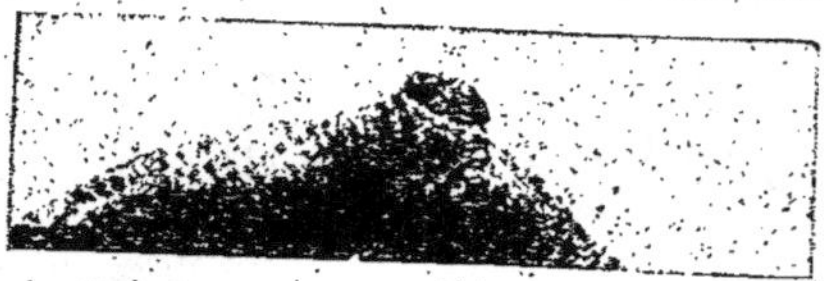

FIG. 113. — Botryomycome de l'index.

Botulisme (du lat. *botulus*, boudin). — Intoxication d'origine alimentaire causée par le *bacillus botulinus* (*fig.* 114) et due ordinairement à l'ingestion d'aliments avariés (charcuterie) ou de conserves de légumes mal préparées et insuffisamment stérilisées.

SIGNES. Troubles gastro-intestinaux, troubles oculaires, faiblesse musculaire. Parfois mort par troubles bulbaires (dyspnée).

TRAITEMENT : I. PRÉVENTIF. Rejeter toute conserve suspecte par son aspect, notamment celles qui présenteront une odeur butyrique ou rance même légère ou des signes de fermentation (bulles de gaz, couvercle bombé). Ne pas consommer crus les aliments qui se prêtent aux fermentations anaérobies : saucisses, viandes salées, poissons salés, conserves de viande, etc.

II. CURATIF. Purgatifs salins injections d'eau physiologique dans le rectum et sous la peau, pour calmer la soif et rétablir la diurèse ; injections de strychnine pour combattre la défaillance du système nerveux.

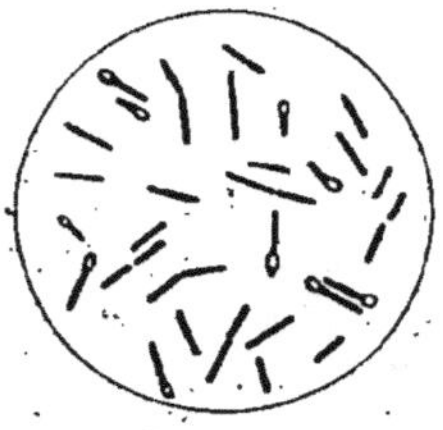

FIG. 114. Bacillus botulinus.

Bouche. — Partie supérieure du tube digestif (*fig.* 115). La cavité buccale doit servir à l'alimentation et à la parole, mais le moins possible à la respiration, qui doit être opérée par le nez.

Soins pendant la santé. V. DENTS, HALEINE.

Soins pendant la fièvre. Pour éviter que la bouche soit amère, pâteuse, mauvaise, la faire rincer plusieurs fois par jour avec de l'eau tiède additionnée d'eau dentifrice, gargarisme à l'eau de Vichy, si la salive est acide (dans ce cas un papier bleu de tournesol placé dans la bouche rougit).

Nettoyer les dents avec une brosse, la langue avec un linge imbibé d'un des liquides précédemment indiqués · saupoudrer les petites ulcérations des gencives ou des lèvres avec de l'acide borique en poudre.

Maladies de la bouche. V. STOMATITE.

Boucheries (Hygiène des). — Il sera surtout question, ici, des boucheries de la campagne qui comprennent une tuerie-abattoir.

Celle-ci devrait toujours être séparée de la maison de vente et placée hors du village, autant que possible sur une hauteur et du côté opposé aux vents régnant le plus habituellement, avec interposition d'une double rangée d'arbres l'isolant de la localité; elle doit surtout être pourvue d'une grande quantité d'eau, pour permettre des lavages fréquents. La pièce où se fera l'abat doit être très exactement dallée et présenter, vers le milieu, une auge pour recevoir le sang; les murs seront en pierre dure ou revêtus d'un enduit imperméable, en vue des lavages; des baies donneront une aération constante, et les bords de la toiture devront dépasser les murs de plusieurs mètres, afin d'entretenir la fraîcheur indispensable à la conservation des viandes. Les eaux sanguinolentes seront reçues dans des cavités étanches et non des puisards; ce mode de procéder aura, en outre, l'avantage de permettre leur utilisation comme engrais par l'agriculture.

Pour les altérations des viandes. V. VIANDES malsaines.

Bouchers (Hygiène des). — Cette profession fait bien vivre, trop bien même, car l'absorption souvent excessive de viandes provoque un état phéthorique, caractérisé par des lourdeurs de tête, de l'oppression, une tendance aux congestions : aussi la longévité y est-elle moindre que dans d'autres professions, bien que les épidémies soient rares

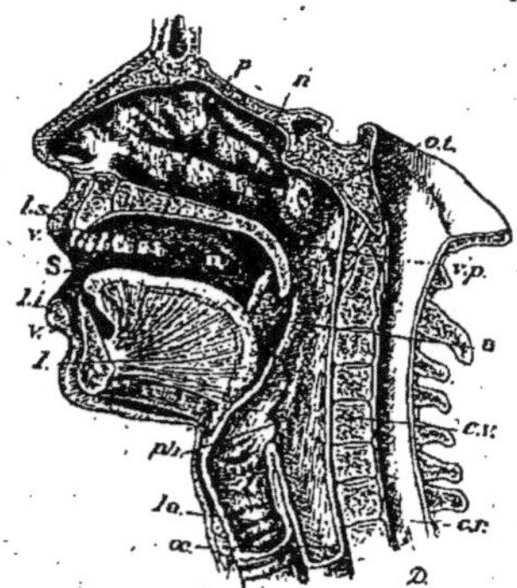

FIG. 115. — Bouche ouverte, vue de côté, coupe antéro-postérieure.

a. Amygdale ; *c. a.* Canal rachidien ; *c. v.* Colonne vertébrale ; *l.* Langue ; *la.* Larynx ; *l. i.* Lèvre inférieure ; *l. s.* Lèvre supérieure ; *n.* Nez ; *œ.* Œsophage ; *o. t.* Orifice de la trompe d'Eustache ; *p.* Palais ; *ph.* Pharynx ; *s.* Orifice du canal de Sténon ; *v.* Vestibule ; *v. p.* Voile du palais.

chez les bouchers. Les instruments tranchants qu'ils manient les exposent à des blessures ; enfin, en dépouillant des animaux charbonneux, ils peuvent contracter la pustule* maligne.

Boucles d'oreilles. — Le percement des oreilles avec un instrument sale peut entraîner des lésions impétigineuses, tuberculeuses (lupus) et syphilitiques.

Boues (Bains de). — V. BAINS* de boues.

Bouffées de chaleur. — Sensation de chaleur au visage se produisant et disparaissant rapidement pour reparaître parfois de nouveau, après un intervalle plus ou moins long. Elles sont l'indice d'une difficulté de la digestion (V. ESTOMAC), d'une insuffisance d'aération, surtout après un gros repas, ou d'une poussée de fièvre.

Bouffissure. — Œdème léger, gonflement sans rougeur du visage, par ex., dû à une infiltration de sérosité. V. ŒDÈME.

Bougies. — Tubes fermés, amincis ou non à une extrémité et destinés à la dilatation de l'urètre. Les bougies employées sont en gomme, molles et souples. Il en existe aussi en métal. V. URÈTRE (*fig.* 116).

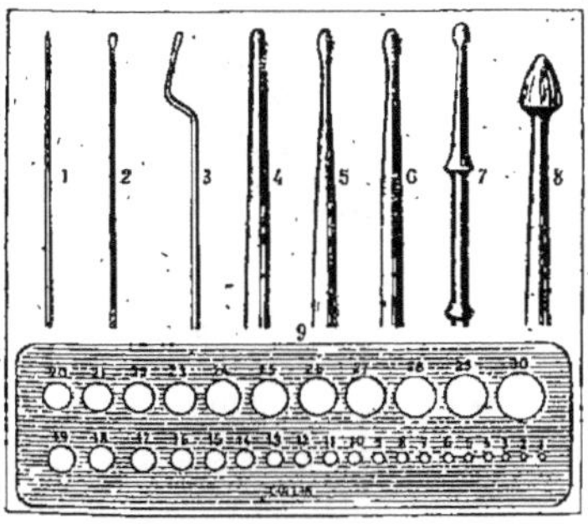

FIG. 116. — Bougies et filière.
1, 2, 3. Bougies filiformes pour exploration urétrale ; 4, 5, 6, 7, 8. Bougies pour dilatation urétrale ; 9. Filière.

Bouillie (du lat. *bullire*). — Aliment composé d'une farine délayée habituellement dans du lait, plus rarement dans de l'eau ou dans un autre liquide ; sa consistance après la cuisson est celle d'une pâte plus ou moins épaisse.

La bouillie occupe une place importante dans l'alimentation du nourrisson. Elle peut être prescrite également aux enfants plus âgés et aux adultes comme aliment de régime dans certaines maladies du tube digestif (dyspepsie, entérites, etc.).

Bouillon. — Aliment liquide, obtenu en faisant bouillir lentement sur un feu doux 4 litres d'eau, 1 kilogramme de viande désossée, 400 grammes de légumes (carotte, navet, poireau, cerfeuil, panais), 10 grammes de sel. Il est peu nourrissant, mais provoque la sécrétion du suc gastrique et facilite ainsi la digestion. Le bouillon de veau ou de poulet est plus léger.

Bouillon américain. — Mettre dans une marmite à fermeture hermétique des couches successives de viande et de légumes coupés en petits morceaux, faire chauffer au bain*-marie pendant 7 heures et passer le liquide obtenu ainsi, en comprimant le résidu solide. Le *thé-bœuf* ne diffère de la préparation précédente que par l'adjonction de bouillon à de la viande dégraissée, coupée en morceaux et cuite dans une marmite pendant 3 heures seulement, et sans légumes.

Bouillon aux herbes. — Boisson laxative, formée d'une poignée d'oseille et de cerfeuil, qu'on fait bouillir avec très peu de sel et de beurre, et qu'on prend après un purgatif. On peut le remplacer par du thé léger.

Bouillon de culture. — Liquide dont on se sert en bactériologie pour ensemencer les microbes. Sa constitution est habituellement la suivante : eau 1 litre, viande de bœuf hachée 500 gr., peptone 10 gr., sel marin 5 gr. Faire bouillir, filtrer et stériliser.

Bouillon de Delbet. — Stock vaccin (*propidon*) à base de staphylocoques, streptocoques et pyocyaniques, composé de cultures vieillies, puis chauffées. V. VACCINS.

Bouillon de légumes. — V. LÉGUMES.

Bouillon-blanc (*fig.* 117). — Plante de la famille des Scrofularinées, dont les fleurs sont employées en tisane comme calmant de la toux (10 gr. par litre).

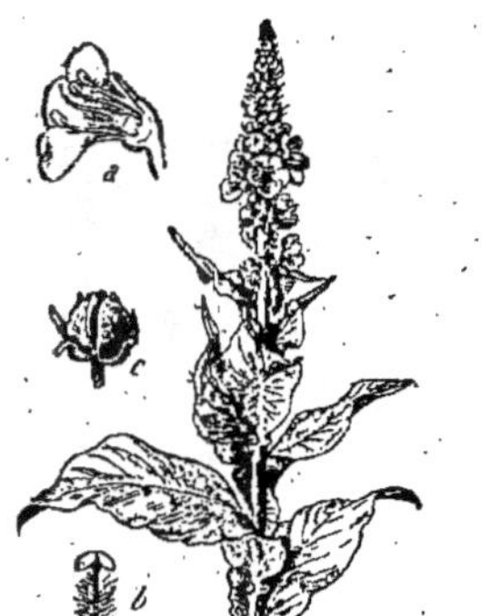

FIG. 117. — Bouillon-blanc.
a. Coupe de la fleur. — *b.* Étamine. — *c.* Fruit.

Bouillotte à eau chaude :

I. POUR LES PIEDS. La bouillotte ou boule est un récipient en terre (cruchon), en fer-blanc ou en cuivre, destiné à contenir de l'eau chaude. Les cruchons ont pour inconvénient que les bouchons tombent à l'intérieur et, pouvant difficilement être retirés, finissent par obturer la cavité. On obvie à cet inconvénient en employant des bouchons surmontés d'une tête de bois, qui ont une grande solidité. En tout cas, il convient de veiller à ce que la fermeture soit bien complète, de façon à éviter l'inondation du lit. On enveloppera la boule dans un linge ou un bas.

II. COMME CALMANT. La bouillotte se fait en caoutchouc de façon à pouvoir être placée, pour calmer les douleurs, sur le ventre ou l'estomac, sans être trop lourde.

Boulangeries (Hygiène des). — Les sous-sols dans lesquels travaillent les boulangers sont souvent mal aérés, humides et en outre malpropres ; d'autre part, le pétrissage, la nuit près du four, demande un grand déploiement de force et expose des individus fatigués, par suite affaiblis, à la respiration de poussières et à des alternatives brusques de température, d'autant plus graves que le corps n'est pas suffisamment couvert.

On ne s'étonnera pas, dans ces conditions, que les boulangers soient souvent atteints d'une anémie profonde, caractérisée souvent par une extrême pâleur, de rhumatisme, d'emphysème, de tuberculose (12 pour 100 des décès dans cette profession). Ils sont, en outre, dans une grande proportion, les victimes des grandes épidémies (peste, choléra, fièvre jaune) ; aussi l'âge moyen des décès ne dépasse-t-il pas cinquante ans.

La malpropreté du pétrissage à la main, la fréquence des maladies contagieuses et surtout de la tuberculose chez les boulangers doivent inciter à faire usage du pain fait à la mécanique.

Bouleau. — Arbre de la famille des Amentacées (*fig.* 118) dont les feuilles donnent une

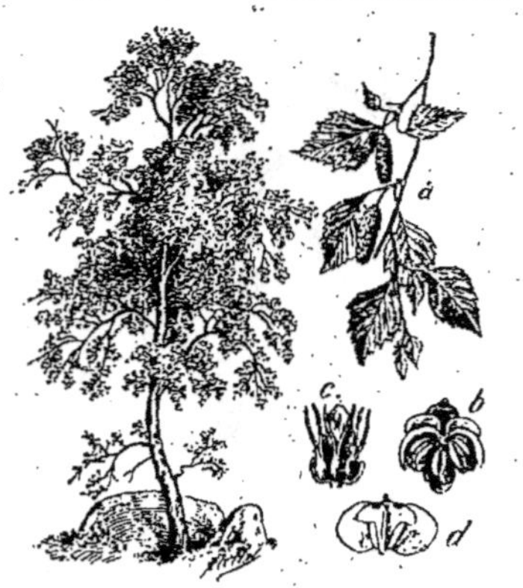

FIG. 118. — Bouleau blanc.

Port de l'arbre. — *a.* Branche avec chatons mâles et femelles ; *b.* Fleur mâle ; *c.* Fleur femelle ; *d.* Fruit.

tisane diurétique (15 à 50 gr. par litre en infusion).

La décoction des bourgeons (150 gr. pour 600 gr. d'eau et réduire à 500 gr.), l'extrait alcoolique en pilules de 0 gr. 20 (8 à 10 par jour) sont aussi utilisés dans les hydropisies cardiaques ou rénales, chez les goutteux, les cardio-rénaux.

Boulimie (du gr. *bous*, bœuf, et *limos*, faim). — Sensation de faim s'accompagnant d'angoisse dès que la digestion dans l'estomac est terminée. Ce trouble est généralement transitoire et se produit chez les dégénérés ou névropathes héréditaires.

Boulou (Le) [Pyrénées-Orientales]. — Station d'eaux bicarbonatées sodiques gazeuses, fortes et ferrugineuses. Établissement ouvert toute l'année, mais saison du 1er mai au 30 octobre. Climat doux. Ressources modestes.

MODE D'EMPLOI ET INDICATIONS. Ceux des EAUX MINÉRALES* alcalines.

Bourbillon (du gr. *borboros*, boue). — Débris sphacélés du derme qui existent au centre du furoncle, de l'anthrax.

Bourbon-Lancy (Saône-et-Loire). — Ville d'eaux chlorurées sodiques (1 gr. 25), chaudes (43° à 54°) ; altitude, 220 mètres. Climat doux. Saison : 15 mai-15 septembre. Vie calme.

MODE D'EMPLOI ET INDICATIONS. Ceux des EAUX MINÉRALES* chlorurées, particulièrement le rhumatisme chronique et même subaigu.

Bourbon-l'Archambault (Allier). — Ville d'eaux chlorurées sodiques (2 gr. 24) et bromo-iodurées, arsenicales, chaudes (51°) ; altitude, 260 mètres. Saison : 1er juin-1er septembre. Vie calme. Une source (Jonas) est froide ferrugineuse, bicarbonatée calcique, sulfatée calcique et magnésienne.

MODE D'EMPLOI. Ceux des EAUX MINÉRALES* chlorurées, particulièrement les bains en piscine, les ventouses « en cornet » avec massage. — INDICATIONS. Celles des EAUX MINÉRALES* chlorurées.

Bourbonne (Haute-Marne). — Ville d'eaux chlorurées sodiques (5 gr.), chaudes (42° à 65°). Ressources comme logements. Vie calme. Climat variable. Saison : 15 avril-15 septembre.

MODE D'EMPLOI. Ceux des EAUX MINÉRALES* chlorurées, particulièrement les bains et les douches. — INDICATIONS. Celles des EAUX MINÉRALES* chlorurées, particulièrement dans la scrofule, le rhumatisme, les anciennes plaies de guerre.

Eau de Bourbonne artificielle — Carbonate de soude, 100 gr. ; bromure de sodium, 10 gr. ; chlorure de sodium, 500 gr. pour un grand bain.

Bourboule (La) [Puy-de-Dôme]. — Ville d'eaux arsenicales (0 gr. 015), chlorurées sodiques (3 gr.), bicarbonatées sodiques (1 gr. 86), chaudes (60°) ; altitude, 846 mètres. Saison : 1er juin-1er octobre. Climat de montagnes, très chaud en juillet-août. Ressources ; beau pays.

MODE D'EMPLOI. Ceux des EAUX MINÉRALES* arsenicales. — INDICATIONS. Scrofule, tuberculose osseuse, maladies de la peau, maladies des voies respiratoires, asthme, rhumatisme, fièvre intermittente. — CONTRE INDICATIONS. Celles des EAUX MINÉRALES* arsenicales.

Bourdaine. — Arbrisseau (*fig.* 119) de la famille des Rhamnacées, dont l'écorce, qui contient de la franguline, est employée comme purgatif contre la constipation habituelle, à la dose de 1 gr. à 1 gr. 50 en poudre sous forme de cachet ou en décoction (3 à 5 gr. d'écorce desséchée pour 150 gr. d'eau bouillante qu'on parfume avec un peu de zeste d'orange): faire bouillir 20 minutes et filtrer, à prendre le soir au coucher. Extrait fluide de bourdaine, 1 à 2 gr. à prendre également au coucher.

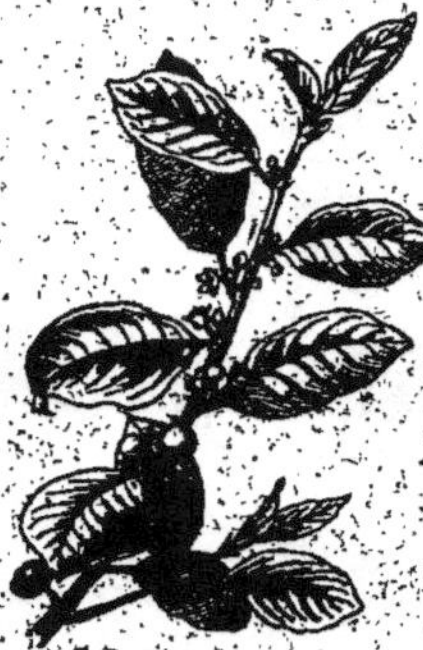

FIG. 119. — Bourdaine.

Bourdonnements d'oreilles (paracousie). — Bruits très variables comme intensité, timbre, durée (continus ou à intervalles variables, quelquefois ne se produisant que dans le silence de la nuit). Ils sont dus soit à l'existence de mucosités dans la trompe d'Eustache (V. OREILLES), permettant la perception des bruits du sang dans l'artère carotide, soit à des modifications du nerf auditif lui-même.

CAUSES. Maladies de l'oreille, maladies du nez (catarrhe naso-pharyngien), maladies générales (chlorose, anémie), maladies du cerveau* (hémorragie, congestion), médicaments (sulfate de quinine à haute dose). — Pour le TRAITEMENT, V. à ces diverses maladies.

Bourgeons charnus. — Petites saillies rougeâtres qui apparaissent à la surface des plaies et peu à peu l'envahissent complètement, formées d'une matière amorphe, de cellules embryonnaires arrondies. On lutte contre l'exubérance des bourgeons charnus par la cautérisation au nitrate d'argent ou les applications d'emplâtre de Vigo.

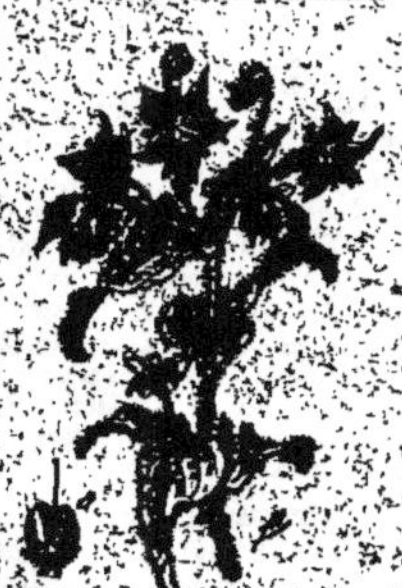

FIG. 120. — Bourrache. a. Ovaire.

Bourgeons de sapin. — V. PIN.

Bourrache (*fig.* 120). — Plante de la famille des Borraginées dont, les fleurs et les feuilles sont employées comme tisane diurétique*, sudorifique* et rafraîchissante (infusion, 5 à 10 gr. par litre d'eau).

Bourse séreuse. — V. SÉREUSE.

Bout de sein (*fig.* 121). — Le bout de sein artificiel est composé d'une tétine en caoutchouc et d'une cupule en verre. Il sert à faire téter les enfants lorsque le mamelon n'est pas assez long, ou que des gerçures du sein rendraient la lactation difficile et pénible.

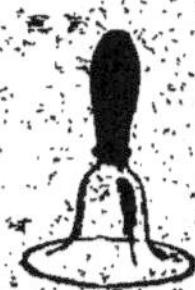

FIG. 121. Bout de sein.

Bouton d'huile (élaïokoniose). — Dermite pustuleuse professionnelle s'observant chez les ouvriers métallurgistes à la suite de l'irritation continue et lente de la peau par l'huile (avant-bras, cuisses).

Bouton d'Orient (Alep, Biskra). — Dermatose contagieuse des régions africaines et tropicales, caractérisée au début par une sorte de furoncle recouvert d'une croûte jaune brûnatre sous laquelle se produit un ulcère. La lésion dure 4 à 6 semaines, parfois un an et laisse une cicatrice déprimée indélébile.

Ce bouton causé par une leishmania (*Leishmania furonculosa*) paraît dû à la piqûre d'un insecte ou d'un acarien.

TRAITEMENT. Injections intraveineuses d'émétine, d'arséno-benzol; applications locales d'une solution alcoolique de violet de méthyle, de bleu de méthylène ou de permanganate de potasse. Injections locales d'émétique.

Boutons. — Saillies localisées et anormales de la peau. V. ACNÉ, ECZÉMA, ROUGEOLE, SCARLATINE, VARIOLE.

Boxe. — La boxe française met en jeu les jambes aussi bien que les bras : elle constitue donc un exercice complet et, par suite, excellent.

Les mouvements élémentaires peuvent être pratiqués dès l'âge de huit à dix ans et poursuivis pendant l'adolescence. Si on a commencé la boxe dans l'âge où les articulations sont encore souples, elle entretient presque indéfiniment la souplesse du corps et permet jusqu'après cinquante ans d'exécuter des mouvements auxquels bien des hommes à vie sédentaire ne sont plus aptes après trente-cinq ans. (Lagrange).

Elle développe l'agilité, l'adresse et habitue au raisonnement et au sang-froid, parce qu'elle oblige à observer l'adversaire et à l'atteindre à une faible distance. C'est un passe-temps hygiénique et sans danger, car de gros gants en crin, rembourrés, amortissent le choc des coups trop détachés. Ceux-ci, du reste, ne doivent être qu'esquissés, c'est-à-dire simulés, mais présentés néanmoins de façon que l'adversaire, bien qu'effleuré, doive accuser le coup.

Boyauderies. — L'humidité et les émanations putrides de ces usines (1re classe des logements insalubres) provoquent des diarrhées, des dyspepsies, des bronchites, des œdèmes des jambes, une anémie spéciale caractérisée par de la pâleur et une perte complète d'appétit. Le *soufflage* des boyaux fait aspirer des émanations infectes qui produisent la tuméfaction et l'ulcération des lèvres, et par l'effort qu'il nécessite entraîne l'emphysème. Le contact avec l'eau de macération use les mains et provoque des crevasses* profondes.

HYGIÈNE PUBLIQUE : 1° Les eaux vannes ne devront pas pouvoir pénétrer dans les cours d'eau, qu'elles pollueraient ; 2° un rideau d'arbres suffisant devra préserver de l'odeur, qui peut, sous l'action du vent, se répandre au loin ; 3° la putréfaction des boyaux devra être remplacée par un traitement chimique dans une dissolution de chlorure de soude.

Brachycéphale (du gr. *brachus*, court, et *kephalê*, tête). — Tête dont la largeur est égale ou supérieure aux 8/10 de la longueur (indice céphalique égal ou supérieur à 80 %) ; s'observe chez les Finnois, Lapons, Hongrois, Slaves, Turcs (Europe), Mongols en Asie.

Brachydactylie (du gr. *brachus*, court, et *daktulos*, doigt). — Conformation vicieuse des doigts qui sont trop courts. Cette malformation peut être congénitale et familiale.

Bradycardie (du gr. *bradus*, lent, et *kardia*, cœur). — Symptôme physiologique ou pathologique, caractérisé par la lenteur anormale du pouls.

Bradypepsie (du gr. *bradus*, lent, et *pepsis*, coction). — Digestion lente.

Brancard (civière). — Assemblage de pièces de bois et de toile destinées à porter un blessé ou un malade (*fig.* 122).

BRANCARD ORDINAIRE ou CIVIÈRE. Il est formé de deux hampes et de deux traverses constituant un cadre sur lequel une toile est tendue ; deux bretelles y sont adaptées pour les deux porteurs. On y ajoute un léger matelas, un coussin, et on recouvre souvent le tout par une toile destinée à préserver le malade contre le vent et la curiosité des passants.

BRANCARD ROULANT. L'adaptation de roues permet à un seul homme de traîner un malade, à condition que les routes soient bonnes. Une disposition spéciale permet de plier ce brancard de façon qu'il occupe peu de place.

BRANCARD D'URGENCE. Il doit être formé d'une *toile* (sac) de 0m,62 de large sur 1m,80 de long, en un ou plusieurs morceaux, de deux *hampes* (perches solides, jeunes tiges de pin, branches d'arbres, fusils, bois de lances), de 2m,20 de long, de deux *traverses* (échalas ou rondins de fagot) de 0m,62 de long portant une encoche circulaire pour recevoir la corde qui les relie aux hampes.

Le sac peut être remplacé par une capote ou une chemise de soldat. On peut employer encore une longue corde de paille fabriquée avec trois écheveaux de paille lisse qu'on tourne chaque fois sur eux-mêmes avant de les entre-croiser, puis on les étend en zigzag sur deux perches (*fig.* 123). Une botte de paille, ou mieux de foin, sert d'oreiller.

Si l'on ne dispose que d'une seule perche et d'un grand morceau d'étoffe (voile), on fabriquera ainsi une sorte de hamac (*fig.* 123).

Une porte, un volet de fenêtre, une échelle, une rallonge de table constituent aussi des brancards improvisés.

En tout cas, il faut avoir soin d'essayer la solidité du brancard avant d'y placer le blessé.

Si l'on place ce brancard dans une voiture*, afin d'éviter les chocs, on aura soin de mettre de la paille dessous ; ou, si l'on n'en a pas, on pourra arriver au même résultat en plaçant un fagot sous chaque extrémité du brancard. Pour le relèvement du blessé, V. BLESSÉ.

Branchiome (du gr. *branchia*, branchie). — Tumeur rare, d'ordinaire maligne, développée aux dépens des débris restés inclus lors de la régression des arcs branchiaux, c'est-à-dire à la face et au cou.

Bras (du gr. *brachion*). — Partie du membre supérieur qui va de l'épaule au coude. En haut, l'os du bras, l'*humérus*, s'articule avec

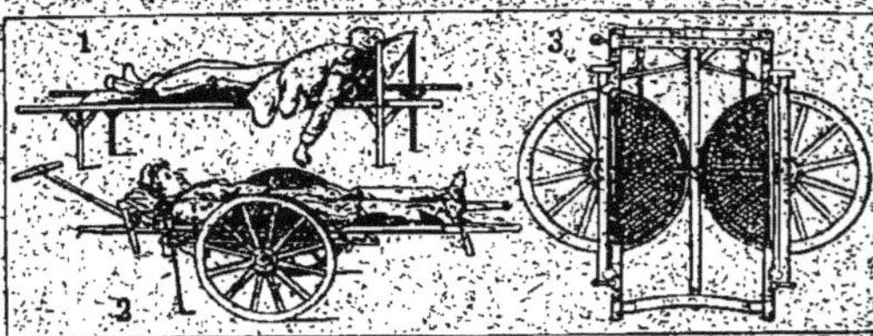

FIG. 122. — Brancards.
1. Ordinaire ; 2. Roulant ; 3. Le même plié.

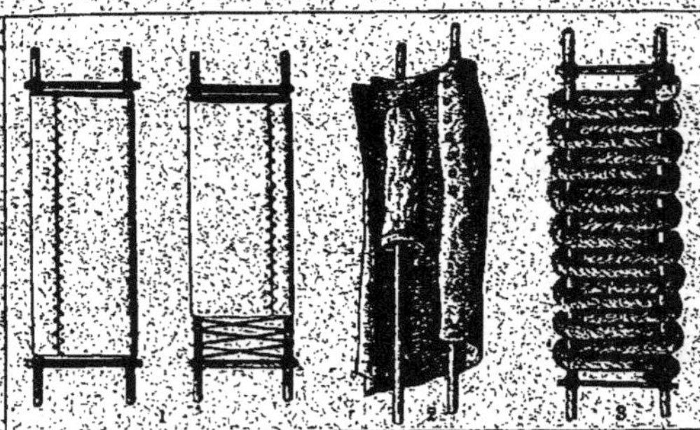

FIG. 123. — Brancards d'urgence.
1. Avec sac ; 2. Avec capote ; 3. Avec corde.

l'*omoplate* et, en bas, avec les os de l'avant-bras (*radius, cubitus*).

Outre les muscles de l'épaule qui s'y insèrent, notamment le *deltoïde*, qui l'écarte de la poitrine, le grand *pectoral*, qui l'en rapproche, l'humérus est couvert par quatre muscles : le *coraco-brachial*, qui porte le bras en haut, en avant et en dedans ; le *biceps*, qui le fléchit et met l'avant-bras en supination ; le *brachial antérieur*, qui fléchit l'avant-bras, et le *triceps brachial*, qui est extenseur.

Ses vaisseaux sont l'artère et la veine humérales qui succèdent à l'axillaire. Ses nerfs : le médian, le cubital, le radial, le musculo-cutané et le brachial cutané interne.

Brassière. — V. HABILLEMENT de l'enfant.

Brayère. — Bandage herniaire. V. HERNIE.

Bredouillement (du lat. *bis reduplare*, redoubler). — Trouble mental consistant dans la confusion des images verbales, confusion qui détermine à son tour une mauvaise appropriation verbale et, par suite, de l'incoordination musculaire.

Ce trouble doit être soigné, comme les tics, par la *rééducation* psychique : les muscles ne fonctionnant mal que parce qu'ils sont mal commandés par les centres nerveux qui régissent les attitudes d'articulation (P. Bonnier).

Brides (Savoie). — Station d'eaux sulfatées calciques et sodiques chaudes (35°) ; altitude, 640 mètres. Climat de montagnes. Saison : 15 mai au 1er octobre.

MODE D'EMPLOI. Celui des EAUX MINÉRALES* calciques. — INDICATIONS. Celles des EAUX MINÉRALES* calciques, et principalement le traitement de l'obésité, des hémorroïdes.

Bright (Mal de). — Maladie des reins à laquelle on a donné le nom d'un médecin anglais de la première moitié du XIXe siècle et qui l'a le premier bien décrite. V. REINS.

Briscous (Eau de). V. BIARRITZ.

Bromidrose (du gr. *bromos*, puanteur, et *idros*, sueur). — Sueur fétide qui s'observe aux aisselles et aux pieds chez certains individus.

Bromisme (du gr. *bromos*, puanteur). — Troubles produits par l'abus des bromures : sécheresse de la gorge, larmoiement, éruption analogue à l'acné ou à la roséole, ivresse spéciale, somnolence.

TRAITEMENT. Diminuer ou interrompre complètement, suivant le cas, la dose des bromures.

Bromoforme. — Médicament calmant, anesthésique *dangereux*, employé à la dose de 10 à 15 gouttes chez les enfants ; de 10 à 15 centigr. chez les adultes dans des potions contre la toux quinteuse, notamment celle de la coqueluche.

Bromures. — Médicaments calmants, employés dans les maladies nerveuses

Bromure de potassium. — MODE D'EMPLOI. Sirop contenant 1 gr. par cuillerée à soupe, qu'*on prendra dans un verre d'eau* pour ménager l'estomac. — DOSE ordinaire, 1 à 3 gr. ; dans épilepsie ou folie, jusqu'à 10 gr.

Bromure de sodium, Bromure d'ammonium. — ACTION ET DOSE analogues à celles du bromure de potassium. Mieux tolérés que lui, ils sont moins actifs ; quelquefois on les associe tous les trois.

Empoisonnement. — V. BROMISME.

Bronches (du gr. *bronchos*). — Ensemble formé par les deux bronches souches ou grosses bronches et leurs subdivisions successives (*fig.* 124).

Nées de la bifurcation de la trachée, les deux bronches souches se séparent à angle aigu pour gagner une portion de la face interne du poumon correspondant appelé *hile*, où elles s'enfoncent. Aussitôt après sa pénétration, chacune des bronches commence à se diviser, la droite en trois branches, la gauche en deux branches destinées aux lobes pulmonaires correspondants, où elles se subdivisent un grand nombre de fois.

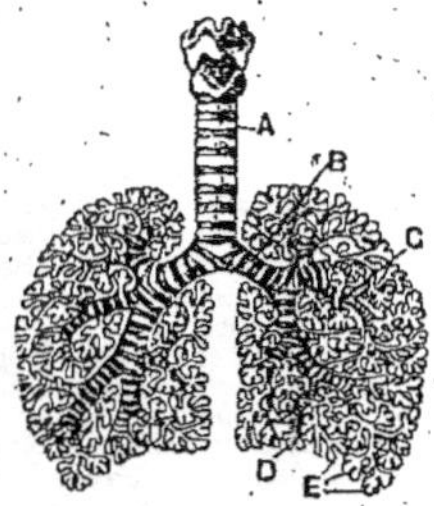

FIG. 124. — Bronches.
A. Trachée. — B. Grosses bronches. — C. Petites bronches. — D. Bronchioles. — E. Vésicules pulmonaires.

Chaque bronche comprend donc une première portion extra pulmonaire courte et indivise, et une véritable arborisation intrapulmonaire.

Dans leur portion extrapulmonaire, les deux bronches ne sont pas symétriques : la bronche droite, longue de 5 centim., au lieu de trois à gauche, est plus grosse et plus verticale.

Dans sa portion intrapulmonaire, chaque bronche forme par ses ramifications successives un véritable arbre bronchique dont les derniers rameaux ou *bronchioles* pénètrent chacun dans un lobule pulmonaire. V. POUMON.

Bronchite. — Inflammation des bronches, dont la forme la plus légère, le *rhume*, dû à l'inflammation de la *trachée*, devrait s'appeler *trachéite*.

Bronchite aiguë. — CAUSES : I. DÉTERMINANTES. Toujours dues à une infection microbienne. A ce point de vue, on les divise en deux groupes. Le 1er est celui des *bronchites dites spécifiques*, c'est-à-dire produites par le germe spécial de maladies déterminées, dont elles sont un symptôme (bronchite de la grippe, de la typhoïde, de la rougeole, de la coqueluche, de la tuberculose, etc.). Le 2e groupe, celui des *bronchites non spécifiques*, comprend toutes les bronchites produites par les microbes vulgaires de l'inflammation.

II. PRÉDISPOSANTES. Favorisant l'infection des bronches, elles sont nombreuses : inhalation de vapeurs irritantes (chlore, gaz asphyxiants, acides forts).

Le *froid*, qu'on peut souvent incriminer, agit en produisant un état de moindre résistance des tissus qui permet l'augmentation de virulence et le développement des microbes toujours abondants au niveau des grosses bronches.

SIGNES. Il faut distinguer dans les bronchites aiguës deux formes d'intensité différente :

La *bronchite légère, trachéo-bronchite*, vulgairement *rhume*, due à une inflammation légère de la trachée et des grosses bronches, est souvent précédée d'un coryza. Son début est marqué par un léger malaise, de la gêne, des picotements, une brûlure au-devant de la poitrine et de la base du cou ; la toux apparaît, d'abord sèche, pénible, rauque, ne ramenant que quelques crachats muqueux. Il n'y a pas d'oppression proprement dite, à peine un peu de gêne respiratoire, pas ou très peu de fièvre. Au bout de 3 jours environ, la toux, moins fréquente, devient plus facile, grasse et ramène aisément des crachats épais, muco-purulents. La guérison se fait en 8 à 10 jours.

Dans sa *forme plus intense*, portant non seulement sur les grosses, mais les moyennes bronches, la bronchite aiguë présente un début analogue à celui de la trachéo-bronchite, mais souvent plus intense, avec malaise, oppression, mal de tête, puis la toux s'établit pénible, souvent quinteuse avec, au bout de quelques jours, expectoration très abondante. Il y a souvent un peu de fièvre, et le malade fatigué manque d'appétit. La guérison ne survient, dans cette forme, qu'au bout de 2 à 3 semaines.

ÉVOLUTION ET COMPLICATIONS. Par elles-mêmes, les bronchites aiguës ne présentent pas de gravité ; ce qui est à redouter, en particulier chez l'enfant et le vieillard, c'est l'extension de l'inflammation vers les petites bronches : la *bronchite capillaire* et la *broncho-pneumonie*. Enfin, les bronchites, dues à une rougeole ou une coqueluche, peuvent évoluer vers la tuberculose pulmonaire.

TRAITEMENT : I. PRÉVENTIF. Très utile, en particulier, pour les personnes prédisposées aux bronchites et qui se trouveront bien de la pratique d'exercices physiques journaliers et de l'hydrothérapie froide. Il faudra, en outre, respirer par le nez, et non par la bouche, en évitant de respirer un air trop froid ou chargé de poussières. Eviter aussi la fatigue du larynx, ne pas parler haut en plein air et au froid. Ne boire que par petites gorgées les boissons glacées. Enfin, éviter les refroidissements de la peau mouillée de sueur.

II. CURATIF. *Chez l'adulte* : repos à la chambre, boissons chaudes et grogs, cataplasmes sinapisés, ventouses ou badigeonnages de teinture d'iode. Potions calmantes et expectorantes (codéine, tolu, bourgeon de sapin).

Chez l'enfant : cataplasmes sinapisés, inhalations de vapeur d'eau chargée de benjoin et d'eucalyptus, bains chauds à 38° pendant 5 à 10 minutes, toutes les 3 heures, quand la température dépasse 39°. Quinine, antipyrine, poudre de Dover.

Chez le vieillard : soutenir le cœur à l'aide de la digitale, de la caféine ou de l'huile camphrée.

Bronchite capillaire. — Inflammation aiguë des plus petites bronches, obstruées par du muco-pus, frappant une grande partie de l'arbre bronchique et évoluant sous forme d'une affection suraiguë et suffocante. Rare chez l'adulte, plus fréquente chez le vieillard et surtout chez l'enfant, en particulier au cours de la rougeole, de la coqueluche, de la grippe ou de la tuberculose. Elle est contagieuse et quelquefois épidémique.

SIGNES. Gêne respiratoire croissante (dyspnée) ; le nombre des respirations pouvant atteindre 80 par minute chez l'enfant. Le malade, penché en avant sur son lit, la face pâle, les lèvres bleuies, les ailes du nez battantes, respire convulsivement ; la toux est fréquente, saccadée, déchirante et ramène des crachats épais, visqueux, souvent striés de sang (le jeune enfant cependant ne crache jamais). La fièvre est élevée (40° environ), le pouls rapide et faible ; il y a de l'agitation, de l'angoisse, parfois du délire.

ÉVOLUTION. La mort survient souvent par asphyxie, du cinquième au huitième jour, dans le coma. Mais la guérison peut se produire au bout de 8 à 10 jours. Enfin, souvent les accidents ne font que s'atténuer, et par suite de l'extension de l'inflammation au tissu pulmonaire, la bronchite capillaire devient une broncho-pneumonie.

TRAITEMENT. Bains chauds à 38°, dès que la température dépasse 39°. Bains sinapisés. Ventouses sèches et scarifiées. Inhalations d'oxygène. Injections de sérum artificiel, d'huile camphrée, de caféine. Café, rhum, champagne et alimentation par lait, bouillon, jaunes d'œuf, peptone.

Bronchites chroniques. — CAUSES. Multiples. Lésions du nez et du cavum : par obstruction nasale ou par voie réflexe, ou par infection descendante ; ces lésions prédisposent incontestablement à la bronchite chronique comme à l'asthme et à l'emphysème.

Lésions préexistantes, visibles ou non, des bronches ou des poumons, tuberculose fibreuse atténuée, syphilis discrète broncho-pulmonaire, parfois infections spécifiques (mycoses).

SIGNES. La bronchite chronique peut évoluer sous des formes cliniques diverses.

La *forme catarrhale* ou plutôt trachéo-bronchite chronique, limitée aux grosses bronches, survenant après des bronchites répétées, sans emphysème, avec expectoration muco-purulente, dont la cause première est fréquemment une lésion du nez ou du pharynx ; elle peut durer longtemps dans ce type ou se transformer en bronchite chronique emphysémateuse.

La *forme pseudo-asthmatique* est la forme la plus fréquente ; elle survient quelquefois brusquement au cours d'une bronchite aiguë à début banal, mais le plus souvent insidieusement après de nombreuses bronchites ; peu à peu l'emphysème s'installe, aigu d'abord, disparaissant entre les poussées ; puis plus marqué et plus tenace à chaque récidive, il devient permanent. Cette forme de bronchite chronique s'accompagne très souvent de crises de dyspnée paroxystique analogues à l'asthme, mais, en différant par la précession de la bronchite, par l'expectoration plus abondante avant et après la crise, par la persistance des signes bronchiques, par l'échec fréquent des médications anti-asthmatiques, notamment de l'injection d'hypophyse-adrénaline. Elle provoque à la longue un emphysème généralisé, et aboutit aux complications cardiaques : asystolie chronique ou aiguë.

La *bronchite chronique avec expectoration fétide* : il s'agit alors d'une sorte de gangrène de la muqueuse bronchique ; des hémoptysies fréquentes, une dilatation bronchique sont souvent associées.

Les *bronchites chroniques mycosiques* : aspergillose, actinomycose, oosporoses, spirochétose (ou *bronchite sanglante*), n'ont pas d'histoire clinique propre ; on doit y penser et faire les examens de laboratoire nécessaires en vue du traitement (rares).

COMPLICATIONS. Les principales complications sont l'*asystolie* par dilatation du cœur droit, la *broncho-pneumonie* et la *tuberculose* évolutive. Quant à la bronchite aiguë et aux accès d'asthme, ce sont des incidents fréquents de l'affection.

Cependant la bronchite chronique est compatible avec une survie prolongée, si le sujet sait éviter le froid humide, les poussières.

TRAITEMENT : I. HYGIÉNIQUE. Eviter le froid, l'humidité, le tabac, les poussières. Passer l'hiver dans le Midi (Pau, Arcachon, Amélie-les-Bains). Hydrothérapie. Aérothérapie. Stations thermales sulfureuses (Cauterets, Allevard, Uriage, Challes) ou arsenicales (Bourboule, Mont-Dore).

II. Médicamenteux. Révulsion répétée par teinture d'iode, pointes de feu. Ventouses. Antisepsie des bronches par inhalations médicamenteuses (eucalyptus, benjoin, terpine, goudron, hyposulfite de soude). Gymnastique respiratoire prudente en dehors des poussées.

Eviter d'abuser des médicaments et surtout de l'opium. Iodure de potassium ou de sodium (0 gr. 50 à 2 gr.), arsenic, sirop iodotannique, huile de foie de morue chez l'enfant. Auto ou stock vaccins*.

Traiter la cause quand on la connaît (tuberculose, syphilis, mycose).

Désintoxiquer et modifier l'organisme par le régime, presque exclusivement végétarien très longtemps continué, la régularisation des fonctions de l'intestin, les purgations fréquentes, les lavages d'intestin par séries, l'amaigrissement des obèses.

Dilatation des bronches ou **Bronchectasie.** — Affection chronique assez fréquente chez l'adulte et le vieillard, et caractérisée par l'existence de dilatations plus ou moins nombreuses et étendues des conduits bronchiques. La bronchectasie succède presque toujours à une bronchite chronique déjà ancienne, quelquefois à une broncho-pneumonie, à la coqueluche, à la tuberculose, mais elle est surtout considérée comme une manifestation de la syphilis pulmonaire.

Signes. Abondance extrême de l'expectoration, qui peut atteindre 500 gr. en 24 heures (bronchorrée). Chaque matin, au réveil, au milieu d'une quinte de toux, le malade crache les sécrétions très abondantes accumulées dans ses bronches pendant la nuit. L'expectoration présente une odeur spéciale de plâtre frais, la toux est fréquente et quinteuse.

Évolution. L'état général reste bon très longtemps sans fièvre, sauf de temps en temps, quand survient de la rétention des sécrétions bronchiques. A la longue, hors le cas rare de guérison, l'oppression augmente avec les progrès de la sclérose pulmonaire, le malade s'affaiblit, maigrit, la fièvre s'installe et la situation devient grave. Des complications peuvent aussi abréger l'évolution de la maladie : hémoptysies, asystolie, broncho-pneumonie, pleurésie purulente, gangrène pulmonaire, et surtout gangrène des parois bronchiques déterminant une *bronchite fétide* caractérisée par l'odeur infecte de l'haleine et des crachats. Enfin, la rétention des sécrétions peut engendrer une septicémie, et la tuberculose vient souvent se greffer sur la dilatation des bronches.

On note souvent chez les vieux bronchectasiques des déformations du squelette (ostéo-arthropathies hypertrophiantes pneumiques).

Traitement. Soutenir l'état général par une alimentation reconstituante, huile de foie de morue. Contre l'expectoration : inhalations aromatiques, injections intra-trachéales d'huile eucalyptolée.

A l'intérieur : expectorants (polygala, kermès), modificateurs (terpine, térébenthine, hyposulfite de soude).

Traitement antisyphilitique (arsenic, mercure, iodure); il a d'autant plus de chance de réussir que l'affection est plus récente.

Broncho-pneumonie (du gr. *bronchos,* bronches, et *pneumon,* poumon). — V. poumon.

Bronchorragie (du gr. *bronchos,* bronches, et *règnumi,* couler). — Hémorragie par les bronches. V. *Hémoptysie,* à hémorragie.

Bronchoscopie (du gr. *bronchos,* bronches; et *scopein,* regarder). — Introduction dans la trachée et les bronches d'un tube muni d'une ampoule électrique permettant d'éclairer la bronche et de déceler une tumeur ou un corps étranger.

Brosse à dents. — La brosse à dents doit être dure ; elle sera nettoyée avec grand soin, à grande eau après l'usage et mise à sécher, à l'abri de la poussière, dans un vase en porcelaine, cristal ou métal, où l'aération se fasse par des trous latéraux.

Brouillard. — Gouttelettes très fines d'eau troublant la transparence de l'air. Il faut éviter, surtout si l'on est sujet aux laryngites ou aux rhumes, de parler dans le brouillard ; on devra respirer alors exclusivement par le nez.

Brucine. — V. noix* vomique.

Brûlures. — Les brûlures sont des lésions produites par l'action de la chaleur ou des agents chimiques sur nos tissus.

Causes : 1° Le *soleil* (coup de soleil) ; 2° les *gaz* et les *vapeurs* (brûlures étendues, mais en général superficielles) ; 3° les *liquides* (brûlures profondes et larges) ; l'intensité de la lésion s'accroît avec le degré d'ébullition du liquide, ainsi l'huile brûle davantage que l'eau salée, celle-ci plus que l'eau simple ; 4° les corps *solides,* qui brûlent seulement aux points touchés à moins qu'il ne s'agisse de vêtements, dont la combustion amène les troubles les plus graves ; 5° les agents *chimiques,* qui agissent d'autant plus sur les tissus qu'ils sont plus avides d'eau : *acides* sulfurique* ou vitriol, azotique* ou eau-forte ; ou *alcalis* (ammoniaque*, chaux vive, potasse).

Signes : 1er *degré.* Rougeur vive non circonscrite avec douleur intense ; la guérison est rapide et ne laisse pas de trace, à moins que la lésion ne se reproduise plusieurs fois ; auquel cas, il subsiste des taches brunes indélébiles. — 2e *degré.* Cloques contenant un liquide jaunâtre, entourées d'une zone rouge (*fig.* 125); douleur vive; gonflement considérable de la région. La peau, après la guérison, conserve une rougeur qui devient seulement visible sous l'action du froid ou de la chaleur. — 3e *degré.* Cloques contenant un liquide roussâtre, reposant sur une surface dure, blanche ou jaunâtre, formée par une partie morte (*escarre*). Douleur très vive qui s'apaise pendant quelques jours pour reparaître très intense lorsque la suppuration qui doit éliminer les escarres se produit autour d'elle. La plaie se guérit sous forme d'une cicatrice blanchâtre. — 4e, 5e,

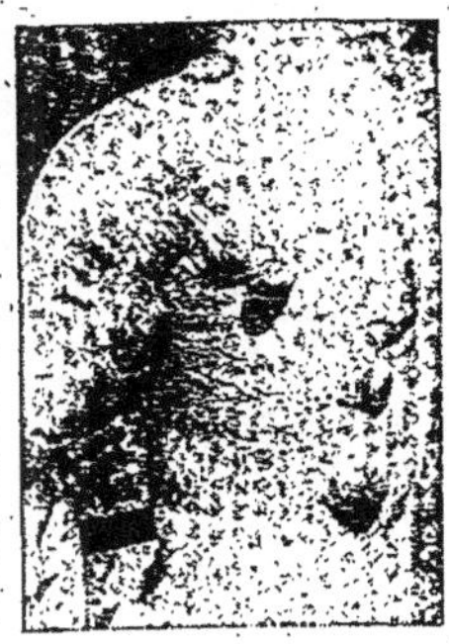

Fig. 125. — Brûlure du 1er et du 2e degré datant de 3 jours et causées par l'ypérite.
(Photo du Dr Gougerot.)

6e *degrés*. La peau, dure, insensible, est transformée en une escarre jaunâtre ou noire. Cette escarre comprend, suivant le degré, une épaisseur plus ou moins grande des parties molles. La cicatrisation est toujours longue et laisse une déformation plus ou moins grande.

MESURE PRÉSERVATRICE CONTRE LE FEU AUX VÊTEMENTS. Si le feu a pris aux vêtements, envelopper la partie enflammée avec l'étoffe la plus épaisse qu'on a sous la main (tapis, couverture, rideaux, paletot) et *ramper* vers la porte ou la sonnette pour appeler au secours : en courant on activerait la flamme.

TRAITEMENT : I. LOCAL. *Brulûre par la chaleur*. En cas de simple érythème, calmer la douleur par une irrigation d'eau froide et des bains prolongés, à une température inférieure à celle du corps. S'il existe des phlyctènes, surtout éviter d'arracher l'épiderme soulevé par ces phlyctènes, sinon il se produit une douleur intense due à ce que les papilles sont mises à nu ; aussi faut-il ouvrir les bulles au point le plus déclive, de façon que la mince pellicule se réapplique sur les papilles dénudées. Si, par malheur, l'épiderme était enlevé, il faudrait alors, après avoir bien désinfecté le pourtour de la plaie, en savonnant la peau environnante et en la passant à l'éther et à l'alcool, envelopper les parties brûlées d'une feuille d'ouate ou de gaze, enduite soit de liniment oléocalcaire (mélange d'huile et d'eau de chaux), soit de solution d'acide picrique (10 gr. par litre d'eau) ; si on emploie ce dernier pansement, on aura soin de ne pas l'entourer de tissu imperméable (taffetas gommé), l'évaporation devant s'opérer, au contraire, progressivement, sous peine d'accident. Dans certaines grandes brûlures, enfin, l'on peut essayer de la balnéation chaude, qui a donné de bons résultats.

On a préconisé, dans ces dernières années, l'application, sur les brûlures, de préparations à base de paraffine, telles que la formule suivante (Hull).

Résorcine..................	1 gramme.
(ou à son défaut Naphtol B).	0,25 centigr.
Huile d'eucalyptus............	2 grammes.
Huile d'olive................	5 —
Paraffine molle.............	25 —
Paraffine dure..............	67 —

La manière de procéder est la suivante : on lave la brûlure à l'eau stérile et on la sèche avec un peu de gaze ou à l'air chaud. On couvre ensuite la brûlure d'une couche de paraffine à 50° C. au moyen d'un pinceau. Un pulvérisateur ferait bien, mais il est d'un emploi assez difficile. Dans les cas très douloureux, toutefois, il convient d'en faire usage. Sur la pellicule de paraffine recouvrant la plaie, on étale une couche mince de coton hydrophile, qu'on enduit elle-même d'une couche de paraffine. Ensuite, ouate et bandage. On change le pansement tous les jours ; plus tard, quand le pus est devenu rare, tous les deux jours.

Brûlure par acides. Laver abondamment avec de l'eau saturée de savon, de l'eau de chaux, de la craie ou une solution de bicarbonate de soude (une cuillerée à café par litre d'eau), puis panser avec de la gaze trempée dans une de ces solutions.

Brûlure par alcalis. Laver abondamment avec de l'eau vinaigrée ou du jus du citron, puis appliquer des compresses trempées dans de l'eau bouillie froide, qu'on imbibera extérieurement d'abord de quart d'heure en quart d'heure, ensuite à des intervalles plus éloignés jusqu'à disparition des douleurs.

II. GÉNÉRAL. Contre l'affaiblissement, potion* cordiale ; contre la douleur, opiacés, chloral.

Bruyère. — Plante de la famille des Ericacées, dont les sommités fleuries sont employées comme diurétiques en tisane (15 gr. par litre) et sous forme d'extrait fluide (1 à 2 cuillerées à café par jour) dans la cystite des prostatiques.

Bryone (couleuvrée, navet du diable). — Plante vivace, grimpante, de la famille des Cucurbitacées (*fig.* 126), dont le rhizome

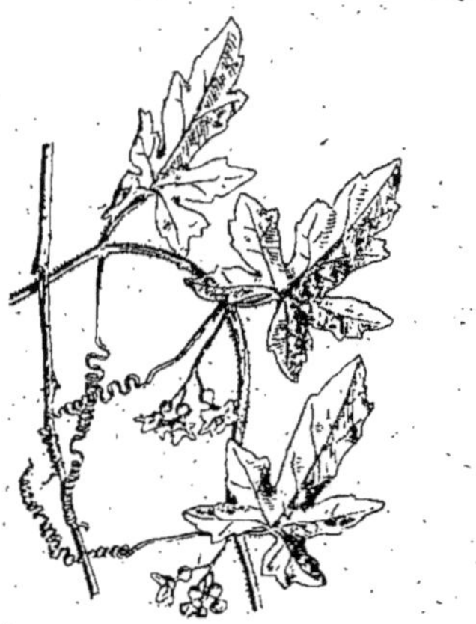

FIG. 126. — Bryone.

charnu, très gros, contient de l'amidon et un principe amer employé comme diurétique et purgatif drastique, à la dose de 1 à 2 gr. en pilules, de 2 à 4 gr. sous forme de teinture.

Les habitants des campagnes peuvent recourir au suc frais ; on creuse dans le rhizome une cavité qu'on remplit de sucre ; on obtient, au bout de 12 heures, un sirop qui, à la dose de 2 cuillerées à soupe, constitue un purgatif lent, mais assuré (Leclerc). Appliqué en rondelles sur la peau, le rhizome provoque une irritation très vive et même une vésication.

Empoisonnement. — L'absorption des baies rouges ou noires qu'on trouve le long des haies, ou du rhizome, pris pour du navet, et la croyance populaire qu'il fait passer le lait des nourrices au moment du sevrage, produit des accidents toxiques : face livide, nausées, vomissements, diarrhée, vertiges, abdomen rétracté, contractures étendues, collapsus et délire.

TRAITEMENT. Faire vomir avec de l'ipéca et employer les stimulants : alcool, éther.

Bubon (du gr. *boubôn*, aine). — Inflammation des ganglions lymphatiques (V. ADÉNITE). On donne particulièrement ce nom à l'inflammation suppurée des ganglions de l'aine due à la peste ou à une maladie vénérienne (chancre mou, syphilis).

Buchu. — Plante de la famille des Rutacées (*fig.* 127) dont les feuilles sont employées comme diurétique et sudorifique, à la dose de 1 gr. en poudre; de 60 à

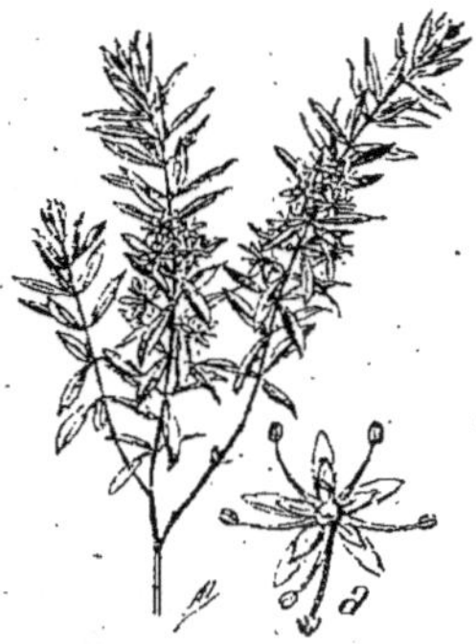

FIG. 127. — Buchu.
a. Fleur.

200 gr. d'une infusion à 10 gr. par litre.

Buglosse. — Plante de la famille des Borraginées (*fig.* 128) qui doit son nom à la forme

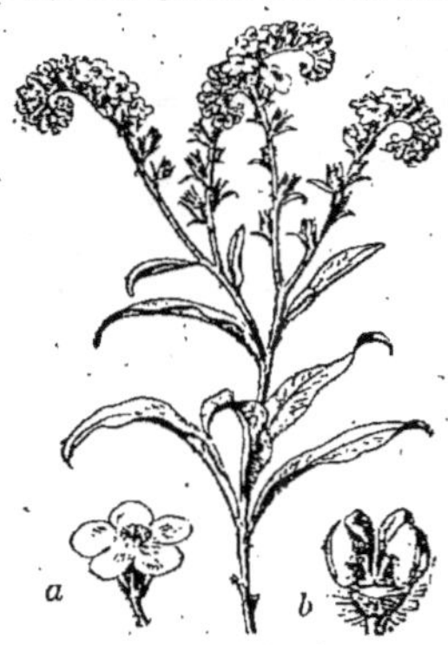

FIG. 128. — Buglosse.
a. Fleur; b. Fruit.

de ses feuilles que l'on a comparées à une langue de bœuf. La buglosse officinale à fleurs bleues a une action sudorifique analogue à celle de la bourrache.

Buis. — Arbuste ou arbrisseau de la famille des Euphorbiacées (*fig.* 129), à feuilles persistantes, dont le bois et la racine sont employés comme sudorifique en décoction (50 gr. par litre) ; ce breuvage a malheureusement une saveur répugnante ; utilisé également comme fébrifuge et cholagogue, sous forme de teinture à la dose de 2 à 4 gr. par jour.

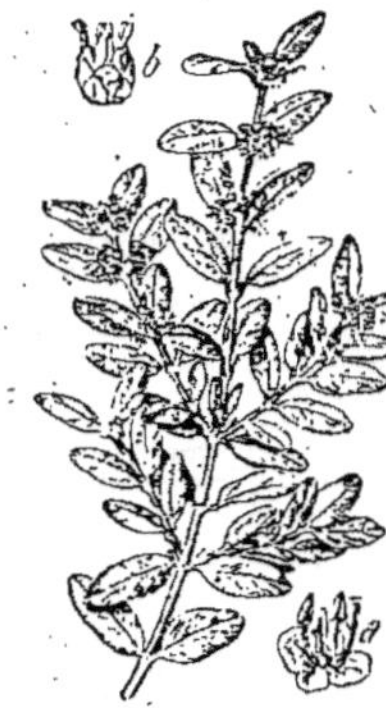

FIG. 129. — Buis.
a. Fleur mâle; b. Fleur femelle.

Bulbe rachidien. — Partie inférieure renflée de la moelle épinière, le passage entre elle et le cerveau est le point d'origine de nombreux nerfs craniens. V. CERVEAU.

Bulle (du lat. *bulla*). — Soulèvement d'une partie d'épiderme par de la sérosité sous l'action d'une affection de la peau (notamment de pemphigus), de la variole, d'une brûlure.

Bussang (Vosges). — Station d'eau minérale froide ferrugineuse, gazeuse, contenant 8 milligr. de carbonate de fer, 1 milligr. d'arséniate de fer, des traces de crénate de fer et de manganèse, 1 gr. 78 d'acide carbonique libre. Très radio-active. Goût aigrelet, agréable, légère et non constipante. Altitude, 625 mètres. Beau pays. Ressources.

INDICATIONS. Celles des Eaux ferrugineuses et principalement l'anémie chez les dyspeptiques et les nerveux.

Busserole (*Uva ursi*). — Plante de la famille des Ericinées. Les feuilles en infusion (10 gr. par litre) sont astringentes et diurétiques. L'alcaloïde de la busserole, l'*arbutine*, est antiseptique, calmant et diurétique (0 gr. 20 à 0 gr. 60 dans la journée divisés en 4 doses). V. ARBOUSIER.

C

Cacao. — Amande du fruit du cacaoyer. Employé comme tonique en infusion. Le beurre de cacao est utilisé pour les suppositoires. Le cacao est la base du chocolat.

Cachet (*fig.* 130). — Sorte de petite boîte faite avec du pain azyme, dans laquelle on enveloppe les médicaments d'un goût désagréable.

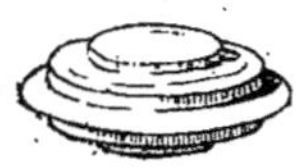

FIG. 130. — Cachet.

MODE D'EMPLOI. On avale le cachet en le plaçant sur la langue et en buvant en même temps une gorgée d'eau. Certaines personnes avalent plus facilement les gros que les petits cachets, ou inversement. On pourra apprendre aux enfants à avaler ces cachets en leur en offrant de petits dans lesquels on aura introduit de la poudre de réglisse.

Cachexie (du gr. *kakos*, mauvais, et *exis*, état). — Altération profonde du corps, caractérisée par l'amaigrissement ou, au contraire, la bouffissure du corps, la pâleur ou la teinte jaunâtre du visage, un très grand affaiblissement.

CAUSES. Elle est le résultat des maladies longues : scorbut, fièvres intermittentes, neurasthénie, cancer, tuberculose, alcoolisme, saturnisme, anémie, syphilis, myxœdème.

Cachou. — Suc d'un accacia contenant du tanin. Il est employé comme médicament tonique, astringent, antihémostatique et pour parfumer l'haleine.

MODE D'EMPLOI. Tisane, 10 gr. pour 1000 gr. d'eau ; teinture, 30 gr. dans potion ; pastilles contenant chacune 10 centigr.

Cacodylique (Acide) et **Cacodylate.** — V. ARSENIC.

Cadavre. — V. AUTOPSIE, DÉSINFECTION, MORT.

Cade (Huile de). — Huile extraite du genévrier, employée dans les maladies de peau (eczéma des mains, psoriasis, pelade).

MODE D'EMPLOI. On l'applique pure ou additionnée d'huile d'amandes douces, de glycérine ou d'axonge, dans la proportion de 1 à 15 gr. d'huile de cade pour 30 gr. de ces substances.

Caduque (du lat. *cadere*, tomber). — Partie de la muqueuse utérine qui entoure l'œuf et qui est expulsée avec les autres enveloppes après l'enfant (d'où son nom).

Cæcum (du lat. *cæcum*, aveugle). — Première partie du gros intestin placée dans la fosse iliaque droite (*fig.* 131). Il se prolonge au-dessous par une partie atrophiée rétrécie, l'*appendice*, et au-dessus, sans démarcation précise, avec le *côlon* ascendant. L'intestin grêle (iléon) s'y abouche à gauche à angle droit et s'y invagine même sous forme de la valvule iléo-cæcale ou de Bauhin.

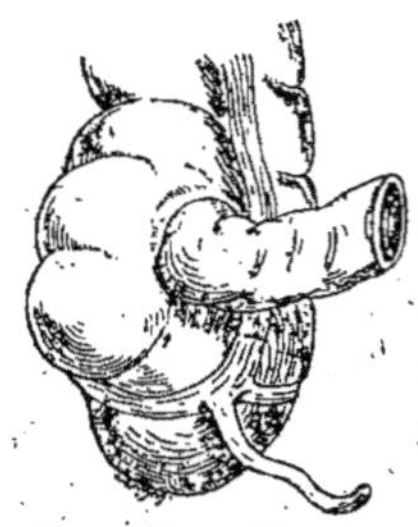

FIG. 131. — Cæcum.

Le cæcum peut être le siège d'inflammations (*typhlites*), de tuberculose, d'actinomycose, de cancer.

Café. — Graine du caféier.

ACTION. Tonique, excitant après torréfaction; fébrifuge lorsqu'il est non torréfié ou vert. — MODE D'EMPLOI. Le café torréfié se prend en infusion (25 gr. par tasse d'eau); le café vert en décoction (20 à 30 gr. par 300 d'eau).

INDICATIONS. *Café noir* : sommolence, empoisonnement par opiacés, migraine, névralgie, coqueluche ; *café vert* : prévention de fièvres intermittentes.

Intoxication (caféisme). — L'abus du café et du thé, dont le principe actif, *caféine* et *théine*, a une composition identique, peut provoquer des accidents aigus ou chroniques, particulièrement chez les prédisposés.

SIGNES. *Forme aiguë.* On l'observe après ingestion de quantité variable de café ou de thé chez des sujets nerveux et non habitués à ces boissons : excitation cérébrale, besoin continuel de mouvement, battements plus ou moins précipités et pénibles du cœur, envies fréquentes d'uriner et polyurie, insomnie. Ces troubles sont du reste très transitoires.

Forme chronique. Elle se produit par l'usage répété et habituel ; la dose varie suivant l'âge, le sexe, le tempérament, l'activité de vie ; 3 ou 4 tasses par jour suffisent pour la provoquer, surtout lorsque l'une d'elles est prise à jeun le matin. Les signes sont : une diminution de l'appétit, une dyspepsie avec distension stomacale et évacuation de gaz, constipation habituelle, interrompue quelquefois à intervalles par des débâcles, crises de gastralgie pénibles ; sommeil léger coupé de réveils et troublé par des rêves tristes et effrayants, exaltation de la sensibilité, fourmillements, chatouillements dus en partie à des éruptions avec démangeaisons ; excitation cérébrale suivie d'une fatigue intense pouvant aboutir à la neurasthénie ; palpitations avec pouls dur d'abord, puis plus tard faible ; urines fréquentes, particulièrement la nuit ; affaiblissement génital ; et tout cela entraîne, à la longue, une anémie profonde. L'usage du café est très nuisible aux enfants.

Caféine. — Alcaloïde du café, dont il est le principe actif.

DOSE ET MODE D'EMPLOI. 0 gr. 25 à 2 gr. en cachets, potion ou injection hypodermique (associée alors à quantité égale de benzoate de soude). — ACTION ET

INDICATIONS. Diurétique, antinévralgique (migraine, coqueluche), tonique excitant.

Bromhydrate, valérianate, citrate de caféine. — Mêmes doses, action antinévralgique.

Caillot (*fig.* 132). — Masse rougeâtre, formée par la coagulation du sang. Le caillot arrête les hémorragies en obturant les vaisseaux, d'abord temporairement, puis d'une façon définitive, après transformation fibreuse. V. aussi THROMBOSE.

Cal (du lat. *callus*, callosité). — Cicatrice des os, après fracture, par formation d'un tissu nouveau. V. FRACTURE.

Calcaire. — *Eau* calcaire. V. EAU. *Sels* calcaires. V. CHAUX.

Calcanéum. — Os qui constitue l'os du talon.

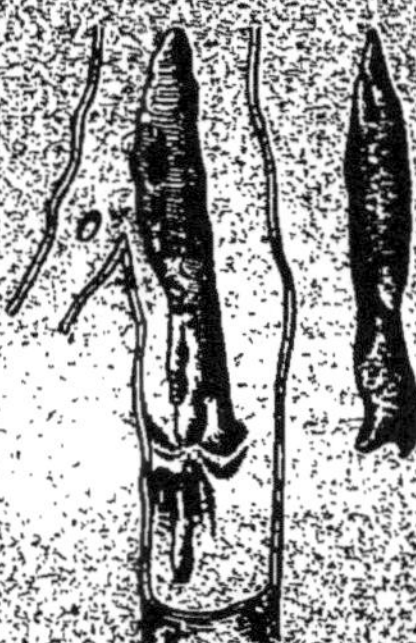

FIG. 132. — Caillot sanguin.

Calcification (du lat. *calx*, chaux, et *facere*, faire). — Dépôt de sels de chaux dans un tissu.

Calcium (du lat. *calx*, chaux).

Carbure de calcium. — ACTION. Conseillé comme désinfectant hémostatique, dans le cancer de l'utérus et du vagin, dans le chancre mou.

Chlorure de calcium. — Sel déliquescent.

DOSE ET MODE D'EMPLOI. 1 à 4 gr. L'emploi du chlorure de calcium doit être interrompu un jour après des périodes de 4 jours, puis suspendu tous les 8 ou 10 jours.

ACTION : 1° Pour prévenir les accidents dus au sérum antidiphtérique en même temps et pendant les deux jours qui suivent les injections, à la dose de 1 gr. (Netter).

2° Comme *antiprurigineux* dans des démangeaisons chroniques (prurigo, urticaire).

3° Comme *déchlorurant* et *diurétique* par l'élimination des chlorures urinaires qu'il provoque à la dose de 0,50 à 2 gr. (néphrites avec rein perméable et albuminuries).

4° Contre les *hémorragies*, 5 à 10 gr. par jour.

5° Dans la *pneumonie* (Netter), 1 à 2 gr. par jour.

6° Dans la *tétanie* et les *convulsions* de l'enfance, l'éclampsie, les vomissements incoercibles, 0,50 centigr. à 1 gr. heure par heure (6 gr. par jour).

7° Contre la *diarrhée* et les *vomissements des tuberculeux*.

8° Contre le *diabète*.

L'oxyde de calcium ou *chaux vive* est caustique et fait partie des pâtes épilatoires (pommade des frères Mahon). La *chaux éteinte* est de la chaux vive arrosée d'eau.

Eau de chaux. — PRÉPARATION. On verse 40 fois son poids d'eau sur de la chaux éteinte ; puis, après avoir jeté cette eau, on verse sur la chaux 100 fois son poids d'eau distillée, on agite ; lorsque cette solution a déposé, on filtre, et on a l'*eau de chaux médicinale*, qui doit être conservée dans des flacons bien bouchés, pour empêcher l'absorption de l'acide carbonique. — DOSES ET INDICATIONS. Comme *antidiarrhéique*, en potion ou en lavement, 100 à 200 gr., additionnés ou non d'eau de riz et de laudanum. Le *liniment oléo-calcaire*, mélange à partie égale d'eau de chaux et d'huile, est employé dans les brûlures.

Carbonate de chaux (ou *craie* préparée). — Entre dans la composition de dentifrices et est employé comme antidiarrhéique, antiacide, absorbant à la dose de 1 à 10 gr.

Hypophosphite, chloréoxydrophosphate, glycérophosphate, lactophosphate, phosphate. — ACTION. Fortifiant, antirachitique. — MODE D'EMPLOI. Cachets ou sirop. — DOSES. 10 à 50 centigr. pour l'hypophosphite ; 30 centigr. à 1 gr. pour le glycérophosphate, actuellement le plus employé ; 50 centigr. à 5 gr. pour les autres.

Chlorure de chaux. — Comme *antiseptique* de la bouche, 2 p. 100 ; comme *désinfectant*, 5 p. 100.

Asphyxie des fours à chaux (dégagement d'acide carbonique). — V. ASPHYXIE par ce gaz.

Calculs [du lat. *calculus*, caillou] (*fig.* 133). — Concrétions accidentelles qui se forment dans la vessie (pierre) ou les reins (gravelle, coliques néphrétiques ou des reins) ; dans la vésicule et les canaux biliaires (coliques hépatiques ou du foie) ; au voisinage des articulations (calculs uratiques des goutteux) ; dans le canal des glandes salivaires ; dans l'intestin et notamment dans le cæcum (appendicite) ; dans la prostate.

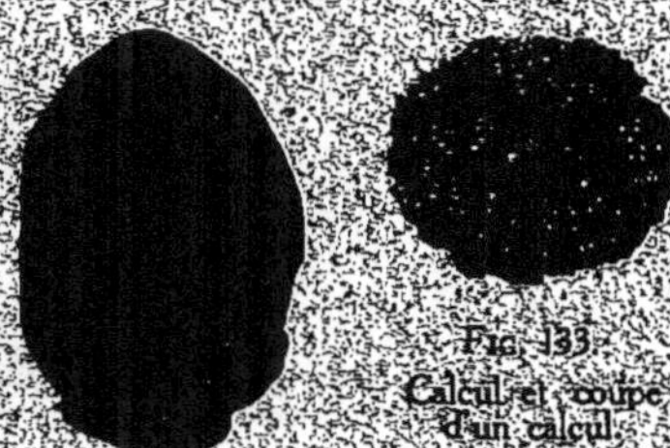

FIG. 133. Calcul et coupe d'un calcul.

Les dimensions des calculs varient d'un grain de sable à une masse de plusieurs kilogrammes (vessie) ; ils peuvent être uniques, ou plus ou moins nombreux ; leur forme est, en général, ovoïde et leur surface lisse, mais ils peuvent affecter toute autre disposition et même être hérissés de saillies ; leur durée est également très variable. Le noyau est, dans certains cas, un petit corps étranger (aiguille, balle, haricot, etc.).

Leur composition varie ; les concrétions goutteuses sont presque exclusivement composées d'urates ; les calculs hépatiques sont formés de cholestérine et des matières colorantes de la bile ; ceux de la vessie contiennent des proportions variables de phosphates, d'oxalates et d'urates ou d'un seul de ces sels.

Callosité (du lat. *callus*, durillon). — Épaississement de l'épiderme dû à des pressions répétées (paume des mains) ou à des chaussures mal faites. V. DURILLON, VERRUE.

Calmants. — Médicaments adoucissants (toux), antispasmodiques, narcotiques. V. BAINS, CHALEUR, DOULEUR, FROID, PURGATIF, et aux médicaments BAUME, BELLADONE, BROMURES, CAMPHRE, CATAPLASME, CHLORAL, CHLOROFORME, CHLORURE D'ÉTHYLE* ET DE MÉTHYLE*, GLACE, LAURIER-CERISE, OPIUM, ORANGER, SULFUREUX (bains), TILLEUL.

Calmette (Sérum de). — Sérum antivenimeux préparé à l'Institut Pasteur avec du sérum de cheval immunisé contre le venin de divers serpents. V. VENIN.

Calomel (protochlorure de mercure). — V. MERCURE.

Calorifère. — V. CHAUFFAGE.

Calotte. — Le port habituel d'une calotte entraîne une sensibilité exagérée au refroidissement et expose à une calvitie précoce.

Chez les chauves, la calotte est autorisée, car elle remplace la chevelure absente et préserve non seulement des rhumes, mais d'une surdité provoquée par des névralgies.

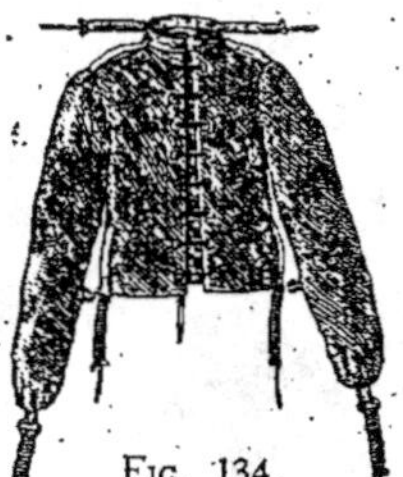

FIG. 134. Camisole de force.

Calvitie (du lat. *calvus*, chauve). — Chute définitive des cheveux. V. CHEVEUX.

Cambo (Basses-Pyrénées). — Ville d'eaux sulfurées calciques froides et ferrugineuses; altitude 30 mètres. Deux saisons : avril-mai et septembre-octobre (chaleur excessive en été).

MODE D'EMPLOI. Ceux des EAUX MINÉRALES* sulfureuses. — INDICATIONS. Bronchites humides, *diarrhées chroniques*, anémie, *tuberculose au début*, maladies de la peau, lymphatisme, rhumatisme.

Camisole de force (*fig.* 134). — Sorte de veste se fermant par devant avec une corde et dont les manches, prolongées au delà des mains et sans ouverture, portent une boucle permettant d'y attacher une corde. Des lanières fixées sur la veste permettent d'autres modes d'attache afin d'immobiliser un aliéné.

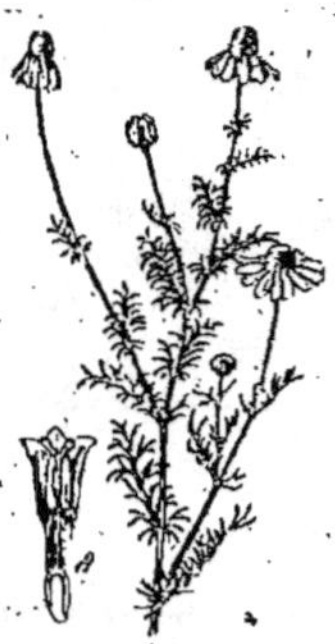

FIG. 135. Camomille.
a. Coupe de la fleur.

Camomille (*fig.* 135). — Plante de la famille des Composées, dont les fleurs sont employées comme digestif, calmant, antispasmodique.

MODE D'EMPLOI. A l'*intérieur*, tisane à odeur aromatique et goût légèrement amer, 5 gr. par litre d'eau. A l'*extérieur*, en frictions, huile de camomille simple ou camphrée.

Camphre. — Produit cristallisable d'une essence retirée du laurier ou camphrier du Japon.

MODE D'EMPLOI : 1° A l'*extérieur*, en solution (*alcool camphré*), 10 gr. p. 100 d'alcool ; — 2 gr. 50 p. 100 d'eau-de-vie ; 10 p. 100 d'huile ; — en pommade, 30 p. 100 d'axonge ; 2° A l'*intérieur*, poudre pour lavements ou pilules, 0 gr. 50 à 2 gr., 0,05 à 0,10 chez l'enfant.

ACTION ET INDICATIONS : 1° A l'*extérieur*, antiseptique et résolutif (contusions, entorses, luxations) ; 2° à l'*intérieur*, antispasmodique, antiaphrodisiaque ; supprime les sueurs nocturnes des phtisiques ; 3° stimulant (injection d'huile camphrée au 1/10). On peut injecter jusqu'à 0 gr. 20 par injection. Les grosses doses doivent être évitées, car il se forme souvent dans les tissus des tumeurs huileuses dangereuses.

Le camphre entre dans la composition de l'eau sédative* et de divers liniments.

Bromure de camphre. — DOSE. 0 gr. 50 à 1 gr. en pilules. Action antispasmodique et antiaphrodisiaque.

Empoisonnement. — SIGNES. *Haleine sentant le camphre*, vertiges, troubles de la vue, bruits dans les oreilles, faiblesse extrême, délire, convulsions, refroidissement général, quelquefois envies d'uriner. — PREMIERS SOINS. Faire vomir par chatouillement de la luette ou avec de l'ipéca, puis inhalations d'éther. Réchauffer le corps avec boules d'eau, frictions.

Camptodactylie (du gr. *kamptos*, courbe, et *dactulos*, doigt). — Inflexion permanente d'un ou plusieurs doigts de la main (Landouzy).

La phalangette est fléchie sur la phalangine et la phalangine est fléchie sur la phalange. La phalange non modifiée demeure dans l'axe du métacarpien. C'est une forme de rhumatisme chronique fibreux qui se rencontre chez les arthritiques.

Canal thoracique. — Canal collecteur de la lymphe*.

Cancer (du lat. *cancer*, crabe, écrevisse). — Tumeur maligne, résultant de l'apparition et du développement, en une partie quelconque du corps, d'un tissu nouveau, déviation d'un tissu normal ; les cellules cancéreuses cessent d'être soumises à la règle qui gouverne les cellules de l'organisme, une multiplication sans frein crée, dans le point malade, une colonie de cellules toutes semblables et cette colonie s'accroît indéfiniment en conservant son type cellulaire caractéristique (Regaud).

SIGNES. La forme de début du cancer est parfois une petite *tumeur* qui augmente peu à peu pour envahir les tissus voisins, poussant des prolongements à la manière d'un crabe (cancer du sein).

Dans d'autres cas, le cancer débute par une *ulcération* qui persiste, grandit et creuse en profondeur, comme le cancer de la langue.

Une fois constituée, la maladie suit une évolution extensive et progressive ; les cellules cancéreuses se détachent du noyau initial et vont infester l'organisme à la manière d'un parasite. Par voie lymphatique, elles sont entraînées dans les *ganglions* et déterminent des *adénites cancéreuses* ; par voie sanguine, elles sont disséminées au loin et s'implantent en un point quelconque (foie, poumons, rate), formant des *tumeurs secondaires métastatiques*, constituées par des cellules identiques à celles qui leur ont donné naissance.

Les troubles fonctionnels sont parfois très marqués dans le cancer : les douleurs peuvent être très vives ; le fonctionnement naturel des organes est entravé (troubles digestifs dans le cancer de l'estomac, troubles de la mastication et salivation dans le cancer de la langue), des complications graves peuvent s'observer : hémorragies par rupture d'un vaisseau.

Abandonné à lui-même ou traité trop tardivement, le cancer aboutit fatalement à la mort, par suite de la *généralisation* de la tumeur initiale, par suite de la résorption de poisons contenus dans les tumeurs. On voit le malade s'affaiblir, perdre les forces, l'appétit, s'anémier, prendre une teinte cireuse ou jaune paille, arriver à l'état de *cachexie cancéreuse* et succomber.

CAUSE. La cause intime du cancer est encore inconnue. L'*âge* joue un rôle important dans le développement du cancer : il est rare avant 30 ans et chez les sujets jeunes ; il s'agit presque toujours d'un cancer du tissu conjonctif (*sarcome*) ; il atteint son maximum entre 40 et 60 ans et intéresse alors, avec prédilection, le tissu épithélial (*épithéliome*).

Le rôle des *irritations et des inflammations chroniques* est important. Fréquemment on relève, avant l'apparition d'un cancer, l'existence d'une ulcération (ulcération de la langue, au niveau d'une dent cariée, ulcération du col de l'utérus, ulcère de l'estomac, etc.). Plus fréquemment encore on voit se développer le cancer sur une lésion inflammatoire chronique. A la bouche, le cancer de la langue apparaît volontiers sur ces plaques blanches (*leucoplasie*) qu'on observe chez les syphilitiques, souvent à la suite de l'abus du tabac. L'*association du cancer et de la syphilis* est d'ailleurs fréquente. Il existe, dans certains cas, une relation intime entre les deux diathèses ; chacune d'entre elles en s'influençant réciproquement donne lieu à des manifestations hybrides.

Sur la peau, le cancer succède souvent à d'anciennes dermatoses, comme le lupus. Dans la vésicule biliaire, il peut apparaître après une inflammation chronique calculeuse. La fréquence de ces altérations à l'origine d'un cancer est telle qu'on a décrit un certain nombre d'*états précancéreux*.

La cause de l'irritation chronique peut être *professionnelle*. On connaît depuis longtemps le *cancer des ramoneurs*, attribué au séjour de la suie dans les plis de la peau, en particulier de la peau des bourses. On a décrit le cancer cutané des ouvriers qui fabriquent des briquettes de *houille*, de ceux qui manient la *paraffine* brute, le *goudron*, la *toluidine*, etc. ; le cancer du poumon de certains *mineurs* qui inhalent des poussières irritantes, en particulier des poussières contenant du cobalt ou de l'arsenic ; enfin, le cancer des *radiologistes* qui, lorsqu'ils ne se protègent pas contre l'action des rayons X, voient se développer sur les mains des radiodermites chroniques, puis de véritables cancers, qui ont déjà fait de nombreuses victimes.

L'action des *rayons solaires* est également nocive ; on connaît la fréquence du cancer de la peau, de la face et des mains, chez les vieux mariniers, particulièrement exposés aux irritations du soleil.

Le cancer peut apparaître après un *traumatisme*, une blessure quelconque, ouverte ou fermée ; il peut survenir également sur de vieilles plaies atones, comme les ulcères variqueux.

TRAITEMENT. Actuellement, le traitement médical du cancer est un mythe. Tous les essais d'immunisation contre le cancer ayant échoué, il ne peut être question de vaccins, de sérums anticancéreux.

Ce que l'on peut faire, pour diminuer le nombre des cancers, c'est traiter les états précancéreux et, dans certaines industries, mettre en vigueur des prescriptions empêchant le développement de ces états précancéreux.

Une fois le cancer constitué, il faut le détruire le plus tôt possible. Le cancer, en effet, est une *maladie primitivement locale*, et un *traitement local* peut le guérir, s'il est précoce.

Quels sont donc les traitements du cancer localisé ? Ces traitements varient suivant la forme et la nature anatomique du cancer, mais pratiquement, on peut les ramener à deux principaux : l'*ablation chirurgicale* et l'*irridiation par certains rayonnements*.

L'*ablation chirurgicale* doit être large ; elle doit supprimer la partie visiblement malade et les parties voisines, car autour du cancer visible existe un semis invisible de cellules cancéreuses qui, laissées en place, donneraient naissance à des récidives.

Cette ablation doit être précoce ; plus le cancer est petit et jeune, moins l'opération sera mutilante, plus elle sera efficace.

A l'inverse de la chirurgie qui, ne pouvant choisir les cellules cancéreuses parmi les saines, ampute en bloc la partie malade, les *rayonx X* et certains rayons du *radium*, qui sont proches parents des rayons X, sont des poisons électifs, presque spécifiques, des cellules en cours de reproduction. Or le cancer est caractérisé par la multiplication indéfinie des cellules ; les radiations exerceront un choix d'une finesse admirable, frappant mortellement les cellules cancéreuses et respectant les saines. En pratique, cependant, le traitement du cancer par les radiations, s'il a fait de grands progrès, n'est pas encore résolu ; car il y a des différences très grandes de radiosensibilité entre les cancers ; certaines variétés sont plus résistantes que d'autres, quelques-unes même sont absolument réfractaires. De plus, du fait de leur siège, il y a des cancers inaccessibles aux radiations, il y a des cancers qui ont dépassé le stade de maladie locale, et qui, s'étant répandus dans tout l'organisme, sont au-dessus des ressources de l'art. Un cancer guérit d'autant mieux qu'il est traité d'une façon précoce. Mais, pour cela, il faut qu'il y soit reconnu de bonne heure et c'est là que réside la difficulté.

Les malades ne consultent pas en temps voulu, n'attachent aucune importance à des lésions qui paraissent insignifiantes et n'occasionnent aucune douleur. Et le plus souvent, quand ils viennent voir le médecin, il est trop tard.

Malades, méfiez-vous des indurations indolores, des crevasses, des ulcérations du sein, des pertes de sang sans gravité, mais que rien n'explique, des ulcérations persistantes de la langue, des lèvres ou du visage, des troubles digestifs persistants, s'accompagnant d'amaigrissement et de constipation, tous ces troubles peuvent être des avertissements, qu'à l'âge de 40 ans, il n'est pas permis de négliger. Dans tous ces cas, consultez immédiatement un médecin.

Cancroïde (de *cancer*, et du gr. *eidos*, forme). — Epithéliome malin de la peau et des muqueuses.

A la peau, il se produit de préférence à la face sur une ancienne crassé* sénile, ou aux orifices, sur les lèvres, sur la langue (cancers des fumeurs) [*fig.* 136], sur le plancher de la bouche, où il vient compliquer la leucoplasie*.

Au début, c'est une petite induration recouverte d'une croûte, qui s'ulcère sous l'influence de grattages. Il se forme bientôt une tumeur arrondie, grosse comme un noyau de cerise ou une noix, qui saigne facilement.

Les ganglions correspondants sont rapidement augmentés de volume.

Le cancroïde est une forme grave, infectante, essentiellement récidivante. Il ne faut pas perdre un temps précieux avec un traitement par le radium ou les

FIG. 136. — Cancroïde de la lèvre.

rayons X. L'ablation chirurgicale totale, précoce, large et profonde, est le seul traitement à employer.

Canitie (du lat. *canus*, chenu). — Blanchissement des cheveux.

Canne de Provence. — Plante de la famille des Graminées.

ACTION ET MODE D'EMPLOI. Antilaiteux employé par les femmes qui ne veulent pas nourrir leur enfant ou veulent le sevrer. Infusion de racine, 20 gr. par litre.

Cannelle. — Écorce employée comme tonique, excitant, stimulant, antispasmodique, digestif.

MODE D'EMPLOI. Vin, 8 gr. pour 100 ; teinture, 10 gr. pour 100 dans des potions cordiales.

Cannes (Alpes-Maritimes). — Station d'hiver au bord de la Méditerranée, plage de sable fin où l'on peut se baigner dès avril.

CLIMAT. — 1° *Vents*. La région des villas, en arrière de la ville proprement dite, est bien abritée des vents par des arbres et des collines. Le reste de Cannes est exposé aux vents de mer et quelquefois au mistral (nord). — 2° *Température*. Elle varie en moyenne hiver entre 9° (janvier) et 16°,5 (octobre). Il se produit un abaissement sensible au coucher du soleil. — 3° *Humidité*. Ciel pur, air sec, l'état hygrométrique variant entre 63 et 70. Pluies très abondantes, mais rares. Jamais de brouillards froids et humides. — 4° *Pression atmosphérique*. Forte et peu variable.

INDICATIONS. Les débilités par l'âge et la maladie, les convalescents, les vieillards ; les arthritiques, diabétiques, goutteux, obèses, rhumatisants chroniques ; les anémiques et les chlorotiques ; les neurasthéniques peu excitables à tendance dépressive ; les tabétiques ; les bronchitiques, emphysémateux et certains asthmatiques, les brightiques sans manifestations trop avancées de sclérose cardiovasculaire ; le rachitisme, la scrofule dans toutes ses formes et les tuberculoses locales, ganglionnaires, ostéoarticulaires, péritonéales, toutes tributaires de la zone maritime et de la cure marine et solaire associées ; l'adénopathie trachéo-bronchique ; les tuberculoses rénales et génito-urinaires, et la tuberculose pulmonaire torpide.

Ce n'est pas sans raison qu'on a appelé Cannes avec ses belles plages de sable le *Berck de la Méditerranée*. On traite à Cannes toutes les tuberculoses locales compliquées ou non d'une atteinte pulmonaire ; à l'asile Dollfus et dans les établissements privés du boulevard du Midi, les malades sont baignés à la mer pendant l'hiver ; avant et après le bain, la plus grande partie de la journée est consacrée à l'héliothérapie sur la place même et à la promenade en mer.

CONTRE-INDICATIONS. Les affections cérébrales et médullaires dans les phases subaiguës ; l'hystérie convulsive ; certains migraineux et herpétiques à manifestations cutanées, congestives ou névralgiformes ; hépatiques (congestions du foie, lithiase biliaire) ; et enfin les tuberculeux en période aiguë, la tuberculose à marche rapide, ou coupée d'épisodes aigus, de poussées broncho-pneumoniques, à éréthisme nettement accusé, la tuberculose laryngée ulcéreuse à une période avancée.

Cannet (Le). — Station hivernale, à 3 kilomètres de Cannes, mieux abritée que celle-ci contre le vent, par conséquent préférable pour tous les tuberculeux.

Cantharides (du gr. *kantharos*, scarabée, et *eidos*, forme) [*fig.* 137]. — Insectes coléoptères qu'on réduit en poudre, soit pour la mélanger à de l'axonge ou de la cire et de l'huile afin d'en faire un *emplâtre* irritant, soit pour en retirer par macération dans l'alcool ou l'éther une teinture également utilisée comme médicament.

MODE D'EMPLOI. Comme médicament externe, cette poudre forme la partie active des vésicatoires et de

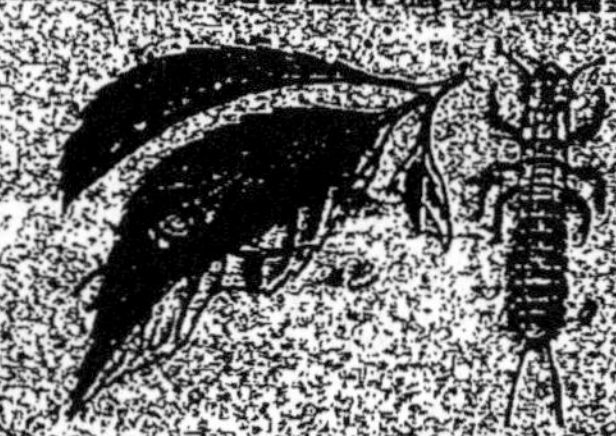

FIG. 137. — Cantharide.
a, Larve.

pommades ou de teintures irritantes employées pour faire repousser les cheveux. A l'intérieur, employée comme stimulant à la dose de 2 à 5 centigr.

Cantharidine. — Alcaloïde dangereux extrait de la poudre de cantharides, employé pour la fabrication des vésicatoires.

Empoisonnement par les cantharides. — SIGNES. Sentiment de brûlure à l'estomac, mal de tête, vomissements et diarrhée ; la face est rouge, les yeux brillants, les urines, qui sont rendues *difficilement* et en très petite quantité chaque fois, contiennent du sang. Puis le délire et des convulsions apparaissent, avec une grande excitation génésique. — PREMIERS SOINS. Faire vomir; puis eau albumineuse, tisane d'orge et calmant.

Canule. — Tube en métal, en bois ou en caoutchouc durci destiné à servir de terminaison à un bock, à un irrigateur ou à une seringue.

Caoutchouc. — Employé pour des enveloppements dans l'eczéma, pour les sondes, les bougies, les bassins, les tubes, les bandes compressives, les drains.

ACTION DU CAOUTCHOUC COMME OCCLUSIF. Le caoutchouc agit en isolant les surfaces malades, et en excitant énergiquement l'élimination de la sueur, dont il empêche l'évaporation.

HYGIÈNE DES VÊTEMENTS EN CAOUTCHOUC. Ces vêtements, employés pour se protéger contre la pluie, doivent être très larges, flottants, ne s'appliquer en aucun point contre le corps, de façon à permettre, au moins partiellement, l'évaporation de la sueur; on ne les conservera, sous peine de bronchite, que pendant la pluie. La grande chaleur qu'ils donnent engage, du reste, à les enlever dès que cela devient possible.

HYGIÈNE DES FABRIQUES DE CAOUTCHOUC. V. SULFURE DE CARBONE*.

Capillaire (du lat. *capillus*, cheveu). — Petit vaisseau sanguin ou lymphatique. V. CŒUR et CIRCULATION.

Capillaire. — Fougère (*fig.* 138), employée comme médicament calmant et sur-

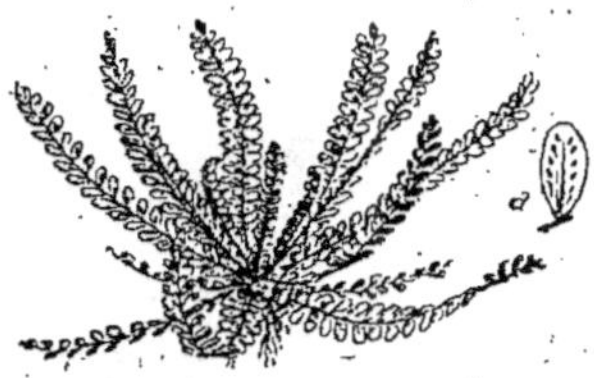

FIG. 138. — Capillaire.
a. Foliole vue en dessous.

tout comme pectoral contre la toux, sous forme de tisane (10 gr. par litre), de sirop ou de crème pectorale.

Capsicum. — Piment de Cayenne, poivre de Guinée. *Stimulant* contre chute des cheveux (10 grammes de teinture pour 100 d'alcool) ; *antihémorroïdaire* sous forme d'extrait aqueux (0 gr. 40 en 10 pilules pour une journée).

Capvern (Hautes-Pyrénées). — Station d'eaux sulfatées calciques ferrugineuses, tempérées (24°) ; altitude, 650 mètres. Climat doux. Saison : du 15 mai au 1er octobre. Ressources assez abondantes.

MODE D'EMPLOI ET INDICATIONS. V. EAUX MINÉRALES* calciques.

Carbone (Oxyde de). — Gaz incolore, inodore, formé par une combinaison à partie *égale* de carbone et d'oxygène, tandis que l'acide carbonique, produit normal de la combustion, contient deux parties d'oxygène pour une de carbone.

DANGER DE CE GAZ. L'oxyde de carbone, qui n'est pas seulement irrespirable comme l'acide carbonique, mais qui constitue un poison violent, se produit chaque fois que l'oxygène de l'air arrive en quantité insuffisante par rapport à la masse du combustible (poêle à combustion lente). Si la température au-dessus du foyer est très élevée, l'oxyde de carbone, en passant à ce niveau, s'enflamme et brûle avec une *flamme bleue* ; dans le cas contraire, il se répand dans l'air de la pièce, pénètre dans le poumon par la respiration et, passant dans le sang, envahit les globules sanguins et les rend incapables d'absorber de l'oxygène.

MOYEN DE RECONNAITRE SA PRÉSENCE. Pour constater la présence de l'oxyde de carbone, il suffit de faire passer le gaz suspect dans une dissolution ammoniacale d'azotate d'argent. La liqueur brunit à froid et, par l'ébullition, laisse déposer un précipité noir abondant.

L'eudiomètre de Coquillon-Gréhant ou grisoumètre permet de reconnaître exactement la quantité d'oxyde de carbone : l'air chargé de ce gaz décompose l'acide iodique contenu dans l'instrument ; l'iode mis en liberté est alors dosé et donne la proportion.

Empoisonnement. — SIGNES. Malaise général, douleurs de tête persistantes, engourdissement, étourdissements, bourdonnements d'oreilles. Face et extrémités bleuâtres. Palpitations, coma et mort. — TRAITEMENT. Grand air, tractions de la langue (V. ASPHYXIE), inhalations d'ammoniaque et d'oxygène.

Carbone (Sulfure de). — Antiseptique, préconisé contre la séborrhée du cuir chevelu ; très employé dans l'industrie, notamment pour la sulfuration ou vulcanisation du caoutchouc. Il peut alors provoquer, soit par lui-même, soit par la formation d'hydrogène sulfuré, des accidents très importants.

Empoisonnement. — 1° *aigu*. SIGNES. Apparition brusque de maux de tête violents, de troubles de la vue, de bourdonnements d'oreilles, de vertige et de vomissements avec affaiblissement général intense. — 2° *chronique*. SIGNES. Les troubles sont les mêmes que dans la forme aiguë, mais se produisent graduellement ; ils aboutissent à une anémie profonde, à la perte de la mémoire et à la paralysie. — HYGIÈNE PROFESSIONNELLE. Travail en vase clos. Aération permanente des ateliers dont le plancher devra être à claire-voie, pour laisser sortir les vapeurs délétères, qui sont très lourdes. — PREMIERS SOINS. Porter le malade au grand air, lui faire au besoin respirer de l'oxygène.

Carbonique (Acide). — Gaz irrespirable, produit par la combustion *complète* du charbon et par la respiration. La proportion dans l'air de la campagne près de Paris est de 29 lit. 8 par mètre cube, de 34 lit. à l'intérieur de Paris et peut atteindre ou dépasser 200 lit. dans une salle après une réunion nombreuse.

L'acide carbonique est employé en dissolution dans de l'eau comme médicament.

I. **Asphyxie par l'acide carbonique.** — V. ASPHYXIE.

II. **Eaux chargées d'acide carbonique.**

ACTION. Anesthésique local, antivomitif.

MODE D'EMPLOI. 1° *Eau gazeuse*, V. À EAU gazeuse et À SPARKLET.

2° *Limonade gazeuse en poudre* : 3 gr. d'acide citrique et 3 gr. de sucre râpé sont jetés dans 1 litre d'eau, puis on y verse 2 gr. de bicarbonate de soude.

3° *Poudre gazogène acide.*

Sucre blanc	200 gr.
Poudre d'acide tartrique	24 gr.
Essence de citron	2 gttes
Bicarbonate de soude en poudre	25 gr.

Une cuillerée à café dans un verre d'eau.

4° *Poudre gazogène alcaline* : Verser dans un verre d'eau 2 gr. de bicarbonate de soude, puis 1 gr. 3 d'acide tartrique.

5° *Potion antivomitive de Rivière*, en 2 bouteilles :

N° 1	Bicarbonate de potasse	2 gr.
	Eau	65 gr.
N° 2	Acide citrique	2 gr.
	Eau	65 gr.

On avale successivement une cuillerée des deux bouteilles, de façon que l'acide carbonique qui se forme par l'action de l'acide sur le bicarbonate se dégage dans l'estomac.

Neige. — L'acide carbonique liquide au sortir de l'obus dans lequel on le livre, s'échappe avec force en donnant une neige blanche qui, comprimée, forme le *crayon d'acide carbonique neigeux* dont la température est de — 79°.

On l'emploie avec une pression variable sur la peau pour un contact variant, suivant l'effet désiré, entre 5 à 80 secondes pour traiter le lupus érythémateux, les épithéliomes superficiels, les kératomes séniles, les chéloïdes et les nævi.

Carcinome. — Syn. de *cancer*.

Cardia (du gr. *kardia*, cœur). — Ouverture supérieure de l'estomac placée près du cœur. V. ESTOMAC.

Cardialgie (du gr. *kardia*, et *algos*, douleur). — Forme de gastralgie (V. maladies de l'ESTOMAC), siégeant à la partie supérieure de l'estomac, aux environs du cardia.

Cardiaque. — V. CŒUR.

Carence (Maladies par) [du lat. *carere*, manquer]. — Maladies déterminées par l'insuffisance ou l'absence dans les aliments usuels et par suite dans l'organisme, de certains principes essentiels ou *vitamines** dont l'homme est incapable de réaliser la synthèse et qu'il doit, par conséquent, recevoir tout formés de l'extérieur (Weill et Mouriquand).

Parmi les maladies par carence, citons le béribéri*, le scorbut*, et pour certains auteurs, la pellagre*. V. VITAMINES.

Carica papaya. — Plante qui produit la *papaïne*, pepsine végétale. Dose, 10 à 40 centigr. contre les dyspepsies.

Carie (du lat. *caries*). — 1° *des os*. V. OS (maladies) ; 2° *des dents*. V. DENTS.

Carlsbad (Tchéco-Slovaquie). — Ville d'eaux gazeuses bicarbonatées sodiques (1 gr. 36), chlorurées sodiques (1 gr.), et sulfatées sodiques (2 gr. 36), chaudes (73°) ; altitude, 384 mètres. Saison toute l'année, mais plus spécialement du 1er mai au 1er octobre. Climat à variations brusques. Ressources abondantes, promenades.

MODE D'EMPLOI. Ceux des EAUX MINÉRALES* alcalines, surtout en boissons. Boues ferrugineuses. Cure de lait et de petit-lait. — INDICATIONS. Maladies du foie, goutte, alcoolisme chronique, notamment à forme hépatique et gastrique, gravelle, diabète, constipation habituelle.

Carminatifs (du lat. *carminare*, chasser). — Médicaments qui expulseraient les gaz de l'intestin (anis, mélisse, sauge, fenouil, coriandre).

Carotides. — Artères du cou (*fig.* 139).

Les *carotides primitives* naissent à gauche directement de l'aorte, à droite par l'intermédiaire du tronc brachiocéphalique. Elles s'élèvent le long du cou et se

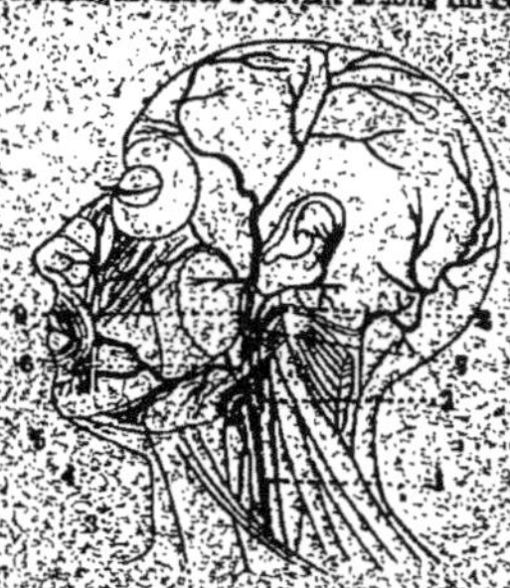

FIG. 139. — Artères carotides.

1. Carotide primitive ; 2. Carotide interne ; 3. Carotide externe ; 4. Thyroïdienne supérieure ; 5. Linguale ; 6. Faciale ; 7. Occipitale ; 8. Auriculaire postérieure ; 9. Maxillaire interne.

divisent au niveau du bord supérieur du larynx en : 1° *carotide externe*, qui se dirige vers l'articulation du maxillaire inférieur et distribue ses branches à la face, à la langue et au pharynx ; 2° *carotide interne*, qui passe le long de la colonne vertébrale, entre dans le crâne par le canal carotidien et se divise pour irriguer le cerveau.

Carotte. — Plante de la famille des Ombellifères.

La racine est émolliente, diurétique, vermifuge ; elle s'emploie sous forme de sirop (1 de suc pour 2 d'eau et 4 de sucre) dans l'enrouement. Les carottes crues sont données aux enfants le jour qui précède l'emploi des vermifuges pour en accroître l'effet. Le jus de carotte crue a été employé en ingestion (50 à 150 gr. par jour) contre l'impétigo de la face. Les infusions de graines stimulent l'appétit et favorisent la lactation. Emploi de la carotte dans le traitement des maladies de foie (carottes à la Vichy).

Carpe. — Partie osseuse du poignet (*fig.* 140) s'articulant en haut avec le radius et le cubitus et en bas avec les 5 métacarpiens.

Le carpe est constitué par deux rangées d'os, l'une supérieure, formée de dehors en dedans du *scaphoïde* E, du *semilunaire* O, du *pyramidal* D et du *pisiforme* C ; l'autre inférieure du *trapèze* I, du *trapézoïde* H, du *grand os* G de l'*os crochu* ou *unciforme* F. Des syno-

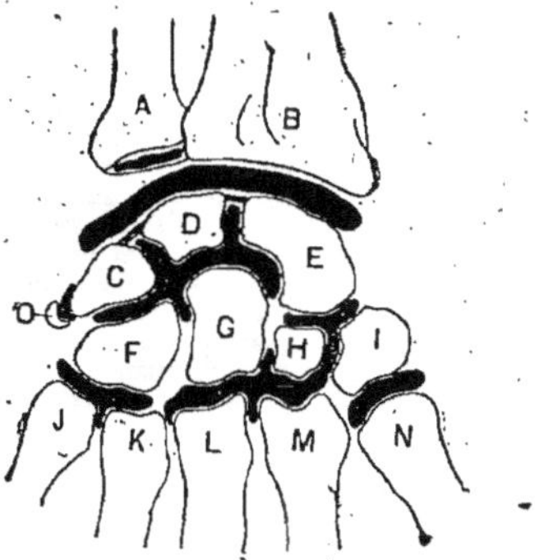

FIG. 140. — Os du carpe.

Avant-bras : A. Cubitus ; B. Radius : *Carpe* : O. Semilunaire ; C. Pisiforme ; D. Pyramidal ; E. Scaphoïde ; F. Os crochu ; G. Grand os ; H. Trapézoïde ; I. Trapèze ; *Métacarpe* : J, K, L, M, N.

viales (en noir sur la figure) sont intercalées entre ces os. Les deux faces et surtout la palmaire creusée en gouttière sont sillonnées par des tendons agissant sur la main et les doigts. Le carpe est le siège de prédilection des kystes synoviaux. V. SYNOVIALES.

Carphologie (du gr. *karphos*, flocon, et *legein*, recueillir). — Action des doigts qui cherchent automatiquement ou inconsciemment à saisir de petits objets imaginaires ou à ramener les couvertures (signe grave survenant dans les maladies aiguës, la fièvre typhoïde, en particulier).

Carreau. — V. PÉRITONITE tuberculeuse.

Cartilage. — Tissu élastique qui constitue le squelette du fœtus. La plupart s'ossifient, mais quelques-uns sont permanents (cartilage du nez, des oreilles, épiglotte).

Carvi. — Plante de la famille des Ombellifères (*fig.* 141).

Toutes les parties sont aromatiques, mais particulièrement la racine et les fruits qu'on emploie comme condiment et médicament excitant, diurétique et carminatif comme l'anis, à la dose de 2 à 4 gr. La tisane a un goût agréable rappelant celui du kummel.

Cascara sagrada. — Ecorce d'une plante de la famille des Rhamnacées.

ACTION. Médicament laxatif. — MODE D'EMPLOI. 50 à 75 centigr. de poudre en cachets ou en pilules.

Cascarine. — Principe actif du cascara sagrada, employé également comme laxatif en pilules de 0,05 à la dose de 0,10 à 0,25.

Caséeuse (Dégénérescence) ou **Caséification** (du lat. *caseum*, fromage). — Transformation sous l'action des bacilles de Koch des cellules occupant le centre des tubercules en une masse opaque jaunâtre ressemblant au

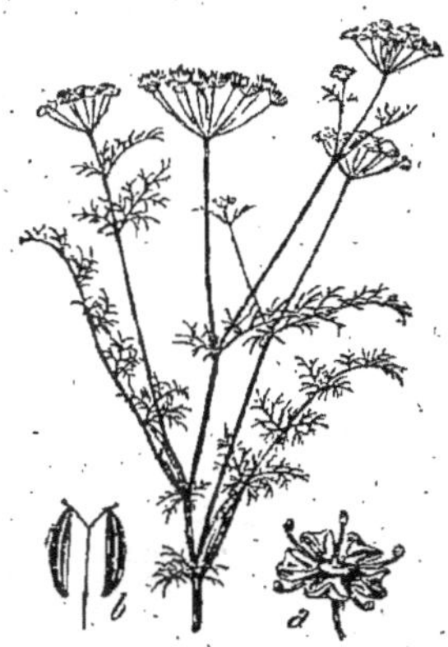

FIG. 141. — Carvi.
a. Fleur ; *b*. Graine.

fromage de Roquefort. C'est une forme de nécrose. La masse caséeuse peut soit s'enkyster, soit être éliminée au dehors après s'être ramollie en laissant après elle une *caverne*.

Pneumonie caséeuse. — Forme de tuberculose*.

Caséine. — Nucléo-albumine constituant la matière albuminoïde du lait*. Elle est à l'état liquide dans l'organisme, se coagulant sous l'action des acides (notamment l'acide lactique) et de la présure. Mêlée à du beurre, elle constitue le fromage.

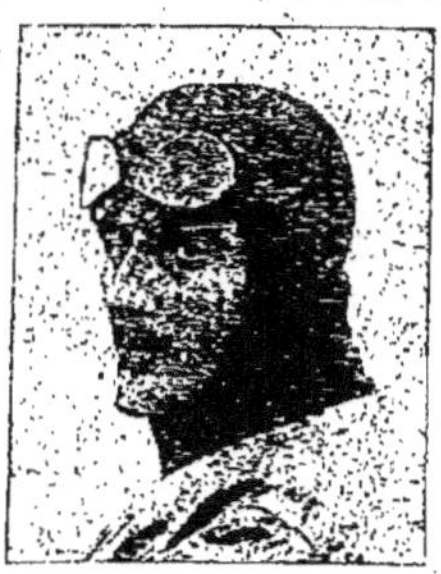

FIG. 142.
Casque d'aviateur.

Casque. — Coiffure de protection.

I. D'aviateur (*fig.* 142). — Généralement formé d'une calotte hémisphérique en cuir bouilli doublé de feutre, faisant le tour de la tête, d'un couvre-nuque en cuir et de rabats percés de trous pour les oreilles.

II. **Colonial** (*fig.* 143). — Excellente coiffure pour les pays chauds, généralement en liège recouvert de toile blanche, bien supérieure au képi à couvre-nuque, mais à condition qu'elle soit fabriquée en tissu très léger.

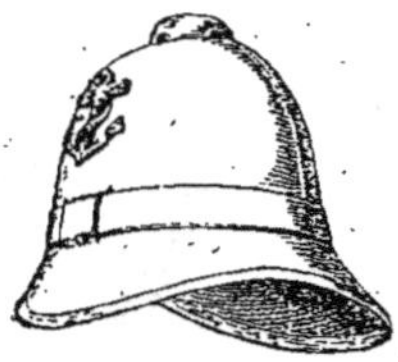

FIG. 143.
Casque colonial.

III. **C. métallique de guerre** (*fig.* 144). — Le rôle protecteur du casque Adrian ne fait plus aucun doute. Dès son invention, en 1915, la proportion des hommes tués ou blessés grièvement par projectiles frappant la tête a beaucoup diminué. Les blessures ont été d'ordinaire peu graves, le projectile ayant été dévié par la surface métallique. Alors que, avant le cas, on comptait 1 trépanation sur 3 interventions, il y en a eu à peine 1 sur 10 interventions, quand le port du casque a été réglementaire.

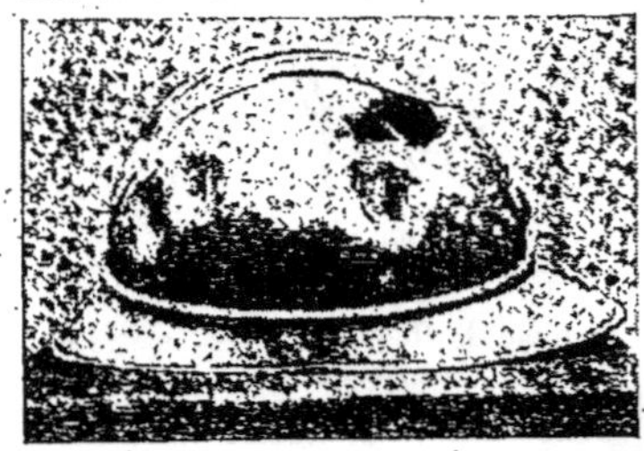

FIG. 144. — Casque métallique de guerre.
Photographie authentique d'un casque mutilé ayant protégé la vie d'un soldat.

Casse. — Pulpe du fruit d'une plante appartenant à la famille des Légumineuses.

ACTION. Médicament laxatif doux. — MODE D'EMPLOI. La pulpe, séparée des grains et passée à travers un tamis, constitue la casse *mondée*, qu'on prend à la dose de 60 gr. dans 500 gr. d'eau en 1 ou 2 heures.

Castration (du lat. *castratus*). — Ablation chirurgicale d'un ou des deux testicules, d'un ou des deux ovaires.

Catalepsie (du gr. *katalepsis*, suspension). — Cessation brusque, mais ordinairement courte, des mouvements volontaires, sans lésion des muscles et avec aptitude des membres et du tronc à conserver les attitudes données ou celles dans lesquelles l'individu se trouvait au moment de l'attaque. Conservation de l'intelligence et du sentiment, mais impossibilité de répondre aux questions.

CAUSES. Maladies nerveuses, hystérie ; intoxication (alcoolisme, urémie).

Catalyse (du gr. *katalysis*, dissolution). — Influence de certains corps sur la composition chimique de certains autres mis au contact les uns des autres, sans que ces corps soient altérés dans leur composition.

Cataphorèse (du gr. *kata*, en bas, et *pherô*, porter). — Synonyme de IONISATION.

Cataplasme (du gr. *kata*, dessus, et *plassein*, appliquer). — Médicament externe, formé de farines ou de poudres délayées de manière à former une bouillie épaisse et que l'on étale sur un linge pour être appliqué chaud (30 à 35°) ou froid sur une région malade. Au moment d'appliquer les cataplasmes, on y ajoute souvent une substance médicamenteuse. On les renouvelle d'ordinaire de deux à six fois par jour.

L'effet est d'autant plus intense que le cataplasme conserve plus longtemps son eau ; d'où l'emploi, à l'extérieur, de taffetas gommé ou de toile caoutchoutée.

MANIÈRE DE CONFECTIONNER : 1° Etaler sur une table un morceau de tarlatane ou de mousseline, ne portant ni ourlet, ni couture et un peu plus grand que le double du cataplasme désiré ; 2° verser dessus la pâte, puis replier le linge sur lui-même et sur la pâte, en faisant glisser celle-ci entre les deux lames du linge. Pour étaler régulièrement, on soulève successivement les quatre côtés jusqu'à ce qu'on ait une épaisseur uniforme d'environ 1 centimètre (cataplasme *mince*) à 2 centimètres (cataplasme *épais*). On replie alors les quatre bords dans une largeur de 6 à 8 centimètres pour former un encadrement qui empêche le cataplasme de fuser. — MODE D'APPLICATION. Tenir horizontalement en prenant les deux bords opposés, puis renverser rapidement sur la région malade. Si le cataplasme est très grand, le replier pour le porter, en interposant entre les deux faces un linge sec. Lorsque le cataplasme est placé, on le fixe avec une bande ou un bandage de corps. Pour l'enlever, on le soulèvera doucement par un des bords, puis on essuiera la surface avec un linge sec. — VARIÉTÉS : 1° *Cataplasmes émollients.* Ils sont employés tièdes (30 à 35°) et sont calmants (coliques), résolutifs et maturatifs, c'est-à-dire que, suivant le degré d'inflammation, ils préviennent ou accélèrent la suppuration. On emploie dans ce but la farine de lin*, la fécule de pomme de terre, les poireaux*. On ajoute souvent une quantité variable de laudanum (V. OPIUM). 2° *Cataplasmes antiseptiques.* Au lieu d'eau simple, employer de l'eau boriquée, ou, une fois fait, l'arroser avec de l'alcool camphré. On remplace, maintenant, souvent le cataplasme par un pansement antiseptique*. 3° *Cataplasmes excitants.* Saupoudrer la surface avec de la farine de moutarde* ou ajouter à la farine de lin une proportion d'un quart ou d'un tiers de ladite moutarde. Le cataplasme doit alors être froid ou tiède, la chaleur faisant évaporer le principe actif de la moutarde.

Cataplasmes secs, c'est-à-dire pouvant être conservés à l'état sec jusqu'au moment d'être utilisés. — Il en existe plusieurs variétés ; le *ouataplasme Langlebert*, le *cataplasme Hamilton*, formé de bandes de toile recouvertes d'un mucilage de graines de lin et de guimauve, qu'on trempe dans de l'eau chaude pendant une minute et qu'on recouvre de gutta-percha ; le *cataplasme Lelièvre*, formé d'un mucilage d'une algue, le *fucus crispus* (V. CARRAGAHEN), entre deux feuilles de ouate. Ces cataplasmes ont l'avantage d'être immédiatement à la disposition et l'inconvénient de se dessécher et de se refroidir trop vite.

PRÉCAUTION. Afin d'éviter les brûlures, avoir toujours soin d'essayer la température d'un cataplasme sur le dos de sa main.

Cataracte (du gr. *katarassein*, troubler). — Opacification du cristallin. V. ŒIL.

Catarrhe (du gr. *kata*, en bas, et *rhéo*, je coule). — Inflammation aiguë ou chronique des muqueuses, avec augmentation de la sécrétion normale. V. BRONCHITE, ESTOMAC, INTESTIN (entérite), OREILLES, VESSIE.

Catatonie (du gr. *kata*, en bas, et *tonos*, tension). — Attitude figée prise, soit spontanément (*forme active*), soit imposée par une autre personne (*forme passive*).

Les attitudes incommodes sont conservées 20, 30 minutes ; la face est sans expression, les contractions de certains de ses muscles ne répondant à aucun sentiment ; la sensibilité est atténuée.

CAUSES. Le plus ordinairement elle se produit dans la *démence précoce*, beaucoup plus rarement dans la paralysie générale de la femme, dans la mélancolie, dans l'urémie, et alors elle est seulement passive.

Catgut (de l'angl. *catgut*, boyau de chat). — Lien de tissu animal, qu'il soit ou non du boyau de chat, employé pour faire la ligature des artères ou des plaies, parce qu'il se résorbe à la longue après avoir fait son effet. Il doit être absolument aseptique. Dans ce but, on le conserve dans un antiseptique.

Cathartique (du gr. *katharsis*, purgation). — Synonyme de purgatif.

Cathérétiques (du gr. *kathaireô*, je détruis). — V. CAUSTIQUES.

Cathéter et **Cathétérisme** (du gr. *katheter*, de *kathienai*, plonger). — Sonde ou bougie et action de sonder, c'est-à-dire de faire passer une tige creuse fermée (bougie) ou ouverte (sonde) dans un canal étroit : trompe d'Eustache (oreille*), utérus, canal lacrymal*, urètre.

Cathode (du gr. *kata*, en bas, et *odos*, route). — Pôle négatif d'une pile ou d'une ampoule de Crookes.

Cauchemars (du lat. *calcamala*, oppression désagréable). — Rêves pénibles qui se produisent au début ou à la fin du sommeil.

CAUSES : 1° *Circonstances extérieures*. Refroidissement ou rayon de soleil dû à l'ouverture d'une fenêtre, bruits dans le voisinage. 2° *Mauvaise position*. Bras sur poitrine, attitude en chien de fusil. 3° *Indispositions*. Rhume de cerveau, bouche mauvaise par usage exagéré de tabac. 4° *Maladies* du cœur, du poumon, cancer d'estomac, alcoolisme, lombrics, ténias, digestions difficiles, coucher après gros repas, maladies nerveuses, excès de fatigue physique (cyclisme trop prolongé). *Des cauchemars de même nature, se répétant à intervalles rapprochés*, peuvent être le premier signe d'une maladie et doivent nécessiter un examen médical. V. aussi SOMMEIL : *Terreurs nocturnes*.

Causalgie (de *kausis*, brûlure, et *algos*, douleur). — Névralgie, décrite par Weir-Mitchell, donnant la sensation d'une sorte de brûlure, de cuisson accompagnée de rougeur de la peau, qui est lisse, luisante, crevassée en certains points et très hyperesthésiée.

SIÈGE à la paume des mains, plante des pieds ; quelquefois, mais rarement, sur les membres et le tronc.

Cette maladie était attribuée à une plaie des nerfs avec section incomplète. On admet actuellement qu'il s'agit d'une névrite du plexus sympathique qui accompagne les vaisseaux de ces nerfs.

TRAITEMENT. Ablation totale de la gaine sympathico-cellulaire de l'artère de la région douloureuse sur une certaine étendue, et résection d'un segment de cette artère. *Autre méthode*. Injection de 2 cm³ d'alcool à 60° dans le tronc du nerf (Sicard). Des améliorations et même des guérisons ont été obtenues par ces deux procédés.

Caustiques (du gr. *kaustikos*, de *kaiein*, brûler). — Substances qui, mises en contact avec le corps, en altèrent puis en détruisent l'organisation. Syn. CORROSIFS.

VARIÉTÉS. Les caustiques dits *cathérétiques* sont employés pour refréner un excès de bourgeonnement des plaies ou détruire une excroissance de l'épiderme (verrues*) : leur action cautérisante est modérée, soit parce qu'ils sont peu caustiques, comme l'alun calciné, soit, le plus souvent, parce qu'on s'en sert à petite dose et par un simple toucher rapide, comme le nitrate d'argent, les acides azotique et chromique. Les caustiques proprement dits sont : le fer rouge, les acides forts, le chlorure d'antimoine*, la pâte arsenicale, la potasse* caustique, la chaux* vive, l'ammoniaque* concentrée. La partie détruite porte le nom d'*escarre*.

Empoisonnement par les caustiques acides et les alcalis. — SIGNES. Les douleurs sont très vives partout où le corrosif a passé et notamment dans l'estomac. La substance a laissé sa trace sur les lèvres et dans la bouche sous forme d'une escarre (croûte plus ou moins épaisse de substance mortifiée) qui peut être *noirâtre* (acide sulfurique), *jaunâtre* (acide nitrique), *blanche* (acide chlorhydrique), *grise* (potasse, ammoniaque, eau sédative).

PREMIERS SOINS. Faire boire de l'eau de savon et de l'huile, s'il s'agit d'un acide ; de l'eau vinaigrée, puis de l'huile, s'il s'agit d'un alcali.

Brûlure par les caustiques et les alcalis. V. BRULURES.

Cautère et **Cautérisation**. — Médication qui consiste à brûler superficiellement les tissus pour produire une révulsion ou, d'une façon plus intense, pour détruire les parties morbides ou obtenir une action hémostatique.

VARIÉTÉS. **Cautérisation chimique.** — V. à CAUSTIQUES : *Caustiques cathérétiques*.

Cautérisation par la chaleur. — Le ***galvanocautère*** (*fig.* 145) est un appareil destiné à cautériser les tissus au moyen d'une anse métallique, généralement en platine chauffée au rouge par le passage d'un courant électrique provenant soit d'une batterie de piles au bichromate ou d'accumulateurs, soit d'un petit transformateur.

Le galvanocautère comprend : 1° un *manche porte-cautère* avec interrupteur ; 2° une série de *pointes* ou d'*anses* métalliques portées à l'incandescence par le passage du courant.

INDICATIONS. Cet appareil est très utilisé pour les pointes de feu fines, pour la cautérisation des amygdales, du nez, des yeux, de l'utérus. Il offre l'avantage de pouvoir être introduit froid dans une cavité et d'être chauffé une fois en bonne place.

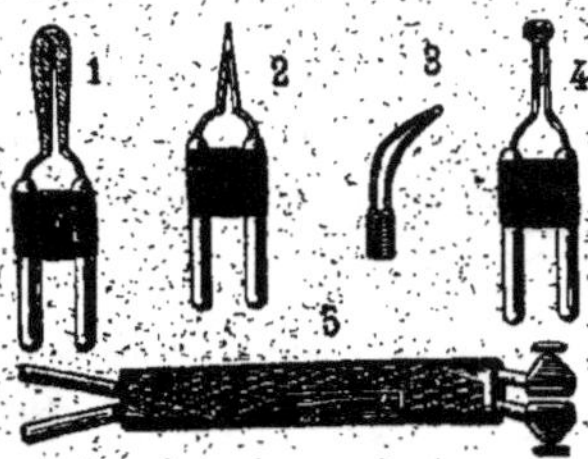

FIG. 145. — Galvanocautère.
1. Lame tranchante; 2. Pointe; 3. Pointe recourbée; 4. En boudin; 5. Manche porte-cautère.

Le ***thermocautère*** (*fig.* 146) se compose d'une tige creuse d'acier, terminée par une partie plus ou moins amincie en platine, portée au rouge cerise ou blanc par le passage dans la flamme d'une lampe à alcool. On maintient cette température en faisant pénétrer dans la tige, par l'effet d'une soufflerie, de l'essence minérale. Grâce à ces instruments, on peut faire en quelques secondes une grande quantité de *pointes de feu*, qui sont d'autant moins douloureuses que la chaleur est plus intense. Avant de pratiquer les pointes de feu, on antiseptise la surface par un lavage au sublimé (0 gr. 50 par litre), et dès que la cautérisation est opérée, on applique comme pansement un linge trempé dans la même solution ; la douleur diminue rapidement, puis disparaît. Le pansement est renouvelé, suivant les besoins, une ou deux fois à deux jours d'intervalle. V. aussi MOXA.

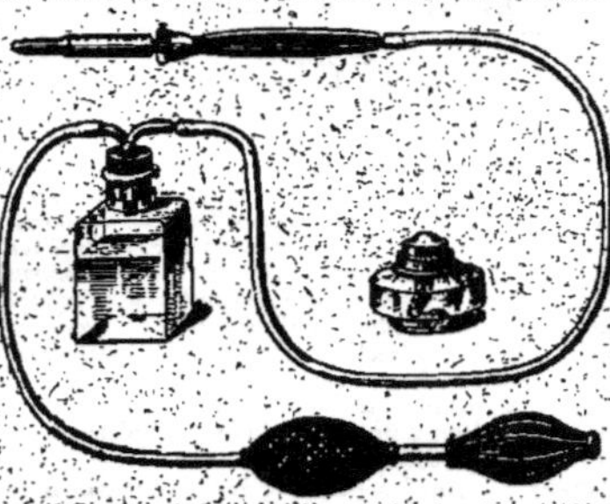

FIG. 146. — Thermocautère.

Pour rendre indolores les pointes de feu, on peut appliquer sur la région, pendant 10 minutes, une compresse imbibée de 1 à 3 gr. de gaïacol et recouverte de taffetas gommé.

INDICATIONS. Hydarthrose, douleurs rhumatismales, arthrite sèche, tuberculose.

Cautérisation par le froid. — V. CRYOTHÉRAPIE.

Cauterets (Hautes-Pyrénées). — Ville d'eaux sulfurées sodiques chaudes, offrant des ressources pour toutes les bourses (neuf établissements). Vingt sources, dont la température varie entre 32° et 58°.

MODE D'EMPLOI. Celui des EAUX MINÉRALES* sulfureuses, particulièrement gargarisme, inhalations, humage.

ACTION CURATIVE. Les eaux de Cauterets sont moins excitantes que celles de Luchon. Elles sont particulièrement indiquées dans les bronchites sèches, tuberculose torpide, affections naso-pharyngo-laryngées, névralgies rhumatismales, acné, eczéma non prurigineux, gravelle, métrite, tuberculose torpide et syphilis.

CONTRE-INDICATIONS. État aigu des bronches, formes fébriles de la tuberculose, asthme nasal, affection douloureuse des articulations ou de la peau, dyspepsie goutteuse et constipation, artériosclérose.

Cavernes (du lat. *cavus*, creux). — Excavations produites dans le poumon (le plus souvent aux sommets) par les lésions tuberculeuses. Leur diamètre atteint parfois celui d'une grosse pomme et même plus. Les parois, très irrégulières, sont formées par une coque fibreuse. V. TUBERCULOSE.

Caves (Veines). — V. CŒUR.

Caviar. — Aliment fourni par des œufs de gros poissons (ordinairement d'esturgeons) ; il contient beaucoup de phosphore et convient aux affaiblis, particulièrement aux nerveux déprimés.

Cécité (du lat. *cæcus*, aveugle). — V. AVEUGLE.

Ceintures. — Il en existe plusieurs variétés : les unes sont destinées à maintenir une hernie ombilicale (V. HERNIE) ou une éventration, d'autres à soutenir le ventre pendant une grossesse (V. GROSSESSE) ou à lutter contre les troubles produits par la dilatation d'estomac ou des intestins. V. ESTOMAC.

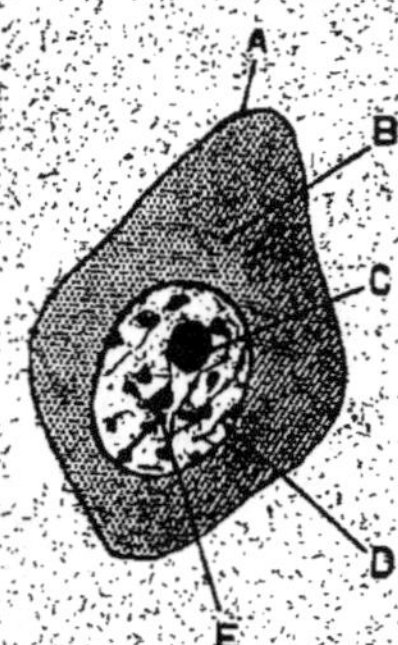

FIG. 147.
Cellule animale (schéma).
A. Membrane d'enveloppe; B. Cytoplasma; C. Nucléole; D. Noyau; E. Chromatine.

Cellule (du lat. *cellula*, petite chambre). — Élément primordial des tissus de l'organisme animal et végétal, ayant des dimensions variant de cinq millièmes de millimètre à un cinquième de millimètre.

Lorsqu'elle est complète (*fig.* 147), elle est constituée par : 1° une petite masse granuleuse de *protoplasma* (du gr. *prôtos*, premier et *plassein*, donner une forme) ou *cytoplasma* imbibé d'un liquide et composé de matières albuminoïdes : il constitue la partie la plus vivante de la cellule ; 2° à sa périphérie ce protoplasma se condense souvent en formant une *membrane d'enveloppe* amorphe, qu'on ne retrouve pas très distinctement dans d'autres cellules, notamment les globules blancs du sang et les cellules nerveuses ; 3° plus ou moins au centre, un corps arrondi ou ovale, le *noyau*, qui contient lui-même une partie plus dense, le *nucléole* et des grains irréguliers de *chromatine*.

Cellulite. — Altération aiguë et chronique du tissu cellulaire, débutant en général par la congestion pour aboutir habituellement à l'hypertrophie, puis à la rétraction et à la sclérose, plus rarement à la suppuration.

Centaurée [Petite] (*fig.* 148). — Plante de la famille des Gentianées. Les sommités fleuries sont employées en tisane sous forme d'infusion (10 gr. par litre), comme tonique et digestif.

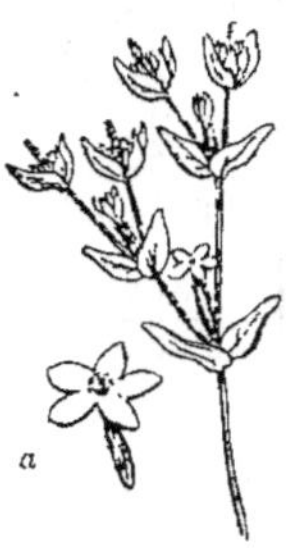

FIG. 148.
Petite centaurée.
a. Fleur.

Céphalalgie et **Céphalée** (du gr. *kephalê*, tête, et *algos*, douleur). — La *céphalalgie* est une douleur aiguë de la tête ; la *céphalée* une douleur chronique de la même région. V. MAL DE TÊTE.

Céphalématome (du gr. *kephalê*, tête, et *aima*, sang). — Épanchement sanguin sous le périoste du crâne survenant chez le nouveau-né pendant l'accouchement par suite de la pression de la tête du fœtus contre les os du bassin au moment des contractions utérines.

Céphalhydrocèle (du gr. *kephalê*, tête, *udor*, eau, et *kélé*, hernie). — Hernie au niveau de la tête d'un nouveau-né contenant du liquide céphalo-rachidien, résultant d'une fracture ou fêlure du crâne, d'un écartement de sutures.

Céphalo-rachidien (Liquide) [du gr. *képhalê*, tête, et *rachis*, épine dorsale]. — Liquide clair qui se trouve dans la cavité du cerveau (ventricules) et de la moelle, entre la pie-mère et le feuillet viscéral de l'arachnoïde.

COMPOSITION. Eau 985, chlorure de sodium 7, albumine, carbonates alcalins et sucre : traces. *Quantité :* 60 gr. s'accroissant après la digestion, diminuant par la diète.

Il sert de régulateur à la circulation cérébrale et médullaire, en compensant l'afflux moins grand du sang. Il fait irruption au dehors en cas de fracture, notamment par l'oreille, lorsque le rocher du temporal est lésé.

On peut retirer le liquide céphalo-rachidien par une ponction* lombaire. On peut ainsi examiner son aspect et sa composition.

Le liquide est *clair* dans les méningites tuberculeuses et syphilitiques, dans le tabès et la paralysie générale. Il est *trouble* dans certains états méningés infectieux. Il est *purulent* dans les méningites aiguës à pneumocoques, à méningocoques, à streptocoques. Parfois le liquide est *hémorragique*, en cas d'hémorragie méningée, de traumatisme, de commotion cérébrale, d'hémorragie cérébrale ayant inondé les ventricules.

En général, au cours d'une ponction lombaire, le liquide s'écoule goutte à goutte à l'état normal. Dans certains cas pathologiques (méningites, tumeurs cérébrales), le jet est plus fort (*hypertension*).

Le liquide céphalo-rachidien contient normalement moins de 0 gr. 30 d'*albumine* par litre. Dans certains cas pathologiques (méningites aiguës, chroniques, tuberculeuses, syphilitiques), l'albumine peut atteindre 1, 2, 3 gr. et davantage.

Normalement le liquide céphalo-rachidien ne contient que quelques cellules *lymphocytes* (1 à 2 par mm³).

A l'état pathologique, on peut noter une *lymphocytose* (cellules à un noyau), plus ou moins abondante (3 à 50 lymphocytes et plus par mm³) dans les méningites tuberculeuses, syphilitiques (tabès, paralysie générale), les méningites infectieuses du zona, des oreillons, de la grippe, de la diphtérie, de la fièvre typhoïde, de saturnisme, du paludisme, etc.

Au contraire, une *polynucléose* (cellules à plusieurs noyaux) est de règle dans la méningite cérébro-spinale à méningocoques, les méningites aiguës à pneumocoques, à streptocoques (d'origine traumatique, otique).

Les *hématies* se rencontrent en plus ou moins grande abondance dans les liquides hémorragiques.

Le liquide céphalo-rachidien peut dans certains cas pathologiques renfermer des *microbes* : méningocoques, pneumocoques, streptocoques dans les méningites aiguës ; le bacille de Koch, dans la méningite tuberculeuse ; le tréponème, dans la méningite syphilitique.

La réaction de fixation du complément* (Bordet-Wassermann) peut être recherchée avec le liquide céphalo-rachidien dans la syphilis nerveuse.

La réaction est toujours positive dans la paralysie générale, au début de l'hémiplégie syphilitique ; elle est souvent positive dans le tabès et l'hérédo-syphilis nerveuse.

On peut introduire par injection dans le liquide céphalo-rachidien des substances qui passent rapidement dans l'économie, notamment dans le système nerveux, et cette propriété a été utilisée comme méthode de traitement, lorsqu'il importe d'agir très vite ou d'une façon intense (sciatique, douleurs tabétiques).

On peut aussi injecter dans le liquide céphalo-rachidien un sérum antimicrobien, dans la méningite cérébro-spinale, par exemple.

On peut utiliser aussi cette voie pour l'anesthésie de la partie inférieure des corps. V. RACHIANASTHÉSIE.

Céphalotribe (du gr. *képhalê*, tête, et *tribien*, broyer). — Instrument formé de cuillères étroites, avec lesquelles on peut comprimer la tête d'un fœtus, lorsque l'accouchement ne pouvant s'effectuer, il est nécessaire de réduire le volume de cette tête (céphalotripsie) pour pouvoir retirer l'enfant de la filière génitale de la mère.

Cérat (du lat. *cera*, cire). — Mélange de cire blanche, 10 gr. pour 30 gr. d'huile d'amandes douces. Peu employé actuellement.

Cerceau. — Appareil servant à supporter le poids du drap et des couvertures (*fig.* 149). On peut en fabriquer économiquement avec des cercles de tonneau ou avec un cerceau d'enfant coupés en deux et réunis par des lattes.

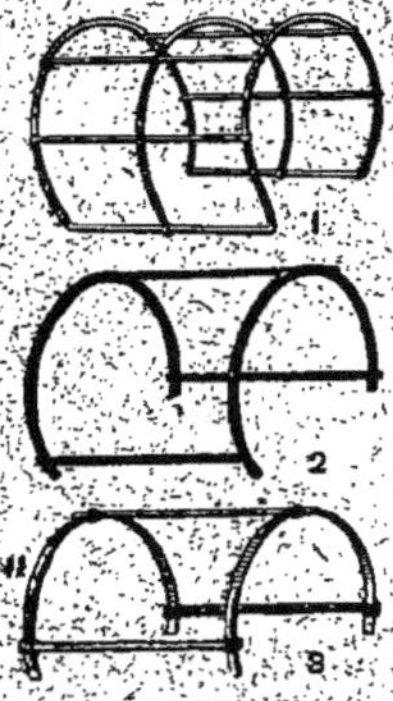

FIG. 149. — Cerceaux.
1. En fer ; 2. En jonc ; 3. En bois, fait avec un cerceau d'enfant ou des cercles de tonneau.

Cérébelleux. — Qui a rapport au cervelet.

Cérébrales (Maladies). — V. CERVEAU (Maladies du).

Cerfeuil (*fig.* 150). — Plante de la famille des Ombellifères, employée comme emménagogue et diurétique en tisane (10 gr. par litre en décoction). Fait partie du bouillon* aux herbes.

Cerises. — Le fruit et les queues sont employés comme diurétiques. Sirop de cerise et tisane de queues de cerises, 30 gr. par litre en décoction après les avoir écrasées.

Cérium. — Métal découvert en 1804 dans un minéral : la *cérite*. On a préconisé en 1920 les *injections de sels de terre cériques* contre la tuberculose. Des injections intraveineuses ou intramusculaires de solution de *sulfates de samarium*, de *néodyme* ou de *praséodyme* à 2 p. 100 ont été conseillées pendant 20 jours dans la tuberculose pulmonaire non fébrile, torpide, dans les lésions ganglionnaires ou lupiques, dans les rhumatismes tuberculeux. Les résultats obtenus sont inconstants.

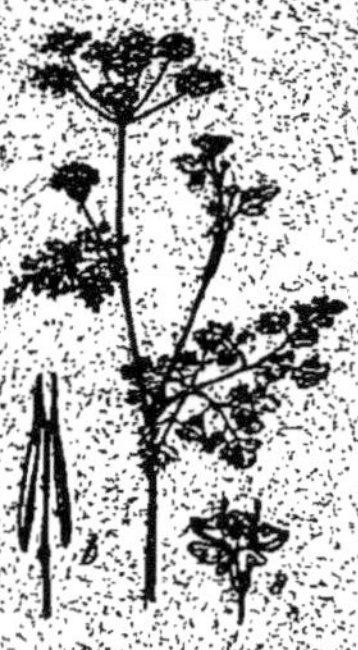

FIG. 150. — Cerfeuil.
a. Fleur ; *b*. Graine.

Cérumen (du lat. *cera*, cire). — Matière cireuse sécrétée par les glandes de la peau du conduit auditif externe. Son accumulation peut amener la surdité.

Céruse. — V. PLOMB.

Cerveau et Système nerveux (*fig.* 152). COMPOSITION DU SYSTÈME NERVEUX. Il est formé : 1° d'organes *centraux* (cerveau, cervelet, bulbe, moelle épinière) ; 2° d'organes de *transmission*, les nerfs qui partent, les uns du cerveau, *nerfs craniens* ; les autres de la moelle, *nerfs rachidiens*. À ces derniers vient s'ajouter le système spécial du *grand sympathique*.

ÉLÉMENTS NERVEUX, LEUR RÔLE. Le système nerveux se compose : 1° de *cellules* nerveuses (substance grise), qui reçoivent les impressions du monde extérieur et donnent des ordres aux muscles, soit avec intervention de l'intelligence et de la volonté (action cérébrale), soit sans leur intervention (actes réflexes, sous la dépendance exclusive de la moelle épinière) ; 2° de *fibres* nerveuses (substance blanche), qui transmettent aux organes centraux les impressions extérieures (fibres sensitives) et aux muscles les ordres des cellules (fibres motrices).

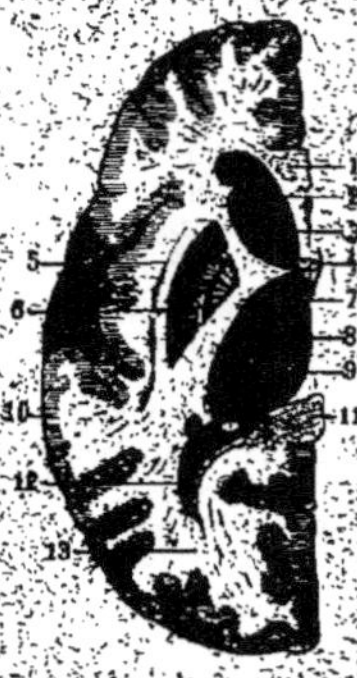

FIG. 151. — Coupe horizontale de l'hémisphère gauche, dite coupe de Fleschig.
1. Genou du corps calleux ; 2. Ventricule latéral ; 3. Norau caudé ; 4. Piliers antérieurs du trigone ; 5. Avant-mur ; 6. Noyau lenticulaire ; 7. Capsule interne ; 8. Couche optique ; 9. Troisième ventricule ; 10. Écorce ; 11. Bourrelet du corps calleux ; 12. Prolongement occipital du ventricule latéral ; 13. Substance blanche centrale.

Les organes centraux contiennent à la fois des cellules et des fibres, les nerfs ne contiennent que des fibres.

ENVELOPPES DES ORGANES CENTRAUX. Le cerveau, le cervelet, le bulbe forment une grosse masse enfermée dans le crâne et se continuant avec la moelle placée dans le canal constitué par la colonne vertébrale. Ces organes sont protégés contre les chocs et les pressions par des enveloppes, les *méninges* (de *mênigx*, membrane) qui sont de dedans en dehors : 1° la *pie-mère*, lacis de capillaires sanguins appliqués contre la substance nerveuse ; 2° une sorte de séreuse, l'*arachnoïde*, qui par des brides s'attache d'un côté à la pie-mère et de l'autre à la 3° enveloppe, la *dure-mère*, membrane fibreuse, résistante, en rapport extérieurement avec les os.

Entre la pie-mère et l'arachnoïde se trouve, en outre, un liquide dit *céphalo-rachidien*.

Cerveau (*fis.* 151, 153, 154). — Le cerveau est partagé en deux parties symétriques : les deux hémisphères cérébraux, par un prolongement de la dure-mère, la faux du cerveau, qui s'arrête au pont de fibres nerveuses (corps calleux) qui unit les deux parties. La surface du cerveau est hérissée de saillies, les *circonvolutions*, entre lesquelles sont logés des vaisseaux et qui sont constituées par de la substance grise. C'est là que se trouve, dans des circonscriptions maintenant bien déterminées, le siège des mouvements des membres, de la mémoire des mots parlés, écrits, entendus, de la

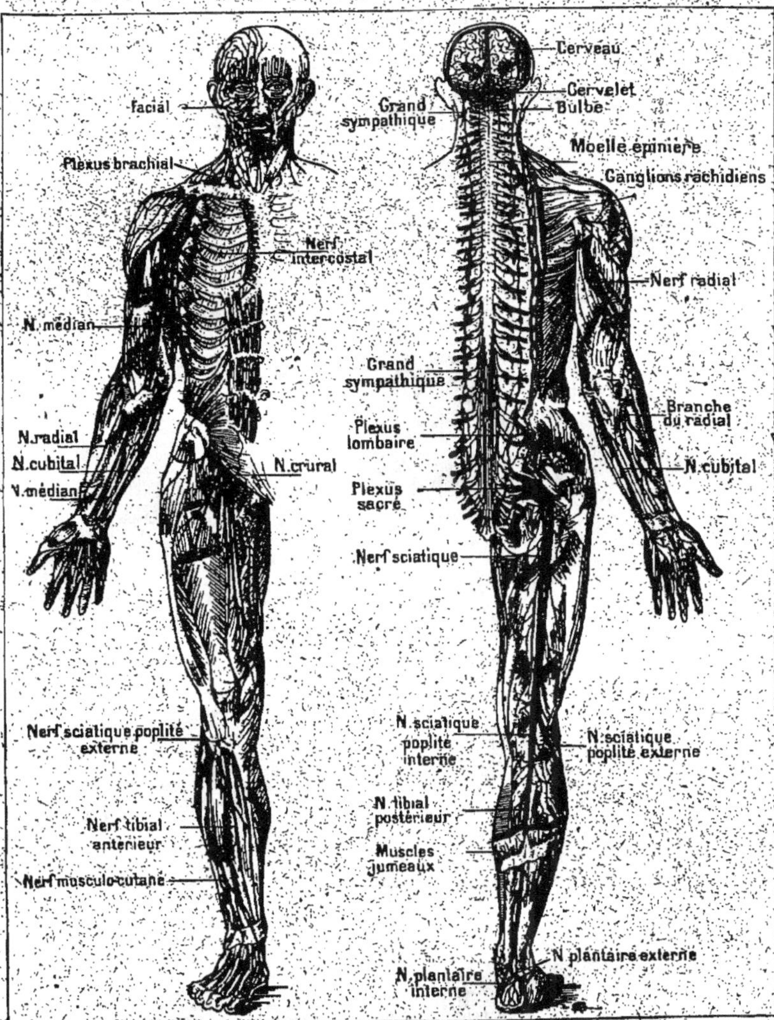
facial
Plexus brachial
Nerf intercostal
N. médian
N. radial
N. cubital
N. médian
N. crural
Nerf sciatique poplité externe
Nerf tibial antérieur
Nerf musculo-cutané
Cerveau
Cervelet
Bulbe
Grand sympathique
Moelle épinière
Ganglions rachidiens
Nerf radial
Grand sympathique
Branche du radial
Plexus lombaire
N. cubital
Plexus sacré
Nerf sciatique
N. sciatique poplité interne
N. sciatique poplité externe
N. tibial postérieur
Muscles jumeaux
N. plantaire externe
N. plantaire interne

FIG. 152. — Système nerveux.

mémoire visuelle (*fig.* 155). Des noyaux de substance grise sont placés à l'intérieur du cerveau, qui renferme les cavités (ventricules); celles-ci sont dilatées par un liquide dans la maladie appelée *hydrocéphalie*.

Circulation cérébrale. — Les vaisseaux artériels proviennent de quatre grosses artères, les deux carotides internes et les deux cérébrales postérieures. Ces vaisseaux forment des réseaux *distincts* qui ne s'unissent pas ensemble; d'où l'impossibilité de la suppléance d'une des artères par une voisine et la destruction ou *ramollissement* de ladite région lorsque le vaisseau arrive à être oblitéré par un caillot (thrombose ou embolie, *fig.* 159).

Cervelet. — V. ce mot.

Bulbe et moelle épinière (*fig.* 152, 153). — Le bulbe est la partie supérieure élargie de la moelle épinière qui forme un cordon à peu près cylindrique de 1 centimètre de diamètre et de 0m,50 de long. Au niveau de la première vertèbre lombaire, elle se prolonge par le *fil terminal*, qui, uni aux derniers nerfs rachidiens, forme la *queue de cheval*. La moelle est le centre des mouvements *réflexes*, c'est-à-dire se produisant en dehors de la conscience: le type de ces mouvements est la marche.

Contrairement à ce qui existe dans le cerveau et le cervelet, le bulbe et la moelle ont leurs cellules au centre et leurs fibres à la surface; ces dernières constituent trois sortes de cordons : les antérieurs et les latéraux formés de fibres motrices, et les postérieurs formés de fibres sensitives.

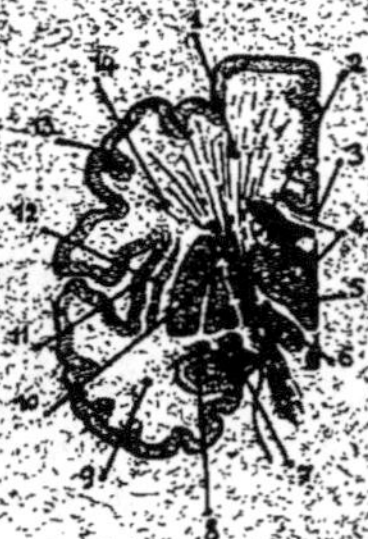

FIG. 154. — Coupe vertico-transversale du cerveau.

1. Lobe frontal; 2. Noyau caudé (tête); 3. Corps calleux; 4. Ventricule latéral; 5. Couche optique; 6. Capsule interne; 7. Bandelette optique; 8. Noyau caudé (queue); 9. Lobe temporal; 10. Noyau lenticulaire; 11. Insula; 12. Avant-mur; 13. Scissure de Rolando; 14. Lobe pariétal.

Ces cordons, au niveau du bulbe, avant de se rendre les uns au cerveau, les autres au cervelet, s'entre-croisent : ceux de droite allant à gauche et réciproquement.

C'est pour cette raison que la *paralysie* du mouvement et de la sensibilité se produit du même côté que la lésion, si elle siège dans la moelle, et du côté opposé, si la lésion a lieu dans le cerveau au-dessus de l'entre-croisement.

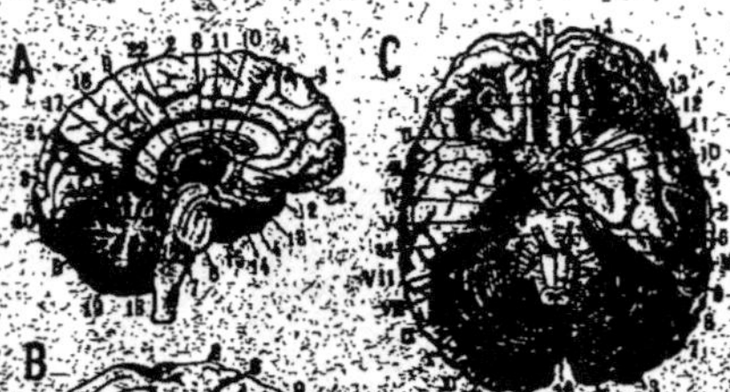

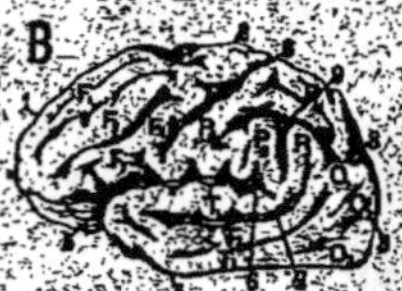

FIG. 153. Cerveau de l'homme.

A. Coupe longitudinale : 1. Lobe frontal; 2. Lobe pariétal; 3. Lobe occipital; 4. Lobe sphénoïdal; 5. Cervelet (coupe de l'arbre de vie); 6. Protubérance; 7. Bulbe; 8. Corps calleux; 9. Toile choroïdienne; 10. Trigone; 11. Commissure grise; 12. Commissure blanche antérieure; 13. Nerf optique; 14. Corps pituitaire; 15. Tubercule mamillaire; 16. Glande pinéale; 17. Tubercules quadrijumeaux; 18. Quatrième ventricule; 19. Valvule de Tarin; 20. Valvule de Vieussens; 21. Aqueduc de Sylvius; 22. Ventricule moyen, ayant pour paroi la couche optique; 23. Trou de Monro; 24. Cloison transparente séparant les ventricules latéraux; F, Circonvolution frontale interne; Cc, Circonvolution du corps calleux; Co, Coin; Q, Lobule quadrilatère.

B. Face externe de l'hémisphère gauche (d'après Richer) : 1. Lobe frontal; 2. Lobe pariétal; 3. Lobe occipital; 4. Lobe sphénoïdal; 5. Scissure de Sylvius; 6. Scissure ou sillon de Rolando; 7. Scissure parallèle; 8. Scissure perpendiculaire externe; 9. Scissure interpariétale; F_1, F_2, F_3, 1re, 2e, 3e Circonvolutions; F_a, Circonvolution frontale ascendante; P_1, P_2, P_3, 1re, 2e, 3e Circonvolutions pariétales; P_a, Circonvolution pariétale ascendante; O_1, O_2, O_3, T_1, T_2, T_3, 1re, 2e, 3e Circonvolutions occipito-temporales.

C. Au fond de la scissure de Sylvius, entièrement caché, se trouve le lobe de l'insula ou lobule du corps strié.
Face inférieure montrant l'origine apparente des douze paires de nerfs craniens : 1. Lobe orbitaire; 2. Lobe pariétal; 3. Lobe occipital; 4. Lobe sphénoïdal; 5. Cervelet; 6. Protubérance; 7. Bulbe coupé; 8. Pyramides antérieures; 9. Olive; 10. Tubercules mamillaires; 11. Tuber cinereum; 12. Corps pituitaire; 13. Espace perforé; 14. Chiasma des nerfs optiques; 15. Sillon interhémisphérique; 16. Vermis inférieur. — I. Nerf olfactif (celui de gauche). (A droite, sur la figure, on l'a enlevé pour montrer le sillon); II. Nerf optique; III. Nerf moteur oculaire commun; IV. Nerf pathétique; V. Nerf trijumeau; VI. Nerf moteur oculaire externe; VII. Nerf facial; VII'. Nerf intermédiaire de Wrisberg; VIII. Nerf auditif; IX. Nerf glosso-pharyngien; X. Nerf pneumo-gastrique; XI. Nerf spinal; XII. Nerf grand hypoglosse; O_1, O_2, Circonvolutions olfactives.

Nerfs craniens. — Il en existe douze paires : quatre sont destinés aux organes des sens (nerf *optique*, *olfactif*, du *goût* [glosso-pharyngien et de Wrisberg]); cinq sont exclusivement moteurs, dont trois pour les muscles des yeux (*oculo-moteur commun*, *oculo-moteur externe*, *pathétique*), un pour les muscles de la langue (l'*hypoglosse*), un pour les muscles de la face (*facial*) ; trois ont à la fois des fibres sensitives et motrices : le *pneumogastrique* (œsophage, estomac, poumon, cœur), le *spinal* (larynx) et le *trijumeau* (œil, mâchoire supérieure et inférieure).

Nerfs rachidiens (*fig.* 152). — De chaque côté de la moelle sortent trente et un nerfs qui, presque aussitôt, se divisent chacun en deux branches : l'une, antérieure, plus grosse, se dirige vers les organes du thorax et de l'abdomen; l'autre, postérieure, vers le dos.

Chaque nerf se réunit à celui placé au-dessus et au-dessous par des filets qui constituent un plexus d'où se détachent les nerfs des régions : plexus *cervical* (peau et muscles de la tête et du cou), plexus *brachial* (peau et muscles du membre supérieur), plexus *lombaire* (peau et muscles du bassin et d'une partie du membre inférieur), plexus *sacré* (reste de la peau et des muscles du membre inférieur).

Grand sympathique (*fig.* 152). — Des branches antérieures des nerfs rachidiens partent des filets qui se rendent à des ganglions formant une chaîne de chaque côté de la colonne vertébrale. Ces ganglions donnent naissance, eux aussi, à des filets nerveux dits *grand sympathique*, qui, après s'être unis à des branches d'un des nerfs crâniens, le pneumogastrique, forment les plexus *cardiaque, pulmonaire, solaire*, qui se partagent entre les vaisseaux sanguins, le cœur, les poumons, les organes digestifs, le rein et la vessie, et règlent l'action de ces organes.

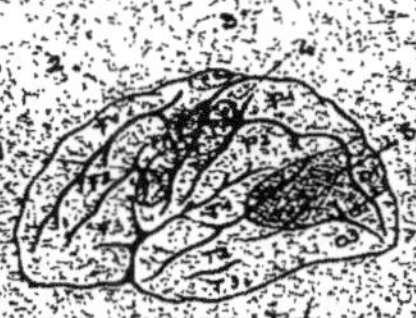

FIG. 155.
Localisations cérébrales.
1. Centre moteur de la face; 2. Centre moteur du membre supérieur; 3. Centre moteur du membre inférieur; 4. Centre sensitif du membre supérieur; 5. Centre visuel.

Cerveau (Maladies du). — Les plus communes sont les suivantes :

Congestion cérébrale. — CAUSES. Insolation, refroidissement prolongé, boissons alcooliques, efforts excessifs, suppression brusque des règles ou des hémorroïdes.

SIGNES : 1° *Forme légère :* douleurs dans la tête, battement dans les artères du cou et de la tempe, rougeur de la face et des yeux ; 2° *Forme grave :* signes précédents avec insomnie, agitation, délire ; 3° *Forme apoplectique :* perte du sentiment et du mouvement pendant un ou deux jours, laissant quelquefois une paralysie passagère.

PREMIERS SOINS. Purgatif, sinapismes aux pieds ou bains de pieds chauds, glace sur la tête, sangsues à l'anus.

Anémie cérébrale. — CAUSES. Hémorragies, émotion violente, maladies longues et affaiblissantes, anémie, chlorose.

SIGNES : 1° *Forme rapide, après hémorragie.* Vertiges, éblouissement, bourdonnements dans les oreilles, pâleur extrême, pouls petit, perte de connaissance. 2° *Forme lente.* Vertiges, palpitations, insomnie.

PREMIERS SOINS. Coucher le malade la tête plus basse que le corps. — V. aussi ANÉMIE.

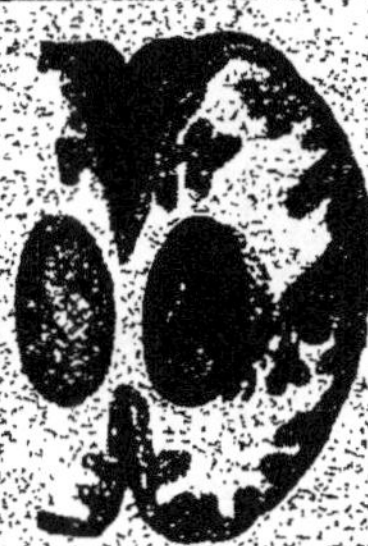

FIG. 156.
Hémorragie cérébrale.

Hémorragie cérébrale. — Irruption, dans le tissu même du cerveau ou dans les ventricules (*fig.* 156), d'une quantité plus ou moins considérable de sang venant de la rupture d'une des petites artères qui vont irriguer les noyaux gris centraux. Cette rupture se fait souvent au niveau de petits anévrismes, de la grosseur d'un grain de millet, que l'on peut rencontrer sur les artères du cerveau des personnes âgées.

CAUSES. Apparaît entre 50 et 70 ans, chez les hommes, de préférence. L'hérédité, la syphilis, l'alcoolisme, le saturnisme, la goutte, le diabète sont des facteurs prédisposants.

Les causes susceptibles d'augmenter la tension sanguine (efforts, émotions, froid brusque, ivresse, hypertrophie cardiaque du mal de Bright), peuvent déterminer la rupture vasculaire.

SIGNES. L'hémorragie cérébrale peut apparaître pendant le sommeil et le malade se réveille avec une moitié du corps paralysée. Mais le plus souvent l'hémorragie débute brusquement par un *ictus apoplectique*. Le malade tombe comme une masse sans connaissance (*coma*). Il ne réagit pas quand on le pique ou qu'on le pince. Il perd ses matières et ses urines ; la tête et les yeux sont souvent déviés du même côté ; les membres retombent lourdement quand on les soulève. On peut voir déjà qu'ils retombent plus lourdement d'un côté que de l'autre, que la face et les yeux sont déviés de ce même côté, que les lèvres et les joues sont aspirées à chaque inspiration, ce qui fait dire que « le malade fume la pipe ». La pointe de la langue est déviée du côté malade.

Le début est parfois moins brusque, le coma progressif.

La mort peut survenir en quelques minutes, en quelques heures sans que le malade reprenne connaissance, ou en deux ou trois jours, et souvent la température monte alors rapidement jusqu'à 40° et au-delà. Enfin, vers le troisième ou quatrième jour, peuvent apparaître, aux points du corps qui portent sur le lit, de larges plaques rouges qui vont se gangrener (*escarres*).

Si le malade échappe à la mort, il va reprendre peu à peu connaissance. On voit alors qu'il est paralysé de toute une moitié du corps (*hémiplégie*). C'est la moitié opposée au siège de la lésion (*fig.* 157), qui est paralysée en raison de l'entre-croisement des fibres nerveuses au niveau du bulbe.

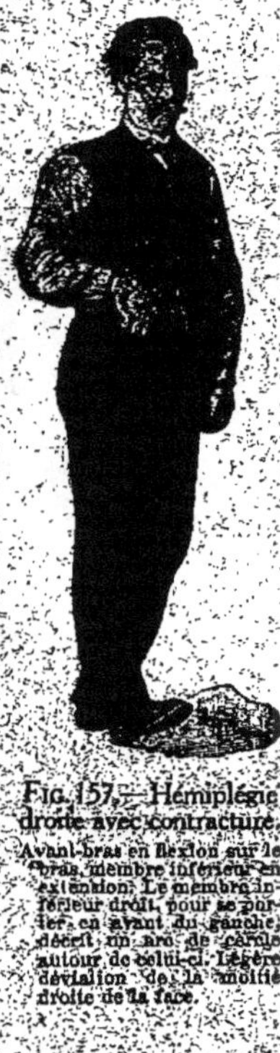

FIG. 157. — Hémiplégie droite avec contracture.
Avant-bras en flexion sur le bras, membre inférieur en extension. Le membre inférieur droit, pour se porter en avant du gauche, décrit un arc de cercle autour de celui-ci. Légère déviation de la moitié droite de la face.

Le malade ne peut soulever ses membres du côté atteint, la face est déviée, la sensibilité est émoussée ; on peut voir survenir encore de ce côté des troubles trophiques (arthropathies, escarres). La parole est souvent gênée par la paralysie de la langue.

Deux mois environ après le début de la paralysie, quelques mouvements commencent à devenir possibles, dans les jambes d'abord, puis dans les bras, mais, en même temps, la paralysie, de *flasque* qu'elle était, devient *spasmodique* ; les membres se raidissent, se contracturent : le membre inférieur est étendu, l'avant-bras est plié sur le bras et celui-ci est collé au corps.

Pendant la marche, le membre inférieur malade décrit, pour se porter en avant du membre sain, un mouvement en arc de cercle qui rend la démarche caractéristique : le malade s'avance en *fauchant*. Du côté paralysé peuvent apparaître du tremblement ou des mouvements rappelant la chorée.

Dès lors, le malade peut vivre très longtemps avec une infirmité en somme supportable.

TRAITEMENT. Pendant la première période, il est surtout hygiénique : éviter la constipation, surveiller la vessie pour parer à la rétention d'urine, qui est fréquente. Surveiller le siège du malade pour prévenir les escarres, le faire reposer sur un rond de caoutchouc ou au besoin coucher sur un matelas d'eau, si la peau tend à s'ulcérer. Tenir le malade dans la plus grande propreté. Dans quelques cas, la saignée générale ou locale (sangsues aux apophyses mastoïdes), les sinapismes aux membres pourront être indiqués.

Plus tard : mécanothérapie, gymnastique, massage, électricité (être très prudent dans son emploi) pour diminuer la contracture dans la mesure du possible.

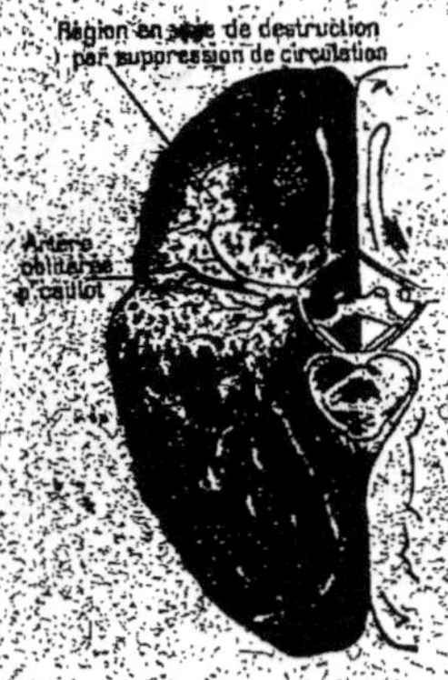

FIG. 158.
Ramollissement cérébral.

Ramollissement cérébral. — Lésion produite dans le cerveau par l'oblitération d'une artère (*fig.* 158). Cette oblitération peut relever d'une maladie propre de l'artère : c'est la *thrombose* (*fig.* 159) (syphilis, artériosclérose, goutte, saturnisme, alcoolisme) ; elle peut être produite par un caillot venant du cœur, lancé dans la circulation et s'arrêtant au point où le calibre de l'artère ne le laisse plus passer : c'est l'*embolie* (affections cardiaques, endocardites, rétrécissement mitral).

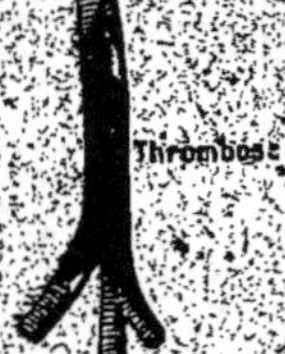

FIG. 159.
Thrombose.

SIGNES. Le début peut être brusque : perte de connaissance subite comme dans l'hémorragie cérébrale, ou paralysie brusque sans perte de connaissance. Il peut être progressif, la paralysie étant annoncée par des prodromes, fourmillements, engourdissement des membres, alourdissement, embarras de la parole.

Quand le ramollissement est constitué il donne lieu, ou bien à une *hémiplégie** totale, comme dans l'hémorragie cérébrale ; ou bien à une hémiplégie incomplète, la paralysie se localisant au bout de quelque temps dans un seul membre, ordinairement le supérieur (*monoplégie*) ; ou bien à une hémiplégie droite accompagnée d'*aphasie* (si la lésion siège à gauche), ou même à de l'aphasie sans hémiplégie.

La mort peut survenir, au début, dans le coma ; plus tard, elle peut être due à des complications : escarres, encéphalite (fièvre, contracture, épilepsie jacksonienne).

L'hémiplégie dans les cas favorables peut s'améliorer rapidement, le membre supérieur restant seul plus ou moins atteint.

Des attaques successives chez les vieillards peuvent aboutir au gâtisme et à la mort.

TRAITEMENT. Au début, s'abstenir des dérivatifs, des purgatifs, de la saignée, employés dans l'hémorragie ; stimuler le cœur et savoir attendre. En cas de syphilis, traitement ioduré, mercuriel, bismuthique ou arsenical.

Ultérieurement, massage, gymnastique, électricité. V. précédemment HÉMORRAGIE CÉRÉBRALE.

Encéphalite épidémique ou léthargique. — Maladie infectieuse, épidémique, saisonnière, débutant en général brusquement par des frissons, de la céphalée, de la fièvre, de la courbature, parfois des vomissements. Le malade se plaint souvent depuis deux ou trois semaines de malaise et de fatigue.

La *somnolence* survient souvent insensiblement. Les malades sentent leurs paupières s'alourdir et se fermer malgré eux, ils sont envahis par une torpeur irrésistible. Leur aspect est alors celui d'un individu profondément endormi. Si on essaie de réveiller le malade, soit en lui adressant la parole, soit en le secouant légèrement, il sort de sa torpeur pour répondre par quelques monosyllabes ou des phrases incohérentes ; d'autres fois, il entr'ouvre les yeux à grand peine et paraît atteint de mutisme. Dans certains cas enfin, le sommeil est si profond que l'alimentation est impossible et que l'on est obligé d'avoir recours à des lavements nutritifs : il y a alors de l'incontinence de l'urine et des matières.

Les *paralysies* frappent surtout les *nerfs moteurs de l'œil* ; on note un *ptosis** par paralysie des releveurs de la paupière supérieure, du *strabisme** interne ou externe, de la *diplopie*, du *nystagmus*. Ces paralysies sont habituellement incomplètes, partielles et dissociées. Plus rares sont les *paralysies du nerf facial*, de *l'hypoglosse*, du *trijumeau*.

Un *état infectieux fébrile* plus ou moins marqué (38° à 40°) complète habituellement la triade symptomatique.

A côté de cette *forme somnolente*, on a observé des malades présentant une parésie des muscles de la nuque ou des membres, allant depuis un simple état asthénique, jusqu'à une paralysie presque complète (*forme paralytique*).

D'autres ont une contracture véritable, la colonne cervicale est rigide, le malade est comme empalé, et quand cet état coïncide avec du tremblement, il a l'aspect de la maladie de Parkinson (*forme myotonique*).

Chez certains malades apparaissent des convulsions et parfois même des crises d'épilepsie partielle, d'autres ont des mouvements involontaires rappelant la chorée* et l'athétose* (*forme choréique*), d'autres ont un *tremblement* marqué qui ressemble au tremblement alcoolique. Plus rarement encore, il y a un certain degré d'incoordination des membres supérieurs et inférieurs. Quelques sujets présentent de la catatonie.

D'autres, au contraire, après une période de douleurs lancinantes, de céphalée, sont atteints de secousses musculaires brèves, rapides, explosives, à type de rythme électrique, qui siègent sur la musculature des membres, de la face et du diaphragme, tantôt localisées à un segment du corps, tantôt à tendance de généralisation (*forme myoclonique*). Ces secousses s'accompagnent souvent de troubles délirants et de fièvre élevée (39°, 40°). Parfois il existe du *hoquet*.

L'état psychique est modifié : dans les intervalles de somnolence le malade peut présenter des crises de délire onirique (*forme délirante*).

On a constaté des *formes frustes*, chez des sujets qui présentaient quelques-uns des signes de l'encéphalite épidémique, mais d'une façon atténuée, et compatible souvent avec la continuation d'une existence anormale.

Evolution. La gravité de la maladie est grande, puisque la mortalité varie de 25 à 35 p. 100. Il y a lieu, en effet, de distinguer deux formes au point de vue de la marche.

Il y a un *type aigu mortel*, qui est sévère d'emblée avec température élevée persistante, léthargie complète ou entrecoupée d'exacerbations délirantes, état d'infection profonde avec haleine fétide, tremblements, troubles sphinctériens et escarres. La mort survient en 8 à 12 jours.

Contrastant avec lui, il existe un *type subaigu curable* où le début est insidieux, très rarement dramatique, la température s'abaisse rapidement, les symptômes s'atténuent ; la maladie dure des semaines et des mois (2 à 4 mois). Les malades ne guérissent qu'avec une lenteur extrême, conservant pendant longtemps des troubles du caractère, de l'asthénie, des troubles confusionnels ou de la narcolepsie (Sainton). Ces séquelles aggravent singulièrement le pronostic de la maladie.

Causes. Les recherches de Levaditi et Harvier semblent montrer que l'agent de l'encéphalite épidémique est un virus filtrant qui a une prédilection pour le tissu nerveux du cerveau moyen, mais il existerait également dans le nez, la gorge et la bouche. D'après Netter, le contage est vraisemblablement véhiculé par la salive.

Pour certains auteurs (Netter), l'encéphalite épidémique est une maladie infectieuse autonome ; pour d'autres ce n'est qu'un syndrome, expression d'une maladie infectieuse (grippe, syphilis, tuberculose) sur le cerveau moyen.

Traitement. Parmi les traitements préconisés, signalons les injections de divers sérums (antitétanique, antidiphtérique), le sérum provenant d'anciens malades guéris, les injections d'électrargol, l'ingestion d'urotropine (1 à 2 gr.) par la bouche ou en injections intraveineuses, les abcès de fixation.

Prophylaxie. Isolement des malades, désinfection du rhinopharynx et de la bouche de l'entourage du malade.

Abcès du cerveau. — Ils sont consécutifs, soit à une lésion inflammatoire aiguë (fracture du crâne avec esquilles) ou chronique (inflammation de l'oreille moyenne, sinusite frontale, ethmoïdale ou sphénoïdale), soit à une infection générale, et constituent alors une des variétés d'abcès métastatiques qui sont multiples et petits. L'autre variété d'abcès est unique et du volume d'un œuf (exceptionnellement il peut en exister deux qui occupent un lobe ou même un hémisphère tout entier). Dans le cerveau, le lobe temporal est le plus souvent envahi ; dans le cervelet, c'est la région voisine de l'apophyse mastoïde.

Signes. I. Communs. Ils apparaissent soit au cours de la lésion originelle, soit lorsque la suppuration est tarie et la cicatrisation opérée ; ils sont la manifestation à la fois de l'infection et des troubles de compression du cerveau. La température du début (38° à 38°5) s'élève tout à coup brusquement à la fin ; le pouls est ralenti et varie d'un moment de la journée à l'autre. L'état général devient mauvais ; amaigrissement intense avec dépression physique et intellectuelle (somnolence et immobilité). Très rapidement aussi apparaît une douleur de tête qui est intense, continue ou par crises, généralisée ou localisée. Elle s'accompagne de vomissements se produisant sans efforts, et sans aucun rapport avec l'alimentation.

II. Spéciaux d'après la localisation. Souvent peu marqués et tardifs. 1° Lobe *temporal* : si la lésion est à gauche, cécité ou surdité verbale ; 2° lobe *pariétal*, paralysies motrices plus ou moins étendues ; 3° lobe *frontal*, troubles intellectuels ; 4° lobe *occipital*, impossibilité de voir plus d'une moitié des objets (hémianopsie) ; 5° *cervelet* : V. ce mot.

Evolution et traitement. Mortelle, si on n'intervient pas par une opération. Celle-ci consiste en la trépanation faite dans la région qui semble le siège de l'abcès.

Tumeurs cérébrales. — Tumeurs inflammatoires (gomme syphilitique, tubercule), parasitaires (kystes hydatiques) ; enfin, tumeurs proprement dites, survenant souvent chez des jeunes gens ou même des enfants, de cause inconnue, dues soit à la prolifération des éléments nerveux eux-mêmes (gliomes), soit à la prolifération des éléments conjonctifs de l'os ou des méninges (sarcomes).

Signes. *Céphalée* atroce, parfois localisée à une région de la tête, toujours la même, et pouvant être réveillée par la percussion de cette région. *Vomissements*, de mêmes caractères que dans les méningites et les abcès du cerveau.

Torpeur, indifférence, troubles de la mémoire. Diminution de la vision, pouvant aller jusqu'à la *cécité*, par lésion du nerf optique, constatable à l'ophtalmoscope (stase papillaire).

Epilepsie jacksonnienne, parfois en rapport avec le siège de la lésion (zone motrice du côté opposé).

Tension exagérée du liquide céphalo-rachidien (ponction lombaire).

Quelques signes peuvent être en rapport avec le siège de la tumeur (troubles de l'intelligence pour le lobe frontal, épilepsie jacksonnienne et parfois hémiplégie pour les zones motrices, incoordination pour les tumeurs du cervelet, etc.).

La mort est en général l'aboutissant à peu près inévitable ; elle survient de quelques mois à plusieurs années après le début.

Traitement. Mercuriel et ioduré si l'on peut suspecter la syphilis (résultats parfois surprenants). En dehors de ces cas, le traitement médical ne peut que calmer la douleur. Une intervention chirurgicale est nécessaire ; la trépanation permettra parfois l'extirpation de la tumeur ; en tout cas elle amènera une décompression qui améliorera les signes d'hypertension (céphalée, stase papillaire).

Cervelet. — A la face postérieure du bulbe et de la protubérance est le *cervelet*, formé lui-même de deux *lobes latéraux* et d'*un médian*, relié aux pédoncules cérébraux par les deux *pédoncules cérébelleux supérieurs* ; à la protubérance, par les deux *pédoncules cérébelleux moyens* ; au bulbe, par les deux *pédoncules cérébelleux inférieurs*. Il est formé de substance grise périphérique pénétrant dans de profonds sillons, séparant de minces circonvolutions. Sur une coupe on voit la substance blanche centrale irradiant au centre de ces circonvolutions et formant l'*arbre de vie*. Son poids est de 140 gr. V. *fig.* 151 à CERVEAU.

Le cervelet est le centre de l'équilibre et de la coordination des mouvements.

Lésions du cervelet. — Le cervelet peut être, comme le cerveau, le siège de lésions très diverses. On peut y rencontrer des *abcès*, à la suite d'une suppuration prolongée de l'oreille par exemple, des *hémorragies*, des *embolies*, des *scléroses* et *atrophies*, survenant parfois après un traumatisme ou une infection, des *gommes syphilitiques*, et les diverses *tumeurs* (tubercules, gliomes, sarcomes).

Ces différentes lésions se manifestent par un ensemble de symptômes communs qu'on désigne sous le nom de *syndrome cérébelleux*.

La *céphalée* cérébelleuse siège surtout en arrière du crâne ; elle s'accompagne de *vomissements* à type cérébral ; les *vertiges* sont presque constants, la *titubation* est de règle, la démarche du malade ressemble à celle d'un homme ivre (*démarche ébrieuse*) ; il avance en zigzags. Les mouvements volontaires ou commandés ont une *amplitude démesurée* ; quand le malade veut exécuter un mouvement, il dépasse le but.

Le *tremblement* est à peu près constant, il apparaît soit à l'occasion d'un mouvement volontaire (tremblement intentionnel), soit quand le malade fait un effort pour conserver une attitude donnée. L'écriture est irrégulière et anguleuse, la parole scandée, traînante. Les mouvements volontaires successifs ne peuvent plus être exécutés rapidement (*adiadococinésie*) ; de plus le malade a perdu la faculté d'accomplir simultanément les divers mouvements qui constituent un acte (*asynergie*). Le *nystagmus* est fréquent. Parfois on observe des attitudes cataleptiques.

Hérédo-ataxie cérébelleuse (maladie de P. Marie). — Affection familiale héréditaire constituée par une atrophie du cervelet, dont le poids peut tomber de la normale 160 gr. à 80 gr., l'atrophie pouvant être symétrique ou partielle.

Le début de l'affection est tardif, d'ordinaire de 20 à 30 ans, quelquefois beaucoup plus tard, et souvent au même âge qu'ont été atteints les parents ou un peu plus tôt ; elle est plus fréquente chez les femmes et se transmet surtout par elles. Cependant la maladie peut sauter 1, 2 ou même 3 générations.

Antécédents : alcoolisme, syphilis, tuberculose, rhumatisme articulaire aigu, fièvre typhoïde.

SIGNES. La démarche est titubante, le malade s'avance les jambes écartées. Au début, les membres supérieurs ne présentent que rarement de l'incoordination ; puis la main tremble et plane avant de saisir un objet. Les réflexes rotuliens sont exagérés. Du côté des yeux, on note du ptosis*, le champ visuel est rétréci et l'acuité visuelle souvent diminuée, la parole est lente, hésitante. Les facultés psychiques sont peu altérées.

La marche de la maladie est progressive. A la fin l'impotence devient absolue, le malade doit garder le lit.

TRAITEMENT purement symptomatique.

Cervelle (de mouton, de veau). — Aliment à la fois très digestif et très nutritif, contenant une grande quantité de lécithine* associée à des albuminoïdes ; il est, par suite, indiqué dans tous les états de dénutrition.

Cervicite (du lat. *cervix*, col). — Inflammation du col utérin. V. UTÉRUS.

Césarienne (Opération) ou **Hystérotomie abdominale** (du lat. *cæsares*, nom donné aux enfants nés par cette opération, pratiquée très antérieurement à César). — Elle consiste à inciser la paroi abdominale et la face antérieure de l'utérus et à extraire le fœtus et ses annexes par cette voie, puis à suturer l'utérus, ce qui permet de nouvelles grossesses. Dans certains cas, la crainte d'une hémorragie oblige à faire après l'extraction l'hystérectomie, c'est-à-dire l'amputation de l'utérus et de ses annexes.

INDICATIONS. — Rétrécissements et tumeurs du bassin. Il y a avantage à retarder le plus possible l'opération pour donner plus de chance de survie à l'enfant. Lorsqu'une femme, en état de grossesse, vient de mourir et que le fœtus est viable, c'est un devoir pour le médecin de pratiquer l'opération césarienne le plus rapidement possible après le décès, afin de sauver l'enfant.

Chair crue. — La *pulpe* de viande crue s'obtient en raclant la surface d'un morceau de viande avec un couteau mousse. On pile les filaments ainsi obtenus dans un mortier ; on étale le produit sur un tamis à purée, puis on l'écrase avec une cuiller. Le résultat doit être une pulpe sans grumeaux. Cette préparation sera faite au *moment du repas*, car la pulpe s'altère facilement.

CHOIX DE LA VIANDE. Celle du mouton ou du cheval doit être préférée au bœuf, par crainte du ténia*.

DOSE ET HEURES. La limite est donnée par la bonne volonté du malade, car 100 et même 200 grammes ne surchargent pas l'estomac, dont on peut, au besoin, augmenter le pouvoir digestif par de la pepsine. La pulpe sera donnée comme *complément* à l'heure des repas et comme *supplément* entre eux. On interrompra s'il y a dégoût et surtout en cas de diarrhée, et on remplacera temporairement par du jus de viande.

INDICATIONS. Tuberculose, anémie, convalescence.

Chair de poule. — Saillie des follicules des poils de la peau sous l'action de la contraction des muscles annexés à ces follicules.

CAUSES. Froid, terreur, fièvre.

Chalazion (du gr. *chalazion*, grêlon). — Lésion des paupières. V. ŒIL (maladies).

Chaleur (du lat. *calor*, chaleur). — Emplois multiples :

1° Comme *antihémorragique*, en lavement à 45° ou 50°, dans les crachements de sang, les saignements de nez ; en injection, dans les fausses couches ;

2° Comme *aseptique*, eau bouillie pour pansement ;

3° Comme *calmant*, boule d'eau chaude, flanelle et serviettes chaudes contre les douleurs d'estomac, de l'intestin, des règles ;

4° Comme *digestif*, boissons chaudes. V. ESTOMAC (Maladies de l') ;

5° Comme *résolutif*, *anticongestif* dans la cystite, les métrites, les prostatites, sous forme de lavements chauds.

Challes (Savoie). — Station d'eaux sulfurosodiques *froides*. Altitude 290 mètres. Ces eaux, les plus sulfurées connues (35 centigr. de sulfhydrate de sodium), contiennent, en outre, une proportion importante de bicarbonate de soude, de bromure et d'iode. Elles se conservent très bien, et sont surtout exportées.

INDICATIONS. Celles des EAUX MINÉRALES sulfureuses, notamment le lymphatisme, la tuberculose torpide, le *goitre*, les angines et les laryngites chroniques, la syphilis.

Chambre. — V. CHAUFFAGE, CONTAGIEUSES (Maladies), DÉSINFECTION, GARDE-MALADE, HABITATION, HOTEL.

Champ opératoire. — Partie du corps aseptisée sur laquelle doit porter l'incision cutanée au cours d'une opération chirurgicale. Cette partie est limitée par des compresses ou serviettes stérilisées, qui, par extension, sont également appelées *champs*.

Champ visuel (du lat. *campus*, champ). — Espace que l'œil embrasse quand il fixe un point unique.

Champignons (*fig.* 160, pl. en couleurs). — Aliment dont la valeur nutritive n'est pas négligeable et, de fait, de nombreux paysans en font une consommation assez grande dans les pays pauvres. Mais en réalité le champignon est un aliment assez indigeste et doit plutôt être considéré comme un simple condiment et il y a lieu de l'interdire aux estomacs délicats.

NOCIVITÉ. — Parmi les champignons, il en est d'excellents, tels la truffe, la morille, la pratelle ; il en est par contre de toxiques, voire même de mortels. Chaque année, malgré les avertissements répétés, il se produit des empoisonnements par les champignons. Ces champignons vénéneux se rencontrent exclusivement parmi les basidiomycètes, c'est-à-dire les champignons à chapeau.

CLASSIFICATION DES CHAMPIGNONS VÉNÉNEUX. — On peut, avec Langeron, diviser les espèces suivant le degré et la nature de leur action toxique.

Champignons mortels. — Actuellement, la plupart des mycologues n'admettent que deux espèces certainement mortelles. Ce sont : *Amanita phalloïdes* et *A. verna*.

Ces champignons mortels possèdent une volve, mais tous les champignons à volve ne sont pas mortels, car il est des amanites comestibles et même excellentes. (*A. caesarea*, oronge vraie.)

L'*Amanite phalloïde* (bulbeuse, virescente ou oronge ciguë), commune dans les forêts, surtout dans les terrains calcaires, provoque à elle seule la plupart des empoisonnements mortels. *Son chapeau est blanc verdâtre ou vert pâle, visqueux, ses lames blanches à reflets verdâtres, son pied à reflets verdâtres, élancé, sa volve est sacciforme, persistante, sa saveur âcre.*

L'*Amanite printanière* (oronge blanche, oronge ciguë blanche, oronge vireuse), qu'on rencontre d'ailleurs en été et en automne dans les bois humides, est plus rare. Elle est d'une couleur blanche, et est parfois prise pour une espèce comestible assez voisine, l'*Amanite ovoïde*, ou aussi avec le *Psalliote des forêts* qui lui ressemble surtout dans le jeune âge, alors que ses lamelles sont encore blanches.

Quant aux deux champignons, l'*Amanite citrine* et la *Volvaire*, indiqués dans les traités comme champignons mortels, ils ont pu être mangés impunément par un grand nombre de mycologues.

L'*Amanite citrine* ou *mappemonde* (à cause des débris de volve qui subsistent sur le chapeau jaune pâle et la font ressembler à une carte) est aussi très commune dans les forêts de résineux ou de chênes. Elle a une odeur vireuse particulière. Les lames sont blanches, parfois teintées de jaune ; le pied est blanc, bulbeux, l'anneau est haut placé, pendant, membraneux. Lorsque le chapeau a été lavé par la pluie, il peut devenir blanc et ce champignon peut être confondu avec le *Psalliote des forêts*.

Les *Volvaires*, dont il existe trois variétés (volvaire gluante, volvaire spécieuse, volvaire à grande volve), sont assez répandues dans les champs et les jardins en été. Elles ont un chapeau finement rayé, gris souris ou brunâtre, *visqueux* : les lames sont blanches, puis d'un rose roussâtre, la volve est engainante ou en étui, ample, éloignée du pied, qui est élevé, bulbeux à la base, blanc et sans anneau.

R. Maire a reconnu que, dans l'Afrique du Nord, *Volvaria speciosa* n'était pas toxique et pouvait être consommée impunément.

Intoxication. — L'empoisonnement causé par ces espèces mortelles constitue le *syndrome phalloïdien*, remarquable par la *longue durée de l'incubation*. Les symptômes sont *tardifs*, n'apparaissant que 10 à 12 heures après l'ingestion, parfois 20 à 30 heures ; plus l'incubation est longue, plus le cas est grave. Au début le malade présente des éblouissements, des vertiges, une sensation d'anxiété, quelquefois de la somnolence. Ensuite apparaissent des phénomènes douloureux, brûlures à l'estomac, soif vive, impossible à étancher, car elle s'accompagne d'une constriction de la gorge rendant la déglutition très pénible ; puis des sueurs froides, des nausées, des vomissements violents et douloureux. Les urines sont parfois supprimées, ordinairement rares et foncées, la peau est jaunâtre. En même temps que les vomissements ou quelquefois un peu plus tard se produit une diarrhée extrêmement fétide. L'*intelligence* et la *mémoire* sont *intactes*.

Enfin ces symptômes se calment, le malade s'assoupit pendant une heure ou deux. Mais ce calme est trompeur et bientôt reparaissent de nouvelles crises, séparées par des accalmies qui donnent de l'espoir à l'entourage. On peut noter des syncopes répétées, un pouls misérable, de la diarrhée, de la jaunisse. La maladie se prolonge pendant 3 à 8 jours. La mort survient du 3e au 10e jour dans 45 à 55 p. 100 des cas.

Champignons dangereux. — Dans ce groupe, nous trouvons *Amanita muscaria* et *A. pantherina*.

L'*Amanite tue-mouche* ou fausse oronge est un des plus beaux champignons d'Europe, très commun dans les bois. Le chapeau est grand, convexe, puis aplati, de couleur rouge vermillon, moucheté de taches blanches, mais le pied est élevé, bulbeux, les feuillets sont blancs ; l'anneau blanc disparaît souvent chez l'adulte après des pluies abondantes, il peut perdre ces flocons blancs (débris de la volve). On confond ce champignon avec l'Oronge vraie ou *Amanite des Césars*, mais celle-ci a des lamelles jaunes, l'anneau et le pied sont jaunes et le chapeau est orangé et sans flocons blanchâtres.

L'*Amanite panthère* (fausse golmotte), très commune dans les bois et sur les coteaux, a une hauteur de 10 à 12 centimètres, un chapeau brun ou marron, à verrues blanches, strié sur les bords ; la chair et les lames restent blanches après le froissement, le pied est élancé, l'anneau haut placé, parfois disparu chez l'adulte ; la volve forme au bulbe un double rebord assez net.

On la confond avec l'*Amanite rougissante* (*A. rubescens*) ou golmotte vraie, excellent comestible, dont le pied et le chapeau sont rouge vineux.

Intoxication. — L'intoxication causée par ces deux Amanites porte le nom de *syndrome muscarien*. Le début des troubles est très précoce (1 heure après le repas pour l'A. tue-mouches, 4 heures pour l'amanite panthère). Tantôt ce sont des *troubles digestifs* (diarrhée, vomissements, avec vertiges) qui sont au premier plan ; tantôt ce sont des *troubles nerveux* : de l'*excitation cérébrale*, de l'incohérence, du délire gai, rarement furieux ; la scène se termine par des douleurs épigastriques très vives avec vomissements et diarrhée. Au bout de quelques heures, le malade épuisé tombe dans un lourd sommeil. Lorsqu'il s'éveille, il n'a conservé des événements précédents qu'un vague souvenir ; un peu de faiblesse persiste pendant 2 ou 3 jours, après lesquels la guérison est complète. Le pronostic est donc bénin et la mort est très rare (2 p. 100), et dans les cas mortels, il est possible qu'une intoxication phalloïdienne soit venue compliquer l'intoxication muscarienne.

Champignons irritants. — Certains champignons sont indigestes et produisent des troubles gastro-intestinaux associés ou non à des troubles nerveux. Ces champignons, qui peuvent provoquer des accidents pénibles, mais non mortels, appartiennent à des groupes très variés.

Parmi les *Agaricinées*, c'est *Entoloma lividum* qui est le plus dangereux. Son odeur agréable de farine fraîche ôte toute méfiance à ceux qui ne le connaissent pas. Le chapeau est charnu, dur, ondulé, de couleur gris incarnat, livide, blanc grisâtre au centre. Les lames sont minces, blanchâtres, puis rosées, les spores sont roses. Le pied est gros, dur, blanc, strié, renflé à la base, sans volve ni anneau.

Tricholoma tigrinum est un beau champignon, habitant les forêts, charnu, des plus appétissants ; il n'exhale aucune mauvaise odeur, et son aspect extérieur est des plus engageants. Mais ce champignon hypocrite a causé de nombreux accidents, surtout dans le Jura et en Suisse. Son chapeau charnu, convexe, puis étalé, est d'un gris plus ou moins foncé et tigré de fines mèches fibrilleuses cendrées ; les lamelles sont larges, épaisses, blanchâtres, parfois jaune verdâtre. Le pied est plein, épais, renflé à la base, blanc au sommet, un peu ocreux à la base.

Parmi les *Lactaires*, un certain nombre sont suspects. Ces Lactaires présentent cette particularité que, lorsqu'on les blesse, il s'en échappe un liquide laiteux, blanc ou coloré, quelquefois blanc d'abord, puis se colorant à l'air, plus ou moins vite, en gris violet jaune. Ce lait est tantôt doux, tantôt piquant ou âcre ; il faut se défier des espèces qui présentent ce dernier caractère. Citons, parmi les lactaires vénéneux : *Lactarius rufus*, qui a un chapeau brun, présentant souvent un petit mamelon au centre et un lait blanc âcre ; *Lactarius theiogalus*, dont le chapeau est de couleur fauve, souvent zébré, et dont le lait devient assez vite jaune serin ; *Lactarius torminosus*, dont le chapeau présente sur son bord de très longs poils laineux, rougeâtres.

Les *Russules* sont de beaux champignons charnus, sans volve ni anneau, dont le chapeau est généralement teint de couleurs vives (rouge, violet) et dont les feuillets sont égaux entre eux, parfois fourchus. Parmi les espèces toxiques, signalons : *Russula emetica et rubra*, au chapeau rouge vif ; *Russula Queleti*, au chapeau violet noir ; *Russula furcata*, au chapeau d'un beau vert, mais non craquelé (ce qui la différencie de *Russula virescens* qui est comestible), et *Russula ochroleuca et fellea*, au chapeau jaune ocre.

Certains *Clitocybes* (*C. olearia, geotropa, nebularis*), *Inocybe rimosa*, certains *Lépiotes* (*L. helveola*), certaines *Clavaires* (*C. formosa, C. flava*) ont également donné lieu à des troubles digestifs, très variables d'ailleurs avec les sujets.

Parmi les *Polyporées*, certains *Bolets* sont suspects et peuvent entraîner des troubles gastro-intestinaux. Tels sont : le *Bolet blafard* (*B. luridus*), très commun en été et en automne sous les arbres et dans les pâturages ; sa chair jaune bleuit dès qu'on la brise ; le *Bolet Satan* (*B. Satanas*), dont la chair blanche verdit ou bleuit au chapeau et rougit au pied, si on le casse ; le *Bolet amer* (*B. felleus*) et le *Bolet poivré* (*B. piperatus*), qui ont un goût si désagréable qu'ils sont peu dangereux.

Intoxication. — L'empoisonnement par ces divers champignons constitue le *syndrome lividien* : début rapide, incubation de 1 à 3 heures ; des malaises variés peuvent apparaître suivant les espèces : nausées, vomissements, accompagnés ou non de diarrhée avec coliques atroces ; ces troubles durent 12 à 24 heures environ ; ils sont habituellement bénins ; la mort est très rare.

Champignons hémolytiques. — Certains Ascomycètes, comme la Morille (*Morchella esculenta*), certaines Helvelles (*Gyromitra esculenta*) peuvent causer des accidents, quand ils sont consommés à l'état *frais*. L'acide helvellique qu'ils contiennent est en effet hémolytique ; il en résulte une altération des globules rouges entraînant de l'ictère et de l'hémoglobinurie. Parfois, il existe des vomissements, une diarrhée sanguinolente ; dans les cas graves, le malade tombe dans le coma et meurt. Il suffit de dessécher et d'ébouillanter ces champignons pour détruire l'acide helvellique et, par conséquent, les rendre inoffensifs.

Champignons excitant les fibres musculaires lisses. — Le type de ces champignons est l'Ergot de seigle (*Claviceps purpurea*), et l'ingestion des céréales ergotées par les populations pauvres de la Russie, de l'Allemagne et de l'Autriche a pu entraîner des phénomènes vaso-constricteurs : vertiges, fourmillements des membres, pouls petit et lent, contractures et secousses musculaires, stupeur.

Empoisonnement produit par les champignons comestibles. — Les meilleurs champignons se putréfient avec rapidité, surtout quand ils sont envahis par des larves d'insectes, et peuvent causer des accidents sérieux. Il ne faut donc consommer que les champignons frais et pas trop développés.

TRAITEMENT : I. CURATIF. Dans l'*intoxication phalloïdienne*, les secours sont ordinairement trop tardifs. En tout cas, il faut intervenir dès le premier accident, et provoquer l'évacuation de l'estomac, soit en faisant un lavage d'estomac avec le tube de Faucher, soit, à défaut de ce tube et en attendant le vomitif, en enfonçant le doigt dans la bouche, en titillant la luette et en gorgeant le malade d'eau tiède. Faire prendre en 2 fois aux *adultes* dans un demi-verre d'eau de l'ipéca (1 gr.) et du tartre stibié (5 centigr.). Pour les enfants, voir à *ipéca* la dose suivant l'âge.

Les vomitifs ne sont naturellement utiles qu'au début et avant que les vomissements spontanés aient apparu. Il y aurait lieu d'aider simplement ceux-ci s'ils semblent insuffisants. Le chlorhydrate d'apomorphine (que seul le médecin peut injecter) rendrait alors service. Si, au contraire, les vomissements se prolongent trop, on recourrait à l'ingestion de glace, d'eau de Seltz ou à la potion de Rivière, additionnée de chlorhydrate de cocaïne.

Donner toujours un purgatif, de préférence salin (sulfate de soude ou de magnésie, 40 à 50 gr., dans un grand verre d'eau). Si les douleurs d'estomac sont très vives, on peut le remplacer par de l'huile de ricin (30 gr.). L'emploi du charbon (noir animal, charbon de peuplier) ne présente aucun inconvénient et peut présenter quelques avantages.

Il faut lutter contre l'état de déshydratation du malade, en faisant des injections intraveineuses et sous-cutanées de sérum artificiel, et en lui donnant, s'il ne les vomit pas, des tisanes diurétiques en abondance : lactose : 100 gr. pour 1 litre d'eau, ou acétate, nitrate, bicarbonate ou sulfate de potasse : 2 à 3 gr. par litre de tisane de chiendent.

Contre la dépression, frictions sèches, flagellation, éther, café, acétate d'ammoniaque, injection de caféine.

La sérothérapie antiphallinienne a donné quelques résultats.

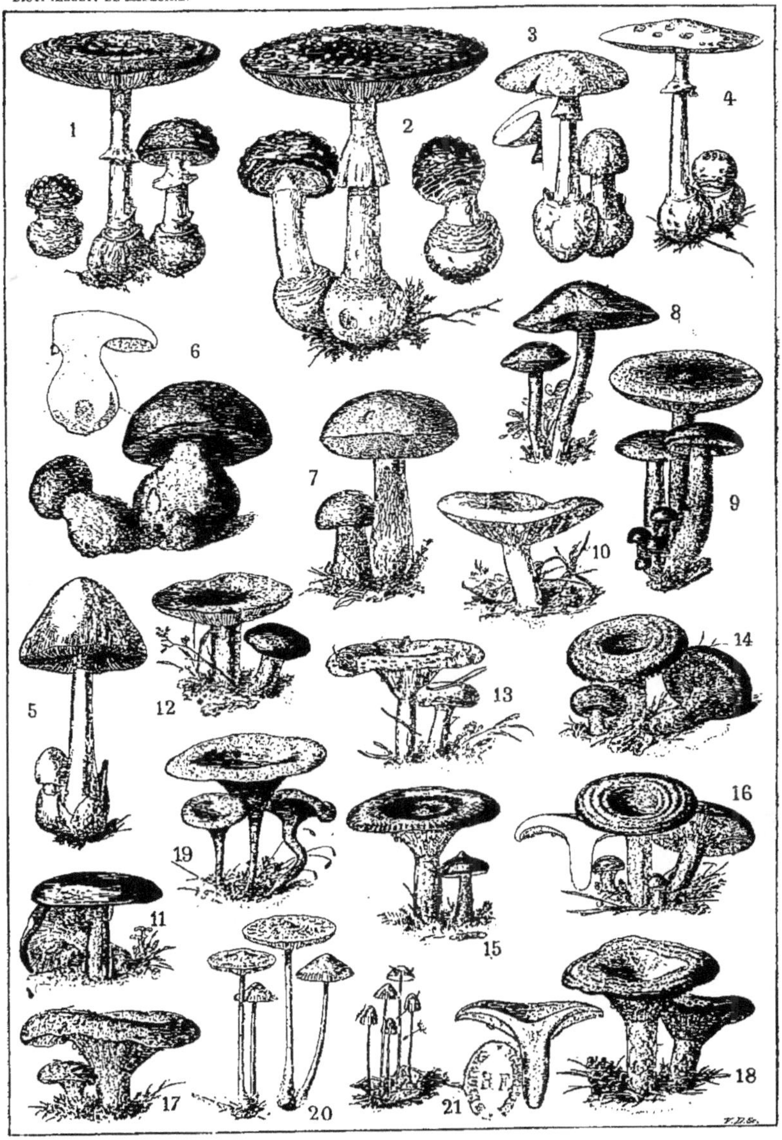

Fig. 160. — Principaux champignons vénéneux.

AMANITES. 1. Panthère (fausse golmotte); 2. Tue-mouches (fausse oronge); 3. Phalloïde; 4. Citrine. — 5. VOLVAIRE gluante. — BOLETS. 6. Satan; 7. Amer; 8. Poivré. — 9. TRICHOLOME ardent. — RUSSULE. 10. Fourchue; 11. Émétique; 12. De Quelet. — LACTAIRES. 13. Visqueux; 14. Vénéneux; 15. Roux; 16. Zoné; 17. À toison; 18. À lait jaune. — 19. CHANTERELLE orangée (fausse girolle). — MYCÈNES. 20. Pur; 21. Epipterigia.

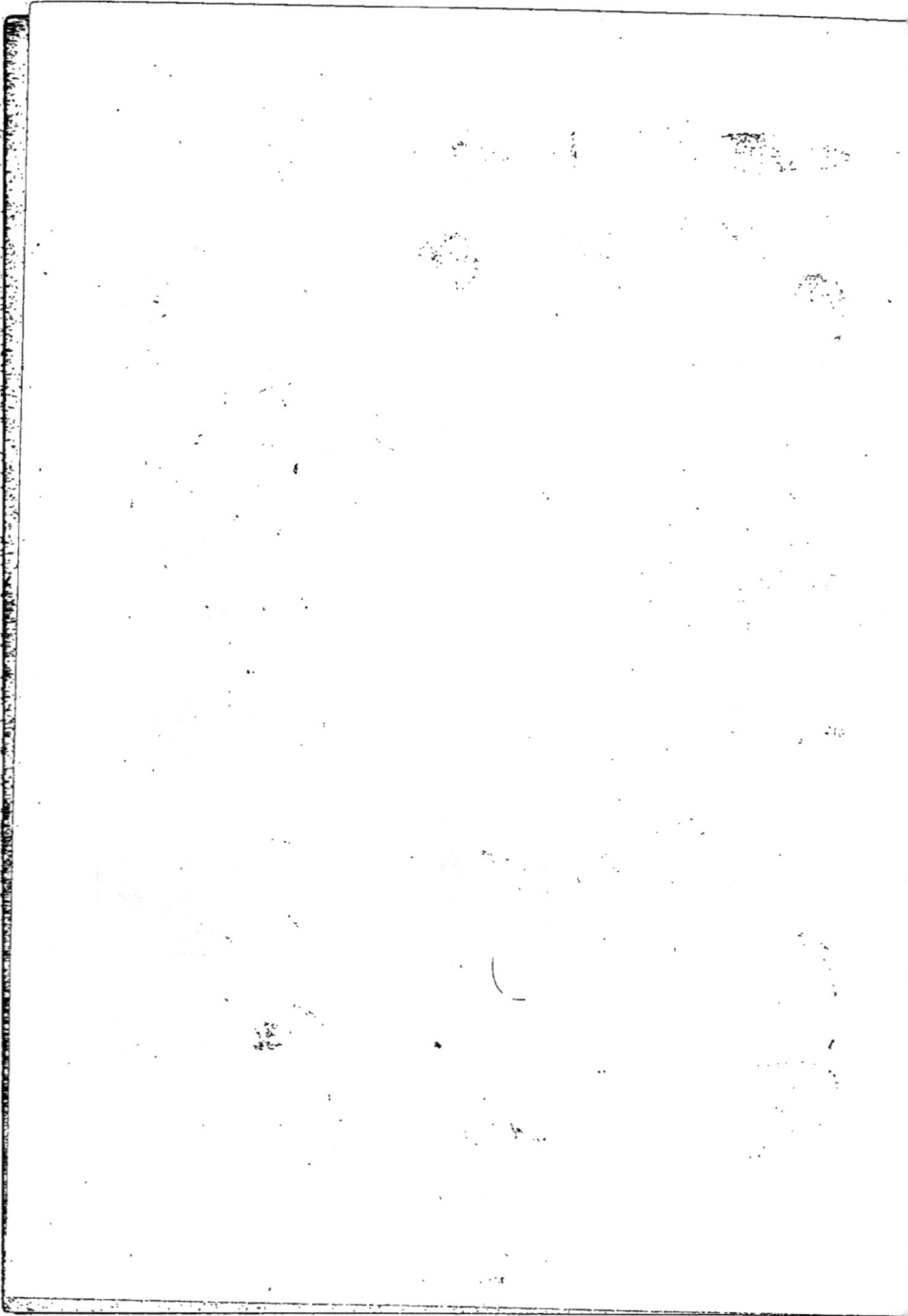

Dans l'*intoxication muscarienne,* on a beaucoup plus de chances de succès. Les vomitifs (apomorphine, ipéca), les purgatifs salins, les boissons abondantes sont à la base du traitement. Il faut se garder de donner, comme on l'avait conseillé, de l'atropine qui, bien qu'antidote de la muscarine, ne ferait qu'ajouter une intoxication à une autre.

Quant au traitement de l'*intoxication lividienne,* c'est celui d'une forte indigestion ; la poudre de charbon pourra rendre de grands services.

II. PRÉVENTIF. Deux sortes de mesures peuvent être envisagées pour réduire le nombre des empoisonnements par les champignons : la surveillance des marchés et l'enseignement du public.

Enseignement du public. — L'enseignement des espèces toxiques doit être rendu simple et facile : il faut, dans les écoles primaires et secondaires, inculquer les notions élémentaires qui permettent de reconnaître les champignons à volve ; les démonstrations devront être faites avec des exemplaires frais, ou, à défaut, à l'aide de figures coloriées : chaque école devrait posséder une planche coloriée des divers champignons vénéneux. Les ouvrages de vulgarisation consacrés aux champignons sont nombreux, et il y en a d'excellents, tel celui de Guéguen (Librairie Larousse), celui de Radais et Dumée (Lhomme, éditeur) et les petits atlas de Dumée dont les figures sont si vivantes.

Il faut enfoncer ce clou dans la tête des écoliers d'abord, et des adultes ensuite, que, seule, la détermination botanique permet de reconnaître une espèce mycologique toxique, et qu'il n'*existe aucun moyen empirique qui puisse faire affirmer l'innocuité des champignons.*

Et pourtant nombreux sont les *préjugés* répandus dans le public et qu'il importe de déraciner. On a dit que *tout champignon à bague, à odeur et à goût agréables, et qu'attaquent les limaces et les insectes, est un bon champignon.*

Cette quadruple affirmation est des plus dangereuses, car les *Amanites phalloïdes,* qui appartiennent à la catégorie la plus vénéneuse, ont une bague, une odeur et un goût assez agréables et sont attaqués par les animaux ci-dessus nommés.

Tout champignon dont les feuillets ou lames sont roses est comestible ; c'est faux pour certaines volvaires nuisibles.

Quand un champignon est ferme, cassant, que sa peau est sèche, il est bon ; c'est faux pour certaines russules et le bolet blafard qui indisposent sérieusement.

Un bon champignon ne change pas de couleur quand on le coupe ; c'est une erreur, car la fausse oronge (*A. muscaria*) et la fausse golmotte (*A. pantherina*) gardent après l'empreinte du couteau leur teinte primitive, tandis que le lactaire délicieux et le bolet rude, qui constituent d'excellents mets, changent rapidement de teinte.

Sont bons tous les champignons croissant dans les prés et les champs découverts ; affirmation contredite par les effets nuisibles de certains champignons (volvaires et strophaires) remplissant ces conditions.

Non moins erronés sont les préjugés d'après lesquels : 1° *le lait caille avec les mauvais champignons, et reste intact avec les bons ;* 2° *si un oignon blanc ou une gousse d'ail jetés dans le vase où l'on a fait cuire les champignons ne changent pas de couleur, ceux-ci sont inoffensifs ;* 3° *le métal* (cuiller d'argent, pièce ou anneau d'or) *noircit au contact des mauvais champignons.* Il suffit de rappeler que les œufs bons ou mauvais noircissent l'argent ; le champignon *frais,* qu'il soit vénéneux ou non, ne le noircira pas, tandis que le champignon *avancé* ou non, le noircira.

La gravité de ces préjugés résulte de ce que l'affirmation dangereuse est souvent exacte pour une région où n'existe pas l'analogue vénéneux du champignon comestible, et qu'elle est répétée sans discernement dans un pays où cette espèce est fréquente ; aussi rencontre-t-on ces erreurs dans des journaux même très répandus.

Une autre recette dangereuse est celle qui consiste à faire macérer les champignons dans l'eau vinaigrée, puis à les laver, et enfin à les faire bouillir dans l'eau salée et les égoutter (procédé Girard). Toutes ces manipulations enlèvent d'abord toute saveur et valeur nutritive au champignon ; de plus, elles ne détruisent pas les principes toxiques des Amanites phalloïdes. À plus forte raison, ne faut-il pas se fier à l'ébouillantage simple suivi de lavage à grande eau.

Peler le chapeau est encore une recette erronée. On enlève ainsi, il est vrai, une bonne partie des principes toxiques contenus dans le derme coloré, mais il en reste encore suffisamment dans la chair du chapeau pour causer des intoxications mortelles.

Il existe par contre d'autres préjugés aussi faux que les précédents, qui empêchent de manger d'excellents champignons.

Tout champignon croissant dans les bois de conifères est vénéneux, ce qui élimine à tort les très bons lactaires.

Il faut s'abstenir des champignons croissant sous les arbres, alors qu'une bonne espèce, le psalliote argenté, vit sur les souches de peuplier.

Ne mangez jamais de champignons colorés, ce qui élimine de succulentes oronges, russules et tricholomes.

Rejetez tout champignon à suc laiteux ; or le lactaire délicieux est dans ce cas.

Gardez-vous de faire votre cueillette dans les bois ombragés et humides ; que de bonnes espèces seraient ainsi supprimées !

Chancre (du lat. *cancer,* ulcération rongeante). — Petite ulcération ayant tendance à s'étendre et à ronger les parties voisines. Était pris, autrefois, par les médecins, et encore aujourd'hui par le peuple, comme synonyme de cancer (*chancre des fumeurs*).

Actuellement on réserve le terme chancre à une ulcération d'origine vénérienne.

I. Chancre induré ou syphilitique. — V. SYPHILIS.

II. Chancre mou (*chancrelle, chancre simple, chancroïde*). — CAUSES. Maladie vénérienne due à l'introduction dans l'économie, par une érosion très minime

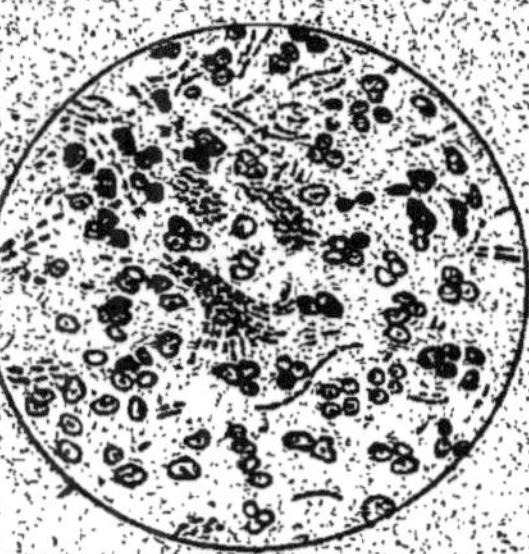

FIG. 161.
Streptobacilles de Ducrey.

d'une muqueuse ou de la peau, de bacilles en navette se colorant davantage à leurs extrémités, les streptobacilles de Ducrey (*fig.* 161), ainsi nommés parce qu'ils sont d'ordinaire groupés par files (*strepto*).

SIÈGE. Le chancre mou siège habituellement chez l'homme aux organes génitaux (gland, sillon) ; au niveau du frein, il peut le perforer en tunnel sans le sectionner ; plus rarement il siège dans l'urètre, s'accompagnant d'un écoulement urétral simulant la blennorragie. Chez la femme, il siège à la vulve, vers la fourchette, le clitoris, les petites lèvres, rarement

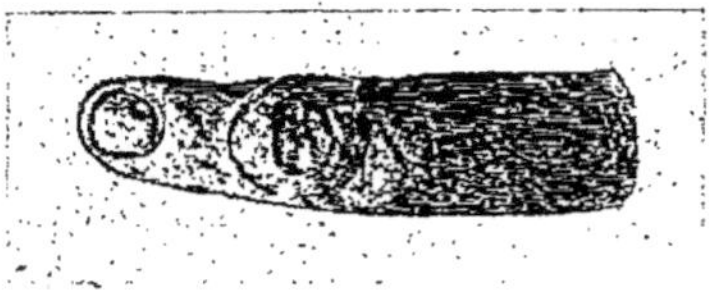

FIG. 162.
Chancre mou du doigt.

au vagin et au col utérin. On l'observe assez fréquemment à l'anus et au canal anal (*anite chancrelleuse*). Quant au chancre mou extra-génital, il est très rare ; on l'a observé aux doigts (*fig.* 162), à la face (lèvres, bouche, paupières).

SIGNES. Le chancre mou *n'a pas d'incubation* et s'accuse peu de temps après l'inoculation. Dès le 2e jour apparaît une rougeur inflammatoire, puis une vésicule purulente qui se rompt et laisse une ulcération caractéristique, à fond purulent et jaunâtre, à bords décollés, reposant sur une base molle, souple, bien différente de la base indurée du chancre syphilitique.

Les chancres mous sont habituellement multiples et successifs, par suite des auto-inoculations qui se font spontanément autour de l'ulcération principale : ils sont de dimensions différentes, suivant leur âge.

EVOLUTION. La cicatrisation se fait, en général, en quelques semaines ; mais, dans certains cas, le chancre s'étend d'un côté pendant qu'il se cicatrise de l'autre

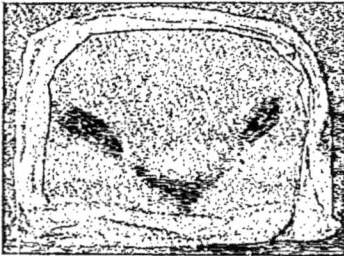

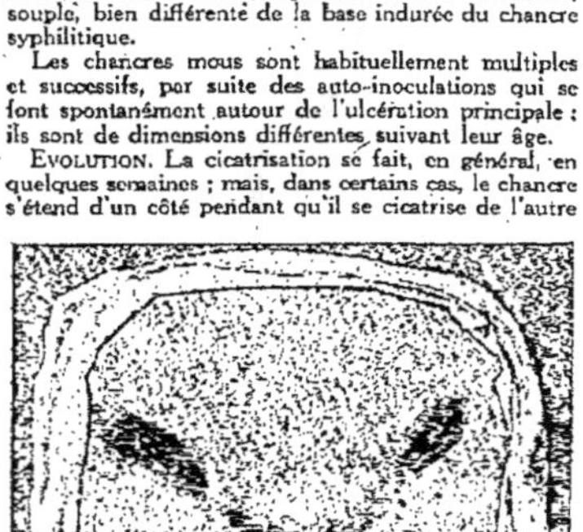

FIG. 163. — Bubons.
Adénites chancrelleuses des deux aines.

(chancre *serpigineux*), ou gagne les parties voisines en formant une ulcération très vaste (ulcère *phagédénique*) ; enfin, les ganglions de l'aine peuvent s'abcéder et constituer des *bubons* (*fig.* 163).

TRAITEMENT : 1° *du chancre. Ce qu'il faut ne pas faire.* Ne pas cautériser au début avec des antiseptiques (calomel, nitrate d'argent), car ce traitement rend le diagnostic impossible.

Quand le diagnostic est posé, on peut alors appliquer sur le chancre, soit des poudres antiseptiques (iodoforme, aristol, salol, permanganate, novarsénobenzol), soit des caustiques (chlorure de zinc, iode, acide phénique). La chaleur a été également conseillée (bain local très chaud, air chaud, cautérisation au thermocautère) ;

2° *du bubon.* Avant la suppuration, repos au lit et applications locales de compresses alcoolisées.

Après la suppuration : incision ou ponction de l'abcès. Actuellement on préfère la ponction au bistouri suivie d'une expression énergique et d'une injection de vaseline iodoformée au 1/10 ou d'huile xylolée-iodoformée (*méthode de Fontan*).

On a préconisé dans ces dernières années un *traitement général* du chancre mou par l'injection de matières protéiques (lait*, sérum de cheval) ou de *vaccins* (de Reenstierna), de *sérums et de vaccins* spécifiques de Nicolle (ô mégon).

III. **Chancre mixte.** — Le chancre mixte, plus fréquent actuellement que le chancre mou, résulte de l'inoculation simultanée ou successive en un même point des téguments des deux virus chancrelleux et syphilitique. Comme l'incubation de la syphilis est de 30 à 40 jours, le chancre évolue tout d'abord comme un chancre mou ordinaire, puis au bout d'un mois environ, ses caractères se modifient ; le fond reste sanieux, purulent, mais sa base s'indure, et l'ulcération prend de plus en plus les caractères du chancre syphilitique. Si l'on ne commence pas le traitement à ce moment, les accidents secondaires ne tardent pas à apparaître.

Chancrelle. — Chancre mou. Même traitement que le chancre syphilitique. V. SYPHILIS.

Chanvre. — La culture du chanvre expose à des accidents, tels que maux de tête, vertiges, vomissements attribués surtout à l'odeur pénétrante et vireuse de la plante au moment de la floraison (*fig.* 164).

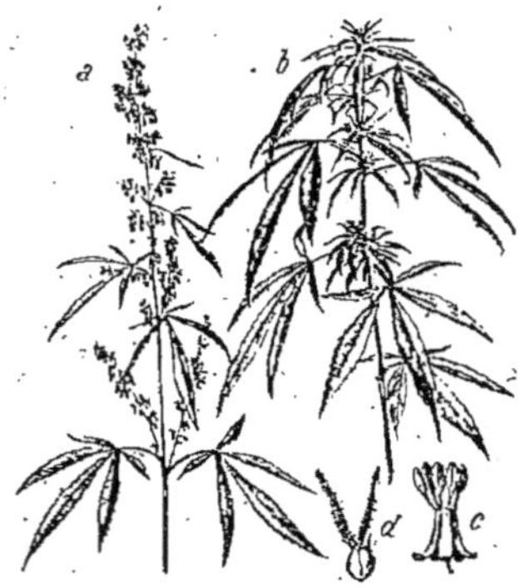

FIG. 164. — Chanvre.
a. Mâle ; *b.* Femelle ; *c.* Fleur mâle ; *d.* Fleur femelle.

Chanvre indien. — Sommités fleuries d'une Urticacée employées comme *antispasmodique.* Médicament *dangereux.* Teinture, 2 à 10 gr. — ; pilules d'extrait, 5 à 50 centigr.

Haschisch. — Préparation obtenue avec les feuilles du chanvre indien et dont le principe actif est l'*haschischine* ou *cannabine* et qui peut causer des intoxications.

Charbon (Asphyxie par le). — V. ASPHYXIE.

Charbon (médicament) [du lat. *carbo*, charbon]. — On emploie le charbon de saule ou de peuplier à l'état de poudre finement pulvérisée.

MODE D'EMPLOI, ACTION ET INDICATIONS : 1° Comme *dentifrice* simple ; 2° associé dans la proportion de 2 gr. de charbon pour 1 gr. de chlorate de potasse et 1 gr. de quinquina, comme *astringent*, contre l'inflammation chronique des gencives ; 3° enfermé dans des cachets ou sous forme de granules, comme *absorbant, désinfectant*, dans la dilatation d'estomac et les renvois acides et comme *contrepoison* (empoisonnement par les champignons).

Charbon.— Synonyme de *pustule* maligne*.

Charcuterie. — Aliments d'une digestibilité difficile et dont la putréfaction est rapide et fréquente. Le jambon est, cependant, souvent bien accepté par les tuberculeux et contribue à les bien nourrir. La viande de porc, crue ou insuffisamment cuite, peut donner lieu à des troubles dus à l'introduction dans le corps du *ténia* armé* ou de la *trichine**.

Chardon bénit. — Plante de la famille des Composées dont on emploie les sommités fleuries comme amer et stomachique, analogue au quassia amara. On utilise la macération de 5 gr. de sommités fleuries pour une tasse d'eau (une tasse avant chaque repas).

Charpie.— Fils provenant de morceaux de vieille toile effilée. Étant difficilement rendue aseptique, elle est aujourd'hui remplacée par l'ouate et la tarlatane.

Chasse. — Sport excellent, mais qui réclame quelques précautions.

Hygiène de la chasse.

I. AVANT LA CHASSE. La *veille*, sobriété aux repas, nuit reposante ; le *matin*, ablution générale dans le tub, froide ordinairement, chaude chez rhumatisant ; en tout cas, repas de préférence léger et chaud, pas d'alcool ; — comme *vêtement*, chemise de flanelle, maillot de laine, extérieurement blouse de toile sombre, gants de peau de renne, tout cela ample ; col et imperméable ; chaussure souple déjà brisée, souliers avec guêtres si terrain sec, bottes si terrain humide, bas de laine.

II. PENDANT LA CHASSE. Marche d'abord lente, puis progressivement plus rapide, à mesure que l'entraînement s'effectue ; repos avant fatigue excessive ; boire le moins souvent possible et seulement du café étendu d'eau et sucré.

III. APRÈS LA CHASSE. Tub et bain de pieds, surtout si pieds légèrement excoriés ; changement de vêtement ou tout au moins de chemise de flanelle, repas substantiel suivi d'une heure de repos, pas d'alcool. Le soir, coucher de bonne heure.

Condition de santé. — *Ceux qui ne doivent chasser qu'après conseil médical* : cardiaques, emphysémateux, bronchitiques, asthmatiques.

Ceux qui doivent chasser : arthritiques, rhumatisants, goutteux, obèses, diabétiques.

Châtelguyon (Puy-de-Dôme). — Station d'eaux chlorurées sodiques faibles (1 gr. 8), chaudes (33°). Ces eaux sont, en outre, magnésiennes laxatives. Altitude, 380 mètres. Climat doux, mais variable. Saison : 1er juin-15 octobre. Vie calme.

MODE D'EMPLOI. Boisson et bains à eau courante. — INDICATIONS. Celles des EAUX MINÉRALES* chlorurées, notamment congestion du foie, constipation, tendance aux congestions cérébrales, obésité.

Chauffage. — Le but à obtenir est une température suffisante, 16°-18°, sans dégagement de gaz nuisibles dans la pièce et avec renouvellement de l'air de celle-ci.

VARIÉTÉS. Les meilleurs systèmes sont les calorifères à eau chaude, à air chaud ou à vapeur placés dans les caves avec cheminées de ventilation dans les pièces, puis les cheminées dites « à système Fondet », avec prise d'air à l'extérieur. Les poêles avec occlusion de la cheminée, et surtout les poêles à combustion lente, sont à la fois très coûteux (prix d'achat élevé, réparations fréquentes, chauffage inutile pendant la nuit) et très *nuisibles* en répandant de l'oxyde de carbone qui, s'il ne tue pas, tout au moins anémie. La présence d'un de ces poêles dans un appartement voisin peut, si la cheminée est mal établie, produire des névralgies, la chlorose et même l'asphyxie. Les appareils qui empruntent l'air d'une pièce sans le remplacer par un appel d'air extérieur (poêle brasero, à pétrole) sont doublement nuisibles : par l'absence de ventilation, par des produits de combustion qu'ils abandonnent dans la pièce.

Chaufferette. — L'usage des chaufferettes, par la congestion qu'elles produisent dans les jambes, a une influence notable sur l'apparition et l'accroissement des varices, peut-être même des ulcères variqueux.

Chaulmoogra ou **Gynocardia odorata.** — Plante de la famille des Bixacées. On extrait de la graine une huile brune, d'odeur et de saveur nauséeuses, qu'on donne en capsules, à la dose de 20 à 200 gouttes, contre la lèpre. On emploie encore des éthers de l'huile de chaulmoogra en ingestion ou en injections hypodermiques ou intraveineuses.

Chaussettes. — La chaussette de fil est agréable à porter en été, à condition d'être changée fréquemment et employée pour les marches modérées. Pour les marches longues la chaussette de laine peignée est indiquée. Quant à la chaussette de coton, elle n'absorbe pas la transpiration des pieds en été ; de plus, il est presque impossible d'empêcher la chaussette de coton de former des plis, et le pli de la chaussette, c'est l'ampoule ou la blessure au bout de peu d'heures de marche.

La chaussette de laine sera plus épaisse en hiver qu'en été, mais cependant suffisamment épaisse pour bien matelasser le pied et le protéger contre le contact du cuir. La couleur à préférer est la couleur naturelle beige, qui rétrécit peu et ne déteint pas.

Chaussures. — Elles doivent remplir cinq conditions : 1° être *souples*, de façon à bien s'adapter au pied ; 2° être *suffisamment larges* pour ne pas le comprimer, ce qui entraînerait son refroidissement et des cors aux orteils ; 3° ne pas être *trop larges* (entorse par maintien insuffisant du pied) ; 4° avoir des *semelles épaisses*, pour amortir les chocs, et des *talons larges, bas et plats*, pour ne pas déformer le pied ; 5° être *imperméables*, l'humidité des pieds étant la source des rhumes. V. MARCHE, TEINTURE.

Chaux. — V. CALCIUM.

Chef (du lat. *caput*, chef, tête). — Extrémité d'une bande à pansement.

Chéiloplastie (du gr. *cheilos*, lèvre, et *plassein*, former). — Restauration plastique des lèvres.

Chélidoine. — Plante de la famille des Papavéracées (grande éclaire) [*fig.* 165] dont

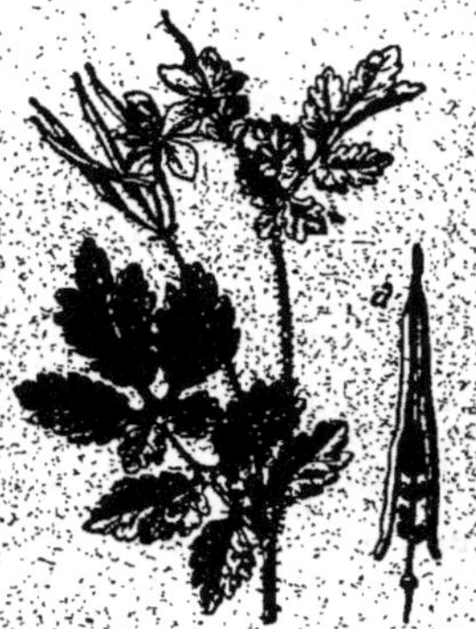

FIG. 165. — Chélidoine.
a. Fruit.

le latex jaune frais est efficace contre les verrues, cors et durillons.

Chéloïde (du gr. *chélè*, pince de crabe, et *oidos*, semblable). — Tumeur fibreuse dure (*fig.* 166) se développant dans le derme, soit sur une peau saine (*chéloïde spontanée*) ; soit au niveau d'une cicatrice (*chéloïde cicatricielle*), de plaies, brûlures, lupus, syphilis guérie, variole, pustules acnéiques.

TRAITEMENT. L'ablation chirurgicale ou la destruction, par des caustiques, est presque toujours suivie de récidive. L'emplâtre de Vigo, les scarifications linéaires quadrillées tous les 8 jours donnent de bons résultats, mais la durée du traitement est très longue (Vidal). Unna a conseillé des applications de compresses imbibées d'une solution de pepsine qui digère peu à peu la chéloïde. On peut employer aussi l'électrolyse, l'ionisation (procédés également très longs). La méthode la plus rapide et la plus efficace paraît être l'ablation

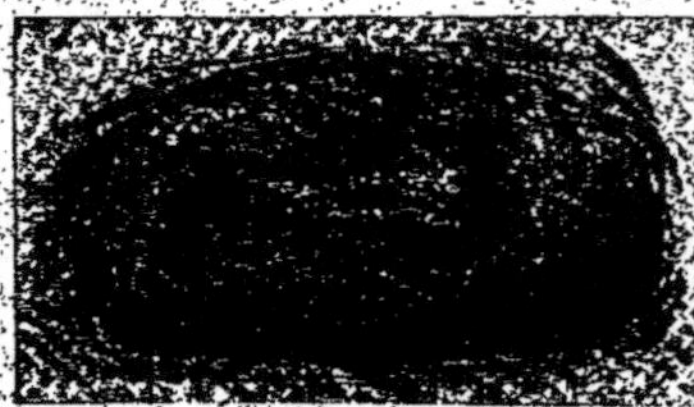

FIG. 166. — Chéloïde.

chirurgicale suivie immédiatement de radiothérapie ou de radiumthérapie.

Cheminées. — Elles servent plus encore à aérer une pièce qu'à la chauffer ; il est donc nécessaire de les laisser ouvertes toute l'année. V. CHAUFFAGE.

Chemises. — La chemise de flanelle est très utile lorsque le corps est exposé à une sudation abondante, comme dans les exercices. Elle est alors préférable au gilet de flanelle, parce qu'elle adhère moins au corps et, par sa forme, permet d'enlever les vêtements qui la recouvrent.

Chémosis (de *chémé*, petit coquillage). — Œdème inflammatoire de la muqueuse conjonctivale et palpébrale.

Chêne. — On emploie l'écorce, qui contient beaucoup de tanin, à la dose de 50 gr. par litre en décoction* pour des gargarismes et des lotions astringentes.

Chenille. — Les chenilles, larves vermiformes de lépidoptères, portent fréquemment des poils, des épines, des brosses.

Elles ne sont jamais venimeuses ; certaines, toutefois, possèdent des poils vésicants dont la base est en rapport avec une glande en cul-de-sac sécrétant un liquide corrosif, comme les *chenilles processionnaires* (ainsi appelées parce qu'elles se déplacent en longues files). Il en résulte une éruption, formée de petites plaques rouges et, en certains points, de vésicules, qui peut, de la main, se généraliser à une grande partie du corps et qui s'accompagne d'un prurit très désagréable. Elle ne dure que quelques jours.

Chevauchement. — Déplacement latéral des fragments d'un os fracturé, accolés l'un contre l'autre et non pas l'un au bout de l'autre.

Cheveux. — Variété de poils recouvrant la tête.

Le cheveu naît de l'appareil pilo-sébacé, constitué par un enfoncement, un fourreau de l'*épiderme*, refoulé en doigt de gant à travers le derme qui lui fait un squelette fibreux extérieur. Ce trou de sonde revêtu d'*épiderme* est le *follicule pilaire*. Au tiers de sa profondeur, le follicule émet un bourgeon digité qui est la *glande*

Fig. 167.
Canitie à la suite d'explosion [illegible]

Cheveux (Maladies des)

Blanchiment des Cheveux (fig. 167). — A partir de [illegible]

[illegible]

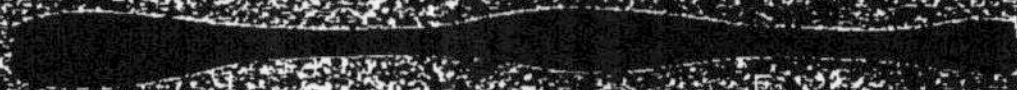

Fig. 168.
[illegible]

dénude tout le sommet de la tête en ne respectant que les régions temporale et occipitale postérieures (*fig.* 169). Au début, les cheveux tombés sont remplacés par des cheveux de plus en plus grêles, puis par un fort duvet qui peut disparaître à son tour. C'est alors la *calvitie* accomplie; la peau du crâne devient blanche et lisse, brillante, et semble amincie ou atrophiée.

Ce type d'alopécie est assez spéciale à l'homme ;

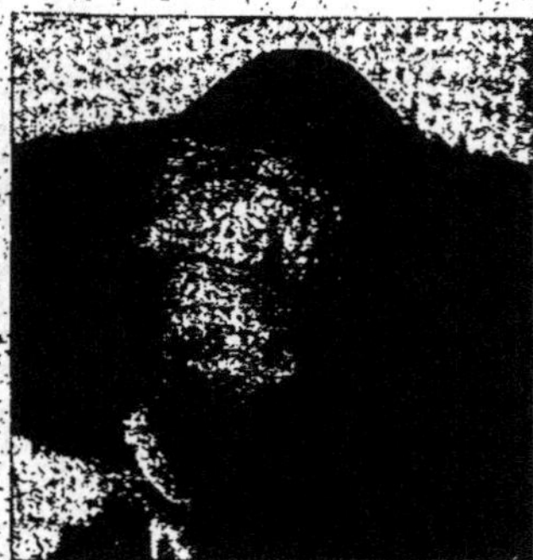

FIG. 169.
Alopécie séborrhéique.

chez la femme, l'alopécie séborrhéique siège aux tempes et au sinciput, mais elle ne conduit qu'exceptionnellement à la calvitie.

Un grand nombre de *maladies infectieuses* fébriles (fièvre typhoïde, érysipèle, pneumonie, grippe, fièvres éruptives) sont suivies d'une alopécie aiguë et diffuse. La chute des cheveux apparaît 60 à 85 jours après

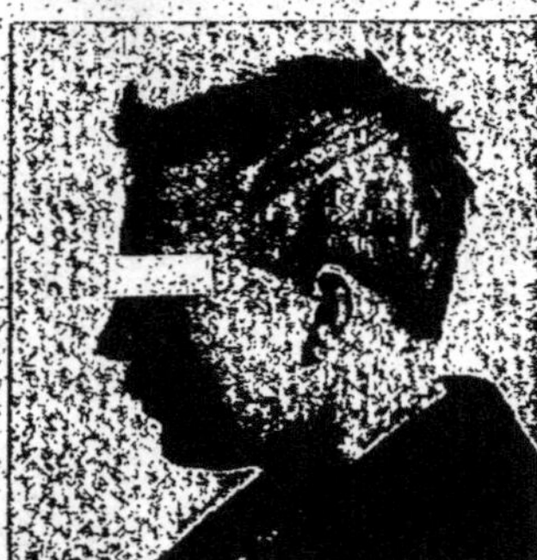

FIG. 170. — Alopécie syphilitique.
(Clichés du Dr Noiré.)

l'état infectieux, dont la température a atteint et dépassé 39°,5 ; cette chute est d'ailleurs proportionnelle à l'élévation de la température au-dessus de 39°,5, à la durée de l'état infectieux et de la réaction fébrile ; elle dure ordinairement de 4 à 6 semaines.

On note également une chute de cheveux, à la suite de l'*accouchement*, des *opérations* graves, de grandes perturbations morales, des *traumatismes* violents.

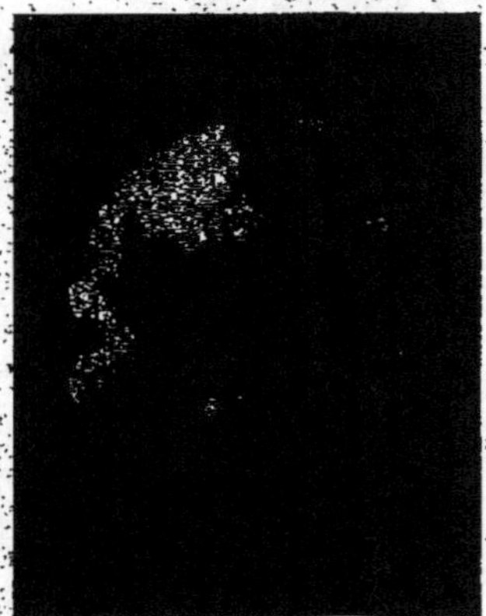

FIG. 171. — Pelade ophiasis (de Celse).
(Collection du Dr Buite).

Les *maladies chroniques*, l'anémie, le diabète, la tuberculose, le cancer, la lèpre, les troubles glandulaires (myxœdème, goitre exophtalmique (castration chez la femme) produisent des alopécies chroniques diffuses et progressives.

La *syphilis* entraîne presque constamment une chute de cheveux assez notable du troisième au quinzième

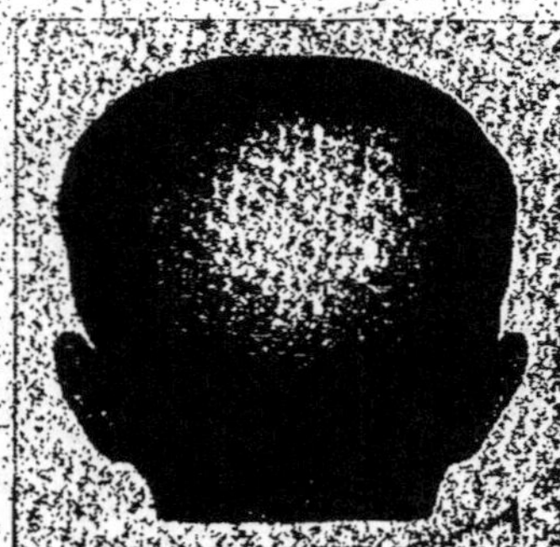

FIG. 172. — Alopécie consécutive à une application des rayons X.

mois de la maladie (*fig.* 170). Tantôt il s'agit d'une alopécie diffuse; plus souvent la chute est limitée en certains points aréolaires des régions temporale et occipitale (*alopécie en clairières*). L'alopécie peut aussi atteindre la barbe, les cils et surtout la queue des sourcils ; la repousse est constante, car la syphilis ne fait pas de chauves.

Certaines *intoxications* mercurielles, arsenicales, et surtout l'acétate de thallium, causent une alopécie aiguë généralisée, sans lésion du cuir chevelu.

Les *affections parasitaires* du cuir chevelu sont également une cause d'alopécie, d'ailleurs incomplète. V. TEIGNES.

Enfin une des alopécies circonscrites la plus fréquente chez les enfants et l'adulte est l'*alopécie en aires ou pelade* ; tantôt la plaque glabre est unique, tantôt il existe des plaques multiples, distantes ou confluentes, tantôt la pelade est généralisée, allant jusqu'à dépiler tout le tégument (*fig.* 171).

La plaque peladique est arrondie ou irrégulière ; sur sa surface la peau est lisse, blanche, brillante, non cicatricielle, et les orifices pilaires peu visibles. Des poils qui bordent la surface dépilée, les uns, normaux d'aspect, se cassent facilement et viennent aisément à la pince, les autres sont cassés, atrophiés : ces *cheveux peladiques* sont massués en forme de point d'exclamation d'imprimerie ; ils diminuent de grosseur et se décolorent en allant de haut en bas. V. PELADE.

On ne confondra pas, avec une plaque de pelade, l'alopécie consécutive à l'*application des rayons X* (*fig.* 172). Dans le traitement de certaines lésions du cuir chevelu, la teigne principalement, on a recours à l'épilation par les rayons X. La chute des cheveux se fait de 20 à 30 jours après la séance d'irradiation, la forme régulièrement arrondie de la plaque alopécique est caractéristique. D'ailleurs la repousse commence 2 mois 1/2 après la séance, à moins que la dose ayant été dépassée, il ne survienne une radiodermite qui, même légère, entraîne au cuir chevelu une alopécie définitive presque toujours complète.

On ne confondra pas non plus la plaque de pelade vraie avec la *pseudo-pelade* de Brocq, alopécie à plaques multiples très petites, cicatricielles, et définitives dérivant sans doute de folliculites méconnues.

TRAITEMENT : I. CAUSAL. Celui de la syphilis, de la séborrhée, etc.

II. SYMPTOMATIQUE. Exciter la repousse du cheveu par une irritation locale : frictions du cuir chevelu une ou deux fois par jour, avec des lotions alcoolisées à base de formol, de quinine ou de pilocarpine, des effluves de haute fréquence, de radiothérapie (2 H de rayons peu pénétrants).

III. PRÉVENTIF. Hygiène du cuir chevelu ; dégraissage et savonnage hebdomadaires, suivant la technique indiquée précédemment. Les enfants et les hommes devront porter les cheveux courts : l'aération est facilitée et les soins deviendront ainsi plus aisés et n'exigeront que peu de temps. Le port des cheveux en brosse n'est pas recommandable, parce qu'il violente la direction naturelle des cheveux et cela à coudure brusque.

Chevrotement (du lat. *capra,* chèvre). — Tremblement de la voix. V. VOIX.

Cheyne-Stokes (Rythme de). — Arrêt de la respiration pendant 20 à 30 secondes, suivi d'un retour progressivement lent et de plus en plus bruyant des mouvements respiratoires, auquel succède une diminution également progressive aboutissant à un nouvel arrêt. On observe surtout ce rythme respiratoire dans l'urémie.

Chicorée (*fig.* 173). — Plante de la famille des Composées, dont les feuilles, fraîches ou sèches, sont employées comme amer, dépuratif, tonique, stomachique sous forme de tisane (infusion 10 gr. pour 1.000 d'eau). Le sirop est employé comme purgatif chez les nouveau-nés, à la dose d'une ou deux cuillerées à café.

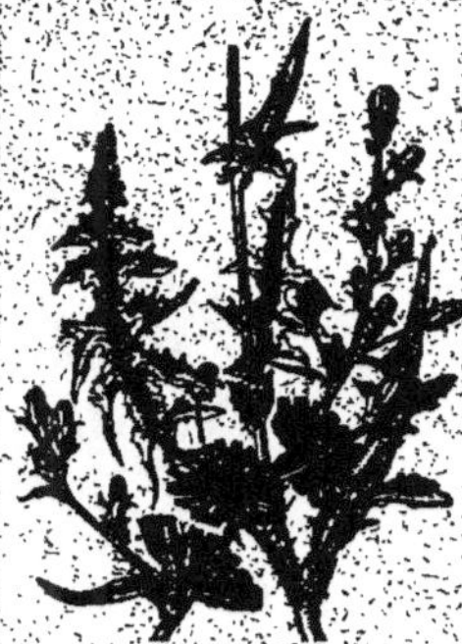

FIG. 173. — Chicorée.

Chien. — De nombreuses maladies peuvent être transmises à l'homme par les chiens : la gale, la teigne tonsurante, la teigne faveuse et diverses affections cutanées du chien, causées par des champignons (*Tricophyton, Microsporon, Oospora, Eidamella*).

Les kystes hydatiques proviennent de l'introduction dans l'intestin de l'homme des œufs du *Tenia echinococcus* du chien. Pour cette dernière maladie, les victimes sont les bouchers, les charretiers, les bergers. La transmission s'opère le plus souvent par le léchage des mains ou du visage.

Le chien peut transmettre par le même procédé un autre ténia, le *Dypilidium caninum*. Sans être trop pathogène pour l'homme, il peut déterminer des lésions de la paroi intestinale. Le développement de ce parasite se fait en partie chez les puces.

Différentes puces (*Pulex irritans* et *Ctenocephalus canis*) piquent l'homme aussi bien que le chien.

Nocard a démontré, d'autre part, la contagiosité de la *tuberculose* de l'homme au chien et du chien à l'homme. La tuberculose est surtout fréquente chez le chien de ville, en particulier chez le jeune chien : la contamination se fait par voie aérienne et par voie digestive, le chien léchant des ordures souillées de bacilles de Koch. Le danger est grand, si l'animal vit sous le même toit qu'un malade atteint de tuberculose ouverte.

Conclusion : Le chien doit être traité comme un chien et non comme un être humain ; il ne doit pas lécher la figure ou les mains de ses maîtres, surtout des enfants ; il ne doit pas être embrassé ; il ne doit pas non plus lécher les plats.

Chien enragé. — V. RAGE.

Chien sanitaire (*fig.* 174). — On donne ce nom à des chiens employés pour la relève sur les champs de bataille des blessés, qui ont toujours tendance à s'abriter derrière des buissons ou des replis de terrain et sont par suite difficiles à trouver rapidement. Ces chiens sont dressés, soit à aboyer lorsqu'ils rencontrent un blessé (procédé à peu près abandonné aujourd'hui), soit à rapporter un objet (képi, mouchoir, gant) au brancardier. Celui-ci alors met le chien en laisse et se fait guider par lui jusqu'au malade, auquel l'animal a déjà pu rendre service en lui laissait prendre dans la pochette qu'il porte sur le dos un cordial et une pièce de pansement. Les chiens sanitaires portent la croix de Genève. Ils ont rendu de grands services pendant la guerre de 1914-1918.

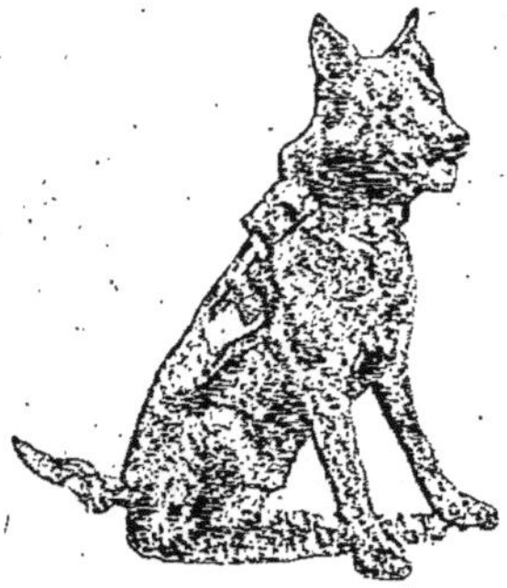

FIG. 174. — Chien sanitaire.

Chiendent (*fig.* 175). — Plante de la famille des Graminées, dont la tige souterraine contient beaucoup de sels de potasse. On

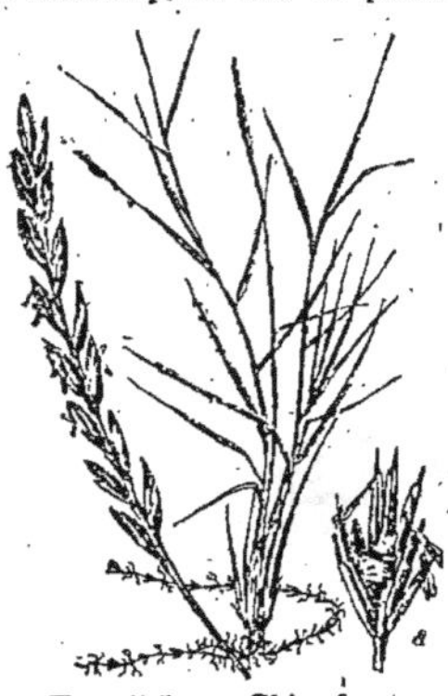

FIG. 175. — Chiendent.
a. Épillet.

l'emploie comme diurétique en infusion (20 gr. pour 1 000 d'eau).

Chiffonnage et **Chiffons.** — Le métier de chiffonnier est un des plus insalubres par suite de la nature du travail (triage des ordures) et des conditions dans lesquelles il est effectué (habitation antihygiénique dans laquelle est fait l'emmagasinage des détritus).

La mortalité est grande dans les familles de chiffonniers; elle survient surtout par alcoolisme, tuberculose, choléra, fièvre typhoïde, peste, charbon.

Chimiothérapie (du gr. *chemia*, chimie, et *thérapeuein*, soigner). — Traitement des maladies par des produits chimiques.

Chine (Hygiène en).

I. CLIMAT. Dans le nord de la Chine, les saisons sont nettement tranchées : les pluies commencent en juin pour se terminer en octobre. C'est la saison des vents du sud, avec des températures très élevées. On note, pendant cette saison, 28°, 32° et plus en juillet et en août ; en septembre, des températures de 18°, 20° et 22°. Dès octobre, la température s'abaisse brusquement à 10° et à 12°, et novembre, décembre et janvier offrent un froid très rigoureux. C'est la saison des vents du nord et du nord-est, avec des tempêtes de poussière glacée et des températures moyennes de 6° à 12°.

La climatologie du nord de la Chine peut se traduire par la formule suivante : température très élevée et chaleur presque tropicale en été ; pluies abondantes et vent du sud de juin à octobre ; froid très vif en hiver, avec vent du nord et tempêtes de poussière.

Pendant la saison des pluies, les cours d'eau débordent, les terrains sont inondés, et les routes, en tout temps, fort mal entretenues, deviennent tout à fait impraticables.

II. EAU. L'eau potable, en Chine, est de très mauvaise qualité : c'est un point hors de doute, et sur lequel on ne saurait trop insister, en raison de la fréquence et de la gravité des affections intestinales ; aussi les Chinois boivent très rarement de l'eau pure et la remplacent par du thé. On devra les imiter et veiller, d'une manière toute particulière, à ce que les hommes n'usent, comme boisson courante, que de cette infusion, qui a l'avantage d'être un aliment d'épargne. Bu chaud ou froid, le thé est une boisson excellente, n'offrant pas d'inconvénient pour ceux qui n'en usent pas avec excès. Le thé chaud désaltère beaucoup mieux qu'une boisson froide, même pendant les chaleurs.

Pendant les marches, il sera également utile de faire un usage constant de filtres de poche du système Lapeyrière, au permanganate de potasse ; ces filtres ont l'avantage de débarrasser l'eau d'un grand nombre de ses germes les plus nocifs.

Pour la désinfection des puits*, on fera également usage de permanganate.

III. ALCOOLS, VIANDES, POISSONS. On évitera avec un soin extrême l'usage des alcools, tous très impurs et, par suite, très nuisibles.

Il faut, d'une manière générale, proscrire la viande de porc, cet animal étant, en Chine, souvent atteint de ladrerie et de trichinose.

Le poisson de rivière est mauvais, à cause de la saleté excessive des cours d'eau. Il a toujours un goût très prononcé de vase, et il est prudent de s'en abstenir, ainsi que des écrevisses et des crevettes que l'on trouve dans ces cours d'eau.

IV. MALADIES : 1° *Paludisme, insolation, congestion du foie.* Ces affections s'observent fréquemment, pendant la saison chaude. (Pour les soins à prendre, se reporter à la description de ces maladies.).

2° *Diarrhées simples et cholériques.* La dominante de la pathologie estivale, en Chine, en dehors du paludisme, est certainement la diarrhée, qui offre souvent des complications d'une formidable gravité.

Il est donc de toute nécessité que les diarrhées, même celles qui paraissent les plus bénignes, soient soignées dès le début, car les épidémies de choléra sont fréquentes en Chine, et toute diarrhée peut être le point de départ de l'explosion du choléra, si l'intestin est déjà en puissance du vibrion cholérique.

3° *Affections du poumon, des bronches et rhumatisme.* Pendant l'hiver, les affections des voies respiratoires sont nombreuses, ainsi que les affections rhumatismales.

4° *Maladies épidémiques.* On observe aussi souvent, pendant la saison froide, le typhus pétéchial et la diphtérie. La variole sévit sur la population chinoise, d'une manière presque permanente ; la vaccine n'étant guère en usage que dans les centres où résident les Européens, la revaccination s'impose donc pour eux.

V. ÉQUIPEMENT. Pour la saison chaude, on doit emporter la tenue de campagne dans les pays chauds, avec casque, ceinture de flanelle, etc. ; de plus, des toiles caoutchoutées pour étendre sur le sol humide, et des moustiquaires, en raison de l'abondance des moustiques dans ces régions.

Pour l'hiver rigoureux du nord de la Chine, faire usage de vêtements de drap, de bas de laine, de tricots, et de gilets de fourrure.

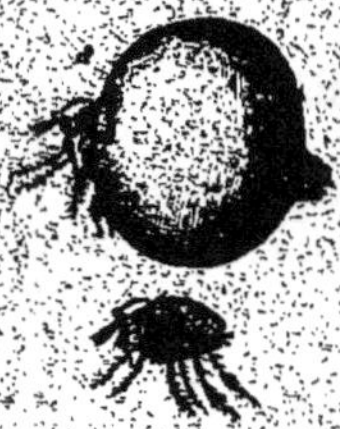

FIG. 176. — Chique.
a. Insecte gorgé de sang (grossi 10 fois).

Chique (*fig.* 176) [Insecte]. — Sorte de puce (*Sarcopsylla penetrans*) de l'Amérique du Sud et de la Côte occidentale d'Afrique.

La femelle, qui n'a guère plus de 1 millimètre de longueur, s'enfonce sous la peau des orteils et du pied (*fig.* 177), et son abdomen s'y gonfle au point de prendre le volume d'un petit pois. Plusieurs insectes peuvent piquer la même personne et produire alors des abcès furonculeux qui tendent à éliminer le parasite.

TRAITEMENT. Extraction avec une aiguille et pansement avec antiseptique ou tabac.

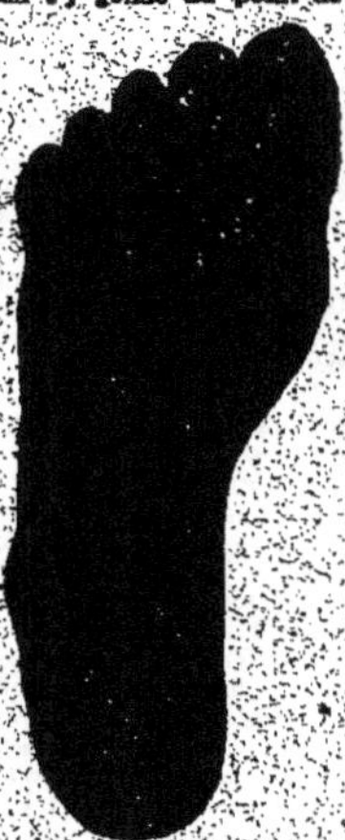

FIG. 177. — Pied attaqué par les chiques.
(D'après Cano.)

Chirurgie réparatrice. — On donne ce nom à la branche de l'art chirurgical qui se propose de reconstituer les formes altérées.

Elle s'adresse donc avant tout au visage, accessoirement aux autres régions.

PROCÉDÉS. La chirurgie réparatrice emploie tous les procédés de la chirurgie générale mais en les adaptant à ses buts particuliers.

Les *incisions* y doivent être réduites au minimum, à cause de l'importance des cicatrices. On les dissimule autant que possible dans les plis de la peau, les fossettes, les contours d'organes, les régions ombrées ou velues.

Les *sutures* sont faites au moyen d'aiguilles d'une grande finesse selon des techniques particulières, afin d'éviter la marque du « point ». La suture intra-dermique et surtout la suture marginale à points séparés sont les procédés de choix.

Les *greffes* (*fig.* 178) sont le procédé capital de la chirurgie restauratrice. Elles s'appliquent à presque tous

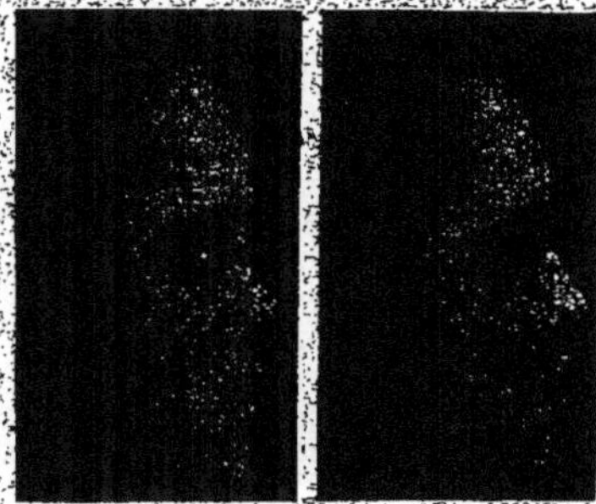

FIG. 178.
Redressement du nez par greffe cartilagineuse (avant et après l'opération).
(Collection du Dr Dufourmentel.)

les tissus, mais avant tout à la *peau*, à la *muqueuse*, à l'os, au *cartilage* et à la *graisse*.

La peau (sauf l'épiderme) et les muqueuses — tissus de couverture — ne peuvent être transplantées que par *marcottage*, c'est-à-dire que le greffon doit garder un pédicule nourricier tout le temps nécessaire à sa « prise » ; le pédicule sera supprimé (sevrage de la greffe), quand la nutrition sera assurée par la nouvelle implantation. C'est le cartilage qui se laisse le plus aisément greffer. Non seulement le transplant est toléré, mais il vit et se greffe réellement. Il n'a aucune tendance à se résorber et ne subit que d'insignifiantes modifications. Le cartilage est, en outre, recommandable pour l'extrême facilité avec laquelle on peut le « menuiser », le découper en lames, en languettes, en arceaux, en baguettes en se servant d'un simple bistouri. Pratiquement, c'est toujours aux cartilages costaux qu'il convient de s'adresser, et même à un petit nombre d'entre eux, les 6e, 7e et 8e. Le prélèvement de ces cartilages n'entraîne jamais aucune conséquence fâcheuse.

On peut utiliser des fragments cartilagineux provenant d'un autre sujet, mais, sauf exception, c'est au sujet lui-même que sont faits les emprunts, et il s'y prête en général de bonne grâce.

Par ces procédés on peut aussi combattre toutes les difformités et toutes les mutilations accidentelles ou chirurgicales.

Chloasma (du gr. *chloasma*, même sens). — Affection de la peau caractérisée par une pigmentation diffuse, surtout des régions découvertes. S'observe surtout dans la grossesse et au cours de troubles utérins.

TRAITEMENT. Lotion au sublimé, à l'eau oxygénée crèmes à l'oxyde de zinc.

Chloral (Hydrate de). — Médicament calmant, somnifère, anesthésique et antiseptique.

DOSE. Comme *somnifère*, chez adulte, 1 à 2 gr. dans un verre d'eau, de thé léger ou de limonade gazeuse, au moment du coucher. On emploie souvent le sirop qui contient 1 gr. de chloral pour 20 gr. Il a l'avantage sur les opiacés de ne pas constiper.

MODE D'EMPLOI. Comme *calmant* : 1° dans les *convulsions*, 50 centigr. à 1 gramme dans un lavement de 150 gr. d'eau additionnée d'un jaune d'œuf ; — 2° contre les *démangeaisons*, en lotions contenant 5 à 10 gr. pour 250 gr. d'eau ; — 3° contre les *douleurs*, la *coqueluche*, les *palpitations*, associé à la dose de 1 à 2 gr. avec les bromures ou les opiacés ; — 4° contre le *mal de mer*, 1 gr. de préférence dans de la limonade gazeuse, qui ajoutera son action spéciale. Comme *antiseptique*, 10 à 20 grammes par litre.

Empoisonnement.— SIGNES. Sommeil profond, enflure de la face, pouls faible, respirations rares, extrémités froides, température générale abaissée. — PREMIERS SOINS. Réveiller le malade, provoquer des vomissements par le chatouillement de la luette ou l'ipéca. Réchauffer avec des boules d'eau chaude, des frictions sèches, des sinapismes. Café fort, en boisson ou, au besoin, en lavement. Respiration artificielle pendant plusieurs heures. V. ASPHYXIE.

Chloralose. — Combinaison de chloral et de glucose ; poudre cristalline blanche ; bon somnifère.

DOSE. 10 à 50 centigr., en cachets.

Chloramine. — Poudre blanche cristalline, soluble dans l'eau, préparée par l'action de l'hypochlorite de soude sur la paratoluène-sulfoamine, produit dérivé d'un résidu de la saccharine.

Substance non toxique, ayant un pouvoir bactéricide oxydant et désodorisant. Donne de bons résultats dans les troubles gastro-intestinaux avec selles fétides ; on l'associe habituellement à de la poudre de charbon de peuplier et de la gélose. DOSE. 0 gr. 05 par cachet, 4 cachets par jour.

Chlorate de potasse. — Médicament employé contre la stomatite ulcéro-membraneuse (V. STOMATITE) et les angines.

DOSE. En gargarismes, 5 gr. pour 250 gr. d'eau et 50 gr. de sirop de mûres ; en pastilles contenant 20 centigr. chacune.

Chlore. — Gaz désinfectant, employé sous forme de solution contenant 2 litres de gaz par litre d'eau.

Les professions où l'ouvrier est exposé aux vapeurs chloreuses sont : la fabrication de l'eau de Javel, du chlorure de chaux, le blanchiment de la pâte à papier à écrire, la teinture.

Une atmosphère qui en contient 1 p. 100 000 est déjà très irritante surtout pour les non-accoutumés.

Empoisonnement. — SIGNES. Irritation de la gorge, toux, difficulté de respirer et d'avaler. — PREMIERS SOINS. Faire respirer de l'air frais, de l'ammoniaque.

Chlorhydrique (Acide). — Employé à la dose de 2 gr. par litre d'eau, comme excitant de la digestion. Pour les *empoisonnements*, V. CAUSTIQUES.

Chloro-anémie (du gr. *chloros*, verdâtre, *a*, priv., et *aima*, sang). — Anémie présentant les caractères de la chlorose, avec souffles cardiaques et vasculaires. S'observe surtout chez les jeunes filles, dans les cas de tuberculose, d'hérédo-syphilis.

Chloroforme. — Médicament calmant, anesthésique, antispasmodique.

DOSE ET MODE D'EMPLOI. A l'intérieur, 1 à 3 gr., ordinairement sous forme d'eau chloroformée du Codex (1 gr. pour 200), et surtout d'eau chloroformée saturée ou eau chloroformique (1 gr. pour 100). En potion, comme *sédatif des douleurs gastriques et des vomissements* (4 à 5 cuillerées à soupe par jour, diluées dans parties égales d'eau).

En *liniment* contre les *douleurs*, associé ou non au salicylate de méthyle (5 gr. pour 50 gr.).

En *application* contre le prurit vulvaire, mixture contenant quantité égale de chloroforme et d'huile, dont on imbibe un tampon d'ouate, comme *vermifuge* en potion (3 gr. pour 150 gr.) à prendre en 4 fois à 3/4 d'heure d'intervalle.

Empoisonnement : 1° *Par inhalation.* Tractions rythmées de la langue et respiration artificielle (V. ASPHYXIE), mettre la tête plus bas que le corps.

2° *Par absorption.* — SIGNES. Odeur spéciale d'haleine, douleur dans la gorge, refroidissement des extrémités, faiblesse du pouls. — PREMIERS SOINS. Faire vomir par le chatouillement de la luette ou par l'ipéca, puis faire boire une solution de carbonate de soude. Lavement de café, frictions.

Chlorose (du gr. *chloros*, jaune verdâtre, nom dû à la pâleur spéciale de la peau des malades). — Anémie spéciale, rare chez les garçons (chlorose masculine) et chez la femme adulte (chlorose tardive), apparaît chez la jeune fille à la puberté.

CAUSES. I. PRÉDISPOSANTES. Toutes les causes d'affaiblissement organique : mauvaise hygiène, alimentation défectueuse, logis manquant d'air et de lumière, fatigues, chagrins.

II. DÉTERMINANTES. Insuffisance primitive des globules rouges ; mauvais fonctionnement des glandes à sécrétion interne (ovaires ou thyroïde) ; auto-intoxication digestive.

SIGNES. La peau des chlorotiques est pâle avec une teinte jaune verdâtre, marquée surtout sur la figure : les lèvres, les gencives, les conjonctives sont décolorées, la face est bouffie, et cette enflure existe également aux malléoles. Des bouffées subites de chaleur rougissent brusquement les joues. La malade est triste, irritable, continuellement fatiguée et prête à s'évanouir ; elle dort mal et souffre de névralgies, de battements de cœur.

Des hémorragies par le nez, quelquefois même des crachements de sang accroissent encore son affaiblissement. Les règles, souvent douloureuses, sont peu abondantes ou même supprimées. Dans d'autres cas, tout au moins au début, elles sont, au contraire, par leur abondance et par leur trop grande fréquence, une des causes de la maladie. L'appétit est capricieux, nul un jour, exagéré le lendemain ; la digestion se fait mal, les vomissements et surtout la constipation sont fréquents. Le moindre effort amène de l'essoufflement.

L'examen du sang montre une diminution relativement modérée du nombre de globules rouges (4 à 3 millions par mm³, au lieu de 5, souvent déformés), mais une diminution considérable de leur teneur en hémoglobine.

TRAITEMENT. *Régime.* Repos complet au lit pendant des semaines au besoin. Alimentation légère et reconstituante (viandes grillées, viande crue, légumes, purées, laitages).

Médication. Fer et arsenic (cacodylate de soude et de fer). Au moment de la convalescence, hydrothérapie, cures thermales ferrugineuses, séjour en montagne ou à la mer.

Chlorure. — V. aux bases : CHLORURE OU CHLORHYDRATE D'AMMONIAQUE*, D'ANTIMOINE*, DE CHAUX*, DE FER*, DE MERCURE*, DE MÉTHYLE*, D'OR*, DE POTASSIUM*, DE ZINC*.

Chlorures de l'organisme. — Le taux d'élimination urinaire des chlorures est de 10 à 15 gr. par 24 heures ; avec le régime lacté (3 litres de lait), 5 gr.

Le liquide céphalo-rachidien contient normalement 6 gr. pour 1 000 de chlorures ; le taux s'abaisse à 5 gr. environ dans la méningite tuberculeuse.

Chlorurémie. — Présence de chlorures dans le sang.

Certaines néphrites, dites chlorurémiques ou hydropigènes, se manifestent par des œdèmes, dues à l'imperméabilité du rein, aux chlorures et à la rétention du sel dans les tissus, où il attire l'eau. Le régime déchloruré s'impose alors (Achard et Widal).

Choane (du gr. *choanon*, entonnoir). — Nom donné aux ouvertures postérieures des fosses nasales.

Choc (Différentes sortes de).

Choc du cœur. — Sensation éprouvée par la main placée au niveau de la pointe du cœur, et qui en réalité n'est pas un véritable choc, mais un soulèvement de la poitrine au moment où le cœur, entrant en contraction (*systole*), durcit tout à coup. V. CŒUR.

Choc ou **Shock nerveux.** — Résolution musculaire complète, pâleur de la peau, excavation des yeux, paresse de l'intelligence, petitesse et fréquence du pouls, abaissement de la température (35°), faiblesse et irrégularité de la respiration. Le coma et la mort succèdent rapidement à cet état, ou la température se relève et tous les troubles disparaissent. Le choc comprend trois variétés principales :

1° Le *choc traumatique*, qui se produit brusquement, d'ordinaire après une lésion importante des tissus, notamment des centres nerveux, à la suite d'une grave blessure ou de la chute d'un lieu élevé ;

2° Le *choc opératoire*, dont le développement est plus lent et qu'on observe le plus souvent après une longue opération intéressant les viscères de l'abdomen ;

3° Le *choc moral*, à l'occasion d'une forte émotion, pénible ou agréable, qui rentre dans la catégorie des chocs d'origine cérébrale.

CAUSES. Excitation des nerfs sensitifs ou de leur terminaison, notamment dans le cas de brûlure étendue. Hémorragie importante. Le froid est une cause prédisposante.

TRAITEMENT. Etendre le malade sur un lit ou un brancard, la tête plus basse que le corps. Le réchauffer par du massage, des boissons chaudes, des bains chauds.

Injections intraveineuses d'eau salée, injections d'adrénaline, transfusion du sang.

Choc colloïdoclasique. — Phénomène survenant après l'introduction brusque dans la circulation d'une albumine hétérogène ou d'une suspension métallique à l'état colloïdal. V. COLLOÏDOCLASIE.

Choc anaphylactique. — Phénomène analogue au précédent, mais exigeant la sensibilisation antérieure de l'organisme par une première injection. V. ANAPHYLAXIE.

Chocolat. — Aliment formé de cacao et de sucre, qu'on mange, soit pur, soit bouilli avec du lait. Le chocolat est très nourrissant sous un petit volume et convient, à ce point de vue, aux affaiblis et aux convalescents, mais a l'inconvénient d'être un peu lourd à l'estomac et de provoquer souvent la constipation.

Cholagogue (du gr. *cholê*, bile, et *agein*, chasser). — Médicament qui expulse la bile. Ex. : salicylate de soude, bile de bœuf, huile d'olive, de Haarlem, glycérine, calomel, podophylin.

Cholécystectomie (de *cholê*, bile, *kustis*, vessie, et *ectomè*, enlèvement). — Ablation de la vésicule biliaire.

Cholécystentérostomie (du gr. *cholêkustis*, vésicule biliaire, *enteron* intestin, et *stoma*, bouche). — Opération établissant une communication entre la vésicule biliaire et l'intestin pour remédier à la suppression du passage de la bile par le canal cholédoque obstrué par un calcul.

Cholécystite (du gr. *cholê*, bile, *kustis*, vessie, et la terminaison *ite*, inflammation). — Inflammation de la vésicule biliaire caractérisée par une douleur intense au niveau de son fond, c'est-à-dire à droite, au bord des fausses côtes.

Cholédoque (du gr. *cholê*, bile, et *dochos*, qui conduit). — Canal qui porte la bile du foie jusque dans l'intestin grêle (duodénum).

Cholémie (du gr. *cholê*, bile, et *aima*, sang). — Passage de la bile dans le sang (*jaunisse*). Affection souvent familiale.

Choléra asiatique (du gr. *choléra*, gouttière). — Maladie épidémique contagieuse, produite par un vibrion, le bacille virgule (*fig.* 179), découvert par Koch en 1884, à

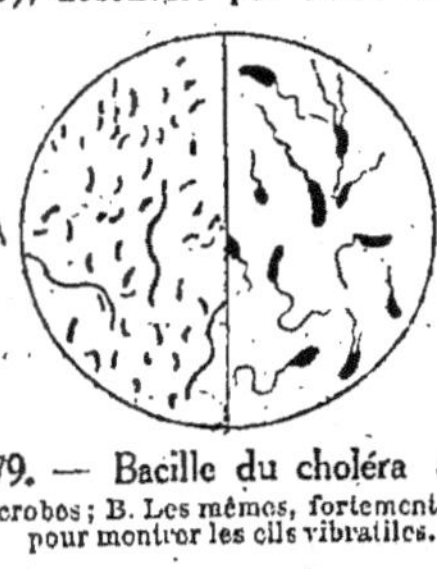

FIG. 179. — Bacille du choléra asiatique.
A. Microbes ; B. Les mêmes, fortement grossis pour montrer les cils vibratiles.

Alexandrie d'Egypte. Ces bacilles sont droits ou recourbés en virgule et sont longs de 6 à 8 millièmes de mm. Ils sont très mobiles et leur mobilité tient à la présence d'un ou plusieurs cils implantés à une des extrémités du microbe.

Le choléra est endémique dans l'Inde, d'où il s'est transporté plusieurs fois, à la suite de pèlerinages, de mouvements de troupes en Europe et notamment en France. La *propagation* se fait d'une façon *directe* (personnes qui soignent un cholérique) ou *indirecte* (porteurs de germes, eau, linges, effets aliments, mouches et insectes).

SIGNES. Le temps d'*incubation* du choléra est ordinairement court; il varie de quelques heures à 5 jours. C'est ce temps moyen de 5 jours qui est pris comme point de départ des mesures quarantenaires.

Le choléra évolue habituellement suivant trois phases distinctes :

1° *Diarrhée prémonitoire. Cholérine.* Selles plus ou moins abondantes (4 à 8), formées de matières liées, puis liquides et de coloration à peu près normale; se produisant sans coliques, mais accompagnées d'un abattement assez profond, qui n'empêche pas le malade de manger, de marcher, de voyager, et, par suite, de semer les microbes sur son passage. Cet état persiste quelques jours (5 à 7), avec une certaine tendance au refroidissement du corps et quelquefois des sueurs assez abondantes ;

2° *Choléra proprement dit.* Les selles deviennent extrêmement fréquentes, et sont constituées par un liquide aqueux incolore et sans odeur, qui s'écoule bientôt comme d'un vase inerte et dans lequel nagent des flocons blanchâtres, semblables à des grains de riz (*selles riziformes*). Ces matières sont, en outre, rendues par des vomissements qui se produisent sans efforts et qui contribuent, pour leur part, à l'anéantissement où tombe le malade. La soif est insatiable, le ventre rétracté, la voix faible et cassée, l'amaigrissement rapide; le pouls est presque insensible, la température peut s'abaisser de 5° à 10°.

Des crampes douloureuses existent dans les membres. La peau est glacée, et le malade souffre, au contraire, d'une chaleur extrême à l'intérieur du corps. Les urines sont à peu près supprimées. La respiration devient difficile. Cette période dure quelques heures à 2 ou 3 jours; plus sa durée est longue, plus le danger de complications devient grand ;

3° *Réaction.* Dans les cas favorables, le refroidissement, l'algidité tendent à s'atténuer ; les selles, moins fréquentes, deviennent plus épaisses ; le malade transpire et urine abondamment ; les forces renaissent et l'appétit reparaît ; le malade entre en convalescence.

FORMES. Certaines formes de choléra sont légères, consistant simplement en une diarrhée sans coliques et un affaiblissement général. Parfois il existe une diarrhée riziforme, mais sans crampes, ni cyanose; tout est terminé en quelques heures ou en quelques jours.

Par contre, il existe une *forme foudroyante* (choléra sec) qui enlève le malade en quelques heures ; les évacuations ne s'effectuent pas, l'intestin étant paralysé.

D'une façon générale, le choléra est une maladie très grave, mais la gravité varie suivant les épidémies, suivant le milieu dans lequel le choléra évolue : dans une population faible, épuisée, misérable, le choléra fera plus de victimes que dans un groupe sain et fort. Les cas sont souvent mortels au début d'une épidémie, et les chances de guérison augmentent au fur et à mesure que celle-ci évolue.

HYGIÈNE PRÉVENTIVE. *Aliments.* S'abstenir de crudités, comme fruits verts, radis, artichauts, de légumes fermentés, tels que la choucroute ; de substances trop salées ou trop épicées, comme la charcuterie, les coquillages. Faire un usage modéré de fruits bien mûrs et de bonne qualité ; on doit toujours les *peler* et, mieux encore, les manger cuits. Cette dernière recommandation s'applique également aux légumes.

Ne boire que de l'eau bouillie ou des infusions (thé). Eviter les fatigues, les refroidissements. Lutte contre les mouches.

Désinfection de la chambre et des effets du malade.

TRAITEMENT : I. PRÉVENTIF. Vaccination anticholérique; l'immunisation dure environ 4 à 6 mois.

II. CURATIF. Grands bains chauds à 40° pendant 20 minutes, toutes les 3 heures ; contre les crampes, frictions sèches énergiques, avec enveloppement dans des couvertures entourées de boules d'eau chaude, contre les refroidissements.

Acide lactique, élixir parégorique, injections sous-cutanées ou intraveineuses de sérum artificiel ou hypertonique. Pilules de permanganate de potasse. Sérothérapie.

Choléra nostras. — Maladie non transmissible, produite par la multiplication du *colibacille* et semblant épidémique, par suite de l'abondance des cas, à un moment donné, sous l'action des mêmes causes : abus de vins et des fruits acides et sucrés ainsi que des boissons froides pendant les chaleurs estivales.

SIGNES. *Forme légère* (*cholérine nostras*). Diarrhée se produisant subitement, se répétant à plusieurs reprises et devenant alors aqueuse, fièvre et soif faibles. Rechute fréquente sous l'action d'un écart de régime ou de fatigue.

Forme grave. Vomissements et diarrhée formée d'aliments mal digérés, puis d'un liquide verdâtre, avec coliques très douloureuses ; refroidissement du corps, mouvements convulsifs et tendance à la syncope.

TRAITEMENT. *Forme légère.* Tisane et lavement de guimauve. Repos et diète.

Forme grave. Laudanum sur le ventre, potion à l'extrait thébaïque et à l'acide lactique, indiquée pour le choléra asiatique. Bains tièdes. Diète lactée, képhir. Frictions sèches. Boules chaudes, pour réchauffer les extrémités.

Choléra infantile. — Diarrhée toxique et infectieuse suraiguë qui s'observe chez les nourrissons âgés de moins de 2 ans.

SIGNES. Agitation, vomissements répétés et diarrhée grisâtre ou verdâtre, puis aqueuse. Rapidement l'état général décline, les traits se tirent, les yeux se cernent, la fontanelle se déforme, indiquant la déshydratation de l'organisme, la peau se dessèche, l'enfant s'émacie à vue d'œil, la fièvre élevée est bientôt continue, tantôt à oscillations irrégulières, les convulsions surviennent quelquefois.

La durée est habituellement courte et la mort survient au bout de 36 à 48 heures, surtout chez les nouveau-nés. S'il s'agit d'enfants de plus de 10 mois, l'infection est moins grave et la guérison peut survenir.

CAUSES. *Le choléra infantile ne s'observe jamais chez les enfants nourris exclusivement au sein :* ce sont les enfants au biberon et les enfants récemment sevrés qui fournissent la très grande majorité de cas de cette terrible maladie ; quelques cas concernent les enfants à l'allaitement mixte.

L'influence de la température est prépondérante. C'est une *maladie d'été* : la courbe de la mortalité suit la courbe de la température extérieure, elle augmente quand celle-ci dépasse 28° à 30°.

La stérilisation du lait ne suffit pas à mettre l'enfant à l'abri de la maladie.

Le choléra infantile est causé par les nombreux microbes qui pullulent dans l'intestin et qui acquièrent une virulence exaltée : c'est le plus souvent le *colibacille* qui est en cause, puis le *pyocyanique*, le *proteus* et des *anaérobies*, le *B. perfringens, perfœtens.* Ces microbes envahissent le foie, le sang et se répandent dans les divers organes.

TRAITEMENT. Diète hydrique, bouillon de légumes, bouillons lactiques. Comme les épidémies sont surtout terribles pendant les fortes chaleurs, on pourra rafraîchir l'atmosphère des crèches en plaçant dans les salles de gros blocs de glace (Gallois).

Cholérine. — Forme légère de choléra. V. CHOLÉRA.

Cholestérine (du gr. *cholê*, bile, et *stercos*, solide). — Substance biliaire douée de propriétés antihémolytiques et antitoxiques, qu'on trouve notamment dans les calculs du foie.

Cholurie (du gr. *cholê*, bile, et *ouron*, urine). — Existence dans l'urine des principes de la bile. Elle s'accompagne ou non de la teinte jaune de la peau (ictère).

Chondrine (du gr. *chondros*, cartilage). — Substance contenue dans les cartilages.

Chondrome ou **Enchondrome.** — Tumeur cartilagineuse.

Chordite (du lat. *chorda*, corde). — Inflammation des cordes vocales.

Chorées (du gr. *choréa*, danse). — Affections caractérisées par l'apparition de mouvements involontaires, à type spécial.

Chorée de Sydenham ou *Danse de Saint-Guy.* — C'est la forme la plus courante.

Maladie de l'enfance, apparaissant surtout de 6 à 12 ans, prédominante chez les filles.

CAUSES. Hérédité. Maladies infectieuses aiguës, surtout le rhumatisme articulaire, syphilis héréditaire.

SIGNES. Début insidieux, par modifications du caractère, devenu capricieux, inquiet, émotif ; puis l'enfant devient maladroit, laisse tomber les objets et s'attire des réprimandes de la part de ses parents. L'écriture est modifiée.

Les mouvements choréiques, d'abord intermittents, deviennent continus et augmentent d'amplitude. Ce sont de grands mouvements désordonnés, irréguliers, arythmiques, illogiques, continuels à l'état de veille, pouvant quelquefois cesser un instant sous l'influence de l'attention, mais reprenant aussitôt. Ils atteignent non seulement les membres, mais aussi la face, qui grimace continuellement ; la langue, qui est animée de grands mouvements gênant la déglutition ; la parole.

Il existe souvent deux sortes de mouvements anormaux. Les uns désordonnés et irréguliers s'atténuent sous l'action du repos. Les autres fréquents, surtout aux membres supérieurs et à l'épaule, ne sont pas modifiés par le repos ou la volonté.

Les troubles convulsifs prédominent d'ordinaire sur un des côtés du corps et même peuvent être à peu près unilatéraux (hémichorée).

Seuls, les cas graves peuvent s'accompagner d'insomnie. On rencontre quelquefois dans ces cas des troubles mentaux sérieux : hallucinations, délire, folie choréique. On peut alors voir la température du malade s'élever. Ces cas, d'ailleurs exceptionnels, se terminent quelquefois par la mort.

En général, la chorée reste apyrétique, et le pronostic est bénin. Mais une chorée, même bénigne, peut se compliquer d'arythmie cardiaque, d'endocardite, d'arthralgies.

La durée moyenne de chaque poussée est de 1 à 3 mois, mais les rechutes sont fréquentes. La gravité augmente avec l'âge du sujet (chorée du cœur).

La chorée devra être distinguée de l'*athétose*, de la *maladie des tics*.

TRAITEMENT. Hygiène, repos absolu, au lit, hydrothérapie (douches froides en jet brisé, bains tièdes prolongés, drap mouillé). Dans les cas graves, éviter la fatigue physique et intellectuelle ; suspendre les études ; surveiller l'alimentation, donner des aliments faciles à mastiquer, les malades pouvant s'étouffer en avalant brusquement des aliments solides. Interdire l'emploi des fourchettes et couteaux pointus.

Médication interne. Antipyrine, à la dose moyenne de 3 gr. par jour (0,40 par année d'âge), arsenic sous forme de liqueur de Boudin (5 à 25 gr. par jour) ou de beurre arsenical (Weill) ; l'enfant prend, étalé sur du pain, du beurre dans lequel a été trituré de l'acide arsénieux : les doses progressivement croissantes vont de 0 gr. 005 à 0 gr. 04 d'acide arsénieux. Chloral (2 gr. par jour) dans les chorées graves, sans lésions cardiaques.

Chorée hystérique. — Mouvements rythmiques localisés, qui n'ont rien à voir avec la chorée vraie ; parfois, des hystériques, en contact avec des choréiques, peuvent être pris, par auto-suggestion, de mouvements simulant la chorée vraie.

Chorée électrique de Bergeron-Henoch. — Maladie de l'enfance caractérisée par des secousses brusques rappelant celles qui sont provoquées par une décharge électrique et rythmique, comme dans la chorée hystérique.

Chorée molle. — S'accompagne de paralysies partielles ou généralisées avec très peu de mouvements ; les membres sont flasques et permettent des mouvements d'hyperflexion et d'hyperextension anormaux (membres de polichinelle), l'enfant est « mou comme un chiffon ». L'état général s'est maintenu, l'appétit s'est conservé, et la guérison est ordinairement rapide.

Chorée variable des dégénérés. — Survient chez des enfants peu développés au point de vue physique et intellectuel ; chorée variable, avec mouvements rappelant parfois les tics, susceptible d'arrêt et de recrudescence.

Chorée de Huntington. — Chorée chronique, souvent héréditaire, apparaissant vers 30 ou 40 ans, parfois plus tard, chez des vieillards. Elle s'accompagne de troubles mentaux progressifs, d'affaiblissement des facultés intellectuelles aboutissant à la démence.

Chorée des femmes enceintes. — Analogue à la chorée des enfants, pouvant se prolonger pendant toute la grossesse ; l'accouchement prématuré et l'avortement sont fréquents. Survient surtout chez les névropathes et à la suite d'émotions.

Chorio-épithéliome (déciduome). — Tumeur maligne de l'utérus se développant aux dépens de la caduque.

Chorio-rétinite. — Inflammation de la choroïde et de la rétine que l'on observe dans certaines intoxications ou infections, (diabète, syphilis, maladies du foie et des reins).

Choroïde. — Membrane noire, placée dans l'œil entre la sclérotique et la rétine. V. ŒIL.

Choroïdite. — Inflammation de la choroïde. V. ŒIL.

Choux. — V. LÉGUMES.

Chromidrose (du gr. *chroma*, couleur, et *idros*, sueur). — Sécrétion de sueurs colorées.

Chromique (Acide). — Employé avec quantité égale d'eau comme caustique très actif pour la destruction des tissus anormaux (verrues); avec 1 gr. d'acide dans 10 d'eau pour la cautérisation des gencives.

Chrysarobine et **Chrysophanique** (Acide). — Médicaments retirés de la racine de rhubarbe ou d'une poudre résineuse dite « de Goa » et employés en solution dans le chloroforme et l'éther contre les maladies de peau, notamment le psoriasis.

Chute. — V. BLESSURES, CONTUSION, RECTUM (chute du).

Chyle (du gr. *chylos*, suc) et **Chyme.** — Le chyme est le liquide résultant de la digestion; il prend le nom de *chyle* après avoir été absorbé par les vaisseaux. V. DIGESTION.

Chylurie (du gr. *chylos*, suc, et *ouron*, urine). — Passage dans l'urine des gouttes graisseuses du sérum sanguin.

Cicatrice. — La réunion des plaies se fait par une cicatrice linéaire, lorsque la réunion a été immédiate (par première attention); d'où l'utilité de points de suture pour les plaies visibles. Quand la cicatrisation se fait par seconde intention, à la suite d'une suppuration ou d'un défaut de coaptation des lèvres de la plaie, cette cicatrisation est moins belle, parfois inesthétique et chéloïdienne. V. PLAIE.

Cidre et **Poiré.** — Le cidre est le produit de la fermentation du jus des pommes, le poiré de celui des poires. Le premier contient 5 à 8 p. 100 d'alcool, le second 5 à 9 p. 100.

Les *altérations naturelles* du cidre proviennent de l'emploi d'une mauvaise eau, polluée par des matières fécales d'hommes ou d'animaux (cidre plat). Le cidre peut aussi tourner au gras. Les *altérations artificielles* consistent dans l'addition de glucose ou d'alcool à bas prix. Le cidre et le poiré de bonne qualité sont diurétiques et laxatifs; trop acides, ils fatiguent l'estomac et ont une mauvaise action sur les dents.

Cigare et **Cigarette.** — Pour les cigares et cigarettes de tabac, V. TABAC. Comme *médicament*, on fait des cigarettes avec des feuilles de *belladone*, de *jusquiame*, de *stramonium* contre l'asthme. Enfin, on aspire par un tuyau de plume les vapeurs de camphre, dans les toux opiniâtres et les migraines.

Ciguë (*fig.* 180). — Plante de la famille des Ombellifères, dont on emploie les feuilles et les fruits.

MODE D'EMPLOI, ACTION ET DOSE. A l'*extérieur*, comme *fondant*: sous forme d'infusion (25 gr. par litre), d'emplâtre, de pommade, de cataplasme (poudre de feuilles) contre les adénites, le cancer. La pommade *calmante-fondante* contient : extrait de ciguë, de jusquiame, de belladone, de stramonium, de chaque 2 gr., onguent populeum 30 gr.

A l'*intérieur*, la teinture alcoolique est employée comme antispasmodique et calmant à la dose de 10 à 30 gouttes, suivant l'âge.

Empoisonnement. — SIGNES. Faiblesse des jambes, titubations, pupilles dilatées et fixes, troubles de la vue, impossibilité d'avaler, asphyxie.

PREMIERS SOINS. Faire vomir, en chatouillant la luette ou avec ipéca, puis thé fort en abondance, eau-de-vie, ammoniaque, boule d'eau chaude, frictions, traitement de l'asphyxie.

Cil. — V. *Blépharite* au mot ŒIL.

Circoncision (du lat. *circum*, autour, et *cædere*, couper). — Opération qui consiste en l'ablation d'une partie du prépuce. Prescrite par leur religion aux israélites et aux musulmans, elle a le grand avantage de rendre la muqueuse du gland plus résistante.

Circulaires (du cordon). — V. CORDON.

Circulation. — V. CŒUR.

Cirrhose (du gr. *cirrhos*, roussâtre). — Forme de maladie du FOIE.

Ciseau et **Ciseaux.** — Instruments employés en chirurgie. Les ciseaux comprennent deux branches, mobiles et tranchantes en dedans; le ciseau est tranchant par un bout (*fig.* 181).

Citerne. — Toute cavité close destinée à recueillir les eaux pluviales ou la neige est une citerne.

On donne, cependant, plus spécialement ce nom à des fosses cimentées placées sous terre, et celui de *réservoirs* aux récipients en tôle, en fonte ou en zinc, qui remplissent le même usage à l'air libre. Les citernes, étant placées sous une couche de terre, ne gèlent pas.

L'eau de citerne a les avantages et les inconvénients de l'eau de pluie. Son défaut principal est, au début des orages, de balayer les toits sur lesquels elle tombe, après avoir déjà balayé l'air lui-même. Franklin estime que 1 litre d'eau de pluie a lavé 300 litres d'air des

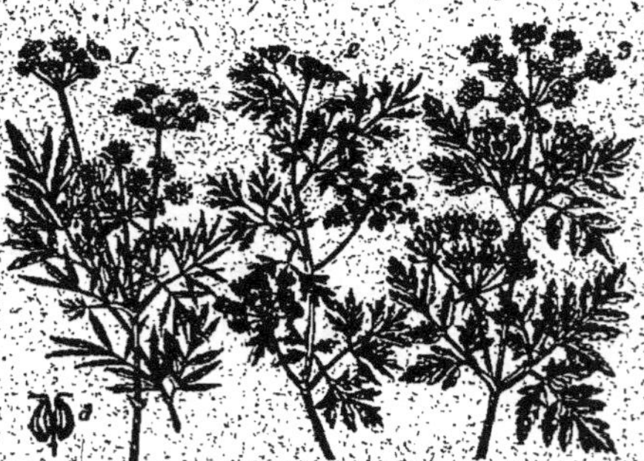

FIG. 180. — Ciguë.
1. Ciguë vireuse (*a*, fleur); 2. Petite ciguë; 3. Grande ciguë.

poussières diverses qu'il renferme (V. AIR) et porte ainsi les impuretés qu'un individu pourrait respirer en une demi-heure.

On peut, néanmoins, prendre certaines dispositions pour empêcher l'arrivée dans les citernes des premières portions de la pluie, c'est-à-dire des eaux polluées. On a reproché aussi à cette eau d'être moins

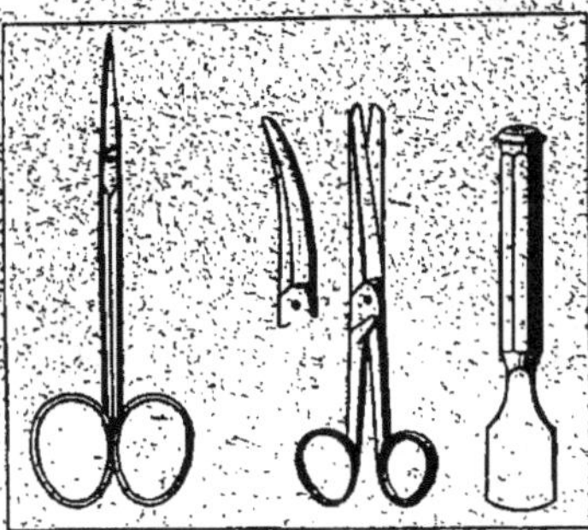

FIG. 181. — Divers types de ciseaux employés en chirurgie.

(La figure de droite représente un ciseau employé en chirurgie osseuse.)

chargée en gaz, ce qui la rend un peu lourde, et d'être pauvre en sels, ce qui, en revanche, la rend très commode pour les savonnages. Dans les pays où l'on n'a le choix qu'entre l'eau de puits et l'eau de pluie, il sera utile de se servir de cette dernière pour le lavage du corps, notamment de la figure.

Citrate de magnésie, de soude. — V. MAGNÉSIE, SOUDE.

Citrique (Acide). — A la dose de 2 à 6 gr. pour 1 litre, sert à faire des limonades rafraîchissantes.

Citron. — Fruit du citronnier, arbre de la famille des Rutacées ; a une action rafraîchissante, apéritive, diurétique, antivomitive, antirhumatismale, antiscorbutique.

MODE D'EMPLOI. La *limonade ordinaire* est faite avec deux citrons pour 1 litre d'eau froide. Si l'on emploie de l'eau bouillante, on obtient la *limonade cuite*. On utilise aussi le sirop de citron.

Intoxication. — La décortication des citrons peut provoquer chez les ouvriers une éruption pustuleuse de la peau, des vertiges et des névralgies.

Citrouille. — V. POTIRON.

Clapotage. — Bruit que fait dans l'estomac le liquide gastrique entrant en collision avec de l'air ou des gaz.

Claudication (du lat. *claudicare*, boiter). — Elle est due, soit à un allongement d'un des membres inférieurs (luxation de la tête du fémur, au-dessus de la cavité cotyloïde), soit à son raccourcissement (luxation de la tête du fémur, au-dessous de la cavité cotyloïde), ankylose du genou en flexion.

Claudication intermittente. — CAUSES. Spasme des artérioles et des capillaires dans l'intérieur des muscles de la jambe, dû à une insuffisance circulatoire artérielle et se produisant d'ordinaire chez les artérioscléreux.

SIGNES. Sensations anormales plus ou moins pénibles dans une ou les deux jambes, se produisant au cours d'une marche, surtout si elle est fatigante, et disparaissant après un court repos.

Lourdeur d'abord dans une jambe, puis boiterie, douleur ensuite, constituée par une sorte de crampe spasmodique, et cela après une promenade, même très courte. Un arrêt fait disparaître la douleur, qui revient dès la reprise de la marche.

Si le malade veut marcher quand même, la douleur s'accroît et une paralysie se produit dans la jambe, assez intense pour provoquer sa chute, s'il ne prend pas un point d'appui.

A ce moment, le pied est froid et très pâle ; puis, après un repos, il devient rose, puis rouge vif et chaud, et enfin reprend sa couleur normale. Dans certains cas, ces troubles peuvent apparaître chez le malade, couché, à la suite de mouvements.

TRAITEMENT : I. GÉNÉRAL. V. ARTÉRIOSCLÉROSE.

II. LOCAL PRÉVENTIF. Eviter les marches fatigantes et prolongées, le froid et l'humidité.

III. LOCAL CURATIF. D'arsonvalisation (V. ÉLECTROTHÉRAPIE), et massage de *haut en bas* (Hirchberg).

Clavicule. — Os qui unit le sternum à l'omoplate et contribue ainsi à constituer l'épaule (V. *fig.*, à CORPS). Pour les lésions, V. FRACTURE et LUXATION de la clavicule.

Clignotement (du lat. *clinare*, baisser). — Le clignotement, chez les astigmates et les myopes, a simplement pour but de leur faire voir momentanément un objet plus nettement en faisant entrer la lumière par une simple fente.

Lorsqu'il prend la forme d'une oscillation (nystagmus) plus ou moins saccadée et s'exagérant par l'attention, le clignotement devient, chez les mineurs, une maladie dont ils ne peuvent se guérir qu'en changeant leur genre de travail, ou une des complications de la myopie, de l'hypermétropie, de l'albinisme, de l'ataxie.

Climat (du gr. *klima*, région). — Le climat est l'ensemble des variations atmosphériques qui affectent nos organes d'une façon sensible : température, humidité, pression de l'air, vents, état électrique et ozonique, sérénité du ciel.

I. CHALEUR. Il est important, en vue du choix d'un pays à habiter et surtout d'une station hivernale, de connaître, pour la saison du déplacement : 1° la moyenne thermique par mois et les variations au cours d'une même journée, qui indiquent la constance et l'uniformité relatives de la température de la localité ; 2° le chiffre moyen des jours de pluie et des brouillards ; 3° la pression atmosphérique ; 4° les vents régnant le plus habituellement ; 5° la fréquence des orages ; 6° l'intensité ordinaire de la lumière (sérénité du ciel). La stabilité thermique, que le climat soit chaud ou froid, est le point capital au point de vue de la préservation des affections respiratoires dont l'origine réside dans les brusques alternatives de froid et de chaud. Les mers modifient les climats par la température de leurs courants et par l'humidité due à l'évaporation considérable qui s'opère à leur surface.

La température décroît avec la hauteur pendant la journée ; mais, la nuit, elle décroît des quartiers hauts vers les quartiers bas : d'où la fraîcheur des rez-de-chaussée, l'insalubrité des bas-fonds, la ventilation y étant faible ou nulle.

II. HUMIDITÉ. L'état hygrométrique représente le rapport entre la quantité de vapeur d'eau contenue dans l'air à un moment donné et la quantité qu'il contiendrait s'il était saturé, à température égale. Le degré d'humidité de l'air ne dépend pas de la quantité absolue de vapeur qu'il contient, mais de la distance à laquelle cette vapeur se trouve de la saturation. L'air, lorsqu'il est froid, peut être très humide avec peu de vapeur et, très sec, au contraire, lorsqu'il est chaud, avec une plus grande quantité de cette vapeur. Par exemple, l'air contient, en général, plus d'eau l'été que l'hiver, et cependant, il est moins humide, parce que, la température étant plus élevée, la vapeur est plus loin de son point de saturation. En chauffant une chambre, on diminue son humidité, sans diminuer la quantité de vapeur d'eau.

Une des causes les plus fréquentes de la pluie est le mélange de deux vents : l'un froid, l'autre chaud, qui ne sont saturés ni l'un ni l'autre, mais sont près de l'être ; le refroidissement produit par leur union fait tomber sous forme de pluie la vapeur d'eau dépassant le point de saturation.

L'état hygrométrique 100 indique que l'air est saturé, c'est-à-dire à son maximum d'humidité relative. Il est très *humide* au-dessus de 90, d'*humidité moyenne* de 75 à 90, de *sécheresse moyenne* entre 55 et 75, *très sec* au dessous de 55. La stabilité hygrométrique, qui est propre au climat marin, a une influence préservatrice sur les maladies du larynx et des bronches, à condition que le sol soit suffisamment absorbant pour limiter cette humidité à un chiffre inférieur à 90.

D'une façon générale, la pluie se produit, en France, surtout en automne.

L'humidité : 1° en *été* aggrave la chaleur, en gênant l'évacuation de la vapeur d'eau par la respiration et par la sueur ; 2° en *hiver*, accroît le refroidissement en rendant l'air qui nous entoure plus conducteur.

L'humidité produit, en outre, une atonie des voies digestives et une torpeur musculaire.

III. PRESSION ATMOSPHÉRIQUE. V. CURE D'AIR.

IV. VENTS. Les vents sont froids, chauds, secs ou humides, suivant qu'ils viennent du pôle, des régions brûlantes ou qu'ils ont passé sur des mers à évaporation rapide.

Ils abaissent la température du corps par l'évaporation intense qu'ils provoquent à sa surface et font varier l'état hygrométrique de l'air (d'où affections catarrhales et rhumatisme) ; en dispersant les poussières et les microbes nuisibles, ils provoquent des maladies épidémiques (fièvre jaune). Les vents secs provoquent des hémoptysies.

V. ORAGES ET OZONE. Les orages sont en nombre très variable, suivant les *régions* (8 jours par an à Londres, 12 à Paris, 39 à la Martinique, 60 à Calcutta et Rio de Janeiro), et suivant les *saisons* (un tiers en été, un quart en automne).

Ils provoquent chez les convalescents, les nerveux, des malaises : lourdeur de tête, migraines, oppression, douleurs articulaires, insomnie, excitation fébrile.

Action sur la vie. — La transition brusque d'un climat froid à un climat chaud peut provoquer des maladies de l'intestin ; celle d'un climat chaud à un climat froid, des affections de poitrine.

La fécondité s'accroît par le séjour dans des régions tempérées ou septentrionales, elle est entravée par le passage dans des pays chauds. D'autre part, la longévité est accrue par l'habitation dans les régions du Nord (Russie). V., en outre, ALTITUDE, COLONIALE (hygiène), MER, TROPIQUES (pays des).

Cloniques (Mouvements) [du gr. *klonos*, agitation]. — Contractions, secousses irrégulières des muscles dans certaines maladies : chorée, épilepsie, hystérie.

Clysoir et **Clysopompe.** — Appareil pour donner des lavements. Le mot *clystère* est synonyme de *lavement**.

Coagulation (du lat. *coagulatio*). — Transformation d'une substance liquide ou demi-liquide *organique*, comme le sang, le blanc d'œuf, en une masse demi-solide ou solide, plus ou moins molle et gélatineuse. Cette coagulation peut s'opérer spontanément au contact de l'air (lymphe, sang, caillot, liquide pleurétique) ou sous l'action de la chaleur ou d'une autre substance (blanc d'œuf).

Coagulation du sang (Retard de la). — L'étude de la coagulation du sang peut donner des renseignements dans certaines maladies. Si on fait une piqûre de 1 mm. au lobule de l'oreille, l'hémorragie donnera en une demi-minute une tache de 1 centim. de largeur sur un buvard. Toutes les demi-minutes, on applique un buvard sur la piqûre et on note le moment où l'hémorragie cesse. Normalement, c'est au bout de 3 minutes (épreuve du temps de saignement de Dukes).

Dans certaines maladies, il y a un retard de la coagulation : ainsi dans l'*hémophilie familiale*, le sang peut se coaguler seulement au bout de 2 à 10 heures ; on note également ce retard dans les *purpuras*, dans les *hémophilies secondaires* à une affection du foie ou des reins, dans certaines anémies et leucémies.

Coaltar (de l'anglais *coal*, charbon, et *tar*, goudron). — Goudron de houille, constitué par un mélange de carbures, de phénols et de dérivés sulfurés.

Liquide noirâtre employé en dermatologie, en badigeonnages, sur certains eczémas suintants. Le coaltar employé doit être neutre, c'est-à-dire débarrassé par un lavage à l'eau de l'ammoniaque qu'il contient toujours.

On peut aussi mélanger le coaltar avec 1 000 gr. de teinture de saponine pour 40 de coaltar, qui est dit alors *saponiné*. On se sert de cette solution additionnée d'eau dans la proportion de 1/5 à 1/20 pour des lotions ou des injections.

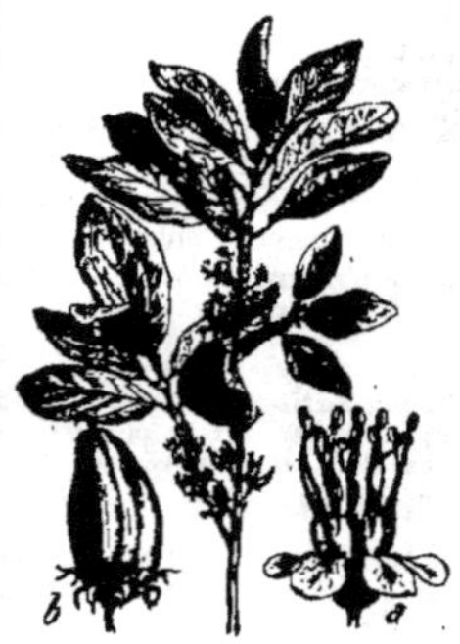

FIG. 182. — Coca.
a. Fleur ; *b.* Fruit.

Coca. — Feuilles d'un arbre du Pérou et de la Bolivie, de la famille des Linacées (*fig.* 182), employées comme calmant et reconstituant.

MODE D'EMPLOI. Infusion, 5 à 10 gr. par litre; teinture, 5 à 15 gr. Le vin contient 10 p. 100 de teinture ; la dose est un verre à bordeaux après les repas. Les granules sont une meilleure préparation.

Cocaïne (Chlorhydrate de). — Alcaloïde de la coca. On l'emploie comme *analgésique* à la dose de 2 à 10 centigr. pour 120 gr. d'eau en gargarisme ou en potion (angine, maux d'estomac*, coqueluche, mal de mer*) ; comme *anesthésique* en pommade, 1 p. 20 de vaseline (yeux), ou en injection hypodermique à 1 p. 100 d'eau dans les petites opérations (dents, abcès, hypertrophie des amygdales*).

Empoisonnement. — Dose mortelle chez l'homme à partir de 30 cg.

SIGNES. Bouffées de chaleur au visage, troubles de la vue (vision d'animaux), dilatation des pupilles, sentiment d'angoisse, oppression respiratoire, pouls petit. Excitation extrême ou, au contraire, torpeur.

PREMIERS SOINS. Faire vomir par le chatouillement de la luette ou ipéca. Puis décoction d'écorce de chêne, de feuilles de noyer ou tanin pour former un tannate insoluble. — Café, thé, vin de Champagne. Sinapismes aux jambes. Injection de caféine, d'éther ou inhalation de nitrite d'amyle*. Respiration artificielle. V. ASPHYXIE.

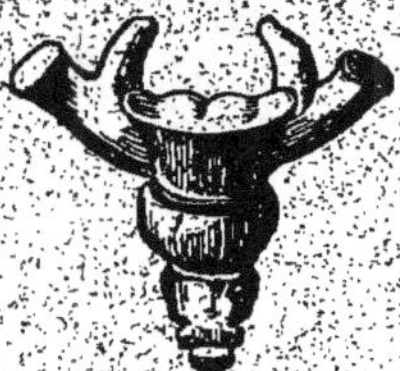

FIG. 183. — Coccyx vu par sa face antérieure.

Coccyx. — Os placé au-dessous du sacrum (*fig.* 183) à la partie inférieure de la colonne vertébrale. V. BASSIN, CORPS.

Cochléaria (*fig.* 184). — Plante de la famille des Crucifères, dont on emploie les feuilles, les sommités fleuries et les semences comme antiscorbutique et stimulant. Infusion, 20 à 30 gr. par litre d'eau. Le sirop est pris à la dose de 20 à 60 gr., l'alcoolat de 10 à 30 gr. V. ANTISCORBUTIQUE.

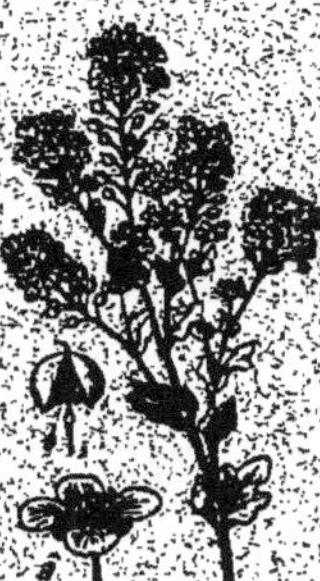

FIG. 184. Cochléaria.
a. Fleur ; b. Fruit.

Codéine. — V. OPIUM.

Codex. — Formulaire officiel obligatoire pour les pharmaciens.

Cœlialgie (du gr. *coilia*, ventre, et *algos*, douleur). — Points douloureux épigastriques et paraombilicaux correspondant à des branches nerveuses du plexus cœliaque. Cette névralgie s'observe chez les dyspeptiques et les névropathes, mais aussi au cours des lésions organiques de l'abdomen.

Cœliaque (du gr. *coilia*, ventre).

Tronc cœliaque. — Artère volumineuse qui naît de l'aorte, à la partie supérieure du ventre, et qui se divise presque immédiatement en artères : coronaire stomachique (estomac), hépatique (foie), splénique (rate).

Plexus cœliaque. — Filets et ganglions du sympathique qui entourent le tronc cœliaque et ses branches.

Cœnesthésie (du gr. *coenos*, commun, et *esthesis*, sensibilité). — Sensibilité interne (6e sens).

Cœur et Circulation. — On entend par circulation le mouvement incessant et entretenu par les contractions du cœur, du milieu liquide intérieur de l'organisme (sang et lymphe), dans le système des canaux ramifiés constitué par les vaisseaux. Elle assure la nutrition et la vie de tous les éléments organiques. En effet, la vie est une combustion. Nos tissus, pour se renouveler, ont besoin d'être mis en contact : 1° avec du gaz *oxygène*, qui est le *comburant* ou brûleur nécessaire (V. RESPIRATION) ; 2° avec le liquide, résultat final de la digestion ; celui-ci remplace le *combustible*, c'est-à-dire les divers éléments de nos tissus, à mesure qu'ils sont oxygénés, autrement dit brûlés. Le rôle de la circulation consiste, d'une part, à apporter aux tissus l'oxygène absorbé dans le poumon et le liquide nutritif absorbé à la surface de l'estomac et de l'intestin ; d'autre part, à emporter les déchets de la nutrition, à leur faire traverser le filtre constitué par les *reins* et à les évacuer dans les urines.

ORGANES DE LA CIRCULATION. La circulation s'effectue : 1° par un organe de propulsion, le *cœur* et des vaisseaux nommés *artères, veines, capillaires*, qui contiennent un liquide, le sang ; 2° par d'autres vaisseaux appelés *lymphatiques*, qui renferment un autre liquide, la lymphe.

Sang. — *Le sang* (*fig.* 185), dont la quantité totale est de 5 litres, est un liquide rouge vif quand il est oxygéné (sang artériel), rouge sombre quand il a cédé l'oxygène pour se charger de l'acide carbonique fourni par les combustions organiques (sang veineux). Le sang est essentiellement constitué par un liquide, le *plasma*, renfermant des éléments figurés, les *globules*. Il se coagule dès sa sortie des vaisseaux et, mis dans un vase, se sépare en une partie solide, le caillot, dû à la formation d'une substance particulière, la fibrine, dont la masse spongieuse emprisonne les globules, et une partie liquide, le sérum, qui représente le plasma du sang privé de sa fibrine et des globules.

1° *Les globules* (*fig.* 186) sont de deux sortes : *globules rouges* ou *hématies* et *globules blancs* ou *leucocytes*.

Les *globules rouges* (1), au nombre de 5 millions par millimètre cube, sont de petits éléments arrondis excavés à leur centre sur les deux faces et dépourvus de noyau. Leur coloration est due à la présence de l'hémoglobine.

A l'état pathologique (anémies, leucémies, saturnisme), on peut trouver des *globules rouges nucléés* (2).

Les *globules blancs*, bien moins nombreux (1 pour 750 hématies), comprennent plusieurs variétés :

a) Les globules blancs à plusieurs noyaux, ou *polynucléaires*, qui sont les plus nombreux (67 p. 100).

Ces globules présentent des granulations dont les réactions tinctoriales avec les colorants acides, basiques ou neutres ont permis leur classement en trois groupes :

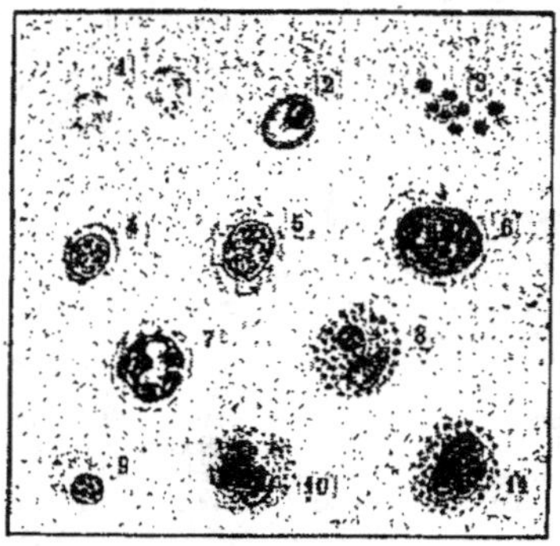

FIG. 186. — Sang normal.

1. Globules rouges normaux ; 2. Globules rouges nucléés ; 3 Hématoblastes ; 4. Lymphocyte ; 5. Moyen mononucléaire ; 6. Grand mononucléaire ; 7. Polynucléaire neutrophile ; 8. Polynucléaire acidophile ; 9. Plasmazellen ; 10. Myélocyte neutrophile ; 11. Myélocyte acidophile.

granulations neutrophiles (7), acidophiles ou éosinophiles (8) et basophiles (mastzellen).

Les neutrophiles sont de beaucoup les plus nombreux (65 p. 100) ; plus rares sont les éosinophiles, (2 p. 100), dont les granulations très nettes apparaissent colorées en rouge par l'éosine. Les basophiles sont très rares (moins de 1 p. 100).

b) Les globules blancs à un seul noyau (*mononucléaires*). Les uns (4) sont de petite taille (*lymphocytes*),

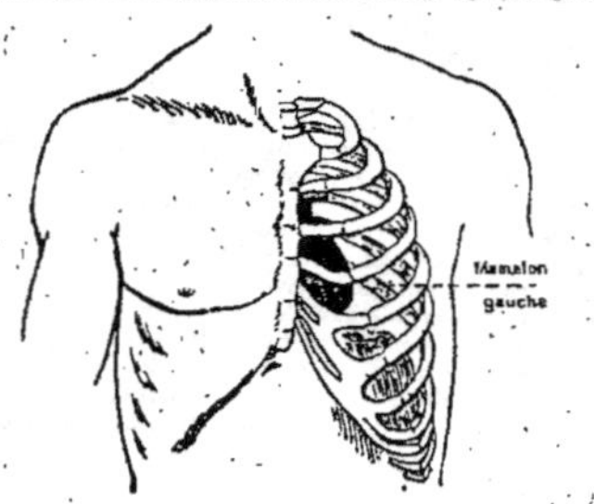

FIG. 187. — Position du cœur dans la poitrine.

à noyau unique fortement coloré occupant la presque totalité de l'élément (30 p. 100) ; les autres sont plus grands (*moyens* (5) et *grands* (6) *mononucléaires*), à noyau unique entouré d'un protoplasma abondant, dépourvu de granulations (2 p. 100). Quelques-uns d'entre eux présentent une échancrure au niveau de leur noyau ; ce sont les formes de transition.

Chaque leucocyte est un petit organisme unicellulaire indépendant qui change de forme et se déplace (*mouvements amiboïdes*), absorbe et digère les particules solides ; c'est ainsi que les leucocytes détruisent les microbes (*phagocytose*).

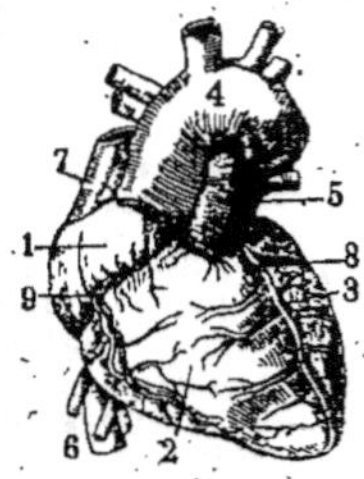

FIG. 188. — Cœur, face antérieure.

1. Oreillette droite ; 2. Ventricule droit ; 3. Ventricule gauche ; 4. Aorte ; 5. Artère pulmonaire ; 6. Veine cave inférieure ; 7. Veine cave supérieure ; 8. Artère coronaire antérieure avec sa veine ; 9. Artère coronaire postérieure avec sa veine.

Dans le sang pathologique (leucémies), on peut rencontrer des leucocytes qui diffèrent des formes normales : tels les *myélocytes* ou mononucléaires granuleux à granulations neutrophiles (10) éosinophiles (11), ou basophiles, et les *plasmazellen* (*) grandes cellules non granuleuses, à noyau rond, parfois excentrique, à protoplasme très basophile.

c) Enfin, outre les globules blancs et rouges, on trouve dans le sang de petits corpuscules arrondis et irréguliers, les *hématoblastes* (3), *globulins*, ou *plaquettes sanguines*. Ces éléments qui ressemblent assez à des bactéries sont au nombre d'environ 210 000 par mm^3 ; leur rôle est encore mal connu ; leur nombre augmente dans la chlorose et les anémies post-hémorragiques à la période de réparation ;

2° Le **plasma** dans lequel les globules sont en suspension est un liquide un peu jaunâtre. Privé de sa fibrine, c'est le *sérum* qui contient des albumines, en particulier de la sérine, de la cholestérine, du sucre (glucose), des sels de soude et de l'eau.

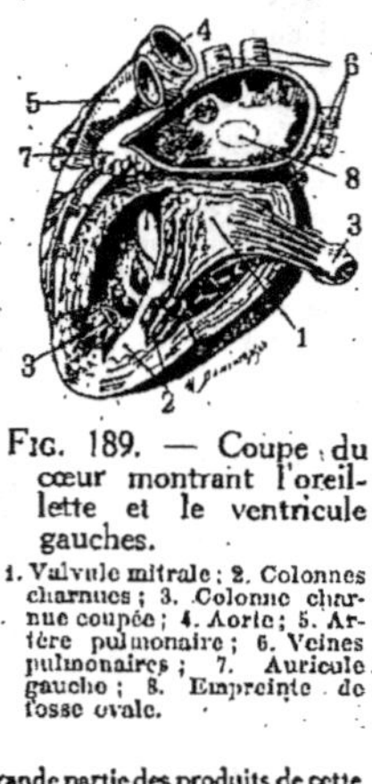

FIG. 189. — Coupe du cœur montrant l'oreillette et le ventricule gauches.

1. Valvule mitrale ; 2. Colonnes charnues ; 3. Colonne charnue coupée ; 4. Aorte ; 5. Artère pulmonaire ; 6. Veines pulmonaires ; 7. Auricule gauche ; 8. Empreinte de fosse ovale.

Ce plasma transsude à travers les capillaires sanguins, il imbibe les tissus, les pénètre et les nourrit ; c'est le milieu intérieur de l'organisme.

Lymphe. — La *lymphe* est constituée : 1° par ce plasma modifié par la nutrition des tissus et qui pénètre dans les lymphatiques, chassé par un nouvel apport venant des capillaires ; 2° par des globules blancs, les mêmes que ceux du sang. Dans une partie du tronc, aux heures qui suivent la digestion, elle contient en outre une grande partie des produits de cette digestion qui lui sont apportés par les lymphatiques de l'intestin, lesquels portent le nom spécial de *chylifères*.

La lymphe est finalement versée dans les deux veines sous-clavières, et vient ainsi se mêler au sang.

Cœur. — SITUATION ET CONFORMATION (*fig.* 187, 188 et 189). L'organe central de la circulation

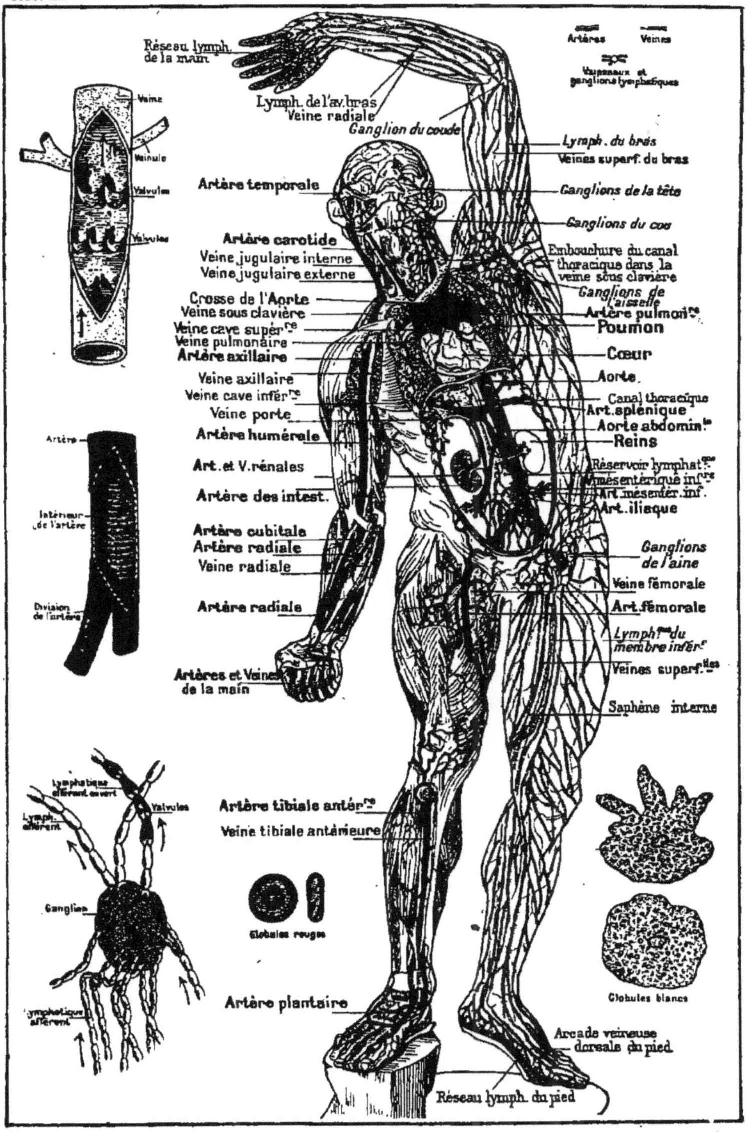
Artères
Veines
Vaisseaux et ganglions lymphatiques
Réseau lymph. de la main
Veine
Veinule
Valvules
Valvules
Lymph. de l'av. bras
Veine radiale
Ganglion du coude
Lymph. du bras
Veines superf. du bras
Artère temporale
Ganglions de la tête
Ganglions du cou
Artère carotide
Veine jugulaire interne
Veine jugulaire externe
Embouchure du canal thoracique dans la veine sous clavière
Ganglions de l'aisselle
Crosse de l'Aorte
Veine sous clavière
Artère pulmonre
Veine cave supérre
Poumon
Veine pulmonaire
Artère axillaire
Cœur
Veine axillaire
Aorte
Veine cave infér.re
Canal thoracique
Veine porte
Art. splénique
Aorte abdominle
Artère
Artère humérale
Reins
Art. et V. rénales
Réservoir lymphat.que
Intérieur de l'artère
V. mésentérique inf.re
Artère des intest.
Art. mésenter. inf.
Art. iliaque
Artère cubitale
Artère radiale
Ganglions de l'aine
Veine radiale
Veine fémorale
Division de l'artère
Artère radiale
Art. fémorale
Lymphques du membre infér.r
Artères et Veines de la main
Veines superf.lles
Saphène interne
Lymphatique efférent ouvert
Valvules
Lymph. efférent
Artère tibiale antér.re
Veine tibiale antérieure
Ganglion
Globules rouges
Globules blancs
Artère plantaire
Lymphatique afférent
Arcade veineuse dorsale du pied
Réseau lymph. du pied

Fig. 185. — Circulation du sang et de la lymphe.

est un gros muscle creux placé entre les deux poumons, dans la poitrine, où il est soutenu par les gros vaisseaux artériels qui en partent. Il est entouré d'une poche fibreuse, le *péricarde* (du gr. *péri*, autour, et *kardia*, cœur). Entre le cœur et le péricarde se trouve une séreuse, poche close et qui, à l'état normal, ne contient que la mince quantité de sérosité nécessaire au glissement d'une face sur l'autre pendant les mouvements de dilatation et de rétrécissement du cœur.

Le cœur a la forme d'une poire, dont la pointe serait en bas ; son poids est d'environ 250 gr. ; il a la grosseur du poing, et sa direction est oblique de haut en bas et de droite à gauche ; sa pointe, qui regarde en avant et à gauche, se sent au-dessous et un peu en dedans du sein.

Il est partagé par une cloison en deux cavités : droite et gauche, qui elles-mêmes sont séparées, à l'union des deux tiers inférieurs avec le tiers supérieur, par des membranes, les valvules *auriculo-ventriculaires*, en une cavité supérieure ou *oreillette* et une cavité inférieure ou *ventricule* (*fig.* 189).

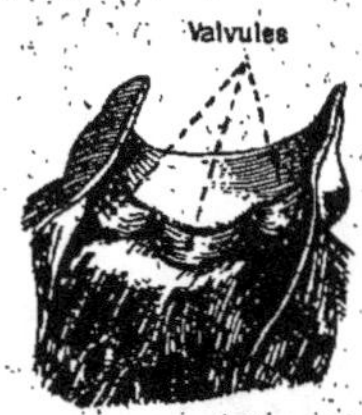

FIG. 190. — Valvules sigmoïdes des orifices artériels du cœur.

Les valvules s'insèrent par leur bord supérieur au pourtour de l'orifice, leur bord inférieur est déchiqueté : l'auriculo-ventriculaire droit présente trois incisions, d'où son nom, valvule *tricuspide* (à trois pointes) ; l'auriculo-ventriculaire gauche est partagée en deux (valvule *bicuspide* ou mitrale). A leur face externe s'attachent des cordes tendineuses, terminaisons de piliers charnus qui hérissent la surface intérieure du cœur.

D'autres valvules, les *sigmoïdes* (*fig.* 190), sont placées à l'orifice des deux artères qui partent du cœur. Ces valvules forment trois replis qui ressemblent à des nids de pigeon.

Le rôle des diverses valvules est d'empêcher le retour

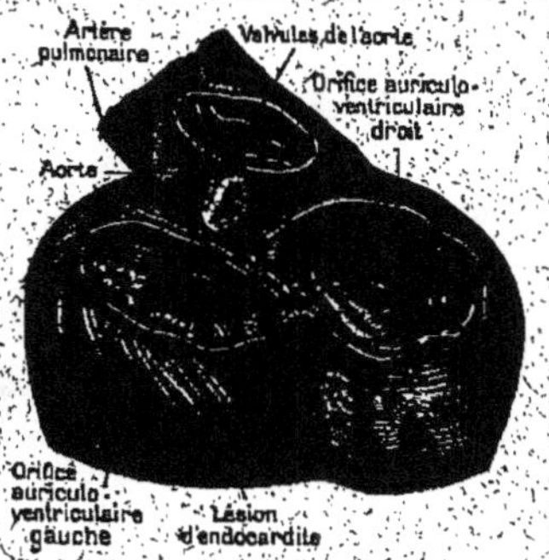

FIG. 191. — Coupe du cœur au point de réunion des oreillettes et des ventricules, destinée à montrer les lésions de l'endocardite sur les valvules.

du sang en arrière au moment des contractions du cœur (*fig.* 191) ; leur lésion apporte une gêne à la circulation et se marque par des bruits anormaux.

DILATATION ET CONTRACTION DU CŒUR. *Rapidité de la circulation.* Le cœur alternativement se dilate pour recevoir le sang (diastole) et se contracte pour le lancer dans les artères (systole).

Ces mouvements ont lieu en moyenne soixante-dix fois par minute chez l'adulte. Ils sont plus nombreux dans la jeunesse : cent trente à la naissance, cent à trois ans, quatre-vingt-dix à dix ans (V. POULS). Cette décroissance est parallèle au nombre des respirations ; aussi la gêne respiratoire (fièvre, maladies du poumon) accroît-elle le nombre des contractions du cœur.

Chez certains individus, le nombre normal des mouvements est diminué (quarante chez Napoléon).

Chaque contraction du cœur lance environ 200 gr. de sang dans les artères ; le poids total du sang étant de 6 000 gr., une demi-minute suffit pour qu'un globule puisse se rendre du cœur aux extrémités du corps et en revenir.

BRUIT ET CHOC DU CŒUR. En appliquant l'oreille au niveau du cœur, on entend une sorte de tic tac, formé par deux bruits successifs. Le premier, mieux perçu au niveau de la pointe, est plus prolongé et plus sourd ; il coïncide avec la contraction du ventricule et semble produit surtout par le frottement du sang contre les parois. Le second, mieux perçu à la base du cœur, est plus court et plus clair ; il coïncide avec le début de la dilatation des ventricules et a pour origine le redressement des valvules sigmoïdes.

Le *choc* du cœur coïncide avec la contraction du cœur qui, en se durcissant, provoque un ébranlement de la région voisine de la poitrine.

Artères. — CONFORMATION (*fig.* 192). Les artères portent le sang du cœur aux extrémités du corps ; elles deviennent de plus en plus petites, à mesure qu'elles s'éloignent du cœur et aboutissent aux capillaires. Leur paroi contient une couche épaisse de tissu élastique

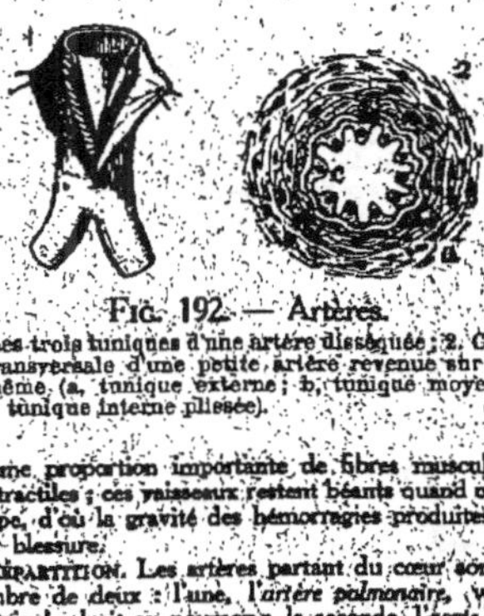

FIG. 192. — Artères.

1. Les trois tuniques d'une artère disséquée ; 2. Coupe transversale d'une petite artère revenue sur elle-même (a, tunique externe ; b, tunique moyenne ; c, tunique interne plissée).

et une proportion importante de fibres musculaires contractiles ; ces vaisseaux restent béants quand on les coupe, d'où la gravité des hémorragies produites par leur blessure.

RÉPARTITION. Les artères partant du cœur sont au nombre de deux : l'une, l'*artère pulmonaire*, va du ventricule droit au poumon ; la seconde, l'*aorte*, sort du ventricule gauche, s'élève vers la base du cœur, puis se recourbe (*crosse*) et se dirige en arrière pour gagner la colonne vertébrale, le long de laquelle elle descend, puis se partage au niveau du bassin en deux troncs, les *artères iliaques*, qui se divisent bientôt chacune en *iliaque interne* (pour les organes contenus dans le bassin) et *iliaque externe*, qui se prolonge dans la cuisse sous le nom d'*artère fémorale*, origine des artères de la jambe et du pied.

Les principales artères que donne l'aorte sont : 1° les artères du cœur ou coronaires ; 2° au niveau de la crosse, les *carotides* primitives (la droite est une branche du petit tronc brachiocéphalique qui donne naissance aussi à la sous-clavière droite), les *sous-clavières*, qui se continuent chacune par l'*axillaire* (aisselle), l'*humérale* (bras), la *cubitale* et la *radiale*, les artères de la main ; 3° le long de l'aorte descendante : les artères *intercostales*, du foie, de la rate et de l'estomac, les artères *mésentériques* (intestin), *spermatiques* et *rénales*.

Veines. — CONFORMATION ET RÉPARTITION. Les veines sont des canaux élastiques qui portent le sang au cœur après l'avoir reçu des capillaires et des lymphatiques. Leur intérieur présente, de distance en distance, des sortes de replis en forme de nid de pigeon, les *valvules*, qui empêchent le retour du sang en arrière. Ces valvules sont particulièrement nombreuses dans le membre inférieur, où la pesanteur gêne la circulation. Les veines s'affaissent quand on les sectionne en travers. Elles sont de plus en plus volumineuses et de moins en moins nombreuses, à mesure qu'elles s'approchent du cœur.

Les veines suivent un trajet analogue à celui des artères : celles des viscères sont en nombre égal à ces vaisseaux, celles des membres en nombre double, enfin les superficielles ou sous-cutanées sont isolées. Toutes les veines du membre inférieur vont former la *veine cave inférieure*, qui, après être venue se placer à droite de l'aorte abdominale, reçoit toutes les veines du ventre et va se terminer dans l'oreillette droite. La *veine cave supérieure*, qui y aboutit également, est le tronc constitué par la réunion des veines de la tête et du cou (jugulaires) et du membre supérieur (sous-clavières).

Les quatre veines pulmonaires rapportent à l'oreillette gauche le sang qui a passé dans le poumon.

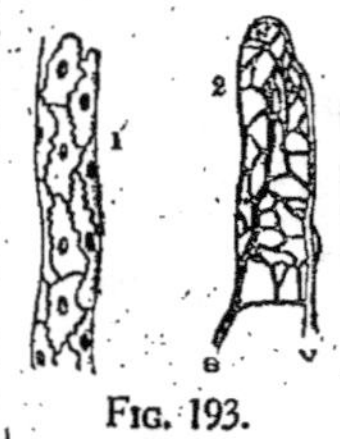

FIG. 193.
1. Vaisseau capillaire ; 2. Réseau capillaire : a, artère ; v, veine.

Capillaires. — CONFORMATION ET RÉPARTITION (*fig.* 193). Les capillaires sanguins sont des vaisseaux transparents, à parois extrêmement minces, qui sont interposés entre les artères et les veines. Leur ensemble forme une masse beaucoup plus considérable que celle des artères et des veines. Ils sillonnent partout nos tissus ; aussi ne peut-on enfoncer une aiguille en un point quelconque sans amener une gouttelette de sang.

Lymphatiques. — CONFORMATION. Les lymphatiques, constitués, eux aussi, par des canaux transparents à parois très minces, naissent par des réseaux qui sillonnent en abondance les organes. Leur calibre est toujours supérieur (deux à dix fois) à celui des capillaires ; leur forme est irrégulière, par suite de l'existence de renflements au niveau des valvules qui sont analogues à celles des veines.

RÉPARTITION. Les lymphatiques marchent parallèlement les uns aux autres jusqu'à ce qu'ils rencontrent un *ganglion*, petite glande dont la grosseur varie de la tête d'une épingle à celle d'un haricot, et dans laquelle ils pénètrent avec plusieurs autres (vaisseaux afférents), tandis qu'un seul vaisseau en sort du côté opposé (vaisseau efférent).

Les principaux ganglions sont groupés dans le creux de l'aisselle, au pli de l'aine, au cou, autour de l'origine des bronches. Après avoir traversé ces ganglions, les lymphatiques des membres inférieurs de l'abdomen, de la moitié gauche de la poitrine, du cou, de la tête, du membre supérieur gauche, vont se réunir dans le *canal thoracique*, qui, après avoir suivi la colonne vertébrale dans toute sa hauteur, se recourbe pour s'aboucher dans la veine sous-clavière gauche. Le reste des lymphatiques aboutit à la *grande veine lymphatique droite*, qui, après un trajet de 2 cent., va se terminer dans la veine sous-clavière droite.

Petite et grande circulation (*fig.* 194). — Le cœur est le centre de deux circulations. Sa moitié droite : 1° reçoit par les deux veines caves le sang de tout le

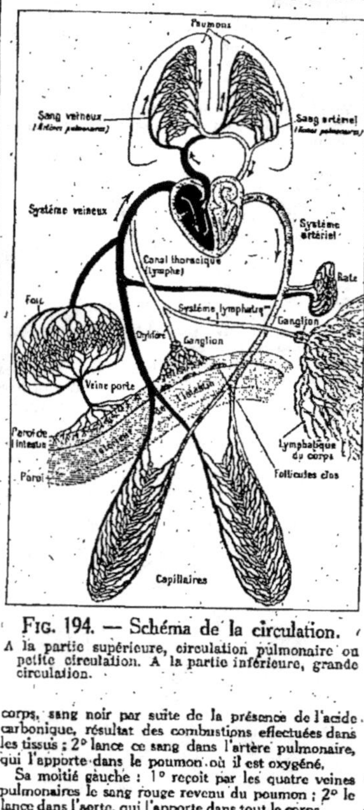

FIG. 194. — Schéma de la circulation.
A la partie supérieure, circulation pulmonaire ou petite circulation. A la partie inférieure, grande circulation.

corps, sang noir par suite de la présence de l'acide carbonique, résultat des combustions effectuées dans les tissus ; 2° lance ce sang dans l'artère pulmonaire, qui l'apporte dans le poumon où il est oxygéné.

Sa moitié gauche : 1° reçoit par les quatre veines pulmonaires le sang rouge revenu du poumon ; 2° le lance dans l'aorte, qui l'apporte dans tout le corps.

La circulation entre le cœur et le poumon (aller et retour) prend le nom de *petite circulation*, celle qui a lieu dans le reste du corps de *grande circulation*. A cette dernière est annexé le système lymphatique.

Cœur (Maladies du).

Angine de poitrine (angor). — Névralgie des nerfs du cœur, caractérisée par l'apparition subite, sans cause déterminée ou à l'occasion d'une fatigue, d'une *douleur* poignante à la région du cœur, pouvant irradier en différents sens, mais de préférence le *long du bras* gauche jusqu'à la main, qui devient très pâle. *Oppression*, extrême angoisse, « sensation de vie qui s'éteint ».

MARCHE. L'accès, qui peut être simplement ébauché, dure de quelques secondes à quelques minutes, laissant quelquefois un engourdissement dans le bras. L'intervalle entre deux accès est très variable.

CAUSES : 1° *angors d'origine aortico-rénale*, compliquant les aortites, l'artériosclérose, l'hypertension artérielle, la néphrite ; 2° *d'origine cardiaque*, compliquant les péricardites aiguës, les myocardites, etc. ; 3° *d'origine digestive*, compliquant en particulier l'aérophagie ; 4° *d'origine nerveuse*, compliquant l'hystérie, les névralgies ou névrites brachiales, intercostales, etc. ; 5° *d'origine toxique*, compliquant le tabagisme, etc.

TRAITEMENT : I. D'URGENCE. Inhalation du contenu d'une ampoule de III à VI gouttes de nitrite d'amyle, ingestion de II gouttes de solution alcoolique de trinitrine à 1 p. 100 ; parfois injection sous-cutanée de chlorhydrate de morphine ; dans les cas les plus bénins, valériane, bromure, éther. II. DE FOND. Traitement de la maladie causale.

Arythmies. — Les troubles du rythme cardiaque peuvent être rangés cliniquement en 3 grands groupes selon qu'ils portent exclusivement ou surtout : *a)* sur la régularité des contractions cardiaques (*arythmies proprement dites*) ; *b)* sur la fréquence des contractions (*bradycardies, tachycardies*) ; c) sur l'égalité de force des contractions (*pouls alternant*).

Endocardite. — Inflammation de l'endocarde, due à l'action de microbes, amenés par le sang. Cette inflammation siège presque toujours au niveau des valvules et diffère suivant les cas ; si les agents microbiens sont peu virulents, elle revêt la *forme bénigne* (*endocardite*

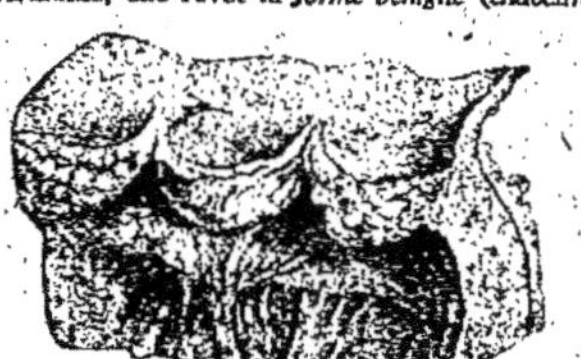

FIG. 195. — Endocardite simple des valvules aortiques. (La valvule du milieu est normale.)

simple, plastique). Au niveau des valvules atteintes (*fig.* 195), l'action microbienne produit du gonflement, puis des végétations, sur lesquelles se dépose la fibrine du sang. Ces végétations solides peuvent, dans la suite, se résorber, mais presque toujours elles s'organisent, et la guérison se fait par une cicatrisation fibreuse, qui amène des rétractions et des déformations des valvules, déterminant une perturbation plus ou moins marquée dans leur action. Ces lésions définitives répondent au nom d'*endocardite chronique*.

Mais si les microbes, facteurs de l'inflammation endocardique, sont nombreux et virulents, et s'il s'agit d'un sujet de résistance amoindrie, l'endorcadite revêt la *forme maligne, végétante*, ou *ulcéreuse* ; les valvules sont alors le siège de végétations volumineuses, et même d'ulcérations pouvant aboutir à leur perforation.

L'inflammation chronique de l'endocarde frappe surtout la valvule mitrale et la valvule de l'orifice aortique, entraînant une déformation ou un rétrécissement (insuffisance ou rétrécissement mitral, aortique). Pendant un certain temps, les troubles fonctionnels sont minimes : on dit que la lésion est *compensée*. Mais à la longue, le myocarde se fatigue, s'altère et finit par se laisser dilater ; c'est l'*insuffisance cardiaque*.

Insuffisance cardiaque — On décrit 3 degrés dans l'insuffisance du cœur : formes légère ou *dyssystolie*, moyenne ou *hyposystolie*, grave ou *asystolie*.

Dyssystolie. — Gêne respiratoire et palpitations dans les efforts, les émotions, la marche rapide. Peu ou pas de signes physiques à l'examen. Dans l'épreuve du pas gymnastique sur place (Lian), le pouls accéléré ne revient à son chiffre antérieur qu'au bout de 4, 5, 6 minutes, au lieu de 2 ou 3 à l'état normal.

Hyposystolie. — Les signes fonctionnels déjà mentionnés sont plus marqués. Il y a de la congestion des bases pulmonaires (râles sous-crépitants), et du foie (gros et douloureux).

Asystolie. — La gêne respiratoire est très intense, même au repos. Non seulement le foie, les poumons sont congestionnés, mais aussi les reins, d'où le peu d'abondance des urines fortement colorées et albumineuses. En outre les jambes sont enflées, parfois même l'œdème gagne le tronc, la face, voire même le péritoine (ascite), la plèvre.

Ces accidents disparaissent sous l'influence du traitement (purgatifs, ventouses scarifiées, régime lacté, digitale, parfois ouabaïne), mais tendent à se reproduire.

TRAITEMENT. Saignée, purgatifs, régime lacté, puis hypoazoté, digitale, théobromine, parfois ouabaïne.

CAUSES DE L'INSUFFISANCE CARDIAQUE. Pour l'hypo et l'asystolie, ce sont surtout les cardiopathies valvulaires mitrales. Pour l'insuffisance ventriculaire gauche, ce sont surtout les néphrites chroniques avec l'hypertension, et l'insuffisance aortique.

Palpitations. — Les battements de cœur, qui normalement se produisent sans qu'on en ait conscience, deviennent perceptibles : tantôt, ils sont simplement plus fréquents, mais réguliers ; tantôt, au contraire, irréguliers, désordonnés. Cette sensation peut, suivant les cas, être simplement incommode, ou extrêmement pénible, angoissante au point de gêner la respiration et la parole pendant les accès, qui sont en général séparés par des périodes plus ou moins longues de repos. Le visage est alors pâle et couvert de sueurs, les mains sont glacées. Un évanouissement peut se produire après les accès violents.

CAUSES. Tantôt elles constituent l'élément principal ou unique du tableau symptomatique, ce sont les *cœurs irritables*, selon l'expression anglo-américaine. On distingue des *formes constitutionnelles* et des *formes acquises*, ces dernières étant la conséquence, soit, et le plus souvent, d'une maladie aiguë toxi-infectieuse (rhumatisme articulaire aigu, fièvre typhoïde, etc.), soit d'émotions ou de commotions, soit de surmenage.

Tantôt elles constituent seulement un symptôme d'une autre affection. Toutes les affections cardio-vasculaires entraînent des palpitations. Parmi les affections non-circulatoires, il y a lieu de citer spécialement les néphrites, les affections broncho-pulmonaires chroniques, les dyspepsies (aérophagie), les affections des glandes à sécrétions internes (goitre exophtalmique), les névroses (hystérie, neurasthénie), les anémies, etc., etc.

TRAITEMENT. Aux prescriptions dirigées contre la cause s'ajoutent : *a)* les médicaments anti-nervins (valériane, bromure, etc.) — *b)* les calmants du cœur (aubépine, ésérine, etc.). — *c)* les conseils hygiéniques (éviter le surmenage, les émotions, tous les excitants : café, thé, alcool, vin, mets épicés).

Péricardites. — Inflammation de la double membrane séreuse qui entoure le cœur (*fig.* 196). Sous l'influence d'une infection, la surface interne des deux feuillets péricardiques s'irrite et se recouvre de dépôts fibrineux : c'est la *péricardite sèche*. Si l'inflammation persiste, du liquide se forme dans la cavité péricardique (*péricardite avec épanchement*). Ce liquide est le plus souvent jaunâtre et limpide (*épanchement séreux*), très rarement hémorragique, parfois trouble (*péricardite purulente*). Telles sont les lésions des péricardites aiguës.

Dans les *péricardites chroniques*, les deux feuillets du péricarde sont épaissis, couverts de plaques et de végétations fibreuses unis par des brides, quelquefois

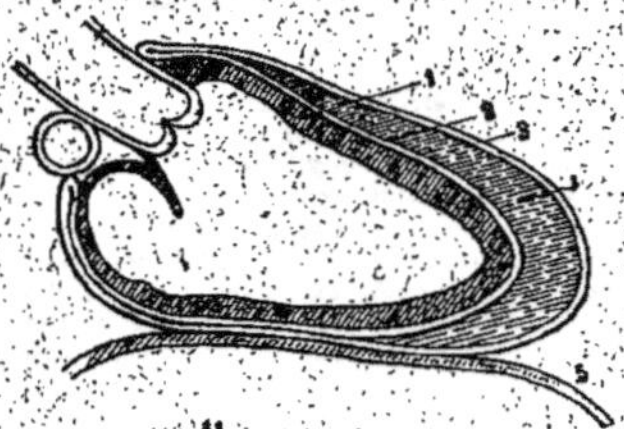

FIG. 196. — Péricardite.

1. Paroi ; 2. Feuillet viscéral du péricarde ; 3. Feuillet pariétal ; 4. Épanchement péricardique ; 5. Diaphragme.

soudés (*symphyse péricardique*), d'où formation d'une coque fibreuse qui gêne beaucoup l'expansion du cœur qu'elle englobe.

Péricardite aiguë. — CAUSES. En premier lieu, rhumatisme articulaire aigu, puis chorée, typhoïde, infections pulmonaires (pneumonie, tuberculose). Enfin péricardite au cours du mal de Bright (origine toxique).

SIGNES. Douleurs d'intensité variable au niveau du cœur, parfois névralgie phrénique avec hoquet et vomissements, oppression. Si la péricardite sèche guérit, disparition de ces troubles, qu'on voit au contraire s'aggraver, s'il se forme un épanchement, étouffements, cyanose, tendance aux évanouissements, parfois grande difficulté à avaler. L'étendue de la matité cardiaque délimitée par la percussion est considérable ; il en est de même de l'ombre cardiaque vue à la radioscopie. Si l'épanchement est purulent, il s'ajoute une fièvre élevée, de l'abattement, parfois du délire.

TRAITEMENT : 1° Traitement de l'infection générale qui a produit la péricardite ; 2° Pour celle-ci, révulsion au niveau du cœur (ventouses scarifiées, glace). Digitale, caféine. S'il y a un gros épanchement séreux ou un épanchement purulent, évacuation du liquide par ponction du péricarde ou par incision chirurgicale.

Péricardite chronique. — Symphyse du péricarde. — Les péricardites chroniques succèdent presque toujours à une péricardite aiguë et relèvent des mêmes causes.

Elles surviennent parfois d'emblée dans la tuberculose, le mal de Bright, la syphilis.

SIGNES. Restent souvent très longtemps sans occasionner des troubles. Quand la symphyse est constituée, insuffisance cardiaque qui tend vers l'asystolie irréductible ou récidivante.

TRAITEMENT. Régime, vie exempte de toute fatigue. Médication iodurée. Révulsion répétée au niveau du cœur (teinture d'iode, pointe de feu).

Enfin traitement de l'asystolie (V. insuffisance cardiaque) quand elle est installée.

Coiffe. — Partie des membranes qui forment l'enveloppe de l'œuf fœtal ; elle est expulsée, dans certains cas, en même temps que la tête de l'enfant qui, suivant l'expression populaire, naît coiffé.

Coing. — Fruit du cognassier ; il est employé pour faire des confitures (gelée) et un sirop (1 de fruit pour 1 2/3 de sucre) qui ont une action astringente ; on emploie le sirop, notamment pour donner un goût agréable aux boissons antidiarrhéiques. Les graines contiennent un mucilage utilisé en pharmacie et en parfumerie.

Colchique (Syn. : narcisse d'automne, safran bâtard ou sauvage des prés) [*fig.* 197].

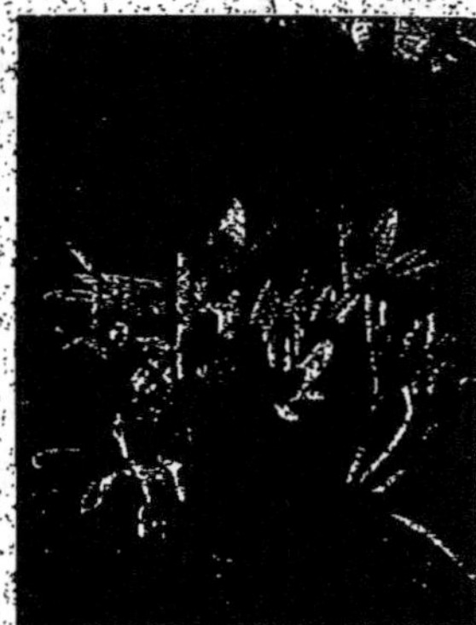

FIG. 197. — Colchique d'automne.

— Plante de la famille des Liliacées dont on utilise le bulbe, les fleurs et les semences.

PRINCIPE ACTIF. Colchicine. — USAGE. Purgatif drastique, diurétique, antigoutteux, antirhumatismal. — MODE D'EMPLOI ET DOSE. L'eau médicinale de colchique est préparée en faisant macérer, pendant 5 à 6 jours, 50 gr. de bulbe avec 100 gr. d'alcool ou de xérès. On en prend 20 à 40 gouttes dans un verre d'eau sucrée en trois fois, pendant 2 à 3 jours. — Sirop ou vin, 10 à 20 gr. — Alcoolature, 2 à 5 gr.

La *poudre de Pistoia*, dont on se sert pour prévenir les accès de goutte et dont l'emploi n'est pas sans danger, est ainsi composée :

Poudre de bulbe de colchique	20 gr.
Racine de bryone	10 gr.
Bétoine	50 gr.
Gentiane	10 gr.
Camomille	110 gr.

On divise le tout en paquets de 2 grammes, dont on prend un par jour, pendant 6 mois.

Colchicine. — Même emploi que pour le colchique, sous forme de granules de 1 milligr. dont on donne 6 au maximum.

Empoisonnement. — SIGNES. Douleurs cuisantes dans l'estomac, vomissements teintés de sang, soif intense, prostration extrême, pupilles dilatées, sueurs abondantes. Douleurs de tête, aux extrémités et dans les articulations. — PREMIERS SOINS. Décoction d'écorce de chêne ou de quinquina. Thé fort, éther, eau-de-vie, puis boissons émollientes.

Cold-cream. — Pommade formée de cire, d'huile d'amandes douces et d'eau de roses. Employée comme adoucissant.

Colibacille. — Le colibacille ou *bacterium coli commune* est un bâtonnet court et trapu assez mobile, pourvu comme le bacille d'Eberth de cils vibratiles (*fig.* 198). Il offre

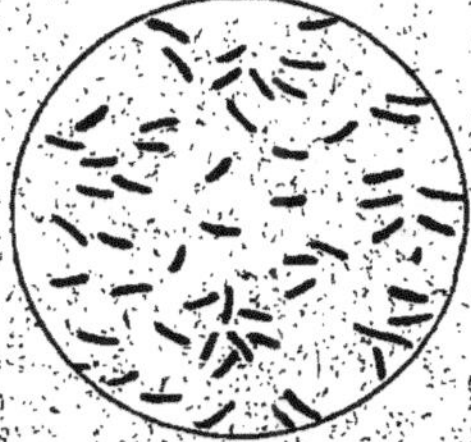

FIG. 198. — Colibacilles (culture en bouillon).

de grandes analogies morphologiques et biologiques avec le bacille typhique, les bacilles paratyphiques, les bacilles dysentériques.

Le colibacille est un saprophyte de l'intestin de l'homme et des animaux.

Colibacillose. — Septicémie causée par le colibacille, qui joue un rôle dans la production de certaines entérites chez l'adulte et de gastro-entérites chez l'enfant, dans la genèse de certaines appendicites et péritonites, dans certaines infections biliaires, certaines infections urinaires. On a trouvé également le colibacille dans des infections génitales de la femme : vulvites, vaginites, métrites, salpingites.

Le malade est pris de frissons et de fièvre élevée, et l'on peut observer des localisations secondaires (métastases), de l'infection colibacillaire en divers organes : abcès du foie, du rein, pyélo-néphrite, broncho-pneumonie, pleurésie purulente, endocardites, méningites, etc. La mortalité est d'environ 40 p. 100.

TRAITEMENT. Le traitement, en cas d'abcès à point de départ urinaire, biliaire, génital, appendiculaire, est avant tout chirurgical. Injections intraveineuses de métaux colloïdaux, de collargol. Bains et enveloppements froids ou tièdes, désinfection intestinale, purgatifs, lavages intestinaux. Vaccination. Abcès de fixation.

Coliques (du gr. *kolon*, côlon). — Les coliques proprement dites siègent dans la partie du gros intestin appelé côlon (V. INTESTIN). Pour coliques bilieuses ou hépatiques, V. FOIE; coliques néphrétiques, V. REINS; coliques utérines ou de règles, V. RÈGLES; coliques de peintres ou saturnines, ou sèches ou de plomb, V. PLOMB; coliques de miserere, V. OCCLUSION INTESTINALE.

Collapsus (du lat. *collapsus*, chute). — Mot latin qui signifie affaissement intense, intellectuel et musculaire. Cet état se produit notamment dans la fièvre typhoïde.

Collargol. — Argent colloïdal. V. COLLOÏDES.

Colles médicamenteuses. — Les colles sont formées de grenétine (gélatine pure), de gélatine, de glycérine et d'eau, auxquelles on ajoute de l'oxyde de zinc. A froid, elles ont une consistance solide et doivent par suite être fondues au *bain-marie*, avant l'application sur la peau, en cas de démangeaisons, prurigo, lichen.

Collodion. — Solution éthérée de coton-poudre, employée comme agglutinatif, c'est-à-dire pour réunir les lèvres de petites plaies et aussi pour les recouvrir afin de les préserver des poussières.

En ajoutant 1 gr. d'huile de ricin à 15 gr. de collodion, on a le collodion riciné ou élastique, qui se dessèche plus lentement, mais s'adapte mieux et est plus solide.

Colloïdes (du gr. *kolla*, colle, et *eidos*, forme). — Les substances colloïdes sont celles qui, mises en solution, ne peuvent pas, comme les cristalloïdes, dyaliser (c'est-à-dire traverser) les membranes animales : elles sont amorphes, non volatiles et coagulent par la chaleur.

Les solutions colloïdales sont constituées par des particules ultramicroscopiques animées de mouvements très rapides. Toute matière vivante est colloïdale, mais il existe aussi des colloïdes minéraux. Les colloïdes agissent les uns sur les autres et avec une activité d'autant plus grande que les granules sont plus petits. Toutes les réactions organiques, notamment l'agglutination, les toxines et antitoxines, se ramènent à des réactions de colloïdes les unes sur les autres.

APPLICATIONS THÉRAPEUTIQUES. Les métaux colloïdaux sont peu toxiques ; ils ont été utilisés avec des succès divers dans un certain nombre d'infections aiguës, de septicémies, d'affections chroniques.

Le médicament colloïdal le plus anciennement employé est l'argent colloïdal.

L'*argent colloïdal* obtenu par voie chimique (*collargol*) est un corps noir, soluble dans l'eau; on l'emploie surtout en pommade à 5 p. 30 de vaseline : frictions quotidiennes avec 1 à 3 gr. pendant 20 minutes sur le pli du coude ou l'abdomen, après lavage au savon ou à l'éther.

L'argent colloïdal obtenu par voie électrique (*électrargol*) s'emploie en injections intraveineuses, sous-cutanées, intramusculaires; on injecte 5 cm³ chez l'enfant, 10 cm³ chez l'adulte en une fois et on continue les jours suivants. Il titre 0 gr. 40 d'argent métallique pur pour 1.000.

Les injections d'électrargol ont été pratiquées dans la plupart des maladies infectieuses : pneumonies, broncho-pneumonies, pleurésies, méningites, fièvre typhoïde, typhus, choléra, fièvres éruptives, etc. On a aussi employé les injections intra-rachidiennes d'électrargol (5 à 10 cm³) dans les affections méningées ou cérébro-spinales ; les injections intrapleurales (20 cm³) dans les pleurésies purulentes ; les injections intra-trachéales dans les pneumonies et broncho-pneumonies. Dans les abcès, bubons, on a fait des injections d'électrargol dans la cavité de l'abcès ; dans les arthrites suppurées, on a injecté 5 à 20 cm³ d'électrargol dans la cavité articulaire ; on a fait des injections intra-épididymaires dans les orchi-épididymites blennorragiques ou tuberculeuses.

Or colloïdal. Employé en injections intraveineuses et intramusculaires dans les complications graves de la fièvre typhoïde, dans les traumatismes des troncs et des centres nerveux.

Cuivre colloïdal. A été employé dans la tuberculose, le cancer.

Mercure colloïdal. Employé contre toutes les manifestations de la syphilis.

Manganèse colloïdal. Préconisé dans le traitement des furonculoses, des affections staphylococciques, dans le rhumatisme blennorragique, dans l'anémie.

Fer colloïdal. Employé contre toutes les variétés d'anémie, de chloro-anémie.

Palladium colloïdal. Mêmes indications que l'électrargol, préconisé contre certaines maladies de la nutrition et spécialement l'obésité.

Platine colloïdal. Mêmes indications que l'argent colloïdal ; pneumococcies.

Rhodium colloïdal. Comme l'électrargol.

Sélénium colloïdal. Préconisé contre le cancer.

Soufre colloïdal. Utilisé dans les affections respiratoires, le rhumatisme articulaire aigu, le rhumatisme déformant, les arthrites infectieuses.

Étain colloïdal. Contre les affections staphylococciques, la méningite purulente.

On a aussi préparé des solutions colloïdales, à base de *quinine*, contre le paludisme aigu et chronique; à base d'*arsenic* et *fer*, contre la fièvre bilieuse hémoglobinurique ; à base de *camphre*, comme toni-cardiaque ; à base de *chaulmoogra*, contre la lèpre ; à base de *soufre* et de *mercure*, contre la syphilis et le rhumatisme déformant ; à base de *térébenthine*, contre les catarrhes des voies respiratoires, laryngites, la tuberculose pulmonaire.

Action thérapeutique et accidents. — Les injections intraveineuses de solutions colloïdales dans les infections graves à température élevée s'accompagnent souvent d'une réaction violente avec recrudescence de la fièvre et grand frisson, d'ailleurs passager. Ces accidents doivent être attribués à la *colloïdoclasie**. A la suite de ce *choc colloïdal*, on peut voir souvent les phénomènes graves s'amender et la guérison survenir, alors que toutes les autres médications avaient échoué. Malheureusement, dans certains cas, on note une aggravation des symptômes.

Colloïdoclasie (de *colloïde*, et du gr. *klazein*, briser). — Perturbation soudaine survenant dans l'équilibre des colloïdes des humeurs, provoquée par l'introduction brusque dans la circulation d'un antigène* (albumine hétérogène, solution colloïdale), par voie intraveineuse.

Le choc colloïdoclasique se traduit par du collapsus cardiaque et de l'hypotension artérielle, de la dyspnée, de la fièvre, des frissons, et parfois par de l'anurie, des convulsions, de l'herpès, de l'urticaire. Ces troubles apparaissent soudainement quelques heures après l'injection. Ils peuvent être exceptionnellement mortels ; ils disparaissent ordinairement avec une extrême rapidité et ne laissent aucune trace dans l'organisme. V. ANAPHYLAXIE.

Collutoire (du lat. *cum*, avec, et *luere*, laver). — Gargarisme spécialement destiné à la bouche. On donne aussi ce nom à des médicaments mous, qu'on applique sur les gencives.

Collyre (gr. *kollyrion*). — Médicament destiné à être placé sur l'œil et plus spécialement sur la conjonctive. Il en existe de trois espèces : les *secs*, qu'on introduit avec un insufflateur* ; les *mous* ou pommades ; les *liquides*, qu'on verse avec un compte-gouttes*.

Colobome (du gr. *koloboô*, je tronque). — Anomalie par arrêt de développement. Ex. : colobome facial irien.

Colombo. — Plante de la famille des Ménispermées dont la racine est tonique, astringente, stomachique.

MODE D'EMPLOI. Infusion, 10 gr. par litre ; teinture, 5 à 15 gr. V. aussi AMERS.

Côlon (gr. *kôlon*). — Partie du gros intestin qui commence au cæcum, s'élève jusqu'aux fausses côtes (*côlon ascendant* ou *droit*), passe transversalement en haut et en

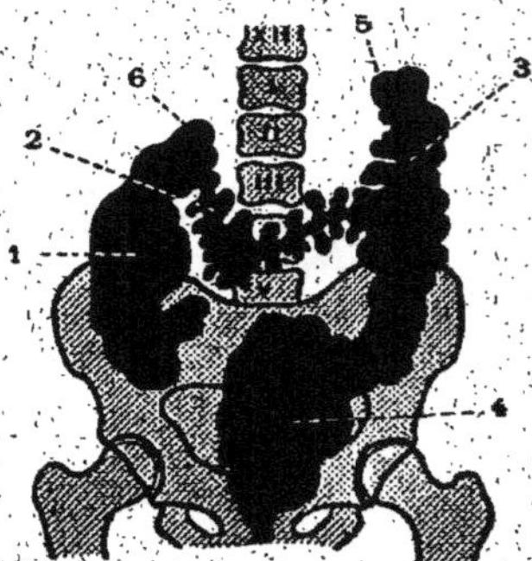

FIG. 199. — Côlon.
(D'après une radiographie d'Aubourg.)
1. Cæcum et côlon ascendant ; 2. Cæcum transverse ; 3. Cæcum descendant ; 4. Cæcum iléo-pelvien ; 5. Angle splénique ; 6. Angle hépatique.

avant de l'abdomen (*côlon transverse*), descend dans le flanc gauche (*côlon descendant* ou *gauche*), s'incurve en S dans la fosse iliaque gauche (*S du côlon* ou *anse sigmoïde*) et se continue avec le rectum (*fig.* 199).

Côlon (Maladies du).

Colite. (Inflammation du côlon). — L'inflammation est rarement limitée au gros intestin et l'intestin grêle y participe habituellement (entéro-colite). V. INTESTIN.

Parfois cependant l'inflammation de l'anse sigmoïde existe seule (*sigmoïdite*) ; la constipation en est la cause habituelle.

SIGNES. Douleur localisée à la fosse iliaque gauche, tumeur perceptible à la palpation de cette fosse iliaque gauche. Constipation opiniâtre, parfois obstruction. Nutrition générale compromise.

COMPLICATIONS. Péritonite localisée (périsigmoïdite suppurée).

TRAITEMENT : I. MÉDICAL. Régime et cure thermale (Plombières, Châtelguyon). — II. CHIRURGICAL, en cas d'obstruction aiguë et de périsigmoïdite suppurée.

Mégacôlon. (Dilatation congénitale du gros intestin). — Maladie de l'enfance. La dilatation peut porter sur toutes les parties du côlon, mais c'est le côlon pelvien qui est le plus souvent atteint.

Distension abdominale parfois considérable.

Occlusion. — L'occlusion du côlon est due habituellement à la coudure de l'angle colique gauche ou à l'existence de brides péritonéales.

Cancer. — Relativement fréquent après cinquante ans, surtout chez la femme. Siège surtout au côlon pelvien. Souvent latent au début, ou bien crises coliques, obstructions coliques incomplètes et passagères, aboutissant au bout d'un certain temps à des crises d'occlusion aiguë. Tumeur perceptible à travers la paroi abdominale, constipation ou diarrhée, hémorragie intestinale peu fréquente. Terminaison habituelle des cancers, par cachexie ou généralisation.

TRAITEMENT. Chirurgical.

Coloniale (Hygiène). — L'hygiène que l'on doit observer dans les colonies est très dissemblable de celle de France ; d'où nécessité de précautions spéciales.

I. ALIMENTS. La sobriété est indispensable, mais sans excès : lorsqu'au début d'un séjour aux colonies l'appétit est excité, il convient de le modérer ; mais, lorsque plus tard l'inappétence survient, il est utile de lutter contre l'anémiante dénutrition. On ne s'acclimatera que progressivement au régime surtout végétarien (riz) des indigènes.

Le premier repas du réveil est indispensable, car on ne doit pas sortir à jeun.

II. BOISSONS. Éviter de trop boire entre les repas, notamment des bières d'exportation ou des grogs glacés au rhum ; tous les alcools sont nuisibles dans les pays chauds, non seulement au point de vue de la santé, mais en surexcitant l'individu et le poussant aux querelles, aux actes de violence. Il faut ne boire que de l'eau bouillie et, de préférence, des tisanes chaudes légèrement amères, comme le thé. Elles désaltèrent mieux et en plus petite quantité que l'eau glacée, origine fréquente de diarrhées.

III. EXERCICES ET ABLUTIONS. Éviter les longues marches au soleil (chasses, excursions à pied), les fatigues physiques prolongées ; s'obliger, particulièrement le matin au lever et l'après-midi entre 4 et 5 heures, à des exercices rythmés, entrecoupés de pauses régulières, tels que le jeu de boules, le jeu de balle, l'escrime, la gymnastique, particulièrement les exercices facilitant les selles (flexion du tronc). La constipation est le grand danger, et, si l'exercice ne suffit pas à la faire disparaître, on y ajoutera le massage. La douche ou au moins les bains doivent être quotidiens. Si l'eau est suspecte, avoir soin de ne pas en boire en prenant le bain dans les rivières. Si la baignade ne peut être prise que dans la mer, il convient, tout au moins les premiers jours, de ne prendre de bains que tous les 2 ou 3 jours.

IV. HABILLEMENT : 1° *Coiffures.* Ne jamais sortir sans casque, même lorsque le temps est couvert, du lever au coucher du soleil.

2° *Vêtement.* En été, s'il n'y a pas de changement de température le soir, porter continuellement du coutil ; dans le cas contraire, porter une chemise ou une ceinture de flanelle, lorsque la fraîcheur rend nécessaire cette adjonction. Se souvenir que, dans les climats chauds, les nuits sont froides, par l'effet du rayonnement nocturne.

V. HABITATION. Choisir un endroit sec, élevé, à l'abri des brouillards nocturnes des vallées ; se renseigner auprès des indigènes et voir où ils ont bâti eux-mêmes. Se protéger contre les marais par des palissades pleines ou mieux par un rideau d'arbres (les bananiers ont une croissance suffisante en un an) placés à une certaine distance de la maison, pour éviter l'humidité. Choisir de préférence les sols en culture, la végétation entraînant les principes nuisibles. Orienter l'habitation de telle sorte que le grand axe soit perpendiculaire à la direction des vents dominants, non *salubres*, en fermant au besoin les fenêtres la nuit, si le refroidissement est très intense. S'il n'y a pas de vents dominants, choisir l'orientation est-ouest. Ne bâtir sur pilotis que sur un sol marécageux, car ce rez-de-chaussée devient fatalement humide. A l'intérieur, peu ou pas de cloisons qui gênent la circulation de l'air. Le rez-de-chaussée doit être surélevé d'au moins 50 centimètres et reposer sur du béton ; une couche d'air d'au moins 75 centimètres sera ménagée entre le toit et le plafond pour permettre la ventilation, qui s'opérera par des cheminées et des prises d'air situées à l'ombre des vérandas, dont l'un des offices principaux sera d'empêcher l'échauffement direct des murs.

Comme latrines, employer des tinettes mobiles, mais en ayant soin de les placer sur un sol parfaitement étanche (ciment ou dallage bien joint). V. TROPIQUES (Pays des).

Colonne vertébrale (Anatomie). — La colonne vertébrale (V. *fig.* 200, et à CORPS) est constituée par une série d'os superposés,

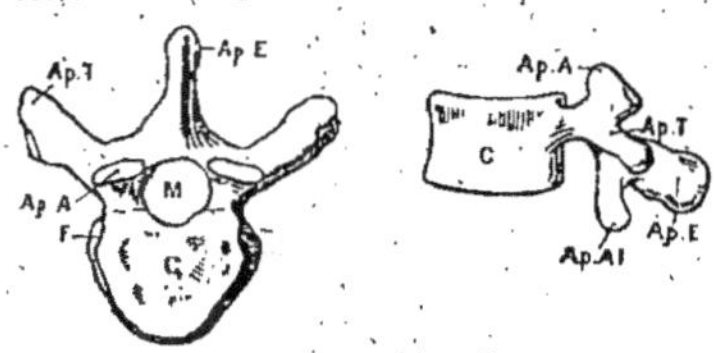

FIG. 200. — Vertèbre.

C. Corps ; M. Trou pour la moelle épinière ; ApT. Apophyse transverse ; ApA et ApAI. Apophyses articulaires supérieure et inférieure ; ApE. Apophyse épineuse ; F. Facette costale.

les *vertèbres* (7 au cou, 12 au dos, 5 aux reins ou lombes), complétées par le *sacrum* et le *coccyx*, qui eux-mêmes sont formés par des vertèbres soudées entre elles.

CONFORMATION. Chaque vertèbre présente : 1° en avant, un renflement massif, le *corps* de la vertèbre, dont les faces supérieure et inférieure, un peu excavées, répondent aux autres vertèbres ; 2° en arrière et sur les côtés, un demi-anneau, l'*arc* vertébral, qui entoure le *canal* vertébral, dans lequel est logée la moelle épinière. Cet arc, au niveau de sa réunion avec le corps, présente de chaque côté deux échancrures, une supérieure et une inférieure, qui avec celles des vertèbres supérieure et inférieure forment les *trous de conjugaison*, par lesquels sortent les nerfs de la moelle. L'arc donne naissance, en outre, à des saillies, ou appendices, dont quatre verticales, les *apophyses articulaires* ; deux transversales, les *apophyses transverses* ; une horizontale, l'*apophyse épineuse* : cette dernière et ses pareilles constituent l'épine dorsale ou rachis.

MODE D'ARTICULATION ET MOUVEMENTS. L'articulation des vertèbres entre elles s'effectue par un disque placé dans l'excavation du corps des vertèbres et par l'union des apophyses articulaires avec les voisines. Des ligaments solides unissent les vertèbres les unes aux autres. Le rachis peut exécuter des mouvements de flexion, d'extension, d'inclinaison latérale, de torsion et de rotation sous l'action des muscles puissants qui s'y attachent. Chaque mouvement de la colonne vertébrale entraîne la mobilisation de plusieurs articulations, chaque flexion en un sens quelconque la courbe en arc, et, lorsqu'elle pivote sur elle-même, elle prend la forme d'une spirale.

Colonne vertébrale (Déviations de la). — Les déformations de la taille ne sont autre chose que la persistance anormale, à l'état de *repos*, des modifications de forme qui se produisent temporairement pendant les mouvements. Il en existe trois variétés, mais deux peuvent être associées : la *cyphose* reproduit l'attitude de la flexion en avant; la *lordose* celle de la flexion en arrière, la *scoliose* celle de la flexion latérale.

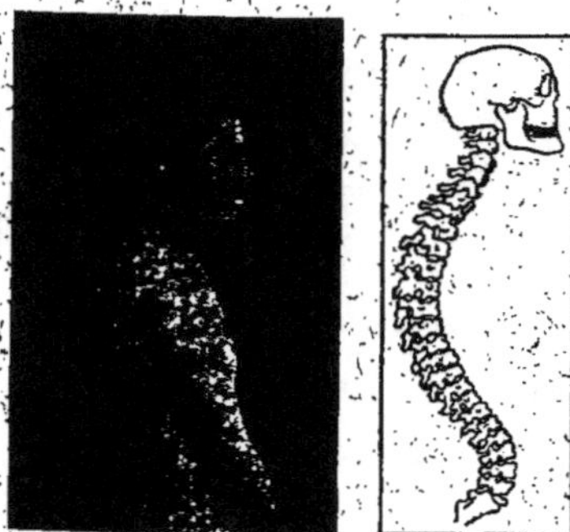

FIG. 201.
Cyphose et squelette de cyphotique.
(D'après une photographie de la collection Drapier.)

Cyphose (dos rond) [*fig.* 201]. — La déviation est à convexité postérieure, les épaules font en arrière une saillie anormale, la tête et le cou sont projetés en avant, la poitrine semble rétrécie.

Lordose (dos creux, *fig.* 202). — Déviation à concavité postérieure. C'est la forme la plus rare.

Scoliose (épaules inégales, *fig.* 203). — Déviation de beaucoup la plus fréquente, qui complique souvent la cyphose; elle est constituée par une déviation latérale et une torsion en spirale.

SIGNES. Abaissement de l'épaule du côté où la partie dorsale de la colonne forme une déviation concave, relèvement de l'épaule du côté où la colonne présente une saillie convexe. Saillie de la pointe de l'omoplate correspondant au côté convexe par suite de l'élargissement des espaces intercostaux de ce côté, tandis qu'ils sont rétrécis de l'autre. Courbe formée par la ligne de points appliqués sur la saillie de chaque vertèbre. Les modifications précédentes constituent la scoliose en C; la scoliose en S succède à la forme précédente : elle résulte d'une déviation compensatrice en sens inverse de la partie lombaire de la colonne vertébrale. La connaissance de cette complication doit rendre plus hâtive la médication.

CAUSES : 1° DÉTERMINANTES. Immobilité trop prolongée dans une attitude où, inconsciemment, l'individu remplace l'action musculaire par l'action des ligaments. L'insuffisance d'action des muscles vertébraux produit l'inégalité de pression des surfaces articulaires les unes sur les autres, et comme conséquence l'inégalité de tension des ligaments réunissant les vertèbres : les uns se rétractent dans le sens où ils ne sont pas assez tendus, les autres s'allongent dans le sens où ils le sont trop, facilitant ainsi la reproduction des mauvaises attitudes, notamment celles nécessitées par le séjour dans des classes trop longues, par l'écriture penchée, par l'action de hancher ou de s'asseoir sur une seule fesse (*fig.* 204).

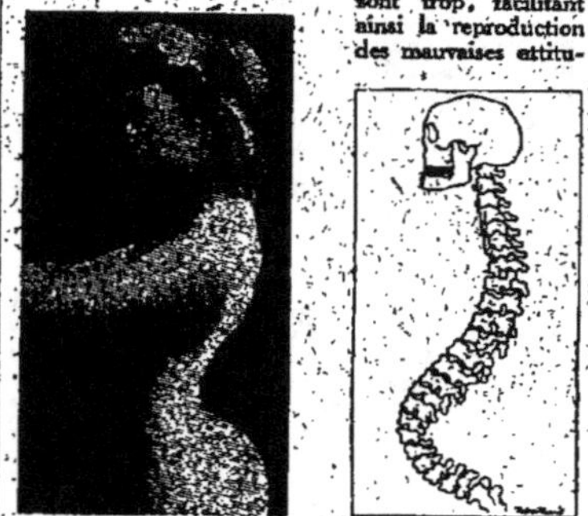

FIG. 202.
Lordose et squelette de lordotique.
(D'après une photographie de la collection Drapier.)

2° PRÉDISPOSANTES. *Croissance* trop rapide, notamment à l'âge de douze à quinze ans et chez les indolents, les faibles, les fatigués qui prennent habituellement des attitudes relâchées; — chez les enfants, *exercices trop prolongés* sur barres fixes, non contre-balancés par des exercices à effets inverses; — chez les vieillards des campagnes, *attitude* courbée vers la terre pour le travail

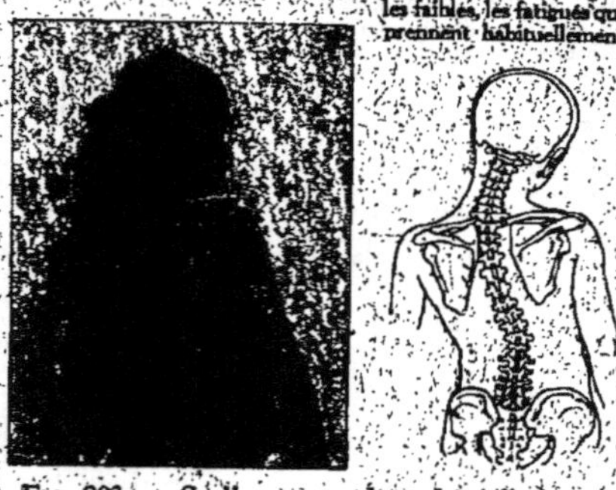

FIG. 203. — Scoliose et squelette de scoliotique.
(Photo du Dr Sainton.)

des champs, obligation de porter de lourds fardeaux sur la tête ou les épaules (cyphose), à l'un des bras (scoliose) ; — *maladies* diminuant la résistance osseuse (tuberculose, ostéite, rachitisme) ou l'action musculaire (paralysie des fléchisseurs du rachis) ; — *infirmités* permanentes (inégalités des jambes) : — *vieillesse*.

TRAITEMENT COMMUN : I. PRÉVENTIF. Jeux en plein air, notamment la course (varier fréquemment les

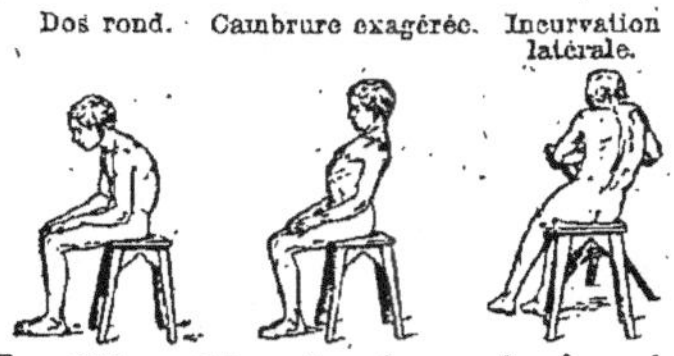

FIG. 204. — Mauvaises façons de s'asseoir.

attitudes et stimuler l'attention musculaire par des observations répétées) ; en cas de myopie, disposer les pupitres de façon à éviter que l'enfant incline le corps, siège avec appui pour le dos, bains de mer, hydrothérapie, huile de morue, préparations iodées.

II. CURATIF AU DÉBUT. Provoquer le redressement volontaire du corps en se grandissant le long d'un mur plusieurs fois par jour, de préférence devant une glace. *Education des muscles* par des exercices nécessitant leur coordination : marche et course sur la pointe des pieds, marche sur une planche mince, port de fardeaux légers sur la tête pendant les exercices précédents. Interdiction des exercices de gymnastique dits

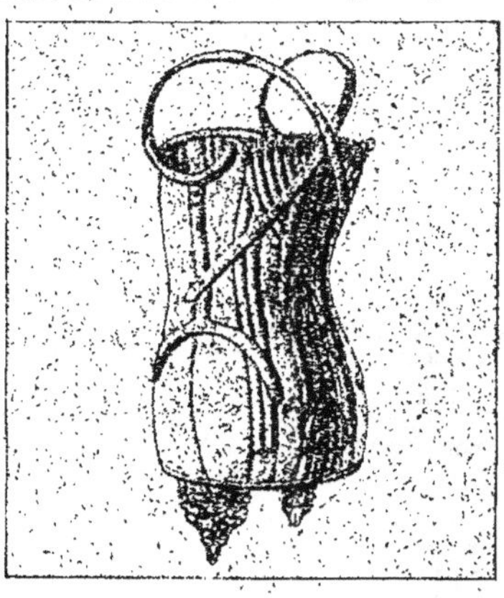

FIG. 205 — Corset orthopédique.

« rétablissements ou renversements », dangereux par suite de l'exagération d'action des muscles fléchisseurs, gymnastique respiratoire.

III. IMMOBILISATION PAR LIT OU CORSET. L'immobilisation pendant un temps plus ou moins prolongé sur un lit spécial rend de grands services : ce lit peut être établi d'après un moulage du corps. — Le corset, qui devra être établi dans des conditions analogues, est souvent indispensable, mais, dans beaucoup de cas, il ne doit être porté que pendant quelques heures (celles de classe par exemple), afin de permettre le développement de la poitrine, qui, à l'âge de croissance, peut s'accroître en un an de 4 à 6 centimètres, d'où nécessité d'une réfection fréquente. Il est indispensable de savoir que ces corsets peuvent plus ou moins bien *masquer* la déviation, mais ne peuvent suffire à la *guérir*. Suivant le cas et l'âge, on les utilisera donc, mais sans négliger la gymnastique, qui, dans la plupart des circonstances, constitue la médication par excellence.

Un corset *orthopédique* (*fig.* 205) se compose ordinairement d'une ceinture métallique rembourrée, évasée de manière à s'appuyer sur la saillie des hanches munie d'une ou de deux tiges s'élevant sur les deux côtés du corps et se terminant par un croissant recourbé, destiné à soutenir l'aisselle du côté qui incline ; des plaques de pression pour comprimer les parties saillantes, des ressorts pour tendre les différentes pièces de l'appareil, et des courroies matelassées pour réunir ces différents organes complètent ces appareils.

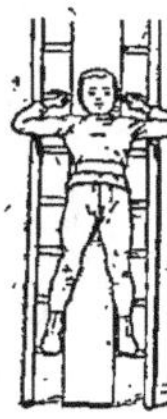

FIG. 206. Echelle orthopédique.

OBSERVATION IMPORTANTE. Quelle que soit la variété, il faut commencer le traitement de bonne heure.

Dans la *cyphose* et la *lordose*, *gymnastique** *suédoise* sous forme d'extension continue du tronc en arrière, sans ou avec emploi d'espalier, ou encore avec aide résistant en avant, extension par suspension ; *gymnastique française* sous forme des échelles orthopédiques sur lesquelles le malade monte ou descend à l'envers (dos contre échelle) en prenant point d'appui sur les échelons à la fois par les pieds et les mains (*fig.* 206) ; mouvements de sirène avec les anneaux.

Dans la *scoliose*, suspension fréquente par les mains ou par la tête. Longues périodes de décubitus sur le plancher. Corset orthopédique ou plâtré.

Colonne vertébrale (Anomalies).

Spina-bifida. — Non-fermeture en arrière des lames vertébrales, qui demeurent écartées. Par cette brèche, la moelle peut passer : cette affection n'est pas généralement compatible avec la vie. Mais dans une forme moins accentuée, on est simplement en présence d'un *spina-bifida occulta* (caché), habituellement ignoré, mais producteur, sans doute, de plus d'un méfait (*fig.* 207).

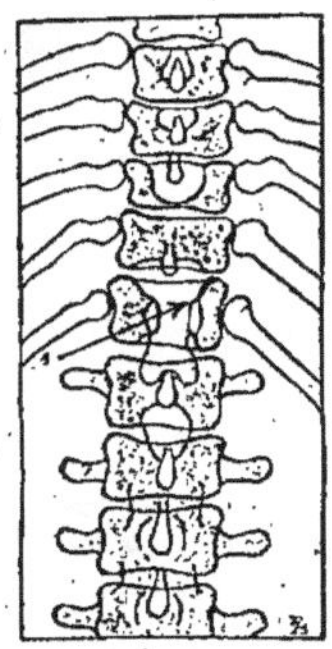

FIG. 207. Spina-bifida.

Vertèbres absentes ou supplémentaires. — Une autre anomalie fréquente est l'*absence de certaines vertèbres*, parfois même de toute une région (hommes sans cou) ou, au contraire, la présence de *vertèbres surnuméraires*. Dans ce dernier cas, la vertèbre peut être incomplète : la radiographie ne montre qu'un *coin* interposé entre deux vertèbres saines (*fig.* 208).

D'autres fois, surtout dans les zones de transition, les vertèbres d'une région prennent les caractères de la région voisine; par exemple, au cou, sont prolongées par des côtes (*côtes cervicales*) ou, en bas du dos, se signalent par une absence de côtes.

Sacralisation. — La 5ᵉ vertèbre lombaire peut revêtir plus ou moins complètement l'aspect anatomique de la 1ʳᵉ vertèbre sacrée, elle est «sacralisée». Elle se signale, surtout dans ce cas, par le développement de ses apophyses transverses. Celles-ci (*fig.* 209), en forme de papillon (1), d'ailes (2), peuvent demeurer libres, mais, d'autres fois, elles touchent le sacrum ou l'aile iliaque (3) ou même s'articulent avec eux. Parfois même, il y a soudure de cette vertèbre et du sacrum. La sacralisation devient souvent douloureuse vers l'âge de 20 à 30 ans, quand le développement du sacrum et du bassin est achevé et sans qu'on puisse toujours expliquer par quel mécanisme. La douleur névralgique, qui revêt parfois la forme sciatique et a été attribuée faussement à plus d'une affection de la région (rein, appendice, organes pelviens de la femme), a été quelquefois calmée par l'ablation chirurgicale de l'apophyse incriminée.

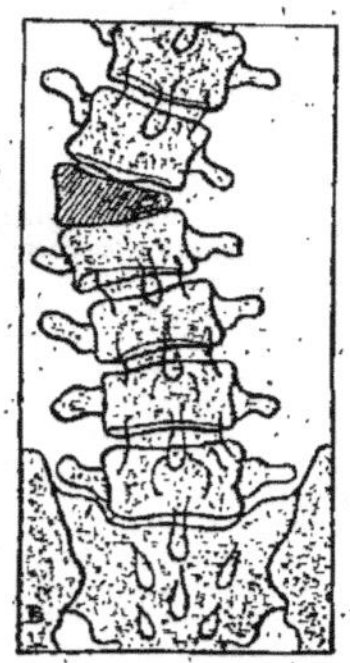

FIG. 208. — Déviation du rachis par vertèbre cunéiforme.

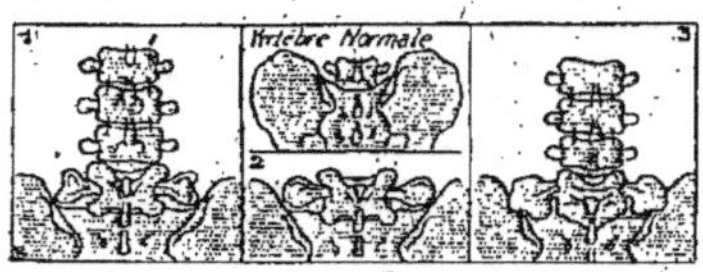

FIG. 209.

Sacralisation de la 5ᵉ vertèbre lombaire : ses apophyses transverses offrent la forme d'un papillon (1); d'ailes (2); ou entrent en contact avec le sacrum et le bassin (3).

Colonne vertébrale (Maladies). — La colonne vertébrale peut être en outre le siège de nombreuses maladies (*cancer, ostéites* diverses ou *spondylites*).

Ces ostéites sont aiguës ou chroniques. La plupart des maladies infectieuses, la *fièvre typhoïde* en particulier, peuvent produire des inflammations de la vertèbre.

Mais plus fréquentes et plus tenaces sont les spondylites chroniques, qui relèvent soit de la *syphilis*, soit surtout de la *tuberculose* (*mal de Pott*). V. ce mot.

Il existe également des déformations progressives, plus marquées à la région lombaire et accompagnées de douleurs, et qui reconnaissent sans doute une origine rhumatismale (*lombarthrie*). L'enraidissement de la région malade est la règle, mais il n'y a pas de déformation accentuée, pas de gibbosité comme dans le mal de Pott et l'état général n'est pas modifié. La maladie est très longue et la thérapeutique n'offre pas beaucoup de ressources.

Coloquinte. — Fruit purgatif, drastique très violent, peu employé en France.

DOSE. A l'*intérieur*, extrait, 10 à 30 centigr. Poudre, 20 à 50 centigr. A l'*extérieur*, teinture, 1 à 5 gr. pour 45 gr. d'huile de ricin en liniments (une cuiller à café, soir et matin, en onctions sur le ventre comme purgatif). La coloquinte entre dans la composition de la liqueur de Laville contre la goutte et des pilules purgatives de Grégory.

Empoisonnement. — SIGNES. Vomissements continus, prostration, extrémités froides. — PREMIERS SOINS. Si les vomissements ne se sont pas encore produits, les provoquer par le chatouillement de la luette ou l'ipéca. Employer ensuite le laudanum, 30 gouttes dans une cuillerée d'eau ou en lavement. Stimulants, grogs, frictions, boules chaudes, boissons émollientes, cataplasmes, lait.

Colostrum. — Liquide jaunâtre légèrement purgatif, qui s'écoule du sein chez la femme qui vient d'accoucher. Une partie des globules graisseux qu'il contient sont plus gros que ceux du lait (*fig.* 210). Son absorption par le bébé facilite l'expulsion du méconium.

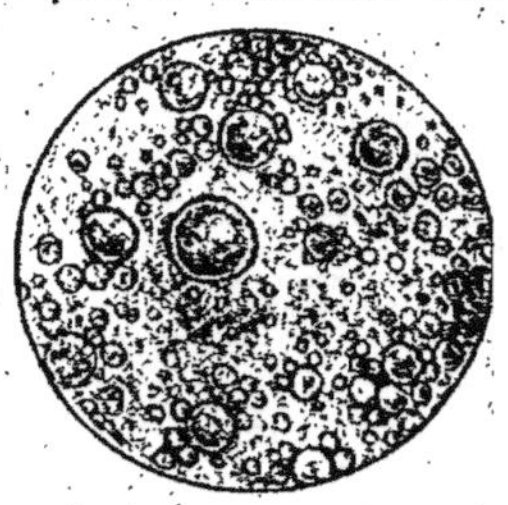

FIG. 210. — Goutte de colostrum vue au microscope.

Colpocèle (du gr. *colpos*, vagin, et *kêlê*, hernie). — Hernie, prolapsus du vagin.

Coma (du gr. *kôma*, sommeil profond). — Assoupissement profond dont aucune impression ne peut tirer le malade, sauf, quelquefois, pour entr'ouvrir les yeux et prononcer quelques mots sans suite. Le regard est fixe et terne, la salive s'écoule de la bouche, la respiration est ronflante (stertor) et parfois irrégulière, le pouls d'ordinaire lent, petit, irrégulier, quelquefois cependant fréquent. La sensibilité est à peu près abolie. Il existe fréquemment des troubles sphinctériens (incontinence ou rétention des matières), parfois des convulsions.

CAUSES. 1° *Comas par lésions cérébrales*. A la suite d'une *chute sur le crâne* (fracture du crâne, commotion cérébrale) ; *coma apoplectique*, s'accompagnant d'une hémiplégie et de déviation conjuguée de la tête et des yeux ; coma des *méningites aiguës* et des *hémorragies méningées* ; coma de l'*épilepsie*, de l'*hystérie*, de la *paralysie générale*, de *tumeurs du cerveau*, coma de l'*insolation*.

2° *Comas d'origine toxique. Diabète* (examen des urines, odeur acétonique de l'haleine, respiration lente et profonde) ; *urémie* (albuminurie, convulsions, myosis, respiration irrégulière, excès d'urée dans le sang et le liquide céphalo-rachidien) ; *alcoolisme* (odeur de l'haleine, aspect des vomissements) ; *intoxication par l'opium* (myosis), la *belladone* (mydriase), l'*oxyde de carbone* (teinte rouge de la peau et des muqueuses).

ÉVOLUTION. Précède habituellement la mort de quelques heures ou quelques jours.

TRAITEMENT. Sonder le malade en cas de rétention, humecter les lèvres et la langue ; injections d'huile camphrée ou de spartéine. Traitement de la cause.

Comédon (du lat. *comedere*, manger) [On croyait que le comédon était un ver qui mangeait le nez]. — Petit cylindre vermiforme de matière blanchâtre à sommet souvent noirâtre qu'on extrait par pression de la peau du dos, du front, des joues et surtout du nez de certains individus. Ce cocon folliculaire renferme de nombreux microbacilles et du sébum. A la face, on y trouve souvent un acarien, le *demodex folliculorum*.

Les comédons, quand ils existent seuls, constituent l'*acné comédonienne* ou *acné punctata*. Un peu de rougeur et de tuméfaction autour de quelques comédons caractérise l'*acné papuleuse*. V. ACNÉ.

Comitial (Mal). — Epilepsie.

Comminutif (du lat. *comminuere*, briser en fragments). — Ecrasé en plusieurs fragments. Ex. : fracture comminutive.

Commotion (du lat. *commotio*, ébranlement). — Ebranlement d'origine traumatique d'un organe dont les fonctions sont suspendues temporairement ou définitivement, sans lésion anatomique apparente. Ex. : commotion cérébrale.

Compensation. — Suppléance à l'insuffisance d'un organe malade, permettant une activité voisine de la normale.

Compère-loriot. — V. ORGELET.

Complément. — Tout corps étranger (microbes, toxines) introduit dans un organisme y détermine l'apparition d'un *anticorps*, c'est-à-dire d'une substance tendant à détruire le corps étranger, ou *antigène* ; cet anticorps est spécifique : il répond à l'antigène qui lui a donné naissance et à lui seul.

Le sérum de l'animal auquel on a injecté des antigènes contient généralement deux sortes d'anticorps : l'une, spécifique, dont il a été parlé ci-dessus, c'est la *sensibilisatrice* ou *ambocepteur* ; l'autre, banale, existant dans tout sérum, c'est l'*alexine* ou *complément*.

Complément (Réaction de fixation du). — Cette réaction, découverte par Bordet et Gengou, a pour but de déceler dans un sérum la présence ou l'absence d'une sensibilisatrice donnée et par conséquent de l'antigène qui lui a donné naissance.

Cette réaction biologique très importante est employée pour le diagnostic de la fièvre typhoïde (Widal et Le Sourd), des gonococcies (Müller et Oppenheim), des kystes hydatiques (Weinberg et Parvu), des sporotrichoses (Widal et Abrami), et surtout de la *syphilis* (Wassermann, Noguchi). V. SYPHILIS et WASSERMANN.

Compresse. — Pièce de linge repliée en plusieurs doubles employée pour les pansements.

Compresse électrique. — Compresse munie d'une résistance électrique et dont la température peut s'élever à 75° ; utilisée en applications sur l'abdomen.

Compresseur et **Compression.** — V. BANDAGE, HÉMORRAGIE, HERNIE.

Comprimé. — Poudres agglomérées sous un petit volume, qu'on avale ou qu'on fait dissoudre dans l'eau. (Comprimés d'aspirine, de rhubarbe, d'opium.)

Compte-gouttes. — V. GOUTTES.

Concombre. — Plante de la famille des Cucurbitacées dont le fruit est employé à l'extérieur, sous forme d'une pommade adoucissante, émolliente.

Concombre sauvage (*elaterium*). — On emploie surtout son alcaloïde, l'*élatérine*, comme purgatif drastique.

Condiments. — Substances destinées à rehausser le goût des aliments, à exciter l'appétit et la sécrétion des sucs digestifs. Quelques-unes sont, en outre, elles-mêmes alimentaires.

Leur abus irrite l'estomac et les intestins, et peut provoquer la diarrhée ou, au contraire, la constipation. Certains condiments agissent par un acide, comme l'acide citrique du citron ou comme l'acide acétique du vinaigre qui imprègne les cornichons, les câpres et les différents légumes compris sous le nom anglais de *pickles*. Les autres agissent par des principes aromatiques ou âcres : muscade, girofle, laurier, cannelle, persil, cerfeuil, anis, thym, vanille, gingembre, poivre, piment, ail, oignon, échalote, civette, moutarde.

Condurango. — Ecorce d'une Asclépiadée employée contre les douleurs d'estomac, les rhumatismes et les névralgies. Décoction, 5 p. 100 : 30 gr. par jour. On emploie surtout les granulés.

Condyle. — Extrémité articulaire d'un os de forme ovalaire.

Condylome (du gr. *kondyloma*, excroissance dure). — Terme servant à désigner soit des plaques muqueuses syphilitiques papuleuses (condylomes plats), soit des végétations* en choux-fleurs (condylomes acuminés) siégeant aux parties génitales.

Confusion mentale. — Etat morbide traduisant une toxi-infection corticale subaiguë et caractérisé par certains symptômes mentaux accompagnés de troubles généraux, lenteur des opérations psychiques, torpeur, hébétude, désorientation, délire onirique.

Certains états physiologiques : puberté, menstruation, ménopause, grossesse, accouchement, lactation ; certains états pathologiques : artériosclérose, alcoolisme ; certains chocs traumatiques, physiques ou psychiques, prédisposent à l'apparition de la confusion mentale déclanchée par une cause toxique ou infectieuse parfois assez légère.

Congélation. — V. FROID.

Congénital (du lat. *cum*, avec, et *genitus*, engendré). — Qui existe à la naissance.

Congestion (du lat. *congerere*, accumuler). — Afflux du sang dans une région du corps ; — cérébrale (V. CERVEAU) ; pulmonaire (V. POUMON) ; hépatique (V. FOIE) ; utérine (V. UTÉRUS).

Conjonctivite. — Inflammation de la muqueuse qui tapisse l'intérieur des paupières et la partie extérieure de la sclérotique. V. ŒIL.

Consanguinité (du lat. *cum*, avec, et *sanguis*, sang). — État de deux êtres qui ont des parents de même sang. A été considéré à tort comme une des raisons des malformations congénitales, ou des maladies héréditaires.

Conserve alimentaire (Empoisonnement par).

SIGNES. Troubles digestifs ou nerveux, se produisant souvent seulement 15 à 18 heures après le repas nuisible.

PRÉCAUTIONS. Ne jamais manger de conserves contenues dans des boîtes à couvercle bombé, ce qui est l'indice d'une fermentation, ni de celles dont la gelée est liquéfiée, acide, l'odeur aigre et la consistance anormale. Se garder des salaisons qui présentent des taches colorées et qui donnent, à la coupe, une surface humide et molle. Le maximum de durée d'une conserve est 5 ans.

Conserves (Lunettes). — Lunettes à verres plans ou à courbure peu prononcée, ordinairement colorés. Elles sont destinées à adoucir l'éclat du soleil.

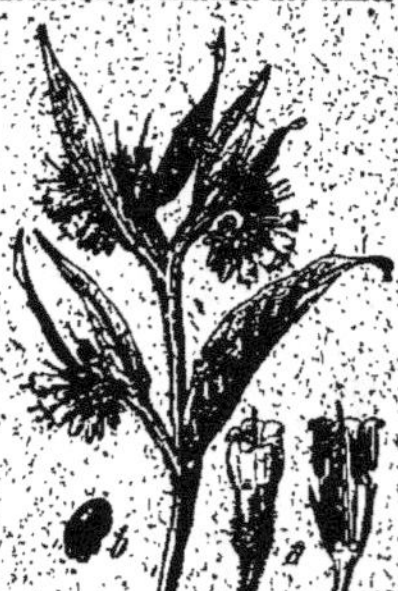

FIG. 211. — Consoude.
a. Fleur ; *b*. Graine.

Consoude (Syn. : Oreille-d'âne, langue-de-vache). — Plante de la famille des Borraginées (*fig.* 211), dont la racine, qui contient du tanin, est employée en infusion (20 gr. par litre) comme astringent.

Constante d'Ambard. — V. AMBARD.

Constipation (du lat. *constipare*, resserrer). — Syndrome caractérisé par la rareté des selles et la dureté des matières.

CAUSES. *Chez l'adulte.* En dehors des cas de *tumeur* ou d'*occlusion* vraie qui ne rentrent pas dans le cadre de la constipation proprement dite, celle-ci relève de deux causes principales :

Une *cause mécanique* ; le transit intestinal peut être gêné par des brides péritonéales, vestiges d'une inflammation discrète de la séreuse, ou par une ptose viscérale qui accentue les courbures normales.

Une *cause physiologique*, un trouble dans la motricité intestinale ; les mouvements péristaltiques de l'intestin étant insuffisants, les matières ne progressent plus régulièrement. Le mauvais fonctionnement de la tunique musculaire de l'intestin peut tenir à plusieurs causes : l'insuffisance des sucs digestifs, notamment de la sécrétion biliaire, un trouble psychique, une alimentation défectueuse, trop carnée, une inflammation intestinale antérieure (fièvre typhoïde, dysenterie).

Chez le nourrisson. La constipation est fréquente chez les enfants allaités au biberon, surtout avec le lait stérilisé industriellement ; mais elle peut apparaître aussi chez les enfants nourris au sein, lorsque la nourrice est elle-même constipée ou que son lait est trop riche en beurre ou en caséine.

Lorsqu'elle se produit au cours du premier mois, qu'elle est persistante et s'accompagne de vomissements répétés, elle peut être due à un rétrécissement du pylore, hypertrophique ou spasmodique.

Dans des cas très rares, elle a pour origine un étranglement herniaire, une invagination intestinale, l'appendicite, ou une lésion nerveuse (méningite, tumeur cérébrale).

HYGIÈNE. Augmenter la proportion des matières inassimilables, laissant d'abondants résidus de cellulose, excitatrice de l'intestin, pain de son et pain d'épice, *légumes verts*, épinards, *salades cuites* et crues, beaucoup de *fruits* et surtout de raisins, de pruneaux cuits. Le miel, à la dose de 60 à 90 gr. pour les enfants, de 100 à 150 pour les adultes, est rafraîchissant et laxatif ; jus de raisin frais. Régularité de la selle le matin, après le 1er déjeuner.

L'absorption d'un grand verre d'eau à jeun favorise souvent l'évacuation des matières.

Gymnastique. Le sujet exécutera chaque matin au réveil certains mouvements de gymnastique suédoise, ayant pour but de faire fonctionner les muscles abdominaux : étant étendu sur son lit, il s'assied sans l'aide des mains et répète ce mouvement plusieurs fois de suite (*fig.* 212).

Massage. Le massage et le pétrissage de l'abdomen agissent dans le même but. Pendant 10 minutes tous les jours ou tous les 2 jours, faire un massage, les mains enduites de vaseline ou de talc, suivant la direction du gros intestin (V. *fig.* à ABDOMEN), c'est-à-dire à droite, de bas en haut, transversalement en haut, puis de haut en bas.

TRAITEMENT. *Purgatifs et laxatifs.* Les *purgatifs* ne guérissent pas la constipation *habituelle*, ils ne produisent qu'une évacuation laissant subsister les causes. Les purgatifs *salins* ont même pour résultat fréquent d'entraîner, le lendemain de leur effet, de la constipation, chez les personnes non constipées de coutume. On ne doit donc y avoir recours qu'au début d'un traitement et pour déblayer l'intestin encombré depuis plusieurs jours. On emploiera un purgatif *huileux* (huile de ricin, 40 gr.) ou, si le malade s'y refuse, un purgatif salin, très dilué dans un ou deux grands verres d'eau.

S'adresser ensuite, dès le lendemain, aux *laxatifs* qu'on prendra soit le matin au réveil, soit aux repas, soit le soir au coucher :

1° *Le matin au réveil* : huile de ricin, une cuillerée à café ; huile d'olive, un verre à liqueur ; huile de vaseline, une cuillerée à soupe ; sulfate de soude, de magnésie, magnésie calcinée, une ou deux cuillerées à café dans un peu d'eau ;

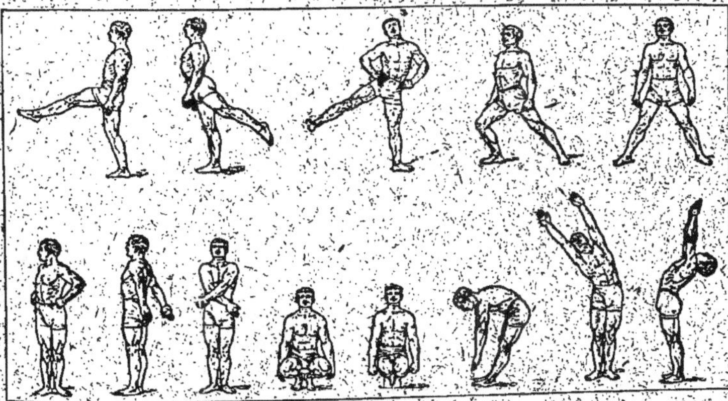

FIG. 212. — Exercices gymnastiques pour combattre la constipation.

2° *Aux repas du midi et du soir* : extrait fluide de cascara, 10 gouttes ; graines de lin, de psyllium ou de moutarde blanche, une à deux cuillerées à soupe ; agar-agar (mucilage), 10 à 30 gr. par jour ; extrait de bile de bœuf, 0 gr. 10 à 0 gr. 30 en pilules ;

3° *Le soir au coucher* : bourdaine, sous forme d'extrait fluide, 2 à 3 gr. ou de décoction 4 à 5 gr. d'écorce ; séné lavé à l'alcool, 5 gr. ; podophyllin, 0 gr. 03 pour une pilule associée à 0 gr. 02 de belladone ; cascara, en pilules de 0 gr. 10 ; rhubarbe, 0 gr. 50 en cachet ou comprimé ; aloès, en pilule de 0 gr. 05 à 0 gr. 10 ; tous ces laxatifs pris au coucher assurent généralement une selle le lendemain matin.

Lavements. On peut recourir tous les jours ou tous les deux jours à un lavement de 500 gr. avec de l'eau tiède ou froide, de l'eau glycérinée, 4 cuillerées d'huile émulsionnée dans un jaune d'œuf ; on se trouvera bien parfois de petits lavements d'huile pure (1 verre ou 1/2 verre) pris tous les soirs, avec la sonde, une poire ou une seringue, et gardés toute la nuit. Le lendemain, une selle survient spontanément ou à la suite d'un petit lavement d'eau tiède ou d'un suppositoire.

Les lavements électriques sont réservés aux cas de constipation opiniâtre, ou d'occlusion intestinale. V. LAVEMENT.

Suppositoires. On peut introduire dans l'anus des cônes de savon de Marseille, ou des suppositoires contenant de la glycérine.

Chez le nourrisson. Ovules ou suppositoires glycérinés, ou, au besoin, petits lavements.

Ajouter à chaque biberon une cuillerée à café de :

Citrate de soude	2 grammes.
Eau distillée	120 —

ou, le matin à jeun, une cuillerée à café d'huile d'olive pure, de sirop de chicorée ou de pomme de reinette.

CURE HYDRO-MINÉRALE : Châtelguyon, pour les constipés torpides, anémiés, les nerveux déprimés, les hépatiques, les hypochlorydriques et les toxémiques.

Plombières pour les nerveux véritables, les hyperchlorhydriques, les malades atteints de constipation douloureuse, avec ptose viscérale, coudures intestinales, brides, etc.

D'autres stations françaises peuvent rendre des services aux constipés ; les unes ont une action stimulante : Brides, Santenay, Aulus, Capvern, les eaux sulfatées calciques des Vosges (Vittel, Contrexéville, Martigny) ; les autres une action sédative : Néris, Luxeuil, Bains-les-Bains, Bagnères-de-Bigorre, qui utilisent surtout à la façon de Plombières la balnéation chaude.

Constitution. — Organisation particulière de chaque individu, d'où résultent son degré de force physique, l'état de ses fonctions, la résistance qu'il possède contre les maladies et les chances de durée de sa vie. La meilleure constitution se détruit par une mauvaise hygiène, notamment sous l'influence de l'alcoolisme, de la sédentarité ; la plus mauvaise s'améliore par une bonne alimentation, une aération intégrale du logement, des exercices quotidiens rationnels.

Contagion et **Contagieuses** (Maladies) [du lat. *cum*, avec, et *tangere*, toucher]. — Transmission d'une maladie d'un individu à l'autre et d'un animal à un être humain.

D'après le Conseil supérieur d'hygiène, les principaux modes de transmission des maladies contagieuses sont les suivants :

1° Transmission par les déjections des malades par certains produits de sécrétions, par le sang infecté :

a) ***Maladies transmises par les matières fécales :***

Fièvre typhoïde : selles, dans certains cas urines et crachats.

Dysenterie : selles.

Choléra et les maladies cholériformes : selles et matières vomies.

b) ***Maladies transmises par les sécrétions des voies respiratoires, expectorations, crachats,*** etc. :

Scarlatine : sécrétions du nez et de la gorge ; les

fragments d'épiderme, lorsque la peau se desquame, peuvent aussi transmettre la maladie.

Rougeole : matières sécrétées par les yeux, le nez, l'arrière-gorge, les bronches.

Diphtérie : fausses membranes, vulgairement appelées peaux ; sécrétions du nez, de la gorge, etc.

Suette miliaire : sécrétions du nez et des bronches.

Peste pneumonique : crachats et sécrétions nasales.

Méningite cérébro-spinale épidémique : mucosités buccales et nasales.

Tuberculose pulmonaire : crachats et parfois matières fécales et produits de suppuration.

Coqueluche : produits de l'expectoration.

Grippe : produits de l'expectoration.

Pneumonie et Broncho-pneumonie : crachats.

Oreillons : mucosités de la bouche et du nez.

c) ***Maladies transmises par les sécrétions, suppurations et desquamations :***

Variole : produits des pustules et surtout croûtes desséchées.

Scarlatine : fragments d'épiderme lorsque la peau se desquame. V. ci-dessus.

Peste bubonique : matières issues des pustules ulcérées ou gangrénées et des bubons.

Infections puerpérales : sécrétions vaginales, pus, lochies.

Ophtalmie purulente des nouveau-nés : pus provenant des yeux de l'enfant.

Erysipèle : sérosités et parcelles d'épiderme détachées des surfaces enflammées.

Teigne : pellicules épidermiques du cuir chevelu.

Conjonctivite purulente et Ophtalmie granuleuse : sécrétions oculaires.

Maladies vénériennes : transmises par les rapports sexuels.

d) ***Maladies transmises par le sang infecté du malade, transporté par certains petits animaux ou parasites :***

Peste : rats et puces. V. également ci-dessus.

Fièvre jaune : moustiques.

Typhus exanthématique : puces, poux, punaises.

Et, selon toute vraisemblance :

Lèpre : puces, poux, etc.

2° **Transmission par tout ce qui a pu être souillé par les produits de sécrétion et par les déjections :**

Corps du malade.

Ses vêtements, son linge (mouchoirs, chemises, etc.) et sa literie (draps, matelas, oreillers, traversins, couvertures, etc.).

Ses objets de toilette et ses ustensiles de ménage (verres à boire, tasses, cuillères, assiettes, éponges, essuie-mains, etc.), ses jouets, ses livres, etc.

Parois et mobilier de sa chambre (lit, table de nuit, chaises, tapis, rideaux, tentures, murs, planchers, portes, fenêtres, etc.).

Siège et abords des latrines ou des water-closets qui auraient été salis par les excréments du malade ; fosses d'aisances, fumiers des fosses à purin où auraient été jetées ou déversées des déjections.

Eaux ménagères provenant notamment de la toilette du malade, du rinçage des ustensiles à son usage et des vases de nuit, du nettoyage de la chambre, du lavage du linge ; — éviers, vidoirs, bacs de pompes, décharges, rigoles, ruisseaux, fossés ; — et surtout sources, puits ou citernes qui auraient été infectés par déversement ou infiltration de ces eaux.

3° **Transmission par les personnes.**

Les germes peuvent être transmis par les personnes qui ont soigné ou visité le malade, par celles qui ont manié et transporté les objets souillés, si ces personnes ne s'astreignent pas à des mesures de propreté et de désinfection.

4° **Transmission par les animaux.**

Pour quelques affections telles que la peste, la fièvre jaune, le typhus exanthématique et, selon toute vraisemblance, la lèpre, la maladie peut être transmise par *certains animaux*, tels que les rats et les insectes, moustiques, poux, punaises, etc.

Un certain nombre de maladies contagieuses sont soumises à la déclaration et, dans ces cas, la désinfection est obligatoire.

I. **Conduite à tenir pendant la maladie. —** MESURES IMMÉDIATES. Dès qu'une maladie contagieuse se montre dans une famille, il faut *immédiatement faire appeler un médecin*, parce que toutes ces maladies peuvent être graves et doivent être soignées.

On ne doit jamais avoir peur des maladies épidémiques ou contagieuses, car on peut empêcher leur développement en détruisant les *germes* qui les produisent. V. MICROBES.

Ces germes sont des corps très petits qui peuvent se loger partout : dans les fentes du plancher ou du carrelage, sur les murs, dans les rideaux et les tapis, dans le linge et les vêtements, dans l'eau et dans les aliments, etc.

Les mesures indiquées ci-après ont pour but d'empêcher les germes de *s'accumuler* et de les **détruire** partout où ils peuvent se rencontrer.

CHAMBRE DU MALADE. La chambre du malade doit être tenue *très propre*, bien *aérée* et convenablement *chauffée*, selon la saison et selon l'ordonnance du médecin. Elle doit renfermer aussi peu de meubles que possible, *pas de tapis*, ni *de rideaux*. Il est préférable que le lit soit au milieu de la pièce, et *jamais* il ne doit être dans une alcôve.

Autant que possible, le malade sera placé dans *une chambre où il soit tout seul* avec la personne qui le soigne et qui doit n'avoir avec les autres personnes de la famille ou de la maison que les relations *indispensables*. L'entrée de la chambre sera particulièrement *interdite* **aux enfants.**

Il ne doit y avoir dans la chambre aucune provision de lait, ou d'aliments quelconques, aucune boisson ou tisane, à moins que ce ne soit dans des récipients bien clos. Il vaut mieux même que les aliments ou boissons ne soient apportés dans la chambre du malade qu'au fur et à mesure des besoins, et ce qui n'est pas immédiatement consommé doit être, après que le malade y a touché, brûlé ou jeté dans un vase uniquement affecté à cet usage.

Il est très utile de placer auprès du malade, à défaut d'un crachoir fermé, un *bol* contenant un peu d'*eau* dans lequel il crachera. Il y a grand intérêt, en effet, à maintenir humides les crachats, qui, étant secs, se répandent dans l'air sous formes de poussières et peuvent ainsi propager la maladie. Ce bol sera recouvert d'une soucoupe.

Le contenu du bol doit être jeté dans le vase spécial, *après* la visite du médecin.

Pendant toute la durée de la maladie, on tient toutes les pièces d'habitation très propres, on les aère par l'ouverture des fenêtres pour laisser entrer *l'air et le soleil* le plus longtemps possible tous les jours.

NETTOYAGE DE LA CHAMBRE. Pour nettoyer la chambre, il ne faut pas la balayer, de crainte d'agiter les poussières qui peuvent contenir les germes et transmettre la maladie aux autres personnes de la famille, de la maison ou des maisons voisines ; il faut, au contraire, soit répandre d'abord sur le sol de la chambre de la sciure de bois humide, soit l'essuyer avec un linge légèrement humide. On doit laisser séjourner ce linge pendant une heure dans l'eau bouillante et ensuite rincer ; puis *brûler* les *balayures* dans le foyer. S'il n'y a pas de feu allumé, ces balayures seront mises dans le vase spécial, dont il a été parlé au paragraphe précédent.

DÉSINFECTION DES EFFETS, VÊTEMENTS, DRAPS, ETC. Aucun des effets, linge de corps, vêtements, draps, qui ont servi au malade, ne doit être secoué par la fenêtre ; on les mettra dans une boîte, un panier ou un sac, jusqu'à ce qu'il soit procédé à leur désinfection.

Pour la désinfection des draps blancs ou de couleur, des linges et étoffes (toiles, laine, coton), on les ploie dans l'*eau maintenue bouillante* à gros bouillon pendant une heure au moins, puis on les porte tout de suite à la lessive.

Ces modes de désinfection sont remplacés par l'étuve à vapeur sous pression, s'il en existe une dans la commune.

Pour désinfecter les objets de cuir et les chaussures, on les lave soigneusement avec une solution antiseptique (solution d'acide phénique à 5 gr. p. 100 gr. d'eau, ou solution de sublimé de 1 gr. p. 1000 gr. d'eau et 2 gr. de sel marin).

Ces opérations, quand elles sont faites avec soin, n'altèrent pas sensiblement les objets.

DÉSINFECTION DES DÉJECTIONS. Aucune des déjections du malade, urine, matières fécales, crachats, vomissements, ne doit être répandue sur les fumiers ou dans les cours d'eau, ni jetée sur le sol.

Ces déjections, comme les résidus du balayage, comme l'eau du lavage à l'eau bouillante des effets et des vêtements, doivent être transportées dans le vase spécial, qui doit être *toujours* rempli à moitié au moins d'une solution de sulfate de cuivre (50 gr. de sulfate de cuivre par litre d'eau).

Ce vase doit être vidé dans les cabinets d'aisances ou dans un trou en terre, à demi rempli de chaux vive et creusé à une grande distance des puits et cours d'eau.

Le vase est ensuite lavé, sur place, avec la solution de sulfate de cuivre avant d'être reporté dans la chambre du malade.

PERSONNES QUI SOIGNENT LES MALADES. Les personnes qui soignent un malade ne doivent *ni manger, ni boire* dans sa chambre. Elles ne doivent jamais quitter cette chambre sans s'être *lavées* très soigneusement les mains au savon. L'eau qui aura servi au lavage des mains est versée dans le vase spécial, et celui-ci est ensuite vidé dans les cabinets d'aisances.

EAU DE BOISSON. L'eau servant à boire, à cuire les aliments et à prendre les soins de propreté pour le malade doit être **bouillie**. Tous les membres de la famille doivent aussi faire usage d'eau bouillie, pendant le temps de la maladie ou de l'épidémie.

II. **Conduite à tenir après la maladie.** — DÉSINFECTION. Tous les objets qui garnissent la chambre du malade doivent y être laissés jusqu'à la désinfection, qui doit être faite le plus tôt possible pour tous ces objets sans exception, qu'ils aient, ou non, servi au malade.

Pour les effets : linges de corps, vêtements, draps, couvertures, etc., on procède à la désinfection comme il est dit plus haut.

Pour les meubles, traversins, oreillers, etc., on en découd l'enveloppe, qu'on lave à l'eau bouillante comme il est dit plus haut pour les draps ; le contenu (laine, crin, varech, plume, paille, etc.) est soit brûlé, soit lavé, tout au moins de la même façon.

Pour désinfecter la *chambre*, on lave les murs, le plafond et surtout le sol (plancher, carrelage ou terre battue) avec une solution d'acide phénique à 5 gr. p. 100 d'eau ou avec une solution de sublimé à 1 gr p. 1000 additionnée de 2 gr. de sel marin pour 1 litre d'eau ou avec une solution de crésyl à 5 gr. par 1000 d'eau. Le sol est ensuite épongé et essuyé avec soin. Si les murs sont blanchis à la chaux, on devra toujours procéder à un nouveau blanchissage de la surface.

Il pourra être pris, sur l'avis du médecin, d'autres mesures de désinfection, suivant les cas.

S'il existe un service spécial de DÉSINFECTION (V. ce mot) *dans la commune ou à proximité, il devra toujours être fait appel à ce service, qui sera seul chargé de la désinfection.*

MESURES A PRENDRE PAR LE MALADE AVANT SA SORTIE. Le médecin indique quand le malade doit être levé et quand il doit sortir (mais la sortie ne doit jamais avoir lieu qu'*après un bain ou un lavage à l'eau de savon).*

Le médecin dit aussi quand l'enfant peut jouer avec ses camarades et retourner à l'école.

EXCLUSION DE L'ÉCOLE. La rentrée en classe ne peut s'effectuer que quarante jours après le début de la maladie pour la *variole*, la *scarlatine* et la *diphtérie*, et seize jours seulement après la rougeole.

Dans l'intérêt même des enfants, l'instituteur a le devoir de renvoyer dans sa famille tout enfant chez lequel il peut craindre l'apparition d'une affection contagieuse.

Contenance. — V. CUILLERÉES, GOUTTES, PINCÉE, POIGNÉE.

Contention. — Maintien des fragments d'un os fracturé au contact l'un de l'autre, avec divers appareils (attelles, plâtre, silicate).

Continence. — Abstinence de rapports vénériens. Nécessaire pendant l'adolescence et, dans l'âge adulte, après des excès, elle peut, prolongée très longtemps, aboutir pour l'homme à un arrêt plus ou moins complet de la fonction, mais a été considérée à tort comme nuisible à la santé.

Contraction (du lat. *cum*, avec, et *trahere*, tirer). — Resserrement et raccourcissement des fibres musculaires sous l'influence de la volonté ou d'un réflexe.

Contracture (convulsion ou spasme tonique). — Etat de rigidité des muscles qui forment des cordes dures se dessinant sous la peau et immobilisent un membre dans une extension ou une flexion plus ou moins forte.

La contracture peut se produire d'emblée ou succéder à des convulsions ou encore à une paralysie des muscles. Elle est souvent douloureuse. V. CERVEAU* (Maladies du), CONVULSIONS, ÉPILEPSIE, HYSTÉRIE, MÉNINGITE, TÉTANOS.

Contre-extension. — Action pour un aide de maintenir la partie supérieure d'un membre fracturé ou luxé pendant que le chirurgien, en étendant le membre, réduit la fracture ou la luxation, en rétablissant les rapports normaux.

Contre-indication. — Raisons spéciales qui obligent à ne pas exécuter une médication.

Contrepoison. — Substance capable de neutraliser un poison. V. ANTIDOTE, EMPOISONNEMENT, SÉRUM.

Contrexéville (Vosges). — Station d'eaux sulfatées calciques légèrement ferrugineuses, froides. Altitude, 342 mètres. Climat variable. Saison : 1er juin-1er octobre. Ressources, vie calme.

MODES D'EMPLOI. Ceux des EAUX MINÉRALES *calciques*, surtout en boissons. — INDICATIONS. Celles des eaux calciques, surtout gravelle et sable biliaire.

Contusion (du lat. *contusio*, meurtrissure). — Lésion produite par un choc extérieur, sans solution de continuité de la peau et avec extravasation de sang.

Variétés. Suivant l'intensité de l'action produite, il existe plusieurs degrés : 1° la déchirure des capillaires produit une *ecchymose*, c'est-à-dire une tache violet foncé qui s'élargit vers les parties déclives et qui, après quelques jours, devient brunâtre, verdâtre, jaunâtre, et enfin disparaît. La couleur s'éteint assez rapidement. Lorsque la contusion frappe une muqueuse mince, (conjonctive), le sang conserve sa couleur rouge ;

2° Epanchement de sang (*bosse sur les os*) formant une tumeur molle, fluctuante au centre, dure sur les bords et pouvant se transformer en abcès ;

3° La partie contuse, froide, livide, insensible, noircit, se dessèche et forme une escarre gangreneuse que la suppuration élimine ;

4° Ecrasement d'une portion importante d'un membre ou d'un membre tout entier, souvent accompagné de syncope et même de mort.

Traitement : 1er *degré*. Compresses d'eau froide ou coupée d'alcool camphré, puis massage léger avec de l'huile simple ou camphrée. Placer le membre dans une position telle que la circulation de retour se fasse de haut en bas.

2e *degré*. Même traitement suivi de compression méthodique avec une bande de flanelle ou une bande de toile sous laquelle on placera un morceau d'ouate.

Les autres degrés devront être traités comme une plaie. Comme médication générale, on donnera des grogs et une potion tonique*.

Contusion du crâne. — V. cerveau (Maladies du) : *Congestion cérébrale.*

Contusion du poumon. — V. sang (crachement) et fracture (côtes).

Convalescence (du lat. *cum*, avec, et *valere*, avoir de la force). — Période intermédiaire entre une maladie et le retour à la santé. Le convalescent est particulièrement affaibli après une maladie chronique (température inférieure à la normale, 36° à 36°,5), et il est plus exposé qu'un autre aux contagions. Pâle, amaigri, il n'a pas un appétit suffisant pour réparer ses pertes ou, au contraire, doit résister à un appétit excessif qui pourrait produire des indigestions par insuffisance du fonctionnement de l'estomac, des poussées fébriles et des hémorragies de l'intestin, par déchirure de ses parois après la fièvre typhoïde.

Mode de vie. Le convalescent doit, le plus possible, vivre au grand air, au soleil, en ayant soin de se couvrir de vêtements chauds, car il supporte mal le froid. Il proportionnera progressivement l'exercice aux forces, la fatigue venant rapidement et une syncope pouvant succéder à un effort violent. On devra lui éviter toute émotion, car son cerveau s'excite facilement.

Régime reconstituant après chute de fièvre : 1er jour, deux potages tapioca ; 2e jour, œuf à la coque à midi (sans pain) et jus de viande le soir ; 3e jour, jus de viande matin et soir, à midi huîtres (6), puis pruneaux ; 4e jour, même régime matin et soir, avec merlan ou sole à midi ; 5e jour, côtelette à midi, poisson le soir. Vin de Bordeaux avec Couzan, Saint-Galmier, Vals. Si l'appétit n'est pas satisfait, lait entre les repas.

Il est très urgent de veiller sur le fonctionnement des selles, qui doivent absolument être quotidiennes. En cas de légère constipation, on agira d'abord par une alimentation rafraîchissante.

Convallaria maialis. — V. muguet.

Convulsions (du lat. *convellere*, secouer). — Contraction involontaire et instantanée des muscles (spasme clonique) suivie de relâchement. La succession rapide des mouvements distingue les convulsions des contractures, où la contraction dure toujours un temps assez long.

Convulsions de l'adulte. — Les convulsions peuvent survenir au cours de *maladies fébriles graves* : fièvre typhoïde (forme ataxo-adynamique), choléra, paludisme (accès pernicieux), encéphalite épidémique.

Elles peuvent être consécutives à un *traumatisme du crâne* (fracture, épanchement), à la morsure d'un chien (*rage*), à une blessure souillée (*tétanos*), à une *intoxication aiguë*, volontaire ou accidentelle (strychnine, opium, cocaïne).

Elles peuvent apparaître au moment de l'accouchement chez des femmes albuminuriques (*éclampsie puerpérale*).

Enfin les convulsions peuvent survenir au cours d'une *intoxication chronique* (urémie, saturnisme, diabète, alcoolisme) ou d'*affections nerveuses* (épilepsie, hystérie).

Convulsions des enfants. — Très fréquentes dans les deux premières années de la vie, surtout dans les *six premiers mois*. L'hérédité névropathique joue naturellement un rôle considérable. On la constate dans 60 à 65 p. 100. L'origine la plus fréquente est l'*alcoolisme*, la *syphilis* des ascendants ; citons aussi l'aliénation mentale, l'épilepsie, la tuberculose, l'intoxication par le plomb.

Causes. Souvent obscures. Parfois, *maladies infectieuses* au début, à la période de fièvre élevée (grippe, paludisme, rougeole, scarlatine, variole, pneumonie, diphtérie, chorée, paralysie infantile) ; ou bien *intoxication médicamenteuse* (santonine, opium, bromoforme, alcool absorbé par la nourrice).

Ces convulsions peuvent aussi être provoquées par une *indigestion* ou par des *troubles gastro-intestinaux* ; des *vers intestinaux*, une *dentition laborieuse*, une *lésion de l'oreille* (otite suppurée ou présence d'un corps étranger), une piqûre ou une *brûlure de la peau*, la suppression brusque d'un eczéma, etc.

L'*urémie* sera décelée par l'examen des urines, et l'*acétonémie* par l'odeur spéciale de l'haleine et des vomissements.

Quand les convulsions se répètent, et surtout si elles existent d'un seul côté, il s'agit ordinairement d'une lésion du cerveau ou des méninges (encéphalite, tumeur cérébrale, méningite tuberculeuse ou syphilitique, hémorragie méningée, choc cranien, etc.). Elles s'accompagnent habituellement d'autres signes méningo-encéphaliques (signe de Kernig, céphalée, vomissements, troubles respiratoires).

Signes. Après quelques signes de fatigue, quelques efforts de vomissements ou subitement, l'enfant devient extrêmement pâle ; il perd connaissance, ses pupilles sont dilatées et de violentes contractions parcourent ses membres ; les doigts sont fléchis dans la paume de la main, la face est grimaçante. Puis le visage et surtout les lèvres bleuissent, les yeux deviennent fixes, le dos se courbe en un arc de cercle, la tête se jette de côté et d'autre, les mouvements des membres s'exagèrent et la respiration s'arrête complètement par moment. Cette situation dure quelques minutes ; ensuite, la face pâlit, la respiration régulière se rétablit, le corps reprend sa souplesse et l'enfant tombe dans un assoupassement profond, dont après quelques instants, il se réveille sans avoir conscience de ce qui vient de se passer ; son énervement, souvent, le fait cependant pleurer. Cette terrible crise peut être unique, mais elle peut aussi se reproduire une ou plusieurs fois après un intervalle variable ; quelquefois, au contraire, elle est seulement ébauchée et réduite à la raideur de la tête et à une demi-syncope (convulsions internes).

TRAITEMENT. Avant tout, il faut *déshabiller* l'enfant, ou tout au moins *desserrer ses vêtements*. Si on est en été, on n'hésitera pas à l'exposer dévêtu à l'air. En tout cas, il y aura lieu d'empêcher que plusieurs personnes l'entourent et suppriment ainsi l'accès de l'air. On élèvera sa tête et on aspergera son visage et son corps avec un linge trempé dans de l'eau. On pourra faire respirer du vinaigre ou de l'éther, mais non de l'ammoniaque. Il faut se hâter d'*évacuer* : 1° l'estomac (si l'ingestion d'aliment est récente) en chatouillant le voile du palais ; 2° l'intestin, par un lavement d'eau simple, auquel on ajoutera une cuillerée d'huile ou de glycérine.

Comme calmant, les *bains tièdes* simples ou de tilleul rendent les plus grands services : on peut y maintenir l'enfant 1 heure ou 2. Lorsque la fièvre est très intense ou que les accès se succèdent à courts intervalles, on emploiera les bains frais ou froids, le drap mouillé et les enveloppements humides. En tout cas, on aura soin de refroidir la tête de l'enfant pendant le bain, avec des compresses froides, ou en versant de l'éther goutte à goutte sur le crâne. On peut, en outre, donner un lavement évacuateur avec une cuillerée à soupe de glycérine ou d'huile de ricin pour 150 gr. d'eau tiède, puis un lavement sédatif à garder (0 gr. 25 d'antipyrine ou de bromure de potassium, et 0 gr. 10 de chloral pour 40 gr. d'eau).

Si les convulsions s'exagèrent ou persistent, faire respirer quelques gouttes d'éther ou de chloroforme toutes les 5 à 10 minutes.

Dans l'intervalle des crises, faire prendre une potion bromurée ou chloralée ou du gardénal (0 gr. 02 à 0 gr. 05 par jour).

Traitement de la cause, quand on la connaît (vers intestinaux, syphilis, etc.).

HYGIÈNE PRÉVENTIVE. Alimentation appropriée à l'âge de l'enfant, selle quotidienne, pas d'écarts de régime, aucun excitant, ni thé, ni café, ni aucune boisson alcoolique ou même fermentée, pas de veille ; large aération, exercice physique suffisant, culture intellectuelle prudemment dirigée, bains tièdes le soir, si l'enfant est agité. Abstention du séjour au bord de la mer chez les surexcités.

Coordination (du lat. *cum*, avec, et *ordo*, ordre). — Exécution des mouvements dans un ordre logique et normal.

Copahu. — Baume extrait d'un arbre de la famille des Légumineuses et employé contre la blennorragie, sous forme de capsules au gluten ou d'opiat, soit seul, soit associé au cubèbe.

DOSE. 5 à 20 grammes. — INCONVÉNIENTS. Son usage prolongé provoque des éruptions et des néphrites.

Coprolalie (du gr. *kopros*, matière fécale, et *lalia*, causerie). — Emploi dans la conversation de mots grossiers et orduriers, chez certains mentaux et névropathes.

Coprologie (du gr. *kopros*, matière fécale, et *logos*, étude). — Examen des matières fécales.

Coprostase (du gr. *kopros*, matière fécale, et *stasis*, séjour). — Séjour prolongé des matières fécales dans l'intestin, par constipation opiniâtre.

Coque du Levant. — Fruit d'une Ménispermée (*fig.* 213) employé contre l'épilepsie et les ténias, soit en teinture, soit sous forme de

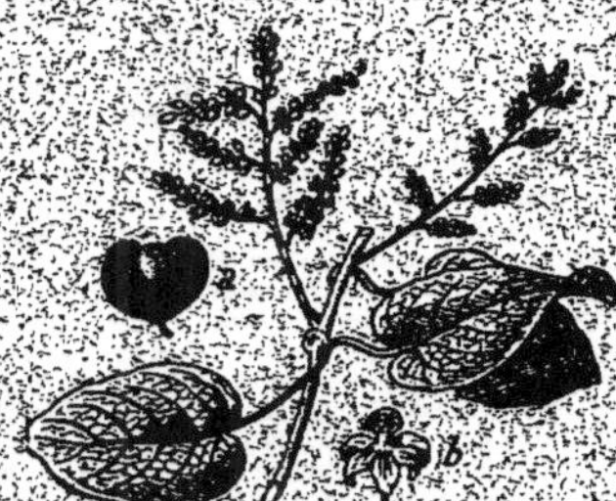

FIG. 213. — Coque du Levant.
a. Fruit ; *b.* Fleur.

solution de son principe actif, la *picrotoxine*. Médicament dangereux. DOSE. 1 à 2 milligrammes.

Empoisonnement. — Brûlure à la gorge, vomissements, douleurs abdominales, diarrhée, vertige, délire, convulsions.

Coquelicot. — Plante de la famille des Papavéracées, dont les fleurs, adoucissantes, sont employées en infusion, 5 à 10 gr. par litre ; sirop, 10 à 50 gr.

Coqueluche. — Maladie épidémique contagieuse, due à un élément *infectieux*, le *cocco-bacille* de Bordet et Gengou (*fig.* 214).

SIGNES. *Incubation*. Entre le moment où un enfant a été en rapport avec un coquelucheux et celui où la bronchite prémonitoire fait son apparition, il s'écoule

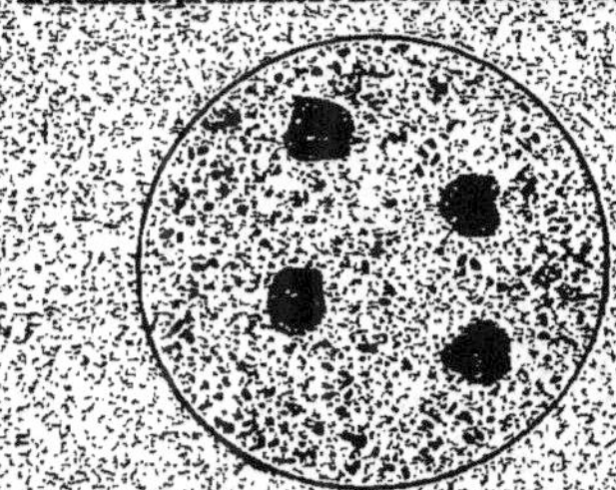

FIG. 214. — Cocco-bacille de la coqueluche.

en général 8 à 12 jours, mais cette période d'incubation peut être quelquefois très courte et se réduire à 2 jours.

1re *période* (3-15 jours). Rhume offrant les allures ordinaires, mais caractérisé cependant par une fièvre assez intense et une toux plus fréquente et plus pénible.

2e *période* (2 à 6 semaines). Quintes de toux spéciale ; l'enfant, averti par un chatouillement à la gorge, reste immobile, essayant d'éviter la crise qu'il redoute, mais elle éclate malgré ses efforts. A une inspiration succède une série d'expirations convulsives et précipitées qui empêchent l'air de se renouveler (on sait, en effet, que les inspirations sont les mouvements opérés par la poitrine pour recevoir l'air, tandis qu'au contraire, pendant les expirations, elle se rétrécit afin de rejeter cet air au dehors). Le malade semble asphyxier, les lèvres sont violacées, les yeux injectés, larmoyants, le visage bouffi. Enfin, une inspiration longue, sifflante, accompagnée du rejet de matières filantes et visqueuses, met fin à la quinte, qui peut se renouveler plus ou moins fréquemment dans la journée. Dans les intervalles, l'enfant est calme et même reprend ses jeux. Le frottement de la langue sur les dents pendant l'accès peut amener une ulcération du frein.

3e *période*. Retour au rhume ordinaire, mais le malade conserve souvent pendant assez longtemps la forme spéciale des quintes. Celles-ci peuvent même apparaître de nouveau pendant quelques jours, plusieurs mois après la fin de la maladie, à l'occasion d'un rhume ordinaire (toux *coqueluchoïde*).

Complications. Ulcération du frein de la langue par projection de celle-ci sous les incisives, vomissements, saignements de nez hernies, emphysème pulmonaire à la suite des efforts des quintes de toux.

Broncho-pneumonie, souvent grave ; prédisposition à la tuberculose.

CAUSES. La contagion a lieu d'ordinaire directement par contact entre deux enfants ; l'air expiré paraît pouvoir à une faible distance porter le germe, surtout s'il y a expectoration. Le transport d'un objet contaminé peut provoquer la maladie, à condition qu'il soit très rapidement effectué.

Age. Le maximum de fréquence est entre 2 et 5 ans, avec prédominance à 3 ans. La coqueluche est exceptionnelle au-dessus de 12 ans, rare seulement chez les enfants à la mamelle, qui doivent surtout leur immunité à l'isolement relatif dans lequel ils vivent.

Le sexe n'a pas d'influence sur l'apparition de la maladie, non plus que les *saisons* ; peut-être cependant y a-t-il plus de cas en été, les sorties plus fréquentes des malades à cette époque expliquant cette abondance de contagion.

En général, la maladie se répand par un cas isolé, par de petites épidémies de maison, de famille ou d'écoles.

Une première atteinte, dans l'immense majorité des cas, donne l'immunité ; les cas de récidives sont tout à fait exceptionnels.

PROPHYLAXIE. La coqueluche est surtout *contagieuse avant la période des quintes*, c'est-à-dire au moment où la maladie est difficilement reconnaissable. La contagiosité va en s'affaiblissant dès l'apparition des quintes, disparaissant au bout de 1 à 2 semaines, après que la toux a pris le caractère quinteux.

Pratiquement, *dans la famille*, l'isolement est souvent illusoire ; les enfants vivant en commun ont pris la contagion à la même source, ou se sont infectés en séries. Quand la coqueluche aura été reconnue, on évitera le contact des enfants suspects (ceux qui ont des quintes et leurs frères et sœurs) avec d'autres enfants. Au moins cet isolement doit-il être pratiqué pendant les 10 jours qui suivent l'apparition des premières quintes chez les coquelucheux avérés.

S'il y a deux ou plusieurs coquelucheux dans la même famille, il vaut mieux ne pas les grouper dans la même chambre, car l'un peut avoir une forme compliquée qui peut réagir sur la forme bénigne des autres.

Le nourrisson, qui peut contracter la coqueluche à tout âge, doit être tenu à l'écart de toute personne qui tousse.

Une mère enceinte devra se séparer de son enfant coquelucheux, plus de 15 jours avant l'époque présumée de l'accouchement, pour éviter la contagion de l'enfant à naître. Une mère coquelucheuse devra confier son nouveau-né à une nourrice.

A l'*école*, le règlement français comporte l'éviction des enfants coquelucheux, *jusqu'à 50 jours après la disparition absolue de la toux* ; ce qui est parfaitement illogique, étant donné ce que nous savons actuellement de la contagiosité de la coqueluche ; le règlement danois, mieux inspiré, indique l'exclusion des enfants pendant les 4 semaines qui suivent la première quinte, et autorise leur rentrée alors même qu'ils présentent encore des quintes.

TRAITEMENT : I. HYGIÉNIQUE. Le coquelucheux doit vivre dans le calme, sa chambre devra être aussi grande que possible, de façon qu'il ait beaucoup d'air à sa disposition, et il sera bon qu'il ne passe pas la nuit dans celle où s'est écoulée sa journée. La température ne devra pas être excessive (18 degrés).

La chambre sera vaste, ensoleillée, le malade gardera le *lit* en cas de fièvre, et la *chambre* pendant 3 semaines, mais en l'absence de complications, de *courtes sorties* seront autorisées par un temps *sec et chaud*. Si les quintes persistent encore après 6 semaines, le changement d'air est indiqué, alors qu'il est inutile avant cette date.

Pendant la toux, on aidera le petit malade à se mettre sur son séant, et on le soutiendra, une main sur le front, et l'autre dans son dos. À la fin de la crise on facilitera le rejet des matières visqueuses, qui remplissent la bouche des coquelucheux à ce moment, avec le doigt ou avec un petit linge.

Alimentation. Pour éviter les vomissements, on choisira des aliments substantiels, tels que : œufs, cervelle, lait, purée, crème, jus de viande, chair coupée très finement. Ces aliments seront pris à de petits repas répétés donnés après la quinte.

● On désinfectera le nez et la gorge par des lavages de la bouche, de la pommade ou de l'huile goménolée au 1/10.

II. CURATIF. Les médicaments antispasmodiques préconisés dans la coqueluche sont nombreux et d'une efficacité relative : valériane, grindelia, teinture de drosera (XXX gouttes par jour et par année d'âge), l'antipyrine (0 gr. 50 par année d'âge), associée ou non à la belladone (1 gr. de sirop par année d'âge). Le bromoforme (IV gouttes par année d'âge) doit être administré avec prudence. L'éthone (formiate d'éthyle) s'ordonne à la dose de V à XV gouttes; l'adrénaline, I à IV gouttes toutes les 2 heures. Dans les formes graves, on a prescrit la morphine, les inhalations d'oxygène, les injections intramusculaires d'éther (1 à 2 cm³ par jour).

Il n'existe pas de *traitement spécifique* efficace de la coqueluche : les *vaccins* essayés n'ont pas donné de résultat bien probant, et les *sérums* n'amènent la disparition des quintes que de la 5e à la 9e semaine.

A la période de déclin de la coqueluche, on peut avec avantage conseiller le changement d'air. En hiver, on se rendra dans le Midi, dans un point abrité des vents et de la brise marine. En avril, mai, juin : Arcachon convient à merveille, surtout dans ses parties élevées et couvertes de sapins.

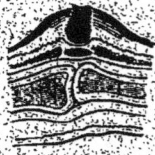

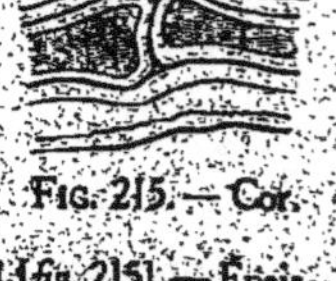

FIG. 215. — Cor.

Cor (du lat. *cornu*, corne). [Syn. : durillon, oignon et œil-de-perdrix] [*fig.* 215]. — Épaississement des couches cornées de l'épiderme dont la face inférieure s'enfonce dans le derme par un prolongement dur.

Le siège préféré du cor est la face externe du petit orteil, la plante des pieds, la face inférieure du gros orteil. L'*œil-de-perdrix*, qui est plus mou et dont les bords sont renflés et détachés, se place entre les orteils trop larges.

CAUSES. Chaussures trop étroites, trop pointues.

TRAITEMENT. Extirpation avec des ciseaux. Ramollir auparavant par bain ou emplâtre salicylé ou appliquer tous les soirs avec une allumette le topique suivant : Acide salicylique, 1 gr. ; collodion élastique, 10 gr.

Après cinq ou six jours, le cor s'enlève facilement tout entier.

Cordiale (Potion). — V. POTION.

Cordon ombilical. — Cordon de la grosseur du petit doigt et de 40 à 60 centimètres de longueur à la naissance qui unit le fœtus à la mère par l'intermédiaire du placenta, vers le centre duquel ordinairement il s'insère.

Il met en communication les deux êtres, étant constitué par les deux artères et la veine ombilicale entourées par un tissu analogue à de la gélatine (*gelée de Wharton*), tissu qui lui-même est enveloppé par une graisse.

Circulaires du cordon. — Lorsque le cordon est très long, il peut s'enrouler deux ou trois fois autour du cou ou, plus rarement, d'une partie quelconque du fœtus et former ainsi des *circulaires* (*fig.* 216) et des

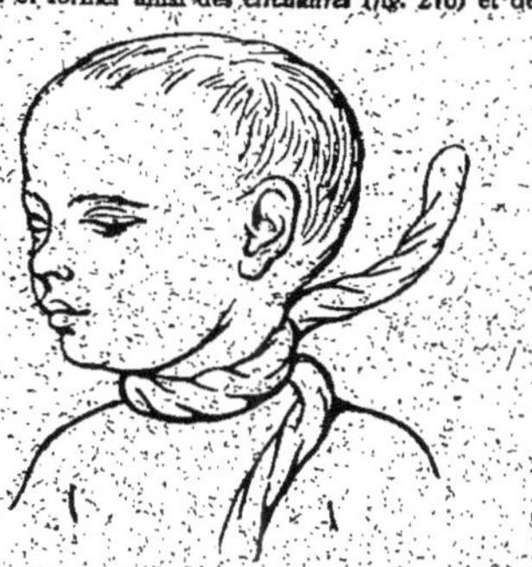

FIG. 216. — Circulaires du cordon ombilical.

nœuds dont le serrage est d'ordinaire assez lâche, mais qui au moment de l'accouchement, sous l'action de la tension du cordon, peuvent amener la mort du fœtus par étranglement.

Ligature du cordon. — Le cordon ne doit être coupé qu'une ou deux minutes après que tout battement y a cessé : la ligature immédiate après la venue au monde enlèverait à l'enfant 90 gr. de sang, répondant à 1 700 gr. chez l'adulte.

On emploie pour la ligature un cordonnet de soie plat conservé jusqu'au moment de s'en servir dans un flacon aseptique où qu'on fait bouillir 20 minutes.

Après section du cordon, on panse aseptiquement. Le cordon se dessèche et tombe du 4e au 7e jour, en laissant une cicatrice (cicatrice ombilicale).

Coriandre. — Fruit d'une Ombellifère, employé comme digestif en infusion (10 gr. par litre).

Cornage. — Bruit respiratoire, ressemblant à celui qu'on provoque en soufflant dans une corne.

Cornée. — Partie transparente de l'enveloppe de l'œil, enchâssée comme un verre de montre dans la sclérotique. Les maladies de la cornée portent le nom de *kératites*. V. ŒIL.

Cornet acoustique. — Cornet servant aux personnes dures d'oreille.

Corps étrangers. — V. GORGE, LARYNX, NEZ, ŒSOPHAGE, OREILLES, YEUX.

Corps humain. — Les figures 217 et 218 montrent le corps, revêtu de sa peau, avec les saillies produites par les muscles, ces muscles eux-mêmes en action et la charpente osseuse constituée par le squelette.

Pour l'étude de la structure et des fonctions des organes, il convient de se reporter successivement aux mots CERVEAU (système nerveux), CŒUR (circulation), DIGESTION (absorption), MUSCLES, OS, PEAU, REINS, RESPIRATION.

Corrosif. — V. CAUSTIQUES.

Corset. — Le corset doit avoir pour but de maintenir la poitrine, et non de la comprimer. Les baleines doivent être disposées à des distances suffisantes pour permettre l'agrandissement de la poitrine pendant la respiration, la dilatation du ventre pendant la digestion.

EMPLOI NORMAL. Pour juger si un corset n'est pas trop serré, il est nécessaire qu'on puisse toujours passer la main entre lui et le corps, et les marques laissées par sa pression ne doivent pas persister plus d'une heure. Dans ces conditions, le corset rend d'incontestables services, en soutenant les seins trop volumineux, que leur poids exposerait à des tiraillements pénibles. Il vient en aide aux parois des ventres affaiblis par de trop fréquentes grossesses ou par un grand amaigrissement succédant à un embonpoint excessif et évite des hernies par le soutien qu'il donne aux viscères. Enfin, il prévient les dangers que présentent certains exercices violents (danse, saut, équitation), par l'appui qu'il fournit aux muscles de la poitrine et du tronc. A ce dernier point de vue, il est sage de ne pas abandonner trop brusquement l'usage du corset, lorsqu'on arrive à un certain âge : des déviations de la colonne vertébrale, habituée à être soutenue, peuvent en être la suite.

Les jeunes filles ne devraient porter, avant 14 ou 15 ans, que des sortes de ceintures permettant tous les mouvements de la poitrine. Un corset bien fait est cependant utile chez les jeunes personnes faibles et anémiques qui ont tendance à porter les épaules en avant, tandis qu'elles font saillir les omoplates en arrière. En cas d'embonpoint précoce exagéré, une faible compression sur le ventre ne saurait être interdite.

Pendant la grossesse, il convient de ne porter que des ceintures élastiques.

INCONVÉNIENTS ET DANGERS DES CORSETS SERRÉS (*fig.* 219). L'expansion du poumon étant gênée dans les parties comprimées, les vésicules pulmonaires des parties libres doivent travailler, par compensation, d'une façon excessive ; elles arrivent ainsi à être *forcées* : d'où une infirmité-maladie, l'*emphysème**, qu'on reconnaît à une respiration haletante, surtout après la montée des escaliers.

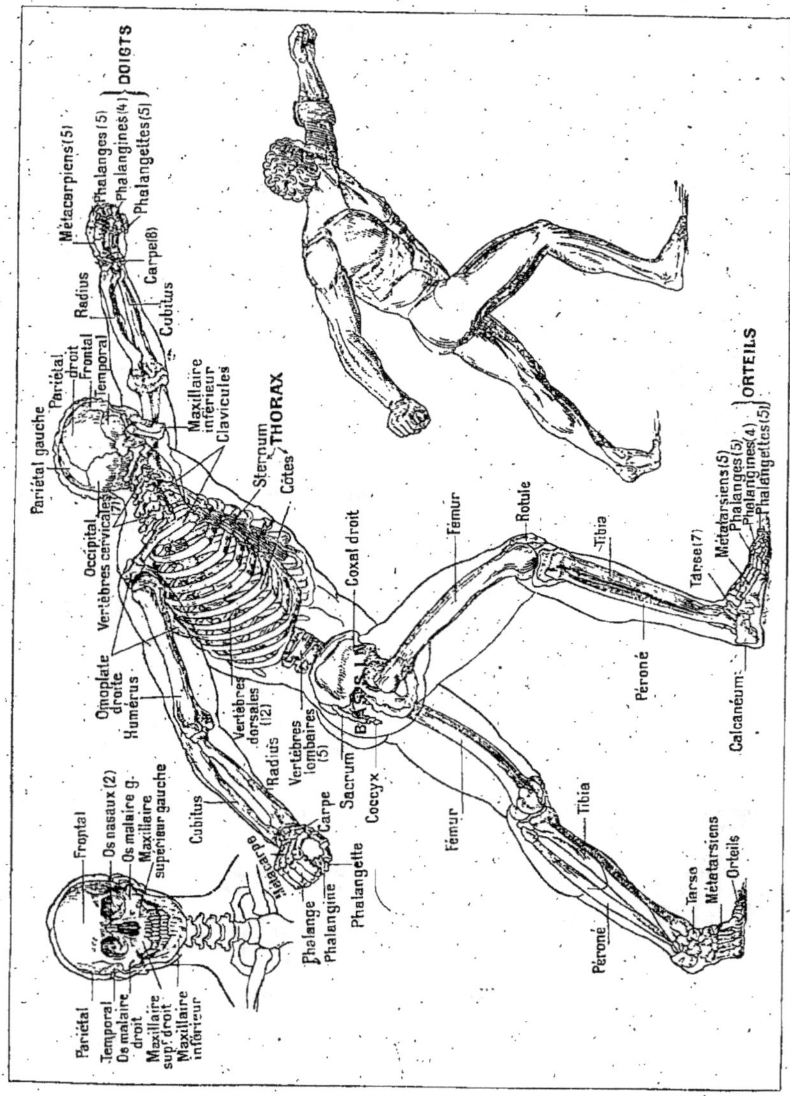

FIG. 217. — Corps humain et squelette.

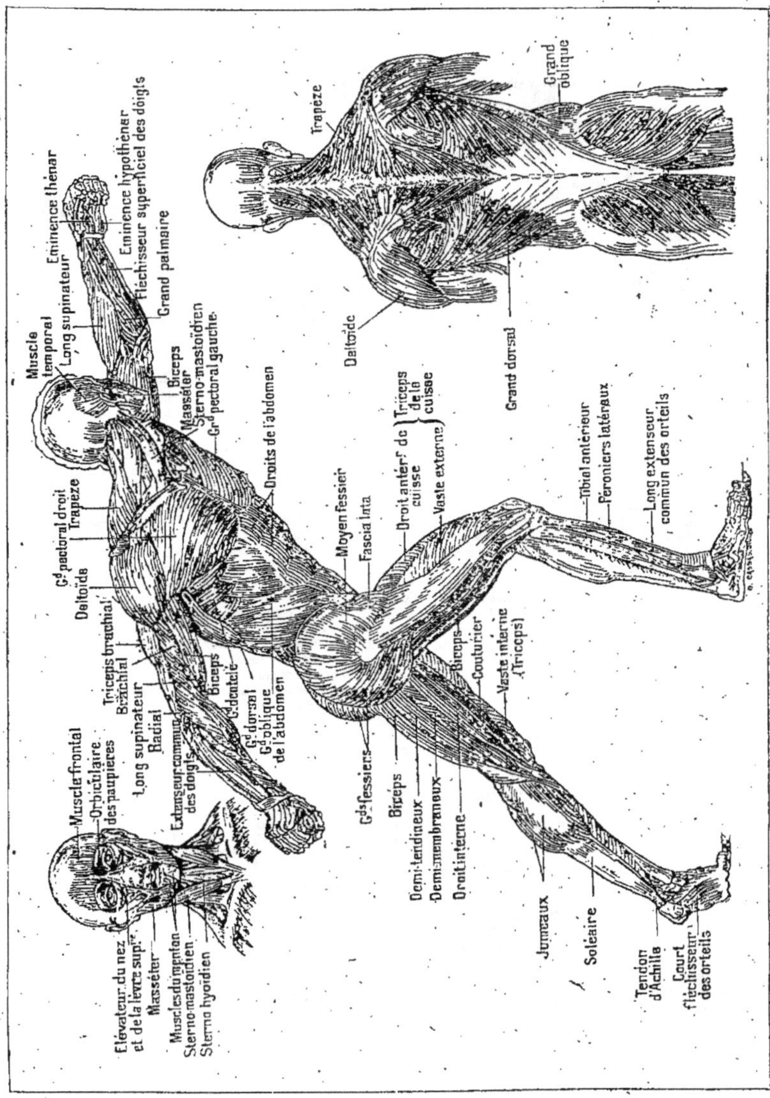

Fig. 218. — Muscles du corps humain.

La gêne apportée au fonctionnement du poumon entraîne l'augmentation de travail du cœur, d'où des *palpitations*, des bouffées de chaleur et, finalement, la dilatation de ses cavités. Mais c'est l'estomac qui est lésé plus souvent encore : pour bien digérer, en

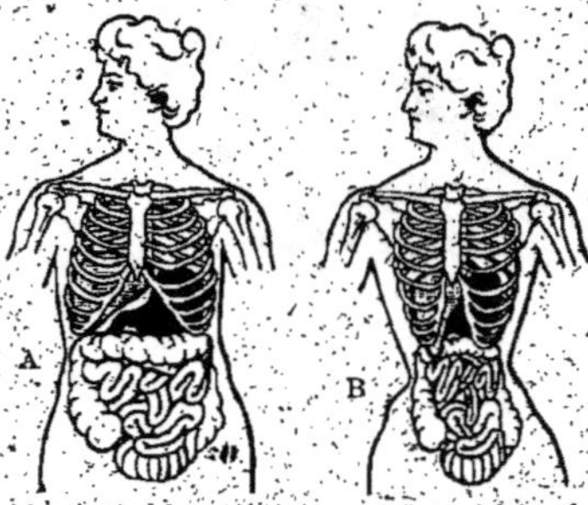

FIG. 219. — Viscères.
A. A l'état normal. — B. Comprimés par un corset.

effet, il a besoin d'espace. Après le repas, il ne se dilate pas seulement sous l'influence de l'arrivée des aliments, mais exécute des mouvements de brassage, destinés à mêler intimement les sucs digestifs avec les aliments ; or le corset serré rend impossible ce brassage, d'où une difficulté très grande de la digestion (*dyspepsie*). L'intestin, comprimé lui aussi, digère lentement, et la *constipation* en est la conséquence.

Enfin, l'abus du lacet a une influence non douteuse sur les troubles des règles*, les déplacements de l'utérus et les métrites, la stérilité et les fausses couches.

Corsets orthopédiques. — V. COLONNE* vertébrale.

Coryza (du gr. *korus*, casque). — Inflammation de la muqueuse nasale. Elle reconnaît des causes multiples.

Le *coryza aigu banal* (rhume de cerveau) s'observe à la suite d'un refroidissement. V. NEZ.

D'autres *coryzas aigus* sont *symptomatiques* d'une infection ou d'une intoxication.

La *rougeole* débute toujours par un coryza accompagné d'un catarrhe oculaire qui disparaît avec l'éruption.

La *diphtérie* peut se manifester par un coryza associé à l'angine ou à la laryngite diphtérique. Mais chez le nourrisson, le coryza peut être l'unique localisation de la diphtérie. Il faudra rechercher la présence du bacille de Loeffler dans les croûtes nasales et instituer rapidement un traitement sérothérapique.

Le *coryza syphilitique* est très fréquent chez les nouveau-nés hérédo-syphilitiques, l'écoulement nasal est bilatéral, séreux, ou séro-purulent ; il coexiste souvent avec d'autres manifestations syphilitiques.

L'absorption d'*iodure de potassium* provoque souvent l'apparition d'un coryza aigu.

Certains coryzas ont une *évolution chronique* et relèvent de la *scrofule*, des *végétations adénoïdes*, d'une déviation de la cloison, de corps étrangers du nez, de rhinite atrophique.

Cosmétiques. — Les cosmétiques employés sous le nom de *poudres*, de *pâtes*, de *crèmes adhérentes*, de *crayons colorés*, de *lait* à base d'extrait végétal, en obturant les orifices des glandes de la sueur, vont à l'encontre du but désiré, car elles dessèchent la peau et, après un emploi un peu prolongé, lui donnent l'aspect parcheminé.

Certains peuvent, en outre, produire des migraines par les parfums violents qu'ils exhalent ; la plupart, enfin, des empoisonnements, car ils contiennent des sels de *plomb*, de *mercure*, d'*arsenic* (V. FARD). Le seul bon cosmétique est le savon. Le cold-cream* lui-même ne doit être employé que frais et à de rares intervalles, comme un médicament, pour calmer une irritation occasionnelle de la peau.

Côtes. — Os plats de forme incurvée allant obliquement du rachis en arrière au sternum en avant, constituant la cage thoracique.

Au nombre de 12 de chaque côté, les 7 premières se terminent sur le sternum, les 5 suivantes s'articulent en avant sur l'un des cartilages situés au-dessous (fausses côtes), les 2 dernières restent libres et indépendantes (côtes flottantes).

Anormalement, il peut exister deux côtes cervicales partant de la 7e ou 6e cervicale et pouvant être l'origine de douleurs par compression des vaisseaux et des nerfs du plexus brachial.

Cotonnier. — Arbuste cultivé dans les Etats-Unis, l'Amérique du Sud, l'Egypte, l'Inde, l'Indochine, l'Algérie.

Sa racine a été employée comme hémostatique utérin. L'extrait sec et pulvérisé de ses graines (lactagol), délayé dans de l'eau ou du lait, a été conseillé pour accroître la sécrétion du lait, à la dose de trois à quatre cuillerées à café. Le lait est amélioré en quantité et en qualité après 2 à 8 jours de cette médication.

Les fruits ou capsules atteignent la taille d'une noix et s'entr'ouvrent à maturité en laissant échapper une masse floconneuse blanchâtre ; au centre se trouvent les semences qui contiennent une huile comestible et l'intérieur est formé de poils très fins d'un duvet attaché aux grains, le coton.

Le *coton cardé* ou ***ouate*** est du coton brut qui a été passé à la machine à carder. Il est employé en médecine surtout pour faire de la compression.

Le *coton hydrophile* est du coton cardé privé des matières grasses et résineuses par immersion dans un bain alcalinisé par la soude ; il a ainsi acquis la propriété de se laisser facilement imbiber d'eau. Il peut être stérilisé, et on peut lui incorporer des substances antiseptiques (acide borique, iode, etc.).

Cou. — Région du corps intermédiaire à la tête et au tronc, limitée en bas par le sternum et la clavicule, et en haut par la mâchoire inférieure (*fig.* 220). Au-dessous des muscles superficiels, le cou renferme des organes importants : le larynx et la trachée, l'œsophage, la glande thyroïde et le thymus (enfant) ; de gros vaisseaux (artères, carotides et veines jugulaires), des nerfs (pneumogastrique, spinal, hypoglosse), et des ganglions lymphatiques qui peuvent s'enflammer et donner naissance à des adénites parfois suppurées.

Couche. — V. ACCOUCHEMENT.

Couche (Fausse) [avortement]. — Arrêt dans l'évolution d'une grossesse, très fréquent

(1 sur 4) surtout dans les premières semaines et notamment au moment de la première cessation des règles.

CAUSES ÉVITABLES : 1° *générales* : émotions morales, alimentation insuffisante et travail excessif, maladies fébriles, albuminurie, tuberculose et surtout *syphilis* ; 2° *locales* : fausse couche antérieure, fatigues et excès

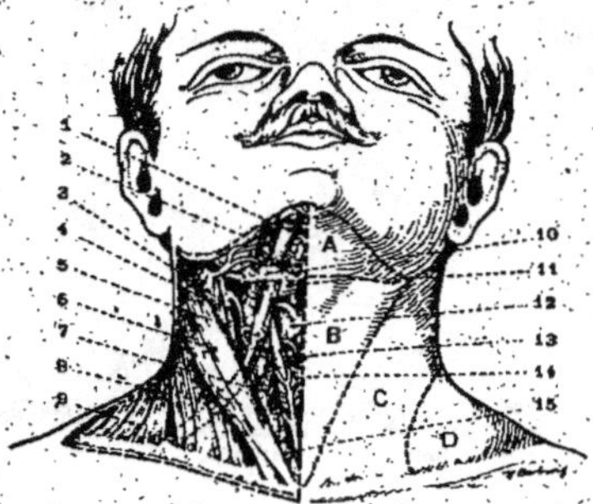

FIG. 220. — Anatomie du cou avec indication des régions (d'après Martinet).

A. Région sus-hyoïdienne ; B. Région sous-hyoïdienne ; C. Région mastoïdienne ; D. Région sus-claviculaire. — 1. Muscle digastrique ; 2. Muscle mylo-hyoïdien ; 3. Veine jugulaire interne ; 4. Artère carotide externe ; 5. Muscle omo-hyoïdien ; 6. Muscle sterno-mastoïdien ; 7. Muscle sterno-thyroïdien ; 8. Muscle cléido-mastoïdien ; 9. Trapèze ; 10. Os hyoïde ; 11. Muscle sterno-hyoïdien coupé ; 12. Cartilage thyroïde ; 13. Cartilage cricoïde ; 14. Glande thyroïde ; 15. Muscle sterno-hyoïdien coupé.

de toutes sortes, notamment celles se produisant le jour correspondant à la venue des règles, trépidation des voitures, chute, marche très longue.

SIGNES : 1° *Des menaces de fausse couche* : douleurs dans le bas du dos, écoulement de quelques gouttes de sang ; 2° *De la fausse couche* : hémorragie abondante, expulsion de l'œuf rapide ou tardive (quelquefois après plusieurs jours).

I. TRAITEMENT PRÉVENTIF GÉNÉRAL. Supprimer les causes précédemment énumérées ; lit pendant plusieurs jours à l'époque présumée des règles, lorsqu'il y a eu des fausses couches antérieures. Traitement anti-syphilitique.

II. TRAITEMENT CURATIF : 1° *Des menaces de fausse couche* : repos absolu au lit, nourriture légère, aliments froids, grand lavement simple suivi d'un petit lavement au laudanum (15 à 25 gouttes) ou au chloral (1 gr.) ; 2° *De l'hémorragie abondante* : injection d'eau chaude à 45°-50° avec bock (cette eau devra avoir simplement bouilli ou être additionnée de 40 gr. d'acide borique ou de 25 centigr. de sublimé par litre). La femme devra rester couchée la tête basse, le bassin un peu élevé, le plus possible dans l'immobilité.

Coude. — V. LUXATION *du coude* et FRACTURE *du cubitus et du radius.*

Couleurs vénéneuses. — Le blanc de céruse ou de plomb ne doit pas être employé pour couvrir des surfaces dont l'enduit peut se détacher sous l'influence de la chaleur, comme, par exemple, sur les tuyaux de poêle.

Des empoisonnements pourraient se produire dans ces conditions (V. PLOMB). On remplacera, le plomb par du blanc de zinc. Les autres couleurs employées pour la peinture à l'huile contiennent des sels d'arsenic, de plomb, de cuivre, de mercure (orpiment, réalgar, vert-de-gris, vert de Hongrie, vert de Scheele, minium), mais ne sont pas dangereuses, lorsqu'elles sont *sèches* et recouvertes de vernis. Les artistes peintres doivent se garder de porter leurs pinceaux à leurs lèvres. D'autre part, les *papiers peints*, dont la couleur se détache au frottement, et surtout les papiers veloutés, peuvent produire des accidents.

Coup. — V. CONTUSION, FRACTURE, LUXATION, PLAIE.

Coup d'air aux yeux. — V. ŒIL.

Coup de chaleur. — V. INSOLATION.

Coup de fouet. — Rupture de fibres musculaires, dans les muscles du mollet, sous l'influence brusque (saut, faux pas) ; elle est marquée par une douleur vive et l'apparition d'une tâche bleuâtre (ecchymose).

TRAITEMENT. Appliquer une compresse trempée dans l'alcool camphré sur le point blessé et placer le membre de façon à rapprocher les parties brisées ; puis, après quelques jours d'immobilité, faire du massage.

Coup de sang. — V. APOPLEXIE.

Coup de soleil. — V. INSOLATION.

Couperose. — V. ACNÉ.

Couperose blanche. — V. ZINC (Sulfate de).

Couperose bleue. — V. CUIVRE (Sulfate de).

Couperose verte. — V. FER (Sulfate de).

Coupures. — Si la coupure est peu profonde, laver la plaie, puis réunir ses lèvres avec du collodion ou de la baudruche gommée. Pour les coupures plus importantes, V. HÉMORRAGIE, PLAIE.

Courbature. — Sensation de fatigue extrême dans le dos et de brisement des membres. Si elle est due à des travaux pénibles, on la fera disparaître par le repos, un bain et une alimentation reconstituante sous un petit volume (viande, œufs, jus de viande) [V. FIÈVRE éphémère]. La courbature peut être le premier signe d'une maladie infectieuse, notamment de la fièvre typhoïde et de la grippe.

Courge. — V. POTIRON.

Cousins. — Insectes dont la piqûre est à redouter, surtout après le coucher du soleil. V. PIQURE.

Coussin de lit. — V. LIT.

Coussin de malade. — Le coussin le plus simple est un sac rempli de son ou de balle d'avoine ; on l'emploie pour les fractures, parce qu'il est facile d'y faire un creux pour le membre.

La balle d'avoine, la laine et la plume ont le désavantage d'être chaudes ; aussi ces substances doivent-elles être remplacées par du crin. On emploie aussi des coussins de caoutchouc vulcanisé, munis d'un robinet par lequel on les remplit d'air ou d'eau ; ils ont l'avantage d'être frais, très souples, et de ne pas s'altérer sous l'influence de l'humidité des pansements. Leur inconvénient est de se fendiller, lorsqu'on ne s'en sert pas, si l'on n'a pas soin de les mouiller de temps en temps. Un coussin aérodifère en caoutchouc avec ouverture au centre est indispensable en cas d'escarres des fesses (maladies longues, maladies cérébrales). [illegible]

Couturier. — Muscle de la cuisse. V. figure au mot CORPS.

Couveuse (du lat. *cubare*, être couché). — Appareil imaginé par Tarnier pour permettre aux enfants nés avant terme ou très malingres, débiles, de vivre dans une atmosphère d'une température constante (324).

Appareil (*fig.* 221). La couveuse est une boîte à double fond, [illegible] reçoit de l'eau chaude dans un récipient spécial, ou dans des boules qu'on renouvelle toutes les deux heures. La partie supérieure, où est placé l'enfant, est fermée au-dessus par une [illegible]

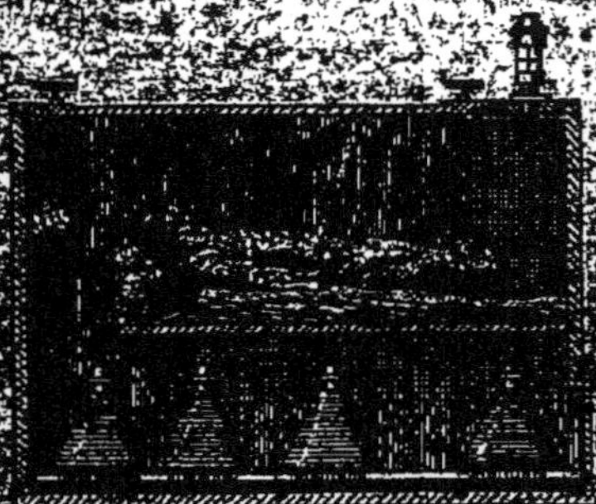

Fig. 221. — Couveuse.

[illegible]

[illegible] (gr. *algos*, douleur). — Arthrite tuberculeuse de l'articulation coxo-fémorale (*fig.* 223).

Signes. *Douleur* d'abord sourde, profonde, inter-

Fig. 222. — Coxalgie (vue de face). (Collection de l'Institut [illegible]) [illegible]

mittente, augmentant la nuit [illegible] par le repos, siégeant dans la [illegible] quelquefois dans le genou. *Claudication* s'accentuant progressivement et aboutissant à l'impossibilité de la marche. *Remplacement des mouvements* [illegible]

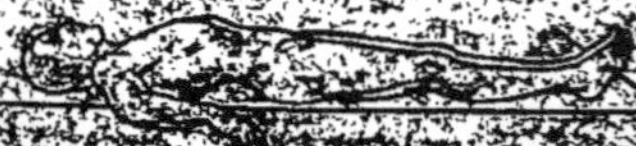

Fig. 223. — [illegible] lombaire [illegible]

[illegible]

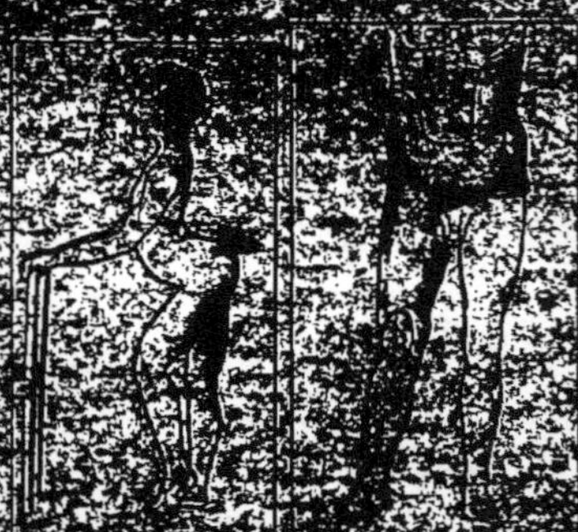

[illegible]

Au cours de la 2e année peuvent apparaître des *abcès froids*, soit au-devant de la cuisse, soit sur le côté.

CAUSES : 1° PRÉDISPOSANTES. Age, de 5 à 10 ans. Mauvaise alimentation, insuffisance d'air et d'exercice, lymphatisme, fièvres éruptives (rougeole). Hérédité tuberculeuse. — 2° DÉTERMINANTES. Coup, choc. V. TUMEUR* blanche.

TRAITEMENT : 1° Dès que le diagnostic est fait, il faut empêcher la marche et, sans tarder, procéder à l'immobilisation de l'articulation malade.

Deux procédés sont employés :

Le premier est l'extension continue, qui a quelques indications (*fig.* 226). Mais combien il est difficile d'obtenir le repos absolu d'un enfant indocile.

Le plâtre est donc préférable. Avec un appareil qui prend le bassin et le pied, l'enfant n'est pourtant pas

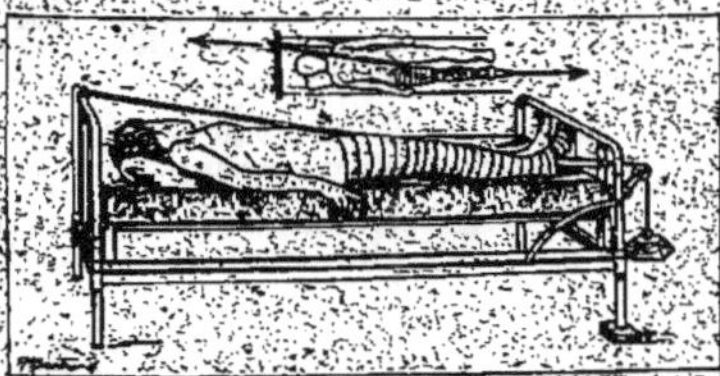

FIG. 226. — Traitement de la coxalgie par l'extension continue.

autorisé à marcher. Ce plâtre devra être fait dans une position appropriée à chaque cas (*fig.* 225);

2° C'est à la fin de la deuxième année, mais souvent beaucoup plus tard, que la marche sera permise à nouveau, avec un appareil orthopédique destiné à empêcher le retour des attitudes vicieuses. Celles-ci sont tenaces. On est parfois obligé de procéder à une fracture chirurgicale (ostéotomie) pour remettre en bonne attitude quand la déviation récidivante est extrême;

3° Les méthodes qui touchent directement à l'articulation sont à rejeter (injections). Pourtant, il est des cas, en présence d'une suppuration accentuée, où l'enlèvement de l'os malade s'impose (résection) pour sauver la vie;

4° Un bon traitement général (soleil, rayons ultra-violets, alimentation substantielle, climat stimulant, médication iodo-phosphorée et arsenicale) est indispensable.

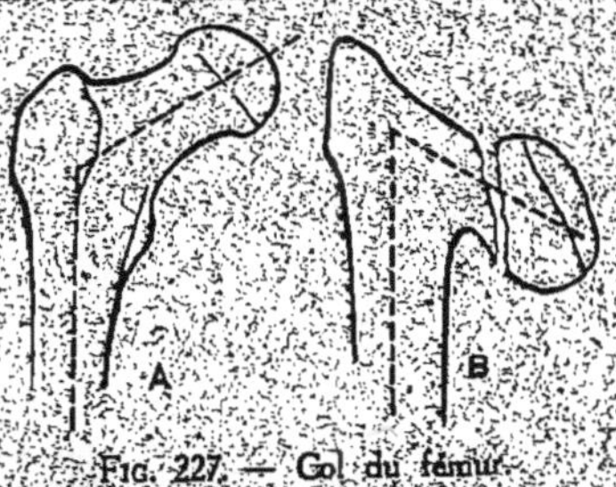

FIG. 227. — Col du fémur.
A. Normal. B. Col fémoral atteint de coxa vara.

Coxa vara (du lat. *coxa*, hanche, et *vara*, tourné en dedans). — Affaissement du col du fémur dont l'angle avec le corps de l'os, d'obtus devient droit ou même aigu (*fig.* 227).

Crachats. — Expectoration pouvant provenir de tout l'appareil respiratoire, des fosses nasales aux vésicules pulmonaires.

Les crachats peuvent être *séreux*, albumineux, mousseux dans l'œdème du poumon ; *muqueux* au début de la bronchite ; *perlés* dans l'asthme ; *muco-purulents* dans la bronchite ; *purulents* dans la tuberculose pulmonaire, la dilatation des bronches ; *sanglants*, rouillés dans la pneumonie, le cancer du poumon ; *fétides et gangreneux* dans la gangrène pulmonaire ; *pseudo-membraneux* dans les bronchites à fausses membranes.

Les crachats contiennent des microbes et, dans les maladies transmissibles (tuberculose, pneumonie, bronchite grippale), peuvent, étant desséchés, être une cause de contagion ; il est donc nécessaire de les recevoir soit dans un crachoir spécial, soit dans un récipient contenant un liquide désinfectant qui sera vidé dans les lieux d'aisances, après que le médecin les aura vus.

Crachement de sang. — V. HÉMORRAGIE.

Crachoir. — Les tuberculeux ont le devoir d'expectorer toujours dans un crachoir fermé

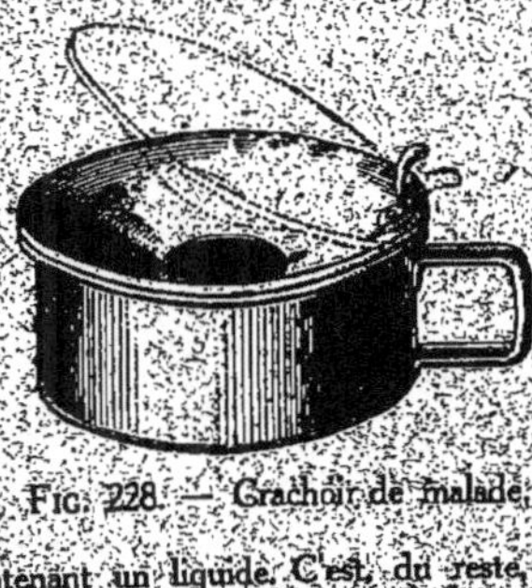

FIG. 228. — Crachoir de malade.

contenant un liquide. C'est, du reste, leur propre intérêt (V. TUBERCULOSE). Le modèle de la figure 228 semble pratique.

Craie. — Carbonate de chaux. V. CHAUX.

Crampe. — Contractions involontaires, spasmodiques et douloureuses de certains muscles, notamment ceux du mollet.

Leur durée est en général courte, mais elles peuvent se reproduire après un intervalle plus ou moins prolongé. Elles sont surtout fréquentes la nuit et sont dues d'abord à une fausse position, à la compression d'un nerf ou d'une artère. Les personnes enceintes ou fatiguées y sont plus sujettes. Les crampes sont aussi un des signes du choléra.

TRAITEMENT. Obliger le membre à prendre une position inverse de celle produite par la crampe (se lever et marcher si la crampe se produit dans le mollet). Frictions et massage. Une dose de 5 milligrammes de sulfate de cuivre au moment du coucher fait disparaître souvent les crampes, notamment chez les femmes enceintes.

Crampe d'estomac. — V. GASTRALGIE.

Crampes professionnelles (des écrivains, pianistes, graveurs). — Sensation de raideur et d'engourdissement dans les doigts, puis inaptitude absolue à l'action nécessaire. Ces crampes se produisent par accès ou sont permanentes.

Traitement. Se reposer dès le début. Tenir le porte-plume entre l'index et le médius de façon qu'il repose sur la face radiale dudit médius et y soit maintenu à la fois par l'index et le pouce. Employer des porte-plume gros et légers, en liège, avec un anneau au-dessus pour l'index. Ecrire lentement, serrer le poignet avec un lien en caoutchouc et bien soulever l'avant-bras. Electricité.

Crâne. — Le crâne est l'assemblage de : 1° 4 os impairs ou uniques et médians (le *frontal*, l'*ethmoïde*, le *sphénoïde* et l'*occipital*)

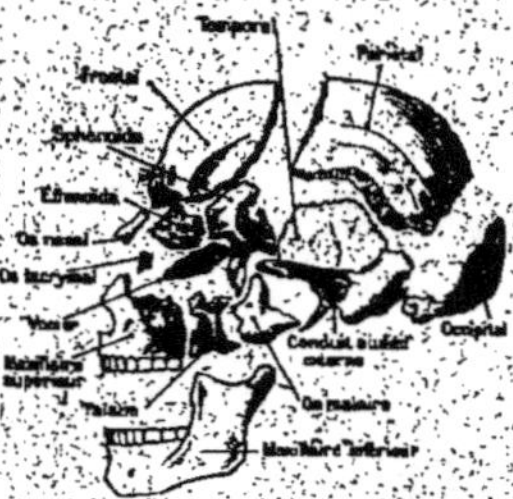

Fig. 229. — Crâne.

qui constituent la base et les faces antérieure et postérieure ; 2° 4 os pairs ou doubles qui forment les côtés de la boîte, les 2 *temporaux* et les 2 *pariétaux* (*fig.* 229).

Ces os sont articulés par des sutures formées les unes de dentelures s'engrenant les unes avec les autres (frontal-pariétal) ; les autres simplement juxtaposées (portion écailleuse du temporal).

Crâne (Fracture du). — V. fracture.

Craniotabes (de *crâne*, et du lat. *tabes*, ramollissement). — Variété de rachitisme caractérisée par la mollesse, la flexibilité du crâne qui se laisse déformer et amincir ou même percer au niveau des pariétaux ou de l'occipital. Est considéré comme un signe d'hérédo-syphilis.

Crème. — Matière épaisse blanchâtre, qui s'élève au-dessus du lait et qui contient beaucoup de beurre et la matière albuminoïde du lait, la caséine. Aliment nourrissant, mais facilement indigeste.

Les *crèmes de riz* sont des bouillies faites avec du lait et du riz en poudre. On fait aussi des crèmes aux *œufs**.

Crèmes (pâtisserie). — Préparations culinaires obtenues en délayant des jaunes d'œufs dans une petite quantité de lait froid, auquel on ajoute du lait bouillant et que l'on parfume avec de la vanille, du chocolat, du citron, du caramel. Aliment nourrissant et d'une digestion facile, surtout si la crème n'est pas trop prise, c'est-à-dire demi-liquide.

On utilise beaucoup de ces crèmes en pâtisserie, en particulier la crème dite de Saint-Honoré (mélange d'une crème cuite et d'une neige de blancs d'œufs crus). Ces crèmes causent fréquemment en été des empoisonnements qui peuvent être mortels ; ces empoisonnements sont causés habituellement par des colibacilles et des bacilles paratyphiques. On se souvient de l'empoisonnement de Cholet (novembre 1913) où, sur 50 convives d'un repas de noces, 9 périrent après avoir mangé une crème confectionnée par un porteur de germes.

Chantemesse, qui fit une enquête sur ce cas, en tira les conséquences suivantes :

1° Les gâteaux à la crème ne doivent être préparés qu'avec du lait bouilli, des œufs frais, bien mirés et n'ayant, après brisure de la coquille, aucune mauvaise odeur ;

2° Les jaunes doivent être mélangés au lait chaud à une température aussi élevée que possible sans nuire à la préparation ;

3° Les récipients qui reçoivent les œufs (jaunes ou blancs), ainsi que les instruments qui servent à les battre, cuillers, etc., doivent être soigneusement lavés à l'eau bouillante avant usage ;

4° Toute substance étrangère ajoutée (vanille) sera lavée préalablement à l'eau bouillante ou sera bouillie (gomme, gélatine) ;

5° Les blancs d'œufs montés en neige ne seront placés sur la crème que lorsque celle-ci sera refroidie ;

6° Les gâteaux à la crème seront conservés dans un endroit frais, à la glacière si possible ;

7° Avant de procéder à la préparation des gâteaux à la crème, les mains du cuisinier seront lavées à la brosse et au savon et, ensuite, recouvertes de gants en fil blanc très propres pendant tout le cours des préparations.

Crème de tartre. — V. tartre.

Crémomètre. — V. lait.

Crénothérapie (du gr. *crênê*, source, et *therapeia*, traitement). — Traitement par les eaux minérales.

Créosote. — Médicament extrait du goudron de hêtre.

Action. Antiexpectorant, astringent, stimulant, parasiticide (tuberculose et bronchite), désinfectant et calmant dans les caries dentaires. Dose. 50 centigr. à 2 gr. Sous forme de pilules, capsules, vin, la créosote a l'inconvénient d'irriter l'estomac ; il est donc préférable de l'employer en gouttes dans un lavement, lorsque l'intestin n'est pas malade. V. tuberculose (Traitement de la).

Crépitation. — Petits bruits, craquements observés dans certaines affections. — *Crépitation amidonnée*, dans l'arthrite sèche ; *crépitation neigeuse*, dans l'emphysème sous-cutané ; *crépitation osseuse*, dans les fractures ; *crépitation sanguine*, dans les hématomes.

Crésol, Acide crésylique, Crésylol. — Antiseptique et désinfectant constitué par un principe important des goudrons de houille qui se présente sous forme d'un liquide incolore à odeur de créosote ou en cristaux (obtenus aussi par synthèse). Il est peu soluble dans l'eau ordinaire, dont il faut 50 p. 1 de crésol, mais facilement dans l'eau savonneuse.

Crésylol sodique. — Le crésylol sodique, à la dose de 40 gr. par litre, est un excellent désinfectant pour tous les usages (produits de sécrétion et d'expectoration, déjections, linges, vêtements, literie, objets et ustensiles de malade, meubles, planchers, murs). Le mode de préparation recommandé officiellement est le suivant :

Ajouter 1.000 gr. de crésylol officinal à quantité égale de soude caustique liquide, en ayant soin d'effectuer le mélange dans un récipient en grès ou en métal, car la réaction dégage beaucoup de chaleur et pourrait provoquer la rupture des récipients en verre épais. Cette préparation ne s'emploie que diluée suivant les indications présentées précédemment.

Cresson. — Médicament-aliment rafraîchissant et antiscorbutique. On l'emploie cru ou cuit comme les épinards.

Crêtes de coq. — V. VÉGÉTATIONS.

Crétinisme (du lat. *creta*, craie, en raison du teint des malades) [*fig.* 230]. — Arrêt de développement de l'organisme, lié à une altération de la glande thyroïde, qu'on trouve en France, particulièrement dans certaines régions, où il s'accompagne en général de goitre.

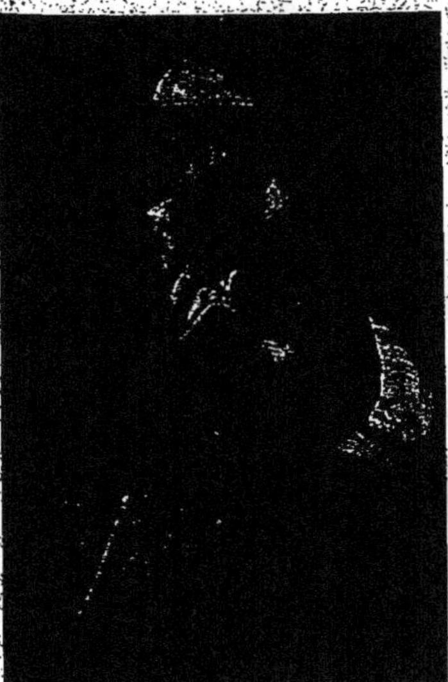

FIG. 230. — Crétin goitreux.
(Figure empruntée à la Revue Encycl.)

CAUSES. Vallées resserrées et privées d'air et de lumière des Alpes (Haute-Savoie), des Pyrénées et de l'Auvergne. Maisons basses, humides, sales. Eau provenant des neiges, mal aérée, chargée de sel de chaux et manquant d'iode et de brome. Hérédité (crétinisme ou idiotie), mariage consanguin.

SIGNES. Nez épaté, yeux écartés, bouche large, coloration blanc-cireuse de la peau, face bouffie, joues et lèvres flasques et pendantes, dents mal plantées, tête volumineuse surtout en largeur, cou gros et court, articulations énormes, taille courte, ventre proéminent. La voix se réduit à des cris rauques ; tous les sens sont obtus.

TRAITEMENT. Emploi d'une bonne eau ; traitement du goitre, opothérapie thyroïdienne.

Crevasses (du lat. *crepare*, se fendre) [gerçures]. — Petites fentes plus ou moins douloureuses de la peau ou des muqueuses. Il existe plusieurs variétés :

I. **Des lèvres.** — TRAITEMENT. Bâton de pommade rosat, formée de beurre de cacao, 10 gr. ; extrait de cachou, 1 gr. ; essence de menthe, cinq gouttes.

II. **Des mains.** — TRAITEMENT. Enduire le soir les mains de glycérine boriquée qu'on recouvrira d'un linge. Appliquer deux fois par jour une pommade formée de 25 centigr. de menthol, 50 centigr. de salol, 50 centigr. d'huile d'olive et 15 gr. de lanoline. Baume du commandeur (1 goutte).

III. **Du sein.** — CAUSES : I. DÉTERMINANTES. Salive du nourrisson, fermentation du lait. — II. PRÉDISPOSANTES. Mamelons courts, peu extensibles.

SIGNES : 1° *Chez la femme* : douleurs vives, petites hémorragies, lymphangite, abcès pouvant déterminer la suppression de l'allaitement ;

2° *Chez le nourrisson.* Aspirant du sang qu'il ne digère pas, ses selles contiennent du sang noir (mélæna) et deviennent fétides par suite d'entérite, ses fesses rougissent et sa nutrition s'opère mal.

TRAITEMENT : I. PRÉSERVATIF. Tétées à intervalles fixes de 2 heures, puis 2 h. 1/2 et 3 heures, et qui ne doivent pas être prolongées plus de 15 minutes. Avant et après chacune, lavage du mamelon et de l'aréole avec une solution tiède bouillie, légèrement savonneuse, contenant 5 gr. de borate de soude ou 0,25 centigr. de permanganate de soude par litre. *Asséchement* soigneux avec un linge très doux. — II. CURATIF. Toucher chaque gerçure avec une solution de nitrate d'argent au 25e ou avec une goutte de baume du commandeur, panser avec une pâte ichtyolée ou du procuta.

En cas de vives douleurs, une application de cocaïne, 1 gr. pour 16 d'eau (Barthélemy). Avoir soin d'essuyer le liquide avant la tétée.

Cricoïde, Crico-aryténoïdien. — V. LARYNX et VOIX.

Cris des nourrissons. — Ils ont une origine très variable :

Cris de cause externe. — Parmi les causes externes les plus fréquentes, et les plus évitables, on peut citer le froid aux pieds et aux mains, et le plus souvent encore la chaleur (vêtements trop chauds ou gênants, berceau couvert de trop lourdes couvertures, contact d'une boule trop chaude), état orageux de l'atmosphère. La peau est sensible chez les nourrissons et de simples plis un peu durs, une épingle de nourrice mal fermée, peuvent être la cause des plaintes ; mais en tout cas, le premier soin, lorsqu'un enfant crie, doit être de défaire ses vêtements et l'on constatera alors fréquemment que l'origine du cri est très simple : le nourrisson s'est mouillé et il désire être remis au sec.

La façon habituelle dont la mère ou la nourrice porte l'enfant peut le fatiguer, lui être pénible et provoquer ses plaintes.

Érythème fessier. La plainte est continue, jusqu'à ce que le pansement à la poudre de talc ait fait disparaître l'irritation.

Cris de cause interne. — ***Affections chirurgicales.*** — *Adénite.* En explorant l'aisselle, le pli de l'aine, le cou, on trouve la cause des cris.

Fractures. S'agit-il d'une fracture, le cri très violent qui s'échappe des lèvres de l'enfant lorsqu'on touche le point brisé est facile à distinguer des plaintes vagues que la vue seule du médecin a provoquées.

Affections du cerveau. — *Méningite et hydrocéphalie.* Le cri est bref, plaintif, perçant, inconscient, répété à intervalles plus ou moins éloignés (*cris hydrencéphaliques*).

Terreurs nocturnes. Ici, le cri est violent, déchirant, terrifié, accompagné souvent de paroles entrecoupées.

Affections des oreilles. — Lorsqu'un enfant crie constamment et que ses plaintes s'exagèrent, étant touché, à l'occasion d'un mouvement brusque de la tête, si on lui tire le lobule de l'oreille ou encore si l'on appuie sur l'apophyse mastoïde, c'est l'oreille qui est intéressée. Pour le traitement, V. OREILLES.

Affections des organes digestifs. — *Dentition.* Le cri dû à la dentition s'accompagne de mâchonnement : l'enfant bave abondamment, il se plaint particulièrement si on touche ses gencives.

Inanition. Les cris produits par la faim sont souvent accompagnés de mouvements des bras et des jambes attestant le désir de continuer la tétée. Surveillez alors la nourrice et vous constaterez que cette tétée dure plus de 20 minutes, que l'enfant tette successivement les deux seins : la nourrice, soyez-en assuré, n'a pas assez de lait.

L'enfant doit être pesé avant et après la tétée pour pouvoir apprécier la quantité prise. On remarquera en outre qu'il urine peu, qu'il est constipé.

Stomatite et angine. Quelquefois, au contraire, il crie au début de la tétée ; si l'on examine la bouche, on constate une inflammation de la bouche ou *stomatite* due à une dent ou à des aphtes. Si la bouche est saine et que l'enfant crie au moment de la déglutition, qui s'opère difficilement, il est à craindre qu'il ait une angine.

Troubles gastro-intestinaux. Les cris dus à la difficulté de la digestion se produisent par crises ; ils cessent après une ou plusieurs régurgitations ou l'expulsion de gaz ; les selles sont vertes ou mélangées.

Ces coliques peuvent être dues à des boissons excitantes absorbées par la nourrice, mais, le plus souvent, leur origine est l'introduction dans l'alimentation du bébé de substances autres que du lait.

Si l'alimentation ne peut être incriminée, on doit penser aux vers intestinaux et voir s'il n'y a pas de hernie.

Péritonite. Le cri est exaspéré par les mouvements respiratoires, la défécation ou les efforts.

Affections des organes génito-urinaires. — La difficulté de la miction peut aussi provoquer des plaintes (phimosis, érosions de la vulve, petits calculs, spasmes de la vessie).

Affections des organes respiratoires. — L'enfant atteint d'affection douloureuse du système respiratoire a un cri bref, entrecoupé et accompagné de toux. Cette plainte ne se produit, du reste, que lorsque la difficulté de la respiration est modérée ; dès qu'elle devient extrême, l'enfant ne crie plus guère. Si le larynx est atteint, la voix est modifiée ; elle devient sourde, rauque, puis s'éteint.

Crise (du gr. *krisis*, jugement). — Changement dans l'évolution d'une maladie marquée par des modifications importantes (sueurs, hémorragie, dépôt dans les urines). La crise peut être *salutaire* ou *fatale*.

On donne ce nom également à des accidents nerveux (convulsions, hystérie, épilepsie, éclampsie).

Cristallin. — Lentille transparente des yeux (V. ŒIL) qui sert à concentrer les rayons lumineux sur la rétine. La *cataracte* est l'opacification du cristallin.

Croissance. — La croissance se poursuit pendant les vingt-cinq premières années de la vie ; son intensité varie selon l'âge, selon les pays, selon les races et selon les conditions sociales.

Pendant la grossesse, la croissance du fœtus s'effectue régulièrement, ainsi que le montre le tableau des pages 141 et 142.

Les parties du corps qui étaient les plus développées à la naissance sont celles qui plus tard se développent le moins. La tête représente près du *quart* de la hauteur totale du nouveau-né ; à trois ans, elle n'en forme plus que le *cinquième*, et seulement le *huitième* à vingt-cinq ans. Alors que le membre inférieur devient *six* fois plus grand qu'à la naissance, le membre supérieur devient seulement quatre fois plus long.

Pour Quetelet, la croissance en hauteur la plus

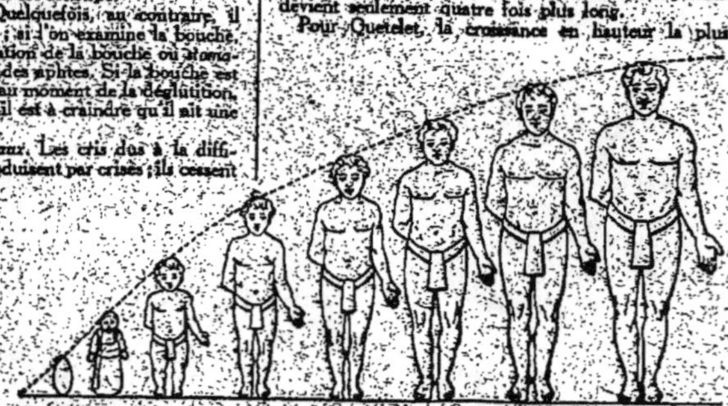

FIG. 231. — Courbe de la croissance.

A. Fin du 1er mois ; B. 20e semaine ; C. Naissance ; D. 1 an ; E. 5 ans ; F. 9 ans ; G. 13 ans ; H. 17 ans ; I. 22 ans.

rapide a lieu immédiatement après la naissance (20 centimètres pendant la première année, un peu moins de 10 centimètres pendant la seconde), puis elle diminue graduellement jusque vers l'âge de quatre à cinq ans. A ce moment elle marcherait régulièrement jusqu'à seize ans avec une moyenne de 56 millimètres ; elle va ensuite en diminuant jusqu'à vingt ans chez les filles, jusqu'à vingt-cinq ans chez les hommes (*fig.* 231).

Chez certains enfants, la croissance est souvent très

grande entre quatorze et seize ans ; pendant ces deux années, elle peut atteindre 7 et même 8 centimètres. A trois ans, l'individu a atteint la moitié de sa hauteur, vers sept ans les deux tiers, vers dix ans les trois quarts.

Au point de vue des saisons, la croissance est à peu près égale en hiver et en été jusqu'à cinq ans, mais, à partir de cet âge jusqu'à dix ans, elle est plus grande en été ; l'humidité et l'absence de soleil sont la cause de cette action défavorable de l'hiver. L'accroissement de la taille se fait surtout pendant la période de repos d'augmentation du poids.

Dans la classe pauvre, l'accroissement est plus lent que dans la classe aisée, mais elle se prolonge plus tard. L'aisance succédant à la misère modifie rapidement la hauteur et, en outre, le poids et la circonférence du corps.

C'est surtout par les os que s'opère la croissance ; son terme est donc marqué par l'ossification complète des cartilages placés au point de réunion de la partie moyenne de l'os (*diaphyse*) avec les extrémités de cet os (*épiphyses*). L'élongation de l'os s'opère, en effet, au niveau de ce cartilage dit de *conjugaison*, jusqu'à ce que celui-ci soit entièrement ossifié. L'arrêt de la croissance répond à l'ossification *prématurée* des cartilages de conjugaison.

Le *poids* des individus triple pendant la première année. Un enfant pesant 3 kilogrammes à sa naissance en doit peser plus de 9 à la fin du douzième mois, mais cet accroissement diminue graduellement.

L'augmentation quotidienne *moyenne* en grammes est la suivante :

1er mois......	25 gr.	7e mois	15 gr.
2e —	23 —	8e —	13 —
3e —	22 —	9e —	12 —
4e —	20 —	10e —	10 —
5e —	18 —	11e —	8 —
6e —	17 —	12e —	6 —

En multipliant chacun de ces chiffres par les 30 jours des mois, on arrivera au poids énoncé.

Dès la 2e année, l'augmentation diminue jusqu'à huit ou dix ans. De douze à quatorze ans, l'augmentation annuelle est de plus de 3 kilogrammes ; elle s'accroît ensuite jusqu'à seize à dix-huit ans. A ce moment, elle s'arrête chez la femme, mais continue chez l'homme jusque vers vingt-cinq ou vingt-sept ans.

Le poids, à vingt ans, est égal à celui de la naissance multiplié par 29.

CONDITIONS NÉCESSAIRES POUR CROISSANCE NORMALE : 1° *Alimentation* rationnelle et appropriée à l'âge : lait pendant les douze premiers mois ; plus tard, quantité suffisante de légumes frais avec la viande ; 2° large *aération* du logis et exercice au grand air.

Troubles et maladies de la croissance. — On observe quelquefois pendant cette période, dans les articulations, des *douleurs* fugitives qui se reproduisent pendant une huitaine de jours et s'accompagnent d'un peu de fièvre. Ces troubles sont souvent trop faibles pour qu'un médecin soit appelé ; les parents doivent, en tout cas, y voir une indication de repos.

On observe assez fréquemment aussi des troubles du côté du cœur, caractérisés notamment par des *palpitations*, des *points de côté* dans la région cardiaque, des *maux de tête*. On les combattra par un régime reconstituant (viandes rouges rôties, poisson, lait, fromage, purée de légumes secs, vin rouge de Bordeaux) et surtout par le repos au lit pendant plusieurs jours.

Les fièvres éruptives sont souvent l'occasion d'une croissance hâtive ; il est donc important de régler aussi l'exercice à ce moment, de façon à accroître l'appétit sans aboutir à la fatigue.

De sept à quatorze ans, la colonne vertébrale offre une faible résistance : il faut, pendant cette période, éviter de porter le poids du corps d'un seul côté. Des déformations (dos rond, épaules inégales) sont la conséquence des *attitudes vicieuses prolongées* pendant les classes ou la marche. Les déformations sont plus fréquentes chez les jeunes filles, parce qu'elles font moins d'exercice, qu'elles restent plus longtemps assises. V. COLONNE vertébrale (Déviation de la).

La gymnastique avec appareils, faite sans tenir compte de l'état des forces, et du reste tous les exercices exagérés, soit dans la durée, soit dans l'énergie déployée, peuvent produire des maux de tête, de l'inappétence, des douleurs vagues dans les membres et des poussées de fièvre. Ce n'est pas la croissance exagérée qui fatigue, mais la fatigue qui amène la croissance exagérée.

TABLEAUX DE LA CROISSANCE

I. CROISSANCE DU FŒTUS (de la conception à la naissance) en *taille* et *poids*.

AGE en SEMAINES.	POIDS en GRAMMES.	ACCROISSEMENT DE POIDS par semaine entre les deux dates.	TAILLE en CENTIMÈTRES.	ACCROISSEMENT DE TAILLE par semaine entre les deux dates.
4e............	1	0,00	1,5	0,000
8e............	4	0,75	2,5	0,250
12e............	20	4,00	8,0	1,375
16e............	120	25,00	15,0	1,750
20e............	285	41,25	20,0	1,250
24e............	635	87,50	30,0	2,500
28e............	1 220	146,25	35,0	1,250
32e............	1 700	120,00	40,8	1,250
36e............	2 240	132,50	45,0	1,250
40e............	3 250	270,00	50,0	1,250

Le poids moyen des enfants nouveau-nés varie suivant le sexe et suivant que la femme est, ou non, mère pour la première fois. Il est de :

Premier-né............	Fille.........	3 101	Deuxième ou troisième.	Fille..........	3 120
—	Garçon	3 164	— —	Garçon	3 372

II. CROISSANCE DE LA TAILLE, DU Ier JOUR A 25 ANS.

1° Croissance de la taille du bébé (naissance au 12e mois).

AGE	TAILLE	MOYENNE D'ACCROISSEMENT mensuelle.	ACCROISSEMENT rapporté à la TAILLE TOTALE.
Naissance	0,450 à 0,500	0,000	—
Fin du 1er mois	0,490 à 0,550	0,050	1/10e
Fin du 2e mois	0,530 à 0,580	0,030	1/16e
Fin du 12e mois	0,700 à 0,800	0,025	1/30e

2° Croissance de la taille de l'enfant (de 1 an à la 6e année).

AGE	TAILLE	MOYENNE D'ACCROISSEMENT mensuelle.	ACCROISSEMENT rapporté à la TAILLE TOTALE.
Fin de la 1re année	0,700 à 0,800	0,000	—
— 2e —	0,800 à 0,900	0,100	1/9e
— 3e —	0,870 à 0,970	0,070	1/13e
— 4e —	0,935 à 1,035	0,065	1/15e
— 5e —	0,995 à 1,095	0,060	1/18e

Au début de la sixième année l'enfant a donc doublé sa taille de naissance et a atteint les 2/3 de sa hauteur future ; sa force musculaire est égale à la moitié de celle qu'il aura adulte.

3° Croissance de la taille de 6 à 25 ans.

AGE	TAILLE	MOYENNE D'ACCROISSEMENT annuelle.
6 ans	1,000	
16 ans	1,560	0,056
20 ans	1,660	0,025
25 ans	1,680	0,004
30 ans	1,685	0,001

III. CROISSANCE COMPARATIVE EN POIDS

de la naissance à 30 ans, chez l'homme et la femme (d'après Comby et Landois).

AGE	POIDS		AGE	POIDS		AGE	POIDS	
	HOMMES	FEMMES		HOMMES	FEMMES		HOMMES	FEMMES
Naissance	3k000	3k000	10 mois	8k660	8k660	8 ans	22k260	19k820
1 mois	3 700	3 700	11 —	8 960	8 960	9 —	24 090	22 400
2 —	4 500	4 500				10 —	26 120	24 240
3 —	5 250	5 250	1 an	9 550	9 300	12 —	31 000	30 540
4 —	6 000	6 000	2 ans	12 000	11 400	14 —	38 500	38 100
5 —	6 500	6 500	3 —	13 210	12 450	16 —	53 390	44 440
6 —	7 000	7 000	4 —	15 070	14 180	18 —	61 260	53 100
7 —	7 500	7 500	5 —	16 700	15 500	20 —	65 000	54 460
8 —	7 900	7 900	6 —	18 040	16 740	25 —	68 290	55 080
9 —	8 300	8 300	7 —	20 160	18 450	30 —	68 900	55 140

Croix-Rouge. — Insigne des trois sociétés de secours aux blessés : Société française de secours aux blessés ; Union des femmes de France ; Association des dames françaises.

Croton. — Semence d'une Euphorbiacée. Purgatif très violent et révulsif énergique.

MODE D'EMPLOI. On emploie l'huile extraite des semences : à l'*intérieur*, comme purgatif, dans un looch de 120 gr., 1 à 2 gouttes ; à l'*extérieur*, 3 à 6, pure ou sous forme d'un liniment contenant 1 gr. d'huile de croton pour 5 gr. d'huile d'olive.

Croup. — Faux croup. V. LARYNX (Maladies) : *laryngite striduleuse*. Croup. V. DIPHTÉRIE.

Crustacés (homard, langouste, écrevisse). — Les crustacés sont très nourrissants, les œufs de langouste notamment contiennent une grande quantité d'azote. Ils ont l'inconvénient de provoquer chez certaines personnes de l'urticaire, de la constipation ou, au contraire, de la diarrhée.

Cryesthésie (du gr. *kruos*, froid, et *esthesis*, sensation). — Sensation de froid ; s'observe surtout aux extrémités, chez les brightiques, par exemple.

Cryocautère. — Appareil amenant la révulsion par le froid (*fig.* 232).

Cryothérapie (du gr. *kruos*, froid, et *therapeia*, traitement). — La cryothérapie est l'application du froid au traitement des

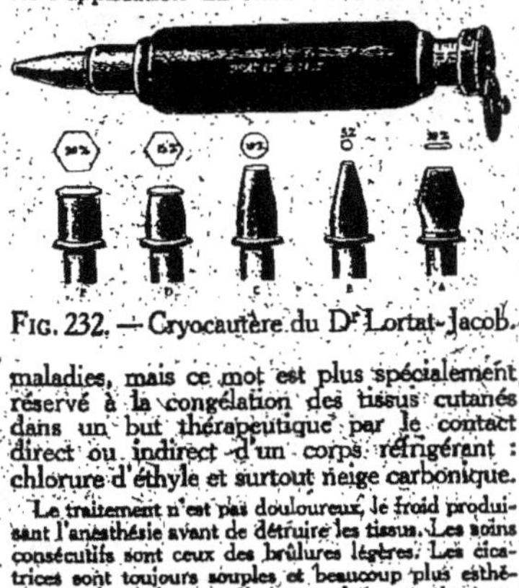

FIG. 232. — Cryocautère du Dr Lortat-Jacob.

maladies, mais ce mot est plus spécialement réservé à la congélation des tissus cutanés dans un but thérapeutique par le contact direct ou indirect d'un corps réfrigérant : chlorure d'éthyle et surtout neige carbonique.

Le traitement n'est pas douloureux, le froid produisant l'anesthésie avant de détruire les tissus. Les soins consécutifs sont ceux des brûlures légères. Les cicatrices sont toujours souples et beaucoup plus esthétiques que par la cautérisation au thermocautère.

La cryothérapie est indiquée pour détruire toutes les *productions cornées superficielles*, qu'il s'agisse de verrues, de tuberculose verruqueuse, de cors, de kératodermie. Les *nævi plans verruqueux* ou *pigmentaires*, les *chéloïdes vraies*, les *cicatrices chéloïdiennes* consécutives aux abcès ganglionnaires ou aux brûlures sont rapidement détruits par l'emploi de la neige carbonique. La cryothérapie est encore indiquée dans le traitement des *lupus érythémateux* ou *tuberculeux*, dans les *épithéliomas cutanés superficiels* limités. On détruit aussi très facilement les *verrues séniles* qui se transforment si souvent en épithéliomas.

Enfin, on a appelé l'attention sur les bons effets de la cryothérapie pour effacer les *tatouages* de la peau.

Cryptorchidie (du gr. *kruptos*, caché, et *orchis*, testicule). — Absence dans le scrotum des testicules qui sont encore placés dans l'abdomen.

Cubèbe. — Plante de la famille des poivres, dont on emploie le fruit.

ACTION. Stimulant, antiblennoragique.

DOSE. 1 à 3 gr. d'extrait en pilules ou capsules : 10 à 25 gr. d'opiat. On l'associe souvent au copahu.

Cubitus. — L'un des os de l'avant-bras (V. la figure au mot CORPS). Pour les fractures, V. FRACTURE.

Cuiller. — Pour faire avaler des médicaments de goût peu agréable, notamment l'huile de foie de morue*, on peut faire usage de cuillers à couvercle mobile.

Cuillerées. — La dose contenue dans une cuillerée varie beaucoup suivant la nature du médicament. Voici les chiffres de P. Yvon :

CUILLERÉE A SOUPE. Sirops 20 gr., potions 18 gr., liquides aqueux ou vin 16 gr., liquides alcooliques ou huiles 12 grammes.

CUILLERÉE A DESSERT. Les trois quarts de la cuillerée à soupe.

CUILLERÉE A CAFÉ. Le quart de la cuillerée à soupe.

Cuisinières (Maladie des). — V. ANÉMIE, CARBONE (Oxyde de) et CARBONIQUE (Acide).

Cuisson. — Elle peut se faire de différentes façons :

Rôtissage. Le meilleur procédé est celui au bois. En moyenne, il faut compter un quart d'heure par livre de viande ; mais, si le morceau est volumineux, la stérilisation est insuffisante au centre, où la température ne dépasse pas 50° au lieu des 78° nécessaires.

Cuisson au four et braisage. La viande est cuite également partout, d'où plus saine.

Cuisson par eau bouillante (*pot-au-feu*). La viande perd de son goût, mais elle est bien stérilisée, à condition que l'ébullition dure une demi-heure par livre.

Friture. Cuisson intense, les graisses bouillant à 120°, à condition que les morceaux soient peu épais, le passage dans la friture étant court.

Cuivre. — Plusieurs sels sont employés :

I. Acétate de cuivre (vert-de-gris). — Employé comme *caustique* sous forme d'emplâtre.

II. Sulfate de cuivre (vitriol bleu). — Vomitif, caustique, astringent. — DOSE. A l'*intérieur*, comme vomitif, 10 à 30 centigr. dans une potion contenant 100 gr. d'eau et 25 gr. de sirop de menthe, à prendre par cuillerée à soupe toutes les dix minutes. A l'*extérieur*, comme astringent, 5 à 10 centigr. pour 20 gr., en pommade ou collyre. On l'emploie sous forme de crayon, la *pierre divine*, dans laquelle il est associé à parties égales avec de l'azotate de potasse et de l'alun. Il entre dans la composition de la *liqueur de Villate* et de la poudre *hémostatique*.

INCOMPATIBILITÉS. Ne pas le donner en même temps que des décoctions astringentes, des sulfures, des sels de plomb, des alcalis et leurs carbonates.

Empoisonnement par les sels de cuivre. — Sulfate de cuivre ou vitriol bleu, vert-de-gris (acétate et carbonate de cuivre). En général, les criminels ont simplement fait macérer des gros sous dans du vinaigre.

Des accidents peuvent aussi se produire après avoir mangé des raisins sulfatés ; aussi est-il nécessaire de laver toujours les raisins avant de les manger.

SIGNES. Un quart d'heure après l'ingestion, des vomissements violents se produisent ; ils ont un *goût d'encre* ou *métallique*, et s'accompagnent de sécheresse de la bouche, de resserrement de la gorge, puis de diarrhée. Les vomissements sont colorés : verdâtres, puis jaunâtres et grisâtres ; en y ajoutant de l'ammoniaque, ils prennent une couleur bleue décelant la présence du cuivre.

PREMIERS SOINS. Faire boire de l'eau albumineuse après avoir fait vomir, puis lait et œufs à volonté. Tisane d'orge. Infusion de café.

Culex. — Moustique capable de transmettre certaines maladies infectieuses. V. FIÈVRE JAUNE, PALUDISME.

Cunéiformes. — Os du tarse. V. CORPS.

Curare. — Sorte de résine provenant d'une plante de la famille des Strychnées, dont les indigènes de l'Amérique du Sud empoisonnent leurs flèches. Employé à dose faible contre le tétanos, la rage avec des résultats douteux.

Empoisonnement. — SIGNES. Maux de tête, troubles de la vue, tremblements, puis paralysie des muscles du membre inférieur, accroissement de la salive, refroidissement et asphyxie.

TRAITEMENT. Celui de l'asphyxie, puis stimulants. Si le poison a été introduit par une plaie, lier le membre entre celle-ci et le cœur et laver complètement la blessure, puis desserrer le lien progressivement.

Cure (du lat. *cura*, soin). — Mode de traitement de certaines maladies.

Cure d'air. — L'air pur possède une action tonique et stimulante : sous son influence, l'appétit renaît, le sommeil revient, la ventilation pulmonaire s'effectue plus activement. La cure d'air, à l'abri du vent et de l'humidité, convient au traitement de la tuberculose pulmonaire et de certaines anémies : elle se pratique pendant le jour ou pendant la nuit.

Cure d'air diurne. — Le malade, étendu sur une chaise longue à l'abri du vent et du soleil, soigneusement couvert, fait sa cure d'air dans sa chambre, au jardin, ou sur des terrasses ou des galeries exposées au sud. L'accoutumance est obtenue en augmentant quotidiennement la durée du séjour à l'air libre.

Cure d'air nocturne. — L'aération nocturne s'effectue progressivement : on ouvre d'abord les fenêtres de la chambre voisine, puis celles de la chambre du malade, à condition qu'elles soient à une certaine distance du lit. Le malade sera très soigneusement couvert, et, au moment du lever et du coucher, les fenêtres seront fermées. Il convient de suspendre la méthode pour les nuits de brouillards pénétrants, de tempêtes, de froid très vif.

Cette méthode est contre-indiquée chez les malades, cachectiques, atteints de tuberculose avancée, de sueurs profuses, de poussées rhumatismales, ou bronchitiques chez les vieillards (Savy).

Cure de diurèse. — Méthode consistant à stimuler la fonction urinaire par l'ingestion régulière de quantités variables d'eaux minérales. Utilisée dans certaines stations (Martigny, Contrexéville, Vittel, Évian, etc.). V. DIURÈSE.

Cure de jeûne. — V. DIABÈTE.

Cure de petit-lait. — V. à LAIT.

Cure de raisin. — V. RAISIN.

Cure de soleil. — V. HÉLIOTHÉRAPIE.

Cure de terrain. — Marche pratiquée chaque jour pendant un temps plus ou moins long sur un terrain de plus en plus montueux ; c'est un mode d'exercice conseillé dans le traitement des maladies du *cœur* (notamment des lésions des orifices sans affaiblissement de l'organe), du *poumon* et surtout de l'*obésité*. Ce traitement consiste à augmenter la résistance du malade à l'essoufflement par un exercice qui accroît : 1° les combustions vitales, d'où diminution de la graisse ; 2° les sécrétions de la peau et des reins, d'où disparition des hydropisies ; 3° l'amplitude de la respiration, l'impulsion du cœur, d'où régularisation de la circulation.

On a comparé à tort la marche sur terrain montueux à la montée d'un escalier. Ce dernier exercice est beaucoup plus fatigant : l'élévation du corps de toute la hauteur d'une marche demande un effort beaucoup plus grand.

Cure-dent. — Il peut être en métal, en ivoire, en plume, en bois taillé.

Dans les deux derniers cas, il sera détruit après usage ; dans les deux premiers, il sera nettoyé, puis conservé, *à l'abri des poussières*, dans une gaine spéciale. Il est important de ne pas le serrer à même la poche. On doit l'employer après chaque repas.

Cure-oreille. — V. OREILLE : *Maladies du conduit auditif externe.*

Curettage (du lat. *curare*, soigner). — Action de gratter la surface d'une muqueuse (celle de l'utérus) avec un instrument (curette), pour enlever les parties malades (fongosités) après dilatation du col.

Le curettage s'emploie aussi pour les abcès tuberculeux ou les abcès des os (V. ci-après).

Curette (*fig.* 233). — Instrument formé d'une tige d'acier terminée par une sorte de cuillère à bords mousses, lorsqu'il sert à

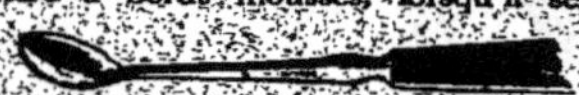

FIG. 233. — Curette de Volkmann.

recueillir des corps étrangers dans une cavité (calcul de la vessie) ; à bords plus ou moins tranchants, lorsqu'il est utilisé pour racler une muqueuse ou évider un os.

Curiethérapie. — Syn. de radiumthérapie.

Cutané (du lat. *cutis*, peau). — Qui appartient à la peau.

Cutiréaction. — Réaction cutanée locale au niveau d'une inoculation par la tuberculine, par ex. V. TUBERCULINE.

Cyanhydrique ou **prussique** (Acide). — Employé comme calmant à la dose de 10 à 15 gouttes de la solution à 2 p. 100. Cet acide est le principe actif de l'*eau distillée de laurier-cerise.*

Empoisonnement. — Les inhalations d'acide prussique produisent une mort instantanée; l'acide cyanhydrique médicinal, l'eau distillée de laurier-cerise, qui contient 5 centigr. pour 100 gr., le cyanure de potassium, dont on se sert pour les collyres, sont extrêmement dangereux.

SIGNES. Mort très rapide après convulsions et coliques violentes, respirations pénibles, interrompues par des soupirs profonds.

PREMIERS SOINS. Administrer 30 gr. de sulfate de fer (vitriol vert dans de l'eau). Inhalation d'ammoniaque. Respiration artificielle. Injections sous-cutanées d'eau oxygénée.

Cyanose (du gr. *kuanos*, bleu). — Teinte bleue, quelquefois noirâtre, ou livide, de la peau, tenant à une gêne circulatoire (maladies du cœur ou du poumon) ou au mélange du sang artériel et veineux, par suite d'une malformation transitoire ou permanente du cœur (nouveau-né).

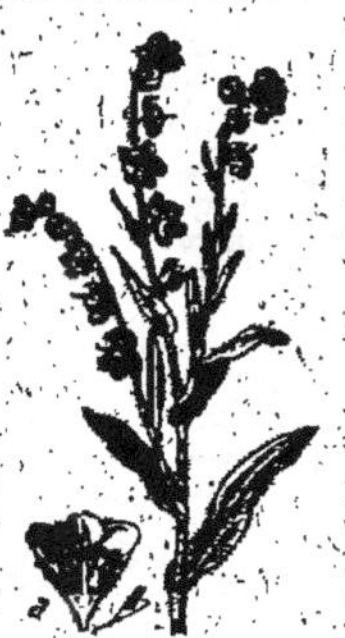

FIG. 234. Cynoglosse.
a. Coupe de la fleur.

Cyanure. — V. CYANHYDRIQUE.

Cyclisme. — Exercice excellent pour l'enfant, la femme et l'homme bien portants, le cyclisme est une des formes du traitement de l'anémie, de l'arthritisme (goutte, migraine, obésité, rhumatisme), de la neurasthénie, de la constipation et de certaines formes de diarrhée, mais à la condition d'être fait d'une façon rationnelle.

Il ne doit être mis en pratique par les cardiaques, les dyspeptiques, les herniaires, les hémorroïdaires, les convalescents, les personnes ayant eu des appendicites ou une affection des voix urinaires, qu'après *autorisation médicale*. Le maximum de l'exercice sera proportionné à l'âge, au sexe et surtout à l'entraînement progressif précédent; la grandeur de la machine sera appropriée à la taille de la personne; le développement de la bicyclette devra être modéré ($3^{m},50$ pour l'enfant, $4^{m},50$ pour le jeune homme et la femme); le guidon sera droit et la selle munie au milieu d'une rainure suffisamment large et profonde; enfin un frein devra toujours y être adapté. Le cycliste est exposé à des changements de température contre lesquels il s'endurcira par des ablutions générales quotidiennes.

Cyclite (du gr. *kuklos*, cercle). — Inflammation du corps ciliaire de l'œil. V. ŒIL.

Cyclothymie (du gr. *kuklos*, cercle, et *thumos*, passion). — Psychose caractérisée par des phases alternatives d'excitation et de dépression.

Cylindre. — V. URINES.

Cynoglosse. — Plante de la famille des Borraginées (*fig.* 234) dont la racine passait autrefois pour narcotique. En réalité les pilules de cynoglosse, dosées à 20 centigr. chacune, doivent leur action somnifère et calmante à l'existence dans chacune de 2 centigr. d'extrait d'opium et à quantité égale de poudre de semence de jusquiame.

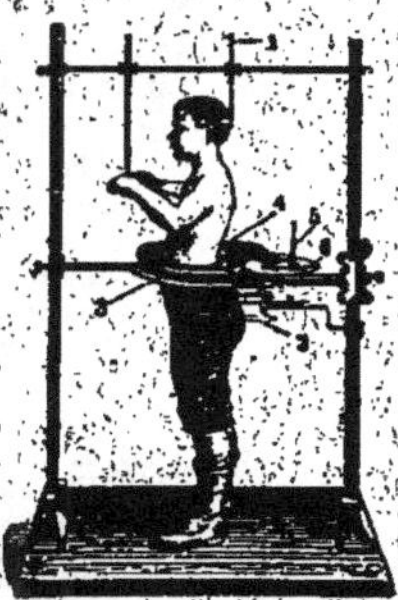

FIG. 235. — Thoracographe ou cyrtomètre.
1. Fixe-tête; 2. Fixe-bassin; 3. Cercle contenant l'appareil enregistreur; 4. Molette faisant le tour du thorax; 5. Stylographe inscripteur; 6. Feuille de papier sur laquelle s'inscrit le diagramme.

Cyphose (gr. *kuphôsis*, de *kuphos*, courbé). — V. COLONNE (Déviations de la).

Cyrtomètre (du gr. *kurtos*, cage, et *metron*, mesure). — Instrument destiné à mesurer le périmètre thoracique (*fig.* 235).

Cystalgie (du gr. *kustis*, vessie, et *algos*, douleur). Douleur au niveau de la vessie.

Cysticerque (du gr. *kustis*, vessie, et *kerkos*, queue). — V. TÉNIA.

Cystique (canal). — Canal excréteur de la vésicule biliaire. V. FOIE.

Cystite (du gr. *kustis*, vessie). — V. VESSIE.

Cystoscope (du gr. *kustis*, vessie, et *scopein*, examiner). — Sonde munie d'une ampoule électrique destinée à éclairer la vessie.

Cystostomie (du gr. *kustis*, vessie, et *stoma*, bouche). — Abouchement de la vessie à la paroi abdominale, consécutif à la taille.

Cystotomie (du gr. *kustis*, vessie, et *tomê*, incision). — Ouverture de la vessie (taille) pour l'extraction d'un corps étranger, d'un calcul ou d'une tumeur.

Cytologie (du gr. *cutos*, cellule, et *logos*, étude). — Étude de la structure des cellules.

D

D. — Dans une ordonnance, *D* signifie *dose*.

Dacryocystite (du gr. *dakruon*, larme, et *kustis*, sac). — Inflammation du sac lacrymal. V. ŒIL.

Dactylite (du gr. *dactylon*, doigt). — Inflammation d'un doigt.

Daltonisme (dyschromatopsie). — Un savant anglais, Dalton, qui ne voyait pas le rouge, ayant décrit le premier cette altération de la vision, on a donné son nom par extension à toutes les anomalies analogues de la vue dans lesquelles on ne distingue pas une ou plusieurs couleurs : vert, rouge, violet, bleu, mais le terme scientifique est *dyschromatopsie* (mal-couleur-voir).

VARIÉTÉS. Les daltonistes de naissance ne se doutent pas, ordinairement, de leur infirmité, d'où l'utilité d'un examen spécial de la vision pour les enfants qui se destinent à la marine, à la peinture ou aux états de mécanicien sur les chemins de fer, de teinturier, de tapissier, de couturière ou de modiste.

Dans la dyschromatopsie acquise, qui est produite par l'alcoolisme, l'abus du tabac, l'hystérie, les traumatismes du crâne, les malades ont ordinairement conscience de leur état et voient disparaître successivement le vert, le rouge, et enfin le bleu.

La fausse perception des variétés de nuances des couleurs est très fréquente chez les jeunes enfants (30 p. 100) et se guérit par l'examen méthodique de paquets de laine, renfermant chacun trois nuances de chaque teinte.

Danse de Saint-Guy. — V. CHORÉE.

Dartres (du gr. *dartos*, écorché). — Expression générique vague, qui se rapporte à plusieurs maladies de la peau. V. ACNÉ, ECZÉMA, HERPÈS, IMPÉTIGO, LICHEN, LUPUS, PITYRIASIS.

Dattes. — Fruits adoucissants employés en décoction (50 gr. par litre). Les dattes font partie des *quatre fruits pectoraux*.

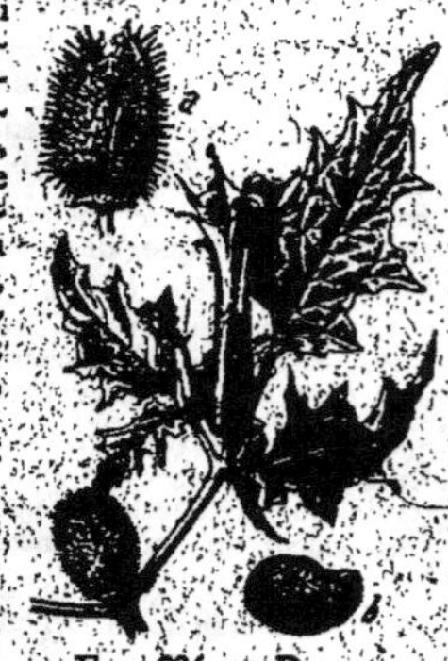

FIG. 236. — Datura.
a. Fruit ; *b.* Graine.

Datura stramonium (stramoine) [*fig.* 236]. — Plante de la famille des Solanées dont on emploie la racine, les feuilles et les semences.

ACTION. Narcotique et antispasmodique. — DOSE. A l'*intérieur*, alcoolature, 5 à 30 gouttes ; extrait alcoolique, 1 à 10 centigr. A l'*extérieur*, emplâtre et huile avec l'extrait.

Empoisonnement. — Signes et premiers soins comme pour l'empoisonnement par la belladone. V. BELLADONE.

Davier. — Pince pour arracher les dents.

Dax (Landes). — Ville d'eaux sulfatées calciques chlorurées chaudes (60°). On y emploie aussi le traitement par les *boues* (V. BAINS de boues) qui contiennent par 100 gr. : eau 49*, silice et silicate 32, carbonate de chaux 3, fer 8, matières organiques (algues) 3. — Altitude 40 m. ; climat doux en toutes saisons ; aussi les établissements sont-ils ouverts toute l'année. Ressources.

MODES D'EMPLOI. Ceux des EAUX MINÉRALES* calciques et spécialement bains, pulvérisations. Quant aux boues, elles sont employées en bains d'une durée de 10 à 12 minutes dans une baignoire, et la boue se dépose seulement sur une partie du corps. — INDICATIONS spéciales des boues. Rhumatisme chez les lymphatiques, névralgies. — CONTRE-INDICATIONS. Rhumatisme et goutte aiguës, tuberculose.

Débilité congénitale (du lat. *debilis*, faible). — Insuffisance de développement de l'embryon qui se fait sentir pendant les premières années de l'enfance.

CAUSES. Accouchement avant terme par suite de maladie de la mère pendant la grossesse, maladie des parents, notamment la syphilis.

Le nouveau-né débile est petit et grêle (1 000 à 2 000 gr.), sa peau est molle, mais d'un rouge vif et laisse voir les vaisseaux. Il respire insuffisamment, sa voix est faible et voilée. Il tette mal et ses mouvements sont lents.

L'abaissement normal de température qui suit la naissance, au lieu d'être d'un seul degré et d'être temporaire, atteint souvent chez les débiles 3° ou 4° et davantage, et persiste plusieurs jours.

COMPLICATION. *Accès de cyanose.* Les débiles sont souvent sujets à des accès de *cyanose*, pendant lesquels ils deviennent tout à coup bleus. Il faut alors déshabiller l'enfant dans une pièce chaude ou devant un feu vif, frictionner toute sa peau sans trop de force, faire des pressions rythmées de la poitrine et les tractions de la langue.

TRAITEMENT. *Entretien de la chaleur.* Il est donc indispensable de vêtir les nouveau-nés chaudement dès la naissance : enveloppement dans une couche d'ouate simple, y compris le tour de la tête, puis emmaillotement et bonnet ; boules d'eau chaude de chaque côté renouvelées fréquemment ; enfin édredon et feu dans la pièce, de façon à maintenir une température de 25°. Mais une *couveuse* est préférable.

Allaitement spécial. Si l'enfant débile doit être allaité par une nourrice, celle-ci conservera son propre enfant jusqu'à ce que le débile ait atteint 3 000 gr. ; sans quoi, celui-ci ne la tétant pas assez, elle perdrait son lait. Si c'est la mère qui nourrit, on emploiera la *téterelle* biaspiratrice* pour lui tirer du lait.

La quantité doit équivaloir par jour au cinquième de son poids, jusqu'à ce qu'il ait atteint le poids qui est normal à la naissance (3 kg.).

Débilité mentale. — Faiblesse de l'intelligence incomplètement développée, d'origine congénitale compatible parfois avec une vie sociale peu active; mais souvent le placement dans un établissement d'arriérés est nécessaire.

Déboîtement. — Synonyme de luxation.

Décalcification (du lat. *de*, hors de, *calx*, chaux, et *facere*, faire). — Diminution de la densité d'un os par perte de chaux à la suite d'un traumatisme. Ce trouble de nutrition est dû à un vice d'innervation du sympathique.

Déchaussement des dents. — V. GINGIVITE.

Déchloruré (Régime). — Régime proposé par Widal et Javal, ayant pour base la restriction du sel commun (chlorure de sodium) dans l'alimentation, afin de faire disparaître les œdèmes des maladies des reins* (maladie de Bright), du cœur* et du foie*.

L'homme absorbe, en moyenne, 15 gr. de sel par jour, dont 2 gr. sont contenus dans les aliments et 13 gr. y sont ajoutés. Ces derniers ne sont pas indispensables et ne font que passer dans l'organisme.

La cure se fait en deux temps : 1° *Régime déchloruré strict* : la viande (qui ne contient que 1 gramme de chlorure par kilo) sera prise à volonté crue, grillée, rôtie avec beurre et condiments autres que le sel ; poisson d'eau *douce*, œufs, crème, pommes de terre, riz, salade, fruit, confitures, chocolat, pain et pâtisseries préparées sans sel. Comme boisson (2 litres au maximum) : eau, bière, vin ; thé et café en quantité modérée. Le lait (1 gr. 60 de sel par litre et 30 gr. d'albumine) contient dans les 4 litres nécessaires quatre fois plus de sel que le régime mixte précédent et beaucoup plus d'eau ; 2° *Régime déchloruré modéré* : lorsque, après la disparition complète des œdèmes, le poids est descendu, on donne 3 gr. de sel ; puis, si le poids ne remonte pas, on peut arriver progressivement jusqu'à 10 gr. (au total), c'est-à-dire 5 gr. au moins au-dessous de la dose moyenne.

Déclaration. — Les maladies contagieuses dont la déclaration au préfet par le médecin traitant est obligatoire sont : variole, scarlatine, rougeole, diphtérie, typhus, fièvre typhoïde et fièvres paratyphoïdes, choléra, suette miliaire, peste, fièvre jaune, dysenterie, fièvre puerpérale, ophtalmie des nouveau-nés, méningite cérébro-spinale, trachome, poliomyélite antérieure aiguë, fièvre méditerranéenne.

Décoction (du lat. *decoquere*, faire cuire). — Préparation pharmaceutique, qui consiste à faire bouillir une substance dans de l'eau.

Décollement de la rétine. — V. ŒIL.

Décubitus. — Mot latin signifiant *couché* : décubitus dorsal, action de coucher sur le dos.

Décubitus acutus. — Escarre se produisant au point de contact de la peau avec le lit dans le décubitus. S'observe le plus souvent à la région fessière ou sacrée chez les hémiplégiques.

TRAITEMENT. Poudres inertes, poudre de Lucas-Championnière.

Défaillance. — État de faiblesse produit par une diminution brusque de l'action du cœur. Elle peut aboutir à l'évanouissement.

Défécation. — Action d'aller à la selle.

Dégénérescence (du lat. *de*, sans, et *genus*, vie). — Altérations générales de la santé se produisant chez un individu, et surtout chez ses descendants. V. ALCOOLISME, ALIÉNATION.

Dégénérescence graisseuse. — Transformation en graisse d'une partie d'un muscle ou d'un organe.

Déglutition. — Action d'avaler.

Dégoût. — Répugnance pour les aliments qui, dans certains cas, peut prévenir un empoisonnement par des aliments avariés V. aussi APPÉTIT.

Délire (du lat. *delirare*, sortir du sillon). — Altération de l'intelligence plus ou moins prolongée pendant laquelle le malade parle ou agit ordinairement sans en avoir conscience et en associant des idées incompatibles les unes avec les autres. Le délire peut être aigu et fébrile, ou chronique et apyrétique.

CAUSES. Maladie fébrile, aliénation mentale, paralysie générale, surexcitation passionnelle, épuisement produit par hémorragie abondante, maladie de cœur, inanition, fatigue physique ou intellectuelle, souffrance ou frayeur, intoxications (par l'alcool, l'opium, le hachich, le mercure, le plomb), tuberculose, syphilis, traumatisme (chute, fracture, plaie).

ÉVOLUTION. Tantôt il n'existe que des troubles de circulation cérébrale, tantôt, au contraire, il y a lésion du tissu nerveux. Le délire n'est pas fatalement un signe grave : des personnes très excitables en sont atteintes au moindre accès de fièvre, mais il nécessite toujours une surveillance attentive, le malade pouvant commettre des actes irréparables sous l'influence d'une hallucination* : suicide ou attentat contre autrui, destruction d'objets, incendie. V. aussi à ALIÉNATION MENTALE, à FOLIE et aux diverses maladies dont le délire est la conséquence.

TRAITEMENT. V. CALMANTS.

Delirium tremens. — Délire spécial aux alcooliques chroniques.

SIGNES. Crises de délire aigu s'accompagnant d'une agitation incessante, de tremblements musculaires, d'hallucinations terribles (rats dévorant le malade). Elles surviennent brusquement ou après quelques nuits d'insomnie et peuvent se prolonger pendant plusieurs jours. La fièvre est très variable comme intensité ; elle peut atteindre 42°. — CAUSES OCCASIONNELLES. Excès de boissons, émotions, privation de nourriture, blessure, maladie fébrile et notamment la pneumonie. — ÉVOLUTION. Si le malade ne s'amende pas, la mort est certaine après une ou plusieurs récidives.

TRAITEMENT. Supprimer l'alcool. Enfermer l'alcoolique dans une chambre bien aérée où il ne puisse rien briser. Faire boire le plus possible du lait, qui doit être l'unique alimentation, et des limonades pour provoquer l'élimination de l'alcool. Bains chauds répétés.

Délivrance. — Expulsion des annexes du fœtus. V. ACCOUCHEMENT.

Deltoïde. — Muscle qui recouvre l'articulation de l'épaule. V. *fig.* à CORPS.

Démangeaison ou **Prurit.** — Sorte de sensation spontanée de chatouillement se manifestant sur la peau ou les muqueuses en rapport avec l'extérieur (bouche, nez, organes génitaux) et entraînant au grattage.

Les démangeaisons peuvent être causées par un certain nombre d'affections de la peau (eczéma, prurigo, lichen plan, urticaire), par des parasites divers (poux, punaises, acares, oxyures), par la piqûre des poils de l'ortie ou ceux de la chenille processionnaire.

Mais très souvent (et c'est le véritable prurit), il n'existe aucune lésion extérieure visible à l'œil nu.

Des crises de démangeaisons surviennent spontanément et le besoin de se gratter peut être tellement impérieux que lorsqu'il ne peut le satisfaire, le malade éprouve une véritable angoisse. Parfois le grattage exaspère les sensations, parfois aussi le prurit cesse quand la peau est écorchée, et le malade éprouve une sensation de jouissance, de soulagement, de bien-être général, quand il a ensanglanté les régions prurigineuses. La durée des crises est variable suivant les sujets, et, pour un même sujet, suivant les heures de la journée, la durée moyenne est de 15 minutes à l'heure.

Certains prurits sont *saisonniers*, survenant surtout dans la saison froide.

Le *prurit sénile* est un des plus opiniâtres; il apparaît habituellement à partir de 65 ans, empêche les malades de dormir et ne cède à aucune médication.

Au lieu d'être généralisés, certains prurits sont localisés : tel le *prurit anal*, qui peut être continu ou par crises paroxystiques ; il est dû surtout à la présence de vers intestinaux (lombrics, oxyures), d'hémorroïdes ou de fissures à l'anus.

Le *prurit vulvaire* peut être entretenu par des troubles de l'utérus, la ménopause ; il peut aussi être dû, comme celui du gland et du prépuce chez l'homme, à des altérations de l'urine, au diabète en particulier.

Le *prurit des narines* précède souvent les crises d'asthme ; chez l'enfant, on l'a attribué à la présence de vers intestinaux.

CAUSES. Le prurit s'observe en général chez des sujets prédisposés par une hérédité spéciale faite d'intoxications et d'auto-intoxications des parents (par suralimentation, rhumatisme, goutte, diabète, etc.), développée par le surmenage cérébral, l'abus du thé, du café, du tabac, d'alcool. La tuberculose, le cancer, la syphilis nerveuse (tabes), peuvent favoriser l'apparition du prurit.

Parfois, le prurit est dû à un trouble de fonctionnement du foie (jaunisse), du rein (le prurit des brightiques est causé par l'azotémie*).

HYGIÈNE. Ne mettre la peau en contact qu'avec de la toile fine et usée (vieux mouchoirs), doubler de cette toile tout vêtement de coton ou de laine.

N'employer ni gant de crin, ni flanelle, ni alcoolat quelconque, et ne faire usage que du savon surgras ou de glycérine savonneuse. L'abus du savon, en desséchant la peau, peut suffire à provoquer du prurit.

S'abstenir de tabac, café, thé, chocolat, liqueurs, alcool, vin pur, charcuterie, veau, œufs pas frais, poissons de mer, crustacés, gibier, fromages fermentés, aliments épicés et salés, tomates, fraises, choux et choux-fleurs.

TRAITEMENT. Douches chaudes, à 35°-38°, avec la pomme d'arrosoir ou le jet brisé (1 à 5 minutes de durée). Bains hydro-électriques à courants sinusoïdaux, bains statiques. Radiothérapie. Massages.

Bains prolongés et continus (20 minutes à 1 heure) ; bains de tilleul, camomille, amidon, purs ou additionnés de 1 litre de vinaigre.

Lotions avec de l'eau très chaude, ou de la décoction de camomille, à l'eau-de-vie camphrée, au chloral (1 p. 100), au sublimé (1 p. 1000), à l'acide phénique (1/200), avec la poudre de guaco (nisaméline).

Pâte de zinc simple ou additionnée d'acide phénique (1 p. 100), de menthol (1 p. 100), d'ichtyol, de tuménol, sapolan, cold-cream frais, axonge fraîche ou additionnée de cocaïne à 1 p. 50 ; glycérolé d'amidon avec ou sans acide tartrique (1 p. 20) ; colles à la gélatine ; emplâtres à l'oxyde de zinc, à l'huile de foie de morue, au sapolan.

Cures hydrominérales : Néris, Bagnères-de-Bigorre, Aix-les-Bains, Plombières, Bourbon-Lancy, Saint-Gervais.

Démence. — Infirmité cérébrale acquise, constituée par la déchéance des facultés intellectuelles et morales, puis la déchéance physique.

CAUSES. Point d'aboutissement quelquefois des progrès de l'âge (*démence sénile*), de l'hémorragie ou du ramollissement cérébral (*démence paralytique*), mais surtout des diverses formes d'aliénation mentale. La démence peut se produire exceptionnellement chez l'enfant (*démence précoce*) par dégénérescence alcoolique ou nerveuse.

SIGNES : 1° *Période de début.* Perte de la mémoire, d'abord des faits récents, incapacité progressive du travail, rabâchage par impossibilité de coordonner les idées. Le caractère devient acariâtre ou, au contraire, apathique ; 2° *Période d'état.* Le malade tombe en enfance, son intelligence étant ramenée aux premiers mois de la vie. Le langage devient incohérent, par oubli des mots nécessaires. Vie automatique et inconsciente, avec conservation d'abord des fonctions organiques et même embonpoint, puis affaiblissement musculaire; 3° *Période terminale.* L'anéantissement des fonctions organiques s'ajoutant à celui de l'intelligence, le malade devient gâteux et meurt.

ÉVOLUTION ET TRAITEMENT. La durée est de plusieurs années ; le traitement se réduit à des soins hygiéniques.

Déminéralisation. — Etat d'un organisme qui élimine ses sels minéraux en trop grande quantité.

Dent (Structure et fonctions). — Les dents sont des organes durs implantés dans les mâchoires et destinées à la mastication.

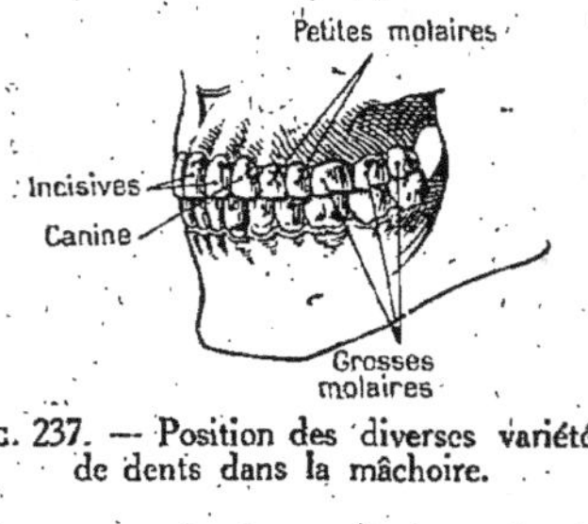

FIG. 237. — Position des diverses variétés de dents dans la mâchoire.

CONFORMATION. Les dents sont implantées dans les deux arcs des os maxillaires (*fig.* 237), à l'intérieur de cavités dites *alvéoles*, par des racines coniques, uniques, triples ou quadruples. Au-dessus de la racine (*fig.* 238) se trouve une partie légèrement rétrécie, le *collet*, qui la sépare de la couronne, partie visible de la

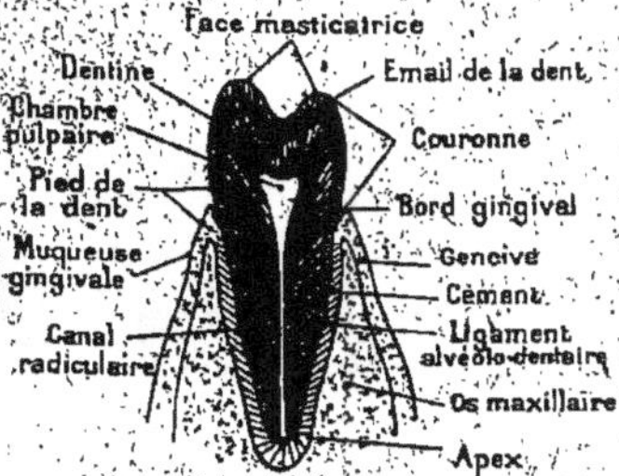

FIG. 238. — Coupe longitudinale d'une dent. (Dr Pierre Robin).

dent. La racine est jaunâtre ; la couronne, au contraire, très blanche ; d'après la forme de cette dernière, on distingue quatre variétés de dents : incisives, canines, petites et grosses molaires.

La couronne des incisives est taillée en biseau ; elle coupe les aliments que la couronne pointue des canines déchire, tandis qu'ils sont broyés par la couronne plate des molaires, dont les unes, les *petites*, présentent deux saillies séparées par un sillon, et les *grandes*, quatre (*fig.* 240).

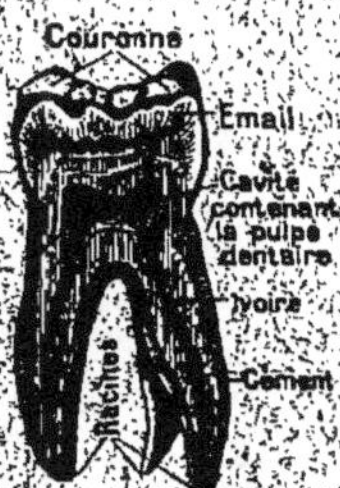

FIG. 239. — Coupe d'une grosse molaire.

Les dents sont creuses et leur cavité est remplie par une masse molle, la *pulpe dentaire* (*fig.* 239), dans laquelle des vaisseaux et des nerfs pénètrent par un orifice de l'extrémité de chaque racine. L'enveloppe osseuse est constituée par une partie centrale très dure, la *dentine* ou *ivoire*, recouverte au niveau de la racine par le *cément* et sur la couronne par l'*émail*.

Dent (Maladies).

Carie. CAUSES : 1° PRÉDISPOSANTES. Hérédité, voisinage de la mer, affaiblissement général, grossesses

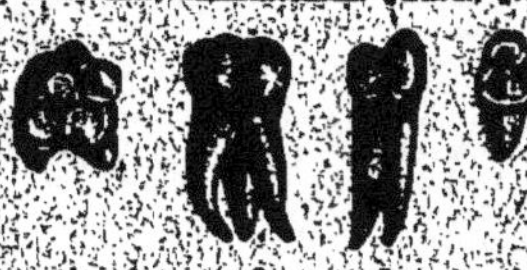

FIG. 240. — Dents.
1. Couronne d'une grosse molaire (2);
4. Couronne d'une petite molaire (3).

répétées à courts intervalles, irrégularités de régime et mauvaises digestions, *dents trop serrées* (V. DENTITION), irrégularités dans la formation de l'émail caractérisées par des plis et des fissures, arthritisme, diabète, rachitisme, syphilis. Confiseurs, cuisiniers, ouvriers de soudières.

2° DÉTERMINANTES. Insuffisance du nettoyage des dents, dont les interstices recèlent des particules alimentaires qui produisent des fermentations rendant la salive acide. Substances acides naturellement (vinaigre, limonades) ou après transformations (sucreries, sirops, cidre, alcool) ; aliments trop chauds ou trop froids et particulièrement la succession très rapide de substances de températures très différentes ; aliments très épicés ; usage des pipes courtes.

MARCHE DE LA MALADIE (*fig.* 241). Dès qu'un petit point de l'émail est altéré, la carie ne s'arrête plus, si on n'intervient pas ; mais l'évolution est, naturellement, plus ou moins rapide ; chez les petits enfants, quelques mois suffisent à abîmer très sérieusement une dent,

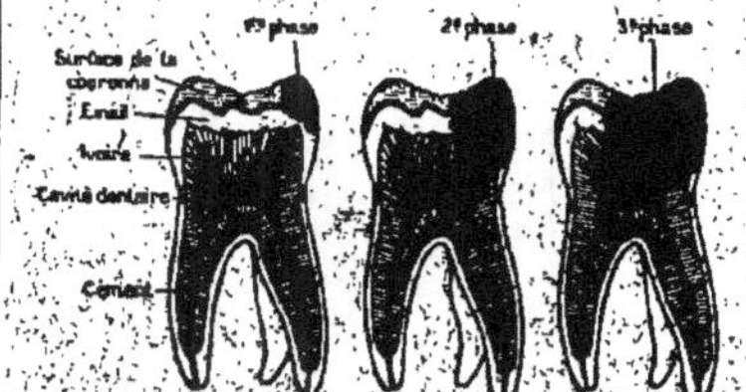

FIG. 241. — Différentes étapes de la carie.

tandis que chez les grandes personnes le même résultat ne se serait produit qu'en plusieurs années ; l'altération évolue plus hâtivement dans les dents des femmes que dans celles des hommes.

La carie qui se loge entre les dents trop serrées se manifeste seulement par une *décoloration de l'émail* : comme l'émail est plus résistant que l'*ivoire* placé au-dessous, la dent se gâte plus vite en dedans qu'en dehors, l'émail restant longtemps intact, exception faite de la perforation primitive.

La sensation douloureuse que le chaud et le froid font ressentir lorsque la carie arrive à avoisiner le nerf est donc en partie utile, puisqu'elle renseigne sur l'étendue du mal. La lésion intérieure est même alors souvent assez avancée pour que la pression sur un corps dur produise subitement une brèche dans la dent.

Si un dentiste fait à ce moment le nécessaire, l'altération peut être limitée, arrêtée ; mais bien souvent, la douleur étant minime, on attend encore pour se faire traiter. La carie continue donc son œuvre et finit par détruire l'enveloppe même du nerf, qui, mis à nu, produit des douleurs aiguës chaque fois qu'une parcelle alimentaire vient la comprimer. Ces douleurs deviennent ensuite continues pendant plusieurs jours, sous la simple influence de l'air ou de l'humidité de la bouche.

Ces caries peuvent être l'origine d'*adénites** du cou.

TRAITEMENT. Pansements ayant pour but de cautériser la partie exposée à l'air. Ces pansements, qui ne sont pas douloureux, doivent être répétés assez fréquemment pour que l'insensibilité soit complète.

Toute hâte dans l'obturation de la dent est dangereuse. Si on *plombe*, c'est-à-dire si on obture la dent avant l'élimination des parties mortes, le pus et les gaz qui se produisent au-dessous du plombage cherchent une issue vers la racine et pénètrent dans l'intérieur de la mâchoire ; la dent alors est comme soulevée et la sensibilité devient telle que le moindre attouchement sur cette dent fait pousser des cris de douleur (*périostite dentaire*).

Un *abcès des gencives* peut être la conséquence de ce fait. Toutefois, une ouverture faite par le dentiste dans le plombage permet au pus de s'écouler et amène la cessation des douleurs.

Pour les formules de pansements, les calmants, V. DENTIFRICES.

Instruments utiles pour le traitement des dents (*fig.* 242). — 1° *Miroir.* Rond ou ovalaire, articulé en boule, de façon à pouvoir se prêter à

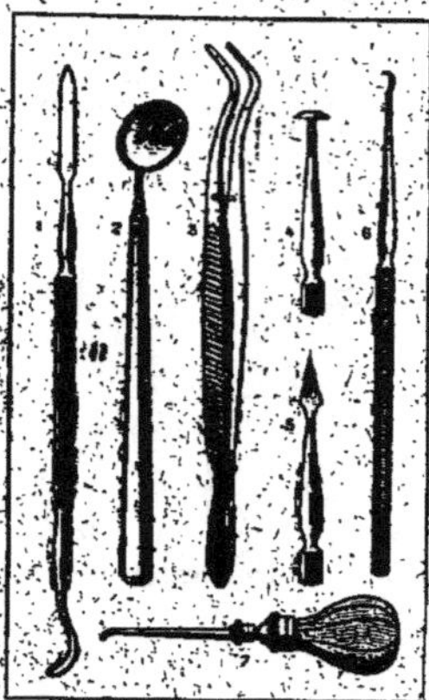

FIG. 242. — Instruments utiles pour le nettoyage et le traitement des dents.

1. Spatule ; 2. Miroir coudé ; 3. Pince à mors coudé ; 4, 5, 6. Burins divers ; 7. Poire pour injection d'eau.

tous les mouvements ; concave, pour grossir les objets et les mieux éclairer. On évitera que le miroir soit terni par l'haleine, en ayant soin de le passer rapidement dans la flamme d'une lampe à alcool ou dans de l'eau chaude avant de l'introduire dans la bouche, où

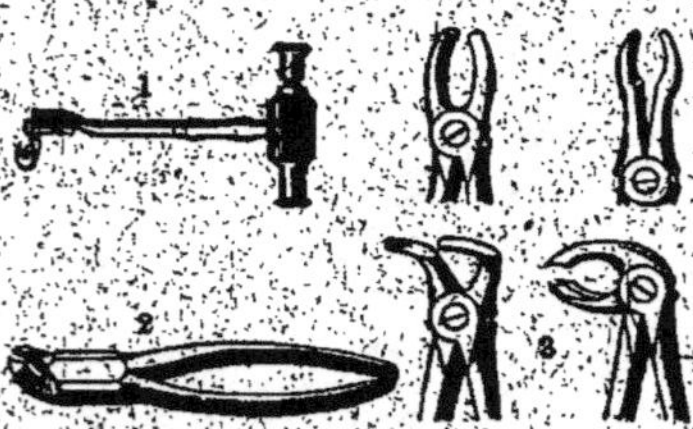

FIG. 243.
Instruments pour l'extraction des dents.

1. Clef de Garengeot ; 2. Davier ; 3. Mors de daviers.

il permet notamment de voir la face postérieure des dents d'une autre personne. Si on veut voir ses propres dents, il suffit de réfléchir l'image dans un autre miroir.

2° *Poire en caoutchouc*, pour lavage des interstices dentaires.

3° *Burins coudés* en divers sens, pour le nettoyage des dents, l'enlèvement des corps étrangers, notamment du tartre ; mais cet enlèvement doit se faire avec de *grandes précautions*. Pour les dépôts, souvent très épais, de mucosités au cours des fièvres graves, n'employer que des baguettes de bois taillé (Magitot).

4° *Lime*, pour supprimer les bords tranchants ou pointus blessant la langue.

5° *Pince à mors coudé*, pour saisir les débris alimentaires et porter à l'endroit nécessaire des tampons d'ouate.

Pour *l'extraction*, on n'emploie plus actuellement la vieille clef de Garengeot, mais des pinces puissantes ou *daviers*, à courbures et à mors variés, suivant les dents à extraire (*fig.* 243).

Matières employées pour obturer les dents.

I. OBTURATION PROVISOIRE. *Ciment de gutta-percha.* Très facile à placer et à enlever ; d'où son utilité dans les caries profondes friables, laissant des doutes sur la guérison.

II. OBTURATION DÉFINITIVE : 1° *Or.* Il a l'avantage d'être inattaquable, mais il a l'inconvénient de sa couleur et de son prix, et il exige une pression trop forte pour des parois minces et fragiles ; enfin, son application est très difficile pour les dents très en arrière. L'*aurification* sera réservée à la carie nettement limitée, à bords résistants, à orifice étroit, ayant son siège aux incisives et à la face triturante des molaires.

2° *Amalgame.* Mélange d'étain, d'argent et d'or.

3° *Ciments minéraux.* Pâtes constituées par des oxychlorures ou des pyrophosphates de zinc, faciles à manier et de couleur blanchâtre, mais d'une durée assez courte. Elles sont utilisées pour les caries très friables des dents antérieures. On a aussi utilisé les blocs de porcelaine.

Hémorragie après l'enlèvement d'une dent. — L'hémorragie qui succède à l'avulsion d'une dent est en général insignifiante, mais il n'en est pas de même en certains cas, du reste exceptionnels, chez les hémophiles*.

TRAITEMENT. Bourrer l'alvéole d'ouate trempée dans la solution de gélatine* à 10 p. 100, ou dans l'eau de Pagliari, ou encore avec des boulettes de Pengawhar (stigmates de fougères de Java).

Déviations. — SIGNES. Les maxillaires à l'état normal présentent deux arcades régulières sur lesquelles les dents ont une disposition constante : les molaires sont en contact parfait par leur surface masticante ; les incisives et les canines supérieures recouvrent leurs homologues inférieures. Dans certains cas, l'un ou l'autre des deux maxillaires subit un arrêt de développement ; cette disposition est défectueuse et l'on peut observer les déviations les plus variées : tantôt c'est une incisive du haut qui est en retrait sur celle du bas, tantôt ce sont des dents qui chevauchent les unes sur les autres ; d'autres fois, c'est toute l'arcade dentaire inférieure qui est projetée en avant, les incisives se trouvent en avant des supérieures (menton en galoche) [*fig.* 244] ; d'autres

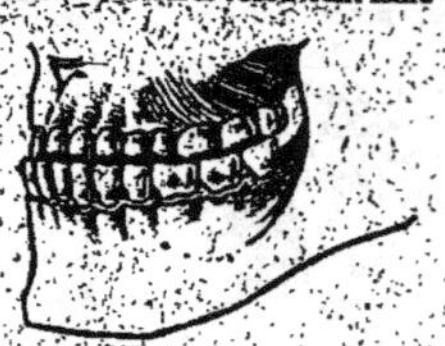

FIG. 244. — Mâchoires dont les dents inférieures sont en avant des incisives supérieures (menton en galoche).

fois c'est le maxillaire supérieur qui est projeté en avant [prognathisme]. Une déviation fréquente est celle des canines qui, ne trouvant pas leur place à leur rang, poussent au-dessus des incisives.

TRAITEMENT. Il consiste à corriger ces déviations au moyen d'appareils appropriés à chaque cas et qui sont de la compétence d'un stomatologiste expérimenté. V. MACHOIRES.

On doit surveiller l'évolution des dents des jeunes enfants au moment de l'apparition de la seconde dentition, car une dent de lait enlevée à propos peut éviter une déviation. Enfin, il est utile de faire examiner la gorge au point de vue des végétations adénoïdes qui entravent le développement des maxillaires.

Malformations. — Tout trouble nutritif ayant surpris la dent au cours de son développement et l'ayant à cette époque altérée d'une façon ou d'une autre, entraîne une malformation, une *dystrophie* dentaire. Toutes les infections aiguës ou chroniques atteignant le fœtus durant la vie intra-utérine pourront aussi retentir sur le germe dentaire, et donner naissance à des lésions qui se manifestent sur la dent adulte. Mais de toutes les infections, c'est sans contredit la *syphilis héréditaire* qui est la principale cause des malformations dentaires les plus communément observées.

Érosions dentaires. Ces érosions, contemporaines de l'époque de la formation de la dent, inscrivent sur les dents atteintes la date à laquelle est intervenue la cause qui les a troublées dans leur évolution. Elles peuvent siéger soit sur la couronne et former des cupules, des sillons et gradins (*fig.* 245, 1, 2, 3), soit sur la cuspide ; le sommet de la dent est alors plus ou moins atrophié, irrégulier, raboteux (5, 6), parfois échancré comme dans la *dent d'Hutchinson* (échancrure semi-lunaire à concavité inférieure des incisives médianes supérieures) ; cette dent présente souvent en même temps une configuration en tournevis et une convergence oblique des axes (4).

Infantilisme dentaire. Il se traduit soit sous forme de persistance des dents de lait, soit sous forme de microdontisme [7], d'exiguïté de taille d'une ou de plusieurs dents, surtout des incisives.

Tubercule de Carabelli (éminence mamillaire de la face interne des premières molaires supérieures [8]).

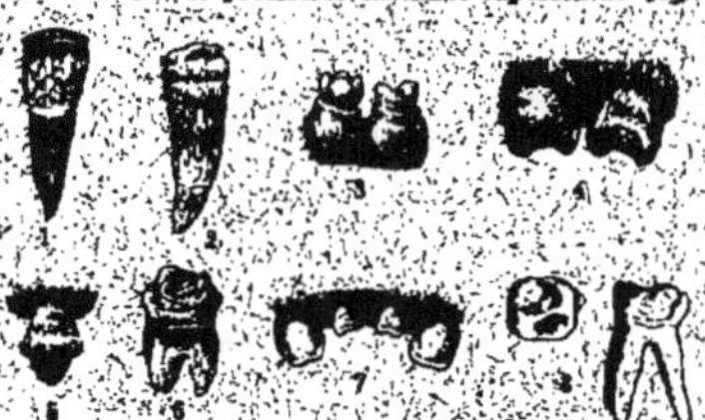

FIG. 245. — Malformations dentaires.

1. Érosion linéaire ; 2. Dent en gradins ; 3. Dent en clou de girofle ; 4. Dent d'Hutchinson ; 5. Atrophie cuspidienne d'une canine ; 6. Atrophie cuspidienne d'une grosse molaire ; 7. Microdontisme ; 8. Tubercule de Carabelli. (E. Fournier.)

Sabouraud regarde ce tubercule comme un stigmate important de l'hérédo-syphilis ; mais sa valeur n'est pas admise par tous les auteurs.

Amorphisme et implantation défectueuse. Les dents peuvent être irrégulières, étroites, effilées, à l'équerre, torses, cannelées, en cheville, etc. (*fig.* 246, 1, 2, 3, 4). Elles peuvent être très irrégulièrement implantées sur les maxillaires. Gaucher a insisté sur *l'écartement des incisives médianes supérieures*, comme signe d'hérédo-syphilis. Parfois, on note une *absence permanente de certaines dents*, surtout des incisives supérieures, et notamment de l'incisive supérieure latérale.

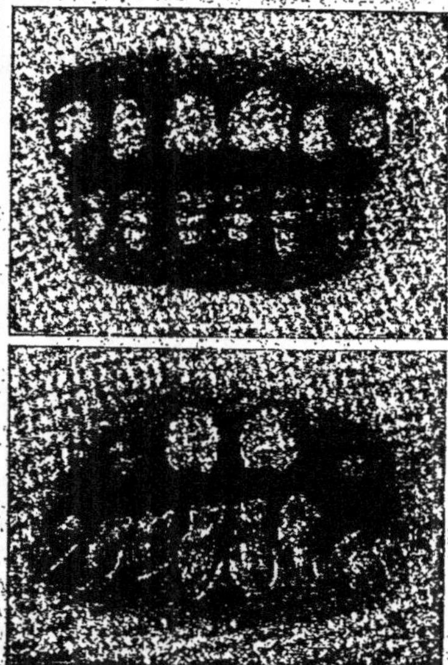

FIG. 246. — Malformations dentaires.

1. Érosions en cupules des incisives supérieures ; 2. Érosions en gradins des incisives inférieures ; 3. Dents en tournevis avec l'échancrure semi-lunaire ; 4. Dents torses. (E. Fournier.)

Contusions. — Sous l'influence d'un choc plus ou moins violent, la dent devient simplement douloureuse au toucher, elle est un peu ébranlée, et au bout de quelques jours tout rentre dans l'ordre. A un degré plus grave, la pulpe a été déchirée et s'enflamme, la dent devient très douloureuse et se gangrène ; il y a abcès, il faut la perforer et enlever les débris de la pulpe.

Fractures. — Les dents peuvent se fracturer. Si l'émail seul est intéressé, c'est un accident peu grave. Dans d'autres cas, l'ivoire est intéressé. La cavité de la pulpe est ouverte ; c'est un accident fréquent chez les enfants : un coup, une chute sur les incisives supérieures en amène la fracture plus ou moins haut. Le dentiste peut seul remédier à cet accident au moyen de dents à pivots dans les cas les plus heureux.

Dentaire (Névralgie). — V. NÉVRALGIE.

Dentaire (Hygiène). — *Soins quotidiens de la bouche.* La bouche étant un milieu septique par excellence, il importe qu'un nettoyage soigneux de la bouche et des dents soit pratiqué chaque jour.

Chaque jour, on doit faire la toilette de sa bouche : 1° le matin en se levant ; 2° après chaque repas ; 3° le soir avant de se coucher.

La toilette du soir est la plus importante : c'est pendant le repos de la nuit que les germes de la bouche manifestent le plus intensivement leur activité nuisible.

La toilette buccale se divise en trois opérations : *a)* le nettoyage des espaces interdentaires ; *b)* le brossage du pied des dents (rencontre de la couronne avec la gencive) et des faces triturantes des couronnes ; *c)* le rinçage de la bouche.

Pour effectuer ces différentes opérations méthodiquement, il faut avoir :

1° Une brosse à dents dure et petite ; 2° un verre d'eau fraîche ou chambrée, parfumée ou non ; 3° une bobine de soie ou de fil solide ; 4° un cure-dent ; 5° une glace à la main pour vérifier l'état du pied des dents.

a) Nettoyage des espaces interdentaires (*fig.* 247). Passer à chaque toilette, dans tous les espaces interdentaires, un fil que l'on fera glisser par un mouvement de va-et-vient alternativement sur la face latérale de chaque dent. Après chaque repas, débarrasser, à l'aide d'un cure-dent, les espaces intermédiaires de tous les débris alimentaires qui peuvent s'y trouver.

b) Brossage des arcades dentaires (pieds des dents et faces triturantes). L'importance du brossage est telle que, pour fixer l'attention sur le soin que l'on doit apporter à l'effectuer, il est préférable de s'asseoir et tout à fait indispensable de s'astreindre à compter les coups de brosse (*fig.* 248).

Il faut brosser les dents en dehors (du côté des joues), en dedans (du côté de la langue) et sur les faces triturantes : vingt coups de brosse du côté vestibulaire, vingt coups de brosse du côté lingual, dix coups de brosse sur les faces triturantes. Au total, cinquante coups de brosse pour les dents du haut d'un seul côté, autant pour celles du bas, soit deux cents coups de brosse pour les deux mâchoires complètes.

L'opération du brossage des dents exige 2 minutes environ ; elle doit se pratiquer avec une brosse dure, non pas sur la dent elle-même, mais sur le pied de la dent. C'est, en effet, au pied des dents et dans les espaces interdentaires que le brossage et le nettoyage doivent se faire avec soin : c'est là que se forment les dépôts de tartre qui irritent et ulcèrent les gencives, et,

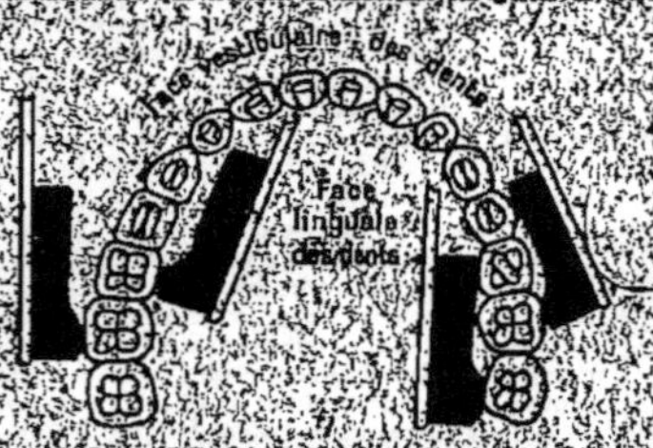

Fig. 248. — Méthode de brossage des dents. (Dr P. Robin.)

altérant le ligament alvéolo-dentaire, finissent par déterminer la suppuration des alvéoles et l'ébranlement des dents. Une bouche parfaitement saine ne doit pas saigner quand on brosse le pied des dents. Donc si, pendant le brossage, il arrive que les gencives saignent, ne pas s'alarmer, ni s'étonner, mais continuer au contraire, trois ou quatre fois par jour, à pratiquer des brossages énergiques. Lorsque le tartre aura disparu complètement, les gencives raffermies et devenues saines, ne saigneront plus du fait des brossages, ne

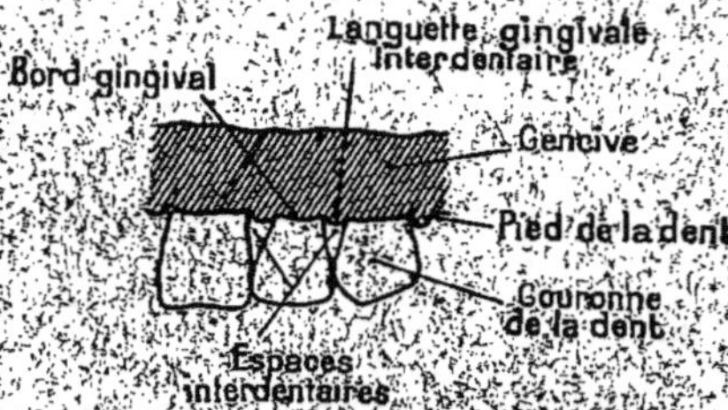

Fig. 247. — Espaces interdentaires.

suppureront plus et les dents seront consolidées.

c) Rinçage. Le rinçage des dents et de la bouche complètera et terminera la toilette de la bouche. Les douleurs provoquées par l'eau fraîche révèlent les lésions dentaires qu'il faut se hâter de faire traiter.

Chez l'enfant, faire la toilette de la bouche après chaque repas dès que l'âge le permet. Les parents doivent chaque jour examiner la bouche de l'enfant et en surveiller la plus scrupuleuse propreté, surtout au moment de la sortie de chaque dent.

Les caries nombreuses, à évolution rapide, dues le plus souvent à la décalcification de l'organisme, doivent être considérées comme l'indice d'un mauvais état de la santé générale, pour lequel il est nécessaire de consulter le médecin traitant.

Des examens bi-annuels de la bouche doivent être pratiqués par le spécialiste, afin de dépister l'apparition des caries, et chez l'enfant les anomalies du développement dentaire, qui sont souvent les signes précurseurs de déformations maxillo-dento-faciales, entraînant toujours des troubles fonctionnels de la respiration nasale, de la phonation, de la mastication, etc., et surtout de l'esthétique de la face. V. MÂCHOIRES.

Il existe dans le public quelques croyances erronées sur l'hygiène de la bouche contre lesquelles il faut lutter.

C'est une erreur grave de croire que le brossage du pied des dents déchausse les racines ; au contraire, ce sont ceux dont les gencives n'ont jamais été brossées qui voient leurs dents se déchausser, branler, et enfin tomber sans quelquefois présenter la moindre trace de carie.

Il faut redouter et faire abandonner :

1° L'emploi des brosses douces ou blaireau et des linges qui tassent les corps étrangers dans les espaces interdentaires ;

2° L'emploi d'outils autres que le cure-dent et le fil pour pratiquer la toilette des espaces interdentaires ;

3° L'emploi de la teinture d'iode, de la créosote, de l'acide phénique et tous autres caustiques dangereux qui produisent la plupart du temps des accidents graves dans la bouche, sans guérir là où les dents malades. Ces médicaments ne doivent être employés que par le spécialiste ou sur ses indications précises.

4° L'emploi et l'abus des dentifrices dits très « antiseptiques », qui bien souvent détruisent les cellules plus rapidement qu'ils ne tuent les microbes et prédisposent ainsi les tissus à toutes les infections.

En résumé, l'hygiène quotidienne de la bouche saine

doit être surtout mécanique; elle ne nécessite nullement l'usage des antiseptiques, qui doivent être réservés au traitement des lésions confirmées.

Une bouche saine ne doit pas saigner quand on brosse le pied des dents, et doit rester insensible quand on la rince à l'eau froide.

Hygiène de la bouche en temps d'épidémie. — Cette hygiène quotidienne acquiert plus d'importance encore en temps d'épidémie (grippe) alors que la virulence microbienne est exaltée; le milieu buccal devient, pour l'entourage du malade, une cause de contamination, en même temps qu'il reste pour le malade lui-même une source d'auto-intoxication.

Chez le malade, à l'hygiène quotidienne habituelle, il faudra ajouter des gargarismes et des bains de bouche fréquents faits au sérum artificiel (P. Robin).

Dentiers et Dents artificielles (*fig.* 249). — Le mot *dentier* s'applique plus particulièrement au remplacement de plusieurs dents par une série de dents artificielles montées sur une plaque en or, en celluloïd ou en caoutchouc vulcanisé, appareil qui s'adapte exactement aux mâchoires. Un dentier est *simple* lorsqu'il représente une seule des arcades, et *double* lorsqu'il remplace toutes les dents. On remplace, d'autre part, isolément, une ou deux dents.

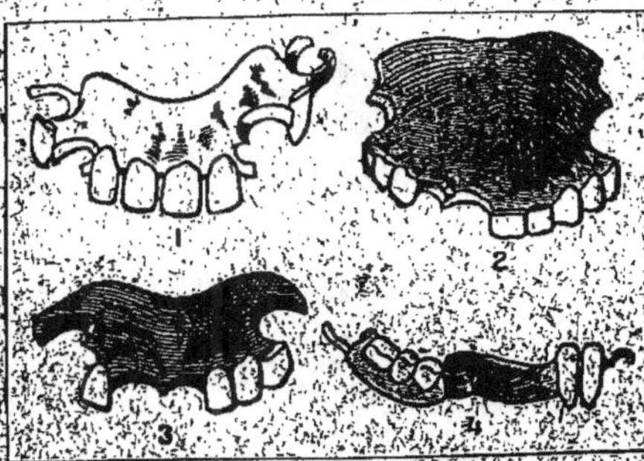

FIG. 249. — Dentiers.

1. Appareil de prothèse dentaire en or, avec plaque et crochets pour le maxillaire supérieur.
2. En celluloïd, sans crochets, adhérant par succion au palais.
3. En caoutchouc vulcanisé, avec crochets en caoutchouc, pour maxillaire supérieur.
4. Appareil mixte, or et caoutchouc, pour maxillaire inférieur.

Mod. du Dr Moreau-Marmont.

COMPOSITION. On a employé des dents *humaines*, qui sont d'un long usage, les dents de *bestiaux*, qui sont très blanches, mais assez aisément attaquées par les acides, les dents d'*hippopotame*, qui s'altèrent rapidement; enfin et surtout les dents de *porcelaine*, qui sont presque uniquement en usage aujourd'hui, étant inaltérables. Elles sont formées, d'après Dechambre, de feldspath, de quartz, de kaolin, de titane et de borax.

FIXATION : 1° *Dent à pivot.* La dent artificielle est montée sur un pivot d'or, de platine ou de bois de noyer avec gaine d'or, qu'on introduit dans la racine de la dent naturelle, préalablement forée à cet effet. On n'emploie ce procédé que si la racine est saine, et pour les incisives et les canines de la mâchoire supérieure.

2° *Pièces à crochets.* Les dents artificielles sont soudées sur une plaque métallique (or, platine), ou de caoutchouc vulcanisé qu'on attache aux dents saines par des crochets de métal. La pièce s'enlève facilement.

3° *Pièces à pression atmosphérique.* Le dentier est fait d'après un moule pris sur la mâchoire et qui doit être d'une exactitude parfaite, de façon qu'une fois adapté, il se maintienne de lui-même.

HYGIÈNE SPÉCIALE. Les dentiers sont très utiles à la santé générale : leur usage suffit à guérir des gastralgies dues à une mauvaise mastication. Ils doivent être lavés au moins une fois par jour et ne pas être conservés la nuit, afin d'éviter qu'ils ne soient avalés.

Dentifrices et Odontalgiques. — Les *dentifrices* sont des substances destinées à l'hygiène des dents et de la bouche. Les *odontalgiques* servent à calmer les douleurs dentaires.

Dentifrices. — Les uns sont solides : les poudres; d'autres liquides : les élixirs; d'autres ont une consistance molle : les savons dentifrices, les pâtes.

Les poudres pouvant seules par leur action mécanique débarrasser les dents du tartre, doivent être préférées aux autres dentifrices. Les savons enlèvent bien les matières grasses provenant de l'alimentation, mais ont peu d'effet sur le tartre. Il en est de même des pâtes, à moins qu'ils n'aient une réaction acide et, dans ce cas, leur action sur l'émail des dents est nuisible. Certains dentifrices, à base de salol, peuvent causer des eczémas orbiculaires des lèvres.

Le meilleur dentifrice est, nous l'avons dit, le brossage soigné des dents.

Odontalgiques. — Les médicaments odontalgiques sont destinés à calmer les douleurs occasionnées par les maladies ou les lésions des dents. Ces médicaments sont pour la plupart dangereux et ne doivent être employés que par le médecin ou le dentiste, ou sur des indications précises.

Citons parmi les odontalgiques les applications de teinture d'iode, seule ou associée à la teinture d'aconit et de benjoin; l'acide phénique cristallisé (dangereux), le mélange de Bonain (acide phénique, cocaïne, menthol à parties égales), le laudanum, les bains de bouche d'une ou deux minutes souvent répétés, avec une décoction tiède de racine de guimauve et de pavot. S'il y a suppuration ou abcès, le bistouri seul pourra mettre fin aux douleurs du patient.

Les analgésiques, par la voie stomacale, l'antipyrine (par cachets de 50 centigr. jusqu'à concurrence de trois dans la journée), le pyramidon (trois cachets de 0,25 centigr. par jour), la phénacétine (même dose), l'aspirine (2 gr. par jour) peuvent agir efficacement pour calmer les douleurs dentaires.

Dentition. — Il existe deux dentitions : la première est temporaire, la seconde définitive.

Première dentition. — ÉPOQUE D'APPARITION (*fig.* 250 et 251). Les premières dents, dites *de lait*, apparaissent, une par une, à partir du sixième mois. L'enfant a, lorsqu'il atteint deux ans, un ensemble de 16 dents, qui, complétées alors par les 4 dernières molaires, constituent la première dentition, composée seulement de 20 dents.

ORDRE D'APPARITION.	ÉPOQUE D'APPARITION.
1° 4 incisives médianes	6 mois
2° 4 incisives latérales	1 an
3° 4 premières petites molaires	1 an 1/2
4° 4 canines	2 ans
5° 4 deuxièmes petites molaires	2 ans 1/2
20	

Accidents locaux. — SIGNES. Avant que ses dents soient devenues visibles pour d'autres yeux que ceux si complaisants des mères, le bébé mâchonne et salive

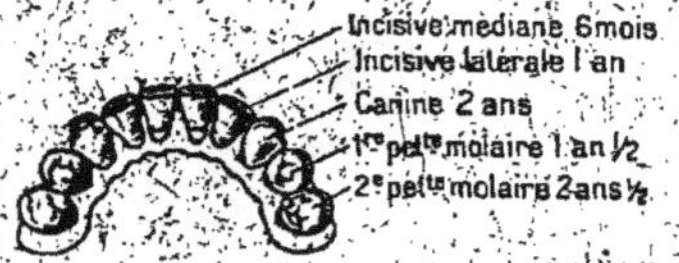

FIG. 250. — Première dentition.

abondamment. Il est énervé et dort mal. En regardant ses gencives, on ne constate cependant que bien peu de signes du travail dentaire qui s'opère à ce moment à l'intérieur de la mâchoire et qui est attesté seulement par la rougeur des joues (*feux de dents*).

TRAITEMENT. Pour aider ce travail, on peut tolérer l'emploi des anneaux d'ivoire, à condition de nettoyages fréquents; mais on proscrira les hochets, dont les grelots se brisent et sont avalés par les bébés, et la racine de guimauve, bientôt imprégnée de toutes sortes de saletés. Si les gencives sont très tuméfiées, on doit faire, plusieurs fois dans la journée, des frictions douces avec un tampon d'ouate imbibé du mélange suivant, absolument sans danger :

Cocaïne	0 gr. 10
Saccharine	0 gr. 05
Glycérine	20 gr.
Alcool de menthe	10 gouttes

La cocaïne est un poison ; mais la quantité absorbée par la ouate est insignifiante.

D'autre part, une cuillerée à soupe d'eau de Vichy avant chaque tétée calmera la bouche, si elle est irritée.

L'incision de la gencive ne sera faite que dans des cas exceptionnels, et toujours par le médecin, une hémorragie très importante pouvant se produire chez les hémophiliques.

Contre l'énervement et l'insomnie, on donnera, de six à huit mois, 0 gr. 30 de bromure de potassium dans une cuillerée de lait sucré au moment du dernier repas du soir. Cette dose peut être doublée, en donnant la totalité le soir ou moitié matin et soir, mais on ne prolongera ce traitement que pendant 4 à 5 jours. Si l'excitation persistait et surtout s'accroissait, on donnerait, en outre, un lavement contenant : hydrate de chloral, 0 gr. 25 ; teinture de musc et teinture de valériane, 5 gouttes pour 30 gr. d'eau. Pour l'hygiène des dents, V. DENTS.

Complications. — Les enfants ont à supporter souvent, pendant cette période, certaines complications qui varient suivant leur constitution : *diarrhée, toux, éruptions* (strophulus).

On constate souvent aussi, au moment de la dentition, la présence de *ganglions* au-dessous du cou. Lorsqu'ils sont très petits et durs, il n'y a pas à s'en préoccuper : c'est là un phénomène normal, résultant du travail de la gencive ; mais il faut les surveiller dès qu'ils grossissent et ont tendance à se ramollir. La suppuration entraînerait la formation de cicatrices vicieuses.

Quelques enfants ont aussi, au moment de la dentition, de la *conjonctivite* ou un *écoulement d'oreilles*.

Les *convulsions*, ces accidents si effrayants, ne se produisent heureusement que très rarement au cours de la dentition. Elles n'apparaissent d'ordinaire que lorsqu'à une dentition difficile vient s'ajouter une autre complication, notamment des troubles digestifs (constipation ou diarrhée).

HYGIÈNE PRÉVENTIVE DES ALTÉRATIONS DES DENTS DE LAIT. *Ne pas soigner les dents* de lait sous prétexte « qu'elles doivent tomber » est une absurdité. Les résultats de cette négligence sont d'abord des douleurs et des troubles digestifs, plus tard des déviations des dents permanentes. V. DENTS (déviations).

Deuxième dentition (*fig.* 252 et 253). — ÉPOQUE

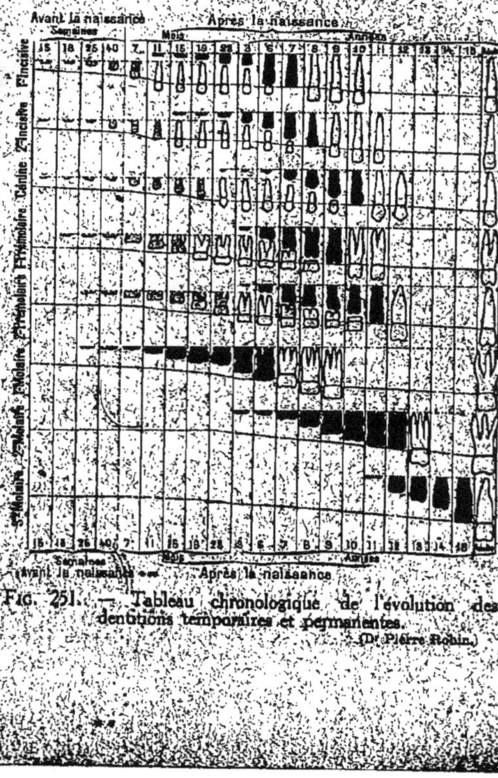

FIG. 251. — Tableau chronologique de l'évolution des dentitions temporaires et permanentes.

(Dr Pierre Robin.)

D'APPARITION. La seconde dentition commence à sept ans ; elle comprend 20 dents de remplacement et 12 nouvelles, qui se placent dans des points inoc-

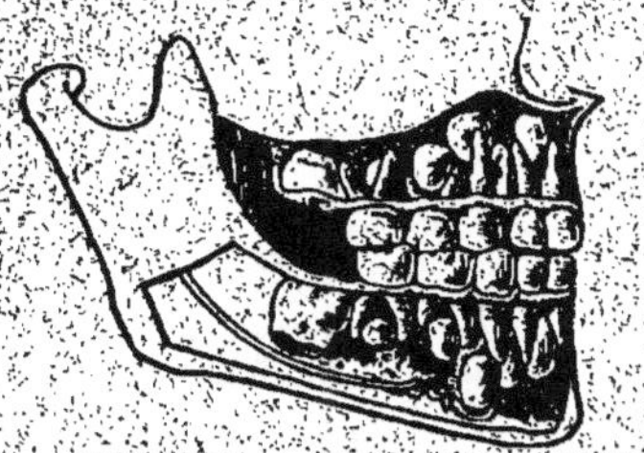

FIG. 252. — Coupe des mâchoires montrant le travail de la deuxième dentition.

cupés jusque-là. Les dents définitives évoluent à côté des dents de lait et les poussent au dehors, à mesure qu'elles se développent.

ORDRE D'APPARITION.	ÉPOQUE D'APPARITION.
NOUVELLES	
4 premières grosses molaires (*dents de sept ans*).	7 ans
DENTS REMPLAÇANT DES DENTS DE LAIT	
4 incisives médianes	7 ans
4 incisives latérales	9 ans
4 premières petites molaires	10 ans
4 deuxièmes petites molaires	11 ans
4 canines	12 ans
NOUVELLES	
4 deuxièmes grosses molaires	13 ans
4 troisièmes grosses molaires (*dents de sagesse.*)	20 à 30 ans
32	

Accidents locaux. — SIGNES. Ils sont assez rares et consistent dans un peu de gingivite, notamment au moment de l'apparition de la dent de sept ans. Seuls les accidents de la dent de sagesse peuvent être

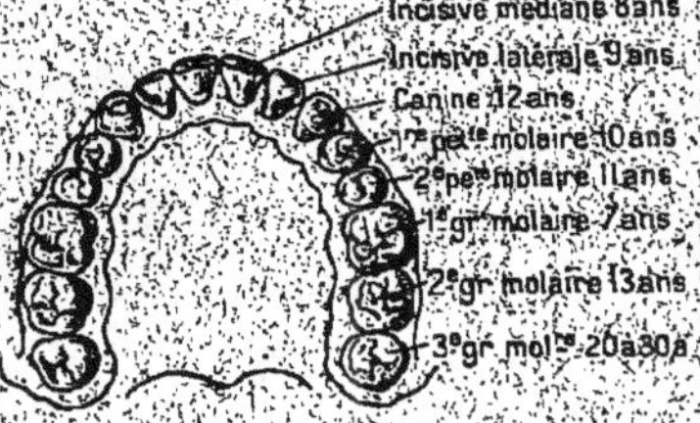

FIG. 253. — Deuxième dentition.

redoutables et nécessiter une intervention chirurgicale. Pour les soins à prendre au moment de la chute des dents de lait, voir DENTS. On observe dans certains cas, pendant cette période, un mouvement fébrile, une grande fatigue et même quelques éruptions ; mais ce sont plutôt là des troubles généraux de croissance. V. CROISSANCE.

Enfin, il est très fréquent que la mâchoire n'ait pas le développement nécessaire pour recevoir toutes les dents, et on ne peut les empêcher de chevaucher les unes sur les autres que par l'extraction d'une ou plusieurs dents définitives.

Dépilatoires (du lat. *de*, sans, et *pilus*, poil). — Préparations caustiques, destinées à faire disparaître les poils (notamment ceux de barbe chez la femme) par irritation de la peau.

Leur action est fatalement temporaire, le poil étant simplement détruit au moment où il émerge au dehors ; d'où une infériorité par rapport à l'épilation, qui supprime définitivement les poils. Toutes ces préparations contiennent des substances *corrosives* ou toxiques, qui doivent être maniées avec une grande prudence sous peine de *brûlure* et d'*empoisonnement*.

La plus connue est la *rusma* des Orientaux, formée de chaux vive, 40 gr., orpiment ou sulfure jaune d'arsenic, 5 gr., pulvérisés avec des blancs d'œufs et de la lessive des savonniers qu'on applique sur la région. La *poudre de Laforêt* contient de l'orpiment, du mercure, du protoxyde de plomb ; la *poudre Baudet*, de la chaux vive, 10 gr., du sulfure de sodium et de l'amidon, 10 gr. Le contact avec la peau de ces dépilatoires doit être court ; on le fait suivre d'une lotion chaude.

Gallois a conseillé l'eau oxygénée, qui n'est pas un dépilatoire dangereux. Sous l'influence d'applications répétées d'eau oxygénée, les poils pâlissent, deviennent cassants et disparaissent, mais la racine des poils n'est pas détruite et il faut recommencer les applications d'eau oxygénée au bout d'un certain temps.

L'acétate de thallium en pommade amène également la chute des poils, mais il est difficile d'en limiter l'action.

Dépuratifs (du lat. *de*, priv., et *purare*, purifier). — Médicaments qui contribuent à l'expulsion spontanée ou provoquée des principes nuisibles, des fameuses *humeurs peccantes* de jadis, en éliminant les impuretés du sang.

Pour les partisans de l'*humorisme*, beaucoup de médicaments guérissent ou soulagent grâce à un mécanisme d'élimination ; ils excitent les sécrétions, lèvent les soupapes éliminatrices, et l'élément nocif (poison, venin, virus) peut s'échapper par la porte qui lui est ainsi ouverte. Cette doctrine simpliste a eu un grand succès dans la médecine populaire, dont elle constituera toujours la base, parce que la plupart des troubles de la santé y sont rapportés à l'impureté des humeurs.

Si cette théorie n'est plus admise sous cette forme aujourd'hui, il n'en reste pas moins vrai que les purgatifs, les émétiques, les sudorifiques (étuve à 50°, gaïac, salsepareille) et surtout les diurétiques constituent de remarquables moyens de médication dépurative ; on peut y ajouter les tempérants (acides végétaux, petit-lait, sels alcalins) qui étaient réputés autrefois préparer la dépuration que réalisaient ensuite les amers (absinthe, écorce d'orange, rhubarbe, colombo, gentiane, aloès, quinquina, houblon). Actuellement la substance qui paraît le mieux réaliser la médication dépurative et antitoxique est l'iode (Pouchet).

Dératisation. — Destruction des rats qui se fait préventivement et au cours d'épidémies de peste et de typhus, en raison du rôle joué par les rats et leurs puces dans la transmission de ces maladies.

Divers procédés sont employés : la pâte à la scille, la pâte phosphorée, le virus Danyaz. Dans les navires, la dératisation se fait par l'anhydride sulfureux sulfurique (gaz Clayton).

Dérivation (du lat. *derivare*, détourner). — Procédé thérapeutique consistant soit à éloigner de l'organe malade une partie du sang (ventouses sèches), soit à l'expulser du corps (ventouses scarifiées, sangsues, saignée locale ou générale), de façon à favoriser l'action du cœur, à évacuer au dehors une partie des principes toxiques qui se trouvaient dans le sang.

La dérivation est une forme de la médication révulsive. V. RÉVULSIFS.

Dermatite ou **Dermite** (du gr. *derma*, peau). — Inflammation de la peau.

Dermatite polymorphe (maladie de Duhring). — Affection cutanée caractérisée par une éruption polymorphe (papules, bulles) avec prurit, sensation de brûlure, procédant par poussées, avec bonne conservation de l'état général, durée presque indéfinie.

TRAITEMENT. Autohémothérapie, arsenic, chlorure de calcium, hyposulfite de soude.

Dermatol (sous-gallate de bismuth). — Poudre inodore jaune, employée comme succédané de l'iodoforme. Antiseptique, astringent (diarrhée, eczéma, brûlure, ulcère et plaies quelconques). DOSE : 2 à 6 gr.

Dermatose. — Synonyme de *maladie de la peau**.

Derme. — Partie profonde de la peau*.

Dermographisme (du gr. *derma*, peau, et *graphein*, écrire). — Apparition anormale sur la peau, chez les névropathes (hystérie), les malades du cerveau* (raie méningitique), sous l'action d'un contact léger, d'une ligne rose ou blanche pouvant devenir proéminente et persister plus ou moins longtemps (1/2 heure à 24 heures). Elle est due à une réaction exagérée des vaso-moteurs cutanés dépendant du grand sympathique.

Dermoïde (Kyste) [du gr. *derma*, peau, et *eidos*, forme]. — Tumeur contenant des parties constituantes de la peau : poils, dents, ongles.

CAUSES. Ces kystes sont ordinairement produits par l'invagination d'un repli de la peau, au cours du développement du fœtus. Leur siège habituel est le cou, l'angle des sourcils ; mais ils peuvent exister dans toute autre région.

TRAITEMENT. Extirpation chirurgicale.

Désaltérants. — V. SOIF.

Désarticulation. — Amputation au niveau d'une articulation.

Descente. — V. HERNIE, RECTUM et UTÉRUS.

Désinfectant (du lat. *de*, priv., et *inficere*, pourrir). — Au sens banal du mot, un *désinfectant* est une substance capable de supprimer une odeur désagréable, ou tout au moins de la masquer ; mais, au point de vue médical, ce mot est synonyme d'antiseptique, de destructeur de microbes et, plus spécialement, de ceux qui sont répandus sur les objets ayant été en contact avec un malade contagieux.

Désinfectants liquides. — 1° *Crésylol sodique*. V. ce mot.

A tous les points de vue, la valeur de cet antiseptique est assez grande pour qu'il puisse suffire à lui seul à remplacer tous les autres désinfectants liquides.

2° *Eau de Javel* étendue d'eau de façon à obtenir une solution titrant un degré chlorométrique par litre.

3° *Lessives chaudes* à la cendre de bois ou au carbonate de soude.

4° *Sulfate de cuivre* à la dose de 50 gr. par litre.

5° *Chlorure de chaux* fraîchement préparé à 2 p. 100, c'est-à-dire 20 gr. de chlorure de chaux dans 1 litre d'eau.

6° *Aldéhyde formique*, à raison de 20 gr. d'aldéhyde formique pur (HCOH) par litre d'eau.

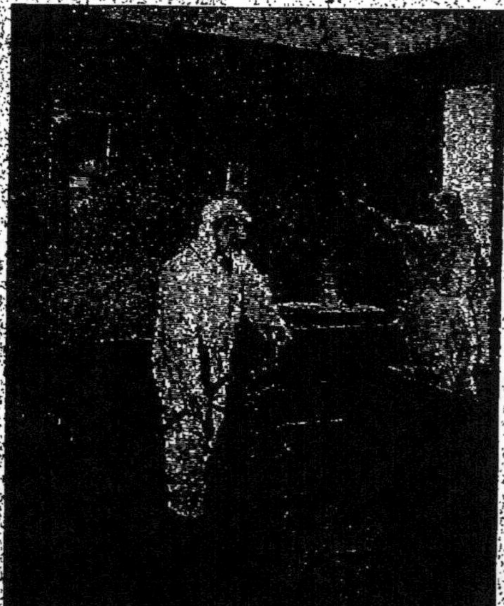

FIG. 254. — Désinfection à domicile à Paris.
(Extrait de la *Rev. Univ.*, 1901, n° 21.)

7° *Lait de chaux* fraîchement préparé à 20 p. 100. Pour avoir un lait de chaux actif, on prend de la chaux de bonne qualité, on la fait déliter en l'arrosant petit à petit avec la moitié de son poids d'eau. Quand la délitescence est effectuée, on met la poudre dans un récipient soigneusement bouché et placé dans un endroit sec. Comme 1 kilogramme de chaux qui a absorbé 500 grammes d'eau pour se déliter a acquis un volume de 2 lit. 200, il suffit de le délayer dans le double de son volume d'eau, soit 4 lit. 400, pour avoir un lait de chaux qui soit environ à 20 p. 100.

8° *Sublimé corrosif* en solution de 1 gramme par litre d'eau, additionné de 10 gr. de chlorure de sodium (sel de cuisine), ou de 1 gramme d'acide tartrique, ou de 1 gramme d'acide chlorhydrique. (Ne peut être employé pour la désinfection des crachats, matières fécales et autres produits organiques.)

9° La *lessive de soude*, en solution aqueuse à 10 p. 100 et teintée à l'aide d'une substance colorante.

Désinfectants gazeux. — Les désinfectants gazeux employés sont les vapeurs d'aldéhyde formique et celles d'acide sulfureux.

Le *formaldéhyde* est le gaz qui approche le plus du désinfectant idéal. Il n'est pas toxique et n'abîme pas les tissus, les couleurs, les métaux ou les objets d'art et de prix. Mais il est bien démontré que le formol n'est qu'un *désinfectant de surface* et n'offre aucune garantie pour la désinfection tant soit peu profonde des matelas, couvertures, tapis, tentures et vêtements.

Le formaldéhyde existe sous trois états isomériques :

1° Le formaldéhyde, aldéhyde formique (HCOH), gaz incolore à la température ordinaire, d'une odeur légère, mais très irritante sur les muqueuses ;

2° Le paraformaldéhyde $(HCOH)^2$, substance blanche, onctueuse au toucher, soluble dans l'eau et dans l'alcool ; cette substance entre vraisemblablement dans la formaline, le formol du commerce ;

3° Le trioxyméthylène $(HCOH)^3$, poudre blanche peu soluble dans l'alcool et l'eau et dégageant une forte odeur. Par la chaleur, cette poudre se décompose et dégage de l'aldéhyde formique.

L'*anhydride sulfureux* SO^2 est un désinfectant efficace de surface. Il est supérieur au formol comme destructeur des parasites, de la vermine, mais il lui est inférieur comme destructeur de microbes ; il ne tue pas les spores. Son action comme désinfectant réclame la présence de l'humidité.

Désinfection. — Ensemble de mesures à prendre pour empêcher la propagation des maladies contagieuses.

Les procédés faciles à mettre en pratique par tout le monde ont été indiqués au mot CONTAGIEUSES (Maladies) ; la désinfection a été rendue obligatoire en fait pour les maladies dont les médecins doivent faire la déclaration* à la préfecture.

DÉSINFECTION DANS LES APPARTEMENTS. La désinfection des appartements se fait à l'aide de désinfecteurs portatifs (*fig.* 254), avec lesquels le désinfecteur pulvérise un liquide antiseptique (1 gr. de sublimé et 2 gr. de sel marin par litre d'eau) sur toutes les parois de la chambre et sur tous les meubles. Les glaces et leurs cadres, les tableaux, les objets d'art sont frottés avec des chiffons légèrement imbibés d'une solution de crésyl.

DÉSINFECTION A L'ÉTUVE. Les sacs apportés par les voitures sont ouverts dans la salle précédant l'étuve ; ceux souillés de sang, de pus ou de matières fécales sont brossés et rincés ; puis les objets, enveloppés d'une bâche en toile, sont étendus sur une claie placée

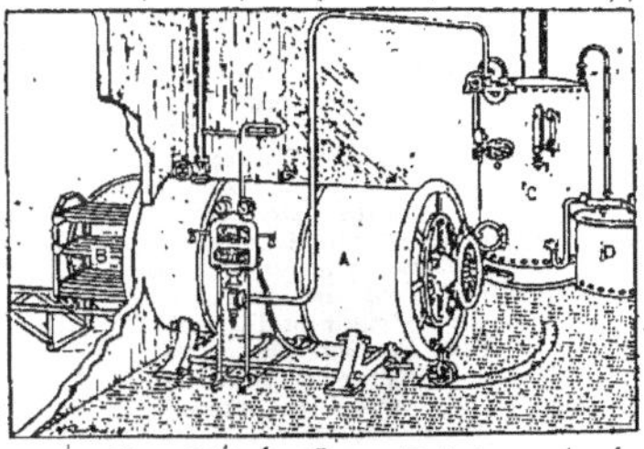

FIG. 255. — Étuve Dehaître.
A. Étuve ; B. Claie destinée à recevoir les objets à désinfecter ; C. Générateur.

sur un chariot ; on superpose ainsi plusieurs couches, toutes isolées par les bâches, et, lorsque la charge est complète, le chariot est roulé dans l'étuve (*fig.* 255).

La désinfection se fait en trois temps : cinq minutes d'introduction de vapeur à la pression de 7/10 d'atmosphère, à deux reprises séparées par une détente d'une minute. Ce temps terminé, le chariot est attiré dans une pièce placée de l'autre côté de l'étuve et dans laquelle des agents différents le déchargent, étirent

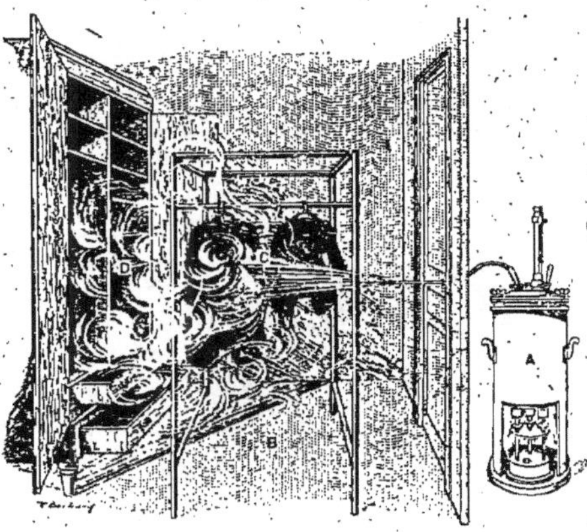

FIG. 256. — Dispositif pour la désinfection d'une chambre par la vapeur de formol.
A. Appareil Hoton, producteur de vapeurs de formol ; B. Chambre à désinfecter ; C et D. Vêtements et armoire à désinfecter.

les pièces d'étoffe, les secouent à l'air pendant cinq minutes, puis les étendent sur des claies. Les sacs dans lesquels se fait le transport des étuves municipales au domicile du désinfecté sont, naturellement, exclusivement réservés aux objets désinfectés.

Désinfection par les vapeurs de formol. Elle se fait de différentes façons :

On peut produire une vaporisation de vapeurs d'aldéhyde formique, sans appareil spécial, dans le local à désinfecter, en chauffant dans un récipient large et plat une solution composée de la solution commerciale d'aldéhyde formique (formol à 40 p. 100) étendue de 3 fois son volume d'eau. Ce récipient est fermé par un couvercle muni d'une ouverture permettant le dégagement de vapeurs désinfectantes. Pour un local de 100 m^3, il faut vaporiser près de 3 lit., 5 de solution.

On peut aussi produire le dégagement de vapeurs de formol par la décomposition à chaud de trioxyméthylène, qui se vend dans le commerce en pastilles toutes préparées. On chauffe ces pastilles dans un petit récipient métallique au moyen d'une lampe à alcool. Il faut obtenir, pour que l'opération ait une efficacité suffisante, un dégagement d'au moins 4 gr. d'aldéhyde formique pur par mètre cube du local.

Mais ordinairement on a recours pour la désinfection par le formol à des appareils commerciaux et industriels approuvés par le ministre de l'Hygiène.

Parmi les appareils formogènes employés en France, les uns se servent de la solution commerciale d'aldéhyde formique, additionnée d'un corps destiné à empêcher la polymérisation ou à faciliter la diffusion (chlorure de calcium, formochlorol, tétrachlorure de carbone, chlorure de sodium) et vaporisent à chaud la solution : tels les appareils Trillat, Dehaitre, Hoton, etc. ; d'autres appareils fonctionnent sans élévation de la température par ventilation, comme l'appareil Guasco ; tous ces appareils restent placés en dehors de la pièce à désinfecter (*fig.* 256).

Il en est d'autres qui volatilisent le trioxyméthylène à chaud et en milieu humide (Hélios), par chauffage direct et en milieu sec avec pression (Girard et Gauchard), sans pression (Gonin). Ces appareils sont placés au dedans de la pièce à désinfecter.

D'autre part, chaque personne peut opérer elle-même sa désinfection avec des appareils simples et peu coûteux comme le *fumigator Gonin* (*fig.* 257) : c'est une cartouche formée d'une mince enveloppe de cuivre qui contient du trioxyméthylène A et se trouve entourée

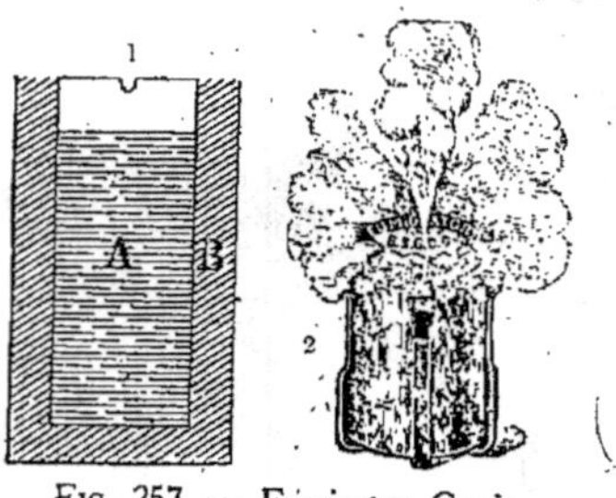

FIG. 257. — Fumigator Gonin.
1. Coupe ; 2. En activité.

d'une pâte combustible spéciale B. Celle-ci allumée en C brûle lentement et sans flamme et porte le trioxyméthylène à la température nécessaire à sa volatilisation. On emploie 1 centim. (renfermant 55 gr. de trioxyméthylène) par 13 mètres cubes de local à désinfecter ; les cartouches sont disposées sur une plaque de métal et placées en différents points du local. La durée de contact doit être de 7 heures.

Désinfection des instruments de chirurgie. — Faire passer l'instrument dans une flamme d'alcool.

Desquamation (du lat. *de*, et *squama*, écaille). — Chute de la partie superficielle de l'épiderme.

Elle s'effectue, à l'état normal, d'une façon continue et invisible, à cause de la petitesse des fragments, mais devient visible au contraire après les fièvres éruptives, notamment la scarlatine, et au cours de maladies de la peau (pityriasis, psoriasis, ichtyose). Les écailles d'épiderme sont un élément certain de contagion pour les fièvres éruptives.

Détatouage. — Action d'enlever sur la peau les traces d'un tatouage.

Divers procédés ont été préconisés :

1° Verser sur la région colorée une solution concentrée de tanin, puis la piquer avec des aiguilles de tatoueur ; passer ensuite fortement le crayon de nitrate d'argent ; la plaque noircit, se transforme en croûte, puis tombe, laissant une cicatrice rougeâtre qui peu à peu s'atténue (Variot) ;

2° Laver à l'éther, au savon, puis au sublimé (1 gr. par litre d'eau) la partie tatouée ; l'anesthésier par des injections de cocaïne ; entourer la surface par des bandes de diachylon et appliquer, pendant 10 à 15 minutes, un tampon d'ouate imbibé d'ammoniaque ; enlever avec une pince l'épiderme soulevé et frotter vigoureusement alors le dessin avec un crayon de nitrate d'argent ; panser avec de l'eau salé, qui neutralise l'excès de nitrate. Après quelques jours, il se forme une escarre noirâtre, qui tombe en laissant une plaie qu'on panse à l'iodoforme (Brunet) ;

3° Appliquer 12 à 14 heures avant l'intervention un vésicatoire débordant de quelques mm. le pourtour du tatouage ; le lendemain matin enlever le vésicatoire, exciser l'épiderme soulevé. Puis le patient étant anesthésié au chlorure d'éthyle pendant quelques minutes, recouvrir le tatouage de hachures parallèles faites avec le thermocautère porté au rouge cerise. Panser avec la vaseline salicylée ; l'escarre se détache entre le 3e et 6e jour et la plaie est alors traitée comme une brûlure (Béraud) ;

4° Surtatouer abondamment au blanc d'antimoine, encre de Chine, ocres (Dufourmentel) ;

5° Scarifications profondes suivies d'une cautérisation au phénol pur (Darier).

Déterger (du lat. *de*, priv., et *tergere*, essuyer). — Nettoyer au sens chirurgical.

Déviation de la taille. — V. COLONNE* VERTÉBRALE.

Dextrocardie (du lat. *dexter*, droit, et de *kardia*, cœur). — Disposition des viscères d'après laquelle le cœur est placé à droite. Déplacement du cœur vers la droite par suite de la compression par une tumeur intrathoracique ou une pleurésie.

Diabète sucré (du gr. *diabainein*, passer au travers). — Maladie constituée par la présence du sucre dans l'urine, accompagnée d'une sécrétion abondante de ce liquide, d'un accroissement très marqué de la soif et de l'appétit avec, comme résultat définitif, de l'amaigrissement. Ces troubles différencient le diabète de la *glycosurie*, état dans lequel le sucre est rendu dans l'urine plus ou moins temporairement sans que ces modifications de la santé soient observées.

Signes. Le signe le plus caractéristique est une soif vive poussant l'individu à boire à toutes les heures de la journée, et ayant pour conséquence des urines très abondantes. Mais, souvent, la soif n'est pas assez exagérée pour appeler l'attention, et les symptômes [illegible] sont tout autres : une inflammation chronique des gencives qui sont ramollies et saignent facilement, la sécheresse de la bouche, la chute des dents, des démangeaisons persistantes sans éruption explicative, ou, au contraire, de l'eczéma localisé, souvent au gland chez l'homme, à la vulve chez la femme, des furoncles se reproduisant à plusieurs reprises, l'affaiblissement de la vue, l'obligation, chez un homme jeune, d'éloigner de plus en plus le livre qu'il lit (presbytie prématurée).

On observe aussi des troubles nerveux : perte de force sans cause apparente, lassitude générale, crampes, douleurs névralgiques, diminution de la mémoire, tendance au sommeil, inaptitude au travail.

D'autre part, la présence du sucre est quelquefois révélée par l'existence de taches blanchâtres sur le [illegible], taches sur lesquelles les [illegible] viennent [illegible].

Enfin, dans certains cas, le malade [illegible]

[illegible]

Forme [illegible] [illegible] l'enfant [illegible] sucre à un taux élevé malgré le régime, l'apparition de complications graves, un amaigrissement progressif accentué, les signes de l'acidose annoncent la [illegible].

Chez l'enfant, le diabète est [illegible] après une marche [illegible] la mort survient en quelques semaines. [illegible] rarement plus de 2 à 3 ans, dans le [illegible] par pneumonie ou broncho-pneumonie.

Chez l'adulte, les causes habituelles de la mort sont le coma, la tuberculose pulmonaire à évolution rapide (les diabétiques étant un terrain favorable au bacille de Koch), une pneumonie ou une broncho-pneumonie, un ramollissement ou une hémorragie cérébrale, un [illegible] grave ou une gangrène des membres inférieurs (Sergent).

Causes. Il semble que la présence du diabète augmente considérablement depuis une vingtaine d'années ; cela tient peut-être à ce que l'examen des urines est plus souvent pratiqué qu'autrefois.

Le diabète est deux fois plus fréquent chez l'homme que chez la femme.

Le diabète se produit de préférence vers 40 ans, mais il existe quelquefois chez les enfants [illegible] avant 2 ans ; il éclate [illegible] entre 10 et 15 ans, plus souvent chez les filles que [illegible] de ce qui se produit chez l'adulte.

[illegible]

On peut autoriser en petite quantité les pommes de terre et la farine d'avoine, quelques fruits bien mûrs (oranges, groseilles, fraises, framboises, abricots et pêches).

Comme *boissons* : eau pure ou alcaline, vin rouge ou blanc, café et thé.

Aliments défendus : farineux et sucrés, riz, tapioca, pâtes, pâtisseries, raisins, dattes, figues, confitures, bananes, vins sucrés, cidre, bière. Le lait ne sera pris qu'exceptionnellement en petite quantité. Le pain sera remplacé par des pommes de terre cuites au four ou des pains spéciaux de soja, de gluten, d'amande.

Cures de jeûne. Bouchardat ayant constaté que les diabétiques mangent trop, avait préconisé un *jeûne relatif*. Plus récemment Guelpa et des Américains, Allen, Joslin, réclament un *jeûne absolu*.

Cure de Guelpa. Jeûne avec purgations répétées : 4 à 5 jours de diète hydrique et d'eau de Montmirail, 1 semaine de régime lacté, puis une nouvelle cure de jeûne de 3 à 4 jours et 1 à 2 semaines de régime végétarien.

Cure d'Allen. Jeûne sans purgations. Pendant 4 à 5 jours, supprimer progressivement les graisses, les albuminoïdes et une partie des hydrates de carbone, puis le malade est soumis au jeûne et au repos absolu au lit ; par chaque période de 6 heures, il a droit à 1 litre de liquide chaud (thé, café, bouillon de viande léger) ; puis réalimentation progressive.

Il semble que ces cures ne constituent pas une panacée merveilleuse susceptible de guérir le diabète, comme on l'a soutenu.

TRAITEMENT MÉDICAMENTEUX. Alcalins : bicarbonate de soude et eaux bicarbonatées ; bromure de potassium, 0 gr. 50 à 1 gr. 50 ; poudre de Dover, 0 gr. 25 à 0 gr. 40 ; levure de bière, 1 à 2 cuillerées à café ; antipyrine, 1 à 3 gr. ; quinine, 1 gr. 50 ; cacodylate de soude, 0 gr. 05 ; arséniate de soude, 0 gr. 005 ; sels de manganèse, 0 gr. 60 ; alterner ces médicaments, qu'on prendra chacun pendant une huitaine de jours. Opothérapie hépatique et pancréatique ; injections intraveineuses ou intramusculaires d'insuline, surtout en cas de coma.

Diabète insipide. — Diabète sans glycosurie avec polyurie, soif vive. Dû sans doute à une lésion de la région hypophysaire.

Diachylon ou **Diachylum** (du gr. *dia*, avec, et *chulos*, suc). — Emplâtre résolutif et surtout agglutinatif.

Composé d'axonge, d'oxyde de plomb, d'huile d'olive, de cire, de térébenthine, de poix blanche et de gommes-résines. Ordinairement cet emplâtre est appliqué sur une toile fine et constitue alors le *sparadrap* adhésif. Pour faire adhérer, chauffer légèrement le côté toile. Pour l'enlever, passer sur les bords un tampon de coton imbibé de benzine.

Diacode (Sirop) [du gr. *dia*, avec, et *kôdia*, tête de pavot]. — Sirop d'opium. V. OPIUM.

Diagnostic (du gr. *diagnôsis*, discernement). — Distinction à faire par le médecin entre les diverses affections dont le malade présente certains symptômes ; analyse par suite des analogies et des dissemblances caractéristiques.

Diapédèse (du gr. *diapêdân*, passer au travers). — Passage des globules blancs à travers la paroi des vaisseaux.

Diaphorèse (du gr. *diaphorein*, répandre). — Transpiration abondante.

Diaphorétiques. — Médicaments qui produisent la diaphorèse. V. SUDORIFIQUES.

Diaphragmatique (Pleurésie). — V. POUMON (Maladies).

Diaphragme (du gr. *dia*, entre, et *phragma*, cloison). — Muscle s'insérant sur les côtes et le rachis et placé transversalement entre la poitrine et le ventre. Il joue un grand rôle dans la respiration. V. figure générale au mot CORPS.

Diarrhée (du gr. *diarrhein*, couler). — Expulsion de matières fécales liquides ou demi-liquides, accompagnée ou non de fièvre et de douleurs (coliques). V. CHOLÉRA, DYSENTERIE, FIÈVRE TYPHOÏDE*, INTESTIN (ENTÉRITE).

Diarrhéiques (Anti-). — Médicaments curatifs de la diarrhée : astringents, bismuth, chaux, coing, diascordium, lait, opiacés, naphtol, riz, tanin.

Diascordium (du gr. *dia*, avec, et de *scordium*). — Vieille préparation opiacée.

Diastase (du gr. *diastasis*, séparation par transformation). — Poudre blanche azotée, soluble dans l'eau, insoluble dans l'alcool, qu'on extrait de l'orge, de l'avoine, du blé, des pommes de terre, au moment de la germination, et qui a la propriété de transformer l'amidon en dextrine, laquelle se transforme elle-même en sucre. La salive contient de la diastase, et on emploie cette substance comme médicament lorsque les matières amidonnées ne sont pas suffisamment digérées. V. MALTINE.

Diastole (du gr. *diastello*, je dilate). — Dilatation du cœur au 2e temps de la révolution cardiaque.

Diathermie (du gr. *dia*, à travers, et *thermos*, chaleur) ou **Thermopénétration.** — On désigne sous ces dénominations un procédé de traitement par des courants de haute fréquence à basse tension et à intensité élevée (V. ÉLECTROTHÉRAPIE), permettant de faire pénétrer dans l'organisme de l'énergie électrique destinée à se transformer en chaleur.

Les applications diathermiques se font de deux façons, suivant que le médecin recherche un effet de chauffage général ou un effet destructif local.

Dans le premier cas, il faudra employer deux larges électrodes d'étain, intimement appliquées contre la peau, entre lesquelles doit se trouver l'organe à chauffer. Ces deux électrodes sont connectées avec les pôles de l'appareil de diathermie. Aussitôt le courant établi, le malade ressent une chaleur intense, dû à la transformation de l'électricité en calories dans l'intimité des tissus. Cet échauffement, qui peut dépasser 40°-41°, se fait aussi bien dans les organes profonds que dans les tissus superficiels, ce qui n'a lieu avec aucun autre procédé de traitement par la chaleur. Un rhéostat permet de régler le débit de l'appareil et un ampèremètre thermique mesure la quantité du courant, qui peut aller de 1 500 à 3 000 milli-ampères pendant 5 à 30 minutes.

Les effets de cette chaleur profonde sont remarquables dans le traitement des douleurs névralgiques ou musculaires, ainsi que pour faire résoudre les exsudats inflammatoires des arthrites, des arthralgies, surtout gonococciques, ou des affections gynécologiques (douleurs salpingo-ovariennes).

Si l'on emploie deux électrodes de grandeur très différente, les phénomènes calorifiques seront nuls au niveau de la grande *électrode* appelée alors *indifférente* et au contraire maxima au niveau de la petite dite *électrode active*. En plaçant une grande plaque d'étain dans le dos du malade et une très petite électrode en un point quelconque de la peau, la chaleur produite sera telle que les albuminoïdes des tissus se coagulent rapidement.

Ce procédé, appelé *électro-coagulation*, est employé en urologie dans le traitement de la blennorragie et pour détruire à l'intérieur de la vessie des polypes, ainsi qu'en dermatologie pour cautériser, après anesthésie locale, de petites tumeurs telles que verrues, nævi, angiomes, lésions lupiques ou épithéliomas. En chirurgie, on se sert également de l'électro-coagulation pour détruire des cancers inopérables.

Diathèse (du gr. *diathésis*, constitution). — Disposition de l'organisme qui produit chez l'individu un mode particulier de nutrition et des affections diverses d'origine commune. Ex. : diathèse arthritique (V. ARTHRITISME, GOUTTE), lymphatique* (V. SCROFULE).

Diazo-réaction. — Coloration rouge que prennent l'urine et la mousse dans la fièvre typhoïde, la tuberculose aiguë, quand on ajoute à l'urine une solution d'acide sulfanilique et une solution de nitrite de soude (Ehrlich).

Diète (du gr. *dieta*, régime). — Abstinence plus ou moins complète.

La **diète absolue** signifie abstention de tout aliment. Le malade doit garder le lit et, pour calmer la soif, on lui fait des lavages de bouche et des injections ou lavements de sérum artificiel.

Indiquée dans l'appendicite et la péritonite aiguës, les hémorragies du tube digestif et les ulcères de l'estomac et du duodénum.

La **diète hydrique** consiste à donner au malade pendant 24 heures, et quelquefois davantage, exclusivement de l'eau bouillie ou des tisanes, auxquelles on peut ajouter du sucre, du rhum, des décoctions de céréales. V. LÉGUMES (Bouillon de).

Indiquée dans les affections précédentes, les vomissements incoercibles, l'urémie, certaines entérites aiguës.

La **diète lactée** est un régime exclusif au lait. Le lait, aliment complet, est ordinairement facile à digérer et à assimiler mais parfois les malades éprouvent pour lui une répugnance indicible et le lait peut causer des troubles gastro-intestinaux.

Indiquée dans les néphrites, les cirrhoses du foie, l'ulcère de l'estomac, l'insuffisance cardiaque, les maladies fébriles aiguës. Contre-indiquée dans les entérites aiguës et chroniques, car le lait favorise les putréfactions intestinales. V. LAIT.

Digestibilité. — Durée de la transformation des aliments en substances assimilables. Les aliments qui ne subissent pas une partie au moins de leur transformation dans l'estomac (graisses, chair de crustacés) sont *lourds*; il en est de même de ceux qui ne l'opèrent que très lentement, parce qu'ils n'ont pas été suffisamment divisés. Il n'existe pas de rapport nécessaire entre la digestibilité d'un aliment et son pouvoir nutritif.

TABLEAU DE LA DIGESTIBILITÉ (d'après Beaumont) :

1 h. » ». Riz bouilli, pieds de porc, tripes marinées et bouillies.
1 h. 30. Œufs crus, truites et saumons frais, soupes au gruau.
1 h. 45. Cervelles bouillies.
2 h. » ». Tapioca, foie de bœuf grillé.
2 h. 15. Lait cru, œufs frais cuits à la coque.
2 h. 30. Dinde, oie sauvage rôties ; haricots, navets bouillis ; pommes de terre frites, gâteaux bien cuits.
2 h. 45. Poulet fricassé, tarte au four, bœuf bouilli.
3 h. » ». Huîtres fraîches, bifteck, mouton grillé, soupe aux légumes.
3 h. 15. Côtelettes de porc grillées, mouton rôti, pain rôti, pain cuit au four, carottes bouillies, saucisses grillées.
3 h. 30. Poisson frit, bœuf rôti, fromages, pain frais, pommes de terre bouillies, œufs frits et durs.
4 h. » ». Saumon rôti, bœuf frit, poule bouillie, canard rôti.
4 h. 15. Porc frit, bœuf salé.
4 h. 30. Veau frit.
5 h. 15. Porc entrelardé rôti.

PROCÉDÉS POUR ACCROITRE LA DIGESTIBILITÉ : 1° Couper les aliments en très petits fragments, réduire en purée tous les légumes, cuire très peu les viandes rouges, beaucoup les viandes blanches, les légumes. 2° Prendre des digestifs.

Digestif (Appareil). — L'appareil digestif se compose : 1° d'un tube d'une longueur de 11 mètres environ ; 2° de glandes qui versent dans ce tube des liquides qui liquéfient et transforment les aliments de façon à leur permettre de pénétrer dans les vaisseaux absorbants ; 3° desdits vaisseaux.

1° TUBE DIGESTIF (*fig.* 258 et 259). Il commence à la bouche, où les aliments sont divisés par les dents et

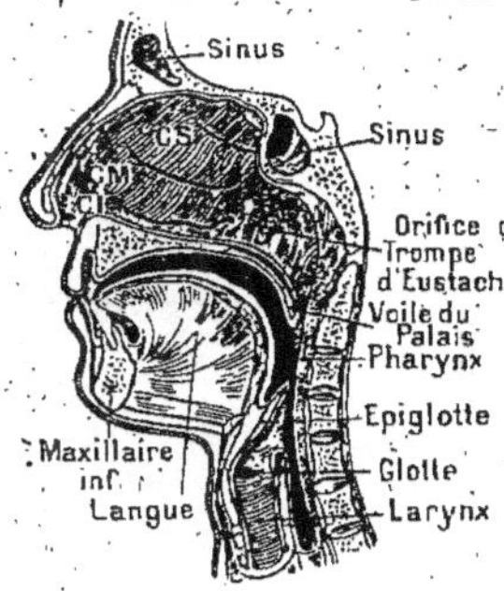

FIG. 258.
Coupe verticale de la face et du cou.
Destinée à montrer comment s'opère la déglutition.

poussés en arrière par la langue, se rétrécit au niveau de l'isthme du gosier (piliers du voile du palais), puis est constitué par un carrefour, le *pharynx*, dans lequel aboutissent : *a*) en avant et en haut, les ouvertures postérieures des fosses nasales (d'où la possibilité de nourrir un malade avec un tube passant par le nez) ; *b*) en avant et en bas, l'ouverture du larynx, partie supérieure de l'appareil respiratoire, qui, au moment du passage

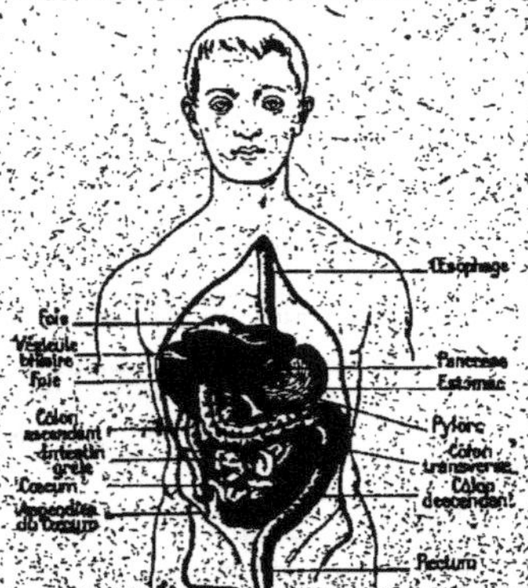

FIG. 259. — Appareil digestif.

des aliments, doit être fermée par une membrane, l'épiglotte. (Lorsqu'on parle en mangeant, l'épiglotte n'obture pas le larynx et les aliments peuvent s'y introduire.)

Le pharynx se continue par l'*œsophage*, long tube qui descend le long de la colonne vertébrale et traverse le diaphragme pour aboutir à l'*estomac*, vaste poche en forme de cornemuse fermée à la partie supérieure par le cardia, à la partie inférieure par le pylore, qui

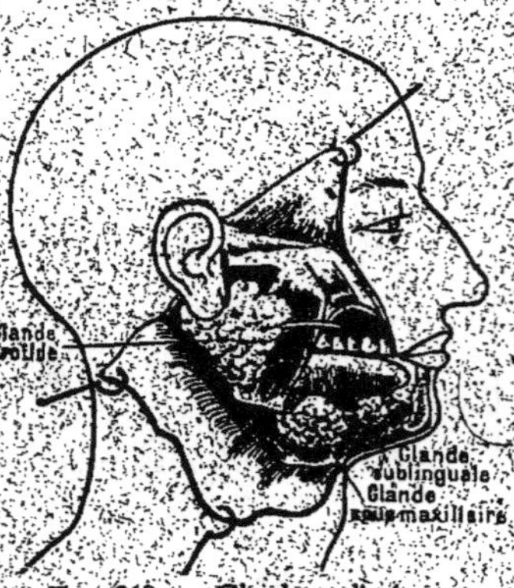

FIG. 260. — Glandes salivaires.

le sépare de l'*intestin grêle*. Cette portion du tube digestif est de nouveau rétrécie, mais très longue (8 mètres) ; aussi, pour se loger dans le ventre, doit-elle se replier un grand nombre de fois sur elle-même (circonvolutions intestinales), jusqu'au point où l'intestin grêle va s'aboucher presque à angle droit dans un tube beaucoup plus vaste, le *gros intestin*. Celui-ci forme une sorte de cadre au petit intestin ; il se dirige, en effet, d'abord de bas en haut dans la partie droite du ventre, puis transversalement au-dessous de l'estomac, et, enfin, descend à gauche du ventre pour s'ouvrir à la partie inférieure du dos par un orifice appelé *anus*.

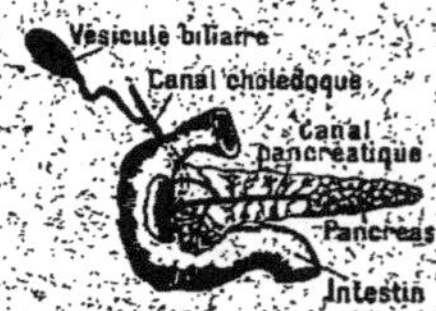

FIG. 261. — Pancréas et coupe de l'intestin.
Montrant l'embouchure du canal de cette glande et du canal de la bile qui vient du foie.

2° GLANDES DIGESTIVES. Les glandes digestives sont : *a*) dans la bouche, les glandes *salivaires* (*fig.* 260), qui sécrètent la salive destinée à transformer les matières amylacées (type pain) en sucre assimilable (glucose) ; *b*) dans l'estomac, les glandes *gastriques*, qui sécrètent le suc gastrique, lequel transforme les matières albuminoïdes (viandes, œufs, poissons) en un liquide absor-

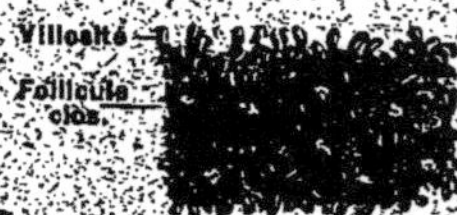

FIG. 262.
Surface interne de l'intestin (très grossie).
Montrant les villosités de l'intestin par lesquelles s'opère l'absorption du produit de la digestion.

bable, la peptone ; *c*) en arrière de l'estomac, la glande *pancréas* (*fig.* 261), dont le suc pancréatique versé dans la première partie de l'intestin grêle par un canal spécial possède à la fois les qualités digestives des deux sortes de glandes précédentes et, en outre,

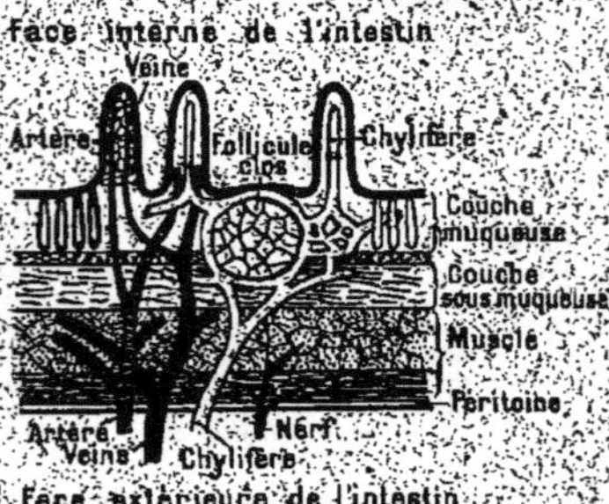

FIG. 263. — Coupe de l'intestin (très grossie).
Montrant les villosités et les vaisseaux lymphatiques et veineux de l'absorption.

réduit les corps gras en particules si fines qu'elles peuvent être absorbées ; *d*) à droite de l'estomac, le *foie* (*fig.* 259 et 261 ; V. aussi FOIE), qui fabrique la bile, qu'un canal amène dans l'intestin, près de l'ouverture du canal pancréatique et dont le rôle consiste à favoriser l'absorption des graisses; *e*) dans les parois de l'intestin grêle lui-même, les glandes *intestinales*, dont la sécrétion, suc intestinal, transforme les albuminoïdes en peptone, change les matières amidonnées en glucose et rend assimilable le sucre ordinaire, en le dédoublant.

3° VAISSEAUX DE L'ABSORPTION. Les parois de l'estomac contiennent de nombreux capillaires sanguins, qui absorbent une grande partie des boissons et une petite quantité des peptones; mais l'absorption s'effectue principalement dans les *villosités* de l'intestin (*fig.* 262 et 263), sortes de petites bosselures de 1 millim. environ de longueur, dans lesquelles se trouvent un capillaire et un réseau de vaisseaux blanchâtres,

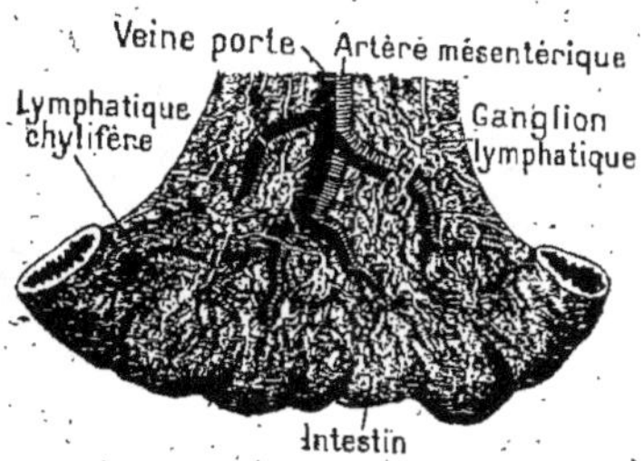

FIG. 264. — Anse intestinale, avec les vaisseaux lymphatiques et sanguins qui en partent, remplis des produits de la digestion.

d'abord très petits, qui aboutissent à un vaisseau central, le *chylifère*. Celui-ci se réunit à d'autres (*fig.* 264) pour aller constituer le canal commun de tous les lymphatiques, le *canal thoracique*, lequel va lui-même verser son contenu dans la veine sous-clavière droite. D'autre part, les capillaires des villosités aboutissent à des veines qui emportent également une partie du liquide produit par la digestion et l'apportent dans le foie. V. FOIE.

Pour la suite de l'absorption, V. CIRCULATION.

Digestion. — Ensemble des modifications que subissent les aliments pour se transformer en un liquide qui passe dans le sang afin de le renouveler. Une partie seulement des aliments est digérée; le reste, n'étant pas transformable, est expulsé par l'ouverture inférieure du tube digestif.

Digestion pharmaceutique. — Extraction des principes actifs d'une substance médicinale, par le séjour de celle-ci, un temps variable, dans un liquide à la température de 35° à 40°.

Digitale (syn. : gant ou dé de Notre-Dame, gantelet, doigtier). — Plante de la famille des Scrofulariées (*fig.* 265). Ses feuilles sont un *calmant* et un *régulateur* du cœur, un *diurétique* très actif.

MODE D'EMPLOI ET DOSE. Poudre de feuilles en macération, 20 à 50 centigr. dans une tasse de café à prendre en deux fois dans la journée pendant cinq jours, puis repos. Alcoolature et teinture, XV à XL gouttes; extrait, 5 à 20 centigr.; sirop, 10 à 50 gr. Dans le vin diurétique de Trousseau, 20 gr. contiennent 10 centigr. de digitale associée à 30 centigr. de scille et 1 gr. d'acétate de potasse.

Digitaline. — Alcaloïde de la digitale (médicament très actif, dangereux). Granules de 1/10e de milligr.

Empoisonnement. — SIGNES. Douleur à l'estomac et le long de la *colonne vertébrale*, vomissements, *mal de tête atroce*, abattement complet, ralentissement, irrégularité et intermittences du cœur, syncope.

PREMIERS SOINS. Les mêmes que pour l'atropine. V. BELLADONE.

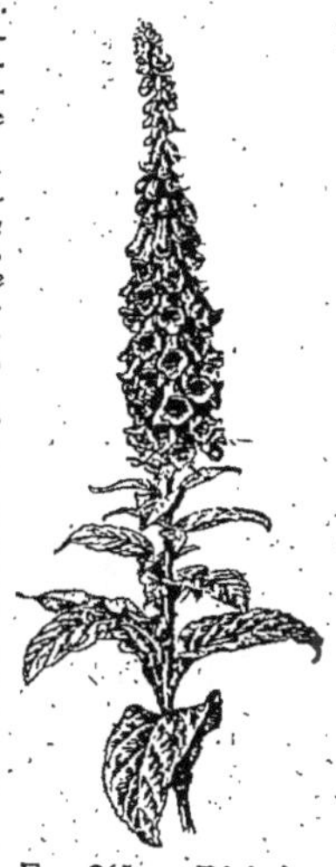

FIG. 265. — Digitale.

Dil. — Dans une ordonnance, l'abréviation *Dil*, signifie « faire dissoudre ».

Dilatation. — V. ANÉVRISME, BELLADONE, CŒUR, ESTOMAC, VARICES.

Dilution (du lat. *diluere*, délayer). — Action de délayer une substance dans un liquide.

Dionine (chlorhydrate d'éthylmorphine). — Dérivé éthylé de l'opium, employé contre la toux (coqueluche, tuberculose).

MODE D'EMPLOI. Chez l'adulte, 0,015 milligr. trois fois par jour, ou 0,030 milligr. en une dose le soir. Chez l'enfant, 1 milligr. à partir de 3 ans (à surveiller).

Dioptrie (du gr. *dia*, à travers, et *optomai*, voir). — Unité qui sert à mesurer la force réfringente des lentilles.

Diphtérie (du gr. *diphtera*, membrane). — Maladie infectieuse et contagieuse, caractérisée par la présence de peaux ou fausses membranes blanchâtres sur les muqueuses de la gorge et du larynx, et parfois aussi sur les muqueuses de la bouche, des fosses nasales, des yeux, des organes génitaux externes ou sur une plaie cutanée.

AGENT INFECTIEUX. L'agent infectieux est le bacille de Lœffler (*fig.* 266) que contiennent les fausses membranes dans lesquelles on le recherche. Il a la forme de bâtonnets allongés renflés en massue aux extrémités.

Associations microbiennes. La maladie est beaucoup plus grave lorsqu'au microbe de Lœffler viennent s'ajouter d'autres microbes, notamment le *staphylocoque* et le *streptocoque*.

CAUSES. La diphtérie survient surtout de 2 à 7 ans. Elle est plus fréquente au printemps et à l'automne (octobre et mars, et surtout janvier et février), au cours des saisons pluvieuses. La misère, la malpropreté, l'insalubrité des logements, une mauvaise hygiène, y prédisposent, particulièrement, ainsi que l'encombrement (épidémies des écoles, crèches, casernes).

La transmission se fait par inoculation ou par contagion.

L'inoculation est rare, elle est spéciale aux médecins, gardes ou parents des malades qui peuvent recevoir directement dans la bouche ou dans les yeux des débris

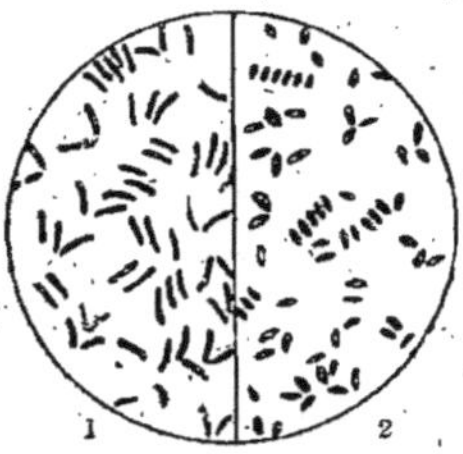

FIG. 266.
Bacille de la diphtérie; 2. Pseudo bacille diphtérique.

membraneux expulsés par la toux ; les baisers peuvent aussi jouer un rôle. A l'école, la communauté d'objets que les enfants portent à leur bouche (crayons, plumes, sucreries) peut favoriser la contagion indirecte.

La contagiosité existe dès le début, et peut persister longtemps. Elle se fait surtout par les sécrétions provenant de la bouche et du nez.

La persistance des bacilles sur les amygdales et dans le nez est très variable ; en général elle ne dépasse pas 40 jours, mais peut persister 3 ans. Il est vrai que, dans ces cas exceptionnels, la virulence (si elle existe) doit être très atténuée.

Les *porteurs de germes* se divisent en malades, convalescents, en incubation, et en *sains* qui peuvent transmettre la diphtérie sans eux-mêmes en être atteints.

Les *malades* sont les plus dangereux. Pour les *convalescents*, ce n'est qu'après deux examens bactériologiques successifs négatifs à une semaine d'intervalle qu'ils pourront cesser d'être isolés.

L'examen de toute personne ayant été en rapport avec les malades permettra de reconnaître les bacillifères en incubation ou à forme méconnue ambulatoire.

Quant aux *sains*, leur proportion est souvent considérable et peut atteindre 80 p. 100 de l'entourage.

Angine diphtérique. — Il existe un contraste frappant entre la faible intensité du *mal de gorge* et la modération de la fièvre par rapport à la *pâleur*, à l'abattement profond du malade. Des *ganglions* apparaissent au cou, en dedans des mâchoires ; bientôt, elles sont douloureuses à la pression. Les amygdales sont gonflées, et on aperçoit des *taches*, d'abord *blanchâtres*, puis jaunâtres, sur le voile du palais, le fond de la gorge, la luette, qui peut être entourée comme d'un doigt de gant. Ces plaques reparaissent rapidement, après qu'on les a enlevées. La difficulté d'avaler va en croissant.

Croup. — Souvent le croup succède à l'angine, mais peut aussi apparaître d'emblée. La *voix* est d'abord enrouée, puis rauque, et enfin s'éteint peu à peu jusqu'à être à peine perceptible. La *toux*, qui devient de moins en moins fréquente, se fait par quintes courtes : rauque au début, elle ne tarde pas à se voiler et à s'éteindre également. Elle amène le rejet de membranes aplaties. La respiration, de plus en plus difficile, est sifflante, avec dépression au creux de l'estomac (tirage). Les accès de suffocation se rapprochent progressivement. La fièvre est assez faible.

Bronchite diphtérique. — Peut accompagner le croup. Etouffement plus rapide. Expulsion de moules formés de fausses membranes diphtériques (*fig.* 267).

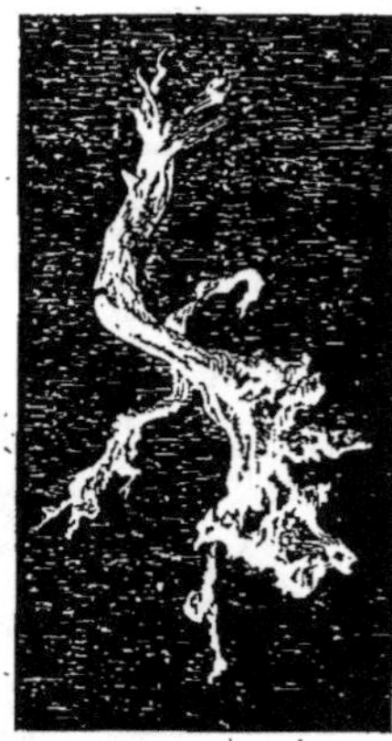

FIG. 267. — Fausse membrane diphtérique de l'arbre bronchique.

Coryza diphtérique. — Des membranes tapissent l'intérieur du nez, d'où s'écoule un liquide jaune rosé.

Ophtalmie diphtérique. — Elle coïncide, ou non, avec l'angine ou le croup et peut se produire à la suite de l'envoi dans les yeux d'un fragment de membrane. La conjonctivite est couverte d'une couche blanchâtre, et il se produit du *larmoiement*.

COMPLICATIONS. Elles sont dues en général à la diffusion de la toxine.

Cardiaques. Ce sont les plus fréquentes et les plus graves : on peut noter au cours de la maladie ou dans la convalescence des troubles du rythme cardiaque (arythmie, tachycardie, bradycardie) dus à une myocardite ou à des troubles bulbaires. Le malade peut, dans les cas graves, mourir subitement avec syncope par collapsus cardiaque.

Paralysies. Elles sont d'autant plus fréquentes que le sujet est plus âgé ; elles apparaissent insidieusement, le plus souvent au cours de la convalescence. On peut observer une *paralysie* du voile du palais (voix nasonnée, reflux des liquides alimentaires dans les fosses nasales) qui guérit habituellement en 10 ou 15 jours ; une *paralysie oculaire* de l'accommodation, se traduisant par une gêne de la vision rapprochée ; la guérison survient habituellement en 1 mois ; plus rares sont les *paralysies généralisées* (membres, tronc et cou, sphincters), qui ne guérissent qu'après plusieurs mois ; mais la mort peut également survenir lentement dans la cachexie et l'inanition, ou rapidement par asphyxie.

Autres complications. Citons encore la *néphrite* (urines rares, albumineuses), la *surrénalite* (asthénie, hypotension artérielle et collapsus cardiaque), les *érythèmes*, l'*anémie* persistante.

La *broncho-pneumonie*, très grave, s'observe surtout au cours du croup et après la trachéotomie.

TRAITEMENT : 1. PRÉVENTIF. Isoler soigneusement le malade, dans une chambre où ne pénétreront que les personnes adultes de l'entourage, munies d'une blouse. Elles éviteront d'embrasser l'enfant. Celui-ci sera soumis au traitement des porteurs de germes (V. plus loin) et ne sera rendu à la vie commune qu'après disparition complète du bacille diphtérique dans la gorge et le nez, disparition vérifiée par deux examens bactériologiques pratiqués à 8 jours d'intervalle.

Rechercher les porteurs de germes suspects de diphtérie dans l'entourage et examiner leur rhino-pharynx.

Chez les porteurs de germes sains, on se contentera de *grands lavages* de gorge avec une solution d'hypochlorite (une cuillerée à soupe de liqueur de Labarraque pour 1 litre d'eau), d'eau oxygénée, de phénosalyl. On fera des attouchements locaux à la glycérine iodée, au phénol camphré, à l'huile eucalyptolée. On veillera surtout à atteindre le microbe dans les coins où il se cache, non seulement sur les amygdales, les piliers, le voile du palais, mais aussi dans les fosses nasales et leur arrière-cavité. On fera respirer par les narines de l'huile eucalyptolée ou goménolée, priser une poudre antiseptique.

Quant aux porteurs de germes malades (convalescents), chez lesquels les microbes sont plus virulents et tenaces, ils seront soumis à un isolement rigoureux et au traitement *local* spécifique par les pastilles de *sérum antibactérien* de L. Martin ; on suce ces pastilles à raison d'une par heure (10 par jour), de façon à imprégner de sérum la bouche, les amygdales et le pharynx. On peut aussi pulvériser du sérum dans le nez. Les bacilles disparaissent d'ordinaire sous l'action de ce traitement en 5 à 12 jours, mais quelquefois il faut plus longtemps.

Certains porteurs de germes peuvent d'ailleurs être réfractaires à l'infection diphtérique ; actuellement on sait reconnaître les sujets réfractaires, grâce à la *réaction de Schick*.

Elle consiste dans l'inoculation intradermique de 0 cm³,2 d'une dilution de toxine diphtérique, telle que la quantité injectée corresponde au 1/50 de la dose minima mortelle pour un cobaye de 250 gr. Si, autour de la piqûre, apparaît après 18 à 24 heures une rougeur qui dure quelques jours, la réaction est positive et indique que le sujet est en état de réceptivité. Une réaction négative indique un sujet immunisé, non réceptif, même en milieu infecté. Cette cuti-réaction a permis de mesurer la durée de l'immunité passive conférée par le sérum ; elle est de 28 jours en moyenne pour la première injection, une semaine pour la deuxième.

On a proposé une *injection préventive de sérum* de 5 à 10 cm³ (2 à 3 cm³ chez le nouveau-né), chez tous les enfants qui ont été en contact avec le malade. Cette injection confère une immunité de 4 semaines environ.

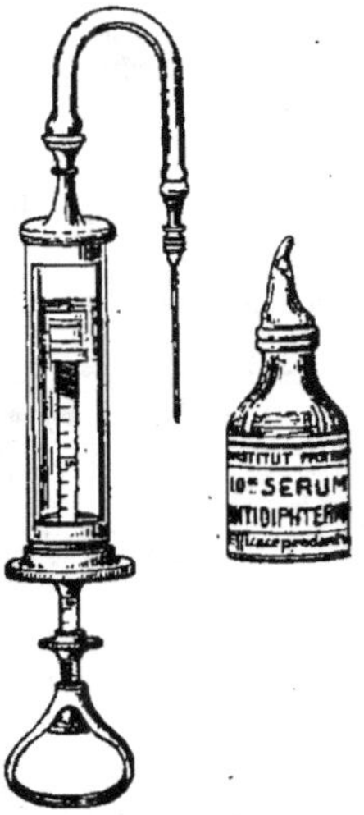

FIG. 268. — Sérothérapie antidiphtérique.

II. CURATIF. Repos au lit, même pendant la convalescence s'il existe des troubles cardiaques ; remonter l'état général de l'enfant par des toniques, par une alimentation substantielle et de digestion facile (lait, bouillon, jus de viande, crème, purées).

Le traitement local consistera surtout dans de grands lavages antiseptiques (eau boriquée, 40 gr. p. 1000 ; liqueur de Labarraque à 30 p. 1000), avec l'abaisse-langue-irrigateur ou avec un bock muni d'un tube en caoutchouc et d'une canule. Badigeonnages du pharynx avec un collutoire sulforiciné.

Sérothérapie. — L'injection de sérum devra être aussi précoce que possible, sans attendre les résultats de l'examen bactériologique et sans crainte d'accidents anaphylactiques, dans tous les cas de diphtérie probable.

Dans la forme commune, on injectera 10 à 30 cm³ le premier jour, on recommencera les jours suivants, si

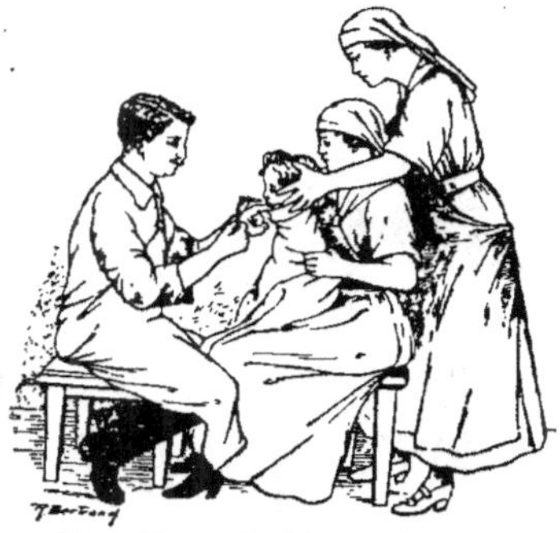

FIG. 269. — Position de l'enfant pour l'introduction du tube.

cela est nécessaire. L'injection se fait avec une seringue de Roux, sous la peau du flanc (*fig.* 268).

Dans les formes graves, il faut doubler la dose et ne pas craindre d'injecter jusqu'à 100, 200 et 300 cm³.

Les injections de sérum, surtout les réinjections, peuvent déterminer quelques accidents anaphylactiques, les uns bénins (érythèmes, urticaires, arthralgies), les autres plus sérieux (œdème, parfois gangrène).

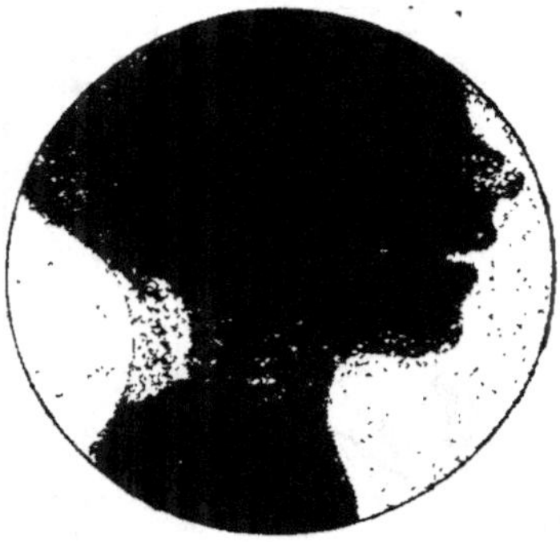

FIG. 270. — Radiographie montrant le tube en place dans le larynx.

Mais tous ces accidents sont de peu de gravité quand on les compare aux complications de la diphtérie que le sérum peut prévenir. Il ne faut donc pas se laisser envahir par la crainte du sérum. Seul celui-ci est capable de guérir une diphtérie grave. La crainte du sérum a toujours amené une augmentation de la mortalité de la diphtérie. La mortalité est tombée, depuis le traitement, à 9 ou 10 p. 100 ; elle était autrefois de 50, 60 et 70 p. 100.

Traitement du croup. — Dans certains cas de croup, la sérothérapie est impuissante à débarrasser la trachée et le larynx des fausses membranes ; les accès de

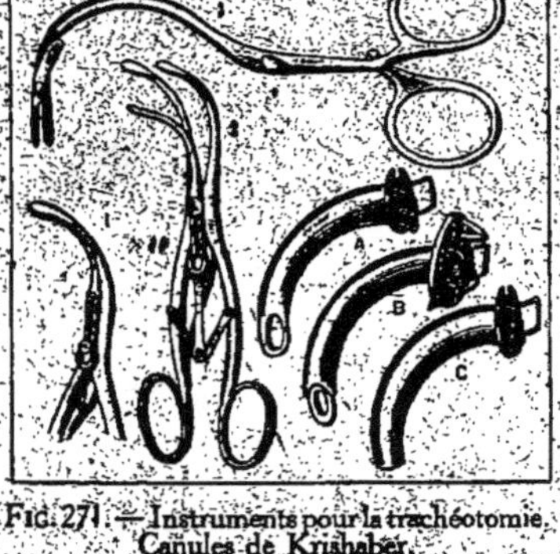

FIG. 271. — Instruments pour la trachéotomie. Canules de Krishaber.

A. Canule mandrin ; B. Canule externe renfermant le mandrin ; C. Canule interne (modèle Collin). — 1 et 2. Dilatateur de Laborde : 1. Fermé ; 2. Ouvert ; 3. Pinces de Collin pour les fausses membranes.

suffocation se rapprochent, l'asphyxie s'installe ; le médecin a alors à sa disposition deux méthodes pour vaincre l'obstruction laryngée : le tubage et la trachéotomie.

Le tubage consiste à porter dans le larynx et à laisser à demeure un tube métallique creux, qui assure le

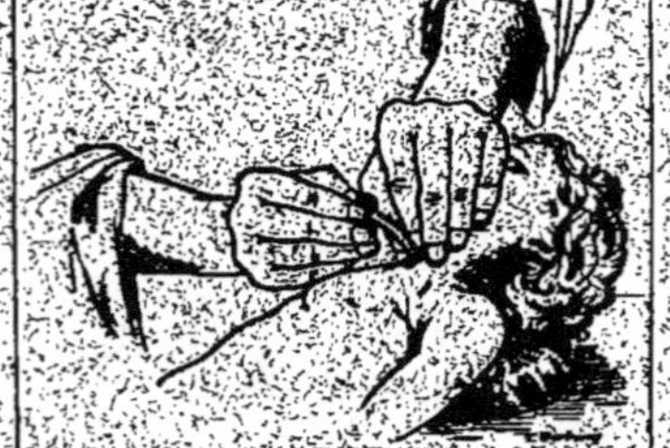

FIG. 272. — Dernier temps de la trachéotomie. Introduction de la canule.

passage de l'air (*fig.* 269, 270). Ce tube est monté sur une tige spéciale, que l'opérateur tient de la main droite ; l'index gauche reconnaît l'épiglotte, et le tube est introduit en suivant le bord externe de l'index gauche resté en position. Le tube demeurera habituellement 3 jours dans le larynx, mais, si le malade suffoque de nouveau, il ne faut pas hésiter à replacer le tube.

Si le tubage est contre-indiqué pour une raison quelconque, ou s'il est impuissant à rétablir le libre accès de l'air, si le tube est rejeté, il faut en venir à l'opération sanglante de la *trachéotomie*, qui consiste à ouvrir la trachée au-dessous du larynx. On introduit ensuite dans la trachée une canule (*fig.* 271 et 272) contenant un tube mobile, qu'on enlèvera pour le nettoyer toutes les fois que les matières s'y accumuleront. Au bout de 2 à 3 jours, on enlèvera la canule, et la plaie se cicatrisera très rapidement.

Traitement de la paralysie diphtérique. — Sulfate de strychnine, 1 milligr. par jour en ingestion ou injection sous-cutanée ; injections de sérum fréquentes et à haute dose.

Diplégie (du gr. *dis*, deux, et *plessein*, frapper). — Paralysie des deux membres supérieurs.

Diplocoque (du gr. *diploos*, double, et *kokkos*, graine). — Microbe en forme de grain disposé par paire. Ex. : gonocoque, méningocoque.

Diplopie (du gr. *diploos*, double, et *ôps*, œil). — Vue double d'un seul objet.

CAUSES. Paralysies des muscles de l'œil, dues à une maladie (syphilis, glycosurie, rhumatisme, ataxie locomotrice, paralysie générale, hystérie, intoxication) ou à une lésion du crâne (plaies ou fractures). V. aussi STRABISME.

Dipsomanie (du gr. *dipsa*, soif, et *mania*, manie). — Impulsion irrésistible à boire. V. ALCOOLISME.

Dipyge (du gr. *dis*, deux, et *pugê*, fesse). — Monstre présentant deux paires de fesses avec membres inférieurs.

Distomatose. — V. DOUVES.

Diurèse (du gr. *dia*, à travers, et *ouron*, urine). — Excrétion importante d'urine.

Cure de diurèse. — Cette cure consiste à stimuler le fonctionnement d'un rein par l'absorption d'une eau faiblement minéralisée (Évian, Thonon, Capvern, Contrexéville, Vittel, Martigny), soit qu'on veuille exercer une action locale de lavage, soit qu'on recherche la désintoxication générale, qui résulte d'une importante élimination rénale.

Cette cure s'adresse aux lithiasiques urinaires et biliaires, provoquant des décharges de boues ou de calculs. Chez l'arthritique, elle réduit la congestion hépatique, et abaisse la tension artérielle ; elle raréfie ou supprime les accès de goutte.

Diurétiques. — Médicaments provoquant une abondante sécrétion d'urine : eau, digitale, théobromine, scille, azotate de potasse, lactose, colchique, queues de cerises, bouleau, genêt, fenouil.

Espèces diurétiques : racines d'asperges, de chiendent, de guimauve et de réglisse : 10 gr. par litre, en infusion.

Poudre diurétique : nitrate de potasse, lactose, guimauve, gomme arabique et réglisse : une cuillerée à café par verre d'eau.

Divine. — Eau et pierre divine. V. CUIVRE.

Divonne-les-Bains (Ain). — Etablissement hydrothérapique employant une source d'eau froide à 6°,5. Saison toute l'année.

INDICATIONS. Surmenage, psychoses diverses, mélancolie, neurasthénie, anémie.

Divulsion (du lat. *divulsio*, arrachement). — Arrachement, décollement.

Doigt blanc. — V. PANARIS.

Doigt mort. — Refroidissement temporaire d'un ou plusieurs doigts qui deviennent pâles et insensibles. V. REINS (mal de Bright).

Doigtier. — Doigt de gant pour pansement.

Dose. — La dose varie avec le médicament et l'âge du malade.

VARIÉTÉS. Il sera utile de se renseigner : 1° si les doses sont les mêmes pour la nuit ; 2° si, en cas de sommeil dans la journée, il est nécessaire de réveiller le malade aux heures prescrites. Pour l'âge, il suffit de dire qu'au-dessous d'un an, la dose habituelle est de 1/20, à deux ans de 1/8, à sept ans de 1/3, à quatorze ans de 1/2 de celle de l'adulte ; mais il y a de *nombreuses exceptions* : ainsi la belladone peut être donnée à des doses relativement élevées à des petits enfants. V. aussi CUILLERÉES, GOUTTES.

Dossier-lit (*fig.* 273). — Petit appareil destiné à soulever les coussins de façon à maintenir la poitrine du malade plus ou

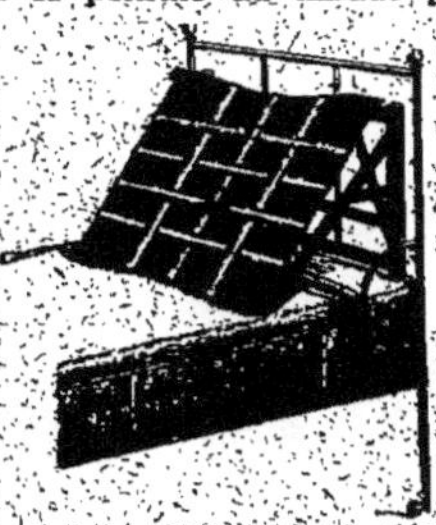

FIG. 273. — Dossier-lit en place.

moins inclinée (maladies du cœur et du poumon) et à diminuer ainsi la gêne respiratoire. On peut remplacer cet appareil par une chaise.

Il est nécessaire d'aider les jeunes enfants et les vieillards, dès qu'ils le peuvent, à s'asseoir ainsi dans le lit pour éviter des congestions hypostatiques. V. POUMON et PLÈVRE (maladies).

Dothiénentérie (du gr. *dothiên*, bouton, et *enteron*, intestin). — Fièvre typhoïde.

Douce-amère (syn. : morelle grimpante, vigne de Judée). — Plante de la famille des Solanées (*fig.* 274) ; la tige est sudorifique et diurétique (20 gr. par litre en infusion).

Douches. — V. HYDROTHÉRAPIE.

Douche ascendante. — Méthode de traitement employée dans certaines stations thermales contre l'entérite avec constipation ; elle consiste à irriguer l'intestin avec de l'eau sous faible pression au moyen d'une longue sonde molle en caoutchouc.

Douche filiforme. — Procédé de traitement utilisé en dermatologie qui consiste à projeter un

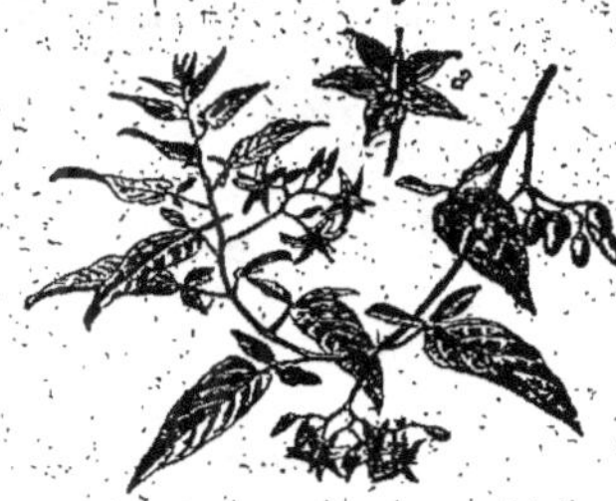

FIG. 274. — Douce-amère.
a. Fleur.

très mince filet d'eau sous une forte pression contre les tissus malades, que l'on veut modifier.

La douche filiforme produit d'abord un massage, puis la pression augmentant, un véritable curettage qui permet de traiter l'acné rebelle, les lupus et toute lésion cutanée susceptible d'être détruite mécaniquement. L'action réflexe sur le système nerveux peut être utilisée pour soigner les prurits et les névrodermites.

Douche d'air chaud. — Elle est obtenue à l'aide d'un ventilateur qui projette de l'air sur la région à traiter après que cet air est venu se chauffer sur une source calorifique. Lorsqu'on n'a pas à sa disposition

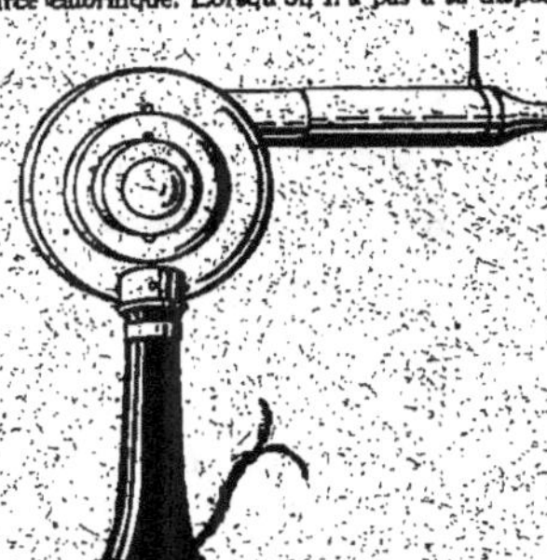

FIG. 275. — Douche d'air chaud électrique.

de source électrique, on utilise comme source de chaleur une lampe à alcool, et le mouvement du ventilateur est réalisé par une manivelle. Lorsqu'on dispose d'une source électrique, on utilise un appareil constitué par un ventilateur électrique et une résistance électrique chauffante (*fig.* 275). Cet appareil permet d'obtenir à la sortie de la tubulure de l'air à 100° C. ou 120°. Cet appareil sert pour les applications médicales.

Mais il existe aussi des appareils (*fig.* 276) qui permettent de réaliser les températures de 700° pour les applications d'air chaud chirurgical.

ACTION : I. AU POINT DE VUE MÉDICAL. Aux températures de 60° à 80°, la douche d'air chaud est employée dans le traitement des *arthrites rhumatismales chroniques*, des *névralgies**, des *troubles trophiques* et de certaines *maladies de la peau*, des *fractures*, de certaines *affections des yeux, des oreilles et du nez*.

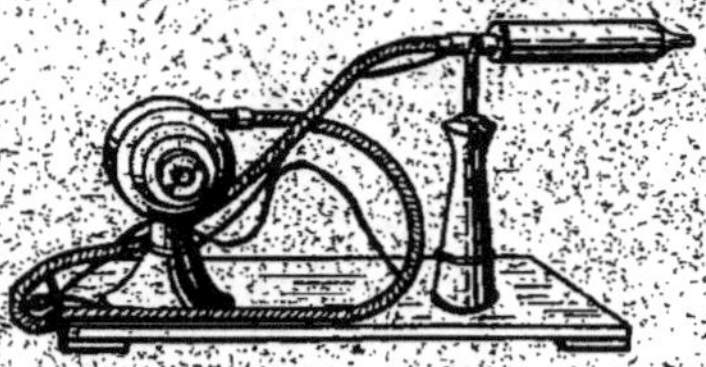

FIG. 276. — Douche d'air chaud à haute température.

II. AU POINT DE VUE CHIRURGICAL. Aux températures allant de 200° à 700°, sous anesthésie chloroformique, la douche d'air chaud a donné de bons résultats dans le traitement des *gangrènes traumatiques et diabétiques*, des *cancers de la peau*, du *lupus*.

Douleur. — D'une façon générale, V. CALMANTS, DÉMANGEAISONS, POINT* DE COTÉ.

Douleurs de tête, V. TÊTE (mal de), NÉVRALGIE* *dentaire, faciale, oculaire*, — **du cou**, V. TORTICOLIS, — **des épaules et du dos**, V. RHUMATISME, LUMBAGO, — **de poitrine**, V. POINT* de côté, BRONCHITE, NÉVRALGIE *intercostale*, ANGINE* de poitrine, GASTRALGIE, PNEUMONIE, PLEURÉSIE, *palpitations de* CŒUR*, — **du ventre**, V. coliques du FOIE, ou de l'INTESTIN, — **des membres**, V. AINE, AISSELLE, VARICES, — **de la peau**, V. BRULURES, DÉMANGEAISONS.

Douves. — Plathelminthes de l'ordre des trématodes possédant deux ventouses (distomes) et dont quelques-uns (*Fasciola, Dicrocœlium, Opistorchis, Paragonimus*) sont parasites de l'homme et se localisent en particulier dans le foie (distomatose hépatique).

Dover (Poudre de). — Mélange à parties égales d'ipéca, d'opium, d'azotate et de sulfate de potasse*. — ACTION. Calmante, sudorifique. — DOSE. 5 centigr. à 1 gr. — INDICATION. Goutte, rhumatisme.

Drain (de l'angl. *to drain*, écouler)

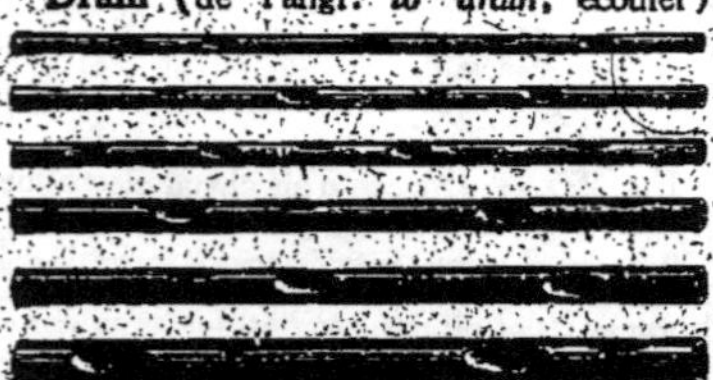

FIG. 277. — Drains.

[*fig.* 277]. — Tube en caoutchouc, en gutta-percha ou en métal, destiné au *drainage* d'une plaie, c'est-à-dire à permettre l'écoulement du pus ou des liquides qui peuvent se former au-dessous de la peau.

Afin de faciliter cette sortie des liquides, les drains sont, en général, percés de trous de distance en distance. Ils doivent être conservés dans une solution antiseptique*.

Drap mouillé. — V. ENVELOPPEMENT.

Drastiques (du gr. *drao*, j'opère). — Purgatifs très énergiques, qui ne doivent être employés que dans des cas spéciaux et seulement sur ordonnance médicale.

VARIÉTÉS. Les principaux drastiques sont le jalap, la bryone, le nerprun, la coloquinte, l'élatérium, l'ellébore, la scammonée, la gomme-gutte, l'euphorbe, l'huile de croton, la bourdaine.

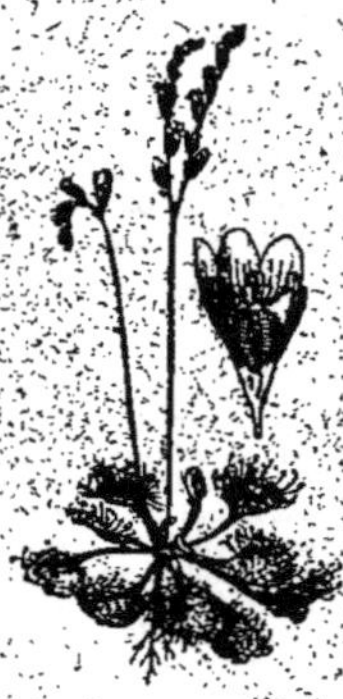

FIG. 278. — Drosera.

Drosera. — Plante de la famille des Droseracées (*fig.* 278). L'alcoolature est employée contre la coqueluche, à la dose de V à XX gouttes.

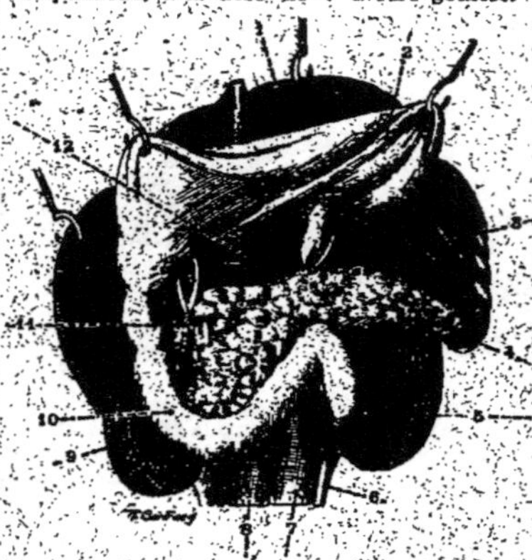

FIG. 279. — Duodénum (d'après Testut).

1. Foie relevé ; 2. Estomac relevé ; 3. Rate ; 4. Pancréas ; 5. Rein gauche ; 6. Uretère ; 7. Aorte ; 8. Veine cave inférieure ; 9. Rein droit ; 10. Duodénum ; 11. Canal cholédoque ; 12. Veine cave.

Duodénum. — Première partie de l'intestin grêle, le duodénum prend naissance au niveau du pylore et se continue à angle aigu avec le *jéjunum*.

Sa longueur est d'environ 26 centim. (12 travers

de doigt, d'où le nom de duodénum), son diamètre, 35 à 40 mm. (*fig.* 279). Il décrit dans son ensemble un U ou un V, embrassant dans sa concavité la tête du pancréas ; les canaux sécréteurs de cette glande pénètrent dans la boucle descendante de l'U ainsi que le canal cholédoque qui y déverse le contenu de la vésicule biliaire.

Le duodénum peut être le siège d'ulcère, dont les signes rappellent celui de l'estomac, et de rétrécissement par brides inflammatoires.

Dure-mère (du lat. *dura mater*). — Enveloppe la plus extérieure du cerveau. V. MÉNINGES.

Durillon. — V. COR.

Durillon forcé. — Inflammation d'une bourse séreuse de la paume de la main ou de la plante des pieds, par suite d'un frottement répété.

Dynamomètre (*fig.* 280). — Petit appareil destiné à mesurer la force musculaire.

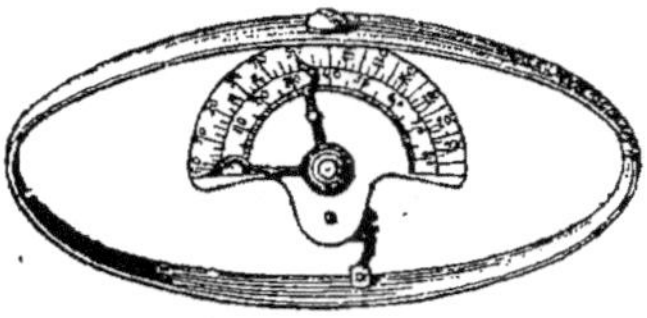

FIG. 280. — Dynamomètre.

Suivant la pression exécutée sur un ressort circulaire en acier, une aiguille se déplace sur un cadran. On peut apprécier notamment par ce procédé l'action produite par l'électrisation des muscles du bras après une paralysie.

Dyschromatopsie (du gr. *dus*, difficilement, *chrôma*, couleur, et *optesthai*, voir). — V. DALTONISME.

Dysenterie (du gr. *dus*, difficilement, et *enteron*, intestin). — Maladie infectieuse, contagieuse, endémique et épidémique, dans les pays chauds (Indes, Cochinchine, Egypte, Algérie), en Grèce, en Sicile, en Espagne et dans l'Amérique du Sud. En France, elle est sporadique, et les cas se sont multipliés depuis la guerre de 1914-1918.

CAUSES PRÉDISPOSANTES. Encombrements (guerres, villes assiégées), misère, mauvaise alimentation, fatigues excessives, usage immodéré de fruits non mûrs.

AGENT INFECTIEUX. Il en existe deux variétés : les *amibes*, qui existent surtout dans les pays chauds, et des *bacilles* voisins du bacille typhique, origine surtout des formes des régions tempérées. Les deux agents se trouvent dans les matières fécales.

SIGNES. Dès le début, le malade souffre de coliques intenses. Les selles sont fréquentes ; d'abord diarrhéiques, elles prennent bientôt une apparence caractéristique et sont constituées alors par un liquide contenant de petites masses blanc jaunâtre, analogues à du blanc d'œuf cuit incomplètement et quelquefois striées de filets rouges. Plus tard, elles sont formées de sang presque pur et de débris de membranes auxquels on a donné le nom de « raclures de boyaux », puis, dans une dernière période, d'une quantité variable de pus dont l'odeur est extrêmement fétide.

Les besoins d'aller à la selle deviennent incessants (de 10 à 200 fois par 24 heures), et sont accompagnés d'une sensation fort douloureuse au niveau du fondement. Les matières rendues chaque fois sont très peu abondantes : une cuillerée à café à peine. Dans certains cas, une grande difficulté d'uriner vient encore accroître les souffrances.

Les phénomènes généraux, notamment la fièvre, ont une intensité variable ; mais toujours l'amaigrissement est extrême, la soif vive, la peau sèche. Les douleurs et l'affaiblissement causés par les évacuations amènent de la prostration, de la somnolence et le refroidissement général du corps.

Forme bénigne (France, Europe). La fièvre est faible, le nombre des selles ne dépasse pas dix à douze, mais l'amaigrissement n'en est pas moins rapide. Guérison ordinairement en huit jours.

Autres formes. Il existe une forme *inflammatoire*, avec fièvre intense ; une forme *bilieuse*, avec selles jaunâtres et verdâtres ; une forme *rhumatismale*, avec gonflement du genou seul ou d'autres articulations ; une forme *intermittente*, où la fièvre et les selles se produisent à intervalles plus ou moins éloignés ; une forme *chronique* (mois et années), succédant, dans certains cas, à la forme aiguë dans les pays chauds et se compliquant souvent d'*abcès du foie*. L'amaigrissement est progressif, malgré la conservation de l'appétit.

HYGIÈNE PRÉVENTIVE. Les étrangers, dans les pays tropicaux, devront se prémunir contre le refroidissement nocturne qui succède aux chaleurs excessives des jours. Les vêtements de flanelle sont tout à fait indiqués. Il conviendra, en outre, de ne boire que des eaux bouillies ou infusions.

TRAITEMENT. *Dysenterie bacillaire.* Compresses humides chaudes sur le ventre ; cataplasmes de farine de lin, grands lavements chauds à 40° d'eau salée (7 p. 1000) ou au nitrate d'argent (0,25 p. 1000).

Kho-sam, le remède populaire d'Indochine (6 à 8 comprimés par 24 heures, chaque comprimé correspondant à une graine de la plante) ; charbon (15 à 30 gr. par jour), sulfate de soude à petites doses, opium et belladone.

Le traitement spécifique est l'injection de *sérum antidysentérique* ; ce sérum diminue la mortalité, atténue les symptômes et diminue la durée de la maladie.

DOSE. 20 à 100 cm³ par jour suivant les formes.

Dysenterie amibienne : 2 injections quotidiennes d'émétine (4 à 10 cg.) pendant 5 jours ; repos 10 jours. Injections d'arsénobenzol.

Dyshidrose (du gr. *dys*, difficile, et *hidros*, sueur). — Affection cutanée, siégeant surtout aux mains et aux pieds, à la face latérale des doigts, plus rarement sur les autres régions.

Elle se caractérise par l'apparition de vésicules de petite dimension (grosseur d'un grain de chènevis), arrondies, blanches, transparentes, fermes, à parois épaissies, profondément enchâssées dans un épiderme épais. Quelquefois, on note une fusion de nombreuses vésicules, formant de grandes bulles, et parfois de larges décollements irréguliers. Le contenu est un liquide clair, filant, transparent.

Evolue par poussées aiguës avec récidives.

TRAITEMENT : 1° Quand les vésicules sont petites, ramollir la peau dans des bains émollients, ensuite poudre d'amidon ; 2° Quand il y a des bulles, les ouvrir aseptiquement et faire un pansement occlusif, liniment oléo-calcaire ; badigeonnage avec une solution aqueuse d'ichtyol au 1/10.

Dysménorrhée (du gr. *dus*, difficilement, et *mênê*, règles). — Règles difficiles et douloureuses. V. RÈGLES.

Dyspepsie (du gr. *dus*, difficilement, et *pepsis*, coction). — Difficulté de digérer. V. ESTOMAC (Maladies d').

Dyspnée (du gr. *dus*, difficilement, et *pnein*, respirer). — Difficulté de respirer provoquée par l'insuffisance d'entrée d'air pur dans le poumon et, par suite, accumulation d'acide carbonique.

SIGNES. Mouvements respiratoires fréquents et douloureux. — CAUSES. Toutes les maladies des organes respiratoires (laryngites, croup, bronchite, pneumonie, broncho-pneumonie, tuberculose, pleurésie, asthme, emphysème) et du cœur (endocardite). Toutes les lésions qui provoquent la compression indirecte de la poitrine (grossesse, ascite). Certaines maladies nerveuses (hystérie, aliénation mentale).

Dystocie (du gr. *dus*, difficilement, et *tokos*, accouchement). — Accouchement difficile.

Dysurie (du gr. *dus*, difficilement, et *ouron*, urine). — Difficulté d'uriner.

CAUSES. Rétrécissement de l'urètre, hypertrophie de la prostate*, calcul de la vessie*, cystite (V. VESSIE), blennorragie.

TRAITEMENT. V. aux maladies précédemment citées.

E

Eau. — Les sept dixièmes de notre corps sont formés par de l'eau, et nous en rejetons quotidiennement par la respiration 330 gr., par la peau 660 gr., par l'urine 1 700 gr., par les excréments 130 gr., soit en tout 2 820 gr. Lorsqu'on a soif, c'est d'eau qu'on a soif, et non d'un autre liquide.

Une partie seulement de l'eau qui nous est nécessaire est fournie par les boissons ; le reste provient des aliments solides qui en contiennent une forte proportion : par 1 000, salade 940, fraises 874, carpe 785, bœuf 734, fromage 370, blé 130.

QUALITÉS NÉCESSAIRES. L'eau potable (à boire) doit être fraîche, limpide, transparente, aérée, sans odeur, d'un goût agréable, propre à cuire les légumes sans les durcir et moussant avec le savon sans former de grumeaux (excès de carbonate ou de sulfate de chaux qui, de plus, rend l'eau lourde à l'estomac). Elle ne doit pas contenir de matières organiques en quantité appréciable ni de microbes nuisibles, et pour cela ne doit pas être polluée par des égouts ou des cabinets d'aisances sous peine de fièvre typhoïde, choléra, dysenterie, fièvre intermittente ; enfin, elle ne doit pas renfermer d'œufs de lombrics ou de ténias.

VARIÉTÉS. Les eaux les meilleures sont, par ordre, celles de source*, de puits*, de pluie*. Se défier de l'eau qu'on est tenté de boire au cours d'une promenade. Les plantes qui y poussent ne peuvent donner d'indications utiles ; médiocre, mais cependant buvable, est celle où poussent les joncs, les nénufars, les lentilles d'eau, les véroniques. Mauvaise, au contraire, est l'eau ne renfermant aucun poisson, dans laquelle les algues sont petites, blanches et décolorées. Ne pas oublier, d'autre part, que le laurier-rose empoisonne les cours d'eau auprès desquels il croît. L'eau des marais et des régions *incultes* contient en abondance des matières organiques ; celle des rizières cultivées, tout au moins lorsqu'elles sont éloignées des habitations, n'est pas en général malsaine, bien que souvent elle soit vaseuse. Elle doit être cependant passée à travers un linge, pour éviter d'avaler de petites sangsues.

HYGIÈNE. Lorsqu'on n'est pas assuré de la qualité d'une eau, le mieux est de ne la boire qu'après l'avoir fait bouillir, en y ajoutant pour la parfumer une pincée de thé. L'eau, même très fraîche, ne fait pas de mal lorsqu'on la boit *lentement*, à petites gorgées et en petite quantité ; dans le cas contraire, elle peut produire des accidents.

Procédé pour utiliser les eaux séléniteuses (excès de sulfate de chaux). Placer dans la marmite un nouet de cendres de bois ou une petite quantité de soude du commerce (carbonate de soude).

Purification des eaux contaminées :

1° *Javellisation :* 1 comprimé de 15 millig. d'hyperchlorite de calcium et 8 cg. de chlorure de sodium pour 1 litre d'eau ;

2° *Iode.* Mettre dans 10 litres d'eau 1 comprimé bleu (iodure de potassium 2 gr., iodure de soude 0,15), puis 1 comprimé rouge (acide tartrique, 1 gr.). Ajouter ensuite 1 comprimé blanc (hyposulfite de soude 1 gr. 16).

3° *Permanganate de potasse* : 5 à 10 cg. par litre.

4° *Ozonisation.*

Eau albumineuse. — V. ALBUMINE.

Eau alcaline. — V. MINÉRALES* (Eaux) alcalines.

Eau de Barèges. — V. BARÈGES.

Eau bénite de la Charité. — Purgatif formé de 0,30 centigr. de tartrate de potasse et d'antimoine, dans 250 gr. d'eau, employé en deux doses, dans la colique de plomb.

Eau blanche. — V. PLOMB (sous-acétate).

Eau boriquée. — V. BORIQUE.

Eau de Botot. — Dentifrice qui est un alcoolé composé de :

Badiane	1 gr.
Girofle	1 gr.
Cannelle	1 gr.
Essence de menthe	0 gr. 50
Alcool à 80°	175 gr.

Eau bouillie. — L'ébullition détruit les microbes, mais non les spores, qui ne meurent que vers 120° et qui peuvent évoluer après 24 heures et produire des microbes ; d'où la nécessité de ne se servir de l'eau bouillie que pour la consommation *immédiate*.

Eau des Carmes. — V. MÉLISSE.

Eau céleste. — Collyre bleu, contenant de l'ammoniaque et du sulfate de cuivre. Il est très énergique comme excitant et résolutif ; on y ajoute d'ordinaire de l'eau distillée.

Eau chalybée. — Synonyme d'*eau ferrée*. — V. FER.

Eau chaude (50° à 55°). — A cette température, l'eau active la circulation, favorise les échanges cellulaires, débarrasse les organes de leurs déchets, favorise le passage des globules blancs à travers les capillaires, et par suite, la phagocytose ; elle a un rôle hémostatique.

1° A l'*intérieur* l'eau chaude est employée en boisson comme *calmant* et *digestif* dans les maladies d'estomac*; en lavement ou en injection comme *antihémorragique* dans les hémorragies quelconques, où elle agit soit par action directe, soit par action indirecte; en lavement aussi comme *calmant* et *décongestif* dans les cystites, les métrites, les prostatites, les rétentions d'urine, les hémorroïdes, le liquide s'accumulant alors dans l'ampoule rectale, c'est-à-dire au voisinage des organes malades. V. LAVEMENTS.

2° A l'*extérieur*, on l'emploie comme *calmant*, sous forme de compresses, appliquées sur la région douloureuse dans la sciatique, ou enfermée dans un récipient clos (boule de grès ou de métal ou sac en caoutchouc), contre les douleurs d'estomac, des règles et des intestins.

On l'utilise : 1° aidée du savon, pour aseptiser les mains des chirurgiens et des gardes-malades, et la peau de l'individu à opérer ; 2° *pure*, pour immerger l'articulation, siège d'une entorse; 3° sous forme de pulvérisations ou sous celle de compresses de tarlatane pliées en plusieurs épaisseurs et qu'on retrempe dans l'eau chaude à mesure qu'elles se refroidissent, contre les phlegmons, les érysipèles, les panaris, les lymphangites, les laryngites, et notamment la forme striduleuse : dans toutes ces maladies, la résolution peut intervenir et, en tout cas, la suppuration sera plus limitée.

Elle est contre-indiquée pour les furoncles et les anthrax, parce qu'elle détrempe l'épiderme et favorise la macération, et la pullulation des germes pathogènes.

Dans l'accouchement, les injections d'eau bouillie chaude, à 50°, le bock étant placé à 50 *centimètres* seulement au-dessus du lit, rendent les plus grands services dans les infections vaginales, pendant la grossesse et après l'accouchement ; régularisent et accroissent les contractions de l'utérus pendant le travail, arrêtent les hémorragies après la délivrance et activent la régression de l'utérus.

Eau de chaux. — V. CHAUX.

Eau chloroformée. — V. CHLOROFORME.

Eau de clous. — V. FERRÉE (Eau).

Eau de Cologne. — Essence de cannelle, 1 gr.; essence de lavande, de fleurs d'oranger, de romarin, de chaque 2 gr. ; essence de citron, de cédrat et de bergamote, de chaque 4 gr. ; alcool à 90°, 180 gr. ; alcoolat de mélisse et de romarin, de chaque 50 gr. On mêle; on laisse en contact 8 jours, puis on distille.

Eau croupie ou marécageuse. — Etat du liquide des pièces d'eau sans écoulement (V. MARES) ; elles contiennent en abondance des matières organiques en décomposition. Si on est obligé d'en boire, il convient de la laisser déposer et de faire bouillir la partie décantée.

Eau crue. — Eau contenant un excès de carbonate de chaux ou de magnésie ou de sulfate de chaux. Elle est lourde et dure.

Eau distillée. — La distillation prive l'eau de tous ses principes minéraux qui ont une utilité pour l'alimentation ; elle n'est donc pas une eau de boisson et perd, du reste, son bon goût. Les marins, qui emploient l'eau de mer distillée, doivent ajouter à l'eau ainsi obtenue, afin de rapprocher sa composition de celle de l'eau ordinaire, pour chaque quantité de 1 000 litres, un mélange dont Fonssagrives donne la formule :

Chlorure de sodium	4 gr. 8
Sulfate de soude..............	3 gr. 4
Bicarbonate de chaux..........	48 gr.
Bicarbonate de soude..........	14 gr.

On donne le nom de *distillats* ou *hydrolats* aux liquides obtenus par la distillation des plantes. V. à leurs noms.

Eau divine. — Solution de pierre divine. V. CUIVRE.

Eau ferrée ; — ferrugineuse. — V. FER et EAUX MINÉRALES.

Eau de fleurs d'oranger. — V. ORANGER.

Eau forte. — V. AZOTIQUE.

Eau froide. — Un verre d'eau froide pris au réveil donne l'effet d'un laxatif chez beaucoup d'individus ; pris une heure avant les repas, il ouvre l'appétit. L'eau fraîche au cours du repas active les mouvements de l'estomac et a, par suite, une action digestive. Lorsqu'elle est très froide et même glacée, l'eau arrête les vomissements et les hémorragies. Si, étant en sueur, on boit très rapidement une grande quantité d'eau, on s'expose à une congestion pulmonaire ou cérébrale, ou tout au moins à des coliques. Il importe, si l'on a commis cette imprudence, de ne pas rester en place, mais, au contraire, de réagir par des exercices physiques, notamment par la marche.

Eau gazeuse. — L'*eau gazeuse simple* ou eau de Seltz artificielle est chargée de plusieurs fois son volume d'anhydride carbonique, sous une pression de 7 atmosphères. Pour la fabrication instantanée en bouteilles, V. CARBONIQUE, SPARKLET.

Eau de gomme ; — de goudron. — V. GOMME, GOUDRON.

Eau de gruau. — V. AVOINE.

Eau hémostatique. — V. HÉMOSTATIQUE.

Eau d'Hunyadi-Janos. — Eau saline purgative, composée de sulfate de sodium et de magnésium en dissolution dans l'eau.

Eau de Javel. — Hypochlorite de potasse liquide. On l'emploie comme désinfectant, à la dose de 20 gr. pour 1 litre, additionné de 30 gr. de savon mou de potasse. — Pour empoisonnement, V. CAUSTIQUES.

Eau de laitue ; — de laurier-cerise ; — de lavande. — V. aux noms de ces plantes.

Eau de Léchelle. — Eau hémostatique faite avec des plantes astringentes : feuilles de noyer, chiendent bénit, aigremoine, ronce, menthe, romarin, thym, racine de ratanhia, gentiane, bourgeons de peuplier et de pin, écorce de chêne.

Eau de mer. — En injections sous-cutanées (*plasma* de Quinton), l'eau de mer recueillie au large des côtes et à 10 mètres de profondeur est un tonique employé avec succès contre la gastro-entérite des nouveau-nés, l'athrepsie, la tuberculose pulmonaire, la migraine, la neurasthénie, les maladies nerveuses, les troubles menstruels, la scrofule. L'injection se fait chez les *enfants*, à la région de l'omoplate ; chez l'*adulte*, aux fesses, à la région rétro-trochantérienne.

DOSES. *Chez le nouveau-né* : 30 cent. cubes tous les 2 jours, pendant 20 à 30 jours. *Chez l'adulte* : 100 à 200 cent. cubes tous les 3 jours, pendant 30 à 60 jours.

Eau de miel. — V. MIEL.

Eau minérale. — V. EAUX MINÉRALES.

Eau de mélisse ; — de menthe ; — d'orge. — V. aux noms de ces plantes.

Eau oxygénée. — V. OXYGÈNE.

Eau de Pagliari. — Eau hémostatique. V. ALUN.

Eau de pluie ; — de puits. — V. PLUIES, PUITS.

Eau de Rabel. — V. SULFURIQUE.

Eau de la reine de Hongrie. — Alcoolat de romarin*.

Eau de riz ; — de roses. — V. RIZ, ROSE.

Eau seconde. — V. AZOTIQUE. Pour *eau seconde des peintres*, V. POTASSE. Pour *les empoisonnements*, V. CAUSTIQUES.

Eau sédative. — V. SÉDATIVE.

Eau de Setlz. — V. ci-dessus : *Eau gazeuse.*

Eau de soude ou **Sodawater.** — V. SODA.

Eau sulfureuse. — V. MINÉRALES (Eaux).

Eaux de table. — Eaux minérales faibles. Il est nécessaire qu'elles ne soient pas trop gazeuses, car elles produiraient à la longue la dilatation et l'atonie de l'estomac. S'assurer qu'elles viennent bien de la *source* et ne sont pas fabriquées par le marchand.

Eau-de-vie. — Mélange d'alcool et d'eau dans la proportion suivante, selon les variétés : eau-de-vie de Hollande, 50 d'alcool p. 100 ; double cognac, 52 ; commune, 45 à 49.

Les eaux-de-vie de vin sont très rares (1/25 de la consommation). Quelle que soit la dénomination donnée à ce liquide, c'est de l'alcool de grains, de pommes de terre, de mélasses ou de betteraves que l'on consomme ; or ces alcools industriels sont souvent mal rectifiés (c'est-à-dire mal débarrassés des alcools supérieurs, particulièrement nuisibles) ; le danger de l'intoxication alcoolique est donc très grand, si l'on fait usage d'eau-de-vie quotidiennement ou même simplement à des intervalles rapprochés (V. ALCOOLISME). L'eau-de-vie est et doit rester un médicament, c'est-à-dire une substance à n'employer qu'à très petite dose et dans des conditions spéciales.

Eau-de-vie allemande. — Purgatif drastique, composé de : jalap, 8 gr. ; turbith, 1 gr. ; scammonée d'Alep, 2 gr. ; alcool à 60°, 90 gr. La dose, pour les adultes, est d'une cuillerée à soupe. On la prend dans de l'eau sucrée ou du sirop de nerprun.

Eau-de-vie camphrée. — V. CAMPHRE.

Eaux-Bonnes (Basses-Pyrénées). — Ville d'eaux sulfurées sodiques [12° à 32°] (ressources pour toutes les bourses).

Altitude 750 mètres, climat doux, saison du 1er juin au 30 septembre.

MODE D'EMPLOI. Surtout boisson, puis gargarisme, douches nasopharyngiennes. — INDICATIONS. Maladies chroniques du pharynx, du larynx, des bronches, asthme avec bronchite chronique; tuberculose au début, surtout chez les lymphatiques, scrofuleux, herpétiques. — CONTRE-INDICATIONS. Celles des EAUX MINÉRALES sulfureuses, et spécialement la tuberculose aiguë.

MODE D'EMPLOI DES EAUX EMPORTÉES. On transporte au loin les Eaux-bonnes, qui sont prises à la dose d'un quart de verre à un demi-verre avec du lait chaud, le matin à jeun ou au coucher.

Eaux-Chaudes (Basses-Pyrénées). — Station d'eaux sulfurées sodiques (10° à 32°). Altitude 675 mètres, climat variable, saison : 1er juin au 15 septembre.

INDICATIONS. Celles des EAUX MINÉRALES* sulfureuses, moyennement excitantes.

Eaux mères. — Liquides épais, sirupeux, d'une saveur très salée, résultant de l'évaporation des eaux salées. Les eaux mères de Salins contiennent surtout du chlorure de sodium ; celles de Salies-de-Béarn du chlorure et du bromure de magnésium.

On emploie les eaux mères avec de l'eau naturelle ou chlorurée, dans la proportion de 1 à 3 litres pour les bains d'enfants, de 3 à 10 litres pour les grands bains dans le lymphatisme et la scrofule (ganglions).

Les sels d'eaux mères sont fabriqués par l'évaporation des eaux mères, afin de faciliter le transport. Les sels de Salies-de-Béarn, de Salins sont les plus employés.

Éblouissement. — Trouble de la vue pouvant se produire par le passage brusque de l'obscurité à la lumière, mais qui, surtout s'il s'accompagne de vertige, peut être un signe d'altération du cerveau, notamment de congestion cérébrale.

Ecchymose (du gr. *ek*, hors, et *chumos*, humeur). — V. CONTUSION.

Écharde. — Débris de bois ou de métal ayant pénétré en partie ou en totalité dans l'intérieur de la peau. Sa présence dans les tissus pouvant provoquer un abcès, l'écharde doit être enlevée au plus tôt. Si elle était malpropre, il serait utile d'élargir la petite plaie, de la faire saigner et de la laver avec une solution antiseptique.

Écharpe. — Bandage destiné à maintenir l'avant-bras fléchi sur le bras et appliqué contre la poitrine.

La *petite écharpe* (*fig.* 281, B) se fait avec une serviette pliée en deux et fixée au vêtement par des épingles. Pour la *grande écharpe* (*fig.* 281, A), on emploie une serviette pliée en triangle dont la base est placée sous l'avant-bras, de façon que le sommet

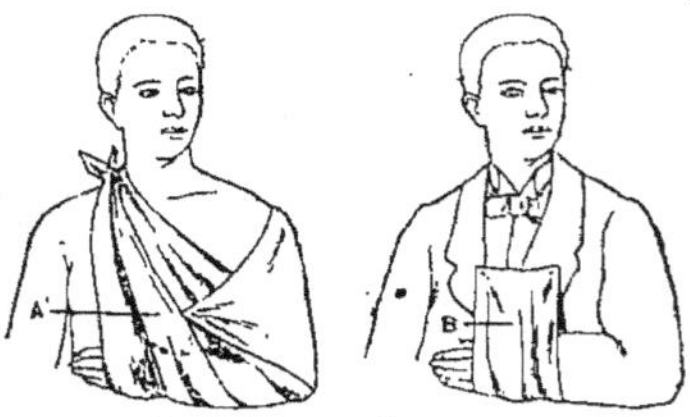

FIG. 281. — Écharpes.

réponde au coude; on relève les deux angles, l'un au-devant du bras, de l'avant-bras et de la poitrine, l'autre derrière le bras et le dos jusque sur l'épaule, où l'on noue les deux extrémités; le troisième angle est replié en avant et y est fixé avec une épingle. On utilise cette écharpe dans les fractures.

Échauffement. — Nom donné soit aux troubles de santé qui accompagnent la constipation (mal de tête, fièvre légère), soit au degré le plus faible de la blennorragie*.

Échinocoque. — V. TÉNIA* échinocoque.

Éclairage. — V. LUMIÈRE.

Éclampsie (du gr. *eklampsis*, explosion soudaine). — Maladie caractérisée par des convulsions et des contractures, avec perte de connaissance.

1° **Chez les enfants.** — V. CONVULSIONS.

2° **Chez les femmes.** — Maladie très grave, pouvant se produire en cas d'albuminurie pendant la grossesse, au cours de l'accouchement ou après. Elle est caractérisée par un ou plusieurs accès convulsifs V. CONVULSIONS), suivis de la suppression temporaire), mais complète, du mouvement et de l'intelligence.

SIGNES. Les signes *précurseurs* de l'attaque d'éclampsie sont : une douleur très violente et très persistante (quelquefois durant plusieurs jours), qui a son siège au-dessus des yeux et est accompagnée ou non de nausées, de vomissements, de vertiges, de bourdonnements d'oreilles, de surdité, d'éblouissements avec diminution ou suppression temporaire de la vue. Pour les signes au cours de la grossesse, V. *Traitement préventif.*

CAUSES ÉVITABLES. Albuminurie, azotémie*.

TRAITEMENT : 1° PRÉVENTIF. Régime lacté* ; aussi est-il nécessaire de faire *toujours examiner les urines d'une femme enceinte*, au moins pendant les derniers mois de la grossesse, surtout si elle se plaint d'avoir les pieds et les paupières enflés.

2° CURATIF DE L'ACCÈS. Lavement purgatif ; puis, après évacuation de celui-ci, donner un petit lavement contenant 4 gr. de chloral. Saignée de 100 à 300 gr. Bains tièdes prolongés une demi-heure. *Pendant l'accès*, on empêchera les morsures de la langue en interposant un linge plié en plusieurs doubles entre les dents, et on repoussera la langue en arrière.

Écolier. — V. ÉLÈVE.

Ecorchure. — Petite plaie n'intéressant d'ordinaire que l'épiderme. Après l'avoir soigneusement lavée, on la recouvrira d'un morceau de baudruche gommée. Faute de ces précautions, cette plaie peut être l'origine d'une lymphangite, d'une adénite, d'un panaris.

Écoulement. — Issue de diverses sécrétions au dehors.

Écoulement d'oreille. — Symptomatique d'une otite. V. OREILLE.

Écoulement urétral. — Émission d'un liquide blanchâtre ou jaunâtre, plus ou moins épais, survenant au cours d'une *urétrite* aiguë ou chronique, le plus souvent de nature blennorragique (V. BLENNORRAGIE), mais parfois d'origine tuberculeuse, syphilitique ou causée par une irritation chimique du canal. L'examen microscopique permettra de reconnaître, dans la sécrétion, la présence ou non de microbes.

Un écoulement épais, visqueux, blanc grisâtre, ne contenant pas de microbes, est souvent symptomatique d'une prostatite chronique.

Écoulement vaginal (pertes blanches). — Liquide blanchâtre ou jaunâtre, parfois tachant le linge, qu'on observe au cours des vulvites, des vaginites, métrites, souvent de nature blennorragique, ou bien chez les femmes anémiques, lymphatiques. Quand l'écoulement est de coloration roussâtre, parfois fétide, et qu'il apparaît chez une femme âgée de plus de 40 ans, il faut penser à l'existence d'un cancer utérin et consulter immédiatement un médecin.

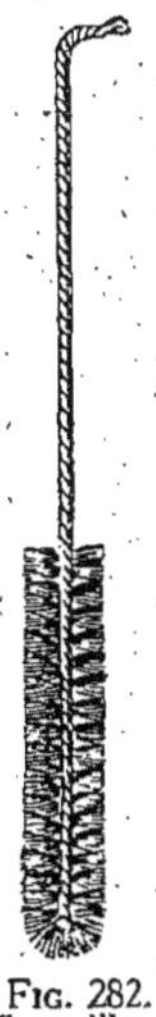

FIG. 282. Ecouvillon.

Écouvillon. — Sorte de petit balai formé d'une tige flexible terminée par une éponge ou une série de brins de crin (*fig.* 282). Il sert, après la trachéotomie, à débarrasser la trachée-artère et la canule des mucosités et des fausses membranes du croup ou à enlever des mucosités dans le col de l'utérus.

Écrasement. — V. CONTUSION.

Écrevisses. — Comme aliments, V. CRUSTACÉS.

MÉDICAMENTS. Les « yeux d'écrevisses », concrétions calcaires de l'estomac de ces animaux, étaient autrefois employés comme absorbants et alcalins. Ils sont remplacés actuellement, dans les ordonnances, par du phosphate ou du carbonate de chaux, ou de la magnésie.

Écrouelles (du lat. *scrofula*). — Plaies provenant de l'ouverture d'abcès du cou résultant de tuberculoses localisées des ganglions de cette région et laissant des cicatrices gaufrées inesthétiques. V. SCROFULE.

Ectasie (du gr. *ectasis*, dilatation). — Dilatation pathologique d'un vaisseau.

Ecthyma (du gr. *ekthuma*, éruption). — Maladie de la peau, due à des infections cutanées banales, et spécialement occasionnée par le streptocoque pyogène (*fig.* 283).

SIGNES. Les lésions débutent par une pustule, puis s'étendent en profondeur et en surface, atteignant parfois la dimension d'une pièce de 5 francs. Le pus, en se concrétant, forme des croûtes noirâtres, épaisses, ostréacées (rupia), fortement adhérentes. Tout autour l'inflammation dessine un halo congestif.

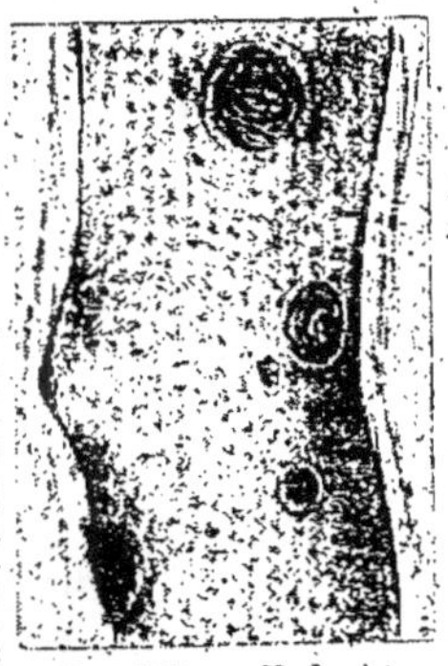

FIG. 283. — Ecthyma.

Par auto-inoculations successives, les lésions se multiplient progressivement. Parfois elles se compliquent de lymphangite et d'adénite.

A ces ulcérations succèdent des cicatrices blanchâtres entourées d'une zone pigmentée.

L'ecthyma affecte surtout les jambes, les cuisses, les fesses; exceptionnellement il peut s'étendre à tout le corps.

CAUSES. L'ecthyma atteint les surmenés, les débilités, les scrofuleux, les diabétiques, les variqueux, les alcooliques. Assez souvent le grattage dû à la saleté ou bien la gale et les poux lui ouvrent la porte. Certaines professions y prédisposent (palefreniers, chiffonniers), ecthyma des fesses chez les cavaliers.

TRAITEMENT. Repos au lit, les jambes surélevées. Dans le cas de croûtes épaisses : pulvérisations et pansements humides avec compresses imbibées d'eau d'Alibour au dixième. Dès que les croûtes se détachent, attoucher les lésions avec l'eau d'Alibour pure ou avec une solution de nitrate d'argent, puis panser à la crème de zinc ichtyolée, ou avec une poudre absorbante antiseptique (dermatol, aristol). Séances de gymnastique élévatoire.

Ectogan (peroxyde de zinc). — Poudre jaunâtre insoluble dans l'eau, dégageant de l'oxygène en présence des acides. Employé comme antiseptique dans le pansement des plaies sous forme de poudre, de pommade ou de gaz à l'ectogan.

Ectropion (du gr. *ek*, hors, et *trepein*, tourner). — Renversement en dehors d'une des paupières. V. *fig.* à ŒIL.

Eczéma (du gr. *ekzein*, bouillonner). — Dermatose très fréquente, caractérisée par une rougeur congestive, une transsudation œdémateuse et l'apparition de petites vésicules qui suintent une sérosité citrine, poisseuse, empesant le linge et concrétant en croûtes, et enfin par la desquamation de l'épiderme.

CAUSES : I. EXTERNES. Multiples. Action irritante des produits chimiques ; dans ce cas, il s'agit plutôt de dermites artificielles que d'un eczéma véritable. Action de l'urine diabétique fermentée dans la production de l'eczéma des organes génitaux. La circulation veineuse locale, troublée par des varices, une phlébite, favorise beaucoup l'eczéma.

II. INTERNES. Très importantes, mais plus ou moins apparentes, héréditaires : terrain arthritique, alternance de l'eczéma et des autres manifestations de l'arthritisme (asthme, obésité, rhumatisme), hérédosyphilis. Plusieurs sujets d'une même famille peuvent être atteints d'eczéma.

SIGNES. L'eczéma évolue par « poussée ». Le début d'une crise *d'eczéma* est souvent mal défini. Prurit intense au point de l'éruption. Malaise général, quelquefois avec frisson. Les lésions sont d'étendue et de formes variables. Rougeur œdémateuse de la peau, formant des plaques sur lesquelles apparaissent des vésicules arrondies dont la grosseur varie de celle d'une pointe d'aiguille à celle d'une grosse tête d'épin-

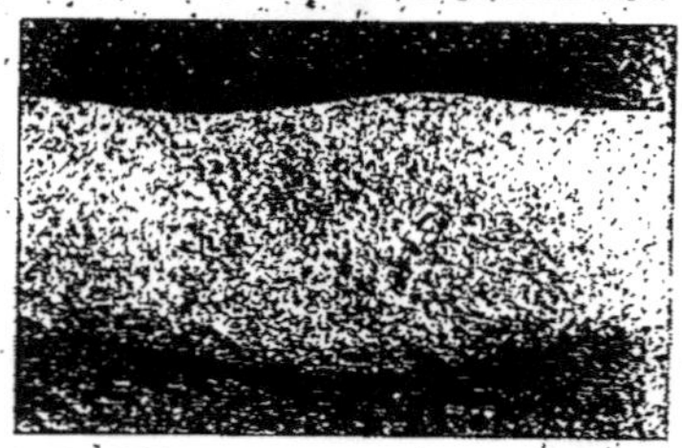

FIG. 284. — Eczéma du pli du coude.
(Collection du Dr F. Debat.)

gle. Dans certains cas, la rougeur forme des nappes étendues, infiltrées, tuméfiées (*eczéma rubrum*) et les vésicules y sont à peine visibles. Le contenu des vésicules est un liquide transparent, incolore, empesant le linge. Elles peuvent subir la transformation purulente. Les vésicules se rompent spontanément ou par grattage. Le contenu s'épanche, d'où le suintement de l'eczéma. Ce suintement est plus ou moins prononcé, donne des croûtes molles, minces, jaunâtres, ressemblant quelquefois à l'impétigo (*eczéma impétiginiforme*).

Dans tous les cas, à la suite de la période érythémato-vésiculeuse, l'épiderme subit toujours une légère desquamation très fine, furfuracée (*eczéma sec, eczéma pityriasique*) durant quelque temps ; puis la rougeur disparaît, la peau redevient normale. La restitution se fait sans trace de cicatrice.

Pendant toute la crise, le prurit tourmente le malade : surtout pénible au début, il se calme au moment du suintement, redevient intense quand les lésions se dessèchent et prennent le type pityriasique.

L'épiderme peut s'hypertrophier en plaques épaisses (*eczéma kératosique*), surtout aux mains et aux pieds ;

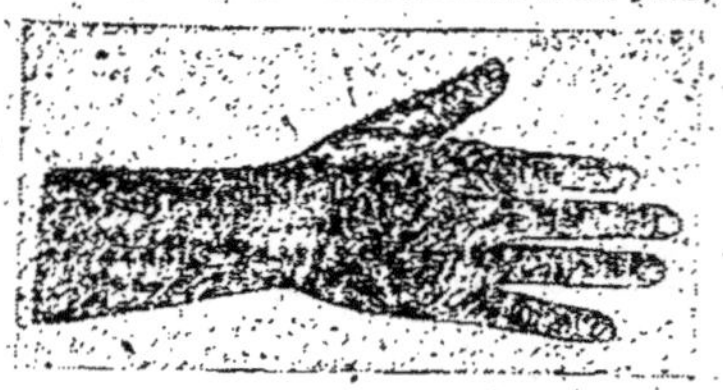

FIG. 285. — Eczéma vésiculo-croûteux de la main, d'origine professionnelle.
(D'après Darier.)

les plaques épaisses sont souvent parsemées de fissures ou rhagades douloureuses, correspondant aux plis cutanés.

TRAITEMENT. L'eczéma est une dermatose éminemment *irritable*, et il faut être très prudent dans son traitement, car si on l'attaque trop brutalement, on risque d'aggraver les lésions et même d'amener des complications viscérales (métastases). On a vu, rarement, il est vrai, apparaître chez les enfants, chez les vieillards artérioscléreux, emphysémateux, dont le rein et les émonctoires sont insuffisants, après la disparition rapide d'un eczéma, des congestions pulmonaires, des entérites aiguës, des accidents nerveux ou méningés, parfois mortels. Certains eczémas doivent donc être respectés ; mais ce sont là des cas rares.

I. INTERNE GÉNÉRAL. Régime plus ou moins sévère. Parmi les viandes : suppression du porc, du veau, de tous les abats (cervelle, rognon, foie, ris), canard ; suppression de tous les poissons frais ou conservés, coquillages, crustacés. Parmi les légumes : suppression de tous les choux, de l'oseille. Suppression du bouillon gras et des aliments gras, en particulier friture et foie gras. Suppression de tous les fromages, sauf le fromage blanc. Parmi les fruits : suppression des fraises, des framboises, des noix, des figues sèches. Parmi les boissons : suppression du café, du thé, du vin pur, de l'alcool.

Dans l'eczéma aigu, surtout très étendu, la diète de 24 heures (eau lactosée, lait), avec purgation saline, donne souvent de bons résultats. Les diabétiques suivront le régime spécial de cette affection.

Médication arsenicale, liqueur de Fowler, cacodylate de soude ; médication thyroïdienne. Autohémothérapie. Cures thermales : la Bourboule, le Mont-Dore, Saint-Gervais, la Roche-Posay, Uriage, Luchon.

II. LOCAL. Supprimer d'abord toutes les irritations professionnelles ou autres ; les savons, l'eau de Javel, et même de l'eau simple sont mal supportés par les surfaces cutanées atteintes d'eczéma.

Dans les formes aiguës, il faut calmer l'inflammation par des pansements humides, des pulvérisations d'eau bouillie, ou bien de la poudre de talc, des onctions d'axonge fraîche (la vaseline étant souvent mal tolérée). Ce serait une faute grave que d'appliquer une pommade quelconque à cette période.

Plus tard, quand la poussée aiguë s'est éteinte, on pourra appliquer prudemment une pâte de zinc simple, poreuse, riche en poudre, qui décongestionne la lésion ou additionnée d'ichtyol, de tuménol, de goudron de houille.

Plus tard, les badigeonnages au nitrate d'argent sont indiqués ainsi que les pommades au goudron, à l'huile de cade, au soufre, à l'ichtyol, à l'acide salicylique, au calomel, suivant la susceptibilité du malade.

Dans les formes rebelles, squameuses, les pommades à l'acide chrysophanique, pyrogallique, le procuta, peuvent rendre des services.

Dans les formes très démangeantes, on peut employer la nisaméline en lotion ou à l'intérieur, les emplâtres à l'oxyde de zinc, au camphre, au menthol, les colles*. La radiothérapie peut dans les cas rebelles donner des succès remarquables.

Éducation et **Rééducation.** — L'*éducation* des individus dont l'intelligence (dégénéré, instable, imbécile, idiot) ou les sens (aveugle, sourd-muet) sont insuffisants et la *rééducation* de certains malades sont indiquées dans certains cas.

La *rééducation* est employée contre les tics, le torticolis mental, le bégaiement, les troubles ataxiques et neurasthéniques, les paralysies flasques ou avec contracture de cause hystérique, les maladies de la volonté*. Pour les troubles moteurs, on aura recours à des exercices gradués ayant pour but des actes de plus en plus précis et rapides et exécutés dans certains cas, d'abord les yeux ouverts, puis fermés. Pour les troubles d'association des idées et les troubles émotifs, on agira par des causeries et en rendant aux malades confiance en eux-mêmes par un entraînement progressif qui leur permet de vaincre leur idée fixe, d'abord devant le médecin, puis en son absence.

Édulcorer. — Masquer le goût d'une préparation pharmaceutique en y ajoutant du sucre, du sirop ou du miel.

Effluves (du lat. *effluvere*, couler). — **Effluves électriques.** — Forme particulière de la décharge électrique se manifestant par un flux d'électricité obscure ou faiblement lumineuse, lorsque les armatures sont séparées par des matières isolantes et que la tension est trop faible pour provoquer une décharge disruptive.

On emploie, en médecine, l'effluve comme calmant et on en dirige le courant vers la région dans laquelle on veut agir, la tête, par exemple, dans les migraines. L'effluve électrique est employé aussi pour la préparation de l'ozone.

Effort. — L'effort est constitué par un ensemble de contractions musculaires qui immobilisent la poitrine dans le but de donner un point d'appui solide aux muscles du reste du corps, chaque fois que ceux-ci sont actionnés par la volonté avec le *maximum d'énergie.* Si le muscle contracté dans ces conditions est éloigné de la poitrine, tous les muscles qui l'en séparent se contractent : ainsi, une contraction énergique de la main fait contracter les groupes musculaires de l'avant-bras, du bras, de l'épaule, et enfin, de la poitrine.

Modes de production. L'effort est produit : 1° par une inspiration profonde qui, en gonflant d'air le poumon, dilate la poitrine au maximum ; 2° par la contraction de l'ouverture du larynx, la glotte, afin d'empêcher la sortie de l'air ; 3° par la contraction énergique des muscles abdominaux, qui tendent à attirer en bas le thorax.

Dangers de l'effort. Pendant la durée de l'effort, le poumon sert de point d'appui aux côtes; les vésicules pulmonaires subissent donc une pression très forte, qu'elles transmettent aux gros vaisseaux contenus dans la poitrine. Aussi, en cas d'effort exagéré ou trop prolongé, il peut se produire : 1° une rupture des cloisons des vésicules (emphysème) ; 2° une pression excessive dans les vaisseaux, entraînant des apoplexies pulmonaires et cérébrales, des palpitations, une syncope ou de l'asystolie. Ces lésions s'observent principalement chez les individus dont les artères sont déjà altérées par l'athérome.

Des mouvements usuels (acte de se chausser, de s'asseoir brusquement dans le lit, les contractions nécessitées par la défécation chez un constipé) provoquent une action énergique des muscles abdominaux et, par suite, l'effort ; ils peuvent donc devenir dangereux, chez un cardiaque ou un convalescent.

Pendant que la poitrine est immobilisée, le diaphragme presse avec force sur les viscères, qui transmettent cette pression à toute la paroi abdominale, dont les points faibles peuvent céder, d'où la production d'une hernie.

Effort-douleur. — On donne aussi le nom d'effort à la douleur qui se produit au niveau d'un muscle contracté trop violemment, d'une façon trop prolongée ou maladroite : effort dans les *reins* se produisant lorsqu'on se relève trop brusquement ou en enlevant de terre un lourd fardeau. Un certain nombre de fibres musculaires peuvent être rompues à cette occasion.

Traitement. Massage simple ou avec pommade chloroformée ; coucher, cataplasme laudanisé, pointes de feu.

Électricité (Traitement par l'). — V. électrothérapie.

Électrocution. — Les accidents dus aux courants électriques sont devenus plus nombreux, à mesure que les applications de l'électricité se sont étendues.

Ces accidents peuvent être causés non seulement par des courants à *haute tension* (au-dessus de 2 000 volts) mais encore par les courants à *basse tension.*

On peut, en effet, être électrocuté sous 110 volts ; on peut même l'être avec moins. Personne ne devrait plus ignorer qu'entre un fil de canalisation électrique porté à un certain potentiel et la terre qui est au potentiel 0, s'établira un courant dès que le circuit sous tension se trouvera relié à la terre par un conducteur solide ou liquide. L'intensité de ce courant, fonction à la fois de la résistance au point de contact du conducteur avec la terre et de la résistance propre du conducteur, sera inversement proportionnelle à la somme de ces résistances.

Le principal obstacle au passage du courant électrique est représenté par la couche cornée de l'épiderme. Mais cette carapace n'est un obstacle relatif qu'à l'état sec et son imprégnation par l'eau lui enlève tout pouvoir protecteur. Si donc un sujet ayant les pieds dans l'eau d'une baignoire dont la tuyauterie de vidange est au contact avec la terre vient à toucher avec la main humide un fil ou un appareil sous tension, il dérivera au sol à travers son corps un courant dont l'intensité peut être assez élevée pour donner la mort. C'est ce qui explique la fréquence des accidents de baignoire. Une jeune fille, pendant son bain, étendit le bras pour saisir une lampe portative placée sur une table voisine ; l'isolement de la lampe était défectueux, la jeune fille fut électrocutée.

En dehors de la salle de bains, l'accident peut se produire dans la cuisine. Une cuisinière ayant les mains humides prit d'une main une lampe électrique mal isolée et de l'autre saisit le robinet d'eau, la mort fut immédiate.

Effet du courant électrique. — Les effets que produit le courant dans un organisme vivant peuvent être rangés en deux catégories :

1° Une *action directe :* brûlures produites par l'étincelle, décomposition chimique des liquides de l'organisme situés sur le trajet du courant ; rupture de certains tissus. Ces effets ne sont pas, en général, ceux qui causent la mort. Au contraire, ils semblent avoir un effet bienfaisant ; l'escarre sèche qui se produit au passage du courant peut l'interrompre avant que l'arrêt respiratoire soit définitif et le malade, ainsi isolé, peut être rappelé à la vie par la respiration artificielle (V. ASPHYXIE) ;

2° Une *action réflexe* ou *indirecte,* le courant empruntant de préférence dans sa route le système nerveux ; il résulte, en général, de son passage, une paralysie du cœur ou des fonctions respiratoires et, par suite, asphyxie du sujet.

Les courants de faible voltage (au-dessous de 150 volts) déterminent un arrêt du cœur avec trémulations fibrillaires ; les courants à haute tension (plus de 1 200 volts) laissent le cœur intact : c'est la respiration qui est arrêtée, amenant une asphyxie qui, si elle se prolonge, peut entraîner la mort. Enfin, dans les voltages intermédiaires, on peut observer des effets différents, quelquefois l'arrêt simultané du cœur et de la respiration. (Langlois.)

Les électrocutions les plus dangereuses sont celles qui sont produites par le passage du courant entre les membres inférieur et supérieur gauches, parce que le cœur est placé dans le circuit.

Lorsque le courant passe entre les deux membres postérieurs, il peut se produire, seulement avec des courants élevés (1 200 volts), des brûlures graves aux points d'application.

Mesures préventives. — *Prescriptions générales.*

1° En cas d'accidents de personne dus à des contacts avec des conducteurs d'énergie électrique, *la première des mesures à prendre* est de signaler ou de faire signaler, par tous les moyens possibles et les plus rapides (téléphone, bicycliste), l'accident à l'usine génératrice pour que le courant soit coupé sur le circuit où a lieu ledit accident ;

2° Si on ignore ou si on ne peut connaître ni la forme ni la tension du courant, il est prudent de *s'abstenir de toute opération avant l'interruption de celui-ci ;* on se bornera à prendre des mesures pour atténuer la gravité de l'accident sans toucher aux conducteurs et même à la victime (matelas sur le sol si la victime est suspendue, etc.) ;

3° Si le courant est continu avec tension excédant 500 à 600 volts, ou alternatif avec tension supérieure à 3 000 ou 3 500 volts, *la même attitude s'impose ;*

4° Au contraire, si le courant est continu et ne dépasse pas 500 à 600 volts, on écartera les conducteurs et on tirera à soi la victime en prenant les précautions suivantes : *a*) se protéger entièrement les mains au moyen de gants en caoutchouc ou d'une étoffe de laine épaisse et *bien sèche ; b*) se servir, pour écarter de la victime les conducteurs, d'objets en bois sec d'*au moins un mètre* de longueur ; *c*) *s'abstenir formellement,* même avec ces soins, de toucher à la fois deux conducteurs ; *d*) s'abstenir formellement et dans quelques conditions que ce soit de couper aucun des conducteurs, c'est-à-dire de les sectionner à droite et à gauche de la victime, cette mesure pouvant lui être fatale ; *e*) s'abstenir formellement d'établir avec un objet quelconque métallique ou autre, une liaison ou un contact entre deux conducteurs ;

5° Si le courant est alternatif et ne dépasse pas 3 000 à 3 500 volts, on écartera les conducteurs, on tirera à soi la victime en se servant, à cet effet, d'un objet en bois sec, d'*au moins un mètre* de longueur ou d'une corde également bien sèche d'*au moins six mètres* de longueur. Si ce dégagement de la victime paraît difficile ou dangereux pour un motif quelconque, on coupera le ou les conducteurs de part et d'autre de la victime aux points les plus commodes et avec les précautions suivantes : *a*) se servir de préférence d'une hache à long manche de bois *bien sec ; b*) s'envelopper les mains dans des tissus épais et bien secs, de préférence en laine ; *c*) éviter qu'au moment du sectionnement l'un des conducteurs aille toucher, soit la victime, soit une personne présente, soit le sauveteur lui-même ; *d*) s'abstenir de créer un court-circuit ou liaison quelconque entre les conducteurs électriques ;

6° Une fois la victime dégagée, donner les soins indiqués à ASPHYXIE AIGUË ;

7° Dans tous les cas, si quelque personne compétente se trouve à proximité, elle devra être avisée sans retard et invitée à fournir les conseils et l'aide nécessaires.

Électro-diagnostic. — Procédé d'exploration des réactions des nerfs et des muscles au courant électrique.

Normalement l'excitation d'un nerf par le courant faradique produit à chaque secousse une contraction dans tous les muscles qui dépendent de ce nerf. Ces contractions croissent avec l'intensité du courant employé, et si les secousses deviennent très rapides, les muscles entrent en contractions permanentes (tétanos physiologique).

L'excitation du nerf par le courant galvanique ne produit de contraction qu'au moment des périodes variables du courant, c'est-à-dire de l'ouverture et de la fermeture. La contraction la plus forte est produite par la fermeture sur le pôle négatif (Erb). Sauf quelques exceptions, l'excitation directe du muscle au point moteur se produit dans les mêmes conditions.

A l'état pathologique, les phénomènes se modifient de la façon suivante : augmentation, puis diminution et enfin abolition de la sensibilité faradique des nerfs et des muscles. Disparition de l'excitabilité galvanique du nerf, diminution, puis disparition de l'excitabilité galvanique du muscle, contraction lente, contraction plus forte avec le pôle positif actif (inversion de la formule d'Erb), déplacement des points moteurs des muscles. Ces symptômes constituent les différents degrés de la *réaction de dégénérescence,* qui traduit une lésion du neurone moteur périphérique, c'est-à-dire qui permet de différencier une paralysie dont le siège est sur le trajet d'un nerf, d'une paralysie d'origine centrale (ramollissement ou hémorragie cérébrale). La suppression complète de l'excitabilité galvanique et faradique des nerfs et des muscles est le stade ultime de la réaction de dégénérescence.

Sous le nom de *chronaxie,* Bourguignon a mis au point une méthode plus précise d'électro-diagnostic, basée sur l'emploi des décharges de condensateurs et l'étude des temps de réaction musculaire.

Électrothérapie. — Application de l'électricité à la thérapeutique. Suivant les effets à obtenir, on se sert de différents appareils destinés à produire : 1° du courant continu ou galvanique; 2° du courant faradique; 3° de machines électro-statiques; 4° d'appareils producteurs de courant de haute fréquence.

Courant continu. — Les sources médicales de courant continu sont le plus souvent les piles ou les accumulateurs, groupés en batteries de 12 à 24 éléments montés en tension. Ces appareils sont les seuls qui offrent toute sécurité et qui conviennent pour les applications délicates. Quelquefois on utilise le courant continu d'un secteur par l'intermédiaire d'un réducteur de potentiel, ou d'un groupe transformateur, si le courant du secteur est alternatif. Mais il faut alors prendre de grandes précautions pour l'isolement du circuit, afin d'éviter les accidents d'électrocution.

Dans tous les cas, le courant doit pouvoir être réglé par un rhéostat ou un collecteur, et mesuré par le passage dans un milliampèremètre. Des interrupteurs ou des commutateurs permettent de faire passer, d'arrêter ou de réduire le courant suivant les besoins. Le courant est amené au malade par de fins conducteurs, souples, terminés par des plaques d'étain recouvertes de peau de chamois que l'on matelasse avec de l'ouate hydrophile mouillée. Les grandes plaques qui servent seulement à l'entrée ou à la sortie du courant sont appelées électrodes indifférentes. Les petites électrodes au niveau desquelles se produisent les effets les plus marqués sont nommées électrodes actives. Dans l'emploi du courant continu, on recherche, soit des effets physiques sensitifs ou moteurs, soit des effets chimiques.

Les effets sensitifs et moteurs ont été étudiés au chapitre de l'*électro-diagnostic.*

Les excitations galvaniques des nerfs et des muscles sont utilisées toutes les fois que ces organes ne répondent pas au courant faradique (paralysies avec réaction de dégénérescence); même lorsque la réaction de dégénérescence est très accentuée et que les muscles ne réagissent plus au courant galvanique, on peut utiliser l'action trophique de séances de courant continu ascendant le long du membre malade.

Électrolyse. — Le premier effet chimique de la décomposition des humeurs de l'organisme par le courant continu est l'apparition de radicaux alcalins, en particulier de soude au niveau du pôle négatif, et l'apparition simultanée de radicaux acides, surtout de chlore au pôle positif. Ces produits chimiques vont à leur tour attaquer les tissus et on voit se produire sous la cathode, c'est-à-dire au pôle négatif, une escarre molle et non adhérente caractéristique des brûlures par les alcalins, alors qu'une escarre brune, sèche et adhérente se formera à l'anode, soit au pôle positif. l'ensemble de ces phénomènes constitue l'électrolyse des tissus.

On se sert de l'électrolyse médicale, soit pour détruire les petites tumeurs cutanées (verrues, adénomes, etc.), les poils du visage, soit pour coaguler le sang des tumeurs vasculaires (angiomes).

Ionisation (Cataphorèse). — Le deuxième effet chimique du courant est le transport des ions existant dans les liquides dont sont imprégnées les électrodes; cette méthode est appelée ionisation.

Les *ions* cheminent en effet avec le courant dont ils constituent probablement le véhicule, les uns attirés par l'anode, et les autres par la cathode. Suivant le pôle employé, il sera possible de faire pénétrer telle ou telle substance dans le corps, à travers la peau saine et sans effraction de l'organisme. De plus les médicaments ainsi introduits sont sous forme d'ions, c'est-à-dire de dissociations atomiques permettant d'escompter des actions biologiques très intenses. Les radicaux métaux, des solutions salines ainsi que les alcaloïdes pénètrent sous le pôle positif, les radicaux acides sous le pôle négatif.

Cette méthode est employée pour administrer du salicylate de soude dans les arthrites chroniques, de l'iodure de potassium comme traitement général ou comme traitement local des scléroses et des cicatrices, du cuivre et du zinc comme désinfectant dans les affections parasitaires ou microbiennes de la peau. Ces médicaments se retrouvent par la suite dans l'urine, ce qui prouve bien cliniquement la réalité de leur absorption, expérimentalement démontrée par Leduc.

Bain hydro-électrique (*fig.* 286). — Un bain est dit hydro-électrique, quand l'eau dudit sert de conducteur entre une source d'électricité et le malade. Cette source d'électricité peut être produite par un

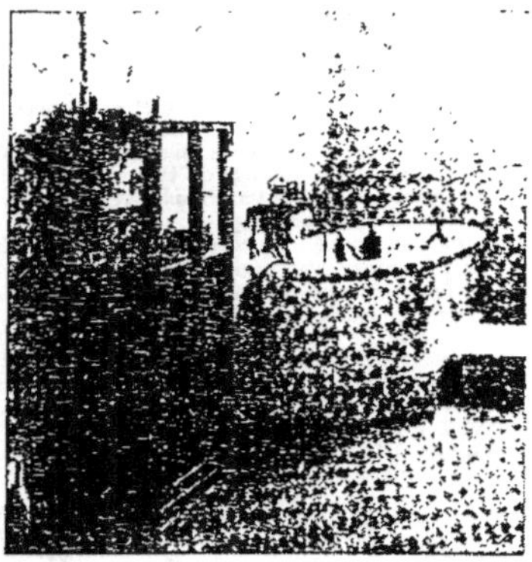

FIG. 286. — Bain hydro-électrique, à Vichy.

courant continu (*bain galvanique*), ou par un courant de bobine (*bain faradique*). Les bains électriques galvaniques ou faradiques ont été utilisés dans un grand nombre de maladies nerveuses. Il ne semble pas que leurs effets soient plus efficaces que par les méthodes plus simples d'électrisation.

Bain hydro-électrique à 4 cellules. — Ce que nous venons de dire pour les bains hydro-électriques s'applique également aux bains à cellules, toujours plus ou moins compliqués.

Courant faradique. — Le courant faradique est un courant alternatif d'induction. Naturellement le courant ne produira aucun des effets chimiques précédemment étudiés, mais en revanche les effets sensitifs et moteurs seront très intenses.

La source de courant faradique est la bobine de Ruhmkorff, alimentée par une batterie de piles ou d'accumulateurs de faible tension. Un interrupteur est indispensable pour produire les variations de flux électrique de l'inducteur qui engendrent dans l'enroulement induit les ondes alternatives. Un condensateur placé dans le socle de la bobine améliore le rendement. Les appareils médicaux comprennent toujours au moins deux bobines d'enroulement secondaire ou induit : l'une formée d'un petit nombre de tours de gros fils et l'autre d'un très grand nombre de tours de fils fins. Les bobines peuvent s'engainer plus ou moins sur le noyau inducteur pour régler l'intensité du courant induit (*fig.* 287).

En associant le courant continu et le courant faradique, on obtient le *galvano-faradique*.

Chaque interruption de trembleur produit une onde d'induction, qui est transmise au malade par des conducteurs et des électrodes analogues à celles qui sont employées pour le courant continu. Chaque onde d'induction produit une contraction musculaire avec sensation spéciale assez désagréable. Il faut proscrire les trembleurs trop rapides, car les muscles entreraient en contractions permanentes, c'est-à-dire en état de tétanos physiologique, ce qui est très nuisible, surtout pour des muscles malades. Les contractions doivent au contraire être lentes et régulièrement espacées, pour que les fibres musculaires aient le temps de se reposer entre chaque mouvement.

La faradisation des muscles et des nerfs rend les plus grands services dans toutes les paralysies sans réaction de dégénérescence. Mais elle ne doit être appliquée qu'à bon escient et après un examen médical, car dans tous les cas où elle n'est pas utile, cette thérapeutique peut devenir très nuisible en favorisant l'apparition de contractures après les hémiplégies ou les paralysies faciales, par exemple.

Au contraire dans les cas où la faradisation est indiquée (paralysie, hémiplégie flasque, suites de névrites, paralysie saturnine et diphtérique, fractures immobilisées), les succès sont rapides et constants.

Électricité statique. — L'électricité statique est produite par deux sortes d'appareils : les machines à frottement (genre Ramsden ou Carré), les machines à influence (genre Wimshurst).

Les accessoires nécessaires sont : un tabouret isolant à pieds de verre sur lequel on installe le patient, une tige pour établir la communication entre l'appareil et le tabouret, des excitateurs variés, à pointes ou à boule, suivant l'effet à obtenir (*fig.* 288).

EFFETS PHYSIOLOGIQUES. Le sujet, placé sur le tabouret isolant, ressent, aussitôt que l'appareil est mis en marche, une impression comparable à celle d'un voile de gaze qui frôlerait le visage, en même temps qu'il éprouve une sensation de chaleur (c'est le bain électro-statique). Si on approche du malade un excitateur à pointe, on détermine un souffle électrique chargé d'ozone, qui a une action sédative manifeste et une action vaso-motrice importante, qui se traduit par une transpiration souvent très abondante.

Si, ensuite, on approche du sujet avec un excitateur à boule, on détermine une décharge brusque qui donne lieu à une étincelle provoquant des phénomènes de pâleur des téguments, bientôt suivis d'une rougeur d'autant plus grande que les étincelles se succèdent plus ou moins longtemps. Sur les muscles, on provoque des secousses et des contractions musculaires très énergiques et en rapport avec la longueur des étincelles.

Ces divers modes d'application de la franklinisation ou électricité statique présentent de nombreuses indications thérapeutiques dans la neurasthénie, la migraine, l'hystérie, tous les états douloureux en général.

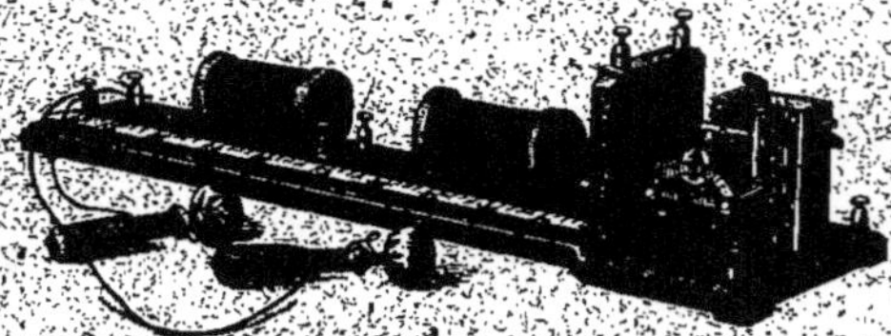

FIG. 287. — Appareil volta-faradique à chariot, de Trouvé.

Courant de haute fréquence. — Les courants de haute fréquence sont des courants alternatifs dont les inversions polaires se produisent plusieurs millions de fois par seconde, alors que les courants alternatifs ordinaires ne présentent que 50 à 60 périodes (courants de basse fréquence). Dans ces conditions, l'électricité obéit à des lois différant sensiblement des lois classiques. Par exemple, les courants de haute fréquence traversent facilement les isolants ordinaires et se pro-

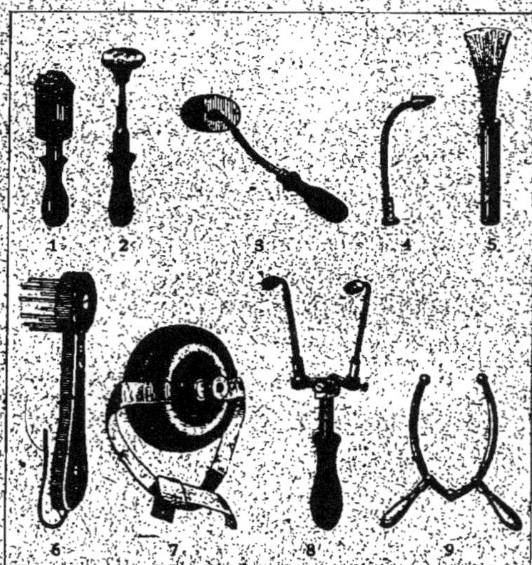

FIG. 288. — Electrodes.

Electrodes par courant continu : 1. Porte-éponge ; 2. Au charbon ; 3. Métallique. — Electrodes pour courant faradique : 4. Métallique pour cavité ; 5. En pinceau ; 6. En brosse ; 7. Maintenue sur la peau par un lien ; 8, 9. Excitateurs isolés sur la tige de verre, pour l'électricité statique.

pagent à grandes distances dans l'air sous la forme d'ondes hertziennes utilisées en télégraphie et en téléphonie sans fil.

Ces ondes ressemblent aux ondes lumineuses, dont elles ne diffèrent que par leur période de durée beaucoup plus longue.

Les courants de haute fréquence sont utilisés, soit en haute tension, soit en basse tension (V. DIATHERMIE). Les appareils producteurs comprennent tous

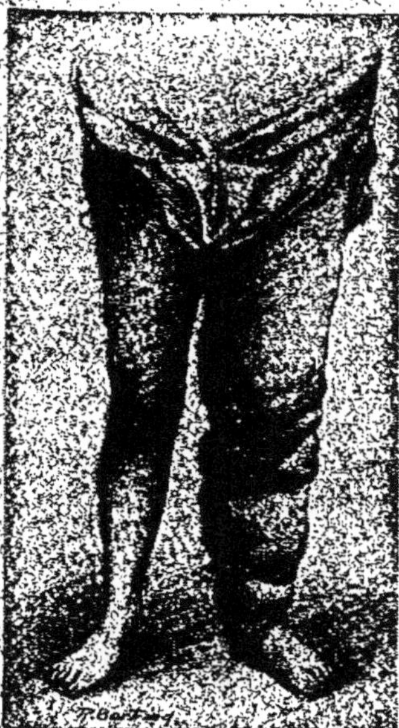

FIG. 289.
Eléphantiasis nostras du membre inférieur. (Rorgue.)

un transformateur alimenté par le courant d'un secteur alternatif ou par un interrupteur à mercure. Ce transformateur charge constamment des condensateurs dont la décharge est rendue oscillante par un choix judicieux du rapport des capacités avec la résistance et la self-induction du circuit de décharge. Ce circuit est toujours formé d'un solénoïde de gros fil de cuivre dans lequel circulent des courants de haute fréquence. Le solénoïde est de petites dimensions dans les applications à tension peu élevée comme le lit condensateur, et les appareils destinés à la thermopénétration. Quelquefois il est assez grand pour qu'un malade puisse se tenir debout à l'intérieur ; dans ces conditions, le corps humain est parcouru par de puissants courants d'induction (d'arsonvalisation ou auto-conduction).

Pour avoir du courant de très haute tension, on fait passer le courant de haute fréquence dans un résonateur d'Oudin ou de Guilleminot. Le potentiel s'élève à plusieurs centaines de milliers de volts et l'électricité s'échappe de toutes parts en effluves et aigrettes de 25 à 30 cent. de longueur.

Les électrodes condensatrices ou à vide permettent de diriger les courants sur les régions à traiter (*étincelage*) ; lorsque ces étincelles sont très puissantes, le procédé prend le nom de *fulguration*.

INDICATIONS. Les applications générales de la d'arsonvalisation et du lit condensateur ont une action sur la tension artérielle et les échanges respiratoires ; les applications locales d'effluves et d'étincelage ont des actions anesthésiques, révulsives, cautérisantes, désinfectantes, utilisées dans le traitement des lésions dermatologiques diverses telles que eczéma, ulcères chroniques, lichens, prurit, etc., ainsi que pour calmer les douleurs névralgiques.

Cautérisation électrique. — V. CAUTÉRISATION.

Électuaire (du lat. *electus*, choisi). — Médicament formé de poudre, de sirop et d'extraits de plantes.

Éléphantiasis (du gr. *éléphas*, éléphant) — Hypertrophie limitée du derme épaissi (pachydermie) et du tissu cellulaire sous-cutané, due à une gêne de la circulation lymphatique ou veineuse et à une infection, le plus souvent streptococcique, de virulence atténuée, mais à évolution chronique.

SIÈGE. C'est le *membre inférieur* qui, en raison des circonstances moins favorables de sa circulation, est le principal siège d'élection de l'éléphantiasis (*fig.* 289).

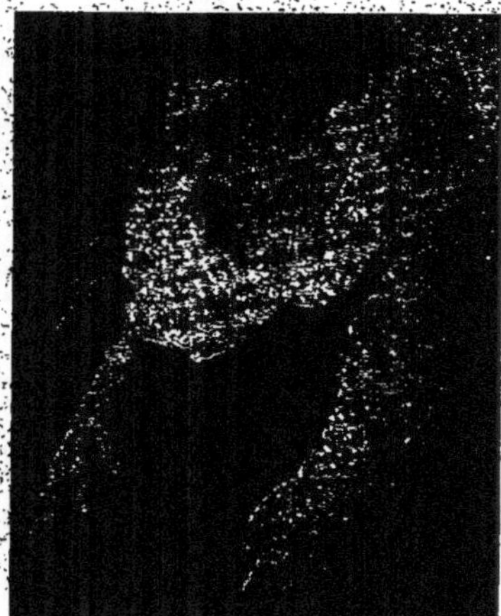

FIG. 290. — Eléphantiasis du bras consécutif à une récidive de cancer du sein.

Le membre prend l'aspect d'une colonne ou d'une jambe d'éléphant. Les téguments sont énormément épaissis, adhérents aux tissus profonds. La peau peut être d'aspect normal ou violacée, ou bien parsemée de verrucosités inégales.

Les *organes génitaux externes* sont le deuxième siège d'élection. Chez l'homme, l'hypertrophie du fourreau de la verge et du scrotum peut atteindre des dimensions énormes ; chez la femme, les grandes et petites lèvres peuvent prendre un volume colossal. Aux *aines*, l'éléphantiasis s'accompagne d'énormes dilatations lymphatiques (adéno-lymphocèle).

Éléphantiasis filarien ou tropical (E. des Arabes). — Il siège surtout aux membres inférieurs et aux organes génitaux externes. Il procède par poussées de lymphangite ou d'érysipèle, souvent avec fièvre. Il est causé par l'obstruction de gros trous lymphatiques par les filaires adultes (*Filaria Bancrofti*) ou des vaisseaux lymphatiques par les œufs non arrivés à maturité. V. FILAIRE.

Éléphantiasis nostras. — On l'observe chez les adultes de tout âge et dans les deux sexes. La porte d'entrée de l'infection est le plus souvent streptococcique (écorchure, durillon forcé). Une lymphangite apparaît avec sa rougeur œdémateuse et douloureuse, des ganglions, des poussées fébriles ; tout rentre dans l'ordre en quelques jours, puis des recrudescences répétées amènent la persistance d'un œdème cutané permanent.

États éléphantiasiques. — On peut observer un état hypertrophique de la peau et du tissu cellulaire sous-cutané à la suite d'une opération portant sur les *ganglions* ; le membre supérieur est souvent atteint à la suite d'adénopathie du creux de l'aisselle, cancéreuse par exemple, comme cela s'observe fréquemment au cours du *cancer du sein* (*fig.* 290).

Élève, Écolier. — Au cours de leurs études, le jeune homme, et surtout l'enfant, doivent observer une hygiène spéciale, sous peine de maladies ou tout au moins d'une fatigue intellectuelle dont ils peuvent se ressentir toute leur vie.

CONDITIONS D'AGE. Il y a quelques années, les jeunes gens ne passaient de sérieux examens qu'après 18 ans ; actuellement, ils s'y présentent vers 16 ans, et ces examens portent sur des programmes plus étendus qu'autrefois. On est arrivé à ce résultat en faisant commencer les études plus tôt, en accroissant le nombre des classes ; dans ces conditions, il est dangereux d'exagérer le travail de l'enfant en essayant de lui faire suivre des classes plus fortes que son âge ne le permet. Les conséquences sont, du reste, déplorables : l'enfant ayant la mémoire, mais non la raison suffisante pour suivre la classe. Cette maturité lui fait encore plus défaut pour entreprendre, trop jeune, les cours de l'enseignement supérieur. La *fièvre typhoïde*, la *neurasthénie* sont des conséquences fréquentes de la surchauffe cérébrale.

Maladies contagieuses. — Tout enfant atteint de fièvre, et tout enfant atteint d'une maladie contagieuse confirmée seront éloignés de l'école, et, sur avis du médecin, cette éviction peut s'étendre aux frères et sœurs dudit enfant ou même à tous les enfants habitant la même maison. La désinfection de la classe doit être faite soit dans l'entre-classe, soit le soir après le départ des élèves, et doit comprendre : le lavage de la classe (sol et parois) avec une solution antiseptique ; la désinfection, par pulvérisation, des cartes et objets scolaires appendus au mur ; la désinfection par lavage des tables, bancs, meubles, etc. ; la désinfection complète du pupitre de l'élève malade ; la destruction par le feu des livres, cahiers, etc..., de l'élève et des jouets ou objets qui auraient pu être contaminés dans les écoles maternelles. V. DÉSINFECTION.

Il est adressé à la famille de chaque enfant atteint d'une maladie contagieuse une instruction sur les précautions à prendre contre les contagions possibles et sur la nécessité de ne renvoyer l'enfant qu'après qu'il aura été baigné ou lavé plusieurs fois au savon et que tous ses effets auront subi, soit la désinfection, soit un lavage complet à l'eau bouillante.

Les enfants qui ont été malades ne peuvent rentrer à l'école qu'avec un certificat médical.

La durée de l'isolement à prescrire pour les élèves des établissements d'enseignement public de tout ordre atteints de maladie contagieuse et les conditions auxquelles cette durée pourrait être éventuellement subordonnée, tant pour les malades que pour leurs frères où leurs sœurs, sont fixées par l'arrêté ministériel du 3 février 1912.

A. ***Eviction des malades.*** — *Diphtérie* : 30 jours après guérison clinique constatée par certificat médical. Ce délai peut être abaissé si, après deux ensemencements opérés à huit jours d'intervalle, l'examen bactériologique est négatif.

Variole : 40 jours après le début de la maladie, la réadmission ne pouvant d'ailleurs avoir lieu que sur présentation d'un certificat médical constatant qu'il n'existe plus de croûtes ou squames et que l'élève a pris un bain ; *scarlatine*, mêmes mesures ; *rougeole*, 16 jours ; *oreillons*, 21 jours ; *coqueluche*, 30 jours après disparition absolue des quintes spasmodiques constatée par certificat médical ; *varicelle*, 16 jours après le début de la maladie ; *rubéole*, 16 jours ; *fièvre typhoïde* et *paratyphoïde*, 28 jours après la guérison constatée par certificat médical ; *dysenterie*, *idem* ; *méningite cérébro-spinale*, 40 jours après guérison clinique constatée par certificat médical, la réadmission ne pouvant d'ailleurs avoir lieu que sur attestation que l'enfant n'est pas ou n'est plus atteint de coryza chronique rebelle consécutif à la maladie. Ce délai peut être abaissé, s'il est établi par certificat bactériologique qu'après deux examens opérés à huit jours d'intervalle, on ne trouve plus trace de méningocoques dans le rhino-pharynx.

Poliomyélite, 30 jours après le début de la maladie ; *teignes* (faveuse ou tricophytique), jusqu'à guérison ; *trachome*, jusqu'à guérison.

B. ***Eviction des frères et sœurs.*** — *a*) Si le malade n'a pas été isolé, ses frères et sœurs rentrent en même temps que lui, à moins qu'ils n'aient été eux-mêmes atteints.

b) Si les malades ont été isolés, la réadmission des frères et sœurs a lieu après un délai correspondant à la période d'incubation de la maladie augmenté de deux jours, dans les conditions ou sous les réserves suivantes :

Diphtérie : 15 jours après l'isolement, sauf production d'un certificat bactériologique, établissant qu'après deux ensemencements à huit jours d'intervalle le résultat est négatif.

Variole, 18 jours ; *scarlatine*, 8 jours ; *rougeole*, 18 jours ; *oreillons*, 24 jours ; *coqueluche*, 21 jours ; *varicelle*, 18 jours ; *rubéole*, 18 jours ; *fièvre typhoïde* et *paratyphoïde*, 21 jours ; *dysenterie*, 21 jours ; *méningite cérébro-spinale*, 28 jours, sauf production d'un certificat bactériologique, établissant qu'après deux examens opérés à huit jours d'intervalle on ne trouve plus trace de méningocoques dans le rhino-pharynx ; *poliomyélite*, 28 jours ; *teigne*, pas d'éviction ; *trachome*, pas d'éviction.

REPOS APRÈS LA MALADIE. Un enfant ou un jeune homme qui vient d'être atteint d'une maladie sérieuse et notamment d'une maladie microbienne (grippe, pneumonie, fièvres éruptives, fièvre typhoïde) ne doit pas travailler pendant la convalescence. Il bénéficiera grandement, à cette époque, d'un séjour à la campagne. Dans les périodes de grande croissance et au moment de la puberté chez les jeunes filles, le travail ne doit pas non plus être excessif.

EXERCICE. Des heures doivent être consacrées chaque jour à l'exercice*, de façon à mettre en jeu les cellules et les nerfs moteurs et à reposer les cellules intellectuelles ; mais ce serait une grave erreur de croire qu'on peut se reposer d'un travail cérébral par une fatigue physique intense ; les deux, au contraire, s'additionnent, et un temps de repos doit succéder au travail physique comme au travail intellectuel.

Cet exercice devient encore plus nécessaire au moment des examens : l'étudiant qui, dans les journées précédant les épreuves, travaille sans repos, s'expose, en dehors d'un échec, à des troubles graves de la santé. V. SURMENAGE.

Pour l'attitude pendant les classes, V. COLONNE VERTÉBRALE (déviations de la) et TABLE; pour l'hygiène de la vue, V. ŒIL.

Élixir. — Mélange de sirops et d'alcoolats. Les plus connus sont les suivants :

ÉLIXIR DE GARUS. Composé de teinture de safran, sirop de capillaire, caramel, fleurs d'oranger, aloès, myrrhe, cannelle girofle, muscade, alcool. Il est employé à la dose de 30 à 50 gr. comme tonique stimulant.

ÉLIXIR DE LA GRANDE-CHARTREUSE. Formé de mélisse, hysope, angélique, cannelle, safran, macis, macérés dans l'alcool, puis distillés. Stimulant.

ÉLIXIR DE LONGUE VIE (aloès, gentiane, rhubarbe, safran, agaric, alcool) : 5 à 20 gr. comme purgatif.

ÉLIXIR PARÉGORIQUE. Il contient : extrait d'opium et acide benzoïque, de chaque 24 centigr. ; camphre, 18 centigr. ; essence d'anis, 20 centigr. pour 60 gr. d'alcool à 90°. Calmant astringent, antidiarrhéique. — DOSE. 15 à 40 gouttes.

Empoisonnement. — V. OPIACÉS.

Ellébore blanc (syn. : varaire, vératre). — Plante de la famille des Colchicacées. La racine est employée comme purgatif drastique violent. Dose de poudre, 3 à 10 centigr. On s'en sert aussi pour faire une pommade contre la gale.

Vératrine. — Partie active de l'ellébore, employée à l'*intérieur* à la dose de 0 gr. 001 et à l'*extérieur* en pommade contre la goutte et le rhumatisme.

Empoisonnement. — Chaleur à la gorge, difficulté d'avaler et de respirer, accroissement de salive, vomissements, diarrhée, coliques, maux de tête, palpitations, vertige, pouls lent et faible. — PREMIERS SOINS. Vomitifs, puis stimulants. V. ACONIT, *Empoisonnement*.

Ellébore noir (rose de Noël, ellébore fétide, *fig.* 291). — Plante de la famille des Renonculacées. La racine est un purgatif drastique, inusité.

Empoisonnement. — V. ACONIT, *Empoisonnement*.

Émanations. — V. MIASMES.

Embarras gastrique. — V. ESTOMAC.

Embaumement. — Opération destinée à la conservation d'un cadavre. Elle ne doit être pratiquée que vingt-quatre heures après la déclaration du décès à la mairie et après remise d'une déclaration d'embaumement au commissaire de police, ou au maire dans les communes rurales.

DISPOSITIF. Pour embaumer un corps, on injecte dans les artères du thorax, de l'abdomen et du cerveau un liquide conservateur qui, ordinairement, est du chlorure de zinc et alcool, et du zinc colloïdal. Le cadavre est ensuite entouré de bandes trempées dans du zinc colloïdal.

Embolie (du gr. *emballein*, pousser dedans). — Caillot fibrineux, parti d'un point quelconque de l'arbre circulatoire, d'une valvule du cœur dans l'endocardite maligne, ou le rétrécissement mitral, d'une veine atteinte de phlébite (*phlegmatia alba dolens*, convalescence d'une opération pour fibrome, appendicite, hernie).

Au niveau d'un foyer de *fracture*, des gouttelettes de graisse peuvent pénétrer dans le sang et causer des embolies (*embolies graisseuses*).

L'embolus peut s'arrêter dans un vaisseau, l'oblitérer et causer de la *gangrène* dans le territoire irrigué par le vaisseau.

Il peut aussi arriver dans le cœur droit et de là dans l'artère pulmonaire, et produire des troubles très graves qui constituent l'*infarctus pulmonaire* (oppression extrême et mort). V. POUMON (maladies).

Dans les vaisseaux du cerveau, l'embolie amène le ramollissement cérébral. V. CERVEAU (maladies).

Embrocation (du gr. *embrochê*, arrosage). — Arrosement d'une région malade par un liquide médicamenteux (huile simple ou additionnée de camphre, d'ammoniaque, de laudanum ou de belladone). On donne aussi ce nom aux liquides employés ; ceux-ci sont, cependant, plus généralement appelés *liniments**.

Émétine. — Alcaloïde de l'ipéca.

Émétique (du gr. *emetos*, vomissement). — Tartrate de potasse et d'antimoine (V. ANTIMOINE). On donne aussi quelquefois ce nom aux médicaments vomitifs et notamment au sulfate de cuivre.

Éméto-cathartique (du gr. *emeô*, je vomis,

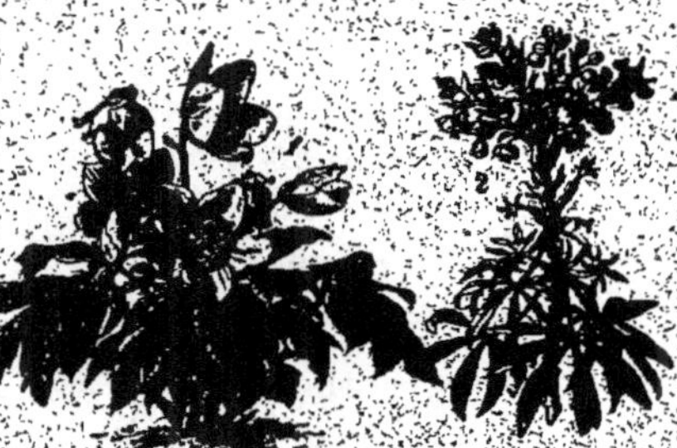

FIG. 291. — Ellébore.
1. Ellébore noir (rose de Noël) ; 2. Ellébore fétide.

et *kathairô*, je purge). — Médicament à la fois vomitif et purgatif : émétique, 5 à 10 centigr. ; sulfate de soude, 15 gr., dans eau, 350 gr. ; à prendre en trois fois à un quart d'heure d'intervalle.

Emménagogue (du gr. *emmêna*, règles, et *agein*, pousser). — Procédés et médicaments provoquant les règles.

VARIÉTÉS. Les uns régularisent et rendent normales

les règles indirectement, comme les amers, les toniques, et notamment le fer, le quinquina ; d'autres agissent directement : bains de pieds et de siège, et diverses plantes (absinthe, apiol, armoise, cerfeuil, romarin, rue, sabine, safran).

Émollients (adoucissants). — Médicaments qui relâchent les tissus et atténuent leur inflammation.

VARIÉTÉS. Les uns sont employés à l'*extérieur* : cataplasmes, fomentations, fumigations, onctions ; les autres, à l'*intérieur* : gargarismes, loochs, tisanes. Les substances employées sont des farines, des gommes, des huiles fraîches, le lin, la guimauve, les fleurs pectorales, les figues.

Espèces émollientes : feuilles sèches de mauve, guimauve, molène, seneçon, pariétaire, en parties égales. On s'en sert pour faire des cataplasmes, et on les emploie à la dose de 50 gr. par litre en décoction pour fomentations.

Emphysème (du gr. *en* dedans, et *phusa*, souffle). — Infiltration d'un organe par l'air ou des gaz.

Emphysème traumatique (ou sous-cutané). — Tumeur blanche, lisse, élastique, non douloureuse, produite par l'introduction de l'air dans le tissu cellulaire sous-cutané (*emphysème vrai*), à la suite d'une blessure du larynx, de la trachée, de la bouche ; les fractures de côtes, les plaies du thorax avec pénétration dans le poumon, l'ouverture de la peau étant trop petite ou trop sinueuse pour permettre l'évacuation de l'air.

On distingue l'emphysème de l'œdème (enflure due à l'infiltration liquide) par l'impossibilité d'y produire une dépression persistante en appuyant le doigt qui provoque par contre une sensation spéciale de crépitation.

Emphysème gangréneux (faux emphysème). — Production de gaz sous-cutané. S'observe dans la *septicémie gangréneuse*, causée par le vibrion septique. V. GANGRÈNE.

La putréfaction produit l'emphysème des cadavres par la sortie des gaz contenus dans les cavités ou formés aux dépens des tissus.

TRAITEMENT. Si la quantité d'air est minime et n'est pas en rapport avec un organe de la respiration, il suffit d'une compression circulaire. Si l'emphysème est développé, il convient d'aider la compression par quelques ponctions à la lancette, qui auront pour effet d'évacuer le gaz.

Emphysème pulmonaire. — V. POUMON.

Empirique (du gr. *empeiria*, expérience). — La médecine empirique devrait être, d'après l'étymologie, celle basée sur l'expérience. Par une bizarrerie qui est loin d'être rare, l'empirisme est, au contraire, synonyme de charlatanisme. Ce fait s'explique cependant, si l'on réfléchit que la première expérience est souvent hasardeuse.

Emplastique (du gr. *emplastikos*, enduit). — Médicament dont on enduit la peau ; emplâtre.

Emplâtres. — Médicaments externes, solides à la température ordinaire et se ramollissant légèrement sous l'influence de la chaleur du corps qui les fait adhérer à la peau. Les substances qui composent les emplâtres sont appliquées sur de la toile ou, si on les désire plus souples, sur de la peau de chevreau.

VARIÉTÉS. L'*emplâtre simple* est formé d'axonge, d'huile, de poix blanche et d'oxyde de plomb. On y ajoute, dans certains cas, des résines, de la cire, des poudres, des extraits ou des décoctions de plantes (emplâtre de belladone*, de ciguë*, d'opium*), des métaux (emplâtre mercuriel* ou de Vigo), des insectes (emplâtre vésicatoire*).

Empoisonnement. — Effet produit sur l'organisme par l'introduction dans le corps de substances nuisibles à la dose où elles sont absorbées.

Le mot « empoisonnement » est aussi employé pour déterminer un état provoqué par la formation de poisons dans le corps même ; ainsi, l'empoisonnement *urémique* est dû à la cessation du fonctionnement du filtre rénal et à l'accumulation dans le sang des déchets de nos tissus. L'empoisonnement proprement dit s'effectue par les voies digestives, ou par les altérations dues à la respiration de gaz nuisibles (V. au nom de ces gaz et à ASPHYXIE). La règle, dans tout empoisonnement, doit être : 1° la *neutralisation* sur place de la substance nuisible ; 2° l'*élimination* rapide dans les premières heures, par vomissements, plus tard par l'intestin ou les reins.

SIGNES. Les signes énumérés dans le tableau de la page suivante sont ceux observés le plus fréquemment ; ils ne peuvent servir qu'à faire des comparaisons rapides entre les diverses variétés d'empoisonnement.

TRAITEMENT. Les soins à donner sont indiqués au nom de la substance toxique (V. tableau ci-contre). On se rappellera que : 1° pour faire *vomir*, il suffit d'ordinaire de chatouiller la luette au fond de la gorge ; si l'on n'a pas de résultat, employer l'ipéca (1 gr. 50) ; 2° pour *purger*, verser 2 cuillerées de sel commun dans un verre d'eau. Comme calmant, battre 2 œufs dans 1 demi-litre d'eau.

Empyème. — Opération destinée à faire évacuer un liquide (pus ou sang) existant anormalement dans la plèvre.

Émulsion. — Médicament liquide qui a ordinairement la couleur et l'opacité du lait.

COMPOSITION. Elle est formée d'eau et d'huile ou de résine divisée et tenue en suspension dans le liquide, grâce à un mucilage qui est le plus fréquemment du blanc d'œuf ou de la gomme.

L'*émulsion d'amandes* se prépare en versant de l'eau sur les graines oléagineuses pilées de l'amandier (ordinairement on mélange des amandes douces et amères). On fait une émulsion analogue avec des semences de *potiron* pour le traitement du ténia.

L'émulsion faite avec du baume de *tolu* est très employée dans les rhumes.

Encéphale et Encéphalite. — *Encéphale* est synonyme de *cerveau*. L'*encéphalite* est l'inflammation du tissu cérébral. V. CERVEAU.

Encéphalocèle (de *encéphale*, et de *kélé*, tumeur). — Hernie du cerveau ou du cervelet à travers les os crâniens.

Enchondrome (du gr. *en*, dans, et *chondros*, cartilage). — Variété de tumeur arrondie, cartilagineuse, se produisant à l'intérieur des os (ordinairement ceux des phalanges et les métacarpiens), qu'elle distend en les réduisant à une coque.

EMPOISONNEMENTS LES PLUS FRÉQUENTS

Pour les soins à donner, V. au mot suivi d'un astérisque.*

SIGNES PRINCIPAUX.	CAUSES PROBABLES.	
Vomissements, coliques, diarrhée, excitation, puis dépression.	Champignons*, Moules*. Viandes* malsaines. Absinthe*, Eau-de-vie (V. ALCOOLISME).	
Vomissements, douleur à l'estomac, prostration profonde et rapide.	Tabac*, Aconit*. Colchique*, Ciguë*.	
Vomissements à goût d'*encre* ou métallique, avec sécheresse de la gorge, diarrhée.	Sels de cuivre*.	Vert-de-gris. Vitriol bleu.
Vomissements *continus* à goût métallique, constriction à la gorge, crampes.	Antimoine* (Émétique, tartre stibié).	
Vomissements à goût métallique, *lèvres blanches* tuméfiées, douleur à l'estomac.	Bichlorure de mercure*, (sublimé).	
Vomissements *verts*, *noirs* ou *bleus*, douleur à l'estomac, soif, coliques, prostration.	Arsenic**.	Mort aux rats. Liqueur de Fowler. Pâte épilatoire. Orpiment. Granule de dioscoride. Pilules asiatiques. Coloration en noir des cheveux.
Vomissements de matières *lumineuses* dans l'obscurité, odeur *phosphorée* de l'haleine, douleur à l'estomac.	Phosphore* (allumettes).	
Vomissements d'une matière blanchâtre noircissant à l'air.	Nitrate d'argent*.	
Vomissements, brûlure à l'estomac, diarrhée, évacuation difficile d'urines sanglantes.	Cantharides*.	
Excitation, puis somnolence et torpeur.	Pavot.	Opium*, Laudanum. Morphine, Codéine.
Sommeil profond, face livide, gonflée, pupilles ordinairement contractées, diminution de température du corps (33°).	Chloral*.	
Sécheresse de la gorge, dilatation des pupilles, yeux brillants, quelquefois éruption sur la peau.	Belladone*. Jusquiame. Datura.	
Chaleur du visage, troubles de la vue avec dilatation des pupilles, angoisse au niveau du cœur. Respiration *haletante*, pouls petit, excitation cérébrale, puis dépression.	Cocaïne*.	
Chaleur intense à la gorge et à l'estomac, langue *tuméfiée*, soif intense, difficulté d'avaler et de respirer. Les lèvres portent une croûte de couleur différente suivant substance.	Acides (Voir CAUSTIQUES).	Sulfurique (croûte noirâtre). Azotique (croûte jaunâtre). Chlorhydrique (croûte blanche).
Brûlure à la gorge et à l'estomac, langue tuméfiée, difficulté d'avaler. Les lèvres portent une croûte *grisâtre*.	Alcalis (Voir CAUSTIQUES).	Eau de Javel (chlorure de potasse ou de soude). Poudre des blanchisseuses (chlorure de chaux). Ammoniaque, potasse, soude, chaux et leurs sels.

Endémiques (Maladies) [du gr. *en*, dans, et *demos*, peuple]. — Maladies propres à certaines localités ou qui y dominent. Elles peuvent disparaître par suite de la suppression de leurs causes.

Endocardite (du gr. *endon*, en dedans, et *kardia*, cœur). — V. CŒUR.

Endocrines (Glandes) [du gr. *endon*, en dedans, et *krinein*, sécréter]. — Ce sont les glandes à sécrétion* interne : thyroïde et parathyroïdes, surrénales, hypophyse, thymus.

Energétène. — Extraits liquides de plantes faits à froid avec leur suc frais additionné d'alcool. On prépare ainsi des énergétènes de digitale (dose XX à XXX gouttes), de genêt (2 gr.), de muguet (1 à 2 gr.), de valériane (2 à 3 gr.).

Enésol. — Salicylarsinate de mercure.

Enfance. — V. NOUVEAU-NÉ, NOURRISSON, CROISSANCE, BERCEAU, DENTITION, CONVULSIONS, ÉLÈVE.

Enflure. — Gonflement d'une région. Lorsque ce gonflement est dû à une infiltration d'air dans le tissu cellulaire, il prend le nom d'*emphysème*, celui d'*œdème* lorsqu'il est produit par une infiltration de sérosité.

Engelure. — V. FROID.

Enghien (S.-et-O.). — Ville d'eaux sulfurées calciques ou hydrosulfurées. Altitude 44 mètres, climat doux, saison du 1er mai au 1er octobre. Ressources.

MODE D'EMPLOI. Celui des EAUX MINÉRALES sulfureuses, mais particulièrement en inhalations et pulvérisations. Cette eau, se conservant bien, est très exportée.

INDICATIONS. Celles des Eaux sulfureuses et notamment maladies chroniques des voies respiratoires. Etant moins excitantes que les eaux des Pyrénées, elles peuvent être employées chez des personnes qui ne supporteraient pas le traitement par les eaux sulfurosodiques fortes.

Engorgement. — Augmentation de volume d'une région, ordinairement par gêne de la circulation.

Engouement. — V. HERNIE.

Engourdissement. — Etat caractérisé par la pesanteur du membre, la difficulté et même l'impossibilité de le mouvoir et un fourmillement pénible.

CAUSE. Il est dû à une interruption temporaire de l'action nerveuse, sous l'influence, ordinairement, d'une mauvaise position dans laquelle un nerf se trouve comprimé.

Enrouement. — Etat caractérisé par le son voilé et sourd de la voix, et de la toux.

CAUSES. Epaississement des cordes vocales, sous l'influence d'une laryngite. — TRAITEMENT. Absorber des œufs crus. V. aussi à LARYNGITE.

Entérite (du gr. *enteron*, intestin). — Inflammation de l'intestin. V. INTESTIN.

Entérorragie. — Hémorragie intestinale. V. HÉMORRAGIE.

Entorse (de *en*, et *tordere*, tordre). — Lésion succédant à un mouvement forcé d'une articulation. Elle peut se réduire à un simple tiraillement des ligaments périarticulaires (forme légère) ou être constituée par une déchirure plus ou moins étendue desdits ligaments. Le siège habituel de l'entorse est l'articulation du pied avec la jambe.

SIGNES : 1° *Douleur* très vive, mais permettant cependant le jeu de la jointure et siégeant au-dessous de l'extrémité de l'os (ce qui la distingue d'une luxation

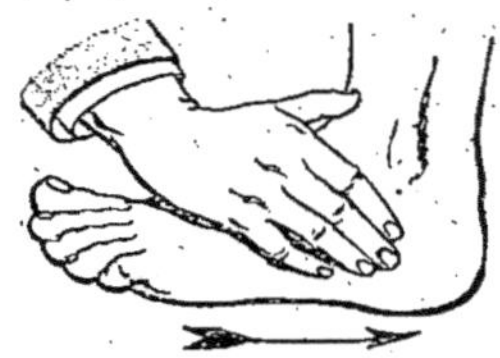

FIG. 292. — Massage.

et d'une fracture) ; 2° *gonflement* qui s'étend rapidement ; 3° *ecchymose*, tache blanchâtre, due au sang extravasé et qui n'apparaît que le 2e ou le 3e jour pour devenir ensuite verdâtre, puis jaunâtre.

CAUSES. Chaussures trop larges ne maintenant pas le cou-de-pied. Faux pas.

TRAITEMENT (*fig.* 292). Dans la forme légère, massage de bas en haut immédiat, bande de flanelle, puis marche. Dans la forme aiguë, bain de pieds chaud (50° à 55°) pendant 15 minutes 2 fois par jour, puis massage (V. ce mot) et bande de caoutchouc.

Entraînement. — Ensemble des moyens à employer pour mettre l'individu en possession de toute son énergie physique et lui permettre, par suite, de supporter les fatigues d'un exercice donné.

RÈGLES A SUIVRE : 1° surveillance des selles, qui doivent être quotidiennes et suffisamment abondantes, sans quoi l'emploi de laxatifs est nécessaire ; 2° alimentation reconstituante sous un volume restreint ; 3° hydrothérapie et soins de la peau (gant de crin et frictions à l'eau de Cologne) ; 4° usage modéré des boissons fermentées, abstinence des alcools en tout temps, mais surtout entre les repas.

L'exercice doit être *progressif*, comme intensité d'action et de durée. La diminution de pression dans les artères, produite par l'afflux sanguin dans un muscle en action, est compensée par un accroissement des battements du cœur qui ne doivent pas dépasser de plus de quatre à cinq le chiffre ordinaire.

Les respirations doivent être plus amples, mais non plus nombreuses ; elles se feront par le nez, et non par la bouche.

Entropion (du gr. *en*, dedans, et de *trepein*, tourner). — Renversement du bord des paupières vers le globe oculaire. V. *fig.* et texte à ŒIL (maladies).

Enveloppement froid. — Médication externe.

I. **Localisé au thorax.** — Les compresses de dimensions suffisantes pour envelopper la poitrine sont trempées dans de l'eau pure ou additionnée d'un quart d'alcool, à la température de la chambre. On les exprime *fortement*, on les enroule autour de la poitrine en les recouvrant de taffetas-chiffon, puis on entoure le thorax avec une couverture de laine. Cet enveloppement est renouvelé tous les quarts d'heure, toutes les demi-heures ou à des intervalles plus éloignés, suivant la difficulté de la respiration, qui se calme, ainsi que la fièvre, sous l'influence de la médication.

Cette pratique est particulièrement utile dans les broncho-pneumonies infantiles.

II. **Généralisé, ou Drap humide ou mouillé.** — Le malade reçoit préalablement quelques aspersions rapides sur la face, le cou, la poitrine, en vue de prévenir les mouvements congestifs vers ces parties. Ensuite, un drap est trempé dans de l'eau froide, exprimé fortement, puis enroulé autour du corps, dont la tête seule reste libre, de façon que le linge soit moulé sur la peau. Le malade est alors recouvert d'une couverture de laine, d'un édredon, et on le laisse dans cette situation pendant une durée, qui varie de dix minutes à deux heures, au cours de laquelle il prend des grogs. On recommence, ou non, ce traitement, dans la journée, suivant les indications du médecin.

Envies. — Goût plus ou moins bizarre de quelques femmes enceintes pour des substances alimentaires ou non alimentaires.

On a faussement attribué à l'impossibilité d'obtenir l'objet de leur désir les taches ou *nævi** qu'on observe chez certains enfants, taches auxquelles on a aussi donné le nom d'*envies*.

On appelle aussi *envies* de petites déchirures traumatiques ou soulèvements de l'épiderme du repli sus-unguéal et des replis latéraux de l'ongle ; elles deviennent facilement l'occasion d'infections, de lymphangites. On doit les abraser avec soin et les collodionner.

Épanchement. — Collection gazeuse ou liquide : sang, sérosité ou pus, bile, urine, liquide chyliforme, dans une cavité naturelle, qui se trouve ainsi distendue, ou créée artificiellement, par l'épanchement lui-même.

Toutes les parties du corps peuvent en être le siège : plèvre (pleurésie, pneumothorax, hydrothorax), péricarde (hydropéricarde, péricardite), organes génitaux (hydrocèle, hématocèle), péritoine (ascite), tissu cellulaire (œdème, anasarque), etc.

Épaule. — Partie supérieure du bras formée, comme os, par la *clavicule*, l'*omoplate* et l'articulation de celle-ci avec l'humérus. Une capsule fibreuse renforce la cavité glénoïde peu profonde de l'omoplate destinée à recevoir la tête de l'humérus. Les muscles de l'épaule sont le deltoïde, qui coiffe l'épaule en dehors, le sous-scapulaire, les épineux (sus et sous) et les ronds (grand et petit).

Luxation de l'épaule. — V. LUXATIONS.

Arthrite tuberculeuse de l'épaule (scapulalgie). — Localisation rare de la tuberculose osseuse, homologue de la coxalgie pour l'articulation de la hanche.

Se traduit souvent par une destruction des os et ligaments avec production de masses fongueuses, d'abcès, de fistules, *tumeur blanche* (de l'épaule) ou bien par une résorption lente, progressive, de la tête humorale (*carie sèche*).

TRAITEMENT. Immobilisation dans un appareil plâtré. Héliothérapie. Dans les cas graves, résection de la tête humorale.

Épaule ballante. — Due à ce que les deux surfaces articulaires (omoplate et tête humorale), conservées ou détruites, ne sont plus en contact. Le bras pend inerte le long du tronc. Reconnaît des causes multiples :

1° *Lésions nerveuses*, paralysie des muscles de l'épaule (paralysie obstétricale du nouveau-né, paralysie infantile); 2° *Lésions musculaires*, section traumatique ou opératoire d'un muscle; 3° *Lésions osseuses* : ostéomyélite, tuberculose, traumatisme (blessures de guerre).

TRAITEMENT. Chirurgical et orthopédique.

Éphélides (du gr. *epi*, sur, et *hélios*, soleil). — Troubles de la pigmentation sur les régions exposées aux rayons solaires.

Ce sont des taches plus ou moins brunes ou jaunâtres, siégeant au visage, à la région frontale et aux joues, sur la face dorsale des mains, sur la partie inférieure des avant-bras.

Ces taches apparaissent dans l'enfance et l'adolescence, surtout chez les sujets blonds et roux, anémiques et lymphatiques.

CAUSES. Rayons solaires, action du vent, chaleur.

TRAITEMENT : I. PRÉVENTIF. Dès le printemps, se protéger contre les rayons solaires par ombrelles, voilettes épaisses vertes ou bleues, chapeaux à larges bords. Crèmes à l'esculine.

II. CURATIF. Emplâtre de Vigo ou de Vidal, pendant la nuit, lait antéphélique, solution au sublimé (1 gr. par litre).

Épidémiques (Maladies) [du gr. *epi*, sur, et *demos*, peuple]. — Maladies qui, quel que soit leur caractère, contagieux ou non, endémique ou non, règnent momentanément sur un grand nombre d'individus.

Ce qui caractérise donc essentiellement une épidémie, c'est sa durée relativement courte et la multiplicité des personnes frappées.

Certaines maladies n'existent en France que sous cette forme (choléra) ; d'autres, au contraire, prennent simplement, à un instant donné, une plus grande extension (variole).

Épiderme (du gr. *epi*, sur, et *derma*, peau). — Partie superficielle de la peau*.

Épidermomycoses. — Affections de l'épiderme et de ses annexes (poils, cheveux, ongles) causées par des champignons inférieurs. A ce groupe de mycoses appartiennent les teignes*, le pityriasis* versicolore, l'érythrasma*, l'épidermophytie* inguinale.

Épidermophytie (du gr. *epi*, sur, *dermo*, peau, et *phyton*, plante). — Dermatose due à des champignons du genre *Épidermophyton*, voisins des *Tricophyton* (teignes).

L'épidermophytie la plus connue est l'*épidermophytie inguinale*, ou *eczéma marginé* de Hébra, due à l'*Epidermophyton inguinale* (Sabouraud).

Taches rouges squameuses ayant pour siège de prédilection la région inguinale. Mais dans un très grand nombre de cas, elle atteint également les plis axillaires : elle peut encore se développer au niveau de l'ombilic, et envahir le tronc et les membres, principalement les membres inférieurs, entre les orteils.

Cette affection assez fréquente se transmet par contagion, parfois par rapports sexuels (contagion conjugale), parfois par l'intermédiaire des W. C. ou de linge insuffisamment séché (épidémies des lycées, des casernes, des hôpitaux).

TRAITEMENT. Badigeonnage à l'alcool iodé ou pommade à l'acide chrysophanique, benzoïque ou salicylique.

Épididyme (du gr. *epi*, sur, et *didumos*, testicule). — Petit corps allongé placé sur le bord postérieur et supérieur du testicule et formé par le pelotonnement d'un canal auquel aboutissent les tubes séminifères et qui se continue lui-même par le canal déférent. V. TESTICULE.

Épididymite. — Inflammation de l'épididyme. V. TESTICULE.

Épigastre. — Creux de l'estomac.

Douleurs épigastriques. — L'épigastre est souvent le siège de douleurs, soit sourdes, surtout après le repas chez les dyspeptiques, soit aiguës, lancinantes comme dans l'ulcère de l'estomac, les calculs du foie, les crises tabétiques, soit seulement provoquées par la pression, dans certaines névroses gastriques (hyperesthésie du plexus solaire).

Les douleurs épigastriques reconnaissent habituellement une origine *gastro-hépatique*.

Foie : Congestion du foie due à des calculs, un excès de vin ou de viande, la syphilis, le paludisme, une affection cardiaque. V. FOIE.

Estomac : Hyperchlorhydrie, ulcère de l'estomac, névrose gastrique avec ptose (dilatation d'estomac, atonie gastro-intestinale). V. ESTOMAC.

Plus rarement la douleur est causée par une *affection d'un organe voisin* : telle une *péricardite*, une lésion du *pancréas* (pancréatite aiguë ou chronique), un *anévrisme de l'aorte* abdominale, une *appendicite chronique*.

Enfin le *tabes* peut s'accompagner de crises gastralgiques très douloureuses avec vomissements.

Épiglotte. — Membrane mobile, destinée à fermer la glotte pendant le passage des aliments. V. LARYNX.

Épilation. — Enlèvement des cheveux comme traitement des teignes.

Elle se faisait autrefois avec une pince à mors plats, larges et mousses. Actuellement on a recours aux rayons X. V. aussi DÉPILATOIRES.

Épilepsie (du gr. *épilepsis*, saisissement) [mal comitial, caduc, haut mal]. — Affection nerveuse chronique caractérisée par des crises convulsives remplacées parfois par des troubles nerveux ou mentaux variés.

On distingue habituellement deux formes d'épilepsie : l'*épilepsie essentielle* ou constitutionnelle, et l'*épilepsie symptomatique*.

Épilepsie essentielle ou constitutionnelle. — Cause encore obscure. L'*hérédité* joue un rôle certain (alcoolisme, saturnisme, syphilis, tuberculose des parents, consanguinité). Certaines *intoxications* et *maladies infectieuses* peuvent également servir de point d'appel. Le *traumatisme* peut déterminer des crises épileptiques, surtout chez les alcooliques, les tuberculeux, les syphilitiques, les névropathes.

AGE. L'épilepsie fait le plus souvent son apparition de 14 à 18 ans. Mais elle peut apparaître à tout âge.

SIGNES : 1° SIGNES PRÉCURSEURS. Les attaques sont souvent précédées et annoncées par l'*aura*. C'est un trouble quelconque, ordinairement le même pour chaque malade, mais variable d'individu à individu (douleur, sensation bizarre, vomissement, palpitation, hallucinations, constriction de la gorge).

2° ATTAQUE (*pendant le jour*). Le malade pousse un cri, perd connaissance, devient extrêmement pâle et tombe à l'endroit même où il se trouve, *quel qu'il soit*. Pendant une demi-minute le corps reste dans une rigidité complète, la face injectée et la respiration entièrement suspendue. Puis, pendant deux à trois minutes, on observe des convulsions des muscles de la face et ensuite de tous ceux du corps ; la langue, projetée en dehors de la bouche, est ulcérée par les dents, et une bave sanglante s'écoule des lèvres. La respiration est bruyante et saccadée. Enfin, le malade semble, pendant un quart d'heure ou une demi-heure, perdre de nouveau connaissance, et ce n'est qu'après un certain temps de sommeil qu'il revient graduellement à la vie ordinaire, ayant complètement perdu le souvenir de ce qui vient de se passer.

3° ATTAQUE (*pendant le sommeil*). Les attaques peuvent rester longtemps ignorées, non seulement de l'épileptique, mais de son entourage, car elles ont lieu souvent la nuit.

L'individu est seulement étonné de voir son lit sali par des urines, des matières fécales ou des vomissements, rendus involontairement pendant les convulsions, ou encore de se trouver étendu au pied de son lit, dont il est tombé par suite de ses mouvements désordonnés.

Il a mal à la tête, et la parole est embarrassée, sa langue, qui a été mordue, étant gonflée et douloureuse.

Les crises peuvent survenir seulement tous les mois, ou moins souvent encore. Elles peuvent être très rapprochées, à tel point que le malade ne se réveille pas entre deux attaques consécutives ; il peut y en avoir ainsi cent et plus en l'espace d'une nuit : c'est l'*état de mal* qui peut se terminer par la mort.

Ces accès de haut mal peuvent être remplacés par des *équivalents*, c'est-à-dire par des symptômes épisodiques ayant la même brusquerie que les crises, accompagnés de la même amnésie et constituant l'*épilepsie larvée*. Ces équivalents peuvent être de l'*incontinence nocturne d'urine*, des *vertiges* brusques avec chute, de courtes *absences* : le malade s'arrête au milieu de l'acte qu'il était en train d'accomplir, pâlit, reste un instant immobile, hébété, puis reprend son occupation, comme s'il ne lui était rien arrivé, sans se douter de rien ; des *fugues*, qui peuvent durer quelques minutes, quelques heures ou quelques jours.

Épilepsie symptomatique ou jacksonnienne. — Cette forme, qui s'observe surtout chez l'*adulte*, se traduit habituellement par des *convulsions unilatérales*, au début de la crise qui débute par un membre ou la face.

CAUSES. Les causes de l'épilepsie jacksonnienne sont multiples : 1° *Affections du cerveau* ; *syphilis* (plaque de méningite, gomme syphilitique, exostose ou périostose syphilitique qui comprime l'écorce cérébrale) ; *tuberculose* (méningite ou tubercule cérébral) ; *tumeurs* et *abcès* du cerveau, *hémorragies méningées*, *encéphalite*, *paralysie générale*.

Dans tous ces cas, la ponction lombaire montre souvent une hypertension et de la lymphocytose du liquide céphalo-rachidien, alors que, dans l'épilepsie essentielle, le liquide est normal.

2° *Intoxication* ; *urémie*, *diabète*, *éclampsie puerpérale*, empoisonnement par le *plomb*, la *strychnine* ; *rage*.

3° *Traumatisme crâniens* (éclats d'obus, coup de pied de cheval, chute d'un lieu élevé, commotion simple, sans fracture osseuse). Les blessures siègent surtout sur la région pariétale (50 p. 100), la région frontale (25 p. 100), plus rarement sur les régions occipitale et temporale.

Pendant la guerre de 1914-1918, on observa de 10 à 20 p. 100 de cas d'épilepsie traumatique. C'est, en général, 5 à 10 mois après le traumatisme que surviennent les accidents : passé 18 mois, ils sont exceptionnels, quoique possibles, même à 15 et 20 ans de distance.

TRAITEMENT. I. PENDANT L'ACCÈS. Prendre des précautions pour que le malade ne se blesse pas, éviter l'accumulation de personnes autour de lui. Coucher le malade du côté gauche ; empêcher, à l'aide d'une compresse introduite entre les arcades dentaires, la morsure de la langue.

II. DANS L'INTERVALLE DES ACCÈS. Hygiène stricte, suppression de l'alcool, thé, mets épicés et faisandés. Régime lacto-végétarien. Vie active au grand air, sans surmenage. Il est parfois nécessaire de faire interner les épileptiques délirants.

Bromure de potassium (3 à 8 gr. par jour) continué pendant longtemps sans interruption, associé au régime hypochloruré. Tartrate borico-potassique, 3 à 6 gr. par jour. Gardénal (luminal), 1 à 3 cachets par jour, seul ou associé à la caféine ou à la belladone.

TRAITEMENT DE LA CAUSE : Antisyphilitique, antialcoolique ; chirurgical, en cas de tumeur inflammatoire, néoplasique, ou de corps étrangers et d'esquilles osseuses.

Épinard. — Aliment rafraîchissant et laxatif, particulièrement utile aux constipés et aux anémiques.

Épine. — La présence d'une épine dans ou sous la peau peut produire un abcès ou un panaris ; il est donc important de l'enlever au plus tôt avec une pince*, dût-on faire une petite incision à la peau, s'il n'est pas possible de la retirer autrement.

Épingle. — Les épingles de nourrice ou anglaises dont la pointe est enfermée sont indispensables pour les pansements ou pour l'habillement des bébés.

Épiphora (du gr. *epiphora*, écoulement). — Écoulement des larmes.

Épiphyse (du gr. *épiphysis*, gonflement). — Extrémité d'un os unie à la partie moyenne de cet os ou *diaphyse* par un cartilage dont l'ossification est terminée à 15 ans.

Mais avant que cette réunion s'opère, une séparation peut se produire (décollement des épiphyses). V. ci-dessous.

Décollements épiphysaires. — Variété de fractures se produisant dans le cartilage réunissant l'épiphyse et la diaphyse des os longs.

CAUSES. Ces décollements représenteraient 20 p. 100 des fractures dans l'enfance et l'adolescence, particulièrement entre 12 et 17 ans, et d'ordinaire chez les garçons par suite de leur exposition plus fréquente à des traumatismes. Leur siège habituel est la partie supérieure de l'humérus, la partie inférieure du radius et du fémur. L'articulation voisine peut être intéressée.

SIGNES. Déplacement, mobilité anormale souvent très étendue. La crépitation, quand elle existe, est plus sourde. La radiographie donne des renseignements intéressants.

TRAITEMENT. Celui des fractures.

Épiploon (du gr. *epi*, sur, et *pléô*, je flotte). — Partie du péritoine qui unit les viscères de l'abdomen entre eux en les laissant flottants, de façon qu'ils puissent prendre l'ampliation nécessaire. V. PÉRITOINE.

Épispadias (du gr. *epi*, sur, et *spao*, je divise). — Vice de conformation assez rare de l'urètre masculin. V. à URÈTRE (maladies).

Épispastiques (du gr. *epispaô*, j'attire). — Médicaments irritants, destinés à produire une révulsion sur la peau, soit en la faisant rougir (farine de moutarde*), soit en provoquant le soulèvement de l'épiderme (vésicatoires).

Épistaxis (du gr. *epi*, sur, et *stajo*, je coule goutte à goutte). — Saignement du nez. V. HÉMORRAGIE nasale.

Épithélioma. — Variété de cancer* dû à la prolifération de cellules épithéliales.

Épithélium (du gr. *epi*, sur, et *thélô*, mamelon). — Revêtement des muqueuses, comparé, en raison de sa finesse, à celui du mamelon.

L'épithélium est dit *simple* ou *stratifié* suivant qu'il est constitué par une ou plusieurs couches de cellules ; *pavimenteux*, si les cellules sont plus larges que hautes ; *cylindrique*, si elles sont plus hautes que larges. Sur les cavités closes séreuses et vaisseaux, l'épithélium est pavimenteux simple et porte le nom spécial d'*endothélium* ; à la bouche, il est *pavimenteux stratifié* ; sur l'estomac et l'intestin, *cylindrique simple* ; sur les bronches, *cylindrique stratifié*.

Éponge. — Squelette desséché d'un animal marin. Très employée autrefois en médecine, l'éponge a cédé la place aux tiges de laminaire et aux compresses de gaze stérilisées.

Épreintes ou **Ténesme.** — Sensation de constriction à l'anus, accompagnée d'envies incessantes d'aller à la selle, avec évacuations à peu près nulles.

Epsom (Sel d'). — V. MAGNÉSIE*.

Épuisement. — Affaiblissement intense. V. RECONSTITUANTS.

Épulis (du gr. *epi*, sur, et *oulon*, gencive). — Tumeur de la gencive, le plus souvent de nature sarcomateuse.

Équilibration. — Résultante d'un ensemble d'actes qui nous permettent de conserver ou de modifier notre attitude (station ou locomotion). La coordination des mouvements a lieu dans le cervelet.

Équin. — V. PIED BOT.

Équinisme (du lat. *equus*, cheval). — Extension forcée du pied qui ne repose plus sur le sol que par les extrémités des orteils.

Équitation. — Exercice assez médiocre au point de vue hygiénique, car, chez le bon cavalier, il exige peu d'efforts musculaires et devient un exercice presque passif, accélérant, par suite, faiblement la respiration et la circulation.

La fatigue qui succède à une longue séance d'équitation provient des secousses subies, de la position assise sans dossier, du travail des muscles adducteurs de la cuisse qui serrent les flancs du cheval.

INCONVÉNIENTS. Relâchement des muscles du ventre (tendance à l'obésité abdominale). Congestion des organes du petit bassin (hémorroïdes, varicocèle). Chez les femmes, les secousses du trot provoquent des métrites, des déviations de l'utérus, des fausses couches. Incurvation du membre inférieur, avec saillie en dehors des genoux.

Éréthique, Éréthisme (du gr. *erethizein*, irriter). — Excité, en état d'excitation.

Ergot de seigle ou **Seigle ergoté** (*fig.* 293). — Maladie cryptogamique du seigle et des céréales due à un champignon.

DOSE ET MODE D'EMPLOI. Poudre, 2 à 4 gr. en pilules, paquets ou en potion. — ACTION. Hémostatique, vaso-constricteur; mais l'ergot ne doit pas être employé dans les hémorragies des accouchements, tant que l'utérus n'est pas vide.

Ergotine. — Extrait d'ergot de seigle. DOSE. 0 gr. 50 à 4 gr.

Empoisonnement (ergotisme). — Vomissements, céphalée, épistaxis, ralentissement du pouls, refroidissement des extrémités et fourmillements.

TRAITEMENT. Vomitif, puis purgatif. Thé fort, puis grogs.

Érosion. — Plaie superficielle. — TRAITEMENT. Baudruche* gommée.

Érotique (du gr. *eros*, amour). — Qui a trait au sens génital. Ex. : délire érotique.

Erratiques (Douleurs). — Douleurs qui se déplacent sans cesse.

Éructation. — Rejet par la bouche de gaz provenant de l'estomac (rot).

Éruptions (du lat. *erumpere*, sortir avec violence). — Apparition sur la peau de taches, de boutons, de cloques ou de pustules.

Éruptives (Fièvres). — Les fièvres éruptives sont la rougeole, la rubéole, la scarlatine, la variole, la varicelle, la suette miliaire.

Érysipèle (du gr. *ereuthein*, teindre en rouge, et *pela*, peau). — Maladie infectieuse caractérisée par une inflammation aiguë du derme, déterminée par un microbe pathogène spécial ; un coccus en chaînettes, le *streptocoque*.

Il peut se voir en n'importe quel point du corps, sur le tronc ou sur les membres, après des plaies accidentelles ou après des opérations (*érysipèle traumatique*, ou *chirurgical*, rare aujourd'hui). Chez le nouveau-né, il se développe habituellement sur le ventre, débutant au niveau du pénil ou de l'ombilic : c'est l'*érysipèle puerpéral*. Mais sa localisation la plus fréquente est la face, où il apparaît presque toujours spontanément : c'est l'*érysipèle spontané* ou *médical*.

CAUSES. L'érysipèle peut se contracter *par contagion* d'un sujet étranger porteur soit d'un érysipèle, soit d'une affection de nature streptococcique (phlegmon, infection puerpérale, etc.). Dans ces cas, le germe est apporté au niveau de la face par les doigts, les linges, des objets divers souillés de contage.

L'érysipèle peut aussi être *spontané*. Il provient alors d'une auto-infection par un streptocoque qui vit en saprophyte dans le nez, la bouche ou la peau, et devenu pathogène par suite de l'exaltation de sa virulence ou de la diminution de la résistance du sujet.

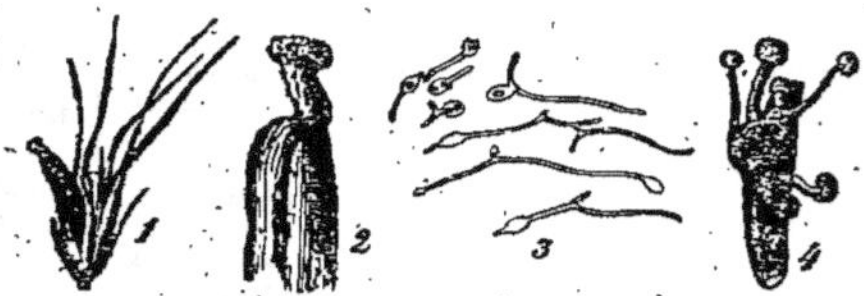

FIG. 293. — Ergot de seigle.
1. Champignon sur le seigle ; 2. Sommet du même ; 3. Conidies ; 4. Ergot fructifié.

SIGNES. Plaque rouge vif ou lie de vin, siégeant habituellement à la face. Surélevée par rapport aux téguments voisins, dont elle est séparée par un *bourrelet* ; on peut y voir des vésicules, des bulles à contenu séreux, puis trouble. La peau est chaude à son niveau et douloureuse. Le malade accuse une sensation pénible de cuisson, de tension.

Ganglions régionaux engorgés, fièvre élevée (39°-40°).

ÉVOLUTION. Guérison habituelle en 8 jours ; parfois rechutes (érysipèle à répétition) ou passage à l'état chronique (œdème dur de la peau).

TRAITEMENT : I. PRÉVENTIF. Toute plaie « chirurgicale » doit être pansée avec la plus minutieuse asepsie. Soigner toutes les écorchures du visage.

II. PROPHYLACTIQUE. Isolement de l'érysipélateux. Après avoir touché ou simplement vu un malade atteint d'érysipèle, s'abstenir de toute visite à un malade opéré, dont on pourrait ainsi infecter la plaie, ou à une femme nouvellement accouchée, chez laquelle peut se déclarer une fièvre puerpérale. Désinfection des vêtements et des locaux de l'érysipélateux.

III. CURATIF. Alimentation liquide, laxatifs à l'intérieur, potion au quinquina, à l'acétate d'ammoniaque.

Sur la plaque, badigeonnages avec de l'alcool iodé, de l'ichtyol, du bleu de méthylène à 5 p. 100, une pommade au collargol.

Sérum antistreptococcique : injections de 50 cm³ une à deux fois par jour pendant 2 à 5 jours ; résultats inconstants. Vaccin de Delbet.

Érysipéloïde. — Eruption simulant l'érysipèle, qu'on observe surtout en été à la suite d'une morsure d'un animal venimeux (crabe, vive, araignée, coquille de moule) ou d'une blessure quelconque causée par un de ces animaux.

TRAITEMENT. Compresses humides, puis pommades à l'ichtyol ou au collargol.

Érythème (du gr. *erythema*, rougeur). — Rougeur congestive de la peau circonscrite ou diffuse, temporaire, disparaissant momentanément sous la pression du doigt.

Les érythèmes peuvent affecter des formes variées et simuler la scarlatine (*érythème scarlatiniforme*) ou la rougeole (*érythème rubéoliforme*). On lui donne alors le nom de *roséole*.

Cet érythème peut s'observer dans certaines fièvres éruptives (rougeole, rubéole) et dans une affection saisonnière ou *roséole estivale*, dont l'origine exacte n'est pas déterminée.

On le rencontre également au cours des maladies infectieuses (syphilis, fièvre typhoïde, variole, choléra) ; après l'ingestion de certains médicaments : copahu, santal, térébenthine, quinine, antipyrine, iode.

Enfin des troubles vaso-moteurs peuvent déterminer son apparition. C'est le cas de la *roséole pudique*, apparaissant sur les téguments d'un sujet mis à nu.

Érythème induré (de Bazin). — Plaques rouges ou violacées, indurées, qui s'observent surtout chez les jeunes filles anémiques et scrofuleuses et qui siègent presque toujours sur la face antéro-externe des jambes. Ces placards peuvent parfois aboutir à l'ulcération. Récidives fréquentes chaque hiver.

CAUSES. Nature tuberculeuse. Coexiste parfois avec d'autres manifestations tuberculeuses viscérales, osseuses, ganglionnaires ou cutanées. Réaction à la tuberculine positive.

TRAITEMENT. Huile de foie de morue, arsenic, arsénobenzènes, injections de tuberculine variant du millième au centième de milligramme tous les 3 à 5 jours. Repos et bonne hygiène générale.

Érythème pernio (engelures). — V. FROID.

Érythème polymorphe. — Syndrome infectieux se rapprochant des fièvres éruptives et caractérisé par des phénomènes généraux et une éruption polymorphe, constituée, soit par des lésions érythémato-papuleuses, soit par des vésicules ou des bulles, soit par des nouures.

Dans la forme *érythème noueux* (*fig.* 294), on note à la face antérieure du tibia, sur le dos des pieds, des nodosités douloureuses à la pression, plus ou moins saillantes et volumineuses, qui, rouge foncé au début, deviennent ensuite violettes, puis bleu jaunâtre comme les contusions, et, finalement, laissent après elles une tache brunâtre. Elles sont accompagnées de fièvre, de courbature générale et de douleurs dans les muscles ou les articulations. La maladie peut durer quinze jours s'il n'y a qu'une poussée, quatre à six semaines si plusieurs se succèdent.

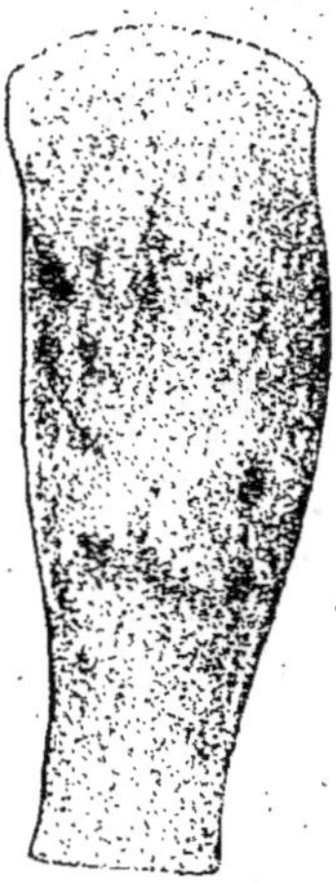

FIG. 294. — Érythème noueux de la jambe.

CAUSE. Encore mal connue. Il semble s'agir d'une réaction de l'organisme sous l'influence d'intoxications ou de toxines diverses (intoxication alimentaire ou médicamenteuse, rhumatisme, angines, syphilis, tuberculose, lèpre).

TRAITEMENT : I. INTERNE. Purger le malade, antiseptiques intestinaux ; salicylate de soude, aspirine, chlorure de calcium.

II. EXTERNE. Poudres inertes. Pommade mentholée si le prurit gêne le malade.

Repos au lit dans l'érythème noueux.

Érythrasma. — Affection cutanée parasitaire due à un champignon, *Microsporon minutissimum*, et caractérisée par des plaques d'un rouge jaunâtre, bistre ou rosé. Les plaques sont exactement circonscrites à la région génito-crurale.

TRAITEMENT. Badigeonnages à l'alcool au niveau de la plaque pour amener une desquamation épidermique. Soins hygiéniques, grands lavages chauds.

Eschare ou **Escarre** (du gr. *eschara*, foyer). — Foyer noirâtre, de mortification d'une portion de tissu sous l'influence de la gangrène, d'une brûlure ou de l'action d'un caustique. L'eschare est éliminée après un temps variable par la suppuration qui s'opère autour d'elle.

Escharotique ou **escarrotique.** — Substance provoquant la formation d'une eschare. V. CAUSTIQUES.

Escrime. — L'escrime est un des exercices les plus difficiles et les plus violents.

AVANTAGES. L'escrime demande au cerveau un effort intense et continu d'attention et de décision, aux muscles une rapidité extrême dans la contraction, une précision entière dans la coordination des mouvements de la main, du bras, du tronc, qui se porte vivement en avant, en arrière quand le tireur se fend et se relève. Il accélère plus que tout autre exercice la respiration, la circulation, l'élévation de la température, l'activité des combustions, d'où une déperdition intense.

INDICATIONS. Exercice excellent chez tout adulte, notamment chez les individus lymphatiques et indolents, pour prévenir et combattre l'*arthritisme* (obésité, goutte, gravelle, diabète, coliques hépatiques), enfin chez certains *neurasthéniques* ; pour ces derniers, il conviendra de ne pas trop prolonger les assauts et, tout au moins au début, de ne pas les permettre tous les jours. Le même conseil de modération s'applique aux vieillards, à cause du travail considérable du cœur et du poumon dans l'escrime.

CONTRE-INDICATIONS. L'escrime ne doit être conseillée qu'à des jeunes gens bien développés ; rarement ou jamais avant quatorze ans. Pratiquée, dans le jeune âge, de la main droite exclusivement, elle cause, par la continuité des attitudes de garde, de fréquentes, mais légères déformations : il est donc nécessaire, dans l'adolescence, de faire de l'escrime des deux mains alternativement.

Esculine. — Glucoside extrait du marron d'Inde (*æsculus*), doué de propriétés toniques, et possédant le pouvoir d'arrêter les rayons ultra-violets. Entre dans la composition des verres à lunettes.

Ésérine. — V. FÈVE du Calabar.

Espèces. — Mélange de plantes entières ou de parties de plantes ayant des propriétés analogues : espèces diurétiques, astringentes, etc.

Esprit. — Syn. d'alcoolat.

Esprit de Mindererus. — Synonyme d'*acétate d'ammoniaque**.

Esprit de sel. — Solution d'acide chlorhydrique dans l'eau.

Esprit volatil. — Carbonate d'ammoniaque. V. AMMONIAQUE.

Esquille (du gr. *schidè*, fragment). — Fragment osseux, séparé d'un os à la suite d'une fracture ou d'une nécrose.

Essences. — Liquides très volatils, à odeur vive, à saveur brûlante, *inflammables*, quelquefois même caustiques.

I. NATURELLES. Les essences sont obtenues par distillation de plantes fraîches. Elles doivent être conservées soigneusement bouchées dans des bouteilles colorées et placées dans des endroits frais et obscurs, car l'air et la lumière les altèrent rapidement. Ex. : essences d'absinthe, d'anis, de citron, de fleurs d'oranger, de laurier-cerise, de rose, de térébenthine.

II. ARTIFICIELLES. Nom donné à des éthers tirés du goudron.

Action. — Les essences sont des substances extrêmement actives et peuvent produire des intoxications à dose faible (essence d'absinthe). V. LIQUEURS.

Essoufflement. — V. DYSPNÉE.

Esthésiomètre (du gr. *aisthesis*, sensibilité, et *metron*, mesure). — Instrument

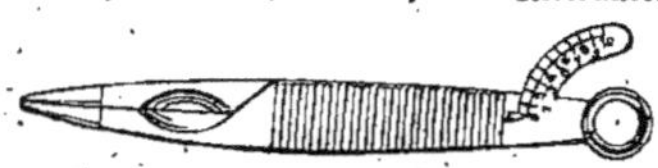

FIG. 295. — Esthésiomètre.

servant à mesurer la sensibilité tactile. Ex. : compas de Weber (*fig.* 295).

Estomac (Structure et fonctions) [*fig.* 296, 297, 298]. — L'estomac est une sorte de poche, dans laquelle séjournent les aliments

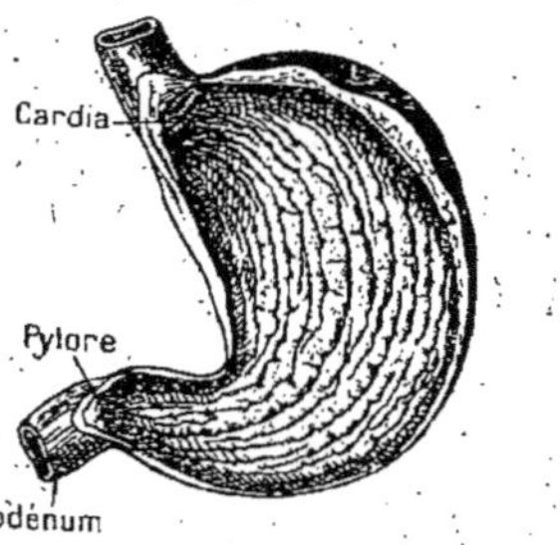

FIG. 296.
Coupe montrant la muqueuse de l'estomac.

pour subir la seconde phase de la digestion. V. DIGESTION.

Placé au-dessous du diaphragme, au haut de l'abdomen (V. ce mot), il a la forme d'une cornemuse ; son ouverture supérieure, le *cardia* (cœur, à cause du voisinage), est en rapport avec l'œsophage ; l'inférieure, le *pylore* (portier), avec l'intestin grêle. Ces deux ouvertures ferment l'estomac et ne s'ouvrent normalement que de haut en bas ; cependant, dans les vomissements ordinaires, le cardia se relâche pour laisser expulser le contenu de l'estomac, et, dans les vomissements bilieux et fécaloïdes, le pylore fait de même.

Les parois de l'estomac sont constituées du dedans au dehors : 1° par une *muqueuse* qui renferme les glandes gastriques, lesquelles versent le suc gastrique, transformateur des viandes en peptones liquides ; 2° par trois couches de *fibres musculaires* obliques, circulaires et longitudinales, qui servent à brasser les aliments, à les mettre en contact intime avec le suc gastrique, puis à les expulser dans l'intestin : 3° par une partie de la *séreuse* péritoine, qui permet à l'estomac de se mouvoir sur les organes voisins.

Estomac (Maladies de l').

Dyspepsies. — Troubles de la digestion stomacale qui ne relèvent d'aucune lésion grave, comme l'ulcère, le cancer, le rétrécissement du pylore, etc., et qui se prolongent en général pendant un temps plus ou moins long. Ces désordres gastriques sont des plus fréquents et comprennent la grande majorité des affections stomacales.

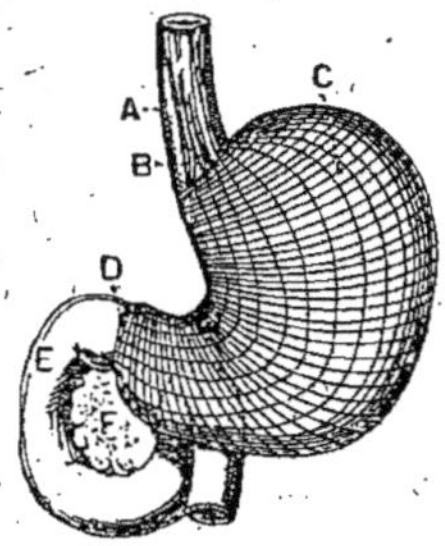

FIG. 297. — Schéma explicatif avec hachures indiquant les directions des fibres musculaires qui constituent les parois de l'estomac.

A. Œsophage ; B. Cardia ; C. Estomac ; D. Pylore ; E. Duodénum ; F. Pancréas.

ORIGINE. Modifications apportées au fonctionnement de l'estomac, c'est-à-dire à la sécrétion du suc gastrique : insuffisance de pepsine et d'acide chlorhydrique ou seulement de l'acide (*hypochlorhydrie*) ou, au contraire, excès d'acide (*hyperchlorhydrie*), modification dans les mouvements que doit opérer l'estomac pour brasser les aliments (en général, ces mouvements sont diminués, dans quelques cas augmentés). Les résultats de cet état sont des fermentations anormales, la mise en liberté de gaz (oxygène, acide carbonique, hydrogène sulfuré).

CAUSES : 1° *Alimentation.* Usage habituel de boissons alcooliques, de sauces épicées, de moutarde, de cornichons, de vinaigre, de sucreries ; repas trop abondants, ou au contraire insuffisants, irrégularité des heures des repas ; mauvaises dents ; l'emploi de corsets trop serrés, et surtout la constipation prolongée. 2° *Maladies générales.* Anémie, neurasthénie, goutte, arthritisme, tuberculose ou syphilis. 3° *Maladies d'organes voisins* (foie) ou plus ou moins *éloignés* (utérus, vessie, reins). 4° *Genre de vie.* Veilles et travaux excessifs, émotions morales.

SIGNES. *Forme la plus habituelle* (insuffisance de suc gastrique) : perte d'appétit, et cependant repas suffisant, tout au moins au début, mais seulement en choisissant certains aliments qui, d'après l'expérience, « passent à peu près ». La digestion s'opère lentement avec crampes d'estomac, ballonnement au niveau du creux épigastrique, renvois de gaz acides ou odeur d'œufs pourris (hydrogène sulfuré). Le visage se congestionne après les repas, et le malade, qui perd toute aptitude au travail, a tendance à s'endormir. Au réveil, le matin, la bouche est amère, la langue pâteuse. La constipation est telle que les selles peuvent n'avoir lieu que tous les 4 ou 5 jours. Quelquefois, on observe du vertige. Cet état peut durer longtemps, mais l'évolution peut aussi être plus rapide ; le malade maigrit beaucoup, souffre de palpitations et d'essoufflement.

Forme flatulente. Signes analogues ; mais la dilatation de l'estomac est telle que le malade, très oppressé, est obligé de se desserrer ; des renvois gazeux le soulagent.

Forme hyperchlorhydrique. Elle se distingue de la première forme par des renvois et des vomissements de liquides très acides, qui brûlent au passage la gorge et l'œsophage (pyrosis) et rendent l'estomac très douloureux.

HYGIÈNE APPLICABLE A TOUTES LES FORMES. *Exercices* physiques au grand air. Surveillance de la *constipation*, qui doit être combattue énergiquement. *Massage, hydrothérapie.* Repas à heures régulières.

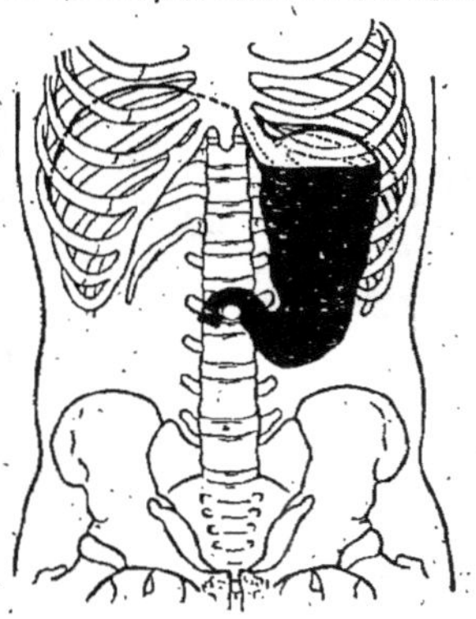

FIG. 298. — Schéma radioscopique d'un estomac normal.

Tous les aliments doivent être réduits en petits fragments, les légumes devront être en purée ou écrasés soigneusement dans l'assiette.

RÉGIME ET TRAITEMENT : 1° *Dyspepsie par insuffisance de suc gastrique.* Régime : bouillon, jus de viande, viandes crue ou en poudre ; comme boisson, lait. Médicaments : pepsine, solution d'acide chlorhydrique* ; plus tard : eaux de Vichy, de Vals, de Pougues, au début des repas, ou boissons chaudes.

2° *Dyspepsie flatulente.* Régime de dilatation d'estomac (V. plus loin). Médicament : charbon finement pulvérisé et en cachet ; eaux de Luxeuil, Plombières, Lamalou, Royat.

3° *Dyspepsie avec exagération de sécrétion de suc gastrique.* Régime : croûtes très cuites de pain ou pain grillé, purées de pommes de terre, de haricots, de lentilles, de châtaignes, farine de maïs, de gruau d'avoine, d'orge, pâtes alimentaires, nouilles, macaroni, préparés au gras ou au maigre. Œufs peu cuits ; légumes verts (haricots verts, épinards, petits pois, oseille, salades) très cuits ; fruits cuits, sauf raisin. Comme boisson : lait, quelquefois bière légère, jamais de vin, ni d'alcool. Eaux alcalines à la fin des repas. Repos horizontal après ces repas.

4° *Dyspepsie avec troubles nerveux, notamment du vertige.* Même régime, mais en supprimant assez rapidement le lait.

5° *Dyspepsie douloureuse.* Régime lacté absolu, puis œufs et enfin retour progressif à l'alimentation normale avec, comme boisson, des tisanes chaudes : thé léger, tisane de houblon, de camomille. Applications chaudes sur le creux de l'estomac.

6° *Dyspepsie chez les buveurs.* Lait absolu, pendant des semaines, puis lait, tisane de houblon comme boisson, pendant des mois. Interdiction absolue d'alcool pendant des années, sous peine de rechute grave et rapide.

Dilatation de l'estomac. — Augmentation du volume de la cavité gastrique qui ne se rétracte plus sur son contenu. Ce n'est pas une maladie définie, mais un symptôme que l'on rencontre au cours d'affections variées. La dilatation de l'estomac s'observe, en effet, dans les dyspepsies nerveuses neurasthéniques, dans les états d'inanition, au cours de ptoses de l'estomac, et enfin elle constitue un signe constant du rétrécissement du pylore. Dans chacun de ces cas, la dilatation de l'estomac exigera un traitement spécial.

Embarras gastrique. — L'embarras gastrique peut être une *complication* passagère, survenant chez un dyspeptique habituel, sans fièvre ou accompagné d'une élévation légère de température. Ou bien il s'agit d'une *infection primitive*, voisine de la typhoïde ou des paratyphoïdes : c'est l'embarras gastrique fébrile.

SIGNES. L'embarras gastrique sans fièvre se caractérise par une bouche amère et une langue saburrale avec une haleine fétide, des nausées avec renvois acides, des vomissements alimentaires ou bilieux, de la constipation ou de la diarrhée ; parfois de la jaunisse, une douleur épigastrique ; anorexie, lassitude générale.

Dans l'embarras gastrique fébrile, il existe en plus une fièvre qui peut atteindre 40°.

TRAITEMENT. Au début, diète hydrique pendant 24 heures ; puis infusions légères, bouillon de légumes, pâtes cuites à l'eau, riz.

Compresses chaudes et humides sur l'estomac ; grands bains à 35° si la fièvre persiste. Lavements. Calomel (0 gr. 50) ou sulfate de soude, une cuillerée à café plusieurs matins de suite.

Douleurs d'estomac ou Gastralgie. — Les douleurs d'origine gastralgique siègent généralement à l'épigastre, parfois plus à gauche ou plus à droite. Elles peuvent irradier dans le dos, entre les épaules, en ceinture, à l'abdomen.

Leur moment d'apparition a une certaine importance. Les *douleurs tardives* surviennent 2 à 4 heures après le repas, c'est-à-dire dans l'après-midi ou dans la nuit ; elles sont calmées par l'ingestion d'un peu de liquide ou de quelques aliments ; elles ont un caractère de brûlure ou de déchirure. Ces douleurs tardives indiquent un trouble dans la contraction du pylore et s'observent dans l'hyperchlorhydrie, dans l'ulcère de l'estomac, dans le cancer du pylore.

Les *douleurs précoces*, qui surviennent dès l'ingestion des aliments, s'observent dans les dyspepsies névropathiques. Des *douleurs continues*, renforcées au cours de la digestion, peuvent se rencontrer dans l'ulcère, le cancer, les névropathies. Enfin, des *crises douloureuses* violentes, apparaissant à n'importe quel moment de la journée, sans rapport constant avec les repas, s'observent dans le tabes.

Indigestion. — L'indigestion est un accident fréquent. L'estomac rejette par vomissement des aliments incomplètement digérés ou putréfiés. Le plus souvent ces vomissements sont accompagnés de diarrhée. En cas d'indigestion grave, il existe très souvent une tendance à la syncope.

Les indigestions relèvent de causes multiples. Elles ont souvent pour cause soit l'*excès de quantité* des aliments absorbés, soit la *mauvaise qualité* de ces aliments :

viande ou poisson avariés, intoxications alimentaires diverses. On peut aussi constater une indigestion après l'ingestion de certains aliments mal tolérés par certains sujets, tels que les œufs, etc. Enfin, une grande émotion, un refroidissement peuvent amener une indigestion.

Quand il s'agit d'*indigestions à rechutes*, il faut rechercher l'existence de certaines affections chroniques, telle l'*appendicite chronique*, surtout chez l'enfant. Dans les *coliques hépatiques* frustes, les *colites* avec constipation, il existe des crises diarrhéiques, véritables débâcles intestinales qui s'accompagnent de vomissements alimentaires et de tendances syncopales. Ce sont de fausses indigestions d'origine intestinale. Chez les vieillards, une indigestion peut masquer un trouble de la circulation cérébrale. L'*hémorragie cérébrale* peut avoir été annoncée par des indigestions sans cause apparente.

L'indigestion peut encore être due à une *occlusion incomplète de l'intestin*, à un *cancer de l'estomac*, surtout après 50 ans, à une *néphrite chronique*.

Elle peut être enfin le symptôme d'une maladie infectieuse aiguë.

L'indigestion est en elle-même un malaise sans gravité, un effort de l'organisme pour se débarrasser de produits toxiques. Mais toute indigestion qui ne s'explique pas naturellement par un excès d'alimentation ou par la mauvaise qualité de l'aliment ingéré doit être suspecte et il faut en rechercher la cause.

TRAITEMENT. Repos au lit, compresses chaudes sur l'estomac, infusions chaudes ; diète hydrique, purgatifs.

Ptose de l'estomac. — Abaissement de la partie inférieure de l'estomac, consécutif au relâchement des ligaments qui le retiennent et surtout à la disparition du support fourni par l'intestin. La partie inférieure de l'estomac peut s'abaisser considérablement dans le ventre, descendre dans la partie inférieure de l'abdomen, au voisinage du pubis. Examiné aux rayons X, l'estomac présente alors la forme d'un tube très allongé et les aliments s'accumulent dans la partie la

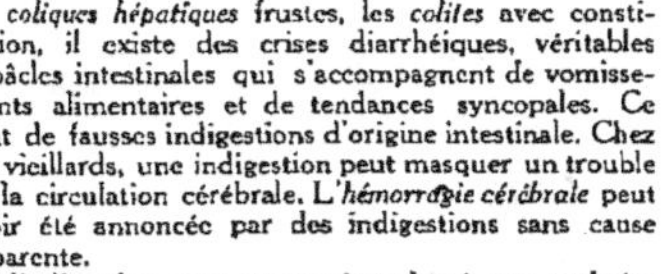

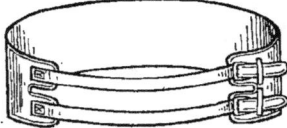

FIG. 299. — Ceinture ou sangle de Glénard.

plus déclive. On conçoit facilement que, dans ces conditions, l'évacuation de l'estomac ne puisse s'accomplir qu'avec de grandes difficultés. Tant que le malade est debout, les aliments doivent, en effet, être remontés par les contractions de l'estomac jusque dans la région du pylore. Il en résulte des troubles variés et en particulier une gêne d'autant considérable que le repas a été plus abondant.

TRAITEMENT. Port d'une ceinture ou sangle de Glénard (*fig.* 299).

Ulcère de l'estomac. — Perte de substance de l'estomac qui s'accroît, le suc gastrique s'opposant à la cicatrisation. Ces ulcérations apparaissent au cours des gastrites chroniques, à la suite d'une irritation prolongée de l'estomac. L'ulcère est particulièrement fréquent chez les alcooliques, les syphilitiques.

SIGNES. Douleurs tardives, survenant trois ou quatre heures après les repas. Ces douleurs sont parfois extrêmement violentes et se manifestent dans le dos, en un point correspondant au niveau de l'estomac. Lorsque la douleur est très vive, survient un vomissement de liquide acide agaçant les dents, et, enfin, assez souvent, un vomissement de sang.

Ces vomissements de sang, désignés sous le nom d'*hématémèses*, peuvent être extrêmement considérables et atteindre 1 ou 2 litres. Ils s'accompagnent de *mélœna*, c'est-à-dire de passage de sang dans l'intérieur de l'intestin, ce sang, digéré, étant évacué sous forme de diarrhée noire et fétide.

Lorsque le malade ne se soigne pas, l'ulcération (*fig.* 300) prend une allure chronique et peut se prolonger pendant une durée de 10, 15 et 20 ans, avec des périodes d'aggravation et de rémission. Au contraire, si le malade consent à se soigner, la guérison est à peu près certaine, surtout si la maladie n'est pas trop ancienne.

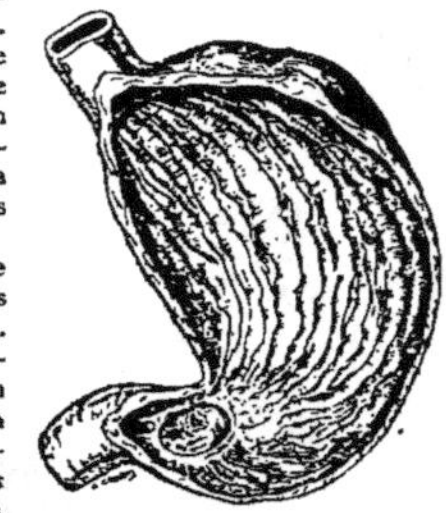

FIG. 300.
Ulcère du pylore.

L'ulcère peut être situé dans toutes les régions de l'estomac. Il siège le plus souvent dans la région du pylore et c'est la cause la plus fréquente des *sténoses* ou rétrécissements *du pylore*. Il siège aussi fréquemment le long de la petite courbure de l'estomac. Il peut alors amener un rétrécissement de la partie moyenne de l'estomac ou *sténose médio-gastrique*. Cette sténose partage l'estomac en deux poches situées en général l'une au-dessus de l'autre et réunies par la portion rétrécie. C'est ce qu'on appelle l'*estomac biloculaire*.

COMPLICATIONS. *Péritonite localisée* par réaction inflammatoire du péritoine qui entoure l'estomac (*périgastrite*). Les douleurs sont souvent violentes et à peu près incessantes. La moindre pression dans la région de l'estomac est très douloureuse et les muscles de la paroi du ventre se contractant pour protéger l'estomac donnent à la main une sensation de forte résistance. La fièvre est fréquente.

Perforation de l'estomac, hémorragie foudroyante et péritonite généralisée.

TRAITEMENT. Lait comme unique alimentation pendant assez longtemps. L'usage du bismuth permet de modérer les douleurs. A mesure que l'amélioration se produit, on augmente l'alimentation en suivant les règles que nous avons données au sujet des gastrites.

Depuis quelques années, la chirurgie de l'ulcère a fait de grands progrès et a permis de guérir l'ulcère dans des cas où le traitement médical est impuissant.

Dans les sténoses du pylore, le chirurgien peut pratiquer la *gastro-entérostomie*. Il peut encore enlever la partie de l'estomac où siège l'ulcère. Si l'ulcère siège au pylore, l'opération s'appelle *pylorectomie*. Lorsque l'estomac est déformé et divisé en deux poches (estomac biloculaire), le chirurgien peut établir une large communication entre ces deux poches ou encore enlever la région rétrécie (résection médiogastrique) et, en réunissant les deux poches, reconstituer un estomac presque normal.

Après ces opérations, il est indispensable de continuer assez longtemps un traitement médical et de suivre un régime approprié.

Cancer de l'estomac. — Le cancer de l'estomac détermine, en général, des douleurs beaucoup moins vives que celles de l'ulcère, mais elles s'accompagnent d'une perte de l'appétit, d'un amaigrissement rapide, de vomissements assez répétés, souvent teintés en noir, par de petites quantités de sang. Les hémorragies sont fréquentes et peu abondantes, tandis que, dans l'ulcère, elles sont rares et très considérables. A mesure que la maladie se développe, apparaît une tumeur dans la région de l'estomac qui peut devenir quelquefois très volumineuse (*fig.* 301).

TRAITEMENT. Calmer les douleurs et les vomissements par un régime léger, aussi varié que possible, pour maintenir l'appétit du malade. Intervention chirurgicale aussi précoce que possible, dès que le diagnostic est posé.

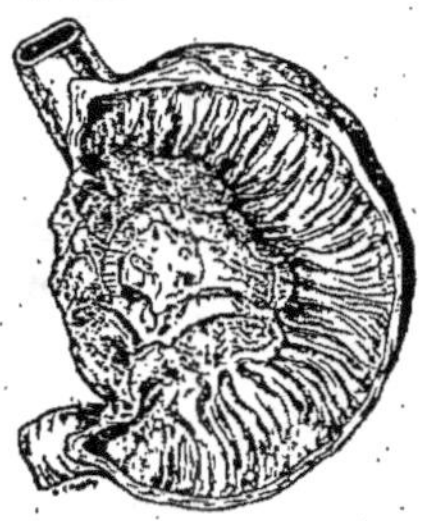

FIG. 301. Cancer de l'estomac.

Étain. — Un mélange d'étain et d'oxyde d'étain (stannoxyl) a été conseillé à l'intérieur (0,50 à 1 gr. par jour pendant 15 à 20 jours) ou à l'extérieur (solution de protochlorure d'étain dans de la glycérine), dans les maladies externes à staphylocoques (furoncles, acné).

Éternuement. — Expiration brusque, dans laquelle l'air va rencontrer les parois anfractueuses des fosses nasales, d'où le bruit particulier. Pour traitement, V. *coryza* à NEZ.

Éthers (du gr. *aither*, air inflammable). — Liquides odorants, à saveur chaude, très légers, très volatils, très *inflammables* ; on les obtient par la distillation de l'alcool avec certains acides dont ils prennent le nom.

Éther bromhydrique ou **Bromure d'éthyle.** — Anesthésique, employé en pulvérisations et en inhalations.

Éther iodhydrique ou **Iodure d'éthyle.** — Antiasthmatique. DOSE. 10 à 30 gouttes sur un mouchoir au moment des accès d'asthme. On peut répéter cette dose plusieurs fois.

Éther sulfurique. — Liquide très volatil, provenant de la combinaison d'un acide avec l'alcool. Médicament interne et externe.

DOSE, ACTION ET MODE D'EMPLOI. A l'*intérieur*, comme excitant diffusible et antispasmodique, dans de l'eau sucrée ou sous forme de perles, chez l'adulte, 10 à 40 gouttes ; chez le bébé jusqu'à douze mois, 1 à 3 gouttes ; chez l'enfant de un à trois ans, 4 à 10 gouttes ; de trois à cinq ans, 10 à 20 gouttes ; de cinq à dix ans, 15 à 20 gouttes. On emploie aussi le sirop qui contient 9 gouttes par cuillerée à café, ou les injections hypodermiques. L'éther est utilisé en inhalations pour le sommeil artificiel et, à l'*extérieur*, en pulvérisation, comme anesthésique local dans les opérations.

Empoisonnement. — Tractions rythmées de la langue. V. ASPHYXIE.

Éthéromanie. — Passion pour l'éther sulfurique absorbé sous différentes formes : injections sous-cutanées, boisson ou inhalation.

Éthyle (Chlorure d'). — Liquide *inflammable*, employé en pulvérisation pour produire l'anesthésie* (névralgies).

Éthylisme. — Syn. d'*alcoolisme*.

Étiologie (du gr. *aitia*, cause, et *logos*, étude). — Etude des causes des maladies.

Étouffement. — V. OPPRESSION, ASPHYXIE.

Étourdissement. — Impression que tout tourne autour de soi. V. Maladies du CERVEAU* (anémie et congestion).

Étranglement (du lat. *strangulare*, serrer). — 1° Constriction de la gorge, forme d'asphyxie* ; 2° étranglement interne ou d'intestins. V. HERNIE et INTESTIN (maladies).

Étuve. — Principales variétés :

I. **Étuve à culture microbienne** (*fig.* 302). — Sorte d'armoire dans laquelle, par un chauffage au

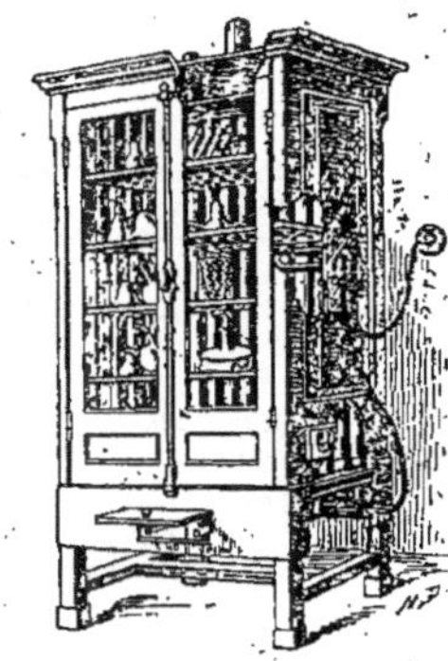

FIG. 302. — Étuve à culture microbienne de Roux.

(Elle est chauffée par des tubes dans lesquels passe de l'air chaud.)

gaz, on obtient la température nécessaire à la végétation des bacilles.

II. **Étuve à désinfection.** — V. DÉSINFECTION.

III. **Étuve à stérilisation.** — Boîte métallique chauffée au gaz ou à l'alcool, à une température de 120° à 150°, pour stériliser les instruments de chirurgie (*fig.* 303).

IV. **Étuve à vapeur** sèche ou humide (V. BAINS). — Il existe à Cransac, dans une montagne, des excavations formant des *étuves naturelles* dans lesquelles la température varie entre 32° et 48°.

Eucalyptus. — Plante de la famille des Myrtacées. L'infusion de feuilles (20 gr. par litre) est anticatarrhale.

Eucalyptol. — Essence de la plante, employée en inhalations dans les laryngites, en injections et sous forme de perles (1 à 3 gr.) dans la tuberculose. On s'en sert pour donner un goût agréable à l'huile de foie de morue.

Eugennétique ou **Eugénique** (du gr. *eu*, bien, et *gennao*, j'engendre). — Étude des conditions qui doivent présider à une bonne procréation (Pinard). V. PUÉRICULTURE.

Eugénol. — Liquide aromatique extrait des clous de girofle, antiseptique (gangrène

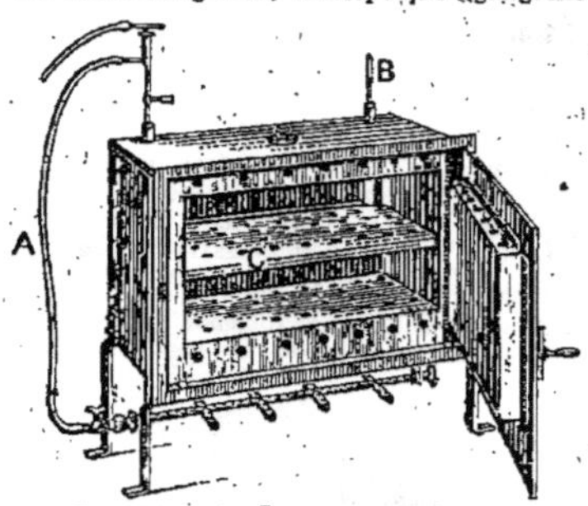

FIG. 303. — Étuve à stérilisation.
A. Tuyau de distribution de l'air chaud; B. Thermomètre; C. Support étagère.

pulmonaire), analgésique local contre les douleurs dentaires.

DOSE. 50 centigr. à 1 gr.

Euphorbe. — Plante dont le latex blanc est caustique (destruction des verrues).

Euphorie (du gr. *eu*, bien, et *phoros*, qui porte). — Sensation de bien-être. Devient pathologique chez les tuberculeux et certains aliénés.

Eustache (Maladies de la trompe d'). — V. OREILLES.

Euthanasie (du gr. *eu*, bien, et *thanatos*, mort). — Mort sans souffrances.

L'euthanasie peut être naturelle ; elle peut aussi être provoquée dans le but de faire cesser les souffrances d'un malade. L'euthanasie provoquée a trouvé dans ces dernières années des défenseurs parmi les philosophes et les littérateurs (Maeterlinck). L'agonie étant une épouvantable torture, le médecin, disent-ils, au lieu de prolonger les souffrances d'une maladie incurable, doit par humanité provoquer la mort du malade. Plusieurs projets de loi ont même été déposés en Amérique pour demander le droit légal à l'euthanasie. Cette doctrine a toujours été combattue par les médecins dont le devoir est de combattre la mort et non d'en hâter la venue.

Eutocique (Ceinture). — Ceinture destinée à maintenir la bonne position du fœtus dans l'utérus (*fig.* 304).

Évanouissement. — Suspension subite et temporaire du sentiment et du mouvement, résultant de la cessation plus ou moins complète de l'action du cœur et, par suite, des poumons.

La durée de l'évanouissement varie de quelques secondes à plusieurs minutes. Dans la plupart des cas, l'évanouissement est précédé par un état de malaise, des bâillements, des vertiges, des tintements d'oreilles, de l'obscurcissement de la vue, des nausées, état qui constitue la *lipothymie* (du gr. *leipein*, manquer, et *thumos*, courage), stade auquel le trouble peut se limiter et qui est plus fréquent que la syncope. V. SYNCOPE.

Évaux (Creuse). — Station d'eaux minérales* thermales, sulfatées sodiques et ferrugineuses. V. MINÉRALES thermales.

Éventration (du lat. *e*, en dehors, et *venter*, ventre). — Saillie, en dehors du ventre, de l'intestin hernié entre les muscles grands droits de l'abdomen, écartés l'un de l'autre, ou à travers une cicatrice opératoire. V. HERNIE.

CAUSES. Grossesses répétées à courts intervalles, distendant la ligne blanche, plaies de l'abdomen ; dilatation d'une cicatrice, suite de laparotomie.

Évian (Haute-Savoie). — Station d'eaux bicarbonatées sodiques faibles, diurétiques, employées en boisson. Altitude, 370 mètres ; climat doux ; saison : 1er juin au 15 septembre. Ressources complètes, beau pays.

INDICATIONS : Arthritisme (goutte, diabète, neurasthénie, migraine). Artériosclérose. Dyspepsie hypersthénique (à l'exception des dilatations d'estomac). Entérites chroniques, entérite muco-membraneuse. Cholémie. Angio-cholites simples chroniques. Lithiase biliaire et rénale. Pyélo-néphrite, pyélites. Cystites chroniques. Albuminuries.

Évonymine. — Laxatif antibilieux extrait d'une plante, l'*Evonymus* (pilules de 5 à 10 centigr.).

Exalgine (Méthylacétanilide). — Poudre cristalline blanche, à saveur légèrement amère.

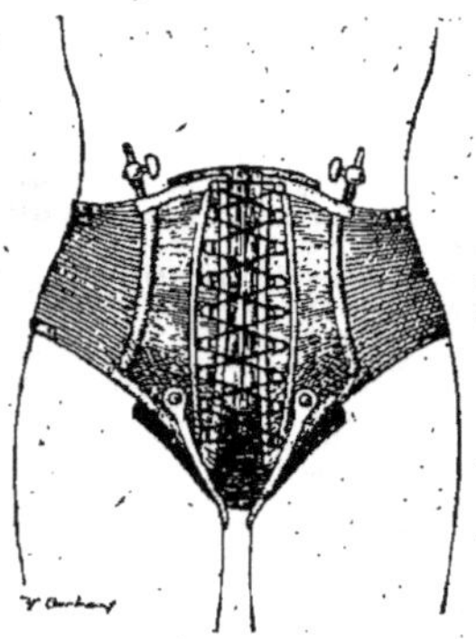

FIG. 304. — Ceinture eutocique.

Analgésique puissant (à dose moitié de celles d'antipyrine), bien supporté par le tube digestif.

MODE D'EMPLOI. Contre les névralgies et les douleurs précédant les règles, cachets de 25 centigr., dont on donne trois par jour.

Exanthème (du gr. *ex*, hors, et *anthos*, fleur). — Syn. d'*éruption cutanée*.

Excipient. — L'excipient ou *véhicule* est la substance solide ou liquide dans laquelle on a incorporé un médicament.

VARIÉTÉS. Tantôt l'excipient ne joue lui-même aucun rôle actif (poudre de guimauve ou miel des pilules); tantôt, au contraire, il a son action propre (glycérine des glycérolés).

Excitants. — Médicaments qui activent le fonctionnement des organes. V. ALCOOL, CAFÉ, COCA, KOLA, THÉ.

Exercice. — L'exercice, particulièrement celui pratiqué au grand air, est utile à tout âge pour maintenir la santé, pour préserver le corps des maladies et, lorsque celles-ci se sont produites, pour guérir nombre d'entre elles; mais, fait dans de mauvaises conditions, il peut être très nuisible. Les exercices peuvent être *actifs* ou *passifs*.

ACTION SUR LES FONCTIONS. L'exercice met en contraction les muscles ; or cette contraction a des effets locaux et généraux. Le *muscle* peut produire alors sept fois plus d'acide carbonique et recevoir neuf fois plus de sang qu'à l'état de repos, d'où un surcroît de nutrition et par suite de développement, et la combustion de produits inutiles (graisse) qui gênent les mouvements et alourdissent le corps. Cette suractivité circulatoire, si l'exercice fait contracter longtemps un muscle ou en intéresse plusieurs, se propage au loin et provoque à son tour une plus grande amplitude des deux temps de la respiration*, le poumon ayant besoin d'absorber plus d'oxygène, d'éliminer plus d'acide carbonique. La sueur peut augmenter de 500 à 1000 gr., et l'urine de plus de moitié, d'où un double résultat : diminution de la tension du sang, plus grande élimination des poisons, déchets de la nutrition. Le travail musculaire est le régulateur de la chaleur et de la nutrition générale. Par la pression, les tiraillements qu'il exerce sur les organes voisins (vaisseaux, nerfs), le muscle en contraction excite les nerfs, facilite la circulation.

CONDITIONS D'UN BON EXERCICE. Il ne sera pas pratiqué immédiatement avant ou après les principaux repas, mais en laissant un intervalle minimum d'une demi-heure entre le repas et l'exercice ; cet intervalle devra être d'autant plus long que le repas aura été plus copieux, que la température sera plus élevée.

Une mise en train est nécessaire, c'est-à-dire que la mise en action des muscles devra croître progressivement du commencement au milieu de l'exercice pour décroître ensuite, afin de permettre à la respiration et à la circulation de s'opérer régulièrement et d'éviter l'épuisement du système nerveux.

La respiration ne doit pas être précipitée, mais *large* et *profonde*. Le but à poursuivre est de ne pas augmenter dans une proportion sensible le nombre des inspirations pendant l'exercice, mais de répondre par l'ampleur de chaque respiration au besoin d'air que l'accroissement d'action musculaire rend nécessaire. On ne devient habile dans un exercice qu'après être arrivé à ce résultat.

Les vêtements ne seront pas serrés autour du cou ni de la poitrine. Une transpiration, même abondante, est bienfaisante, à condition qu'elle soit absorbée à mesure par les vêtements, et que l'évaporation de l'eau qui pénètre ainsi dans les tissus soit assez lente pour ne pas produire le refroidissement du corps : cet office est bien rempli par les vêtements de laine et notamment par le jersey.

On se gardera, étant en sueur, de s'arrêter immobile dans un courant d'air ou de boire une grande quantité d'eau froide ; il n'est pas nuisible, au contraire, de boire lentement une gorgée d'eau fraîche.

Chaque fois que la chose se pourra, il sera bon après l'exercice de faire une ablution rapide d'eau froide (tub, douche), mais en ne s'attardant pas sous l'eau et en faisant suivre cette pratique de frictions sèches et d'un rhabillage rapide (*Manuel officiel de gymnastique*). V. aussi ENTRAINEMENT.

INDICATIONS SPÉCIALES. Anémie, arthritisme (coliques hépatiques et néphrétiques, goutte, migraine, obésité), constipation, nervosisme.

CONTRE-INDICATIONS. Fièvre, hémorragie.

DANGERS DE L'EXCÈS D'EXERCICE. S'il y a excès d'exercice, les éléments nutritifs apportés dans le muscle sont brûlés incomplètement et donnent lieu alors à des substances nuisibles (acide urique, créatine, créatinine, acides gras, acide lactique) qui s'accumulent dans le muscle et sont l'origine de la *fatigue*. La formation facile d'acide urique chez les arthritiques leur fait éprouver avec intensité les troubles de la courbature, et toute fatigue exagérée peut provoquer une des manifestations de la diathèse (accès de goutte, migraine), d'où nécessité de s'arrêter avant qu'elle se produise. Les convalescents également supportent mal la fatigue.

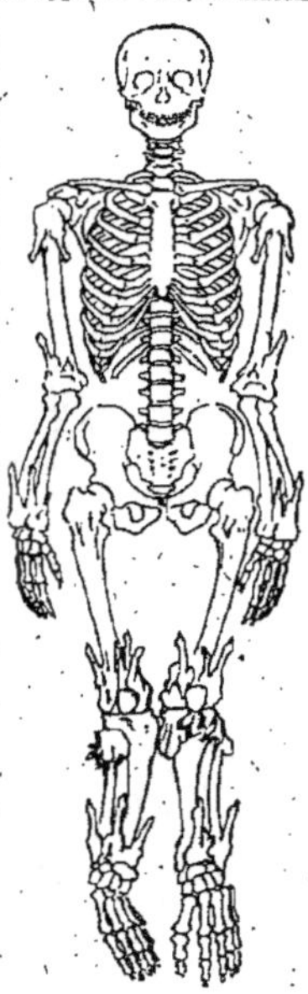

FIG. 305. Exostoses multiples.

Exercices actifs. — Le meilleur est celui qui met en jeu alternativement le plus grand nombre de muscles. Les jeux divers, qui ont l'avantage de l'excitation du plaisir, devraient être pratiqués *à tout âge*.

La boxe*, le cyclisme*, l'exercice avec les extenseurs*, l'escrime*, la gymnastique*, la marche*, la natation* sont particulièrement à recommander. Pour l'exercice-traitement, V. CURE DE TERRAIN.

Exercices passifs. — Le mouvement passif est celui provoqué par un agent extérieur (homme, animal, machine), et non par la contraction musculaire volontaire. V. ÉQUITATION, GYMNASTIQUE* SUÉDOISE, MASSAGE, MÉCANOTHÉRAPIE.

Les voyages en chemin de fer ou en voiture ont été employés comme mode de traitement.

Il y a lieu de remarquer qu'un mouvement originairement passif peut susciter des réactions actives se traduisant par des contractions musculaires, comme l'équitation chez un débutant (Lagrange).

EFFETS GÉNÉRAUX ET LOCAUX. Les mouvements passifs donnent les résultats suivants : sur les *articulations*, ils provoquent la sécrétion de la synovie, rendent leur souplesse aux ligaments, rétablissent l'état lisse du cartilage intra-articulaire et évitent ainsi les ankyloses sur les *muscles*; par l'élongation qu'ils donnent aux fibres, ils combattent la tendance à la rétraction, conséquence de la fatigue, de l'immobilité, de l'inflammation (rhumatisme, myosite) ; sur les *vaisseaux*, ils accroissent la rapidité de la circulation ; sur les *nerfs*, ils ont une influence calmante générale par une action indirecte sur les centres nerveux ; sur les *poumons* (respiration artificielle), ils activent la nutrition générale.

Exérèse (du gr. *exzaireô*, je retire). — Ablation chirurgicale d'un tissu inutile ou nuisible.

Exophtalmie (du gr. *ex*, hors de, et *ophthalmos*, œil). — Saillie de l'œil en dehors de sa cavité. S'accompagne souvent de goitre*.

Exostose (du gr. *ex*, hors de, et *ostéon*, os). — Saillie anormale d'un os, produite par un traumatisme ou par la syphilis (*fig.* 305).

Expectorants (du lat. *ex*, hors, et *pectus*, poitrine). — Médicaments facilitant l'expulsion des crachats.

VARIÉTÉS. Les expectorants agissent soit en rendant les crachats plus liquides (tolu, térébenthine, goudron), soit en excitant les muscles des bronches (ipéca, kermès). Ces derniers sont aussi, à plus haute dose, des *vomitifs* ; il faut donc les prendre avec prudence et en tâtant sa susceptibilité personnelle, pour ne pas produire une action sur l'estomac.

Extenseurs. — Lanières ou tubes de caoutchouc avec lesquels on exerce les muscles du corps, le caoutchouc servant de contre-extenseur.

En dehors de l'activité donnée aux muscles, les appareils en question permettent de combattre l'obésité. Comme pour tous les exercices, il y a grand avantage à pratiquer l'extension au grand air, afin d'assurer la meilleure respiration possible.

Muscles extenseurs. — Ce sont les muscles qui produisent l'extension des membres. Ex. : Extenseur commun des doigts, extenseur propre de l'index, long extenseur du pouce, extenseur propre des orteils, etc.

Extension continue. — Mode de traitement de certaines fractures*.

Extinction de voix. — Degré élevé de l'enrouement. V. ENROUEMENT, et VOIX.

Extrait. — Produit obtenu en traitant une substance végétale ou animale par un dissolvant approprié et évaporant ensuite le mélange, de façon à obtenir un résidu mou ou solide.

I. **Extrait de viande.** — Ces sortes d'extraits sont en général très peu nutritifs ; ils sont donc très inférieurs au jus de viande et surtout à la viande crue. Ils peuvent, tout au plus, servir à accroître l'appétit en excitant la sécrétion du suc gastrique.

II. **Extrait pharmaceutique.** — Partie active d'une plante qu'on obtient en dissolvant son suc dans de l'eau (extrait *aqueux*). Lorsque la substance est sèche, on la fait d'abord infuser dans de l'eau ; on peut aussi se servir d'une infusion dans l'alcool (extrait *alcoolique*).

Exutoire (du lat. *exuere*, dépouiller). — Ulcère artificiel, destiné à produire une suppuration révulsive. On utilisait dans ce but les vésicatoires permanents, les sétons et les cautères. Ces procédés ne sont plus guère employés.

F

F. — Dans une ordonnance, *F* est l'abréviation de *fiat*, soit fait, ou *fac*, faites. **F. s. a**, abréviation de *fiat secundum artem*, soit fait selon l'art.

Fabulation (du lat. *fabula*, fable). — Altération de la vérité, consciente ou inconsciente, chez certains mythomanes ou délirants.

Faciale. — V. NÉVRALGIE faciale, PARALYSIE faciale.

Facies (du lat. *facies*, face). — Aspect donné à la face par la maladie. En voici quelques exemples :

Face en général. — ***Anémie.*** — Pâleur de la peau et des muqueuses.

Fièvre. — Rougeur des pommettes, traits tirés. La rougeur d'une seule des pommettes indique généralement une lésion pulmonaire de ce côté.

Cancer. — Teinte jaune paille.

Fièvre typhoïde. — Expression indifférente, hébétée, étonnée.

Maladies de l'abdomen. — Traits tirés, amincissement des traits, excavation des yeux, pouvant donner à des enfants un aspect de petit vieillard ; joues et lèvres blanches, refroidissement de la face.

Maladies du cerveau. Méningites. — Alternatives de rougeur et de pâleur.

Maladies du cœur. — Pâleur, lèvres et joues bleuâtres, bouche entr'ouverte, lorsqu'il y a asystolie. Pâleur circuse dans l'insuffisance aortique.

Maladies du foie. — Teinte jaune de la peau et de la sclérotique.

Maladies de l'utérus et des ovaires. — Amaigrissement de la face, exagération des lignes et des traits, air de crainte, cercle noirâtre autour des yeux (facies ovarien).

Maladies des organes respiratoires. — Battements convulsifs des ailes du nez, tête portée en avant, les deux bras appuyés sur un corps solide pour permettre aux muscles accessoires de la respiration d'agir.

Maladies des reins. Néphrites. — Lourdeur des paupières gonflées par l'œdème, qui bouffit souvent tout le visage.

Végétations adénoïdes. — Nez rétréci, pommettes peu saillantes, voûte palatine ogivale, mâchoire supérieure placée en arrière de la mâchoire inférieure (faciès adénoïdien). V. NEZ.

Œil. — L'œil est *brillant*, dans les maladies congestives ; *terne* et *enfoncé*, par diminution du tissu graisseux du fond de la cavité, dans les maladies chroniques ; *saillant*, dans le goitre exophtalmique ; en *mouvements continuels*, dans les convulsions et l'hydrocéphalie ; en état de *strabisme*, dans la méningite.

Faiblesse. — La faiblesse peut être la conséquence d'une hémorragie, d'une maladie générale longue, chronique comme la chlorose, ou d'une affection aiguë comme le rhumatisme, la fièvre typhoïde. Chez les bébés, elle a son origine dans l'âge avancé des parents, dans une mauvaise alimentation pendant la première enfance ; plus tard, dans une insuffisance d'exercice. Pour le traitement, V. TONIQUES et ANÉMIE.

Faim. — V. APPÉTIT.

Falsification. — V. substances falsifiées : PAIN, LAIT, VIN.

Familiales (Maladies). — Ces maladies frappent, sans changer de forme, plusieurs enfants d'une même génération ou de plusieurs générations successives d'une même famille ; elles débutent à peu près au même âge chez tous les enfants atteints d'une même génération, en frappant parfois exclusivement un sexe, le plus souvent le sexe masculin. Elles peuvent être considérées comme existant déjà en puissance dans le germe et sont simplement rendues manifestes par le développement ultérieur de l'individu (Apert).

Parmi les maladies familiales, nous pouvons citer l'hémophilie*, certaines formes de diabète*, certaines affections cutanées. Mais le groupe le plus abondant est fourni par les maladies du système nerveux (ataxie familiale ou maladie de Friedreich, paraplégie spasmodique familiale, idiotie amaurotique familiale) et des muscles (amytrophies progressives).

Faradisation. — Utilisation, en thérapeutique, des courants induits. V. ÉLECTROTHÉRAPIE.

Farcin. — Forme clinique cutanée de la morve dans laquelle les manifestations nasales font défaut. S'observe surtout chez le cheval, auprès duquel l'homme peut se contaminer. V. MORVE.

Fard. — Substance qui a la prétention de donner de la fraîcheur au teint.

Chercher par des fards et des cosmétiques (V. ce mot) à dissimuler la trace des ans n'est pas seulement inutile, mais dangereux. Les annonces des journaux politiques et surtout des journaux de modes sont remplies des promesses les plus aimables. Rides, taches de rousseur et cheveux blancs, tout doit disparaître par l'emploi de quelques flacons d'eaux, de pâtes, de crèmes, de laits décorés des noms les plus pompeux. Le prix de ces précieux liquides est ordinairement élevé, mais qui ne ferait un sacrifice pour recouvrer la jeunesse !

En réalité, la plupart de ces fards et de ces cosmétiques n'ont qu'un résultat : en obturant les glandes de la sueur, ils dessèchent la peau à l'excès et lui donnent une apparence parcheminée, qui vieillit la personne au lieu de la rajeunir. Il ne faut pas, en outre, chercher d'autre cause que l'emploi de ces ingrédients à quantité de migraines persistantes, pour lesquelles antipyrine et quinine ont été absorbées sans succès.

De plus graves méfaits doivent leur être encore attribués : il suffit, pour s'en rendre compte, de lire les analyses faites au laboratoire municipal de Paris pour quelques-uns de ces compléments soi-disant *indispensables* de la toilette des femmes.

La quantité de sels de plomb contenus dans 1000 gr. de certains fards et cosmétiques varie entre 9 gr., 12 gr. 80, 16 gr. et 28 gr. Certaines poudres de riz contiennent de 30 à 90 gr. de céruse (oxyde de plomb) pour 100 gr.

Une des poudres analysées renferme 30 gr. de sulfure d'arsenic, 30 gr. de litharge (sel de plomb) pour 1000 gr. de poudre.

Une eau de teinture renferme 53 p. 1000 de protochlorure de mercure (calomel) ; une autre 43 p. 1000 de nitrate d'argent ; une autre, encore, 93 pour 1000 de nitrate d'argent.

Du reste, le rapport du laboratoire municipal de Paris nous apprend que, sur 31 eaux de teintures analysées, 24 contenaient des produits toxiques.

Farines. — Poudre obtenue par l'écrasement des semences de diverses plantes. On peut, avec Martinet, les grouper en trois catégories :

1° Les *farines presque exclusivement amidonnées* : sagou, arrow-root, pommes de terre, riz, renfermant environ 80 p. 100 de matières amylacées et 1 à 2 p. 100 d'albumine ; on peut les employer presque exclusivement chez les enfants avant le quatorzième mois (surtout celles d'arrow-root et de riz).

2° Les *farines riches en amylacées, moyennement riches en albuminoïdes*. Ce sont les farines de céréales (avoine, froment, maïs, orge, seigle, etc.), qui renferment en moyenne 70 p. 100 d'amidon ; 12 p. 100 d'albumine et de 1 à 5 p. 100 de graisses. Ce sont des farines de sevrage à employer, en les variant, dans le courant de la deuxième année.

3° Les *farines riches à la fois en amylacées et en albuminoïdes* (lentilles, haricots, pois, fèves, etc.), renferment environ 25 p. 100 d'albuminoïdes, plus de 50 p. 100 d'amidon et 2 p. 100 de graisses. On ne doit les introduire dans l'alimentation de l'*enfant qu'après la deuxième année*.

Le meilleur mode d'emploi des farines est la bouillie.

Farines diastasées. — Faites avec des grains ayant subi un début de germination. Utilisées, associées ou non avec du jaune d'œuf ou du lait, pour la nourriture des enfants de plus de 12 mois et dans la convalescence.

Farines lactées. — Les types sont les farines Galactina et Nestlé. Ce sont des préparations destinées à remplacer le lait dans quelques-uns des repas des bébés.

COMPOSITION. On fabrique la farine Nestlé de la façon suivante : la farine de froment est portée à 220°, ce qui la change en croûte de pain ; on y ajoute du lait et du sucre, puis on pulvérise finement. La haute température imposée à la farine a pour but de la rendre plus assimilable en transformant l'amidon en dextrine.

Fatigue. — La fatigue peut être le résultat d'un excès de travail physique ou intellectuel (V. SURMENAGE). Elle se produit d'autant plus rapidement et d'une façon d'autant plus intense que le travail n'a pas été graduellement progressif (V. ENTRAINEMENT), ou que l'individu était affaibli par une maladie aiguë actuelle (V. FIÈVRE), ou antérieure (V. CONVALESCENCE), ou par un état chronique. V. ANÉMIE.

Fausse couche. — V. COUCHES.

Fauteuil. — Il en existe diverses variétés pour les malades :

1° **Berceur.** — Les oscillations de la chaise berceuse, qui doit être très mobile pour pouvoir être mise en mouvement sans effort et assez inclinée sur son axe pour permettre au malade d'être étendu presque horizontalement, rendent de grands services aux personnes dont la digestion est lente ou difficile.

2° **Porteur.** — Ces fauteuils servent à transporter les malades convalescents ou paralysés d'un endroit à un autre.

3° **Appui-jambe.** — Il possède aussi des oreilles.

4° **Roulant.** — Il en existe une quantité de variétés. L'adjonction aux roues de pneumatiques a rendu ces sortes de voitures très légères à mouvoir.

Faux croup. — V. LARYNGITE striduleuse.

Favus. — V. TEIGNES.

Fébrifuges, Antifébriles ou **Antipyrétiques.** — Médicaments qui permettent de combattre (faire fuir) la fièvre. V. ANTIPYRINE, ARSENIC, CAFÉ, FIÈVRE, QUININE, QUINQUINA.

Fécales (Matières) ou **Fèces** (du lat. *faex*, lie). — Déchets de la digestion expulsés par l'anus. Leur composition est variable suivant les aliments ingérés.

Fécaloïdes (Vomissements). — Des vomissements contenant des matières fécales peuvent être expulsés par la bouche, à la suite du retour dans l'estomac des matières passées dans l'intestin en cas d'occlusion intestinale, de hernie étranglée, de péritonite.

Fécondation. — Phase de la reproduction constituée par la fusion de deux éléments sexuels qui, sans cela, restent, chacun, incomplets. L'élément mâle, *spermatozoïde*, est attiré vers l'élément femelle, *ovule*, et réuni à lui, forme l'*œuf*, origine d'un nouvel être.

Fécondation artificielle. — Procédé consistant à introduire du sperme frais dans l'utérus avec une seringue et une sonde. Les indications sont la malformation congénitale de la verge (hypospadias) et certaines formes de stérilité chez la femme.

Fécule. — V. AMIDON.

Féculent. — Aliment contenant beaucoup de fécules et particulièrement les graines des plantes de la famille des Légumineuses : haricots, lentilles, fèves, pois. Ce sont des aliments très nourrissants, mais assez longs à digérer, surtout lorsqu'on n'a pas soin de les bien écraser.

Femme. — V. ACCOUCHEMENT, ALLAITEMENT, CORSET, GROSSESSE, RÈGLES.

Fémur (*fig.* 306 et au mot CORPS). — Os de la cuisse.

Le fémur est prismatique, triangulaire, à angles latéraux peu prononcés, tandis que le postérieur, *ligne âpre*, présente une saillie notable. L'extrémité supérieure, qui est reçue dans une cupule de l'os du bassin avec lequel elle constitue l'articulation de la hanche, est séparée par une partie rétrécie, le *col*, de deux saillies, le petit et le grand trochanter. L'extrémité inférieure s'articule à la fois par une trochlée (V. ce mot) avec la face postérieure de la rotule et les petites cavités de la face supérieure du tibia. V. *fig.* à GENOU.

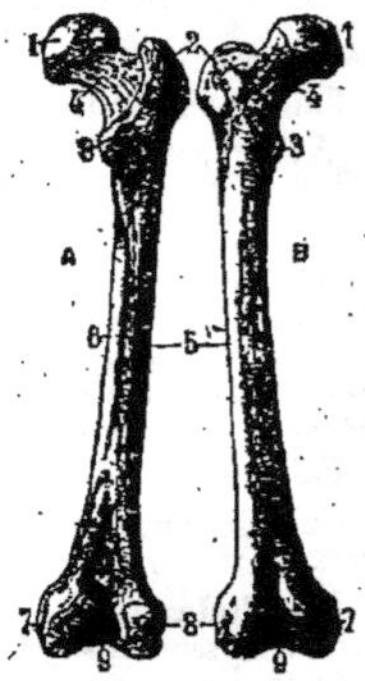

FIG. 306. — Fémur. A. Face postérieure ; B. Face antérieure.

1. Tête du fémur ; 2. Grand trochanter ; 3. Petit trochanter ; 4. Col ; 5. Corps du fémur ; 6. Ligne âpre ; 7. Condyle interne ; 8. Condyle externe ; 9. Poulie.

Fractures du fémur. — V. FRACTURE.

Fenouil. — Plante de la famille des Ombellifères.

MODE D'EMPLOI. Les feuilles, les semences et les racines sont apéritives (infusion, 10 gr. par litre). Le fenouil fait partie du sirop apéritif des *cinq racines*.

Fer. — Le fer est un des éléments essentiels du globule sanguin.

Les sels de fer sont souvent employés dans les *anémies* ; ils ont l'inconvénient de constiper et de donner des troubles digestifs et parfois des éruptions acnéiques. Dans certains cas, les ferrugineux sont employés comme *hémostatiques*.

Le fer est apporté à l'organisme par certains aliments, la viande, le jaune d'œuf, les épinards, l'avoine, les lentilles, les fèves, les haricots, le cresson.

Arséniate de fer. — En pilules de 1 centigr., dont on prend 10 à 15 par jour. — USAGE. Anémie chez les personnes lymphatiques ou atteintes de maladies de peau.

Cacodylate de fer. — DOSE. 10 à 20 centigr. en 2 à 4 pilules.

Carbonate de fer (pilules de Blaud et de Vallet) — DOSE. 20 centigr. à 1 gr. en 4 à 10 pilules.

Chlorures de fer : 1° ***Protochlorure de fer*** (pilules de Rabuteau). — DOSE. 10 à 30 centigr. en 2 à 6 pilules.

2° ***Perchlorure de fer.*** — Employé surtout comme hémostatique coagulant, mais utile aussi dans l'anémie. — MODE D'EMPLOI. La *solution officinale* vendue par les pharmaciens contient 1/4 de perchlorure pour 3/4 d'eau. *Pour les hémorragies externes*, on verse XXX gouttes (1 gr. 1/2) de la solution par *chaque* cuillerée à soupe d'eau. *Pour les hémorragies internes*, XXX gouttes pour 10 cuillerées à soupe. Ces cuillerées seront prises tous les quarts d'heure, puis à des intervalles de plus en plus éloignés. On ajoutera avec avantage à la potion 30 gr. de sirop d'opium* ou de sirop de fleurs d'oranger, en diminuant d'autant la proportion d'eau. *Comme anti-ané-*

nique, la dose doit être de III à VI gouttes de la solution officinale.

Citrate de fer ammoniacal. — En pilules de 10 centigr. — Dose. 4 à 8; ou en sirop ou vin, 1 à 3 cuillerées.

Iodure de fer. — Dose. 10 centigr. à 1 gr. : pilules de 5 centigr. Le sirop du Codex (1 cuillerée à café par jour dans la première enfance, 1 cuillerée à dessert dans la deuxième enfance, 1 cuillerée à soupe chez les enfants plus âgés) est indiqué chez les scrofuleux. Il a l'inconvénient de noircir parfois les dents et de donner quelques troubles dyspeptiques. A prendre au milieu du repas.

Protoxalate de fer. — Dose. 0,10 à 0,30 en pilules ou en cachets (2 à 4 par jour).

Sulfate de fer (vitriol vert). — Astringent. Employé en collyre ou sous forme d'*eau chalybée*, 5 centigr. pour 500 gr. d'eau.

Tartrate de fer. — Les boules de Mars ou de Nancy sont un mélange de tartrate de potasse et de tartrate de fer associés à des extraits de plantes aromatiques. En agitant une de ces boules dans 1 litre d'eau, on obtient l'*eau de boules*, dont on prend 3 à 4 verres par jour, et qu'on employait autrefois à l'extérieur contre les coups, les chutes. Entre dans la composition de la *teinture de Mars tartarisée*.

Fer colloïdal. — Solution colloïdale (V. COLLOÏDE), obtenue électriquement, et titrant ordinairement 1 gr. pour 1000 gr. S'emploie en injections sous-cutanées ou intra-musculaires : 2 à 5 centièmes tous les jours ou tous les 2 jours.

Hémoglobine. — Ferrugineux prescrit à la dose de 3 à 10 gr. en dragées, en cachets ou en sirop. V. HÉMOGLOBINE.

Ferments (du lat. *fervere*, bouillir). — Produits de sécrétion cellulaire doués de la propriété de déterminer, dans des conditions spéciales, des transformations chimiques par oxydation, réduction, hydratation, dédoublement.

Il existe deux variétés de ferments : 1° les *ferments solubles*, ou *enzymes*, ou *diastases*, sont des matières organiques très solubles, amorphes, incolores, coagulables à moins de 100° ; ils provoquent les *fermentations* dites *fausses* et qui peuvent être aussi réalisées par la chaleur, les acides étendus. Tels sont la *pepsine*, ferment soluble sécrété par les glandes gastriques, qui permet à l'albumine des aliments d'être peptonisée, c'est-à-dire d'être transformée en produit soluble, en présence d'acide chlorhydrique dilué ; la *pancréatine*, mélange de ferments qui saccharifie l'amidon, en solution neutre, dissout et transforme en peptones les matières albuminoïdes ; le suc intestinal contient un ferment particulier, l'*entérokinase*, qui est destiné à renforcer l'action des ferments du pancréas ; 2° les *ferments figurés* sont des êtres organisés (levure de bière, levure de vinaigre), existant dans l'eau et l'air et détruits par la dessiccation ; ils provoquent les *fermentations* dites *véritables*, mais très analogues aux précédentes, car si ces ferments se nourrissent, s'accroissent et se multiplient aux dépens de la matière fermentescible, ils agissent, eux aussi, par l'effet des diastases qu'ils sécrètent.

Ferment Lab. — Ferment actif de la présure. On peut l'isoler aussi du suc gastrique. Ce ferment a la propriété de coaguler le lait et, à cet effet, on l'utilise en thérapeutique dans le traitement des dyspepsies hypopeptiques et certaines gastro-entérites.

Ferments lactiques. — Microbes vivant aux dépens du sucre et fournissant de l'acide lactique comme produit principal : *bacillus acidi lactici*, *b. acidi paralactici*, *b. bulgare*. Ces ferments existent dans certains laits aigris (koumys, kéfir, yogourth, etc.). On les emploie soit sous forme de culture pure, soit sous forme de comprimés dans le traitement des putréfactions intestinales, des entérites, des auto-intoxications digestives, etc.

Ferrugineux (Bains). — Variétés :

Bain à l'**arséniate de fer** (2 à 8 gr. par bain) ; à l'**iodure de fer** (30 gr. par bain). V. aussi EAUX MINÉRALES *ferrugineuses*.

Feu. — On emploie comme révulsif les pointes de feu (V. CAUTÉRISATION). Pour les accidents produits par le feu, V. INCENDIE et BRULURES.

Beaucoup d'accidents, produits par le feu, résultent de l'ignorance du public sur la facilité de s'enflammer, non seulement de certains liquides (éther, benzine), mais des vapeurs qui s'en exhalent, et qui peuvent flamber, lors même qu'ils sont placés à distance d'un foyer de lumière ou de chauffage.

Fève. — Légumineuse très nourrissante.

Fève de Calabar. — Plante de la famille des Légumineuses, dont la graine contient un alcaloïde, l'*ésérine*, employée pour faire contracter la pupille, antagoniste de l'atropine. V. ŒIL.

Fève de Saint-Ignace. — V. NOIX VOMIQUE, dont l'action est la même.

Fibrome. — Variété de tumeurs constituées exclusivement de tissu fibreux ; leur forme est souvent arrondie, leur surface lisse, leur consistance élastique.

Elles sont ordinairement guérissables par une opération qu'il convient de faire de bonne heure, de façon à éviter les troubles résultant du volume de la tumeur et de la possibilité de sa transformation en tissu de mauvaise nature (*sarcomes*). Les fibromes se développent surtout dans le nasopharynx, dans les aponévroses et la peau.

Fibro-myome. — Tumeur constituée à la fois par du tissu fibreux et des fibres musculaires lisses. Elle s'observe surtout au niveau de l'utérus. V. UTÉRUS.

Fiel de bœuf. — Bile du bœuf, autrefois employé à la dose de 1 à 10 gr. en pilules, comme amer excitant les fonctions de l'estomac.

Fièvre. — Etat caractérisé : 1° par une augmentation de la *température* du corps (*fig.* 307, 308, 309) ; 2° par une accélération des mouvements du cœur et, par suite, des battements des artères (*pouls*) ; 3° par un accroissement du nombre des *respirations* ; 4° par un *malaise général* ; 5° par des maux de tête, l'éclat des yeux, des sueurs plus ou moins abondantes, une soif ardente. Ces derniers signes ne sont pas constants ; la peau est, au contraire, très sèche dans certains cas, et le regard peut être somnolent, surtout après plusieurs jours de fièvre. D'autres signes, frissons, nausées, vomissements, sont fréquents, au début de la fièvre ; plus tard, on observe du délire plus ou moins violent, des convulsions ou de simples soubresauts nerveux, ou, au contraire, une prostration profonde.

CAUSES. La fièvre peut reconnaître une *origine toxique*, soit par action de substances introduites dans l'organisme comme la strychnine, la caféine, le curare, soit par action de substances élaborées dans l'économie ou *auto-intoxication* (fièvre due à la résorption d'épanchements sanguins, fièvre de surmenage, de la chlorose, de la goutte), ou bien une *origine infectieuse* (et c'est le cas le plus fréquent), par intoxication de l'organisme par les toxines microbiennes.

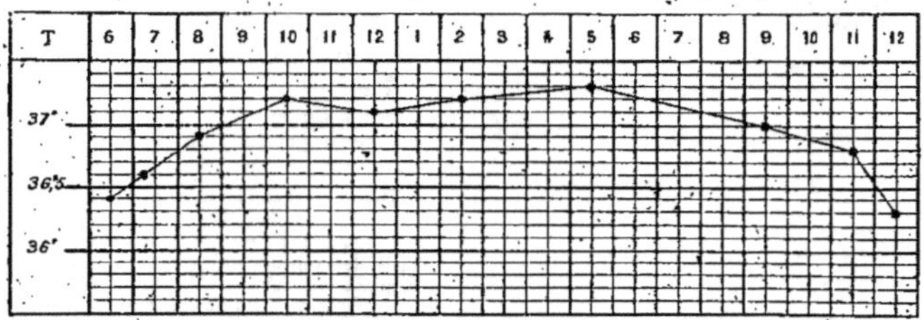

FIG. 307. — Courbe de la température normale, prise aux différentes heures de la journée. (D'après Liebermeister.)

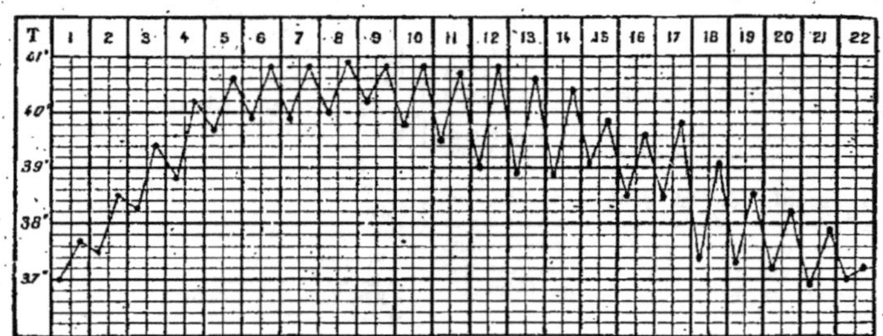

FIG. 308. — Courbe de la fièvre typhoïde [forme simple]. (D'après Wunderlich.)

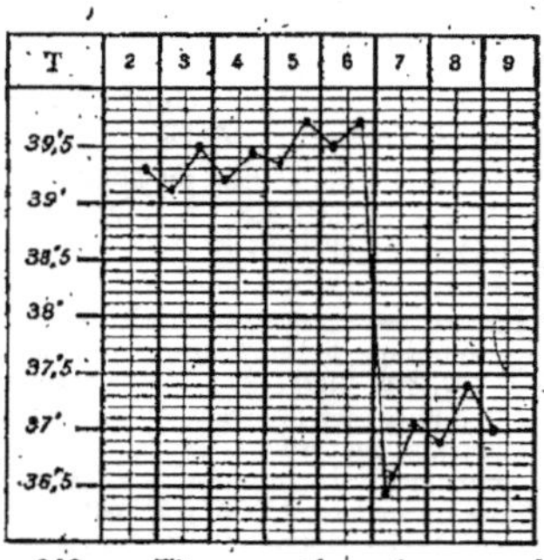

FIG. 309. — Fièvre continue (pneumonie).

CONSTATATION. La température normale, chez l'individu sain, variant entre 36°,5 et 37°,5, la fièvre commence à 38°, reste *légère* jusqu'à 38°,5, devient forte jusqu'à 39°,5, très forte au-dessus de ce chiffre ; le maximum, rarement atteint, est 42°. Pour constater la température, on place un thermomètre (V. ce mot) ordinaire ou à maxima sous l'aisselle chez les grandes personnes, dans l'anus chez les petits enfants : les heures préférables pour cet examen sont le matin entre 7 et 8 heures, le soir entre 17 et 18 h. Dans les fièvres intermittentes, il faut prendre, en outre, la température entre midi et une heure.

Le pouls (V. ce mot) peut passer de la normale, 60 à 70 par minute à 80 ou 100 (fièvre légère), 120 à 140 (fièvre forte) et 160 à 180 (fièvre très forte) ; mais ces chiffres se rapportent aux adultes (pour enfants et vieillards, V. à POULS).

Dans certaines fièvres, il existe une dissociation, la température étant élevée et le pouls relativement peu fréquent ; c'est là, du reste, un signe en général favorable, mais qui a l'inconvénient de donner des illusions dangereuses dans quelques maladies, comme certaines formes de grippe. Aussi est-il toujours nécessaire de prendre la température, dès qu'un état de malaise fait craindre la fièvre.

Le nombre des respirations passe de la normale, 16 par minute chez l'adulte, à 30, 40 et davantage : si la fièvre accompagne une affection de poitrine, l'accélération de la respiration se produit d'autant plus rapidement qu'une partie du poumon ne fonctionne plus.

Les urines sont, en général, très colorées, par suite

d'une suractivité des combustions organiques, combustions qui sont, du reste, en grande partie incomplètes. Comme conséquence de la fièvre, il se produit un amaigrissement, une diminution du poids du corps : les éléments organiques, brûlés plus rapidement qu'à l'état de santé, sont, en effet, insuffisamment remplacés par l'alimentation, qui, même dans les cas les plus favorables, est inférieure aux pertes subies.

La fièvre suit une marche *régulière* ou *irrégulière :* dans le premier cas, elle s'élève progressivement, reste stationnaire (plateau), puis décroît brusquement ou peu à peu. Dans les fièvres ordinaires (*rémittentes*), la température, très forte le soir, s'abaisse sensiblement le matin ; cet abaissement peut même atteindre la normale. Dans les fièvres *intermittentes*, la température la plus forte se produit au contraire le matin. Les fièvres *continues* sont celles dans lesquelles la rémission matinale est très faible ; le type est la fièvre typhoïde, qui, du reste, est souvent ainsi dénommée.

Régime et hygiène des fiévreux. *Alimentation :* bouillon concentré, dégraissé, bouillon avec un œuf délayé, lait, plus tard purées liquides. *Boissons :* eau, limonade, lait coupé d'eau de Vals, eau rougie, bière légère, thé léger. Il n'est pas nuisible de boire *frais*, surtout en été, à condition de boire lentement et peu.

Si le malade est *très affaibli*, une cuillerée à café de malaga délayé dans 6 cuillerées d'eau pour les enfants ; grog pour les grandes personnes.

Soins de la bouche. Faire rincer la bouche plusieurs fois par jour avec de l'eau tiède, additionnée d'eau de Cologne. Saupoudrer les petites ulcérations des gencives ou des lèvres avec de l'acide borique en poudre.

Soins des cheveux chez les femmes. Natter les cheveux dès le premier jour, de façon qu'ils ne s'emmêlent pas.

Pour les autres soins, V. lit, malade, oreiller, sommeil.

Traitement. Le meilleur traitement de la fièvre est celui qui agit sur sa cause ; traitement de la fièvre paludéenne par la quinine, de la fièvre rhumatismale par le salicylate de soude, sérothérapie de la diphtérie ; malheureusement, le nombre des *médications spécifiques* est encore très limité. Le plus souvent, le traitement de la fièvre se borne à provoquer un abaissement de la température, soit par l'emploi de médicaments dits *antithermiques*, tels que la quinine, l'antipyrine, le pyramidon, la phénacétine, la cryogénine, ou les salicylates, soit en soustrayant du calorique au malade, ou bien au moyen de stimulants diffusibles (éther et surtout alcool), qui en accélérant la circulation cutanée, augmentent la déperdition de chaleur du corps ou bien par le rafraîchissement de la peau au moyen d'applications d'eau fraîche (lotions, enveloppements, drap mouillé, bains froids ou tièdes).

Mais l'abaissement de la température n'est que momentané et le traitement de la maladie dont la fièvre n'est en réalité qu'un symptôme est bien plus important ; cependant la médication hypothermisante passe au premier plan en cas de fièvres très élevées, comprenant alors l'emploi simultané de l'alcool, de la quinine, et avant tout de la *balnéation froide* dont l'action puissante se manifeste à la fois sur la température, le système nerveux et la nutrition.

Fièvre aphteuse. — Maladie des bovidés, plus rarement des ovins, des porcins, caractérisée par de la fièvre, des phlyctènes autour des narines, de la bouche, aux pieds et aux mamelles. Elle est contagieuse pour l'homme par contact direct (chez les bouviers) ou par ingestion de lait d'animaux contaminés.

Fièvre biliaire. — V. estomac (fièvre gastrique), paludisme (fièvre pernicieuse).

Fièvre cérébrale. — V. Fièvre typhoïde et méningite.

Fièvre chaude. — V. Fièvre typhoïde* (forme cérébrale), folie (manie aiguë), aliénation mentale.

Fièvre continue. — V. typhoïde.

Fièvre de croissance. — V. croissance.

Fièvre dum-dum. — Leishmaniose tropicale. V. leishmaniose.

Fièvre éphémère. — La qualification d' « éphémère » provient de la faible durée de la maladie, qui varie entre vingt-quatre et quarante-huit heures. Elle succède à un travail musculaire exagéré (courbature), quelquefois aussi à un refroidissement.

Fièvre des foins. — V. foins.

Fièvre des trois jours (ou des pappatacis). — Maladie transmise d'un individu à l'autre par la piqûre de la femelle d'un insecte diptère, *pappataci* ou phlébotome dans certains pays du sud de l'Europe (Herzégovine, Dalmatie, Italie, Malte, Egypte).

Signes. Fièvre intense et brusque, prostration extrême, douleurs violentes de la région orbitaire et dans les extrémités inférieures. Eruption ressemblant à la rougeole. Dans certains cas, diarrhées et vomissements. (La dengue est une maladie qui présente des signes analogues et a la même origine.)

Fièvre des tiques. — Maladie répandue dans l'Afrique centrale et à Madagascar, causée par un spirochète (*S. Duttoni*), transmis par la piqûre d'un acarien, *Ornithodorus moubata*. Ressemble à la fièvre récurrente d'Europe. Pronostic bénin. Traitement arsenical (arsénobenzènes).

Fièvres éruptives. — Maladies infectieuses aiguës, spécifiques, contagieuses, épidermiques, qui présentent comme caractère commun des éruptions cutanées (*exanthème*) et muqueuses (*énanthème*), érythémateuses (rougeole*, scarlatine*), bulleuses (varicelle*), pustuleuses (variole*, vaccine*). On peut, dans les cas où l'éruption est peu marquée, provoquer une accentuation de l'exanthème par l'application de ventouses.

Une méthode générale de traitement des fièvres éruptives, consistant à réaliser un maximum de désinfection et un minimum d'isolement, a été préconisée par le médecin anglais Milne. V. Milne (Méthode de).

Fièvre ganglionnaire. — Commune chez les petits enfants surtout en hiver, par le froid et l'humidité. Causée par les microbes pyogènes vulgaires, en particulier le streptocoque. Se caractérise par un gonflement rapide et parfois considérable des ganglions cervicaux de l'angle de la mâchoire, habituellement précédé d'une pharyngite ou d'une angine peu douloureuse. S'accompagne de fièvre plus ou moins élevée. Evolue en 10 ou 15 jours vers la résolution, parfois suppure ou devient chronique.

Traitement. Maintien au lit ou à la chambre, nourriture légère. Compresses humides chaudes sur l'adénite, désinfection du rhino-pharynx. Traitement général : huile de foie de morue, sirop iodotannique.

Fièvre hectique. — V. hectique.

Fièvre herpétique. — V. herpès.

Fièvre intermittente. — V. paludisme.

Fièvre jaune. — V. jaune (Fièvre).

Fièvre de lait. — Mouvement fébrile qui se produit chez un certain nombre de femmes du troisième au quatrième jour après l'accouchement, au moment de la monte du lait et due à une légère infection mammaire ou utérine ; elle disparaît sous l'influence du traitement approprié.

Précautions. On attribue souvent à la fièvre de lait des troubles qui sont dus à des gerçures du sein, à une déchirure du périnée, à une métrite, à une délivrance incomplète, à une fièvre puerpérale ; il convient donc, dès qu'une nouvelle accouchée présente de la fièvre, de prévenir le médecin pour qu'un examen complet et une intervention, si elle est nécessaire, soient effectués immédiatement.

Fièvre maligne. — Fièvre à forme grave.

Fièvre de Malte. — V. MALTE.

Fièvre miliaire. — V. SUETTE.

Fièvre muqueuse. — Forme légère de fièvre typhoïde.

Fièvre ortiée. — V. URTICAIRE.

Fièvre ourlienne. — V. OREILLONS.

Fièvre paludéenne. — V. PALUDISME.

Fièvre paratyphoïde. — V. TYPHOÏDE.

Fièvre pernicieuse. — Fièvre grave, notamment forme grave de fièvre intermittente. V. PALUDISME.

Fièvre puerpérale. — V. PUERPÉRALE.

Fièvre quarte. — Fièvre survenant tous les quatre jours ; c'est une des variétés de la fièvre intermittente. V. PALUDISME.

Fièvre quotidienne. — Variété de fièvre intermittente. V. PALUDISME.

Fièvre récurrente. — V. RÉCURRENTE.

Fièvre rémittente. — Fièvre présentant une rémission le matin. V. FIÈVRE.

Fièvre thermale. — Mouvement qui se produit au cours ou à la suite d'un traitement dans une station d'eaux minérales, notamment d'eaux sulfureuses. V. EAUX MINÉRALES.

Fièvre tierce. — Fièvre revenant tous les 3 jours ; c'est une des variétés de la fièvre intermittente. V. PALUDISME.

Fièvre traumatique. — Fièvre survenant à la suite d'un traumatisme et due, soit à une infection, soit à une résorption des liquides épanchés dans les tissus contusionnés.

Fièvre typhoïde. — V. TYPHOÏDE.

Fièvre urineuse. — Fièvre se produisant à l'occasion d'un sondage, ou sous l'influence d'une maladie de l'urètre ou de la vessie. C'est le principal symptôme de l'*infection urineuse*. La fièvre se présente, tantôt sous la forme d'un *accès violent, unique*, de courte durée (après une opération chirurgicale ou d'une intervention non sanglante, comme la lithotritie, la dilatation de l'urètre), tantôt sous la forme d'*accès prolongés ou répétés*, avec troubles gastro-intestinaux, souvent avec abcès ou avec éruption plus ou moins graves ; enfin la fièvre peut être *continue*.

Le meilleur moyen préventif consiste dans l'asepsie des instruments et des mains et dans les lavages antiseptiques de l'urètre et de la vessie. Lait, diurétiques, purgations.

Figue. — Fruit employé comme émollient, bouilli dans de l'eau ou du lait et placé entre la gencive et la joue dans les fluxions. On en fait aussi une décoction à 10 gr. par litre, comme calmant dans les bronchites.

Filaire (du lat. *filum*, fil). — Petits parasites de l'homme qui peuvent vivre, soit dans les lymphatiques et le sang (*filaire de Bancroft* ou *nocturne*), soit dans le tissu conjonctif (*filaire de Loa* et *filaire de Médine*).

Filaria Bancrofti. — La filaire adulte a plus de 8 à 10 mm. de long chez la femelle ; le mâle n'atteint pas cette longueur. Elle vit dans les gros lymphatiques et y pond une quantité d'embryons (*microfilaires*) de 1/3 de mm. sur 7 à 8 microns de large, qui, *la nuit* (*filaire nocturne*), se rendent dans les capillaires de la peau, notamment des doigts (*fig.* 310). Ces embryons sont recueillis par certains moustiques (culex, stegomyia), où ils subissent une partie de leur évolution, et sont inoculés à l'homme par l'insecte piqueur.

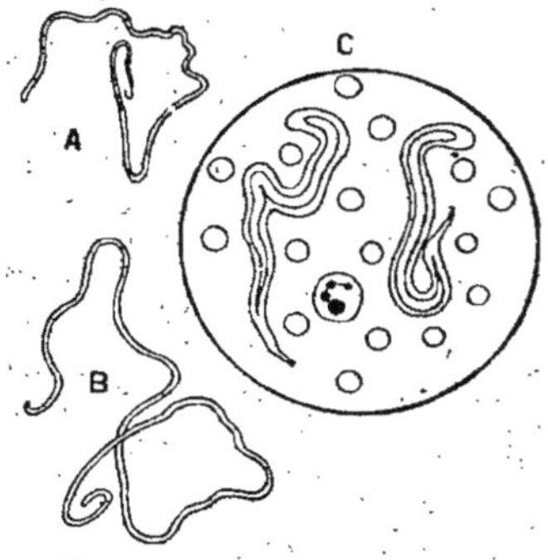

FIG. 310. — Filaria Bancrofti.

A. Adulte mâle ; B. Adulte femelle (grandeur naturelle) ; C. Embryons de filaires (microfilaires) dans le sang (très grossis).

Filarioses. — Les filaires existent dans tous les pays tropicaux (Antilles, Guyane, golfe du Mexique, Chine, Indes, Afrique).

SIGNES. L'obstacle apporté au cours de la lymphe par la filaire provoque des *varices lymphatiques*, notamment au niveau de l'aine (adéno-lymphocèle), du scrotum (lympho-scrotum), avec gonflement des ganglions et formation d'une tumeur volumineuse, d'où s'écoule un liquide blanchâtre.

La rupture des varices de la vessie produit des urines chyleuses ; celles des varices du scrotum et du cordon, des hydrocèles chyleuses ; on peut aussi noter de la diarrhée chyleuse, une ascite chyleuse, un chylothorax.

L'*éléphantiasis** des Arabes est également une des manifestations de la filariose.

ÉVOLUTION. Très longue, 20 à 50 ans, sans altération grave de la santé.

TRAITEMENT. Il est chirurgical : résection des varices, ponction de l'hydrocèle ; le traitement médical parasiticide reste à découvrir. Contre les moustiques, V. PALUDISME.

Filaire de Médine (*Dracunculus Medinensis*). — La filaire femelle, longue de 90 centim. environ (le mâle n'a que 4 centim.), vit d'abord librement dans l'eau douce, à l'état d'embryon, puis passe dans la cavité générale de petits crustacés copépodes (*Cyclops coronatus*). Elle pénètre chez l'homme par absorption d'eau contenant des crustacés parasites, et y atteint 50 centim. à 4 mètres de longueur, avec une largeur moyenne de 1 mm. Sa couleur est blanche ; elle ressemble à une corde de violon et elle va se loger sous la peau des chevilles, des jambes, de la cuisse, quelquefois aussi dans la langue, le nez ou le sein.

Draconculose ou Dracontiase. — S'observe en Afrique (Abyssinie, Nubie, au Sénégal, au Soudan et en Guinée) ; en Asie (Arabie, Turkestan) ; en Amérique (Curaçao, Surinam, Brésil).

SIGNES. Lorsque la filaire s'est développée, elle produit, au niveau du point de la peau où se trouve le ver, des démangeaisons, puis la région s'empâte, l'épiderme se soulève, formant une phlyctène qui s'ouvre et laisse voir au fond de l'ulcération un trou où le ver passe la tête.

TRAITEMENT : I. PRÉVENTIF. Dans les pays à filaire, ne boire que de l'eau bouillie et filtrée et ne pas marcher pieds nus, certains auteurs croyant à la possibilité de l'entrée directe du ver par la peau, à cause de la fréquence de la filariose aux chevilles. Se préserver des moustiques.

II. CURATIF. L'abcès étant ouvert spontanément ou artificiellement, saisir le ver par une extrémité et enrouler celle-ci autour d'un morceau de bois qu'on tourne jusqu'à ce que le ver soit sorti en entier (*fig.* 311) [méthode indigène]. Ce procédé est dangereux, car on risque de casser le parasite et il peut se produire un phlegmon. Il est préférable d'injecter dans le trajet du ver ou dans le ver lui-même une solution de sublimé au 1/1000 : le lendemain le ver est mort et peut être facilement extirpé.

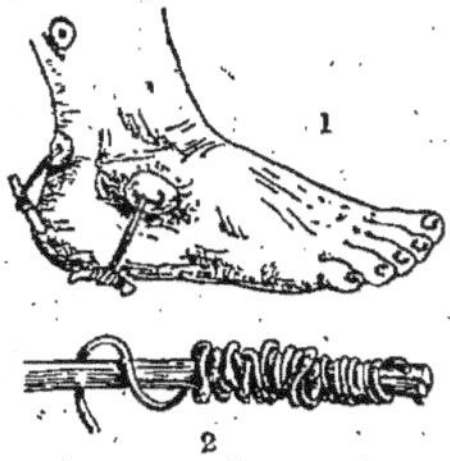

FIG. 311.
1. Pied atteint de filaire de Médine; 2. Filaire extraite.

Filament. — *Filaments urétraux.* Corpuscules blanchâtres, allongés et enroulés en S, qui existent dans l'urine émise au réveil par les malades atteints d'urétrite.

Leur présence indique que le canal n'est pas guéri : les uns, *légers*, tourbillonnent dans l'urine ; ils sont constitués par des cellules épithéliales et ne sont pas contagieux ; les autres, *lourds*, tombent au fond du vase et sont constitués par du pus, des cellules épithéliales et des microbes, parfois du gonocoque. Ils peuvent persister plusieurs années après la guérison apparente d'une blennorragie. V. BLENNORRAGIE et URÉTRITE.

Filet (frein de la langue*). — Repli de la muqueuse de la langue.

Les nourrices l'accusent faussement d'être trop court, lorsque leur bébé parle d'une façon tardive ou trop indistincte. Il faut se garder de les écouter, lorsqu'elles conseillent sa section, laquelle peut produire des hémorragies chez les hémophiliques. La longueur du frein s'adapte toujours à l'étendue des mouvements de la langue.

Filtre (*fig.* 312). — Appareil destiné à débarrasser l'eau de boisson des substances nuisibles : 1° matières organiques ; 2° œufs de vers (lombrics, vers blancs) ; 3° microbes.

Le seul filtre qui donne ces résultats est le filtre Chamberland. Il se compose d'un tube de porcelaine dégourdie ou *bougie filtrante* qui est enclavée à sa partie inférieure dans un anneau de porcelaine émaillée, percée en bas pour permettre l'écoulement de l'eau filtrée. Ce tube est lui-même placé dans un tube métallique qui s'adapte directement sur un robinet soudé sur une conduite d'eau.

Dans ces conditions, lorsqu'on ouvre le robinet, l'eau remplit la partie comprise entre le tube métallique et la bougie. Cette eau, sous l'influence de la pression qu'elle subit, traverse la paroi de la bougie de dehors en dedans, en se débarrassant, à l'extérieur de la porcelaine, de toutes les matières solides et des microbes qu'elle contient. Le débit est, avec la pression des conduites de grandes villes, de 15 à 20 litres par jour ; pour obtenir un débit plus grand, il suffit d'associer un certain nombre de bougies.

POUR RENDRE DE BONS SERVICES, le filtre Chamberland doit être chauffé *deux fois par semaine* sur un bec de gaz ou dans un four de boulanger. Malgré ses qualités, il est préférable en cas d'épidémie de boire de l'eau bouillie.

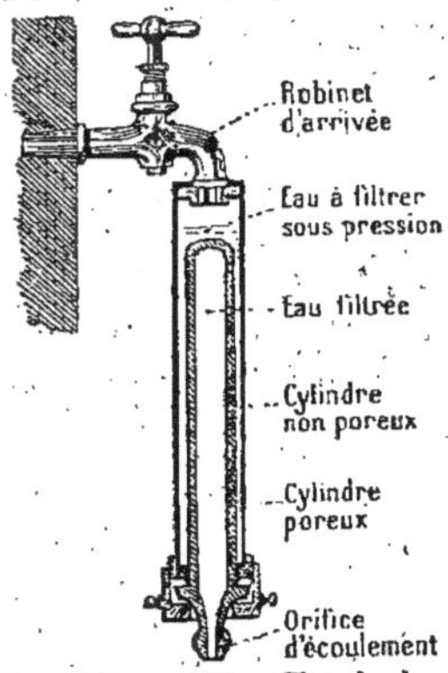

FIG. 312. — Filtre Chamberland avec pression.

FABRICATION D'UN FILTRE EN PAPIER. On prend un carré de papier joseph ; on le plie en deux suivant la diagonale AC, comme dans la figure 313 ; on rabat A sur B pour obtenir le pli OD, puis, toujours dans le même sens, OA sur OD ; on plie en sens inverse OA sur OE pour obtenir le pli OF, et, tenant ce pli serré entre les doigts, on fait un pli de même sens entre ED.

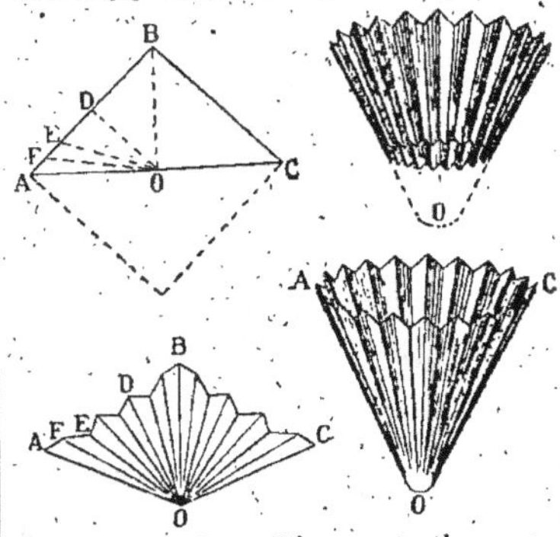

FIG. 313. — Filtres en papier.

Ramasser tous ces plis entre les doigts et plier l'espace AOD en faisant alternativement les plis en sens inverse, et ainsi de suite. Arrêter fortement ces plis par la pression de l'ongle, mais ne pas les prolonger jusqu'au centre O du papier afin de ne pas le percer. Rassembler enfin tous les plis l'un contre l'autre et les couper à la longueur du pli le plus court OD. Introduire le doigt dans l'intérieur jusqu'au centre, qu'on passe dans le creux de la main pour lui donner de la rondeur. On obtient ainsi un cône divisé en parties égales formant des angles alternativement rentrants et saillants, sauf, pourtant, sur les deux points opposés correspondant à A et à C, qu'il faudra diviser par un angle rentrant à l'aide d'un pli intermédiaire. En opérant ainsi, on fabrique avec le papier joseph les filtres qui servent à filtrer les liquides.

Finsenthérapie. — Emploi thérapeutique des rayons lumineux par la méthode de Finsen. V. PHOTOTHÉRAPIE.

Fioravanti. — V. BAUMES.

Fissure anale. — Maladie caractérisée : 1° par une ulcération allongée à bords durs, placée entre les plis radiés de la marge de l'anus et donnant lieu à un léger suintement ; 2° par un spasme douloureux extrêmement intense, se produisant seulement après une selle, puis au cours même de celle-ci. Par crainte de ces douleurs, le malade retarde ses évacuations, d'où une constipation intense.

TRAITEMENT : 1° *des douleurs.* PRÉVENTIF. Lavements, bains de siège et grands bains, onctions de l'anus avec de la vaseline avant les selles ; 2° CURATIF. Dilatation forcée de l'anus, l'individu étant préalablement anesthésié par le chloroforme.

Fistule. — Canal étroit, souvent sinueux, produit et entretenu par une collection de pus, en un point plus ou moins éloigné de la peau, qui finalement est perforée et donne issue à ce pus.

L'abcès qui sert de point de départ à la fistule peut avoir diverses origines : 1° corps étranger à éliminer (partie d'un os nécrosé, grain de plomb) ;

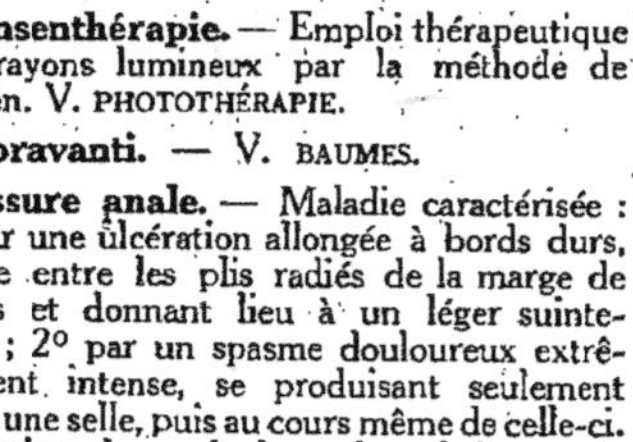

FIG. 314. — Fistules à l'anus.

2° inflammation d'un canal excréteur, *fistule lacrymale, fistule salivaire**, fistule *urétrale* (V. URÈTRE) ; 3° conformation spéciale d'une région rendant difficile la cicatrisation, *fistule à l'anus.* Les fistules ont un ou plusieurs orifices.

Fistule anale (*fig.* 314). — Le canal fistuleux va, à travers la fesse, du rectum à la marge de l'anus. Il peut n'avoir qu'une ouverture, soit sur le rectum (fistule borgne interne), soit sur la peau aux environs de l'anus (fistule borgne externe), ou être ouvert des deux côtés (fistule complète). Les parois de la poche constituée par l'abcès ne peuvent se rapprocher parce qu'elles sont formées par deux muscles écartés l'un de l'autre.

CAUSES. Tuberculose, hémorroïdes, abcès de la marge de l'anus.

SIGNES. Démangeaisons incommodes à l'anus, sentiment de plénitude et quelquefois douleur assez intense, surtout lorsque le suintement du pus que l'on constate sur les matières fécales (fistule borgne interne) ou sur la chemise (fistule borgne externe) est suspendu par l'occlusion temporaire de l'orifice.

TRAITEMENT. Les fistules à l'anus n'ont aucune tendance à la guérison ; bien au contraire, si l'on retarde l'opération très simple qui les fait disparaître, il y a grande chance pour que des trajets secondaires se forment.

Fistule lacrymale. — Canal fistuleux allant du conduit lacrymal (V. ŒIL) à la joue, avec écoulement de larmes et, en cas d'abcès, de pus. La fistule est consécutive à une lésion quelconque de ce conduit, et notamment à son inflammation.

TRAITEMENT. Cautérisation du trajet fistuleux, cathétérisme du conduit, pansement compressif.

Flanelle. — Le rôle de la flanelle appliquée directement sur la peau consiste à absorber la sueur à mesure qu'elle est sécrétée et à laisser évaporer lentement ce liquide, de façon à éviter le refroidissement produit : 1° par le contact d'une chemise de toile mouillée par la sueur ; 2° par l'évaporation très rapide qui s'y opère.

La flanelle est, par suite, particulièrement utile en été, et si l'on s'est habitué à en porter, on doit se garder de la supprimer pendant cette saison. Par contre, on peut se dispenser d'en faire usage en endurcissant le corps contre les changements de température par des ablutions générales d'eau froide, faites quotidiennement en toutes saisons.

CONDITIONS NÉCESSAIRES. La flanelle ne peut rendre les services qu'on en attend qu'à condition d'avoir conservé toute sa souplesse ; la flanelle sèche et raide absorbe mal. Pour lui rendre ses propriétés, il est nécessaire, après l'avoir lavée dans l'eau savonneuse très chaude, de la rincer dans une seconde eau également chaude et savonneuse, puis de la laisser tremper pendant une heure environ dans un baquet d'eau chaude contenant 10 gr. d'ammoniaque par litre d'eau.

TISSU PRÉFÉRABLE. Pour les exercices violents du corps, il est préférable d'employer le jersey, tissu de laine fenestrée, sur lequel l'évaporation se fait d'une façon parfaite.

Fleurs. — Un grand nombre de fleurs sont employées en médecine (V. notamment PECTORALES). D'autre part, beaucoup de fleurs contiennent des poisons. V. ACONIT (anémone, bouton d'or, clématite, rose de Noël ou ellébore), BELLADONE, COLCHIQUE, DATURA, DIGITALE, JUSQUIAME.

Asphyxie et empoisonnement — L'accumulation de fleurs, notamment de celles à parfum intense (laurier-rose, lis, jasmin, sureau, rose, violette, dans une pièce ou une serre, surtout si la ventilation y est insuffisante peut provoquer l'*asphyxie* (les fleurs absorbant l'oxygène de l'air et lui substituant de l'acide carbonique). Cette asphyxie peut être compliquée ou non d'un empoisonnement dont les signes sont des maux de tête, des vertiges, un malaise général, une oppression intense, des nausées, des vomissements, des troubles nerveux et une sommolence invincible qui peut aboutir à l'évanouissement.— TRAITEMENT. Ouvrir les fenêtres, inhalations d'oxygène.

Flueurs blanches. — V. LEUCORRHÉE.

Fluxion. — La fluxion est le premier degré de l'inflammation. Elle est caractérisée par une augmentation du volume de la région, par suite d'un apport anormal de sang.

Fluxion dentaire. — Gonflement douloureux des joues succédant à une inflammation dentaire ayant pour origine la carie d'une ou plusieurs dents et l'action du froid. Si la dent malade appartient à la mâchoire supérieure, le gonflement occupe toute la joue ; il est plus limité dans le cas contraire.

ÉVOLUTION. La fluxion dure ordinairement une huitaine de jours, avec maximum au 3e ou 4e jour ; elle se termine par résolution ou par l'ouverture d'un abcès sur la gencive, à l'intérieur de la joue ou même quelquefois à l'extérieur. Le pus a une odeur fétide.

Dans les fluxions dues à une dent de la mâchoire supérieure, le gonflement peut être tel qu'il masque presque l'œil du même côté. L'enlèvement de la dent doit donc être hâtif, car, plus tard, l'enflure le rend impossible.

TRAITEMENT : I. PRÉVENTIF. Faire arracher ou cautériser par un dentiste les dents cariées. Si des douleurs et un début de fluxion se produisent après un plombage, le faire enlever (la fluxion est provoquée souvent par une obturation trop hâtive, due à l'insistance du client). II. CURATIF. Lavage de la bouche avec eau boriquée. Application de figues* bouillies entre la gencive et la joue. Si l'abcès se produit, donner de bonne heure issue au pus.

Fluxion de poitrine. — V. POUMON.

Fœtus. — Produit de la conception.

Foie. — Glande la plus volumineuse du corps (1 500 à 2 000 gr.), de forme ovoïde. Elle occupe tout l'hypocondre droit et s'avance dans l'épigastre, au-devant d'une partie de l'estomac, recouverte elle-même par le diaphragme, qui la sépare du poumon.

CONFORMATION. Sa face supérieure, lisse et convexe, est séparée par un sillon en deux lobes, droit et gauche ; sa face inférieure (*fig.* 315) concave présente deux sillons latéraux, réunis par un sillon transversal, le *hile* du foie. On voit sur cette face : 1° la *veine porte*, qui introduit dans la glande le sang noir, chargé des produits de la digestion effectuée dans les intestins et qui se ramifie en capillaires dans l'intérieur du foie (*fig.*262) ; 2° la *veine cave* inférieure, à laquelle vient aboutir un vaisseau, la veine *sus-hépatique*, formée par la réunion des capillaires de la veine porte ; 3° l'*artère hépatique*, qui apporte du sang rouge au foie ; 4° la *vésicule biliaire* ; 5° le *canal cholédoque* (celui-ci est constitué par la réunion du *canal hépatique*, qui apporte la bile venant directement du foie, et du *canal cystique*, qui rapporte celle sécrétée précédemment et qui a séjourné dans la vésicule biliaire). Le canal cholédoque vient s'ouvrir dans l'intestin grêle par une embouchure commune avec le canal pancréatique. V. *fig.* à DIGESTION.

FONCTIONS. Le foie a deux fonctions principales : 1° il sécrète par jour 1 200 à 1 300 gr. de bile qui s'écoule dans l'intestin par le canal cholédoque ; ce liquide favorise l'absorption des graisses et s'oppose à la fermentation putride des matières fécales qu'il colore ; 2° il fabrique un sucre spécial, le glycogène, qu'il verse dans la circulation par la veine cave et emmagasine le sucre lorsqu'il lui est apporté en trop grande quantité par la veine porte.

COMPOSITION DE LA BILE. La bile est un liquide normalement jaunâtre (d'où la coloration du corps après résorption de ce liquide par le sang), mais qui peut

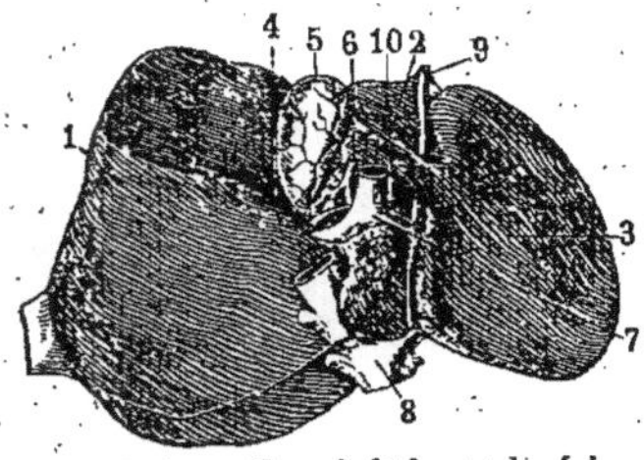

FIG. 315. — Face inférieure du foie, vue relevée de bas en haut.

1. Lobe droit ; 2. Lobe carré ; 3. Lobe gauche ; 4. Hile du foie ; 5. Vésicule biliaire ; 6. Canal cholédoque ; 7. Veine porte ; 8. Veine cave inférieure ; 9. Ligament rond ; 10. Artère hépatique.

devenir verdâtre (vomissement bilieux) ; sa saveur est sucrée, puis amère. Elle est composée : 1° d'*eau* ; 2° de *sels*, combinaison de soude avec des acides gras, le *cholate* et le *choléate de soude* ; 3° de *cholestérine*, substance soluble dans la bile, seulement sous l'action du choléate de soude ; aussi, lorsque celui-ci vient à être en quantité insuffisante dans la vésicule biliaire, la cholestérine se précipite et forme à elle seule, ou réunie à d'autres substances, les calculs qu'on trouve si fréquemment dans cette cavité ; 4° de *matières colorantes* (la suppression du passage de la bile dans l'intestin a pour résultat une coloration blanchâtre des matières fécales).

La majeure partie de la bile est normalement résorbée dans l'intestin, mais après avoir subi des transformations.

Foie (Maladies du). — Il en existe plusieurs variétés.

Congestion du foie. — Le foie, qui est une véritable éponge pleine de sang, se congestionne très facilement. A l'état normal, il peut, en quelques heures, augmenter ou diminuer du tiers de son volume (foie en accordéon), mais lorsque la congestion devient un peu plus forte, il en résulte des troubles que perçoit nettement le malade. Il se produit une douleur sourde dans l'hypochondre* droit, le malade se plaint d'une sensation de plénitude et de pesanteur ; souvent les malaises s'étendent jusqu'à l'épaule droite. L'appétit est troublé, la peau est légèrement teintée en jaune. Il existe parfois des vomissements. Les urines sont rouge brunâtre ; les matières, fortement colorées par la bile, sont verdâtres, s'il y a de la diarrhée.

CAUSES. Excès d'alimentation, de boisson ; maladies infectieuses (rhumatisme, variole, surtout fièvres paludéennes) ou intoxications (alcool, mercure, arsenic, phosphore, oxyde de carbone).

Gêne de la circulation veineuse (*fig.* 316). Les veines sus-hépatiques qui recueillent tout le sang du foie vont s'ouvrir dans la veine cave, qui rapporte le sang veineux au cœur. Si le sang veineux ne peut plus arriver facilement au cœur, il en résultera une congestion du foie, parfois très considérable. C'est ce que l'on observe dans les maladies de cœur avec asystolie, et encore dans les maladies des poumons qui retentissent sur le cœur pour en gêner les mouvements.

TRAITEMENT. Chez les gros buveurs, il sera facile de prévenir cet accident, en supprimant l'usage de l'alcool. Il faudra aussi régler l'alimentation, mais, une fois la congestion constituée, on ne pourra la com-

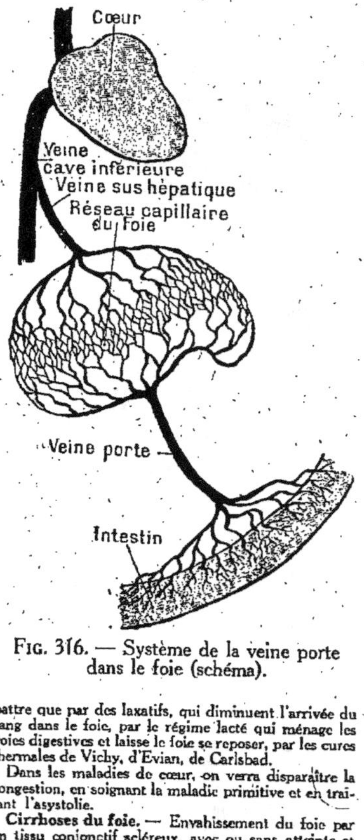

FIG. 316. — Système de la veine porte dans le foie (schéma).

battre que par des laxatifs, qui diminuent l'arrivée du sang dans le foie, par le régime lacté qui ménage les voies digestives et laisse le foie se reposer, par les cures thermales de Vichy, d'Evian, de Carlsbad.

Dans les maladies de cœur, on verra disparaître la congestion, en soignant la maladie primitive et en traitant l'asystolie.

Cirrhoses du foie. — Envahissement du foie par un tissu conjonctif scléreux, avec ou sans atteinte et dégénérescence de la cellule hépatique.

CAUSES multiples : 1° *Intoxications* exogènes (alcool, cause la plus fréquente, plomb, cuivre), ou endogènes (auto-intoxication d'origine dyspeptique goutteuse, diabétique) 2° *Infections* : tuberculose, syphilis, paludisme; 3° *Origine biliaire* : rétention biliaire par obstacle siégeant sur le canal cholédoque ou les gros canaux extra-hépatiques inflammation des canaux biliaires (angiocholite); 4° *Origine cardiaque* : lésions valvulaires du cœur, insuffisance cardiaque.

Cirrhoses alcooliques. — Le foie peut être augmenté (*cirrhose hypertrophique*) ou diminué de volume (*cirrhose atrophique*) [*fig.* 317] mais, quelles que soient ses dimensions, son caractère principal est d'être transformé en un tissu dur de cicatrice, de sorte que l'organe ne peut plus accomplir ses fonctions essentielles.

SIGNES. Début par troubles digestifs ; diarrhée et constipation alternantes. Le ventre se ballonne, la rate devient grosse, l'appétit disparaît.

Au bout de quelques semaines ou de quelques mois, la maladie se constitue. On note une enflure progressive du ventre, tenant à une quantité de sérosité pouvant atteindre 10, 15, 20 litres ou plus et qui se répand dans le péritoine. Cet épanchement séreux ou *ascite** résulte de la gêne de la circulation sanguine dans l'intérieur du foie. Le malade, amaigri des membres et de la face, présente au contraire un développement énorme du ventre. Le liquide qui s'accumule gêne la respiration et entraîne, par lui-même et

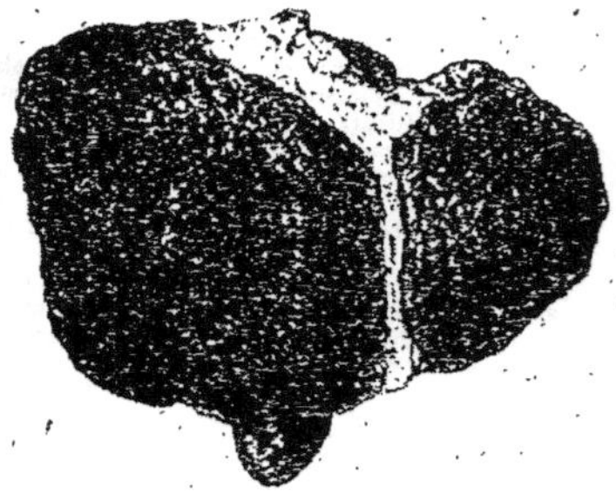

FIG. 317.
Foie atteint de cirrhose atrophique.
(D'après une pièce de Tramond-Rouppert.)

par la compression qu'il exerce, des troubles considérables. Une circulation collatérale se dessine sous la peau, c'est-à-dire que l'on voit se développer les veines qui se trouvent sous la peau du ventre et par lesquelles circule le sang, qui ne peut plus passer par la veine porte. Si l'on ne pratique pas une ponction destinée à l'évacuation du liquide, l'état du malade s'aggrave rapidement et l'ascite peut même se déverser à l'extérieur, par une ouverture spontanée qui se fait au niveau de l'ombilic.

On peut observer aussi des *varices œsophagiennes*, causes d'hémorragies rapidement mortelles. Les reins, le cœur, les poumons peuvent être touchés également. Le cirrhotique a un teint terreux et variqueux, la face émaciée.

Le plus souvent la maladie se termine par la mort dans le marasme, ou bien à la suite de complications, telles que l'urémie, un ictère grave, des infections biliaires, des hémorragies, de la péritonite souvent tuberculeuse. En général, la durée des cirrhoses alcooliques n'excède pas de 1 à 3 ans. La guérison peut survenir, grâce à un régime particulièrement suivi. Ces cas heureux s'observent surtout dans les cas de cirrhose hypertrophique.

TRAITEMENT. Repos. Régime lacté ou végétarien dans lequel on a supprimé presque complètement le sel. Les ponctions répétées sont parfois nécessaires; elles se font avec un trocart que l'on enfonce dans le ventre et par lequel on évacue le liquide accumulé.

Purgatifs salins ou drastiques, boldo, podophyllin,

combretum, calomel, opothérapie hépatique (extrait sec de foie de 0 gr. 50 à 2 gr. par jour), lavements froids à 15°. Diurétiques, iodure de potassium.

Cures thermales : Vichy, Brides, Vittel, Contrexéville.

Cirrhoses biliaires. — *Cirrhose biliaire hypertrophique.* Troubles dyspeptiques, perte d'appétit, pituites matinales, épistaxis, amaigrissement, puis *ictère*, gros foie débordant les fausses côtes, légèrement douloureux, grosse rate, matières fécales tantôt décolorées, tantôt peu modifiées, absence d'ascite et de dilatations des veines sous-cutanées abdominales ; puis amaigrissement, diminution des forces, quelquefois asthénie cardiaque, congestion des poumons, hémorragies ; enfin la déchéance physique va en s'accentuant, le cœur faiblit, un ictère grave survient avec hémorragies, fièvre, délire et le malade meurt dans le coma. La durée de la maladie peut être de 2 à 30 ans, avec des poussées d'ictère foncé accompagnées de fièvre. mais en moyenne elle est de 4 à 5 ans.

Cirrhose calculeuse. Consécutive à l'oblitération calculeuse permanente des veines biliaires.

Cirrhose cardiaque. — Consécutive aux congestions passives du foie par insuffisance du cœur. Le foie persiste gros et dur dans l'intervalle des poussées asystoliques ; grosse rate, ascite et circulation collatérale abdominale.

Ictère ou Jaunisse. — Symptôme commun à un grand nombre d'affections du foie.

Causes. Il est dû au passage des pigments biliaires dans le sang et dans les tissus. Il faut distinguer :

1° Les *ictères par rétention*, dus à un obstacle à l'écoulement de la bile : un calcul biliaire par exemple. (V. plus loin) ;

2° Les *ictères par infection* des voies biliaires (*angiocholites*). Le défaut d'écoulement de la bile dans l'intestin permet l'ascension facile des microbes du contenu intestinal dans les voies biliaires ;

3° Les *ictères par destruction massive de globules sanguins*, qui donnent lieu à une production exagérée de bile (*ictères hémolytiques*) ;

4° Les *ictères toxiques*, qu'on observe après l'anesthésie au chloroforme ; dans l'empoisonnement par le phosphore, l'arsenic, les champignons.

Signes. La teinte jaune apparaît d'abord aux conjonctives, puis au visage, sur la peau du tronc et des membres. Cette teinte jaune peut varier depuis le jaune pâle jusqu'au vert et au noir, lorsque la bile est retenue pendant longtemps et en grande quantité. On trouve de l'urobiline, des sels et des pigments biliaires dans l'urine, qui devient jaune verdâtre, et tache le linge. Le lait, la sueur, les larmes, prennent aussi cette coloration jaune.

Les malades ont, en général, de fortes démangeaisons à la peau, dues à l'imprégnation par la bile des extrémités des nerfs cutanés. Il existe des troubles digestifs, un ralentissement du pouls.

Les matières fécales sont en général décolorées, blanchâtres, ayant l'aspect du mastic ; cette coloration tient aussi en partie à l'abondance des graisses qui, dans ces conditions, ne sont plus absorbées. Les matières fécales sont, au contraire, colorées en brun jaunâtre, foncées, si la rétention est incomplète.

Le sérum sanguin renferme des pigments et des sels biliaires, de la cholestérine.

L'ictère peut évoluer d'une façon *aiguë* ou *chronique*.

Ictères aigus. — *Ictère infectieux.* Le malade présente un état saburral des voies digestives et un ictère plus ou moins foncé avec décoloration des matières, une fièvre qui peut atteindre 38°, 39°, des urines rares, parfois albumineuses.

Dans la forme dite *ictère grave*, la fièvre atteint 40°, 41°, le malade est dans un état typhique et a des troubles nerveux avec délire, coma, hémorragies multiples. La mort est la règle.

Ces ictères infectieux peuvent survenir au cours de la pneumonie, de la fièvre typhoïde, d'une septicémie. Ils peuvent être primitifs, dus aux bacilles typhiques ou paratyphiques, au streptocoque, au pneumocoque.

On les observe également au cours de la fièvre *jaune**, du *paludisme** (fièvre bilieuse hématurique), de la *fièvre récurrente**.

Ictère syphilitique. S'observe surtout à la période secondaire ; est en général bénin ; il semble plus fréquent depuis le traitement arsenical.

Ictère hémorragique par spirochétose. Ictère provoqué par un protozoaire découvert en 1914, au Japon, par Inada et Ido, sous le nom de *Spirochæta icterohæmorragiæ.* Cette spirochétose est très contagieuse et semble transmise par les rats et se propager notamment par l'urine.

Signes. Début brusque après une période d'incubation de 6 jours par une fièvre intense (39°-40°), des maux de tête, des douleurs musculaires, notamment au mollet : on note également des épistaxis, de l'herpès, une conjonctivite, de l'albuminurie, une courbature générale, des douleurs articulaires, une dépression intense avec perte d'appétit ; des poussées fébriles se reproduisant à diverses reprises ; un ictère orangé intense et généralisé, s'accompagnant chez certains malades, d'hémorragies.

Ictère infectieux du nouveau-né. Consécutif à une infection par la plaie ombilicale. Grave ; mort rapide.

Une autre variété, la *maladie bronzée hématique*, épidémique, entraîne la mort en quelques jours avec des vomissements, de la diarrhée, des urines noirâtres.

Ictère émotif. La jaunisse apparaît rapidement, à la suite d'une émotion : le passage de la bile dans le sang tient probablement à une contraction subite des canaux biliaires.

Traitement. Régime lacté, lavements froids ou le goutte à goutte* rectal. Salicylate de soude (1 gr. 50) ou urotropine (3 cachets de 0 gr. 50) ; sulfate de soude : 1 cuillerée à café dans un verre d'eau chaque matin.

En cas de *spirochétose*, grands bains chauds qui procurent beaucoup de soulagement aux malades. Lavages buccaux et intestinaux ; contre la dépression artérielle, adrénaline, autosérothérapie. A titre préventif, suppression des rats, désinfection des urines et des excreta, assèchement du sol et des boues.

Ictères chroniques. — *Ictère lithiasique.* Dû à l'oblitération calculeuse du cholédoque. V. plus loin lithiase.

Ictère cancéreux. Survient lentement sans fièvre, s'accompagnant d'amaigrissement continu ; peut être causé par un cancer de la tête du pancréas, un cancer des voies biliaires ou un cancer de l'estomac.

Ictère syphilitique. Dû à la compression des voies biliaires par une gomme : rare.

Ictère hémolytique. Teinte jaune pâle, anémie, foie normal, grosse rate. Le sang contient des hématies granuleuses ; résistance globulaire diminuée.

Ces ictères peuvent être congénitaux et familiaux (cholémie familiale) ou acquis (ictère simple du nouveau-né, anémie, syphilis, paludisme).

Traitement. Comme précédemment et surtout traitement de la cause.

Lithiase biliaire et **Coliques hépatiques** (lithiase, du gr. *lithos*, pierre). — Les calculs sont de petites pierres qui se produisent dans la vésicule biliaire et dont la dimension varie depuis celle d'un grain de sable jusqu'à celle d'un œuf. En général, on trouve plusieurs calculs dans une même vésicule (*fig.* 318). Ces calculs existent également dans les canaux biliaires, le cholédoque en particulier.

CAUSES. La lithiase biliaire s'observe surtout chez les femmes, en particulier pendant la grossesse et après l'accouchement, après une fièvre typhoïde. Elle existe, également, chez les gros mangeurs, les malades obèses. On peut, chez un même malade, voir alternativement des crises de coliques hépatiques et néphrétiques.

Les lithiasiques présentent très souvent une augmentation de la cholestérine du sang (3 à 5 gr. par 1000 au lieu de 1 gr. 50). C'est à cette hypercholestérinémie, combinée avec l'infection vésiculaire, qu'on rapporte la formation des calculs biliaires.

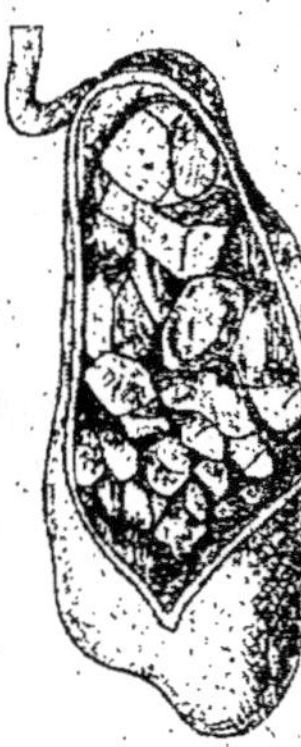

FIG. 318. — Vésicule biliaire calculeuse.
(Dr Fiessinger.)

Chez les lithiasiques, il n'est pas rare de voir autour des paupières des dépôts de *xanthélasma*, indice très net de cholestérine en excès dans le sang et les tissus.

SIGNES. Dans la grande majorité des cas, la présence de calculs biliaires dans la vésicule ne se traduit par aucun symptôme, tant que le calcul reste dans cette vésicule et que celle-ci n'est pas enflammée ; rien ne décèle sa présence mais, parfois, survient un accident fort douloureux, la *colique hépatique*, qui tient à la migration de ces calculs à l'intérieur des voies biliaires. Brusquement, en général, après un repas, c'est-à-dire au moment où la bile se déverse dans l'intestin, le malade ressent des douleurs très violentes dans la région droite de l'abdomen, sous les côtes ; la douleur atteint rapidement une acuité parfois extrême. Elle part du foie, retentit dans l'épaule droite. Les vomissements ne tardent pas à survenir, d'abord alimentaires, puis bilieux. La crise se prolonge parfois plusieurs jours, à mesure que le calcul chemine dans les voies biliaires. Lorsque le calcul arrive au canal cholédoque qui conduit la bile dans l'intestin, il détermine une rétention biliaire, et la jaunisse apparaît. Enfin, la crise se termine brusquement comme elle a commencé, soit par le passage des calculs dans l'intestin, soit par le retour des calculs dans la vésicule biliaire, où ils retombent.

COMPLICATIONS : 1° L'arrêt du calcul dans le canal cholédoque déterminant un *ictère par rétention* ; 2° l'*infection des voies biliaires*, qui peut amener une inflammation chronique du péritoine autour de la vésicule, déterminant des douleurs à ce niveau, et créant souvent des adhérences avec les organes voisins. L'infection de la vésicule peut aboutir à la suppuration et nécessiter une intervention ; 3° à cause des rapports de voisinage avec le pancréas, la lithiase peut déterminer une inflammation de la glande (*pancréatite*).

TRAITEMENT : I. MÉDICAL. a) *En dehors des crises. Hygiène.* Existence assez active, de préférence au plein air, sans surmenage. Repos horizontal après repas. Éviter les secousses abdominales (voyages en chemin de fer, auto ; porter une sangle abdominale).

Régime. Éviter les aliments gras, qui excitent les contractions de la vésicule et les aliments riches en cholestérine, favorisant la production de calculs.

Aliments défendus : graisses et *œufs* ; ragoûts, fritures, ris et foie de veau, oie, canard, rognons, boudin, charcuterie, gibier, aliments faisandés ou épicés, poissons gras, laitance, caviar, beurre cuit, petits pois, choux, crudités, fromages forts. Toutefois, les œufs peuvent être tolérés en entremets.

Aliments conseillés : lait écrémé, potages au lait, aux légumes, au riz, semoule, tapioca, viandes blanches dégraissées, bouillies, grillées ou rôties ; poissons de mer maigres (sole, merlan, turbot, barbue) et poissons de rivière, frais et sans friture ; céréales, pommes de terre, en purée ou en robe de chambre, navets, chicorée, épinards, artichauts, asperges, légumes secs ou en purée, riz, pâtes alimentaires, fromages frais ; fruits.

Éviter les eaux gazeuses, les boissons alcooliques, la bière et les liqueurs. Prendre des boissons alcalines une infusion chaude à la fin du repas.

Manger peu à la fois et souvent : 4 à 5 repas modérés dans les 24 heures (Gilbert).

Médicaments : urotropine (1 gr.), salicylate de soude (1 gr.), huile de Harlem, 1 à 2 capsules de 0 gr. 20, huile d'olive (50 à 100 gr.) ; infusion de boldo à 10 p. 1000.

Cure hydrominérale. Hydrothérapie. Vichy, Carlsbad, Pougues, Plombières, Luxeuil, Brides, Vittel, Evian.

b) *Pendant les crises aiguës.* Repos absolu. Compresses chaudes ou vessie de glace sur la région vésiculaire : belladone, opium, ou même injection de morphine.

II. CHIRURGICAL. En cas de crises douloureuses et répétées ou d'infection grave des voies biliaires (fièvre élevée) ou de complications (occlusion, péritonite).

Abcès du foie. — Les ***petits abcès du foie*** peuvent s'observer au cours de maladies infectieuses (variole, fièvre typhoïde, pneumonie, etc.), d'une appendicite, d'entéro-colites, d'angiocholites.

SIGNES. Fièvre, douleur, affaiblissement général, qui peut aller en s'aggravant et se terminer par la mort.

Les ***grands abcès*** ont pour cause une infection qui peut être d'origine traumatique, mais le plus souvent ils reconnaissent comme étiologie la *dysenterie amibienne.* Ils sont surtout fréquents dans les pays chauds : Algérie, Sénégal, Cochinchine, Martinique, Inde.

SIGNES. Frissons, fièvre, atteignant 39°,5, douleur dans le flanc droit allant en s'accroissant et pouvant irradier dans l'épaule du même côté. Tuméfaction de la partie inférieure du thorax à droite. Quelquefois le pus peut être rejeté par les bronches ou l'abcès peut s'ouvrir dans le péritoine, déterminant une péritonite mortelle. L'affaiblissement est très grand.

TRAITEMENT. Après avoir évacué par une incision le pus qui est chocolat et contient des amibes, on fait une série d'injections sous-cutanées de 4 centigr. de chlorhydrate d'émétine, qui amènent rapidement la guérison. V. aussi à DYSENTERIE.

Cancer du foie. — Rarement primitif, le cancer du foie succède en général à un cancer de l'estomac ou de l'intestin, ou d'un autre organe du voisinage. Il est plus fréquent chez l'homme et se développe surtout après 40 ans. L'alcoolisme, le paludisme, une affection du foie antérieure, sont des causes prédisposantes.

SIGNES. Troubles digestifs, cachexie, fièvre, anorexie, dégoût de la viande, facies jaune pâle, hypertrophie du foie qui devient dur. Quand il s'agit d'un *cancer nodulaire*, c'est-à-dire quand on sent à la surface des nodosités qui lui donnent un aspect marronné, on observe de la douleur, de l'ictère, de l'ascite.

TRAITEMENT. Purement palliatif.

Kyste hydatique. — Poches remplies d'un liquide transparent se développant dans le foie. On peut aussi les trouver dans d'autres organes.

Ces kystes sont provoqués par l'accroissement dans le foie de l'embryon d'un parasite qui vit à l'état normal dans l'intestin du chien, le *ténia échinocoque**.

(V. TÉNIA). Ce ver produit un grand nombre d'œufs qui sont éliminés avec les matières fécales de l'animal et qui peuvent venir souiller les mains des personnes jouant avec les chiens. Ces œufs microscopiques peuvent ainsi être portés jusqu'aux lèvres, pénétrer de là dans l'intestin de l'homme, et, après être parvenus dans le courant sanguin, aller se fixer au niveau du foie. Très lentement ils se développent, et ce n'est que plusieurs années après leur début qu'ils peuvent manifester leur présence.

SIGNES. Tuméfaction du foie, troubles dyspeptiques, nausées, vomissements, douleur, déformation et voussure de la région hépatique. A la palpation on peut percevoir un *frémissement* spécial. Quelquefois la tumeur peut disparaître par suite de la mort du parasite, mais il peut aussi survenir des complications : ascite, compression du poumon, du cœur, perte de l'appétit et des forces, amaigrissement, cachexie, intoxication par le liquide du kyste (urticaire), rupture du kyste et ouverture dans les organes voisins suivie quelquefois de mort, dans d'autres cas de dyspnée, de suppuration.

La réaction de fixation du complément permet de reconnaître s'il existe un kyste hydatique du foie (réaction de Weinberg et Parvu). Si elle continue à être positive après l'opération, elle peut faire supposer que tous les kystes n'ont pas été enlevés.

TRAITEMENT chirurgical : ablation totale du kyste ; en cas d'impossibilité, abouchement de la poche à la paroi (marsupialisation).

Foie de soufre. — V. SOUFRE (*Trisulf*).

Foins (Fièvre des). — Affection saisonnière survenant à l'époque de la floraison des graminées et ressemblant à la fois à l'asthme (*asthme d'été*) et à un rhume de cerveau compliqué de conjonctivite. Elle est due au pollen des fleurs qui traumatise la muqueuse nasale.

SIGNES. La maladie apparaît en général en été, mais aussi en automne. Deux formes : 1° *Oculo-nasale.* Démangeaisons insupportables dans le nez, avec violents éternuements se répétant 20 à 30 fois de suite, et sérosité liquide « s'écoulant comme une fontaine »; picotements incessants dans les yeux qui, sous l'influence des frottements, se congestionnent et donnent lieu à un écoulement continu de larmes. La lumière et la chaleur exaspèrent ces troubles, qui s'amendent au contraire à l'ombre, la nuit et dans les endroits frais; 2° *Oculo-nasale-thoracique.* Aux signes précédents s'ajoute une oppression qui s'accroît graduellement et donne lieu à des accès très pénibles. Ceux-ci s'accompagnent souvent d'une expectoration abondante.

MARCHE. La durée totale de la maladie ne dépasse pas 6 semaines, mais l'accès peut se reproduire pendant plusieurs années, à une date presque identique à la première.

CAUSES: 1° Tempérament nerveux ou arthritique, héréditaire ou acquis ; 2° excitabilité particulière de la muqueuse nasale ou maladie du nez (hypertrophie des cornets); 3° cause irritante extérieure (pollen des plantes, odeurs, chaleur, lumière, poussières).

TRAITEMENT : I. PRÉVENTIF. Traitement de l'arthritisme ou du nervosisme, cautérisation nasale en cas d'hypertrophie des cornets.

II. CURATIF. Sérum ou vaccin antipollen.

Folie. — La folie proprement dite comprend les affections mentales où le *fonctionnement* de l'intelligence est seul altéré ; pour les maladies liées à un *vice d'organisation* du cerveau, c'est-à-dire les *infirmités cérébrales*, soit congénitales (imbécillité*, idiotisme*, crétinisme*), soit acquises (démence*), on se reportera aux différents mots marqués d'un astérisque. Enfin, les traits communs (causes, signes, évolution et traitement) à *toutes* les maladies mentales ont été indiqués à l'article ALIÉNATION* mentale.

I. **Manie.** — 1° ***Forme aiguë*** (*fig.* 319). — Folie caractérisée par un délire généralisé, avec une vive surexcitation de l'intelligence et un besoin tumultueux de mouvement.

SIGNES : *Invasion*, malaise, tristesse, insomnie, perte d'appétit, constipation. *Période d'état* (2 à 6 mois), absence d'enchaînement des idées, incohérence perpétuelle de langage, *illusions**, principalement visuelles (erreurs de forme, de position, de volume), entraînant une association rapide d'idées extraordinaires qui font continuellement varier la personnalité du maniaque (successivement cultivateur, militaire, avocat, médecin, pape, etc.), mobilité et incohérence des sentiments, tendance aux excès, attitude inconvenante, impulsions continuelles et instantanées à la destruction plus qu'à l'homicide, *mouvement* perpétuel de toutes les parties du corps, visage animé, yeux brillants, voix rauque, tenue en désordre, insomnie presque absolue pendant des mois sans fatigue apparente, accroissement même des forces, insensibilité aux changements de température, appétit exagéré avec constipation opiniâtre, amaigrissement rapide, pouls et température augmentés. — La *guérison* est fréquente (deux tiers des cas), surtout dans les premiers mois et en automne ; elle s'opère brusquement ou par oscillations successives, ou encore par diminution graduelle des symptômes. Le passage à l'état *chronique*, qui est la terminaison la plus ordinaire après la guérison, se fait insensiblement ; la *mort* est due à une complication le plus souvent pulmonaire ou à un *délire aigu* surajouté, qui est une forme suraiguë de la manie, et s'accompagne de fièvre.

2° ***Forme subaiguë.*** — Forme atténuée, mais plus grave, car elle est moins guérissable.

3° ***Forme chronique.*** — Caractérisée par une atténuation des signes de la forme aiguë, elle se produit rarement d'emblée et succède sans transition bien nette à la forme aiguë. Des interruptions où le malade ressent un état presque normal peuvent se produire au cours de son évolution, qui peut durer 30 ans et se terminer par la démence*.

4° ***Forme intellectuelle*** (excitation maniaque, *excentricité*). — CAUSES. Surtout hérédité. — SIGNES. Surexcitation de l'imagination, de la mémoire, du langage ; inventions continuelles, en général, irréalisables mais non absurdes ; les idées sont très mobiles (orgueil, ambition, persécution), mais cependant *cohérentes ;* souvent mauvais sentiments et mauvais instincts, mais rendant les malades plus désagréables que dangereux ; tendance à la suractivité physique. — TERMINAISON. Guérison.

5° ***Forme morale ou raisonnante.*** — Avant tout hérédité. — SIGNES. Dégénérescences* physiques, altération du sens moral, perversion des sentiments (mensonge, vol, impulsion à boire, à tuer, à incendier), absence de volonté. L'intelligence est plutôt accrue et permet à ces malades de combiner leur plan et de dissimuler leurs mauvaises actions. — TERMINAISON. Ordinairement incurabilité.

II. **Mélancolie** ou **Lypémanie.** — 1° ***Forme aiguë.*** — Folie généralisée, caractérisée par un délire triste et une dépression complète. — CAUSES. Chagrins et fatigues prolongées, maladies des viscères. V. en outre ALIÉNATION *MENTALE.

SIGNES : *Invasion.* Mêmes symptômes que pour manie, mais plus lents et avec troubles gastro-intestinaux plus intenses. *Période d'état. Dépression générale* (paresse intellectuelle, annulation de l'énergie et de la volonté). Les idées délirantes ont pour sujet la ruine, le déshonneur, les fautes, les crimes des malades qui ne s'*en prennent qu'à eux-mêmes* de leur situation; parole sourde, lente, gémissante; *hallucinations**, surtout de l'ouïe (menaces) et toujours pénibles, quelquefois de la vue (flammes, tueries) ou de l'odorat (mauvaises odeurs); apathie et même aversion des proches ou, au contraire, préoccupation incessante de leur état; *refus d'aliment*; *tendance au suicide,* mais ordinairement sans conséquence grave, par suite d'absence d'énergie; attitude et physionomie tristes, *torpeur, cauchemars* pendant le sommeil, respiration et circulation ralenties, extrémités refroidies, bleuâtres, haleine mauvaise.

EVOLUTION. Guérison fréquente après 1 à 10 mois par une amélioration progressive. Mort quelquefois par suicide ou par forme suraiguë (mélancolie avec stupeur), caractérisée par *anéantissement* supprimant totalement mouvement et alimentation; le malade est continuellement en proie à des hallucinations effrayantes.

2° ***Forme subaiguë.*** — Forme atténuée, mais plus grave, car elle est moins guérissable.

3° ***Forme chronique.*** — Intervalle de dépression moins intense. TERMINAISON. *Démence**.

4° ***Forme intellectuelle.*** — CAUSES. Hérédité. — SIGNES. Hypocondrie (préoccupation incessante de la santé), idées de persécution non systématique, délire religieux (crainte de l'enfer), folie du doute. — EVOLUTION. Possibilité plus rare de guérison que dans les formes aiguës et terminaison assez fréquente par démence.

5° ***Forme morale ou raisonnante.*** — Anxiété morale avec *impuissance d'action,* peur de traverser un espace (agoraphobie), peur de toucher, peur de se trouver devant de gros objets (mégalophobie) ou dans un endroit resserré (claustrophobie), *tendance au suicide* similaire à celui des parents comme forme ou date. EVOLUTION. Indéfinie, souvent incurable.

III. **Folie à double forme.** — Folie généralisée, constituée par la succession d'accès d'une des formes quelconques de manie et de mélancolie. Ordinairement, l'excitation maniaque précède la dépression mélancolique. La transition se fait quelquefois brusquement, mais, en général, progressivement, avec une période plus ou moins longue d'état normal entre les deux accès. Lorsque les accès se succèdent sans interruption, la maladie prend le nom de *folie circulaire.* — CAUSES. Hérédité, 20 à 30 ans, sexe féminin. — EVOLUTION. Périodique. L'accès dure de quelques jours à plusieurs mois; ordinairement, la période de mélancolie est plus longue que celle de manie. La guérison est exceptionnelle, la mort est due à une complication ou au suicide. — TRAITEMENT. Sulfate de quinine (20 centigr. à 2 gr.). V. ALIÉNATION*.

IV. **Folie partielle.** — Folie chronique, essentielle, sans réaction générale, caractérisée par des hallucinations, surtout de l'ouïe, par un délire tendant à la systématisation et aboutissant à la transformation de la personnalité. Dans cette forme d'aliénation, l'individu peut, en dehors de ce qui concerne son délire, penser et agir normalement, tandis que les maniaques et les mélancoliques, principalement dans leurs accès, agissent toujours en malades.

CAUSES. Hérédité, misère, malheurs, sexe féminin, célibataire, enfants naturels. V. aussi ALIÉNATION*.

SIGNES : Ire PHASE. *Folie hypocondriaque.* Analyse par l'aliéné : 1° de fausses sensations internes ou externes (troubles digestifs, phénomènes nerveux du cœur ou de l'utérus); 2° d'hallucinations de l'ouïe (bruits de voix), plus rarement de l'odorat et du goût (parfums désagréables, mauvais goût), du tact (torsion, brûlure).

IIe PHASE. *Interprétation par l'aliéné* des sensations et des hallucinations, qui deviennent de plus en plus

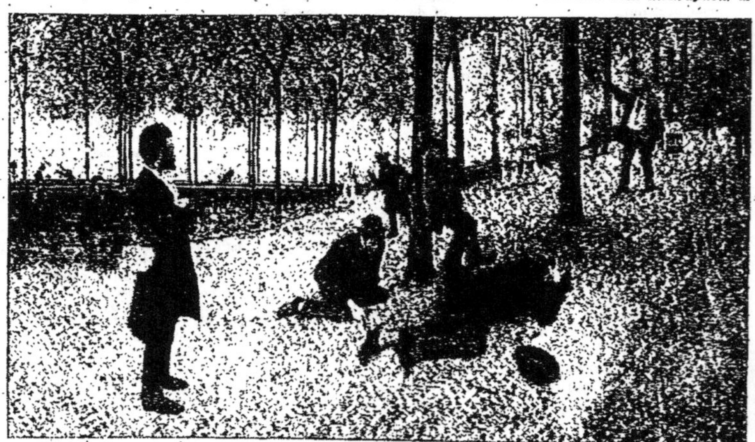

FIG 319 — Les Fous. — Tableau de Jean Béraud.

précises ; il les groupe, leur donne un but (systématisation, organisation du délire), les attribue soit à Dieu (*délire mystique*) [*fig.* 320], soit à un individu ou à un groupe d'individus : jésuites, francs-maçons, police (*délire de persécution*). Le fou commence par se plaindre aux diverses autorités, change fréquemment de domicile pour échapper à ses ennemis, puis songe à se faire

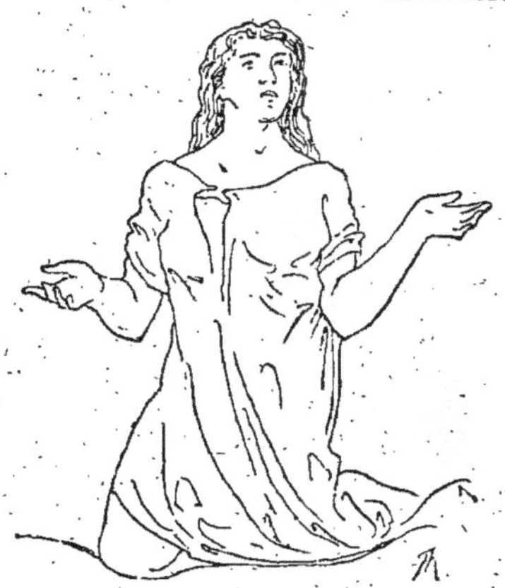

FIG. 320. — Extase.
D'après les études cliniques de Paul Richet. (*Rev. Encycl.*, 1894.)

justice lui-même ; de persécuté, il passe persécuteur (Lasègue) et devient alors particulièrement *dangereux* (impulsion subite à l'assassinat et à l'incendie). Il emploie des expressions spéciales (langage pathologique), devient défiant, impoli, peu loquace sur ses projets. IIIe PHASE. *Transformation de la personnalité, folie ambitieuse* (révélation brusque ou lente à l'aliéné de sa haute situation, roi, pape, général).

La *folie à deux* est un délire identique chez un ou plusieurs individus vivant ensemble. ÉVOLUTION. La durée de chaque phase est très variable et la durée totale de la maladie, qui est à peu près incurable, est indéterminée. La terminaison a lieu par démence après 15 à 30 ans ou par la mort, qui est le résultat d'une complication quelconque (hémorragie cérébrale). — TRAITEMENT. V. ALIÉNATION*.

Folie puerpérale. — Troubles mentaux qui peuvent survenir à l'occasion de la grossesse, de l'accouchement, de la lactation.

Grossesse. — Les variations d'humeur, appétits nouveaux, désirs impérieux sont des incidents banaux, mais une véritable psychose peut se développer : théâtrale, hallucinatoire, bruyante à type de convulsion mentale, aiguë, cessant en général avec l'accouchement.

Suite de couches. — La psychose le plus souvent observée est un état de confusion mentale simple, sans délire, avec indifférence, abattement. Il peut survenir un délire aigu, lié à l'infection et revêtant l'allure de toutes les psychoses toxiques.

Lactation. — Généralement consécutive aux allaitements prolongés et répétés. Se présente sous forme de délire, de rêve léger ou de dépression marquée avec aversion pour le nourrisson.

Folliculite. — Inflammation du follicule pilo-sébacé pouvant se terminer par la suppuration. Elle peut être due à des microbes pyogènes (staphylocoques, streptocoques) ou à des champignons (tricophyton).

Fomentation (du lat. *fovere*, chauffer). — Applications CHAUDES, soit *sèches* (serviettes ou flanelles chaudes, briques, boules d'eau), soit *humides* (linges, flanelles, éponges trempées dans un liquide chaud : décoction d'espèces émollientes ou narcotiques, de fleurs de sureau*, huile d'amandes douces).

ACTION. Diminution ou suppression d'un état inflammatoire.

Fondant. — Médicament destiné à produire la résolution d'un engorgement, d'une inflammation : onguent napolitain (V. MERCURE), pommade à l'iodure* de potassium.

Fongosité (du lat. *fungus*, champignon). — Végétations mollasses qui apparaissent à la surface d'une plaie, d'un ulcère, d'un cancer ; elles saignent facilement et nuisent à la cicatrisation. On les détruit d'ordinaire par une cautérisation au nitrate d'argent.

Fongus. — Tumeur végétante, ayant ulcéré la peau et ressemblant à un champignon.

Fontaine. — V. FILTRE.

Fontanelle (*fig.* 321). — Point de réunion des sutures du crâne, formé par une membrane fibreuse dépressible, qui est remplacée d'abord par du cartilage et ensuite par de l'os (18 ans).

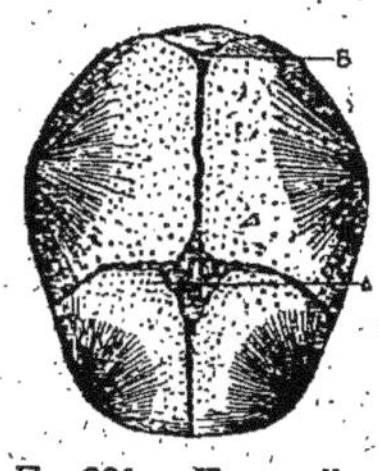

FIG. 321. — Fontanelle.
A. Grande fontanelle.
B. Petite fontanelle.

Les deux fontanelles principales sont : l'antérieure ou *grande* formée par l'entre-croisement des sutures du frontal et des pariétaux, et la postérieure ou *petite*, à l'union de l'occipital avec les pariétaux.

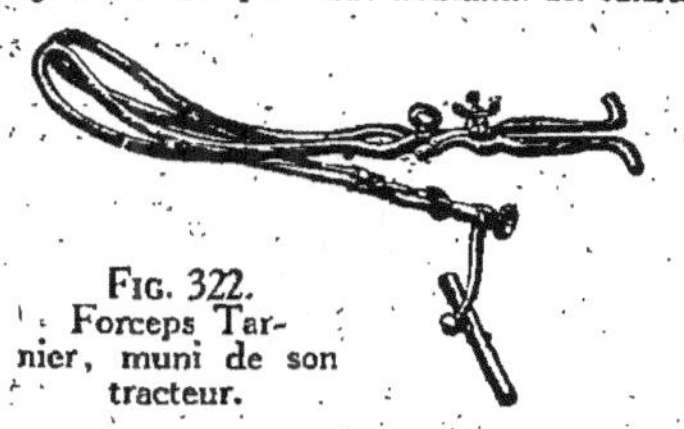

FIG. 322.
Forceps Tarnier, muni de son tracteur.

Forceps [du lat. *forceps*, tenaille] (*fig.* 322). — Appareil destiné à faciliter les accouchements difficiles.

Forcipressure (Pince à). — V. TROUSSE.

Forges-les-Bains (Seine-et-Oise). — Etablissement de l'Assistance publique de Paris pour les enfants scrofuleux. Trois sources froides contiennent du chlorure de sodium et de magnésium, du sulfure de calcium et de magnésium.

Forges-les-Eaux (Seine-Inférieure). — Station d'eaux ferrugineuses (crénate de fer), froides, gazeuses. Altitude 120 mètres, climat très chaud en août, saison : 15 juin-1er octobre. Ressources, vie calme.

MODE D'EMPLOI. Boissons, bains, douches. — INDICATIONS. Celles des EAUX MINÉRALES* ferrugineuses.

Formol ou **Formaline** (Aldéhyde formique). — Antiseptique puissant non toxique, agissant à l'état de vapeur. Il est obtenu en faisant passer des vapeurs d'alcool méthylique sur le charbon porté au rouge ; il est très soluble dans l'eau et l'alcool, irritant à forte dose.

MODE D'EMPLOI. Pour les pansements chirurgicaux, solution à 1/4000 ; contre la carie dentaire : formol 4 gr., essence de géranium 2 gr., alcool à 80° 4 gr. ; pour désinfecter une pièce, laisser évaporer dans un plat : formol 30 gr., eucalyptol 30 gr., alcool 300 gr., ou pulvériser avec cette solution étendue de 10 à 20 fois d'eau (V. DÉSINFECTION). On l'emploie aussi contre les piqûres de moustiques.

Formule. — Exposé des substances pharmaceutiques prescrites à un malade. Ces substances sont les unes actives, les autres destinées à servir de véhicules aux premières.

Fortifiants. — Les substances fortifiantes sont : 1° *alimentaires* : jus* de viande, viande* crue, saignante, poudre de viandes, peptone ; 2° *médicamenteuses* : V. AMERS, APPÉTIT, ARSENIC, CHAUX (phosphate de), FER, MORUE (huile de foie de), QUINQUINA.

Fosse iliaque. — Région de l'abdomen*, située à gauche et à droite de l'hypogastre.

Les fosses iliaques renferment comme organes importants, des deux côtés, l'*uretère*, qui se rend à la vessie, les *vaisseaux iliaques*, et chez la femme, les *annexes* de l'utérus (trompe, ovaires) ; à droite le *cæcum* et l'*appendice*, à gauche l'*anse sigmoïde du côlon* pelvien.

Les fosses iliaques sont souvent le siège de *douleurs* dont la cause est parfois difficile à déterminer.

A droite, la douleur peut être causée par une appendicite, une inflammation du cæcum (typhlo-colite, tuberculose cæcale), une salpingite, un kyste de l'ovaire à pédicule tordu, une grossesse extra-utérine, un calcul de l'uretère, une hernie inguinale.

A gauche, la douleur peut reconnaître comme cause une inflammation de l'anse sigmoïde (sigmoïdite, cancer), un calcul de l'uretère, une salpingite ou un kyste de l'ovaire, une hernie inguinale.

Fosses d'aisances. — Les fosses d'aisances doivent être : 1° *étanches*, de façon à ne pas permettre les infiltrations vers les sources ou les puits voisins, dont il est nécessaire qu'elles soient éloignées le plus possible ; 2° pourvues de tuyaux d'*aérage*, de façon à éviter les odeurs nauséabondes. Pour leur désinfection, V. ce mot. V. aussi VIDANGES.

Foudre (*fig.* 323). — En cas d'orage, il est bon de prendre certaines précautions.

Eviter, pendant les orages, le voisinage d'une rivière, d'un lac, d'un arbre, des *fils télégraphiques*, des barres métalliques (ne pas surtout s'y appuyer), des rassemblements d'hommes et d'animaux. On peut, au contraire, se coucher dans un fossé. Les vêtements mauvais conducteurs de l'électricité sont ceux de soie,

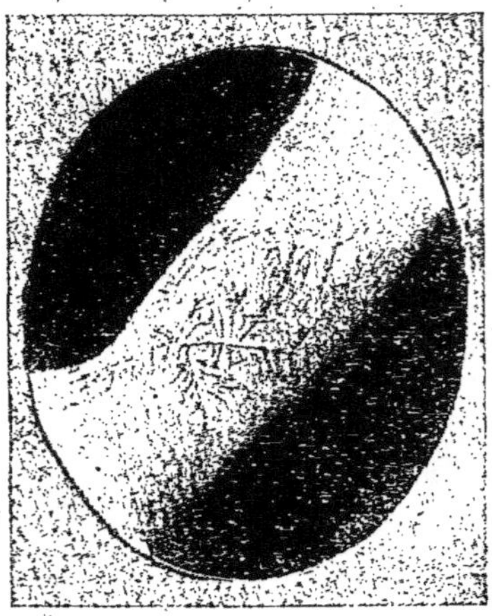

FIG. 323. — Bras d'un enfant sur lequel la foudre a dessiné des empreintes.
(*Rev. Encycl.*, 1894.)

de laine, de caoutchouc et les fourrures ; les habits mouillés, en transmettant l'électricité au sol, protègent l'individu. Ne pas se réfugier dans un édifice trop élevé (église). Fermer les portes et les fenêtres de son appartement, et ne pas se placer devant le courant d'air qui va de la cheminée à une porte.

Ne pas se précipiter aussitôt après le coup de foudre à l'endroit où celle-ci est tombée, car, souvent, un second succède rapidement au premier.

Pour le TRAITEMENT, V. ASPHYXIE. Continuer longtemps les manœuvres de sauvetage.

Fouet (Coup de). — V. COUP.

Fougère mâle. — On emploie le rhizome pour se débarrasser des ténias.

MODE D'EMPLOI. Poudre, 20 à 50 gr. ; huile éthérée, 2 à 8 gr. ; extrait oléo-résineux, 2 à 5 gr. en capsules.

Foulard, Cache-nez. — Pour *éviter* les maux de gorge (angine) et les rhumes (trachéite, laryngite, bronchite), il faut accoutumer progressivement le cou à supporter des variations de température. Il est, par conséquent, nuisible de porter des foulards, dès le moindre refroidissement de l'air, mais il est au contraire utile d'en faire usage pour guérir un enrouement, un rhume, une angine, et pour se préserver contre un froid excessif.

Foulure. — Légère entorse. V. ce mot.

Fracture (du lat. *frangere*, briser). — Solution de continuité, produite brusquement par une violence quelconque dans un os ou un cartilage. Les os les plus fréquemment fracturés sont : l'extrémité inférieure du radius et du péroné, les côtes, les os du bras et de la jambe. La fracture peut être *complète* ou *incomplète* (fissures, fêlures), *simple* ou *compliquée*, s'il existe une plaie communiquant avec l'os brisé.

SIGNES COMMUNS : 1° *Déformation* du membre par déplacement des fragments ; elle est surtout nette dans les premières heures, étant masquée plus tard par le *gonflement* de la région due à une infiltration de sérosité ; 2° *mobilité anormale* des deux parties d'un même os (mobilité qui ne doit être cherchée que par le médecin, sous peine d'accroître le mal) ; 3° *douleur* très exactement localisée au niveau de la brisure ; 4° *impotence fonctionnelle* (impossibilité de marcher, de remuer le membre malade) ; 5° *infiltration de sang* dans le tissu cellulaire sous-cutané (ecchymose) s'accroissant souvent pendant plusieurs jours.

Dans les fractures incomplètes, la douleur est le seul signe, les parties ayant conservé leurs rapports habituels. La radiographie donne dans les cas douteux, des renseignements très précieux.

TRAITEMENT COMMUN. Le but à obtenir est le rétablissement de la continuité de l'os par la formation d'une cicatrice osseuse ou cal (*fig.* 324). Pour obtenir ce résultat, on doit remettre en place les fragments (*réduction de la fracture*) et les maintenir dans une bonne situation par des appareils assurant l'immobilisation, soit avec des appareils amovibles (gouttière, appareils à attelles de bois), soit mieux avec des appareils inamovibles (appareils silicatés et plâtrés).

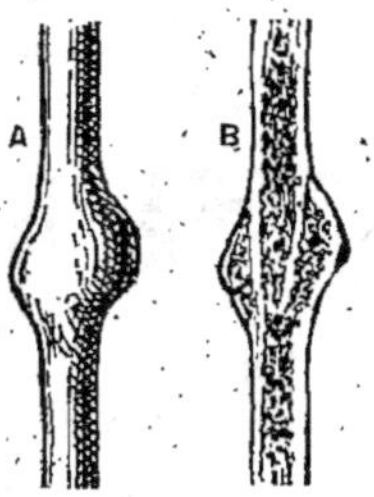

FIG. 324.
Cal après fracture.
A. Vue extérieure ; B. Coupe de l'os.

Dans certaines fractures, notamment de la cuisse, on maintient les muscles en extension par un poids à la jambe pour lutter contre l'action des muscles fléchisseurs qui tendent à faire chevaucher les fragments (extension continue).

Afin d'empêcher les ankyloses, on immobilise le moins longtemps possible les articulations, et, pour éviter l'atrophie qui succède à l'absence de fonctionnement des muscles, on masse de bonne heure les membres.

Parfois, la consolidation de la fracture ne se produit pas (vieillards, diabétiques), ou bien entre les fragments s'est interposée une partie de muscle (*pseudarthrose*). On peut alors recourir à une suture osseuse ou à une réunion des fragments par une plaque métallique (*ostéosynthèse*).

Fracture des divers os. — Pour les signes communs à toutes les fractures, V. l'article précédent.

Fracture du bassin (rare). — SIGNES. Douleur fixe, ecchymose considérable de la région périnéale ou fessière. Parfois déchirure de la vessie ou de l'urètre chez l'homme (hématurie). — PREMIERS SOINS. Repos (gouttière de Bonnet) [*fig.* 325], immobilisation avec

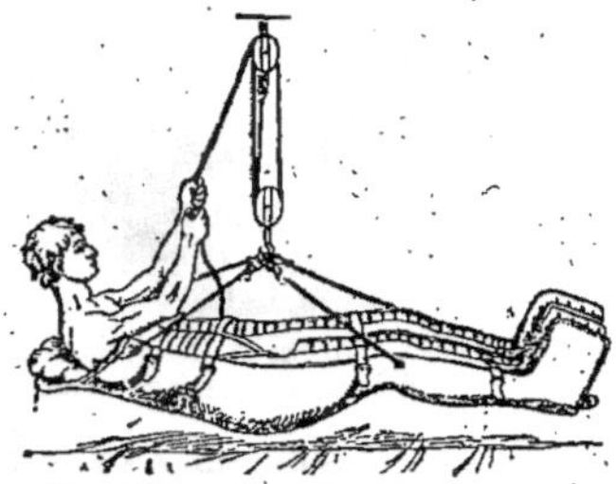
FIG. 325. — Gouttière de Bonnet.

bande de diachylon. Si la fracture frappe le sacrum, on peut être obligé de maintenir le fragment inférieur en introduisant dans le rectum une canule d'argent qui permet le cours des matières.

Fractures des os de l'avant-bras. — I. ***Fractures simultanées du cubitus et du radius.*** (*fig.* 326). — SIGNES SPÉCIAUX. Forme cylin-

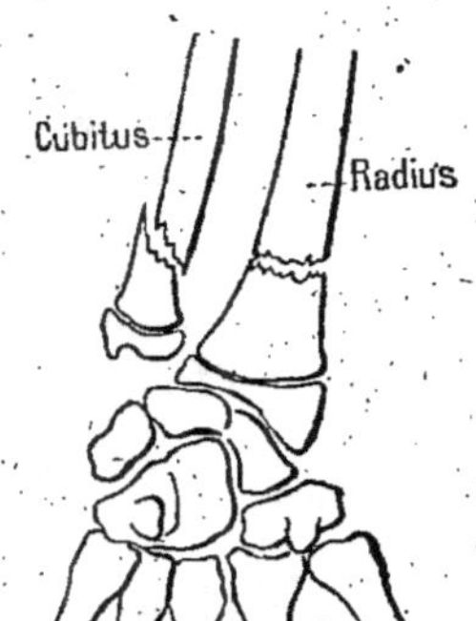

FIG. 326. — Fracture de l'avant-bras.
D'après une radiographie Radiguet.

drique de l'avant-bras, par suite du rapprochement des fragments vers le centre du membre.

TRAITEMENT. Placer le membre, le dos de la main en haut, entre deux planchettes, en interposant de chaque côté un coussin entre le bois et la peau. Ne pas trop serrer, de crainte de gangrène (*fig.* 327).

II. ***Fracture du corps du cubitus.*** — Mêmes signes et traitement que pour avant-bras.

III. ***Fracture du coude*** ou ***de l'olécrane*** (partie supérieure du cubitus). — SIGNES. Difficulté d'étendre l'avant-bras ; déplacement de l'olécrane, qui est élevé au-dessus de sa place habituelle ; il s'en rapproche quand on étend l'avant-bras et s'en éloigne dans la flexion en laissant une dépression entre les deux parties de l'os.

Traitement. Immobiliser l'avant-bras dans l'extension modérée entre deux planchettes, comme ci-dessus. Pour éviter l'ankylose, faire, après quelques jours, du massage et, dès le 10e jour, imprimer des mouvements.

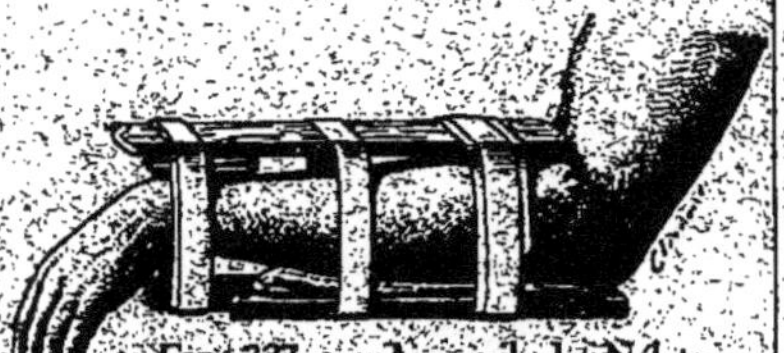

Fig. 327. — Appareil de Nélaton, pour les fractures de l'avant-bras.

IV. ***Fracture du corps du radius.*** — Mêmes signes et traitement que pour *avant-bras.*

V. ***Fracture de l'extrémité inférieure du radius*** (la plus fréquente de toutes). — Causes. Chute sur la paume de la main, retour de manivelle d'automobile. — Signes spéciaux. Le poignet est devenu *cylindrique,* par suite du refoulement en arrière du fragment inférieur. Le dos de la main et l'avant-bras représentent assez bien un dos de *fourchette* (*fig.* 328) ; un premier plan étant formé par l'avant-bras, un second par la saillie du fragment inférieur, un troisième par les os du carpe et du métacarpe. La face palmaire présente une disposition inverse. L'extrémité inférieure du cubitus (os de l'avant-bras auquel fait suite le petit doigt) forme un *relief énorme.* La main est rejetée en dehors. Il n'existe pas de mobilité, par suite de l'engrenage des fragments.

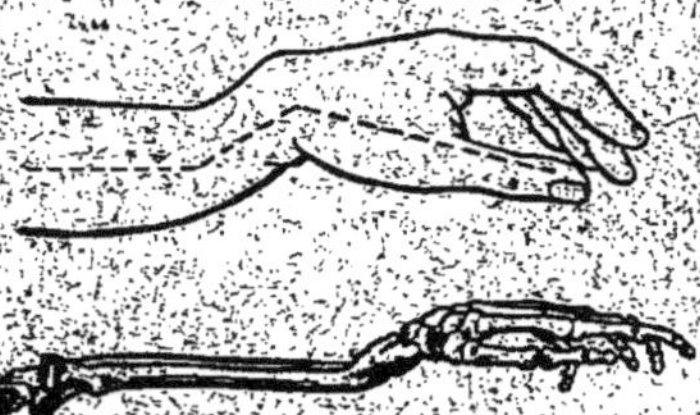

Fig. 328. — Fracture de l'extrémité inférieure du radius.

Traitement. Réduire en tirant sur la main que l'on inclinera fortement sur le bord cubital et, avec les pouces, refouler le fragment inférieur en avant et le fragment supérieur en arrière. Appliquer du coton au niveau de la voussure sur le dos du poignet et au-dessous de lui ; maintenir avec des attelles et une bande en ne serrant pas trop fort, ou avec un appareil plâtré (*fig.* 329). Durée d'immobilisation : 25 jours, mais en rectifiant l'appareil.

Fractures du bras. — I. ***Fracture du corps et de l'extrémité supérieure de l'humérus.*** — Signes communs. — Traitement. Entourer le membre avec 3 coussins et 3 attelles qu'on maintiendra avec une bande.

II. ***Fracture de l'extrémité inférieure de l'humérus.*** — Signes spéciaux. L'olécrane (terminaison du cubitus formant le coude) fait une saillie considérable au-dessus de laquelle existe une dépression, elle-même surmontée par le relief du fragment supérieur de l'humérus.

Traitement. Pendant qu'un aide tient le membre supérieur étendu, croiser les doigts sur la saillie qui occupe le pli du coude et la repousser en arrière,

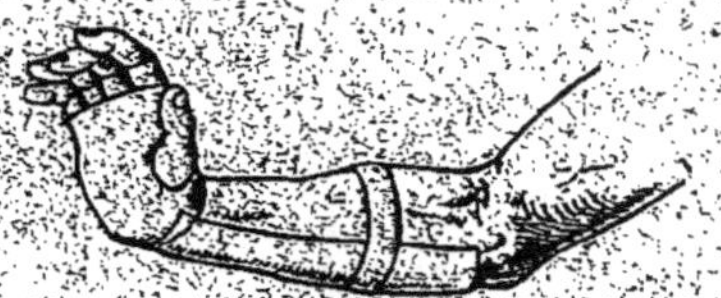

Fig. 329. — Appareil plâtré d'avant-bras.

tandis que les pouces, placés sur l'olécrane, le refoulent en avant. Appliquer l'appareil plâtré d'Hennequin (*fig.* 330), qu'on maintiendra 20 à 30 jours, ou encore l'appareil à extension continue de Delbet (*fig.* 332). Quand il y a plaie du bras (fracture compliquée), appliquer un appareil plâtré à anse (*fig.* 331).

Fracture de la clavicule. — Causes. Fracture assez fréquente à la partie moyenne de l'os. Coup ou chute sur l'épaule, le coude ou la main. — Signes spéciaux. *Déformation* consistant en une saillie formée par l'élévation du fragment interne. Moignon de l'épaule abaissé. La tête est inclinée du côté de l'os brisé, l'avant-bras est fléchi, le bras tourné en dedans. Douleur fixe, accrue par la pression. Ecchymose.

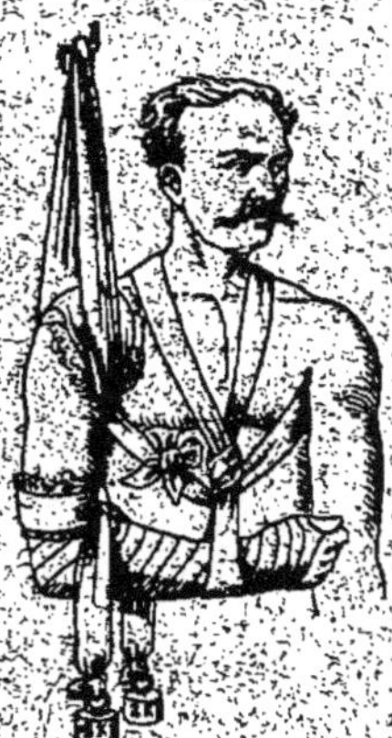

Fig. 330. Appareil de Hennequin pour fracture de l'humérus.

Traitement. Attirer le moignon de l'épaule en arrière, en dehors et en haut, puis, l'avant-bras étant demi-fléchi et le coude rapproché du tronc, immobiliser avec l'écharpe (V. *fig.* à ce mot) de Mayor. On attache derrière le dos une serviette pliée en triangle, puis, relevant les deux angles, on les ramène chacun vers une épaule, l'un en arrière, l'autre en avant de l'avant-bras, qui est ainsi fixé, puis on prolonge lesdits angles par deux bouts de bande qu'on dirige, l'un sur l'épaule saine, l'autre sur l'épaule malade, et que l'on attache près de la partie nouée de l'écharpe. Massage de la région.

Fractures des côtes. — Signes spéciaux. Ecchymoses, douleur très vive localisée à la brisure, augmentation pendant la toux et les respirations amples, d'où difficulté de la respiration. *Complications possibles* : pleurésie, pneumonie, emphysème.

TRAITEMENT. Immobiliser le thorax avec un bandage de diachylon ou une serviette pliée, de façon à recouvrir une surface très large de la poitrine et serrer fortement.

Fracture du crâne (base). — SIGNES SPÉCIAUX. *Ecchymose* de la paupière inférieure, *hémorragie* ou

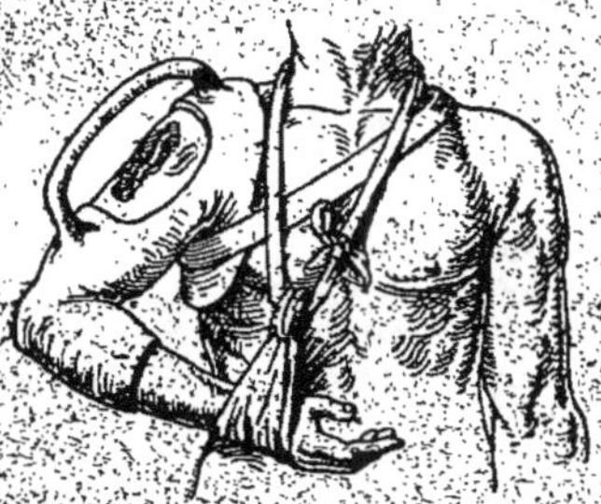

FIG. 331. — Appareil plâtré à anse.

écoulement d'un liquide par le nez, la bouche ou l'oreille, paralysies partielles des muscles de la face.

TRAITEMENT. Application de compresses trempées dans l'alcool pur ou camphré. Ablation des esquilles, trépanation.

Fracture du cubitus. — V. FRACTURE d'avant-bras.

Fracture de la cuisse. — ***Fracture du col et du corps du fémur.*** — SIGNES SPÉCIAUX. Impossibilité pour le blessé de se relever, par suppres-

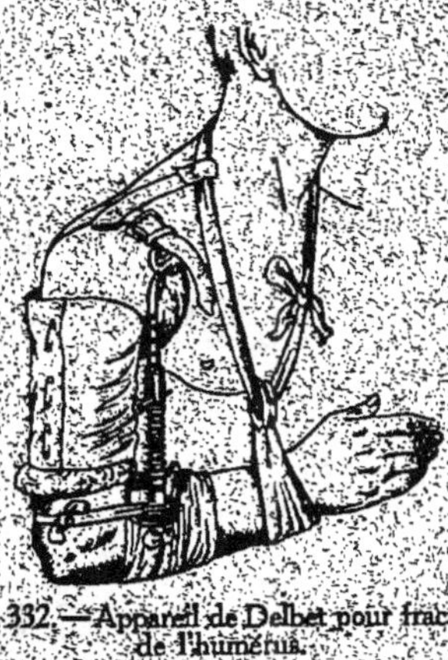

FIG. 332. — Appareil de Delbet pour fracture de l'humérus.

sion du point d'appui, et douleur très vive au moindre mouvement imprimé à la cuisse. *Raccourcissement* du membre, qui est *tourné en dehors*.

TRAITEMENT. Durée de consolidation : 50 jours ; immobilisation dans la gouttière de Bonnet ; appareil à extension continue (Delbet, Hennequin, *fig.* 333, 334).

Fracture des os de la face. — SIGNES habituels

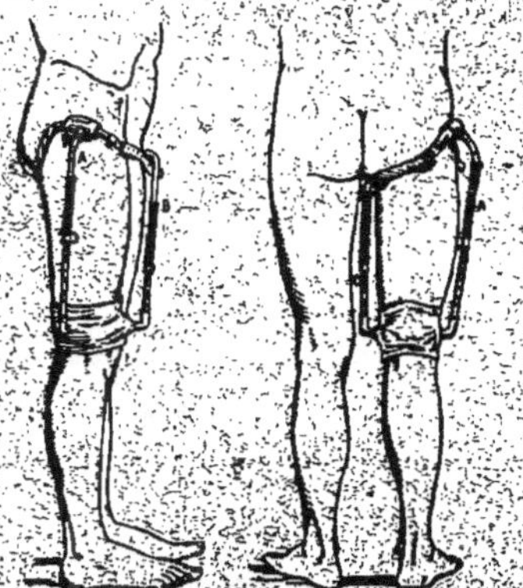

FIG. 333. — Appareil de Delbet pour fracture de cuisse.

des fractures, auxquels s'ajoutent un saignement de nez, la perte de l'odorat, l'infiltration d'air dans le tissu cellulaire sous-cutané.

TRAITEMENT. Redresser s'il y a lieu les os déplacés. Compresses d'alcool camphré.

Fracture des os de la jambe. — I. ***Fracture du tibia et du péroné, fracture du tibia seul.*** — SIGNES GÉNÉRAUX énoncés au début de l'article.

II. ***Fracture du péroné.*** — CAUSES. Faux pas. —

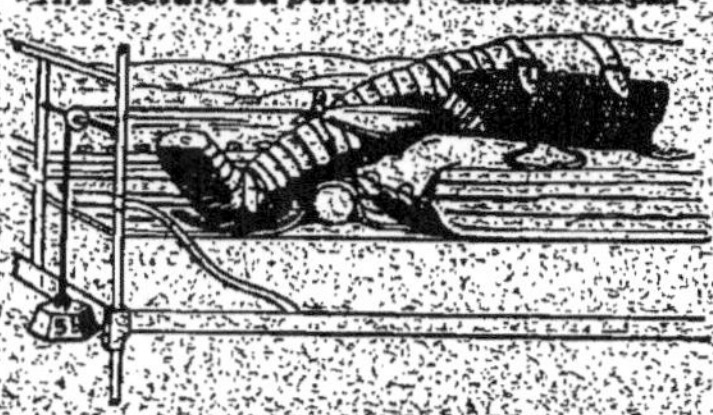

FIG. 334. — Appareil de Hennequin pour fracture de cuisse.

SIGNES SPÉCIAUX. Si, ce qui est le cas le plus habituel, la fracture est à la partie inférieure de l'os, *dépression transversale* plus ou moins nette, avec douleur fixe, et *déviation* du pied *en dehors*. Quelquefois, la fracture est au niveau du tiers supérieur de l'os, et la douleur localisée en ce point est le signe principal.

TRAITEMENT. Réduction et immobilisation dans un appareil plâtré (*fig.* 335) ou bien *appareil de marche* (*fig.* 336).

Transport après fracture de jambe : 1° *A petite distance*. S'il s'agit de transporter le blessé à quelques pas seulement, on le porte, en ayant soin de placer une main au-dessus et une au-dessous de la fracture, de façon à éviter le déplacement des fragments. 2° *A plus grande distance*. Dans ce cas, il faut préalablement immobiliser les fragments en plaçant de chaque côté et au-dessus du membre des attelles faites

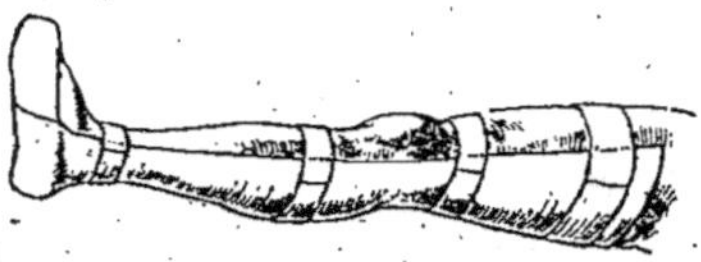

FIG. 335. — Appareil plâtré pour fracture de la jambe.

au besoin avec des cannes, des parapluies, des grosses branches, un fourreau de sabre. On interposera entre ces attelles de fortune et le membre une étoffe quelconque, du foin, de l'herbe, de façon à éviter la compression d'un corps dur sur la peau, et on attachera le tout avec des mouchoirs.

Fracture de la main. — SIGNES COMMUNS.— PREMIERS SOINS. Coton hydrophile avec attelles.

Fractures du maxillaire supérieur. — SIGNES. V. au début de l'article.

TRAITEMENT. Cravate nouée au-dessus de la tête, suture osseuse, alimentation liquide.

Fracture du maxillaire inférieur. — TRAITEMENT. Application du bandage dit fronde(V. BANDAGE), ligature des dents des deux fragments.

Fracture de l'omoplate. — SIGNES. (V. au début

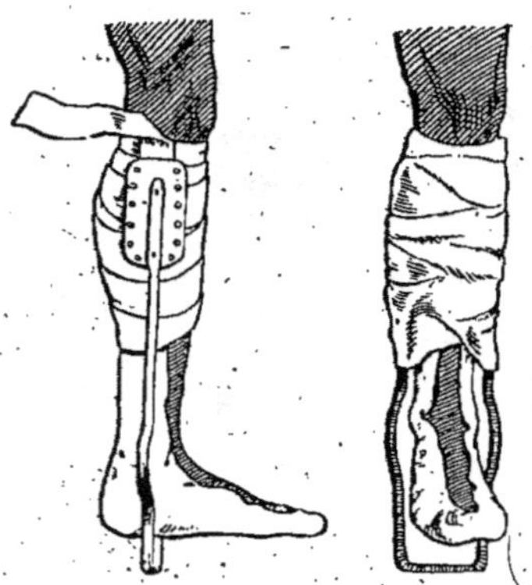

FIG. 336. — Appareil de marche pour fracture de la jambe.

de l'article.) — PREMIERS SOINS. Soutenir le bras avec une écharpe*.

Fracture du péroné. — V. ci-dessus *fracture de la jambe*.

Fracture du pied. — Immobiliser le pied dans un petit appareil plâtré. V. *Fracture de la jambe*.

Fracture du poignet. — V. *Fracture d'avant-bras*.

Fracture du radius. — V. *Fracture d'avant-bras*.

Fracture de la rotule. — CAUSES. Chute ou effort violent pour éviter une chute en arrière. — SIGNES SPÉCIAUX. Dépression transversale entre les deux fragments, impossibilité de se relever, la jambe ne pouvant pas être étendue.

TRAITEMENT. Suture de la rotule.

Fracture du sternum. — TRAITEMENT. S'il existe un déplacement d'un des fragments, le réduire en faisant incurver le tronc en arrière. Immobiliser la poitrine avec une bande de diachylon. Repos absolu sur le dos.

Fracture du tibia. — V. *Fracture de jambe*.

Fracture des vertèbres. — SIGNES COMMUNS (V. au début de l'article), et, en cas de lésion de la moelle épinière, *paralysie*.

TRAITEMENT. Repos absolu dans une gouttière de Bonnet (*fig.* 325).

Fraisier. — Les fraises sont stimulantes et diurétiques.

Framboisier. — Les framboises sont diurétiques, rafraîchissantes et laxatives.

Frayeurs nocturnes. — V. TERREURS NOCTURNES.

Frêne. — Arbre de la famille des Oléacées. L'infusion de feuilles (15 à 25 gr. par litre) est purgative.

Fréquence (haute). — V. ÉLECTROTHÉRAPIE.

Frictions. — V. MAINS et MASSAGE.

Frisson. — Tremblement produit par le froid extérieur ou par la fièvre.

Froid. — Sensation que fait éprouver une température inférieure à celle du corps.

EMPLOIS DIVERS DU FROID EN MÉDECINE. Les effets du froid sont :

1° *Anesthésiques*, pour les petites opérations. La peau devient insensible, lorsque des morceaux de glace ont été maintenus, quelques minutes par exemple, autour d'un panaris qu'on va ouvrir :

2° *Astringents* et *antihémorragiques*, par le resserrement que le froid provoque dans les vaisseaux : d'où arrêt de l'hémorragie.

Cette action a été utilisée dans les hémorragies du poumon, où l'on fait avaler de petits morceaux de glace, qui descendent le long de l'œsophage, puis pénètrent dans l'estomac, refroidissant sur leur passage le sang et les nerfs et amenant ainsi une contraction des vaisseaux du poumon avec lesquels ils n'ont aucun rapport direct. La clef placée dans le dos des personnes atteintes de saignement de nez est une application vulgaire du même principe ;

3° *Antifébriles*, (fièvre typhoïde, pneumonie, scarlatine) sous forme de frigothérapie générale, comme les *bains* et les *enveloppements froids* (V. HYDROTHÉRAPIE) ;

4° *Calmants*. Un enfant souffre-t-il de la tête, on lui applique immédiatement des compresses d'eau froide qui calmeront sa douleur. Cet effet *sédatif* sera encore employé en cas de surexcitation nerveuse. Dans les convulsions et dans les méningites, la glace introduite dans une vessie de porc ou de caoutchouc et placée sur le front, avec interposition d'une compresse de toile, atténuera les mouvements convulsifs.

On ramène aussi par ce moyen à la normale le fonctionnement d'un organe surexcité (poumon, cœur) ;

5° *Excitants*. On frappe le visage avec un linge imbibé d'eau froide, pour rappeller à la vie une personne évanouie. D'autre part, les lavements d'eau froide, en donnant aux muscles de l'intestin une excitation salutaire, rendent, chez les constipés, de bien meilleurs services que les lavements tièdes ;

6° *Toniques* (anémie, neurasthénie), sous forme de douches et de bains ;

7° *Caustiques*. Dans certaines dermatoses, on emploie le froid à — 70°, sous forme de neige carbonique. V. CRYOTHÉRAPIE.

Coup de froid. — CAUSES. Action d'une température très basse sur l'organisme entier. Les fatigues, une nourriture insuffisante, l'*alcoolisme*, prédisposent à cet accident.

SIGNES. Engourdissement, affaiblissement de la vue, pâleur générale, difficulté de la parole, paresse musculaire. L'individu tombe dans une sorte de demi-paralysie intellectuelle et physique. Si, à ce moment, il ne résiste pas au sommeil qui l'accable, c'est la mort certaine.

TRAITEMENT PRÉVENTIF. Ralentir le pas un moment, mais ne pas cesser de marcher. Ne pas abuser des boissons alcooliques, qui, après une excitation passagère, diminuent les forces.

TRAITEMENT CURATIF. Frictions avec de la neige, puis des linges tièdes et enfin chauds ; faire respirer des sels, du vinaigre. N'élever que progressivement la température de la chambre. Au besoin, respiration artificielle et tractions rythmées de la langue (procédé Laborde). V. ASPHYXIE.

Froidures et engelures. — CAUSES. Les froidures sont des lésions produites par le froid sur les tissus. L'action est d'autant plus intense : 1° que la transition d'une température à l'autre est plus brusque ; 2° que la partie est plus éloignée du centre du corps et plus étendue par rapport à son volume (nez, oreilles).

Les froidures superficielles (engelures) sont particulièrement fréquentes chez les personnes qui exposent

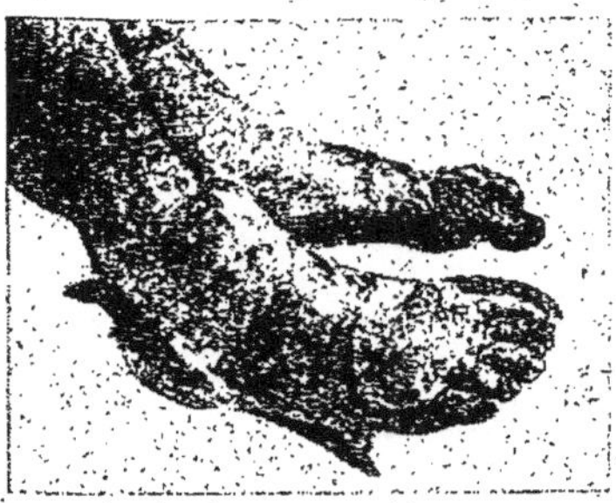

FIG. 337. — Froidure grave avec escarre et gangrène humide.
(Coll. du Dr F. Debat.)

trop rapidement à une chaleur intense les régions qui ont été particulièrement refroidies (mains, orteils, talons).

SIGNES. L'action du froid est analogue à celle de la chaleur :

1er degré (*engelures*) : la peau est rouge et gonflée. Les douleurs deviennent très vives (démangeaisons), surtout sous l'influence de la chaleur.

2° degré : la peau, tendue, violacée, se fendille (*gerçures*) et laisse écouler un liquide rosé par de petites ulcérations fort douloureuses dont la cicatrisation ne s'opère que très lentement.

3° degré (*gangrène*) : les tissus sont durs et ont perdu toute sensibilité. La surface mortifiée (*escarre*) s'élimine par suppuration des parties voisines (*fig.* 337).

TRAITEMENT PRÉVENTIF. Ne pas s'exposer à une chaleur trop vive en venant du dehors ; ne pas présenter au feu des mains humides : bain quotidien des parties prédisposées (mains, pieds) dans de l'eau de feuilles de noyer.

TRAITEMENT CURATIF : 1° *Gelure avec rougeur et œdème*. Élévation du membre qui soulage les douleurs. Mouvements de gymnastique* élévatoire. Savonnage des pieds à l'aide d'un savon boraté camphré, nettoyage minutieux des ongles. Frictions à l'huile et à l'eau-de-vie camphrées. Les œdèmes disparaissent en 3 à 4 jours.

2° *Gelure avec phlyctène et escarre*. Après savonnage des pieds et excision des phlyctènes, pansement à l'aide de compresses imbibées d'une solution boratée camphrée ou avec des solutions de sulfate de cuivre. On peut ainsi éviter l'amputation. Héliothérapie*, photothérapie.

Frôlement. — V. MASSAGE.

Fromages. — Par ordre nutritif, on a : 1° pour les albuminoïdes, le parmesan (44 p. 100), le gruyère (31), le hollande (29), le roquefort (26), le camembert (19), le brie (18) ; 2° pour la graisse, le neufchâtel (41 p. 100), le roquefort (30), le hollande (27), le brie (25), le gruyère (24), le camembert (21), le parmesan (15).

Fronde. — V. BANDAGE.

Frontal (Os). — Os impair du front (*fig.* 338).

Sinus frontaux. — Cavités creusées dans l'os frontal et communiquant avec la cavité nasale.

Frotte. — Mode de traitement de la gale au savon mou et à la pommade soufrée.

Frottement. — *Frottement pleural*. Bruit qu'on perçoit (à l'auscultation de la poitrine), lorsqu'une des plèvres étant en-

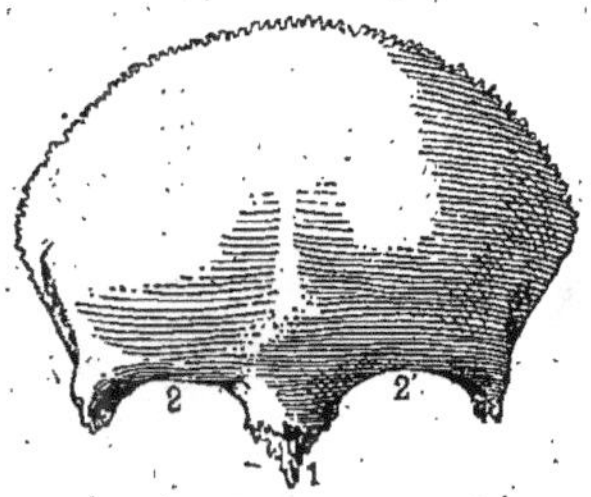

FIG. 338. — Os frontal.
1. Épine nasale ; 2, 2'. Fosses des voûtes orbitaires.

flammée (pleurésie), la surface est devenue rugueuse, de sorte que les deux feuillets ne glissent plus doucement et silencieusement l'un contre l'autre, comme d'habitude.

Frottement péricardique, péritonéal. Ces frottements sont dus à une inflammation analogue du péricarde ou du péritoine.

Frottis. — Mode d'examen microscopique d'une humeur (pus, sang) après étalement, fixation sur lame et coloration.

Frottoir. — Appareil destiné à opérer des frictions sur le corps pour activer la circulation.

Les frottoirs peuvent affecter diverses formes (gant, bande, tampon à l'extrémité d'une tige). Ils sont en crin ou en tissu rêche, de façon à exercer un grattage plus ou moins intense sur la peau.

Fruits. — COMPOSITION. Pour 1.000 gr., les substances utiles sont :

	ALBUMINOÏDES	AMIDON SUCRE	ACIDES ET SELS	EAU
Abricots	1,7	164	18	744
Pêches	9	116	11,5	802
Poires	2	115	12	838
Cerises	6	160	21	750
Prunes	3	248	5	711
Raisin	7	150	5	810

Pour l'emploi en médecine, V. au nom de chacun des fruits.

Contrairement à une croyance erronée, les fruits *trop mûrs* (en voie, en somme, de putréfaction) sont bien plus souvent l'origine de diarrhée que les fruits *insuffisamment mûrs*. Les fruits *à point* comme maturité sont un excellent aliment pour les convalescents et pour les malades. Leur digestion est facile, à condition d'être pris en quantité modérée.

Fruits pectoraux. — Dattes, jujubes, figues sèches, raisins secs en quantité égale sont employés en décoction, à la dose de 50 gr. par litre, dans les affections de poitrine, comme calmant.

Fuchsine. — Substance très nuisible par la forte proportion d'acide arsénieux qu'elle contient ; elle a été et est encore quelquefois employée pour donner de la couleur aux vins mouillés.

On décèle cette falsification en versant trois gouttes de vin sur un morceau de craie qui a été auparavant trempé dans du blanc d'œuf étendu d'eau, puis séché à 100 degrés et dont la surface a été légèrement grattée. S'il y a de la fuchsine, les gouttes de vin deviennent violettes.

Fugue (du lat. *fuga*, fuite). — Déplacement impulsif transitoire et inconscient qu'on observe chez les épileptiques et les hystériques.

Fulgurantes (douleurs) [du lat. *fulgur*, foudre]. — Douleurs en éclair qui s'observent surtout dans le tabes.

Fulguration. — Accident causé par la foudre*. Mode de traitement par l'électricité. V. ÉLECTROTHÉRAPIE.

Fuliginosité (du lat. *fuligo*, suie). — Enduit noirâtre existant sur les lèvres, la langue dans les infections graves (fièvre typhoïde).

Fumeterre. — Plante de la famille des Fumariacées (*fig.* 339). La tisane de fumeterre (infusion de 20 gr. de plante fleurie par litre) est employée comme médicament tonique et dépuratif.

Fumigation. — Médication qui consiste à diriger sur une partie du corps des vapeurs dont l'action varie avec la substance employée. Les plus employées sont les fumigations sulfureuses, émollientes (eau chaude ou décoction de guimauve), mercurielles, narcotiques, astringentes. La fumigation peut être limitée à un membre ou à une cavité naturelle (oreille, nez, poumons). V. aussi INHALATION.

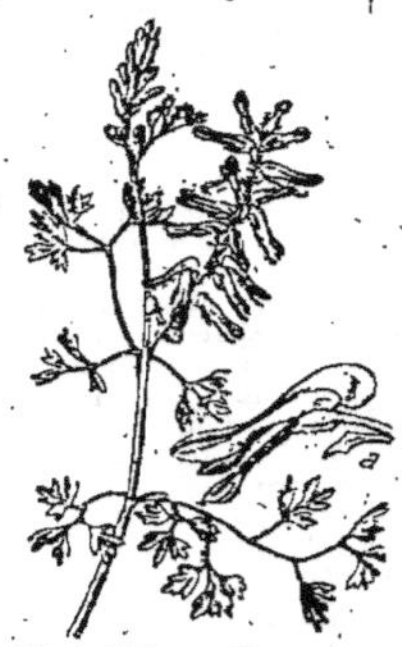

FIG. 339. — Fumeterre. *a.* Fleur.

Funiculite (du lat. *funiculus*, cordon). — Inflammation du cordon spermatique.

Furoncle (du lat. *furunculum*, petit larron). — Inflammation d'un follicule pileux et de la région avoisinante de la peau due ordinairement au staphylocoque doré.

Elle est caractérisée par la formation d'une petite tumeur surélevée en pointe (clou) qui s'ouvre en donnant issue à une masse de tissu nécrosé, le *bourbillon*.

Le furoncle peut être isolé, non récidivant ou multiple, et se reproduire sous forme d'une véritable éruption (furonculose).

CAUSES. Il est plus fréquent chez l'homme adulte et apparaît de préférence sur la peau malpropre ou en suite de médicament et aux points de frottement comme le cou (col), les fesses (cavaliers), à la face dorsale des doigts, aux bras et à la poitrine chez les ouvriers. La chaleur y prédispose (été, pays chauds, chauffeurs de machine). Arthritisme, diabète, cachexie, surmenage, misère, dyspepsie, convalescence de fièvres graves (fièvre typhoïde).

SIGNES. Tuméfaction acuminée rouge reposant sur une base dure et terminée par un poil. Le sommet est formé par une vésicule remplie de liquide séropurulent. Le furoncle s'ulcère, le pus s'évacue et, avec lui, en pressant sur la base, une masse molle, verdâtre, spongieuse, le *bourbillon*. Cette expulsion fait disparaître la douleur et la cicatrisation s'opère rapidement (3, 6 ou 10 jours), suivant l'extension de la tuméfaction au voisinage.

COMPLICATIONS. Dans certains cas, il peut se produire une lymphangite avec adénite, un phlegmon, un hygroma, une phlébite (furoncle de la lèvre supérieure). Le furoncle du conduit auditif est extrêmement douloureux : il gêne la mastication et empêche le sommeil.

TRAITEMENT : I. ABORTIF. Déposer au sommet du furoncle une goutte de teinture d'iode ou d'une solution d'iode : 1 gr., dans acétone, 2 gr. 50 (Gallois), ou un tampon d'ouate imbibé d'alcool camphré à 90° (Brocq) ou application d'eau boriquée à 50° ou 55° (Reclus), ou de collodion salicylé à 15 ou 20 p. 100.

II. CURATIF. N'opérer qu'en cas de nécessité (douleur excessive), car les furoncles qui s'ouvrent spontanément guérissent plus vite (Reclus).

Furonculose. — Certains sujets ont une prédisposition spéciale à faire des furoncles, qui se succèdent pendant des mois et des années. Cette furonculose peut être liée à la débilitation, à des auto-intoxications (diabète), mais sa cause reste souvent introuvable.

TRAITEMENT : I. LOCAL. — V. FURONCLES.

II. INTERNE. Soufre colloïdal, hyposulfite de soude, ichtyol, levure de bière fraîche, staphylase. *Sels d'étain* (échecs fréquents). Pilules d'extrait mou de racine de bardane *stabilisée*, à la dose de 60 centigr. trois fois par jour (matin, midi, soir), pendant 5 à 6 jours.

Vaccinothérapie, avec vaccin* de Wright, de Delbet, ou de préférence avec le vaccin fabriqué avec les microbes mêmes du malade (auto-vaccin). L'*auto-hémothérapie** donne également de bons résultats.

Fuso-spirilles. — Symbiose microbienne (association fuso-spirillaire) d'un bacille fusiforme et d'un spirille à larges spires, découvert par Vincent et qu'on rencontre dans plusieurs affections suppurées ou gangreneuses : angine de Vincent, ulcère des pays chauds, stomatite ulcéro-membraneuse, balano-posthite érosive circinée.

G

Gaïac (Jasmin d'Afrique). — Médicament stimulant et sudorifique.

MODE D'EMPLOI ET DOSE. Décoction, 50 gr. de bois de gaïac par litre ; sirop, 20 à 60 gr. ; extrait, 1 à 5 gr.

Gaïacol. — Ce médicament est un des éléments de la créosote.

ACTION ET MODE D'EMPLOI. Bon *antiseptique* des voies respiratoires. Employé dans la tuberculose pulmonaire, le catarrhe bronchique, la bronchite chronique, modère la toux, relève la nutrition, diminue les sueurs des tuberculeux.

DOSE. 0 gr. 25 à 1 gr. en capsules, pilules, élixir, vin ou solution huileuse.

Anesthésique, à la dose de 1 à 3 gr. sur une compresse ou en pommade.

Galactorrhée (du gr. *gala*, lait, et *rhein*, couler). — Écoulement surabondant de lait, au cours ou après cessation de l'allaitement.

TRAITEMENT. Purgatifs, compression du sein avec ouate, tisane de pervenche.

Gale (*fig.* 340). — Maladie de la peau produite par l'introduction au-dessous de la peau d'un petit animal de la famille des arachnides, l'*acare de la gale* ou *sarcopte*.

Cet acare, bien que fort petit, est cependant visible à l'œil nu. Il se présente sous la forme d'un corps hémisphérique blanc jaunâtre, à mouvements très rapides. Le mâle loge dans des dépressions humides de la partie la plus superficielle de la peau, à l'intérieur de petites bulles placées elles-mêmes au voisinage des *sillons* habités par la femelle. Celle-ci, en effet, déchire la peau avec ses mandibules (mâchoires) et, après avoir creusé une galerie sous la peau, y dépose ses œufs et meurt. Chaque femelle pond 20 à 50 œufs, qui en quelques jours arrivent à maturité et donnent de nouveaux acares, lesquels, quinze jours après, se reproduisent eux-mêmes aussi rapidement. Deux individus, mâle et femelle, peuvent donner lieu, en 3 mois, à 1 500 000 descendants. On comprend, d'après cela, qu'en peu de temps la maladie se répande sur tout le corps.

SIGNES. Le sillon a l'apparence d'une simple éraillure, de 1/2 à 1 cm. de long, légèrement courbe et ponctuée de distance en distance. À son niveau, l'épiderme est sec, enfoncé, fendillé et détaché. Quelquefois, à sa partie terminale, on aperçoit l'acare avec sa couleur caractéristique.

On rencontre plus particulièrement les sillons au poignet (côté de la flexion), sur les parties latérales des doigts et dans les plis qui les séparent, puis à la paume des mains, au sein chez la femme, à la verge chez l'homme.

La *démangeaison*, extrêmement vive, surtout la nuit, est produite non seulement par le creusement des sillons par l'acare, mais fort probablement aussi par un principe vénéneux sécrété par l'animal ; elle entraîne au *grattage*, dont les marques restent sur la peau.

Des *éruptions*, variables de forme et d'étendue, sont dues aux diverses causes d'irritation. La peau prend une *teinte brune* au niveau des parties grattées.

MODE DE CONTAGION. Cette maladie, contrairement à l'opinion commune, est peu contagieuse. L'acare a des habitudes noctambules et ne voyage guère que la

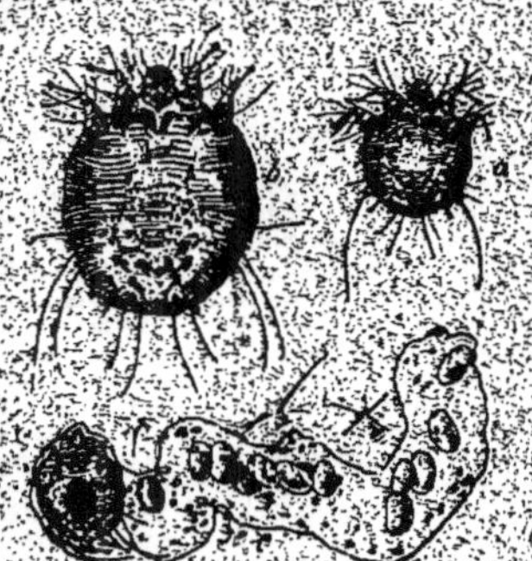

FIG. 340. — Gale.

a. Acare mâle ; b. Acare femelle ; c. Galerie. (Le tout très grossi.)

nuit ; c'est donc par un contact prolongé, nocturne le plus ordinairement, après des rapports sexuels, après un séjour dans un lit dont les draps n'ont pas été changés qu'on contracte la gale. Exceptionnellement les vêtements et surtout les gants peuvent donner la maladie, ainsi que les coussins et brassards des voitures publiques.

TRAITEMENT. Pour détruire le parasite, on peut employer, soit les frictions au pétrole, à la benzine, soit les pommades soufrées. Dans la « frotte de Saint-Louis » on fait d'abord une friction avec du savon noir, à main nue, pour déchirer les sillons ; un bain savonneux d'une demi-heure lui succède pour ramollir l'épiderme ; puis friction avec la pommade soufrée d'Helmerich-Hardy. Le malade la garde jusqu'au lendemain, et il l'enlève dans un bain chaud savonneux, puis il se poudre d'amidon ou s'enduit de pâte de zinc aux points lésés par la gale. Pendant le traitement, les vêtements ont été passés à l'étuve et le malade doit coucher dans des draps propres. Toute personne couchant avec le sujet galeux doit être frotté le même jour.

Il ne faut pas renouveler une frotte avant 15 jours et seulement s'il y a certitude d'une reprise de gale, d'une réinfection.

Les jeunes enfants ne peuvent pas être soumis à la frotte. On se contentera chez eux de frictions avec du baume du Pérou ou de l'onguent styrax (onguent styrax, 20 gr. ; huile de camomille camphrée, 100 gr.). L'opération se fait le soir. Le petit galeux garde toute la nuit le styrax sur le corps. Le lendemain matin, nettoyage par un bain simple ou sulfureux. On répète cette friction plusieurs fois. Elle a l'avantage de guérir aussi les éruptions secondaires. Le baume a une odeur agréable et n'altère pas les linges.

Dans le procédé Ehlers-Milian, le malade prend une douche savonneuse ou un lavage du corps au savon, puis enduit tout le corps, sauf la tête, d'une pommade au *polysulfure de potassium*, qui dégage une assez forte odeur d'hydrogène sulfuré. Le malade se rhabille avec le même linge, les mêmes effets. Pour plus de sûreté, une deuxième friction avec la pommade polysulfurée peut être faite le lendemain. Enfin le 3ᵉ jour un bon *savonnage du corps* enlève la pommade. Changer de linge et de draps. La désinfection des vêtements est inutile.

Gales animales. — Eruption que peuvent déterminer chez l'homme les sarcoptes des animaux.

Un certain nombre d'animaux (bœuf, porc, cheval, chien, chat, mouton, chèvre, dromadaire) peuvent être atteints de la gale.

Gale du cheval. — On a constaté des cas de transmission de gale sarcoptique du cheval à l'homme (pas à la femme, qui semble réfractaire) ; mais l'acare ne semble s'attarder sur la peau humaine que quelques heures à quelques jours ; il provoque du prurit et parfois des lésions vésiculo-pustuleuses.

Gale du chien. — La gale sarcoptique est fréquente chez le chien ; elle peut être généralisée avec prédominence des lésions à la tête. Chez l'homme, on note un prurit intense, souvent nocturne, des papulo-vésicules de prurigo occupant surtout la face antérieure des avant-bras, la paroi antérieure des aisselles, les seins, la ceinture, la face interne des cuisses ; en somme les régions qui peuvent venir en contact avec l'animal (avant-bras, quand on tient le chien dans ses bras, abdomen ou tronc quand on le prend dans son lit). Les lésions des mains et de la verge font défaut.

Gale du chat. — Le *sarcoptes notoëdres* ou *minor* provoque chez le chat (et aussi chez le lapin et le rat) des lésions qui occupent la tête de l'animal et particulièrement le pavillon de l'oreille. D'abord se produisent des taches semblables à des piqûres de puces, puis des papules et ensuite des vésicules qui se transforment en croûtes agglutinant les poils qui finalement tombent.

L'homme, ou plus souvent l'enfant, qui caresse le chat, voit apparaître sur sa peau des papules produisant une démangeaison assez intense, puis des lésions de prurigo, tantôt localisées aux régions qui ont été en contact avec le chat galeux, tantôt généralisées. Pas de sillons. Le parasite ne vit pas longtemps sur la peau humaine (moins de 24 heures) et les lésions disparaissent rapidement (Thibierge).

Le traitement de la gale animale est le même que celui de la gale ordinaire.

Gale du blé. — Les individus qui manient les grains et les sacs de céréales, d'importation diverse, sont exposés à une éruption atteignant aussi bien le cou et le visage que le tronc et les membres et se mani-

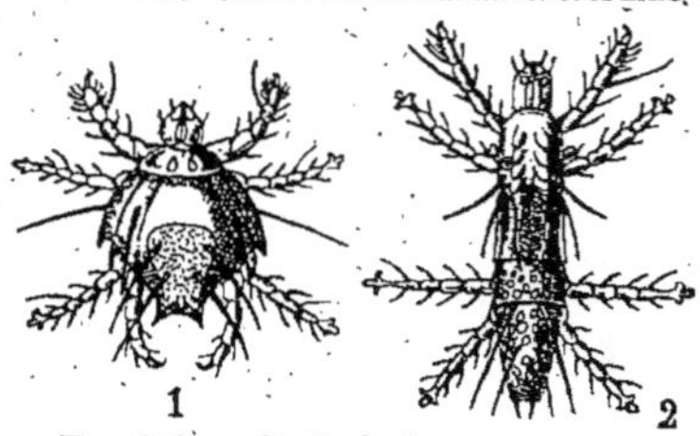

FIG. 341. — Pediculoïdes ventricosus.
1. Mâle ; 2. Femelle non gravide (d'après Mégnin).

festant par des saillies dures (papules), rouges ou rosées, rondes ou irrégulières, ou par de petites cloques (vésicules) renfermant de la sérosité ou du pus. Elles provoquent des démangeaisons avec sensations de cuisson, surtout la nuit. L'éruption atteint son maximum du 3ᵉ au 6ᵉ jour, puis disparaît progressivement sans laisser de traces. Elle est due à la présence dans les sacs de céréales, de divers acariens, tels que *Tyroglyphus farinæ, Pediculoïdes ventricosus* (*fig.* 341).

On a pu ainsi observer dans les ports de commerce (Bordeaux, Le Havre) de véritables épidémies chez les débardeurs qui déchargent des sacs de blé des navires contaminés.

TRAITEMENT. Bains savonneux, pommade soufrée.

Galvanisation (de *Galvani*, physicien). V. ÉLECTROTHÉRAPIE.

Galvanocautère. — V. CAUTÈRE.

Galyl. — V. ARSÉNOBENZÈNES.

Ganglion. — Petit corps arrondi placé sur le trajet d'un *lymphatique* (*fig.* 342) ou d'un *nerf*. V. aussi à CŒUR.

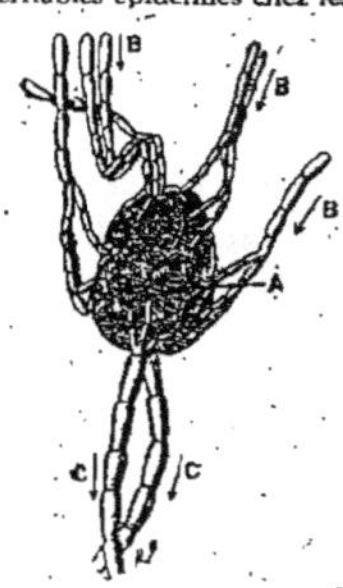

FIG. 342. — Ganglion lymphatique.
A. Corps du ganglion ; B. Vaisseaux lymphatiques afférents ; C. Vaisseaux efférents.

Les ganglions lymphatiques sont particulièrement nombreux au cou, aux aisselles et aux aines ; ils reçoivent les lymphatiques des divers territoires correspondants et ils s'engorgent rapidement en cas d'inflammation de ces territoires. V. ADÉNITE, BUBON.

Quand un ganglion lymphatique de l'aine est devenu perceptible et douloureux, il peut être parfois confondu avec un début de hernie; mais celle-ci est *réductible*, c'est-à-dire diminue sous la pression du doigt ou après la position couchée, et augmente par la station debout et la toux; au contraire, le ganglion est *dur*, sensible à la pression, et ne change pas de volume.

Fièvre ganglionnaire. — V. FIÈVRE.

Gangrène (du gr. *gangraina*, destruction). — Mortification d'une région plus ou moins étendue par arrêt de circulation dans cette partie.

CAUSES. *Brûlure, caustiques, contusion, compression* par un bandage trop serré ou pression permanente (*fig.* 343) supportée par une portion de peau immé-

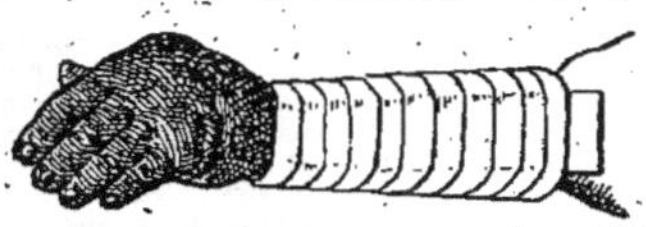

FIG. 343. — Gangrène de la main produite par un bandage trop serré.

diatement appliquée sur les os, comme au bas du dos (sacrum), à la partie supéro-externe de la cuisse (trochanter), au talon. Cette dernière action est favorisée par l'existence d'une maladie infectieuse (fièvre typhoïde), la folie, une altération du sang (diabète, albuminurie), ou le contact de matières irritantes (matières fécales ou urine). La *thrombose** ou *l'embolie**, l'*artério-sclérose**, certaines affections *nerveuses*, l'asphyxie des extrémités, sont également des causes de gangrène.

SIGNES. La gangrène est dite *humide*, si la région malade est engorgée de liquides; *sèche* dans le cas contraire. On donne le nom de *sphacèle* à la gangrène qui occupe tout un membre ou tous les tissus d'un organe; celui de *nécrose* à la mortification des os; d'*escarre* à la partie morte. La gangrène est annoncée par la cessation de la douleur, si la mort *locale* succède à une inflammation. Cette *insensibilité* de l'escarre devient complète, elle s'accompagne d'une *coloration* brunâtre ou violacée, d'un refroidissement local, puis général, avec prostration d'autant plus grande que la région mortifiée est plus importante. L'odeur, à peu près nulle dans la gangrène sèche, est infecte dans la gangrène humide. L'escarre (*fig.* 344), à moins que la gangrène ne soit

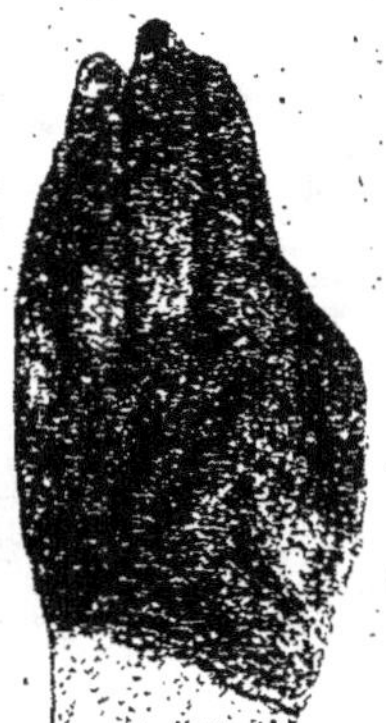

FIG. 344. — Gangrène spontanée de la main par oblitération de l'humérale.

(Musée de l'hôpital Saint-Louis. N° 685. Dr Péan.)

progressive, s'élimine par l'inflammation des tissus voisins, qui forment autour d'elle un sillon de pus; après qu'elle s'est détachée, il reste une plaie ordinaire avec perte plus ou moins grande de substance.

TRAITEMENT. Dans les gangrènes *sèches*, pansements occlusifs, avec des poudres absorbantes, sous-nitrate de bismuth, avec une petite proportion d'iodoforme ou d'aristol, poudre de Lucas-Championnière.

Douche d'air chaud pour déterminer une hyperhémie active et un apport intense de globules du sang.

Dans les gangrènes *ulcéreuses*, lavage avec des solutions de chloral, de sublimé, de permanganate, d'acide borique, d'eau oxygénée.

Traitement de la cause.

Gangrène de la bouche. — V. NOMA.

Gangrène du poumon. — V. POUMON.

Gangrène gazeuse ou **gangrène infectée.** — Infection particulière à germes anaérobies généralement associés aux streptocoques ou à d'autres germes aérobies. Elle s'accompagne d'une *odeur fétide*, due principalement aux produits ultimes de la désintégration

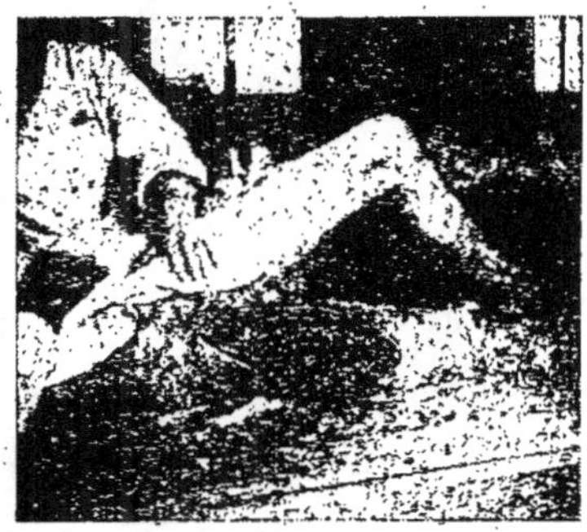

FIG. 345. — Gangrène gazeuse.

de la molécule albuminoïde, et souvent de *production de gaz*, par fermentation des hydrocarbones (*fig.* 345).

SIGNES. *Signes généraux précoces :* gêne respiratoire, contraction douloureuse au niveau du membre blessé ; pâleur ou une légère teinte jaunâtre du visage, pouls intermittent, fièvre variant de 38° à 39° ; quelquefois sensation de bien-être au moment où l'infection s'aggrave.

Signes locaux. Le membre ou une partie du membre augmenté de volume, est devenu cylindrique avec suppression de tous reliefs. Les bords de la plaie sont violacés, puis de là part une plaque violet rouge où la peau est restée souple et à laquelle succède une plaque gris brunâtre qui forme au niveau des gros vaisseaux une bande chamois clairsemée de taches violettes. Sur cette région, la percussion, qui est douloureuse, donne aussi une sensation de crépitation gazeuse et fait sortir par la plaie des gaz très odorants.

Parfois, des traînées bronzées, de couleur chamois, foncé ou clair, apparaissent d'une façon précoce (48 heures après la blessure). Cet *érysipèle bronzé* progresse avec une rapidité vertigineuse (plusieurs centimètres en 2 heures); il remonte avec prédilection vers la racine du membre. Il peut s'arrêter ou se transformer en forme d'érysipèle jaune safran ou bien en érysipèle blanc. La gravité est variable suivant les cas ; certaines formes sont foudroyantes, entraînant la mort en 24 ou 48 heures, d'autres sont moins graves, et un traitement approprié amène la guérison.

Dans certaines formes localisées (abcès gazeux bénins), le tissu cellulaire semble seul atteint, et l'incision simple, avec ablation du projectile, assure la guérison.

TRAITEMENT. Débridement minutieux de la plaie, avec anesthésie à l'éther, nettoyage à l'eau oxygénée, lavage à l'éther, pansement à l'éther. Injection d'oxygène. Surtout sérum antigangréneux de l'Institut Pasteur en injections sous-cutanée, intraveineuse ou rectale

Gangrène sénile. — Cette dénomination n'est pas rigoureusement exacte, car elle se produit quelquefois chez des adultes et même chez des enfants. Elle est due à une altération du cœur et des vaisseaux et se produit plus fréquemment chez les personnes riches. — SIGNES. Sensation de *froid*, de *fourmillements*, de crampes dans la partie malade qui est ordinairement le membre inférieur, quelquefois le membre supérieur, exceptionnellement le nez ou les oreilles. La peau d'un orteil devient violacée, se dessèche, se racornit, devient insensible et l'orteil tombe ; mais, à ce moment, la maladie s'est déjà étendue à d'autres doigts, au pied et même peut avoir envahi la jambe. Les battements des artères disparaissent et deviennent presque insensibles dans tout le membre. Quelquefois l'évolution est rapide, mais d'ordinaire la maladie peut se prolonger pendant plusieurs mois et même des années.

Gangrène symétrique des extrémités (maladie de Raynaud). — V. ASPHYXIE LOCALE.

Garde-malade. — Infirmière volontaire, membre de la famille du malade, amie ou personne à gages.

Qualités nécessaires. — *Être soigneuse.* Exécuter aux heures dites les prescriptions médicales (cuillerées de potions, repas, prises de température*). Pour les potions, on se sera informé du but de chacune d'elles afin de les donner en temps opportun. A moins que cela ne soit expressément écrit, il convient de respecter le sommeil, surtout celui de la nuit et, par suite de ce retard, les cuillerées de potion se trouvent plus espacées. Que dire enfin d'une garde-malade réveillant un individu pour lui donner une potion calmante ou dormitive ? Observer les différents signes de la maladie, dont quelques-uns peuvent être temporaires et fugitifs (frisson, éruption, phénomènes convulsifs), pour renseigner exactement le médecin. Si les prescriptions sont nombreuses, établir un tableau où l'on marquera, heure par heure, les potions, les repas, les bains, les prises de température. Conserver ces fiches, surtout celles où les températures sont indiquées.

Etre ferme, tout en étant douce et patiente, de façon à lutter efficacement contre la mauvaise volonté des malades. L'ingéniosité naturelle fournira souvent avec les enfants les moyens d'arriver au résultat nécessaire.

Etre calme. L'agitation fatigue et énerve le malade.

Ne pas être bavarde, c'est-à-dire ne pas questionner le médecin pendant qu'il écrit son ordonnance, ne pas questionner sans raison le malade sur son affection ; lui répondre par des phrases courtes et précises. Ne jamais lui répéter les termes techniques dont le médecin a pu se servir et ne lui fournir aucun renseignement de nature à l'effrayer. Pas de chuchotements inquiétants.

Etre raisonnable. Nombre de mères ou de filles ne veulent pas comprendre que, pour remplir avec utilité leur rôle de garde-malade, il faut prendre de temps en temps du repos ; que la fatigue enlève la netteté d'esprit, indispensable à une bonne infirmière, d'où mauvais résultat pour le malade ; que la lassitude rend la garde-malade plus apte à contracter elle-même une affection contagieuse, ce qui désorganise complètement une maison. On ne doit veiller deux nuits de suite qu'à condition d'avoir pu dormir 6 heures au moins pendant la journée.

Etre obéissante et déférente vis-à-vis du médecin. Une infirmière est l'*aide* du médecin et non pas son *suppléant* ; ce n'est pas à elle à prescrire les médicaments, elle doit simplement les administrer. Son obéissance au médecin doit être absolue. Le médecin traitant doit pouvoir compter que les remèdes ordonnés sont administrés et il saura se priver des services d'une infirmière qui n'exécute pas *exactement* et *ponctuellement* ses ordres et qui lui dissimule ses manquements.

Les fautes d'obéissance ne sont malheureusement pas rares, et, trop souvent, les gardes-malades s'arrogent le soin de changer suivant leur idée le traitement prescrit. Cela ne doit pas être toléré. Certainement il peut survenir tel incident qui incitera à bon droit l'infirmière à modifier de sa propre autorité le traitement prescrit, l'obéissance n'exclut pas l'intelligence ; mais, dans ce cas, le médecin devra être prévenu le plus tôt possible de la modification apportée et des raisons de ce changement. Ces cas sont du reste exceptionnels, la règle est l'obéissance passive et entière ; il ne faut pas que l'infirmière, tout en obéissant, se laisse aller à discuter devant le malade une recommandation, une prescription du médecin. Susciter la défiance du malade, l'inciter à douter du traitement, c'est faire œuvre mauvaise. La foi en la médication est un élément important de guérison. Or, le malade saisit à merveille dans la voix de l'infirmière les nuances les plus légères du doute ou de la critique (Desfosses).

COSTUME. Pas de chaussures bruyantes, mais des chaussons à semelles de laine. Comme vêtement extérieur, une blouse, une robe de chambre en toile, au besoin une chemise de nuit longue, de façon à pouvoir laver ce vêtement.

REPAS. La garde évitera de prendre son propre repas dans la pièce du malade, non seulement pour éviter d'absorber des éléments contagieux, mais parce que ce moment doit être un repos pour elle et que ses aliments pourraient tenter le malade (enfant, typhique).

Soins à donner au malade. — *Disposition de la chambre.* Supprimer autant que possible les meubles, les tapis, les tentures inutiles, surtout s'il s'agit d'une maladie contagieuse, les linges qui peuvent être tachés, mais égayer, au besoin, la pièce par des fleurs sans odeur, recouvrir de gros papiers les tables sur lesquelles on placera les potions.

La composition du lit* a été indiquée à ce mot ; la garde-malade disposera les oreillers de façon que le malade soit presque assis dans les maladies accompagnées d'oppression (affections du cœur et de la poitrine). Cette disposition devra être prise également à certaines heures pendant la convalescence de toute maladie longue (fièvre typhoïde), pour varier la position du malade. On pourrait, si le nombre des coussins n'est pas suffisant, placer derrière lui une chaise. V. DOSSIER-LIT.

Le lit horizontal est préférable, au cours de la fièvre typhoïde ; on pourra même, s'il s'agit d'une fracture, rendre le plan plus uni en interposant une allonge ou une planche quelconque au-dessous du matelas.

La table de nuit sera tenue dans un état de propreté méticuleuse.

Aération, température, chauffage et éclairage. L'aération sera faite : par la cheminée, qui, en été comme en hiver, doit être maintenue ouverte ; par des vasistas, s'il en existe ; par l'ouverture de la fenêtre de la chambre (après autorisation du médecin) ou de la chambre voisine, si la température ne permet pas l'aération directe.

Suivant le cas, on ouvrira ou non la porte de communication. Un paravent pourra, du reste, être installé de façon à préserver le malade. Il sera utile d'aérer après les repas et les selles.

La température de la pièce devra être maintenue entre 16° et 17°. Il conviendra de veiller à l'abaissement qui se produit souvent la nuit en activant le feu, en changeant les boules, ou en ajoutant des couvertures. Le chauffage se fera par une cheminée et, de préférence, au bois. La lumière de la lampe devra être protégée par un abat-jour. Pendant la nuit, la veilleuse doit être placée de façon que le malade ne puise la voir.

Repas. Les aliments du malade doivent être servis seulement au moment nécessaire, et les restes doivent être enlevés immédiatement après la terminaison du repas.

PROPRETÉ : 1° *Du malade.* Il n'est *jamais* interdit à un malade de se laver la figure, les dents, le cou, les mains avec de l'eau tiède ; ces pratiques, qui soulagent et délassent, seront répétées au moins deux fois par jour ; en cas de faiblesse, la garde y procédera elle-même. Elle lavera, en outre, souvent la bouche des malades dont la langue est sèche et la bouche mauvaise avec de l'eau de Vals et des eaux dentifrices. Le linge de corps et de lit sera changé aussi fréquemment que possible. Il devra toujours être très sec et, si la saison est froide, chauffé ;

2° *De la pièce.* Le balayage et l'époussetage se feront avec des linges très légèrement imbibés d'eau. En tout cas, pendant qu'on y procédera aussi silencieusement que possible, il sera bon de placer le paravent devant le lit, pour que le malade soit préservé des poussières.

Pour la *désinfection,* V. ce mot.

PRISE DES POTIONS. Si le malade est faible, on fera bien d'employer de petits biberons (*fig.* 346) qu'on aura soin de laver chaque fois. Si l'on doit soulever la

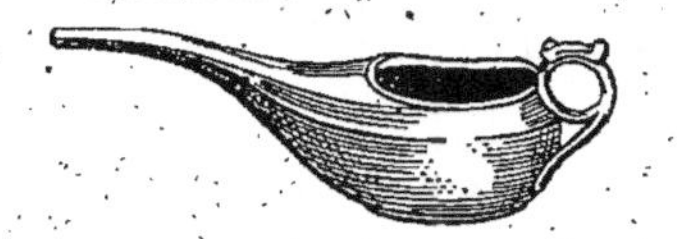

FIG. 346. — Biberon pour potions.

tête du malade, on passera la main sous l'oreiller, de façon à soulever celui-ci en même temps ; une serviette aura été préalablement placée autour du cou pour éviter les taches.

VISITES. Ne permettre de visites qu'après avoir consulté à ce sujet le médecin. N'autoriser qu'un séjour très court dans la chambre et n'admettre que des personnes assez calmes pour ne pas effrayer le malade ; les avertir qu'elles doivent se retirer sur un signe, afin d'éviter une discussion pénible, le malade ne s'apercevant que plus tard de la fatigue produite par une longue conversation, même sur un sujet banal.

V. aussi BLESSÉ, CONVALESCENCE, PLAIES, TEMPÉRATURE, LIT, DOULEUR, ÉVANOUISSEMENT, CHALEUR.

Garde-robe. — Synon. de *selle.*

Garde-robe (chaise percée). — Ce meuble encombrant est remplacé actuellement par des seaux de toilette permettant de s'y asseoir.

Gargarisme. — Médicament liquide qu'on garde un moment dans la bouche et dans la gorge en l'agitant par des mouvements de la langue, des joues, et par l'action de l'air venant du larynx. On le rejette ensuite au dehors sans l'avaler.

Employé dans les maladies de la bouche (stomatite), et de la gorge (angine).

Le gargarisme peut être : 1° *émollient* ou *adoucissant* (décoction de guimauve, 250 gr. ; miel, 30 gr.) ; 2° *astringent* (infusion de roses, 250 gr. ; miel rosat, 50 gr. ; alun, 4 gr.) ; 3° *antiseptique* (eau boriquée). Ce dernier peut être avantageusement remplacé par de grands lavages avec l'*abaisse-langue irrigateur.*

Gargouillement. — V. BORBORYGMES.

Gastralgie et Gastrite. — V. ESTOMAC (Maladies d').

Gastro-entérite. — Inflammation simultanée de l'estomac et de l'intestin. S'observe surtout chez le nourrisson nourri au biberon dans les grandes chaleurs.

Gastro-entérostomie (du gr. *gastêr,* estomac, *enteron,* intestin, et *stôma,* bouche). — Établissement d'une communication artificielle entre l'estomac et l'intestin grêle, en cas de rétrécissement du pylore.

Gastroptose (de *gastêr,* estomac, et *ptôsis,* chute). — Abaissement de l'estomac par suite de dilatation.

Gastrorragie (du gr. *gastêr,* estomac, et *regnumi,* je romps). — Hémorragie gastrique. V. HÉMORRAGIE.

Gastrorrhée. — Exagération de la sécrétion de la muqueuse stomacale.

Gastrotomie (du gr. *gastêr,* estomac, et *tomè,* incision). — Opération qui consiste à ouvrir l'estomac pour en extraire un corps étranger. On emploie plutôt actuellement l'expression *laparotomie,* l'ouverture des téguments devant précéder celle de l'estomac.

Gâtisme. — État des individus qui rendent involontairement leur urine et leurs matières fécales, par suite de paralysie ou d'altération de l'intelligence.

Gaulthérie. — Plante de la famille des Éricacées (thé rouge ou du Canada) [*fig.* 347].

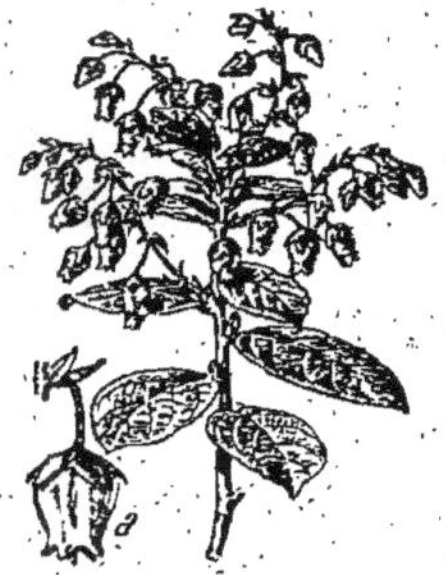

FIG. 347. — Gaulthérie.
a. Fleur.

L'infusion de feuilles (10 gr. par litre) est employée contre l'asthme ; le principe actif est l'essence de Wintergreen.

Gavage. — Alimentation à l'aide d'une sonde introduite dans l'estomac par la bouche ou par le nez chez certains aliénés.

On adapte à la sonde un entonnoir dans lequel on verse du lait, du bouillon, des peptones.

INDICATIONS. Tuberculose, dyspepsie, cachexie.

Gaveuse infantile. — Sorte de cupule-entonnoir en verre, graduée à 15 centimètres cubes, à la partie inférieure de laquelle se fixe une sonde en caoutchouc (*fig.* 348).

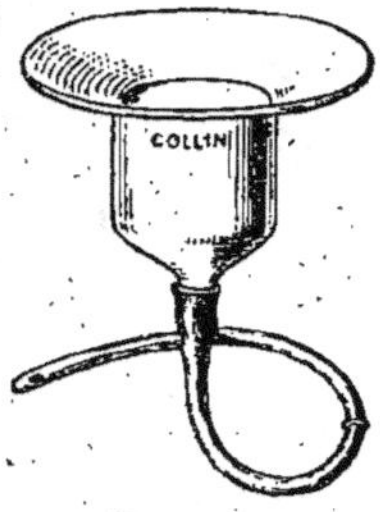

FIG. 348. Gaveuse infantile.

MODE D'EMPLOI. La sonde est mouillée et introduite jusqu'à la base de la langue et l'enfant, par des mouvements instinctifs, la fait pénétrer jusqu'à l'entrée de l'œsophage ; on pousse alors doucement l'instrument pour lui faire parcourir toute la longueur de ce conduit. Après un trajet de 15 centimètres environ, y compris la bouche, l'extrémité de la sonde arrive dans l'estomac. On serre entre deux doigts la partie de la sonde voisine de la capsule et on y verse le lait : quand on cesse la pression, le liquide rentre dans l'estomac. On doit ensuite retirer assez rapidement la sonde pour éviter une régurgitation du lait.

USAGES. Alimentation des enfants débiles dans les premiers jours et de tous les nourrissons qu'une maladie (particulièrement celles du nez et des bronches) ou une malformation (bec-de-lièvre) met dans l'impossibilité de téter.

Gaz : *Acide carbonique, d'éclairage, d'égout, des fosses d'aisances, oxyde de carbone.* — V. ASPHYXIE.

Gaz toxiques. — Trois sortes de gaz nuisibles ont été employés par les Allemands : *suffocants, lacrymogènes, vésicants.* Tous sont lourds ; il convient donc de ne pas coucher l'intoxiqué sur le sol ;

PREMIERS SOINS : 1° *Communs.* Porter le malade aussitôt que possible dans une pièce aérée, le déshabiller et l'entourer de couvertures pour qu'il ne prenne pas froid :

2° *Gaz suffocants* (chlore). S'il y a perte de connaissance, traction de la langue, respiration artificielle (V. ASPHYXIE). Ensuite faire vomir avec ipéca, 2 gr. pour un verre d'eau tiède qu'on donnera par cuillerée à soupe toutes les 10 minutes, puis faire boire de l'eau tiède et plus tard du thé chaud. Inhalations d'oxygène, en ayant soin de garnir l'embout d'une compresse trempée dans de l'eau salée (une cuillerée à café pour 1 litre d'eau). Remonter le malade par des injections de caféine, de spartéine. S'il est congestionné, ventouses sèches ou scarifiées. Lavement purgatif (3 cuillerées à café de sel pour 2 litres d'eau). S'il se produit des vomissements sanglants, eau bicarbonatée (une cuillerée à café de bicarbonate de soude par verre d'eau).

3° *Gaz lacrymogènes.* Les yeux sont fermés et très douloureux. Faire le lavage des yeux avec du sérum physiologique (7 gr. de sel pour 993 d'eau) avec une canule à bord mousse.

4° *Gaz vésicants.* Enlever rapidement les vêtements avec des gants en caoutchouc, savonnage abondant du corps sous la douche. Pour les muqueuses, eau bicarbonatée en boisson et en gargarisme. Inhalation d'eucalyptol. Pour les yeux, injections de sérum physiologique. Jeter les vêtements dans une solution de 5 gr. de carbonate de soude par litre.

Gaze ou **Tarlatane.** — Mousseline à trame lâche, en fil de coton, qui a été apprêtée dans un bain d'amidon.

EMPLOI. Elle sert à faire des bandes, qu'on plonge, au moment du pansement, dans de l'eau, puis qu'on exprime ; la gaze s'adapte parfaitement, l'amidon en partie dissous formant une colle qui agglomère les circuits des bandes. Débarrassée, par une préparation spéciale ou par l'ébullition, de cet amidon, la tarlatane est dite *hydrophile* et sert alors directement de pansement après avoir été plongée dans un liquide antiseptique*.

La tarlatane est encore employée pour faire les bandages des fractures au plâtre ou au silicate.

Gazeuse (Eau). — V. EAU gazeuse.

Gazost. — V. ARGELÈS.

Gélatine. — Substance qui s'extrait des os par l'action de l'eau bouillante et se transforme en gelée.

MODE D'EMPLOI. *Antidiarrhéique* chez l'enfant. *Antiprurigineux* (contre l'urticaire). La gélatine forme la base de colles* utilisées dans les maladies de peau.

Gelée. — Préparation de consistance tremblante après refroidissement, et dont la base est l'amidon ou la gélatine.

Gélose (Agar-Agar). — Fucus blanc (famille des Algues), abondant dans les mers de Chine et du Japon.

La gélose donne avec l'eau une gelée incolore et insipide. Elle est utilisée en bactériologie pour la préparation des milieux solides de culture. Employée également dans le traitement de la constipation ; favorise le péristaltisme intestinal.

Gélovaccin. — Vaccin contenant de la gélatine.

Gelure. — V. ENGELURE.

Gémellaire (Grossesse). — V. GROSSESSE.

Gencive. — Partie de la muqueuse de la bouche qui tapisse le bord libre des maxillaires et l'intérieur des alvéoles qu'elle unit intimement aux dents.

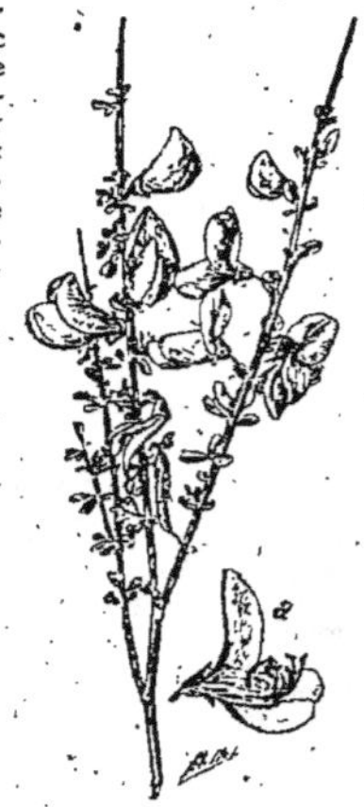

FIG. 349. Genêt à balais.
a. Coupe de la fleur.

Gingivite (inflammation des gencives). — Pour l'éviter, il faut se laver fréquemment la bouche avec de l'eau bouillie, et, si la gencive s'excorie facilement, employer les infusions de thé, de feuilles de noyer et les attouchements avec une brosse trempée dans un mélange à parties égales de poudre de quinquina, de chlorate de potasse et de bicarbonate de soude.

Pour la gingivite du scorbut, V. SCORBUT.

Genêt. — Plante de la famille des Légumineuses (*fig.* 349).

Les fleurs de genêt sont employées comme diurétique en infusion à la dose de 30 gr. par litre.

Spartéine. — On emploie surtout l'alcaloïde du genêt, la *spartéine* (sous forme de sulfate), qui donne de la force au cœur et en régularise les battements. DOSE. Pour adultes, 10 à 15 centigr.

Genévrier. — Plante de la famille des Conifères (*fig.* 350).

Les baies à la dose de 5 à 10 gr. pour 200 gr. d'eau en infusion sont diurétiques. On prépare aussi avec ces baies un vin diurétique dans lequel on ajoute de l'azotate de potasse.

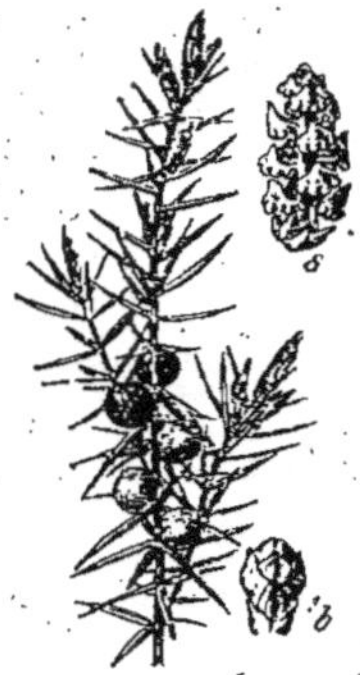

FIG. 350. — Genévrier.
a. Fleur mâle ; *b.* Fleur femelle.

Genou (*fig.* 351). — Articulation de la cuisse avec la jambe (fémoro-tibiale).

Les deux *condyles* de l'extrémité du fémur sont reçus dans deux concavités de la tête du tibia. L'articulation est complétée en avant par la *rotule*, dont la face postérieure vient s'appliquer sur la surface creuse qui sépare les deux condyles du fémur. Une *synoviale* enclôt l'articulation ; elle est doublée par une capsule fibreuse et un grand nombre de ligaments. Le *tendon rotulien*, qui va de la rotule à la crête du tibia, est

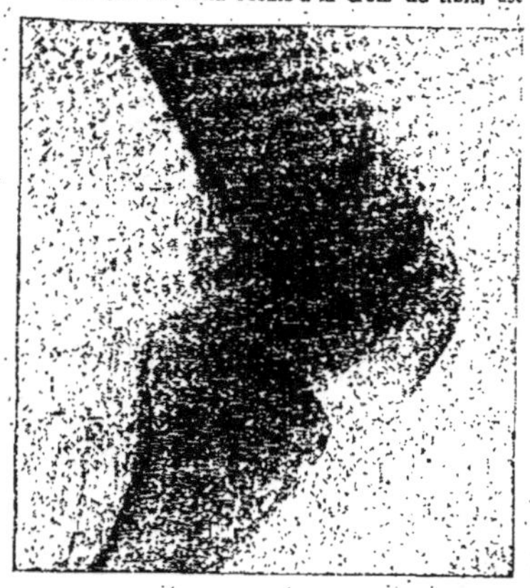

FIG. 351. — Genou normal.
Radiographie Radiguet.

la continuation du tendon des extenseurs de la cuisse. Les seuls mouvements possibles sont la flexion et l'extension.

Genou (Maladies du). — V. ARTHRITE, FRACTURE* de la rotule, HYDARTHROSE, TUMEUR BLANCHE.

Genu recurvatum. — Difformité du genou caractérisée par une courbe à concavité antérieure formée par la cuisse et la jambe.

Genu valgum. — Difformité du genou caractérisée par une courbe à concavité externe, la jambe étant déjetée en dehors et le genou en dedans.

Genu varum. — Difformité du genou caractérisée par une courbe à concavité interne, la jambe étant déjetée en dedans et le genou en dehors.

Gentiane. — Plante de la famille des Gentianées (*fig.* 352).

La racine est un médicament tonique, apéritif et antiscrofuleux.

MODE D'EMPLOI. Infusion, décoction ou macération, 10 à 15 gr. par litre. Sirop ou vin, 20 à 100 gr. Dans les sirops antiscrofuleux, la gentiane est associée aux sirops d'écorce d'oranges amères, de quinquina et quelquefois de rhubarbe.

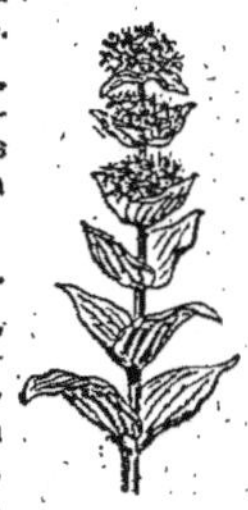

FIG. 352. Gentiane.

Géophagie (du gr. *gé*, terre, et *phago*, je mange). — Perversion du goût chez certains aliénés qui mangent de la terre.

Gerçures. — V. CREVASSES.

Gérodermie (du gr. *gerôn*, vieillard, et *derma*, peau). — Affection congénitale caractérisée par un état sénile de la peau qui est jaune cire, flasque, ratatinée, rugueuse, glabre, avec atrophie des organes génitaux.

Géromorphisme (de *gerôn*, vieillard, et *morphê*, forme). — État de la peau, donnant à la physionomie le *masque* de la vieillesse, en dehors de toute espèce d'autres conditions de la sénilité. Cette maladie a beaucoup de rapport avec la précédente, mais elle semble due à une trophonévrose.

Gibbosité (cyphose). — V. COLONNE VERTÉBRALE.

Gigantisme (du gr. *gigas*, géant). — Taille démesurée, par rapport aux individus du même âge.

Le gigantisme peut être *passager* ou *définitif*, suivant qu'arrivée à l'âge adulte, la taille dépasse ou non notablement celle des autres hommes.

CAUSES. L'accroissement en *longueur* se fait au niveau des cartilages *juxta-épiphysaires* reliant la diaphyse, corps des os longs, à leurs extrémités ou épiphyses. Si, sous l'action d'une stimulation qui peut être *temporaire* (maladies infectieuses, notamment fièvre typhoïde, rougeole) ou *prolongée*, la production osseuse est exagérée, la croissance aussi s'exagère.

Dans certains cas, l'accroissement se fait *en épaisseur*, soit après la poussée *en longueur*, soit seulement sous cette forme, la poussée excitatrice survenant après la soudure du cartilage (*fig.* 353).

Il convient de différencier les individus très grands,

mais dont tous les organes sont normaux, dont la santé est satisfaisante, des *géants pathologiques*, dont les différentes parties du corps sont très disproportionnées et qui présentent souvent des malformations osseuses.

L'*acromégalie* semble l'origine d'une proportion considérable des géants. Pour certains auteurs (Brissaud et Meige), elle en serait même la cause unique. A l'autopsie, on trouve la lésion spéciale de cette affection, une hypertrophie ou une tumeur de la glande pituitaire, avec dilatation de la fosse osseuse (selle turcique) dans laquelle est placée cette glande. V. HYPOPHYSE.

Le gigantisme est l'acromégalie de l'*adolescence ;* l'acromégalie, le gigantisme de la *croissance achevée*.

Les géants ont souvent une évolution sexuelle incomplète, leurs organes sont très rudimentaires ; l'*infantilisme* a donc été considéré comme une cause de gigantisme, mais les géants infantiles deviennent fréquemment, sinon toujours, des acromégaliques.

Les sécrétions* internes de la glande testiculaire et de l'ovaire ont certainement une action sur la croissance. D'autre part, la glande thyroïde a aussi son influence et on a noté la persistance du thymus chez les acromégaliques.

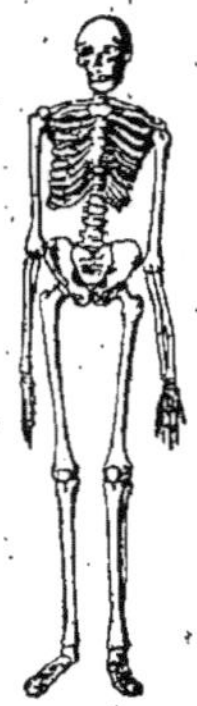

FIG. 353. Squelette de géant.

Gingembre. — Cette racine est stimulante (2 à 10 gr. de teinture dans une potion).

Gingivite. — V. GENCIVE.

Girofle. — L'essence de girofle (eugénol) est employée dans les douleurs dentaires.

Glace. — Eau congelée par le froid.

COMPOSITION ET DANGERS. Les microbes (notamment ceux de la fièvre typhoïde) ne sont nullement détruits par le froid nécessaire pour amener la congélation de l'eau. Il ne faut donc se servir pour la glace alimentaire que d'*eau pure* et réserver simplement pour refroidir *extérieurement* les carafes, la glace provenant des rivières, des lacs ou des ruisseaux.

Prise en grande quantité, la glace peut produire des diarrhées.

EMPLOI MÉDICAL. La glace est anti-hémorragique (V. HÉMORRAGIE). Les sirops glacés sont utilisés dans le régime lacté pour varier l'alimentation.

Glaires. — Mucosités visqueuses, gluantes qui sont le résultat d'une sécrétion exagérée des muqueuses.

Glaires bronchiques (sécrétion de la muqueuse bronchique). — L'emploi du goudron, du tolu, de la térébenthine les liquéfie et en rend l'expulsion plus facile.

Glaires de l'accouchement. — Nom donné aux mucosités dont l'écoulement annonce le commencement de l'accouchement. V. ce mot.

Glande. — Ce mot a deux acceptions. Au point de vue anatomique, les glandes sont des organes destinés à sécréter un liquide particulier qui peut, soit être versé sur la surface d'une muqueuse (glandes salivaires, glandes de l'estomac, de l'intestin, du foie), soit être absorbé par le sang (glande thyroïde).

Dans le sens vulgaire, les glandes sont ordinairement des *ganglions*. V. ce mot.

Glaucome (du gr. *glaukos*, vert, et *ôma*, indiquant une tumeur). — Maladie des yeux, caractérisée principalement par une tension extrême intra-oculaire. V. ŒIL.

Gliome (du gr. *glia*, colle). — Tumeur développée aux dépens de la névroglie. V. CERVEAU.

Globule. — Elément figuré du sang : globule rouge ou hématie*, globule blanc ou leucocyte*. V. CŒUR, SANG.

Valeur globulaire. — Quantité d'hémoglobine contenue dans un globule rouge ; cette valeur s'abaisse dans une anémie légère, et s'élève dans les anémies graves.

Glossite (du gr. *glossè*, langue). — Inflammation de la langue*.

Glotte (du gr. *glotta*, anche vibrante). — Partie la plus étroite du larynx, située entre les 2 cordes vocales. V. ŒDÈME, SPASME, VOIX.

Gluten (albumine végétale). — Le gluten est une substance azotée grisâtre, molle, très élastique et sans goût déterminé, qu'on extrait de la farine de froment.

Le pain de gluten est recommandé aux diabétiques, parce qu'il est fabriqué avec une farine à laquelle on a enlevé par des lavages une partie de l'amidon transformable en sucre.

Glycémie (du gr. *glukos*, doux, et *aima*, sang). — Etat du sang lorsqu'il contient plus de 3 gr. de sucre par litre. V. GLYCOSURIE.

Glycéré. — V. GLYCÉROLÉ.

Glycérine (du gr. *glukeros*, doux). — Liquide sirupeux, incolore, inodore, à saveur sucrée, dissolvant un grand nombre de médicaments.

MODE D'EMPLOI ET DOSE. A l'*intérieur*, contre la constipation, 15 à 20 gr. en potion ou 1 à 2 cuillerées à soupe dans un lavement ou encore sous forme de suppositoires, 4 gr. pour 8 gr. de beurre de cacao ; on emploie aussi la glycérine dans les coliques hépatiques (V. FOIE) et le diabète. — A l'*extérieur*, comme préventif des gerçures et contre les maladies de peau.

Glycérolé. — Mélange d'un médicament avec la glycérine. Le glycérolé d'amidon contient 10 gr. d'amidon pour 120 gr. de glycérine.

Glycérophosphates. — Préparations de phosphate assez assimilables.

Les glycérophosphates les plus employés sont ceux *de chaux* et *de fer ;* quelquefois on leur associe des glycérophosphates de potasse, de soude et de magnésie.

DOSE ET MODE D'EMPLOI. *Par la bouche*, en granulés, cachets, sirop ou pilules, 30 centigr. à 1 gr. pour tous les glycérophosphates, sauf celui de fer, pour lequel on ne dépasse pas 30 centigr. *En injection hypodermique*, 1-10 centim. cubes d'une solution à 5 p. 100.

Glycogène (du gr. *glukos*, doux, et *gennao*, faire naître). — Hydrate de carbone, formé dans le foie (V. ce mot) aux dépens des aliments, par déshydratation du glucose et décomposition des matières albuminoïdes. Il est ensuite retransformé en glucose et versé dans la circulation à mesure des besoins.

Glycose ou **Glucose.** — Sucre de raisin ou de miel; c'est la forme sous laquelle sont transformés l'amidon et la fécule par les sucs digestifs pour être absorbés.

En dehors du glycose ordinaire, il en existe d'autres: *lévulose* (fruits acides), *maltose* (malt), *galactose* (lait).

EMPLOI THÉRAPEUTIQUE. Employé comme tonique et stimulant, diurétique, dans certaines infections (fièvre typhoïde, méningite, pneumonie grippale, myocardite, toxémie gravidique), dans l'inertie utérine, sous forme d'injections intraveineuses ou sous-cutanées de 300 cm³ d'une solution stérilisée de 25 à 45 gr. p. 100.

L'eau glycosée peut également servir d'excipient à certains médicaments qu'on injecte sous la peau (arséno-benzènes).

Glycosurie (du gr. *glukos*, doux, et *ouron*, urines). — Présence de glycose dans les urines.

Cet état indique le plus souvent l'existence d'une maladie, le *diabète*; mais il peut exister d'une façon plus ou moins transitoire dans certaines affections du foie*; au cours de l'allaitement; au cours d'une alimentation exagérée ou trop riche en sucres; chez des surmenés, surtout intellectuels; au cours d'affections cérébrales (hémorragie) ou nerveuses; d'intoxications par l'oxyde de carbone. Une analyse répétée des urines peut seule permettre de juger la question. V. DIABÈTE et URINES.

Glyzine (glycyrhizine ammoniacale). — Extrait ammoniacal de la racine de réglisse.

Ecailles brunes solubles dans l'eau, à laquelle elles communiquent une saveur sucrée. Entre dans la préparation des boissons hygiéniques.

Goitre et **Goitre exophtalmique.** — V. THYROÏDE (maladies).

Goménol. — Essence de cajeput extraite par distillation de la feuille de *Melaleuca viridiflora*, de la famille des Myrtacées.

ACTION ET MODE D'EMPLOI. Antiseptique, anticatarrhal et désodorisant. Employé à l'extérieur contre les bronchites, la coqueluche, la tuberculose à la dose de 1 gr. à 2 gr. 50, en capsules, en inhalation ou vaporisation, en injection intra-trachéale. La solution à 1 ou 2 gr. par litre est utilisée en injections, lotions (crevasses) ou pour pansement des plaies ou des brûlures.

Gomme. — 1° Nodosité dermique et hypodermique de consistance d'abord dure, puis qui se ramollit, s'ulcère, donnant issue à un liquide filant, *gommeux*, en laissant une plaie persistante plus ou moins longtemps. Les gommes s'observent surtout au cours de la syphilis tertiaire, de la tuberculose ou des mycoses (sporotrichose).

2° En pharmacologie, la gomme désigne une substance mucilagineuse tirée de diverses plantes, et qui épaissit l'eau en la rendant visqueuse. Les principales gommes sont la gomme adragante, la gomme arabique, la gomme gutte.

Gonacrine (trypaflavine, jaune d'acridine). — Poudre jaune employée en injections intraveineuses, dans la blennorragie (5 cm. d'une solution aqueuse à 2 %).

Gonocoque (du gr. *gonos*, semence, et *rokkos*, grain). — Microbe de la *blennorragie* (V. ce mot). On le trouve en abondance dans le pus et les cellules épithéliales du liquide de l'écoulement.

Gonorrhée (de *gonos*, semence, et *rhein*, couler). — Blennorragie* chronique.

Gonosan. — Résine de kawa-kawa dissoute dans du santal, employée contre la blennorragie à la dose de 6 à 8 capsules par jour.

Gorge et **Gosier.** — V. à PHARYNX.

Goudron. — Il en existe deux variétés :

Goudron de houille. — Liquide épais ; noir, brillant, insoluble dans l'eau, provenant de la distillation de la houille. Employé en dermatologie en application sur les dermatoses eczémateuses, soit pur, soit mélangé à une pâte. V. COALTAR.

Epithélioma du goudron. — L'application répétée du goudron sur la peau peut entraîner l'apparition de lésions cancéreuses. On a pu ainsi provoquer expérimentalement, chez la souris, le cancer de la peau par des badigeonnages journaliers de coaltar.

Chez les ouvriers qui manipulent le goudron, les bois, le charbon, on a signalé également l'existence d'épithélioma limité aux régions découvertes (avant-bras, main, visage) et au scrotum. Les tumeurs peuvent parfois s'ulcérer et s'étendre, nécessitant une opération chirurgicale.

TRAITEMENT : I. PRÉVENTIF. Soins de propreté. II. CURATIF. L'application d'emplâtre et de pommade salicylée et la cautérisation au galvanocautère des plaques les plus volumineuses font disparaître les lésions en quelques semaines.

Goudron végétal de Norvège. — Liquide sirupeux noirâtre, obtenu par la combustion et la distillation des pins et des sapins ; c'est un mélange de résines et de produits volatils, dont le principal est la créosote.

ACTION. Stimulant, anticatarrheux, diaphorétique et diurétique (angines, bronchites et laryngites chroniques, chute des cheveux, leucorrhée, maladies de vessie).

DOSE. 0, 25 à 0,60 centigr.

MODE D'EMPLOI : 1° A l'*intérieur*. Eau de goudron, 5 gr. par litre. L'émulsion contient 2 p. 100 de goudron ; elle sert à préparer rapidement les solutions de goudron. Capsules de goudron. Fumigations, vaporisation avec eau de goudron ; 2° A l'*extérieur*. 1 de goudron pour 3 de pommade, de glycérine ou d'emplâtre.

Gourme. — V. ECZÉMA, IMPÉTIGO.

Goutte, Podagre (du gr. *pous*, pied, et *agra*, proie). — Manifestation de la diathèse arthritique (migraine, hémorroïdes, asthme, gravelle, coliques néphrétiques, éruptions eczémateuses, dyspepsie).

CAUSES. Hérédité, vie sédentaire, avec alimentation trop riche en viandes et en substances, comme la cervelle, le ris de veau, le foie qui contiennent beaucoup de nucléo-protéines.

La goutte se produit de préférence chez l'homme épais, corpulent, gros mangeur, grand buveur, ennemi de l'activité physique. Le premier accès apparaît ordinairement entre 26 et 30 ans, plus tôt chez les enfants de goutteux. Il peut apparaître à la suite d'un refroidissement, d'une fatigue physique ou intellectuelle (surmenage), d'une émotion vive, d'un repas trop

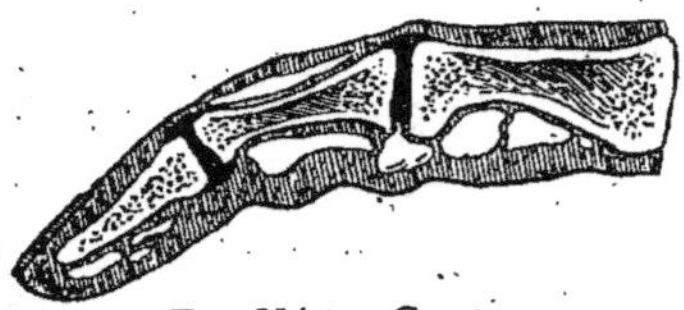

FIG. 354. — Goutte.
Coupe d'un doigt destinée à montrer des dépôts d'urates au voisinage des os.

copieux arrosé de vins généreux. Tout changement dans les habitudes du malade peut être la cause d'un accès de goutte.

SIGNES. Souvent, pendant les jours qui précèdent l'attaque, le caractère du malade devient difficile, sous l'influence de troubles digestifs et d'une inaptitude au travail. Il souffre de maux de tête, il ne peut supporter la grande lumière, il éprouve dans les muscles une gêne, une sensation de raideur, des crampes pénibles, des douleurs dans les lombes ; les urines sont cuisantes et très abondantes la nuit ; il éprouve un certain degré de vertige. Ces troubles peuvent disparaître ou s'atténuer.

Goutte aiguë. — *Premières attaques.* Elles se produisent au milieu de la nuit, au chant du coq (ordinairement de minuit à 3 heures du matin). Le malade est réveillé par une douleur très violente au niveau de l'articulation qui unit le pied au gros orteil. Le moindre attouchement, le moindre mouvement rend ces douleurs intolérables ; dans certains cas, elles s'étendent au pied et même à la jambe. La peau du gros orteil est rouge, luisante ; toute la région (notamment les veines) est tuméfiée. La figure est congestionnée ; il existe des douleurs de tête, des frissons ; la fièvre atteint 40° et les urines sont rouges.

Le matin tous ces signes s'atténuent, et durant la journée, les douleurs sont faibles ; mais dès le soir elles reprennent leur acuité, et l'accès se reproduit

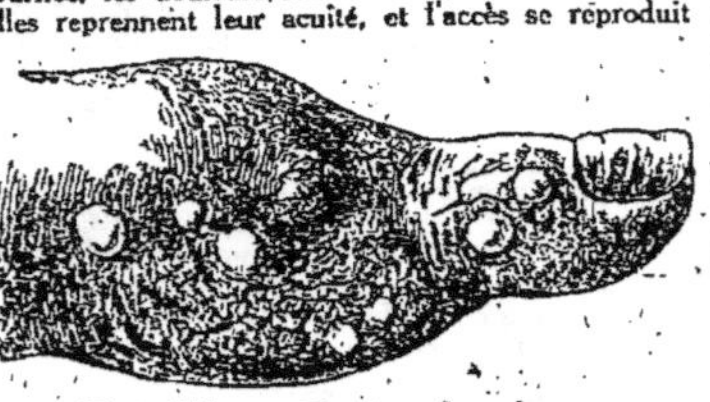

FIG. 355. — Goutte chronique.
Tophus près de provoquer des ulcérations.

ainsi pendant plusieurs nuits (3 à 8 jours). La soif est vive, l'appétit nul, la constipation habituelle.

Lorsque l'attaque est terminée, l'articulation reprend peu à peu sa souplesse et le malade se sent *mieux* qu'avant l'attaque.

Attaques ultérieures. Elles peuvent ressembler complètement aux précédentes, mais souvent en diffèrent par l'envahissement de plusieurs petites articulations du pied et même des grandes jointures (cou-de-pied, genou, main, coude). Elles peuvent aussi être constituées par plusieurs petites attaques successives, interrompues par quelques jours de repos.

ÉVOLUTION. L'attaque de goutte est rarement unique, mais chacune est séparée, d'ordinaire, par plusieurs années. L'époque la plus habituelle d'apparition est le début de l'hiver pour les premiers accès, le printemps ou le début de l'automne pour les autres accès.

Goutte chronique (atonique) [*fig.* 354, 355 et 356]. — La goutte chronique ou des vieillards est caractérisée par des accès plus prolongés que ceux de la goutte aiguë, à laquelle elle succède, et dont les intervalles ne laissent jamais le malade complètement bien portant (Trousseau), car les engorgements articulaires persistent indéfiniment. Les pieds, les genoux, les mains sont déformés par de petites tumeurs bosselées (tophus) dont le volume varie d'un pois à un petit œuf, d'une consistance d'abord demi-liquide, puis dure, et qui peuvent s'ulcérer. Ces bosselures sont formées par des sels d'urate de soude, ou d'urate et de phosphate de chaux, qui se déposent au-dessous ou dans l'épaisseur de la peau après chaque accès. On constate aussi la présence de ces tophus sur l'oreille. Le goutteux chronique s'affaiblit rapidement sous l'influence des troubles digestifs qui accompagnent

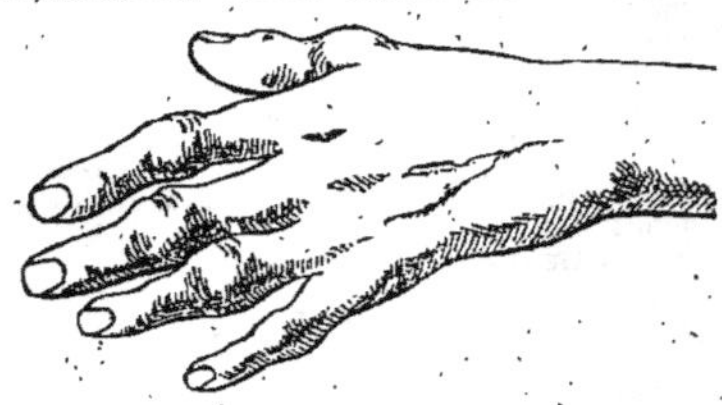

FIG. 356. — Main déformée par la goutte chronique.

souvent cette forme ou de complications (diabète, mal de Bright*, maladies du cœur).

Goutte anormale, viscérale ou remontée. — La goutte *remontée* est constituée par divers accidents qui peuvent se produire au cours d'une attaque de goutte, alors que la manifestation articulaire avorte prématurément : crampes d'*estomac* ou d'*intestin* avec vomissements incoercibles, tendance à la syncope ; accidents *cérébraux* : délire, convulsions, attaque d'apoplexie ; troubles *cardiaques*, avec palpitations, oppression extrême, angine* de poitrine et syncope ; troubles de la sécrétion *rénale* : albuminurie, avec ou sans maladie de Bright. V. REINS.

HYGIÈNE PRÉVENTIVE. *Exercice.* L'oxydation étant incomplète, il faut l'accroître par un exercice quotidien et méthodiquement *gradué* (en dehors des périodes de crises).

Alimentation. Aliments défendus. Ceux qui fournissent un excès de cholestérine et d'acide urique : viandes blanches, c'est-à-dire qui proviennent d'animaux jeunes, riches en nucléines, cervelle, ris de veau, rognons, foie, œufs, fromages, crèmes, poissons gras, gibier faisandé, crustacés, mollusques, poivre, pickles et condiments ; vins généreux, bières et spiritueux.

Aliments permis. Viandes rouges, volailles, lapin, poissons maigres, légumes verts (sauf oseille), légumes secs, fruits, peu de pain, lait, eau de Vittel, Contrexéville ; tisane de cassis, frêne.

Cure de jeûne, comme dans le diabète. V. ce mot.

TRAITEMENT : 1° *De l'accès :* teinture de semences de colchique, XX gouttes, 2 à 3 fois par jour, antipyrine, aspirine, salicylate de lithine. Cataplasmes laudanisés ;

2° *En dehors des accès :* hydrothérapie, sudation, médication alcaline, bicarbonate de soude ou de chaux ;

3° *Des déformations par tophus :* hydrothérapie, électricité (faradisation, haute fréquence), bains d'air surchauffé, de lumière, radiumthérapie. Iodure de potassium ou de lithium (0,30 à 0,50). Ablation chirurgicale, si le tophus gêne les mouvements.

Cures hydro-minérales : Brides convient aux goutteux obèses ; Vichy aux goutteux hépatiques ; Saint-Nectaire aux goutteux albuminuriques ; Vittel aux lithiasiques ; Aix-les-Bains, Bourbonne, Plombières, Dax, Saint-Amand aux goutteux atteints de localisations musculaires ou articulaires ; Royat aux débilités ; La Bourboule aux herpétiques.

Goutte saturnine. — Le plomb provoque l'accumulation de l'acide urique dans l'organisme, mais sans formation de tophus et seulement chez les ouvriers ayant eu depuis longtemps les troubles de l'intoxication plombique.

SIGNES. La goutte saturnine se distingue de la goutte ordinaire par la généralisation rapide des manifestations aux grandes articulations, l'anémie des malades et l'extension de bonne heure aux viscères, particulièrement au rein.

TRAITEMENT. C'est à la fois celui du *saturnisme* (V. PLOMB), et de la *goutte*. V. ci-dessus.

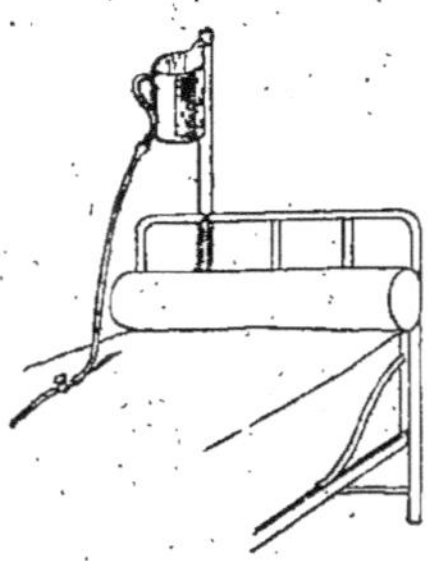

FIG. 357. Goutte à goutte.

Goutte à goutte rectal. — Introduction lente (4 gouttes par minute) dans le rectum de solutions salines chaudes (sérums physiologique ou glycosé) de façon à faire absorber 1 litre par jour (*fig.* 357).

INDICATIONS. Infections graves : péritonites, fièvre typhoïde, hémorragies.

Gouttes. — Différents médicaments se prennent sous forme de gouttes ; il est donc indispensable d'avoir un bon compte-gouttes. (V. plus loin.)

Dans les ordonnances, les médicaments donnés sous forme de gouttes sont indiqués souvent en chiffres romains, afin d'éviter la confusion avec ceux donnés à la dose de grammes.

Le nombre de gouttes varie naturellement avec le poids du médicament. Voici quelques exemples du nombre de gouttes nécessaires pour le poids d'un gramme : perchlorure de fer, 19 ; ammoniaque, 24 ; liqueur de Fowler, 34 ; glycérine, 25 ; laudanum de Sydenham, 43 ; élixir parégorique, 53 ; créosote, 41 ; teintures d'aconit, de digitale, de belladone, 53 ; chloroforme, 59 ; teinture d'iode, 61 ; éther, 93.

Gouttes (Compte-) [*fig.* 358]. — Appareil composé d'un tube de verre terminé d'un côté par une extrémité effilée, et de l'autre par une poire ou un tube en caoutchouc. On aspire le liquide en pressant le caoutchouc, puis en le relâchant lorsque la pointe est dans le liquide. Pour vérifier si l'appareil donne exactement la goutte pharmaceutique, on lui fait verser 20 gouttes d'eau, qui doivent peser 1 gr.

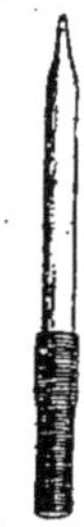

FIG. 358. Compte-gouttes.

Gouttes amères de Baumé. — Médicament contenant de la noix vomique, c'est-à-dire de la *strychnine*. Maximum pour adultes 8 gouttes. Pour emploi et empoisonnement, V. STRYCHNINE.

Gouttes noires. — Médicament contenant de l'opium dissous dans du vinaigre. Maximum pour adultes 6 gouttes. Pour emploi et empoisonnement, V. OPIUM.

Gouttière (*fig.* 359, 360). — Appareil en fil de fer qu'on garnit à l'intérieur d'un tissu ouaté, ou d'ouate entre deux épaisseurs de compresses pour permettre d'immobiliser un membre fracturé ou toute la région inférieure du corps. V. FRACTURE.

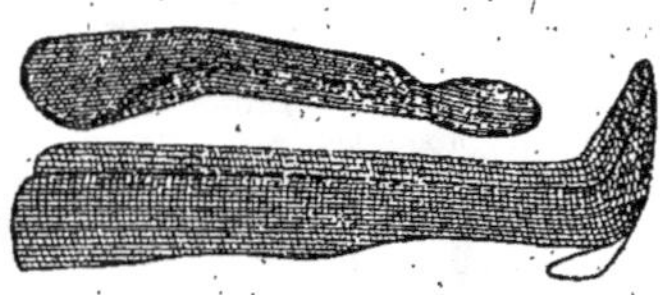

FIG. 359. — Gouttières pour le bras et la jambe.

Grain. — Préparation pharmaceutique ayant la forme sphérique.

Graisses. — Éthers de la glycérine, insolubles dans l'eau, solubles dans l'alcool,

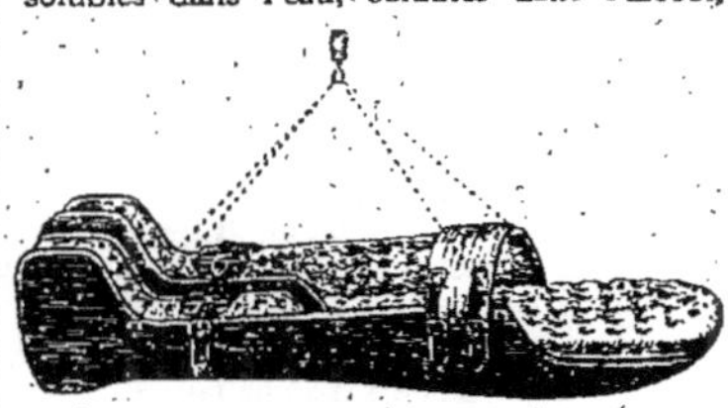

FIG. 360. — Gouttière de Bonnet.

l'éther, le chloroforme. Les alcalis les saponifient en les dédoublant en glycérine et acides gras (butyrique, stéarique, oléique, etc.).

On trouve les graisses dans les substances végétales, principalement dans certains fruits (huile de colza, d'olive, de noix), et les substances animales (beurre, saindoux, lard, suif).

Les graisses ne subissent aucune modification dans l'estomac où elles paraissent avoir une action inhibitrice sur la sécrétion du suc gastrique ; elles sont saponifiées et émulsionnées dans l'intestin par le suc pancréatique.

A cause de leur pouvoir calorigénique, les graisses forment un aliment d'épargne, utilisé surtout dans les pays froids.

Nombre de personnes digèrent mal les graisses et ne peuvent en absorber une certaine quantité sans être atteintes de diarrhée. Les malades, les convalescents ont une grande répulsion pour les graisses ; aussi ne doit-on leur donner que du bouillon bien dégraissé. Le dégoût des aliments gras est un des signes caractéristiques des kystes hydatiques du foie.

Par contre, les corps gras sont indiqués dans certaines dyspepsies hyperchlorhydriques, les coliques hépatiques, la constipation.

On emploie couramment les corps gras en dermatologie, pour la confection de pâtes et de pommades : les principales graisses employées sont : l'axonge*, la lanoline ou graisse de laine, plus rarement la graisse d'oie, le blanc de baleine, le beurre de cacao, les huiles d'olives, d'amandes douces, de ricin.

A côté de ces graisses animales et végétales, on utilise également les graisses minérales, comme la vaseline, qui n'est pas à proprement parler une graisse, mais un hydrocarbure, et qui a sur les autres graisses l'avantage de ne pas rancir.

Les graisses rances peuvent provoquer des éruptions érythémateuses et vésiculeuses.

Granulation. — Petites élevures se produisant sur certaines muqueuses. V. ANGINE et YEUX (conjonctivite).

Granule. — Préparation pharmaceutique ayant la forme d'une très petite pilule. Un granule contient, enrobée dans du sucre et de la gomme, une très faible quantité (1/4 à 1 milligr.) d'un médicament très actif ; ex. : atropine, digitaline.

Granulé. — Préparation pharmaceutique, encore plus petite que les granules ; le volume est égal ou inférieur à celui d'un grain de millet ; les granulés sont, en général, ovalaires ou sphériques. Le sucre y entoure un médicament de saveur faible qui doit être absorbé après dissolution dans un liquide, comme l'eau, le vin, le lait.

Granulie (du lat. *granum*, grain). — Tuberculose* aiguë à marche rapide.

Grasse (Alpes-Maritimes). — Station d'hiver, à distance de la mer.

Le climat est analogue à celui de Cannes, mais la température moyenne est moins élevée et l'humidité plus grande que dans cette ville ; très peu de vent.
INDICATIONS. Nervosité, laryngite, tuberculose.

Grasseyement. — V. VOIX.

Gravelle. — Concrétions sableuses cristallines, qui se déposent dans le fond du vase de nuit après refroidissement de l'urine.

Elles peuvent être jaune orangé et formées d'acide urique pur ou uni à des urates, dans d'autres cas blanchâtres et constituées alors par des phosphates ou des oxalates. La gravelle est une des formes de l'arthritisme* ; elle indique l'existence d'un ralentissement dans la nutrition et une combustion incomplète des résidus de cette nutrition : goutte, lithiase rénale, coliques néphrétiques (V. REIN), calcul de la vessie*.

RÉGIME : 1° gravelle *calcique* : lait ; 2° gravelle *phosphatique* : lait, eau de Seltz, poisson, viande ; 3° gravelle *oxalique* : sont autorisés toutes les viandes et les féculents, sauf les haricots blancs, tous les légumes verts, sauf l'oseille et les épinards ; sont interdits les fruits, sauf les figues, les condiments, le thé, le chocolat, les liqueurs. Boire abondamment du vin coupé d'eau.

Dans toutes les formes, exercice régulier et selle quotidienne à la même heure.

Gravidité. — Syn. de grossesse*.

Greffe (du gr. *graphion*, tige). — Transplantation de peau ou d'organes d'une région sur une autre (*fig.* 361).

La partie transplantée peut rester ou non adhérente par un de ses points à la partie du corps où

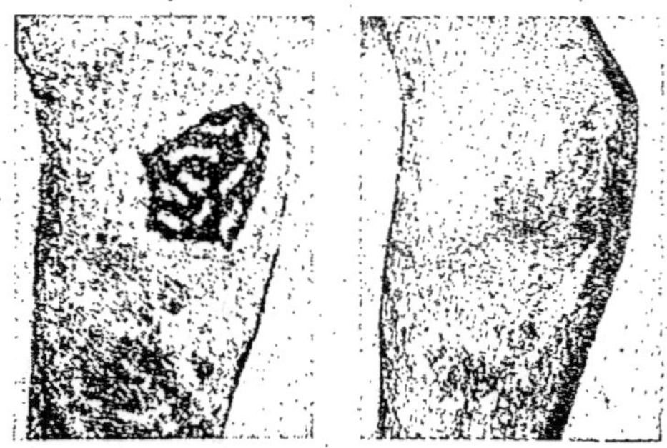

1 2

FIG. 361. — Greffe dermo-épidermique.
1. L'ulcération inférieure est cicatrisée après une première greffe. L'ulcération supérieure vient d'être greffée ; 2. Cicatrisation complète après un mois.

elle était primitivement fixée : le greffon provenant du sujet lui-même (*greffe autoplastique*), d'un sujet différent, mais de même espèce (*greffe homoplastique*), d'une espèce différente (*greffe hétéroplastique*).

Grenadier (*fig.* 362). — Plante de la famille des Myrtacées.

MODE D'EMPLOI. L'écorce est employée comme ténifuge, sous forme de décoction, 60 gr. p. 750 gr. d'eau que l'ébullition ramène à 500 gr. et qu'on doit boire en 3 fois, à une demi-heure d'intervalle.

Pelletiérine. — Alcaloïde de grenadier employé comme ténifuge *chez les adultes*.

Grenouillette (*fig.* 363). — Tumeur placée sous la langue, contenant un liquide blanc et filant et pouvant être constituée par un kyste spécial ou par l'obstruction du canal

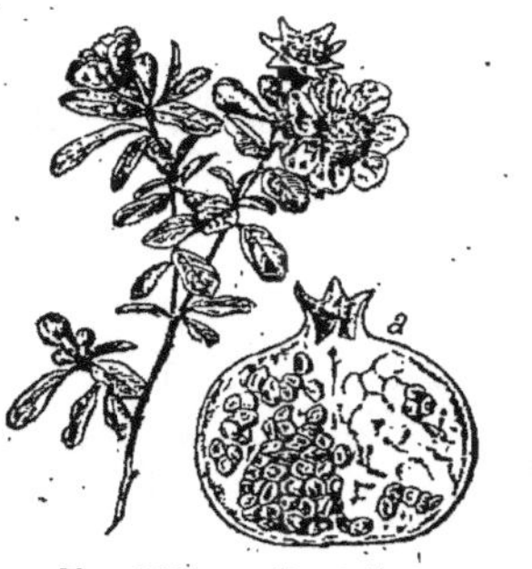

FIG. 362. — Grenadier.
a. Grenade ouverte.

de Wharton qui sert de déversoir à la glande salivaire sous-maxillaire.

TRAITEMENT. Petite opération chirurgicale.

Grindelia robusta. — Plante de la famille des Composées (*fig.* 364).

La teinture faite avec les capitules est employée contre l'asthme, la gêne respiratoire de l'artériosclérose, la coqueluche, à la dose de X à XX gouttes suivant l'âge. Extrait alcoolique, 0 gr. 15 à 0 gr. 25. Extrait fluide, 0 gr. 30 à 1 gr. (enfants, 0 gr. 10 à 0 gr. 20 par année).

Grippe ou **Influenza.** — Maladie infectieuse, épidémique et parfois pandémique, caractérisée par de la fièvre et de la courba-

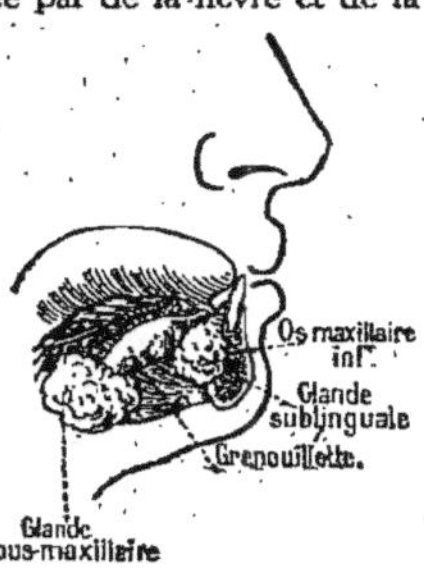

FIG. 363. — Grenouillette.

ture, une dépression générale des forces et le plus souvent un catarrhe des voies respiratoires supérieures.

SIGNES. L'aspect clinique peut varier suivant les sujets, les épidémies, et même la période de l'épidémie.

Habituellement, l'*incubation*, c'est-à-dire le temps compris entre le moment de la contagion et celui du début de la maladie, est très courte; elle va de quelques heures à 2 jours. Le *début*, quelquefois précédé de 1 jour ou 2 de malaise, de coryza ou de rhume, est brusque et violent. Il se traduit par une élévation de température à 39° ou 40°, avec fatigue, sensation d'anéantissement invincible, courbature généralisée, mal de tête violent, douleurs dans le dos et névralgies diverses, agitation. Ce sont là les symptômes habituels des *formes nerveuses*, qui peuvent s'accompagner d'accidents plus graves : délire, accidents bulbaires.

Les troubles de l'appareil respiratoire sont très fréquents, et, s'ils prédominent, caractérisent la *forme thoracique de la grippe* : coryza intense, avec propagation aux sinus et perte consécutive prolongée de l'odorat et du goût, laryngite, trachéite, bronchite aiguë et capillaire, broncho-pneumonie, pneumonie, pleurésie.

Enfin, des troubles gastro-intestinaux (*forme gastro-intestinale*) s'ajoutent souvent à la maladie : inappétence absolue, langue d'aspect spécial, blanc bleuâtre brillant, opaline (langue de porcelaine), embarras gastrique, vomissements, douleurs gastralgiques, diarrhée avec coliques violentes. Les symptômes abdominaux de la grippe peuvent être assez intenses pour simuler la fièvre typhoïde, voire le choléra.

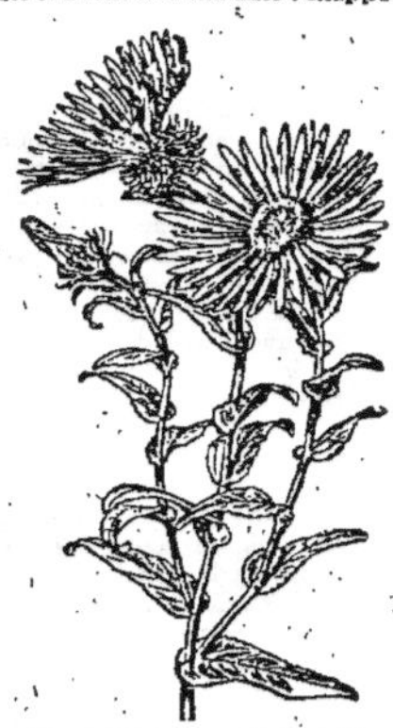

FIG. 364. — Grindelie (*Grindelia robusta*).

ÉVOLUTION. Extrêmement variable; parfois, après début violent, guérison en 2 ou 3 jours; le plus souvent la fièvre persiste 1, 2 ou 3 semaines; mais la guérison ne se fait que peu à peu et les rechutes sont très fréquentes. La convalescence est fort longue, les malades restant longtemps déprimés; ils continuent à tousser, ne retrouvent pas l'appétit et conservent souvent de très pénibles névralgies.

COMPLICATIONS. Les plus fréquentes sont les *localisations pulmonaires* : congestion, œdème aigu du poumon, broncho-pneumonie, pneumonie. Puis viennent les complications *cardio-vasculaires* (endocardite, péricardite, thrombose), *hémorragiques* (épistaxis, hémoptysies, entérorragies, hématuries), *nerveuses* (méningite, abcès du cerveau, hémorragie et ramollissement cérébral, paralysies diverses, psychoses), *digestives*, *articulaires* (rhumatisme), *auriculaires* (otite suppurée, mastoïdite), *oculaires*. Souvent, trois mois après la grippe, on note chez les femmes une *chute de cheveux* plus ou moins abondante, diffuse ou localisée. Cette alopécie* infectieuse n'est que passagère, et la repousse a lieu habituellement au bout d'un mois.

PRONOSTIC. La grippe simple est ordinairement bénigne ; mais certaines épidémies, qui se compliquent de lésions pulmonaires, ont une mortalité considérable. La grippe de 1837 aurait tué plus de monde que le choléra de 1832. Les malades qui présentent des tares viscérales (cardiaques, brightiques, diabétiques, alcooliques, paludéens, tuberculeux) succombent en de fortes proportions.

CAUSES. Un certain nombre de microbes ont été présentés comme les agents spécifiques de la grippe ; jusqu'à présent, aucun d'eux n'a fait sa preuve. Le bacille de Pfeiffer (*fig.* 365), le pneumocoque, le streptocoque ne semblent que des agents secondaires. Nicolle et Le Bailly estiment qu'il s'agit d'un *virus filtrant*, c'est-à-dire passant à travers les pores de filtres très fins, un microbe extrêmement ténu ou mobile. Il se trouve dans le *mucus nasal*, la *salive* et les expectorations bronchiques.

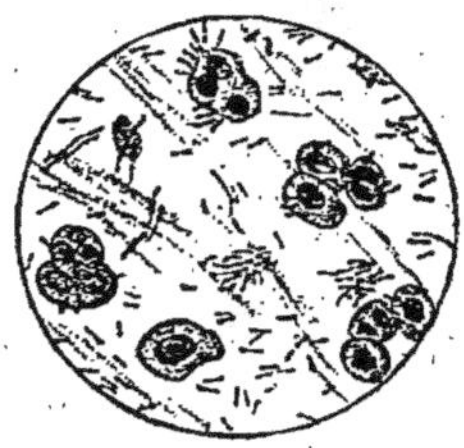

FIG. 365. Microbes de la grippe.

La contamination peut s'opérer par un individu n'ayant qu'un catarrhe oculo-nasal, éternuant, toussant, crachant, ou même simplement parlant. La contagion s'opère par contact direct (poignées de main), par les linges, les mouchoirs, mais surtout par l'intermédiaire de l'air contaminé. Un contact passager avec un grippé suffit pour créer la maladie. La période d'incubation peut n'être que de quelques heures, et il est vraisemblable que la maladie est surtout contagieuse à sa période initiale et fébrile. La maladie n'est pas seulement contagieuse par elle-même, mais par les infections qui la compliquent. Le virus s'ensemence d'abord sur les conjonctives, les fosses nasales, le pharynx, le larynx (Vincent).

TRAITEMENT : I. PRÉVENTIF. Eviter tout contact avec les malades contaminés, et faire l'antisepsie minutieuse de la bouche et du rhino-pharynx. En milieu épidémique, se gargariser au moins deux fois par jour avec un verre d'eau chaude additionnée de 1 cuillerée à café de liqueur de Labarraque. L'antisepsie des fosses nasales sera faite au moyen de vaseline résorcinée à 1 p. 100 ou goménolée à 2 p. 100. Se laver les mains et le visage avant chaque repas. Isoler les grippés les uns des autres, particulièrement en cas de complication (broncho-pneumonie), et les isoler sérieusement de la famille.

Lors de la dernière épidémie de 1918-1919, on a préconisé la *vaccination préventive* ; les Anglais ont utilisé un vaccin polyvalent (bacille de Pfeiffer, pneumocoque, streptocoque, catarrhalis) qui aurait diminué la proportion de grippés chez les sujets exposés à l'infection.

II. CURATIF. 1° *Grippe simple.* Repos au lit pendant la période fébrile, alimentation restreinte, avec boissons abondantes, grogs, purgatifs, antisepsie des cavités nasales, buccales et auriculaires (huile goménolée, glycérine phéniquée). Comme médicaments : potions à l'acétate d'ammoniaque, quinine, pyramidon ; au cours de la convalescence, lutter contre l'asthénie par la strychnine, la kola.

2° *Grippe compliquée. Complications respiratoires.* En cas de broncho-pneumonie, sinapisation thoracique, ventouses scarifiées, grands bains chauds, abcès de fixation. Injection intraveineuse de métaux colloïdaux* et d'urotropine ; huile camphrée, oxygène en inhalation ou en injections sous-cutanées.

Dans les formes asphyxiques, saignée.

Complications gastro-intestinales. Diète hydrique, glace pilée, eau chloroformée contre les vomissements. Calomel ou sulfate de soude. Injections sous-cutanées de sérum artificiel.

On préconise également dans la grippe compliquée les injections de sérum de convalescents, le sérum antistreptococcique, antipneumoccique (80 à 100 cm^3) à vaccins polyvalents (pneumocoques, streptocoques, Pfeiffer, micrococcus aureus). La question est encore à l'étude.

Grog. — Stimulant formé d'un cinquième d'eau-de-vie pour quatre cinquièmes d'eau, de préférence chaude, à laquelle on ajoute une tranche de citron.

Grossesse. — Etat d'une femme enceinte.

I. Grossesse normale. — SIGNES (perceptibles par la femme) :

I. DE PROBABILITÉ (importants seulement par la réunion de plusieurs d'entre eux) : 1° *Suppression des règles* (des hémorragies peuvent se produire au cours d'une grossesse, mais en dehors de l'époque régulière et avec des différences dans la couleur et la quantité du sang) ; 2° *nausées et vomissements* répétés le matin, pendant les trois premiers mois, avec perte de l'appétit, appétit exagéré ou encore dépravé (désir de manger des substances non alimentaires), constipation, surtout dans les derniers mois ; 3° *picotements des seins* et *brunissement de l'aréole* des mamelles avec apparition de 12 à 15 petites bosselures qui, étant pressées, donnent un liquide blanchâtre ; 4° *coloration brune de la ligne médiane du ventre*, plaques jaunâtres (masque) au front, autour des narines, sur le cou ; 5° *salivation* abondante ; 6° *maux de dents, énervement*, évanouissements, susceptibilité extrême, névralgies faciales, démangeaisons ; 7° *oppression*, palpitations, varices.

II. DE CERTITUDE : 1° *Mouvements actifs* du fœtus, perceptibles à partir de 4 mois et demi. Lorsqu'on promène une main froide sur le ventre, les mouvements deviennent souvent sensibles à la vue ; 2° *bruits du cœur* de l'enfant (perceptibles par le père) comparables aux bruits d'une montre à travers un oreiller et variant entre 110 et 160 par minute. On les perçoit vers le 5° mois, près de l'ombilic, plus tard dans la ligne qui va de l'ombilic au milieu du pli de l'aine.

DURÉE. Cette durée n'est pas la même chez toutes les femmes et chez une même femme à des grossesses différentes. Elle peut varier entre 260 et 290 jours. Aux termes de l'article 315 du Code civil, « la légitimité de l'enfant né 300 jours après la dissolution du mariage pourra être contestée ». La moyenne est de 275 à 280 jours, ou 10 mois lunaires.

Tarnier et Budin, pour fixer la date de l'accouchement, comptent 9 mois du calendrier depuis la fin de la dernière époque menstruelle et ajoutent 5 jours. Pour trouver rapidement cette époque, il suffit, après avoir ajouté 5 jours à la date de la cessation des règles, de reculer de 3 mois. Ainsi le dernier jour des règles ayant été le 7 janvier, on ajoute 5 jours, ce qui conduit au 12 janvier, et porte l'accouchement au 12 octobre.

Le tableau-calendrier établi d'après Nægeli (v. p. suiv.) indique immédiatement la date en question ; mais on remarquera qu'il donne à la grossesse une durée de 2 jours plus longue que d'après le système de Budin. Les chiffres de la ligne supérieure indiquent la date du dernier jour de la dernière période menstruelle, et le chiffre en italique placé immédiatement en dessous, la date probable de l'accouchement.

Conduite à tenir pendant la grossesse normale. — HYGIÈNE. Ne pas se serrer, supprimer les corsets ou faire usage des ceintures de grossesse (*fig.* 366) ; ne pas employer de jarretières afin d'éviter les varices ou, si elles se produisent, de ne pas les aggraver et les rendre définitives, alors qu'elles sont en général limitées à la durée de la grossesse ; porter des chaussures larges. Se couvrir chaudement, le soir et en

Janvier	1	2	3	4	5	6	7	8	9	10	11	12	13	14	15	16	17	18	19	20	21	22	23	24	25	26	27	28	29	30	31	
Octobre	*8*	*9*	*10*	*11*	*12*	*13*	*14*	*15*	*16*	*17*	*18*	*19*	*20*	*21*	*22*	*23*	*24*	*25*	*26*	*27*	*28*	*29*	*30*	*31*	*1*	*2*	*3*	*4*	*5*	*6*	*7*	*Novembre.*
Février	1	2	3	4	5	6	7	8	9	10	11	12	13	14	15	16	17	18	19	20	21	22	23	24	25	26	27	28				
Novembre	*8*	*9*	*10*	*11*	*12*	*13*	*14*	*15*	*16*	*17*	*18*	*19*	*20*	*21*	*22*	*23*	*24*	*25*	*26*	*27*	*28*	*29*	*1*	*2*	*3*	*4*	*5*	*6*				*Décembre.*
Mars	1	2	3	4	5	6	7	8	9	10	11	12	13	14	15	16	17	18	19	20	21	22	23	24	25	26	27	28	29	30	31	
Décembre	*6*	*7*	*8*	*9*	*10*	*11*	*12*	*13*	*14*	*15*	*16*	*17*	*18*	*19*	*20*	*21*	*22*	*23*	*24*	*25*	*26*	*27*	*28*	*29*	*30*	*31*	*1*	*2*	*3*	*4*	*5*	*Janvier.*
Avril	1	2	3	4	5	6	7	8	9	10	11	12	13	14	15	16	17	18	19	20	21	22	23	24	25	26	27	28	29	30		
Janvier	*6*	*7*	*8*	*9*	*10*	*11*	*12*	*13*	*14*	*15*	*16*	*17*	*18*	*19*	*20*	*21*	*22*	*23*	*24*	*25*	*26*	*27*	*28*	*29*	*30*	*31*	*1*	*2*	*3*	*4*		*Février.*
Mai	1	2	3	4	5	6	7	8	9	10	11	12	13	14	15	16	17	18	19	20	21	22	23	24	25	26	27	28	29	30	31	
Février	*5*	*6*	*7*	*8*	*9*	*10*	*11*	*12*	*13*	*14*	*15*	*16*	*17*	*18*	*19*	*20*	*21*	*22*	*23*	*24*	*25*	*26*	*27*	*28*	*1*	*2*	*3*	*4*	*5*	*6*	*7*	*Mars.*
Juin	1	2	3	4	5	6	7	8	9	10	11	12	13	14	15	16	17	18	19	20	21	22	23	24	25	26	27	28	29	30		
Mars	*8*	*9*	*10*	*11*	*12*	*13*	*14*	*15*	*16*	*17*	*18*	*19*	*20*	*21*	*22*	*23*	*24*	*25*	*26*	*27*	*28*	*29*	*30*	*31*	*1*	*2*	*3*	*4*	*5*	*6*		*Avril.*
Juillet	1	2	3	4	5	6	7	8	9	10	11	12	13	14	15	16	17	18	19	20	21	22	23	24	25	26	27	28	29	30	31	
Avril	*7*	*8*	*9*	*10*	*11*	*12*	*13*	*14*	*15*	*16*	*17*	*18*	*19*	*20*	*21*	*22*	*23*	*24*	*25*	*26*	*27*	*28*	*29*	*30*	*1*	*2*	*3*	*4*	*5*	*6*	*7*	*Mai.*
Août	1	2	3	4	5	6	7	8	9	10	11	12	13	14	15	16	17	18	19	20	21	22	23	24	25	26	27	28	28	30	31	
Mai	*8*	*9*	*10*	*11*	*12*	*13*	*14*	*15*	*16*	*17*	*18*	*19*	*20*	*21*	*22*	*23*	*24*	*25*	*26*	*27*	*28*	*29*	*30*	*31*	*1*	*2*	*3*	*4*	*5*	*6*	*7*	*Juin.*
Septembre	1	2	3	4	5	6	7	8	9	10	11	12	13	14	15	16	17	18	19	20	21	22	23	24	25	26	27	28	29	30		
Juin	*8*	*9*	*10*	*11*	*12*	*13*	*14*	*15*	*16*	*17*	*18*	*19*	*20*	*21*	*22*	*23*	*24*	*25*	*26*	*27*	*28*	*29*	*30*	*1*	*2*	*3*	*4*	*5*	*6*	*7*		*Juillet.*
Octobre	1	2	3	4	5	6	7	8	9	10	11	12	13	14	15	16	17	18	19	20	21	22	23	24	25	26	27	28	29	30	31	
Juillet	*8*	*9*	*10*	*11*	*12*	*13*	*14*	*15*	*16*	*17*	*18*	*19*	*20*	*21*	*22*	*23*	*24*	*25*	*26*	*27*	*28*	*29*	*30*	*31*	*1*	*2*	*3*	*4*	*5*	*6*	*7*	*Août.*
Novembre	1	2	3	4	5	6	7	8	9	10	11	12	13	14	15	16	17	18	19	20	21	22	23	24	25	26	27	28	29	30		
Août	*8*	*9*	*10*	*11*	*12*	*13*	*14*	*15*	*16*	*17*	*18*	*19*	*20*	*21*	*22*	*23*	*24*	*25*	*26*	*27*	*28*	*29*	*30*	*31*	*1*	*2*	*3*	*4*	*5*	*6*		*Septembre.*
Décembre	1	2	3	4	5	6	7	8	9	10	11	12	13	14	15	16	17	18	19	20	21	22	23	24	25	26	27	28	29	30	31	
Septembre	*7*	*8*	*9*	*10*	*11*	*12*	*13*	*14*	*15*	*16*	*17*	*18*	*19*	*20*	*21*	*22*	*23*	*24*	*25*	*26*	*27*	*28*	*29*	*30*	*1*	*2*	*3*	*4*	*5*	*6*	*7*	*Octobre.*

Calendrier de la grossesse,

hiver, pour éviter les refroidissements et par suite les secousses de toux des rhumes. Alimentation suffisante, mais non excessive ; entretenir la régularité des selles, au besoin par des pilules laxatives (podophyllin, cascarine, rhubarbe), de la magnésie, de l'huile de

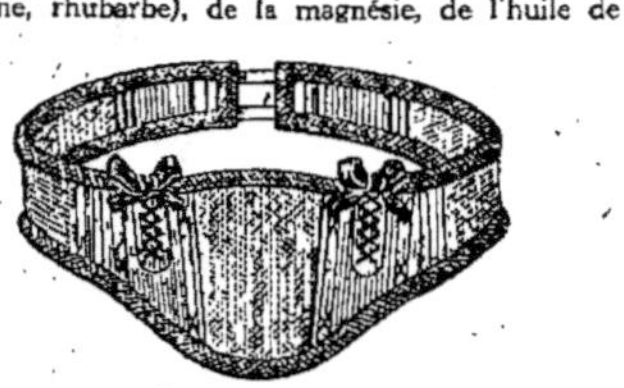

FIG. 366. — Ceinture abdominale.

ricin, des eaux minérales purgatives (ces dernières à petite dose, le matin) ; en cas de diarrhée, prendre du salicylate de bismuth.

Exercice modéré régulier (promenade à pied quotidienne), mais suppression de la danse, de l'équitation, du cyclisme et des voyages, surtout au début et dans les dernières semaines de grossesse ; repos *complet* à la date où les règles auraient dû se produire. Suppression du travail à la machine, cessation du travail pour les ouvrières travaillant le plomb, le sulfure de carbone.

S'il n'y a pas eu antérieurement de fausse couche, continuer l'usage du tub, les bains tièdes (33° à 35°), à condition qu'ils soient courts (maximum 20 minutes). Pour les bains de mer, consulter le médecin et les prendre, en tout cas, courts et par mer calme. Si l'on veut nourrir, faire des lotions avec de l'eau-de-vie sur le bout des seins, afin de les endurcir et de prévenir les gerçures. Continuer les soins locaux de propreté, à condition de les prendre étant couchée avec de l'eau bouillie qui devra passer *lentement* et *doucement* ; ne pas employer l'irrigateur, mais se servir du bock à faible hauteur.

CONSEILS A DEMANDER AU MÉDECIN. Lui envoyer des urines chaque mois à partir du 4e, depuis le début de la grossesse, afin de lui permettre, en cas d'albuminurie, d'établir le traitement préventif de l'éclamp-

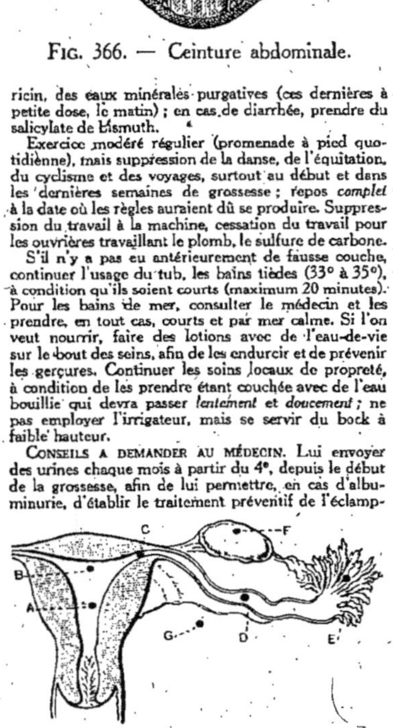

FIG. 367. — Divers types de grossesse.

A. Grossesse normale ; B. Œuf fixé au fond de l'utérus ; C. Grossesse interstitielle ; D. Grossesse tubaire ; E. Grossesse tubo-abdominale ; F. Grossesse ovarienne ; G. Grossesse péritonéale.

sie*. Le prévenir immédiatement en cas de cessation prolongée des mouvements du fœtus ou de l'apparition d'un des accidents ci-après énumérés. Aller le voir ou l'appeler chez soi un mois avant l'époque présumée de l'accouchement ; il sera à même ainsi de modifier la position de l'enfant dans l'utérus, si elle est défectueuse (*version* par manœuvres externes).

II. **Grossesse extra-utérine.** — Développement très rare de l'œuf fécondé en dehors de la cavité de l'utérus dans la trompe, sur l'ovaire ou dans la cavité abdominale (*fig.* 367).

SIGNES. L'évolution, dans quelques cas, est normale et la femme ne consulte un médecin qu'à la fin de sa grossesse, parce qu'elle ne sent plus remuer le fœtus, qu'elle souffre de douleurs analogues à celles de l'accouchement (faux travail) ou que celui-ci ne se produit pas, malgré le temps écoulé. Ordinairement, au contraire, la grossesse est pénible dès le début, une douleur vive apparaît subitement dans le ventre avec phénomènes graves, le kyste fœtal s'est rompu. V. HÉMATOCÈLE.

TRAITEMENT. Il varie avec les indications, mais commande l'intervention chirurgicale, la situation étant très grave.

III. **Grossesse multiple.** — CAUSES. Le nombre des grossesses multiples est, en France, de 1 sur 92 pour les jumeaux, de 1 sur 8000 pour les grossesses triples ; quant à celles plus nombreuses encore, elles sont tout à fait exceptionnelles. L'âge où elles sont le plus fréquentes est 30 à 34 ans, puis 25 à 29, c'est-à-dire la période de pleine activité physiologique. L'hérédité a une action non douteuse, surtout celle de la mère.

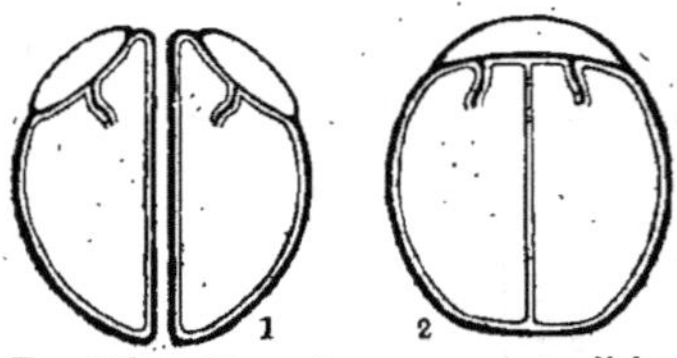

FIG. 368. — Type de grossesse gémellaire (schématique).

1. Grossesse bivitelline ; 2. Grossesse univitelline.

Certains auteurs considèrent la gémellité comme une anomalie, une monstruosité. Il faut distinguer à ce point de vue entre la gémellité bivitelline et l'univitelline ; la première peut s'observer en dehors de toute tare, la seconde constitue une véritable monstruosité, une dégénérescence qu'on a attribuée à la tuberculose, à l'alcoolisme et surtout à la syphilis (Bar, Fournier).

La grossesse gémellaire provient de la fécondation de 2 ovules ou d'un seul ovule : d'où la division en grossesses bivitellines et univitellines (*fig.* 368).

IV. **Grossesse (Troubles de la).** — ***Hépatotoxémie de la grossesse.*** — Au cours de la grossesse, le foie peut devenir insuffisant et incapable de détruire les poisons alimentaires qui lui sont apportés par le sang venant de l'intestin, lequel peut, par suite, empoisonner le système nerveux.

Cette insuffisance hépatique peut se manifester par des symptômes variés : démangeaisons, papules de prurigo, taches pigmentaires (*masque de la grossesse*) apparaissant sur le visage. Les gencives sont souvent rouges et saignantes ; les dents peuvent, sous l'action de cette *gingivite*, se déchausser et même tomber. Des *maux de dents*, des *névralgies dentaires* sont fréquents. La *salivation* est souvent exagérée.

Il n'est pas rare que la femme enceinte perde à un moment tout appétit, qu'elle se plaigne d'aigreurs et de brûlures stomacales.

Les *vomissements* sont beaucoup plus fréquents (42,15 p. 100, d'après Pinard), notamment dans la première grossesse. Ils apparaissent dès son début, se continuent jusqu'au 4e mois et peuvent reparaître vers sa fin. Ordinairement, ils se réduisent à l'évacuation, au réveil, d'un liquide glaireux (*pituite*), ou à la suite des repas, sans que les aliments de facile digestion soient moins expulsés que les autres ; dans certains cas, les aliments gras ou acides sont même mieux conservés. L'état général reste bon.

Beaucoup plus graves sont les *vomissements incoercibles*, se répétant sans interruption, pour tous les aliments, même l'eau. La malade se plaint, en outre, souvent d'une salivation abondante, d'une constipation opiniâtre ou, au contraire, de diarrhée, avec soif vive, maux de tête ; elle refuse toute nourriture, son caractère devient inquiet, triste, le pouls s'accélère (110-140) ; l'amaigrissement est considérable. La peau, la gorge et les lèvres se dessèchent, l'haleine devient fétide, les douleurs de tête s'accroissent ; parfois il existe des hémorragies gastriques ou intestinales.

La *lithiase biliaire*, provoquée par la longue immobilité à laquelle la femme est souvent astreinte, se manifeste souvent pour la première fois pendant la grossesse, par des douleurs au niveau de l'estomac, avec vomissement et diarrhée, rarement par la colique hépatique proprement dite.

TRAITEMENT. Contre le *prurit :* bains alcalins, lotions chaudes simples ou avec une solution de chloral à 1 p. 100. Régime lacté absolu et diète hydrique (Pinard) ou lait écrémé et purgatifs répétés.

Contre les *taches pigmentaires*, faire des lotions matin et soir avec : sulfate de zinc, 2 gr. ; acétate de plomb, 2 gr. ; eau distillée de roses, 200 gr. Après l'accouchement, attouchements avec une solution de 0,50 centigr. de sublimé par litre d'eau.

Contre la *gingivite*, gargarismes chloratés (0,50 p.100). Contre l'*anorexie* et les *aigreurs :* quinquina, quassia* amara, exercice au grand air. Demi-verre d'eau de Vals, un quart d'heure avant les repas, lait, œufs, viandes blanches, suppression du vin ; promenade à pied avant les repas.

Contre les *vomissements :* régime lacto-végétarien, lacté absolu, ou même diète hydrique, dans les cas sérieux. Eau oxygénée, inhalations d'oxygène, lavements alimentaires.

Dans les vomissements incoercibles, repos au lit, diète hydrique, glace, opothérapie surrénale. Si le pouls s'élève à plus de 100 par minute, l'interruption de la grossesse doit être envisagée.

Albuminurie gravidique. — Assez fréquente : tantôt il s'agit d'un mal de Bright (V. REINS) antérieur en évolution, tantôt il s'agit d'une albuminurie provoquée par la grossesse elle-même. Certaines femmes présentent de l'albuminurie en quantité très faible, durant toute leur grossesse ; cette albuminurie n'occasionne aucun accident, et disparaît sans laisser de traces après l'accouchement.

D'autre fois, sous l'influence d'une forte émotion, de la fatigue, se produit une enflure des pieds, des mains, du visage, des saignements du nez, des maux de tête, des difficultés de digestion, et une constipation intense.

Il existe de l'hypertension* artérielle, de la céphalée et parfois des troubles de la vue (amaurose, rétinite albuminurique).

Cette albuminurie est grave pour la femme, parce qu'elle peut être le prélude de crises d'*éclampsie*, et pour l'enfant qui, s'il ne succombe pas, peut naître prématurément dans un état de maigreur extrême.

La femme peut aussi présenter les signes de l'*anémie* pernicieuse avec perte d'appétit, amaigrissement et perte de force extrême, pâleur cireuse, hémorragie (pétéchies) des gencives et sur la peau.

TRAITEMENT. Répéter les examens d'urine fréquemment : 2 à 3 fois par mois au moindre trouble, tous les jours ensuite pour surveiller l'action du régime. Le tube d'Esbach (V. URINE, examen), employé par une personne de la famille, donne des notions suffisantes dans ce cas.

En cas d'albuminurie légère : lait coupé d'eau d'Evian, poissons frais, viandes blanches, légumes, pâtes alimentaires, fromages frais, fruits. Combattre la constipation.

Si l'albuminurie augmente : régime lacté exclusif, repos complet au lit ; éviter les refroidissements, et purgations répétées.

Si, malgré ce régime sévère, les troubles s'accentuaient (ce qui est rare), on doit, dans l'intérêt de la mère, interrompre le cours de la grossesse (Pinard).

Troubles mentaux. — Ils sont plus ou moins caractérisés : envies bizarres, kleptomanie, manies, mélancolie. Ils apparaissent à une période variable de la grossesse. La longueur du travail suffit à les faire naître dans certains cas. V. FOLIE.

Troubles dépendant de la compression. — 1° *Incontinence d'urine**. Elle se produit, soit au début, par instabilité de la vessie, soit à la fin, par suite de la compression de ce viscère par l'utérus, qui doit alors être soutenu par un bandage.

2° *Rétention d'urine*. Elle nécessite l'intervention du médecin, l'introduction de la sonde étant délicate.

L'incontinence et la rétention peuvent être produites par une mauvaise position de l'utérus.

3° *Hernie*. S'il en existe, faire porter un bandage qu'on surveillera pendant l'accouchement. Pour *constipation* et *diarrhée*, V. précédemment : *Conduite à tenir pendant la grossesse*.

4° *Varices* (pour les signes, V. à VARICES). Fréquentes surtout chez les femmes forcées de rester longtemps debout. Elles diminuent et quelquefois même disparaissent après l'accouchement ; leur réapparition est souvent le premier signe d'une grossesse. La phlébite* est une complication qui n'est pas rare.

Grossesse et syphilis. — Il importe de dépister la syphilis chez la femme enceinte, car la vie du fœtus est en jeu. La réaction de Wassermann* sera pratiquée dès le début de la grossesse chez toute femme qui présente : 1° un ou plusieurs avortements de cause obscure ; 2° une grossesse antérieure terminée par un accouchement prématuré, par la naissance d'un enfant mort-né, ou par une grossesse gémellaire univitelline ; 3° une grossesse antérieure compliquée d'hydramnios*, à un stade avancé de la grossesse.

Si la syphilis est démontrée ou simplement douteuse, il faut instituer un traitement antisyphilitique intensif, qui seul empêchera un accouchement prématuré ou la mort du fœtus.

Grossesse et tuberculose. — Mis à part le cas rare où l'on ne constate aucune répercussion néfaste sur la tuberculose et où l'on note même une accalmie dans la marche de l'affection, il est certain que, soit pendant la grossesse, soit après la grossesse, on assiste souvent à l'éclosion d'une tuberculose qui serait peut-être restée indéfiniment limitée à l'état latent, ou encore l'aggravation d'une tuberculose déjà connue. Dans certains cas, d'ailleurs exceptionnels, la question d'une interruption de la grossesse se pose, dans les 2 ou 3 premiers mois au plus tard. Seul le médecin peut être juge de la situation.

Gruau. — V. AVOINE.

Guaco (nom améric. de l'*Aristolochia cymbifera*). — Plante du Mexique, préconisée contre les maladies prurigineuses (eczéma).

MODE D'EMPLOI ET DOSE. Pilules de 20 centigr., trois par jour. Pansement avec la solution suivante : guaco concassé 30 gr., bicarbonate de soude 5 gr., eau 1 litre : faire bouillir un quart d'heure, puis laisser macérer une heure et décanter.

Guêpes. — V. PIQURES.

Gui. — Plante parasite, de la famille des Loranthacées (*fig.* 369), employée contre

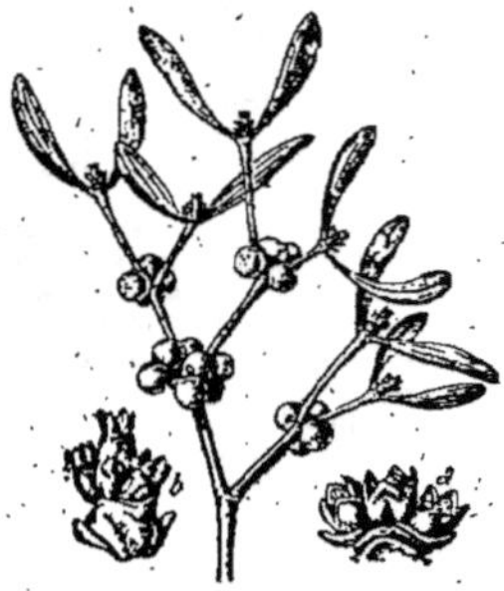

FIG. 369. — Gui.
a. Fleur mâle ; *b*. Fleur femelle.

l'hypertension, l'artériosclérose, les cardiopathies artérielles, les dyspnées toxi-alimentaires, les hémorragies de la ménopause.

DOSE. Poudre 1 gr. à 1 gr. 50 ; extrait aqueux 0 gr. 20 à 0 gr. 40. *Energétène du gui*, XXX à LX gouttes par jour. *Guipsine*, 4 à 6 pilules entre les repas.

Guimauve (*fig.* 370). — Plante de la famille des Malvacées.

MODE D'EMPLOI. Les feuilles, les fleurs, et surtout la *racine* de guimauve sont employées à l'*intérieur*, en infusion, à l'*extérieur* en décoction à la dose de 20 gr. par litre, comme calmant et émollient, notamment en gargarisme, dans les angines.

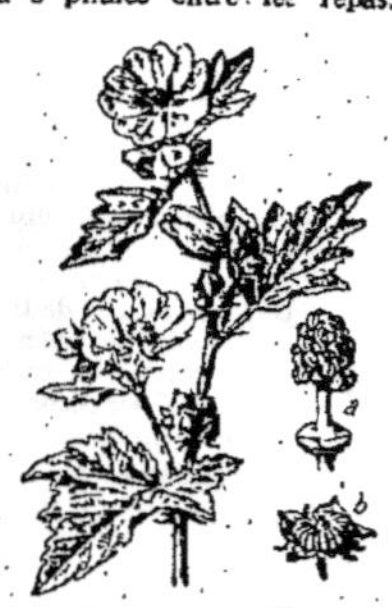

FIG. 370. — Guimauve.
a. Étamines ; *b*. Fruit.

Gutta-percha. — Suc épais et solide, extrait du *Dichopsis gutta.*

MODE D'EMPLOI. Après avoir été trempée dans de l'eau à 50° ou 60°, la gutta se moule sur les surfaces où on l'étend et garde la forme donnée en se refroidissant, d'où son utilité pour différents appareils, notamment pour ceux à fracture. Dissoute dans le chloroforme (1 de gutta pour 9 de chloroforme), elle forme un enduit-pelliculc, la *traumaticine*, employée dans le traitement de certaines maladies de peau (psoriasis).

Gymnastique (du gr. *gymnazo*, j'exerce). — Éducation du mouvement.

Elle ne se propose ni la recherche exagérée de la force musculaire, ni l'habileté excessive à vaincre des difficultés exceptionnelles, ce qui est le rôle de l'athlétisme ; son but est le perfectionnement harmonieux du corps pour établir l'équilibre entre l'activité physique et l'activité intellectuelle (*gymnastique de développement*). Les *exercices* faits avec certains appareils (*gymnastique d'application*) ont pour but de familiariser l'homme avec des pratiques qui trouvent leur application dans la vie, en particulier dans la vie militaire.

PRESCRIPTIONS POUR L'ENFANCE. Dans le jeune âge (sauf si la taille s'accroît d'une façon exagérée), les mouvements de force doivent être absolument défendus, car les contractions trop énergiques ou trop durables arrêtent la croissance (ne pas prolonger, par exemple, les exercices d'appui sur les mains). On doit alterner, chez les enfants, les mouvements des membres supérieurs et inférieurs, et faire suivre chaque groupe de mouvements d'un court instant de repos. Les mouvements se feront symétriquement. Tout exercice qui met en jeu particulièrement la partie droite du corps doit être répété identiquement par la partie gauche. Pour les autres prescriptions hygiéniques, V. EXERCICE.

Gymnastique médicale française. — La gymnastique curative utilise comme mode de traitement les mouvements de la gymnastique de développement et un certain nombre des appareils de la gymnastique d'application. V. CONSTIPATION et COLONNE VERTÉBRALE.

Gymnastique de chambre. — Ensemble d'exercices praticables chez soi, les uns consistant simplement dans des mouvements des membres et du tronc (gymnastique abdominale, dorsale et respiratoire), les autres avec des appareils très simples (haltères, tendeurs élastiques, scie, établi de menuisier). L'inconvénient est l'ennui qui découle de l'absence d'émulation et de plaisir.

Gymnastique suédoise. — Dans cette forme de gymnastique, les *exercices du plancher*, ou de mouvements qui ont pour but de faire successivement travailler tous les membres, diffèrent des nôtres, où l'on recherche surtout la vigueur, tandis que les Suédois visent surtout l'amplitude complète du mouvement et sa durée.

Les *appareils* y ont pour but non de donner, comme dans la méthode française, de l'exercice aux bras et aux épaules, qui dans la vie normale sont déjà suffisamment mis en action, mais de mettre en mouvement les muscles, qui ont un rôle dans la digestion (muscles de l'abdomen), dans la respiration (muscles de la poitrine), dans l'attitude droite (muscle du dos), muscles qui restent souvent inactifs pendant la période scolaire.

Le matériel se réduit à une poutre horizontale, à des cordes verticales, à des échelles obliques, à l'espalier (série de barreaux horizontaux appliqués contre un mur), qui est surtout utilisé pour l'extension de la colonne vertébrale, enfin au banc, dont une traverse étroite courant dans le sens de la longueur du siège sert à faire des exercices d'équilibre.

La gymnastique *médicale* suédoise vise deux résultats : doser l'exercice et le localiser à une région déterminée, de façon à éviter son retentissement sur des organes qu'il importe de ménager.

Dans certains cas, le sujet subit simplement des mouvements passifs ou du *massage*. (V. ce mot.) La localisation de l'exercice s'obtient par des attitudes spéciales et différents modes de fixation qui suppriment les mouvements associés.

Gymnastique respiratoire. — De plus en plus employée pour améliorer et guérir diverses maladies.

Pour mesurer l'amplitude respiratoire, on compare les dimensions du thorax au moment d'une inspiration et d'une expiration, toutes deux profondes, à l'aide d'un mètre qu'on place sous les aisselles le plus haut possible (périmètre axillaire), puis au niveau de l'appendice xyphoïde (périmètre xyphoïdien).

La différence en moyenne est de 2 centim. chez les enfants non exercés, de 4 chez les enfants exercés, de 4 chez l'adulte non exercé, 6 chez l'adulte exercé.

Il y a insuffisance respiratoire lorsque les chiffres de 2 (enfant), 4 (adulte) ne sont pas atteints. Elle peut exister d'un seul côté seulement du thorax (adhérence, suite de pleurésie, sclérose).

La gymnastique respiratoire est particulièrement indiquée dans les maladies du larynx et de la trachée, la tuberculose pulmonaire, la bronchite, les suites de pneumonie, la pleurésie, l'asthme, l'emphysème, les maladies du cœur et des vaisseaux, la dilatation d'estomac, l'obésité, les maladies de la colonne vertébrale (scoliose, cyphose, lordose).

Règles. Diverses méthodes peuvent être employées, mais avant tout il importe de respirer (inspiration comme expiration) exclusivement par le nez.

Respiration couchée. Main à la nuque, coudes reposant sur le lit, jambes allongées, talons joints, inspiration lente, profonde, suivie d'une expiration lente, profonde.

En inspirant on écarte les bras, en expirant on les rapproche du corps.

Respiration debout. Inspirer profondément, en écartant les bras horizontalement et en s'élevant légèrement sur la pointe des pieds, puis expirer en ramenant les mains au corps et en appuyant sur le talon. Dans un second temps, on fera les mêmes mouvements en élevant les bras en l'air.

Procédé de la bouteille. La pratique suivante, conseillée par Pescher, a l'avantage d'amuser les enfants dont on veut exercer l'appareil respiratoire.

Remplir d'eau une bouteille; plonger son goulot dans une cuvette à moitié remplie, puis insuffler de l'air dans cette bouteille renversée jusqu'à ce qu'elle soit vidée par le gaz, qui peu à peu remplace l'eau. Commencer par une 1/2 bouteille, puis par 1 litre et en vider progressivement ainsi jusqu'à 20, matin et soir.

Traitement. La dose de gymnastique respiratoire, l'adjonction de mouvements passifs ou actifs ne peut être décidée que par un médecin suivant les cas personnels.

Gymnastique élévatoire. — Fait partie de la méthode biokinétique de Jacquet, appliquée au traitement de diverses dermatoses, en particulier des membres inférieurs, en s'efforçant de régulariser la circulation et d'améliorer la nutrition des tissus.

Technique. Pour le membre inférieur : le malade étant étendu sur le lit, la tête basse, élève la jambe au maximum en la maintenant de ses deux mains, puis, rapidement et à fond, il mobilise les orteils et le pied. Si la lésion est à la jambe, celle-ci sera alternativement fléchie, puis étendue sur la cuisse. Entre temps, le malade gardera le lit ou la chaise longue, le pied étant surélevé par un coussin ou mieux par un tréteau placé sous le matelas.

Pour le membre supérieur : les bras sont élevés verticalement. Dans le cas de lésions des mains, les doigts, le poignet sont mobilisés en tous sens. Dans le cas de lésions des bras, flexion, extension, pronation, supination. Entre temps, porter une écharpe haute, la main malade étant maintenue au niveau de l'épaule opposée.

La gymnastique élévatoire doit être faite *énergiquement, longuement* et *fréquemment.*

Indications multiples. En principe, toutes les lésions superficielles des membres en sont justiciables. Citons particulièrement : les *engelures**, les *froidures**, les *dermites** professionnelles, les *brûlures*, les *plaies** *atones* et, en particulier, les *ulcères variqueux*, l'*eczéma des membres*, les *phlegmons superficiels*, etc.

La gymnastique n'est contre-indiquée que dans les cas de phlébite ou d'infection grave avec suppuration des gaines tendineuses ou des articulations. Dans ce cas, la mobilisation fréquente expose à la propagation de l'infection (Debat).

Gynécologie (du gr. *guné*, femme, et *logos*, discours). — Maladies spéciales à la femme.

H

Habillement des enfants. — (Pour les grandes personnes, V. Vêtement.)

I. Des bébés. — Il en existe trois variétés :

Maillot. Ce costume se compose d'une chemise de toile dont les manches ont été préalablement introduites dans celles d'une brassière de flanelle, de façon à ne former qu'un vêtement. Pour faciliter l'introduction des petits bras de l'enfant dans ces manches, on peut, les premiers jours, coiffer leurs mains d'un cornet de papier un peu fort. Cela fait, on passe une brassière de piqué, et voilà le haut du corps habillé par trois pièces qui toutes s'ouvrent par derrière et s'arrêtent un peu au-dessus des fesses. En réalité, la chemise de toile mériterait aussi le nom de « brassière ».

On couche alors l'enfant sur le ventre et l'on croise l'une sur l'autre les deux moitiés de chacun des vêtements pour que le dos soit bien couvert. On entoure alors le bas du corps avec une couche de toile pliée en triangle dont le sommet est ramené entre les jambes qui sont ainsi séparées. Puis un lange de laine et un lange de coton sont enroulés autour du corps, au-dessous des bras, et leur partie inférieure est soit laissée libre, soit pliée, ramenée au-dessous des pieds et épinglée à la hauteur de la ceinture, de façon à former une sorte de sac. Dans ce système les bras ont pleine liberté, et les jambes elles-mêmes peuvent se déplacer, à condition que les langes ne soient pas trop serrés.

Habillement dit « à l'anglaise ». Dans cet habillement, les langes sont remplacés : 1° par une culotte de flanelle qui double la couche ; 2° par une robe de flanelle sans manches et par une robe de toile ou de piqué avec manches, toutes deux très longues. Les membres inférieurs de l'enfant, dans ces conditions, ont leur liberté complète. C'est le système le plus employé actuellement.

But à poursuivre. — En tout cas, l'important est de veiller à ce que les urines et les matières fécales ne séjournent pas longtemps au contact de la peau de l'enfant ; sans quoi, des éruptions et même des ulcérations se produiraient. Pour éviter ces inconvénients, l'enfant sera saupoudré d'amidon, chaque fois qu'il se sera mouillé. On doit savoir, du reste, qu'on peut assez facilement et assez rapidement habituer le bébé à la propreté, dès les premiers mois, en s'astreignant à lui faire faire ses besoins à des intervalles d'abord très courts, puis, peu à peu, plus éloignés.

Si l'on emploie le maillot, il faut veiller à ce qu'il ne soit pas trop étroit et à bien séparer les jambes l'une de l'autre ; sinon, le frottement amènerait des excoriations, notamment au niveau des saillies que forment les os à la partie inférieure des jambes (malléoles).

II. **Des jeunes enfants.** — Se bien persuader que, pour éviter les rhumes aux enfants, il faut : 1° les endurcir contre les changements de température par l'usage quotidien des ablutions d'eau froide ; 2° tenir compte dans l'habillement de l'enfant de l'exercice qu'il fera ainsi vêtu, de la possibilité qu'il aura ou non de revêtir un paletot après cet exercice.

Habitation. — Une bonne habitation doit présenter certaines conditions :

Sol sec, absorbant rapidement les eaux pluviales; double *exposition* dont la face principale regardera le nord-est ou le sud-est et l'autre le nord-ouest ou le sud-ouest, afin d'éviter les vents froids du nord, les vents pluvieux de l'ouest, l'intense chaleur du sud. Éviter le voisinage des eaux stagnantes (fossés de fortifications, mares), des vapeurs nuisibles (usines), des amas de fumier. Éloigner les eaux ménagères par des égouts dont les parois soient parfaitement étanches, de façon à éviter les infiltrations vers les puits. Ne pas habiter trop près d'une forêt, qui donnera de l'humidité à la maison; mais rechercher le voisinage d'un jardin, d'un espace découvert qui permet au soleil de rayonner sur les murs, d'avoir dans les chambres le plus possible d'air et de lumière. V. CHAUFFAGE, LIEUX, LUMIÈRE, VENTILATION.

Habitude. — L'*accoutumance*, par un usage répété d'un médicament, atténue en général ses effets et entraîne à élever la dose. Il en est de même pour les poisons (Mithridatisme).

La diminution d'action s'accroît avec la durée et la fréquence de l'usage. Cette règle n'est pas absolue et l'effet inverse peut même se produire lorsque le médicament n'est pas éliminé à mesure, et qu'il s'accumule dans l'organisme (Ex. : digitale). D'autre part, on a reconnu que, dans certains cas, il se produisait un phénomène inverse, dit *anaphylaxie**, par lequel les sujets devenaient au contraire plus sensibles à un médicament dont ils s'étaient déjà servis.

Habitus (du lat. *habitus*, manière d'être). — Expression d'ensemble d'un sujet qui varie suivant son état de santé.

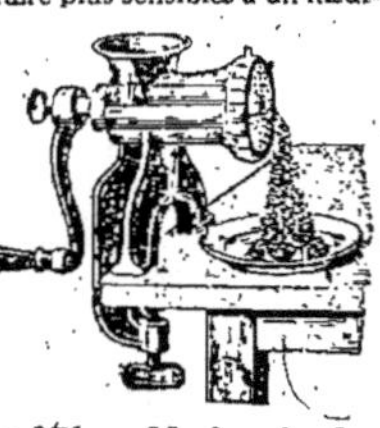

FIG. 371. — Hache-viande.

Hache-viande (*fig.* 371). — Petit appareil destiné à réduire la viande en pulpe. Cette pulpe est utilisée dans tous les états de dénutrition et notamment dans l'anémie et la tuberculose.

Hâle. — Etat de la peau produit par un air sec et chaud qui la dessèche et la flétrit.

Hâle du visage. — TRAITEMENT. Passer sur le visage, matin et soir, un tampon d'ouate trempé dans une solution (conservée dans l'obscurité) contenant 10 centigr. de permanganate de potasse pour 200 gr. d'eau de rose.

Hâle des mains. — TRAITEMENT. Enduire les mains, au moment du coucher, d'une légère couche de cold cream, et porter des gants de peau la nuit.

Haleine (du lat. *halitus*). — Air exhalé par la respiration et contenant de la vapeur d'eau, des gaz et des déchets microscopiques.

La mauvaise haleine tient, le plus souvent, à la décomposition de matières alimentaires restées dans les dents, à une altération de celles-ci (carie), à l'absorption de matières aromatiques (ail, oignon, tabac, liqueurs et eau-de-vie), à des renvois de l'estomac, à des maladies du larynx, des poumons.

Les inflammations de la bouche (stomatites) provoquent une odeur désagréable, notamment dans les formes *mercurielles* (hydrargyrisme), *plombique* (saturnisme), *bismuthique* et *scorbutique*, où la putréfaction du sang extravasé donne une odeur cadavérique.

Les angines, particulièrement les amygdalites, peuvent aussi rendre l'haleine fétide.

TRAITEMENT. Eviter les causes énumérées précédemment et soigner la maladie causale. Se laver et gargariser la bouche avec du chlorate de potasse, 2 gr. p. 100 gr., avec une infusion légère de feuilles de noyer, et surtout faire un brossage biquotidien soigné des dents. V. DENTS.

Hallucination (du lat. *hallucinari*, se tromper). — Perception sans objet extériorisé.

La perte de l'ouïe, de l'odorat ou de la vue n'est pas un obstacle aux hallucinations, qui peuvent exister sans folie, notamment au moment du passage de l'état de veille au sommeil et aussi au réveil.

Le sens le plus souvent atteint est l'ouïe, et cette forme d'hallucination, fréquente dans la mélancolie et le délire de la persécution, suffit à elle seule à indiquer que l'aliéné peut être dangereux. Les sons, d'abord inarticulés, prennent ensuite une voix qui est attribuée à un être imaginaire (dieu, diable, fantôme), à un animal, à un inconnu ou le plus souvent à une personne connue. Les paroles sont, en général, des injures, des accusations ou la répétition des propres pensées des malades, qui imaginent les procédés les plus bizarres pour expliquer l'émission des sons (électricité, téléphone, etc.). Les hallucinés de l'ouïe, absorbés par leurs pensées, semblent toujours regarder sans voir ; ils parlent tout seuls, répondant à leur voix, et se livrent tout à coup sous l'action de ces commandements aux actes les plus bizarres.

L'hallucination de la vue est constituée par la vision de personnages ou d'objets souvent terrifiants (folies liées à un empoisonnement, à une maladie nerveuse).

Celles de l'odorat et du goût sont les plus rares ; elles coïncident en général avec des troubles de la digestion (mélancolie), et sont souvent aussi de nature désagréable.

Enfin, le malade peut ressentir des hallucinations de la sensibilité générale (secousses, sensation d'enlèvement).

Hallux valgus. — Déviation du gros orteil en dehors (*fig.* 372).

Hamac. — Rectangle en filet ou en étoffe fixé à ses deux extrémités de façon à pouvoir s'y balancer. Il est utile pour la sieste des malades et le transport des blessés.

Hamamelis (Aune mouchetée, noisetier des sorcières) [*Hamamelis virginica*]. — Plante de la famille des Saxifragées.

L'écorce et les feuilles fraîches sont utilisées comme vaso-constricteurs, hémostatiques et employées contre les hémorroïdes et les varices; en décoction, 15 gr.

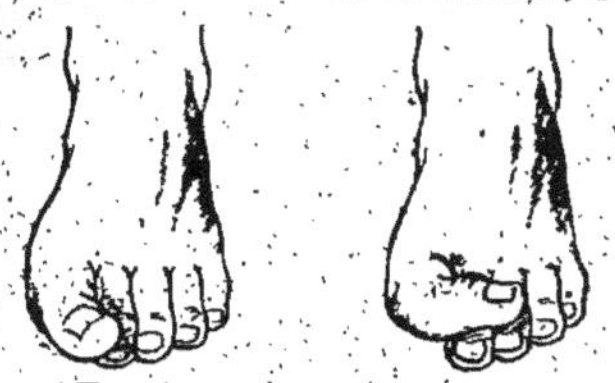

FIG. 372. — Hallux valgus.

p. 250 gr. d'eau; teinture, 2 à 6 gr.; pommade, 1 p. 10 d'axonge; suppositoire : extrait, 5 à 15 centigr. pour 5 gr. de beurre de cacao.

Hanche. — Articulation du bassin avec la cuisse (*fig.* 373). Pour tumeur blanche, V. COXALGIE.

Hanche à ressort. — Secousse très visible, au niveau de la hanche, perceptible à la main et s'accompagnant d'un claquement, bruit caractéristique, différent du craquement articulaire et entendu à distance.

Cette maladie est due au déplacement bruyant et brusque au-devant du gros-trochanter des fibres tendineuses intriquées du grand fessier et du *fascia lata.* Elle est congénitale ou consécutive à un traumatisme.

Haricot. — Les haricots verts sont rafraîchissants; les haricots secs, très nourrissants, ont l'inconvénient d'être un aliment d'une digestion assez lente, surtout lorsqu'ils n'ont pas été soigneusement écrasés, et de

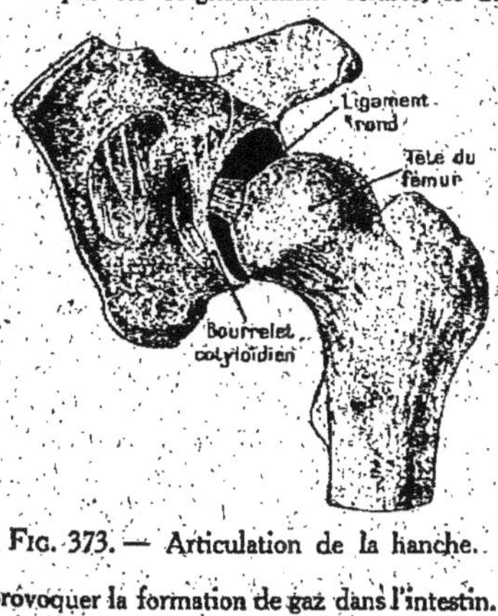

FIG. 373. — Articulation de la hanche.

provoquer la formation de gaz dans l'intestin.

Harlem (Huile de). — Préparation ancienne antigoutteuse, formée d'un mélange à parties égales d'huile de cade et d'huile de baies de genièvre (4 capsules, de 20 centigr. chacune, par jour).

Haut mal. — Synon. d'épilepsie*.

Haute fréquence. — V. ÉLECTROTHÉRAPIE.

Hébétude. — Sorte de stupeur, symptôme d'une commotion cérébrale ou d'une attaque d'apoplexie, pendant laquelle on ne peut mettre en œuvre qu'une partie restreinte du cerveau et on se trouve presque hors d'état de comprendre une question et d'y répondre.

Hectargyre. — Médicament antisyphilitique, combinaison de 10 centigr. d'hectine et de 5 centigr. de protoiodure de mercure avec 1 centigr. d'opium. Une à deux pilules par jour ou en injections hypodermiques par séries de 10 à 20.

Hectine. — Médicament antisyphilitique arsenical. V. ARSENIC.

Hectique (Fièvre) [du gr. *hecticos,* continu]. — Fièvre continue avec dépérissement graduel, sueurs et diarrhées abondantes. Elle accompagne les abcès froids, notamment ceux d'origine osseuse, et la tuberculose pulmonaire.

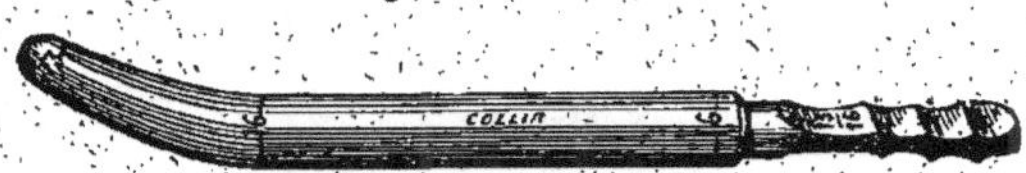

FIG. 374. — Bougie de Hégar.

Hégar (Bougie de) [*fig.* 374]. — Bougie en métal ou en ébonite, cylindroconique, de grosseur graduée, servant à la dilatation du col de l'utérus.

Héliothérapie (du gr. *helios,* soleil, et *therapeuein,* soigner). — La cure solaire constitue un puissant adjuvant thérapeutique dans le traitement de diverses affections, en particulier certaines formes de tuberculose (Poncet, Rollier).

La lumière solaire agit par les rayons lumineux, calorifiques et chimiques; elle exerce sur les tissus une action multiple, microbicide, résolutive et cicatrisante, analgésiante, accélératrice des échanges et stimulatrice de l'état général (augmentation des globules rouges).

L'héliothérapie peut être pratiquée en tous lieux, même dans les villes, mais de préférence au bord de la mer ou à la montagne. Elle doit être directe, les rayons solaires devront frapper directement la peau sans interposition de vitre ou de corps étrangers arrêtant les rayons ultra-violets. Les radiations du milieu du jour sont plus actives et plus pénétrantes que les radiations des commencements de matinée ou de fin de l'après-midi.

L'héliothérapie doit être totale, c'est-à-dire que le corps entier doit être exposé au soleil. On obtient à la longue une *pigmentation* considérable des régions ensoleillées, dont la précocité et l'intensité sont généralement en raison directe de l'efficacité de la cure. Il n'y a rien à attendre d'un malade qui ne se pigmente pas.

INDICATIONS. Tuberculose cutanée, ganglionnaire, ostéo-articulaire et péritonéale, plus rarement tuberculose pulmonaire. Plaies atones, ulcères variqueux.
CONTRE-INDICATIONS. Fièvre.

Hellébore. — Ancienne orthographe de *ellébore*.

Helminthes. — V. TÉNIA.

Hémarthrose (du gr. *aima*, sang, et *arthron*, articulation). — Epanchement de sang dans une articulation.

Hématémèse (du gr. *aima, aimatos*, sang, et *emein*, vomir). — Vomissement de sang. V. HÉMORRAGIE.

Hématocèle (du gr. *aima*, sang, et *kêlê*, tumeur). — Tumeur sanguine, dont le siège varie suivant le sexe.

1° **Hématocèle chez l'homme.** — Infiltration ou épanchement de sang dans les enveloppes du testicule. Lorsqu'il y a simplement *infiltration* du sang dans l'épaisseur des enveloppes externes, la peau des bourses est bleuâtre, peu tendue. Lorsque le sang est *épanché*, les bourses sont violacées, tendues, et présentent une tumeur en forme de poire, à grosse extrémité inférieure, d'abord molle, puis pâteuse, si l'épanchement s'est fait dans les enveloppes externes, et restant fluctuante si l'épanchement occupe la tunique vaginale ou profonde. Dans le premier cas, la cause est une contusion ; dans le second, la tumeur se produit spontanément ou à la suite d'une hydrocèle*.

PREMIERS SOINS. Repos, application d'eau froide sur les bourses, qui devront être soutenues par un morceau de carton (vieux calendrier). Ce traitement suffit, en général, pour les hématocèles des enveloppes externes ; une intervention chirurgicale est nécessaire pour l'hématocèle de la tunique vaginale.

2° **Hématocèle chez la femme** ou **Rétro-utérine.** — Epanchement de sang dans le cul-de-sac péritonéal placé entre l'utérus et le rectum. Le début est souvent brusque, les règles s'arrêtent tout à coup avec frissons, fièvre, douleurs dans le bas-ventre, nausées, vomissements ; puis ces signes de péritonite* partielle se calment après quelques jours et la malade souffre seulement d'un affaiblissement externe et d'une constipation opiniâtre (compression de l'intestin par l'hématocèle). La maladie peut avoir deux terminaisons : la guérison par résorption du sang après un ou plusieurs mois, ou l'inflammation de la tumeur avec réapparition des signes du début et évacuation par l'anus ou le vagin d'une certaine quantité de sang noirâtre et poisseux.

PREMIERS SOINS. Repos absolu au lit. Avaler des fragments de glace contre les vomissements et mettre une vessie de glace sur le bas-ventre ; en introduire même dans le vagin. Injections antiseptiques dans le vagin. Intervention chirurgicale.

Hémato-éthyroïdine. — Sérum d'animal auquel on a enlevé la glande thyroïde.

Prescrit dans le goitre exophtalmique à la dose de 3 cuillerées à café par jour pendant la 1re semaine, 3 cuillerées à dessert la 2e semaine et 3 cuillerées à soupe la 3e semaine.

Hématome (du gr. *aima, aimatos*, sang, et *ôma*, désignant une tumeur). — Tumeur formée par du sang.

Hématomyélie (du gr. *aima*, sang, et *myelos*, moelle). — Epanchement de sang dans la moelle épinière (blessure).

Hématurie (du gr. *aima, aimatos*, sang, et *ourein*, uriner). — Hémorragie par l'urètre. V. HÉMORRAGIE, REINS.

Héméralopie (du gr. *hêméra*, jour, lettre de liaison *l*, et *ôps, ôpos*, œil). — Etat dans lequel la vision, normale à la lumière solaire, est anormalement affaiblie dès que cette lumière devient faible (crépuscule) et qu'elle est remplacée par une lumière artificielle également faible.

L'héméralopie débute brusquement ; elle est particulièrement nette, lorsque le soleil disparaît le soir, et se guérit sous l'action du repos, du séjour dans les pièces sombres et des toniques, en un temps qui varie de quelques semaines à plusieurs mois. Les mêmes causes peuvent être l'origine de récidives. Il est donc nécessaire, surtout en cas d'atteinte antérieure, de porter des lunettes* lorsque la lumière est excessive. L'héméralopie due à une affection du foie se traite par l'huile de foie de morue, le foie cru et l'extrait de foie. Quant à l'héméralopie liée à des lésions oculaires, son traitement varie avec la nature de l'affection qui en a été l'origine.

Hémianesthésie (du gr. *hêmisus*, demi, et de *anesthésie*). — Suppression de la sensibilité d'un des côtés du corps.

Hémiopie ou **Hémianopsie** (du gr. *hêmisus*, demi, et *ôps, ôpos*, œil). — Disparition de la vision dans une moitié de la rétine.

Hémiplégie (du gr. *hêmisus*, demi, et *plêgé*, coup). — Paralysie d'une moitié du corps. L'hémiplégie frappe habituellement la face et le côté qui sont opposés à la lésion du cerveau.

Dans certains cas, l'hémiplégie est alterne : la face étant paralysée du côté opposé à la paralysie du reste du corps. L'hémiplégie faciale est la paralysie d'un des côtés du visage.

CAUSES. Fréquentes : 1° *traumatisme* ; 2° *hypertension artérielle* du mal de Bright ; hémorragie capsulaire, début brutal, apoplectique ; 3° *syphilis*, artérite, thrombose et ramollissement consécutif. Doit être soupçonnée chez un sujet âgé de moins de 40 ans qui ne présente pas de maladie de cœur ; 4° *maladies de cœur* : rétrécissement mitral ou endocardite infectieuse, embolie cérébrale provoquant un ramollissement ; 5° *vieillesse* : ramollissement sénile en foyers lacunaires multiples.

Causes plus rares : *tumeurs cérébrales, méningite tuberculeuse, diabète, urémie, maladies infectieuses* (pneumonie, diphtérie, typhoïde, etc.) ; *maladies nerveuses* (tabes, paralysie générale, encéphalite épidémique).

Hémogénie. — Syndrome distinct de l'hémophilie*, non héréditaire, s'observant surtout chez les sujets présentant des troubles hépatiques passagers ou permanents, ou des troubles endocriniens (thyroïdiens, ovariens).

SIGNES. Apparition de purpura, qu'on peut d'ailleurs provoquer par la striction d'un lacet au bras, ou bien hémorragies des muqueuses, surtout génitales (métrorragies), moins profuses et moins graves que celles des hémophilies. Ces hémorragies apparaissent seulement par crises séparées par des périodes de bonne santé apparente.

Examen du sang. — Légère anémie globulaire, leucocytes normaux, plaquettes sanguines diminuées (parfois 10 000 au lieu de 200 000) : pas de retard à la coagulation, caillot rétractile, temps de saignement augmenté (20 minutes à 1 heure).

TRAITEMENT. V. HÉMOPHILIE.

Hémoglobine (du gr. *aima*, sang, et lat. *globus*, globe). — Préparation ferrugineuse extraite des globules sanguins, donnée à la dose de 3 à 10 gr.

Hémoglobinurie. — V. REINS* (maladies.)

Hémophilie (du gr. *aima*, sang, et *philia*, amitié). — Prédisposition à des hémorragies abondantes et difficiles à arrêter, même à la suite de la blessure de simples capillaires.

C'est une maladie familiale et héréditaire, bien qu'elle saute parfois une génération, qui frappe presque exclusivement les garçons et se transmet par hérédité maternelle; il existe parfois des cas non héréditaires ou sporadiques.

C'est ordinairement pendant les deux premières années qu'apparaissent les signes de l'hémophilie ; après 22 ans, on en est presque toujours à l'abri.

En tout cas, cette disposition tend à s'atténuer avec l'âge ; aussi faut-il attendre pour vacciner un hémophilique et ne jamais lui arracher une dent de lait, ni lui faire aucune opération.

SIGNES. Les hémophiliques sont, en général, maigres ; leur peau est fine, leurs muscles sont peu développés. L'hémorragie peut se produire quelquefois à la suite de traumatisme très léger (simple grattage déterminé par une démangeaison, brossage des dents) ou même à la suite d'une émotion morale profonde. Elle peut être précédée de maux de tête, de vertiges, d'étourdissements, d'agitation. Les plaies contuses, superficielles, irrégulières, semblent la déterminer plus facilement que les plaies régulières et profondes.

Dans 80 p. 100 des cas, l'hémorragie est spontanée ; le plus ordinairement, elle se produit par le nez, puis dans la bouche, plus rarement par l'intestin, le poumon, la vessie, l'utérus (métrorragies des jeunes filles).

Examen du sang. Globules normaux ; retard de la coagulation (1 à 3 heures au lieu de 5 à 8 minutes), sédimentation des hématies qui tombent tout au fond du tube, temps de saignement normal (3 minutes).

EVOLUTION. L'affection est grave ; il est rare que les hémophiles parviennent à un âge avancé ; mais le traitement peut modifier heureusement le cours de la maladie.

CAUSE. Retard de la coagulation par absence de thrombokinase, un des ferments coagulants du sang.

TRAITEMENT. Apporter la thrombokinase qui fait défaut par des injections ou l'ingestion de 20 cm³ de *sérum frais* de cheval (Carnot), obtenu par saignée faite en pleine rénovation sanguine (hémostyl, hémogénol). Injection de 10 à 20 cm³ de sérum de lapin en état d'anaphylaxie* à la suite d'injections de sérum de cheval (Anthema) [Dufour]. Injections sous-cutanées de 5 à 10 cm³ de solution de peptone (5 gr. p. 100 gr. d'eau), de chlorure de calcium, à la dose de 20 centigr. par jour et par année d'âge.

On a également préconisé l'extrait desséché de foie de porc, à la dose de 5 à 10 gr. par jour ; les lavements de gélatine (15 gr.).

Opothérapie. L'hémato*-éthyroïdine a donné des succès dans certaines métrorragies des jeunes filles.

Hémoptysie (du gr. *aima*, sang, et *ptusis*, crachement). — Crachement de sang. V. HÉMORRAGIE.

Hémorragie (du grec *aima*, sang, et *régnumi*, je romps). — Écoulement de sang par un vaisseau rompu.

Le but à obtenir est l'obturation du vaisseau par un caillot formé par du sang coagulé. Ce caillot, au début, peut facilement se détacher ; il est donc nécessaire de ne pas lui imprimer de secousse. Plus tard, il devient fibreux, et l'occlusion est alors définitive.

Les hémorragies peuvent être externes ou internes.

I. **Hémorragies externes** (plaies). — I. ***Par les capillaires.*** — Le sang qui sort des capillaires est rouge et s'écoule en bavant ; la perte de sang est en général peu importante ; cependant certaines régions très riches en capillaires (face, langue) ou placées sur un plan mou et dépressible, comme la peau de l'abdomen, nécessitent des soins spéciaux.

II. ***Par les veines.*** — Le sang, s'il ne trouve pas une issue suffisante, s'accumule sous la peau en formant une *ecchymose* ou même un *hématome* (V. ces mots). Lorsqu'il s'écoule, il est rouge foncé, noirâtre et sort d'une façon continue en bavant, augmentant pendant l'expiration et, s'il y a asphyxie, diminuant au contraire pendant l'expiration, accrue par la compression entre le cœur et la plaie (le bout du côté du cœur ne donne pas de sang), arrêtée par la compression entre la plaie et les extrémités.

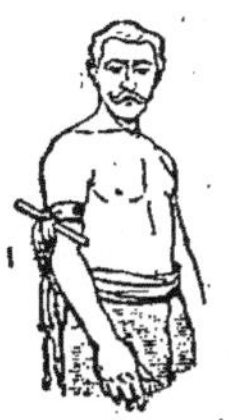

PREMIERS SOINS. Pour arrêter les hémorragies des capillaires et des veines, il suffit de faire de la compression.

L'application d'eau glacée, de glace ou au contraire l'injection d'eau à 50° arrête les hémorragies en nappe.

III. ***Par les artères.*** — Le sang rouge vermeil s'écoule en jets saccadés. La compression, dans ce cas, entre le cœur et la plaie arrête le sang, qui continue à s'écouler, si on comprime au-dessous (le bout périphérique ne saigne guère que dans les régions où les anastomoses sont abondantes et larges, comme dans la main, où les hémorragies sont particulièrement graves). Si la disposition de la plaie empêche le sang de sortir, il se forme un *hématome*.

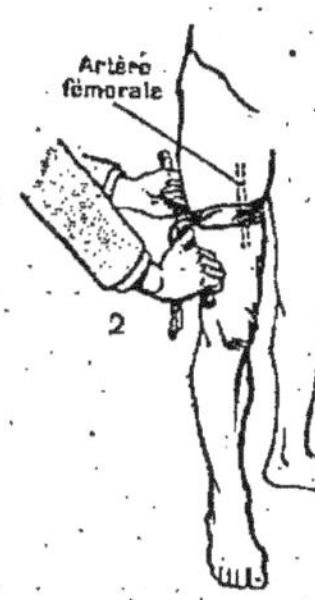

FIG. 375.
Application du garrot.
1. Sur l'artère du bras ;
2. Sur l'artère de la cuisse.

Les *hémorragies secondaires*, par suite de suppuration de la plaie détruisant les caillots, se produisent du 6e au 8e jour. Elles peuvent passer inaperçues, lorsque la plaie est recouverte d'un pansement très épais, jusqu'à ce que l'état d'affaiblissement du malade appelle l'attention.

PREMIERS SOINS. La *première chose* à faire est d'appeler un médecin, qui opérera la *ligature* du vaisseau. C'est seulement en l'absence de tout secours et en *attendant* la venue du médecin qu'il convient de mettre en pratique les conseils ci-après :

Compression locale et garrot. Elever le membre. Comprimer avec une compresse recouverte d'un corps plat et dur (caillou, sou), avec une bande qu on serre fortement sur la plaie. Si le sang continue à couler, appliquer entre le cœur et la plaie un lien élastique (bretelle), dont les extrémités seront serrées au besoin avec un morceau de bois (garrot) que l'on fait tourner pour diminuer la longueur du lien, en le tordant (*fig.* 375). On aura soin de placer entre le lien circulaire et la peau qui recouvre le vaisseau blessé une compresse graduée, et sur la partie opposée à la compresse, on met une lame de corne ou de métal pour donner un point d'appui au bâtonnet.

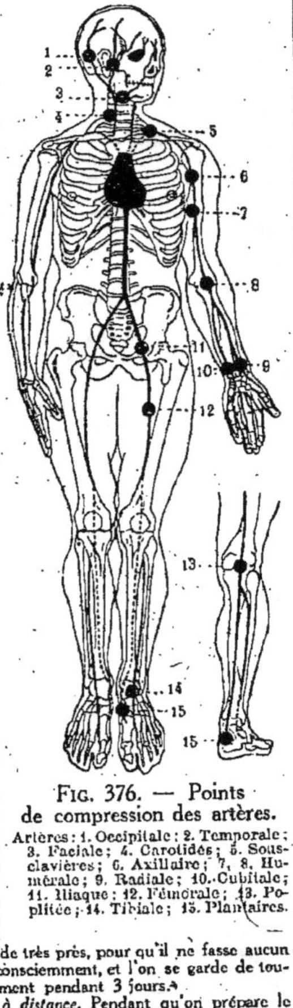

FIG. 376. — Points de compression des artères.

Artères : 1. Occipitale ; 2. Temporale ; 3. Faciale ; 4. Carotides ; 5. Sous-clavières ; 6. Axillaire ; 7, 8. Humérale ; 9. Radiale ; 10. Cubitale ; 11. Iliaque ; 12. Fémorale ; 13. Poplitée ; 14. Tibiale ; 15. Plantaires.

Inconvénients du garrot. Après quelques heures, le membre devient engourdi et même douloureux, gonflé. Cela a peu d'importance, si le médecin peut supprimer le garrot en liant l'artère, mais, dans le cas contraire, la gangrène survient. On doit donc, après avoir tamponné fortement la plaie et bien comprimé par une bande serrée, enlever doucement le garrot après 4 ou 5 heures. Si le sang ne coule plus, on recommande au blessé de ne pas bouger et on le surveille de très près, pour qu'il ne fasse aucun mouvement inconsciemment, et l'on se garde de toucher au pansement pendant 3 jours.

Compression à distance. Pendant qu'on prépare le garrot, ou si l'hémorragie se reproduit, on peut faire la compression à distance de l'artère avec les doigts d'abord en appuyant le pouce perpendiculairement à la peau ; puis, pour reposer celui-ci, les quatre derniers doigts aux lieux d'élection où *l'on sent battre les artères* (*fig.* 376) : on comprime soit la *sous-clavière* au-dessus de la clavicule, pour les hémorragies de l'aisselle, soit l'*axillaire* dans le creux de l'aisselle contre la tête de l'humérus pour celles du haut du bras ; soit l'*humérale* à la face interne du bras, à son tiers supérieur, le long du bord interne du biceps, pour les hémorragies de l'avant-bras ; pour le membre inférieur, on comprime la *fémorale* à la racine de la cuisse au-dessous du milieu du repli de l'aine ; pour le cou, on comprime la *carotide* sur la colonne vertébrale.

Si on dispose d'une pince à forcipressure et qu'un médecin ne puisse arriver rapidement, on saisit l'extrémité du vaisseau ou, si on n'y parvient pas, l'artère ne pouvant être isolée, on saisit en masse dans les mors de l'instrument celle-ci avec les tissus qui l'entourent et on laisse cette pince à demeure pendant 48 heures.

Maintenir au lit, en tenant élevé le membre blessé par le moyen d'un lien dont l'autre extrémité sera fixée au-dessus du lit.

II. Hémorragies internes. — L'hémorragie peut se faire à l'intérieur du corps (thorax, abdomen), à la suite d'une plaie pénétrante ou de la rupture d'une artère ou d'un viscère. Dans ce dernier cas, les signes sont la pâleur du visage, la petitesse du pouls, la tendance à l'évanouissement, un affaiblissement très rapide.

Hémorragie cérébrale. — V. CERVEAU.

Hémorragie des gencives. — Quelques gouttes d'essence de térébenthine arrêtent instantanément ces petites hémorragies.

Saignement de nez ou ***Épistaxis*** (du gr. *épi*, et *stozein*, couler goutte à goutte). Dû dans 90 p. 100 des cas à une érosion locale et variqueuse de la partie antéro-inférieure de la cloison (*fig.* 377). Le sang s'écoule ordinairement par les narines ; mais il peut aussi, si les capillaires intéressés sont en arrière, couler par l'orifice postérieur des fosses nasales, c'est-à-dire dans le gosier, ce qu'on constate en faisant ouvrir la bouche au malade. Si la quantité de sang qui tombe ainsi dans l'estomac est importante, elle peut être rendue par des vomissements.

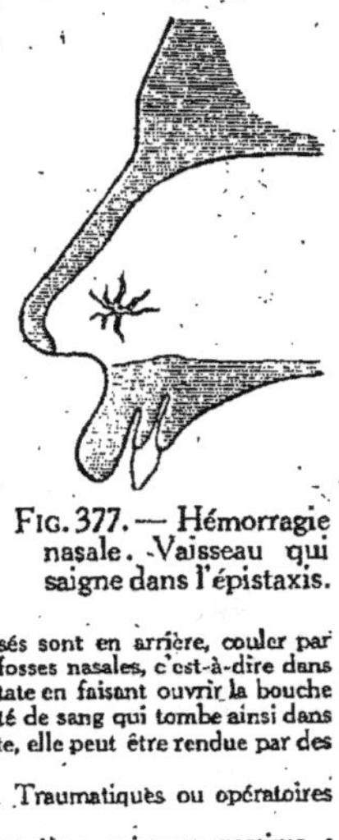
FIG. 377. — Hémorragie nasale. Vaisseau qui saigne dans l'épistaxis.

CAUSES : I. LOCALES. Traumatiques ou opératoires (ablation d'un cornet).

II. GÉNÉRALES. *Congestions veineuses* passives : maladies du cœur (mitrales et tricuspides, asystolie), affections du foie (cirrhoses).

Congestions artérielles actives avec hypertension (goutte, artériosclérose, insuffisance aortique, mal de Bright). Rentrent dans la même catégorie les épistaxis supplémentaires des règles, des hémorroïdes, de la ménopause.

Dans ces cas, l'épistaxis, véritable soupape de sûreté, réalise en cas d'hypertension une saignée providentielle et salutaire, en même temps qu'un rappel à l'ordre des malades.

Altérations sanguines : anémie, leucémie, purpura, hémophilie.

Maladies infectieuses : fièvre typhoïde, fièvres éruptives ; rhumatisme.

TRAITEMENT. Mettre le malade dans une pièce fraîche, lui faire lever le bras du côté de la narine qui saigne. Mais le mieux est, la tête étant inclinée en bas, de comprimer contre la cloison l'aile du nez pendant *cinq minutes* (montre en main) avec le pouce appliqué assez largement sur le nez, de façon que la compression remonte presque jusqu'au bord. Priser de l'antipyrine et tamponner avec de l'ouate imbibée d'eau de Pagliari ou d'eau oxygénée au quart ou d'une solution de chlorhydrate d'adrénaline au millième. En cas d'insuccès, tamponner la narine. Eviter d'éternuer et de se moucher, de façon à ne pas détacher le caillot obturateur qui s'est formé, s'essuyer simplement et doucement le nez.

Soigner la cause.

Crachement de sang ou ***Hémoptysie*** (du gr. *aima*, sang, et *ptusis*, crachement).

SIGNES. Quelquefois l'hémorragie est précédée de sensations de chaleur au milieu de la poitrine, de chatouillement au larynx, de goût de sang dans la bouche, mais souvent, sans aucun signe précurseur, il se produit une quinte de toux, d'abord sèche, puis accompagnée de crachats filants, striés de sang, et enfin composés de sang rouge, aéré, mousseux et de mucosités bronchiques.

L'hémorragie s'arrête, puis reprend, et, à la fin, les crachats deviennent noirâtres. Elle peut se reproduire plusieurs jours et, dans les cas moyens, donne 160 à 200 gr. de sang ; mais, à la fin de la tuberculose ou à la suite de la rupture d'un anévrisme de l'aorte, elle peut atteindre 1 ou 2 litres.

Il existe une oppression d'intensité variable, suivant celle de l'hémorragie et des lésions du poumon.

La face est pâle, le pouls faible et accéléré, les oreilles bourdonnent, et il se produit du vertige, quelquefois de la fièvre qui indique souvent une forme grave, tandis que l'hémoptysie, avec température normale, n'implique pas forcément un mauvais pronostic.

CAUSES. *Affections pulmonaires.* La plus fréquente est la *tuberculose chronique*, notamment, au début, dont l'hémoptysie est souvent le premier signe (rupture d'un petit vaisseau à l'intérieur d'une cavernule) et à la troisième période (phase cavitaire).

Peut s'observer aussi au cours d'affections pulmonaires aiguës (pneumonie, congestion et gangrène pulmonaires, fracture de côté avec lésion du poumon) ou d'affections chroniques (dilatation bronchique, cancer, syphilis du poumon) ; affections parasitaires (kyste hydatique, douve, spirochète de Castellani).

Affections cardio-vasculaires. Rétrécissement mitral, phlébite (par le mécanisme de l'infarctus), anévrisme aortique, mal de Bright.

CAUSES RARES. Hémophilie, hystérie, décompressions brusques.

Quant aux hémoptysies supplémentaires ou complémentaires des hémorroïdes et des règles, elles sont exceptionnelles.

L'hémoptysie ne doit pas être confondue avec des hémorragies nasales, gingivales ou pharyngées déglutie et l'hématémèse.

TRAITEMENT. Repos absolu au lit en position assise. Silence. Diète complète ou succion de petits morceaux de glace ; petites quantités d'eau ou de lait très froids. Sinapismes aux membres inférieurs, ou même ligature de ces derniers à leur racine ; grands lavements d'eau chaude à 45°.

Injections de chlorhydrate d'émétine (2 à 4 cg.), de lobe postérieur de l'hypophyse (rétropituine), injections de morphine pour calmer la toux. Si ces méthodes échouent, injections de sérum gélatiné ou de sang de cheval.

Inhalation d'une ampoule de nitrate d'amyle, pilules d'ipéca (10 centig.) et d'extrait thébaïque (0 gr. 01) à prendre 1 par heure, jusqu'à effet nauséeux. Potion au chlorure de calcium.

Intervention chirurgicale dans les cas graves : pneumothorax artificiel.

Vomissement de sang ou ***Hématémèse*** (du gr. *aima*, sang, et *emein*, vomir).

SIGNES. Tantôt le vomissement est précédé d'une sensation de lourdeur, de chaleur au creux de l'estomac, d'un malaise général, de bouffées de chaleur au visage qui, au contraire, dans de nombreux cas, devient tout à coup très pâle, avec impression d'angoisse. Puis, brusquement, il se produit dans la bouche un goût de sang, et celui-ci est rendu soit en jet, soit avec des quintes de toux. Ce sang est liquide, rouge, pur ou mélangé d'aliments ; dans ce cas, il a été rendu immédiatement après l'ouverture d'un vaisseau de l'estomac. Mais, souvent, l'expulsion est moins rapide, et il est rendu sous forme de caillots rougeâtres ou noirâtres. Après un arrêt, l'hémorragie peut se reproduire.

Dans d'autres cas, l'hémorragie est plus minime, et son expulsion, moins rapide encore, s'opère sous forme de poussière noirâtre, analogue à de la suie ou du marc de café.

Quelle que soit la forme de l'hématémèse, elle est accompagnée ordinairement de l'expulsion de sang par le rectum (*melæna*).

D'ailleurs, toutes les hémorragies gastriques ne se traduisent pas par une hématémèse ; certaines sont foudroyantes, et entraînent la mort avant que le sang ait pu être évacué au dehors ; d'autres sont minimes, et, seules, les réactions chimiques (teinture de gaïac) peuvent déceler le sang dans les selles.

CAUSES. La couleur du sang ne permet pas une différenciation nette des maladies, origine de l'hémorragie. On peut dire simplement que l'hématémèse rouge, apparaissant 3 ou 4 heures après le repas, est le plus souvent provoquée par un *ulcère* d'estomac ; l'hématémèse noire par un *cancer*, une *gastrite* chronique (ordinairement alcoolique), une *cirrhose alcoolique* du foie*, une *maladie infectieuse* ou *toxique* (fièvre jaune, purpura, scorbut, variole, intoxication arsénicale ou phosphorée) ; mais cette règle a de nombreuses exceptions, la teinte noire provenant simplement d'un retard dans l'expulsion. C'est par les autres signes de ces affections que le diagnostic peut être fait, de même que pour la distinction entre l'*hématémèse* et l'*hémoptysie*.

L'*hystérie*, les *traumatismes* de l'estomac, le *tabes* (V. MOELLE ÉPINIÈRE), peuvent provoquer des hématémèses qui, dans des cas assez rares, peuvent aussi remplacer ou compléter les *règles*. V. ce mot.

Enfin, le sang noir rejeté peut provenir d'une hémorragie des *gencives* ou du *nez* dont un examen de la bouche et du fond de la gorge démontrera l'origine.

TRAITEMENT. Repos absolu au lit, la tête basse, vessie de glace sur l'épigastre. Diète pendant 5 à 8 jours, succion de petits morceaux de glace ; grands lavements chauds. Injection de sérum artificiel, goutte* à goutte rectal.

Injection de sérum de cheval, de sérum gélatiné, adrénaliné. Transfusion du sang dans les cas graves.

Hémorragie intestinale (*entérorragie*). — SIGNES. Evacuation par l'anus de sang rouge ou de caillots noirâtres.

CAUSES. *Chez l'enfant : Fièvre typhoïde, affections hémorragiques, purpura, hémophilie, leucémie, invagination intestinale, polype du rectum.*

Chez l'adulte : Hémorroïdes, polype ou *cancer du rectum* (sang rouge), *ulcère* de l'estomac ou du duodénum, *fièvre typhoïde, cancer* de l'estomac et du côlon, *cirrhose* alcoolique, *purpuras* (méléna).

Dans certaines affections, les hémorragies intestinales sont peu abondantes, colites toxiques (mercure, brûlures), entérite tuberculeuse, dysenterie, vers intestinaux.

TRAITEMENT. Glace sur le ventre. V. ci-dessus, à VOMISSEMENT DE SANG.

Pissement de sang ou ***Hématurie*** (de *aima*, sang, et *ourein*, uriner). — Excrétion *simultanée* d'urine et de sang. La coloration de l'urine est variable du rouge clair au rouge sombre, du brun au noir ; une très petite quantité de sang suffit à la rougir.

Il ne faut pas confondre des urines sanglantes avec des *urines ictériques*, contenant des pigments biliaires ; avec des *urines médicamenteuses*, colorées en rouge par l'antipyrine, la santonine, la rhubarbe et le séné, ou en noir par l'acide phénique, la créosote et le salol ; ni avec l'*hémoglobinurie**, où les globules rouges font défaut.

L'existence dans le bocal contenant l'urine de 24 heures d'un dépôt glaireux jaune foncé (pus) et adhérent indique une *cystite* (V. VESSIE). Elle est caractérisée par la fréquence des mictions.

Les hématuries par *calculs de la vessie* sont provoquées par une fatigue (chute, course) ; elles ne durent qu'un à deux jours, sont accompagnées de douleurs, se produisent à la fin de la miction debout et cessent par le coucher. Celles qui sont produites par les *tumeurs* de la vessie ou du rein se manifestent spontanément et sont très abondantes ; le repos ne les améliore pas ; le diagnostic du siège de la lésion se fait par le siège même des douleurs. Les hématuries dues aux *varices* de la vessie s'accompagnent de douleurs par évacuation de gros caillots. La distension extrême de la vessie (rétention d'urine) ou sa rétraction trop rapide après distension (sondage) peuvent donner lieu à de petites pertes de sang.

D'autres hématuries sont dues à des lésions du rein (calculs, tuberculose, néphrite).

TRAITEMENT. Dépend de la cause. Repos au lit et régime lacté. En cas d'hématuries rénales, sinapismes et ventouses sèches, sur la région lombaire. En cas d'hématuries vésicales : vessie de glace sur le bas-ventre.

Médication externe. V., plus haut, VOMISSEMENT DE SANG.

Hémorragies utérines. — On donne le nom de *ménorragie* (du gr. *men*, mois), à l'exagération des règles ; de *métrorragie* (du gr. *metra*, utérus), aux pertes de sang ayant lieu en dehors des règles.

Le sang évacué par le vagin est en quantité variable, liquide rouge ou en caillots noirs : l'hémorragie se produit à intervalles prolongés ou d'une façon presque continue.

CAUSES. Chez une femme jeune, on doit penser à un *avortement*, quelquefois à une *grossesse extra-utérine*, ou avec insertion vicieuse du placenta, ou, si les pertes se sont répétées déjà plusieurs fois, à une endométrite hémorragique, à un polype, un fibrome, un kyste de l'ovaire, une salpingo-ovarite. Dans les cas douteux il est nécessaire de faire une biopsie* par curetage de l'utérus pour fixer le diagnostic.

Chez une femme déjà âgée, après la ménopause, l'hémorragie est due souvent à un *cancer* de l'utérus.

A la puberté, on peut observer chez la jeune fille des métrorragies relevant de causes diverses (chlorose, hémophilie, cardiopathie [rétrécissement mitral].)

Certaines métrorragies reconnaissent une origine infectieuse (fièvre typhoïde, maladies du foie) ou toxique.

TRAITEMENT : I. GÉNÉRAL. Celui de la cause dans les affections générales et celles de l'utérus (curetage, extirpation), l'hydrothérapie, au moment de la puberté, le repos absolu, surtout pendant la grossesse. — II. INTERNE. Injection d'ergotine, opothérapie : extrait mammaire (1 à 3 gr. par jour), extrait thyroïdien (0 gr. 005 à 0 gr. 01 par jour pendant 1 semaine sur 2), hémato-éthyroïdine (3 cuillerées à café par jour entre les repas pendant 1 semaine sur 2). — III. LOCAL. Injection d'eau chaude ayant bouilli et revenue à 45°-48°, avec un bock qui ne devra pas être placé à plus de 50 centim. au-dessus du lit ; l'action sera continuée jusqu'à ce que l'eau sorte claire du vagin. Au besoin, comprimer le bas-ventre avec des compresses et un bandage de corps très serré.

Lorsque l'hémorragie est très forte, on peut recourir à la compression de l'aorte abdominale, en appliquant un peu au-dessus de l'ombilic et légèrement à gauche de la colonne vertébrale le rebord cubital du poing fermé, ou le talon de la main.

Hémorroïdes (du gr. *aima*, sang, et *rheô*, je coule). — Tumeurs variqueuses, constituées par la dilatation des veines de la partie terminale du gros intestin (*fig.* 378).

Elles font ou non saillie à l'orifice anal, d'où la distinction en hémorroïdes *internes* et *externes*. Leur nombre est variable ; elles peuvent former un bourrelet annulaire et, en tout cas, gênent l'expulsion des matières fécales et la rendent douloureuse. Ces troubles s'accroissent à proportion du gonflement des tumeurs veineuses, qui est dû à une fluxion sanguine, laquelle

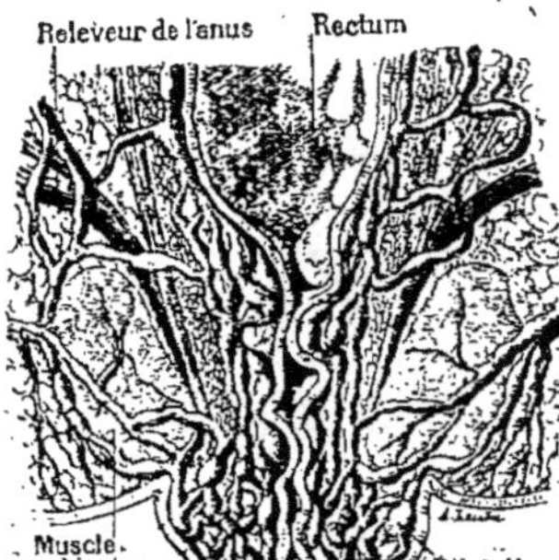

FIG. 378. — Hémorroïdes.

se produit à des intervalles plus ou moins éloignés, suivant les individus. Des hémorragies en quantité également variable sont la conséquence de la tension exagérée des vaisseaux ou d'écorchures par contact de substances dures contenues dans les matières. Au moment de ces fluxions, le malade éprouve une sensation locale de tension, de pesanteur ; le nombre des selles peut s'accroître et quelques-unes peuvent être composées exclusivement de mucosités et de sang mais, dans les cas les plus ordinaires, les matières sont simplement teintées par le sang.

CAUSES. Hérédité (arthritisme*), alimentation trop forte, trop abondante, insuffisance d'exercice, position assise et séjour au lit trop prolongés, constipation, grossesse.

PRONOSTIC. Bénin, sauf en cas de complications (hémorragies abondantes, sphacèle, étranglement). Certaines hémorragies hémorroïdaires doivent être respectées chez les hypertendus. Elles constituent une saignée salutaire, une soupape de sûreté qui met le malade à l'abri d'accidents plus graves.

TRAITEMENT. Régime végétarien privé d'alcool, de vin, de condiments et d'épices. Exercice modéré après le repas, pas d'équitation ou de bicyclette. Hydrothrapie. Lutter contre la constipation : lavements huileux, vasolaxine, huile de ricin, graine de lin, podophyllin.

A l'intérieur, vaso-constricteurs : extrait fluide d'hamamelis, de marron d'Inde (X à XX gouttes par jour), de capsicum (XXX gouttes par jour). Localement, suppositoires au ratanhia, belladone et adrénaline.

En cas de complications : contre la turgescence et le sphacèle : bains de siège chauds à 45° ; éponges trempées dans l'eau boriquée chaude, appliquées en permanence ; pommade à la stovaïne et à l'adrénaline.

Contre les hémorragies : lavements froids ou très chauds. Suppositoires à l'antipyrine et à l'adrénaline.

Traitement chirurgical indiqué quand les hémorroïdes deviennent gênantes et douloureuses ou bien en cas d'hémorragies intenses qui anémient le malade ou de fissure anale douloureuse.

Hémostase (du gr. *aima*, sang, et *stasis*, arrêt). — Arrêt spontané ou artificiel d'une hémorragie. Plusieurs procédés peuvent être employés :

1° Des *médicaments* coagulants ou vaso-constricteurs. (V. HÉMOSTATIQUES) ;

2° Des *procédés mécaniques* : suture des lèvres de la plaie, élévation ou flexion des membres, une compression faite sur la plaie avec le doigt, des pinces hémostatiques ; un tamponnement à la gaze, des appareils compresseurs (tourniquets, garrots, bandes élastiques, ligature*). V. HÉMORRAGIE.

Hémostatiques (Médicaments). — Médicaments qui arrêtent l'hémorragie par coagulation ou par vaso-constriction.

I. ***Coagulants :*** 1° *Locaux :* eau de Rabel (2 à 4 gr. en potion), limonade sulfurique, tanin, eau de Pagliari, perchlorure de fer ;

2° *Généraux :* injections sous-cutanées de sérum frais, de peptones, de sérum gélatiné ; potion au chlorure de calcium (2 à 4 gr.).

II. ***Vaso-constricteurs :*** 1° *Locaux :* froid, chaleur, antipyrine, adrénaline, eau oxygénée ;

2° *Généraux :* ergotine, hydrastis, hamamelis, extrait de foie, d'hypophyse, de thyroïde.

Hémothérapie (du gr. *aima*, sang, et *therapeuein*, soigner). — Le sang peut être employé en thérapeutique, soit sous forme de sérum (V. SÉROTHÉRAPIE), soit sous forme de sang total. Celui-ci peut être injecté en grande quantité de veine à veine (V. TRANSFUSION), ou par petites doses, de 1 à 5 $cm.^3$ avec une seringue en verre.

On peut injecter au malade le sang d'un autre individu (*hétéro-hémothérapie*) ou son propre sang (*auto-hémothérapie*), prélevé dans une veine du bras et injecté immédiatement dans la fesse.

Cette méthode est surtout employée dans le traitement de certaines dermatoses : prurit, prurigo, dermatoses bulleuses, furonculose.

Hémothorax (du gr. *aima*, sang, et *thorax*, poitrine). — Epanchement de sang dans la poitrine, à la suite d'une plaie.

Si la quantité est faible, on laisse la résorption se faire d'elle-même ; dans le cas contraire, on extrait le liquide par aspiration ou par une incision.

Henné. — Les feuilles de cette plante sont employées sous forme de cataplasmes pour teindre les cheveux en roux ; lorsqu'on veut obtenir la couleur noire, on applique ensuite des feuilles d'indigo.

Hépatalgie (du gr. *hêpar*, foie, et *algos*, douleur). — Douleur au niveau du foie.

Hépatique (du gr. *hêpatikos*, du foie). — Coliques hépatiques. V. FOIE.

Herbe. — Nom donné vulgairement à un grand nombre de plantes, surtout annuelles, employées comme médicaments. Syn. de *simples*.

Hérédité. — Ensemble des particularités d'organisation transmises des ascendants aux descendants.

Elle peut être *directe*, si ces particularités viennent du père ou de la mère ; en *retour*, si elles viennent d'un grand-parent ; *indirecte*, si la ressemblance est avec un collatéral, oncle, tante ou cousin. Au point de vue des maladies, l'hérédité a d'autant plus de chances de se produire que les deux ascendants sont atteints de la même affection ou d'affections d'origine analogue, comme celles de l'arthritisme (goutte, obésité, coliques hépatiques ou rénales).

L'hérédité peut se présenter sous trois formes :

1° Un état de faiblesse, d'absence de résistance de l'organisme rendant facile la pénétration, puis la multiplication d'un microbe (tuberculose); l'existence de tares et malformations (syphilis) ;

2° La reproduction, chez le descendant, d'une maladie *identique* à celle de l'ascendant (goutte chez fils de goutteux), ou appartenant à la *même diathèse* (obésité chez fils de goutteux, diabète chez fils d'eczémateux, colique néphrétique chez fille d'une mère ayant eu des coliques du foie, etc.) ;

3° Une manifestation maladive différente de celle des parents, mais qui n'en est pas moins la conséquence de l'état de santé de ceux-ci (alcoolisme chez le père, épilepsie chez l'enfant).

L'hérédité n'est nullement fatale et ne se révèle que chez un ou plusieurs enfants, et avec une intensité très variable ; les chances d'y échapper sont d'autant plus grandes que le père ou la mère ont une nature, un tempérament différents l'un de l'autre, que le genre de vie du descendant se rapproche moins de celui de l'ascendant. L'enfant d'un bureaucrate goutteux doit s'attendre à souffrir de son gros orteil, s'il embrasse une carrière sédentaire et néglige les exercices physiques. L'enfant d'un ivrogne est à la fois porté à boire dès le jeune âge (dipsomanie) et supporte moins facilement la boisson (ivresse, delirium tremens) qu'un individu sain.

CONDUITE A TENIR POUR ÉVITER LES CONSÉQUENCES DE L'HÉRÉDITÉ. Hygiène rationnelle (régime sobre, exercice, usage quotidien de l'eau froide, repos suffisant, mais non exagéré). V. aussi MARIAGE.

Hermaphrodite. — V. MONSTRES.

Hernies. — Tumeurs formées par la sortie d'un viscère hors de la cavité qui le contient à l'état normal.

Ce viscère est ordinairement l'intestin, dont une portion plus ou moins grande fait irruption soit par l'orifice de l'ombilic, soit par un des anneaux placés au niveau de l'aine, *anneau inguinal* et *anneau crural*, destinés à laisser passer en dehors du ventre les vaisseaux et les nerfs de la cuisse. Le relâchement anormal des anneaux, qui facilite l'issue de l'intestin existant souvent des deux côtés, les hernies sont assez fréquemment doubles : dans ce cas, leur apparition peut être simultanée ou successive. Les hernies inguinales sont dix fois plus nombreuses que les crurales ; les hernies ombilicales sont les plus rares.

CAUSES : I. PRÉDISPOSANTES. Les hernies apparais-

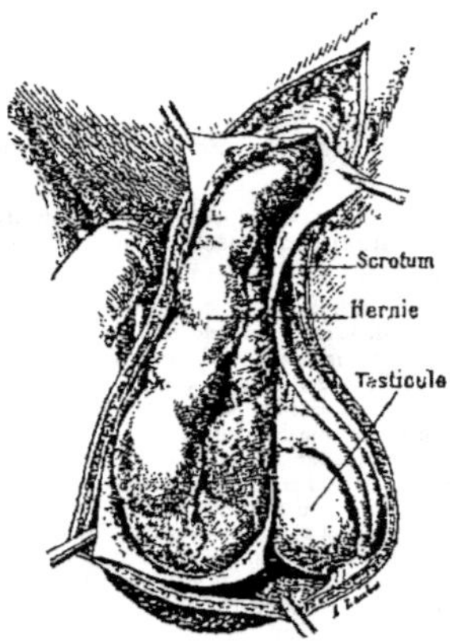

FIG. 379. — Hernie inguinale.

sent fréquemment chez le nouveau-né, mais elles guérissent rapidement et complètement, pour peu qu'on fasse porter un bandage aux bébés. Les cris, la toux facilitent ces hernies temporaires.

Ces *hernies congénitales* sont dues à une insuffisance de développement des parois ou quelquefois à la persistance d'un conduit temporaire de la vie fœtale.

Les hernies se produisent ensuite le plus fréquemment après 20 ans : ce sont les hernies *spontanées*, et leur nombre s'accroît proportionnellement à l'âge par suite des travaux de force et des métiers pénibles. Pour la même raison, l'homme est plus souvent atteint que la femme. Quant à la proportion des hernieux par rapport à la population, elle serait de 1 p. 30. Les individus très grands y sont prédisposés, ainsi que ceux dont le ventre forme une triple saillie dans le sens de la hauteur.

II. DÉTERMINANTES. La *faiblesse congénitale ou acquise* de la paroi abdominale par amincissement des muscles de la région, anémie, alcoolisme, grossesses répétées à trop court intervalle, obésité ou amaigrissement excessif (plus ce dernier est rapide et intense, plus la hernie est à craindre) ; les *efforts* violents et exagérés, *professionnels*, soit des bras pour soulever un fardeau ou lutter (bouchers, boulangers, lutteurs, mariniers, portefaix), soit d'expiration (chanteurs, sonneur de cor, souffleur de verrerie). Un accident est rarement la cause d'une hernie : dans la grande majorité des cas, l'accident ne fait que révéler une hernie qui existait déjà auparavant et qui était passée inaperçue. On doit noter aussi les *efforts pathologiques* des affections pulmonaires (toux) ou de la constipation (effort pour aller à la selle). Le nombre des hernies de droite est presque le double de celui de gauche. Dans un cas sur trois, on constate une influence d'hérédité.

SIGNES. La tumeur formée par la hernie est *indolente* et n'apporte aucune modification de la couleur de la peau. Sa caractéristique est d'être *réductible*, c'est-à-dire de diminuer de volume et même de disparaître complètement par la rentrée de l'intestin dans le ventre sous l'influence de la pression des doigts ou simplement de la position couchée, en produisant un bruit de *gargouillement* provoqué par un mélange de gaz et de liquide. Elle augmente, au contraire, de volume lorsque le hernieux se tient debout, tousse et surtout fait de violents efforts ; aussi tend-elle toujours à s'accroître si on ne la maintient pas à l'aide d'un bandage qui doit être conservé toute la journée et enlevé seulement après le coucher.

Souvent, aucun trouble ne rappelle la hernie lorsqu'elle est bien maintenue par le bandage ; mais, dans certains cas, on observe des *coliques sourdes* dans son voisinage, une sensation de *pesanteur*, des *tiraillements* que le repos fait disparaître ; les digestions peuvent devenir pénibles et, quelquefois, on observe de véritables douleurs après les efforts de toux.

Le *volume* est très variable ; les hernies crurales restent ordinairement petites, mais les autres peuvent prendre un développement considérable. La *forme* est allongée et ovalaire dans la hernie inguinale, plus ou moins hémisphérique dans les hernies crurale et ombilicale.

CONFORMATION. La tumeur herniaire comprend deux parties : 1° le contenu, c'est-à-dire ordinairement l'intestin grêle, quelquefois le gros intestin ; 2° le contenant, qui est formé de dehors en dedans par la peau, le tissu cellulaire sous-cutané, des aponévroses et par une enveloppe spéciale, le *sac herniaire*. Celui-ci est constitué par le refoulement au-devant de l'intestin d'une portion du péritoine, c'est-à-dire de la membrane séreuse qui facilite le glissement des anses de l'intestin les unes sur les autres. Le rétrécissement ou *collet* du sac, au niveau de l'anneau de la paroi abdominale par laquelle s'effectue la hernie, est formé par des plis qui peu à peu arrivent à adhérer entre eux et constituent ainsi un anneau rigide inextensible. Le collet est uni bientôt aux parties voisines

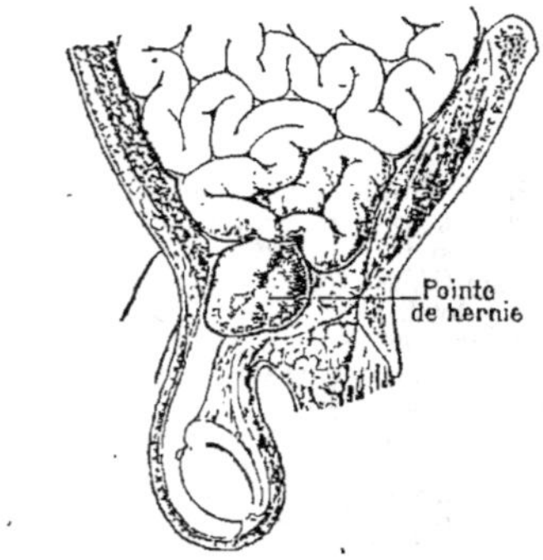

FIG. 380. — Pointe de hernie inguinale.

par des adhérences qui empêchent le sac de suivre l'intestin lorsqu'on le réduit et laissent ainsi une porte toujours ouverte pour l'issue en dehors de l'intestin (*fig.* 379, 380).

TRAITEMENT. On peut guérir les hernies, dans certains cas, par une opération dite *cure radicale* ; mais le plus souvent on emploie les bandages, qui font disparaître cette infirmité d'une façon définitive *souvent* chez les petits bébés, *assez souvent* chez les enfants et les jeunes gens, *quelquefois* chez les adultes, très soigneux de la bonne application de l'appareil et ne se livrant à aucun travail nécessitant des efforts. Il existe trois formes principales de bandage. Pour les bébés, on emploie de petites pelotes en caoutchouc gonflées d'air et maintenues par des tubes de même matière ou par une ceinture.

Pour les grandes personnes, on se sert pour les hernies inguinale et crurale soit : 1° du *bandage français*, formé d'une pelote à laquelle s'attache un ressort en acier entouré d'une garniture en peau (celle-ci se prolonge au delà de la lame de métal et porte à son extrémité de petits trous qui vont se fixer sur un bouton de la pelote) ; soit 2° du *bandage dit anglais* (*fig.* 381), dans lequel le ressort se termine par deux pelotes dont l'une comprime la hernie et l'autre prend un point d'appui sur le sacrum (os médian du bassin). Ce système est celui qui donne les meilleurs résultats. Pour les hernies ombilicales, on emploie une ceinture portant à l'intérieur une pelote pour comprimer l'ombilic (*fig.* 382).

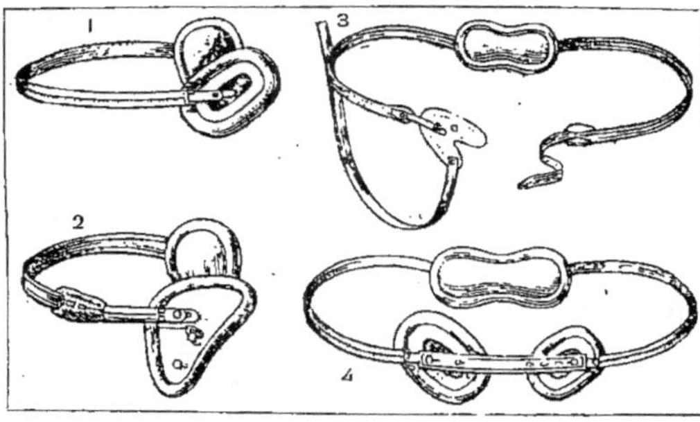

FIG. 381. — Bandages dits « anglais ».
(Modèles du Dr Wickham).
1. Inguinal simple, dit « du côté opposé » ; 2. A vis de pression ; 3. Testiculaire ; 4. Double.

Il suffit, d'ordinaire, de porter le bandage le jour ; lorsqu'on peut espérer la guérison, il est quelquefois préférable de le maintenir d'une façon continue. La toux oblige aux mêmes précautions.

MODE D'APPLICATION DU BANDAGE. La première précaution à prendre avant l'application d'un bandage consiste à réduire la hernie bien complètement ; sinon, la pression de la pelote amènerait des coliques, un malaise général, des douleurs et même des vomissements.

Pour opérer cette réduction, le hernieux doit se coucher, les cuisses légèrement écartées et à demi fléchies sur le bassin, les jambes à demi fléchies sur les cuisses, de façon à relâcher les muscles. Le bandage n'est bon et bien appliqué que si la pelote ne se déplace pas dans les positions assis, debout, accroupi, même lorsque le malade tousse et fait un violent effort ; la peau de la région ne doit pas non plus être contusionnée. En cas d'irritation de la peau, employer la poudre de riz ou d'amidon et interposer

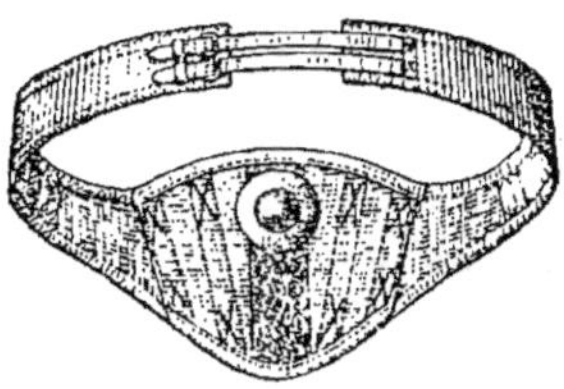

FIG. 382. — Bandage pour hernie ombilicale.

une feuille d'ouate ou de flanelle. Un bandage qui ne maintient plus soigneusement une hernie est plus nuisible qu'utile.

Complications : 1° ***Engouement, inflammation.*** — Cet état se produit de préférence dans les hernies volumineuses non réduites, où le collet du sac étant très large, la circulation du sang et des matières continue à être possible, malgré l'augmentation du volume de l'intestin ; il est dû à la congestion de l'organe, qui est elle-même provoquée par une violence extérieure.

SIGNES. Grande sensibilité de la hernie, douleur dans le ventre, constipation, puis résolution ou symptômes de l'étranglement. — PREMIERS SOINS. Cataplasmes, diète, repos.

2° ***Etranglement de l'intestin.*** — CAUSES. Cette complication est produite par un arrêt de la circulation du sang et des matières fécales, dû : 1° à la congestion des parois (coup, fatigue, troubles digestifs) ; 2° à l'accumulation de matières ou de gaz dans la hernie ; 3° à la brusque pénétration dans le sac, sous l'influence d'un effort, d'une trop grande longueur d'intestin. L'étranglement est d'autant plus fréquent que les hernies sont plus petites (hernies crurales) ; aussi cette complication s'observe-t-elle plus fréquemment chez les femmes, bien qu'elles soient moins souvent hernieuses que l'homme. La cause prédisposante habituelle est l'irrégularité dans le port du bandage (*fig.* 383).

SIGNES. En l'un des points où se produisent les hernies, on constate une tumeur dure, *irréductible*, dou-

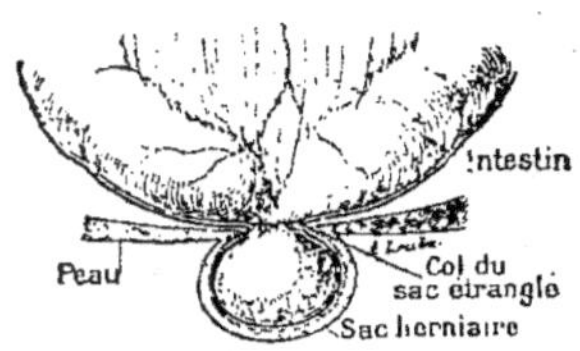

FIG. 383. — Hernie étranglée.

loureuse, recouverte d'une peau enflée, rouge. Après évacuation des matières contenues dans la partie de l'intestin inférieur à la hernie, la constipation devient opiniâtre et il se produit des vomissements d'abord alimentaires, puis bilieux et enfin fécaloïdes.

Les traits s'altèrent alors, les yeux s'excavent, le nez se pince, le pouls devient petit, rapide, puis intermittent, les extrémités deviennent froides, les urines se suppriment et un dernier vomissement achève la vie. Auparavant, il y a eu souvent une accalmie dans les douleurs, une sorte de bien-être, qui concorde avec la gangrène de la paroi intestinale. L'intestin peut alors s'ouvrir au dehors et se vider, avec formation d'un anus contre nature.

TRAITEMENT : I. PREMIERS SOINS. 1° Donner un bain au malade pour relâcher les tissus, en ayant soin de le savonner complètement, ce qui sera toujours une chose utile en prévision de l'opération ; 2° Faciliter la réduction spontanée, en couchant le malade de telle sorte que son siège soit notablement plus élevé que les épaules et la tête ; les cuisses doivent être fléchies et tournées en dehors ; mettre le malade tête en bas ; 3° Appliquer de la glace sur la hernie dans une vessie de porc, en interposant un linge. Faire une pulvérisation d'éther ; 4° Boire, toutes les heures, une demi-tasse de café fort et froid, fait avec 10 gr. de grains ; sucer de la glace.

II. TAXIS (mot grec signifiant arrangement). Manœuvre destinée à faire rentrer l'intestin dans le ventre. Elle est souvent utile, mais elle peut provoquer aussi des accidents, si elle est pratiquée dans de mauvaises conditions. Faite trop tardivement, elle introduit dans l'abdomen un intestin gangrené ; avec brutalité, un intestin contus ou réduit avec le sac herniaire.

On ne l'appliquera qu'aux hernies volumineuses, étranglées depuis moins de 24 heures, pendant 5 minutes seulement, sans violence, et en se gardant de *presser* sur le fond de la hernie.

Le succès de la réduction est annoncé par un gargouillement, une diminution, puis l'affaissement de la hernie, avec sensation de bien-être, puis l'évacuation de gaz et de matières par l'anus.

III. KÉLOTOMIE (du gr. *kélè*, tumeur, et *tomê*, section). Ouverture de la tumeur herniaire sous anesthésie locale, à la cocaïne ou la stovaïne (hernie crurale ou inguinale petite) ou sous le chloroforme, avec cure radicale.

Ce traitement chirurgical est le vrai traitement de la hernie étranglée : il ne doit pas être retardé, sous peine de grave danger, si l'un des procédés précédents n'a pas réussi dans les 12 heures qui suivent l'étranglement. Plus on attend, moins l'opération aura de chance de sauver le malade.

Héroïne (Ether diacétique de la morphine). — Poudre cristalline blanche employée comme calmant sous forme de chlorhydrate d'héroïne. Sa toxicité est de même ordre que celle de la codéine.

DOSE ET MODE D'EMPLOI. 5 milligr. à 1 centigr. en poudre ou pilules contre la toux, la coqueluche, la dyspnée, l'asthme.

Herpès (du gr. *herpein*, ramper). — Affection caractérisée par une éruption aiguë de vésicules groupées en nombre variable, naissant sur une tache rouge, et siégeant de préférence sur la face, autour de la bouche et du nez et aux organes génitaux.

SIGNES. Après quelques élancements ou une sensation de brûlure, apparaît une tache congestive, sur laquelle s'élèvent des *vésicules* arrondies, égales, grandes comme une tête d'épingle, à contenu clair, au nombre de 3, 4 ou davantage, parfois confluentes, et s'accompagnant souvent d'un engorgement des ganglions du territoire atteint. Puis le contenu des vésicules devient louche ; les vésicules se rompent, donnant naissance à des petites *érosions* arrondies ou ovalaires, ou polycycliques, quand les érosions résultent de la fusion de plusieurs vésicules voisines ; leur base est souple. Puis apparaît une *croûte* jaune ou brune qui tombe au bout de 8 à 10 jours, sans laisser de cicatrices.

Les *récidives* sont fréquentes. On peut observer, soit à la fesse, soit aux joues, des poussées d'herpès à répétition, qui apparaissent tous les mois ou tous les 2 mois à la même place, pendant des années.

SIÈGE. L'herpès peut siéger sur la peau et sur les muqueuses.

Herpès de la face. — Siège autour de la bouche, du nez au menton. S'accompagne souvent d'un état fébrile, de malaise, de frissons.

Herpès du pharynx. — Variété de l'*angine herpétique* : érosions, parfois recouvertes d'une couenne blanchâtre sur les amygdales, s'accompagnant de fièvre et d'engorgement ganglionnaire.

Herpès buccal. — Accompagne souvent l'herpès des lèvres, siège à la pointe de la langue, à la face interne des joues ; peut simuler des lésions syphilitiques.

Herpès génital. — *Chez l'homme*, peut siéger sur le prépuce, ou sur la muqueuse du gland. Survient sans cause appréciable, mais souvent à cause d'une lésion génitale (blennorragie, viol). Le chancre syphilitique naissant a souvent pour satellite une érosion herpétique.

Le stade vésicule passe ordinairement inaperçu et le malade remarque seulement la présence d'érosions superficielles, à bords nets, à fond lisse, rouge ou jaune, reposant sur une base souple et molle, sauf si des cautérisations intempestives ou des pommades ont été appliquées. L'érosion laisse suinter spontanément un liquide transparent clair (l'herpès pleure), et ce suintement augmente quand on comprime avec les doigts la base de l'érosion. Il existe habituellement une adénopathie inguinale peu douloureuse et qui ne suppure jamais.

L'herpès génital de l'homme peut *récidiver* ; certains malades ont 3, 4 poussées par an, d'autres en ont toutes les 3 semaines et cela pendant des années, à l'occasion d'un excès de table, d'une marche forcée ou plus souvent à la suite de rapports sexuels trop fréquents.

Chez la femme, l'herpès génital accompagne habituellement la menstruation ou une lésion génitale (vaginite, urétite, chancre syphilitique du col utérin). Il siège à la vulve, sur les grandes et petites lèvres, plus rarement dans le vagin et sur le col. Il est habituellement *discret* ; mais parfois il peut devenir *confluent*, formant une véritable tuméfaction des lèvres, recouvertes de vésicules ou de phlyctènes, qui s'ouvrent, laissant des ulcérations recouvertes d'une couenne blanchâtre, d'où suinte un liquide fétide.

PRONOSTIC. L'herpès génital est une affection bénigne, mais il peut être une porte d'entrée pour l'infection syphilitique. Il peut d'autre part simuler exactement un chancre syphilitique au début, aussi faut-il, en présence de la moindre écorchure génitale, consulter immédiatement un médecin spécialiste.

CAUSES : 1° *Herpès traumatiques, réflexes* (herpès labial, après une avulsion dentaire, herpès génital après le viol). Certaines femmes ont une poussée d'herpès à chaque période menstruelle (H. cataménial).

2° *Herpès symptomatiques* de diverses infections : pneumonie, méningite cérébro-spinale, grippe. On l'a observé à la suite de la vaccination antityphique.

Le liquide de la vésicule d'herpès est inoculable à la cornée du lapin et celui-ci présente constamment une kérato-conjonctivite et souvent des lésions d'encéphalite hémorragique, parfois mortelles.

Le virus herpétique serait un virus filtrant, qui se localiserait électivement dans le tissu nerveux : il serait très voisin du virus de l'encéphalite épidémique. Cette question est encore à l'étude.

Pour certains auteurs, à côté des virus filtrants, l'herpès pourrait reconnaître une autre origine, soit microbienne (pneumocoque, méningocoque), soit amicrobienne (choc vaccinal, choc anaphylactique).

TRAITEMENT. Poudres inertes, applications alcoolisées. Dans l'herpès récidivant : hyposulfite de soude (4 à 6 gr. par jour en cachets ou en potion, ou en injections intraveineuses), autosérothérapie, autohémothérapie ; cachets de 0,50 de peptone 1 heure avant le repas.

Radiothérapie. Cures thermales à Uriage, Luchon, Saint-Gervais, Royat.

Herpès zoster. — V. ZONA.

Hêtre. — L'écorce de hêtre est employée comme astringent en décoction (50 gr. par litre).

Hibernales ou **d'hiver** (Stations). — Lorsqu'on veut faire choix, en connaissance de cause, d'une station hibernale, il est important de savoir, pour *la saison* du séjour : 1° la moyenne de température par mois et ses variations au cours d'une même journée ; 2° le chiffre moyen des jours de pluie et de brouillard ; 3° les variations de pression atmosphérique ; 4° les vents régnant le plus habituellement et l'existence, ou non, d'abris naturels (collines, bois) protégeant la station ; 5° la fréquence des orages ; 6° l'intensité de la lumière (sérénité du ciel).

Souvent, il y a lieu de tenir compte de la combinaison de différents éléments du climat. Pour prendre un exemple, il importe peu, ainsi que cela arrive dans le Midi, que les pluies soient abondantes si elles sont rares, si le sol les absorbe rapidement ou si un soleil radieux fait évaporer l'eau assez vite pour permettre presque journellement la promenade ; tandis que des pluies fines, mais se succédant souvent pendant une ou plusieurs semaines, comme dans les ports de l'Ouest, forcent les malades à une claustration pénible. Un climat un peu froid, comme celui de Pau en hiver, est mieux supporté par certains malades, à cause du calme ordinaire de l'atmosphère, que les sauts de température observés dans quelques stations méditerranéennes.

L'exposition de la maison a aussi un grand intérêt. Il faut préférer celle est-ouest, qui permet une insolation successive des pièces, tandis que dans l'exposition midi-nord, la différence de température est très grande entre les chambres du devant et du derrière de la maison.

Il est utile pour les malades venant du nord de la France et surtout du nord de l'Europe de ne pas passer brusquement d'un climat froid et humide à un climat chaud et sec.

Ne pas arriver, surtout dans les stations de la Méditerranée, avant le milieu d'octobre, la chaleur étant encore élevée en automne. Ne pas partir avant le milieu de mai, le printemps étant souvent froid dans le nord de la France. V. au mot STATION le tableau des stations d'hiver et d'été suivant les maladies.

MODE DE VIE. Promenade en terrain plat de 11 heures à 4 heures, sans trop hâter le pas ; abstention de sorties, du moins pour les tuberculeux, avant 9 heures du matin ou après le coucher du soleil. Vie calme.

Principales stations. — Il y a lieu de diviser les stations en quatre classes : deux sont *continentales*, c'est-à-dire à l'intérieur des terres, les unes dans les montagnes ou stations d'*altitude* (V. ce mot) et les autres dans les vallées ou stations de *plaine* ; deux sont *marines* : stations marines *atlantiques* et stations marines *méditerranéennes*.

1° *Stations de plaine.* Pau*, Cambo.

2° *Stations d'altitude.* V. ALTITUDE (Cure d').

3° *Stations marines atlantiques.* Arcachon*, Biarritz*.

La formule climatologique d'Arcachon est : température *constante* (5° à 6° en hiver), état hygrométrique *élevé et stable* (air assez humide), forte pression barométrique, sérénité du ciel inférieure à la normale, *climat calmant* et *tonique*. A Biarritz, la température est plus élevée, mais moins constante, l'état hygrométrique est moyen.

4° *Stations marines méditerranéennes :* Cannes*, Grasse*, Hyères*, Menton*, Nice*, Saint-Raphaël*, Ajaccio*, Alger*. Les variétés dépendant de la situation de chaque station (protection contre le vent par la direction des montagnes et éloignement de la mer) sont indiquées aux noms de ces localités. Leur formule climatologique générale est, au point de vue des *avantages*, la température élevée (moyenne 8° à 9° l'hiver, 13° à 16° au printemps, 15° à 17° à l'automne), l'abondance de la lumière solaire, la sérénité presque constante du ciel (70 jours seulement de pluie par an) ; au point de vue des *désavantages*, la sécheresse souvent excessive de l'air, l'instabilité de la température au cours de la même journée, par suite, notamment à Nice, de la violence du vent. *Climat excitant et tonique.*

Hidrosadénites (du gr. *idrôs*, sueur, et *aden*, glande). — Inflammation des glandes sudoripares due au staphylocoque doré et dont le siège habituel est le creux de l'aisselle.

TRAITEMENT. Compresses chaudes. Si la tumeur grossit, on peut la ponctionner avec une aiguille capillaire.

Hippocratisme (du doigt). — Augmentation de volume de l'extrémité des doigts liée à une lésion pulmonaire chronique (emphysème, tuberculose).

Hochet. — Jouet, en ivoire ou en os, qu'on donne aux bébés pour mâchonner.

Les hochets en forme d'anneaux présentent le danger d'introduire dans la bouche de l'enfant des substances sales qui fatalement s'attachent à ces os. Les hochets plus luxueux, ornés notamment de petites clochettes, sont l'occasion fréquente d'accidents ; en effet, les enfants arrachent et avalent les ornements du hochet. Tous sont donc inutiles et dangereux.

Homard. — V. CRUSTACÉS.

Homéopathie (du gr. *homoios*, semblable, et *pathos*, maladie). — Méthode de traitement inventée par Hahnemann, de Leipzig, mort en 1843.

Pour les homéopathes, « les semblables sont guéris par les semblables » (*Similia similibus curantur*), par opposition à la médecine allopathique qui est établie sur l'adage d'Hippocrate « les contraires sont guéris par les contraires » (*Contraria contrariis curantur*). La doctrine homéopathique résulte de la croyance que toute maladie consiste dans un changement nuisible opéré par une « force sans matière ». Un peu de réflexion et la connaissance si exacte aujourd'hui des maladies microbiennes montrent la valeur de cette doctrine. Quant à la thérapeutique, elle est au moins aussi extraordinaire. Luttant contre une force sans matière, Hahnemann a réduit la matière des médicaments à des doses infinitésimales : le *millionième d'une dose active.*

Homosexualité (du gr. *homoios*, semblable, et du lat. *sexus*, sexe). — Perversion du sens génital se manifestant par l'amour de deux individus du même sexe.

Hôpital. — Etablissement d'assistance médicale essentiellement réservé aux malades privés de ressources : les *indigents*, c'est-à-dire ceux qui sont inscrits sur la liste d'assistance médicale gratuite de leur domicile de secours, et les *nécessiteux*, c'est-à-dire ceux qui sont dans l'impossibilité momentanée de subvenir aux frais des soins qui leur sont nécessaires.

Hôpitaux civils. — En province les hôpitaux sont régis par une *commission administrative* ; à Paris, par l'Assistance publique, ayant à sa tête un directeur, assisté d'un conseil de surveillance.

A Paris, le personnel administratif et secondaire de chaque hôpital est composé d'un directeur, d'un économe, d'employés de bureau (commis, expéditionnaires, etc.), d'infirmiers et d'infirmières. Autrefois le soin des malades était confié à des communautés religieuses. Actuellement, les hôpitaux sont desservis par un personnel laïque. Un prêtre, résidant au dehors, est appelé auprès des malades qui en font la demande.

Chaque service d'hôpital, à Paris et dans les grandes villes de province, comprend un médecin ou un chirurgien, un ou plusieurs internes, des externes en plus grand nombre, tous nommés après concours. Les médicaments sont préparés au laboratoire par le pharmacien et les internes en pharmacie, nommés également au concours.

Les malades doivent se présenter, à Paris, à l'hôpital de leur circonscription (laquelle est indiquée par les gardiens de la paix) *avant 9 heures du matin.* Si leur état ne nécessite pas l'alitement, le médecin se contente de donner une ordonnance, le chirurgien de faire le pansement nécessaire ; dans le cas contraire, le malade reçoit un bulletin d'admission pour une salle. Quand il s'agit d'une affection fébrile, d'une maladie contagieuse, de blessure ou de fracture, une voiture des ambulances urbaines, pourvue d'une couchette et contenant une infirmière ou un interne, vient prendre le malade à domicile : les commissariats de police ou la direction de l'hôpital, sur un certificat de médecin, font effectuer ce transport.

Hôpitaux généraux de Paris, dépendant de l'Assistance publique. — Hôtel-Dieu (parvis Notre-Dame) ; Hôpital Tenon (rue de la Chine, 4) ; Hôpital de la Pitié (boulevard de l'Hôpital) ; Hôpital de la Charité (47, rue Jacob) ; Hôpital Saint-Antoine (184, faubourg Saint-Antoine) ; Hôpital Necker (151, rue de Sèvres) ; Hôpital Cochin (47, faubourg Saint-Jacques) ; Hôpital Beaujon (208, faubourg Saint-Honoré) ; Hôpital Laënnec (42, rue de Sèvres) ; Hôpital Lariboisière (2, rue Ambroise-Paré) ; Hôpital Bichat (boulevard Ney) ; Maison municipale de Santé (faubourg Saint-Denis) ; Hôpital Andral (2, boulevard Macdonald) ; Hôpital Broussais (90, rue Didot) ; Hôpital Boucicaut (78, rue de la Convention) ; Hôpital de Vaugirard (389, rue de Vaugirard) ; Hôpital Ambroise-Paré (82, rue de St-Cloud, à Boulogne).

Hôpitaux spéciaux de Paris dépendant de l'Assistance publique de Paris. — *Maladies de la peau, maladies vénériennes :* Hôpital Saint-Louis (rue Bichat, 40 et 42) ; Cochin (hommes) [rue du Faubourg-Saint-Jacques] ; Hôpital Broca (femmes) [rue Broca]. *Maladies des enfants :* Hôpital des Enfants malades (149, rue de Sèvres) ; Hôpital Trousseau (rue Michel-Bizot, 254) ; Hôpital Bretonneau (2, rue Carpeaux) ; Hôpital Hérold (place du Danube). *Maternités :* Maison école d'accouchements (boulevard de Port-Royal, 123) ; Maison d'accouchement Baudeloque (clinique de la Faculté de Médecine) [boulevard de Port-Royal, 125] ; Clinique d'accouchement Tarnier (89, rue d'Assas). *Maladies contagieuses :* Hôpital Claude-Bernard (Porte d'Aubervilliers) ; Hôpital du Bastion (29, boulevard Macdonald). *Affections tuberculeuses :* Hôpital maritime de Berck (Pas-de-Calais) ; Sanatorium Villemin, à Angicourt (Oise), Sanatorium de Hendaye (Basses-Pyrénées).

Hôpitaux et établissements indépendants de l'Assistance de Paris. — *Maladies des yeux :* Hospice national des Quinze-Vingts et Clinique nationale ophtalmologique (28, rue de Charenton) ; Institution nationale des Jeunes aveugles (56, boulevard des Invalides). *Maladies de la gorge et des oreilles :* Institution nationale des sourds-muets (254, rue Saint-Jacques). *Maisons de convalescence :* Asile de convalescents de Vincennes (hommes) ; Asile de convalescence du Vésinet (femmes) ; Asile municipal Michelet (femmes enceintes) [rue de Tolbiac, 225].

Hôpitaux privés de la région parisienne. — Hôpital Péan (11, rue de la Santé) ; Hôpital international de Paris (180, rue de Vaugirard) ; Hôpital-Hospice Rothschild (76, rue de Picpus) ; Hôpital Saint-François (36, boulevard Saint-Marcel) ; Hôpital et Maison de Santé de Saint-Jacques (37, rue des Volontaires) ; Hôpital Notre-Dame de Bon-Secours et Maternité Notre-Dame de Bon-Secours (5, rue Giordano-Bruno) ; Hôpital Saint-Joseph (1, rue Pierre-Larousse) ; Hôpital Saint-Michel (30, rue Dombasle) ; Hôpital d'Urologie (réservé aux seuls pauvres, indigents et nécessiteux) [156 *bis*, avenue de Suffren] ; Crèche Furtado-Heine (7, rue Jacquier) ; Hôpital chirurgical (Fondation Gouin) [rue du Bois, 92, à Clichy] ; Hôpital de l'Association des Dames françaises (93, rue Michel-Ange) ; Hôpital Saint-Luc (41, rue des Marguettes) ; Hôpital de Villepinte (Seine-et-Oise) [tuberculose pulmonaire] ; Hôpital d'accouchement et de gynécologie (172, rue de Vanves) ; Maison Marguerite (hôpital gratuit pour enfants) [139, rue Borghèse, à Neuilly-sur-Seine] ; Maternité Ambroise-Paré (170 *bis*, rue de Vanves) ; Dispensaire-Hôpital du Kremlin-Bicêtre (rue de la Chancellerie) ; Hôpital de N.-D. du Perpétuel-Secours (78-80, rue de Villiers, à Levallois, Seine) ; Hôpital homéopathique Hahnemann (rue de Chézy, 45, à Neuilly, Seine) ; Hôpital de l'Institut-Pasteur (rue de Vaugirard, 213) ; Hôpital Marie-Lannelongue (129, rue de Tolbiac) ; Hôpital privé médico-chirurgical (15, rue Antoine-Chantin) ; Hôpital Association Léopold-Bellon (7, rue du Texel).

Hôpitaux militaires. — Destinés au traitement, au compte du ministère de la Guerre, des militaires malades étant en activité de service. Les officiers, sous-officiers et soldats, en permission ou titulaires d'un congé de convalescence, peuvent être admis dans les hôpitaux militaires. Sont également admis, mais à la charge de remboursement à l'État des dépenses de traitement par les intéressés ou les administrations dont ils relèvent : les officiers, sous-officiers et soldats du régiment des sapeurs-pompiers de la ville de Paris, les marins, officiers et soldats, les employés des douanes et les agents des eaux et forêts, le personnel de la trésorerie et des postes pendant la durée des exercices militaires auquel il est appelé, les employés des administrations civiles en Algérie, etc.

Hôpitaux militaires de Paris. — Hôpital du Val-de-Grâce (277, rue Saint-Jacques); Hôpital Villemin (8, rue des Récollets); Hôpital Bégin (rue de Paris, à Saint-Mandé).

Hoquet. — Contraction brusque du diaphragme, muscle qui sépare le thorax de l'abdomen.

Cette contraction détermine une secousse de ces deux cavités et s'accompagne d'un bruit rauque, produit par le passage rapide de l'air à travers la glotte. Les hoquets peuvent, en se répétant à plusieurs reprises, devenir très pénibles.

Traitement. Immobilisation volontaire du diaphragme, soit en inspiration, soit en expiration.

Divers procédés tendent à ce but : absorption d'un verre d'eau à petites gorgées et sans respirer, constriction du thorax à l'aide d'une ceinture, flexion forcée des cuisses sur l'abdomen, maintien de la langue hors de la bouche pendant quelques minutes. Compression

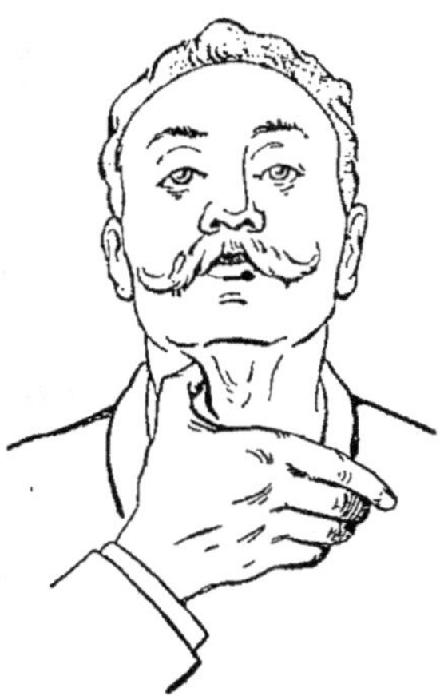

Fig. 384. — Hoquet.
Compression du nerf phrénique.

du nerf phrénique en enfonçant le pouce entre les deux attaches inférieures du muscle sterno-cléido-mastoïdien, immédiatement au-dessus du sternum (*fig.* 384). Faradisation du phrénique.

Hoquet épidémique. — Hoquet spasmodique intense, durant plusieurs jours, au cours de l'encéphalite épidermique.

Hormone (du gr. *ormaô*, j'excite). — Produit de la sécrétion* interne des glandes vasculaires sanguines, dont le rôle essentiel semble être la coordination et la régulation des fonctions, en agissant sur la croissance (thyroïde), la vaso-motricité (surrénale), la digestion (sécrétine du duodénum), en luttant contre les intoxications.

Hospices. — Etablissements fondés par la charité publique ou privée pour recevoir les personnes dont l'âge et les infirmités réclament un asile et des secours que, dans leur position, elles ne pourraient trouver ailleurs.

Hospices dépendant de l'Assistance publique de Paris. — Hospice de la Salpêtrière (boulevard de l'Hôpital, 47); Institut municipal d'Electrothérapie (boulevard de l'Hôpital, 47); Hospice de Bicêtre-Gentilly (hommes) [rue du Kremlin, 78]; Hospice d'Ivry (hommes et femmes) [avenue de la République, à Ivry] (Seine); Hospice des Enfants assistés (74, rue Denfert-Rochereau); Hospice Debrousse (148, rue de Bagnolet); Hospice de Brévannes (Seine-et-Oise), Maison de retraite des ménages, à Issy; Hospice Devillas, à Issy; Maison de retraite de la Rochefoucauld (15, avenue d'Orléans); Institution Sainte-Périne (rue du Point-du-Jour, 69); Maison de retraite Chardon-Lagache (maison dépendant de l'Institution Sainte-Périne, rue du Point-du-Jour, 65); Fondation Rossini (9, rue Mirabeau); Hospices Saint-Michel et Lenoir-Jousseran (avenue Victor, 10, à Saint-Mandé); Fondation Galignani (89, boulevard Bineau); Hospice de Belleville (180, rue Pelleport); Hospice Leprince (109, rue Saint-Dominique); Asile sœur Rosalie (rue de l'Epée-de-Bois); Hospice de la Reconnaissance, à Garches (S.-et-O.); Hospice Dheur, à Ivry; Hospice de Neuilly (47, rue Borghèse); Hospice d'Aulnay-sous-Bois (S.-et-O.), pour femmes; Hospice de Vineuil, pour femmes (Oise).

Hospices militaires. — Hôtel des Invalides (place des Invalides), destiné à recevoir les militaires de tous grades des armées de terre et de mer, estropiés à la guerre ou vieillis dans le service.

Hospices privés. — Infirmerie de Marie-Thérèse pour les prêtres âgés ou infirmes du diocèse de Paris (92, rue Denfert-Rochereau); Sœurs servantes de Marie (7, rue Duguay-Trouin); Religieuses de Marie-Auxiliatrice (25, rue de Maubeuge).

Hôtel. — Toute chambre d'hôtel doit être nettoyée minutieusement après le séjour de chaque voyageur.

Pour répondre à ce *desideratum*, qui devrait être obligatoire, au moins dans les stations d'été, les stations d'hiver et les établissements placés autour des sources minérales, il est nécessaire que local et mobilier soient, ainsi que le demande avec juste raison le Touring-Club, facilement lavables.

Local. Murs recouverts de peinture vernissée. Pas de moulures, pas de corniches, une gorge unie évitera l'angle formé par l'intersection du plafond et des murs. Fenêtre aussi haute que possible, avec imposte; pas de jalousies, mais des volets. Cheminée toujours ouverte, avec système Fondet à prise d'air à l'extérieur par conduit sous plancher. Parquet sur bitume régulièrement lavé.

Mobilier. Lit de fer, sommier tout entier métallique; pas de rideaux, pas de portières. Sièges en bois tourné et cannés. Table et commode en pichtpin. Large cuvette, tub.

Cabinet d'aisances à effets d'eau.

Houblon (*fig.* 385). — Plante de la famille des Ulmacées. Ses fleurs sont employées comme tonique amer et calmant sous forme d'infusion (10 gr. par litre).

Houx (*fig.* 386). — Plante de la famille des Ilicinées. Ses feuilles fraîches sont utilisées comme sudorifique en décoction (30 à 60 gr. par litre).

Huiles. — Les principales huiles employées en médecine sont l'huile d'amandes* douces, de cade*, camphrée*, de camomille*, de

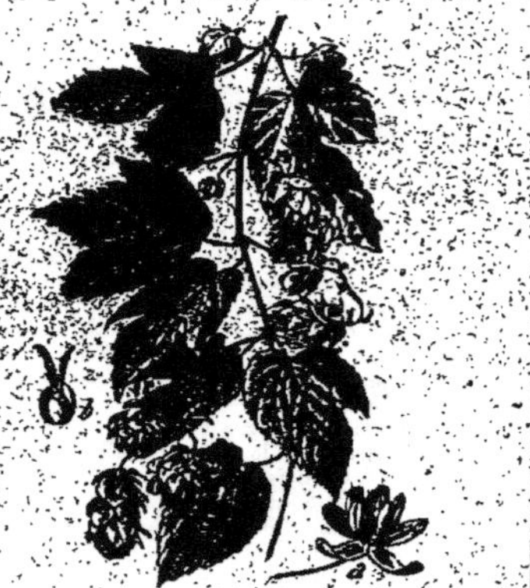

FIG. 385. — Houblon.
a. Fleur mâle ; *b.* Fleur femelle.

millepertuis*, de croton*, de foie de morue*, de Harlem*, de marron* d'Inde, d'olive*, de ricin*. V. ces mots.

Les unes sont extraites par compression (amande,

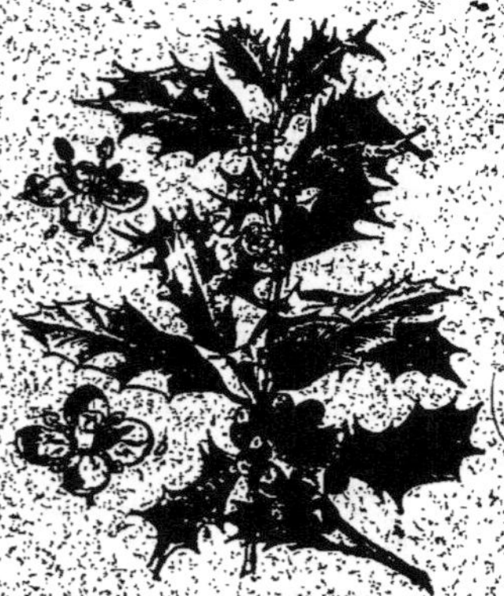

FIG. 386. — Houx.
a. Fleur mâle ; *b.* Fleur femelle.

olive, marron), les autres sont obtenues par la macération ou la digestion d'une plante dans de l'huile (camomille, millepertuis).

Huîtres. — Aliment très facile à digérer et assez nourrissant ; aussi est-il donné de bonne heure aux convalescents.

L'huître contient 80 p. 100 d'eau, 14 de matières azotées, 1 1/2 de matières grasses, 2 1/2 de sels et 1 1/2 de substances non azotées. L'eau des huîtres, qui contient beaucoup de sels, est apéritive. Des accidents purgatifs et une éruption d'urticaire se produisent quelquefois lorsqu'on mange des huîtres en août ou septembre, c'est-à-dire à l'époque où s'effectue la reproduction de ces mollusques.

Les huîtres, notamment celles de la Méditerranée, ont à plusieurs reprises été accusées d'être une cause de fièvre typhoïde, par suite d'infection des parcs de réserve par une eau contenant des matières fécales et des bacilles d'Eberth. L'huître détruit les bacilles en 6 à 7 jours ; mais si elle est achetée ayant été souillée avant que l'extermination des microbes ait pu s'effectuer, la contamination du consommateur peut se réaliser. Il semble même que ce mode de propagation de la maladie soit particulièrement dangereux, car les cas signalés ont été en général très graves.

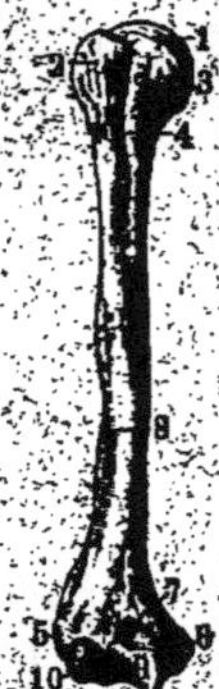

FIG. 387. Humérus.
1. Tête de l'humérus ; 2, 3. Saillies placées de chaque côté de la gouttière du biceps ; 4, 5. Epicondyle ; 6. Epitrochlée ; 7. Cavité coronoïde ; 8. Gouttière de torsion de l'os ; 9. Trochlée ; 10. Condyle.

Humage. — Introduction dans les voies respiratoires, et absorption par celles-ci, de gaz et de vapeurs de certaines eaux minérales, recueillis et introduits dans lesdites voies par des appareils spéciaux. V. aussi INHALATEURS.

Humérale (Artère). — Artère du bras (V. *fig.* à CŒUR) qui continue l'artère axillaire et se bifurque au pli du coude pour former les deux artères de l'avant-bras, la *radiale* et la *cubitale*.

Humérus (*fig.* 387). — Os du bras.

Son extrémité supérieure arrondie, *tête*, s'articule avec la cupule, légèrement concave, de l'omoplate. Le corps de l'humérus est arrondi en bas ; la partie inférieure, aplatie et élargie, présente : 1° une poulie, *trochlée*, qui s'articule avec la cavité formée par la tête du cubitus ; 2° une partie arrondie, *condyle*, qui roule dans la cupule de l'extrémité supérieure du radius. Aux deux extrémités se trouvent les saillies de l'épicondyle et de l'épitrochlée qui donnent attache à des muscles.

Pour fracture, V. FRACTURE* DU BRAS.

Humeurs. — V. HUMORISME.

Humeurs froides. — V. SCROFULE et ADÉNITE.

Humidité. — Si une pièce est très humide, on constate que le papier de tenture se détache, que la partie inférieure des murs porte des traces de salpêtre, que des champignons se produisent dans les coins.

Lorsqu'on soupçonne une humidité moins visible, il suffit de placer dans la chambre, sur un plat, un kilo de chaux récemment éteinte, de fermer hermétiquement portes et fenêtres et de peser après 24 heures la chaux : si son poids a augmenté de 10 grammes, l'humidité est suffisante pour rendre la pièce insalubre. V. CLIMAT, RHUMATISME.

Humorisme. — Ancienne doctrine médicale qui expliquait les maladies par l'action des humeurs, c'est-à-dire des liquides de l'économie (sang, lymphe, bile).

Hunyadi Janos. — Nom d'une source d'eau minérale purgative froide de Hongrie ; cette eau contient par litre environ 16 gr. de sulfate de soude et 16 gr. de sulfate de magnésie. Dose comme laxatif, un verre à bordeaux le matin ; comme purgatif, deux grands verres à une demi-heure d'intervalle.

Hydarthrose (du gr. *hudôr*, eau, et *arthron*, articulation). — Distension d'une articulation par du liquide clair et transparent analogue à celui qui existe normalement dans la séreuse* (synoviale) qui tapisse l'intérieur de la jointure, mais dont la quantité est très accrue.

CAUSES : 1° PRÉDISPOSANTES. Lymphatisme et rhumatisme. 2° DÉTERMINANTES. Coups, entorse, marche forcée, froid. — SIÈGE. Ordinairement le genou, quelquefois le cou-de-pied, le coude. — SIGNES. *Déformation de la jointure* (deux bourrelets de chaque côté de la rotule au genou, au-devant des malléoles, au cou-de-pied). — MARCHE. Tendance à la chronicité, possibilité de transformation, chez les prédisposés, en *tumeur* blanche*. — TRAITEMENT. Repos, compression ouatée. Pointes de feu. Bains de vapeur sèche ou humide. Faradisation des muscles de la cuisse et de chaque côté de la rotule.

Hydatide (du gr. *hydatis*, poche d'eau). — Tumeur kystique, c'est-à-dire formée d'une enveloppe entourant un liquide ayant pour caractère spécial de contenir des ténias nommés échinocoques. Le kyste hydatique le plus fréquent est celui du foie*. V. TÉNIA échinocoque.

Hydatique (Kyste). — V. ci-dessus HYDATIDE.

Hydramnios (du gr. *hudôr*, eau, et *amnios*). — Exagération (hydropisie) de la quantité de liquide amniotique.

CAUSES. Grossesse gémellaire (l'hydropisie n'existe en général que dans l'un des œufs), vice de conformation du fœtus, syphilis.

Hydrargyre. — Synonyme de *mercure**.

Hydrargyrisme. — Intoxication par le mercure*. Elle est soumise à la loi sur les maladies professionnelles.

Hydrastis Canadensis. — Plante de la famille des Renonculacées.

La teinture de sa racine (XX à XXX gouttes) et l'alcaloïde, l'*hydrastine* (5 à 20 centigr.), sont employés contre les hémorragies utérines.

Hydrate de carbone. — Principe neutre qui entre dans la composition des végétaux et composé de carbone, d'oxygène et d'hydrogène : amidon ou fécule et sucre.

Hydrencéphaliques (Cris) [du gr. *hudôr*, eau, et *encéphalos*, encéphale]. — Gémissements des hydrocéphales et des enfants atteints de méningite tuberculeuse.

Hydroa. — Affection bulleuse de la peau localisée habituellement autour de la bouche, du cou, des oreilles et du dos des mains.

Hydrocèle (du gr. *hudôr*, eau, et *kêlê*, tumeur). — Distension de la séreuse* (la tunique vaginale) qui entoure le testicule par un liquide clair et transparent.

Une des moitiés des bourses a la forme d'une poire à base inférieure, dont la surface est unie et lisse. La tumeur est indolente, elle ne gêne le malade que par son poids et son volume et peut s'accroître si l'on n'intervient pas.

TRAITEMENT. Évacuation du liquide par une ponction suivie d'une injection d'iode.

Hydrocéphalie (du gr. *hudôr*, eau, et *cephalé*, tête). — Hydropisie du cerveau, c'est-à-dire distension des cavités internes du cerveau par un liquide séreux.

Elle est le plus souvent congénitale et due à un arrêt de développement provoqué lui-même habituellement par la syphilis héréditaire. Dans certains cas, l'hydropisie existe dans les enveloppes externes du cerveau, qui est comprimé alors de dehors en dedans.

SIGNES : 1° FORME CONGÉNITALE CHRONIQUE. Déformation du crâne dont les sutures sont distendues, d'où une augmentation considérable de la tête, alors que la face semble, au contraire, rapetissée par suite du contraste. Intelligence à peu près nulle, mouvements incomplets, appétit vorace, convulsions fréquentes ; à la fin, cris spéciaux dits hydrencéphaliques. L'enfant meurt quelquefois rapidement, mais il peut survivre jusqu'à dix ou quinze ans. — 2° FORME AIGUE ACQUISE. D'abord phase d'excitation (délire, convulsions, contractions), puis de dépression (coma, asphyxie). Cette forme n'est pas fatalement mortelle.

TRAITEMENT. Antisyphilitique. Ponctions lombaires répétées avec un fin trocart, ponction cranienne à travers une partie membraneuse, pour aider à diminuer la tension intra-cranienne.

Hydrolat. — Eaux chargées de principes volatils par la distillation.

L'alambic est disposé de telle sorte que la vapeur d'eau traverse une couche des plantes dont on veut retirer les substances actives et les leur enlève ainsi, en passant.

Hydromel. — Boisson contenant 100 gr. de miel par litre d'eau. Elle est adoucissante et laxative.

Hydronéphrose (du gr. *hudôr*, eau, et *néphros*, rein). — Distension des calices du bassinet et de l'urètre. V. à REINS (Maladies des).

Hydropéricarde. — Hydropisie du péricarde, enveloppe séreuse du cœur.

Hydrophobie (du gr. *hudôr*, eau, et *phobos*, crainte). — Synonyme inexact de *rage*, le chien buvant au contraire tous les liquides qu'il rencontre. V. RAGE.

Hydropisie. — Épanchement de *sérosité*, c'est-à-dire d'un liquide dont la composition est analogue au sérum du sang.

L'hydropisie peut s'observer : 1° dans le tissu cellulaire lâche qui réunit à la fois et isole les organes entre eux (*œdème* et *anasarque*); 2° dans les cavités des *séreuses*, sortes de sacs sans ouverture qui enveloppent les organes et les isolent au milieu des grandes cavités du crâne, du thorax et de l'abdomen : cœur, *hydropéricarde*; poumon, *hydrothorax*; intestin, *ascite*; cerveau, *hydrocéphalie*; 3° dans les *synoviales*, séreuses qui tapissent l'intérieur des jointures et assurent le glissement des deux surfaces l'une sur l'autre (*hydarthrose*).

CAUSES. L'hydropisie est tantôt *active*, c'est-à-dire produite par un afflux anormal de sang dans les capillaires de la région; tantôt *passive*, c'est-à-dire le résultat d'un obstacle au cours du sang, comme dans la cirrhose du foie*.

Les formes d'hydropisie les plus fréquentes sont l'enflure de la région des malléoles, œdème du cou-de-pied (maladies du *cœur* et des *reins*), l'enflure des pieds et de la jambe (*varices*), des paupières (maladies des *reins*), du ventre ou *ascite** (maladie du *foie*, du *cœur*).

TRAITEMENT. Purgatifs salins, diurétiques (lait, café), sudorifiques, frictions sèches.

Hydrorrhée (du gr. *hudôr*, eau, et *rhein*, couler). — Écoulement d'un liquide séreux par les voies naturelles.

S'observe dans les fibromes, le cancer utérin, à la fin de la grossesse, dans certaines rhinites.

Hydrothérapie (du gr. *hudôr*, eau, et *therapeia*, traitement). — Médication par l'eau froide ou chaude sous forme d'affusions*, de bains*, d'enveloppement* (drap mouillé), de lotions* et surtout de *douches*.

L'eau froide produit d'abord la contraction des vaisseaux avec accélération du courant sanguin, puis leur dilatation avec ralentissement de ce courant. Au début d'une douche, les mouvements respiratoires s'accélèrent, puis se ralentissent et deviennent plus larges et plus profonds. L'excitation produite par le froid sur les nerfs sensitifs de la surface du corps agit sur la moelle qui, à son tour, propage cette excitation aux nerfs moteurs.

L'hydrothérapie stimule et régularise l'innervation, la circulation, la calorification, la nutrition et, en habituant les individus à réagir sous l'action de l'eau froide, elle les accoutume à réagir contre le froid.

Ces effets sont particulièrement bienfaisants pour les lymphatiques, les nerveux et surtout les personnes qui réunissent les deux tempéraments. L'hydrothérapie devra être employée dès le jeune âge chez les prédisposés par hérédité à ces tares organiques.

Jusqu'à *trois ans*, on emploiera les bains frais (25 à 30 degrés) en hiver, froids en été, d'une durée de deux à trois minutes (d'autant plus courts que la température de l'eau est plus basse). Après trois ans, à la suite du bain (surtout si l'on emploie des bains plus chauds) et après le lavage du matin dans le tub, on fera une rapide affusion froide (contenu d'un pot à eau) sur les épaules de l'enfant debout ; puis, après quelques semaines de cette pratique, on pourra commencer à administrer la douche en jet ou en pluie à la température de 14 à 16 degrés pendant quelques *secondes*. L'enfant, après quelques jours, acceptera avec plaisir ces douches.

Les douches peuvent être continuées, avec grand avantage, chez les vieillards. Chez eux, comme chez l'enfant, elles seront courtes et suivies de frictions énergiques, avec le gant de crin, la flanelle sèche ou imbibée de liquide excitant (eau de Cologne).

EFFETS CURATIFS. Les principales maladies dans lesquelles l'hydrothérapie est indiquée sont la chlorose et l'anémie, les cachexies, notamment celles de la fièvre intermittente, les maladies nerveuses (neurasthénie, névralgies, hystérie, épilepsie, chorée, asthme* nerveux, gastralgie, entéralgie), la dyspepsie, les maladies mentales, certaines affections du foie et de l'utérus, la tuberculose au début, le rhumatisme.

Douches. — La pression de l'eau doit être d'une atmosphère à une atmosphère et demie. Lorsqu'on emploie d'abord un jet d'eau chaude, puis un jet d'eau froide, la douche est dite *écossaise*. Si des jets de température différentes sont alternés plusieurs fois, la douche est dite *alternative*.

Douche en jet ou mobile (*fig.* 388). C'est la forme la plus usitée ; elle peut, au besoin, avec quelques modifications, suppléer à toutes les autres. Le tuyau de caoutchouc en rapport avec la conduite d'eau se ter-

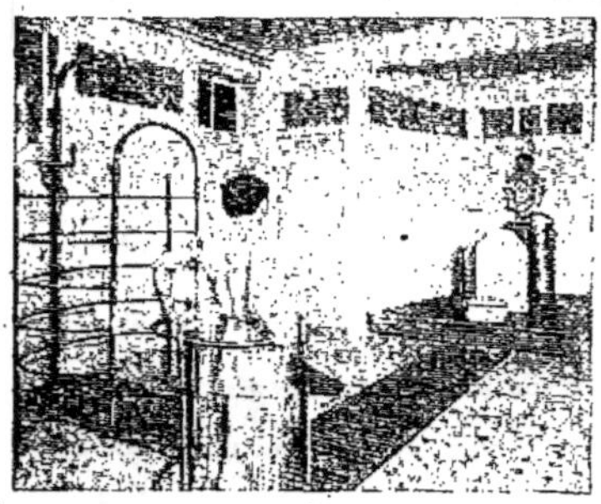

FIG. 388. — Salle de douches à Contrexéville.

mine par un robinet auquel est adapté un tube de cuivre ou lance de 15 millimètres d'ouverture. Cette lance peut être remplacée par une pomme d'arrosoir pour la douche en pluie ou par un bec aplati en éventail pour la douche en lame. Mais on emploie plutôt dans ce but le doigt ou une *palette* en cuivre que l'opérateur presse plus ou moins sur la colonne liquide afin d'en graduer la force de projection : il brise ainsi le jet. Le malade doit être à 2 mètres environ du médecin.

Douche en pluie. La pluie tombe verticalement d'une large pomme d'arrosoir placée à 2m,50 du sol. Le malade la reçoit la tête couverte d'un bonnet de caoutchouc et le haut du corps penché de façon que l'eau arrive sur le dos et non sur le derrière de la tête.

Douche en colonne ou en poussière. Neuf à dix cerceaux creux superposés horizontalement sur une colonne verticale, avec un écartement de 12 à 15 centimètres, portent une multitude de petits trous d'un demi-millimètre de diamètre. Chaque segment peut agir isolément. L'appareil est en général complété par une douche en pluie. Ce mode de douche est particulièrement excitant et ne doit pas être employé en dehors d'ordonnances médicales.

Douches locales. Des baignoires ou des sortes de bains de siège portent une ouverture par laquelle passe un tuyau auquel s'adaptent des embouts permettant de lancer un jet d'eau sur le *périnée*, dans le *vagin*, sur le dos. La douche ascendante ou rectale constitue un lavement forcé avec un tube en rapport avec une colonne d'eau.

APPAREILS CHEZ LES PARTICULIERS. *Douches en pluie :* 1° L'appareil le plus simple est l'*éponge américaine* (*fig.* 389), vase cylindrique en fer-blanc percé à sa partie inférieure d'une quantité de petits trous et dont la partie supérieure, qui est close, communique avec l'air par un orifice T placé sur l'anse. Lorsque ce récipient est plongé dans un seau d'eau, celle-ci pénètre à l'intérieur par les trous jusqu'à remplissage complet. Il suffit alors de fermer l'orifice de l'anse avec l'index de la main qui tient cette anse, pour pouvoir enlever l'éponge sans qu'une goutte d'eau en tombe; elle se vide au contraire lorsque, l'ayant mise un peu au-dessus de la tête, on soulève l'index, ce qui permet à l'air de pénétrer dans l'éponge et de chasser l'eau par les trous inférieurs. 2° *Seau à valve.* C'est un seau dont la partie inférieure est percée d'orifices clos par une valve qu'un cordon permet de soulever.

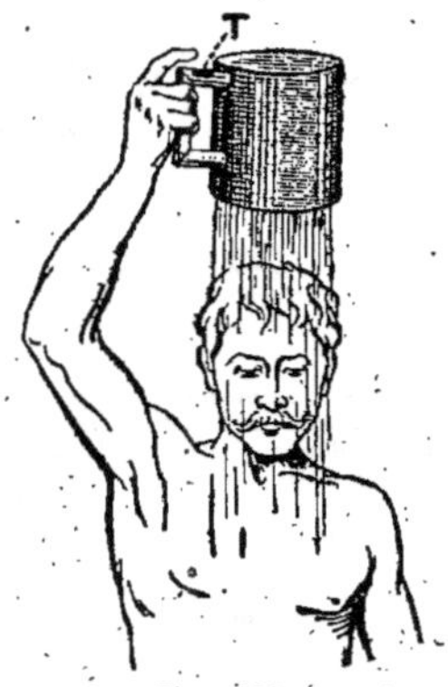

FIG. 389.
Éponge américaine.

Ce seau est suspendu à un clou au plafond du cabinet de toilette, ou placé au-dessus des colonnettes entourant le baquet (tub) en métal dans lequel se tient la personne qui désire se doucher.

Douches en jet. Il est facile et peu coûteux d'installer une douche en jet dans une pièce d'un appartement, voire dans une cuisine, en adaptant sur le robinet de la conduite d'eau un ajustage spécial dont le prix est très modique. La pression est largement suffisante dans les conduites pour avoir un jet puissant.

Douches en cercle. Il faut, pour ces douches, recourir à un appareil spécial avec tubes circulaires où l'eau arrive sous pression, grâce au réservoir placé à côté.

HYGIÈNE DES DOUCHES. La salle de douches doit être chauffée en hiver à 15° ou 16°. Le malade devra avoir fait de l'exercice (marche) et avoir déjeuné *avant* sa douche (s'il est en sueur, il ne doit pas attendre qu'elle ait disparu pour recevoir le jet, pourvu que la respiration et le pouls soient revenus à la normale). Il devra faire de l'exercice *pendant* la douche (mouvement) et *après* la douche (marche, gymnastique, escrime ou massage). Il devra, avant ces derniers exercices, être frictionné, et il aura soin de s'habiller rapidement. Il ne faut jamais essayer de faire la réaction en se chauffant à un poêle.

Au début du traitement, il est, en général, préférable de ne prendre qu'une douche par jour ; plus tard, on en prendra deux, de préférence de 10 à 11 heures et de 5 à 6.

MODE D'APPLICATION SUIVANT L'EFFET DÉSIRÉ. Comme *calmant*, eau froide de 16° à 20° ou eau chaude de 25° à 35°, pendant 5 à 10 minutes, sous forme d'affusions, de douche à faible pression et à jet brisé ; si l'on emploie la douche écossaise ou alternative, employer les températures moyennes, 35° comme chaude et 20° comme froide.

Comme *excitant et tonique*, eau froide à 14° ou eau chaude de 37° à 55° pendant 10 à 30 secondes, au maximum une minute, sous forme de douches à forte pression à jet direct (non brisé), en pluie ou en cercle ; si l'on emploie les douches écossaises ou alternatives, faire se succéder les températures extrêmes, 55° et 14°.

Pour l'usage de l'eau froide, V. aussi PEAU.

Hydrothorax. — Collection de sérosité dans une des séreuses* (plèvres) qui entourent le poumon ou dans les deux.

Cet hydrothorax diffère de la pleurésie par l'absence de douleur et de fièvre ; c'est une complication des maladies de cœur et du mal de Bright. Pour le traitement, V. HYDROPISIE.

Hyères (Var). — Station d'hiver calme à distance de la mer.

CLIMAT. Ville assez bien protégée contre les vents d'est et de sud-est par des collines, mais pas contre le mistral.

Température moyenne (Vidal) ; varie de 12° en novembre à 8° en janvier.

Humidité. Air assez sec (l'état hygrométrique varie entre 60 et 70), pluies rares.

INDICATIONS. Convalescence, scrofule, épuisement nerveux, angine et laryngite chroniques, bronchite chronique avec abondante sécrétion. Emphysème et *asthme*. Tuberculose, mal de Bright.

CONTRE-INDICATIONS. Laryngite tuberculeuse, excitation nerveuse, hypocondrie, congestion cérébrale.

Hygiène (du gr. *hygieia*, santé). — Science de la santé. V. notamment CHAUFFAGE, COLONIALE (Hygiène), DÉSINFECTION, GYMNASTIQUE, HABITATION, HYDROTHÉRAPIE, MER.

Hygroma (du gr. *hugros*, humide, et *oma*, qui indique une tumeur). — Inflammation des bourses séreuses*.

Forme aiguë. — CAUSES. Ordinairement une contusion, quelquefois le rhumatisme ou l'extension d'une maladie inflammatoire voisine (anthrax, lymphangite).

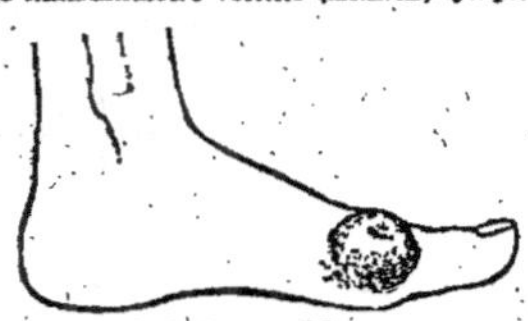

FIG. 390. — Hygroma.

SIGNES. Tumeur douloureuse du volume et de la forme d'une noix à une orange sur laquelle la peau présente une rougeur plus ou moins diffuse, qui s'accompagne souvent de fièvre. La maladie se guérit en quelques jours, ou se transforme en abcès.

TRAITEMENT. Repos, cataplasmes, compressions, pointes de feu. Si transformation en abcès, ouverture.

Forme chronique. — CAUSE. Pressions répétées ; aussi l'hygroma chronique existe-t-il surtout au genou chez les frotteurs et les religieuses, au pied chez les personnes qui ont au niveau de la tête du premier métatarsien un *oignon*, c'est-à-dire un épaississement de l'épiderme au-dessous duquel s'est formée une bourse séreuse (*fig.* 390).

SIGNES. Simple gêne croissant avec le volume, qui peut atteindre celui d'un œuf. L'évolution est lente et silencieuse, à moins qu'une contusion n'entraîne la transformation en hygroma aigu.

Hygrométrie (du gr. *hugros*, humide, et *metron*, mesure). — Mesure de la quantité de vapeur contenue dans l'air. V. CLIMAT.

Hyoïde (Os) (*fig.* 391 et os en place à LARYNX). — Ainsi que l'indique son étymologie grecque, *u*, et *eidos*, aspect, l'hyoïde a la forme d'un U ou d'un fer à cheval. Il est placé entre le larynx et la base de la langue, qui s'y attache par ses principaux muscles. La partie moyenne, *corps*, se prolonge par de *petites* et *grandes cornes*.

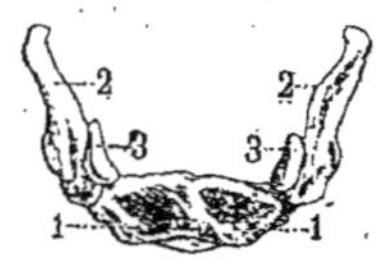

FIG. 391. — Os hyoïde.

1, 1. Corps de l'os; 2, 2. Grandes cornes; 3, 3, Petites cornes.

Hyosciamine. — V. JUSQUIAME.

Hyperchlorhydrie. — Etat constitué par une production excessive d'acide chlorhydrique dans l'estomac. V. ESTOMAC (Maladies d'). *Dyspepsie*.

Hyperesthésie (du gr. *hyper*, au delà, et de *aisthêsis*, sensation). — Sensibilité exagérée lorsqu'on touche la surface de la peau ou d'une muqueuse, et seulement à ce moment.

CAUSES. Hystérie, maladies de la moelle épinière, névroses, névrites, eczéma, intoxication.

Hyperhémie (du gr. *hyper*, au delà, et *aima*, sang). — Afflux excessif de sang dans un organe, congestion.

Hyperhidrose (du gr. *hyper*, au-dessus, et *hidros*, sueur). — Exagération de la sueur, localisée ou généralisée.

TRAITEMENT. Bains astringents. Poudres inertes (talc, sous-nitrate de bismuth) pour absorber la sueur. Permanganate de potasse à 1 à 10 p. 100. Radiothérapie.

Hypermétropie (du gr. *hyper*, au delà, *métron*, mesure, et *ops*, œil). — Etat d'un œil dans lequel les rayons lumineux parallèles à son axe vont se réunir en arrière de la rétine. V. ŒIL.

Hypertension artérielle. — Augmentation transitoire ou permanente de la pression du sang dans les artères.

A l'état normal le sang poussé par les contractions cardiaques circule dans les artères avec une certaine pression. Celle-ci présente à peu près les mêmes oscillations que la courbe du pouls ; elle s'élève jusqu'à un maximum qui correspond au soulèvement du pouls au passage de l'ondée sanguine, puis diminue progressivement jusqu'à un minimum, après quoi elle retombe à nouveau, etc. La valeur la plus élevée est la *pression maxima ;* la valeur la plus basse, la *pression minima*.

Il importe de connaître, non pas seulement une de ces pressions, mais les *deux*. C'est pourquoi le premier appareil utilisé en clinique, celui de Potain (1884), est abandonné, parce qu'il ne donnait que la maxima.

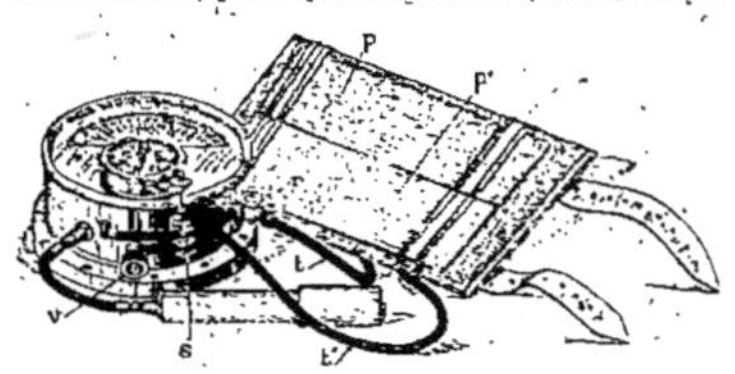

FIG. 392. — Oscillomètre du Dr Pachon avec brassard du Dr Gallavardin.

p. p'. Brassard avec poche supérieure et inférieure; r. Robinet de communication entre l'oscillomètre et la poche supérieure; t, t'. Conduits de communication; v. valve d'échappement; s. Séparateur.

On se sert aujourd'hui, soit de *l'oscillomètre de Pachon* (*fig.* 392), soit du *sphygmo-tensiophone de Vaquez-Laubry* ou du *phono-sphygmomètre de Lian* (*fig.* 393). Dans le Pachon, les pressions maxima et minima sont indiquées par les oscillations d'une aiguille sur un cadran : c'est une méthode *visuelle*. Dans le Vaquez et dans le Lian, on ausculte les bruits artériels avec un stéthoscope bi-auriculaire. Dans la pratique, c'est cette dernière méthode, dite

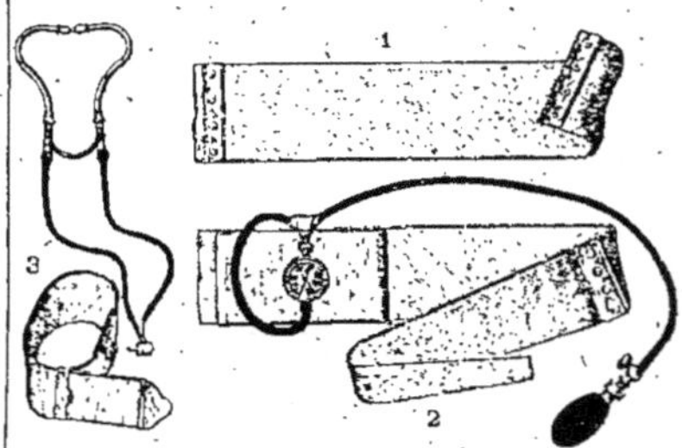

FIG. 393. — Phono-sphygmomètre du Dr C. Lian.

1. Rallonge pour la mesure de la pression à la cuisse; 2. Manchette souple, manomètre et poire; 3. Bracelet avec pochette phonendoscopique et stéthoscope bi-auriculaire.

auscultatoire, qui s'avère la plus pratique. Elle donne comme chiffres normaux chez le sujet couché : pour la maxima (mx) : 12 à 14 ; pour la minima (mn) : 6,5 à 9. Au-dessus de ces chiffres, il y a hypertension.

Si elle ne touche que la minima, dans l'hypertension bien compensée, les chiffres de la maxima et de la minima doivent, tout augmentés qu'ils soient, rester entre eux dans le même rapport qu'à l'état nor-

[illegible], c'est-à-dire [illegible]. Lorsque ces chiffres se rapprochent trop l'un de l'autre, on dit qu'il y a *convergence*, et c'est l'indice habituel d'insuffisance cardiaque. Quand ils s'éloignent trop, c'est-à-dire quand il y a *divergence*, on en déduit soit une insuffisance aortique, soit une sclérose de l'aorte, soit une hyperexcitabilité du système nerveux sympathique.

SIGNES. L'hypertension, en dehors de son signe positif donné par le sphygmomanomètre, se traduit par un certain nombre d'accidents.

1° *Troubles artériels* : *ruptures*, depuis le simple saignement de nez jusqu'à l'hémorragie cérébrale; *spasmes*, phénomène du doigt mort, aphasie, hémiplégie ou monoplégie transitoire; *sclérose* des artères.

2° *Troubles rénaux*. Polyurie.

3° *Troubles cardiaques*. *a*) Insuffisance du cœur droit : *hyposystolie* (dyspnée, congestion des bases pulmonaires), puis *asystolie* (mêmes signes, œdèmes). *b*) Insuffisance du cœur gauche (Lian), d'ordinaire la première en date : à la forme hyposystolie, correspond l'*insuffisance moyenne*, traduite par une dyspnée nocturne, de la toux, des douleurs angineuses, de la tachycardie, un bruit de galop. A la forme asystolie, correspond la *grande insuffisance*, qui peut être soit aiguë et donner le pseudo-asthme, angine de poitrine, œdème pulmonaire aigu, soit *chronique*, avec des signes d'insuffisance mitrale fonctionnelle, pouls alternant, soit enfin associée à l'hyposystolie ou à l'asystolie.

L'hypertension peut être *permanente* ou *passagère*.

Hypertension passagère. Ordinairement chez l'adulte (colique de plomb ou éclampsie puerpérale).

Hypertension permanente. Essentiellement [illegible] (âge critique, ménopause féminine). On peut trouver dans les antécédents : syphilis, obésité, goutte, diabète, alcoolisme ; mais le plus souvent [illegible].

Chez l'adulte, syphilis le plus souvent, puis alcoolisme, paludisme.

Chez l'enfant, presque toujours hypertension légère (tachycardie, par hypertonie sympathique).

MÉCANISME. Parfois la maladie [illegible] détermine directement l'hypertension (ex. : l'hypersympathicotonie). Plus souvent elle la détermine par l'intermédiaire d'une *néphrite* (scarlatine, goutte, syphilis), plus souvent encore elle produit en même temps *hypertension* et *néphrite* (âge critique, colique de plomb, éclampsie).

Par quel mécanisme intime ? Par le *rétrécissement des artérioles périphériques*, mais sans doute aussi par l'*hypertonie cardiaque*, le tout probablement sous l'influence de toxines encore inconnues.

TRAITEMENT. *Régime*. Suivant gravité : Hypoazoté (peu ou pas de viande), hypo ou achloruré (V. [illegible]). Surtout légumes, lait, fruits. Réduction des liquides (1 litre à 1 lit. 1/2 par jour).

Médicaments. Essentiellement *digitale* (tonicardiaque) et *théobromine* (diurétique), l'une ou l'autre prolongée pendant des mois (Lian).

Eaux minérales. Royat surtout, puis Vittel, Martigny, Contrexéville, Evian, Saint-Nectaire, Bains-les-Bains, etc.

Hygiène. Repos ou marche très modérée, grand air, [illegible] de température.

Hypertrichose (du gr. *huper*, au-dessus, et *thrix*, poil). — Développement exagéré du système pileux, localisé ou généralisé.

TRAITEMENT. Proscrire toute pâte épilatoire qui ne fait, après une chute momentanée, que favoriser une repousse beaucoup plus active. Un excellent procédé est l'électrolyse négative des poils. Cette opération très délicate doit être confiée à un spécialiste. Généralement ce tout long et il laisse parfois de petites cicatrices, qui dans certains cas peuvent devenir [illegible], chéloïdiennes. Les Rayons X ne doivent jamais être employés dans ce but, car ils peuvent causer des radio-dermites inesthétiques, et parfois ulcéreuses.

Une pommade à l'acétate de thallium (1 p. 100) peut faire tomber les poils de la région frictionnée, mais elle a l'inconvénient d'agir aussi sur les sourcils et le cuir chevelu.

Hypertrophie (du gr. *huper*, au delà, et *trophê*, nutrition). — Accroissement exagéré du volume et du poids d'un organe ou d'une partie d'organe, sans modification dans sa texture.

Hypnal (du gr. *hupnos*, sommeil). — Médicament somnifère et anesthésique donné à la dose de 1 gr. à 1 gr. 1/2 en cachets ou potion.

Hypnose (même étymologie). — Sommeil provoqué par des moyens artificiels.

L'hypnose peut apparaître spontanément sous forme d'attaques de sommeil, mais, le plus souvent, elle est provoquée par une manœuvre banale, au cours d'expériences hypnotiques expérimentales. L'hypnose était considérée par Charcot comme relevant de l'hystérie ; les états hypnotiques ne peuvent être provoqués que chez certains sujets, à la suite d'un dressage, ou chez des sujets à mentalité débile qui obéissent à toutes les suggestions qu'on peut leur transmettre ; il s'agit là d'une exagération morbide du phénomène normal de la suggestion, qui consiste dans la réceptivité plus ou moins grande qu'ont les individus à obéir aux ordres qu'on leur donne, cette suggestion s'exerçant d'autant plus facilement qu'il s'agit de personnes pouvant avoir une autorité hiérarchique ou morale sur les individus.

L'hypnose peut comporter des états variés. Dans l'*état léthargique*, le sujet est en état de mort apparente, la résolution musculaire est complète ; il est insensible aux piqûres, aux pincements. Dans l'*état cataleptique*, les sujets peuvent conserver cependant très longtemps des attitudes qu'on fait prendre à leurs membres ; la sensibilité peut être abolie : c'est une exagération de l'état présenté par les statues vivantes dans les spectacles publics, certains sujets pouvant conserver une immobilité presque absolue pendant un temps variable. Dans l'*état somnambulique*, l'individu paraît endormi et, cependant, on peut lui parler et il fait des réponses ; pour certains, le sujet présenterait même une lucidité particulière qui lui permettrait de débrouiller une question difficile, d'éclairer les recherches d'une instruction judiciaire (affaire des lettres anonymes de Tulle en 1923).

Hypnotiques. — Médicaments qui provoquent le sommeil.

Les plus employés sont, à côté des bromures, la valériane, utilisée dans les cas d'excitation nerveuse, le chloral et ses dérivés (hypnal, chloralose, paraldéhyde), le sulfonal, le trional, le véronal, l'adaline ou mydal, l'uréthane. Tous ces médicaments se prescrivent habituellement en cachets de 0,50 à 1 gr., à prendre le soir, vers 8 heures, dans une tasse de tilleul chaud. La morphine se prend à la dose de XXX gouttes.

On peut également combattre l'insomnie par d'autres méthodes : électrothérapie (bain statique, électrogalvanisation), l'hydrothérapie, l'isolement. V. SOMMEIL.

Hypnotisme. — Sommeil artificiel obtenu par différents procédés et qui se réalise après une période variant entre quelques secondes et 3 à 5 minutes.

Tous les procédés pour provoquer le sommeil hypnotique consistent à distraire l'attention et à amener rapidement la fatigue musculaire : on fait fixer au sujet un point brillant, on exerce une pression sur les points hystérogènes, etc.

De nombreuses discussions sont nées pour savoir si le sommeil somnambulique pouvait être obtenu exclusivement chez les nerveux. Il semble bien que ceux-ci seuls y soient sujets.

Il existe 3 états : état cataleptique, état léthargique, état somnambulique. V. HYPNOSE.

Il faut se mettre en garde contre les pratiques hypnotiques qui, appelées à rendre les plus grands services en thérapeutique (hémiplégie hystérique par exemple, guérie par la suggestion), peuvent être des armes redoutables entre les mains d'individus peu scrupuleux capables de suggérer, dans leur propre intérêt, des actes répréhensibles.

Hypochlorhydrie. — Etat produit par insuffisance d'acide chlorhydrique dans l'estomac. V. ESTOMAC (maladies d'), *Dyspepsie.*

Hypochondre (du gr. *hupo*, sous, et *chondros*, cartilage). — Région de l'abdomen placée sous les fausses côtes, de chaque côté de l'épigastre. V. ABDOMEN.

Hypochondriaque. — Individu atteint d'hypochondrie.

Dans le langage vulgaire, l'hypochondriaque est un individu ayant un mauvais caractère, parce qu'il a un mauvais estomac (les viscères placés dans les *hypochondres* ne digérant pas bien les aliments).

Hypochondrie. — Mélancolie. V. ALIÉNATION et FOLIE.

Hypodermique (Injection) [du gr. *hupo*, sous, et *derma*, derme]. — Introduction sous la peau de la fine aiguille d'une seringue

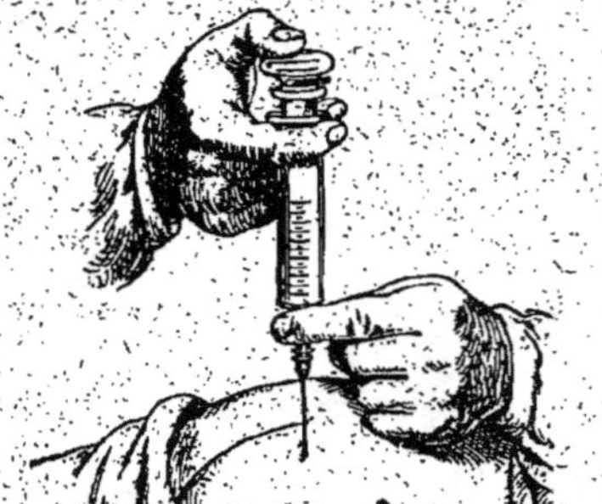

FIG. 394. — Injection intramusculaire.

contenant la solution d'un médicament. La quantité de liquide injecté est variable (1 cmc. à 10 et 20 cmc.).

PRÉCAUTIONS A PRENDRE. Laver avec de l'eau et du savon, puis avec un liquide antiseptique (solution de sublimé*) la partie de la peau sous laquelle l'injection doit être faite. Avoir soin également de laver la seringue après s'en être servi, en y faisant passer de l'eau bouillie, flamber l'aiguille, qui doit être en platine iridié. Ne pas oublier d'y introduire un fil d'argent après s'en être servi.

INTRODUCTION DE L'AIGUILLE. Plisser la peau et enfoncer brusquement l'aiguille dans le pli. *Points à choisir* pour les injections : face externe des cuisses, ventre, fesses (*fig.* 394). Si l'on fait plusieurs piqûres, les espacer les unes des autres de quelques centimètres.

Hypogastre (du gr. *hupo*, sous, et *gastêr*, estomac). — Partie inférieure de l'abdomen qui recouvre la vessie. V. ABDOMEN.

Hypogastrique (Ceinture). — Cette ceinture est employée pour maintenir le bas-ventre. V. GROSSESSE.

Hypoglosse. — Douzième paire des nerfs craniens ; elle est destinée aux muscles de la langue.

Hypophosphate et **Hypophosphite.** — V. CHAUX et SOUDE.

Hypophyse (du gr. *hupo*, sous, et *phusis*, production). — L'hypophyse ou *glande pituitaire* est un petit organe ovoïde du poids de

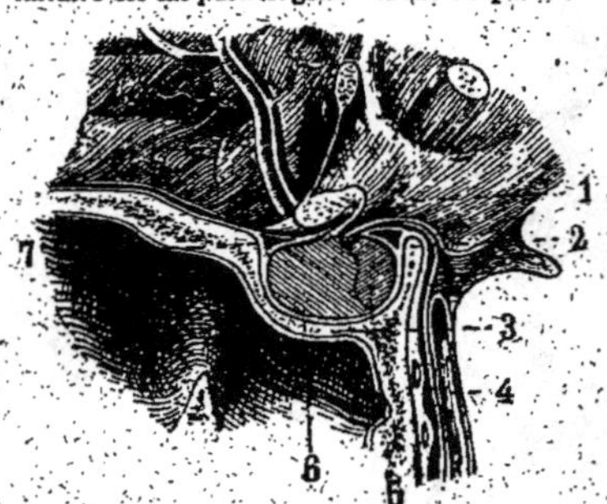

FIG. 395. — Hypophyse (vue en coupe).
1. Coupe du chiasma optique ; 2. Apophyse clinoïde postérieure ; 3. Selle turcique ; 4. Gros vaisseau ; 5. Lobe postérieur de l'hypophyse ; 6. Lobe antérieur ; 7. Apophyse clinoïde antérieure.

40 centigr. environ, logé à la base du crâne, dans la selle turcique, et situé en arrière du chiasma optique.

L'hypophyse est reliée au cerveau (tuber cinereum) par une petite colonne grise, la *tige pituitaire* (*fig.* 395). Elle est constituée par 2 *lobes*, un antérieur, rougeâtre plus volumineux qui résulte d'une invagination du pharynx primitif, et un postérieur, plus petit, grisâtre, qui dérive du cerveau et dépend du ventricule moyen.

FONCTIONS. L'hypophyse est une glande à sécrétion* interne. Les deux lobes paraissent avoir une fonction différente. Le lobe antérieur est en relation avec le développement du squelette et la croissance du corps, ainsi qu'avec le développement des organes génitaux. Le lobe postérieur exerce une action cardio-vasculaire hypertensive, favorisant les contractions des fibres musculaires lisses ; il semble agir également sur la sécrétion urinaire.

EMPLOI THÉRAPEUTIQUE. Le lobe postérieur est surtout employé : 1° comme excitant des contractions utérines, contre l'atonie utérine, pour accélérer le travail pendant l'accouchement ; 2° dans le traitement des hémoptysies chez les tuberculeux : accessoirement il a été préconisé dans les maladies infectieuses (fièvre typhoïde) pour relever la tension sanguine. L'extrait de la glande pituitaire est également utilisé dans le traitement de certains syndromes hypophysaires.

Syndromes hypophysaires. — L'altération des fonctions hypophysaires, soit par hyperfonctionnement, soit par hypofonctionnement de l'un ou de l'autre lobe, détermine divers syndromes : l'*acromégalie** ; des troubles de développement de la taille, gigantisme ou nanisme, par lésion du lobe antérieur ; une obésité avec atrophie des organes génitaux ; une glycosurie par lésion du lobe postérieur.

Hypopyon (du gr. *hupo*, sous, et *puon*, pus). — Collection de pus dans la chambre antérieure de l'œil. V. ŒIL.

Hypospadias (du gr. *hupo*, au-dessous, et *spaô*, je déchire). — Vice de conformation consistant dans l'ouverture de l'urètre au-dessous du pénis et non à son extrémité. V. URÈTRE (maladies de l').

Hypostatique (du gr. *hupo*, au-dessous, et *statikos*, qui se tient). — La *congestion hypostatique* des poumons a son siège à leur partie inférieure, et a pour origine le décubitus dorsal (coucher sur le dos), surtout lorsqu'il est prolongé au cours des maladies (notamment dans la fièvre typhoïde chez les bébés et chez les vieillards).

On en préserve le malade par la position assise. V. DOSSIER-LIT.

Hypotension. — Etat de moindre pression du sang dans le système artériel.

On sait (voir HYPERTENSION) que la tension artérielle normale est de 12 à 14. Dès qu'elle s'abaisse à 11 et au-dessous, il existe une hypotension dont la mesure se fait facilement à l'aide du sphygmomanomètre.

CAUSES : I. MÉCANIQUES. *a)* Par hémorragies abondantes ou répétées ; *b)* Affaiblissement du myocarde, dilatation cardiaque, asystolie (V. ce mot) ; l'hypotension est alors fonction du défaut de propulsion du sang.

II. NERVEUSES. Shock physique ou moral, neurasthénie.

III. TONIQUES. Usage de certains médicaments, dits hypotenseurs (nitrites d'amyle, de soude, trinitrine), maladie d'Addison, insuffisance surrénale.

IV. INFECTIEUSES. L'hypotension est habituelle au cours des maladies infectieuses, presque toutes les toxines microbiennes étant hypotensives.

SIGNES. L'hypotension n'est qu'un symptôme et n'a pas de signes propres. V. CŒUR (insuffisance cardiaque), SURRÉNALES, *maladie d'Addison*.

TRAITEMENT. Toni-cardiaque (digitale, strophantus, spartéine) et toni-vasculaire (huile camphrée, adrénaline, caféine). Enfin le moyen le plus rapidement efficace, celui qu'on doit immédiatement employer contre l'hypotension des grandes hémorragies, c'est l'injection sous-cutanée ou même intraveineuse de sérum physiologique.

Hypothénar (du gr. *hupo*, au-dessous, et *thénar*, paume de la main).

Eminence hypothénar. — Saillie formée à la partie interne de la paume de la main par les muscles court fléchisseur, court adducteur et opposant du petit doigt.

Hysope (*fig.* 396). — Sommités fleuries d'une Labiée, employées, comme stimulant de l'estomac, en infusion (10 gr. par litre).

Hystérectomie (du gr. *hystera*, utérus, et *ektomé*, suppression). — Opération destinée à enlever l'utérus en cas de tumeur de cet organe. Elle se fait par le vagin ou par l'abdomen.

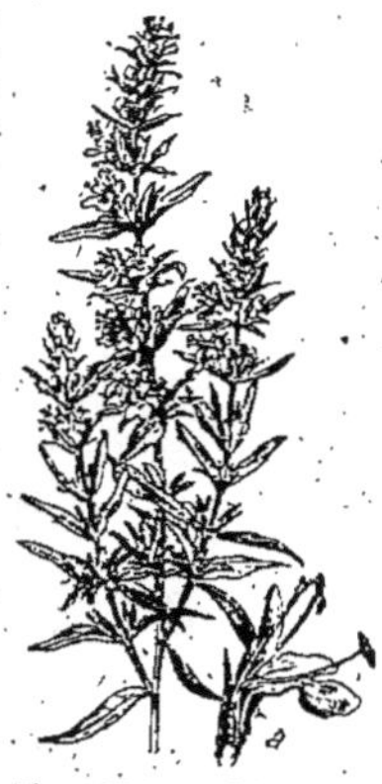

FIG. 396. — Hysope.
a. Coupe de la fleur.

Hystérie (du gr. *hystera*, utérus). — Troubles nerveux que les anciens auteurs croyaient n'exister que chez la femme et rattachaient à un trouble utérin.

L'hystérie se manifeste : 1° par des troubles qu'il est possible de reproduire par suggestion chez certains sujets avec une exactitude parfaite et qui sont susceptibles de disparaître sous l'influence de la persuasion. Ces troubles (crises convulsives, paralysies, contractures, mouvements cloniques, tremblements, troubles sensitifs) constituent le *pithiatisme* de Babinski ; 2° par des troubles sur lesquels la suggestion n'a aucune influence : le dermographisme, la tachycardie, les érythèmes, l'hypersécrétion sudorale et intestinale.

Accès convulsifs. — On les a divisés en grands et petits accès.

Grands accès. Ils sont parfois annoncés par des modifications du caractère, de l'agitation, de l'oppression, des secousses musculaires. Puis, brusquement, douleur sourde à l'épigastre ou dans l'un des flancs, sensation de boule montant de l'épigastre vers le cou, gênant la respiration ; la vue s'obscurcit, la perte de connaissance survient. Alors se déroulent successivement :

a) Une phase épileptoïde présentant, comme l'accès d'épilepsie, une période tonique (contracture généralisée), une période clonique (convulsions) [*fig.* 397, 1] ;

b) Une phase de contorsions, de gesticulation, où le malade prend des attitudes les plus bizarres, incurvation du tronc en arrière (arc de cercle), mouvements de salutation. Ces contorsions s'accompagnent de cris aigus (*fig.* 397, 2) ;

c) Une dernière phase d'attitudes passionnelles. Le sujet, plus calme, semble rêver, traduisant par des gestes expressifs les sentiments que font naître en lui ses hallucinations (*fig.* 397, 3). Tout cela peut durer 15 à 30 minutes, parfois plusieurs heures ; puis, brusquement, d'ordinaire, le sujet se réveille et l'attaque se termine par une crise de pleurs ou de rires ou par l'émission d'urines abondantes.

Petits accès. Ils débutent à peu près de la même façon ; le malade perd connaissance (la chute n'est pas immédiate comme dans l'épilepsie, le malade choisit l'emplacement où il va tomber et se blesse rarement) ; puis période convulsive avec mouvements désordonnés, salutations suivies d'une période de délire, de rêve parlé. Des pleurs ou des éclats de rire terminent la scène.

Contractures. — Les contractures limitées à un membre surviennent souvent après un traumatisme. D'autres fois elles sont localisées aux deux membres inférieurs, simulant alors une paraplégie spasmodique. La contracture ne subsiste pas pendant le sommeil.

Paralysies hystériques. — *Hémiplégie.* Elle succède ordinairement à une attaque d'apoplexie hystérique. Après son ictus, le malade se réveille avec une hémiplégie, simulant l'hémiplégie par lésion organique du cerveau, mais avec les particularités suivantes : la face est ordinairement respectée, il n'y a pas de mouvements associés. Aux membres, la contracture est précoce, ou bien elle n'existe pas. Il n'y a pas de troubles de la tonicité. Les réflexes tendineux ne sont pas modifiés. Il n'y a aucun trouble des réflexes cutanés et le phénomène des orteils en flexion (Babinski) fait défaut. L'hémiplégie hystérique s'accompagne habituellement d'hémianesthésie ; ce trouble se limite absolument à la ligne médiane du corps. Les troubles sensoriels sont très fréquents. Les troubles trophiques portant sur les muscles ou la peau sont très rares.

Paralysies systématisées et troubles de la coordination. Paralysies limitées aux extenseurs du poignet. Troubles de la coordination des mouvements nécessaires à la marche (astasie, abasie), des mouvements des lèvres et du larynx (mutisme hystérique).

Troubles de la sensibilité. — *Anesthésie.* L'anesthésie peut intéresser la peau, les muqueuses, les parties profondes (os, muscles et ligaments). Elle peut être complète et porter sur tous les modes de la sensibilité; souvent elle est incomplète et il s'agit d'une simple hypoesthésie. D'autres fois enfin, elle est dissociée, portant sur un ou plusieurs des modes de la sensibilité et respectant les autres.

Les anesthésies hystériques sont remarquables par leur mobilité et les particularités de leur distribution. Elles peuvent revêtir la forme d'hémianesthésies, intéressant une moitié du corps, les muqueuses nasale, buccale, génitale, ou bien intéressant un seul membre et ses insertions pelviennes, par exemple, réalisant ainsi l'*anesthésie en gigot*, ou bien limitée au bassin, l'*anesthésie en caleçon.*

Formes viscérales. — Les troubles peuvent siéger dans : 1° l'appareil *respiratoire* (suffocations, bâillements, hoquets, aboiements, toux sèche incessante, crachement de sang) ; 2° l'appareil *digestif* (perversion du goût, vomissements alimentaires ou de sang, constipation avec formation excessive de gaz dans l'intestin, perte absolue d'appétit, crampes d'estomac) ; 3° l'appareil *urinaire* (rétention ou suppression des urines ou, au contraire, polyurie) ; 4° les *organes des sens* (perte du sens des couleurs, diminution ou suppression totale de la vue, strabisme, myopie, troubles de l'audition et du goût) ; 5° les *organes génitaux* (règles difficiles [dysménorrhée] ou supprimées [aménorrhée], douleurs dans les seins).

Hystéro-traumatisme. — Les traumatismes peuvent parfois amener l'explosion de manifestations hystériques, dues à un état mental particulier du blessé. Les grands traumatismes ne s'accompagnent pas de manifestations pithiatiques chez les sujets normaux, mais on peut les rencontrer à la suite d'accidents de

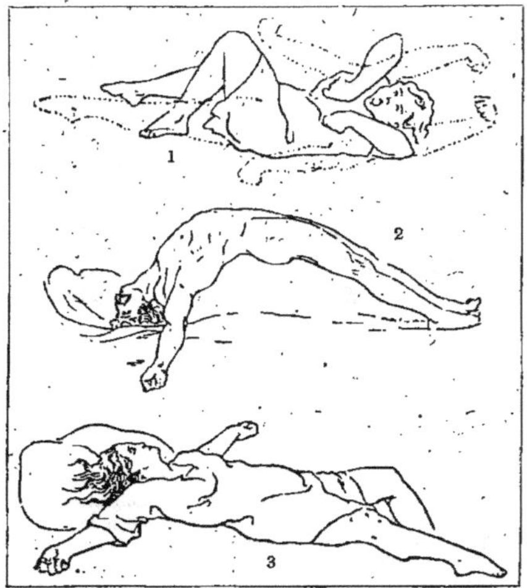

FIG. 397. — Hystérie.
1. Convulsions épileptiformes; 2. Contorsions (corps en arc); 3. Attitudes passionnelles (crucifiement).
(D'après Charcot et Richet, *Rev. Encycl.*, 1897).

chemins de fer, d'accidents industriels, de blessures de guerre, c'est-à-dire dans des circonstances où des individus à psychisme plus ou moins stable sont incités à exagérer leur état par le choc émotif consécutif au traumatisme, par réactions pusillanimes, voire même par éclosion d'idées intéressées, en vue de toucher des indemnités ou des rentes plus élevées. A ce dernier point de vue, il est classique de rappeler l'exemple de cet accidenté du travail qui prétendait ne plus pouvoir se servir de sa jambe à la suite d'un accident et qui, lorsque l'avocat lui annonça qu'il avait gagné son procès, se mit immédiatement à marcher sans béquilles, oubliant que, dans son propre intérêt, il avait à continuer, momentanément tout au moins, à jouer son rôle de grand accidenté : c'est le pithiatisme judiciaire.

TRAITEMENT. Le traitement des hystériques, qui sont des malades mentaux, des sujets à réactions bizarres, consiste, dans certains cas, à les éloigner du milieu où on les a observés avec complaisance. L'isolement dans une maison de santé peut être nécessaire pour faire cesser l'état d'esprit de l'hystérique ; mais il faut avoir soin de ne pas rassembler les hystériques dans un service, car, par contagion mentale, ils s'imitent mutuellement, perfectionnent et arrivent à unifier les divers symptômes qu'ils présentaient avant leur hospitalisation.

Les auteurs classiques reconnaissent que l'hypnotisme n'est pas un bon moyen de guérir l'hystérie et qu'il ne faut donner des médicaments qu'avec réserve ; les calmants généraux du système nerveux, les bromures seraient nuisibles. La guérison dépend le plus souvent « de la bonne volonté du malade », suivant la formule de beaucoup de certificats d'expertises.

Il ne faut pas négliger le traitement moral et physique du pithiatique : le traitement moral consistera à placer les pithiatiques dans un milieu mieux approprié à leurs réactions psychiques ; le traitement physique s'attachera à combattre toutes les causes héréditaires ou acquises de toxi-infection, de dénutrition et de débilité de l'organisme, qui paraissent exercer leur influence dans la sphère psychique pour déterminer l'apparition de l'hystérie ou pithiatisme.

La psychothérapie maniée avec tact, l'électrisation, la physiothérapie (hydrothérapie, massage, électricité) sont les moyens thérapeutiques à mettre en œuvre.

Hystérogènes (Zones). — Points ou plutôt zones douées d'une sensibilité spéciale chez les hystériques et qui s'exalte encore au début des attaques.

Hystéromètre (du gr. *hystera*, utérus, et *métron*, mesure). — Sonde utérine (*fig.* 398) formée d'une tige métallique assez flexible et légèrement courbée, se terminant par un bouton et tenue à la main par un manche. Elle est graduée et permet à la fois de mesurer la profondeur de l'organe et d'en faire le cathétérisme.

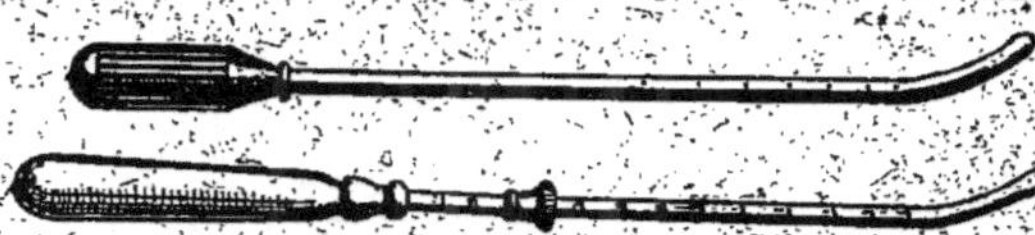

FIG. 398. — Hystéromètre.
1. Hystéromètre de Valleix ; 2. Hystéromètre d'Auvard.

Hystéropexie (du gr. *hystera*, utérus, et *pexis*, fixation).

Hystéropexie abdominale. — Opération par laquelle on fixe, par une suture l'utérus ou matrice contre la face postérieure de l'abdomen, comme traitement de la rétroflexion, de la rétroversion ou du prolapsus de l'organe maternel.

Hystéropexie vaginale. — Opération fixant l'utérus par une suture faite au vagin.

Hystérotomie (du gr. *hystera*, utérus, et *tomé*, section). — Opération qui consiste à inciser, par le vagin ou par la voie abdominale, l'utérus pour faciliter un accouchement (opération césarienne) ou à enlever une tumeur placée dans l'intérieur de l'utérus.

I

Ichor (du gr. *ichor*, sang corrompu). — Liquide contenant du sang et du pus qui s'écoule de certains ulcères.

Ichtyocolle (du gr. *ichthus*, poisson, et *kolla*, colle). — Colle de poisson. V. GÉLATINE.

Ichtyol. — Médicament pour l'usage externe, extrait d'une roche bitumineuse.

Préconisé à l'*intérieur* contre la tuberculose pulmonaire, l'asthme, la sciatique (capsule de 0 gr. 10 à 2 gr.) et à l'*extérieur* en pommade ou en pâte à 5 à 10 p. 100 contre l'eczéma, le psoriasis, les engelures. Employé également en pansements contre la métrite (ovules à la glycérine solidifiée avec 0 gr. 10 à 0 gr. 50 d'ichtyol).

Ichtyose (du gr. *ichthus*, poisson). — Maladie de la peau, caractérisée par un épaississement de l'épiderme, dont la surface sèche et rugueuse s'exfolie incessamment sous forme d'écailles petites comme du son, ou, au contraire, assez larges, et qui, suivant les variétés, sont molles ou dures et cornées.

Ces écailles peuvent être blanches nacrées ou noirâtres et, dans des cas exceptionnels, être même assez saillantes pour former des sortes de piquants (hommes porc-épics des foires). La maladie est généralisée avec prédominance aux coudes et aux genoux ; les lésions n'existent pas, au contraire, dans les plis.

ÉVOLUTION. La maladie dure toute la vie, mais elle est susceptible de grandes améliorations transitoires. En été la transpiration amende beaucoup l'ichtyose.

CAUSES. Affection héréditaire. Considérée par les uns comme une difformité cutanée, par les autres comme une hyperkératose infectieuse.

TRAITEMENT. I. INTERNE. Huile de foie de morue en hiver, arsenic en été (en surveiller l'emploi). Le chlorhydrate de pilocarpine a été proposé pour activer les fonctions cutanées. Phosphate de chaux ou phytine ; opothérapie thyroïdienne.

Cures thermales : La Bourboule, Barèges, Bagnères-de-Luchon, Uriage.

II. EXTERNE. Bain de glycérine (500 à 1000 gr. de glycérine par bain). Deux *bains prolongés* par semaine. Se frictionner dans le bain avec du savon noir à la potasse. En sortant du bain, s'enduire le corps de glycérine ou de préparation à l'amidon. Le soir, nouvelle friction avec du glycérolé d'amidon, de la diadermine, des crèmes salicylées.

Le traitement sera continué longtemps, puis on espacera les bains et les pommades en n'appliquant ces dernières qu'une fois par semaine. On peut aider le traitement par des bains de vapeur.

Pendant toute sa vie, l'ichtyosique doit se soigner sous la surveillance étroite du médecin.

Ictère ou **Jaunisse** (du gr. *icteros*, jaunisse). — V. FOIE (Maladies du).

Ictus (du lat. *ictus*, coup). — Phénomène pathologique survenant brusquement.

Idées fixes, Idées noires. — V. ALIÉNATION MENTALE, FOLIE, VOLONTÉ.

Les idées fixes ou noires sont souvent le fait d'une excitation cérébrale temporaire, et il est alors exagéré de les classer dans la folie, mot toujours un peu effrayant pour le public, qui ignore l'existence des formes très légères et très fugitives.

Idiopathique (Maladie) [du gr. *idios*, propre, et *pathos*, affection]. — Maladie qui existe par elle-même ; elle peut se produire au cours d'une autre affection, mais n'en a pas moins son évolution, ses caractères propres.

Idiosyncrasie (du gr. *idios*, propre, *sun*, avec, et *krasis*, tempérament). — Ensemble de dispositions spéciales à chaque individu qui font que les agents extérieurs les influencent différemment.

Ainsi, quelques tempéraments sont d'une susceptibilité exagérée pour certains médicaments, ou, au contraire, sont entièrement réfractaires à leur action. Les bromures, les iodures, l'opium, les purgatifs agissent très activement chez quelques personnes, et peuvent même ne pas être tolérés.

Idiotie et **Idiotisme** (du gr. *idiotès*, impropre à tout emploi). — Forme d'aliénation* mentale congénitale, caractérisée par un arrêt partiel ou complet de développement du cerveau et, par suite, de l'intelligence.

CAUSES. Hydrocéphalie, microcéphalie, méningite, myxœdème (absence ou atrophie de la glande thyroïde). L'hérédité a une grande influence (alcoolisme, épilepsie, folie, syphilis, consanguinité) ; il faut y ajouter les émotions vives pendant la grossesse, les chutes sur la tête, les maladies infectieuses (fièvres typhoïde ou éruptives).

SIGNES. Excitation ou inertie, voracité, strabisme, bec-de-lièvre, paralysies diverses, convulsions. L'enfant ne marche, ne parle, n'entend, ne dort pas comme les autres : il crie sans raison ; cependant, il est difficile, avant qu'il ait deux ans, de déterminer exactement le degré de la maladie.

TRAITEMENT. Education physique et morale. Dans le myxœdème, emploi de la glande thyroïde* en tablettes.

Iléo-cæcale (Valvule). — V. INTESTIN (structure).

Iléon. — Partie de l'intestin grêle. V. INTESTIN (structure).

Iléus (du lat. *ileum*, iléon). — Obstruction intestinale. V. INTESTIN (Maladies de l').

Iliaque (du lat. *ilia*, flancs). — Qui se rapporte aux flancs.

Os iliaque (coxal). — Les deux os iliaques forment le bassin (*fig.* 399) avec le *sacrum*, qui les sépare en arrière. L'iliaque est constitué par trois parties qui sont soudées chez l'adulte : l'*ilion*, dont le bord supérieur forme la saillie de la hanche ; l'*ischion*, sur lequel le corps repose lorsqu'on est assis ; le *pubis*, qui porte une articulation ; la *symphyse pubienne*, par laquelle les deux os iliaques s'unissent en avant.

Sur la face externe se trouve la *cavité cotyloïde* qui reçoit la tête du fémur. La face interne répond aux viscères contenus dans le bassin.

Muscle iliaque. — Il tapisse la face interne de l'os iliaque et fléchit la cuisse et la tourne en dehors.

Artère iliaque. — Elle résulte de la bifurcation* de l'aorte et donne naissance aux iliaques externe et interne.

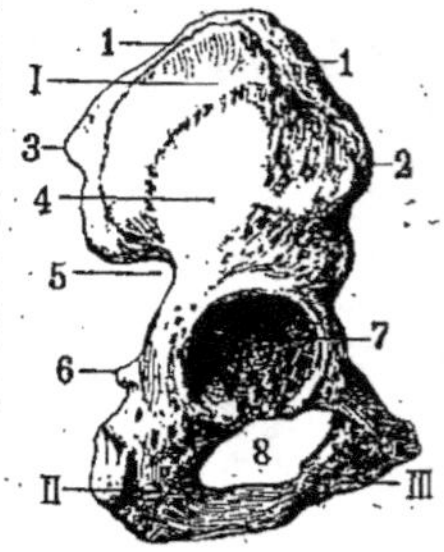

FIG. 399. — Os iliaque.

I. Ilion ; II. Ischion ; III. Pubis. 1. Crête iliaque ; 2. Epine iliaque antérieure ; 3. Epine iliaque postérieure ; 4. Fosse iliaque externe ; 5. Grande échancrure sciatique ; 6. Epine sciatique ; 7. Cavité cotyloïde ; 8. Trou obturateur.

Illusion (du lat. *illudere*, se moquer). — Perception avec objet, mais perception fausse ; l'hallucination est au contraire une perception sans objet.

Lasègue a montré cette différence en disant : « L'illusion est à l'hallucination ce que la médisance est à la calomnie. L'illusion s'appuie sur la réalité, mais elle la brode ; l'hallucination invente de toutes pièces, elle ne dit pas un mot de vrai ».

Imagination. — Si les maladies *simulées* sont de fausses maladies, les maladies d'*imagination*, c'est-à-dire provoquées par une idée fixe, sont des maladies réelles et dont il convient de s'occuper d'autant plus hâtivement que la négligence à les soigner les accroît.

Les manifestations imaginaires les plus fréquentes sont des douleurs, des paralysies, des spasmes qui dérivent de l'hystérie. L'origine est souvent une douleur réelle antérieure que ressuscite l'imagination, douleur qui peut entraîner une cessation d'abord consciemment, puis, plus tard, inconsciemment volontaire du fonctionnement d'une région. L'exagération des recommandations des parents peut provoquer des maladies imaginaires chez les enfants nerveux.

TRAITEMENT. Médication frappant l'imagination par son caractère anormal et par l'autorité de l'affirmation de la guérison ; on la fera de préférence le soir, afin de bénéficier du travail cérébral nocturne.

Imbécillité (du lat. *in*, sans, et *bacillus*, bâton, appui). — Infirmité cérébrale, forme de l'aliénation* mentale.

Elle est caractérisée par une malformation du crâne (front bas et étroit), des yeux inexpressifs, souvent atteints de strabisme, une anomalie du voile du palais (blésité), une intelligence très rudimentaire n'excluant pas un certain esprit naturel ; état moral défectueux : mauvais instincts, excès de tous genres. — TERMINAISON : Guérison ou mélancolie, manie (V. FOLIE) ou démence.

Imitation. — Un certain nombre de maladies nerveuses sont contagieuses par imitation inconsciente ou consciente.

Le bâillement est le type des phénomènes nerveux se produisant par imitation involontaire. L'hérédité et les prédispositions données par un état d'affaiblissement (anémie, convalescence, rhumatisme), par le jeune âge, le sexe féminin, ou une grande émotion récente ont une grande influence sur la production d'un ou de plusieurs accès à la suite du spectacle d'un accès du même genre. Il est donc important d'éviter à une personne, surtout si elle se trouve dans les conditions précédentes, la vue d'un accès d'hystérie, d'épilepsie, de chorée, de tics. C'est pour ces derniers surtout qu'on a constaté des faits de contagion à la suite d'imitation volontaire par moquerie. Ce mauvais sentiment est, on le voit, cruellement puni, car l'affection peut persister des années.

La folie à deux (V. FOLIE, folie partielle) montre le danger dans certains cas de la cohabitation avec un aliéné.

Imminence morbide. — Premiers signes d'une maladie, qui peuvent ne pas être encore suffisamment démonstratifs pour permettre d'en déterminer la nature, mais dont l'évolution est cependant inévitable.

Immunité. — Propriété que possède un individu de ne pouvoir contracter une maladie, soit qu'une atteinte antérieure l'ait en quelque sorte vacciné, soit par suite d'une immunisation thérapeutique.

Impaludisme. — Syn. de *paludisme*.

Impétigo. — Affection de la peau, contagieuse et inoculable, formée de vésico-pustules, auxquelles succèdent des croûtes jaunâtres caractéristiques, tombant sans laisser de cicatrices (*fig.* 400).

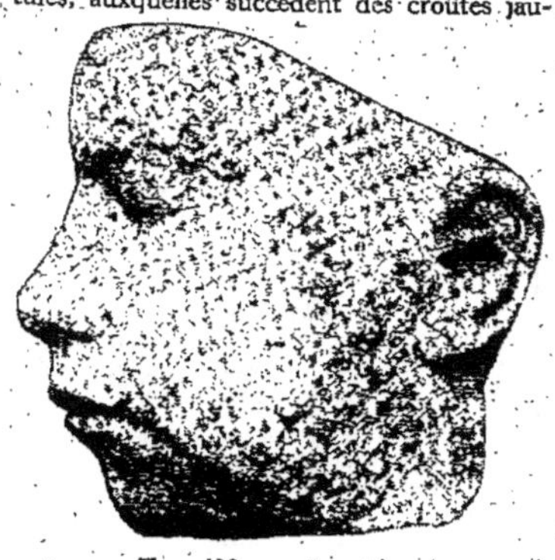

FIG. 400. — Impétigo.
(Musée Saint-Louis, 1124, Dr Quinquaud).

L'impétigo est fréquent chez les jeunes enfants, surtout chez les lymphatiques ; chez l'adulte, il apparaît chez les débilités ou à la suite d'une contamination auprès d'un enfant impétigneux. L'impétigo peut être causé par le staphylocoque ou le streptocoque.

Impétigo staphylococcique (I. de Bockhardt). — Petites pustules centrées par un poil, groupées aux points infectés, qui se recouvrent ultérieurement de croûtes : l'affection siège surtout dans les cheveux ou à la barbe, et laisse après elle une alopécie en grains de plomb caractéristique.

Impétigo streptococcique (I. de Tilbury-Fox). — Bulle parfois grosse comme une noisette, d'abord claire, puis trouble, formant une croûte jaunâtre couleur de miel, épaisse, qui tombe en une semaine environ.

Impétigo vulgaire ou *Gourme* (forme mixte strepto-staphylococcique). — Aux bulles qui passent souvent inaperçues succèdent des croûtes épaisses, mielleuses, rocheuses, reposant sur une base enflammée, avec ganglions souvent douloureux et tuméfiés. Les lésions peuvent surgir en divers points : aux commissures des lèvres (*perlèche*), empiétant sur la muqueuse buccale ; aux doigts, autour des ongles (*tourniole*) ; au cuir chevelu, laissant, quand les croûtes sont tombées, des plaques décalvées arrondies analogues à celles de la pelade.

COMPLICATIONS. Conjonctivites, orgelets, otite externe. L'impétigo peut, au contraire, compliquer l'eczéma, donnant lieu à l'eczéma impétigineux ou, mieux, impétiginisé. Récidives fréquentes.

TRAITEMENT. Faire tomber les croûtes par des agents émollients : pulvérisation de liquides légèrement antiseptiques (eau d'Alibour*), des cataplasmes de fécule de pomme de terre. Puis quand les croûtes sont tombées, onction avec une pommade à l'oxyde jaune de mercure au 30e.

Imprégnation (du lat. *in*, en, et *prægnans*, enceinte) ou **Télégonie.** — Action plus ou moins persistante que peut laisser sur un ovaire une fécondation antérieure.

Ainsi il a été soutenu qu'une femme, ayant eu un enfant d'un premier mari, pourra, avec un deuxième mari, donner naissance plus tard à un autre enfant présentant certaines ressemblances avec le premier mari. Cette théorie s'appuie sur ce qui se passe dans la fécondation de certains animaux dont les produits peuvent ressembler notablement à ceux d'une fécondation antérieure.

Impuissance. — Impossibilité, pour un homme ou une femme, des rapports sexuels. Elle peut être accompagnée ou non de stérilité*.

CAUSES. Malformation ou absence des organes sexuels, maladie du système nerveux (ataxie locomotrice), diabète, faiblesse temporaire. — TRAITEMENT. Reconstituants, hydrothérapie, électricité dans le cas de faiblesse. Opération chirurgicale dans certains cas de malformation.

Inanition. — Affaiblissement considérable résultant d'une insuffisance ou d'une privation complète d'aliments.

Elle peut être le résultat de la fièvre ou d'une maladie nerveuse (hystérie).

Le fait d'être à *jeun* accroît l'opportunité morbide pour les maladies contagieuses : d'où l'utilité de ne jamais sortir de chez soi avant d'avoir pris des aliments. V. MICROBES.

Inappétence. — Manque d'appétit*.

Incendie. — Si le feu prend aux vêtements, chercher à étouffer les flammes sous une étoffe épaisse (paletot, tapis, couverture, rideau), ou, à défaut, en se roulant par terre. Ne pas courir, car le courant d'air activerait la flamme, mais ramper plutôt par terre. V. BRULURES.

Incinération (du lat. *in*, dans, et *cinis*, cendre). — La destruction *rapide* des cadavres par le feu présente des avantages, au point de vue hygiénique, sur la destruction *lente* opérée dans la terre par les microbes saprophytes. Elle offre de grands inconvénients en ce qui concerne la recherche des empoisonnements, dont un grand nombre restent déjà impunis.

Incision (du lat. *incidere*, couper). — Coupure méthodique des parties molles (peau, muscles) à l'aide d'un bistouri, de ciseaux ou d'un galvanocautère, pour ouvrir un abcès ou faire une opération quelconque.

Incompatibilité. — L'absorption de deux médicaments peut, soit annuler l'effet de chacun d'eux, soit donner à l'un ou à l'autre une action différente de l'action recherchée et qui, dans certains cas, peut être nuisible (acide avec un alcali formant un sel inactif, café annulant les effets dormitifs de l'opium).

Certains médicaments ne peuvent être associés, en raison de leur incompatibilité chimique. On peut associer par exemple, dans un cachet, de l'antipyrine et du salicylate de soude, qui forment un mélange déliquescent. Le tanin et le fer forment de l'encre, le calomel et l'acide cyanhydrique donnent du cyanure de mercure, toxique ; le chlorate de potasse et le soufre forment un mélange explosif.

Incontinence. — V. URINE.

Incubation (du lat. *incubare*, couver). — Période qui s'écoule entre l'absorption d'un virus et l'apparition des signes de la maladie.

Elle peut varier, suivant les affections, de quelques heures (scarlatine) à plusieurs mois (certains cas de rage). Pendant cette période, les microbes* se multiplient; ils ne peuvent, en effet, agir qu'en bataillons assez nombreux pour triompher des résistances de l'économie.

Incurabilité et **Incurable** (du lat. *in* priv., et *curare*, guérir). — Maladie et malade que la médecine est impuissante à guérir.

Indications. — Maladies pour lesquelles une certaine médication est utile. — Notions fournies par l'examen du malade.

CONTRE-INDICATIONS. Maladies pour lesquelles une certaine médication serait nuisible.

Indigestion. — Embarras gastrique simple. V. ESTOMAC (maladies de l').

Induration. — Accroissement de la dureté d'un tissu, consécutive, dans certains cas, à l'inflammation de ce tissu. L'induration est due à la substitution de cellules et de fibres très serrées aux éléments normaux.

Infantilisme (du lat. *infans*, enfant). — Retard dans la croissance, dû ordinairement à une hérédité morbide (tuberculose, folie, alcoolisme, albuminurie, syphilis).

Cet état peut ne durer que quelques années; l'enfant regagne alors le temps perdu grâce à une bonne hygiène rationnelle, dont une bonne alimentation et la vie au grand air sont la base. Le traitement thyroïdien ou antisyphilitique a donné de bons résultats dans certains cas.

Infarctus (du lat. *in*, dans, et *farcire*, farcir). — Infiltration de sang dans un tissu à la suite de thrombose ou d'embolie, particulièrement dans le poumon (apoplexie pulmonaire) ou dans le rein.

Infectieuses (Maladies). — Maladies causées par des germes pathogènes, visibles ou invisibles.

Les principales maladies infectieuses sont la fièvre typhoïde, le typhus, la peste, le choléra, les fièvres éruptives.

Infection purulente. — V. PURULENTE (Infection).

Infirmier. — Individu employé pour soigner les maladies. V. GARDE-MALADE.

Infirmité. — Suppression incomplète ou complète d'une fonction avec possibilité d'une santé générale parfaite. La perte d'un organe des sens, l'existence d'un pied bot constituent des infirmités et non des maladies.

Inflammation. — Etat maladif constitué par un afflux plus considérable de sang dans les capillaires d'une partie du corps avec ses conséquences : chaleur, rougeur, exsudation du sérum sanguin et par suite gonflement et douleur.

L'inflammation se termine par *résolution* avec rétablissement d'une circulation normale, par *suppuration* ou par mortification ou *gangrène*.

V., à MICROBES, la lutte entre les globules blancs du sang et les bacilles.

Influenza. — Nom italien de la grippe.

Infusion. — Genre de tisane dans lequel on obtient la dissolution des principes actifs d'une plante en versant de l'eau bouillante sur des fragments de cette plante, fraîche ou séchée. Ex. : infusion de tilleul.

Inguinal (Anneau et Canal). — Canal placé au niveau du pli de l'*aine*, au-dessous de l'arcade de Fallope.

Il présente un orifice ou *anneau postérieur* à son extrémité profonde, à l'intérieur de l'abdomen, qui répond à une dépression du péritoine (*fossette inguinale*) et un orifice ou *anneau externe* sous la peau. C'est par ce trajet et ces anneaux que passe le cordon spermatique chez l'homme, le ligament rond chez la femme, et que s'effectue la hernie* *inguinale*.

Inhalateurs et **Inhalation.** — L'inhalation est l'introduction dans les voies respiratoires et l'absorption par celles-ci : 1° des vapeurs qui se dégagent d'eaux minérales, soit naturellement, soit par l'effet de leur ébullition; 2° de gaz (V. OXYGÈNE); 3° d'une poussière extrêmement fine produite par la pulvérisation de certaines eaux à travers un appareil spécial (*fig.* 401); 4° d'une vapeur s'élevant d'un liquide froid ou chaud (*fig.* 402).

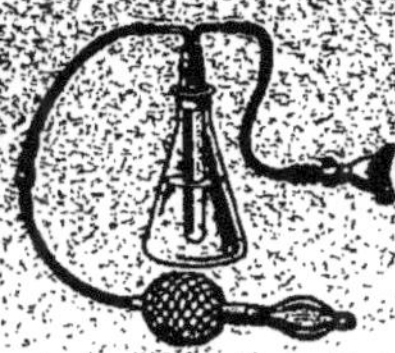

FIG. 401. — Inhalateur pulvérisateur.

L'inhalation peut se faire très simplement: 1° en coiffant d'un entonnoir un bol contenant le liquide médicamenteux bouillant (ex.: infusion d'eucalyptus); 2° en entourant le lit du malade d'une série de cuvettes, dans lesquelles on verse sur des feuilles (eucalyptus) ou des fleurs (tilleul) de l'eau bouillante, de façon à saturer l'atmosphère de vapeurs. On complète, dans certains cas, cette action en établissant des lampes à esprit-de-vin sous les vases remplis de liquide et en entourant en partie le lit de toiles, de façon à concentrer ces vapeurs. Cette *tente de vapeurs* rend les plus grands services, notamment dans les laryngites; mais il faut avoir soin que l'air ordinaire puisse parvenir aussi au malade.

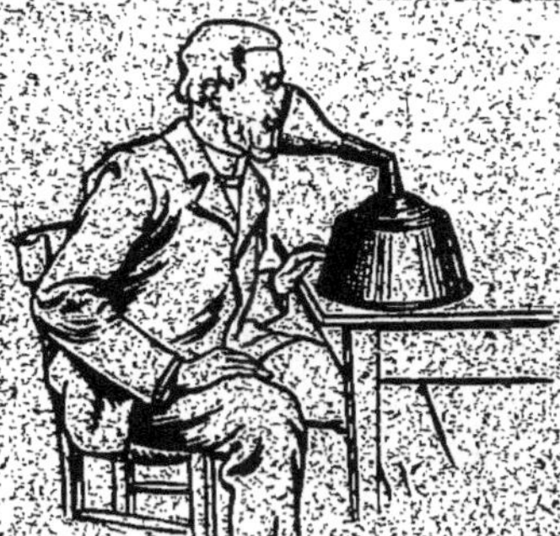

FIG. 402. — Inhalateur Moura, pour vapeur.

L'inhalation peut s'opérer par le séjour dans des salles dont l'atmosphère est saturée des vapeurs d'une eau minérale. Ex.: salles d'inhalation du Mont-Dore. V. aussi FUMIGATIONS.

Inhumation. — Aucune inhumation ne peut être opérée sans autorisation sur papier libre de l'officier de l'état civil, qui ne peut la délivrer qu'après s'être transporté auprès de la personne décédée, pour s'assurer du décès, hors les cas prévus par les règlements de police (Code civil, art. 77). En fait, la visite en question est faite par un médecin délégué par le maire.

Toutes les fois que, dans les cas prévus par les règlements de police, une inhumation doit être opérée avant le délai de 24 heures, celle-ci ne doit avoir lieu que sur l'avis des médecins qui ont donné des soins au malade ou du médecin chargé de la constatation des décès.

Injecteurs et Injection (*fig.* 403). — L'injection est l'introduction, naturelle ou accidentelle, d'un liquide dans une cavité du corps.

Elle se fait avec une seringue* de verre, de caoutchouc, d'étain, avec le bock*, avec un irrigateur*, ou une poire* en caoutchouc. On peut employer aussi des bouteilles ordinaires auxquelles on adapte un bouchon muni d'un système de tubes qui permet, soit d'introduire de l'air lorsque la bouteille est renversée, soit de provoquer une pression intérieure par l'intermédiaire d'une poire en caoutchouc. Le même office est rempli par un siphon établi avec un simple tube de caoutchouc dont une des extrémités plonge dans une bouteille placée à une certaine hauteur, tandis que l'autre, dans une situation inférieure, est amorcée par une aspiration. Enfin un entonnoir, auquel on adapte un tube en caoutchouc, peut encore être utilisé.

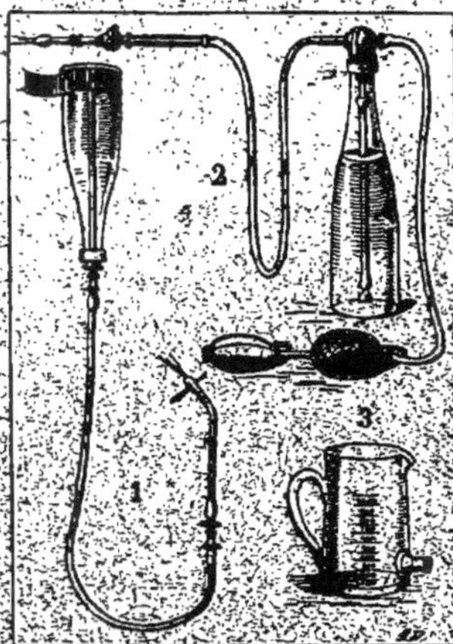

FIG. 403. — Injecteurs.
1. A bouteille renversée; 2. A pression inférieure; 3. Bock.

L'extrémité du récipient destinée à pénétrer dans la cavité peut être arrondie (seringue pour l'oreille), ou être constituée par une aiguille creuse (injection hypodermique). Les cavités naturelles dans lesquelles se font des injections sont: la gorge (V. abaisse-langue, irrigateur), l'oreille externe et la trompe d'Eustache, le nez, la vessie, l'urètre, le vagin et l'utérus.

Le tissu cellulaire sous-cutané constitue une cavité accidentelle dans laquelle on injecte différents médicaments (injections sous-cutanées).

Les veines sont des cavités naturelles dans lesquelles on pénètre artificiellement pour y injecter certains médicaments (injections intraveineuses).

Inoculation. — Introduction artificielle dans l'économie d'un principe ou virus existant chez les malades atteints d'une affection contagieuse, principe capable de propager ladite maladie.

Cette inoculation peut se faire d'une partie du corps à une autre du même individu (ex. : auto-inoculation de l'impétigo), d'un animal à un homme (vaccine), entre humains (maladies vénériennes). Elle s'opère par contact avec une éraillure involontaire de l'épiderme (chancre simple, syphilis), ou volontaire et artificielle (vaccination), ou par une morsure (rage, vipère).

Le mot « inoculation » était autrefois réservé à un procédé de préservation contre la variole qui consistait à recueillir sur une lancette du pus d'une pustule variolique et à l'injecter sous l'épiderme d'un homme bien portant. Ce procédé, qui n'est plus employé depuis la propagation de la vaccine, rendait des services mais offrait de graves dangers : une variole bénigne pouvait engendrer une variole grave.

Insalubres (Établissements). — Établissements nuisibles à la santé. V. CHAUFFAGE, DÉSINFECTION, HABITATION.

Sont dits *insalubres* les établissements industriels nuisibles à la santé par les vapeurs et les fumées qu'ils produisent, par la contamination que leurs eaux vaseuses apportent dans les cours d'eau, par les incendies et les explosions que le traitement des matières employées peut provoquer ; certains d'entre eux ajoutent à ces dangers l'inconvénient d'un bruit assourdissant.

VARIÉTÉS. Ces établissements sont divisés en trois classes, d'après les précautions à prendre contre eux.

Ceux de 1re classe doivent être éloignés des habitations : fabriques de dynamite, de poudre, de pétrole, de vernis gras, de sulfure de carbone, d'éthers, de collodion, d'étoffes imperméables, d'acide sulfurique, d'affinage d'or et d'argent, de phosphore, d'allumettes chimiques, de varech, d'engrais organiques, de bleu d'outremer, les abattoirs.

Ceux de 2e classe peuvent être placés dans les villes, à condition de remplir certaines conditions : fabriques de couleurs d'aniline, de chlore, de caoutchouc, de gutta-percha, de superphosphate de chaux, de noir de fumée, tanneries, chamoiseries, raffineries.

Enfin, ceux de 3e classe où la surveillance se réduit aux mesures hygiéniques concernant les ouvriers : industries du plomb, de la céruse, du cuivre, du zinc, de la céramique, de la papeterie, du papier peint, du carton, teintureries, huileries, féculeries, glucoseries, mégisseries, scieries.

Certaines industries forment une classe mixte, étant rangées suivant le mode d'exploitation dans une des précédentes.

Pour l'action des vapeurs industrielles, V. VAPEUR.

Insectes. — V. PIQURES.

Insensibilisateur. — Appareil destiné à provoquer l'anesthésie de la peau. V. ANESTHÉSIE.

Insolation. — Coup de soleil ou de chaleur.

VARIÉTÉS. L'action du soleil et celle de la chaleur peuvent avoir sur notre organisme des effets très différents.

I. Coup de soleil. — Tantôt, et c'est le cas le plus fréquent dans nos climats, il s'agit simplement d'une sorte de brûlure légère des parties de la peau restées découvertes, brûlure caractérisée par de la rougeur, une sensation de cuisson, le soulèvement et la chute de l'épiderme. Dans certains cas, lorsque la peau est fine et délicate et que l'action solaire a été plus vive et plus prolongée, le coup de soleil peut provoquer l'apparition de cloques, la brûlure ayant été très intense.

II. *Insolation et Coup de chaleur.* — Le coup de soleil provoque, en somme, des accidents insignifiants ; il en est tout autrement des lésions produites par la véritable *insolation*. Les *coups de chaleur* qui se produisent dans les chambres de chauffe des bateaux à vapeur et dans les fabriques où les ouvriers ont à subir une température très élevée peuvent avoir également les conséquences les plus graves.

SIGNES. La peau présente quelquefois les lésions énumérées précédemment ; mais, le plus souvent, bien que l'action du soleil ait été considérable, il n'existe aucune altération des tissus. On constate simplement que la peau est extrêmement chaude (sa température peut dépasser 40°) et qu'elle exhale une odeur spéciale.

Les personnes éprouvent d'abord une soif ardente, de la lassitude, une sensation de constriction à l'estomac, des besoins fréquents d'uriner, de la faiblesse dans les jambes, puis des douleurs à la tête et à la poitrine. Les troubles de la vision sont très curieux : tous les objets semblent avoir une couleur uniforme. La respiration devient difficile et très fréquente. Il y a tendance à l'évanouissement ou même évanouissement complet ; l'écume se montre à la bouche, la face est congestionnée, les vaisseaux de la peau deviennent très apparents ; le malade semble sur le point d'asphyxier.

Une autre forme s'observe assez fréquemment : l'individu atteint tombe à terre tout à coup, parfois au milieu d'une conversation. Si le malade après cette perte de connaissance ne peut pas être rappelé à lui, il entre dans le *coma*, c'est-à-dire dans une sorte de sommeil léthargique, de profond assoupissement où intelligence, sentiment, mouvement, tout est aboli, et qui aboutit à la mort après quelques heures. Quelquefois, au contraire, la mort est précédée de délire et de convulsions.

ÉVOLUTION. La durée de la maladie est très variable : dans les cas légers, 2 ou 3 jours ; dans les cas graves suivis exceptionnellement de guérison, 8 à 15 jours. Cette guérison s'annonce par l'abaissement de la température, l'apparition d'une sueur abondante, la régularité et l'ampleur du pouls, le retour de l'intelligence.

L'accident peut être suivi d'une faiblesse persistante, d'inaptitude au travail, de maux de tête, se reproduisant chaque fois que la température s'élève. Le caractère est devenu irritable, l'acuité de la vision et de l'audition est diminuée.

CAUSES PRÉDISPOSANTES. Les vêtements qui, par la nature des étoffes employées et par l'application trop directe sur la surface du corps, empêchent la circulation de l'air et par suite l'évaporation facile de la sueur (casques, shakos, chapeaux noirs et lourds, cols, cravates, tuniques serrées et *boutonnées*), sont l'origine la plus constante des accidents. On doit signaler ensuite les marches en colonnes serrées, la course ou tout autre effort violent, les tentes ou les baraquements étroits ou mal ventilés, l'*alcoolisme* et l'abus des liqueurs glacées.

HYGIÈNE PRÉVENTIVE. Coiffures légères permettant l'accès de l'air autour de la tête. Vêtements amples et non serrés, surtout au cou. Boissons abondantes, toniques sans être excitantes (café ou thé très étendus d'eau, peu d'alcool). Surveiller la constipation qui est à elle seule une cause de congestion, et qu'on observe très fréquemment dans les insolations graves.

Employer des casques ou des couvre-nuque mouillés. Boire modérément et d'autant plus lentement que l'eau est plus fraîche.

La lumière intense se réfléchissant sur un sol blanc a une action certaine ; d'où l'utilité de porter des lunettes-conserves modérément sombres.

TRAITEMENT. Coucher le malade dans un endroit frais et aéré. Éloigner le public, qui le priverait d'une partie de son air. Enlever tous les vêtements qui entretiennent la chaleur et gênent la circulation ; faire des lotions fraîches sur le visage, le cou, la poitrine, et les accompagner de frictions énergiques sur les membres. Thé et café légers, si le malade peut boire, ou eau additionnée d'eau-de-vie. Purgatif le lendemain. Lorsqu'il y a perte de connaissance, ou seulement affaissement, il faudra, en outre, faire de larges affusions froides sur la surface du corps, au besoin des frictions avec de la glace pilée, et appliquer de la glace sur la tête. Des lavements tièdes devront dégager l'intestin. La respiration artificielle a également des avantages. En cas de coma, entourer de sinapismes les deux membres et appliquer sur la poitrine un marteau trempé préalablement dans l'eau bouillante.

Insomnie. — V. SOMMEIL.

Inspiration. — Temps de la respiration pendant lequel l'air s'introduit dans la poitrine.

Instillateur (*fig.* 404). — Sonde creuse percée d'un ou plusieurs trous à sa partie inférieure, afin de permettre de porter en un point précis d'un canal étroit, ordinairement

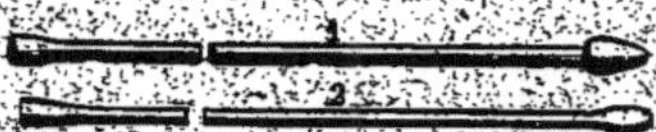

FIG. 404. — Instillateurs.
1. À boule perforée ; 2. En pomme.

l'urètre, un liquide médicamenteux (par exemple, une solution de nitrate d'argent) qu'on fait couler goutte à goutte.

Instillation (du lat. *in*, dans, et *stilla*, goutte). — Action de faire tomber goutte à goutte un liquide sur une surface malade (yeux, urètre).

Instruments. — V. TROUSSE.

Insuffisance cardiaque, aortique, mitrale. V. CŒUR.

Insufflation. — Action de souffler avec un soufflet spécial (*fig.* 405, 406) une poudre médicamenteuse (nez, oreille). On peut éga-

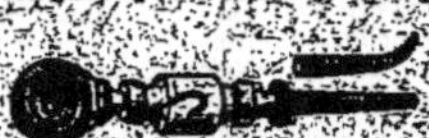

FIG. 405. — Insufflateur à poudre.

lement faire pénétrer dans une cavité un gaz (injection d'acide carbonique dans la vessie), ou des vapeurs (trompe d'Eustache).

L'insufflation d'air bouche à bouche a été employée aussi pour faire revenir à la vie un enfant nouveau-né ou un adulte en état d'asphyxie.

Insuline. — Préparation extraite du pancréas d'animaux, en 1922, par des médecins canadiens, Banting et Best, et renfermant l'hormone sécrétée par les îlots (*insula*) de Langerhans.

Ce produit injecté à des animaux influence la combustion du glucose dans l'organisme. Chez l'homme, l'injection sous-cutanée ou intraveineuse d'insuline est employée avec succès chez les diabétiques, surtout en imminence de coma.

Intercostale (Névralgie). — V. NÉVRALGIE.

Intermittence. — Interruption temporaire d'action. Intervalle de bonne santé au milieu d'une fièvre ou d'un état maladif quelconque.

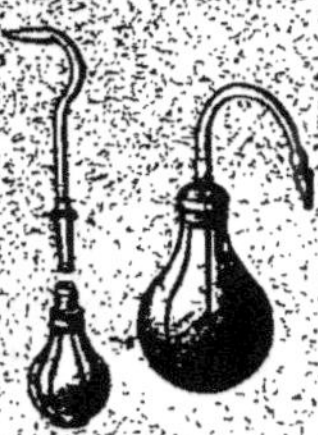

FIG. 406.
Insufflateur à air.

Intermittence du cœur et du pouls. — Arrêt momentané du cœur, caractérisé par l'absence d'un ou plusieurs battements du cœur et du pouls. Il peut être dû soit à une action nerveuse (émotions), soit à une maladie du cœur. V. CŒUR.

Intermittente (Fièvre). — Une des formes du paludisme. V. PALUDISME.

Intermittente (Folie). — V. ALIÉNATION MENTALE et FOLIE.

Interne. — V. HOPITAL.

Intertrigo (du lat. *inter*, entre, et *tero*, frotter). — Érythème résultant du frottement réciproque de deux surfaces cutanées contiguës.

Il s'observe communément, surtout chez les personnes grasses, dans le sillon interfessier, la partie interne et supérieure des cuisses, les replis génitaux, les plis de l'abdomen, les plis sous-mammaires ; chez le nouveau-né, aux fesses et aux plis du cou. L'érythème s'accompagne souvent de démangeaisons.

La macération, la sueur, les sécrétions régionales (pertes blanches, urines sucrées chez les diabétiques) peuvent amener des infections secondaires (dermite, lymphangite, pyodermites, eczématisation).

CAUSE. Streptococcie cutanée ou mycoses (épidermophyton, levures).

TRAITEMENT. Soins de propreté minutieux : lavage à l'eau tiède, un peu alcoolisée, ou avec du coaltar saponiné au 1/5, au nitrate d'argent au 1/10 ; de l'eau d'Alibour au 1/3, de l'alcool iodé. Ensuite mettre un mélange d'oxyde de zinc et de poudre de talc, ou une pâte de zinc.

Intestin. — Partie du tube digestif qui fait suite à l'estomac, dont il est séparé par la valvule du pylore (*fig.* 407 et 408).

Sa longueur est d'environ 9m,50 ; les huit premiers mètres, *intestin grêle*, ont un calibre plus étroit (2 à 3 centimètres) que le reste, *gros intestin*, qui a 7 centimètres de diamètre. L'intestin est formé, de dedans en dehors, par une muqueuse, une couche musculaire et une séreuse, le péritoine.

L'intestin grêle se replie un grand nombre de fois sur lui-même (circonvolutions) et porte successivement les noms de *duodénum*, partie dans laquelle viennent s'ouvrir le canal cholédoque du foie et les deux canaux pancréatiques, de *jejunum* et d'*iléon*. Sa surface interne est considérablement augmentée par plus de huit cents replis, *valvules conniventes*, et de minces bosselures, les *villosités* (V. DIGESTION), qui servent à l'absorption des aliments. La muqueuse contient :

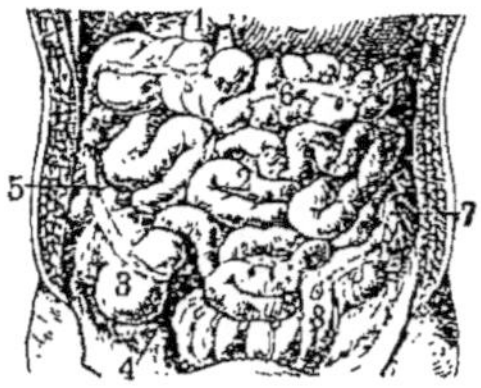

FIG. 407. — Intestins.

1. Duodénum ; 2. Jejunum ; 3. Cæcum ; 4. Appendice ; 5. Côlon ascendant ; 6. Côlon transverse ; 7. Côlon descendant ; 8. Rectum.

1° des organes lymphatiques, les *plaques* de *Peyer* et les *follicules clos* ; 2° des glandes en grappe (de Brunner) et des glandes en tube (de Lieberkühn) : ces dernières produisent le *suc intestinal*, qui transforme les viandes en peptones et les substances amidonnées en glycoses absorbables.

Le **gros intestin** commence par un cul-de-sac placé dans la fosse iliaque droite, le *cæcum* (l'aveugle), terminé lui-même par une partie rétrécie, l'*appendice** vermiculaire. Dans le cæcum vient s'aboucher l'intestin grêle, dont il est séparé par une valvule dite iléo-cæcale, qui empêche le retour en arrière des aliments.

L'intestin se continue : par le *côlon*, qui se dirige : 1° de bas en haut (*côlon ascendant*); 2° transversalement au-dessous de l'estomac (*côlon transverse*); 3° de haut en bas (*côlon descendant*); 4° se contourne pour former l'S *iliaque* et aboutit à une partie droite, le *rectum*, qui suit la direction de l'os sacrum pour se terminer à l'anus. La muqueuse est lisse et renferme des glandes de Lieberkühn; trois bandes longitudinales (*fig.* 354) lui donnent un aspect bosselé. La digestion s'y achève, et les parties non digestibles des aliments sont expulsées par les selles.

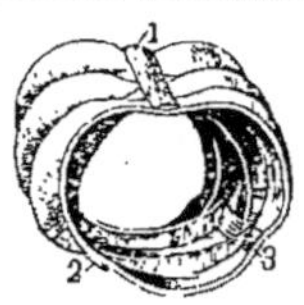

FIG. 408. — Portion du gros intestin.

1, 2, 3. Ses trois bandes musculaires.

Intestin (Maladies de l'). — Deux grands symptômes se retrouvent, soit isolés, soit alternés, dans la plupart des maladies de l'intestin : ce sont la constipation et la diarrhée.

Constipation. — La *constipation* indique un séjour prolongé des matières fécales dans l'intestin et surtout dans la moitié gauche du gros intestin. Les aliments ingérés sont complètement digérés. Souvent même les détritus alimentaires sont beaucoup moins abondants que dans une selle normale (Goiffon), mais leur séjour dans le gros intestin peut irriter les parois et provoquer une colite (voir plus loin *colite muco-membraneuse*).

Diarrhée. — Dans *la diarrhée*, au contraire, on retrouve, en examinant les selles, des débris alimentaires qui n'ont pas été aussi complètement digérés et assimilés que dans les selles normales, soit qu'elles aient été évacuées trop rapidement avant que le travail de la digestion ait été terminé, soit que ce travail ait été interrompu par une cause quelconque, par exemple par des putréfactions intestinales.

Cependant il existe des selles liquides qui sont très pauvres en résidus digestifs. Elles sont dues à des sécrétions trop abondantes de la muqueuse du gros intestin qui rendent liquides des matières ayant subi une digestion complète. Ces selles sont souvent désignées sous le nom de *fausse diarrhée*. Celle-ci alterne souvent avec la constipation.

Certaines diarrhées sont *dues à une insuffisance de l'activité du suc gastrique*. L'estomac seul digère les fibres conjonctives qui enveloppent les fibres musculaires de la viande et celle-ci, dans ces conditions, n'est plus digérée qu'en petite quantité par les sucs intestinaux. On traite cette insuffisance en administrant au malade, soit de l'acide chlorhydrique, soit des sucs gastriques préparés pour l'usage pharmaceutique.

D'autres diarrhées chroniques sont dues à une *insuffisance de la digestion des féculents*. Ces diarrhées s'accompagnent d'un développement considérable de gaz intestinaux. On les soigne en restreignant l'usage des farineux et en choisissant parmi eux ceux qui sont plus facilement digestibles et en les remplaçant par d'autres aliments. On peut encore administrer des diastases qui aident à la digestion des féculents.

Diarrhées nerveuses. Dans ces diarrhées l'hypersécrétion du liquide intestinal et l'augmentation des contractions de l'intestin sont sous la dépendance du système nerveux. Nous signalerons seulement les diarrhées du tabes* et du goitre exophthalmique. V. THYROÏDE.

Diarrhées réflexes. Chez certains malades, la sensibilité du système nerveux abdominal est très augmentée. Il suffit d'une cause très légère, l'ingestion d'un fruit, une impression de froid pour provoquer une diarrhée aqueuse abondante. Dans d'autres cas, une lésion légère de l'appendice, une métrite provoquent une diarrhée habituelle.

Diarrhées émotives. Chez d'autres malades, la diarrhée résulte d'une préoccupation morale. La diarrhée des candidats à un examen, des conscrits qui voient le feu pour la première fois en est le type. Chez certains nerveux, il suffit d'une émotion très faible pour produire la diarrhée. Parfois même l'idée seule de la diarrhée suffit à la provoquer.

Chez tous ces malades, c'est l'état nerveux qu'il faut soigner. Relever leur état général, calmer leur système nerveux par le repos, une bonne hygiène alimentaire, l'hydrothérapie, rééduquer leur sensibilité sont les meilleurs moyens de faire cesser cette diarrhée nerveuse. La cure de Plombières agit favorablement sur le système nerveux abdominal.

Diarrhées toxiques. L'intestin sert facilement de voie d'alimentation pour les substances toxiques circulant dans l'organisme. Nous citerons en particulier la diarrhée des malades atteints de maladies chroniques des reins ou d'infection urinaire. La diarrhée dans ces cas est une défense de l'organisme et joue un rôle utile.

La diarrhée constitue également un symptôme important de beaucoup d'entérites aiguës ou chroniques.

Entérites. — Inflammation de l'intestin. Localisée au gros intestin ou côlon, l'entérite prend souvent le nom de *colite*. La colite localisée du cæcum s'appelle *typhlite* ; localisée à l'anse sigmoïde du côlon gauche, elle prend le nom de *sigmoïdite*. La colite du rectum s'appelle la *rectite*.

Entérites aiguës. Les entérites aiguës sont fréquentes, surtout au moment des chaleurs et chez les enfants. Elles sont dues d'ordinaire à une infection, soit que l'agent infectieux ait été introduit avec les aliments, soit que l'infection soit due à la nocivité des innombrables microbes existant normalement dans l'intestin qui peuvent se multiplier et devenir nocifs, grâce à des influences multiples et particulièrement grâce à des troubles digestifs.

SIGNES. Selles plus ou moins fréquentes et nombreuses, mais toujours diarrhéiques, d'odeur fétide ou putride. Leur coloration varie du jaune au vert. Les selles contiennent d'ordinaire du mucus, sécrétion de la muqueuse intestinale qui ressemble à du blanc d'œuf cru. Parfois ces mucosités sont colorées en rouge, ce qui indique la présence du sang. Cette coloration rouge indique une inflammation assez forte, mais n'est pas en elle-même un facteur de gravité.

L'état général est très rapidement atteint. La fièvre est plus ou moins intense. Dans certaines entérites graves (choléra infantile), la température peut s'abaisser au-dessous de la normale. La dépression des forces et l'amaigrissement sont souvent très rapides, surtout chez les enfants. L'entérite aiguë est toujours une maladie sérieuse qui doit être soignée. Faute de soins, et surtout chez les enfants, elle peut entraîner la mort.

TRAITEMENT. Supprimer, surtout chez l'enfant, toute alimentation et se borner à donner de l'eau bouillie. Les aliments mal digérés fermentent dans l'intestin et augmentent la gravité de la maladie. Sans attendre l'arrivée du médecin, on doit donc mettre l'enfant uniquement à l'eau bouillie. Il faut encore se garder de vouloir empêcher la diarrhée en donnant des médicaments et surtout de l'opium. La diarrhée est utile, car elle débarrasse l'organisme des aliments putréfiés et des microbes qui pullulent dans l'intestin. Les médicaments ne doivent être employés que sur l'avis du médecin.

Suivant les cas, on pourra débarrasser l'intestin des produits toxiques, soit par un lavage d'intestin, soit par un purgatif. Mais souvent la diarrhée spontanée suffit à débarrasser l'organisme, pourvu qu'on supprime l'alimentation en donnant seulement de l'eau (1 litre à 1 lit. 1/2 par 24 heures, suivant l'âge). La réalimentation sera très prudente. On attendra que la fièvre soit tombée et l'aspect des selles meilleur. On commence d'ordinaire soit par le jus de bouillon de légumes, soit par des décoctions de riz ou de céréales. On peut encore préparer des bouillies au bouillon de légumes avec de la farine d'orge, de blé ou de riz. Le lait chez les enfants ne sera repris que progressivement. Chez les grands enfants et chez les adultes, on reviendra progressivement à l'alimentation ordinaire en ajoutant des pâtes, des purées, puis de la viande. Le régime constitue la partie essentielle du traitement. Le médecin peut aider son action par un médicament approprié aux circonstances de la maladie. Dans certains cas, l'opium bien manié peut rendre des services, mais son usage est réservé au médecin.

Dysenteries. Les dysenteries sont des entérites aiguës frappant surtout le gros intestin. V. DYSENTERIE.

Entérites chroniques. Elles peuvent succéder à une crise aiguë trop intense ou insuffisamment soignée. L'entérite peut encore être chronique d'emblée. Elle peut résulter d'erreurs de régime longtemps prolongées. Parmi les entérites qui passent très facilement à l'état chronique, il faut signaler la dysenterie* amibienne et les entérites vermineuses.

Les entérites chroniques s'accompagnent soit de constipation, soit de diarrhée. Assez souvent la diarrhée alterne avec la constipation.

Colite muco-membraneuse. C'est la plus commune des entérites chroniques avec constipation. Elle est caractérisée par de la constipation avec production de mucosités intestinales et de membranes. La constipation peut être interrompue par des débâcles de matières liquéfiées, parfois même par de la diarrhée vraie, mais qui est toujours très passagère. Dans certaines formes, les douleurs intestinales peuvent être vives. Cette maladie se développe presque toujours sur un terrain nerveux.

TRAITEMENT. Un très grand nombre de régimes ont été proposés. Le régime végétarien intégral, le régime farineux de Combes, le régime mixte ont chacun leurs indications. Il est essentiel, sans irriter l'intestin, de combattre la constipation. Tant que celle-ci persiste, l'entérite ne doit pas être considérée comme vraiment terminée. On recommande les médicaments mucilagineux (agar-agar, etc.), l'huile de paraffine. L'électricité et le massage sont employés. Les eaux de Plombières ou de Châtelguyon ont chacune leurs indications.

Hémorragies intestinales. — V. HÉMORRAGIES.

Tuberculose intestinale. — Elle peut affecter une forme ulcéreuse banale avec lésions étendues, et une forme plus localisée, appartenant au domaine chirurgical.

Forme diffuse. Elle est habituellement secondaire à une tuberculose pulmonaire ou péritonéale ; elle correspond à l'apparition d'ulcérations étendues à une grande surface de l'intestin, surtout sur l'iléon, et se traduit par une diarrhée tenace, résistant aux médications. La mort survient dans la cachexie. Une forme plus rare simule la dysenterie et se caractérise par la présence d'ulcérations sur le gros intestin.

Formes localisées : 1° Tuberculose iléo-cæcale hypertrophique. L'épaisseur et l'infiltration de la région iléo-cæcale détermine une tumeur dans la fosse iliaque droite, dure, mobile, s'accompagnant souvent des signes d'occlusion chronique. L'ablation chirurgicale de cette tumeur peut permettre une survie.

2° *Appendicite tuberculeuse.* Simule une appendicite aiguë ou une appendicite chronique, avec crises paroxystiques. Traitement hygiénique et chirurgical.

3° *Sténose tuberculeuse.* Rétrécissement de l'intestin sous l'influence d'un processus tuberculeux à évolution fibreuse ; se traduit par des signes d'occlusion chronique. Traitement chirurgical.

Cancer de l'intestin. — Siège rarement dans l'intestin grêle et habituellement sur le rectum (*fig.* 409), le côlon pelvien, le cæcum, le côlon transverse.

SIGNES. Au début, troubles vagues (constipation, coliques, diarrhée, troubles dyspeptiques), léger amaigrissement.

L'examen aux rayons X peut rendre des services en montrant un obstacle mécanique siégeant dans l'intestin et s'opposant à la progression du repas opaque.

Plus tard apparaissent des signes d'occlusion chronique et parfois aiguë et une tumeur peut être perçue suivant sa situation, soit par le toucher rectal ou la rectoscopie, soit dans les fosses iliaques, soit dans les hypocondres, soit dans la région sus-ombilicale. Des hémorragies intestinales noirâtres (méléna) peuvent exister.

PRONOSTIC. La mort arrive en quelques mois ou deux ans, dans la cachexie ou par généralisation du cancer au foie ou au péritoine avec ascite.

Mais comme le cancer de l'intestin évolue très lentement, si le diagnostic a été fait à temps, une opération chirurgicale (ablation de l'anse cancéreuse) peut amener une survie notable. S'il est trop tard, on se contente d'empêcher l'occlusion par une entéro-anastomose, un anus artificiel.

Occlusion intestinale. — Accident résultant d'un obstacle au cheminement des matières qui sont retenues dans l'intestin, sous l'influence de lésions situées en dehors, dans l'épaisseur ou à l'intérieur de l'intestin (obstruction).

SIGNES. L'occlusion peut être aiguë ou chronique.

Forme aiguë. Douleurs violentes, paroxystiques, *vomissements* alimentaires, puis bilieux, puis fécaloïdes

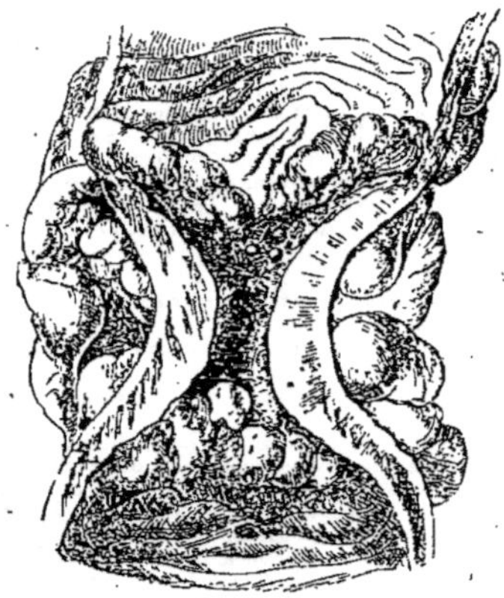

FIG. 409.
Cancer sténosant du rectum (Hartmann).

(il ne faut pas attendre ce stade), *arrêt des matières et des gaz; météorisme* abdominal, avec ondes péristaltiques. Pouls petit, hypothermie, urines rares.

Forme chronique. Douleurs abdominales, *arrêt incomplet* des matières et des gaz, *vomissements* rares ou nausées, *météorisme*, parfois clapotage intestinal.

SIÈGE. L'obstacle peut siéger en divers points (rectum, côlon descendant, angle droit ou gauche, intestin grêle). Pour faire le diagnostic, on s'aidera du toucher rectal, de la rectoscopie, de la radioscopie.

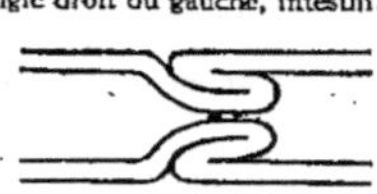

FIG. 410. — Invagination intestinale.

CAUSES : I. DE L'OCCLUSION AIGUE. 1° *Invagination aiguë*. Pénétration d'une portion de l'intestin dans l'anse qui lui fait suite (*fig.* 410); c'est la cause habituelle de l'occlusion chez l'enfant au-dessous de dix ans. Douleurs intenses dans la fosse iliaque droite; tumeur abdominale à droite, hémorragies par l'anus;

2° *Volvulus*. Torsion d'une anse intestinale, en général l'S iliaque (*fig.* 411) : s'observe surtout chez l'adulte ou le vieillard, chez les constipés de longue date. Douleurs dans la fosse iliaque gauche, ballonnement, ténesme, ascite;

3° *Etranglement interne* de l'intestin par brides péritonales, par diverticule de Meckel. Type de l'occlusion aiguë;

4° *Obstruction par un calcul ou un corps étranger*. S'observe surtout chez la femme de 40 à 60 ans.

II. DE L'OCCLUSION CHRONIQUE. 1° *Sténose par brides ou cicatrices* chez les sujets qui ont eu autrefois la dysenterie, une appendicite, une cholécystite, une hernie étranglée;

2° *Sténose cancéreuse ou tuberculeuse;*

3° *Sténose par compression* (par tumeur du voisinage : utérus, ovaire);

4° *Occlusion par accumulation des matières*, chez les vieillards, les aliénés, les tabétiques, par amas de vers.

PRONOSTIC. Abandonnée à elle-même, l'occlusion aiguë aboutit à la mort en 24 ou 48 heures dans le collapsus par péritonite suraiguë. Si l'intervention est rapide, la mort peut être évitée.

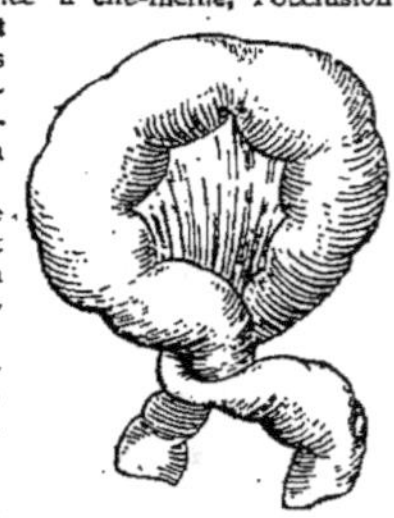

FIG. 411.
Volvulus de l'intestin (Mathieu).

L'occlusion chronique est moins grave, elle est moins complète, et on a toujours le temps d'intervenir.

TRAITEMENT : I. MÉDICAL. Peut être essayé pendant quelques heures : glace sur le ventre, diète absolue, morphine, lavage d'estomac, lavement d'huile ou lavement électrique.

II. CHIRURGICAL. Précoce : anus artificiel, laparotomie, qui permettra de lever l'obstacle (section de bride, résection d'anse invaginée, détorsion du volvulus, ablation du calcul, etc.).

Appendicite. — V. ce mot.

Vers. — V. LOMBRICS, TÉNIA, VERS.

Intolérance. — Impossibilité pour un malade de supporter certains remèdes, ou du moins de les supporter à la dose généralement employée; ainsi, des doses très minimes d'émétique ou de kermès (V. ANTIMOINE) provoquent chez quelques malades des vomissements violents. L'expérience seule peut faire connaître cette intolérance au médecin. V. aussi TOLÉRANCE.

Intoxication (du lat. *in*, dans, et du gr. *toxicon*, poison). — Empoisonnement, mais plus particulièrement empoisonnement lent, chronique : intoxication *mercurielle* (V. MERCURE), intoxication *phosphorée* (V. PHOSPHORE), intoxication *saturnine* (V. PLOMB), intoxication *alcoolique* (V. ALCOOLISME). On emploie aussi ce mot pour les fièvres intermittentes : intoxication *paludéenne* (V. PALUDISME). V. EMPOISONNEMENT.

Intrait. — Extrait sec préparé avec les plantes *stabilisées*, c'est-à-dire débarrassées des ferments solubles (oxydases) qui altèrent les principes actifs des végétaux pendant qu'ils sèchent.

On emploie les intraits en cachets, pilules, injections hypodermiques.

Invagination (du lat. *in*, dans, et *vagina*, gaine). — Reploiement d'une partie d'un tube à l'intérieur de ce tube.

Invagination intestinale. — Forme d'occlusion intestinale. V. INTESTIN (Maladies de l').

Inversion. — Chez certains individus, les organes (cœur, foie, rate) placés à droite sont à gauche, et inversement.

Inversion utérine. — Renversement des parois de l'utérus, dont l'externe devient l'interne.

Iode. — Médicament employé à l'intérieur comme antiscrofuleux, à l'extérieur comme fondant et résolutif ou comme irritant. *Incompatibilités* : amidon, alcaloïdes, alcalis et carbonates alcalins, sels métalliques.

MODE D'EMPLOI ET DOSE : 1° A l'*intérieur*, 1 à 5 centigr., sous forme de teinture d'iode (14 gouttes répondent à 1 centigr., 5). Le sirop de raifort iodé, le sirop iodotannique et l'huile de foie de morue iodée renferment 2 à 5 centigr. d'iode par cuillerée à soupe.

L'iode a été préconisé à l'intérieur, dans le traitement de la tuberculose, pulmonaire ou ganglionnaire, soit en boissons (CCC à DCCC gouttes de teinture d'iode par jour dans l'eau ou le vin et mieux dans le lait), soit en injections (huile iodée), soit en inhalations (en faisant tomber quelques gouttes de solution iodo-iodurée dans de l'eau bouillante).

2° A l'*extérieur*, comme *révulsif* dans les synovites, les arthrites, les névralgies, les pleurésies, les bronchites, etc., sous forme de teinture ou de coton iodé ; comme *antiseptique abortif* contre les furoncles ; comme *topique* contre la pelade, sur les muqueuses buccales, etc. (gingivites, stomatites, angines chroniques), les vaginites, les métrites, les plaies infectées ; en *injections* dans les séreuses (hydrocèle, hygroma, plèvre, articulations) ; comme *antiseptique préventif* en badigeonnages sur la peau avant les opérations chirurgicales ou autres petites opérations ; comme *antiseptique* en injections sous-cutanées dans la pustule maligne.

S'emploie sous forme de *coton iodé*, de *pommade d'iodure de potassium iodée* (contenant 2 p. 100 d'iode), de *teinture d'iode* ; celle-ci s'altère rapidement par formation d'acide iodhydrique qui la rend caustique et irritante. La teinture d'iode du Codex actuel (supplément) est la *teinture d'iode iodurée*, qui renferme 1/15

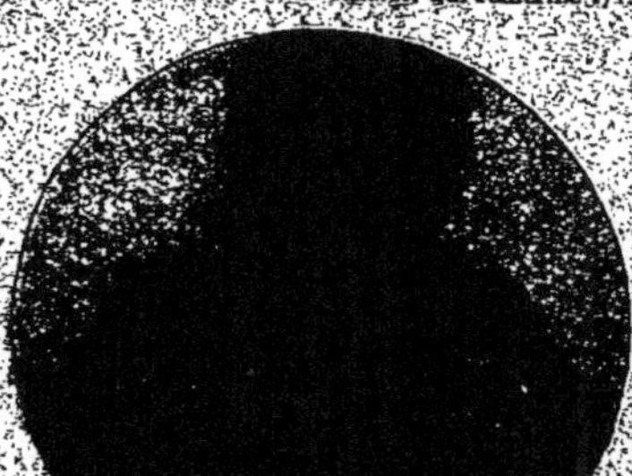

FIG. 412. — Injection sous-arachnoïdienne de lipiodol s'arrêtant au niveau d'une tumeur méningée (Dr Sicard).

de son poids d'iode. Bien souvent, si l'on pratique plusieurs badigeonnages successifs de la peau avec cette solution, on provoque des brûlures, surtout chez les enfants. Il est plus prudent d'employer une teinture à 1/20.

Huile iodée ou Lipiodol (40 p. 100 d'iode). — Combinaison de l'iode et de l'huile d'œillette (Lafay).

INDICATIONS. Celles de l'iode et des iodures, en particulier l'artériosclérose, l'asthme et l'emphysème, le rhumatisme chronique, la goutte, le lymphatisme, l'adénoïdisme, les mycoses, la syphilis tertiaire.

MODE D'EMPLOI ET DOSE : en injections (1, 2, 3, 5 et

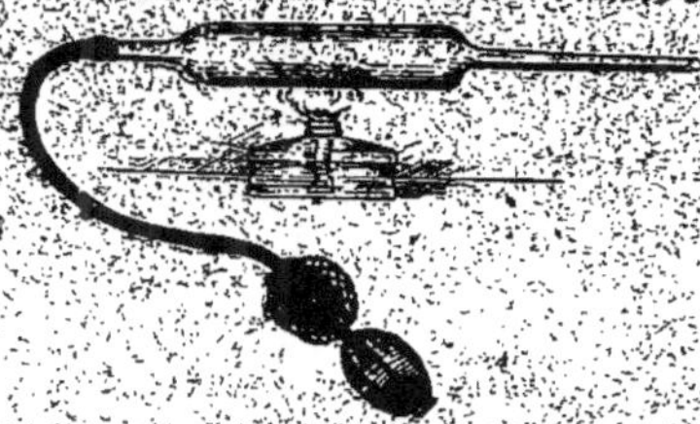

FIG. 413. — Enfumage iodé.

même 10 cm³ tous les 2 ou 3 jours), en capsules (2 à 3 par jour), en émulsion (2 à 3 cuillerées à café), en comprimés pour les enfants.

Le lipiodol est particulièrement indiqué chez les malades qui présentent des accidents d'iodisme avec l'iode et les iodures absorbés par voie buccale.

Son opacité aux rayons X l'a fait également utiliser comme élément de diagnostic radiologique et radiographique (Sicard) (*fig.* 412).

Enfumage iodé. — Les vapeurs d'iode produites par la décomposition de l'iodoforme sous l'influence de la chaleur ou par le simple chauffage des paillettes d'iode métalloïdique ont été employées dans le traitement des otites chroniques, dans les blennorragies chroniques rebelles, dans les tuberculoses locales (abcès froids, fistules, adénites), les cystites, les chancres mous, les plaies, les escarres, l'érysipèle et la variole.

TECHNIQUE. Un tube de verre contenant de l'iodoforme est relié à une soufflerie de thermocautère (*fig.* 413). Il suffit de chauffer l'iodoforme avec une lampe à alcool.

La décomposition de l'iodoforme peut être aussi provoquée par le contact d'une tige de fer portée au rouge dans un récipient quelconque en verre épais (encrier, lampe à alcool, pipette en verre) ou même simple pipe en terre. Au tube par lequel passent les vapeurs peut être adapté un tube en caoutchouc souple pour pénétrer dans les cavités.

Iodisme. — Intoxication par l'iode ou les iodures.

I. ***Intoxication aiguë.*** — Par absorption, volontaire ou non, d'iode en notable quantité par la bouche.

SIGNES. Douleurs dans l'estomac ; vomissements jaunâtres ou bleuâtres, si une substance amylacée se trouve dans l'estomac ; diarrhée, vertiges.

PREMIERS SOINS. Faire vomir ; amidon dans de l'eau de gruau, eau albumineuse ; morphine contre la douleur.

II. ***Intoxication chronique par l'usage prolongé ou à doses trop élevées d'iode ou d'iodures.*** — SIGNES. *Troubles digestifs* : inappétence, diarrhée, saveur métallique. *Troubles sécrétoires* : coryza, céphalée, larmoiement, salivation, pharyngite, laryngite, œdème de la glotte, œdème pulmonaire. *Troubles cutanés* : acné, plaques érythémateuses, bulles pemphigoïdes, purpura, nodosités (iodurides).

Chez certains sujets, on peut observer des troubles sensitifs et sensoriels divers, du délire, etc. (ivresse iodique).

TRAITEMENT PRÉVENTIF : 1° prendre l'iodure dans du lait, surtout si la dose est forte, et répartir les doses dans la journée; 2° donner l'iodure en lavement.

Iodoforme. — Médicament employé à l'extérieur comme cicatrisant anesthésique ; à l'intérieur, comme antiscrofuleux, antibacillaire.

DOSE ET MODE D'EMPLOI. A l'*extérieur*, en poudre sur les plaies, qu'il cicatrise rapidement ; son seul inconvénient est son odeur désagréable ; il est aussi utilisé dissous dans l'éther, en injections (abcès ganglionnaires) et sous forme de crayons (maladies de matrice). A l'*intérieur*, dans des perles d'éther ou de créosote, 10 à 50 centigr.

Iodure. — Préparation contenant de l'iode associé à une autre substance.

Iodure d'amidon. — Préparation pharmaceutique antiscrofuleuse. DOSE. 1 à 2 gr.

Iodure d'éthyle. — V. ÉTHER iodhydrique.

Iodure de fer. — Médicament antiscrofuleux, tonique, fondant, dépuratif. *Incompatibilité* : acides, alcalis, sulfates, tanin. — DOSE ET MODE D'EMPLOI. En pilules de 5 centigr. (pilules de Blancard) à la dose de 4 à 6, ou sous forme de sirop, 1 à 3 cuillerées à soupe.

Iodure de plomb. — Pommade et emplâtres fondants et résolutifs.

Iodure de potassium. — Médicament employé dans les maladies de cœur, l'asthme, l'obésité, la syphilis, et comme fondant résolutif.

DOSE. 50 centigr. à 8 et même 10 gr. en solution dans de l'eau et du sirop d'écorces d'oranges amères. — PRÉCAUTIONS. Prendre l'iodure dans du lait, surtout si la dose est forte et répartir les doses dans la journée.

Iodure de sodium. — Action analogue au précédent ; mais cependant il semble moins puissant. Les doses peuvent être plus fortes.

Ioduré. — Préparation contenant de l'iode et de l'iodure de potassium.

Bain ioduré : iode, 10 gr. ; iodure de potassium, 20 gr. ; eau, 250 gr. ; à verser dans l'eau d'un bain.

Gargarisme ioduré : teinture d'iode, 10 gr. ; iodure de potassium, 1 gr. 50, et eau, 250 gr.

Solution iodo-iodurée (solution de Lugol, de Gram) [iode, 1 gr. ; iodure de potassium, 2 gr. ; eau distillée, 100 ou 200 gr.]. S'emploie par voie buccale (1 à 5 cuillerées à soupe) ou par voie intraveineuse, à la dose de 1 à 6 cm³ dans 20 cm³ de sérum pour éviter l'induration des veines. Indiquée dans le cas où le malade présente des accidents d'iodisme avec les autres médications iodées, car mieux tolérée ; son activité thérapeutique est supérieure à celle des iodures (Ravaut).

Indiquée dans les maladies générales, tuberculose pulmonaire, osseuse, ganglionnaire, par action prolongée pendant des mois : scrofule, grippe, syphilis, lymphogranulomatose, mycoses*, tricophyties suppurées, asthme, emphysème, artériosclérose, ulcères variqueux. On l'a également utilisée par voie intraveineuse dans le traitement du charbon.

Ions et **Ionisation** (Cataphorèse). — Méthode thérapeutique consistant à profiter d'un courant électrique pour faire pénétrer un médicament dans l'organisme.

Un courant continu traversant une solution saline met en liberté les radicaux chimiques ou *ions*, dont les uns, les *anions*, se dirigent vers le pôle positif ; les autres, les *cathions*, vont au pôle négatif. Il en est de même pour l'organisme, et quand une électrode positive formée d'épaisseurs de gaze imbibée d'une solution médicamenteuse est appliquée sur un point du corps, les cathions (bases) pénètrent par le passage du courant ; si l'électrode ainsi disposée est négative, ce sont les anions (acides). V. ÉLECTROTHÉRAPIE.

Ipécacuanha ou, par abréviation, **Ipéca** (*fig.* 414). — Médicament *vomitif* et *expectorant* constitué par la racine d'une Rubiacée dont le principe actif est un alcaloïde, l'émétine.

MODE D'EMPLOI. A hautes doses (1 à 2 gr.), prises à courts intervalles, agit comme *vomitif* (empoisonnements, embarras gastrique) ; à petites doses fractionnées (0 gr. 05 à 0 gr. 30), comme *expectorant* et *décongestif* (congestion pulmonaire, bronchite, hémoptysie).

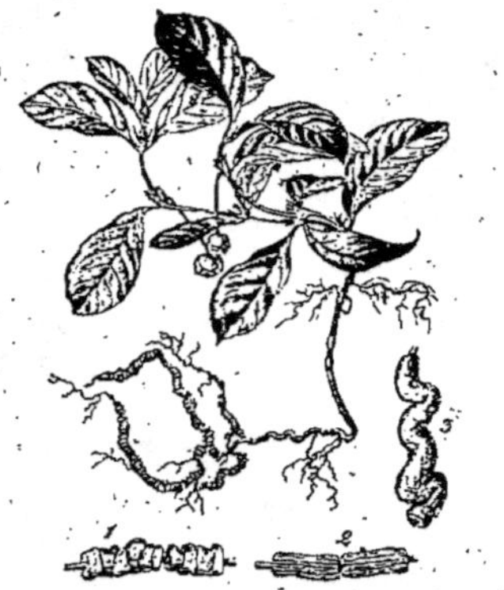

FIG. 414. — Ipécacuanha.
1. Annelé ; 2. Strié ; 3. Ondulé.

Employé en poudre, en infusé, en sirop (10 à 30 gr. chez l'adulte, 5 gr. par année d'âge chez l'enfant), en teinture, 5 à 10 gr., en lavement (2 à 10 gr. pour 250 gr. d'eau), contre la dysenterie.

Contre-indiqué chez les vieillards, les cardiaques, les sujets déprimés.

Emétine. — Alcaloïde de l'ipéca ; on l'emploie surtout sous forme de sel, le chlorhydrate d'émétine, médicament toxique, déterminant la mort à partir de 0 gr. 65 à 1 gr. On l'emploie en injections sous-cutanées, à la dose de 0 gr. 02 à 0 gr. 04 par cm³, 1 ou 2 fois par jour. Action vaso-constrictive, sur les fibres musculaires lisses des vaisseaux et des bronches ; action cholagogue ; action toxique sur les amibes de la dysenterie. Médicament surtout employé contre la dysenterie* amibienne et ses complications, les abcès du foie, contre le bouton d'Orient, plus rarement contre les hémoptysies, les hémorragies du tube digestif, certaines affections broncho-pulmonaires.

Intoxication. — Asthénie générale, puis douleurs le long des nerfs des membres, céphalée, tachycardie plus tard parésie des membres allant jusqu'à la paralysie*; le malade peut mourir avec des symptômes de polynévrite généralisée, avec une tachycardie, une hypotension considérable et des troubles respiratoires intenses.

Iridectomie (du gr. *iris*, et *ektomê*, amputation). — Excision d'une partie de l'iris faite pour créer une pupille artificielle afin de faciliter une autre opération sur l'œil ou de guérir le glaucome*.

Iris. — Membrane colorée formant cloison entre la chambre antérieure de l'œil et la chambre postérieure ; elle est percée d'une ouverture, la pupille, derrière laquelle est placé le cristallin. Pour les maladies, V. ŒIL.

Irrigateur. — Appareil que l'on employait autrefois pour donner un lavement ; on a recours plus souvent aujourd'hui au bock. V. BOCK.

Irritation. — Inflammation d'un organe.

L'expression vulgaire *toux d'irritation* signifie toux sans expectoration, c'est-à-dire à la période de congestion. Elle est synonyme souvent de « toux nerveuse ».

Ischémie (du gr. *ischein*, arrêter, et *aima*, sang). — Anémie d'un organe par arrivée insuffisante du sang.

Ischion. — Partie de l'os iliaque*.

Ischurie (du gr. *ischein*, retenir, et *ouron*, urine). — Rétention d'urine.

Isolement. — L'isolement est employé dans les maladies contagieuses et dans les maladies nerveuses.

Isolement chez les contagieux. — Cet isolement a un double but :

I. EMPÊCHER LA PROPAGATION d'une affection transmissible qui entraîne : 1° pour le *malade*, la nécessité d'un lit et d'une chambre qui lui seront exclusivement réservés pendant toute la période où il peut être contagieux ; 2° pour la *garde-malade*, l'obligation d'un vêtement spécial (blouse) et parfois d'un masque, qu'elle enlèvera et remettra au seuil de la chambre du contagieux; un lavage soigneux des mains et du visage s'impose à chaque sortie de cette pièce;

II. EMPÊCHER LA CIRCULATION DES MICROBES de la maladie même ou d'une autre maladie chez l'alité. Il est nuisible, par exemple, à un rubéolique de vivre dans une salle commune avec d'autres rubéoliques ; le fait est démontré par la gravité beaucoup plus faible des affections contagieuses dans les familles, quelle que soit la situation sociale des parents, qu'à l'hôpital. Les personnes qui rapprochent les lits de deux enfants dont l'un est encore bien portant et l'autre atteint de rougeole ou scarlatine, « de façon à en avoir fini une bonne fois », commettent donc une grande imprudence.

Isolement dans les maladies nerveuses. — Le mot « isolement » n'a pas dans ce cas la même signification que pour les maladies transmissibles. Le malade n'est plus claustré dans une chambre : il est simplement *éloigné de son milieu habituel* et des influences qui ont provoqué ou entretiennent son état et soumis à la direction exclusive d'un médecin.

Cet isolement peut se faire dans certaines formes de neurasthénie, de mélancolie légère, sous forme d'un voyage en compagnie d'une personne de confiance ou mieux d'un médecin.

Il peut être réalisé à la campagne dans une maison particulière, mais alors la surveillance, devant souvent être constante, est difficile et le malade est livré en somme sans contrôle à des infirmiers. Il est de beaucoup préférable de le placer dans un établissement d'hydrothérapie ou dans une maison de santé où la surveillance médicale soit effective.

ACTION DE L'ISOLEMENT : 1° *Physiologique* ; il régularise l'activité cérébrale en supprimant les causes d'excitation et de dépression ; 2° *psychologique* ; il réveille l'attention, la volonté ; 3° *morale* ; la certitude que l'on n'obéira plus aux caprices créés par son instabilité mentale, la suppression de tendresses exagérées, la pensée d'être placé sous une direction unique et compétente ont une influence des plus bienfaisantes ; 4° *thérapeutique* ; le traitement peut être continué d'une façon rationnelle au lieu d'être exécuté sans suite au gré de la volonté vacillante du malade et de ses proches. L'exemple de l'obéissance des autres malades est salutaire.

INDICATIONS. Névrose, psychonévrose, notamment hystérie, neurasthénie, anorexie mentale, tics, chorée, goitre exophtalmique avec troubles intellectuels, obsession impulsive, intoxication par l'alcool, la morphine, la cocaïne, l'éther. Maladies mentales aiguës (manie, mélancolie). Son utilité dans les maladies mentales chroniques varie avec la forme individuelle, les conditions de familles.

Ivresse. — V. ALCOOLISME.

Ixode. — V. TIQUE.

J

Jaborandi. — Plante brésilienne de la famille des Rutacées, employée comme médicament (*fig.* 415).

PRINCIPE ACTIF. *Pilocarpine.* — ACTION. Le jaborandi provoque la *sueur* et la *salivation*. MODE D'EMPLOI. Ordinairement, *infusion* de feuilles (pour *adultes*, 2 à 4 gr. pour 1 demi-litre d'eau) ou sirop (1 à 4 cuillerées à bouche). Ne prendre la tisane qu'à une assez longue distance d'un repas. — INDICATIONS. Bronchite, rhumatisme, névralgie, pleurésie.

Pilocarpine. — *Alcaloïde* du jaborandi. Médicament *dangereux*, qui s'emploie à la dose de 5 milligr. à 2 centigr. — ACTION. Sueur et salivation. — MODE D'EMPLOI. Injection *hypodermique*, *collyre* (maladies des yeux), lotion externe (chute des cheveux*).

Empoisonnement. — SIGNES. Salive et sueur en quantité excessive, vomissements, abattement.

TRAITEMENT. Teinture de belladone (dose variable suivant l'âge).

Jalap (*fig.* 416). — Racine d'une Convolvulacée employée comme purgatif drastique*.

Médicament pouvant être *dangereux* à haute dose.

MODE D'EMPLOI. 1 à 2 grammes dans un bouillon aux herbes. Forme la partie active des *biscuits purgatifs*, de l'*eau-de-vie allemande*, de plusieurs spécialités purgatives (sucre orangé purgatif, élixir antiglaireux).

Jambe. — Partie du membre inférieur qui

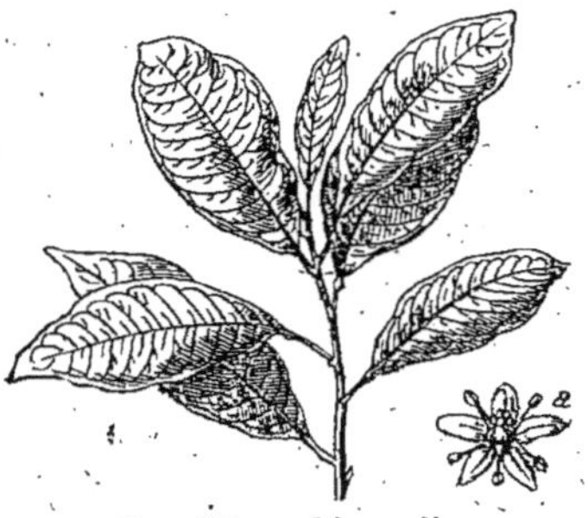

FIG. 415. — Jaborandi.
a. Fleur.

s'étend du genou au pied. Elle comprend deux os, le *péroné*, très mince, et le *tibia*, beaucoup plus volumineux. La figure 417 montre les muscles qui recouvrent ces os et donnent le mouvement à la jambe et au pied.

Jambe (Lésions). — FRACTURES. V. ce mot.
MALADIES. Les plus fréquentes sont les *varices** et les ulcères variqueux, puis les ostéo-myélites. V. OS.

Jambe artificielle (*fig.* 418). — A la suite des amputations des jambes, on remplace le membre par des appareils mécaniques qui permettent la marche dans des conditions suffisantes.

Jardins (Plantes dangereuses des). — L'aconit napel, l'arum, la rose de Noël (ellébore noir), la belladone, la ciguë, le colchique, le datura stramonium, la digitale, la jusquiame, le genêt à balai contiennent dans leurs feuilles et leurs fleurs des alcaloïdes qui peuvent provoquer de très graves empoisonnements; aussi doit-on défendre aux enfants de *sucer* des *feuilles*, des *fleurs* ou des *fruits quelconques*.

Jarretelles.— Bandes élastiques destinées à remplacer les jarretières, qui présentent de graves inconvénients.

Jarretières. — Liens en tissu simple ou

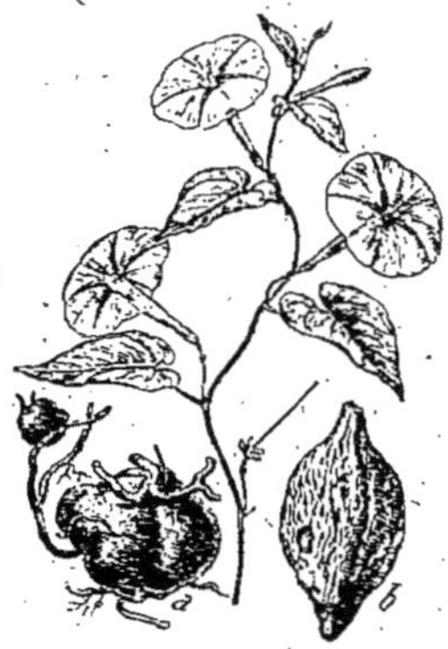

FIG. 416. — Jalap.
a. Racine; *b*. Jalap du commerce.

caoutchouté avec lesquels on serre la jambe au-dessus ou en dessous du genou pour soutenir les bas.

Les jarretières sont toujours nuisibles, car elles gênent la circulation de retour dans les veines et provoquent ainsi les varices; la constriction au-dessus du genou est moins mauvaise, parce qu'elle porte moins directement sur les vaisseaux. Les jarretelles*,

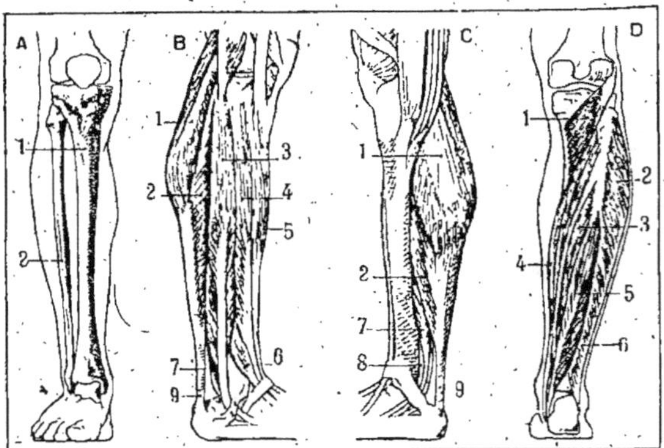

FIG. 417. — Jambe.
A. *Face antérieure* (os) : 1. Tibia ; 2. Péroné. — B. *Face externe*, et C. *Face interne* (muscles superficiels) : 1. Jumeau ; 2. Soléaire ; 3. Long péronier ; 4. Extenseur commun ; 5. Jambier antérieur ; 6. Péronier antérieur ; 7. Long fléchisseur commun ; 8. Jambier postérieur ; 9. Tendon d'Achille. — D. *Face postérieure* (muscles profonds) : 1. Poplité ; 2. Long péronier ; 3. Jambier postérieur ; 4. Long fléchisseur commun ; 5. Fléchisseur du gros orteil ; 6. Court péronier.

qui rendent les mêmes services, n'ont pas ces inconvénients.

Jaune (Fièvre). Syn. : vomito negro. — Maladie infectieuse des pays chauds.

SIGNES. La maladie débute brusquement par un frisson, des douleurs le long de la colonne vertébrale, des maux de tête, de la courbature et un sentiment d'angoisse au niveau de l'estomac.

La fièvre est forte, accompagnée d'agitation et d'insomnie ; la soif vive ; les yeux sont injectés, le visage et le reste du corps très rouges. La constipation est la règle. Des vomissements se produisent : ils sont d'abord alimentaires, puis liquides et bilieux.

Vers le quatrième jour, tous les accidents s'arrêtent d'une façon définitive (forme légère) ou temporaire

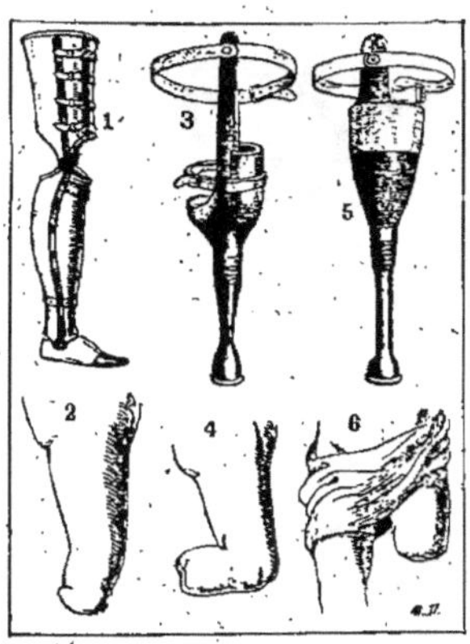

FIG. 418. — Jambes artificielles.

1. Jambe articulée pour 2. Amputation au niveau du genou ; 3. Jambe de bois pour 4. Amputation au-dessous du genou ; 5. Pilon pour 6. Amputation à mi-cuisse.

(forme grave), et la teinte jaune ou jaune verdâtre qui a fait donner son nom à la maladie apparaît sur toute la surface de la peau.

A ce moment, on constate, chez la moitié environ des malades, des vomissements de sang noir (*vomito negro*) qui peuvent coïncider avec des hémorragies par l'intestin et des plaques rougeâtres sur la peau.

La mortalité varie entre 15 et 50 p. 100, suivant les épidémies.

CAUSES. Maladie due à un germe invisible filtrant, ou un microorganisme ultra-microscopique (Noguchi) transmis par un moustique, *Stegomyia calopus* ou *fasciata*. Seule la femelle pique, mais elle ne pique le jour que lorsqu'elle vient d'éclore ; dès sa première succion, elle devient franchement nocturne. La victime préférée du moustique est l'enfant ; c'est un avantage pour lui, car, plus il est jeune, plus l'affection est bénigne et se réduit à un simple malaise, tout en le vaccinant contre l'infection pour une période plus ou moins longue de sa vie, à condition toutefois qu'il continue à habiter les lieux où la fièvre jaune est endémique, car s'il s'expatrie, puis revient, il peut être atteint comme un étranger.

TRAITEMENT. I. PROPHYLACTIQUE. Se garantir de la piqûre des moustiques en fermant l'entrée de sa maison, c'est-à-dire garnir les fenêtres de toile métallique de 1 mm. 1/2 de maille et munir la porte d'entrée d'un tambour (V. à MOUSTIQUES). A défaut de toile métallique, on peut employer du tulle de même dimension. Le minimum de précaution consiste à ne jamais coucher sans une bonne moustiquaire*, faite d'une sorte de tulle n'ayant qu'une ouverture en bas et qu'on peut border sous le matelas dès qu'on est couché.

On doit aussi supprimer les œufs et le développement des larves en empêchant tout dépôt d'eau à ciel ouvert, quelque minime qu'il soit.

II. PRÉVENTIF. Le traitement préventif par des inoculations faites avec du sérum de convalescent paraît avoir donné de bons résultats. Il semble doué de propriétés à la fois préventives et thérapeutiques.

III. CURATIF. Huile de ricin additionnée de jus de citron, lotions froides aromatiques, limonades vineuses, quinquina et champagne.

Jaunisse (nom scientifique, *ictère*, même sens). — Coloration jaune de la peau et des muqueuses (yeux, gencives) par la matière colorante de la bile qui passe dans le sang.

Elle peut être due soit à une congestion du foie, soit à un obstacle empêchant son écoulement dans l'intestin (calculs biliaires, ictère catarrhal, cirrhose, tumeur), soit à une destruction des globules rouges (ictère hémolytique). V. FOIE.

Jeûne. — V. DIÈTE, INANITION.

Jouets dangereux. — Nombre de jouets (notamment ceux à bas prix) sont enduits de couleurs d'aniline qui contiennent une notable quantité d'acide arsénieux ; il est donc nécessaire d'interdire aux enfants de sucer leurs jouets et de leur faire soigneusement laver les mains avant qu'ils se livrent à un repas.

Jugulaires (Veines). — Veines du cou.

Elles sont au nombre de trois : la *jugulaire externe*, qui reçoit le sang des veines superficielles de la face, située à la partie antéro-latérale du cou, se jette dans la veine sous-clavière ; la *jugulaire antérieure*, qui rejoint la précédente ; la *jugulaire interne* qui, reçoit le sang des sinus de la dure-mère et des veines profondes de la tête, suit le trajet de l'artère carotide et se termine dans la veine sous-clavière. V. CŒUR et CIRCULATION.

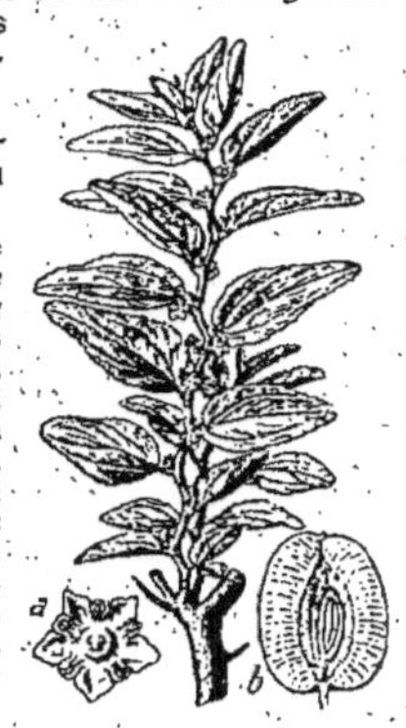

FIG. 419. — Jujubier.

a. Fleur ; *b*. Coupe du fruit.

Jujube. — Fruit d'un arbrisseau de la famille des Rhamnées, le jujubier (*fig.* 419), du midi de la France.

MODE D'EMPLOI. Tisane en décoction, 50 gr. pour 1 litre d'eau, ou en pâte. La jujube est un des 4 fruits pectoraux*. — ACTION. Adoucissant. — INDICATIONS. Bronchite, pneumonie.

Julep. — Potion adoucissante ou calmante, composée d'eau et de sirop auxquels on ajoute une ou plusieurs substances.

Le *julep calmant*, ou *potion calmante*, contient de l'eau distillée de laitue et de fleur d'oranger et du sirop d'opium. Le *julep gommeux* contient du sirop de gomme et de guimauve et de l'eau de fleur d'oranger.

Jumeaux (Muscles). — Muscles symétriques et superficiels de la partie postérieure de la jambe qui viennent se réunir à un muscle profond, le soléaire, pour former le triceps sural, qui s'insère en bas par le tendon d'Achille sur le calcanéum.

Jus de viande. — Médicament-aliment.

On peut le faire avec de la tranche bien dégraissée de bœuf ou au besoin de cheval. Prendre une demi-livre de viande, la tailler dans les deux sens, saler et poivrer, passer sur feu ardent, puis presser dans presse spéciale en inclinant celle-ci légèrement sur une tasse à café, qui devra être remplie par le jus de cette quantité de viande. Il est plus utile de presser longtemps que très fortement. Lorsque la viande ne donne pas de jus, la repasser sur le feu, et il en sortira encore un peu. La gangue qui reste peut servir à faire un bol de bouillon en la faisant bouillir avec des légumes nécessaires.

Jus d'herbes ou Suc d'herbes. — Feuilles fraîches de chicorée, fumeterre, cresson, laitue, en parties égales, pilées dans un mortier de façon à former 120 gr. de suc qu'on prend le matin à jeun en une fois.

ACTION. Dépuratif, tonique.

Jusquiame (*fig.* 420). — Plante de la famille des Solanées. La récolte doit être faite lorsque la plante est en pleine végétation, un peu avant la floraison. La dessiccation sera effectuée rapidement à l'étuve.

PARTIES UTILISÉES. Feuilles, semences, racines. — PRINCIPE ACTIF. Hyoscyamine, hyoscine. — ACTION. Calmant, narcotique analogue à la belladone.

DOSE. Infusion, 1 gr. p. 100 d'eau. — MODE D'EMPLOI. A l'*extérieur*, baume tranquille, onguent populeum, huile et emplâtre, liniment calmant (huile de jusquiame, 80 gr. ; chloroforme, 5 gr. ; teinture d'opium, 10 gr.). A l'*intérieur*, pilules de Méglin (adulte, 1 par jour au début). Extrait, 2 à 5 centigr. — INDICATIONS. V. BELLADONE*.

Empoisonnement. — Les pousses de jusquiame ressemblent à des pissenlits, d'où des confusions et

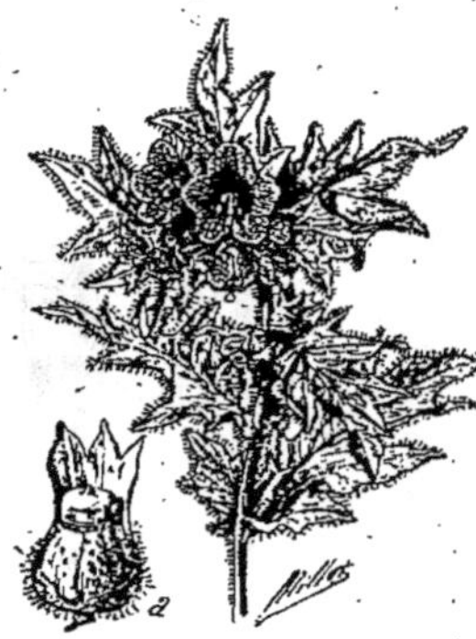

FIG. 420. — Jusquiame.
a. Fruit.

des empoisonnements. Pour les signes et le traitement, V. BELLADONE.

Hyoscinmine. — Cristallisée, s'ordonne en granules de 1/2 milligr. Employée aussi en injection hypodermique dans la paralysie agitante.

Hyoscine (Scopolamine). — Employée en collyre, à la dose de l'atropine (V. BELLADONE), pour dilater la pupille. Le bromhydrate et le chlorhydrate de scopolamine ont été également employés contre le delirium tremens, la chorée, la maladie de Parkinson, et utilisés comme anesthésique général, associés à la morphine.

K

Kala-azar. — V. LEISHMANIOSE.

Kawa-Kawa. — Liquide extrait de la racine d'une Pipéracée.

C'est un antiblennorragique à la dose de 1 à 2 gr. en capsules de 10 centigr. Les Polynésiens s'en servent pour fabriquer une liqueur enivrante.

Kéfir. — Lait de vache fermenté sous l'influence du contact avec des graines de kéfir, champignon spécial (*Dispora Caucasia*).

Il en existe deux sortes : le kéfir vieux contient 2,50 p. 100 d'alcool et le kéfir jeune 1,60.

INDICATIONS. Maladies d'estomac et d'intestin.

Kélotomie (de *kélé*, hernie, et *tomé*, section). — Opération de la hernie étranglée.

Kératite (du gr. *keras*, corne). — Inflammation de la cornée, pouvant avoir pour conséquence de graves altérations de la vue et notamment des taies, d'où la nécessité d'une intervention hâtive. V. ŒIL.

CAUSES : 1° GÉNÉRALES. Rhumatisme, hérédo-syphilis et tuberculose (kératite interstitielle de l'enfance), variole ; 2° LOCALES. Blessures, granulations de la conjonctive.

Kératose. — Lésions de la peau consistant en un épaississement de la couche cornée.

Comprend des affections diverses : pityriasis, ichtyose, nævi kératosiques.

Kératotomie. — Section de la cornée.

Kérion. — Tricophytie suppurée. V. TEIGNE.

Kermès minéral ou **Poudre des chartreux.** V. ANTIMOINE.

Kernig (Signe de). — Du nom du médecin russe, né en 1840, qui l'a découvert.

Contracture des fléchissures de la jambe qui met le genou en demi-flexion. Elle se manifeste lorsque le malade est assis sur son lit; il lui est impossible d'appliquer la face postérieure du genou contre le matelas. Cette contracture s'observe dans la méningite cérébro-spinale et dans la méningite tuberculeuse.

Kinésithérapie (du gr. *kinêsis*, mouvement, et *therapeuein*, guérir). — Application de la gymnastique* à la guérison des maladies. Plusieurs variétés :

Gymnastique sans appareil, dite aussi *de chambre* ou *d'assouplissement*. — *Gymnastique avec appareils* (bâtons, haltères, perches, cordes, anneaux, échelles, trapèzes, barres parallèles). — *Gymnastique suédoise*, où l'on provoque la contraction de certains muscles en leur opposant une résistance avec la main ou des bandes élastiques. — *Gymnastique mécanique*, dans laquelle des appareils provoquent des mouvements automatiques. — *Gymnastique locale* du ventre (V. CONSTIPATION) ou de la respiration.

La gymnastique calme l'excitation nerveuse, facilite et améliore nos diverses fonctions : circulation, respiration, nutrition, à condition d'être proportionnée aux forces.

INDICATIONS. Maladies nerveuses (neurasthénie, chorée, hystérie, épilepsie). Maladies de la nutrition (anémie, obésité, goutte, diabète). Maladies du poumon (emphysème, asthme, étroitesse de poitrine, tuberculose au début). Maladies du cœur, de l'estomac et des intestins (constipation).

Kleptomanie (du gr. *kleptein*, voler, et *mania*, manie). — La manie du vol est une forme de manie raisonnante. V. FOLIE.

Le kleptomane vole pour entasser. Il a conscience que son acte est coupable, mais ne peut résister à l'obsession qui le domine et dont *l'intérêt est absent.* Il ne fait aucun emploi de l'objet volé et l'oublie même souvent dans le meuble où il a dû rejoindre le produit de ses précédents larcins. La grossesse est une des causes occasionnelles de cette manie, qui, souvent, est simulée par de véritables voleuses.

Kola (*fig.* 421). — Graine d'une plante africaine de la famille des Malvacées.

PRINCIPE ACTIF. Caféine, théobromine, tanin. — INDICATIONS. Reconstituant tonique et constipant. — MODE D'EMPLOI ET DOSE. Granulés (sucre et kola) à

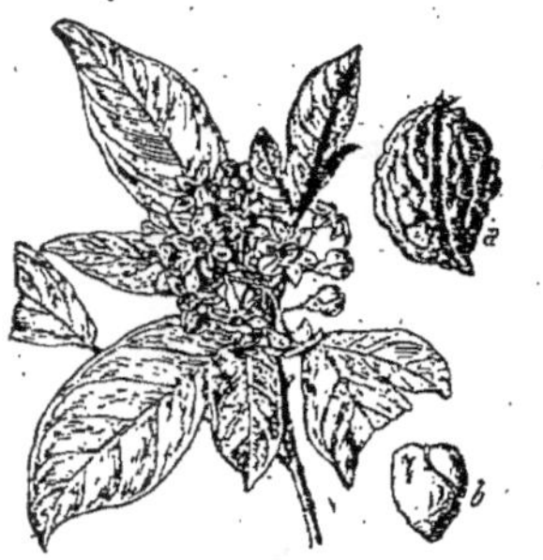

FIG. 421. — Kola.
a. Fruit ; *b*. Noix de kola.

la dose d'une cuillerée à café ou teinture qu'on ajoute à un vin (un verre à bordeaux après les repas).

Koumys. — Lait de jument fermenté.

Le koumys vieux contient 2 à 3 p. 100 d'alcool et le jeune 1 p. 100.

INDICATIONS. Maladies de l'estomac et de l'intestin.

Kousso. — Fleur d'une plante de la famille des Rosacées, d'origine abyssinienne.

INDICATIONS. Ténifuge*. Pour adultes, 15 à 20 gr. en infusion.

Kyste (du gr. *kystos*, vessie). — Tumeur chronique, arrondie, fluctuante, à cavité close, contenant une matière molle ou liquide.

Consistance variable, suivant la nature du contenu, liquide ou sébacé. Évolution lente. Les kystes peuvent causer des douleurs par compression des organes environnants; ils peuvent aussi se rompre, déterminant des phénomènes inflammatoires.

TRAITEMENT. Injections modificatrices à l'intérieur du kyste ou, mieux, ablation.

Kyste dermoïde. — Kyste provenant d'une invagination de l'épiderme, et renfermant de la matière sébacée, des poils, des ongles, des dents.

SIÈGE. Crâne, face (queue du sourcil), ovaire.

Kyste hydatique. — Causé par le ténia échinocoque; peut siéger au foie, au poumon, au cerveau. V. TÉNIA

Kyste de l'ovaire. — V. OVAIRE.

Kyste sébacé. — V. LOUPE.

Kyste synovial. — V. SÉREUSES (*Maladies des bourses*).

L

Lab-ferment. — Ferment du suc gastrique qui coagule l'albumine.

La Bourboule. — V. BOURBOULE.

Lacrymal (du lat. *lacryma*, larme). — Glande, canal : V. ŒIL (structure) ; maladies : V. ŒIL (maladies) ; pour fistule, V. ce mot.

Lactagol. — Extrait de graines de cotonnier. V. ce mot.

Lactate de fer. — V. FER.

Lacté (Régime). — DOSE. Trois à quatre litres de lait contiennent une quantité suffisante de graisse et d'albuminoïdes pour la ration d'entretien d'un adulte ; il y manque seulement un peu d'amidon ou de sucre.

MODE D'EMPLOI. Le régime peut être *mitigé* (lait simplement comme boisson aux repas et en dehors des repas) ou *absolu*. Dans ce dernier cas, le malade ne prend absolument que du lait comme boisson, aliment et médication, ou du moins les substances qu'on y ajoute servent seulement à le parfumer.

Le lait doit être pris par tasses, entre 7 et 22 heures, toutes les 2 ou 3 heures (suivant la capacité de la tasse), de façon que la quantité totale atteigne 3 à 4 litres. Pour y habituer le malade, dans le cas où il y n'a pas urgence, on peut les trois premiers jours supprimer progressivement les autres aliments en les remplaçant par du lait.

Il y a souvent avantage à donner, les premiers jours, une proportion importante d'eau minérale (Vichy, Vals) avec les tasses de lait : moitié d'abord, puis un tiers, puis un quart d'eau.

INDICATIONS : 1° Le lait, étant de digestion et d'assimilation faciles, est un aliment de repos digestif. Cependant il ne convient pas dans toutes les dyspepsies et n'est pas toujours l'aliment idéal dans les maladies fébriles ;

2° Les dérivés digestifs normaux du lait étant peu toxiques, il est un agent précieux de dépuration urinaire et de désintoxication générale par le peu de toxines qu'il produit et par la diurèse qu'il provoque. Aussi le régime lacté est de tout premier ordre dans les maladies du foie et du rein, dans les maladies aiguës ou chroniques susceptibles d'avoir des complications hépatiques ou rénales, dans les auto-intoxications, ou les hétéro-intoxications d'origine alimentaire, médicamenteuse ou accidentelle ;

3° Le lait est un aliment de *repos cardiaque et vasculaire*, indiqué dans les cas d'insuffisance cardiaque, de myocardite, de lésions valvulaires, dans les affections aiguës et chroniques du cœur ;

4° C'est un aliment de *désinfection relative du tube digestif* ; d'où l'emploi du régime lacté, précédé autant que possible d'une purgation et d'une période plus ou moins prolongée de diète hydrique, dans les maladies aiguës fébriles, notamment dans la fièvre typhoïde et dans tous les accidents toxi-infectieux ;

5° Sa pauvreté en chlorure en fait un agent précieux de déchloruration (traitement des néphrites).

CONTRE-INDICATIONS : 1° Le lait pur est contre-indiqué en général dans les entérites aiguës et chroniques. Si, après avoir conjuré une crise d'entérite par la diète hydrique, on remet l'enfant trop tôt au lait, des accidents digestifs se produisent : diarrhée infecte, vomissements, fièvre, amaigrissement, cachexie, accidents qui diminuent et disparaissent par la suppression du lait et le régime des potages maigres, des farines, des purées, des jaunes d'œufs. Il en est de même de l'entérite de l'adulte ;

2° Chez certains dyspeptiques, le lait donne lieu à des fermentations gastriques abondantes et fétides.

En résumé, le lait est mal digéré et, par suite, le régime lacté ne peut être institué, lorsqu'il y a *dyspepsie buccale* ou salivation insuffisante ; *dyspepsie stomacale*, insuffisance de ferment bile, ou *dyspepsie intestinale* (Martinet).

Lactique (Acide). — Médicament employé pour activer la digestion, dans l'entérite des enfants, sous forme d'une potion : acide lactique 2 à 4 gr., sirop de sucre 30 gr. et eau 80, dont on donne une cuillerée toutes les 2 heures.

Lacto-butyromètre, Lacto-densimètre. — V. LAIT, *Falsifications*.

Lactose. — Sucre de lait, très diurétique.

DOSE. 30 à 100 gr. par jour, dans 1 litre d'eau.

Lactucarium. — V. LAITUE.

Ladrerie. — V. TÆNIA.

Lagophtalmie (du gr. *lagos*, lièvre, et *ophthalmos*, œil). — Disposition vicieuse de la paupière supérieure qui ne peut plus recouvrir l'œil.

Elle est due au raccourcissement ou au renversement de cette paupière, provoqué par des brides cicatricielles traumatiques, des pertes de substance ou par paralysie faciale.

Lait. — Liquide opaque, blanc, légèrement sucré, sécrété par les glandes mammaires de la femme (V. SEINS) et des femelles des mammifères.

COMPOSITION. Le lait est un aliment complet, c'est-à-dire suffisant à lui seul, non seulement à entretenir la vie chez l'adulte, mais à faciliter la croissance chez l'enfant.

	FEMME	ANESSE	VACHE	CHÈVRE
Densité	1 033,50	1 032,10	1 033,40	1 038,85
Eau	900,10	914,00	910,08	869,52
Extrait sec	133,40	118,10	123,32	164,33
Beurre	43,43	30,10	34,00	60,68
Sucre (1)	76,14	69,30	52,16	48,56
Caséine (2)	10,52	12,30	28,12	44,37
Sels (3)	2,14	4,50	6,00	9,10

Le lait doit sa couleur à des globules sphériques (*fig.* 422), visibles seulement au microscope et composés

(1) Lactose. — (2) Matière albuminoïde. — (3) Phosphates de chaux, de magnésie, de fer et de soude, chlorures de potassium et de sodium, carbonate de soude.

de matières grasses ; le nombre de ces globules est accru par un régime abondant et le repos.

Lorsqu'on laisse le lait à lui-même, il se sépare en trois parties superposées : la supérieure, blanche, opaque, molle, d'une saveur agréable, constitue la crème et contient surtout du *beurre ;* la moyenne, blanche, opaque, est formée de caséine ou *fromage blanc ;* l'inférieure ou *petit-lait* est composée d'eau, d'un peu de matière albuminoïde, de lactose, d'acide lactique et de presque tous les sels.

II. **Laits spéciaux.** — *Lait aigri ou fermenté.* Le lait aigri, ou lait acidifié par l'acide lactique, se forme, sous l'action d'un microbe et d'un ferment, aux dépens de la lactose ; il empêche la putréfaction et les fermentations anormales (fermentation butyrique) de la viande et des végétaux.

Son action est analogue à celle du vinaigre comme conservateur des produits animaux et végétaux. L'acide lactique seul suffit à cette fonction de destruction des microbes nuisibles, et il a été employé dans ce but, notamment dans les dyspepsies et la diarrhée verte de l'enfant.

On peut même remplacer l'acide lactique par l'ingestion de culture de bacilles bulgares qui sont le meilleur fabricant de cet acide, à condition qu'on absorbe quelques aliments sucrés (confitures, bonbons, betterave, sucre de lait ou saccharose) aux dépens desquels ils créent de l'acide lactique. Metchnikoff préconisa cette façon d'agir pour se préserver des mauvais microbes et peut-être prolonger la durée de la vie.

Par contre, le *képhir* (lait de vache fermenté), le *koumys* (lait de jument), le *yaourt* (lait de vache, de brebis ou de chèvre) sont des laits aigris, mais contenant de l'alcool et quelquefois des bacilles nuisibles ; leur usage prolongé ne saurait donc être recommandé.

Lait de beurre ou **Babeurre.** — Liquide restant dans la baratte après l'enlèvement du beurre. Employé dans les entérites infantiles.

Lait concentré ou **condensé.** — Le lait est évaporé dans le vide, mélangé ou non avec du sucre, jusqu'à consistance épaisse, puis conservé dans des boîtes métalliques soudées et stérilisées. On reconstitue le lait en y ajoutant de l'eau bouillie. Cette préparation est très utile lorsqu'on ne peut se procurer du lait ordinaire, mais, pour l'alimentation des nourrissons, il faut avoir soin de n'utiliser que du *lait condensé sucré,* sa préparation permettant de ménager les vitamines*.

Lait cuit et Lait cru. — La pullulation des microbes s'effectue plus rapidement dans le lait qui a été chauffé ou pasteurisé, lorsqu'il est laissé au contact de l'air, que dans le lait cru. Le lait fraîchement tiré possède une propriété bactéricide à l'égard de certains micro-organismes ; mais cette propriété se perd après 6 à 12 heures. Il en résulte que le lait fraîchement tiré aura de grandes chances de ne pas être nuisible, et que le lait bouilli doit être consommé immédiatement, ou, tout au moins, être préservé du contact de l'air.

Lait écrémé. — Lait privé en partie ou en totalité de sa matière grasse, soit spontanément, soit par centrifugation. Comparable comme valeur alimentaire au lait d'ânesse. Plus facile à digérer que le lait entier. Le *lait partiellement écrémé,* à 12 à 15 gr. de beurre par litre, peut fort bien servir à l'*alimentation du nourrisson normal,* surtout pendant les premiers mois de la vie, à condition que l'écrémage soit réalisé de manière à empêcher les fermentations et que la perte en substances grasses soit compensée par un apport en sucre équivalent au point de vue calorique.

Ce lait est également recommandable pour la pratique de l'*allaitement mixte par complément,* toutes les fois que le lait de femme est lui-même trop riche en beurre.

Le *lait écrémé* est indiqué dans tous les cas d'intolérance à l'égard des graisses et particulièrement dans la *dyspepsie butyrique,* la *diarrhée graisseuse* et la *dyspepsie gastro-intestinale chronique avec selles mastic.*

Le *lait totalement écrémé* constitue, à défaut de babeurre, un bon aliment de régime, au *stade de convalescence et de réalimentation progressive* des différents états gastro-intestinaux du premier âge caractérisés par une intolérance relative à l'égard du lait.

Le *lait partiellement écrémé* peut être administré

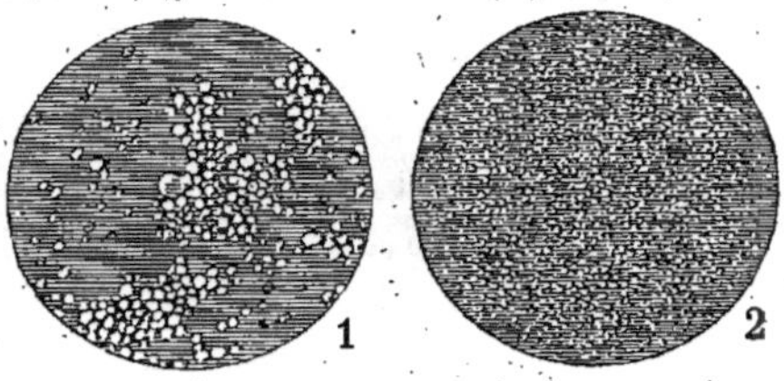

FIG. 422. — Lait.

1. Lait frais ; 2. Lait homogénéisé.

avec avantage aux enfants atteints d'*érythèmes* ou d'*eczéma* (Schreiber).

Lait homogénéisé. — L'homogénéisation du lait a pour but de supprimer la dissociation de ses éléments constitutifs et la séparation de la crème. Pour obtenir ce résultat, on fait passer le liquide dans une sorte de filière à trous très fins, où les globules du lait sont fragmentés, homogénéisés (*fig.* 422) et si intimement mélangés aux autres éléments qu'ils ne peuvent plus s'agglomérer et former de la crème.

Le lait homogénéisé a été conseillé pour les nourrissons, notamment les débiles, comme plus facilement digestible, mais comme tous les laits surchauffés industriellement et soumis à des manipulations multiples, il risque d'engendrer du *scorbut* infantile,* s'il est administré d'une façon prolongée. Il est prudent en pareil cas de donner à l'enfant, en même temps que le lait, un aliment frais, jus de fruit par exemple : orange, citron, dilué dans l'eau sucrée, raisin, etc. (une ou plusieurs cuillerées à café par jour). V. VITAMINES.

Lait maternisé. — Lait auquel, par centrifugation, on a enlevé une partie de la caséine et du beurre pour rapprocher sa composition de celui de la femme.

Lait pasteurisé. — Lait chauffé à 70°, puis refroidi. Il peut contenir encore des germes, et, par conséquent, il est indispensable de le faire bouillir ou de le chauffer au bain-marie à 100° (appareil Soxhlet), s'il est destiné à un nourrisson. La pasteurisation facilite le transport industriel du lait.

Petit-lait. — Le petit-lait est le liquide qui se produit lorsque, le lait ayant subi une première fermentation, la caséine se coagule avec l'acide lactique provenant du sucre de lait ou lactose. Le petit-lait de vache contient 1 p. 100 de matière albuminoïde, de la lactose, de l'acide lactique et des sels du lait. La cure de petit-lait se pratique en France, en Suisse et dans le Tyrol.

INDICATIONS. Maladie d'estomac, entérites, diathèse urique.

Lait sec ou **Lait en poudre.** — Le lait sec est un

lait réduit à l'état de poudre par un procédé qui consiste à évaporer le lait étalé en couche très mince sur des cylindres surchauffés. Le lait sec contient toutes les matières solides du lait ordinaire, mais il ne renferme plus que 3 à 5 p. 100 de son eau. Il existe des *laits secs entiers* ou *gras*, des *laits secs demi-gras*, des *laits secs maigres*. Leur emploi est très facile: il suffit pour reconstituer du lait liquide de délayer la poudre dans une quantité déterminée d'eau bouillie chaude. Les laits secs de bonne marque fournissent de très bons résultats dans l'alimentation des nourrissons.

Falsifications. — I. *Addition d'eau et écrémage.* — On reconnaît cette altération par trois procédés qui se contrôlent l'un par l'autre et qui devront être précédés d'une agitation du lait avec une cuiller pour le rendre bien homogène.

1° *Procédé du crémomètre* (mensuration de la crème). Le crémomètre est une éprouvette portant une graduation descendante de 0 à 100. Le lait est versé jusqu'au 0 de l'échelle. Si, 24 heures après, la couche de crème qui s'est rassemblée à la partie supérieure répond à 15 ou 16 divisions, le lait est bon, de 10 à 14 assez bon, de 8 à 10 passable, au-dessous de 8 insuffisant (écrémé).

La présence d'acide borique retarde la déposition de la crème.

L'opération peut, au contraire, être faite instantanément en versant de l'eau distillée additionnée d'une pincée de bicarbonate de soude dans le crémomètre jusqu'au 50 de l'échelle, puis en terminant avec du lait le remplissage jusqu'au 0. Le chiffre donné par le dépôt de crème devra être alors doublé pour indiquer la quantité réelle.

2° *Procédé du pèse-lait.* Cet instrument plonge d'autant plus dans le lait que ce liquide a été additionné d'eau. On n'a qu'à lire les indications portées sur le tube pour se rendre compte de la falsification.

3° *Procédé du lacto-densimètre de Quévenne.* Cet appareil est un tube gradué qui s'enfonce d'autant plus dans le lait que ce liquide est plus additionné d'eau. Il existe une échelle de chaque côté du tube : les chiffres, suivant le côté, indiquent si l'eau a été ajoutée avant ou après l'écrémage.

4° *Procédé du lacto-butyromètre de Marchand* (mensuration du beurre). Ce lacto-butyromètre est partagé de bas en haut en trois parties égales. L'inférieure est remplie de lait additionné de 2 gouttes de lessive de soude (3 gr. de soude pour 8 gr. d'eau), la moyenne est remplie d'éther et la supérieure d'alcool. Le tube étant alors bouché; on l'agite jusqu'à disparition de tout flocon, puis on le plonge dans une large éprouvette contenant de l'eau à 45°. Après dix minutes, le beurre s'est réuni au sommet du tube, et il est facile de mesurer sa hauteur avec un curseur gradué, placé sur le tube et dont chaque division répond à peu près à 3 gr. 15 de beurre. Le bon lait doit graduer dix divisions, soit 31 gr. 5 de beurre.

II. ***Addition de farine*** ou ***de dextrine*** pour épaissir le lait rendu trop liquide par l'écrémage. On la décèle en faisant chauffer le lait, qui brûle, *attaché* à la casserole, ou en ajoutant après ébullition quelques gouttes de teinture d'iode qui donne une belle couleur bleue.

III. ***Addition de sucre.*** — En y ajoutant de la levure de bière, on provoque la fermentation alcoolique.

IV. ***Addition de bicarbonate de soude.*** — Pour la reconnaître : 1° verser dans le lait de l'alcool à 90°: il fait précipiter la caséine, qu'on enlève par filtration ; 2° le sérum évaporé donne un résidu qui, traité par un acide, fait effervescence. Quand le bicarbonate de soude dépasse 4 à 5 gr. par litre, il suffit d'évaporer le lait pour constater l'effervescence avec un acide.

V. ***Addition d'acide borique*** (fréquente). — On peut la déceler en évaporant le lait, puis en calcinant les cendres, auxquelles on ajoute de l'alcool. En allumant celui-ci, on obtient une coloration verte.

VI. ***Addition d'acide salicylique.*** — Le lait, coupé de moitié eau, est acidifié avec de l'acide acétique. On agite et on filtre. Le petit-lait est traité par l'éther dans un tube. Après agitation et repos, on décante en versant la partie supérieure, éther, dans un verre de montre : l'évaporation se fait et, si l'on verse sur le verre quelques gouttes de perchlorure de fer, la coloration violette caractéristique apparaît nettement.

VII. ***Addition de bichromate de potasse.*** — Les laitiers ajoutent généralement de 20 à 30 centigr. de ce sel par litre de lait. On traite le lait avec une solution de nitrate d'argent à 2 p. 100. D'après la quantité de sels de chrome existante, on obtient une coloration du jaune doré au jaune rougeâtre. Dans des laits présentant de la fermentation lactique, quelques traces de carbonate de potasse favorisent la réaction. (Denigès.)

VIII. ***Addition d'aldéhyde formique, formaline.*** — Quelques gouttes seulement de lait coupé de moitié d'eau sont versées dans un tube à essai renfermant de l'acide sulfurique concentré avec une trace de perchlorure ferrique. La présence de la formaline fait apparaître un anneau violet au contact des deux liquides. La couleur persiste plusieurs jours si l'on a soin de ne pas agiter le tube. 1/200 000 de formaline peut ainsi être décelé. Le lait pur, sans antiseptique, donne lieu à la formation d'une couleur brun rougeâtre, mais qui ne se développe que lentement, et non au point de contact des deux liquides, mais dans une région plus basse, dans la région acide. (Hener.)

Lait d'amandes. — V. AMANDES.

Lait de chaux. — Bouillie blanche, formée par de l'eau contenant en suspension de la chaux*.

Lait (Croûtes de). — V. IMPÉTIGO.

Lait (Fièvre de). — V. FIÈVRE DE LAIT.

Lait de poule. — Préparation qui est à la fois un aliment et un médicament calmant.

Mode de préparation. Battre 2 jaunes d'œufs avec du sucre en poudre et quelques gouttes d'eau de fleur d'oranger jusqu'à ce que les œufs blanchissent, puis verser dessus un verre d'eau chaude ou de lait chaud, mêler rapidement et faire boire immédiatement.

Indications. Rhume, affaiblissement, notamment chez enfants et vieillards.

Lait purgatif. — Médication purgative enfantine. Manne, 10 à 60 gr., suivant l'âge, dans 200 gr. de lait chaud. — Prendre le tout en une fois, le matin.

Lait répandu. — Nom donné à la fièvre puerpérale, par suite d'idées fausses sur l'origine de cette maladie.

Lait de soufre. — V. SOUFRE.

Lait virginal. — Cosmétique destiné à conserver la fraîcheur du teint, mais qui, si l'on en fait fréquemment usage, arrive à dessécher la peau.

On le prépare en versant goutte à goutte 10 gr. de teinture de benjoin dans 400 gr. d'eau de mélilot ou d'eau de roses, ou encore dans du lait d'amandes.

Laitue. — Salade rafraîchissante, qu'on mange crue ou cuite.

Ses feuilles contiennent du *lactucarium*, suc épaissi qui est calmant et somnifère, particulièrement pour les enfants.

DOSE ET MODE D'EMPLOI. Sirop de lactucarium ou d'Aubergier, 30 à 50 gr. Extrait ou *thridace*, 20 centigr. à 2 gr. dans une potion ou sous forme de sirop qui en renferme 50 centigr. par cuillerée à soupe. Le

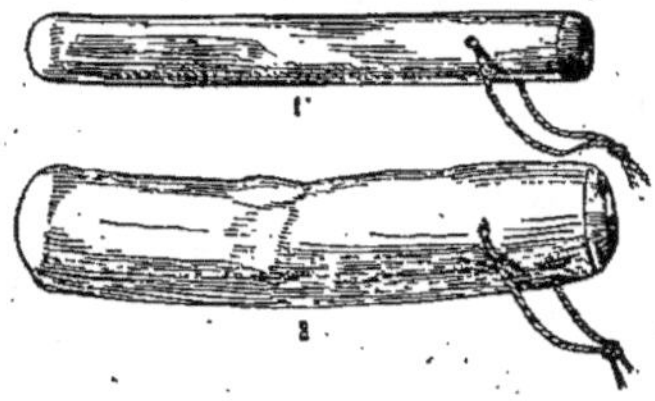

FIG. 423. — Laminaire préparée.
1. Avant l'introduction; 2. Après.

sirop de lactucarium *opiacé* contient, en dehors du lactucarium, 5 milligr. d'extrait d'opium par cuiller à soupe. L'*eau distillée de laitue* se prépare en pilant dans un mortier une quantité donnée de feuilles avec moitié de son poids d'eau, puis en distillant à feu doux jusqu'à réduction au tiers du mélange.

Lamalou (Hérault). — Station d'eau ferrugineuse chaude (46°-17°), gazeuse. Altitude, 170 mètres ; climat doux ; saison : 1er mai-15 octobre.

MODE D'EMPLOI. Boissons, bains, douches.
INDICATIONS. Celles des Eaux ferrugineuses, particulièrement rhumatisme, nervosisme et névralgies chez débilités, maladies de la moelle (ataxie).

Lambdacisme. — V. VOIX.

Laminaire. — Racine d'une algue (*fig.* 423), *Laminaria digitata*, qui en s'imbibant de liquide

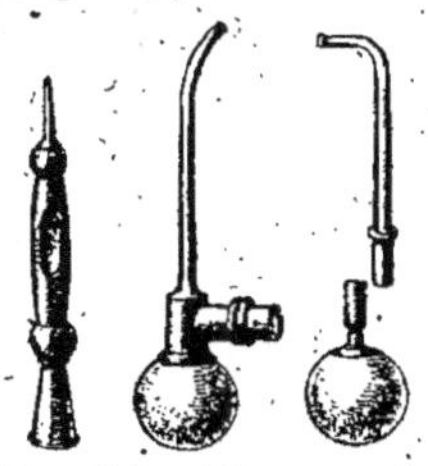

FIG. 424. — Lance-poudre.

prend un développement considérable. On utilise cette propriété pour dilater les orifices, notamment le col de l'utérus.

Laminectomie. — Section chirurgicale des lames vertébrales, en cas de fracture du rachis ou de tumeur de la moelle.

Lampes. — V. LUMIÈRE.

Lance-poudre. — Petit instrument (*fig.* 424) destiné à lancer des poudres dans des cavités, notamment dans le nez, les oreilles. Il en existe plusieurs modèles.

Lancette. — Instrument de chirurgie,

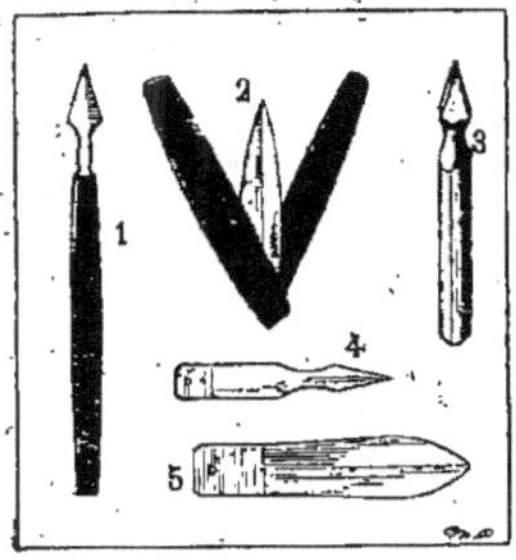

FIG. 425. — Lancettes.
1. A vaccine ; 2. A saignée ; 3. Plume pour vacciner ; 4. Lame cannelée ; 5. Lame pour ouverture d'abcès.

constitué par une lame rentrant dans une gaine (*fig.* 425).

La lancette peut servir à faire une saignée et à ouvrir de petits abcès. On l'employait aussi pour la vaccination, mais on se sert de préférence actuellement, pour cet office, de plumes spéciales. V. VACCINATION.

Lange. — V. HABILLEMENT.

Langouste. — V. CRUSTACÉS.

Langue. — Organe principal du goût qui a un

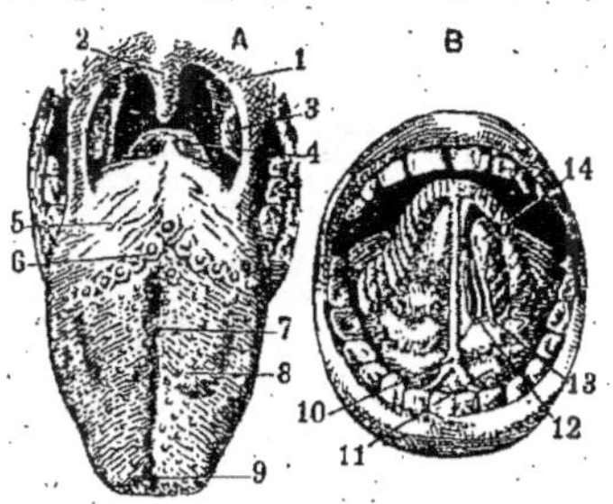

FIG. 426. — Langue.
A. *Face supérieure* : 1. Voile du palais ; 2. Luette ; 3. Amygdale ; 4. Épiglotte ; 5. Glandes folliculaires ; 6. Papilles caliciformes formant le V lingual ; 7. Sillon médian ; 8. Papilles fongiformes ; 9. Pointe de la langue.
B. *Face inférieure* : 10. Frein ou filet ; 11. Plancher buccal : 12. Artère ranine ; 13. Nerf lingual ; 14. Glande de Nuhn.

rôle important dans la déglutition et la parole.

La langue est constituée (*fig.* 426), de dedans en dehors : 1° par des *muscles* qui s'attachent à la mâchoire inférieure et à l'os hyoïde, placé à la partie supérieure du cou ; ils permettent à la langue de se mouvoir en tous sens, de se recourber, de se raccourcir ; 2° par une *muqueuse* qui, notamment à la base, à la pointe et sur les bords, présente des saillies ou *papilles* (*fig.* 427), dans lesquelles viennent se terminer les nerfs du goût, qui donnent la connaissance des saveurs salées, acides,

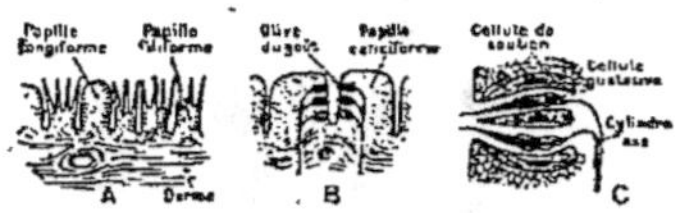

FIG. 427. — Papilles linguales.

A. Papilles du goût ; B. Papilles caliciformes avec corpuscules du goût ; C. Détail d'un corpuscule.

sucrées et amères. Au-dessous de la langue se trouvent les glandes salivaires, dites *sublinguales*, et un repli de la muqueuse, le *filet*, accusé trop souvent à tort d'être trop court chez les enfants qui parlent d'une façon trop tardive.

Langue (Altérations de la). — L'état de la langue donne d'utiles renseignements pour reconnaître diverses maladies.

VARIÉTÉS D'ASPECT. Couverte d'un enduit blanchâtre (saburral) dans les maladies de l'estomac, sèche dans les maladies fébriles, notamment dans la pneumonie, elle est noirâtre dans la fièvre typhoïde, et rouge, vernissée, hérissée de saillies analogues à la surface d'une framboise dans la scarlatine.

Langue (Maladies de la).

Glossites. — Une inflammation de la muqueuse linguale peut s'observer au cours du *muguet*, de la *stomatite mercurielle*, de la *fièvre aphteuse*.

Leucoplasie linguale. — Plaques amorphes d'un blanc nacré, sans liséré marginal, régulièrement disséminées, minces ou épaisses, bleuâtres, fissuraires, siégeant surtout sur la face dorsale et les bords de la langue, et également sur la muqueuse des lèvres et la face interne des joues.

La syphilis est la cause la plus fréquente de la leucoplasie, mais d'autres causes peuvent intervenir : le tabac, les traumatismes (dents cariées, dentiers mal faits), l'arthritisme.

La leucoplasie dégénère souvent en cancer.

Il ne faut pas confondre la leucoplasie linguale avec le *lichen plan lingual*, qui se caractérise par des plaques opalines, en pain à cacheter, sur la face dorsale de la langue, et souvent aussi par des lésions blanchâtres, arborescentes, de la face interne des joues. Il peut exister en même temps un lichen plan de la peau. V. LICHEN.

TRAITEMENT : 1° GÉNÉRAL, de la cause, surtout syphilitique ; 2° LOCAL, pulvérisations avec de l'eau de Saint-Christau (légèrement cuivreuse).

Ulcérations de la langue. — De petites ulcérations peuvent s'observer au cours de la *coqueluche** au niveau du frein de la langue par morsure de la langue. On peut aussi voir des ulcérations en coupure sur le bord de la langue, dans l'*épilepsie*, par *traumatisme dentaire* ; l'ulcération siège alors en face de la dent cariée, du chicot.

Plus importantes sont les ulcérations linguales suivantes :

Syphilis. — On peut observer des ulcérations à la période primaire (chancre de la langue), secondaire (plaques muqueuses) ou tertiaire (gomme ulcérée).

Cancer. — Ulcération reposant sur une base dure, infiltrée, à bords déchiquetés, à fonds sanieux, saignottant au moindre contact. Salivation abondante, haleine fétide, adénopathie sous-maxillaire. Douleurs vives, irradiées à l'oreille.

Tuberculose. — Ulcérations multiples, peu saillantes, à fond pâle, grisâtres, douloureuses, entourées parfois d'une série de granulations jaunâtres. S'observent surtout chez des sujets déjà tuberculeux (pulmonaires, laryngés, osseux).

Actinomycose. — V. ce mot.

Langueur. — Affaiblissement général. V. ANÉMIE et CACHEXIE.

Lanoline. — Graisse extraite du suint de la laine de mouton.

PROPRIÉTÉS. Elles sont analogues à celles de la vaseline ; la lanoline est employée comme elle à titre d'excipient des pommades médicamenteuses. La lanoline boriquée contient 10 p. 100 d'acide borique, la phéniquée 5 p. 100, la salicylée 2 p. 100.

Laparotomie (du gr. *laparon*, flanc, et *tomê*, section). — Opération qui consiste à ouvrir l'abdomen pour agir sur les organes contenus dans cette cavité : corps étranger ou tumeur de l'estomac, occlusion intestinale, plaie d'un des viscères, kyste de l'ovaire ou de l'utérus.

Larmoiement. — Écoulement de larmes sur la joue. État produit en général par une obstruction du canal lacrymal. V. ŒIL.

Laryngite. — Inflammation du larynx*.

Laryngoscopie (du gr. *larynx*, et *scopein*, regarder). — Examen du larynx par l'application du laryngoscope.

Cet appareil se compose d'un miroir plan appliqué sur le voile du palais, au fond de la bouche (*fig.* 428). La lumière qui est envoyée sur le miroir

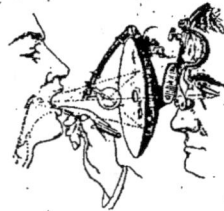

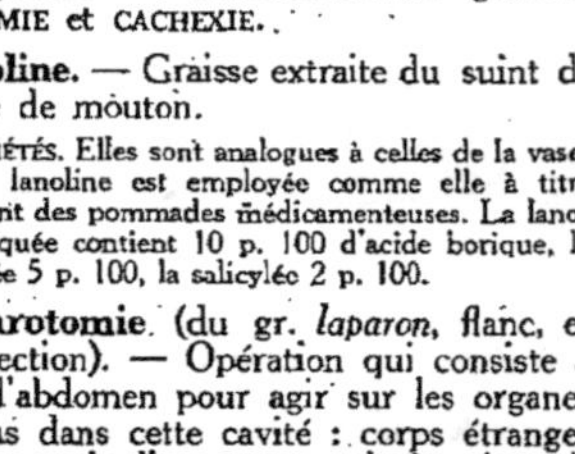

FIG. 428. — Laryngoscope.

est projetée par lui sur le larynx, dont l'image vient se reproduire sur la glace. Au cours de cet examen, le médecin peut faire des applications de médicaments sur les parties malades.

Larynx (*fig.* 429). — Organe de la voix.

Le larynx, situé à la partie supérieure du cou, au-dessous de l'os *hyoïde*, auquel il est uni par le ligament thyrohyoïdien, est une sorte de dilatation du canal de l'air, la *trachée*. Il sert à la fois à la respiration et à la phonation ; étant mobile dans le sens de la hauteur, il s'élève ou s'abaisse à l'occasion de la déglutition, de la parole et de la toux.

La charpente du larynx est constituée par des cartilages : le *cricoïde*, sorte d'anneau uni en bas à la trachée et en haut au deuxième cartilage, le *thyroïde*, qui a la forme d'un bouclier saillant en avant (pomme d'Adam). Enfin, deux autres cartilages, les *aryténoïdes*, qui ont la forme de pyramides triangulaires, s'articulent avec deux facettes placées sur la partie posté-

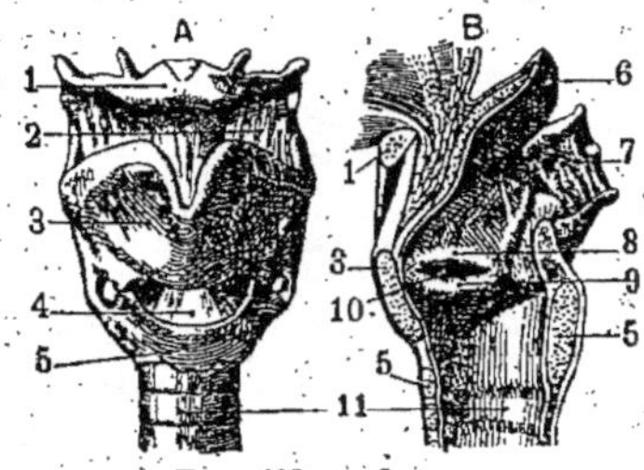

FIG. 429. — Larynx.

A. *Face antérieure.* B. *Coupe d'avant en arrière, à la partie moyenne.* 1. Os hyoïde ; 2. Ligament thyro-hyoïdien ; 3. Cartilage thyroïde ; 4. Cartilage crico-thyroïdien ; 5. Cartilage cricoïde ; 6. Epiglotte ; 7. Membrane thyro-hyoïdienne ; 8, 9. Cordes vocales ; 10. Ventricules du larynx ; 11. Trachée.

rieure du cricoïde. Une membrane mobile, l'*épiglotte*, ferme le larynx au moment où les aliments passent du pharynx dans l'œsophage. L'intérieur du larynx présente une partie rétrécie, la *glotte*, qui se ferme plus ou moins par le rapprochement des *cordes vocales*, lesquelles sont actionnées, ainsi que les différentes parties du larynx, par des muscles. La muqueuse qui tapisse l'intérieur de l'organe est la continuation de celle de la bouche et de l'arrière-gorge en haut, de celle de la trachée en bas ; elle est très sensible à la moindre irritation (air froid, corps étrangers), qui donne lieu à l'acte de la toux. Le larynx contient de nombreux vaisseaux sanguins. (On trouvera à l'article voix d'autres détails sur le larynx.)

Larynx (Corps étranger dans le). — Pour expulser un objet tombé dans le larynx ou la trachée, il faut provoquer la toux par de petites tapes dans le dos, la tête étant maintenue baissée.

Larynx (Maladies du).

Inflammation du larynx ou **Laryngite**. — Il en existe plusieurs variétés :

Laryngite aiguë. — SIGNES. *Chatouillement* dans le fond de la gorge ; *toux*, d'abord sèche, puis humide (grasse), avec crachats épais, grisâtres. La voix est rauque, pénible, puis enrouée et finalement presque éteinte ; la respiration est gênée, particulièrement dans la forme grave, qui s'accompagne de fièvre.

EVOLUTION, en général rapide (8 à 15 jours).

CAUSES. Froid à la gorge, surtout quand on parle au dehors ; froid aux pieds ; action de gaz irritants, mais surtout propagation d'inflammation voisine (bronchite, angine, rhume de cerveau).

TRAITEMENT. Parler le moins possible et à voix basse. Inhalation de vapeur d'eau d'eucalyptus en plaçant la bouche au-dessus du tuyau d'un entonnoir renversé, qui sert de couvercle au bol rempli de liquide bouillant. Tisanes chaudes. Bain de pieds chaud et sinapisé prolongé, 10 minutes à un quart d'heure tous les jours. Appliquer sur le devant du cou une éponge ou un mouchoir trempé dans de l'eau très chaude qu'on recouvre d'ouate et de taffetas gommé. Cette application sera plusieurs fois répétée. Gargarismes très chauds adoucissants. Application de teinture d'iode sur le cou. V. aussi INHALATEURS.

Laryngite chronique. — Il existe plusieurs variétés : laryngites catarrhale, granuleuse, hypertrophique.

SIGNES. Enrouement, voix rauque ; chez les chanteurs, perte des notes aiguës, puis des notes graves et enfin du médium. Quelquefois, gêne respiratoire.

CAUSES. Laryngite aiguë, pharyngite aiguë ou chronique, usage exagéré de la voix, excès de boissons ou de tabac, arthritisme.

TRAITEMENT. Nécessité d'un examen laryngoscopique par spécialiste, qui devra souvent faire des applications locales. Au début, traitement de laryngite aiguë. Eaux de Mont-Dore*, Bourboule*, Cauterets*, Eaux*-Bonnes.

Laryngite syphilitique. — S'observe à la période secondaire (syphilides ulcéreuses de la muqueuse laryngée) ou à la période tertiaire (gommes, ulcérations et nécrose des cartilages du larynx).

Laryngite tuberculeuse. — CAUSES. Quelquefois, mais rarement, le larynx est atteint de tuberculose, alors que le poumon ne l'est pas encore ou ne l'est que fort peu : on a affaire à la tuberculose laryngée primitive. Dans la grande majorité des cas, le larynx n'est atteint que dans le cours ou la période terminale de la tuberculose pulmonaire : l'affection de l'organe de la voix est alors secondaire. On l'a constaté dans les 2/3 des cas de phtisie ; elle est rare chez les enfants au-dessous de 15 ans.

SIGNES. Au début, la voix est simplement enrouée et rauque, avec, quelquefois, sensation de chatouillement pénible provoquant des quintes de toux qu'on attribue à la présence d'un débris alimentaire dans le larynx. Le voile du palais et le fond de la gorge sont très pâles. La maladie peut s'arrêter là ; mais, dans d'autres cas (phtisie laryngée), la voix se perd complètement, des douleurs très fortes se produisent au moment de la déglutition, même simplement au passage de la salive, et on constate une oppression continue ou par accès (dyspnée). Cet état peut se produire brusquement dans certains cas.

EVOLUTION. Elle est souvent très lente, et le malade est emporté par la tuberculose pulmonaire.

TRAITEMENT. Les prédisposés à la tuberculose veilleront à ne pas fatiguer l'organe vocal, à éviter les laryngites qui servent de point d'appel à la localisation de la tuberculose sur le larynx : éviter les cris, les chants, la lecture prolongée à voix haute.

Comme la laryngite tuberculeuse coïncide le plus souvent avec la tuberculose pulmonaire, le traitement général sera celui de cette dernière maladie : séjour au grand air, huile de foie de morue, préparations arsénicales, régime alimentaire spécial, séjour aux stations thermales sulfureuses des Pyrénées ou au Mont-Dore. Injections intramusculaires d'éther benzylcinnamique. V. TUBERCULOSE.

Inhalations de vapeur d'eau additionnée de teinture de benjoin, de bromoforme, de teinture d'eucalyptus, d'essence de pin. Aspiration de poudre d'orthoforme, ou d'iodoforme quand il y a des ulcérations.

Projection de poudres anesthésiques à base de cocaïne, de chlorydrate de morphine pour combattre la dysphagie.

Attouchements avec le phénol-sulfo-riciné, des solutions d'acide lactique, le chlorure de zinc, etc.

Laryngite diphtérique ou ***Croup.*** — V. DIPHTÉRIE.

***Laryngite striduleuse* ou *Faux croup*.** — Laryngite aiguë accompagnée d'accès d'étouffements nocturnes, se produisant dans l'enfance, particulièrement avant six ans.

SIGNES. Au milieu de la nuit, l'enfant se réveille avec une *toux rauque*, fréquente, forte et bruyante ; la respiration est entrecoupée, haletante, avec une sorte de sifflement au moment de l'inspiration. La voix est rauque entre les accès d'oppression, pendant lesquels elle est très affaiblie, mais cependant moins éteinte que dans le croup. La crise d'oppression, qui s'accompagne de fièvre intense et d'une congestion du visage, a une durée d'une demi-heure à trois heures ; puis le calme revient progressivement, le sommeil reprend, et, si la toux se reproduit, elle est plus humide. L'examen de la gorge montre qu'il n'y a pas d'angine. Dans la journée, la voix est presque normale et la toux simplement enrouée. L'accès peut revenir plusieurs nuits de suite, mais de plus en plus faible, et les journées sont bonnes.

DIFFÉRENCE AVEC LE CROUP VRAI. L'invasion est plus brutale que dans le croup, l'état se modifie beaucoup dans la journée, la voix n'est pas éteinte entre les accès.

CAUSE. Froid. Possibilité de récidive.

TRAITEMENT. Applications d'eau très chaude sur le cou, maintenue pendant un quart d'heure. Placer plusieurs cuvettes d'eau bouillante autour du lit et entourer le tout avec les rideaux, de façon que l'enfant respire un air chargé d'humidité. V. INHALATION.

***Laryngite œdémateuse* ou *Œdème de la glotte*.** — Affection caractérisée par le gonflement des replis de la muqueuse laryngée ou l'infiltration de sérosités dans leur épaisseur ; bien que les cordes vocales ne participent que rarement à cet œdème, les effets mécaniques sont les mêmes que si la glotte était rétrécie.

Plus la muqueuse est d'un tissu lâche, plus elle sera susceptible de se tuméfier : c'est pour cela que l'œdème atteint surtout la face antérieure de l'épiglotte, les replis ary-épiglottiques, les cordes vocales supérieures.

CAUSES. L'œdème du larynx peut être *primitif* et constituer à lui seul toute la maladie, mais le plus souvent il est *consécutif* à une affection du larynx ou des organes voisins ou à une maladie générale, comme l'albuminurie, la grippe, etc. C'est ainsi qu'on l'observe à la suite de phlegmons du cou, de glossite, d'amygdalite phlegmoneuse, de parotidite, etc. Une cause assez fréquente est l'ingestion accidentelle de liquides brûlants ou caustiques ; bien plus rarement, l'œdème de la glotte est dû à l'urticaire des muqueuses.

SIGNES. Quand l'œdème est *primitif*, les accidents sont immédiats : l'ouverture du larynx étant très diminuée la respiration est difficile, laborieuse surtout pendant l'inspiration ; le malade fait des efforts considérables pour introduire l'air dans la poitrine et peut succomber par asphyxie si on n'intervient pas. La voix est faible, intermittente, rauque si l'œdème siège au-dessus des cordes vocales et presque supprimée quand le gonflement atteint ces dernières.

Dans l'œdème *secondaire* à une autre maladie, on constate l'existence des symptômes propres à ces maladies, puis graduellement et quelquefois assez vite les symptômes d'une gêne respiratoire plus ou moins prononcée.

Le pronostic est évidemment subordonné à la cause déterminante, mais aussi au volume, au siège de l'œdème et à la rapidité avec laquelle on apporte des soins. Lorsque la suffocation est imminente, seule la trachéotomie peut sauver le malade, en ouvrant un passage à l'air au-dessous du point obstrué.

TRAITEMENT. Applications d'eau très chaude sur le cou à l'aide d'une éponge ou d'un mouchoir, ou d'eau glacée ; dérivatifs : sinapismes ou pédiluves sinapisés, enveloppement ouaté des membres inférieurs. Purgatifs, régime lacté ; injections sous-cutanées de pilocarpine.

Comme traitement local : pulvérisations d'une solution astringente : alun, tanin ; badigeonnages du larynx avec une solution d'adrénaline ; scarifications ; tubage et même trachéotomie si la dyspnée persiste.

***Laryngite dans les fièvres éruptives*.** — La laryngite *grippale* se présente sous la forme d'une laryngite aiguë banale ; c'est alors un simple épiphénomène du début de l'infection ; dans certains cas l'œdème des régions postérieures du larynx détermine une dysphagie particulièrement pénible.

La laryngite de la *rougeole* est précoce ou tardive. Précoce, elle se manifeste par de l'enrouement, de la toux rauque et une légère gêne respiratoire ; elle correspond à l'envahissement du larynx par l'énanthème pharyngé. Tardive, elle s'accompagne souvent d'ulcérations postérieures, porte ouverte au bacille diphtérique.

La *scarlatine* donne une laryngite, rare, mais à forme grave d'emblée, s'accompagnant presque toujours d'œdème et d'exsudat pseudo-membraneux, même en dehors de toute infection diphtérique.

La *variole* détermine fréquemment la formation de pustules laryngées vers le 4e ou le 6e jour de la maladie ; pronostic grave malgré la trachéotomie, à cause de l'extension possible aux organes respiratoires.

La *varicelle* frappe exceptionnellement le larynx, mais alors elle est toujours grave.

Les manifestations laryngées de la *fièvre typhoïde* sont plus fréquentes ; les formes graves, caractérisant le « laryngo-typhus », sont sérieuses non seulement par leur danger immédiat d'œdème ou d'abcès fusant parfois vers le médiastin, mais encore par des rétrécissements cicatriciels qui en constituent parfois la séquelle.

L'*érysipèle de la face* se propage parfois au pharynx, au larynx ; parfois aussi existe une forme primitive d'érysipèle du larynx.

Lathyrisme (du lat. *lathyrus*, gesse). — Intoxication déterminée par l'ingestion de

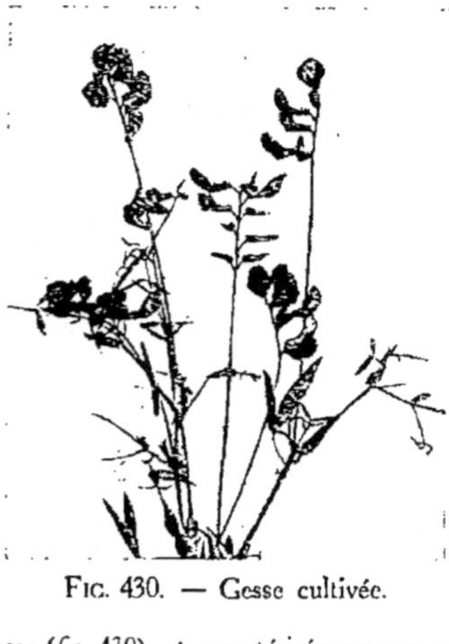

FIG. 430. — Gesse cultivée.

gesse (*fig.* 430), et caractérisée par une paralysie des jambes, avec douleurs, contractures et démarche spasmodique.

Latrines. — V. LIEUX D'AISANCES.

Laudanum. — Préparation d'opium*.

Laurier-cerise (*fig.* 431). — Arbustes de la famille des Rosacées.

Les feuilles contenant comme principe actif de l'acide cyanhydrique, sont employées commme calmant.

MODE D'EMPLOI ET DOSE. Se donne à la dose de : Eau distillée, 1 à 5 gr. par jour (0 gr. 25 par année d'âge pour enfant). Sirop, 10 à 20 gr.

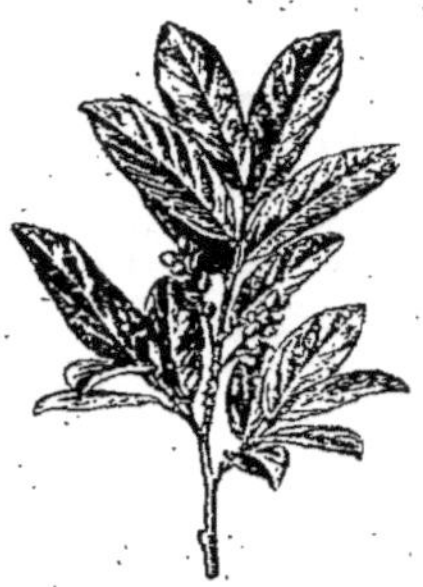

FIG. 431. Laurier-cerise.

Lavage du corps. — V. PEAU.

Lavage d'estomac. — Procédé thérapeutique employé dans les maladies d'estomac*, notamment dans la dilatation.

1° *Appareil (fig.* 432). Les appareils de Faucher ou de Debove se composent d'un tube en caoutchouc de 1m,50 de long et de 8 à 10 millimètres de diamètre, portant une marque à 40 centimètres de l'une de ses extrémités ; cette extrémité, dite inférieure, offre latéralement une ouverture de 1 demi-centimètre de long sur 1 centimètre de large, destinée à suppléer l'ouverture terminale si celle-ci venait à être bouchée. L'extrémité supérieure reçoit un entonnoir en verre.

2° *Mode d'exécution du lavage.* Le malade, après avoir trempé l'extrémité inférieure du tube dans du lait ou de l'huile, pour faciliter le glissement, place celle-ci sur la langue ; puis, la poussant légèrement, l'avale peu à peu par des mouvements de déglutition, jusqu'au moment où, ayant introduit à peu près 40 centimètres du tube, la marque vient affleurer ses lèvres. L'entonnoir est alors rempli d'eau bouillie, de Vichy

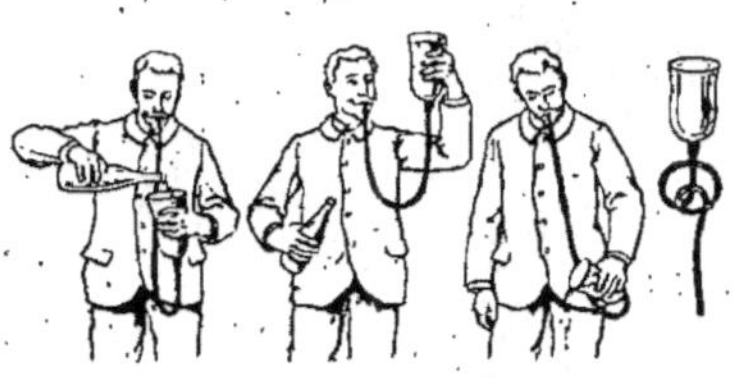

FIG. 432. — Lavage de l'estomac.
Positions successives du bol laveur.

ou de Vals, et, lorsqu'il est sur le point d'être vidé, on le retourne pour constituer un siphon et amener le renversement au dehors du liquide qui a lavé l'estomac et qui est reçu dans une cuvette.

INDICATIONS : 1° *Dilatation de l'estomac.* L'évacuation des matières solides, liquides ou gazeuses accumulées dans l'estomac et qui dilatent mécaniquement cette poche, en provoquant, en outre, des fermentations putrides, a des résultats d'autant meilleurs que l'eau employée vient modifier la vitalité des parois de l'estomac et annihiler, s'il y a lieu, l'excessive acidité des liquides gastriques.

2° *Empoisonnements.* La dilution et l'évacuation du poison sont opérées dans les meilleures conditions par ce procédé.

CONTRE-INDICATIONS. Le lavage de l'estomac ne peut et ne doit être opéré qu'après avis d'un médecin. Il peut, en effet, être dangereux chez certains individus, notamment chez ceux dont l'estomac saigne facilement (ulcère et cancer d'estomac).

Lavande. — Plante de la famille des Labiées dont l'essence est quelquefois employée comme excitant, en frictions, dans les paralysies.

Lavement (Syn. : clystère, remède). — Injection d'une quantité variable de liquide dans l'anus à l'aide d'un bock*, d'un irrigateur*, d'une seringue ou d'une poire (*fig.* 433).

On peut aussi employer dans le même but la douche ascendante. Enfin, dans certains cas, on introduit un tube en caoutchouc ou une sonde assez profondément dans l'intestin (*entéroclyse*), de façon à amener le liquide le plus haut possible.

Le liquide d'un grand lavement arrive jusqu'à l'extrémité du gros intestin, c'est-à-dire à la valvule iléo-cæcale qui la sépare du petit intestin.

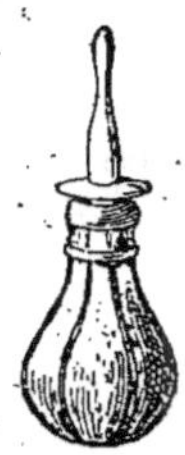

FIG. 433. Poire à lavement.

MODE D'EMPLOI. Se coucher sur le côté droit, les cuisses légèrement pliées et le siège relevé par un coussin de façon à donner à l'intestin une déclivité naturelle ; pour relâcher les muscles du ventre, respirer sans effort et éviter de tousser ; introduire la canule d'abord d'arrière en avant à la profondeur de 3 centimètres, puis légèrement en arrière de façon à pénétrer de 6 à 7 centimètres ; sinon, le liquide n'entre pas dans l'intestin et sort à mesure par l'anus.

VARIÉTÉS. La *quantité* de liquide peut être de 1 litre (grand lavement), de 1 demi-litre (lavement entier), d'un quart de litre (demi-lavement) et de 125 grammes (quart ou petit lavement).

La *durée* est *courte* (lavement ordinaire) ou *prolongée* (un quart d'heure à une demi-heure).

La température est *tiède, froide, chaude* ou *très chaude* (45° à 55°). L'*effet local* varie avec cette température : *tiède* (35° à 37°), le lavement n'agit que par sa quantité, et la dilution des matières est temporaire, l'intestin s'habituant à la distension ; *froid*, il produit la contraction de l'intestin et peut, en conséquence, être pris en faible quantité ; *chaud*, il a d'abord la même action, mais celle-ci s'émousse assez rapidement, d'où la possibilité de supporter des lavements prolongés très chauds.

INDICATIONS : I. LOCALES. Contre la *constipation*, lavement simple, entier, tiède à l'eau ordinaire ou salée à 7 p. 1000, à la décoction de racine de guimauve ou de graine de lin, à l'eau glycérinée ou huileuse (1 à 2 cuillerées à soupe) ; demi-lavement d'eau chaude à 45° ; lavement d'huile, petit (30 à 60 gr.) ou grand (100 à 250 gr.).

Contre la *diarrhée chronique*, la *dysenterie*, l'*entérocolite*, l'*obstruction intestinale*. V. ces maladies.

Dans la *prostatite aiguë*, les *inflammations utérines*, grands lavements chauds.

II. GÉNÉRALES. Le rectum et l'intestin sont utilisés comme voie d'absorption :

1° Les *grands lavements chauds* à 48° agissent par réflexes dans les hémorragies, en particulier du tube digestif, dans les affections douloureuses de l'abdomen (colique de plomb);

2° Les *grands lavements froids* sont utilisés dans la fièvre typhoïde comme réfrigérants, et dans l'ictère catarral comme cholagogue ;

3° Les *lavements de sérum* (salé ou glycosé) sont administrés par le goutte* à goutte;

4° Les *lavements purgatifs* (séné et sulfate de soude, du Codex) possèdent une action dérivative utilisée dans l'urémie, les états congestifs cérébraux, les cirrhoses;

5° Les *lavements médicamenteux* sont des demis ou des quarts de lavement qui servent à introduire dans les voies digestives des substances qui seraient irritantes pour l'estomac (créosote, iodure de potassium). On les emploie également quand le malade avale difficilement;

6° Les *lavements alimentaires* sont indiqués dans le retrécissement de l'œsophage ou du pylore, certains ulcères de l'estomac, les vomissements incoercibles. La question de l'absorption rectale a été discutée ; on admet qu'elle existe pour l'eau, les sels, l'alcool, les sucres, peut-être les peptones et les matières grasses en émulsion. On procède de la manière suivante : Battre 2 œufs dans un peu d'eau froide, puis ajouter 250 gr. d'eau tiède, 2 gr. de sel par œuf, ou une même quantité de bouillon salé ou de lait, ou une cuillerée à café de peptone sèche: V à VI gouttes de laudanum assurent la tolérance. Quatre lavements semblables sont administrés par jour, très lentement, et précédés d'un lavement évacuateur. Pratiquement, les résultats réels de ces lavements sont médiocres : ils entraînent souvent de la rectite (Savy).

Lavement électrique. — Indiqué dans certains cas d'obstruction intestinale.

Application. On utilise d'ordinaire le *courant continu*; mais en cas d'atonie paralytique complète de l'intestin, on doit avoir recours au *courant galvano-faradique*.

Le malade étant placé sur le dos, les jambes écartées et le siège sur un bassin plat, on place une large (24 sur 30) électrode imbibée d'eau salée chaude sur le ventre et on introduit dans l'anus, soit la sonde de Boudet, formée d'un tube métallique malléable, protégé extérieurement par une gaine en caoutchouc durci plus longue que ce tube du côté rectal, soit une simple sonde en caoutchouc contenant une spirale métallique. Cette sonde est traversée par l'eau chaude (38°) et salée (7 gr. par litre), venant sans arrêt d'un bock placé à 50 centimètres au-dessus du lit. La sonde doit être enfoncer aussi haut que possible pour gagner une région où le réflexe expulsif est moindre. Lorsqu'un verre d'eau environ a pénétré dans l'intestin on commence à débiter lentement le courant jusqu'à 60, 70 milliampères, pendant 5 minutes, puis on revient lentement à 0 et on renverse le courant, qu'on applique encore pendant 5 minutes.

Ce traitement peut être prolongé pendant 25 minutes, avec écoulement de 2 litres d'eau. On recommence, après un intervalle de 6 à 7 heures, deux ou trois fois. En général, si l'obstruction n'est pas complète, l'évacuation se produit après la deuxième application.

Si l'on n'obtient pas rapidement le résultat désiré, il ne faut pas trop insister, car on rendrait plus dangereuse l'opération chirurgicale devenue indispensable.

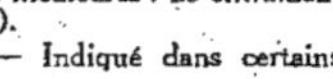

Fig. 434. Lave-oreilles.

Lave-oreilles. — Petite éponge à forme d'olive, montée sur un petit manche d'ivoire ou d'os (*fig.* 434), dont on se sert pour nettoyer les oreilles après l'avoir trempée dans de l'eau *chaude* (les oreilles étant très susceptibles au froid).

Laxatifs. — Aliments et médicaments qui produisent des selles normales ou à peu près normales sans diarrhée.

Variétés : 1° *Aliments.* Jus de pruneau, miel, marmelade de pommes : 2° *Médicaments.* Casse, cascara, manne, tamarin, podophyllin, eau de Montmirail, suppositoires glycérinés.

Layette. — V. habillement de l'enfant.

Lécithine (du gr. *lekithos*, jaune d'œuf). — Médicament reconstituant extrait du jaune d'œuf et de la cervelle d'animaux.

Il contient de l'acide glycérophosphorique uni à un acide gras et à une base, la choline.

Dose et mode d'emploi. 20 à 30 centigr. en pilules ou injection hypodermique. — Indications. Tous les états de dénutrition rapide et notamment la tuberculose et le diabète.

Légumes. — Composition chimique. Les légumes forment 3 groupes :

1° Les *féculents* (pois, haricots, fèves, lentilles), qui contiennent plus de moitié de fécule (575 à 540), beaucoup de graisse et quantité égale d'albuminoïdes (225 à 215 pour 1000 gr.), 25 à 30 grammes de sels et, enfin, de l'eau.

2° Les *pommes de terre* et les *châtaignes*, qui contiennent moitié moins de fécule (250), très peu d'albuminoïdes (15 à 45 pour 1000 gr.) et de graisse (1 à 15 gr.).

3° Les *herbacés*, qui contiennent beaucoup d'eau. Les plus nutritifs, au point de vue des albuminoïdes (20 à 30 pour 1000 gr.), sont les asperges, le cresson, les choux, les champignons, les truffes; au point de vue du sucre (92 pour 1000 gr.), la carotte et la betterave. L'oseille et les tomates contiennent beaucoup d'acide oxalique.

Digestibilité. Elle n'est possible qu'à condition que les légumes soient très cuits, très écrasés, l'enveloppe qui recouvre un grand nombre d'entre eux étant indigestible. Cette enveloppe rend les choux particulièrement difficiles à digérer. Les légumes arrosés avec des liquides contenant des microbes peuvent donner la fièvre typhoïde et le choléra s'ils sont mangés crus (salades) : d'où la nécessité de s'en abstenir en temps d'épidémie.

Bouillon de légumes. — Utilisé dans les gastro-entérites aiguës infantiles, alors que le lait est mal supporté. Il en existe plusieurs formules :

Formule de Méry :

Carottes	40 gr.
Pommes de terre	40 gr.
Navets	10 gr.
Pois et haricots secs	10 gr.
Sel marin	4 gr.
Eau	2 litres.

Laisser bouillir 4 heures les légumes épluchés et lavés; recueillir le bouillon et jeter les légumes : compléter à 1 litre avec de l'eau bouillante ou bouillie. Ce bouillon s'altère assez rapidement; le renouveler chaque jour.

Formule de Comby :

Blé	aa 30 gr.
Orge perlé	
Maïs concassé	
Haricots blancs secs	
Pois secs	
Lentilles	

Faire bouillir 3 heures dans 3 litres d'eau : le bouillon se réduit à 1 litre environ; filtrer sur un linge fin et ajouter 3 à 4 gr. de sel.

Formule de Variot. Faire cuire 50 gr. de riz dans 1 litre d'eau ; le liquide filtré forme une bouillie lactescente à laquelle on ajoute 4 gr. de sel marin.

Au lieu de saler le bouillon, on peut le sucrer : 70 à 80 gr. par litre. On le donne en biberon.

Quand l'enfant va mieux, on peut recourir aux bouillies avec du bouillon de légumes, qui sont mieux tolérées que les bouillies au lait. Tout d'abord commencer par la farine de riz :

Crème de riz. . . . . . 1 cuillerée à café.
Bouillon de légumes. . 120 gr.

Délayer à froid, faire cuire 20 minutes, dont 10 d'ébullition.

Passer ensuite aux bouillies, à la farine d'orge, d'avoine, et arriver progressivement à la reprise du lait.

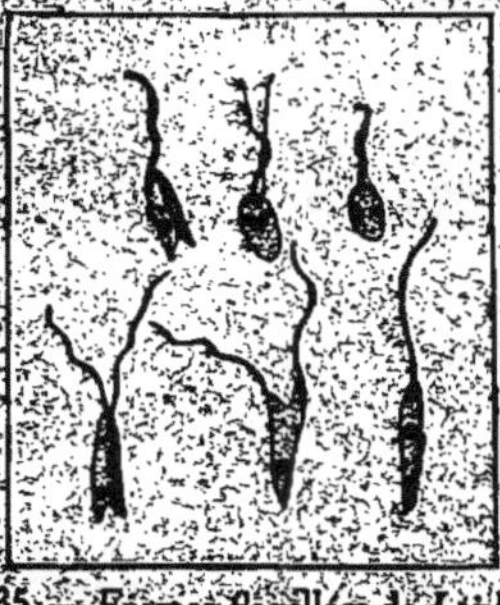

FIG. 435. — Formes flagellées de *Leishmania infantum* obtenues en culture.

Leishmanioses. — Maladies parasitaires causées par des protozoaires flagellés (*fig.* 435), les *leishmania* (*fig.* 436).

Les principales leishmanioses sont : le *bouton d'Orient* (ulcération bénigne de la peau qui dure 6 à 12 mois), le *pian-bois* (ulcération destructive de la peau et des muqueuses entraînant des mutilations

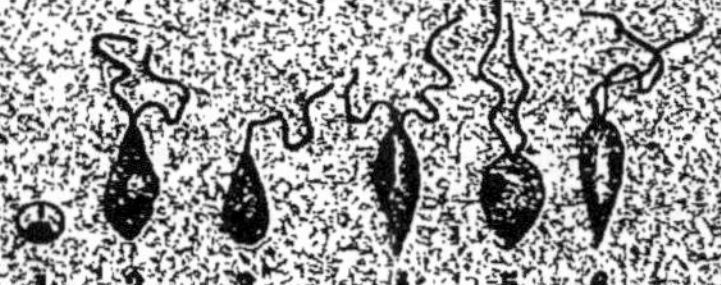

FIG. 436. — Leishmania furonculosa.
(Vue à un fort grossissement.)

considérables), le *kala-azar* (maladie épidémique souvent mortelle des pays chauds se manifestant par de la diarrhée, un gros foie et une grosse rate).

TRAITEMENT. Injections intraveineuses d'émétique.

Lentes. — Œufs des poux ; leur enveloppe chitineuse leur permet d'adhérer aux poils. V. POUX.

Lentigo (du lat. *lens*, lentille). — V. ÉPHÉLIDES.

Lentille. — Graine d'une Légumineuse. V. FÉCULENTS.

Léontiasis (du gr. *léon*, lion). — Déformation hypertrophique de la face due à une déformation du squelette (acromégalie) ou à des lésions cutanées (lèpre, syphilis tertiaire).

Lèpre. — Maladie chronique de la peau et des muqueuses s'accompagnant de phénomènes nerveux et dont l'origine est un bacille découvert par Hansen et ressemblant beaucoup à celui de la tuberculose.

LOCALISATIONS. En Europe, on l'observe surtout en Suède, en Grèce, en Italie, en Espagne et au Portugal ; la lèpre devient très commune en Égypte, en Turquie d'Asie, aux Philippines, au Japon, en Chine, dans les deux Amériques et en Océanie.

En France, il existe quelques foyers mal éteints en Bretagne, aux environs de Guingamp (cagneux), en Provence, dans les Alpes-Maritimes, en Auvergne, dans les Pyrénées (cagots).

La lèpre semble surtout être contagieuse dans les pays où elle est endémique. Transplanté dans un autre milieu, le lépreux est beaucoup moins contagieux.

SIGNES. La lèpre apparaît souvent fort longtemps après la contamination. Cette période de latence peut être de 10 ans, 15 ans et même 30 ans. C'est à cette période fruste qu'il est important de dépister la maladie.

Parfois on note un nodule isolé, véritable chancre *lépreux*, ou bien des poussées aiguës, fébriles, rhumatoïdes, avec éruptions cutanées, des nouures des jambes, analogues à celles de l'érythème noueux ; ce peuvent être aussi des troubles nerveux, une névrite douloureuse d'un nerf cubital, une paralysie, une amyotrophie, un panaris analgésique de Morvan.

Ou bien c'est un coryza chronique avec parfois épistaxis, tuméfaction ganglionnaire.

A la période d'état, la lèpre peut se présenter sous différentes formes.

Forme tuberculeuse. Taches plus ou moins arrondies, fauves, vineuses ou grisâtres, remplacées, après un temps qui varie de quelques mois à des années, par des élevures hémisphériques ou aplaties, de la grosseur d'un grain de plomb à une noisette, dures, rougeâtres, brunâtres ou grisâtres, qui peuvent se résorber en laissant après elles une dépression ou provoquer des ulcérations (*fig.* 437) ; ces dernières sont, dans certains cas, assez profondes pour provoquer des mutilations. Les diverses lésions ont pour siège d'élection la face, mais peuvent envahir les membres avec épaississement des mains et des pieds (éléphantiasis). Des tubercules peuvent se produire sur les diverses muqueuses : conjonctive, langue, larynx.

Forme anesthésique. Elle est caractérisée par des taches assez analogues à celles de la forme tuberculeuse, mais qui s'étendent progressivement en se décolorant au centre. Elles s'accompagnent d'abord d'hyperesthésie, puis d'anesthésie des régions atteintes ; en même temps, la peau et les muscles s'atrophient (mains en griffe), les ongles, les dents tombent et des ulcérations provoquent des mutilations diverses (*fig.* 438).

Forme mixte. Combinaison des deux formes précédentes.

ÉVOLUTION. La forme tuberculeuse dure en moyenne 8 à 10 ans, la forme anesthésique 15 à 18 ans ; la mort survient à la suite d'un affaiblissement progressif général de la santé ou d'une complication pulmonaire.

TRAITEMENT : 1. PROPHYLACTIQUE. La conférence internationale de Strasbourg de 1923 émit le vœu que, dans les pays où la lèpre forme des foyers ou prend une grande extension, l'isolement est le meilleur moyen d'empêcher la propagation de la maladie. La déclaration obligatoire, la surveillance et l'isolement, tels qu'on les pratique en Norvège, doivent être recommandés. Il importe d'interdire l'entrée des lépreux dans les pays sains et de les empêcher d'exercer des métiers les exposant à propager les germes de leur infection.

C'est en partie ce qu'avait fait le moyen âge, et c'est grâce à l'isolement strict des lépreux dans les maladreries ou maladières que le fléau a disparu presque complètement de l'Europe.

II. MÉDICAMENTEUX. 1° *Vaccins* employés en injections sous-cutanées : *léproline* de Rost, extraite de cultures lépreuses, difficile à se procurer; *vaccins* de Gougerot obtenus suivant la méthode de Wright en émulsionnant dans du sérum physiologique des lépromes riches en bacilles.

2° *Médicaments.* Huile de chaulmoogra* prescrite par la bouche (X à CCC gouttes par jour), en suppositoires, en lavements, en émulsionnant l'huile dans du lait, en injections intrafessières de 1 à 5 cm³ ou intraveineuses. Acide gynocardique, extrait de l'huile de chaulmoogra (3 à 10 capsules de 0 gr. 20); *antiléprol, hansénol,* éthers de l'acide gynocardique.

Autres médicaments préconisés : baume de gurjum, extrait de palétuvier, hoang-nan (écorce de *Strychnos gaultheriana*).

Malheureusement, dans la plupart des cas, le traitement est impuissant à arrêter la marche progressive de la maladie.

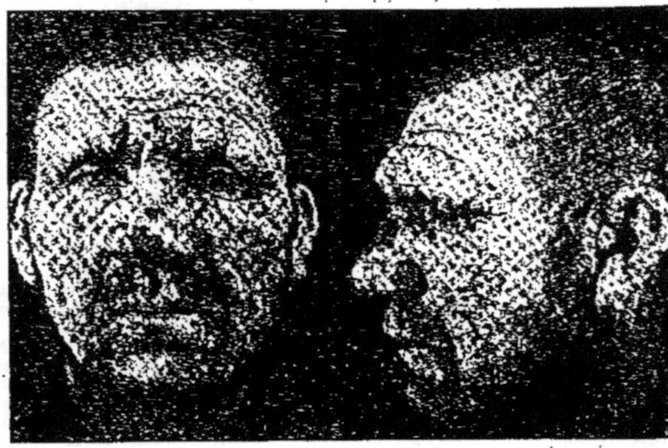

FIG. 437. — Lèpre tuberculeuse. (Musée de l'hôpital Saint-Louis.)

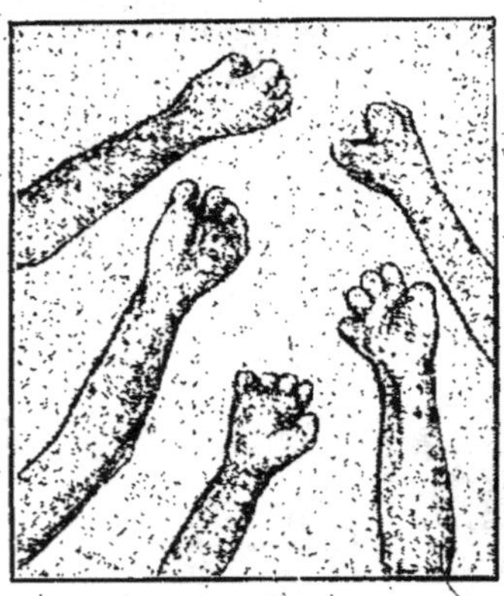

FIG. 438. Mutilation des extrémités dans la lèpre.

Lésion (du lat. *læsio*, blessure). — Modification maladive quelconque des organes, soit dans leur texture, soit dans leur rapport avec les organes voisins.

Léthargie (du gr. *lêthê*, oubli, et *argia*, engourdissement). — Sommeil continu très profond pendant lequel le malade n'a pas conscience des paroles qu'on peut lui faire dire lorsqu'on interrompt un moment son sommeil et dont il ne se souvient pas à son réveil. Pour différence avec *mort*, V. ce mot.

Leucémie ou **Leucocythémie** (du gr. *leukos*, blanc, et *aima*, sang). — Affection caractérisée par des modifications particulières du sang avec développement anormal, hyperplasique des organes hématopoiétiques.

Suivant que la prolifération cellulaire porte sur le tissu myéloïde ou lymphoïde, la leucémie est dite myéloïde ou lymphoïde.

CAUSES. Affection peu fréquente, s'observant chez l'adulte et de cause encore indéterminée. Les uns invoquent un processus néoplasique (cancer du sang), les autres admettent une origine infectieuse. Certaines formes, en effet, évoluent d'une façon aiguë, et on retrouve dans les antécédents du malade des infections diverses : fièvres éruptives, angine et surtout syphilis et tuberculose.

SIGNES. La leucémie peut évoluer d'une façon chronique ou aiguë.

Leucémie chronique. — ***Leucémie myéloïde.*** — Forme la plus fréquente; s'observe surtout chez l'homme de 30 à 50 ans. La transformation myéloïde de la rate et de la moelle osseuse entraîne l'hyperproduction des leucocytes polynucléaires et des mononucléaires granuleux (myélocytes), dont ils dérivent. V. CŒUR.

Le début est très lent et insidieux, puis l'anémie s'installe avec tendance aux hémorragies, douleurs osseuses et névralgiques, troubles digestifs, fièvre modérée (38°-39°) survenant par poussées. Du côté des organes hématopoiétiques, on note une *splénomégalie* ou augmentation de volume considérable et précoce de la rate avec hypertrophie légère du foie : les ganglions restent à peu près indemnes. Le sang, de couleur blanchâtre, montre une hyperleucocytose (augmentation des leucocytes qui atteint 200 000 ou 300 000 globules blancs par mm³ au lieu de 8 000). Qualitativement on trouve, à côté des leucocytes normaux, des polynucléaires granuleux et des mononucléaires granuleux ou myélocytes. Il y a enfin diminution du nombre de globules rouges (3 millions) et présence constante d'hématies à noyau.

ÉVOLUTION. Lente avec poussées et rémissions passagères : la durée de la maladie est de 2 à 4 ans ; elle aboutit, si une complication (hémorragies, tuberculose, pneumonie) ne vient pas l'abréger, à la cachexie ou à l'anémie grave. Pronostic grave, mais amélioration possible par le traitement.

TRAITEMENT. Radiothérapie (5 H filtrés) tous les 15 jours ; dans l'intervalle, on traitera à la quinine et à l'arsenic.

Benzol (XXX gouttes par jour) pendant 15 jours, repos de 8 jours et reprise. Agit en diminuant le nombre des leucocytes.

Leucémie lymphoïde. — Caractérisée par l'hyperplasie du tissu lymphoïde, dont les éléments en excès passent dans le sang.

Rate et foie modérément hypertrophiés. Pas de fièvre. Amaigrissement atténué. Ce qui domine, c'est une hypertrophie de tous les groupes ganglionnaires (sous-maxillaires, parotidiens, cervicaux, axillaires, inguinaux) forment de volumineuses tumeurs. En outre, adénopathies profondes amenant des compressions (douleurs, dyspnée, ascite). L'examen du sang montre une leucocytose intense (20 000 à 100 000) avec prédominance énorme des lymphocytes, aux dépens des polynucléaires (10 p. 100), sans myélocytose. Les hématies sont diminuées (3 millions).

ÉVOLUTION. Lente, parfois par poussées vers la mort, qui survient dans la cachexie, ou du fait d'accident de compression ou par affection intercurrente (tuberculose, pneumonie).

TRAITEMENT. La radiothérapie peut amener une amélioration.

Leucémie aiguë. — Forme clinique spéciale d'allure infectieuse grave, au début brusque, fébrile, avec angine, hémorragies multiples (épistaxis, purpura, stomatite).

L'hypertrophie de la rate et des ganglions est modérée ; il existe une hyperleucocytose intense (20 000 à 200 000) avec mononucléose très marquée (80 à 90 p. 100). L'état général est très grave : fièvre élevée à 40°-41°, diarrhée profuse, torpeur, et la mort survient en quelques semaines ou quelques mois.

Aucun traitement n'est efficace.

Manifestations cutanées. — Au cours des diverses formes de leucémie, on peut observer des altérations diverses de la peau (*leucémides*), prurit, placards érythémateux, eczématiformes, tumeurs mollasses et infiltrations violacées de la face (nez, joues, oreilles).

TRAITEMENT. Radiothérapie.

Leucocyte (du gr. *leukos*, blanc, et *kutos*, cellule). — Globule blanc du sang. Il joue le rôle le plus important dans la nutrition des tissus et dans la lutte contre les microbes.

Le chiffre normal est de 6 000 à 8 000 globules blancs par mm³ de sang. Le rapport des globules blancs à globules rouges est de 1/600 à 1/800.

Pour les diverses variétés de globules blancs, voir CŒUR.

Modifications de nombre. — *Leucopénie.* Au-dessous de 5 000 globules blancs, il y a leucopénie. On l'observe dans la fièvre typhoïde, la fièvre de Malte, le paludisme chronique, la rougeole.

Leucocytose. Une leucocytose modérée (15 000) existe normalement au cours de la digestion et dans les infections aiguës ou chroniques, dans les suppurations.

Hyperleucocytose (100 à 600 000). Caractérise la leucémie*.

Leucome (du gr. *leukos*, blanc). — Opacité (taie) de la cornée consécutive à une kératite.

Leucoplasie (de *leukos*, blanc, et *plassein*, former). — Maladie de la muqueuse buccale caractérisée par des placards blancs nacrés, isolés ou réunis et pouvant recouvrir alors presque toute la langue ; ils sont plus discrets à la face interne des joues et des lèvres.

Ils sont dus à la transformation cornée des cellules superficielles de la muqueuse (épithélium). Assez rarement la leucoplasie se produit sur la muqueuse vulvaire.

Due fréquemment, mais non toujours, à la syphilis.

Leucorrhée (du gr. *leukos*, blanc, et *rheo*, je coule). Syn. : flueurs blanches. — Écoulement blanchâtre, crémeux, plus ou moins épais, produit par l'hypersécrétion des glandes de la muqueuse du vagin ou de celle-ci et de la muqueuse de l'utérus.

Au début, il n'existe pas de douleur ; puis elle se produit sous forme d'une sensation de brûlure, qui plus tard disparaît, bien que l'écoulement augmente. Cet écoulement est particulièrement abondant au moment des règles et après une fatigue quelconque ; il empèse le linge de taches blanc jaunâtre et quelquefois verdâtres.

CAUSES. La leucorrhée n'est pas une maladie, mais elle est le signe, qui peut longtemps être unique, d'un mauvais état général (chloro-anémie, lymphatisme) ou d'une maladie du vagin (inflammation) ou de l'utérus (métrite, déviations, corps fibreux, cancer), ou des annexes de l'utérus, c'est-à-dire des trompes ou de l'ovaire (ovarosalpingite). La métrite chronique est la cause la plus fréquente.

CONDUITE À TENIR. Si la leucorrhée peu abondante se produit seulement au moment de la puberté, au moment des règles ou pendant une grossesse, il n'y a pas lieu de s'en préoccuper ; si, au contraire, la leucorrhée se prolonge plusieurs jours après les règles, si les caractères des sécrétions se modifient, si les taches sur le linge deviennent jaunes, jaune verdâtre ; si, par leur abondance et leur âcreté, elles déterminent des irritations vulvaires ou génito-crurales, il convient d'instituer au plus tôt un traitement général et local.

Pour que ce traitement soit bien dirigé, il est indispensable qu'un examen local au spéculum permette de distinguer si la leucorrhée vient d'un utérus sain ou révèle une métrite ou une infection utérine.

L'examen bactériologique de la sécrétion elle-même devra nécessairement être pratiqué.

TRAITEMENT. 1. LOCAL. Les malades peuvent difficilement l'appliquer elles-mêmes dans la plupart des cas où il est réellement utile. C'est le médecin ou le chirurgien seuls qui peuvent porter au niveau du col les topiques ou les pansements, les cautérisations ou les incisions qui peuvent être nécessaires.

Dans les cas légers, lorsqu'il a été reconnu qu'il n'existe pas de lésions profondes, qui devront être localement traitées, la malade se trouvera bien d'injection avec le bock de solutions de borate de soude (1 p. 100) dans une décoction d'eau de feuilles de noyer. Ces injections peuvent être renouvelées deux ou trois fois chaque jour. Suivant les indications, elles doivent être variées : injections d'alun, de tanin, de coaltar, de sublimé, de liqueur de Labarraque, etc.

II. GÉNÉRAL. Régime approprié : fer, quinquina; coca; l'iode est indiqué en raison de son influence sur le tissu lymphoïde.

Séjour le plus possible au soleil, au grand air : exercice modéré et sans fatigue ; hydrothérapie, bains de mer.

III. EAUX MINÉRALES : Néris, Luxeuil, Salies-de-Béarn et Salins du Jura.

Lèvres (Gerçures des). — V. CREVASSES.

Levure. — Champignon microscopique, formé de cellules arrondies ou ovalaires, de 5 à 7 millièmes de mm., se multipliant par bourgeonnement.

Certaines levures sont pathogènes pour l'homme et peuvent déterminer des dermatoses intertrigineuses, eczématiformes.

Les diverses levures employées dans l'industrie (vin, bière, cidre) appartiennent au groupe des *Saccharomyces*.

Levure de bière (*S. cerevisiæ*) [*fig.* 439]. — S'emploie soit sous forme de *levure fraîche* (des brasseries ou des pâtisseries), 4 à 5 cuillerées à café dans de la bière ou de l'eau sucrée, soit sous forme de *levure sèche* prise avant chaque repas à la dose d'une demi-cuillerée à café chez l'enfant et d'une cuillerée chez l'adulte, contre la *furonculose*, l'*acné*, l'*anthrax*, dans diverses infections (phlegmons, abcès, érysipèle), dans les dermatoses attribuées à l'intoxication intestinale, le diabète, dans la *constipation* très prononcée et dans certaines *entérites infantiles*, sous forme de lavements (2 à 3 par jour) contenant chacun une cuillerée à café de levure sèche dans une petite quantité d'eau.

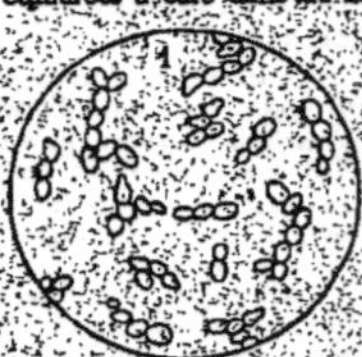

FIG. 439. Levure de bière.

Levure de raisin. — S'emploie sous la forme liquide, à la dose de 4 à 6 cuillerées à soupe mélangées à l'eau sucrée, dans les mêmes affections.

Lichen. — Nom donné à un groupe fort complexe d'affections de la peau.

Lichen plan ou Lichen de Wilson. — Petites papules de la dimension d'une tête d'épingle, planes, polygonales, de surface lisse, brillante, à jour frisant (*fig.* 440). Ces papules peuvent se multiplier en formant des plaques légèrement squameuses, quadrillées par des hachures, présentant un aspect en mosaïque. Habituellement, il existe une démangeaison assez vive.

SIÈGE. Poignets, face antérieure des avant-bras, cou, flancs, reins. Aux régions palmaires et plantaires, les lésions peuvent devenir épaisses, cornées.

Aux jambes, le lichen devient habituellement *corné*, *hypertrophique*, formant des plaques verruqueuses brunâtres ou plâtrées, très adhérentes, très prurigineuses. Parfois on note de véritables nodosités brunâtres ou rougeâtres, dont l'évolution est très lente.

Le lichen siège aussi aux muqueuses (face interne des joues, langue, vulve) et se présente sous forme de papules d'un blanc nacré réunies par de fines arborisations blanchâtres. Confondu souvent avec la leucoplasie. V. LANGUE.

ÉVOLUTION. Lente et torpide, à poussées successives; parfois évolution aiguë, rapide.

TRAITEMENT : I. GÉNÉRAL du nervosisme et du prurit : hydrothérapie, cures thermales à La Bourboule, à

FIG. 440. — Lichen plan.
(Musée de l'hôpital Saint-Louis.)

Néris, Bagnères-de-Bigorre, Luxeuil. Électricité statique, haute fréquence, radiothérapie.

Médication arsenicale : cacodylate de soude, arsénobenzènes.

II. LOCAL. Pommades au calomel, menthol, acide tartrique, emplâtres salicyliques, neige carbonique.

Lichen simplex (de Vidal) ou **Prurit circonscrit** (*fig.* 441). — Petite papule arrondie, lisse, de coloration se rapprochant beaucoup de celle de la peau normale, hémisphérique et non plane, présentant des facettes brillantes, rarement isolées, formant de larges placards infiltrés, brillants, finement quadrillés par agglomération des papules initiales et en général assez prurigineux. Les plaques siègent à la nuque, mais principalement au creux poplité, à la région lombaire, au pli du coude, etc. Le prurit détermine des lésions secondaires de lichenification et d'eczématisation.

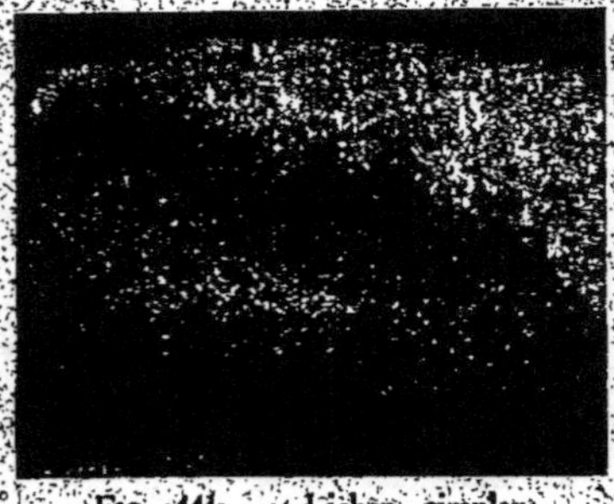

FIG. 441. — Lichen simplex.
(Musée de l'hôpital Saint-Louis.)

ÉVOLUTION. Plusieurs mois ; les placards laissent après la guérison des plaques pigmentées.

TRAITEMENT. Lotions antiprurigineuses, pommades à l'amidon, au menthol, à l'acide tartrique. Emplâtres à l'oxyde de zinc ou à l'huile de foie de morue. Si l'épaississement est considérable, on peut décaper l'épiderme par des applications de savon noir, d'acide pyrogallique.

Lichen scrofulosorum. V. TUBERCULIDES.

Lichen d'Islande. — Plante employée autrefois comme pectoral.

Lientérie (du gr. *leios*, glissant, et *enteron*, intestin). — Diarrhée dans laquelle les aliments sont rendus à peine digérés ; ils semblent avoir *glissé* sur l'intestin. V. INTESTIN (Maladies de l').

Lierre terrestre. — Plante de la famille des Labiées (*fig.* 442) dont les sommités

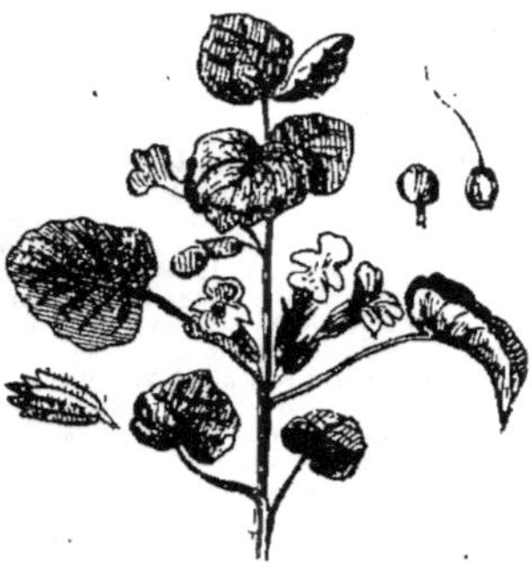

FIG. 442. — Lierre terrestre.

fleuries sont employées dans les maladies chroniques ou aiguës de la poitrine, sous forme de tisane (10 gr. par litre en infusion).

Lieux d'aisances. — Cabinets, latrines.

Le tuyau d'évacuation des lieux d'aisances doit être pourvu d'un siphon qui se trouve toujours rempli d'eau, de façon à interposer ce liquide entre les gaz venant de la fosse et l'air de la pièce, lequel devra pouvoir être renouvelé par une large fenêtre. Les cabinets doivent être tenus très proprement et ne renfermer aucun objet pouvant être contaminé. Pour la désinfection, V. ce mot.

Ligament. — Faisceau de tissu fibreux, blanc argenté, très solide et peu extensible.

Les ligaments servent : 1° de moyen d'union pour les articulations (ligaments *articulaires*) et pour certaines parties des os ou des cartilages (ligaments non *articulaires*, ligaments *interosseux*) ; 2° de soutien aux viscères (ligaments du foie, de la vessie, de l'utérus).

Ligature. — La ligature des artères s'opère en nouant un fil autour du vaisseau coupé. Cette opération est délicate, l'artère se trouvant cachée au milieu des tissus ; elle ne peut donc être faite que par un chirurgien (*fig.* 443). V. aussi HÉMORRAGIE.

Limonades. — Boissons à base de fruits. Il en existe plusieurs variétés :

1° **Simple.** — Boisson faite avec les tranches de 2 citrons qu'on fait macérer* dans 1 litre d'eau et auxquelles on ajoute du sucre. Par extension, on appelle aussi *limonades* des boissons faites avec d'autres fruits ou des sirops faits avec ces fruits. Ces boissons sont rafraîchissantes, à condition de n'être pas trop sucrées.

2° **Cuite.** — On emploie de l'eau bouillante au lieu d'eau froide.

3° **Citrique.** — Sirop d'acide citrique (100 gr. pour 900 gr. d'eau).

4° **Vineuse.** — Limonade citrique à laquelle on ajoute 250 gr. de vin par litre.

5° **Gazeuse.** — En poudre, deux paquets : l'un,

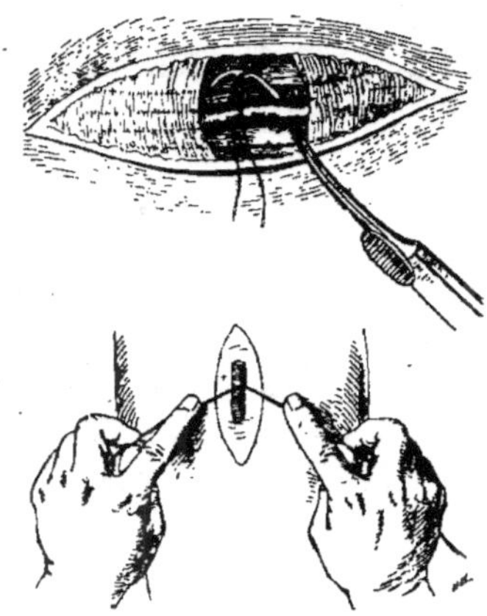

FIG. 443. — Ligature d'une artère.

contenant 2 gr. d'acide citrique et 50 gr. de sucre, est versé dans 1 litre d'eau ; puis on y ajoute le 2e paquet contenant 2 gr. de bicarbonate de soude.

Lin (Graine, farine). — Plante de la famille des Linacées (*fig.* 444). Les graines du lin ordinaire sont employées :

1° Comme *laxatif*, à *l'intérieur*. Verser une cuillerée à soupe de graines de lin dans un verre à bordeaux d'eau simple. Laisser macérer au moins 10 minutes et boire graines et eau, au moment du coucher. Si la constipation est opiniâtre, on peut prendre, en outre une cuillerée ainsi préparée au repas du soir et même à celui de midi. Chez les enfants et même chez les grandes personnes, on pourra aussi employer l'infusion de *lin sauvage*, 12 gr. pour 120 gr. d'eau ;

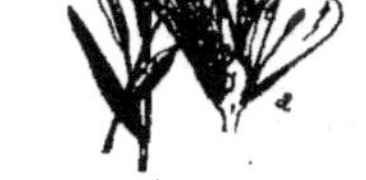

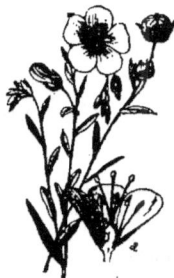

FIG. 444. — Lin.
a. Coupe de la fleur.

2° Comme *émollient*, à *l'extérieur*. Les graines de lin sont utilisées *en farine* pour les cataplasmes. Il faut employer de la farine *fraîche*, c'est-à-dire *broyée tout récemment*, car la vieille aigrit, fermente et provoque des éruptions. Il convient donc, surtout à la campagne, d'acheter des graines et non de la farine et de les moudre soi-même. On place la farine ainsi obtenue dans une assiette creuse, et on verse dessus peu à peu de l'eau bouillante en délayant avec le dos d'une cuiller et en agitant vivement jusqu'à ce que le mélange soit exact et plutôt liquide que solide. On doit avoir soin de ne pas laisser de grumeaux, qui durciraient après l'application. La quantité nécessaire varie naturellement avec la surface malade, qui doit toujours être dépassée par le cataplasme de deux ou trois travers de doigt; l'épaisseur du mélange sera ordinairement de 1 centimètre. Pour la confection d'un cataplasme, V. CATAPLASME.

Liniments (du lat. *linire*, oindre). — Médicaments externes, onctueux, employés pour faire des frictions ou des pansements.

LINIMENTS OFFICINAUX : *Liniment ammoniacal* ou *liniment volatil*, mélange d'huile d'olive et d'ammoniaque liquide, employé comme rubéfiant dans le traitement des douleurs rhumatismales et des névralgies ;

Liniment ammoniacal camphré, mélange d'huile camphrée et d'ammoniaque liquide, employé pour les mêmes usages ;

Liniment oléo-calcaire, mélange d'huile d'olive et d'eau de chaux, formant un liquide d'aspect crémeux, constitué en partie par un savon calcaire qui sert à émulsionner l'huile non saponifiée, très employé pour le pansement des brûlures ;

Liniment chloroformé, composé d'huile d'œillette et de chloroforme, employé comme calmant ;

Liniment de Rosen, composé de beurre de muscade, d'essences de girofle et de genièvre, d'huile de ricin et d'alcool à 95°, employé comme calmant.

Lipémie (du gr. *lipos*, graisse, et *aima*, sang). — Passage de matières grasses dans le sang au cours de la digestion. La lipémie peut être augmentée ou diminuée au cours des affections du foie.

Lipiodol. — V. IODE.

Lipoïdes (du gr. *lipos*, graisse). — Substances dont le type est la cholestérine ou la lécithine.

Leur nom leur vient de caractères communs avec les graisses : solubilité dans l'alcool, l'éther, le chloroforme, insolubilité dans l'eau. Très abondantes dans les cellules et les sécrétions internes et externes de l'organisme, dans le tissu nerveux, leur rôle fonctionnel est encore mal connu, mais certainement important. On en a retiré des sécrétions internes de l'ovaire, du testicule, du rein.

Lipome (du gr. *lipos*, graisse, et *oma*, indiquant une tumeur). — Petite tumeur mamelonnée formée par de la graisse (*fig.* 445).

Elle est ordinairement arrondie et peut siéger sur un point quelconque du corps. Elle ne produit de douleur que par compression des organes voisins et n'offre aucune gravité. On ne doit l'opérer que si elle gêne l'individu.

Lipothymie (du gr. *leipein*, manquer, et *thymos*, esprit). — Perte de connaissance avec conservation du fonctionnement du cœur et du poumon.

Lipovaccin. — Vaccin* dont le véhicule est huileux ; il a l'avantage d'être absorbé lentement par l'organisme auquel il est inoculé.

Lipurie (du gr. *lipos*, graisse, et *ouron*, urine). — Existence de graisse dans l'urine, à laquelle elle donne une couleur blanchâtre qu'elle recouvre d'une pellicule.

CAUSES. Maladies du foie et du pancréas, absorption de quantité exagérée de graisse, mal de Bright, dégénérescence des reins, intoxication par l'oxyde de carbone et le phosphore.

Liqueurs. — Nom donné à certaines boissons et à des solutions médicamenteuses :

I. **Liqueurs** (boissons). — Boissons distillées auxquelles on donne un goût et un parfum spéciaux par l'adjonction d'essences naturelles ou artificielles. Il en existe deux variétés : celles faussement appelées *apéritives*, qu'on boit avant les repas, et celles, faussement appelées *digestives*, qu'on boit à la suite des repas. Les principales liqueurs dites « apéritives » sont : le *vermout*, qui contient 10 p. 100 d'alcool ; le *bitter*, qui en contient 42 ; l'*absinthe*, qui suivant les marques en contenait 47 à 70 ; les principales liqueurs dites « digestives » sont : le *kummel*, qui contient 40 p. 100 d'alcool ; le *genièvre* et le *kirsch* 50 ; les *chartreuses* et les *amers* quinquina ou autres 50 à 62 ; l'*anisette*, le *curaçao*, le *cassis*, la *prunelle*, la *framboisine* et les *liqueurs de ménage* fabriquées avec de l'eau-de-vie blanche et certains fruits 30 à 33.

Le danger de ces boissons, au point de vue de la diffusion de l'alcoolisme, est : 1° leur goût agréable, qui incite à boire par petits verres successifs une dose relativement importante d'alcool ; 2° la mauvaise distillation de cet alcool, dont le goût est masqué ; 3° l'effet très nuisible des essences, qui sont des poisons à très faible dose, notamment lorsque celles-ci sont artificielles, ce qui est le cas presque général,

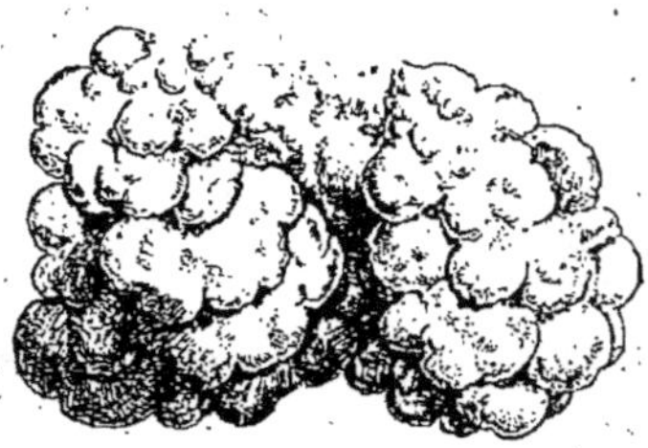

FIG. 445. — Lipome.

leur prix étant très minime, tandis que la création d'essences naturelles ne s'opère qu'à grands frais. L'usage habituel et même simplement fréquent de ces boissons entraîne les lésions de l'alcoolisme.

II. **Liqueurs** (médicaments). — Solutions de médicaments dans de l'alcool, de l'éther, du vinaigre ou d'autres liquides.

VARIÉTÉS. *Liqueur de Fowler* et *liqueur de Pearson* (V. ARSENIC). *Liqueur d'Hoffmann*, mélange d'éther et d'alcool à parties égales. *Liqueur de Van Swieten* (V. MERCURE). *Liqueur de Labarraque* (V. SOUDE). *Liqueur de Villate*, à base de sous-acétate de plomb, de sulfate de zinc, de sulfate de cuivre et de vinaigre.

Liquide amniotique. — Liquide opalescent dans lequel baigne le fœtus contenu dans les membranes de l'utérus.

Liseré gingival. — Liseré ardoisé situé au bord libre des gencives, qui s'observe chez les saturnins* (liseré de Burton) ou chez les malades traités par le bismuth*. Il est dû suivant les cas à du sulfure de plomb ou à du sulfure de bismuth.

Lit. — Meuble servant au coucher.

L'homme bien portant endormi absorbe le double d'oxygène qu'éveillé ; malade, il a encore plus besoin d'oxygène pour lutter contre la maladie ; il est donc indispensable que le lit soit placé dans une pièce aussi vaste que possible et de préférence en son milieu, que des rideaux ne gênent pas l'accès de l'air. Les alcôves, les lits fermés bretons ou auvergnats sont heureusement abandonnés aujourd'hui.

Il est utile que le nombre des couvertures soit suffisant pour que l'homme endormi ait chaud, mais il faut éviter les fatigantes transpirations que provoquent les matelas de plume. Dans le même but, on emploiera les oreillers de crin.

Toutes ces prescriptions doivent être appliquées aux bébés, qui respirent plus souvent que l'adulte.

Lit mécanique. — Lit disposé pour pouvoir élever le malade sur des sangles, de façon à permettre d'opérer certains pansements sur les personnes atteintes d'affections chirurgicales, par exemple d'une maladie de la colonne vertébrale, d'être déplacées et descendues dans un bain. V. DÉSINFECTION, DOSSIER-LIT, LITERIE, MATELAS D'AIR ET D'EAU.

Literie. — Le lit doit être fait la fenêtre ouverte ; les draps et les couvertures doivent tous les jours être secoués au grand air ; la laine des matelas sera battue une fois par an et le crin étiré. N'employer que des sommiers entièrement métalliques. V. aussi DÉSINFECTION.

Litharge. — V. PLOMB.

Lithiase (du gr. *lithos*, pierre). — 1° biliaire, V. FOIE ; 2° urinaire, V. REINS.

Lithine. — Médicament employé dans la *goutte* et la *gravelle urique*. Les principales préparations sont :

Benzoate de lithine. — 20 centigr. à 2 gr., en cachets ou paquets.

Bromure de lithine. — 20 centigr. à 1 gr., en sirop.

Carbonate de lithine. — 10 à 50 centigr., en granules ou pilules.

Salicylate de lithine. — 50 centigr. à 2 gr., en cachets.

Lithotritie (du gr. *lithos*, pierre, et *tribein*, broyer). — Opération qui consiste à broyer, dans l'intérieur même de la vessie, un calcul en fragments assez petits pour qu'ils puissent sortir par l'urètre. V. VESSIE (calculs de la).

Livedo. — Marbrures de la peau, en réseau à mailles *plus ou moins serrées* et de teinte rouge violacée (*fig.* 446), se développant toujours sur un fond de peau saine et pouvant, dans quelques cas, s'étendre à toute la surface du corps. Ni douleur, ni chaleur, ni démangeaison.

La livedo peut être accompagnée de cyanose des extrémités, c'est-à-dire d'une coloration uniforme bleuâtre et diffuse, transitoire ou durable.

CAUSES. A tout âge, mais particulièrement dans l'enfance. Nourrissons hérédosyphilitiques, myxœdémateux, idiots, mongoliens. Enfants scrofuleux et tuberculeux. Existe quelquefois chez frères et sœurs. Froid et station debout.

ÉVOLUTION. Souvent très longue; cependant la livedo disparaît d'ordinaire au moment de la puberté.

TRAITEMENT. Stimuler la circulation par les bains chauds, les frictions avec un liniment contenant de l'alcool et de la térébenthine. Thyroïdine et adrénaline.

FIG. 446. — Livedo de la cuisse (Dr Comby).

Lobe. — Partie arrondie d'un organe (lobe du cerveau, de l'oreille).

Lobélie enflée. — Plante de la famille des Campanulacées, employée comme *antiasthmatique* sous forme de teinture, à la dose de 1 à 4 gr.

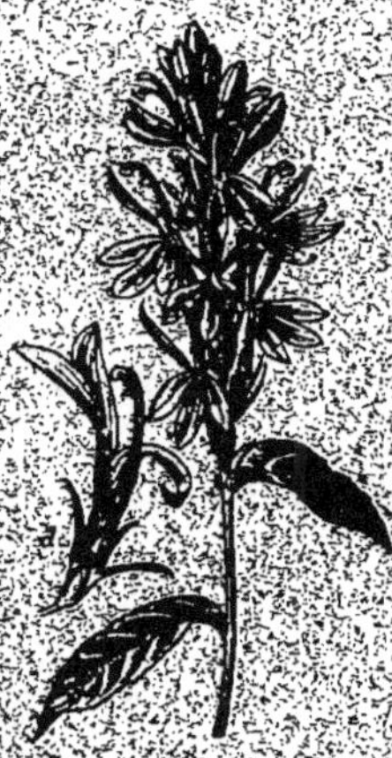

FIG. 447. — Lobélie.
a. Fleur.

Lochies (du gr. *lochos*, femme en couches). — Liquide plus ou moins épais et sanguinolent, qui s'écoule du vagin après l'accouchement.

Son odeur caractéristique s'atténue, ainsi que sa

quantité, à mesure qu'on s'éloigne de la délivrance. Une accouchée ne doit avoir localement aucune odeur; si celle-ci existe, la cause réside dans une insuffisance des injections et des toilettes.

Lombago ou **Lumbago.** — Douleurs dans les lombes, c'est-à-dire à la partie inférieure du dos, au-dessus des fesses.

En général, ces douleurs se produisent très brusquement des deux côtés et sont souvent si pénibles que le malade se courbe en avant pour éviter la contraction des muscles intéressés. La douleur peut survenir d'une façon aiguë, après effort et redressement violent; après soulèvement d'un poids lourd (tour de reins des ouvriers) ou d'une façon subaiguë, après une marche prolongée, fatigante: c'est le muscle

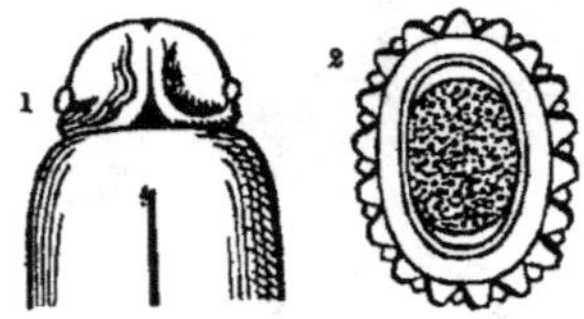

FIG. 448. — Lombric.
1. Tête (grossie); 2. Œuf (grossi).

forcé, douloureux par surmenage. Il existe également des lumbagos d'origine rhumatismale, influencés par le salicylate de soude.

TRAITEMENT. Massage et frictions avec des liniments calmants et antirhumatismaux. Repassage avec un fer chaud sur une flanelle recouvrant la peau. Electricité continue. Sinapismes, ventouses scarifiées, pointes de feu. Bains de vapeur, air chaud.

Lombes. — Région de l'abdomen correspondant aux *flancs* et s'étendant en arrière jusqu'à la colonne vertébrale.

Lombrics. — Vers de 12 à 15 centimètres, qui sont probablement absorbés à l'état d'œuf avec de l'eau de boisson, notamment chez les enfants (*fig.* 448-449).

Leur présence provoque des troubles spéciaux et quelquefois l'appendicite, la fièvre typhoïde, le choléra, par inoculation des microbes.

SIGNES. Troubles gastro-intestinaux vagues, parfois douleur au niveau de l'ombilic, convulsions. A intervalles plus ou moins éloignés, des vers sont rendus par vomissements ou par l'anus.

TRAITEMENT. Semen-contra ou santonine après régime lacté la veille, puis purgatif.

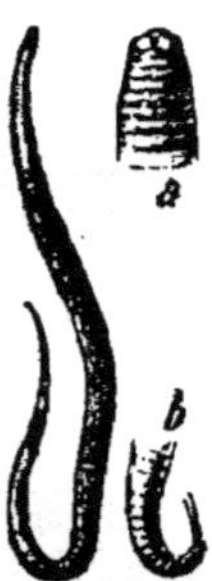

FIG. 449. Ascaride lombricoïde.
a. Bouche; *b.* Extrémité inférieure.

Longévité. — Prolongation de la vie au delà de la durée moyenne.

On a calculé que, depuis moins d'un demi-siècle, la durée moyenne de la vie humaine s'est accrue d'une dizaine d'années, par suite des progrès de l'hygiène.

L'hérédité a une grande influence et aussi le sexe: la femme vit d'une façon générale plus longtemps que l'homme; cependant c'est dans le sexe masculin qu'on trouve le plus grand nombre de centenaires.

La meilleure règle pour arriver à un âge avancé est de faire un exercice suffisant, de prendre en quantité modérée une alimentation saine, de ne se livrer à aucun excès.

Looch. — Médicament liquide de la consistance d'un sirop et constitué par une potion gommeuse, à laquelle on ajoute une huile qui s'y trouve en suspension sous forme très divisée.

Le *looch huileux* est fait avec 16 gr. d'eau de fleur d'oranger dans laquelle on dissout 16 gr. de gomme arabique pulvérisée, puis on y verse 16 grammes d'huile d'amandes douces. Pour le *looch blanc pectoral*, on pile 12 amandes douces et 2 amandes amères pelées; on y ajoute 16 gr. de sucre et 12 gr. d'eau, puis ce lait est versé dans un mortier où l'on a écrasé 60 centigr. de gomme avec 16 gr. d'huile d'amandes douces. Le tout est parfumé avec 8 gr. d'eau de fleur d'oranger. Le *looch gommeux* a une composition analogue.

INDICATIONS. Maladies des voies respiratoires et de la gorge. Les loochs ont une action bienfaisante, notamment chez les enfants.

Lordose (du gr. *lordos*, courbé). — V. COLONNE VERTÉBRALE (déviations de la).

Lotion. — Application sur une région du corps d'un linge trempé dans de l'eau simple, froide ou chaude, de l'eau additionnée de vinaigre ou d'alcool, ou dans un liquide médicamenteux, infusion, décoction, solution de médicaments quelconques.

Lotion calmante. Extrait de jusquiame 10 gr., glycérine 50 gr., eau 450 gr.

Lotion excitante et résolutive, ammoniacale, camphrée. Ammoniaque 6 gr., alcool camphré 10 gr., chlorure de sodium 6 gr., eau 100 gr.

Lotion contre les démangeaisons. Carbonate de potasse 1 gr., eau distillée de laurier-cerise 20 gr.

Lotion antiparasitaire. Sublimé 20 centigr., eau de Cologne 10 gr., eau 120 gr.

Lotion contre les taches de rousseur. Borate de soude 10 gr., bichlorure de mercure 50 centigr., alcool de lavande 30 gr. et eau 120 gr.

Lotion contre la chute des cheveux. Eau de Cologne 200 gr., glycérine 25 gr., teinture de cantharides 10 gr., nitrate de pilocarpine 50 centigr.

Loucherie. — V. STRABISME.

Loupes. — Tumeurs siégeant ordinairement sur le cuir chevelu, au front, plus rarement à la face, aux épaules, produites par l'hypertrophie d'une des glandes sébacées annexée à un poil (*fig.* 450).

SIGNES. Arrondies ou aplaties, les loupes augmentent en général, graduellement de volume; tantôt dures et résistantes, tantôt molles et donnant la sensation de contenir un liquide, elles sont plus ou moins mobiles sous la peau, qui est amincie et peut laisser voir par transparence le contenu du kyste. Ce contenu a un aspect variable; il a la consistance d'une bouillie ou ressemble soit à du miel, soit à du suif, et peut, en général, sortir de la tumeur sous l'influence des pressions, mais il ne tarde pas à se reformer et à gonfler de nouveau la tumeur. Son odeur est fade, nauséabonde.

Ordinairement, les loupes ne sont pas douloureuses

et sont seulement gênantes par leur volume ; cependant, dans certains cas, elles provoquent des maux de tête.

ÉVOLUTION ET TRAITEMENT. La rareté de la guérison spontanée, la difformité produite par l'accroissement continu des loupes, la possibilité de leur inflammation,

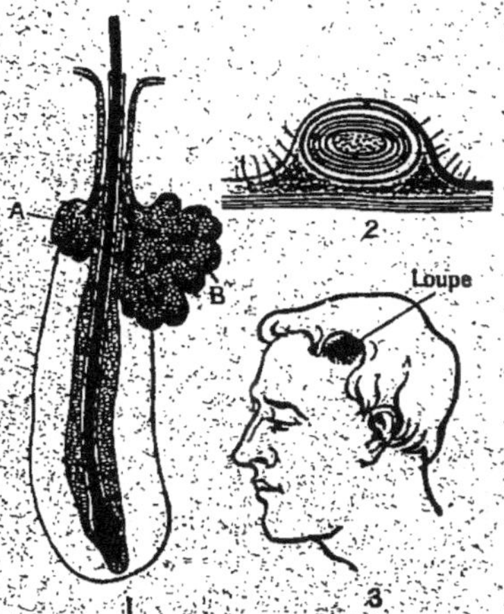

FIG. 450. — Loupe.

1. Poil avec une glande sébacée normale (A) et une glande hypertrophiée (B) ; 2. Coupe de la loupe ; 3. Loupe, aspect extérieur.

doivent engager les personnes qui en sont atteintes à les faire extirper par un chirurgien.

Luchon. — Station d'eau thermale sulfurée sodique, située dans une vallée de la Haute-Garonne.

Altitude 630 mètres, climat doux avec air assez vif. Saison : 1er juin-1er octobre. Dix-neuf sources à des degrés de sulfuration très divers et dont la température varie entre 38° et 68°. Dans plusieurs des sources, l'eau *blanchit* par suite de la décomposition du sulfure de sodium au contact de l'air.

INDICATIONS. Affections chroniques du nez et des oreilles, bronchite chronique, rhumatisme chronique ; syphilis.

Luette (V. *fig.* à ANGINE). — Appendice médian mobile du voile du palais.

Dans certains cas, la luette est hypertrophiée, et son accroissement de volume et de longueur produit une gêne dans la gorge. L'excision d'une partie de la luette peut devenir nécessaire.

En touchant avec le doigt la luette, on provoque des vomissements ; ce procédé si simple doit toujours être employé pour faire évacuer immédiatement un poison.

Lumière. — La lumière sera étudiée ici aux points de vue : 1° de l'hygiène de l'éclairage ; 2° de son action sur les microbes ; 3° de son emploi en thérapeutique, lequel a pris un grand développement dans ces dernières années et semble appelé à donner des résultats très intéressants.

I. **Éclairage.** — CONDITIONS D'UN BON ÉCLAIRAGE NATUREL. L'éclairage par la lumière solaire n'est satisfaisant pour lire ou faire un travail minutieux que si l'on peut voir un coin du ciel de la place où l'on est assis.

CONDITIONS D'UN BON ÉCLAIRAGE ARTIFICIEL. La condition principale est de donner une lumière la plus blanche et le plus fixe possible avec le moins possible de chaleur. Cette lumière doit parvenir aux yeux sans que ceux-ci en voient la source, d'où l'utilité d'abat-jour. Lorsqu'on se livre à un travail minutieux (lecture, écriture), il est nécessaire que l'abat-jour soit *opaque*, concentrant les rayons lumineux sur le livre ou l'objet que l'on tient entre les mains. Les meilleurs modes d'éclairage sont, par ordre, l'électricité, le bec Auer au gaz, à l'alcool, le pétrole, l'huile.

L'insuffisance habituelle de lumière peut produire la cécité ; l'usage habituel pendant la journée de lumière artificielle peut produire des maladies des yeux.

II. **Action sur les microbes.** — DESTRUCTION DES MICROBES PAR LA LUMIÈRE SOLAIRE. La lumière exerce une action destructive intense sur les microbes contenus dans l'air et dans l'eau, mais à condition de pouvoir agir directement sur eux. Lorsqu'on expose au soleil des objets de literie imprégnés de microbes, la désinfection ne s'opère que sur les couches superficielles.

III. **Traitement par les rayons lumineux.** — V. PHOTOTHÉRAPIE.

Lunettes. — Instruments d'optique destinés à remédier aux imperfections de la vue (ex. : astigmatisme, myopie, presbytie) et à étendre le champ visuel des vues normales (lunettes de spectacle). V. ŒIL.

Lupus (du lat. *lupus*, loup, et comme cet animal, qui dévore). — Maladie de la peau siégeant de préférence au visage et présentant diverses formes.

Lupus vulgaire (*fig.* 451). — Affection due au bacille de Koch caractérisée par de petites nodosités rougeâtres et intradermiques aboutissant à l'ulcération ou à l'atrophie cicatricielle du tégument.

CAUSES. L'affection se développe principalement chez des sujets jeunes, avant 15 ans, rarement après 30 ans, de souche tuberculeuse, les lymphatiques, les scrofuleux, aux chairs épaisses et molles, au teint pâle ou floride.

Dans les tissus lupiques, le bacille de Koch existe, mais il est rare et l'inoculation est rarement positive au cobaye. En somme, il s'agit d'une infection tuberculeuse très atténuée.

La *voie d'accès* de l'infection peut être externe ou interne ; le lupus peut résulter d'une inoculation accidentelle exogène (plaie, vaccination, perforation du lobule de l'oreille). Les infections des fosses nasales par la poussière ou le contact des doigts expliquent la fréquence des lupus au nez ou dans son voisinage.

L'infection peut aussi se produire de dedans en dehors ; tel le lupus succédant à des écrouelles, des ostéites tuberculeuses.

SIGNES. Élevures de la grosseur d'un grain de millet ou d'une tête d'épingle, de teinte vieux cuivre et faisant plus ou moins saillie sur la peau, qui s'agglomèrent pour constituer des placards infiltrés ; progression lente en surface ou ulcération. Dans ce dernier cas, la perte de substance se couvre de croûtes jaune noirâtre, la suppuration peut être nulle ou, au contraire, très notable.

SIÈGE. La face est la région la plus fréquemment atteinte, notamment le nez et les joues, puis les jambes et les pieds ; toutes les parties du corps peuvent, du reste, être atteintes.

EVOLUTION. Elle est très lente, sauf dans le lupus vorax qui détruit en profondeur peau, muscles, cartilages et os. La maladie apparait de bonne heure

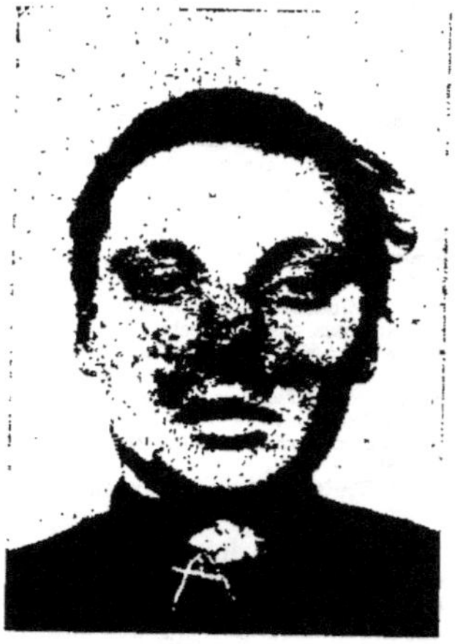

FIG. 451. — Lupus vulgaire.

(3e à 6e année, rarement après 30 ans) et se prolonge pendant de longues années. La guérison laisse des cicatrices.

COMPLICATIONS. *Tuberculose pulmonaire et viscérale,* qui entraine la mort d'un certain nombre de lupiques.

Le *cancer* (épithélioma) complique le lupus dans 4 p. 100 des cas. La transformation se reconnait au changement d'aspect du lupus en un point qui devient dur, saignottant et douloureux, s'ulcère et se nécrose. Une biopsie est souvent nécessaire pour faire le diagnostic.

TRAITEMENT. Soutenir par l'huile de foie de morue, le cacodylate de soude, l'état général, mais la thérapeutique est essentiellement locale. De très nombreuses méthodes ont été proposées.

Méthode chimique. Destruction des foyers par le chlorure de zinc, le beurre d'antimoine, applications d'emplâtres à l'acide pyrogallique.

Méthode physique. Scarifications linéaires et quadrillées. La *cautérisation ignée* détruisant tous les tissus lupiques donne d'excellents résultats quand elle est bien maniée. Belles cicatrices, mais elles sont longues à obtenir. L'*extirpation au bistouri* suivie de greffe doit être conseillée quand la lésion est circonscrite. Le *raclage à la curette* et les *badigeonnages* au chlorure de zinc, au permanganate de potasse fort, peuvent donner de bons résultats.

La *radiothérapie**, la *lumière Finsen* (V PHOTOTHÉRAPIE), l'*air* chaud* sont également recommandables mais ces procédés ne doivent être employés qu'avec grande prudence et sous une très grande surveillance.

Lupus érythémateux. — Taches rouges à tendances atrophiques et cicatricielles.

SIGNES. Au début simple tache érythémateuse à peine saillante, un peu déprimée au centre, ponctuée de dépressions glandulaires et recouverte de squames sèches, stratifiées, enchâssées dans une dépression de l'épiderme et présentant à la face profonde de petits prolongements qui s'enfoncent dans les pores.

La lésion, d'abord infiltrée, évolue lentement vers l'atrophie cicatricielle sans ulcération.

SIÈGE. Face, nez, oreilles, où le lupus s'étend à la manière d'une chauve-souris (*vespertilio*). Assez rarement les membres, les mains et les pieds sont envahis. Quelquefois le lupus atteint les muqueuses, surtout la langue.

EVOLUTION. Lente, essentiellement chronique, peut être hâtée par des déterminations tuberculeuses sur les viscères.

Il existe une *forme aiguë* rare, constituée par une éruption de taches rouges, squameuses, s'étendant rapidement à tout le corps. On note de la fièvre, de l'albuminurie, des phénomènes généraux graves et la mort survient en quelques semaines ou quelques mois.

CAUSES. S'observe rarement chez l'enfant avant 18 ans ou chez le vieillard après 60 ans. Fréquent de 25 à 45 ans surtout chez la femme dans les climats froids. On a invoqué, comme causes prédisposantes, les troubles de la circulation générale, la syphilis, les troubles gastro-intestinaux et utéro-ovariens. En France, on rattache le lupus érythémateux à la tuberculose, dont il constituerait une forme atténuée (tuberculide).

TRAITEMENT : I. GÉNÉRAL. Sels d'or.

II. LOCAL. Badigeonnages iodés, salicylés, emplâtres mercuriels. Scarifications quadrillées, ignipuncture au galvanocautère. Radiothérapie, neige carbonique qui donne les cicatrices les plus esthétiques.

Lupus pernis. — Lésion violacée de la peau, de nature tuberculeuse, située au nez et aux extrémités ; elle rappelle l'aspect des engelures, mais persiste été comme hiver.

Luxation. — Déplacement de deux surfaces articulaires, l'une par rapport à l'autre, succédant à une violence extérieure (luxation proprement dite) ou à une altération du tissu d'une des parties de l'articulation (*luxations spontanées* des tumeurs blanches).

Suivant que les rapports entre les surfaces articulaires sont complètement ou partiellement supprimés, la luxation est *complète* ou *incomplète*.

CAUSES : 1° PRÉDISPOSANTES. Les luxations sont plus fréquentes à mesure qu'on avance en âge, chez l'homme, pendant l'hiver (fréquence des chutes), et chez les personnes ayant déjà eu des déboitements ou des maladies des articulations. 2° DÉTERMINANTES. Chute sur l'articulation même ou plus fréquemment sur un os en rapport avec cette articulation (coude dans la luxation de l'épaule) ; contraction exagérée d'un ou plusieurs muscles (luxation de la mâchoire à la suite de bâillement).

SIGNES. Déformation, attitude spéciale du membre, dont la longueur est modifiée (raccourcissement ou allongement), abolition des mouvements actifs avec possibilité de certains mouvements passifs (exagération de situation anormale du membre) et de mouvements anormaux.

EVOLUTION. La réduction est nécessaire, et elle doit être faite au plus tôt, car elle est d'autant plus difficile à réaliser que la luxation est plus ancienne. Si on ne l'opère pas, il peut se former une fausse articulation au niveau du point de contact des deux os.

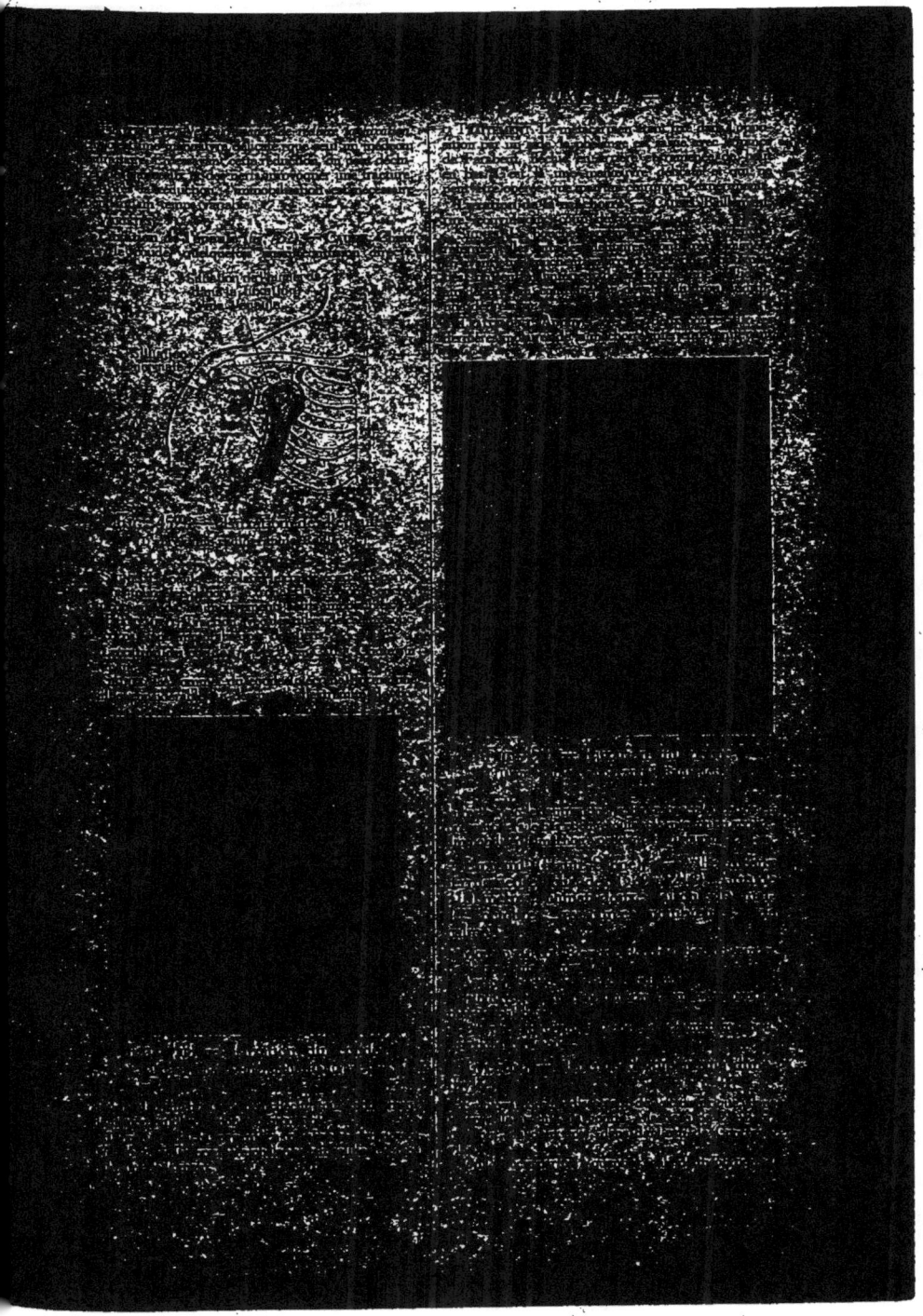

Lycopode. — Poudre jaunâtre formée par les spores de ce cryptogame et employée comme dessiccative contre les excoriations des plis de la peau. Les pharmaciens s'en servent pour entourer les pilules, qu'elle empêche d'adhérer l'une à l'autre.

Lymphadénie (du lat. *lympha*, et du gr. *adèn*, glande). — Affection due à la production anormale de tissu lymphoïde au niveau, soit des ganglions lymphatiques ou des organes hématopoiétiques (rate, moelle osseuse), soit au niveau d'autres organes.

La lymphadénie s'accompagne souvent de modifications du sang qui caractérisent la *leucémie**, et, suivant le cas, est dite *leucémique* ou *aleucémique*.

Lymphadénome. — Tumeur maligne située au niveau du cou et dont la structure rappelle celle des ganglions lymphatiques.

Lymphangiome. — Tumeur due à une dilatation des vaisseaux lymphatiques.

Lymphangite (du lat. *lympha*, lymphe, et du gr. *aggeion*, vaisseau). — Inflammation des vaisseaux lymphatiques et des ganglions.

CAUSES. Ecorchures superficielles mal soignées, notamment aux doigts, aux orteils.

SIGNES. Des stries rouges partent de l'écorchure et, en se rapprochant, forment des plaques dont les bords ont un relief plus ou moins net. Ces stries aboutissent, d'autre part, à des ganglions gonflés et douloureux (adénite*). Le malade éprouve une sensation de cuisson au niveau de la lymphangite et quelquefois un peu de fièvre ; le membre est légèrement enflé.

EVOLUTION. Ordinairement, tout se calme rapidement ; mais, dans quelques cas, rares, il peut se produire de la suppuration.

TRAITEMENT : I. PRÉVENTIF. Laver soigneusement les petites plaies superficielles, les recouvrir d'un pansement ou tout au moins de baudruche gommée.

II. CURATIF. Tenir le membre élevé pour faciliter la circulation, appliquer des compresses trempées dans une solution de sublimé (50 centigr. par litre).

Lymphatique (Diathèse) ou **Lymphatisme.** — Le lymphatisme est caractérisé par la blancheur et la finesse de la peau.

Les ganglions s'enflamment facilement et provoquent ainsi une certaine enflure. Le lymphatisme a été attribué à un développement excessif du système lymphatique. On le considère souvent comme la première étape de la tuberculose torpide.

Le lymphatisme n'engendre pas de troubles morbides par lui-même, mais cet état semble provoquer, par suite d'une circulation vicieuse de la lymphe, des troubles de la nutrition qui favorisent les troubles digestifs et rendraient plus faciles les infections. Les sujets lymphatiques sont, en effet, très prédisposés aux infections cutanées (impétigo, eczémas), aux coryzas, angines, végétations adénoïdes. L'infection tuberculeuse semble être chez eux très facilitée, revêtant d'ordinaire une forme atténuée, celle de la tuberculose ganglionnaire, avec adénites généralement cervicales qui suppurent et laissent des cicatrices (humeurs froides). V. SCROFULE.

TRAITEMENT : I. PRÉVENTIF. Hygiène de la grossesse, allaitement rationnel et alimentation bien réglée de l'enfant.

II. CURATIF. Nécessité d'une nourriture saine et bien assimilée. Frictions sèches, bains salés, massages. Exercices physiques. Vie au grand air, au soleil, dans un climat sec. Huile de foie de morue, iode, arsenic, phosphates.

CURE HYDROMINÉRALE. La Bourboule, Salies-de-Béarn, Salins-la-Motte, Uriage, Saint-Gervais, Ax, Luchon.

Lymphatiques (Vaisseaux). — Canaux qui transportent la lymphe. V. CŒUR.

Lypémanie (du gr. *lupê*, tristesse). — Folie à forme mélancolique. V. FOLIE.

Lysis (du gr. *lusis*, solution). — Terminaison graduelle d'une crise ou d'une maladie, sans incidents bruyants.

Lysol. — Liquide brun, huileux, obtenu, surtout, en traitant par un alcali l'huile de goudron de houille et les graisses. Employé comme désinfectant à la dose de 2 à 5 p. 100 d'eau.

M

M. — Dans une ordonnance, abréviation du latin *misce*, mêlez.

Mac Burney (Point de). — Le point de Mac Burney (ainsi désigné du nom du chirurgien américain qui l'a décrit) est le siège de la plus grande douleur déterminée par la pression d'un doigt sur le bas-ventre dans l'appendicite.

Il est situé à peu près sur le milieu de la ligne qui relie l'épine iliaque antéro-supérieure à l'ombilic. En réalité ce point ne correspond nullement au siège de l'appendice et son absence ne permet pas d'affirmer qu'il n'y a pas appendicite et sa présence qu'il y en a une : c'est simplement *un* des éléments importants du diagnostic.

Macération. — Opération consistant à verser une substance médicamenteuse dans de l'eau froide, la dissolution des principes actifs se faisant par simple contact, prolongé pendant un temps variable suivant la substance.

EX. : Macération de quinquina, de quassia* amara, de graines de lin*.

Mâchoire. — La mâchoire est formée par deux arcs osseux : l'inférieur, mobile, est constitué par le *maxillaire inférieur* ; le supérieur, par la réunion sur la ligne médiane des deux os *maxillaires supérieurs* qui sont soudés aux autres os de la face (*fig.* 455 et 456).

Des muscles puissants, le masséter et le temporal, relèvent la mâchoire inférieure, qui est abaissée par de petits muscles insérés à l'os hyoïde, aidés par l'action de la pesanteur. D'autres muscles permettent des mouvements latéraux de glissement, utiles dans

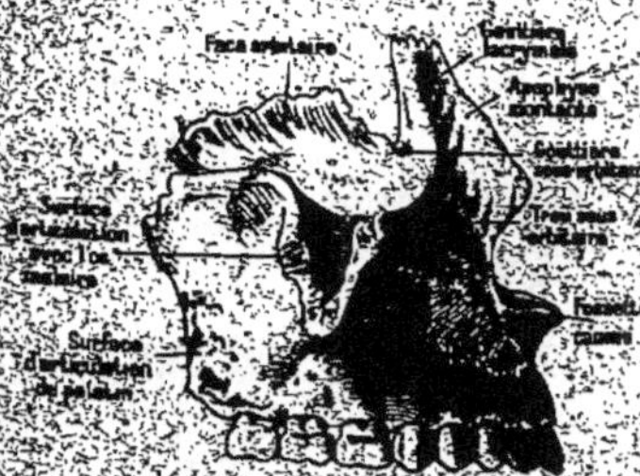

FIG. 455.
Maxillaire supérieur. Partie externe.

le broiement des aliments. Des cavités (alvéoles) creusées dans les deux os reçoivent les dents.

Mâchoires (Maladies des).

Constriction des mâchoires. — Élévation temporaire ou continue de la mâchoire inférieure qui est appliquée plus ou moins complètement contre la supérieure.

CAUSES : 1° *Forme passagère.* Contracture du masséter d'origine hystérique ou consécutive à une irritation locale (arthrite de l'articulation de la mâchoire, carie dentaire, tétanos). Traumatisme du massif facial.

2° *Forme permanente.* Cicatrice vicieuse avec rétraction du masséter, ankylose succédant à une arthrite temporo-maxillaire.

TRAITEMENT. Mobilisation de l'articulation en imprimant au maxillaire inférieur les mouvements naturels : l'abaissement et l'élévation de la mâchoire et les deux

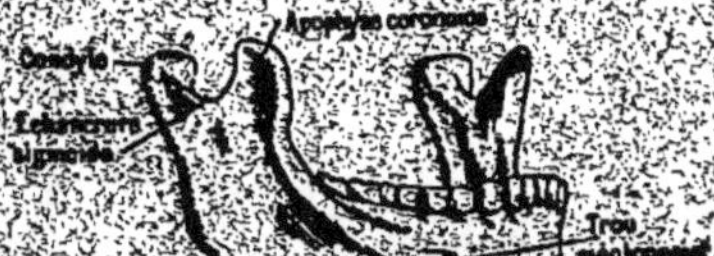

FIG. 456.
Maxillaire inférieur. Partie externe.

mouvements latéraux. Section des brides fibreuses. Dans les cas graves, résection du col du maxillaire.

Ostéite phosphorée. — V. à PHOSPHORE.

Déformations des mâchoires. — Elles sont caractérisées par les irrégularités des arcades dentaires et celles de leur engrènement.

Ces déformations apparentes atteignant plus ou moins l'esthétique, sont la signature d'un déséquilibre morphologique du massif facio-cranio-vertébral, qui entraîne des troubles de toutes les fonctions s'accomplissant dans les cavités de la tête ; aussi l'importance des déformations esthétiques est-elle dominée par celle du retentissement de tous ces troubles fonctionnels sur la vie végétative et psychique des enfants (*fig.* 457).

Ces déformations se caractérisent au point de vue esthétique, en dehors de celles des arcades dentaires, par le menton fuyant ou en retrait, le menton en galoche, donnant un aspect particulier aux enfants qui en sont atteints. Tous ces enfants respirent par la bouche, soit que leurs maxillaires se trouvent rétrécis, soit qu'ils aient une chute de la langue dans le naso-pharynx.

Cette impossibilité de respirer par le nez entraîne des complications d'origine morphologique, congestive et infectieuse, de tous les organes contenus dans les cavités du massif facio-cranio-vertébral : bouche, nez, pharynx, confluent vital fonctionnel, oreilles, sinus, cavités orbitaires, etc. ; aussi le développement de ces enfants se trouve-t-il altéré et souffrent-ils tous, à des degrés divers, de consomption bucco-naso-pharyngée (P. Robin).

TRAITEMENT. Le traitement de ces déformations peut être entrepris aussitôt leur constatation. C'est une grave erreur de croire encore que l'on ne peut intervenir et faire porter des appareils qu'après l'éruption des molaires et des canines permanentes, c'est-à-dire à l'âge de 11 à 12 ans.

P. Robin a décrit une méthode eumorphique qui permet d'appareiller les enfants dès l'âge de 3 ans. Le

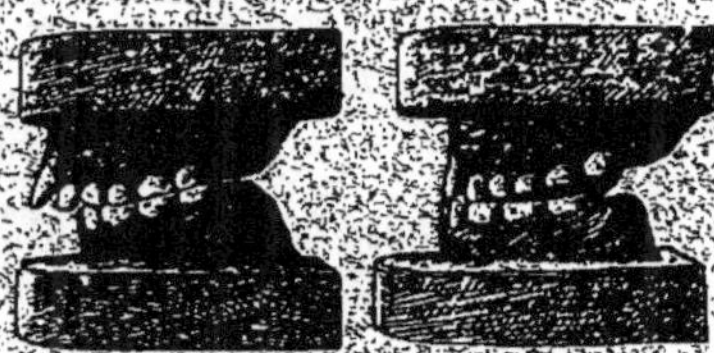

FIG. 457. — Moulage dentaire.
1. Avant ; 2. Après le traitement.

port des appareils employés dans cette méthode n'est jamais douloureux et permet d'avoir terminé le redressement à l'âge où apparaît seulement la possibilité de l'entreprendre par les anciennes méthodes.

Les appareils employés, de formes diverses, toujours construits pour chaque cas, se mettent et se retirent dans la bouche par l'enfant lui-même et sont supportés très facilement. Ils agissent comme de véritables tuteurs sur le développement du massif facio-cranio-vertébral ; aussi voit-on les enfants retardataires rattraper ceux de leur âge, leur santé s'améliorer et leur développement devenir normal ; même les adénoïdiens, qui respirent encore si souvent la bouche ouverte, malgré leur opération des végétations, sont rapidement améliorés et guéris.

Mâchonnement. — Action incessante de mâcher un objet imaginaire, avec écartement insignifiant des mâchoires.

CAUSES. Maladies du cerveau, notamment la paralysie générale et des tics.

Macrocéphalie (du gr. *makros*, grand, et *képhalê*, tête). — Tête d'une grosseur anormale. Cette monstruosité est souvent un signe de rachitisme ou d'hydrocéphalie*.

Macroglossie (du gr. *makros*, grand, et *glossa*, langue). — Hypertrophie de la langue souvent congénitale et due à une dilatation des lymphatiques de la langue.

Madagascar. — Des renseignements *généraux* ont été déjà donnés à AFRIQUE (Hygiène en) et à COLONIALE (Hygiène); on trouvera ci-dessous quelques renseignements spéciaux.

CLIMAT. Chaleur intense le jour, froid vif la nuit. — Sur la côte orientale, les pluies sont continuelles de la fin de novembre à avril (*saison des pluies*) ; elles coïncident avec la grande chaleur ; pendant la *saison* dite *sèche*, il pleut encore, mais plus rarement et surtout plus faiblement. Sur la côte occidentale, il ne pleut jamais d'avril à fin octobre ; il en est de même sur la région qui sépare Majunga de Tananarive, dans l'Imérina et le Betsiléo ; dans ces deux dernières provinces, juin et juillet sont froids. A Tananarive, la température maximum est de 26° et la température minimum de 16° de mai à novembre, le thermomètre est en moyenne à 15°.

Toutes les côtes, sauf celles de l'extrême Sud, sont malsaines.

MALADIES. Les plus fréquentes sont : 1° le *paludisme*, qui a produit 72 p. 100 de l'énorme mortalité du corps expéditionnaire en 1895 ; il débute souvent par des troubles gastro-intestinaux ; 2° des *maladies de la peau* : la gale boutonneuse ; 3° le bouton malgache (ecthyma impétigineux) ; 4° l'ulcère de jambe, la syphilis.

RÈGLES A SUIVRE. Lorsqu'on traverse les régions à fièvre : prendre matin et soir 25 centigr. de quinine à titre préventif, puis absorber du café ou du thé chaud. Emporter avec soi du café pour en prendre dans la journée. S'abstenir d'excès de tout genre. Ne pas se baigner dans les lacs ou mares à eau stagnante. Eviter les refroidissements brusques, fréquents après le coucher du soleil, en portant des vêtements de flanelle et surtout une ceinture de flanelle, qu'on met le soir et qu'on retire le matin. En cas de coliques, de diarrhée et de vomissements, faire des frictions et prendre des infusions excitantes (vin ou, mieux, thé chauds). Ne jamais travailler à la terre, tout au moins dans la région des côtes; pas de chasse dans les marais. Ne jamais prendre d'alcool et étendre de beaucoup d'eau les vins qui, pour pouvoir se conserver, sont très chargés en alcool. Les enfants français ne supportent pas le climat ; les femmes, au contraire, s'acclimatent plus facilement que les hommes. Ne venir à Madagascar que pendant la saison sèche.

Magnésie. — Substance formée de magnésium et d'oxygène. Il existe plusieurs substances chimiques médicinales contenant de la magnésie.

Magnésie calcinée (oxyde de magnésie, magnésie anglaise). — Poudre blanche peu soluble dans l'eau, à goût faiblement alcalin.

INDICATION ET DOSE. 20 à 40 centigr. comme *absorbant* chez les enfants ; — 1 à 2 gr. comme *anti-acide* chez les adultes ; — 1 à 12 gr. comme *purgatif*, suivant l'âge ; — 25 à 30 gr. comme *antidote* d'acide arsénieux.

MODE D'EMPLOI. Chez les enfants, donner la magnésie dans du lait sucré (une pincée à la naissance, une cuillerée à café à deux ans). On prépare aussi des chocolats à la magnésie et des granules au sucre.

Carbonate de magnésie. — Employé à la dose de 1 à 10 gr. comme absorbant et anti-acide.

Citrate de magnésie (limonade purgative). — Purgatif agréable, 30 à 60 gr. dans une bouteille d'eau avec du sirop simple ou du sirop de cerise, à prendre en 3 ou 4 verres. On prépare aussi une limonade non gazeuse et en quantité moindre, avec : acide citrique 30 gr., carbonate de magnésie 18 gr., sirop de cerise 30 gr., eau 120 gr.

Sulfate de magnésie (sel de Sedlitz). — Purgatif à la dose de 15 à 60 gr. — MODE D'EMPLOI. L'eau de Sedlitz contient 30 gr. de sulfate par bouteille, qu'on boit par grands verres à un quart d'heure d'intervalle. Il est plus agréable d'employer la formule d'Yvon : sulfate de magnésie 30 gr., essence de menthe 2 gouttes, à prendre en une seule dose dans 60 gr. d'eau.

Magnétisme. — V. HYPNOTISME, SUGGESTION.

Magnéto-électrique (Machine). — V. ÉLECTROTHÉRAPIE.

Maigreur. — V. AMAIGRISSEMENT.

Maillot. — V. HABILLEMENT et VÊTEMENTS.

Main. — La main est formée du carpe, du métacarpe et des phalanges (*fig.* 458).

Les mouvements de la main sont produits par des muscles fléchisseurs et extenseurs de l'avant-bras et par des muscles spéciaux de la main qui constituent à la paume deux saillies : l'*éminence thénar* (muscles du pouce) et l'*éminence hypothénar* (muscles du petit doigt) ; enfin, de petits muscles, les interosseux et les lombricaux, contribuent aux mouvements des doigts.

Les réseaux compliqués formés par les artères

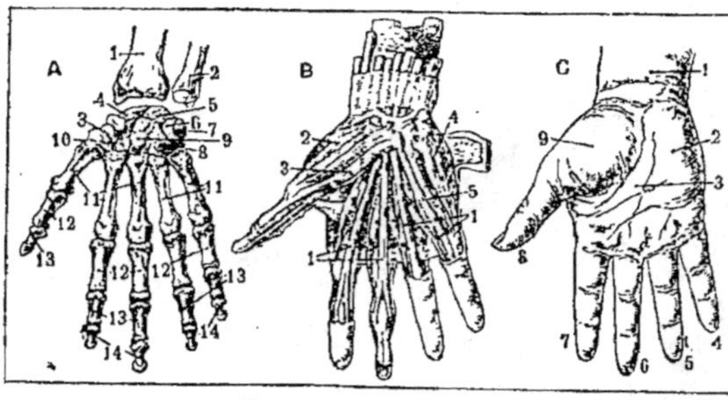

FIG. 458. — La main.

A. *Squelette* : 1. Radius ; 2. Cubitus ; 3. Trapèze ; 4. Scaphoïde ; 5. Semi-lunaire ; 6. Pyramidal ; 7. Pisiforme ; 8. Os crochu ; 9. Grand os ; 10. Trapézoïde ; 11. Métacarpiens ; 12. Phalanges ; 13. Phalangines ; 14. Phalangettes.
B. *Muscles* : 1. Fléchisseur superficiel des doigts ; 2. Court abducteur du pouce ; 3. Court fléchisseur ; 4. Abducteur du petit doigt ; 5. Lombricaux. — C. *Face interne* : 1. Poignet ; 2. Eminence hypothénar ; 3. Paume ; 4. Auriculaire ; 5. Annulaire ; 6. Médius ; 7. Index ; 8. Pouce ; 9. Eminence thénar.

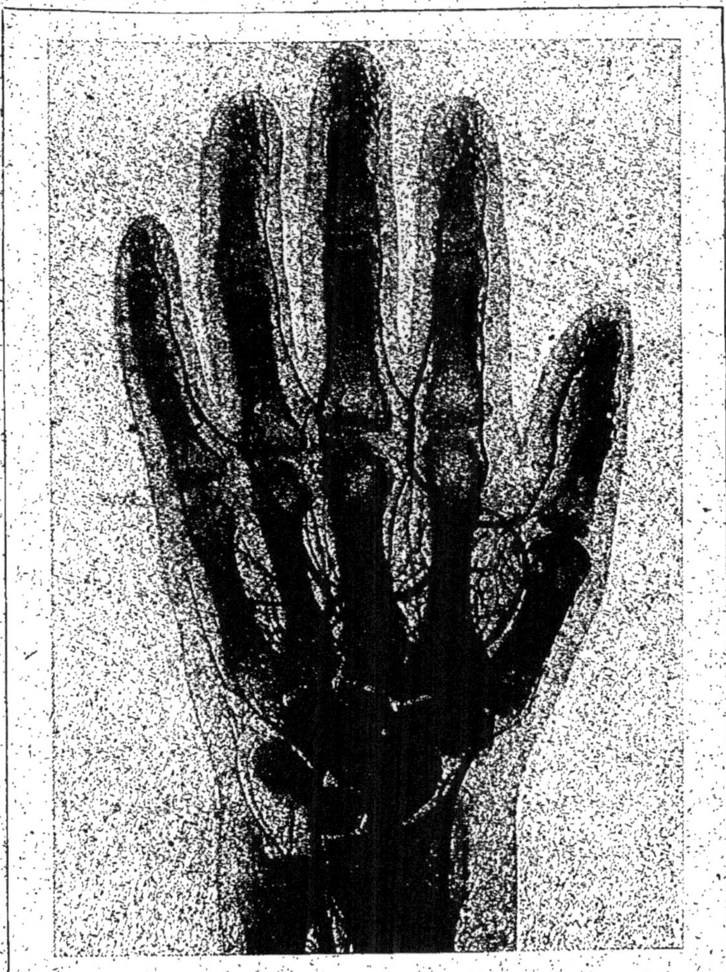

Fig. 459. — Os et vaisseaux (artères, veines, capillaires) de la main.
Radiographie d'une main injectée (extraite des *Rayons X*, par Niewenglowski).

(*fig.* 459) rendent particulièrement difficile la ligature de ces vaisseaux. V. HÉMORRAGIE. V. aussi BRULURES, ÉCORCHURE, PANARIS, VERRUE.

Main artificielle de travail. — Afin de rendre aux amputés un organe de préhension, de nombreux types de mains artificielles ont été créés de tous côtés. Ces mains varient nécessairement suivant la profession du blessé, et les figures 460 à 463 montrent divers spécimens de mains de terrassier, de vigneron, de soudeur, de plombier créés par le Dr Boureau.

Main bote. — Déformation, assez rare, de la main qui est déviée de sa direction naturelle et souvent fléchie sur l'avant-bras.

CAUSES. Malformation congénitale : paralysie ou raccourcissement des muscles, consécutifs à des convulsions* ou à une paralysie infantile.

TRAITEMENT. En cas de lésion congénitale, appareil de prothèse*. — En cas de paralysie, massage, électricité, section des tendons.

Maison. — V. CHAUFFAGE, DÉSINFECTION.

Maison de santé. — Établissement payant destiné à trois variétés de malades : les aliénés, les malades atteints d'affections médicales et les malades atteints d'affections chirurgicales.

Les maisons de santé pour les aliénés ne reçoivent que cette catégorie de malades (pour les conditions d'internement, V. ALIÉNATION mentale). Les autres établissements reçoivent tous les autres malades, exception faite cependant pour les personnes atteintes d'affections contagieuses, qui ne sont pas admises dans certaines maisons de santé.

Tous les établissements publics d'aliénés ont un quartier payant. A Paris, un seul établissement public, la maison Dubois, reçoit les malades non aliénés que les hôpitaux ne recevraient pas, parce qu'ils ont une condition aisée. Le prix varie suivant que le malade est seul ou avec une ou plusieurs personnes dans une chambre. En province, nombre d'hôpitaux louent également des chambres. Les maisons de santé privées sont très nombreuses ; il est utile de n'y entrer qu'après avoir pris l'avis d'un médecin.

Mal au cœur (ou de *cœur*). — Expression fausse qui signifie envie de vomir, *nausée* (V. ce mot), par conséquent gêne de l'estomac et non du cœur.

Mal d'aventure ou **Mal blanc.** — V. PANARIS.

Mal de bassine. — V. MAL DE VERS.

Mal de Bright. — V. REINS.

Mal caduc ou **comitial.** — V. ÉPILEPSIE.

Mal divin. — Synonyme d'*épilepsie**.

Mal de mer. — Troubles causés par le mouvement du bateau et dû à l'irritation du sympathique.

SIGNES. Bâillements, céphalée, bruits dans les oreilles, pâleur de la face, anxiété respiratoire, nausées, vomissements.

TRAITEMENT. Garder la position horizontale ; véronal, adrénaline, pilules de belladone et jusquiame, eau chloroformée.

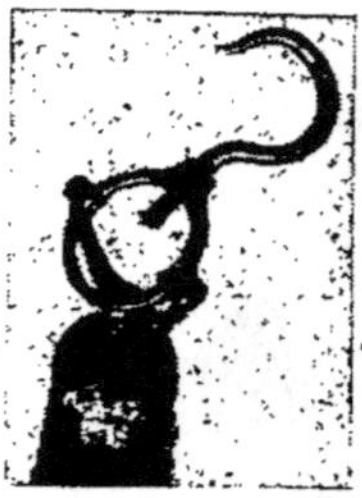

FIG. 460. Main de terrassier.

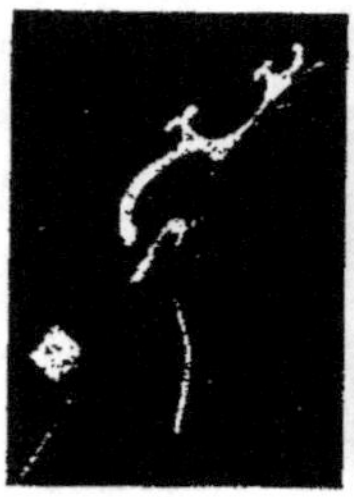

FIG. 461. Main de vigneron.

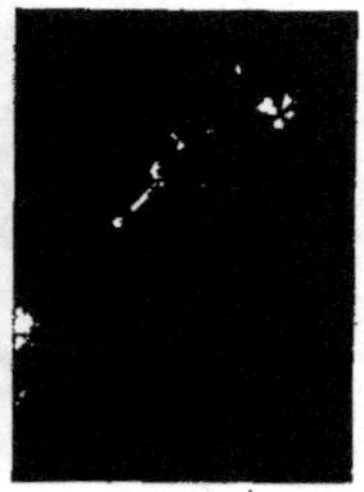

FIG. 462. Main de soudeur.

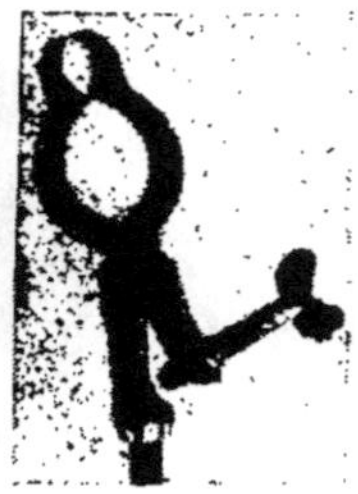

FIG. 463. Main de plombier.

Mal des montagnes (mal des hauteurs). — Il apparaît vers 3 000 mètres pour les ascensionnistes de montagnes, vers 7 000 pour ceux de ballons et s'accroît avec la hauteur.

CAUSES : I. PRÉDISPOSANTES. Le *froid*, à la limite des neiges perpétuelles, limite qui varie de 3 000 mètres (Alpes) à 4 000 ou 5 000 mètres (Andes et Himalaya) ; la *fatigue* (marche longue, insomnie, mauvais repas) ; cette origine est attestée par le fait que les troubles disparaissent lorsqu'on est porté ; le *non-acclimatement*, soit que le voyageur fasse pour la première fois une ascension, soit que la montagne ait une inclinaison continuellement forte ; la *nature individuelle*, qui est très variable.

II. DÉTERMINANTES. La diminution de la pression atmosphérique produit une diminution de l'oxygène contenu dans le sang, d'où la facilité de l'asphyxie sous l'influence de l'accroissement d'acide carbonique dû au travail musculaire.

SIGNES : I. PRÉCURSEURS. Malaise général, jambes cassées, genoux rompus, impression d'un poids énorme.

II. DE PÉRIODE D'ÉTAT. Nausées, vomissements alimentaires, puis, dans les cas graves, muqueux et bilieux, quelquefois même vomissements de sang ; coliques et diarrhée ; sueur froide, maux de tête intenses (cercle de fer), bourdonnements d'oreilles, obscurcissement de la vue ; oppression, palpitations ; stupeur, besoin impérieux de dormir, perte absolue de volonté, quelquefois syncope.

Tous ces signes disparaissent dès qu'on se couche, mais reparaissent si l'on reprend la marche. La gravité de cet état tient surtout à l'impossibilité pour le voyageur de reprendre sa route.

[illegible] Respiration d'oxygène [illegible] par la région inférieure (Régnard).

Mal napolitain. — Nom donné autrefois à la syphilis.

Mal du pays. — V. NOSTALGIE.

Mal perforant. — Ulcération s'observant surtout à la plante du pied au niveau des articulations métatarso-phalangiennes [illegible], plus rarement au-dessous des orteils, au talon, parfois à la voûte palatine, et tendant incessamment à progresser en profondeur.

[illegible]

Mal de vers [illegible] de peau se produisant [illegible] de cocons de soie.

SIGNES. Le mal [illegible] tion de petites [illegible] l'intervalle des doigts [illegible] durée [illegible] dans [illegible] de douleur et de [illegible]. Une première [illegible] l'immunité.

TRAITEMENT. Lotions astringentes.

Malade. — V. [illegible] MALADIE [illegible] TION.

Maladie. — Altération de la santé dont l'évolution peut être rapide (aiguë), ou lente et prolongée (chronique).

Le [illegible] peuvent être [illegible] (diathèse) ou [illegible]

[illegible]

Maladies contagieuses. — V. CONTAGIEUX, DÉSINFECTION, INFECTIEUX.

Maladies professionnelles — La loi du 25 octobre 1919, mise en vigueur le 27 janvier 1921, a étendu aux maladies d'origine professionnelle la loi du 9 avril 1898 sur les accidents* du travail, et a par conséquent pour effet d'indemniser les sujets atteints par ces maladies. Jusqu'ici la loi ne s'applique qu'à deux maladies : l'intoxication par le plomb (saturnisme) et par le mercure (hydrargyrisme). Mais la loi pourra englober ultérieurement d'autres maladies.

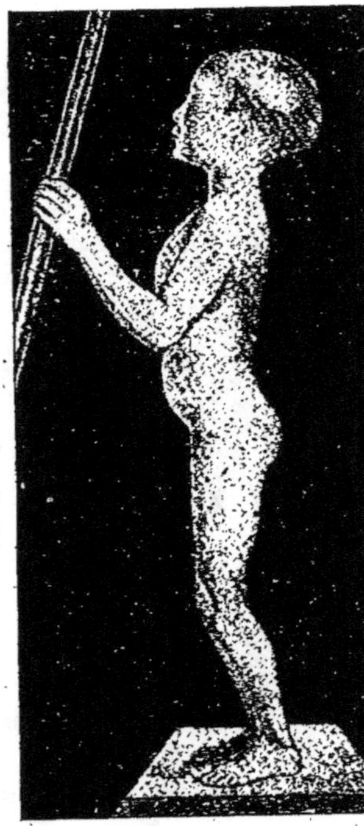

FIG. 465. — Mal de Pott.

En vertu de l'article 2 de la loi du 25 octobre 1919, sont considérées comme maladies professionnelles les affections aiguës et chroniques mentionnées dans les tableaux annexés à la loi et survenant chez des ouvriers habituellement occupés à la manipulation des composés toxiques dans des industries également énumérées dans les mêmes tableaux. Le droit à l'indemnisation nécessite donc une double condition : l'ouvrier est atteint d'une des maladies visées par la loi, d'une part ; il travaille dans une des industries assujetties, d'autre part.

Les maladies visées par la loi sont les suivantes :

1° *Maladies saturnines :* coliques de plomb, myalgies, arthralgies, paralysies des extenseurs, hystérie saturnine, néphrite, goutte saturnine.

2° *Maladies hydrargyriques :* stomatite mercurielle, tremblements mercuriels, cachexie mercurielle, paralysies mercurielles.

L'indemnité n'est due que pour l'incapacité temporaire et pour les incapacités permanentes et partielles ou totale de travail. Ces indemnités sont calculées d'après le salaire de l'ouvrier, en suivant les mêmes règles que dans les accidents du travail. Toutefois, le droit à l'indemnité cesse lorsque la maladie survient plus d'un an après le moment où l'ouvrier a cessé de travailler à la manipulation du plomb ou du mercure. De plus, la responsabilité du patron va en décroissant en raison du temps écoulé entre le moment où l'ouvrier a quitté le travail chez ce patron et celui où l'incapacité de travail est survenue.

Alors que, pour les accidents du travail, l'ouvrier doit faire la preuve que les lésions dont il est atteint sont la conséquence d'un accident, il a droit pour les maladies professionnelles à l'indemnisation par le fait seul que, travaillant dans une industrie où il manipule des produits toxiques, il est atteint de symptômes habituels à l'intoxication, symptômes limitativement énumérés par la loi. Il appartient au patron de faire la preuve contraire, c'est-à-dire d'établir que la maladie de l'ouvrier n'a pas une origine professionnelle ; encore cette preuve contraire n'est-elle pas admise pour certaines manifestations morbides, qui sont présumées toujours d'origine toxique ou considérées comme fatalement aggravées par l'exercice de la profession dangereuse.

Malaise. — État dans lequel, sans être à proprement parler malade, on éprouve différents troubles, notamment un sentiment de faiblesse générale, d'inaptitude au travail, de vertige, quelquefois aussi quelques nausées.

Malaria. — Synonyme de *paludisme*.

Malformation. — Anomalie dans la constitution des organes, antérieure à la naissance.

Malignité. — État de gravité d'une maladie qui évolue dans un sens fatal.

Malléine (du gr. *malis*, maladie des chevaux). — Extrait de la culture du bacille de la morve*, employé comme vaccin préventif chez les animaux.

Malléoles (Chevilles). — Saillies formées à la partie inférieure de la jambe, en dedans par l'extrémité du tibia, en dehors par celle du péroné.

Malt. — Poudre d'orge germée contenant de la diastase ou maltine, c'est-à-dire la partie active de la salive, le *ferment*, qui a la propriété de transformer l'amidon en sucre.

ACTION. Digestif.

MODE D'EMPLOI ET DOSE. 2 à 4 gr. de poudre ; bière ou sirop de malt : 1 à 2 cuillerées à soupe avant et après les repas.

Maltine. — Poudre blanchâtre à prendre comme digestif à la dose de 10 à 50 centigr. associée ou non en quantité égale à de la magnésie et du bicarbonate de soude.

Malte (Fièvre de). — V. MÉLITOCOCCIE.

Mamelle, Mamelon. — V. SEINS, ÉROSION, ALLAITEMENT.

Mammite ou **Mastite** (du gr. *mamma*, sein). — Inflammation de la glande mammaire.

Manganèse. — Il existe plusieurs variétés de préparations pharmaceutiques contenant du manganèse.

Le **carbonate**, l'**iodure** et le **peroxyde** de manganèse sont employés comme toniques, à la place du fer, à la dose de 10 à 50 centigr.

Permanganate de potasse. — Désinfectant, antiseptique, employé à l'*intérieur*, à la dose de 10 à 20 centigr. par litre d'eau ; à l'*extérieur*, 50 centigr. à 1 gr. par litre.

Manie (du gr. *mania*, fureur). — Forme de folie. V. FOLIE.

Manne. — Médicament purgatif doux, constitué par le suc extrait d'une plante de la famille des Oléacées.

MODE D'EMPLOI ET DOSE. 10 à 50 gr. à prendre dans du lait chaud. On l'associe souvent aussi au séné.

Mannite. — Principe actif de la manne. Purgatif à la dose de 10 à 20 gr.

Manuluve (du lat. *manus*, main, et *lavare*, laver). — Bain de main. V. PÉLIDUVE.

Marais. — V. PALUDISME.

Marasme (du gr. *marainein*, dessécher). — V. CACHEXIE.

Marche. — Le décret du 20 octobre 1892 sur le service des troupes d'infanterie contient sur la marche une instruction très bien comprise, dont les principales dispositions sont les suivantes :

Avant de faire une marche, les hommes s'assurent que leurs effets ne les gênent pas ; ils se munissent des ingrédients nécessaires pour parer aux accidents de la marche. Ils veillent surtout à la chaussure, qui doit avoir été portée, brisée, être souple aux pieds, dont les ongles, les cors ou les durillons peuvent être une cause de douleur. Susceptibles de se blesser, les hommes graissent les parties délicates avant chaque marche avec du suif ou tout autre ingrédient autorisé (de la vaseline par exemple).

Les pieds doivent être l'objet de soins constants ; dès qu'une partie quelconque est pressée douloureusement, il faut remédier à la gêne produite en quittant les chaussures s'il est possible, et graisser fortement la partie lésée et la partie de la chaussure qui frotte. S'il y a écorchure, il faut enduire la plaie de l'ingrédient autorisé et la protéger avec un linge ; on évitera soigneusement que le linge ne fasse des plis dans le soulier. Les hommes qui ont des ampoules doivent les traverser, au moyen d'une aiguille, d'un fil graissé, laisser le fil dans l'ampoule et graisser ensuite. Chaque jour, à l'arrivée, on doit se nettoyer les pieds avec un linge légèrement humide et les essuyer. Il ne faut pas se laver les pieds à grande eau.

On ne saurait trop surveiller l'usage de la boisson pendant les marches ; en principe, il faut boire le moins possible, se gargariser si la soif est trop vive. L'ingurgitation rapide de grandes quantités d'eau pendant les marches est souvent suivie d'accidents graves et même de mort. À la grand halte ou à l'arrivée, il est prudent de manger un peu avant de boire.

Quand on est en transpiration, on doit boire lentement et à petites gorgées. On doit s'abstenir de boissons alcooliques, qui ne donnent qu'une excitation factice et passagère, et prendre de préférence du thé ou du café mélangés avec une grande quantité d'eau. On évitera le vin doux, le cidre nouveau, le poiré. Si l'eau à employer comme boisson est trouble, on la passe à travers un linge pour enlever les impuretés et les sangsues.

Autant que possible, on ne part pas à jeun ; on réserve toujours quelque aliment pour la grand halte ; il ne faut manger de fruits, même bien mûrs, qu'avec modération. À l'arrivée, s'assurer que la viande est parfaitement cuite, particulièrement la viande de porc.

Eviter, au repos, les endroits humides ou trop frais, et, si l'on est en transpiration, se prémunir contre le vent ; se donner du mouvement si l'on sent qu'on se refroidit et se garder de s'étendre sur l'herbe.

Lorsque le soleil est trop chaud, il faut se garantir la tête avec un mouchoir, en l'interposant entre la tête et la coiffure de telle manière que la partie postérieure fasse l'office de couvre-nuque.

A la suite d'une longue marche, d'un exercice fatigant, après la pluie et particulièrement pendant les grandes chaleurs, en arrivant on ne doit pas se dévêtir, à moins qu'on ne veuille changer de linge ; dans ce cas, on le fait sans perdre de temps et en se garantissant des courants d'air. Après une grande fatigue suivie de transpiration, un repos complet et immédiat est pernicieux ; le mouvement fait éviter les refroidissements.

Si l'on n'a pas de lit, il faut ôter sa chaussure, se déshabiller en partie ou tout au moins desserrer toutes les parties des vêtements et se couvrir le mieux possible, en évitant les courants d'air. On ne doit jamais se coucher sur de la paille, du foin ou des copeaux. V. aussi INSOLATION.

Marche en montagne. — 1° ***Ascension.*** — L'attitude du corps dans la marche en montagne diffère selon l'inclinaison du terrain. Alors qu'en plaine elle doit être droite, en montagne elle doit être *penchée en avant* dans l'ascension ; la montée dans ces conditions est moins pénible, parce qu'on met en action les muscles des lombes, bien plus développés que les extenseurs des cuisses employés dans l'attitude droite.

L'allure de cette marche est lente, à balancements doux et alternatifs, de gauche à droite et de droite à gauche. Les groupes musculaires extenseurs d'un côté attirent le segment opposé du corps en formant pour cela une masse rigide qui prend un point d'appui fixe sur la jambe fléchie en avant et du même côté.

On monte avec son dos en utilisant le poids de la tête et du buste incliné vers le sol, qui a pour effet de déplacer en avant le centre de gravité du corps (Tissié).

2° ***Descente.*** — L'attitude doit être *verticale en arrière* dans la descente ; on doit tendre à reporter le centre de gravité du corps d'avant en arrière, selon un plan perpendiculaire à l'horizontale. Pour cela, tout le poids du corps doit reposer en entier sur la plante des pieds ; les pieds attaquent le sol selon un plan oblique, parallèle à celui de la côte.

La descente sur les talons ne doit se faire que sur des plans très inclinés. Les talons jouent alors le rôle de pieux rigides qui s'enfoncent pour soutenir le poids du corps contre la chute en avant ; la tête est fortement rejetée en arrière pour faire contrepoids ; un pieu sert de point d'appui en arrière, en même temps que d'arrêt. V. CURE DE TERRAINS, ESSOUFFLEMENT, EXERCICE.

Margarine. — Combinaison d'acide margarique et de glycérine.

Les margarines du commerce sont des oléo-margarines. Ces succédanés du beurre sont faits en empruntant la matière grasse aux huiles (sésame, coton), aux huiles densifiées (hydrogénation suivant le procédé découvert par Sabatier), aux oléos (partie huileuse des meilleurs suifs et gras de bœuf), et en partie au lait lui-même.

Ces produits sont, au point de vue culinaire, moins fins et moins appréciés que le beurre fin, mais comme valeur nutritive ils valent les beurres ordinaires et leur sont même supérieurs.

Depuis quelques années, on fabrique beaucoup, aux États-Unis notamment, des margarines sans oléo de gras de bœuf (*vegetable margarine*). Le lait entre pour un tiers dans leur fabrication. Le bouquet ou arome des meilleurs beurres leur est conféré, grâce à l'ensemencement de ferments lactiques sélectionnés.

La margarine est une invention française (Mège-Mouriès). Mais son usage s'est répandu surtout à l'étranger. [H. Martel].

Mariage. — Au point de vue légal, une femme peut se marier à quinze ans et six mois ; au point de vue de l'hygiène et de la médecine, tout mariage avant vingt ans est ordinairement un acte *imprudent* si la jeune fille est parfaitement bien portante, *très dangereux* si elle est d'une constitution faible, si son enfance a été maladive, si, étant enfant de parents âgés ou affaiblis par des maladies, elle est par ce fait seul prédisposée à la tuberculose.

Dangers des mariages trop hâtifs. Mariée trop jeune, la femme, si elle a des grossesses successives très rapprochées, a grande chance d'être atteinte d'une affection chronique de l'utérus et de ses annexes qui, en l'obligeant à la chaise longue, au séjour prolongé au lit, aura pour conséquence la chlorose, sinon la tuberculose.

Quant à l'enfant né d'une mère de moins de vingt ans, il naît souvent chétif, et les inquiétudes, les fatigues dont sa médiocre résistance vitale est la cause viennent ajouter leur influence nuisible à celles énoncées précédemment pour affaiblir la mère.

Dangers de maladies contagieuses. On a occupé *toujours* des apports de fortune, bien *rarement* des apports de santé. Résultat trop fréquent : la mort prématurée d'un des époux laissant après lui de lourdes charges de famille ; quelquefois la transmission du mari à la femme, ou inversement, d'une affection contagieuse (tuberculose, syphilis ou blennorragie) avec ses conséquences : métrite, salpingite. La patente nette délivrée par le médecin devrait être au moins aussi obligatoire que le contrat de mariage. Le procédé pratique pour être certain de la bonne santé du futur conjoint est d'exiger de lui une assurance sur la vie, laquelle ne s'accorde qu'après sérieux examen médical.

Avantages. Le mariage accroît les chances de santé ; les célibataires ont une mortalité beaucoup plus forte que les personnes mariées. La régularité de la vie attiédue ou supprime chez la femme certains états maladifs, comme les éruptions d'acné, d'eczéma, les irrégularités et les douleurs des règles, les troubles nerveux.

Mariages consanguins. — Inconvénients. On admettait autrefois que la consanguinité déterminait chez les descendants un certain nombre de méfaits : bec-de-lièvre, surdi-mutité, idiotie. On sait aujourd'hui que les mariages consanguins ne contiennent qu'additionner les qualités ou les défauts des procréateurs.

Les mariages consanguins ne sont donc dangereux pour les enfants que si les deux parents ont des tares analogues, s'ils sont tous deux faibles, nerveux ou, au contraire, atteints d'une des formes de l'arthritisme (obésité, goutte, rhumatisme, asthme), ou d'une maladie du cœur.

Mariage des cardiaques. — Autrefois on interdisait le mariage à toute personne (homme ou femme) ayant une maladie de cœur ; l'expérience a montré l'exagération de cette règle : les accidents sont relativement rares chez les femmes qui ont passé outre à cette prescription, soit volontairement, soit inconsciemment.

Un homme atteint d'aortite, de lésions valvulaires, peut procréer des enfants ayant ces mêmes lésions, mais le fait est en somme peu fréquent. Aussi ne doit-on interdire le mariage qu'aux individus chez lesquels l'insuffisance valvulaire est mal compensée ou qui ont un rétrécissement mitral congénital et sont âgés.

En cas d'artériosclérose avec hypertension, il conviendra d'essayer avant l'autorisation l'effet du régime (abstention de tabac, café et de l'alimentation carnée).

La jeune fille ne devra pas songer au mariage, si elle présente des signes même légers d'insuffisance cardiaque (œdèmes passagers, difficulté de respirer à l'occasion d'un effort, albuminurie) ; si elle est atteinte d'un rétrécissement mitral très serré, d'une aortite avec double lésion orificielle, d'une maladie de cœur coexistant avec une néphrite ou une tuberculose pulmonaire ; si sa tension artérielle est notablement trop forte (hypertension) ou trop faible (hypotension) d'une *façon constante* ; si les lésions sont héréditaires et familiales. La situation sociale devra naturellement être prise en considération, car une femme exposée à des fatigues, à de violents efforts supportera difficilement la coexistence d'une grossesse et d'une affection du cœur.

Si une cardiaque ou une brightique est autorisée à se marier, il conviendra de prendre des précautions en cas de grossesse. On doit surveiller l'alimentation, faire fréquemment l'examen des urines (albuminurie, rétention des chlorures) afin d'éviter l'éclampsie. Éviter toute fatigue et prescrire le repos complet dès le 4e mois. Vers la fin de la première moitié de la grossesse, il y a lieu de craindre l'insuffisance cardiaque, qui se manifeste d'abord par la gêne respiratoire avec palpitations au moment d'un effort, puis bientôt dans le repos. Dans les derniers mois, le danger est l'œdème aigu du poumon caractérisé par de la dyspnée, de l'angoisse et une toux brève et quinteuse accompagnée de crachements d'une mousse sanguinolente. Il convient donc, le travail commencé, de le hâter par le forceps ou la version, si la délivrance se produit. Se garder, au moment de la délivrance, de supprimer trop vite le suintement du sang, cette petite saignée étant souvent utile.

Mariage des tuberculeux. — V. TUBERCULOSE et GROSSESSE.

Mariage des syphilitiques. — V. SYPHILIS.

Mariage et blennorragie. — Trop souvent on voit, quelques semaines après le mariage, une jeune femme condamnée à la chaise longue toute sa vie, ou à une opération mutilatrice parce que son mari, atteint d'une blennorragie chronique, l'a contaminée.

Un candidat au mariage doit donc se faire examiner par un spécialiste, afin de savoir s'il est encore contagieux. Un léger suintement, persistant malgré tout traitement, n'est de nature à empêcher le mariage que si on découvre encore des gonocoques.

Mais le futur époux devra ne pas avoir de lésions de l'urètre décelables par l'urétroscopie, ne pas présenter des gonocoques à l'examen direct de la sécrétion après épreuves de réactivation (nitrate d'argent, bière), ne pas en présenter dans les cultures de son exsudat et de son sperme.

Mariage d'aliénés. — En vertu de l'art. 146 du Code civil, « il n'y a pas de mariage lorsqu'il n'y a point de consentement ». Pour que l'annulation d'un mariage soit prononcée, il faut donc établir qu'au temps de la célébration du mariage, l'aliéné interdit n'était capable ni de manifester sainement et librement sa volonté, ni de comprendre la nature et la portée de l'engagement qu'il prenait. Par contre, le mariage d'un aliéné non interdit est valable, si l'acte, manifestement célébré pendant un intervalle lucide, est consenti à bon escient, alors même que l'aliéné serait interné ; il est annulable, s'il a été contracté sans discernement. L'aliénation peut devenir un cas de séparation de corps ou de biens, car elle est souvent une cause de malversations et de prodigalité ruineuse ou bien l'origine d'excès et d'injures graves entre époux.

Quant au divorce pour cause d'aliénation mentale d'un des époux, il n'a pas encore été admis (Régis).

Marienbad (Tchécoslovaquie). — Ville d'eaux gazeuses, bicarbonatées sodiques (1 gr. 60), chlorurées sodiques (1 gr. 70) et sulfatées sodiques (5 gr.) froides. Il existe en outre une source ferrugineuse et des boues médicamenteuses.

Altitude, 644 mètres, climat à variations brusques, saison : 15 mai-15 octobre ; ressources abondantes, promenades.

MODES D'EMPLOI. Ceux des EAUX MINÉRALES* alcalines. Bains ferrugineux, bains de boue.

ACTION. Diurétiques, laxatives, facilitant la sécrétion de la bile et le rappel de flux hémorroïdal ou des règles.

INDICATIONS. Obésité, maladies du foie, troubles des règles, hémorroïdes.

Marisque (du lat. *marisca*, figue). — Tumeur de l'anus due à une hémorroïde ancienne procidente et flétrie.

Marmelade. — Substances végétales confites dans du sucre, en vue de préparations alimentaires et pharmaceutiques.

La marmelade de pommes est laxative ; celle de coings, constipante. Ces marmelades et celles d'autres fruits peuvent servir, en outre, à dissimuler des médicaments.

Marmite américaine. — Récipient à fermeture hermétique servant à faire un bouillon concentré et à stériliser le lait.

Marmite norvégienne ou **Thermoconservateur.** — Appareil permettant, sans aucuns

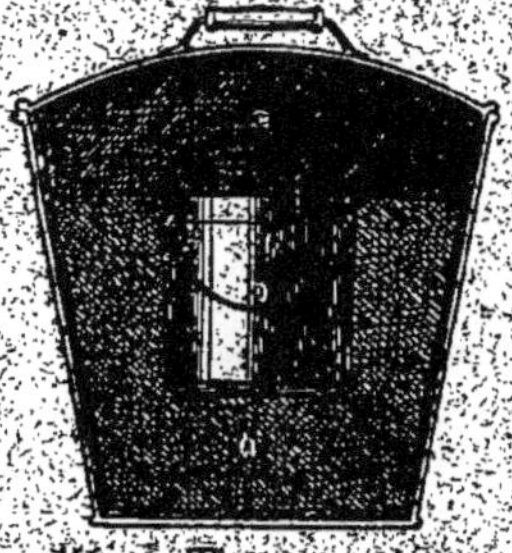

FIG. 466. — Thermoconservateur.

frais, de conserver pendant des heures la température du contenu d'une marmite, que celle-ci soit chaude ou remplie de *glace* (*fig.* 466).

Il est surtout utilisé pour la cuisson des aliments : d'où son nom. Au point de vue médical, le thermoconservateur peut rendre de grands services pour conserver de la glace ou, au contraire, de l'eau chaude lorsqu'on doit appliquer l'un ou l'autre de ces agents thérapeutiques.

Marronnier d'Inde. — Arbre de la famille des Acérinées dont l'écorce renferme un tanin (*fig.* 467).

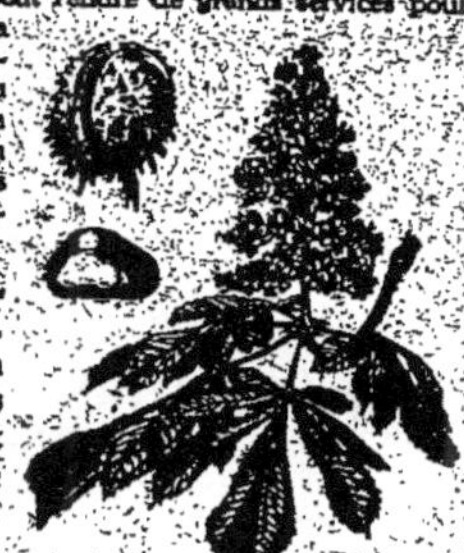

FIG. 467. — Rameau de marronnier d'Inde.

La semence du marron d'Inde jouit d'une grande efficacité dans le traitement des hémorroïdes ou des varices en général. Il agit également favorablement chez les malades porteurs de varicocèle ou présentant de la congestion et de l'hypertrophie de la prostate.

S'emploie sous forme d'alcoolature (X gouttes avant chaque repas, 15 à 20 jours par mois), ou en pommade (10 gr. d'alcoolature pour 60 gr. de lanoline) ; on emploie aussi l'extrait à 5 p. 100 (XX gouttes par jour).

Marrube blanc. — Plante de la famille des Labiées (*fig.* 468) employée comme fébrifuge et comme modificateur de la muqueuse respiratoire (fluidifie les sécrétions). S'emploie sous forme d'extrait en pilules de 0 gr. 10 (4 à 8 par jour).

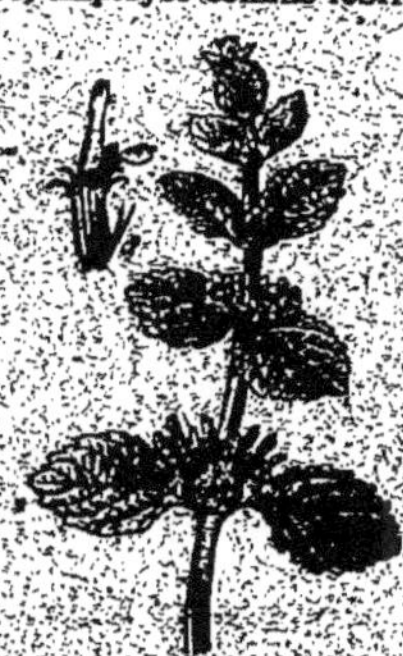

FIG. 468. Marrube blanc.

Marsupialisation (du gr. *marsupion*, bourse). — Opération qui consiste à suturer à la paroi abdominale les bords d'une poche (kyste de l'ovaire), lorsque celle-ci ne peut être enlevée, de façon que les liquides qui s'y trouvent s'évacuent en dehors et non dans le péritoine.

Marteau de Mayor. — Procédé révulsif peu employé aujourd'hui.

Il consiste à tremper dans de l'eau, très chaude, mais cependant pas bouillante, un marteau ordinaire, qu'on applique ensuite sur la peau, au creux de l'estomac ; ces applications peuvent être répétées plusieurs fois de suite. Était employé dans l'asphyxie des nouveau-nés et l'angine de poitrine.

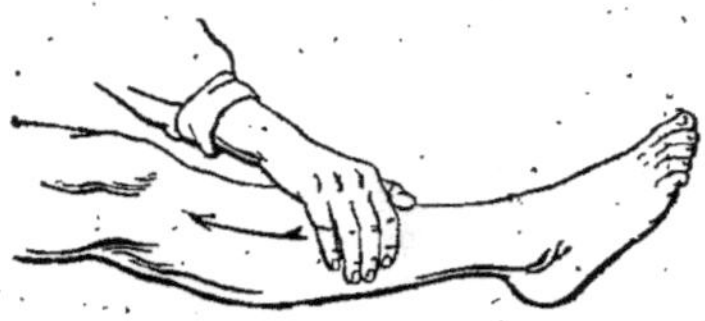

FIG. 470. — Effleurements.

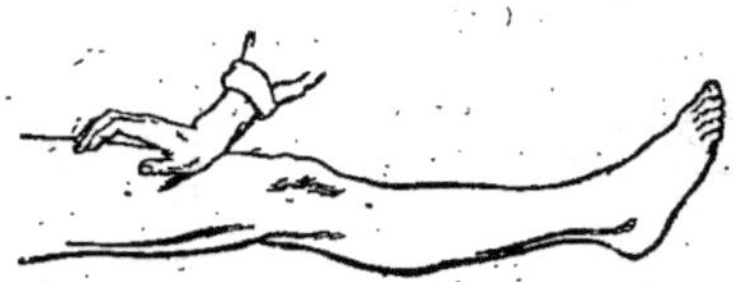

FIG. 471. — Friction.

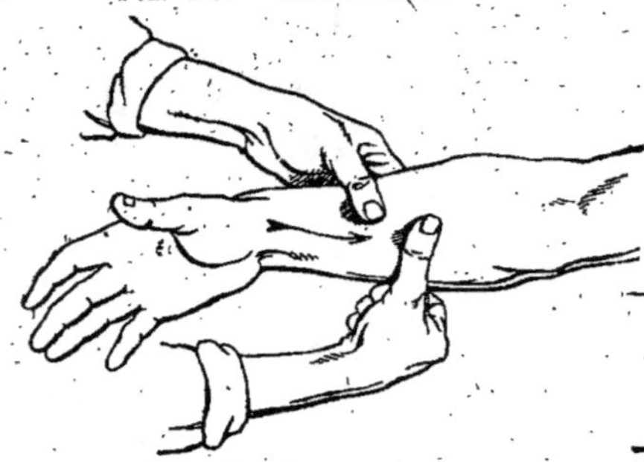

FIG. 472. — Pression avec les pouces.

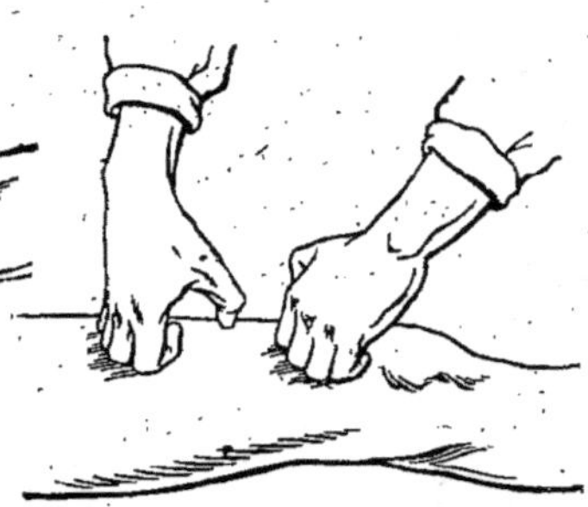

FIG. 473. — Pression avec les poings.

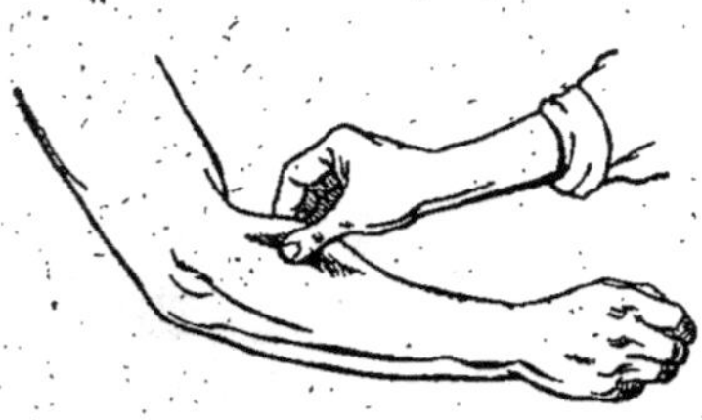

FIG. 474. — Pincement.

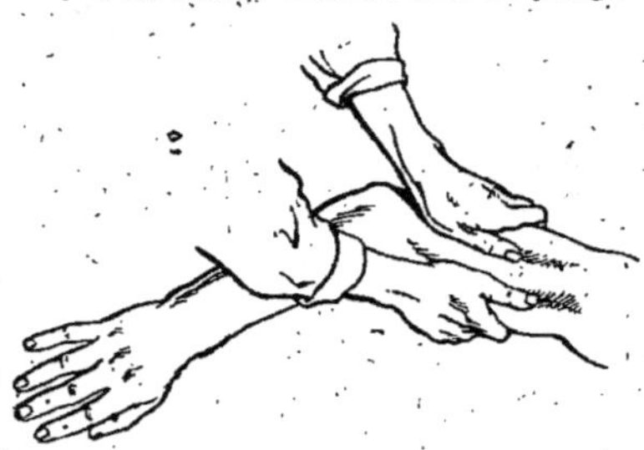

FIG. 475. — Pétrissage.

FIG. 470 à 475. — Manœuvres de massage.

Marteau à réflexes. — Marteau garni de caoutchouc destiné à percuter les tendons pour examiner les réflexes (*fig.* 469).

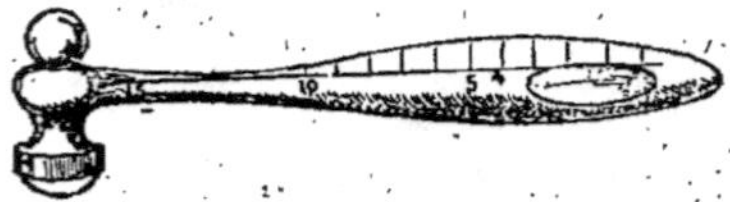

FIG. 469. — Marteau à réflexes.

Martigny (Vosges). — Station d'eaux minérales sulfatées calciques froides. Altitude, 360 mètres; climat variable; saison : 1er juin-1er septembre. Ressources ; vie calme.

INDICATIONS. Uricémie, gravelle, goutte, diabète, prurigos.

CONTRE-INDICATIONS. Maladies de cœur avec hypertension, artériosclérose, néphrites, tuberculose.

Martinique. — V. TROPIQUES (Pays des).

Massage (du gr. *massein*, pétrir) [(*fig.* 470 à 475)]. — Manœuvres faites sur le corps avec la main (sèche ou avec du talc) ou enduite d'un corps gras (huile, vaseline), nue ou armée d'instruments particuliers, dans le but d'entretenir la santé ou de guérir une maladie.

ACTION. Accroissement des fonctions de la peau et de la résorption des liquides épanchés (œdème, hydarthrose, entorse) ; diminution ou suppression de la douleur (névralgie, migraine); modification des phénomènes musculaires (chorée, constipation, dilatation d'estomac, raideurs articulaires, torticolis); accroissement de la nutrition (entraînement pour les sports); accroissement de la sécrétion urinaire.

RÈGLE GÉNÉRALE. L'attitude à donner au malade variera suivant l'effet désiré; si l'on veut obtenir la résorption de liquides extravasés, les parties doivent être dans le relâchement le plus complet; si, au contraire, on veut favoriser la circulation artérielle, la tension musculaire est indiquée. Le massage doit toujours être fait dans le sens du retour du sang vers le cœur.

Variétés de manipulations.

La SIMPLE APPLICATION DES MAINS avec ou sans pression sur le front, la nuque, le creux de l'estomac et, d'une façon générale, sur une région douloureuse (*migraine, gastralgie*), apporte souvent un soulagement marqué et quelquefois définitif, à condition d'être maintenue pendant un temps qui varie de 5 à 20 minutes. Si les deux mains sont appliquées en même temps, l'action ordinairement s'accroît; cette action peut être effectuée soit par les mains du malade lui-même, soit par celles d'une autre personne.

Des FROLEMENTS ou EFFLEUREMENTS (*fig.* 470), c'est-à-dire des frictions douces, soit sur la région douloureuse elle-même, soit à distance sur les mains et les pieds, agissent sur le système nerveux par action réflexe. Elles peuvent faire disparaître des *névralgies* fort pénibles. Ces frôlements doivent toujours être dirigés de la périphérie vers le centre du corps, dans le sens du retour du sang veineux vers le cœur. Dans l'*amygdalite*, des frictions douces de haut en bas le long des vaisseaux du cou diminueront la congestion de ces organes. Il en est de même des pressions faites entre le pouce et les doigts sur les os du nez en cas de *rhume*

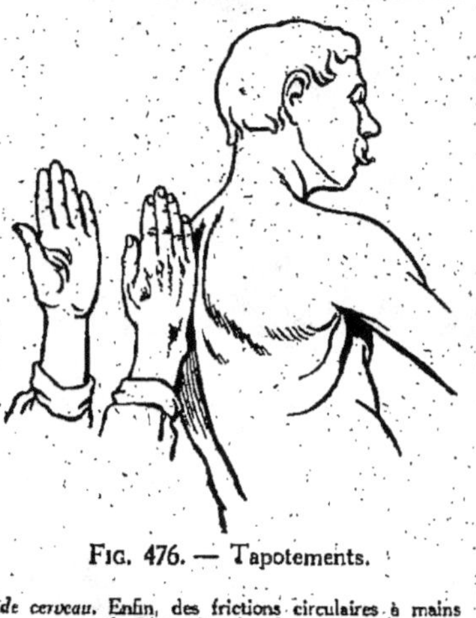

FIG. 476. — Tapotements.

de cerveau. Enfin, des frictions circulaires à mains ouvertes sur le thorax dans les *rhumes de poitrine* (trachéites) amènent fréquemment un apaisement de la toux et de la douleur.

Dans le *torticolis*, dans le *lumbago* et le *tour de reins*, des pressions circulaires ont été employées avec succès.

Les FRICTIONS (*fig.* 471) proprement dites se font avec une pression plus forte; elles agissent principalement sur le système vasculaire. On les fait précéder dans certains cas de frôlements qui les préparent (entorse, fractures, maladies de cœur).

Les PRESSIONS (*fig.* 472, 473) se font avec la main entière, la paume ou les pouces dans la direction du cœur et dans l'état de relâchement du corps.

Le PINCEMENT (*fig.* 474) s'opère en saisissant assez énergiquement les tissus entre deux doigts.

Le PÉTRISSAGE (*fig.* 475) consiste à comprimer, à écraser les tissus avec une ou les deux mains, comme si l'on voulait exprimer une éponge qui s'imbiberait sans cesse (Dujardin-Beaumetz). On l'emploie, précédé ou non de frôlements et de frictions, dans la *constipation*, les mains suivant le gros intestin dans le sens du passage des matières; dans les *dilatations d'estomac*, dans les *affections articulaires* avec gonflement (*hydarthrose*), les *raideurs*, l'*ankylose*, la *chorée*, les *névroses*.

On y associe aussi des TAPOTEMENTS (*fig.* 476) avec la face interne de la main (claquement) ou le bord de la main du côté du petit doigt (hachures) ou un ou plusieurs doigts (pointillements).

On associe fréquemment le massage à la *mécanothérapie**.

Masticateur (*fig.* 477). — Petit appareil destiné à remplir artificiellement le rôle des dents.

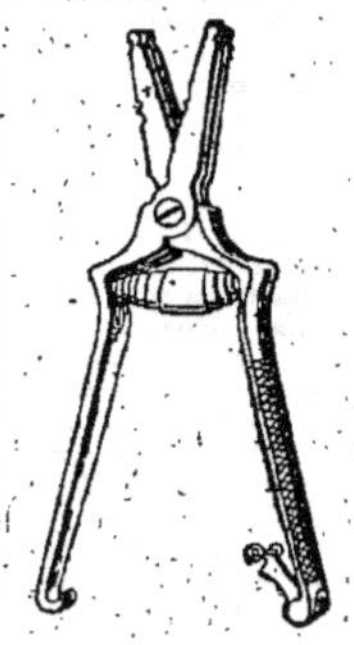

FIG. 477. Masticateur.

Il est fort utile pour les vieillards chez lesquels une mastication insuffisante provoque des dyspepsies. En serrant les branches avec la main, on réduit en pulpe la viande placée entre les mors.

Mastication. — Le broiement des aliments par les dents ne produit pas seulement leur division en petites particules, mais accroît, en outre, la sécrétion de la salive, c'est-à-dire d'un liquide qui transforme en sucre les substances amylacées et facilite le glissement dans l'arrière-bouche du bol alimentaire.

Masticatoire. — Substance qu'on mâche pour provoquer la sécrétion de la salive : rond d'ivoire des petits enfants; pierre mise dans la bouche par les soldats en marche.

Le mastic, résine d'un térébinthe, qui devait son nom à son usage comme masticatoire, n'est plus employé.

Mastite. — Inflammation des mamelles. V. SEINS.

Mastoïde (Apophyse). — Saillie de l'os temporal que l'on sent en arrière de l'oreille. V. OREILLES.

Maté. — Thé du Paraguay (famille des Ilicinées).

Il contient de la caféine et est employé comme stimulant et digestif sous forme d'infusion, 30 à 40 p. 100 d'eau.

Matelas d'eau ou **d'air**. — Il est destiné aux personnes qui, à la suite d'un long séjour au lit, présentent des ulcérations de la peau du dos.

Maternité. — Hôpital où l'on reçoit les femmes qui sont sur le point d'accoucher.

A Paris, les maternités qui dépendent de l'Assistance publique sont la Maternité (Ecole d'accouchements pour sages-femmes), 123, boulevard de Port-Royal, les cliniques d'accouchement Baudelocque, 125, boulevard de Port-Royal, et Tarnier, 89, rue d'Assas. Il existe également des maternités dans les hôpitaux suivants : Beaujon, Boucicaut, Charité, Hôtel-Dieu, Lariboisière, Pitié, Saint-Antoine, Saint-Louis, Tenon. Les femmes sont renseignées à la consultation sur l'époque présumée de leur délivrance et admises dans les services lorsqu'elles sont près de leur terme (8e mois). Elles ne sont pas obligées de dire leur nom et leur adresse, et peuvent figurer sur les pancartes sous le nom de X. D'ordinaire, les femmes sont seulement invitées à consigner leur état civil sous un pli confié à l'économe, qui le leur remet intact à leur sortie (ceci en vue de la possibilité d'un décès). Les nouveau-nés abandonnés par leur mère sont aussitôt transportés à l'Hospice des enfants assistés.

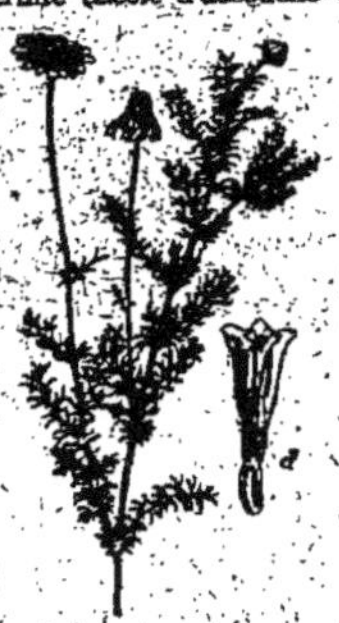

FIG. 478. — Matricaire-camomille. *a.* Coupe de la fleur.

Il existe également dans les maternités des consultations de nourrissons et des consultations prénatales de femmes enceintes et, pour les femmes syphilitiques, des consultations de traitement.

Matico. — Plante de la famille des Pipéracées.

L'essence de cette plante est utilisée contre la blennorragie*, à l'intérieur, sous forme d'huile : 25 cent. à 1 gr.; en injection sous forme d'infusion, 10 p. 1.000 d'eau.

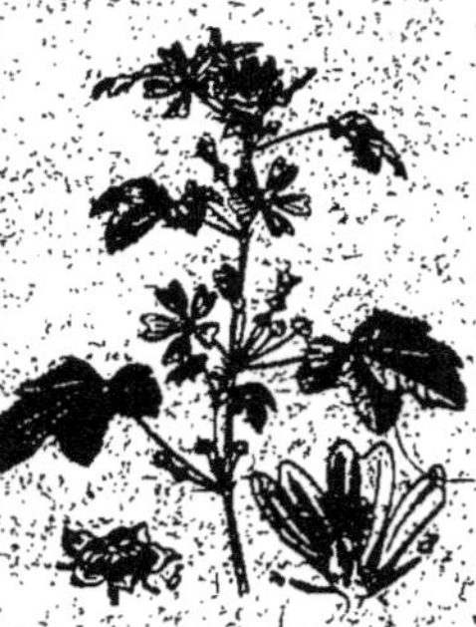

FIG. 479. — Mauve. *a.* Coupe de la fleur ; *b.* Fruit.

Matricaire (*fig.* 478). — Plante de la famille des Composées, employée comme stimulant et antispasmodique sous forme d'eau distillée (30 à 100 gr. en potion).

Matrice. — V. UTÉRUS.

Mauve (*fig.* 479). — Plante de la famille des Malvacées.

MODE D'EMPLOI ET DOSE. L'infusion de fleurs (10 gr. par litre) est employée comme calmant dans la toux, les angines. La décoction de feuilles (30 gr. par litre) sert pour des lavements adoucissants. La mauve fait partie des fleurs ou espèces* pectorales.

Maxillaire. — Os de la mâchoire. Pour fracture et luxation, V. FRACTURE, LUXATION. Pour figures, V. DENTS et CORPS.

Mécanothérapie (du gr. *méchané*, machine, et *therapeuein*, soigner). — Traitement des maladies à l'aide de moyens mécaniques.

Cette forme de médication est établie sur les constatations suivantes :

1° L'exercice physique produit des effets locaux et des effets généraux (action sur le cœur et les poumons, transpiration du corps entier);

2° Les mouvements naturels sont dus non à l'action d'un muscle, mais à l'association de plusieurs muscles ;

FIG. 480. — Appareil pour mouvements automatiques. Pronation et supination alternatives des bras.

3° Cette association rend impossible le traitement isolé d'un muscle par des mouvements naturels ;

4° Il n'est possible de doser l'exercice et de le localiser qu'à condition, soit de mettre le malade entre les mains d'un gymnaste qui lutte contre l'effort et le proportionne aux forces (gymnastique suédoise), soit de remplacer l'action du gymnaste par des mécaniques (mécanothérapie de Zander) appropriées à chaque groupe musculaire et à chaque articulation (*fig.* 480).

Ces mécaniques sont des leviers gradués, diversement articulés selon les besoins, le long desquels on peut fixer les contrepoids à des distances variables de l'axe d'appui. La résistance à vaincre par le malade varie donc proportionnellement à la longueur du bras de levier ; le travail et la dépense de force peuvent être alors dosés mathématiquement. C'est la direction des leviers et leur mode d'application qui déterminent la forme du mouvement, dont l'ampliation est réglée par la course même du bras de levier qu'on peut limiter d'avance à volonté.

Le malade est placé devant la machine, debout, assis ou couché, suivant les cas, de manière que ses mouvements soient localisés rigoureusement dans le groupe de muscles ou dans l'articulation malade (G. Maneuvrier). Pour les mouvements actifs, le malade actionne lui-même l'appareil avec une manette ou une pédale. Pour les mouvements passifs, les machines sont actionnées à l'aide de moteurs. Les diverses pratiques du massage (tapotement, friction, pétrissage, effleurage, vibration) sont produites par des tampons capitonnés, également mis en mouvement par le moteur. Enfin, certaines machines sont disposées pour guérir les déviations de la colonne vertébrale, soit par l'attitude dans des appareils à suspension, soit par la combinaison de ces appareils avec des machines provoquant des mouvements actifs (appareils à cordages et à poulies). V. COLONNE.

PRINCIPALES APPLICATIONS. Maladies chroniques des muscles et des articulations, notamment ankylose, scoliose, arthritisme, diabète, goutte, obésité, dyspepsie, congestion hépatique, maladies de cœur, emphysème, bronchite chronique, asthme, neurasthénie et maladies nerveuses.

Méconium (du gr. *mêkônion*, suc de pavot). — Nom donné, par analogie de couleur et de consistance avec le suc de pavot, aux matières visqueuses brun verdâtre qui s'accumulent dans l'intestin du fœtus pendant la grossesse, et que l'enfant expulse peu de temps après sa naissance, quelquefois même avant (dans le cas de présentation du siège) ; cette expulsion hâtive est en général un signe de souffrance du fœtus.

Le méconium est constitué par de la bile mélangée avec des sécrétions intestinales (cellules de la muqueuse). Sa quantité varie entre 30 et 127 gr. avec une moyenne de 75 gr. ; l'évacuation diminue donc de ce chiffre le poids de l'enfant.

Médecin (Docteur en médecine). — Praticien qui exerce la médecine.

L'exercice de la médecine est régi en France par la loi du 30 novembre 1892. Nul ne peut exercer la médecine en France, s'il n'est muni d'un diplôme de docteur en médecine, délivré par le Gouvernement français, à la suite d'examens subis devant un établissement supérieur médical de l'Etat (Facultés et Ecoles de plein exercice et Ecoles préparatoires réorganisées). La durée des études est actuellement de 5 années.

Exerce illégalement la médecine :

1° Toute personne qui, non munie d'un diplôme de docteur de médecine, d'officier de santé, de chirurgien-dentiste ou de sage-femme, prend part, habituellement, ou par une direction suivie, au traitement des maladies ou des affections chirurgicales ainsi qu'à la pratique de l'art dentaire ou des accouchements, sauf le cas d'urgence avérée ;

2° Toute sage-femme qui sort des limites fixées pour l'exercice de sa profession.

Choix d'un médecin. — Dans son pays, il est facile d'être renseigné par des amis sur le choix d'un médecin ; à l'étranger, où l'on peut tomber entre les mains d'un sinistre charlatan, il est nécessaire de consulter son consul à ce sujet.

Secret professionnel. — V. SECRET.

Médecine légale. — Connaissances médicales nécessaires pour renseigner la justice sur l'état de santé ou de maladie d'un individu, ou les traces d'un crime (taches de sang, lésions des organes, poisons, asphyxie, inanition, stigmates professionnels).

Médecines. — Potions purgatives.

Médecines noires. Potions contenant de la casse et du séné qui donnent une teinte noire.

Médecines blanches. Potions purgatives dont la teinte est due à l'émulsion d'amandes.

Médian (Nerf). — Nerf du membre supérieur.

Médiastin (du lat. *mediastinum*, milieu). — Espace existant dans le thorax, entre les deux plèvres.

Il est limité en avant par le sternum, en arrière par le rachis, en bas par le diaphragme. On le divise en :

Médiastin antérieur, qui contient en haut le thymus et le cœur, enveloppé du péricarde, et les gros vaisseaux artériels et veineux.

Médiastin postérieur, dans lequel sont logés la partie inférieure de la trachée et des ganglions lymphatiques, l'aorte thoracique, l'œsophage, le canal thoracique, la veine azygos, les nerfs pneumo-gastrique, récurrent et grand sympathique.

Affections du médiastin. — Abcès provenant de ganglions, du sternum ou des côtes, de l'œsophage.

Tumeurs, anévrisme de l'aorte, adénopathie trachéo-bronchique, d'origine inflammatoire, tuberculeuse, cancéreuse (lymphosarcome), leucémique ou syphilitique.

SIGNES. Dus à la compression des organes contenus dans le médiastin, du nerf récurrent (enrouement, voix bitonale), de la trachée (dyspnée avec tirage et cornage, toux coqueluchoïde), de l'œsophage (dysphagie), des nerfs (douleurs intercostales, scapulaires, cervicales), des veines (œdème de la face et des membres supérieurs avec cyanose et dilatation veineuse). La radioscopie montre une ombre médiastinale volumineuse et élargie.

TRAITEMENT. Evacuation de l'abcès. Intervention chirurgicale quand elle est possible. Traitement antisyphilitique. Rayons X.

Médicaments. — Substances qu'on fait absorber, dans le but de guérir un malade, soit à l'intérieur (bouche, anus, poumon), soit par l'extérieur sous forme d'injection sous-cutanée, de pommade ou d'emplâtre.

Association de médicaments. V. ASSOCIATION.

Mégacôlon. — Dilatation du côlon généralement d'origine congénitale.

Mégalocéphalie (du gr. *megas*, grand, et *kephalê*, tête). — Grosseur anormale de la tête (épilepsie, hydrocéphalie, manie).

Mégalomanie (du gr. *megas*, grand, et *mania*, manie). — Manie des grandeurs. V. FOLIE.

Mégalosplénie (du gr. *megas*, grand, et *splên*, rate). — Augmentation anormale de la rate.

Mélænéa ou **Mélana** (du gr. *melas*, noir). — Hémorragie intestinale.

Le sang, qui est noir, est évacué, mélangé ou non avec des matières fécales. Pour le traitement, V. HÉMORRAGIE.

Mélancolie (du gr. *melas*, noir, et *cholê*, bile). — Forme de folie. V. FOLIE.

Mélanodermie (du gr. *melas*, noir, et *derma*, peau). — Etat pigmentaire anormal de la peau qui prend une teinte brune plus ou moins foncée.

Cette pigmentation peut être locale ou générale, le plus souvent sous forme de plaques d'étendue considérable. La mélanodermie a des causes nombreuses, agissant toutes sur la chromogenèse cutanée. Il faut noter en particulier la maladie d'Addison (V. SURRÉNALES), la tuberculose à la période de cachexie, le paludisme, le diabète bronzé, l'intoxication arsenicale. Le phtiriase, déterminant un prurit violent, peut, chez les vagabonds, créer une véritable mélanodermie par suite du grattage incessant : c'est la maladie des vagabonds.

Le traitement dépend de la cause.

Mélanome, Mélanose (du gr. *melas*, noir). — Tumeur noirâtre de la peau due à l'envahissement par la mélanine.

Cette variété de tumeur débute généralement au niveau d'un « grain de beauté » écorché; il peut en résulter une généralisation cancéreuse (mélano-sarcome ou nævo-carcinome).

Mélanurie (du gr. *melas*, noir, et *ouron*, urine). — Urine noirâtre (intoxication par l'acide phénique).

Mélilot (*fig.* 481). — Plante de la famille des Légumineuses, dont les sommités fleuries sont employées en infusion (10 gr. par litre) comme adoucissant.

Mélisse ou **Citronnelle** (*fig.* 482).— Plante, de la famille des Labiées, excitante pour l'estomac, sudorifique et antispasmodique (infusion 10 gr. par litre).

La mélisse entre dans la composition de *l'eau de mélisse des Carmes* et de l'*élixir de la Grande-Chartreuse*, dont on prend quelques gouttes sur un morceau de sucre en cas de faiblesse ou de douleurs d'estomac.

Mélitococcie (fièvre méditerranéenne, fièvre de Malte, fièvre ondulante). — Maladie infectieuse due à un microbe, *Micrococcus melitensis*, transmise par le lait des chèvres du bassin de la Méditerranée, où elle sévit à l'état épidémique et endémique.

Elle rappelle les formes anormales de la fièvre typhoïde, constipation, sueurs profuses, douleurs articulaires. Rechutes fréquentes qui rendent la maladie très longue.

HYGIÈNE PROPHYLACTIQUE. En cas d'épidémie, isolement des chèvres malades, crémation du fumier, désinfection des étables. Abattage des animaux malades. Vaccination préventive des chèvres et brebis en temps d'épidémie (Vincent).

Ne boire du lait de chèvre qu'après ébullition de 10 minutes. Ne pas manger de fromage de chèvre, de légumes et fruits crus.

TRAITEMENT. Bains, lavements froids, diète lactée, quinine. Vaccinothérapie et sérothérapie.

Mellite. — Sirop de miel.

Melon. — Excellent fruit de la famille des Cucurbitacées.

S'il produit des diarrhées et des coliques, c'est parce que, souvent, on le mange trop mûr, et qu'on le prend au début du repas au lieu de le prendre au dessert, avec du sucre, comme tous les autres fruits. Une poire très mûre, prise avant le déjeuner, provoquerait les mêmes troubles.

Mémoire. — La perte de la mémoire se produit souvent au cours de maladies cérébrales, de la neurasthénie, de l'intoxication par l'alcool ou le tabac.

Ménière (Maladie ou Vertige de). — V. OREILLES (maladies).

Méninges (du gr. *ménigx*, *iggos*, membrane). — Enveloppes membraneuses au nombre de 3 : la dure-mère, l'arachnoïde et la pie-mère, qui entourent le cerveau et la moelle.

La *méninge dure*, fibreuse, est la plus superficielle; elle est au contact des parois osseuses. La plus profonde est la *pie-mère*, fine membrane délicate qui épouse pieusement tous les sillons des centres nerveux, s'y enfonce, apportant avec elle les vaisseaux nourriciers. Entre ces deux méninges, se trouve l'*arachnoïde*, toile d'araignée formée de deux feuillets,

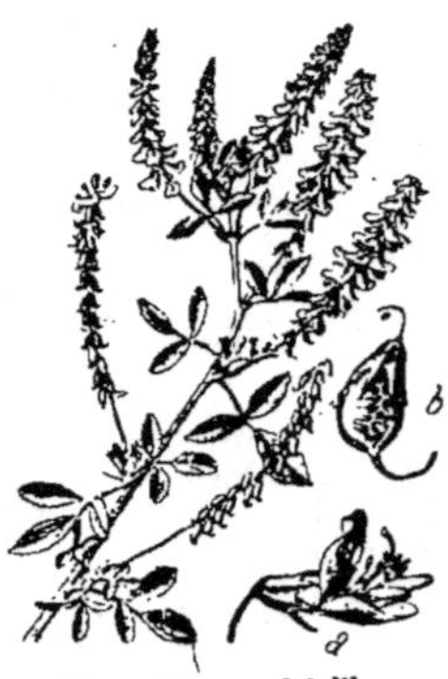

FIG. 481. — Mélilot.
a. Fleur; *b*. Graine.

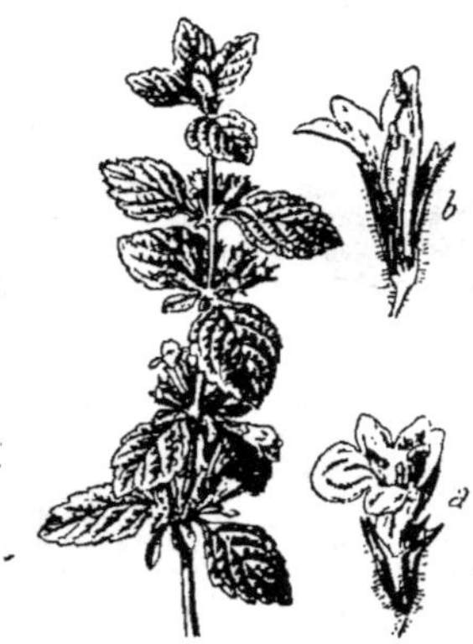

FIG. 482. — Mélisse.
a. Fleur; *b*. Coupe de la fleur.

contenant le *liquide céphalo-rachidien*, destiné à protéger les centres nerveux contre les traumatismes.

Méningisme. — Etat morbide présentant plusieurs des signes de la méningite, mais se terminant par la guérison.

CAUSES : 1° DÉTERMINANTES. Intoxication alcoolique, vers intestinaux, corps étrangers dans l'oreille ou ailleurs, dentition, embarras gastrique. Au cours ou dans la convalescence d'une maladie infectieuse (grippe, fièvre intermittente, pneumonie, entérite aiguë). 2° PRÉDISPOSANTES. Enfant nerveux, descendant de nerveux.

SIGNES. Ceux de la méningite*, dont il est très difficile de distinguer cet état, sauf par l'examen du liquide céphalo-rachidien (ponction lombaire).

TRAITEMENT. Celui des causes possibles : lavement, purgatif, quinine, médications contre les lombrics et les ténias. V. aussi MÉNINGITE.

Méningite. — Inflammation des enveloppes du cerveau et de la moelle. Il existe plusieurs formes de cette maladie.

Méningites aiguës.— Infection des méninges (pie-mère, arachnoïde) par des microbes de suppuration.

CAUSES. Traumatisme (plaie infectée du cuir chevelu, fractures du crâne). Infections auriculaires (otites moyennes, mastoïdites) ; d'où la nécessité de traiter avec beaucoup de soin les écoulements d'oreilles prolongés. Infections orbitraires (phlegmon), nasales. Maladies infectieuses aiguës (fièvre puerpérale, endocardite aiguë, péricardite, pneumonie, fièvre typhoïde, oreillons, encéphalite épidémique).

Les méningites aiguës sont causées par des microbes pyogènes divers : staphylocoques, streptocoques, pneumocoques, bacille d'Eberth.

SIGNES. Délire, convulsions, signe de Kernig*, raideur de la nuque, céphalée souvent atroce, constipation, vomissements sans efforts, fièvre plus ou moins élevée. Puis coma, paralysies de l'œil et des membres, rétention d'urine.

L'examen du liquide céphalo-rachidien retiré par ponction* lombaire donne des résultats très importants : hypertension, aspect du liquide (un liquide clair signifie plutôt tuberculose, syphilis, encéphalite épidémique; un liquide trouble se rencontre surtout dans la méningite à méningocoques, à pneumocoques, à streptocoques ou à staphylocoques) ; augmentation du taux de l'albumine (0 gr. 50 à 2 gr. au lieu de 0 gr. 30), modifications cytologiques (la lymphocytose est en faveur de la tuberculose, syphilis ou encéphalite épidémique ; la polynucléose s'observe dans les épanchements purulents à pyocoques). Enfin la recherche des microbes, de la réaction de Wassermann et du benjoin colloïdal viendra compléter ces examens de laboratoire.

PRONOSTIC. Dépend de la gravité de l'affection causale, de l'intensité de la réaction méningée, de la nature de l'agent pathogène (les méningites à bacille de Koch, à streptocoques, à pneumocoques sont graves) et de la précocité du traitement, surtout dans la méningite à méningocoques (V. plus loin).

EVOLUTION. La guérison complète peut parfois être obtenue en quelques jours ou quelques mois ; mais le plus souvent la mort survient soit en quelques heures, soit après de longs mois de cachexie. Parfois le malade guérit, mais avec des séquelles persistantes : troubles oculaires, auriculaires, hémiplégie ou paralysie, troubles cérébraux, épilepsie, etc.

TRAITEMENT. Placer le malade dans une chambre obscure et silencieuse. Alimentation liquide. Combattre la constipation. Glace sur la tête rasée. Sangsues aux apophyses mastoïdes. Bains à 38°, de 10 minutes de durée, 4 à 5 fois par jour pour calmer l'agitation. Morphine, antipyrine, chloral. Frictions ou injections de métaux colloïdaux (argent, or), abcès de fixation. La ponction lombaire calme parfois la douleur en rapport avec l'hypertension intra-cranienne.

Trépanation de la mastoïde dans la méningite d'origine otitique ; traitement spécifique dans la syphilis ; injections intra-rachidiennes de sérums spécifiques.

Méningite tuberculeuse. — Inflammation des enveloppes du cerveau (arachnoïde et pie-mère) par suite de la présence de granulations analogues à celles du poumon dans la tuberculose et dues également au bacille de Koch. Le plus habituellement, la tuberculose du poumon ou de l'intestin accompagne la méningite.

CAUSES PRÉDISPOSANTES. L'âge le plus habituel est de 2 à 7 ans, mais la méningite existe aussi chez l'adulte : antécédents tuberculeux héréditaires et familiaux fréquents.

SIGNES : 1° *Période de début* (quelques jours à 3 mois). Tristesse, modification du caractère, amaigrissement, accès de fièvre, ganglions au cou, aux aisselles ou à l'aine, maux de tête, vomissements, troubles de la vue;

2° *Période d'excitation* (4 à 15 jours). Les signes précédents s'accentuent et se précisent : les *douleurs de tête* deviennent très intenses; les *vomissements*, formés de matières verdâtres, se répètent fréquemment et se produisent sans effort ; il existe du *strabisme* et du *rétrécissement des pupilles*. La *constipation*, avec rétraction du ventre (ventre en bateau), est tenace et la *fièvre* s'établit plus forte le soir et variant souvent d'intensité au cours de la même journée (la fièvre n'est pas très élevée : elle ne dépasse guère 39°) ; enfin, le malade pousse des gémissements brefs et plaintifs (cris hydrencéphaliques). Quelquefois, il existe des contractures dans les muscles de la nuque ; l'insomnie est plus ou moins persistante;

3° *Période de dépression* (quelques jours). Somnolence, indifférence, torpeur, fièvre plus faible avec pouls au-dessous de la normale. L'enfant prend une attitude en chien de fusil, la respiration est irrégulière (pauses respiratoires), le visage rougit et pâlit alternativement, et une raie faite avec l'ongle sur la peau du bras prend une teinte rose persistant assez longtemps (*raie méningitique*). On note des *convulsions généralisées* ou *limitées* à un membre, à la face, des *contractures* du cou, des mâchoires, une raideur de la nuque, un signe de Kernig* plus ou moins accentué;

4° *Période paralytique.* Disparition du mouvement et de la sensibilité, fièvre de nouveau intense, irrégularités du pouls, qui devient très rapide, et de la respiration, rétention ou incontinence d'urine, ballonnement du ventre, paralysies oculaires, photophobie, perte de connaissance et mort précédée quelquefois de convulsions.

La ponction* lombaire donne issue à un liquide céphalo-rachidien clair, hypertendu, contenant des lymphocytes et parfois des bacilles de Koch. L'albumine est augmentée (1 à 2 gr.).

PRONOSTIC. Après une évolution qui varie entre quelques jours et 2 ou 3 semaines, la méningite tuberculeuse aboutit à la mort. Les cas de guérison sont extrêmement rares et concernent certaines formes de méningite localisée. Habituellement, d'ailleurs, les malades succombent à une deuxième atteinte survenant au bout de quelques mois ou de quelques années.

TRAITEMENT. Comme précédemment. Calomel : 0 gr. 20 à 0 gr. 40 par jour, suivant l'âge.

Méningite syphilitique. — S'observe à la période secondaire et tertiaire de la syphilis acquise et dans l'hérédo-syphilis.

SIGNES. Céphalée rebelle à prédominance nocturne, paralysies fréquentes du nerf moteur oculaire commun, parcellaires et fugaces, fièvre peu élevée, état général conservé. Le liquide céphalo-rachidien est clair ou à peine louche, hyperalbumineux, et renferme des lymphocytes ; la réaction de Wassermann est positive.

TRAITEMENT spécifique (mercuriel, arsénical ou bismuthique) ; il a une efficacité remarquable.

Méningite cérébro-spinale épidémique. — Maladie épidémique et contagieuse localisée d'abord dans le rhinopharynx et qui produit ensuite un exsudat

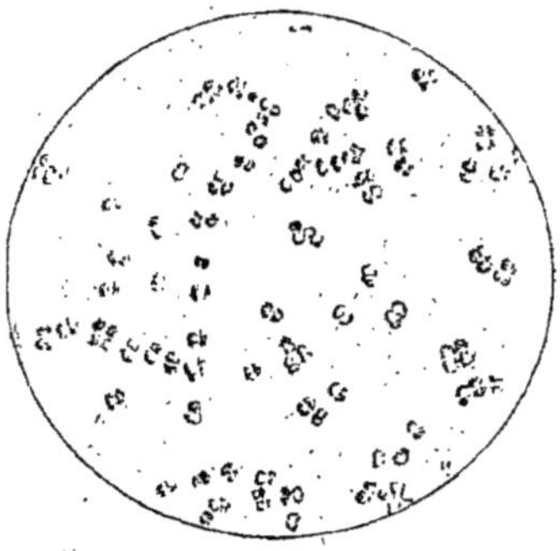

FIG. 483.
Culture pure de méningocoques (très grossis).

fibrino-purulent autour du cerveau et de la moelle.

CAUSE. L'agent pathogène est le *méningocoque* de Weichselbaum [*fig.* 483] (cocci en grains de café, accolés deux à deux, souvent intracellulaires, ressemblant aux gonocoques). La contagion, qui est grande, s'opère soit directement de malade à personne saine, soit indirectement par des objets souillés. Les *porteurs de germes*, indemnes eux-mêmes, n'en sont pas moins capables de transmettre la maladie et constituent un facteur fréquent de la contagion. La maladie s'observe de préférence chez les jeunes au-dessus de 15 ans, les soldats (ceux qui fument sont atteints dans des proportions plus faibles), et au printemps.

SIGNES. Après une période d'incubation de 4 jours (coryza ou un mal de gorge plus ou moins intenses), le malade éprouve un violent malaise, avec frissons, céphalée, forte fièvre et vomissements, surtout chez les enfants. Puis les signes méningés apparaissent, tantôt au bout de quelques heures, tantôt après 24 ou 48 heures, quelquefois davantage : raideur de la nuque, signe de Kernig*, phénomènes de contractures des membres (*fig.* 484), association de l'opisthotonos du tétanos à l'attitude en chien de fusil des méningites tuberculeuses ; strabisme, photophobie ; douleurs de tête souvent violentes.

La fièvre se montre ordinairement élevée, parfois 40° C d'emblée, et se maintient ainsi plusieurs jours. Le malade présente souvent des éruptions de la peau, rouges, purpuriques, de l'herpès, qui constitue un signe important, et des manifestations articulaires douloureuses.

COMPLICATIONS. Très fréquentes : ictère, bronchopneumonie, hémothorax, endocardite, phlébite ; altérations du système nerveux : paralysies (monoplégies, paraplégies ou hémiplégies), lésions cérébrales ou névritiques entraînant la cécité ou la surdité, etc.

FORMES ET ÉVOLUTION. Les principales formes cliniques sont : la forme *foudroyante* convulsive ou comateuse d'emblée, amenant la mort en quelques heures ; la forme *suraiguë*, qui tue en 2, 3 ou 4 jours, avec température très élevée, raideur de la nuque très prononcée, agitation vive, délire, perte de la conscience ; la forme *lente*, malaise avec céphalée, poussées fébriles n'aboutissant qu'au bout de 2 ou 3 semaines à l'allure aiguë de la maladie ; la forme *chronique*, pouvant durer jusqu'à une année et davantage, avec raideur de la nuque, douleurs, troubles vaso-moteurs, fièvre, troubles digestifs, amaigrissement, parésie, aboutissant finalement à une séquelle incurable due à une lésion nerveuse destructive ; la forme particulière aux *nourrissons*, qui se distingue de la forme de l'adulte par l'existence de troubles digestifs très accusés, et, par son extrême gravité, rapidement mortelle ; enfin, la forme *fruste*, dans laquelle on ne constate que quelques symptômes légers : fatigue, mal de tête, fièvre éphémère, douleurs à la nuque ou aux lombes, etc., qui parfois n'empêchent point le malade de vaquer à ses occupations.

La durée de la maladie est de 15 à 20 jours. Mais il reste souvent des phases de rémission pouvant alterner avec des périodes d'exacerbation.

PONCTION LOMBAIRE. La ponction lombaire, qui doit toujours être pratiquée, montre un liquide céphalo-rachidien trouble, hypertendu, contenant une polynucléose nette (la mononucléose est assez rare), des méningocoques, surtout à l'intérieur des leucocytes.

PRONOSTIC. Toujours extrêmement sérieux, même dans les formes en apparence bénignes, en raison de

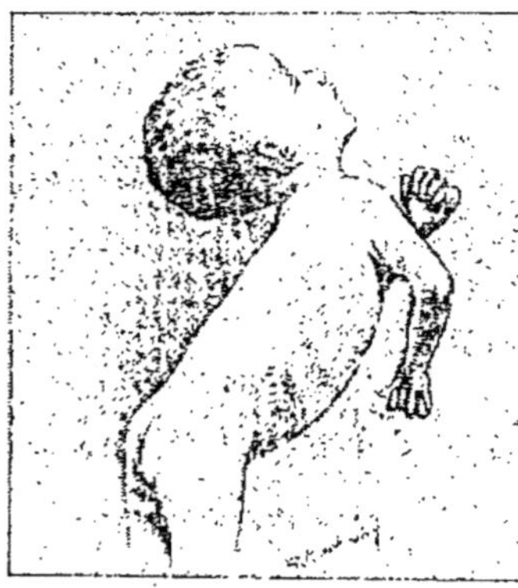

FIG. 484. — Enfant atteint de contracture au cours d'une méningite cérébro-spinale.

l'irrégularité de l'évolution. La mortalité, en tout cas, a été très élevée : 30 p. 100 chez l'adulte, et jusqu'à 80 p. 100 chez le nourrisson.

Toutefois, la pratique de la sérothérapie antiméningococcique a pu abaisser ce désastreux pourcentage. Mais, même quand elle est appelée à guérir, la maladie n'en reste pas moins inquiétante, par suite des séquelles qu'elle laisse trop souvent après elle et dont certaines sont à peu près incurables : les plus fréquentes sont : la surdité, la cécité, les paralysies, l'idiotie et les troubles mentaux (1/5 de ces cas).

TRAITEMENT : I. CURATIF. Injection précoce intrarachidienne de 60 à 80 cm³ de sérum antiméningococcique chez l'adulte, 10 à 20 cm³ chez l'enfant (les injections sous-cutanées ou intramusculaires s'étant montrées à peu près inefficaces).

Antisepsie du naso-pharynx par des lavages à l'eau oxygénée, attouchements à la glycérine phéniquée ou iodée, gargarismes au perborate de soude ; antisepsie des méninges pour l'administration d'urotropine à la dose de 2 à 3 gr. par jour ; sédation des phénomènes nerveux par les grands bains chauds à 38°-39°, deux ou trois fois par jour, etc.

II. PRÉVENTIF. Rechercher les porteurs de méningocoques, surtout dans les agglomérations, comme les troupes, les écoles, etc., les isoler immédiatement en leur appliquant toutes les mesures de désinfection interne, capable de les débarrasser de ces germes dangereux. Pour les personnes exposées à la contagion, les lavages du naso-pharynx, les gargarismes, des soins minutieux de propreté de la bouche, du visage, des mains réalisent une protection souvent efficace. Enfin, en ce qui concerne les malades, il faut les isoler dans une chambre où ne pénètrent que les infirmiers et assurer constamment la désinfection complète avec du sulfate de cuivre (20 à 50 p. 1000) de leur literie et de leur linge, en particulier des mouchoirs et serviettes souillés par le mucus du naso-pharynx, lequel est le véhicule principal du méningocoque. Faire la déclaration conformément à la loi de 1902.

Méningitique (Raie). — Raie rose persistant un temps assez long (plusieurs minutes) lorsqu'on passe l'ongle sur la peau d'un malade atteint de méningite, de fièvre typhoïde, de grippe.

Méningocèle (du gr. *mênigx*, *iggos*, membrane, et *kêlê*, tumeur). — Tumeur formée par la hernie hors du crâne d'une partie des enveloppes du cerveau.

Méningococcie. — Infection aigüe de l'organisme due au méningocoque.

Méningocoque. — Microbe de la méningite* cérébro-spinale.

Ménisque (du gr. *mené*, lunule). — Fibro-cartilage mince, concave sur ses 2 faces, placé entre 2 surfaces articulaires (fémur-tibia, mâchoire, clavicule-sternum).

Ménopause (du gr. *mên*, mois, et *pausis*, cessation). — Cessation des règles. V. RÈGLES.

Ménorragie (du gr. *mên*, mois, et *règnumi*, je romps). — Écoulement de sang menstruel trop abondant. Pour le traitement, V. HÉMORRAGIE* de l'utérus.

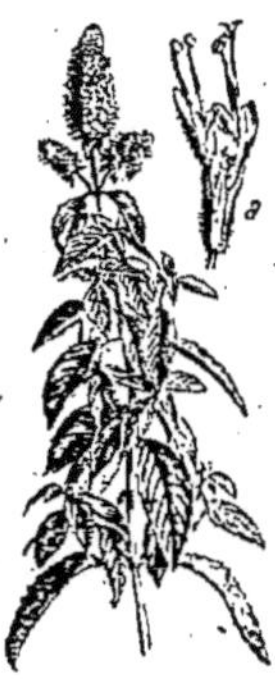

FIG. 485. Menthe.
a. Fleur.

Menstruation et **Menstrues.** — V. RÈGLES.

Menthe (*fig.* 485). — Plante de la famille des Labiées.

On emploie les sommités fleuries de nombreuses espèces (menthe verte, menthe pouliot, menthe poivrée) comme antispasmodique, stimulant et digestif.

MODE D'EMPLOI. Infusion 10 gr. par litre ; eau distillée et sirop 20 à 100 gr. ; alcoolat 2 à 10 gr. ; esprit 2 à 10 gouttes. Les pastilles sont formées de sucre, de gomme, d'essence de menthe poivrée.

Menthol. — Camphre d'essence de menthe, se présentant sous forme de cristaux incolores.

ACTION. Antinévralgique (crayon antimigraineux) et antiseptique.

MODE D'EMPLOI. Dans les *névralgies*, en applications, associé à parties égales avec du thymol, de l'hydrate de chloral, du camphre, ou dissous avec quantité égale de gaïacol dans de l'alcool 1/18. Dans les *maux de dents*, on en imbibe un tampon d'ouate qu'on place dans la cavité douloureuse.

Menton (Alpes-Maritimes). — Station d'hiver au bord d'un petit golfe de la Méditerranée, très calme, avec belles promenades.

CLIMAT : 1° *Vents*. Des collines forment un demi-cercle autour de Menton et la protègent contre les vents ; le quartier de Garavan est particulièrement bien abrité.

2° *Température*. Douce, égale, la plus chaude du littoral ; ciel pur, varie de 18°,5 (octobre) à 19°,3 (janvier).

3° *Humidité* faible. L'état hygrométrique varie de 62° à 79°. Bon air sec.

INDICATIONS. Convalescence, affaiblissement avec perte d'appétit, anémie, bronchite des vieillards, pleurésie chronique, tuberculose au début, tuberculose avec expectoration abondante, mais sans tendances inflammatoires. Albuminurie.

CONTRE-INDICATIONS. Asthme nerveux, affections nerveuses, surtout si insomnie et excitation.

Mentonnière. — Sorte de bandage. V. ce mot.

Méphitisme. — Viciation par une cause quelconque de l'air, qui devient irrespirable.

Mer : Air marin, Bain de mer. — L'action hygiénique et curative de l'air marin et des bains de mer est considérable.

Climats variables suivant les régions. — Les côtes de la France peuvent être divisées, au point de vue du climat, en trois divisions, qui elles-mêmes présentent des différences assez grandes pour nécessiter des subdivisions :

1° *De Dunkerque à la Loire*. L'exposition générale est le nord-ouest, la latitude est assez élevée ; la moyenne de température est de 17°,6 en été et de 4° en hiver avec prédominance des vents du sud-ouest, puis du nord-ouest, c'est-à-dire de vents violents venant de la mer et dont le premier surtout provoque assez souvent des pluies. Le climat est, par suite, vif et saturé d'air marin ; l'été n'y est jamais très chaud.

Suivant l'inclinaison de la plage et l'existence ou non de falaises, le vent est plus ou moins atténué ; c'est ainsi que certaines plages de la Seine-Inférieure, comme les Petites et les Grandes-Dalles, et les plages du sud de la Bretagne, notamment Benodet, Bec-Meil, ont un climat plus doux que Calais, Boulogne, Le Tréport. D'autre part, le courant du Gulf-Stream contribue à réchauffer la côte de Roscoff.

2° *De la Loire à l'Espagne*. L'exposition générale est l'ouest ; la latitude étant moins élevée que dans la zone précédente, la température moyenne en été est de 20°,6 et en hiver de 5°, avec prédominance du vent du sud-ouest qui, par suite de la direction des côtes, a une action cependant moins intense dans cette région. Le climat est moins vif, moins saturé d'air marin que dans la région précédente. La chaleur augmente naturellement à mesure qu'on se rapproche de la frontière. L'existence de forêts de pins au bord de la mer rend plus agréable le séjour dans certaines localités, particulièrement à Arcachon.

3° *De la frontière d'Espagne à la frontière d'Italie* (Méditerranée). L'exposition générale est au sud, mais la partie du Languedoc est plate et voisine de marais, tandis que la partie provençale, bordée de falaises, présente à petite distance une ligne de montagnes ; la latitude est relativement élevée, avec une température moyenne en été de 22°,6, en hiver de 7°,5 et prédominance du vent du nord-ouest ou mistral, vent terrien sec, violent, repoussant l'air marin souvent pendant plusieurs jours de suite. Ce climat est chaud, sec, inégal, beaucoup moins saturé d'air marin que dans les deux autres régions, très pluvieux en automne. Ici, encore, la situation varie suivant les localités, le voisinage des montagnes ayant sur certaines plages une très grande influence.

Conditions à éviter. — On évitera : 1° le voisinage de marais, surtout dans le Midi, à cause de la possibilité du paludisme ; 2° les alentours de l'embouchure d'une rivière, qui diminue la salure de la mer ; 3° les plages de sable mou ou couvertes de trop gros galets.

Action de l'air de la mer. — Il agit, par sa pureté et son ozone, sur la *respiration* et la *digestion* : accroissement de l'ampleur des inspirations et, par suite, des modifications du sang dans le poumon ; suractivité de la circulation ; augmentation de l'appétit et accélération du travail digestif. Conséquence : assimilation et désassimilation plus rapide, coup de fouet donné à l'action nerveuse. L'air de la mer est donc fortifiant, reconstituant, excitant.

Voyages en mer. — L'action de la mer est réalisée au maximum dans les longs voyages où l'air atteint sa plus grande pureté. La température est beaucoup plus uniforme dans la journée que sur le continent ; mais, par contre, le climat se modifie plus rapidement que lorsque, demeurant dans le même pays, on n'éprouve que les variations graduelles apportées par les saisons. Les inconvénients sont la monotonie de la vie, l'exiguïté des cabines, où l'on est obligé de s'enfermer pendant les mauvais temps.

ACTION. A la fois calmante et fortifiante.

INDICATIONS. Affections chroniques des voies respiratoires, tuberculose en début. Dépression physique et morale, à la suite de surmenage. Insomnie prolongée, névroses.

CONTRE-INDICATIONS. Mal de mer, faiblesse extrême, ne permettant pas la réaction utile, dyspepsie.

Action de l'eau de mer. — La température de l'eau de mer est variable suivant les régions : 1re zone (de Dunkerque à la Loire), en été 15° à 20° ; 2e zone (de la Loire à l'Espagne), 18° à 25°, et 3e zone (Méditerranée), 18° à 28°. Le vent, la pluie diminuent temporairement cette température, qui est égale le matin, supérieure la nuit, inférieure à midi à celle de l'air.

L'eau de mer est plus dense que l'eau de rivière (1 032 au lieu de 1 000) à cause de la présence du chlorure de sodium qui forme les deux tiers des principes fixes ; le dernier tiers est représenté par du sulfate de magnésie, du chlorure de magnésium, du sulfate de chaux et de soude, des carbonates alcalins, d'où la saveur salée, amère.

Les sensations provoquées par le bain de mer dans la 1re et la 2e zone sont analogues à celles données par les autres bains* froids ; cependant, il y a lieu de noter que la densité plus forte diminue la dépression du début et accélère le retour du bien-être, que la lame n'agit pas seulement par percussion révulsive, mais par le balancement qu'elle donne au corps.

Les effets généraux du bain sont ceux analysés précédemment pour l'air salin ; l'action sur le système lymphatique est particulièrement remarquable.

Règles à suivre pendant le bain. — COSTUME. Choisir de préférence un costume en laine, assez large pour permettre l'arrivée de l'eau sur la peau, pour ne pas gêner les mouvements de nage, pour pouvoir être facilement enlevé au sortir de l'eau. Les femmes recouvriront leur tête d'un bonnet imperméable (caoutchouc, toile cirée), afin que les cheveux ne soient pas mouillés ; hommes et femmes ont avantage, lorsque le soleil est très ardent, à se couvrir la tête d'un chapeau de paille.

HEURE ET DURÉE. De 10 heures à midi, de 3 à 5 heures l'après-midi, c'est-à-dire entre les repas. Ne pas hésiter à entrer dans l'eau ayant chaud, la réaction n'en sera que plus faible. Le bain devra durer 2, puis 3, puis 5 et enfin 10 minutes comme fortifiant : plus longtemps si l'effet calmant est recherché. Cet espace de temps sera très allongé dans les pays tropicaux (une demi-heure et même une heure). En tout cas, ne pas s'attarder dans l'eau si l'on ressent un frisson.

ENTRÉE, SÉJOUR, SORTIE. Il est préférable, surtout si l'on vient pour la première fois à la mer, de s'acclimater pendant deux ou trois jours à l'air de la mer avant de prendre le premier bain et de choisir un temps favorable. On pourra, pendant cette période d'attente, prendre des bains chauds d'eau de mer.

Lorsqu'on entre dans l'eau, se hâter de s'y plonger tout entier et rester complètement immergé, sauf la tête, pendant tout le bain ; faire des mouvements (nage, jeu, alternatives d'accroupissement et de station droite). Les affusions générales avec des seaux d'eau de mer versés sur la tête sont une bonne pratique chez les personnes qui ne savent pas nager.

Les enfants devront peu à peu être habitués à la mer par un séjour très court, avec jeu dont on fera une récompense. On évitera surtout d'en faire une punition surexcitante, en contraignant brutalement l'enfant à s'immerger complètement, tête comprise.

Au sortir de l'eau, on s'enveloppera d'un peignoir de laine ; puis, entré dans la cabine, on enlèvera rapidement le costume de bain et, après s'être vigoureusement essuyé, on se hâtera de se vêtir, puis de faire une petite promenade. Le bain de pieds chaud est utile, mais non indispensable, pour faire la réaction. Il a, en outre, l'avantage de débarrasser les pieds du sable fin interposé entre les orteils.

Accidents. — Ils sont ordinairement provoqués par la trop longue durée du bain et le refroidissement qui en résulte ; le froid et la fatigue peuvent suffire seuls à les produire ; les plus graves sont les *crampes* et la *syncope*, qui peuvent entraîner la submersion. V. NOYÉ.

Dans certains cas, les bains de mer produisent des *maux de tête* ou des *troubles digestifs* (vomissements, diarrhée) qu'on évitera en prenant, au début surtout, des bains très courts. Les troubles des *règles* sont assez fréquents ; elles peuvent être rapprochées, éloignées et même supprimées, mais cet état est transitoire et sans gravité. Il en est de même des éruptions diverses (notamment de l'urticaire marin) qui se produisent chez certaines personnes.

Douches et bains chauds d'eau de mer. — L'eau de mer peut être employée sous forme de douches lorsque l'hydrothérapie est indiquée. Sa durée peut être plus prolongée (5 minutes) que celle d'eau douce.

Les bains chauds d'eau de mer sont d'autant plus excitants que la température en est plus forte ; aussi leur durée doit-elle être abrégée suivant le nombre de degrés : 20 minutes à 35°, une demi-heure à 33°.

Pour préparer les personnes impressionnables, notamment les enfants, aux bains à la lame, on peut leur faire prendre des bains chauds à 30°, puis à 28° et 25°.

Cure hygiénique à la mer. — INDICATIONS ET CONTRE-INDICATIONS. Le séjour au bord de la mer et les bains de mer donnent d'excellents résultats par l'excitation qu'ils produisent dans l'organisme des personnes lymphatiques, notamment des enfants, des femmes, des individus fatigués, chez lesquels le système nerveux est affaisé et dont les diverses fonctions s'effectuent lentement et mal. Il en est tout autrement pour les personnes excitables, les enfants issus de parents atteints d'affections nerveuses, qui dorment mal à Paris et plus du tout au bord de la mer, les personnes qui ont eu récemment des crises nerveuses ou simplement la coqueluche, les apoplectiques chez lesquels la circulation est déjà exagérée, et par conséquent tous ceux qui souffrent d'une maladie de cœur, enfin les individus sujets aux maux d'yeux ou d'oreilles et à certaines éruptions de la peau. Les rhumatisants (sauf ceux à forme atonique, avec empâtement articulaire, mais sans douleur vive et sans fièvre) supportent assez mal l'humidité de l'air marin.

CHOIX DE LA PLACE ET DE L'ÉPOQUE. Si l'on recherche un climat vif et fortifiant, choisir la 1re zone ; si l'on redoute un air trop vif, adopter la seconde partie de la 1re zone ou la 2e zone. Si l'excitation nerveuse et l'impressionnabilité au froid sont grandes, se rendre à la Méditerranée, en tenant compte cependant de l'affaiblissement que les fortes chaleurs du Midi peuvent produire. L'époque à préférer dans le Nord est le mois de septembre, puis juillet et août ; dans le Sud, mai à juillet, puis novembre.

Bain de soleil à la mer. — V. HÉLIOTHÉRAPIE.

Bain de varech. — Les grandes algues ou goémons auxquels on donne ce nom contiennent des sels alcalins et des iodures. L'usage externe de préparation de varech augmente l'appétit, active la circulation, la digestion, la sécrétion rénale. On réserve donc ces bains aux lymphatiques. Il suffit aux malades de se coucher dans les varechs à marée basse. On peut aussi prendre des bains chauds dans lesquels on ajoute quelques brassées de varech fraîchement cueilli.

On vend sous le nom de *marvarech* des varechs qui, mis dans un bain ordinaire, reproduisent à peu près les bains de varechs marins et permettent de donner ces bains loin de la mer.

Bain de mer artificiel. — Sel gris, 8 kg ; sulfate de soude, 3 500 gr. ; chlorure de calcium, 700 gr. ; chlorure de magnésium, 2 950 gr., pour 300 litres d'eau.

Injections sous-cutanées d'eau de mer. — Utilisées en cas de tuberculose pulmonaire et surtout osseuse, ganglionnaire et cutanée, de plaies atones, chez les nourrissons débiles, scrofuleux. Ces injections ont été également préconisées chez des enfants atteints d'eczéma, de dermatoses diverses. Elles ont donné souvent des succès manifestes, se montrant un bon agent de reminéralisation et de désintoxication de l'organisme ; mais, dans d'autres cas, les résultats sont nuls ou mauvais, et parfois même ce mode de traitement conduit à de véritables désastres. En tout cas il ne doit jamais être employé sans prescription médicale.

Etablissements marins dans la lutte contre la tuberculose. — Les résultats très favorables obtenus dans l'anémie prétuberculeuse, la scrofule, le rachitisme, la tuberculose osseuse et ganglionnaire ont incité à créer sur les côtes de France un certain nombre d'établissements destinés à prévenir (*preventorium*) et à traiter (*sanatorium*) ces affections éminemment guérissables, à la condition que les malades puissent bénéficier d'un séjour *prolongé* (un an au moins, en moyenne trois) et *ininterrompu* et qu'ils soient envoyés à la mer le plus tôt possible après l'apparition des lésions.

On associe aux bains de mer : la cure d'air, le bain de soleil marin, le bain de piscine et de baignoire, les applications de compresses d'eaux mères qui contribuent pour leur part à ces merveilleux résultats.

Voici la liste d'un certain nombre de ces établissements :

Basses-Pyrénées. HENDAYE. — *Preventorium du Nid marin*, 40 lits en hiver et 50 lits en été pour garçons de 6 à 11 ans, et filles de 6 à 13 ans, débiles, convalescents, anémiques ; pas de tuberculeux contagieux. Prix : 125 francs par mois. S'adresser à l'Union des Femmes de France, 6, rue Gachet, Pau.

— *Sanatorium de l'Assistance publique de Paris.* Ouvert toute l'année. 656 lits, pour les enfants des deux sexes, de 5 à 15 ans, tuberculeux, atteints d'adénopathies, anémiés ou déprimés, rachitiques. Pension et soin gratuits.

Charente-Inférieure. FOURAS. — *Sanatorium de Fouras.* Ouvert de juin à septembre, 25 lits à l'usage des enfants malingres du département, garçons et filles. Sanatorium pour colonies de vacances où les enfants ne passent qu'un mois. Prix de la journée, 5 francs ; le voyage et le costume de l'enfant sont payés par l'Œuvre. S'adresser à Mme la Directrice, à Fouras.

— ROYAN. — *Sanatorium de convalescence des Sœurs de Saint-Vincent-de-Paul.* Ouvert pendant toute la durée de la saison balnéaire. 25 lits, à l'usage des enfants débiles du département. Prix de la pension, 125 francs par mois. S'adresser à la Direction.

— SAINT-TROJAN (Ile-d'Oléron). — *Sanatorium marin de Saint-Trojan.* Ouvert toute l'année. 300 lits, à l'usage des enfants des deux sexes de 4 à 14 ans, lymphatiques, scrofuleux et rachitiques. Prix de la journée, 6 francs : il existe un certain nombre de places gratuites pour indigents. Durée moyenne du séjour : 23 jours. S'adresser à l'œuvre des Sanatoriums maritimes pour enfants, 62, rue de Miroménil, Paris.

— *Sanatorium marin de l'Office public d'hygiène sociale de la Seine.* 225 lits ; les 2/3 pour garçons du département de la Seine atteints de tuberculose osseuse, ganglionnaire ou péritonéale ; 1/3 pour adultes hommes.

Finistère. MOËLAN. — *Sanatorium de Kerfany.* Ouvert toute l'année. 50 lits, à l'usage des enfants anémiques et maladifs âgés de moins de 10 ans, si ce sont des garçons ; de moins de 13 ans, si ce sont des filles. Pension gratuite pour les indigents.

Gironde. ARCACHON. — *Sanatorium populaire d'Arcachon.* Ouvert toute l'année. 400 lits, à l'usage des garçons de 3 à 15 ans et des filles de 3 à 16 ans, atteints de lymphatisme, scrofule, anémie, ou prédisposés à la tuberculose. Prix de la pension, 4 francs par jour. S'adresser à M. le Directeur.

Loire-Inférieure. LE CROISIC. — *Sanatorium Saint-Jean-de-Dieu.* Ouvert toute l'année. Traitement marin, pour jeunes garçons de 8 à 20 ans. Prix de la journée : 5 francs jusqu'à l'âge de 14 ans, et 10 francs, jusqu'à l'âge de 20 ans. S'adresser au Supérieur, 223, rue Lecourbe, Paris.

Nord. MALO-LES-BAINS. — *Hôpital maritime de Malo-les-Bains.* Ouvert toute l'année. 85 lits, à l'usage des enfants des deux sexes de 4 à 20 ans. Prix : 5 à 20 francs par jour ; il y a quelques pensions gratuites.

— SAINT-POL-SUR-MER. — *Hôpital maritime de Saint-*

Pol-sur-Mer. Ouvert toute l'année. 400 lits, à l'usage des enfants des deux sexes, garçons de 4 à 15 ans, filles de 4 à 18 ans. Prix : 5 francs par jour. S'adresser au maire, au préfet, ou au président du Conseil d'administration pour obtenir la gratuité.

— Zuydcoote. — *Hôpital marin de Zuydcoote.* Ouvert toute l'année. 1 300 lits, à l'usage des garçons de 9 à 15 ans, des filles de 2 à 17 ans, atteints de rachitisme, lymphatisme, scrofule et tuberculose externe. Prix : 9 à 13 francs par jour. Le département du Nord entretient un certain nombre de places gratuites.

Pas-de-Calais. Berck-sur-Mer. — *Préventorium Vincent.* 200 lits, pour les enfants des ouvriers travaillant dans les usines dépendant du Consortium de l'Industrie textile de Roubaix-Tourcoing.

— *Hôpital de l'Assistance publique de Paris.* Ouvert toute l'année. 1 150 lits pour les scrofuleux et tuberculeux osseux de 4 à 15 ans. Une annexe, l'hôpital Bouville, comprend 500 lits. Pension gratuite pour les enfants de Paris et de la Seine proposés par les chirurgiens des hôpitaux de Paris.

— *Hôpital de Rothschild.* Ouvert toute l'année. 100 lits, pour les enfants des deux sexes atteints de paralysie, coxalgie, scrofule, atrophie des membres. Pension gratuite.

— *Hôpital Cazin-Perrochaud.* Ouvert toute l'année. 400 lits, à l'usage des enfants des deux sexes, garçons de 3 à 13 ans, filles de 3 à 15 ans, atteints de tuberculose osseuse et d'anémie. Pension : 150 francs par mois. S'adresser à la Supérieure de l'hôpital.

Pyrénées-Orientales. Banyuls. — *Sanatorium de l'Œuvre des Sanatoria maritimes pour enfants.* Ouvert toute l'année. 250 lits pour les enfants débiles, scrofuleux et rachitiques des deux sexes de 4 à 14 ans. Prix : 6 francs par jour. Réservé aux enfants secourus par les ministères, l'Assistance publique. S'adresser, 62, rue Miromesnil, à Paris.

— Cerbère. — *Sanatorium des Frères de Saint-Jean-de-Dieu.* Ouvert toute l'année. 55 lits, pour les garçons malades âgés de 5 à 17 ans. Pension : 6 francs par jour de 5 à 14 ans et 10 francs de 14 à 17 ans.

Var. Giens-Hyères. — *Hôpital marin Renée Sabran.* Ouvert toute l'année. 200 lits réservés aux enfants de la région lyonnaise (garçons de 4 à 12 ans, filles de 4 à 15) [pouponnière pour enfants de 2 à 4 ans]. Les personnes domiciliées à Lyon depuis plus d'un an ont l'entrée gratuite, les autres paient 6 francs par jour.

— San-Salvadour. — *Sanatorium Anne-Marie.* Ouvert toute l'année. Enfants de 3 à 12 ans. Pension, 10 francs par jour.

— La Croix-de-Cavalaire. — *Sanatorium de Sylvabelle.* 150 lits, pour enfants rapatriés des régions dévastées, jusqu'à 13 ans pour les garçons, 20 ans pour les filles. S'adresser, 2, boulevard des Belges, à Lyon.

Mer (Mal de). — V. mal de mer.

Mercure et Préparations mercurielles. — Médicaments à base de mercure pur ou associé à d'autres substances.

I. **Mercure.** — Médicament résolutif et antisyphilitique.

Mode d'emploi. A l'*extérieur.* Emplâtre de Vigo, qui adhère facilement à la peau ; onguent mercuriel simple ou gris (1 de mercure pour 7 d'axonge) ; onguent mercuriel double ou napolitain (quantité égale de mercure ou d'axonge), dose 1 à 5 gr. ; huile grise (40 p. 100 de mercure). On se sert de ces onguents et de cette huile pour faire des *onctions* sur la peau, notamment aux jambes. — A l'*intérieur.* Pilules dites *bleues,* qui contiennent 5 centigr. de mercure et dont on prend une à deux. Les pilules *purgatives de Belloste* contiennent à la fois du mercure et de l'aloès.

II. **Protochlorure de mercure ou Calomel.** — On donne le nom de *précipité blanc* au protochlorure de mercure préparé par voie humide, le *calomel* étant préparé par voie sèche.

Action. Médicament vermifuge, antisyphilitique, fondant, diurétique, purgatif, surtout employé chez les enfants. — Incompatibilités. Sel marin, acides, alcalis, bromures, iodures, fer, looch et lait d'amandes, eau de laurier-cerise.

Dose. Enfant de six à quinze mois, 5 à 10 centigr. ; de quinze mois à trois ans, 10 à 20 centigr. ; de trois ans à cinq ans, 20 à 30 centigr. ; au-dessus, 30 à 50 centigr. ; chez adulte, 30 centigr. à 1 gr. ; comme diurétique, 10 centigr. en 10 paquets.

Mode d'emploi. A l'*intérieur.* Mélangé à du sucre dans de l'eau ou du lait, ou dans de la confiture, des biscuits, du chocolat ; 2° à l'*extérieur,* la pommade au calomel est ordinairement à 1/10, celle au précipité blanc au 1/20 (blépharites ciliaires). V. œil.

III. **Bichlorure de mercure ou Sublimé corrosif.** — Médicament antiseptique, désinfectant, antisyphilitique, cautérisant. — Incompatibilités. Alcalis, carbonates, sulfures, iodures, bromures alcalins, savons, émétique, décoctions astringentes, albumine, matières animales, métaux.

Dose. A l'*intérieur,* 3 à 5 centigr. ; à l'*extérieur,* 25, 50 centigr. et 1 gr. par litre en solution, en injection (ne pas employer sans ordonnance plus de 50 centigr.).

Mode d'emploi. A l'*extérieur.* Bain dans une baignoire en bois, 10 à 20 gr. avec 20 gr. de chlorhydrate d'ammoniaque et carmin d'indigo pour grands bains (syphilis). Gaze au sublimé, 1 gr. par kilogr. (pansement). Papier Balme du Codex : chaque feuille est imbibée de 50 centigr. de sublimé et contient de l'indigo qui colore en bleu la solution.

A l'*intérieur. Liqueur de Van Swieten,* 1 gr. de sublimé par litre d'eau ; la dose par jour est de 2 à 20 gouttes jusqu'à deux ans, 2 gr. à trois ans, 4 gr. à cinq ans, 10 gr. à dix ans, 1 à 2 cuillerées à soupe chez les adultes dans du lait.

IV. **Protoiodure de mercure.** — Médicament antisyphilitique. — Incompatibilités. Alcalis, sulfures, iodures, chlorures, lumière. — Dose. 1 à 10 centigr. en pilules.

V. **Biodure de mercure** (iodure rouge). — Médicament antisyphilitique. — Incompatibilités. Les mêmes que pour le protoiodure. — Dose et mode d'emploi. 5 à 25 milligr. en pilules ou sous forme de sirop de *Gibert,* qui contient par cuillerée à soupe 5 milligr. de biodure de mercure et 1 gr. d'iodure de potassium.

VI. **Oxyde mercurique** (précipité rouge préparé par voie sèche, et précipité jaune, par voie humide). — Médicament employé contre les ulcérations de la cornée et les blépharites. — Dose. 1 à 3 gr. pour 30 gr. vaseline.

Empoisonnement aigu par le mercure et ses sels (ordinairement par le sublimé). — Signes. Toutes les parties de la bouche sont gonflées et blanchâtres ; il existe un goût métallique et une sensation de constriction de la gorge. Douleurs au niveau de l'estomac, vomissements sanguinolents, diarrhée striée de sang. Respiration difficile, convulsions, syncope.

Premiers soins. Faire vomir en chatouillant la luette, faire boire un demi-verre d'eau albumineuse (5 blancs pour 2 verres d'eau), puis faire vomir de nouveau. Recommencer ainsi plusieurs fois. Lorsque les évacuations sont suffisantes, tisane de graine de lin ou eau de riz.

Intoxication lente par le mercure (hydrargyrisme). — CAUSES. L'intoxication est produite rarement par les médicaments énoncés plus haut, car les doses employées sont faibles. L'intoxication est assez fréquente dans les professions où l'on manie le mercure ou ses sels (doreurs, miroitiers, fabricants de baromètres, chapeliers et, surtout, ouvriers des mines de mercure).

SIGNES. *Forme aiguë.* Inflammation de la bouche caractérisée par une douleur au niveau de la dernière molaire, du côté où dort le malade ; goût métallique, haleine mauvaise ; mastication pénible ; les gencives, molles, exulcérées, saignent facilement ; les dents sont déchaussées ; la salivation est continuelle. Palpitations, essoufflement, perte d'appétit, insomnie, pâleur, diarrhée, abattement considérable. Éruption de petites cloques au ventre et aux cuisses pouvant s'étendre à tout le corps, avec fièvre.

Forme chronique. Les troubles sont analogues aux précédents ; il s'y ajoute un tremblement qui atteint d'abord les membres supérieurs, puis les jambes, la tête et la langue, et se produit surtout à l'occasion des mouvements.

TRAITEMENT : 1° PRÉVENTIF. Soins méticuleux de propreté, bains, soins particuliers aux dents ; 2° CURATIF. Chlorate de potasse 6 à 8 gr. par jour dans 150 gr. d'eau. Iodure de potassium. Hydrothérapie. Électricité.

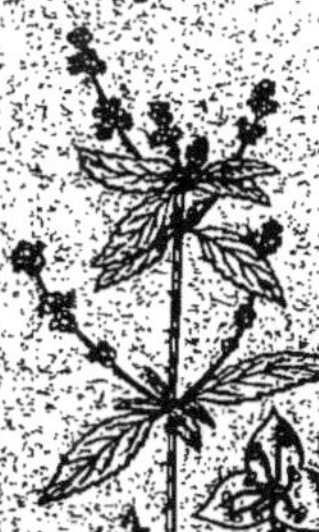

FIG. 486. Mercuriale.
A. Plante ; B. Fleur.

Mercuriale [*fig.* 486]. — Plante de la famille des Euphorbiacées.

Employée comme émollient et purgatif sous forme de décoction simple (20 gr. par litre) ou en lavement, additionnée de quantité égale de miel (miel de mercuriale de 20 à 60 gr.).

Mercuriaux. — Préparations à base de mercure.

Mercuriel et Mercurielles.

Mercuriel (Emplâtre). — V. MERCURE : *Emplâtre de Vigo.*

Mercurielles (Onctions). — V. MERCURE.

Mercurique (Bain). — V. MERCURE : *Bichlorure de mercure.*

Mérycisme ou **Rumination** (du gr. *merukazo*, je rumine). — Habitude maladive par laquelle certaines personnes, à l'imitation des ruminants, font revenir dans la bouche, quelques minutes à une demi-heure après les repas, les aliments dont la digestion est plus ou moins commencée. Elles les remastiquent de nouveau, puis les ravalent ou les rejettent.

S'observe chez les nourrissons et les hystériques, neurasthéniques.

TRAITEMENT. Psychothérapie réveillant la volonté du malade et, s'il est nécessaire, écartement des mâchoires à l'aide d'un bouchon.

Mésentère (du gr. *mesos*, au milieu, et *enteron*, intestin). — Repli du péritoine* qui relie l'intestin grêle à la partie abdominale postérieure. Dans le tissu cellulaire compris entre les deux feuillets péritonéaux cheminent des vaisseaux et des nerfs destinés à l'intestin.

Mésothorium. — Produit secondaire obtenu dans la fabrication du thorium*, dont l'industrie des manchons à gaz consomme des quantités énormes.

Corps radioactif contenant des rayons β et γ, plus pénétrants que ceux du radium, mais dont la période de transformation est plus courte (6 à 7 ans au lieu de 1 600 ans).

Le mésothorium a été employé comme le radium dans le traitement du cancer (tubes portés au contact ou dans l'intimité de la tumeur, ou injections intraveineuses de 2 à 5 microgrammes de bromure de mésothorium).

Les boues de mésothorium, les injections intraveineuses ou sous-cutanées de bromure de mésothorium ont été également employées avec succès dans les manifestations arthritiques, goutteuses, rhumatismales, la névralgie sciatique, le rhumatisme déformant, les arthrites blennorragiques.

Mesures et Pesées. — Les mesures varient suivant que la substance est liquide ou solide.

MESURES POUR LES SUBSTANCES LIQUIDES (ces chiffres sont des moyennes, et le plus sûr est de faire mesurer exactement la contenance des cuillers et des verres) :

Contenance d'une cuillerée :

	ALCOOL À 60° OU HUILE	EAU	SIROP
à café	3 gr.	4 gr.	5 gr.
à dessert	9 gr.	12 gr.	15 gr.
à soupe	12 gr.	16 gr.	20 gr.

Un verre à liqueur contient	30 gr. d'eau
— à madère —	60 gr. —
— à bordeaux —	100 gr. —
— à eau —	150 gr. —

MESURES POUR LES SUBSTANCES SOLIDES.

Une pincée de fleurs ou de feuilles pèse à peu près	2 gr.
Une poignée de farine pèse	100 gr.

PESÉES. — Pour les pesées, on peut employer, faute de poids, des pièces de monnaie. Les pièces de : 0 fr. 50 pèsent 2 gr. 50 ; de 1 fr. pèsent 5 gr. ; de 2 fr. pèsent 10 gr. ; de 5 fr. 25 gr.

Métabolisme (du gr. *métabolê*, changement). — Ensemble des transformations chimiques qui s'opèrent dans le corps, soit par assimilation (*anabolisme*), soit par désassimilation (*catabolisme*).

Entre les substances introduites dans l'organisme, aliments ou *ingesta*, et les produits expulsés ou *excreta*, il existe une grande variété de substances transitoires.

L'examen d'une excrétion comme l'urine permet de constater les perversions du métabolisme, comme l'albuminurie, le diabète, la goutte.

D'autre part, l'emploi d'un régime spécial met à même de constater si les excreta sont le résultat de l'élimination de substances qui étaient intimement incorporées (endogènes) à nos tissus, ou qui, au contraire, n'avaient fait que les traverser (exogènes).

Métabolisme basal. — Dépense minima (dépense de fond) d'énergie nécessitée par les opérations chimiques élémentaires des tissus et par l'activité du cœur, des muscles respiratoires, des fibres lisses du tube digestif, du tonus musculaire, etc. C'est donc l'énergie exprimée en grandes calories, dépensée par heure et mq de surface du corps, lorsque le sujet est au repos complet, à jeun depuis 12 à 14 heures, dans une atmosphère moyenne de 16°. Si, par exemple, 40 calories sont émises par un sujet en 1 heure et par mq de surface, on dira que le métabolisme basal de ce sujet sera de 40.

Métacarpe (du gr. *meta*, après, et *karpos*, carpe). — Partie de la main comprise entre le poignet et les doigts. Elle est formée de cinq métacarpiens. V. MAINS, CORPS.

Métastase (du gr. *métastasis*, changement de place). — Transport d'une maladie d'un organe à un autre, avec disparition plus ou moins complète des signes de l'affection au point primitif.

Ex. : Métastase des oreillons, l'inflammation se transportant de la glande parotide aux testicules ou aux ovaires.

Métatarsalgie (maladie de Morton). — Douleur localisée au pied, à la région antérieure du métatarse, particulièrement au niveau de l'articulation métatarso-phalangienne du 4e orteil, et pouvant s'étendre à tout le pied.

CAUSES. On l'attribue à un relâchement des articulations métatarso-phalangiennes qui a pour conséquence l'affaiblissement de la voûte avec compression des nerfs de la région et ostéite des têtes des métatarsiens. Elle se produit le plus habituellement chez des femmes adultes, à l'occasion d'une marche forcée ou d'un coup, ou sous l'action de la blennorragie, du rhumatisme, de la goutte ou de la neurasthénie.

TRAITEMENT. La flexion répétée des orteils diminue la douleur du malade, qui devra porter des chaussures à large semelle convexe. Si le traitement médical ne suffit pas, résection des têtes des os.

Métatarse (du gr. *meta*, après, et *tarsos*, le tarse). — Partie du pied comprise entre le talon et les orteils. Il est formé des os métatarsiens. V. PIEDS, CORPS.

Météorisme. — Dilatation du ventre par des gaz.

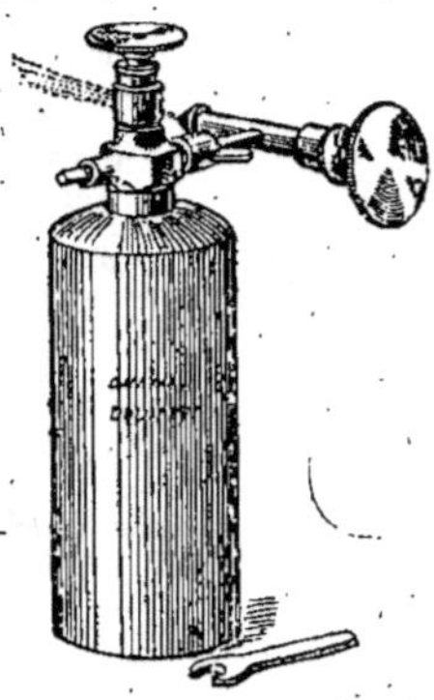

FIG. 487. — Pulvérisateur à chlorure de méthyle.

Méthyle (Chlorure de). — Gaz qui se liquéfie par refroidissement et compression.

Le liquide ainsi produit est incolore, très mobile, et sa vaporisation à l'aide d'un appareil spécial (*fig.* 487) détermine un froid intense (—23°) utilisé pour l'anesthésie locale.

On l'emploie, dans les névralgies (dentaire, faciale, intercostale), mais principalement dans la sciatique et aussi dans le torticolis, le lumbago.

L'action, étant très intense, doit être très courte. Il faut s'arrêter lorsque la peau blanchit et devient dure, sous peine de provoquer de la vésication et même une escarre.

Méthyle (Salicylate de). — V. SALICYLATE.

Métrite. — V. UTÉRUS (Maladies de l').

Métrorragie (du grec *mètra*, utérus, et *règnumi*, je coule). — Ce mot est pris en général comme synonyme de *ménorragie*; cependant, il s'applique plus spécialement aux hémorragies qui s'effectuent dans l'intervalle des règles. V. HÉMORRAGIE de l'utérus.

Miasme. — Produit de décomposition des matières animales et végétales dans les terrains non cultivés (marais).

Microbes et Maladies microbiennes (du gr. *mikros*, petit, et *bios*, vie). — Les microbes (bacilles, bactéries) doivent leur nom à la petitesse de leurs dimensions qui ne permet de les voir qu'au microscope, leur plus grand diamètre variant entre la moitié d'un millième de millimètre et deux millièmes de millimètre. Ils forment une branche de la famille des Algues.

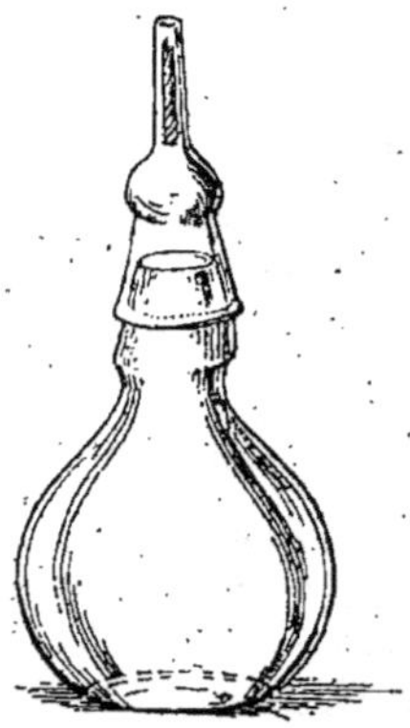

FIG. 488. Ballon de Pasteur.

FORME. Il existe trois variétés principales. Les microbes peuvent être : 1° arrondis, *microcoques*; isolés ou réunis soit par paire, *diplocoque* (gonocoque de la blennorragie), soit en masse, *sarcine*, soit en grappe, *staphylocoque*; 2° en bâtonnet court et isolé, *bactérie*, ou plus long et réuni à d'autres, *bacille*, où allongé en filaments isolés et plus ou moins cloisonnés, *leptothrix*; 3° en spirale, courte et courbée en virgule, *vibrion*, ou plus longue et courbée plusieurs fois sur elle-même, *spirille*, *spirochète* ou *tréponème*.

COULEUR. La plupart sont incolores, mais il en est de colorés en violet, bleu, rouge, vert ou jaune ; certaines variétés sont phosphorescentes.

MOBILITÉ. Les microbes, suivant les espèces, possèdent ou non une mobilité propre : cette mobilité peut être due à l'existence de cils vibratiles (V. *fig.* 493)

MULTIPLICATION. Elle s'opère : 1° par *division* (streptocoque, gonocoque), ordinairement transversale, quelquefois longitudinale : 20 à 30 minutes suffisent souvent entre deux divisions successives, ce qui explique l'envahissement si rapide d'une région par ces êtres ; 2° par formation de sortes d'œufs, *spores*, qui se transforment elles-mêmes en microbes lorsqu'elles trouvent un milieu favorable 3° à la fois par *division* et par *spores*. Une même espèce peut n'avoir qu'un de ces modes de multiplication ou,

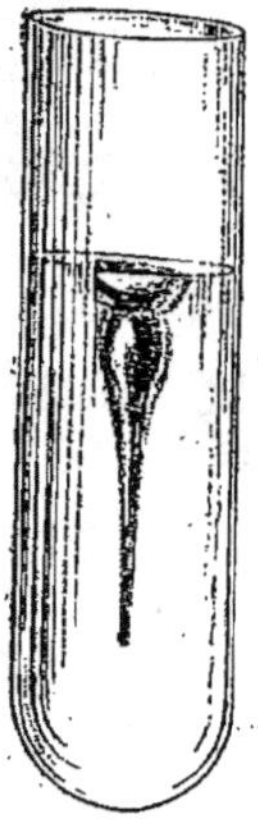

FIG. 489. Culture de vibrion cholérique en piqûre dans la gélatine.

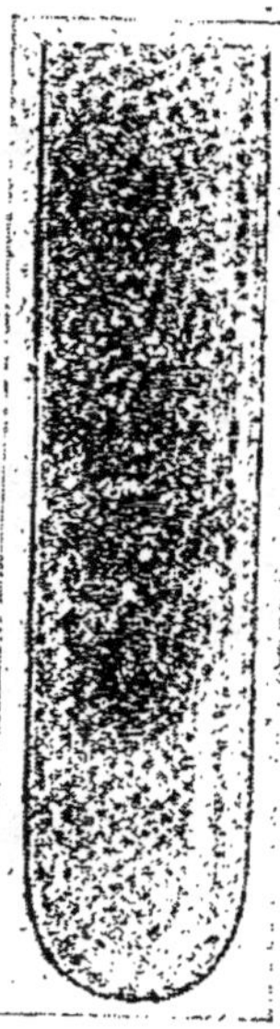

FIG. 490. Tube de culture.

suivant les circonstances, employer l'un ou l'autre. Les spores ont une vitalité supérieure à celle des microbes; elle peut dépasser un quart de siècle.

NUTRITION. Les microbes vivent en parasites aux dépens d'un être vivant ou en produisant sa destruction s'il est mort ; dans ce dernier cas, ils prennent le nom de *saprophytes*. Les uns empruntent l'oxygène à l'air (microbes *aérobies*), les autres à la décomposition de substances contenant ce gaz (*anaérobies*). Chez les êtres vivants, ils dédoublent l'amidon et les matières albuminoïdes par les substances analogues à la partie active de la salive (diastase) et du suc gastrique (pepsine) qu'ils contiennent.

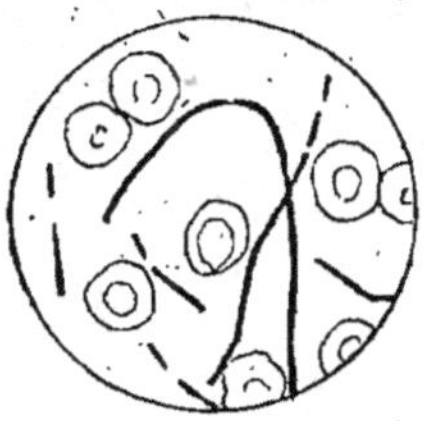

FIG. 491. Vibrions du pus.

Des expériences faites dans les tubes à culture il résulte que les microbes ont besoin d'une nourriture très complexe ; aussi les liquides nourriciers dans lesquels on les multiplie, contiennent-ils des aliments azotés et hydrocarbonés, en même temps que des sels minéraux.

Origine et localisation des microbes. — 1° Dans l'*air*, le nombre des microbes est au minimum pendant

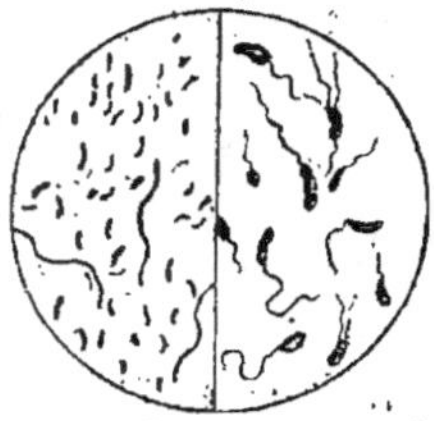

FIG. 492.
A. Bacilles virgules (choléra asiatique) ; B. Les mêmes très grossis.

le printemps et après les pluies qui balayent l'atmosphère, au maximum en automne. Nul, ou presque nul, sur les hautes montagnes (V. ALTITUDE), il varie à Paris, par mètre cube d'air, de 200 au sommet du Panthéon à 3 480 rue de Rivoli, 4 500 dans l'intérieur d'une maison neuve, 36000 dans une vieille maison et

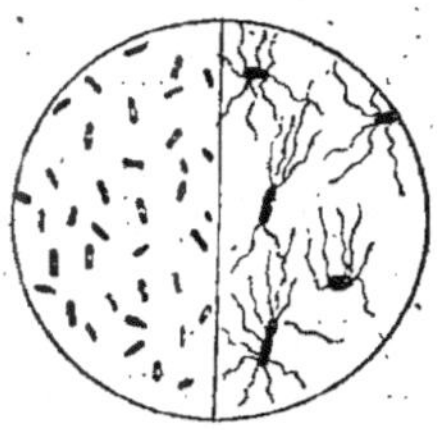

FIG. 493.
A. Bacilles typhiques ; B. Les mêmes avec leurs cils.

79000 dans certains vieux hôpitaux (Miquel). Un gramme de poussière recueillie rue de Rennes en contenait 1 300 000. La majeure partie paraissent être des microbes inoffensifs ; cependant, on y trouve des microbes origines de maladies (ex. : staphylocoque,

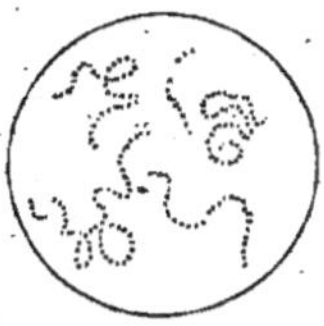

FIG. 494. Streptocoques (bactéries du pus).

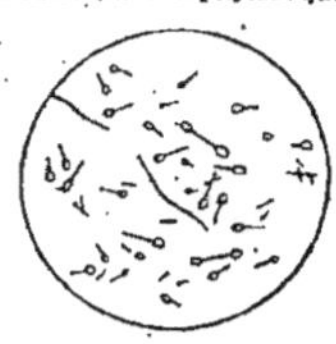

FIG. 495. Tétanos (bacilles de Nicolaïer).

microbe de Koch). La courbe quotidienne du nombre des microbes est, du reste, en concordance parfaite avec la courbe des maladies épidémiques.

[illegible] à noter, l'air exhalé par des malades est d'ordinaire absolument pur ; ainsi, on n'a jamais trouvé de microbes de Koch dans l'air expiré par un tuberculeux. L'agent virulent se trouve, au contraire, en abondance dans les déjections solides (matières fécales) ou liquides (crachats) ; lorsque ces déjections se sont desséchées, les microbes se répandent dans l'air sous forme de poussières qu'on absorbe en respirant ou qui tombent sur les plaies.

2° Le sol contient des microbes dans ses couches superficielles, notamment celui du tétanos, du charbon (qui y subsiste inaltéré pendant des années), de la fièvre typhoïde, de la fièvre intermittente.

3° Parmi les bacilles qu'on trouve dans l'eau sont ceux de la fièvre typhoïde, du choléra, de la tuberculose, du [illegible]. Pour Miquel, l'eau peut être considérée comme pure lorsqu'elle contient de 0 à 1 000 bactéries par centimètre cube ; elle est médiocre de 1 000 à 10 000, impure au-dessus de 10 000. Dans l'eau des [illegible]

[illegible]

[illegible] l'un produisant la paralysie et un autre [illegible] ou des formes variables d'une même maladie (tuberculose).

Associations microbiennes. Dans nombre de cas, plusieurs variétés de microbes peuvent soit agir en même temps, soit se succéder. Un premier groupe ouvre la brèche par laquelle viennent passer les parasites qui végétaient aux alentours (infection secondaire). L'association aggrave la maladie : lorsque, par exemple, dans une diphtérie, des microbes communs, comme le staphylocoque ou le streptocoque, viennent ajouter leur action à celle du microbe spécial, créateur de la maladie, celle-ci prend un caractère particulier de malignité.

Circonstances favorisant l'action des microbes. — I. Actions extérieures à l'organisme. 1° Le [illegible], qui facilite la multiplication des microbes de la fièvre jaune, de la peste, du choléra.

[illegible]

muqueuses. Les microbes pénètrent dans l'organisme ordinairement par le tube digestif, quelquefois par les voies respiratoires, la peau, les organes génitaux; mais partout ils rencontrent : 1° des *cils vibratiles* qui tendent à les rejeter au dehors ; 2° des cellules de revêtement (peau et muqueuse) qui les empêchent de pénétrer ; 3° des liquides *bactéricides* (destructeurs des microbes) : la salive, les sucs gastrique, pancréatique, intestinal, la bile, les acides ou les alcalis contenus dans les matières intestinales, la sueur, le mucus nasal, qui agit d'autant plus longuement que la cavité du nez est très tortueuse; le mucus de l'utérus. L'intestin contient des substances toxiques pour les microbes (acides, phénols, leucomaïnes). Le sang n'est pas non plus un milieu très favorable aux microbes ; les reins les éliminent dans l'urine ; le foie les détruit également.

III. DÉFENSE DE L'ORGANISME PAR LA PHAGOCYTOSE. Certains globules blancs du sang ou leucocytes sont chargés de la police intérieure de l'organisme. Doués d'une grande mobilité, ils se dirigent rapidement et en grand nombre vers un point donné; il semble qu'un odorat, un flair plus ou moins subtil, leur indique à distance l'existence d'une proie. Dès qu'ils atteignent le microbe, ils l'englobent et finissent par le faire disparaître en le digérant par suite de l'action des sucs digestifs particuliers qu'ils sécrètent à cet effet. Ils méritent donc leur nom de cellules mangeuses (*phagocytes*). Les phagocytes sont répandus un peu partout dans le sang, dans les viscères, surtout dans le foie, les ganglions ; ils traversent les vaisseaux capillaires (diapédèse) pour pénétrer dans le tissu envahi par les microbes. La phagocytose s'exerce d'une façon permanente, elle s'exagère au moment d'une maladie.

IV. ANTITOXINE ET IMMUNITÉ. Si l'on injecte à un animal un microbe ou sa toxine à dose insuffisante pour provoquer la maladie produite par ce microbe, ou atténuée par un des procédés défavorables, lumière, oxygène, etc., on rend réfractaire l'animal à la maladie, par la formation dans son sang de matières toxiques pour le microbe en question, et même, dans certains cas, pour d'autres. On appelle ces matières des *antitoxines* ; elles créent l'immunité contre une maladie donnée. Les antitoxines n'apparaissent que plusieurs jours après l'injection et alors que le liquide injecté est en partie éliminé. Ces matières naissent donc partiellement, sinon complètement, des cellules mêmes de l'animal dont la nutrition a été modifiée par le microbe. Les modifications peuvent être transmises aux rejetons ; la vaccination opérée chez une femme enceinte peut rendre l'enfant inapte à contracter la variole. Le sang ou simplement le sérum de ce sang contenant l'antitoxine annihile en dehors de l'animal le microbe et ses sécrétions, soit en les détruisant, soit en provoquant la vitalité des tissus et des phagocytes. La dose nécessaire est presque infinitésimale ; la propriété est durable. La sérothérapie contre les maladies contagieuses et notamment contre la diphtérie est née de cette constatation.

L'immunité contre une maladie, ou l'atténuation de ses signes, par la sélection qu'entraînent des épidémies successives, devient héréditaire dans une race. C'est ce qui explique le caractère de gravité extrême que prend, au contraire, une maladie contagieuse lorsqu'elle frappe une population où elle est importée pour la première fois par des étrangers. Des maladies relativement bénignes comme la rougeole, importées en Océanie, ont fait disparaître la population entière de certaines îles.

Explication des diverses phases des maladies microbiennes. — L'*incubation*, période qui s'écoule entre le moment d'introduction dans l'organisme de microbes nuisibles et l'apparition des premiers symptômes, diffère suivant la variété du microbe. Quelques-uns ne peuvent agir qu'après s'être considérablement multipliés.

La *durée des crises* est en rapport avec l'évolution des microbes, qui ont des phases de naissance, de maximum et de décroissance, de virulence.

Les *accalmies* correspondent à une accumulation de substances bactéricides créées, à un moment donné, par les tissus, sous l'influence de la médication.

Les *rechutes* sont produites par une diminution de la résistance vitale (fatigue, émotion, froid, écart de régime), par une augmentation de puissance des microbes, ou l'arrivée d'un appoint nouveau de ces parasites.

Dans les affections infectieuses chroniques, le plus ordinairement les germes ont disparu, mais les cellules lésées sont impuissantes à reprendre leur forme, leur structure, leur fonctionnement normal.

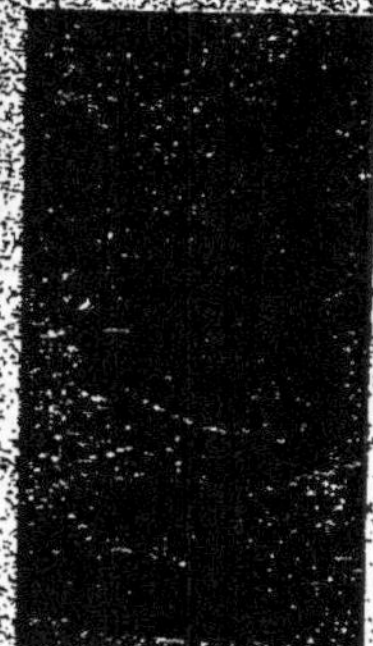

FIG. 496.
Microscope.
1. Oculaire ; 2. Vis micrométrique ; 3. Objectif ; 4. Platine porte-objet ; 5. Miroir concave ; 6. Charnière ; 7. Statif.

Microcéphalie (du gr. *mikros*, petit, et *kephalê*, tête). — Tête dont le cerveau pèse moins de 1 050 gr. C'est un des signes de l'idiotisme.

Microscope (du gr. *mikros*, petit, et *scopein*, regarder). — Instrument d'optique destiné à grossir les objets (*fig.* 496).

Microsporie. — Variété de teigne* à petites spores.

Miction. — Action d'uriner. Pour les troubles de la miction, V. URINE.

Miel. — Médicament-aliment adoucissant, rafraîchissant, laxatif.

DOSE ET MODE D'EMPLOI. Pour sucrer les tisanes, 60 gr. par litre ; 20 à 60 gr. en lavement. Le miel pris comme aliment est aussi laxatif, notamment chez les enfants.

Le miel forme la base des sirops ou *mellites* dans lesquels le miel remplace le sucre. Ces mellites sont formés de 3/4 de miel pour 1/4 d'eau.

Miel rosat. — Mélange à parties égales de miel et d'infusion de roses rouges (50 gr. pour 200 d'eau). Astringent.

Migraine (du gr. *hémisus*, moitié, et *kranion*, crâne). — Accès de douleur dans une moitié de la tête survenant à intervalles plus ou moins éloignés (semaines, mois) et durant chacun de six à quarante-huit heures.

SIGNES. I. *Forme ordinaire.* — 1° *Phase prémonitoire.* Inaptitude au travail, perte d'appétit ou, au contraire, excitation cérébrale, sommeil lourd.

2° *Phase d'accès.* D'abord, c'est une simple sensation de tension au niveau et au-dessus de l'œil, ainsi qu'à la tempe ; puis la douleur s'étend, devient diffuse, mais de plus en plus pénible, s'exagérant par tous les mouvements : l'artère temporale bat avec force et il se produit des bâillements, des nausées, des vomissements sans douleur d'estomac. La constipation est habituelle.

3° *Phase terminale.* A la douleur succède un état de torpeur qui disparaît enfin, après qu'on a dormi et surtout après avoir mangé.

II. ***Forme ophtalmique.*** — Elle est caractérisée, en dehors des signes précédents, par des troubles visuels (étincelles, vue d'une moitié seulement des yeux).

CAUSES : 1° PRÉDISPOSANTES. Hérédité de diathèse arthritique (goutte, obésité, asthme, gravelle, rhumatisme). La migraine, fréquente dans l'enfance, ne se produit pas, en général, pour la première fois après 25 ans. 2° DÉTERMINANTES. Veilles prolongées, digestions pénibles, excès de travail, variations de temps.

TRAITEMENT : I. PRÉVENTIF. Eviter les excès alimentaires, les veilles prolongées, les excitations du système nerveux. Ingestion d'un cachet de peptone à 0 gr. 50, une heure avant chaque repas pendant 1 à 2 mois, afin de désensibiliser l'organisme vis-à-vis des albuminoïdes (Pagniez). Injections sous-cutanées de 1 cm³ de sérum de cheval, ou 1 à 2 dixièmes de milligr. de crotaline (venin de crotale) tous les 15 jours pendant 1 mois pour provoquer un choc léger et local (Bouché). Injection intraveineuse de carbonate de soude (1 gr. 50 à 2 gr. dissous dans 80 à 10 cm³ [Sicard]). Autohémothérapie.

II. DE LA CRISE. Analgésiques (antipyrine, pyramidon, quinine, phénacétine, bleu de méthylène). L'opium et la morphine sont à éviter. Inhalations de nitrite d'amyle dans la migraine blanche. Bromure (0,50 à 1 gr.), gardénal (0,05 à 0,10), belladone (1 à 2 gr.). *Localement*, compresses humides très chaudes ou très froides, eau chloroformée, crayon menthol, courant électrique continu appliqué sur le front ou le cou. Diète.

Dans les *migraines compliquées*, généralement symptomatiques d'une lésion méningo-cérébrale, il faudra toujours, même en l'absence de réaction de laboratoire, instituer un traitement antisyphilitique d'épreuve.

HYGIÈNE DU MIGRAINEUX. Régime à prédominance végétarienne et fruitarienne avec restriction des viandes de boucherie, des œufs, des légumes riches en acide oxalique (oseille, épinards, haricots verts), et avec abstention quasi complète de gibier, d'abats, de coquillages, de crustacés, de chocolat, de crudités, de salaisons, de condiments de toutes sortes et également d'alcool.

Activité physique, exercices au grand air. Eviter les trop fréquentes excitations sexuelles, les excès génitaux. Combattre la constipation.

Miliaire (du lat. *milium*, grain de millet). — Eruption caractérisée par de petites vésicules rouges, isolées ou groupées, faisant une faible saillie au-dessus de la peau de la grosseur d'un grain de millet, d'abord rouge, puis blanche et transparente. Cette vésicule disparaît bientôt, et l'épiderme tombe sous forme d'écaille.

Cette éruption, qui est précédée et accompagnée souvent de picotements, de démangeaisons, provoque souvent un peu de fièvre ; elle apparaît à la suite de sueurs abondantes.

TRAITEMENT : 1° PRÉVENTIF. Ne pas trop surcharger les malades de couvertures. 2° CURATIF. Poudre d'amidon, lotions avec de l'eau de feuilles de noyer.

Pour la suette militaire, V. SUETTE.

Milium ou **Grutum**. — Granulations de volume d'une tête d'épingle, blanches, perlées, qui sont de petits kystes épidermiques à l'intérieur du derme ou de l'épiderme. Ils siègent surtout sur le front, le nez, les joues et aux organes génitaux.

TRAITEMENT. Ablation à la curette.

Milne (Méthode de). — Méthode préconisée dès 1880 par le médecin anglais Milne et qui tend à supprimer, dans certaines maladies infectieuses, comme la rougeole et surtout la scarlatine, l'isolement des malades et les mesures de désinfection.

Quand un enfant a été exposé à la contagion scarlatineuse ou morbilleuse (rougeole), qu'il présente déjà, ou non, des troubles prémonitoires, il faut, en attendant la venue du médecin, badigeonner, aussi haut et aussi bas que possible, ses amygdales et son pharynx avec de la glycérine ou de l'huile phéniquée à 10 p. 100 ; ces badigeonnages doivent être faits toutes les deux heures et continués pendant un ou plusieurs jours. Tenir, en outre, la bouche et les dents très propres.

Deux fois par jour, pendant les quatre premiers jours, et ensuite une fois seulement jusqu'au dixième jour de la maladie, onctionner la surface entière du corps (même le cuir chevelu) avec de l'essence d'eucalyptus. Ce procédé dispense de couper les cheveux des jeunes filles, comme on le fait encore quelquefois dans la scarlatine.

Placer au-dessus de la tête et de la poitrine du malade un grand morceau de gaze légère, retenue par des cerceaux, de telle sorte que la gaze retombe sur le lit autour du patient, mais à une certaine distance, pour qu'il garde la pleine liberté de ses mouvements. Sur cette espèce de moustiquaire, on vaporise de temps à autre de l'essence d'eucalyptus. Vaporisation d'essence d'eucalyptus dans la chambre du malade.

Les résultats de cette méthode très simple sont extrêmement encourageants. L'infection cesse de se propager, et, comme le prouve la longue expérience de R. Milne, il ne subsiste aucun risque de contagion; les enfants et les grandes personnes peuvent vivre et coucher, sans inconvénient, dans la chambre des malades; par suite, l'isolement, dans le cas de scarlatine ou de rougeole, n'est plus nécessaire, ce qui est d'un grand soulagement pour les familles nombreuses. Cependant, les objets : vêtements, linges ayant servi aux malades, avant et pendant les premiers jours de l'application de la méthode, doivent être désinfectés avec soin.

Minérales (Eaux). — Eaux naturelles employées comme traitement préventif ou curatif, en raison de leur constitution chimique, de leur température et de leurs propriétés spéciales.

La minéralisation provient de la dissolution des sels rencontrés dans leur trajet sous terre, et la température résulte de la profondeur d'où elles émergent (un degré par 33 mètres).

CHOIX D'UNE STATION. Dans une cure thermale, l'action bienfaisante est due naturellement en premier lieu à l'eau minérale ; mais certaines causes adjuvantes ne sont pas à négliger : climat, altitude, vents régnants, exposition de la station et de la maison occupée par le malade, exercice régulier, distractions diverses ; aussi la station choisie doit-elle différer suivant le malade.

La température des eaux varie de 80° (Chaudesaigues) à 4°. Quelques stations (Cauterets, Luxeuil, Plombières) possèdent, à peu de distance les unes des autres, des sources d'une température très différente.

D'une façon générale, les sujets irritables ont avantage à choisir des stations à une basse altitude ; ceux chez lesquels la nutrition se fait mal iront, au contraire, dans des stations d'une altitude élevée, combinant ainsi la cure d'*altitude* avec la cure thermale.

RENSEIGNEMENTS PRATIQUES.

Contagion. Dans les stations qui reçoivent des malades atteints de tuberculose du larynx ou des poumons, il est *indispensable* de ne prendre possession d'un appartement qu'après s'être assuré qu'il a été désinfecté. On devra refuser toute chambre dont le mobilier ne se prête pas à une désinfection *complète*, refuser notamment les grands rideaux de fenêtre et de lit, qui sont de véritables nids à microbes.

Nourriture. Les maîtres d'hôtel, dans nombre de stations, semblent prendre plaisir à détruire l'action des eaux minérales par une nourriture échauffante et compliquée ; il y aura donc lieu de n'accepter que les mets compris dans le régime prescrit par le médecin et les exiger au besoin de l'hôtelier.

Plaisirs. Si les amusements de certaines stations jouent un rôle non douteux dans le succès de la cure par la suppression des préoccupations habituelles, qui sont souvent parmi les causes importantes de la maladie (neurasthénie), il est de simple bon sens que ces plaisirs n'ont d'utilité qu'à condition de ne pas entraîner une fatigue.

MODE D'EMPLOI ET DOSE. La dose de *boisson* à absorber varie suivant les stations ; elle va en croissant, puis diminue progressivement ; ordinairement, les verres ou demi-verres sont répartis en 5 à 6 fois dans la journée, avec intervalle d'un quart d'heure à une demi-heure entre chaque absorption ; la majeure partie de la dose est prise à jeun le matin. L'eau est

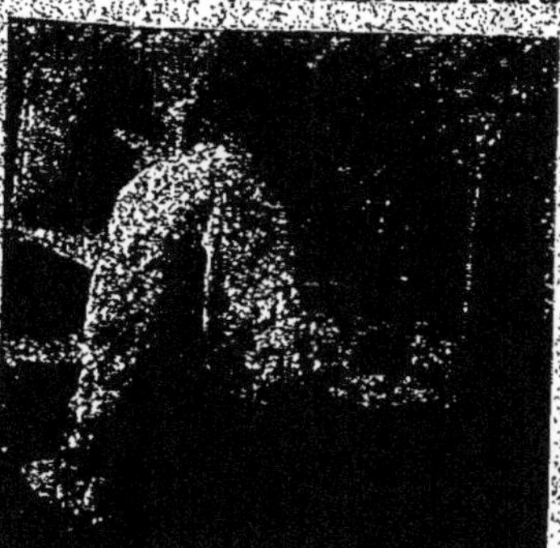

FIG. 497. — Salle de humage, à Vichy (Allier).

bue en nature ou coupée avec une eau refroidie ou différentes préparations (lait, infusions, sirops). En général, on prescrit la marche entre les verrées.

La durée des *bains* varie de quelques minutes (bains à 45°) à une demi-heure, une heure et plus. Ils sont pris dans des baignoires individuelles ou des piscines communes, de préférence le matin à jeun ou vers 5 heures (bains sédatifs). Ces bains ont une action tout particulièrement puissante lorsque l'eau y est courante.

On emploie aussi la *douche*, le *massage*, l'*étuve*, le *humage* (*fig.* 497), les *inhalations*, (*fig.* 498), les *pulvérisations*, les *bains* de boue.

Dans certaines stations, notamment à Salies-de-Béarn et au Mont-Dore, les bains sont pris à des heures très matinales, et, pour que le malade ne se refroidisse pas, on a coutume de le transporter chez lui enfermé dans une chaise à porteurs.

COMPOSITION CHIMIQUE. Les substances qui se trouvent dans les eaux minérales sont très variées, et celle qui, étant *prépondérante*, donne son nom à l'eau (qui est dite *sodique*, *sulfurée*, *calcique*, *ferrugineuse*) est souvent en proportion minime par rapport à l'action qu'elle produit et qui peut être très supérieure à celle que produirait cette même substance donnée isolément dans une potion. Il faut donc tenir grand compte, pour l'effet produit par les eaux minérales, de l'union de la substance-type avec d'autres, et cela sous forme de combinaisons chimiques souvent difficiles à déterminer ou même encore ignorées. Certaines de ces combinaisons sont essentiellement transitoires ; aussi l'eau minérale transportée est-elle inférieure à l'eau bue à la source, de même que l'eau transportée est elle-même très supérieure à l'eau faite artificiellement avec les principales substances de l'eau minérale naturelle. Les eaux minérales contiennent des microbes, notamment des *sulfobactéries* et des *ferrobactéries*, qui jouent probablement un rôle important dans la médication à la source.

MODE D'ACTION. Les eaux minérales peuvent avoir une action *générale* (tonique, reconstituante, stimulante, calmante) ou *localisée* à un *système* (par exemple aux systèmes respiratoire, circulaire) ou à un *organe* (par exemple, au foie, à la matrice) ; elles peuvent aussi posséder à la fois les deux actions.

Eaux minérales alcalines. — COMPOSITION CHIMIQUE. Ces eaux forment 4 groupes, suivant qu'elles contiennent : 1° du bicarbonate de sodium (*alcalines pures*) ou associé : 2° avec du bicarbonate de calcium (*alcalines mixtes*), ou 3° avec du chlorure de sodium (*alcalines chlorurées*), ou 4° avec du sulfate de sodium (*alcalines sulfatées*).

I. Les *bicarbonatées sodiques pures* renferment 8 milligr. (Evian), 1 gr. 60 (Audabre), 5 gr. (Vichy et Le Boulou) ou 7 gr. (Vals-Madeleine) de bicarbonate de soude, avec une quantité d'acide carbonique libre variant de 1 cent. cube (Evian) à 830 cent. cubes (Vichy-Célestins) et 2 000 cent. cubes (Vals-Madeleine). La température des eaux est froide, exception faite des deux sources de Vichy (Grande-Grille 41° et Chomel 44°).

II. Les *bicarbonatées mixtes* renferment de 4 centigr. (Alet) à 85 centigr. (Saint-Alban) de bicarbonate de soude associé à une dose de bicarbonate de calcium qui varie de 1 gr. (Condillac) à 1 gr. 70 (Pougues). On y trouve aussi du bicarbonate de magnésium et une proportion d'acide carbonique libre qui varie de 53 cent. cubes à 1 500 cent. cubes (Saint-Galmier). Toutes sont froides, sauf Alet (39°).

III. La seule *bicarbonatée chlorurée* française est Royat (Sainte-Eugénie), qui contient 1 gr. de bicarbonate de soude, 1 gr. 60 de chlorure de sodium et 700 cent. cubes d'acide carbonique. On y emploie avec succès les bains carbo-gazeux contre l'hypertension artérielle.

IV. Les *bicarbonatées sulfatées* n'existent qu'en Tchécoslovaquie. L'une d'elles, Carlsbad (Sprudel), est chaude, 73° ; les autres sont froides. Elles contiennent une notable proportion d'acide carbonique (1 276 cent. cubes à Franzensbad) ; du bicarbonate de sodium (50 centigr. à 1 gr. 60), du chlorure de sodium (1 gr. à 1 gr. 70) et du sulfate de sodium (2 à 5 gr. à Marienbad).

MODE D'EMPLOI. Boissons, bains, douches, inhalations d'eau ou du gaz carbonique qui se dégage des eaux. On y ajoute dans certaines stations, notamment à Vichy, un massage sous l'eau.

EFFET SUR LES FONCTIONS DU CORPS. Les eaux alcalines stimulent la sécrétion du suc gastrique, émulsionnent les graisses dans l'intestin, accroissent l'activité respiratoire par leur action sur les globules du sang.

INDICATIONS : 1° Les eaux *bicarbonatées sodiques pures* agissent dans les maladies chroniques de l'estomac, les maladies du foie (congestion, lithiase, coliques hépatiques), notamment celles produites par les fièvres intermittentes et le séjour dans les pays chauds ; contre l'obésité, la goutte, le diabète, la gravelle urique, le catarrhe des voies urinaires ; 2° Les eaux *mixtes* ont une action atténuée ; elles servent surtout comme eaux de table (apéritives et digestives) ; 3° Les *chlorurées* sont particulièrement indiquées lorsque les affections susnommées se produisent chez des lymphatiques ; 4° Les eaux *bicarbonatées sulfatées* ont la double action du bicarbonate et du sulfate.

CONTRE-INDICATIONS. Maladies du cœur et des gros vaisseaux, tendances aux congestions, tuberculose, cancer.

Eaux minérales arsenicales. — COMPOSITION CHIMIQUE. Ces eaux forment deux groupes suivant

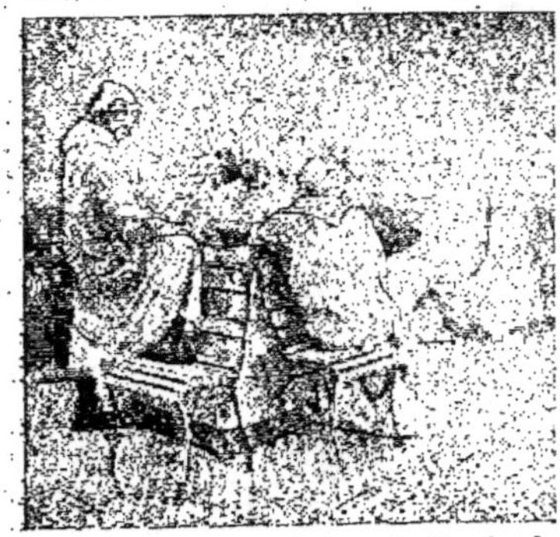

FIG. 498.— Salle d'inhalation, à La Bourboule.

que l'arsenic est sous forme : 1° d'*arséniate de sodium* : La Bourboule 14 milligr. par litre, le Mont-Dore 1 milligr., Plombières 3 dix millièmes de gr. ; ou 2° d'*arséniate de fer* : Saint-Nectaire 2 milligr.

Elles contiennent en outre : 1° du *chlorure de sodium* : La Bourboule 3 gr., Saint-Nectaire 2 gr., Mont-Dore 36 centigr., Plombières 12 milligr. ; 2° du *bicarbonate de sodium* : La Bourboule 1 gr. 86, Saint-Nectaire 2 gr., Mont-Dore 65 centigr., Plombières 8 centigr.

La température, de 30° à 70° à Plombières, de 60° à La Bourboule, varie dans les autres entre 41° et 45°.

L'altitude est élevée : Mont-Dore 1 050 mètres, La Bourboule 846, Saint-Nectaire 784, Plombières 430, et exerce parallèlement son action.

MODE D'EMPLOI. Boissons, gargarismes, humages, inhalations, pulvérisations, bains très chauds (hyperthermaux), douches, étuves de vapeur.

EFFET SUR LES FONCTIONS. Celui de l'arsenic. V. ce mot.

INDICATIONS. Catarrhe des voies respiratoires, asthme, scrofule, tuberculose au début et chez lymphatiques ; paludisme ; maladies de peau. V. aussi au nom de chaque source.

CONTRE-INDICATIONS. Maladies du cœur et des gros vaisseaux, tendance aux congestions et aux hémorragies, excitation nerveuse, goutte, gravelle.

Eaux minérales calciques. — COMPOSITION CHIMIQUE.

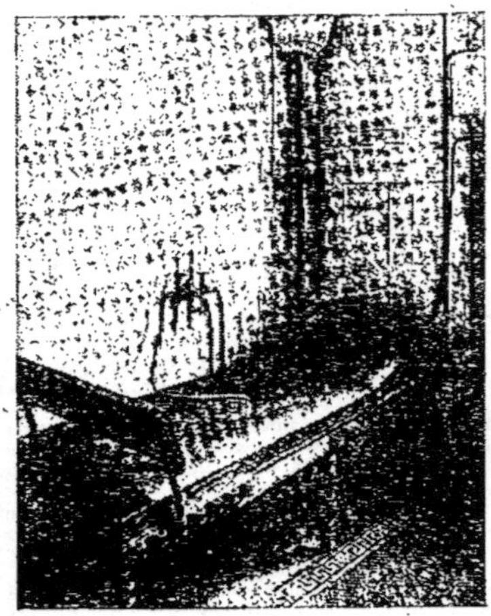

FIG. 499. — Douche ascendante, à Contrexéville (Vosges).

Ces eaux contiennent : 1° du *sulfate de calcium* : 1 gr. 5 à 1 gr. 8 (Bagnères-de-Bigorre, Brides, Contrexéville, Capvern, Martigny) ; 60 centigr. à 95 centigr. (Saint-Gervais, Saint-Amand, Vittel) ; 2° du

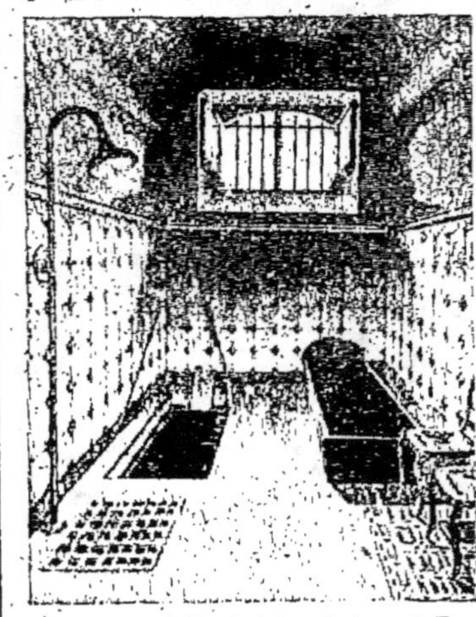

FIG. 500. — Salle de bains de boue, à Dax.

sulfate de magnésium : 1 gr. à 25 centigr. ; 3° du *bicarbonate de calcium* et de *magnésium* : 25 à 40 centigr. Certaines sources contiennent en outre une quantité notable de *chlorure de sodium* (1 gr. à Brides) ou d'*hydrogène sulfuré* (Saint-Gervais).

Leur température est chaude, à Dax (60°), Bagnères-de-Bigorre (41°), Saint-Gervais (39°), Brides (35°), ou froide : Contrexéville [*fig.* 499], Vittel, Martigny (11°).

MODE D'EMPLOI. Boissons dans les stations d'eaux froides ; boissons, inhalations, bains et douches dans les stations d'eaux chaudes ; bains de boue à Dax et à Saint-Amand (*fig.* 500).

EFFET SUR LES FONCTIONS. En boissons, les eaux calciques sont : 1° *diurétiques*, enlevant aux reins les sables de la gravelle et entravant la formation nouvelle de ces sables ; 2° *apéritives* et *laxatives* par l'accroissement des sucs digestifs de l'estomac et de l'intestin, et des contractions de ces organes ; en outre, 3° elles *fluidifient* la bile, balayent les sables biliaires ; 4° elles *activent la circulation* des vaisseaux dans le petit bassin. Leur action est plus douce que celle des eaux salées et alcalines.

INDICATIONS. Gravelle, coliques néphrétiques, goutte, diabète goutteux. Dyspepsie, congestions du foie et coliques hépatiques. Maladies des femmes. Rhumatisme. V. aussi au nom de chaque source.

Eaux minérales chlorurées sodiques. — Ce sont les eaux dites *salées*.

COMPOSITION CHIMIQUE. Les eaux françaises forment plusieurs groupes, suivant qu'elles sont, ou non, sulfurées et froides ou chaudes.

I. *Chlorurées sodiques pures, chaudes.* La température varie entre 31° et 65°, la quantité de chlorure entre 1 gr. et 12 gr. : Salins, Moutiers 12 gr. et 34° ; Balaruc, 7 gr. et 48° ; Bourbonne, 5 gr. et 65° ; L'Échaillon, 3 gr. 50 et 35° ; La Motte, 3 gr. et 58° ; Châtelguyon, 2 gr. et 53° ; Bourbon-l'Archambault, 1 gr. 75 et 53° ; Bourbon-Lancy, 1 gr. 25 et 56° ; Rouzat, 1 gr. et 31°.

II. *Chlorurées sodiques pures, froides.* Biarritz, 295 gr. ; Salies-de-Béarn, 245 gr. ; Rennes, 56 gr. ; Salies-de-Salat, 30 gr. ; Salins, 22 gr. 75 ; Roucas-Blanc, 20 gr. ; Lons-le-Saunier, 10 gr. ; Santenay, 5 gr. ; Redon, 4 gr. ; Salles, 1 gr. 75.

III. *Chlorurées sodiques sulfurées.* Uriage, 6 gr. et 27° ; Digne, 2 gr. 50 et 43°.

MODE D'EMPLOI. L'eau salée est employée : 1° en *boisson*, qui sera absorbée d'autant plus facilement et sera d'autant plus digestible que l'eau est modérément chlorurée et légèrement gazeuse ; 2° en *bains*, qui agissent à la fois localement et d'une façon générale sur le système nerveux. On emploie aussi les *douches* (*fig.* 501), les applications locales de boue, les *étuves*, les *fomentations*.

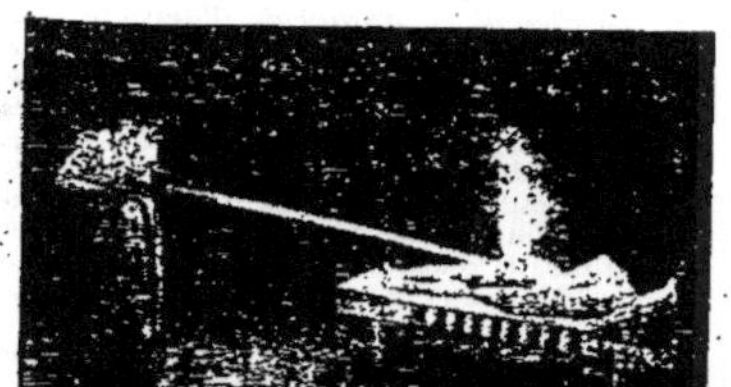

FIG. 501. — Douche à 63 jets à Bourbonne-les-Bains (Haute-Marne).

EFFET SUR LES FONCTIONS. Le chlorure de sodium : 1° fluidifie le sang, facilite son oxygénation et, par suite, la nutrition générale ; 2° stimule la sécrétion des sucs digestifs (salive, suc gastrique, suc pancréatique), de la bile et de l'urine et réveille la contractilité des muscles, de l'estomac et de l'intestin ; l'action est donc *digestive*, *laxative*, *diurétique* ; 3° il décongestionne, par le même fait, les muqueuses, le foie, les engorgements lymphatiques, ceux du cerveau, de l'utérus. Son action semble particulièrement intense sur le système lymphatique.

La quantité de chlorure variant de 1 à 295 gr. ; l'action est naturellement très différente, l'altitude et le climat sont également très variables suivant les stations ; enfin, le mode d'emploi diffère beaucoup d'une station à l'autre, le traitement externe ou interne prédominant suivant chacune d'elles.

INDICATIONS. Les eaux salées doivent être employées contre le *lymphatisme* et la *scrofule*, surtout pour modifier la *cause* profonde de cet état général. La médication sulfureuse agit plutôt sur les manifestations superficielles. La débilité générale, quelle qu'en soit l'origine, les anciennes blessures, les maladies de l'appareil digestif, les affections utérines sont améliorées par les eaux chlorurées ; il en est de même du rhumatisme chronique chez les lymphatiques.

CONTRE-INDICATIONS. Maladies de la moelle (ataxie, atrophie musculaire progressive, paralysie générale). Prédispositions aux congestions et aux hémorragies ; maladies du cœur. États aigus.

Eaux minérales ferrugineuses. — COMPOSITION CHIMIQUE. Ces eaux forment trois groupes : 1° les eaux *froides gazeuses* : Bussang, Renlaigue, Orezza, Saint-Moritz ;

2° Les eaux *froides non gazeuses* : Forges-les-Eaux, Saint-Christau ;

3° Les eaux *chaudes* : Luxeuil (52°), Lamalou (46°).

Le fer est sous forme de bicarbonate (Saint-Christau) ou de crénate (Forges).

L'altitude est très élevée à Saint-Moritz (1 775 m.), qui est surtout une station pour la cure d'altitude.

MODE D'EMPLOI. Boisson, bains et surtout douches dans les stations d'eaux chaudes. Boisson et eau chauffées pour bains dans les stations d'eaux froides.

EFFET SUR LES FONCTIONS. Le fer est un excitateur de la nutrition, un reconstituant. Absorbé dans des eaux minérales, le fer est particulièrement bien toléré et assimilé. Les eaux ferrugineuses relèvent l'appétit, facilitent la digestion, régularisent le fonctionnement du système nerveux.

INDICATIONS. Anémie, débilité, convalescence traînante, neurasthénie ; dyspepsie anémique ; maladies de l'utérus chez les anémiques. Dans les stations d'eaux chaudes : rhumatisme, ataxie locomotrice.

Eaux minérales sulfureuses. — COMPOSITION CHIMIQUE. Ces eaux forment deux groupes, suivant que le principe prédominant est le *sulfure de sodium* ou le *sulfure de calcium*. Ces dernières sont appelées aussi *hydro-sulfurées* parce qu'elles contiennent en outre de l'hydrogène sulfuré *libre*, qui ne se produit dans les premières que par décomposition au contact de l'air.

I. *Sulfurées sodiques* : 1° Eaux des Pyrénées. Les principales sont : Amélie, Ax, Barrèges, Cauterets, Eaux-Bonnes, Eaux-Chaudes, Gazost, Labassère, Le Vernet, Luchon ; 2° Eaux de Savoie : Challes. Les substances minérales, dont la quantité totale varie de 25 à 35 centigr., sont, en dehors du sulfure de sodium (1 à 7 centigr.), des sulfites, du chlorure de sodium et une substance organique, la *barégine* ; les gaz qui se dégagent sont de l'azote, de l'acide carbonique, de l'hydrogène sulfuré ; en s'évaporant, ils enlèvent à l'eau son odeur et son goût spéciaux, mais atténuent aussi son action.

Ces eaux sont (sauf Amélie) à une altitude supérieure à 600 mètres (Luchon 635, Cauterets 980, Barèges 1 230), qui ajoute son action tonique et stimulante. Leur température, généralement élevée, varie entre 77° (Ax), 32° (Eaux-Bonnes) et 10° (Challes).

II. *Sulfurées calciques* : Aix-les-Bains, Allevard, Bagnols, Cambo, Enghien, Saint-Honoré, Pierrefonds. Les substances sont, en dehors du sulfure de calcium, des sulfates et des carbonates de calcium et de magnésium, du chlorure de sodium et une forte proportion d'hydrogène sulfuré. L'altitude est faible et la température de l'eau, très élevée à Bagnols (62°), varie généralement entre 30° (Saint-Honoré) et 12° (Pierrefonds).

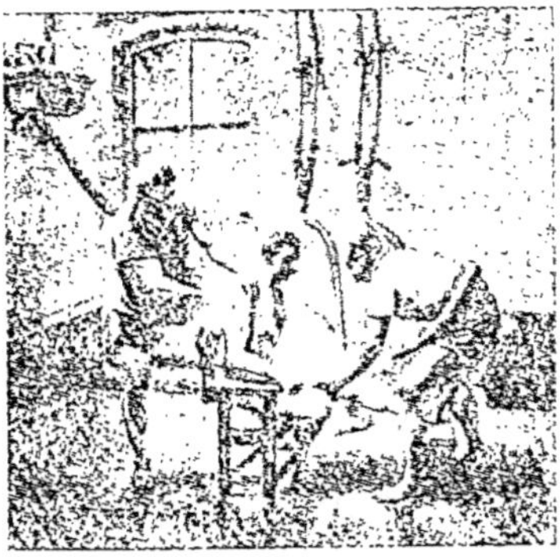

FIG. 502. — Douche-massage générale à Aix-les-Bains (Savoie).
(D'après le Dr Forestier.)

MODE D'EMPLOI. Boissons, gargarismes ; bains, demi-bains, bains de piscine, bains de vapeur, étuves, douches ; inhalations, humage, pulvérisations. On y ajoute, notamment à Aix, le massage-douche (*fig.* 502).

EFFET SUR LES FONCTIONS. L'*hydrogène sulfuré* s'élimine par le poumon et par la peau, les sulfates passent dans l'urine, les hyposulfites et les sulfites fluidifient le sang et l'éclaircissent, d'où une *excitation générale* de l'organisme. L'action principale s'exerce probablement sur les nerfs. Le soufre très divisé qui se dépose en faisant blanchir les eaux dans certaines sources agit très activement à ce moment sur la peau. Certaines eaux sulfureuses ont une action calmante (Saint-Sauveur).

INDICATIONS. On emploiera les eaux sulfureuses chaque fois que l'évolution des maladies dont la liste figure ci-après s'opère avec *lenteur*, atonie, sans réaction vive, sans irritabilité notable. D'une façon générale, les sulfurées calciques sont moins excitantes et plus facilement tolérées que les sulfurées sodiques.

1° Maladies chroniques des *muqueuses*, des fosses nasales, du pharynx, des bronches et des poumons ; des yeux et des oreilles ; de l'utérus, de la vessie, de l'estomac et de l'intestin ;

2° Maladies de la *peau* : eczéma, acné, herpès ;

3° Rhumatisme (peau, muqueuses, nerfs, muscles, articulations), vieilles blessures, ulcères, syphilis

4° Scrofule à marche lente (peau, muqueuses, ganglions, articulations, os) ;

5° Tuberculose au début.

CONTRE-INDICATIONS. Personnes excitables, sujettes aux congestions et aux hémorragies (maladies du cœur, cancer, tuberculose, goutte aiguë). Pour les particularités, voir au nom de chaque source.

Eaux minérales thermales simples. — On donne ce nom aux eaux dont la minéralisation est très faible et dont l'action doit être surtout attribuée à leur degré de chaleur. Les principales sont : Néris (52°), Bagnoles-de-l'Orne (27°), Aix-en-Provence (36°), Chaudesaigues (81°), Evaux (57°), Sail-les-Bains (34°), Sylvanes (36°).

MODE D'EMPLOI. Bains simples, de vapeur, d'étuves ou de piscines, douches.

EFFET SUR LES FONCTIONS. Les eaux thermales accélèrent la circulation et, par suite, provoquent la sueur, calment le système nerveux, produisent une révulsion sur la peau.

INDICATIONS. Excitation nerveuse, rhumatisme chronique, maladies de la peau avec sensibilité extrême.

Minerve. — Appareil orthopédique utilisé dans le traitement du mal de Pott, du torticolis, afin de redresser le cou et la tête, soit sans opération, soit après opération.

Mines et Mineurs (Hygiène des). — La vie sous terre entraîne des modifications *spéciales* de la santé par suite de l'insalubrité du milieu même.

ACTIONS NUISIBLES. 1° *Absence de lumière* solaire et éclairage artificiel insuffisant ;

2° *Chaleur humide* qui peut dépasser 30°, la température augmentant d'un degré environ par 30 mètres de profondeur ;

3° *Altérations de l'air*, où l'oxygène a notablement diminué : 18 au lieu de 21 p. 100, et accroissement des gaz toxiques, (acide carbonique et oxyde de carbone), par la respiration, la combustion des lampes ou les émanations provenant de l'action de l'humidité sur les charpentes de soutien des galeries ;

4° *Altérations* produites sur l'individu lui-même par cette humidité (rhumatisme, fluxion de poitrine), par la différence de température et de pression de l'air dans la mine et au dehors, par l'absorption de poussières ;

5° *Absorption de l'ankylostome**, parasite qui produit l'ankylostomiase ou anémie des mineurs, d'autant plus facilement que les causes précédentes ont amené leur déchéance physique ;

6° *Maladies* : 1° *de l'appareil digestif* (gastrite, entérite), par suite des mauvaises conditions pour les repas au fond de la mine, de l'obligation des attitudes couchées, courbées pendant le travail, des refroidissements répétés, de l'usage de l'eau saumâtre qu'on trouve dans la mine ; 2° *des poumons et des bronches* (bronchite, pneumonie, asthme), par suite du froid et des poussières qui s'introduisent dans les bronches et s'implantent dans le poumon en constituant une maladie nommée *anthracose* (V. POUSSIÈRES) ; les cas d'asphyxie sont assez fréquents (production très abondante d'acide carbonique et de grisou) ; 3° *du cœur et des vaisseaux* (émotions, abus des alcools) ; 4° *générales* (rhumatisme, scrofule, anémie spéciale, alcoolisme) ; 5° *oculaire* (nystagmus caractérisé par des oscillations de l'œil survenant par accès de quelques minutes, principalement lorsque l'œil regarde en haut). Ces accès peuvent se reproduire jusqu'à 20 fois par jour.

HYGIÈNE : 1. GÉNÉRALE. La prophylaxie du grisou, gaz formé de : protocarbure d'hydrogène 89,54, acide carbonique 0,73, azote 8,87 et oxygène 0,64, consiste dans : 1° la bonne ventilation des mines ; 2° l'emploi de lampes ne permettant pas l'inflammation du grisou, lorsqu'elles sont maintenues *fermées* ; 3° la prudence du mineur qui ne doit *jamais* les ouvrir pour leur donner plus d'éclat, les rallumer ou y allumer sa pipe.

II. PERSONNELLE. Usage de costume en laine, en flanelle, en tricot de coton. Lavage entier du corps au savon à chaque retour de la mine, avec changement de vêtement.

En cas de nystagmus, cesser pendant un certain temps le travail souterrain. V. Lutte contre l'*ankylostomiase*.

Minium. — V. PLOMB.

Miroir de Clar. — Miroir frontal concave, muni d'une petite lampe électrique pour pratiquer les examens du larynx et de l'oreille (*fig.* 503).

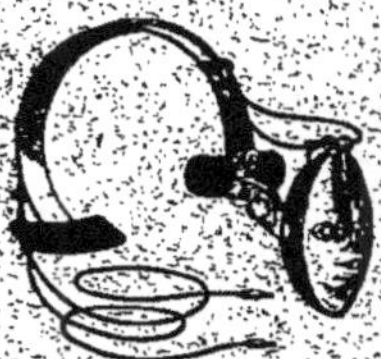

FIG. 503.
Miroir de Clar.

Misanthropie (du gr. *misos*, haine, et *anthrôpos*, homme). — Forme de mélancolie.

Miserere (Colique de) [du lat. *miserere*, ayez pitié]. — V. INTESTIN (Maladies d') : *Occlusion intestinale*.

Mithridatisme (de *Mithridate*, qui, d'après la tradition, s'était habitué aux poisons). — Si on administre des doses répétées et petites de certains poisons, on arrive à faire supporter à l'organisme des doses qui, administrées auparavant, provoqueraient un empoisonnement.

Des hommes, dits « arsénicophages », s'habituent peu à peu à des doses croissantes d'acide arsénieux ou d'orpiment. Ils arrivent ainsi à absorber le double et le quadruple de la dose mortelle.

Les morphinomanes, les cocaïnomanes, les éthéromanes prennent des doses qui, pour les morphinomanes, peuvent être 27 fois supérieures à la dose toxique.

Mitral. *Orifice et valvule mitrale.* — Orifice auriculo-ventriculaire gauche du cœur. V. CŒUR.

Insuffisance et rétrécissement mitral. — V. CŒUR.

Mitte. — Émanation des fosses d'aisances, formée d'ammoniaque et d'acides carbonique et sulfhydrique, très irritante pour les yeux. V. PLOMB (asphyxie).

Mixture. — Mélange de plusieurs médicaments liquides.

Mobilisation. — La mobilisation a un double but : 1° l'assouplissement des articulations ; 2° l'exercice des muscles qui font mouvoir ces articulations.

Elle peut être manuelle ou mécanique (auquel cas on lui réserve le nom de mécanothérapie), mais, quel que soit le procédé employé, le principe est toujours le même : localiser le mouvement dans une articulation ou dans un groupe musculaire donné en mettant les articulations et les muscles voisins dans l'impossibilité d'entrer en action.

La mobilisation est le complément indispensable du traitement des plaies et lésions des membres et des articulations.

Moelle des os. — Aliment très reconstituant par l'abondance de lécithine phosphorée qu'il renferme. On peut le donner avec avantage dans du bouillon aux affaiblis, notamment aux anémiques.

La moelle de bœuf purifiée sert à préparer la pommade dite *baume nerval* et des pommades destinées au cuir chevelu.

Moelle épinière. — Partie inférieure de l'axe encéphalo-médullaire, contenue dans le canal vertébral (*fig.* 504 et 505).

La moelle se continue en haut par le bulbe ; en bas, elle se termine après un trajet d'environ 43 centim. au niveau de la première vertèbre lombaire par une extrémité effilée (cône terminal) que prolonge jusqu'au sacrum un long filament. Son diamètre de 1 centim. environ se renfle en deux points : le *renflement cervical* au niveau de la 6e vertèbre dorsale et le *renflement lombaire* au niveau de la 12e dorsale.

Une coupe de la moelle montre 2 parties distinctes : une substance centrale, grise, disposée en H, terminée par des extrémités ou *cornes* entourées d'une substance blanche, divisée en faisceaux ou *cordons* (antérieurs-postérieurs et latéraux) [*fig.* 505 et 507].

Les membranes qui entourent la moelle (méninges rachidiennes) se continuent avec celles qui entourent l'encéphale (dure-mère, arachnoïde, pie-mère).

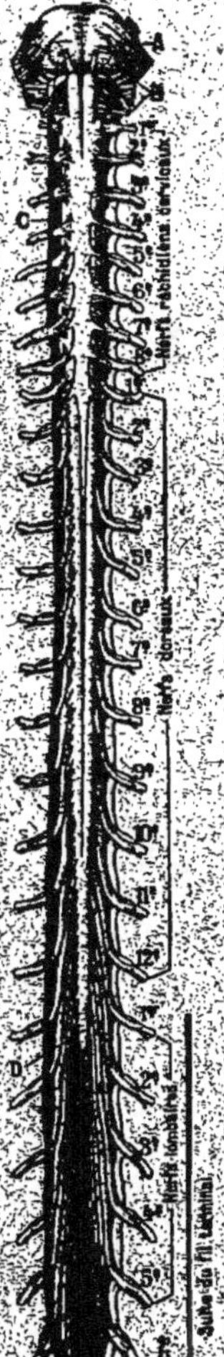

FIG. 504.
Moelle épinière.
A. Protubérance ; B. Nerfs craniens ; C. Dure-mère ; D. E. Cône terminal ; F. Nerf coccygien.

Moelle épinière (Maladies de la).

Tabes ou Ataxie locomotrice. — Affection caractérisée par une *méningite chronique syphilitique*, avec atteinte des racines postérieures et dégénérescence secondaire des cordons postérieurs.

C'est une affection de l'âge moyen de la vie qui apparaît

vers l'âge de 30 à 40 ans, 10 à 15 ans après le chancre syphilitique, passé parfois inaperçu. Dans certains cas rares, le tabes survient chez le jeune homme de 1 à 5 ans après le chancre (tabes juvénile). L'homme est plus fréquemment atteint que la femme.

SIGNES : 1° PÉRIODE DOULOUREUSE. Ordinairement crises, pendant plusieurs jours, de *douleurs* fulgurantes (rapidité de l'éclair) ou térébrantes dans les membres inférieurs, avec intervalles plus ou moins prolongés de

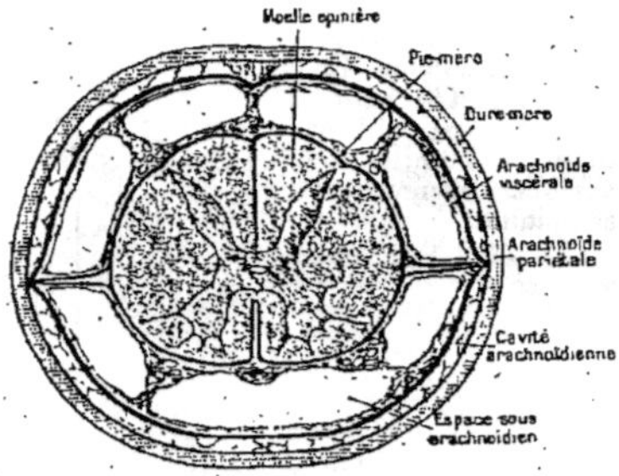

FIG. 505. — Coupe de la moelle épinière montrant ses enveloppes et les espaces sous-arachnoïdiens.

repos. Quelquefois, douleurs en ceinture au tronc, douleurs dans les doigts auriculaire et annulaire, à la face, à la nuque, crampes d'estomac avec vomissements, douleurs dans la vessie, les reins, dans l'intestin, au niveau du cœur. *Paralysies :* dilatation de la pupille, abaissement de la paupière supérieure, vue double, strabisme, affaiblissement progressif de la vue, bourdonnements d'oreilles, toux coqueluchoïde avec sensation d'étouffement. 2° PÉRIODE D'ATAXIE PROPREMENT DITE. Abolition progressive de la coordination des mouvements, impossibilité de *graduer* la force, la direction et l'étendue d'un mouvement avec *conservation* de la puissance musculaire. Le malade lance ses jambes en avant et en dehors et frappe le sol avec ses talons. Lorsque l'ataxie atteint les membres supérieurs (ce qui est rare et tardif), le malade devient maladroit. Le toucher et la douleur sont atténués. 3° PÉRIODE DE PARALYSIE. Avec atrophie musculaire, diarrhée, cachexie rapide. — MARCHE. Ordinairement lente et progressive (15 à 20 ans). Guérison possible.

TRAITEMENT : I. SYPHILITIQUE. Mercure, bismuth, arséno-benzène, iodure.

II. EXTERNE. Révulsions à l'aide de pointes de feu sur le rachis, suspension contre l'incoordination, les troubles urinaires et les crises viscérales (ce traitement ne doit être fait que sous la surveillance d'un médecin) ; électrisation galvanique ou faradique ; hydrothérapie (bains, douches tièdes) ; cure à Balaruc, Néris, Uriage, Lamalou ; rééducation des mouvements.

III. SYMPTOMATIQUE. Contre la douleur : antipyrine, bromures, chloral, morphine ; radiothérapie.

Atrophie musculaire progressive. — SIGNES. L'atrophie débute par les muscles chargés d'opposer la pulpe des pouces à la pulpe de l'index et du médius fléchis ; l'action de lever un crayon, une plume, un pinceau est donc abolie. L'atrophie s'étend ensuite aux autres muscles de l'éminence thénar (pouce), dont la saillie est remplacée par un méplat ; le long extenseur du pouce, devenant ainsi prédominant, attire en arrière le 1er métacarpien, et la main prend l'aspect de la *patte de singe.* La destruction gagne ainsi toute la main, qui ressemble alors à une griffe et, plus tard, à une main de squelette. L'atrophie s'étend ensuite progressivement et symétriquement aux avant-bras, aux bras, au tronc et enfin aux muscles de la déglutition et de la respiration.

DURÉE. Deux à 12 ans.

TRAITEMENT. Courants faradiques. V. ÉLECTROTHÉRAPIE.

Maladie de Friedreich. — CAUSES. Début avant quatorze ans dans des familles dont plusieurs membres sont atteints de la même affection au même âge. Hérédité.

SIGNES. L'enfant marche à pas lourds, irréguliers, les jambes écartées, en titubant ; difficulté de la station debout, par suite d'oscillations du corps ; mouvements analogues à ceux de la chorée et tremblements.

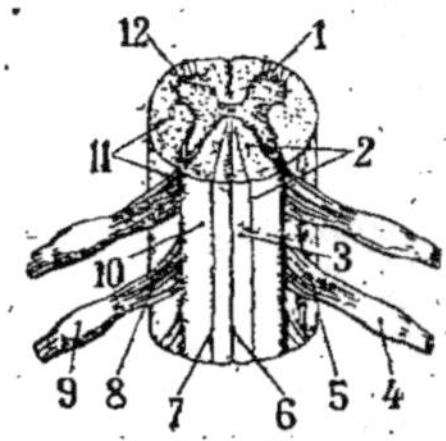

FIG. 506. — Vue postérieure de la moelle (partie cervicale) avec les racines des nerfs.

1. 12. Racines antérieures ; 2, 10. Cordon postérieur ; 3. Faisceau de Goll ; 4, 9. Ganglions ; 5, 8. Racines postérieures des nerfs ; 6. Sillon médian ; 7. Sillon intermédiaire ; 11. Cordon externe.

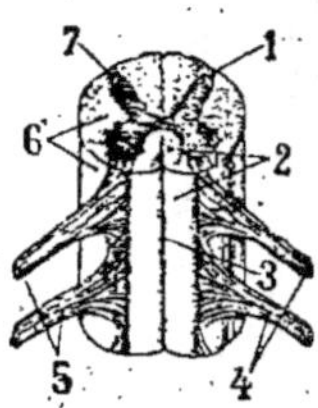

FIG. 507. — Vue antérieure de la moelle (partie cervicale) avec les racines des nerfs.

1. 7. Racines postérieures ; 2. Cordon antérieur ; 3. Sillon médian antérieur ; 4, 5. Racines antérieures des nerfs ; 6. Cordon latéral.

Syringomyélie. — Affection causée par une cavité ou une tumeur (gliome) intra-médullaire, atteignant les deux substances blanches et grises de la moelle.

CAUSES. Se développe surtout de 10 à 40 ans. Le traumatisme semble jouer un rôle : en dehors de cela, on ne connaît rien de l'étiologie.

SIGNES : 1° *Atrophie musculaire* commençant par les mains et tout à fait semblable à l'atrophie musculaire progressive ; 2° *Paralysie* des membres inférieurs s'accompagnant de contracture (paraplégie spasmodique). *Dissociation de la sensibilité :* disparition de la sensibilité douloureuse et thermique avec conservation de la sensibilité tactile (les malades se brûlent sans le sentir ; lorsqu'on les pique profondément, ils n'accusent qu'une sensation de contact) ;

3° *Troubles de nutrition :* crevasses, fissures de la peau, déformations des ongles, panaris, maux perforants, arthropathies ressemblant à celles du tabes, fractures spontanées, incurvation de la colonne vertébrale (cyphose, scoliose).

DURÉE. Longue en général, peut excéder 40 ans. Mort par envahissement du bulbe (syncopes) ou par une complication infectieuse.

TRAITEMENT. Révulsions sur la région spinale.

Elongation. Les troubles trophiques, panaris analgésiques, ulcérations, demandent des soins particuliers à cause du danger d'infection. Rayons X.

Poliomyélite antérieure aiguë (maladie de Heine-Medin). — Maladie infectieuse, épidémique, peu contagieuse, dont l'agent pathogène, encore inconnu, est un virus filtrant inoculable, au singe chez lequel il reproduit la maladie. Sévit surtout en été et au début de l'automne, parfois précédée d'une épizootie à forme paralytique d'animaux de basse-cour, frappe plutôt les jeunes enfants de 2 à 3 ans, mais aussi les adultes. La porte d'entrée paraît être le naso-pharynx.

Les lésions inflammatoires et dégénératives prédominent aux cornes antérieures de la moelle.

SIGNES. ***Forme de l'enfant*** (paralysie infantile). *Phase aiguë.* Débute par de la fièvre, des phénomènes généraux (diarrhée, abattement, anémie, arthropathies) et méningés (céphalée, vomissements, convulsions, raideur de la nuque), douleurs le long du rachis.

La ponction lombaire retire un liquide clair hypertendu, avec leucocytose.

Phase de paralysie. Puis brusquement apparaît une paralysie frappant d'emblée les muscles d'un ou de plusieurs membres, les membres atteints étant flasques et ballants (membres de polichinelle). A cette époque les symptômes ne sont pas encore définitifs et ce n'est qu'au bout de 1 ou 2 mois que l'on pourra savoir quels seront les muscles définitivement atteints.

Phase de régression. Certains muscles primitivement paralysés recouvrent, en effet, peu à peu leurs fonctions, tandis que d'autres restent paralysés (deltoïde,

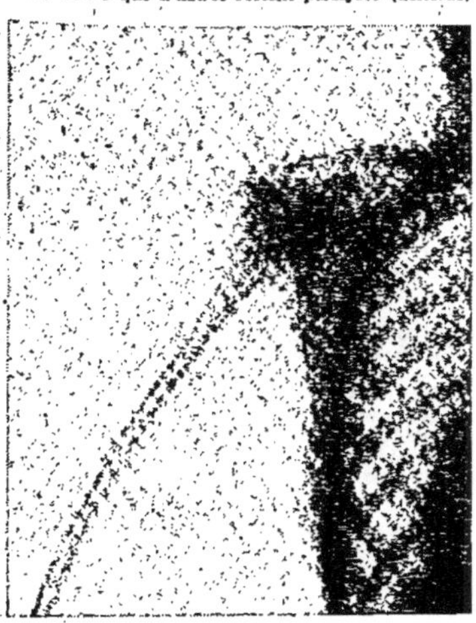

FIG. 508. — Atrophie de l'os du bras droit, chez un individu atteint de paralysie infantile. (Radiographie Radiguet.)

péroniers, muscle grand dentelé) et vont en s'atrophiant. L'atrophie peut porter d'ailleurs, non seulement sur les muscles, mais sur les os, qui croissent moins, sont plus grêles du côté malade que du côté sain (*fig.* 508). Les articulations sont lâches, la peau est violacée. Il n'y a habituellement ni troubles de la sensiblité, ni troubles sphinctériens.

Phase de paralysie définitive. L'atrophie de certains groupes musculaires entraîne des déformations (pied bot). Le malade reste plus ou moins infirme ; lorsque l'atrophie des membres inférieurs et des muscles du bassin est très marquée, le malade ne peut progresser qu'en se traînant à la façon d'un « cul-de-jatte ».

Certaines *formes abortives* ou frustes (à type respiratoire, digestif ou grippal) tournent court sans donner de paralysie, et d'autres, au contraire très *graves*, amènent la mort en quelques jours (mortalité d'environ 10 p. 100). Les récidives ou rechutes peuvent apparaître à échéance plus ou moins lointaine, mais elles sont rares.

Forme de l'adulte. — Affection analogue, mais plus rare ; ne s'accompagne pas d'arrêt de développement osseux.

TRAITEMENT : I. PRÉVENTIF. Déclaration obligatoire. Isolement du malade. Désinfection de la gorge, du nez et, après la maladie, désinfection des locaux ; surveillance des basses-cours, en cas d'épizootie à forme paralytique.

II. SYMPTOMATIQUE. *Phase aiguë et paralytique* : Urotropine, salicylate de soude ; injection de sérum de convalescents (Netter), mais difficile à se procurer. Bains chauds, ponctions lombaires.

Phase de régression : Sulfate de strychnine, massage. Electrisation prudente, bains chauds, air chaud, diathermie, bains salés, bains de mer, rééducation, gymnastique. Cures thermales : Salies-de-Béarn, Biarritz, Bourbonne, Salins.

Phase de paralysie définitive (pied bot, laxités ligamenteuses). Traitement chirurgical (transplantation tendineuse) et orthopédique ; bains chauds.

Myélite diffuse. — I. *Forme aiguë.* — CAUSES. Maladies infectieuses, froid, syphilis, tuberculose des vertèbres (mal de Pott), poussée aiguë au cours d'une myélite chronique. — SIGNES. Frissons, fièvre, douleurs, fourmillements, crampes dans les jambes ; sensation pénible lorsqu'on touche la colonne vertébrale. Paralysie et anesthésie plus ou moins complète des membres inférieurs, rétention, puis incontinence d'urine et des matières fécales. Escarres aux bourses, aux chevilles, au sacrum. — EVOLUTION. Le malade peut mourir en quelques jours dans une attaque d'apoplexie ou dans le coma ; mais la guérison est possible, surtout dans la forme syphilitique. — TRAITEMENT. Celui de la syphilis, si elle peut être incriminée. Révulsifs.

II. ***Forme chronique.*** — Mêmes signes que dans la forme aiguë, mais avec une évolution beaucoup plus lente. — TRAITEMENT. Le même que dans la myélite aiguë.

Sclérose latérale amyotrophique. — SIGNES : 1re *Période.* Affaiblissement des bras, qui sont souvent le siège de douleurs et de spasmes. Après quelques mois, la contracture envahit les membres supérieurs : les doigts sont fléchis dans la main, l'avant-bras est à moitié fléchi sur le bras, et le bras lui-même est fortement appliqué le long du corps ; puis l'atrophie atteint les muscles de ces régions. — 2e *Période.* Un an environ après le début de la maladie, les membres inférieurs sont à leur tour envahis par la contracture : les jambes sont étendues, rigides, les pieds sont tournés en dedans. — 3e *Période.* Troubles de la parole, de la mastication, de la déglutition, de la respiration.

EVOLUTION. Elle est rapide : un à trois ans.

Sclérose en plaques. — SIGNES. Ils varient avec le siège des plaques ; les plus habituels seront seuls décrits. — 1re *Période ou de début.* Troubles de la parole, tremblement des mains, difficulté croissante de la marche par suite d'un affaiblissement des muscles des membres inférieurs. L'évolution peut être interrompue par des retours de santé de plusieurs mois. — 2° *Période.* Les jambes deviennent raides (contracture), le genou ne peut plus se fléchir, et le malade ne peut porter ses pieds en avant qu'en élevant alternativement de chaque côté le bassin et le tronc ; la pointe du pied, incomplètement détachée du sol, frotte ce sol à chaque pas. Quelquefois, le malade marche en titubant et un tremblement généralisé se produit dès qu'il se lève. Ce tremblement est plus fréquent encore au membre supérieur, mais seulement à l'occasion des mouvements voulus. Il se produit souvent du nystagmus (oscillations rapides involontaires des globes oculaires), et la vision est diminuée. — 3° *Période.* Amaigrissement progressif, diarrhée ; l'intelligence baisse rapidement et la parole s'embarrasse de plus en plus ; cachexie.

ÉVOLUTION. Guérison possible et phases longues de retour à la santé. La mort peut être produite par une complication pulmonaire, par la paralysie générale ou par une hémorragie cérébrale.

CAUSES. Origine infectieuse probable. Divers auteurs ont trouvé dans le liquide céphalo-rachidien un spirochète. En 1922, Pettit a pu transmettre la maladie par inoculation intracérébrale et intrarachidienne à des animaux (singe, lapin, cobaye). L'affection atteint surtout les travailleurs manuels, les campagnards, les bûcherons, et il est possible que la maladie soit inoculée par des acariens ou des insectes.

TRAITEMENT. Hygiène, iodure et bromure de potassium, phosphure de zinc, rayons X, injections de sel d'argent et d'arsenic. La question d'un sérum contre la sclérose en plaques est à l'étude.

Molaire. — V. DENTS.

Môle (du gr. *mulé*, faux germe). — Masse kystique qui se forme quelquefois dans l'utérus après une fausse couche. Elle est constituée soit par la muqueuse, soit par des débris de l'œuf fœtal (*fig.* 509).

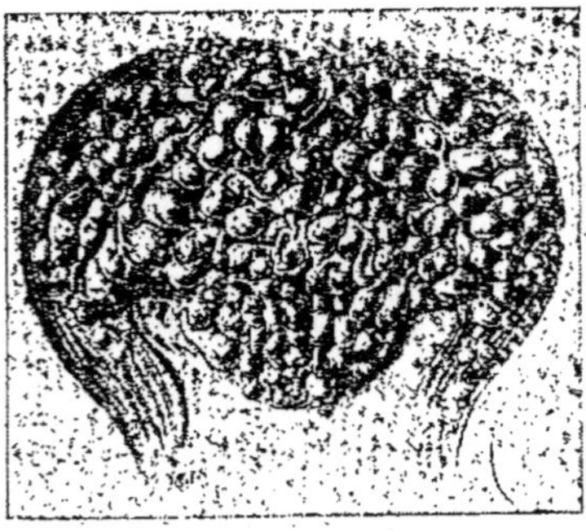

FIG. 509. — Môle vésiculaire de l'utérus.

SIGNES : 1° *Pertes*, apparaissant vers le 2e ou le 3e mois, formées de sang pur ou mélangé de sérosité. Cette hémorragie se répète à intervalles plus ou moins éloignés et peut même être continue;

2° *Développement anormal* de l'utérus qui, au 3e mois de la grossesse, a le volume du 6e mois;

3° *Affaiblissement considérable* de la femme que n'explique pas l'abondance peu considérable des pertes et qui est dû à des phénomènes d'auto-intoxication qui se manifestent souvent par des vomissements, des troubles nerveux et de l'albuminurie (Pinard).

TRAITEMENT. Provoquer l'expulsion.

Molluscum. — Nom donné à plusieurs tumeurs mollasses de la peau.

Molluscum contagiosum. — Petites tumeurs épithéliales se présentant sous la forme de petites élevures saillantes, hémisphériques, *ombiliquées*, blanchâtres ou rosées, grosses comme une tête d'épingle ou un pois. Quand on les presse entre deux doigts, on extrait de l'ombilic une matière crémeuse ou pâteuse. Cette affection est contagieuse et paraît due à un virus filtrant. L'inoculation est positive au bout de quelques semaines.

TRAITEMENT. Extirpation à la curette tranchante qui ne laisse pas de cicatrices ; application de teinture d'iode ou d'alcool camphré quand les éléments sont petits.

Molluscum pendulum (nævus molluscum). — Production flasque, aplatie ou saillante, souvent pédiculée, apparaissant dans l'adolescence et surtout après 40 ans, au cou, au dos, aux paupières. Renferme parfois un tissu fibreux, plus dur (fibrome molluscum), et peut atteindre de grandes dimensions (orange ou tête d'enfant). Ce sont des tumeurs bénignes, ne se transformant jamais en cancer.

Mollusques. — La *chair* des mollusques contient une grande proportion d'eau (80 p. 100), des matières albuminoïdes (6 p. 100 dans les huîtres, 16 p. 100 dans les escargots), des graisses (1 p. 100) et des sels (1 p. 100).

L'escargot est le plus nourrissant des mollusques, mais le beurre avec lequel on le prépare en fait un mets assez lourd ; on lui attribue une action calmante dans les affections de poitrine (bouillon d'escargot, 10 p. 100 d'eau). L'huître est le plus digestible des mollusques ; son eau elle-même est apéritive : aussi est-elle un aliment de convalescent.

Les moules sont moins nourrissantes : certaines d'entre elles ont l'inconvénient de contenir une ptomaïne toxique.

Les mollusques peuvent provoquer chez certains individus de l'urticaire, des troubles de l'estomac et de l'intestin. Quant aux accidents plus graves qu'on observe exceptionnellement (troubles de la vision, gêne de la parole, dépression et oppression), ils semblent résulter de la mauvaise qualité de l'eau dans laquelle se trouvent ces animaux. V. aussi à TYPHOÏDE (Fièvre).

Mongolisme (Idiotie mongolienne). — Variété d'idiotie congénitale.

Les enfants ont un aspect chinois, surtout dû aux yeux qui sont petits avec obliquité des fentes palpébrales ; bride palpébrale* souvent très nette, parfois blépharite chronique ; nystagmus ou strabisme. Quelquefois opacité cristallinienne pouvant aller à la cataracte. La face est arrondie, en pleine lune (*fig.* 510) ; la tête est très petite, diminuée d'avant en arrière (brachycéphalie) ; la bouche béante montre une langue hypertrophiée avec des sillons bien dessinés ; c'est une langue plicaturée, dite langue scrotale.

TRAITEMENT. Éducation médico-pédagogique, gymnastique, opothérapie* thyroïdienne, surrénale et testiculaire.

Monocle. — V. ŒIL.

Monomanie. — V. ALIÉNATION MENTALE et FOLIE.

Monoplégie (du gr. *monos*, seul, et *plessein*, frapper). — Paralysie limitée à une seule région.

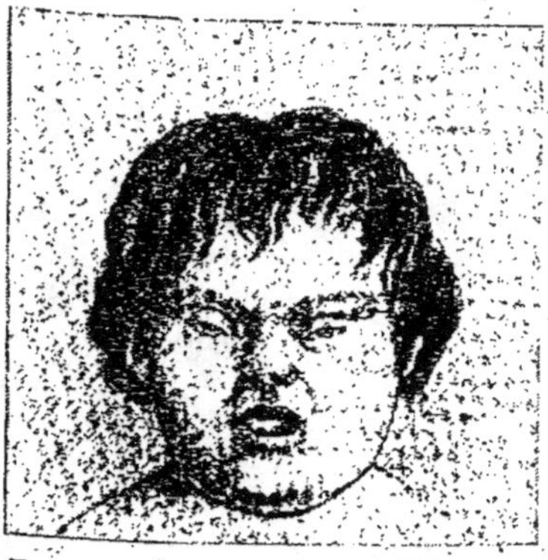

FIG. 510. — Mongolisme infantile (Comby).

Monorchidie (du gr. *mônos*, seul, et *orchis*, testicule). — Malformation congénitale caractérisée par la présence d'un seul testicule dans les bourses, l'autre étant atrophié ou n'ayant pas effectué sa descente hors du ventre.

Monstres et **Monstruosités** (Étym., êtres qu'on montre) [*fig.* 511]. — Anomalies d'organisation imprimant au corps humain des modifications importantes et une forme vicieuse.

CAUSES. Dans la grande majorité des cas, les malformations sont dues à l'action de causes physiques extérieures sur l'évolution d'une ovule après la fécondation (par exemple, anomalie dans le liquide amniotique qui entoure le fœtus) ; dans certains cas, cependant, les malformations sont antérieures à la fécondation et préexistent dans le genre mâle ou femelle (hérédité).

MODE DE FORMATION. Les anomalies peuvent être produites :

1° *Par un arrêt de développement*, qui peut être complet ou répondre à un état transitoire, être lié à une anomalie des nerfs ou des vaisseaux, ou à une adhérence entre l'embryon et ses enveloppes ;

2° *Par la fusion d'organes habituellement distincts.*

VARIÉTÉS. Il existe quatre variétés principales : 1° les anomalies simples, comprenant les inversions d'organes ; 2° les hermaphrodites ; 3° les monstres ; 4° les monstres doubles.

Les tableaux des pages 334 et 335, établis d'après la classification d'Isidore Geoffroy Saint-Hilaire, donnent une idée de ces diverses anomalies.

Montagnes (Cure de). V. ALTITUDE. — (Mal des). V. MAL *des montagnes*. — (Marche dans les). V. MARCHE.

Mont-Dore (Puy-de-Dôme). — Station d'eaux faiblement arsenicales sodiques (0,001), chlorurées sodiques (36 centigr.), bicarbonatées sodiques (60 centigr.), chaudes (44°).

Altitude 1.050 mètres, climat variable de montagnes; saison : 1er juillet-1er septembre. Ressources, beau pays.

MODES D'EMPLOI. Ceux des Eaux arsenicales, notamment les inhalations.

INDICATIONS. Maladies des voies respiratoires. Asthme. Emphysème adénopathie trachéo-bronchique.

CONTRE-INDICATIONS. — Tuberculose fébrile, artériosclérose.

Montmirail (Vaucluse). — Station d'eaux sulfurées calciques froides ; d'eau sulfurée sodique magnésienne, purgative ; d'eau ferrugineuse.

INDICATIONS. Celles des Eaux sulfureuses chez les

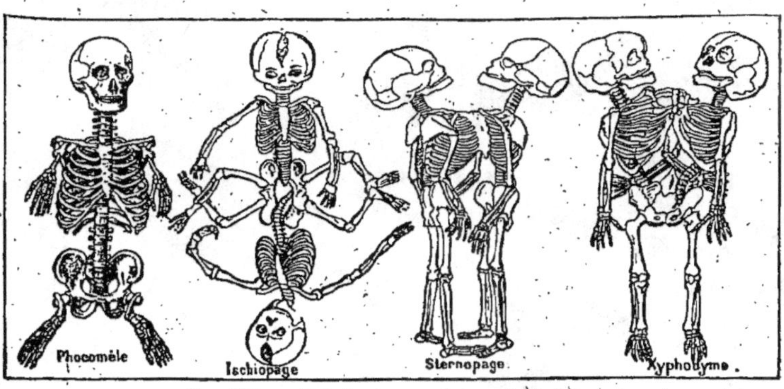

FIG. 511. — Principaux cas de monstruosités.

Anomalies

I. De volume — Taille — Diminution [illegible]; Augmentation (gigantisme)

Volume proprement dit — Diminution ou augmentation partielle — [illegible]

II. [illegible]

III. [illegible]

[illegible]

2. — Omphalosites (du gr. *omphalos*, ombilic, et *sitos*, nourriture).	Incapables de vivre après la rupture du cordon qui les unit à la mère, car ils ne possèdent pas de cœur. Ils proviennent d'une grossesse gémellaire, dans laquelle l'un des fœtus est bien conformé, tandis que l'autre est monstrueux.
3. — Parasites.........	Masse confuse qui contient des éléments organiques (os, dents, poils) adhérant à l'utérus sans l'intermédiaire d'un cordon.
	IV. — *Monstres doubles.*
1. — Autositaires (de *autositos*, qui se procure soi-même sa nourriture). Ils ont tous deux un volume à peu près égal.	Ils proviennent d'un œuf unique. (Dareste.) *Eusomphaliens* (du gr. *eu*, bien, et *omphalos*, ombilic). Sujets complets viables, à ombilic distinct, adhérant par un seul point, qui peut être la région fessière (sœurs Millie-Christine), le front, le front pour l'un, la nuque pour l'autre. *Monomphaliens* (du gr. *monos*, seul, et *omphalos*, ombilic). Sujets viables, à ombilic commun et à viscères fusionnés (frères siamois, Rosalina-Maria). *Sycéphaliens* (du gr. *sun*, avec, et *kephalê*, tête). Fusion interne des deux têtes. *Monocéphaliens* (du gr. *monos*, seul, et *kephalê*, tête). Tête unique. *Sysomiens* (du gr. *sun*, avec, et *sôma*, corps). Fusion incomplète des deux troncs. *Monosomiens* (du gr. *monos*, seul, et *soma*, corps). Fusion complète des deux troncs.
2. — Parasitaires.	Le volume d'un des monstres est très inférieur à celui de l'autre ; dans certains cas, il se réduit à une partie seulement, tête, bras ou jambe.

anémiques, les constipés et les individus excitables.

L'eau de la source purgative est exportée ; la dose est de un verre le matin comme laxatif.

Montreux (Suisse). — Station d'hiver, mais surtout d'automne, au bord du lac de Genève, avec, à proximité, les stations d'altitude de Glion (700 mètres), Caux (1100 mètres) et Naye (2 444 mètres), placées sur des montagnes qui protègent la ville contre les vents du nord.

Le soleil brille au moins cinq à six heures par jour. L'air est assez calme. Températures moyennes : septembre, 15° ; octobre, 10° ; novembre, 5° ; décembre, 2° ; janvier, 1°,5 ; février, 1°,6 ; mars, 3°,6 ; avril, 10°. Air pas trop sec (moyenne hygrométrique, 77). Jours de pluie par mois : huit à douze. Cure de raisin*, qui est très sucré ; cette cure est nourrissante et même agissante.

Action. Calmante. — Indications. Bronchite et phtisie congestives, névroses, neurasthénie, maladies du cœur.

Moral. — L'influence du moral sur le physique est incontestable : un individu déprimé par des malheurs privés ou publics (défaites) est prédisposé aux maladies infectieuses et les maladies sont plus graves chez lui.

Traitement moral. V. psychothérapie.

Morbidité (du lat. *morbus*, maladie). — Ensemble des causes qui peuvent produire une maladie, et ensemble des maladies qui peuvent atteindre un individu ou une agglomération d'individus.

Les tables de morbidité indiquent le rapport entre le nombre des malades et celui des individus vivants dans une année moyenne avec mention comparative des âges et des sexes ; on y ajoute le chiffre exprimant la durée moyenne desdites maladies.

Morbilliforme. — Qui ressemble à la rougeole.

Morelle. — Plante de la famille des Solanées renfermant un poison violent, la *solanine* (*fig.* 512).

Mode d'emploi. A l'*extérieur*, décoction, 50 gr. par litre d'eau contre le prurit ; à l'*intérieur*, alcoolature 5 à 10 gr. comme calmant dans les crises viscérales douloureuses.

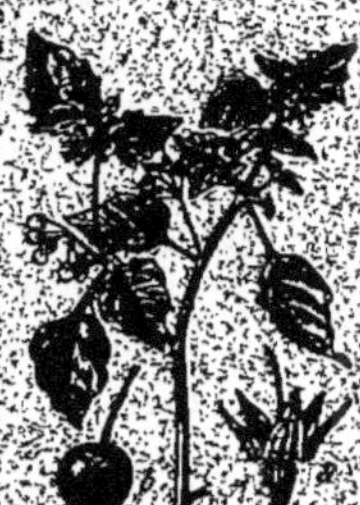

Fig. 512. — Morelle. a. Fleur ; b. Fruit.

Morille. — V. champignons.

Morphée. — Sclérodermie en plaques. V. sclérodermie.

Morphine et Morphinomanie. — V. opium.

Morsure. — Plaie faite par les dents d'un animal. Pour les morsures simples, V. plaies. Pour les morsures compliquées de l'introduction d'un virus, V. rage, vipère, venimeux (serpents).

Mort. — Résultat d'un arrêt de la nutrition cellulaire, soit que la substance constituant les cellules (protoplasma) devienne incapable de donner naissance au double mouvement d'assimilation et de désassimilation nécessaire à la vie, soit que le milieu où baignent les cellules subisse des modifications qui rendent les échanges impossibles (Roger).

D'après les statistiques, la mort est plus fréquente de minuit à 7 heures du matin, et particulièrement de 5 à 6 heures du matin. Cette affirmation est contredite cependant, en ce qui concerne les femmes, par certains médecins, qui trouvent au contraire pour elles un maximum de fréquence entre 6 et 7 heures du soir.

Mort subite. — Cessation imprévue de la vie, sans que la personne ait semblé malade ou du moins ait présenté de troubles graves jusque-là.

Les hommes y sont plus prédisposés que les femmes, et, dans certains cas, on note l'hérédité.

1° *Enfants de moins de 2 ans.* La mort survient, dans certains cas, assez rares du reste, pendant le sommeil ; l'enfant s'était couché bien portant et l'autopsie ne montre aucune lésion.

On est réduit à des hypothèses : asphyxie accidentelle, hypertrophie du thymus, inhibition d'origine variable ; malformation du cœur ; lésions des capsules surrénales, hérédo-syphilis.

2° *Affections évoluant sans signes.* Certaines affections, notamment la fièvre typhoïde et la pleurésie, et aussi la méningite, présentent une forme dite ambulatoire, qui ne modifie pas la vie habituelle du faux bien portant. La pneumonie peut aussi évoluer chez les vieillards et les alcooliques, sans signes apparents.

3° *Affections du cœur.* Insuffisance aortique, athérome de l'artère coronaire, anévrisme de l'aorte à l'occasion d'une fatigue, d'un coup, de la montée d'un escalier, d'une émotion; mais, contrairement à ce qu'on croit, la mort subite par rupture d'anévrisme est très rare (4 p. 1000).

4° *Affections du cerveau.* Hémorragie ou congestion cérébrale, rupture d'anévrisme des artères du cerveau.

5° *Affections du tube digestif.* Rupture de varices œsophagiennes, perforation d'un ulcère d'estomac, étranglement herniaire ; pancréatite aiguë.

6° *Affections des reins.* Néphrite interstitielle chez le vieillard.

7° *Affections des voies respiratoires.* Œdème aigu du poumon, congestion, embolie et hémorragie; pleurésie.

Mort apparente. — I. **Chez l'adulte.** — Suspension de la vie animale avec continuation de la vie végétative. Les battements du cœur sont faibles, mais cependant perceptibles, alors que le pouls a disparu. V. CATALEPSIE, LÉTHARGIE.

TRAITEMENT. Tractions rythmées de la *langue* (V. ASPHYXIE), *flagellations* sur diverses parties du corps, *frictions* sèches ou avec du vin, du vinaigre, de l'alcool ; bain chaud. Continuer ces soins avec persévérance.

II. **Chez l'enfant.** — L'enfant en état de mort apparente à sa naissance peut présenter deux aspects différents : les formes *bleue* (asphyxique) et *blanche* (syncopale).

TRAITEMENT : I. PRÉVENTIF. Si l'accouchement a été très long et très difficile, il est utile, pour ranimer l'enfant, de préparer d'*avance* des langes chauds, de l'eau chaude pour un bain de 35° à 40° auquel on ajoutera de la farine de moutarde.

II. CURATIF. 1° *Forme bleue.* Enlever avec le doigt les mucosités que le bébé peut avoir dans la gorge, le frictionner avec de l'alcool versé sur la poitrine et le dos, le réchauffer dans un bain, l'entourer ensuite de langes chauds, faire des tractions de la langue, *aspirer* avec la bouche les mucosités qui peuvent se trouver dans les voies aériennes (larynx, trachée), puis insuffler de l'air bouche à bouche. Examiner l'état de la ligature du cordon. L'enfant une fois ranimé, lui donner quelques gouttes de lait alcoolisé.

2° *Forme blanche* ou *syncopale.* Avoir bien soin de ne lier le cordon qu'après la disparition de tout battement dans les vaisseaux du cordon, en frictionnant pendant ce temps le corps, la tête placée plus bas que le siège. L'entourer de langes chauds. Enlever les mucosités, faire les tractions de la langue ou insuffler pendant longtemps (une heure et plus), bain tiède.

L'enfant une fois ranimé, lui donner du lait alcoolisé et le mettre dans une couveuse, sans cesser de le surveiller.

Mort réelle. — SIGNES TIRÉS DE LA CIRCULATION. — 1° *Cessation définitive des battements du cœur,* constatée par une auscultation prolongée (5 minutes) ou deux fois à une demi-heure d'intervalle.

2° *Absence de la coloration jaune d'or orange des tissus et de la conjonctive,* 1 heure après une injection sous-cutanée ou intramusculaire de 10 cm^3 de solution de fluorescéine (fluorescéine 10 gr., carbonate de soude 45 gr., eau 50 cm^3) (Icard).

3° *Signe de Lecha Marzo.* Un papier bleu de tournesol placé sous les paupières d'un sujet mort devient rouge dans les 3 heures qui suivent la mort.

4° *Suppression du pouls, absence de gonflement de veines après une ligature.*

5° *Hypostases et lividités cadavériques.*

6° *Procédé de la phlyctène* (Lorain). Lécher la peau avec une flamme de bougie ; on obtient une phlyctène humide de brûlure chez un sujet vivant, une phlyctène sèche remplie d'air chez un sujet mort (signe inconstant et infidèle).

7° *Procédé de la forcipressure* (Icard). Comprimer fortement entre les mors d'une pince à forcipressure robuste (*fig.* 513) une portion de téguments. Chez le sujet vivant, les tissus traumatisés reprennent peu à peu leur apparence primitive. Sur le cadavre, la dépression persiste indéfiniment et les téguments prennent une apparence parcheminée.

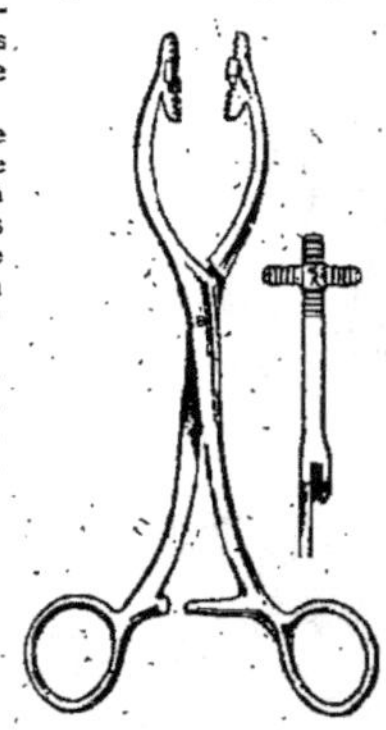

FIG. 513. — Tanathographe du Dr L. Graux.

Après section d'une artère le sang ne coule pas. Preuve réservée à un médecin et d'ailleurs infidèle, car, en cas de syncope, la circulation est véritablement interrompue.

8° *Signe de la ventouse.* Une ventouse placée sur la région ombilicale d'un cadavre ne détermine aucune coloration violacée.

SIGNES TIRÉS DE L'ARRÊT DE LA RESPIRATION ET DE LA CALORIFICATION. — 1° *Cessation définitive de la respiration,* constatée, à l'œil ou au miroir.

2° *Refroidissement cadavérique,* progressif ; tendance à l'équilibre avec la température extérieure en 10 à 20 heures ; le refroidissement commence souvent pendant l'agonie et amène progressivement le corps à la température extérieure (le minimum pour la vie est de 20°). Quelquefois, pendant quelques heures, la température se maintient ou même augmente (maladies cérébrales, choléra, fièvres éruptives, insolation, tétanos).

3° *Rigidité cadavérique.* Débute par la mâchoire inférieure, d'où elle descend en 6 à 12 heures jusqu'au pied et disparaît dans le même ordre. Elle apparaît quelquefois immédiatement après la mort (épuisement, soldats sur le champ de bataille, tétanos, empoisonnement par la strychnine) ; presque immédiatement dans les cas de coup de foudre, insolation, de froid ou de chaleur extrême (— 10° ou + 45°).

4° *Putréfaction cadavérique.* Signe certain de la mort, mais tardif (2 à 3 jours). Débute ordinairement au niveau du cœcum et s'étend plus ou moins rapidement à tout l'abdomen (tache verte).

Un autre signe est basé sur le fait que les gaz *hydrogène sulfuré* et *sulfhydrate d'ammoniaque* sont des produits précoces de la décomposition cadavérique du poumon et qu'ils s'exhalent par les narines du mort. Un papier ordinaire imbibé d'une solution avec 1/4 d'acétate de plomb (*eau blanche*) et placé devant les narines et les lèvres du sujet noircit dès la fin du 1er jour du décès (Icard).

Mort aux rats. — Préparation à base d'arsenic* ou de strychnine*.

Mortalité. — Rapport du nombre des morts avec celui des vivants pendant une période donnée, avec mention comparative d'âge, de sexe, de profession. V. LONGÉVITÉ, SURVIE.

Mort-né. — Enfant mort soit avant, soit pendant, soit immédiatement après l'accouchement, sans qu'aucune respiration ait eu lieu.

Morue. — Poisson de mer.

Morue (Huile de foie de). — Excellent médicament contre le *lymphatisme* et le *rachitisme.* La teinte des diverses huiles tient à la différence de préparation. L'huile vierge, légèrement ambrée, qui ne doit avoir qu'un goût de sardine, est faite avec des foies frais, à peu de distance du lieu de pêche ; l'huile brune provient de foies en putréfaction qui sont traités sur la côte européenne à l'arrivée des navires souvent chargés de 25 000 morues, c'est-à-dire longtemps après la sortie de l'eau des poissons.

DOSE. La dose de début doit être une cuillerée à café ou à soupe suivant l'âge, avec augmentation d'une cuillerée tous les 3 jours jusqu'à 4. Interrompre 5 à 6 jours par mois et chaque fois qu'il y a perte d'appétit ou diarrhée. On peut aussi interrompre régulièrement tous les dimanches ; cette courte interruption a l'avantage de ne pas nécessiter chez les enfants difficiles une nouvelle campagne pour les y accoutumer.

MOYENS DE MASQUER LE GOUT. On peut masquer le goût de ce produit, soit en y associant de l'essence de menthe ou d'amandes amères (4 à 5 gouttes p. 100), de l'eucalyptol (1 gr. p. 100), soit en le faisant prendre sur du vin ou mieux encore de la bière, dont il a la couleur : l'huile, étant plus légère, est absorbée la première et la bouche se trouve lavée par les liquides.

Morvan (Maladie de). — Panaris analgésique. V. MOELLE (maladies) : *Syringomyélie.*

Morve et Farcin. — Maladie contagieuse des solipèdes (cheval, âne, mulet), transmissible à l'homme et quelquefois aussi d'homme à homme et de l'homme aux solipèdes.

Elle se présente sous deux formes : la *morve*, qui se traduit par des sécrétions nasales, fétides, très abondantes, et le *farcin*, caractérisé par des boutons et des abcès.

Les sécrétions nasales et le pus des abcès sont l'origine des contagions ; ils contiennent le microbe spécifique, qui est en forme de bâtonnets grêles, à extrémités arrondies et présentant des espaces clairs (*fig.* 514).

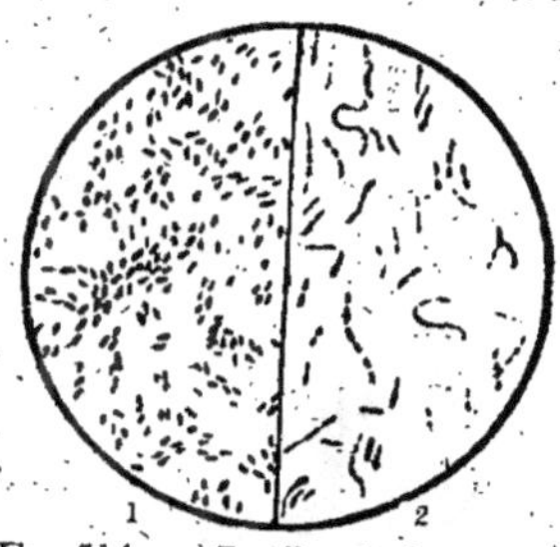

FIG. 514. — Bacilles de la morve.
1. Culture jeune ; 2. Culture vieille.

Morve chez l'homme. — MODE DE PROPAGATION. La morve humaine est rare et s'observe chez les personnes ayant des rapports avec les chevaux, ordinairement avec ceux qui sont atteints de morve chronique.

I. *Par inoculation directe.* Morsure, égratignure.

II. *Par inoculation indirecte.* Une petite ulcération antérieure de la peau peut être également mise en contact avec un objet infecté par le cheval (étrille, éponge, seau, licou, harnais, mangeoire, parois des stalles et mur de face, fourrage et litière).

SIGNES. Dans la *morve aiguë*, 2 à 8 jours après l'époque de la contagion, on voit, dans certains cas, des *lymphangites* en traînées roses, plus ou moins écartées les unes des autres, partir du point d'inoculation (*chancre morveux*), pour se répandre sur le membre ; dans d'autres, celui-ci est, dès le début, rouge, tuméfié et chaud. Une septicémie généralisée se déclare rapidement et l'infection s'annonce par des frissons, une grande augmentation de la température du corps, des maux de tête et des vomissements. Le malade se plaint de douleurs dans les jambes et dans les articulations : ces dernières présentent des plaques rouges, puis livides qui se recouvrent de grosses bulles ; la face montre un *gonflement érysipéloïde* d'un rouge sombre, à bord diffus sur lequel se produisent des phlyctènes ou des escarres ; puis, au bout de quelques jours, apparaît une *éruption pustuleuse* disséminée, analogue à la variole, ou des *abcès* qui en se multipliant favorisent les microbes (farcin aigu).

On constate en même temps un écoulement fétide et sanguinolent par les narines. Il est très abondant, constitue le *jetage*, et s'accompagne d'ulcérations des fosses nasales ; le malade n'avale et ne respire que difficilement et, en toussant, il rejette des crachats rougeâtres.

Les lèvres et les gencives s'ulcèrent, l'haleine a une odeur repoussante, les glandes salivaires sont tuméfiées. L'état général est grave, la fièvre intense avec délire et diarrhée profuse. La mort se produit 5 à 10 jours après, dans le coma. La guérison est très rare.

La *morve chronique* se comporte comme une infection localisée qui tendrait par poussées à se généraliser. Il existe des ulcères phagédéniques térébrants et des abcès des membres et de la face. Il peut se produire des mutilations considérables de la face (*fig.* 515) avec destruction des parties molles du nez, des joues, des lèvres sans atteinte du squelette. La guérison est rare, le plus souvent temporaire. Au bout de 8 à 15 mois, le malade succombe aux progrès de la cachexie, qui se caractérise par un amaigrissement progressif et incoercible ou par un accès de morve aiguë.

TRAITEMENT. On ne connaît pas de traitement spécifique de la morve. En cas de lésion au début : exci-

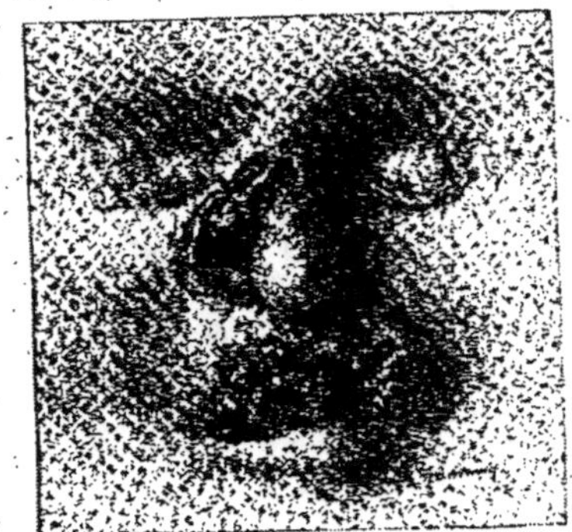

FIG. 515. — Ulcères de la face à la suite de morve chronique.
(Musée de l'hôpital Saint-Louis.)

sion chirurgicale ou destruction au thermocautère, Radiothérapie des ulcérations chroniques.

L'affection étant très contagieuse, les personnes qui soignent un morveux doivent prendre toutes les précautions nécessaires. V. DÉSINFECTION.

La morve est une maladie évitable si l'on applique le règlement administratif indiqué ci-dessous concernant la morve des équidés.

Farcin chez le cheval et le mulet.

SIGNES. *Période d'invasion* (24 à 48 heures). L'animal est triste ; il porte la tête basse ou reste insensible aux excitations. L'appétit est nul, le regard sans expression, le poil terne et hérissé, la faiblesse et l'amaigrissement s'accroissent rapidement. De temps en temps, on observe de grands frissons.

Période d'éruption. Les yeux sont chassieux et un liquide séreux, jaunâtre, s'écoule des narines (*jetage*); la respiration devient sifflante. Sur la peau on constate des tumeurs plus ou moins volumineuses à une distance variable les unes des autres, mais toujours dures et douloureuses à la pression. Elles sont reliées à de gros ganglions (*glandage*) par des sortes de *cordes* qui disparaissent bientôt au milieu du gonflement des parties voisines et ne tardent pas à présenter, en certains points, de petits abcès. Les ganglions placés sous la langue forment une masse unique, arrondie, indolore, uniformément dure en tous les points, rarement adhérente à la peau (Nocard et Leclainche).

Des collections purulentes peuvent du reste se produire en différents points du corps, notamment au pourtour des articulations.

Période d'ulcération. L'écoulement des narines devient séro-purulent. Il est mélangé de sang et répand une odeur infecte. Les abcès s'ouvrent, et un pus huileux s'en écoule : en se desséchant, il forme des croûtes qui dissimulent la cavité des ulcères.

La *morve chronique*, le *farcin aigu* et *chronique* diffèrent trop peu de la morve aiguë pour qu'il soit nécessaire de les décrire. Dans les formes chroniques, les signes sont atténués : la morve chronique peut passer inaperçue pendant des années chez certains chevaux.

MESURES A PRENDRE. I. Dès que la maladie est reconnue : 1° abattre les chevaux et enfouir leurs cadavres à une profondeur suffisante, interdiction du colportage et de la vente des dépouilles ; 2° désinfection des écuries, après avoir consulté à ce sujet un vétérinaire. Ne rien laver avec des éponges et ne se servir pour le nettoyage que d'instruments à manches mettant les mains à l'abri de toute infection.

II. Si la maladie n'est que soupçonnée, il y a lieu de faire le diagnostic d'une façon rapide par l'injection de la *malléine* de Nocard, produit soluble des cultures du bacille. Elle provoque chez les animaux morveux une réaction organique et une réaction locale, alors qu'elle ne produit aucun effet appréciable chez les chevaux non morveux.

La loi du 21 juin 1898, l'arrêté du 1er avril 1898, art. 66 à 71 du décret du 6 octobre 1902, prescrivent que l'animal qui présente un symptôme suspect est malléiné ; il est abattu s'il réagit ; les animaux contaminés, sans signes suspects, sont mis en surveillance pendant 6 mois (interdiction de vente et d'exposition) et ne peuvent être abattus que dans un clos ou un abattoir soumis à l'inspection vétérinaire ; ils sont préalablement marqués au feu. Les contaminés, après deux malléinisations sans résultat, sont déclarés sains.

Sous l'influence de ces prescriptions, les cas de morve, dans la Seine, sont tombés de 210 en 1903 à 20 en 1910 (Martel).

D'autre part, les cochers ne doivent jamais coucher dans les écuries avec des chevaux suspects. L'animal restant contagieux après la mort, le propriétaire qui n'avertirait pas l'équarrisseur est extrêmement coupable.

Mouche. — Insecte du genre *Musca*.

Nom donné par extension à tous les insectes de l'ordre des diptères (œstres, hypodermes, taons), qui offrent une certaine ressemblance avec les mouches.

Les mouches jouent un rôle considérable dans la propagation des maladies infectieuses ; aussi doit-on s'efforcer de les détruire par tous les moyens.

Pour la préservation contre les mouches, V. PIQURES.

Mouches volantes. — Points brillants qui passent devant les yeux. Lorsque le phénomène se produit chez un individu normal, à la suite de l'action de regarder le soleil, une lumière très intense (électricité) ou un mur blanc, il est transitoire et sans gravité. Il n'en est pas de même chez un individu ayant un trouble de réfraction (myopie) ou une maladie du corps vitré ou de la rétine, et le malade devra consulter un spécialiste ; car ce signe, de peu d'importance dans beaucoup de cas, peut, dans d'autres, être l'indice d'une complication sérieuse.

Mouche de Milan. — Petite rondelle de taffetas noir de 4 centim. de diamètre recouverte d'un mélange à base de cantharide. V. VÉSICATOIRE.

Moules. — Pour les qualités nutritives. V. MOLLUSQUES.

Les moules peuvent produire des empoisonnements par suite de l'absorption d'une toxine élaborée dans le foie des moules, la *mitylotoxine*, notamment lorsque ces moules sont mangées dans les mois de mai à septembre.

SIGNES. Phénomènes congestifs intenses, éruptions cutanées, quelquefois troubles paralytiques, indigestions.

Traitement : 1° curatif. Il consiste à faire vomir le malade, en chatouillant sa luette ou en faisant prendre un vomitif (V. ce mot); 2° préventif. Pour éviter l'intoxication, on a conseillé d'ajouter à l'eau de cuisson des moules 3 à 4 gr. de carbonate de soude ou une cuillerée à bouche de ce sel par litre d'eau.

Mousse de Corse. — Algue employée comme vermifuge sous forme de décoction, 5 à 20 gr. par litre d'eau, ou de sirop, 20 à 40 gr.

Moustiques (*fig.* 516). — Cet insecte, outre les piqûres très pénibles qu'il produit, est l'origine de maladies épidémiques, notamment du paludisme, dont il introduit les microbes sous la peau avec son aiguillon.

Les moustiques femelles déposent leurs œufs à la surface des eaux stagnantes ; de ces œufs naissent des larves qui vivent dans l'eau jusqu'au moment de la transformation en insectes parfaits. L'eau est donc

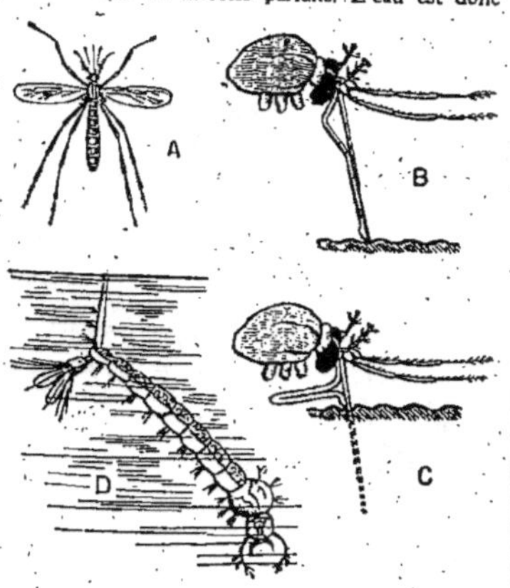

Fig. 516. — Moustique.

A. Moustique; B. Moustique attaquant la surface de la peau; C. Moustique enfonçant son stylet dans la peau; D. Larve dans l'eau.

nécessaire pour que les moustiques se reproduisent dans une localité ; il faut, en outre, que cette eau soit *stagnante* ; les larves de moustiques ne se développent ni dans les eaux courantes, ni dans les pièces d'eau de grande étendue qui sont poissonneuses et dont les bords ne deviennent pas fangeux en été.

Les larves des moustiques ont besoin pour vivre de venir à la surface de l'eau remplir d'air les tubes ou trachées qui servent à leur respiration ; aussi est-il facile de les détruire en versant dans l'eau de l'huile ou du pétrole ; les gouttelettes d'huile oblitèrent les tubes aériens des larves, qui meurent asphyxiées.

Les moustiques issus des larves vivent d'une vie aérienne ; en général, ils ne s'éloignent pas beaucoup des eaux stagnantes où ils ont pris naissance ; les vents peuvent les entraîner, mais à des distances qui ne sont jamais grandes.

Les moustiques aiment les endroits bas et humides dans lesquels l'atmosphère est très calme ; ils fuient les hauteurs, les endroits dénudés et bien ventilés.

Pendant le jour, les moustiques se cachent dans les buissons, dans les bois ombreux, dans les grottes, etc. C'est le soir et pendant la nuit que l'homme a le plus à souffrir de leurs piqûres. Certaines espèces piquent le jour aussi bien que la nuit. En général, les femelles seules sucent le sang de l'homme ou des animaux ; les mâles se nourrissent de sucs végétaux.

Dans nos climats, les moustiques apparaissent au mois de mai et disparaissent à la fin du mois d'octobre ; les larves peuvent subsister dans l'eau pendant tout l'hiver.

Les moustiques peuvent inoculer à l'homme diverses maladies, en particulier le paludisme*, la filariose*, la fièvre* jaune, etc.

Mode de préservation individuel. Mettre en divers endroits de la pièce à assainir une solution de 100 gr. de *formol* de commerce, additionné de 900 gr. d'eau, dans des vases plats, au milieu desquels on placera une petite veilleuse en verre qui baigne dans le formol. Les insectes sont attirés par la lumière et tombent dans la solution. On a conseillé, lorsqu'on n'a pas de formol, de se contenter de couper des oignons crus dans une assiette que l'on place auprès du lit.

Les fumigations de tabac (10 gr. par mètre cube) donnent des résultats très satisfaisants, mais sont d'un prix de revient élevé.

Habitation. Choisir de préférence un versant où les eaux soient courantes ou un plateau balayé par le vent, en vue d'éviter les moustiques.

Recouvrir les puits, citernes ou abreuvoirs de toile métallique, à mailles assez serrées, pour que les insectes ne puissent les traverser.

Proscrire absolument les tentures et papiers de couleur, surtout tout ceux à fleurs ou à ramages : les murs devront être blancs, afin que tout moustique qui viendra s'y poser puisse être vu facilement.

Les lits devront être pourvus de moustiquaires à fines mailles, assez éloignées du dormeur pour n'être pas en contact avec lui. Elles ne seront pas pendantes, mais rentrées sous le matelas, pour que les insectes ne puissent trouver une issue.

Les fenêtres, vasistas et ouvertures quelconques (tuyaux de ventilation, ouvertures de caves) seront munis extérieurement d'un châssis en toile métallique fine, à mailles larges de 1 à 2 mm., qui permettra la circulation de la lumière et de l'air, mais empêchera l'arrivée des insectes. Les cheminées seront fermées à leur sommet par une toile semblable.

Les portes seront doublées d'un tambour en toile métallique ; elles se fermeront automatiquement, de façon à ne rester entre-baillées que le temps très court nécessaire pour la sortie ou l'entrée des personnes.

Les vérandas ne présenteront de sécurité que si elles sont munies d'une protection semblable. On procédera de même pour les étables (R. Blanchard).

Sortie après le crépuscule. A partir du crépuscule, on ne doit sortir que les mains couvertes de gants et le visage entouré d'un voile en mousseline, à mailles étroites, entourant complètement la tête, sans être en contact ni avec la figure, ni avec le cou ; ce voile doit être enfoncé sous les vêtements, de façon à ne pas permettre l'entrée d'un insecte.

Traitement des piqûres. Frotter la piqûre avec des feuilles de persil ou de poireau écrasés, ou bien appliquer sur la piqûre un petit tampon imbibé d'eau de Javel pure ou une goutte d'acétone iodé (acétone 15 gr., iode 4 gr.) ou de gaïacol au centième ou de chloral camphré (hydrate de chloral 5 gr., camphre 5 gr.).

Instructions du conseil d'hygiène de la Seine. 1° Surveiller les divers réseaux d'égout et spécialement les bouches d'égout sous trottoir, ainsi que les canalisations privées, dont l'entretien laisse souvent à désirer ; y éviter toute stagnation d'eau, inspecter chaque semaine leurs parois et détruire tout amas d'insectes soit par flambage à la torche, soit par badigeonnage à la chaux.

2° Maintenir en parfait état de propreté les abords des fosses et cabinets d'aisances ; ne jamais y laisser le moindre essaim d'insectes, quels qu'ils soient.

3° Eviter toute stagnation d'eau, toute mare, etc., dans les jardins et cours. Cette prescription sera surtout observée dans les agglomérations.

4° Les fontaines, les bassins, etc., des promenades publiques devront être vidés et nettoyés au moins une fois par semaine. Dans les pièces d'eau de grande surface, les lacs, etc., on devra entretenir de nombreux poissons.

5° Pour les bassins, tonneaux, etc., situés dans les propriétés privées ou dans les quartiers infestés, on se trouvera bien de disposer à la surface de l'eau une couche de pétrole, ou, s'il s'agit d'une pièce d'eau servant à la boisson, une couche d'huile alimentaire.

6° Dans les quartiers infestés, l'usage d'une moustiquaire autour du lit peut être recommandé aux habitants. V. PALUDISME.

Moutarde. — Il existe deux variétés de moutardes médicinales, appartenant toutes deux à la famille des Crucifères (*fig.* 517).

I. **Moutarde blanche.** — Les semences de la moutarde blanche sont *laxatives* à la dose d'une demi-cuillerée à bouche aux principaux repas.

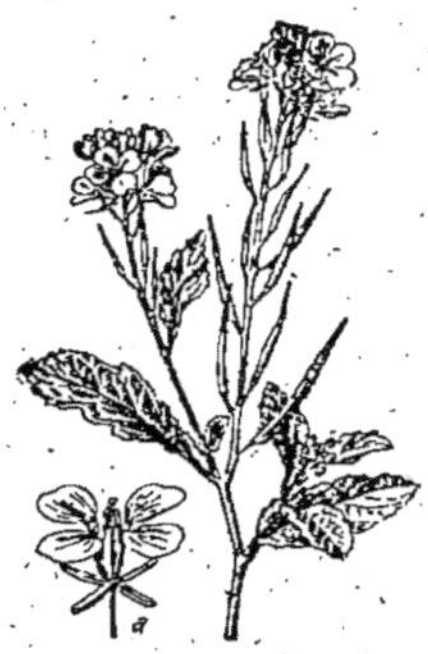

FIG. 517. — Moutarde.

II. **Moutarde noire.** — La farine de semences de moutarde noire est employée comme révulsif sous forme de feuilles de *sinapisme* (V. ce mot) ou de cataplasme* sinapisé constitué par un cataplasme de farine de lin qu'on saupoudre de farine de moutarde. Ce cataplasme doit seulement être *tiède*, car la chaleur ferait évaporer le principe actif de la moutarde.

Pour le *bain sinapisé*, on verse 1 kilo de farine de moutarde dans un linge qu'on place dans l'eau du bain.

Moxa. — Procédé de révulsion, aujourd'hui rarement employé et qui consiste dans un cône de coton entouré de toile qu'on applique sur la peau après l'avoir allumé, afin de produire une cautérisation énergique.

INDICATIONS. Maladies nerveuses. Il y a lieu de placer un linge mouillé autour du moxa pour en limiter l'action.

Mucilages (du lat. *mucus*). — Médicaments de consistance visqueuse, faits avec une solution aqueuse de gomme dans laquelle on incorpore une substance active.

Muco-pus. — Mucus mélangé de pus.

Mucosités. — V. GLAIRES.

Mucus. — V. MUQUEUSES.

Muet. — V. SOURDS-MUETS.

Muguet (Maladie). — Manifestation secondaire d'un état général mauvais, produite par la multiplication d'un champignon du

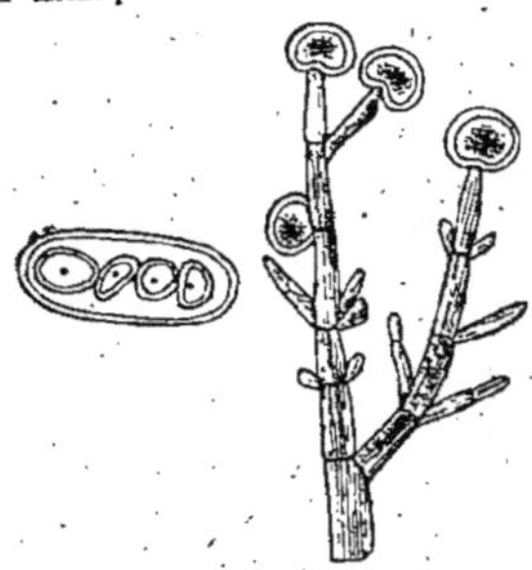

FIG. 518. — Champignon du muguet avec ses spores (très grossi).

genre des levures (*oidium albicans*) [*fig.* 518].

Sa manifestation principale est dans la bouche mais on trouve également ce champignon dans le pharynx, l'œsophage, l'estomac, sur les cordes inférieures.

CAUSES. Dans la première enfance, le muguet est associé à des troubles digestifs, à l'entérite, à une mauvaise alimentation (lait mauvais ou en quantité insuffisante, biberon mal lavé rendant acide le lait), à l'athrepsie. Chez l'adulte et surtout chez les vieillards, le muguet apparaît à la suite des maladies chroniques affaiblissantes (tuberculose, cancer, suppuration prolongée), quelquefois aussi des maladies aiguës (fièvre typhoïde, cystite, pneumonie). La maladie est contagieuse entre individus affaiblis.

SIGNES. Enduit blanchâtre crémeux, en forme de plaques sur la langue, la face interne des joues, le voile du palais, les amygdales, le pharynx. La salive est acide.

La déglutition chez le nouveau-né est difficile, il refuse bientôt le sein ; chez l'adulte, la mastication est, en outre, douloureuse. Ordinairement, les enfants ont des vomissements et de la diarrhée.

MARCHE ET ÉVOLUTION. Lorsque le muguet n'est pas lié à un mauvais état général, il guérit facilement ; mais il n'en est pas de même dans le cas contraire, et, chez l'enfant athrepsique ou l'adulte atteint d'une affection grave (tuberculose, cancer), il est souvent le prélude de la mort.

TRAITEMENT : 1° PRÉVENTIF. Propreté méticuleuse des biberons. 2° CURATIF. Collutoire au borax et miel à parties égales, ou lavage : 1° de la bouche avec de l'eau de Vichy ; 2° de l'estomac, deux fois par jour, avec la sonde de Nélaton (n° 20) et 150 gr. d'eau de Vichy qu'on évacue ensuite.

Muguet (Plante). — Plante de la famille des Liliacées (*Convallaria maialis*).

Contient deux alcaloïdes : la *convallamarine* (fleurs) et la *convallarine* (rhizome).

Tonique du cœur, purgatif.

DOSE. Extrait aqueux de muguet, 1 à 3 gr. ; extrait de plante fraîche, 1 à 5 gr.

Muqueuses. — Membranes qui tapissent la face interne de tous les organes creux du corps ; ex. : tube digestif, vessie, utérus, urètre, organes de la respiration, lèvres. Elles sécrètent toutes un liquide, le *mucus*.

Fièvre muqueuse. — V. TYPHOIDE (Fièvre).

Mûres et **Mûrier.** — Le sirop de mûres est employé comme astringent en gargarisme.

Murphy (Bouton de). — Appareil servant à réunir deux portions d'intestin sectionné (*fig.* 519).

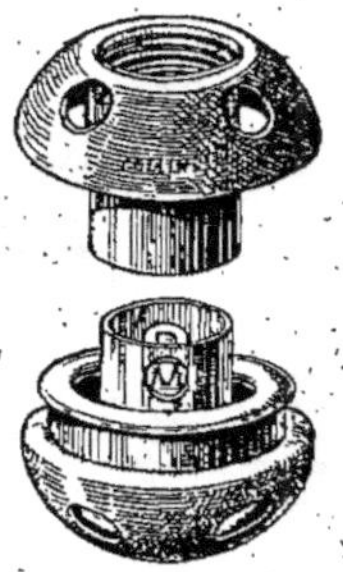

FIG. 519. — Bouton de Murphy.

Musc. — Substance odorante que l'on trouve dans une poche du bas-ventre du chevrotain. C'est un stimulant et un antispasmodique puissant.

MODE D'EMPLOI ET DOSE. A la dose de 5 centigr. à 2 gr., en pilules ou dans un petit lavement de 200 gr. d'eau.

Muscade. — Amande du muscadier, plante de la famille des Myristicées, contenant une huile aromatique, le beurre de muscade, qui entre dans la composition du baume nerval.

Muscarine. — Alcaloïde toxique des champignons* dangereux.

Muscles (Structure et fonctions) [du lat. *musculus*, petit rat, les muscles semblant courir sous la peau]. — Les muscles constituent la *chair* ; ils sont formés par la juxtaposition de cellules allongées en fuseau dont les unes sont striées (*fig.* 520) en travers et soumises à la volonté, ex. : muscles des membres (locomotion, déglutition, mastication), les autres lisses (*fig.* 521) sur lesquelles la volonté n'a pas d'action (ex. : muscles des viscères, œsophage, estomac, intestins, de la vessie, de l'utérus). Le cœur, muscle strié, fait exception à la règle, car la volonté n'a aucune part à son action.

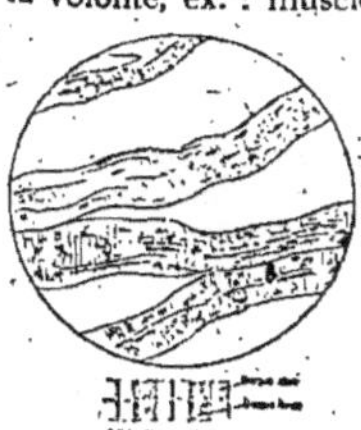

FIG. 520. — Fibres musculaires striées.

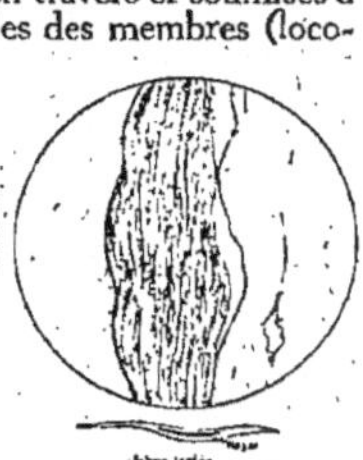

FIG. 521. — Fibres musculaires lisses.

La couleur des fibres est rougeâtre plus ou moins foncé. Les fibres forment des faisceaux dont les extrémités s'attachent aux os par un tissu blanchâtre, ferme, inextensible, le *tendon*; elles peuvent se raccourcir (contraction) et rapprocher ainsi les deux os auxquels elles s'attachent, ou se relâcher (repos), laissant les deux os s'éloigner l'un de l'autre. Les muscles sont isolés les uns des autres et séparés de la peau par des enveloppes résistantes, les *aponévroses*, qui protègent les fibres et facilitent le glissement des muscles les uns sur les autres. Lorsqu'un muscle se contracte, il gagne en épaisseur et en largeur ce qu'il perd en longueur ; dès que l'action est terminée, il entre en repos et reprend sa forme primitive. Les fibres contractiles et élastiques sont les organes actifs du mouvement qui leur est commandé par les nerfs.

Pendant la contraction, le muscle emprunte au sang et absorbe plus d'éléments nutritifs (aliment, oxygène) qu'à l'état de repos, créant ainsi de l'acide carbonique qui est absorbé par le sang.

Muscles (Lésions des). — Les principales lésions musculaires sont les suivantes :

Atrophie. — Elle se produit chaque fois que le muscle n'agit pas, qu'un membre est immobilisé, notamment dans un appareil après une fracture. Elle est un signe fréquent de maladies de la moelle*.

Contusion. — CAUSES. Chute, coups, fractures compliquées.

SIGNES. Infiltration de sang avec rupture de fibres. Douleur profonde intense, engourdissement du muscle, gonflement formé par une collection sanguine, si la déchirure est plus importante. Pour les lésions profondes, V. CONTUSION.

TRAITEMENT. Repos au lit, massage avec compression légère entre les séances. Si les douleurs sont très vives, morphine.

Hernie musculaire. — La hernie d'un muscle à travers l'aponévrose qui l'enveloppe est très rare ; il n'en est pas de même des hernies, suite de rupture musculaire. V. plus loin.

TRAITEMENT. Ligature de l'aponévrose.

Myosite (Inflammation des muscles). — CAUSES. La myosite peut être *primitive*, c'est-à-dire succéder à une piqûre, à une coupure, avec séjour ou non de corps étrangers dans la plaie, à une contusion, à une rupture musculaire, au froid, au surmenage ; ou être *secondaire*, c'est-à-dire se produire au cours ou à la suite d'une maladie générale, fièvre typhoïde, rougeole, variole, scarlatine, infection purulente, morve, scorbut, tuberculose.

SIGNES. Douleur, gonflement avec résistance ligneuse de la région enflammée qui, plus tard, peut se ramollir et former un abcès. Fièvre ordinairement légère. Dans une *forme chronique*, appelée *myosite ossifiante progressive*, divers groupes musculaires (nuque, dos, épaules, bras, etc.) s'infiltrent de cartilages, puis d'os ; c'est une sorte de pétrification.

TRAITEMENT. Repos, émollients. Pour suppuration, V. PLAIES.

Rupture par contraction excessive. — CAUSES : 1° PRÉDISPOSANTES. Fièvre typhoïde, alcoolisme, syphilis, rhumatisme, rougeole, variole, ataxie. 2° DÉTERMINANTES. Epilepsie, éclampsie, tétanos, effort intense et maladroit, involontaire ou non.

SIGNES. Dans les ruptures des muscles superficiels : *douleur* localisée survenant insidieusement lorsque la lésion se produit au cours d'une maladie infectieuse, et brusquement, au contraire, lorsqu'elle succède à un effort ; sensation de *craquement* avec chute s'il s'agit du muscle du membre inférieur ; *gonflement, ecchymose*, dépression.

TRAITEMENT. Position du membre favorisant le relâchement. Immobilisation, ligature des tronçons, massage.

Plaies. — Les sections incomplètes ou dans le sens de la longueur du muscle guérissent rapidement, parce que l'écartement des fibres est alors faible ; il peut être considérable en cas de section transversale complète. Cependant, le muscle se répare bien, sans trouble dans le fonctionnement, lorsqu'on le place dans une position favorable (relâchement). On est souvent obligé, en outre, de faire la ligature des deux tronçons et d'immobiliser le membre dans un appareil plâtré avec électrisation du membre pour empêcher son atrophie. V. PLAIES et PLOMB.

Musculaire progressive (Atrophie). — V. MOELLE (maladies).

Musique. — La musique exerce une action intense sur les personnes qui l'aiment et même les autres.

On l'a employée avec succès comme calmant dans diverses affections nerveuses, notamment contre les migraines et certains troubles neurasthéniques. La répétition de sons monotones sous forme de chant ou d'un instrument, comme le piano ou le violon, provoque le sommeil, non seulement chez les bébés, mais quelquefois chez les grandes personnes pour lesquelles cette musique est un remède souverain à une insomnie persistante et très affaiblissante. Dans certains cas de folie, on a fait aussi usage de la musique comme calmant ; dans d'autres, au contraire, on y a eu recours comme excitant.

Mutité. — V. SOURDS-MUETS.

Myasthénie (du gr. *mus*, muscle, et *asthéneia*, faiblesse). — Sensation de fatigue musculaire.

Mycétome (pied de Madura) [du gr. *mukes*, *étos*, champignon]. — Tumeur inflammatoire produite par divers champignons qui pénètrent à l'aide d'un corps vulnérant étranger (épine de végétal) sous la peau nue du

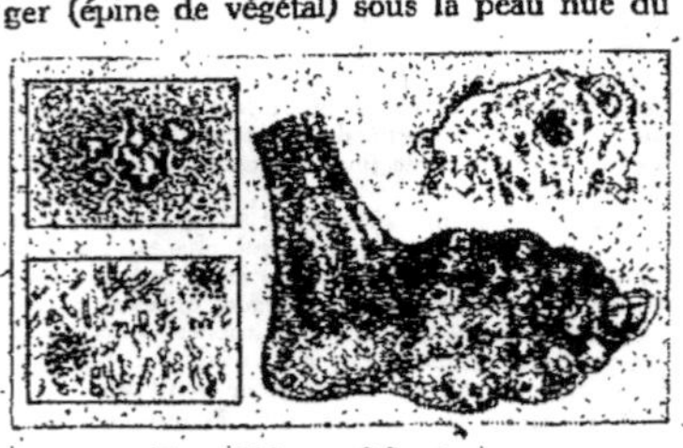

FIG. 522. — Mycétome.

A gauche, coupe de grains de *Nocardia madura* (grossi), et coupe de grains d'*Aspergillus Bouffardi* (grossi) ; A droite, coupe d'un mycétome dû à *Madurella mycetomi*, et mycétome dû à *Madurella mycétomi* (d'après Deschiens).

pied (en général le droit) et plus rarement de la main, du genou, de la cuisse, de la mâchoire, où ils produisent des fistules (*fig.* 522).

Dans le pus qui résulte de la fonte de la tumeur, on trouve des *grains* de coloration variée, constitués par le feutrage des filaments mycéliens. Les mycétomes envahissent non seulement la peau, mais le tissu sous-cutané, les muscles et même les os. Endémique dans l'Inde, cette affection est fréquente au Sénégal, rare en Algérie, à Madagascar, en Cochinchine. Elle existe aussi en Amérique.

TRAITEMENT. Au début, raclage et cautérisation. Plus tard, l'amputation devient nécessaire. L'iodure de potassium est sans action.

Mycoses (du gr. *mukês*, champignon). — Maladies produites par des champignons microscopiques variés.

Ceux-ci peuvent envahir tous les organes, depuis le tégument et ses appendices (peau, ongles, poils) et les organes extérieurs (œil, conduit auditif externe) jusqu'aux régions les plus profondes (tube digestif et ses glandes annexes, appareil respiratoire, appareil urinaire), et même jusqu'aux muscles de toutes les parties du corps, parfois jusqu'au tissu osseux.

TRAITEMENT. L'iodure de potassium paraît avoir une action curative spécifique, sinon sur toutes les mycoses, du moins sur la plupart d'entre elles. Son action est indéniable dans les discomycoses, les sporotrichoses, certaines aspergilloses. L'iodure doit être administré quotidiennement à doses assez élevées (4 à 6 gr. et même 8 à 10 gr. si la tolérance est satisfaisante) et continué pendant plusieurs semaines après la disparition des lésions.

Mycosis fongoïde. — Affection de la peau assez rare, caractérisée au début par du prurit et à sa période d'état par des infiltrations du tégument aboutissant à des tumeurs plus ou moins étendues, fongueuses et ulcérées.

TRAITEMENT. L'arsenic en ingestion ou injections, la radiothérapie permettent d'obtenir des améliorations remarquables et quelquefois des guérisons apparentes plus ou moins durables.

Mydriase. — Paralysie de l'iris entraînant la dilatation permanente de la pupille.

Quelquefois congénitale, elle est un des signes d'une lésion syphilitique, d'une névrose ou de la présence des vers dans le tube digestif.

Myélite (du gr. *myelos*, moelle). — Maladie de la moelle* épinière.

Myocardite (du grec *mus*, muscle, et *cardia*, cœur). — Inflammation de la substance musculaire du cœur*.

Myome. — Tumeur musculaire.

Myopie. — V. ŒIL.

Myosis. — Rétrécissement de la pupille.

Myosite. — V. MUSCLES.

Myringite. — Inflammation du tympan. V. OREILLES.

Myxœdème (du gr. *muxa*, mucus, et *oidéma*, gonflement). — État dystrophique causé par l'insuffisance de la sécrétion de la glande thyroïde. Il en existe plusieurs formes.

Myxœdème infantile. — Le facies est caractéristique, la tête est bombée surtout en arrière, volumi-

N

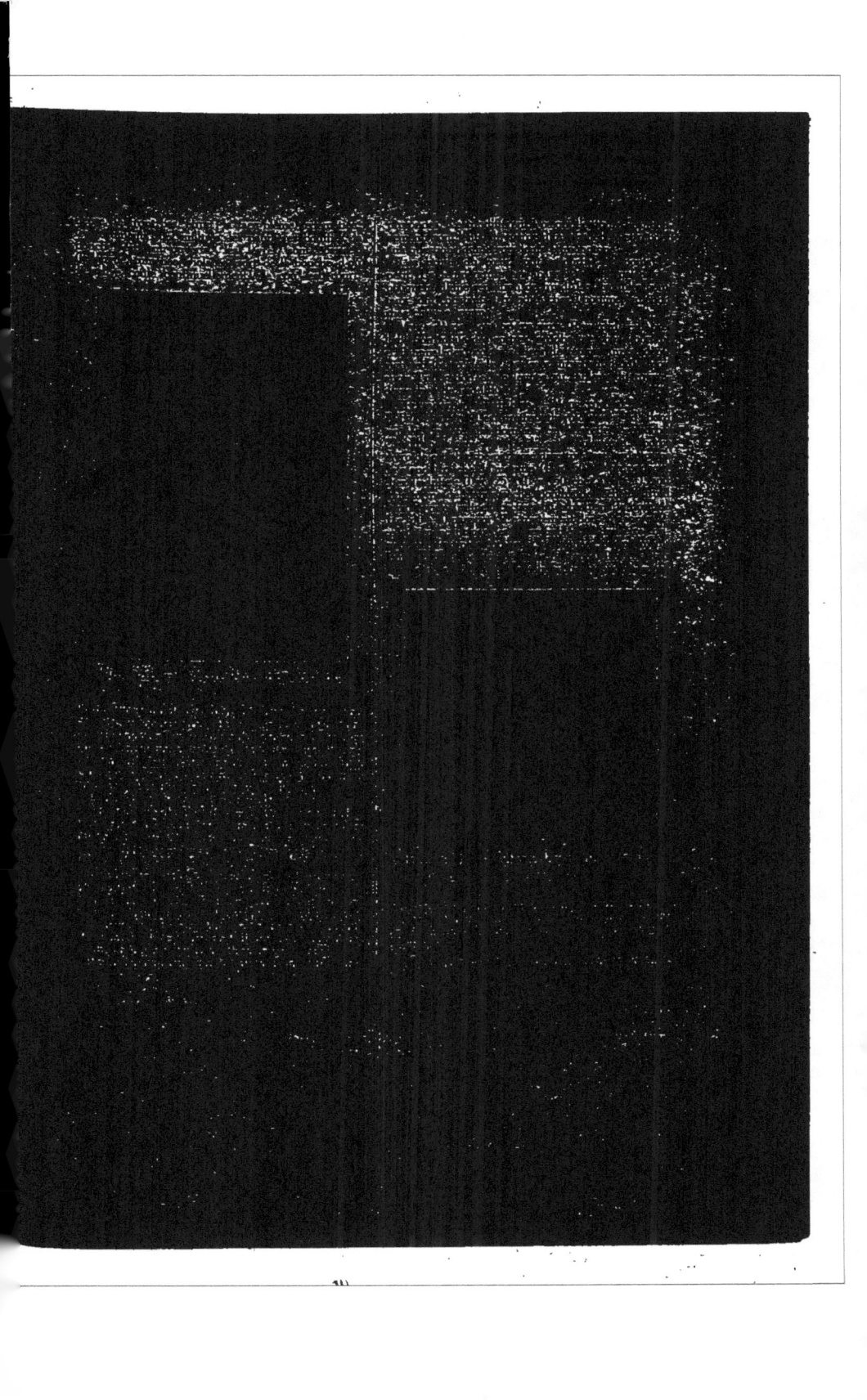

n°. — Dans une ordonnance, abréviation du latin *numero*, nombre. Ex. : *jaune d'œuf n°* 1 signifie : *un* jaune d'œuf.

Nævus (du lat. *nævus*, tache). Syn. : envie, signe, tache, angiome. — Malformation congénitale et persistante d'une partie limitée de la peau, produite soit par un excès de pigment ou matière colorante, *nævus pigmentaire*, soit par un développement exagéré des petits vaisseaux sanguins, *nævus vasculaire*. Le nævus est quelquefois héréditaire.

ÉVOLUTION. Ordinairement stationnaires, les nævi peuvent, dans certains cas, disparaître spontanément ; mais ils peuvent aussi se développer.

Nævus pigmentaire. Syn. : tache pigmentaire, tache de café, grain de beauté. — SIGNES. Taches de teinte variant du jaune au noir ; ordinairement petites (grains de beauté), mais pouvant dépasser les dimensions d'une pièce de 5 francs en argent ; de forme souvent arrondie, mais quelquefois très irrégulière ; couvertes ou non de poils ; en quantité très variable et disséminées sans ordre ou, au contraire, suivant le trajet d'un nerf ; leur siège le plus fréquent est au visage ou au cou, mais elles peuvent aussi se produire sur les membres.

Nævus vasculaire. Syn. : angiome, tumeur érectile. — SIGNES. 1° *Forme plane*. Taches roses, rouges ou violettes, dont la teinte s'accroît sous l'action des efforts, notamment des cris ; la dimension varie dans des proportions considérables ; la forme est ou non irrégulière ; elles siègent ordinairement à la face, à la nuque, au cou, au dos.

2° *Forme saillante* (nævus tubéreux). Petites tumeurs, arrondies ou non, rouges ou brunes, plus ou moins granuleuses, pouvant saigner très abondamment.

Nævus verruqueux. — Elevures rosées ou jaunâtres, granitées, parfois pileuses, du volume d'un grain de blé à une amande, plus ou moins saillantes. Apparaissent dans l'enfance, mais s'accroissent dans la vieillesse. Ces nævi sont fréquents à la face, au cou et au thorax : ils peuvent se transformer en cancer, quand ils ont été soumis à des irritations répétées ou à des cautérisations maladroites.

Nævus molluscum. — V. MOLLUSCUM.

Nævus pileux. — Des poils abondants, gros, foncés, frisés peuvent se développer sur les nævi pigmentaires ou tubéreux.

La cause des nævi est en réalité inconnue.

TRAITEMENT. On peut *vacciner* les jeunes enfants au niveau d'un nævus vasculaire et le remplacer ainsi par une cicatrice.

Mais le véritable traitement (qui varie suivant les cas) consiste, soit dans la galvanocautérisation, l'électrolyse, soit dans les applications d'air chaud à 700°, ou, au contraire, de neige carbonique, soit dans l'extirpation chirurgicale, soit dans la radiothérapie. Le radium paraît supérieur aux rayons X dans le traitement des nævi, surtout tubéreux. Le traitement doit être appliqué dès les premières semaines de la vie.

Nævo-carsinome. — Dégénérescence cancéreuse d'un nævus.

Naissance. — La déclaration de naissance doit être faite à la mairie, par le père, accompagné d'un ou de deux témoins, dans les trois jours qui suivent la mise au monde de l'enfant. Pour les soins à donner, V. NOURRISSON, NOUVEAU-NÉ.

Nanisme (du lat. *nanus*, nain). — L'exiguïté de la taille, ou *nanisme*, diffère de l'*infantilisme*, qui en forme une variété, par le fait que le nain est une réduction de l'adulte, alors que l'infantile conserve dans son habitus et sa conformation extérieure l'allure d'un enfant.

On peut admettre deux sortes de nanisme. L'un est un nanisme *de race*, c'est-à-dire qui concerne toutes les variétés de petite taille d'une espèce habituellement représentée par des individus plus grands ; l'autre est un nanisme *individuel*, qui touche à l'autre par quelques côtés, mais s'en distingue aussi par quelques autres.

Le nanisme peut tenir à diverses causes pathologiques : le myxœdème, l'achondroplasie, le rachitisme, le mal de Pott, l'ostéomalacie. Certains nanismes sont dus à des anomalies du système vasculaire (rétrécissement mitral), d'autres à une insuffisance des glandes à sécrétion* interne.

Naphtalan. — Huile brunâtre, retirée du naphte, employée dans les maladies de la peau (eczéma chronique, psoriasis), le rhumatisme, en solution à 2 p. 100 d'huile d'olive.

Naphtaline. — Désinfectant employé dans les maladies de la peau à la dose de 2 pour 30 gr. d'axonge.

EMPLOI USUEL ET INTOXICATIONS. Introduite soit par les voies digestives, soit par les voies respiratoires, cette substance se dédouble pour donner des naphtols α et β, du benzène, de l'eau et de l'oxyde de carbone, qui empoisonne les globules du sang. Ainsi s'expliquent les maux de tête que peuvent déterminer les émanations des fourrures, tentures et tapis, soi-disant protégés des larves d'insectes par la naphtaline, action d'ailleurs complètement illusoire (Berthelot).

Naphtol. — Aiguilles blanchâtres à odeur de phénol. Il existe sous deux formes, α et β.

USAGE ET DOSE. Antiseptique intestinal, 50 centigr. à 2 gr. ; 0,10 centigr. par âge d'enfant.

A l'extérieur, employé comme parasiticide contre la gale, la pelade (pommade : 5 à 10 gr.).

Empoisonnement. — Le naphtol à trop haute dose peut provoquer des vomissements, une difficulté d'uriner, des urines sanglantes, des convulsions et un évanouissement. On a même signalé des cas de mort chez des nourrissons après des frictions faites avec une pommade au naphtol.

Naphtol camphré. — Liquide brunâtre obtenu en mélangeant 1 gr. de naphtol avec 2 gr. de camphre. Antiseptique employé en injection dans les tuberculoses locales (abcès froids, fistules), en applications dans l'érysipèle, les furoncles.

Médicament dangereux. Des cas de mort ont été

signalés après une injection de quelques gouttes de naphtol camphré dans des trajets fistuleux, des ganglions suppurés.

Narcose (du gr. *narkôsis*, assoupissement). — Sommeil lourd provoqué par des médicaments.

Narcotine. — Un des alcaloïdes de l'opium. Il n'est pas employé.

Narcotiques. — Médicaments produisant le sommeil : opium et ses alcaloïdes, chloral, sulfonal, trional. Les *plantes narcotiques* sont la belladone, la jusquiame, la morelle, le tabac, le pavot et la stramoine.

Pour les conditions qui favorisent l'action des narcotiques, V. SOMMEIL.

Nasillement. — Timbre particulier donné à la voix par l'oblitération plus ou moins complète des fosses nasales. V. VOIX.

Nasonnement. — Timbre particulier de la voix lorsque le son s'arrête dans le nez et y retentit. V. VOIX.

Naso-pharyngiennes (Végétations). — V. ADÉNOÏDES (Tumeurs).

Naso-pharynx. — Partie supérieure du pharynx, en arrière de l'ouverture postérieure des fosses nasales. V. NEZ.

Natalité. — Rapport des naissances à la population.

Natation. — La natation est un des meilleurs exercices physiques ; elle met en jeu, en effet, harmoniquement tous les muscles du corps. C'est une gymnastique respiratoire excellente et avant tout une école de volonté, préventive des névroses, qu'il faut fréquenter dès sept à huit ans.

Action sur l'organisme. — L'action de l'eau froide sur l'organisme se borne à l'anémier légèrement, par le retrait qu'elle imprime aux parois contractiles des artères, retrait d'autant plus prononcé que le bain est plus froid ou *seulement plus prolongé*. Le sang qui circule en moins dans les artères s'écoule dans les veines, deux fois plus nombreuses que les artères, plus largement calibrées et plus élastiques. Le poumon dans l'eau ou sous l'eau aux plus basses températures est exempt de tout encombrement vasculaire. Dans l'eau glaciale, l'homme respire aussi amplement qu'à l'air libre ; mais l'anémie atteint les muscles, d'où une diminution d'énergie.

Mécanisme des accidents. — La *peur* est la cause la plus fréquente des accidents, soit par brusque syncope, soit par les mouvements désordonnés que cette peur provoque : sortie des bras hors de l'eau et béance de la bouche. Le calme sauve l'individu, au contraire, car l'eau soutient le corps lorsqu'il est immobile, en détente complète avec ampleur respiratoire, les bras flottant au-dessus de la tête qui doit être bien renversée, le masque seul émergeant.

Une tête mal piquée de haut, si la tête n'est pas fléchie menton sur poitrine, cause un choc frontal (commotion cérébrale) qui peut ne pas laisser au plongeur le temps de se ressaisir avant de remonter à la surface.

Pour les secours en cas d'asphyxie par submersion, V. ASPHYXIE.

Ce qu'on doit apprendre. — Avant de se baigner en rivière ou en mer, il est indispensable de savoir faire la planche, qui sauve l'individu en cas de malaise (vertige, crampes) ou d'épuisement. Il est utile, d'autre part, de connaître les différents modes de natation, de façon à pouvoir se reposer de l'un par l'autre. Pour pouvoir porter secours à un individu en péril de submersion, il est nécessaire de savoir plonger et évoluer sous l'eau, les yeux ouverts ; de savoir nager tout habillé ; de savoir nager avec les pieds seuls, de façon à avoir les mains libres ; de savoir se dégager lorsqu'on est agrippé par une personne en détresse. V. ces derniers renseignements à NOYÉ.

Nausée (du gr. *nausia*, nausée, provenant de *naus*, vaisseau, à cause du mal de mer). — Envie de vomir, précédée d'une sensation de malaise général avec pâleur, vertige et tendance syncopale.

CAUSES. Peut s'observer à jeun chez les buveurs et les névropathes, ou après le repas.

S'observe également chez les femmes, notamment par suite de grossesse, tumeur ou rétroflexion de l'utérus, puberté ou ménopause, chez les malades porteurs de vers (ténia) ou atteints de dyspepsie avec séjour trop prolongé des aliments dans l'estomac (rétrécissement du pylore, indigestion ou entérites chroniques), de tumeurs cérébrales, d'urémie, de rein flottant, de mal de mer, d'empoisonnement par la morphine, le tabac, l'oxyde de carbone, les intoxications alimentaires.

TRAITEMENT. Repos ; la position couchée sur le dos améliore la situation.

Lorsque l'origine est un trouble digestif, employer des boissons stimulantes chaudes (thé, camomille) ou quelques gouttes d'alcool de mélisse ou de menthe. Dans les autres cas : valériane, bromures, eau chloroformée (I-X gouttes répétées 3 fois par jour).

Néarthrose (du gr. *neos*, nouveau, et *arthron*, articulation). — Fausse articulation qui se forme au point où deux os se trouvent anormalement en contact à la suite d'un déplacement devenu permanent (luxation irréductible) ou de la suppression d'une portion d'os.

Nécrose (du gr. *nekros*, mort). — Mortification d'un os, ou d'une portion d'os, qui devient ainsi un corps étranger que la nature tend à éliminer du corps, soit en totalité, soit par fragments avec formation d'un abcès. Ex. : la *nécrose* phosphorée est une mortification des os de la mâchoire. La nécrose est souvent produite par la tuberculose. V. OS (maladies des), PHOSPHORE.

Nénufar. — Plante de la famille des Nymphéacées dont les propriétés soi-disant calmantes sont peu sérieuses.

Néomembranes. — Membranes se produisant à la suite d'inflammation à l'intérieur des séreuses dont elles réunissent les parois par des brides contenant des vaisseaux.

Néoplasme (du gr. *neos*, nouveau, et *plassein*, former). — Synonyme de *tumeur*.

Néosalvarsen. — V. ARSENIC.

Néphrectomie (du gr. *néphros*, rein, et *ektomé*, ablation). — Ablation du rein.

Néphrétiques (Coliques). — V. REIN (maladies).

Néphrite (du gr. *nephros*, rein). — Inflammation des organes sécréteurs de l'urine, les reins. V. REINS.

Néphropexie (du gr. *nephros*, rein, et *pexis*, fixation). — Opération qui consiste à fixer en position normale un rein ptosé.

Néphroptose (du gr. *nephros*, rein, et *ptôsis*, chute). — Déplacement du rein. V. à REINS (maladies : *Reins flottants*).

Néphrorragie (du gr. *nephros*, rein, et *rageïn*, couler violemment). — Hémorragie rénale.

Néphrostomie (du gr. *nephros*, rein, et *stoma*, bouche). — Opération qui consiste à ouvrir le rein et à l'aboucher à la paroi lombaire, pour que l'urine sécrétée s'écoule au dehors.

Néphrotomie (du gr. *nephros*, rein, et *tomé*, section). — Opération consistant dans la section des reins pour évacuer des calculs et du pus.

Nerfs (Structure). — V. CERVEAU.

Nerfs (Attaque de nerfs, mal de nerfs, vapeurs). — Malaise général, d'abord sans détermination précise, puis se localisant avec angoisse croissante et accidents convulsifs. V. CONVULSION, ÉPILEPSIE, HYSTÉRIE.

Changement du caractère qui devient triste, irritable, impressionnable.

PREMIERS SOINS. Aération. Veiller sur constipation. Faire respirer de l'éther et en faire prendre quelques gouttes en potion.

Nerfs (Lésions des).

Compression et contusion. — CAUSES. La *compression lente* peut être due à l'augmentation progressive de volume d'un ganglion (adénite), d'un anévrisme, d'un os (exostose), au déplacement graduel d'un organe voisin, comme celui des vertèbres dans le mal de Pott, à l'étranglement d'un nerf à son passage dans un canal inextensible (canal osseux du nerf facial). La *compression rapide* est provoquée : 1° par une mauvaise position pendant le sommeil (tête sur le bras, aisselle pressée contre le dossier d'un banc) ou pendant la veille (aisselle pressée par le manche d'une béquille) ; 2° par le déplacement d'un os luxé, l'anse d'un seau ou une corde. La *contusion* est due le plus souvent à une luxation ou à un choc. Le siège le plus fréquent de ces lésions est le bras.

SIGNES. Si l'action est violente, il y a d'abord une douleur très vive ; sinon, il se produit des fourmillements, des crampes, une sensation de chaleur ; la peau a d'abord une sensibilité excessive, puis devient, au contraire, insensible et les muscles se paralysent. La perte de la sensibilité et l'impuissance à se servir du membre ont une durée très variable.

TRAITEMENT. Repos, compression légère du membre. Si crainte d'atrophie, électrothérapie* (Reclus).

Sections. — CAUSES. Eclat de verre, couteau, projectile. — SIGNES. Perte de la sensibilité et du mouvement. Signes de la névrite (V. ci-après ce mot). — TRAITEMENT. Opération chirurgicale réunissant les deux fragments. Antisepsie, éviter le froid.

Névrites. — Lésions inflammatoires ou dégénératives des nerfs, qu'elles soient dues à une cause externe (plaie, compression) ou à une cause interne (intoxications, infections).

Les ***névrites unilatérales*** sont habituellement d'origine traumatique (section ou compression du nerf). Quand un nerf est sectionné complètement, toute la partie périphérique du nerf qui se trouve isolée des centres nerveux dégénère (dégénérescence wallérienne).

Les névrites siègent surtout dans le domaine du radial, du médian, du cubital, du sciatique.

SIGNES. En cas de traumatisme brusque, le blessé peut ressentir une douleur très vive, en éclair, sur le trajet du nerf sectionné ; souvent la section se traduit uniquement par la paralysie des muscles innervés par le nerf intéressé et par l'anesthésie du territoire cutané de ce nerf. Au bout d'un certain temps, les troubles trophiques font leur apparition dans le domaine du nerf (atrophie musculaire, œdème, peau lisse et violacée, abaissement de la température locale arthrite et ankylose des articulations). Si cette affection n'est pas traitée chirurgicalement, la paralysie est ordinairement définitive.

Quand la névrite est due à une compression lente par tumeurs, abcès de voisinage, exostose, etc., les signes cliniques s'installent progressivement.

TRAITEMENT. *Libération et suture du nerf.* La sensibilité reparait la première, mais la régénération du nerf et la réapparition des mouvements demandent au minimum deux à trois mois. Electrisation, massage.

Les ***névrites bilatérales*** ou ***généralisées*** s'accompagnent d'atrophies plus ou moins étendues.

Elles reconnaissent une origine interne : *Intoxications*, souvent professionnelles, arsenic, mercure, phosphore, sulfure de carbone, oxyde de carbone, mais surtout plomb et alcool. *Maladies infectieuses :* fièvre typhoïde, érysipèle, fièvre puerpérale, grippe, diphtérie, lèpre, tuberculose. Anémie pernicieuse, cancer, diabète, paludisme.

Toutes ces causes frappent non pas un nerf déterminé, mais un grand nombre de nerfs ; dans chaque nerf, certaines fibres sont atteintes, d'autres sont intactes. Ce sont des névrites multiples ou *polynévrites*.

La *paralysie alcoolique* atteint le plus souvent les membres inférieurs et plus particulièrement les muscles extenseurs des orteils et péroniers qui relèvent le pied. Le pied est étendu sur la jambe et ne peut être relevé ; pendant la marche, le malade, pour éviter que le pied ne frotte le sol, lève la cuisse plus haut que de coutume (steppage). Les douleurs sont très vives, fourmillements, sensation de chaleur ou de froid, élancements brûlures ; elles sont spontanées ou provoquées par la pression des troncs nerveux ou des masses musculaires. Elles peuvent coexister avec de l'anesthésie ou de l'hypoesthésie des téguments.

La *névrite saturnine* atteint le plus souvent les muscles extenseurs des doigts et de la main. Ce sont surtout les peintres en bâtiment qui en sont atteints. C'est une névrite presque exclusivement motrice ; les phénomènes sensitifs sont très peu marqués.

La *névrite diphtérique* débute pendant la convalescence de la diphtérie. Souvent localisée au voile du palais, elle peut se généraliser.

Les névrites d'origine interne guérissent ordinairement, mais parfois au bout d'un temps très long ; la plus grave est la névrite alcoolique.

TRAITEMENT. Celui de la cause.

Contre les douleurs : analgésiques, hypnotiques bains chauds.

Contre l'atrophie musculaire : frictions, massages, bains chauds, rééducation des mouvements.

Électrothérapie. Injections de strychnine. Cure thermale à Lamalou.

Paralysie des nerfs. — V. PARALYSIE.

Névralgies. — Douleur présentant des périodes d'accalmie et des périodes d'augmentation, siégeant sur le trajet d'un nerf. Tantôt la névralgie est sous la dépendance d'une altération du nerf (névrite) ; d'autres fois le nerf ne présente aucune altération.

CAUSES. Froid, humidité, tumeurs (du nerf lui-même ou de voisinage comprimant le nerf) : blessure du nerf, infections (paludisme, grippe, syphilis, blennorragie) ; enfin arthritisme, goutte, rhumatisme, diabète, tabes ; l'hérédité joue un rôle important.

SIGNES. Douleur continue, mais présentant des paroxysmes survenant sous forme d'accès. La douleur éclate tout d'un coup sur un ou plusieurs points à la fois et irradie dans diverses directions sur le trajet du nerf ou de ses branches. Elle est comparée à des coups de couteau, à des brûlures profondes.

Les névralgies les plus communes sont :

Névralgie faciale (ou du nerf trijumeau, *fig.* 525) — I. *Branche ophtalmique.* Les points douloureux se trouvent au point d'émergence des filets nerveux hors des os du crâne : point palpébral (partie externe de la paupière supérieure) ; point sus-orbitaire

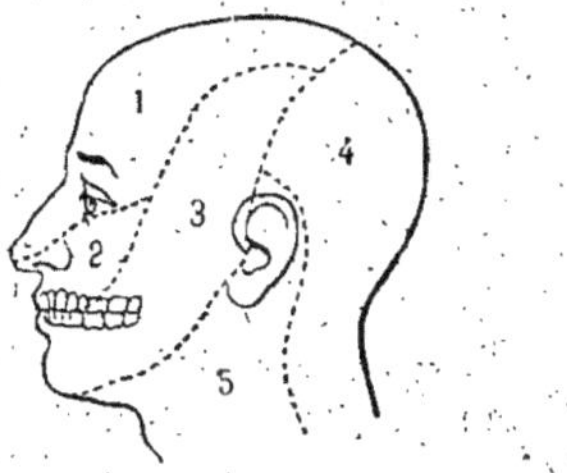

FIG. 525. — Territoires sensitifs de la tête.
Nerf trijumeau : 1. Territoire de l'ophtalmique ; 2. Territoire du maxillaire supérieur ; 3. Territoire du maxillaire inférieur.
Nerfs cervicaux : 4. Nerf sous-occipital ; 5. Plexus cervical superficiel.

(au-dessus de l'œil) ; point nasal (au nez, au-dessus de l'angle interne de l'œil) ; point nasolobaire (lobule du nez). Pendant l'accès, l'œil, rouge, douloureux, laisse écouler des larmes.

II. *Branche du maxillaire supérieur.* Point sous-orbitaire (au-dessous de l'œil) ; point malaire (pommette) ; points dentaires supérieurs (racines des dents supérieures).

III. *Branche du maxillaire inférieur.* Point de la tempe et du pavillon de l'oreille ; point de la langue ; points dentaires inférieurs (racines des dents inférieures) ; point du menton.

COMPLICATIONS. Apparition de vésicules d'herpès sur le trajet du nerf ; atrophie ou hypertrophie de la peau ; mouvements convulsifs (tic douloureux de la face).

Névralgie du diaphragme (ou du nerf phrénique). — CAUSES SPÉCIALES. Pleurésie diaphragmatique, maladies du foie, de la rate, de l'aorte, péricardite. — SIGNES SPÉCIAUX. Douleurs au niveau des attaches du diaphragme, aux dernières côtes, au cou, à l'épaule ; engourdissement de la main ; gêne de la respiration. V. aussi PLEURÉSIE diaphragmatique.

Névralgie intercostale. — CAUSES SPÉCIALES. Sexe féminin. — SIGNES SPÉCIAUX. Côté gauche de la poitrine ; points douloureux entre les côtes en arrière, sur les côtés et en avant. Le *point de côté* est considéré comme une variété de névralgie.

COMPLICATION. Zona. V. ce mot.

Névralgie lombaire. — V. LUMBAGO.

Névralgie-migraine. — V. MIGRAINE.

Névralgie sciatique. — V. SCIATIQUE.

Névralgie générale. — V. NEURASTHÉNIE.

TRAITEMENT DES NÉVRALGIES : I. GÉNÉRAL. Analgésiques. Ils sont innombrables : opium et morphine dont le gros danger est l'accoutumance et la morphinomanie ; quinine, antipyrine, phénacétine, pyramidon ; aconitine, poison violent, généralement prescrit par granules de un dixième de milligramme.

II. LOCAL. Préparations belladonées, révulsions, réfrigération par le chlorure de méthyle (pulvérisation ou stypage), douches chaudes, massage. Air chaud, courants continus. Rayons X.

Dans les cas rebelles à tout traitement, surtout dans les névralgies faciales, on pourra recourir au traitement chirurgical (résection d'une branche nerveuse du ganglion de Gasser et du ganglion cervical supérieur ; arrachement des trois branches du trijumeau).

Injections locales de cocaïne au 1/100 sous la peau, ou de chlorhydrate d'hyoscine (2/10 de milligr.), injections d'alcool ou d'antipyrine dans le tronc nerveux. Injections sous-cutanées d'air le long du sciatique. Injections sous-arachnoïdiennes ou épidurales de cocaïne dans la sciatique.

Néris (Allier). — Ville d'eaux minérales thermales simples (52°) ; altitude, 385 m. ; climat variable ; ressources ; saison : 15 mai au 1er octobre.

Boissons, bains, douches, massage.

INDICATIONS. Maladie du système nerveux (névralgies, névrites, prurit, crampes, tabes), maladies utérines, rhumatisme.

Nerprun. — Plante de la famille des Rhamnées.

On extrait des baies et de l'écorce du nerprun un purgatif qu'on emploie sous forme de sirop à la dose de 20 à 40 gr. dans une tasse de thé, à prendre en deux fois à une demi-heure d'intervalle.

Nerveux (Épuisement). — V. NEURASTHÉNIE.

Nervosisme. — V. NEURASTHÉNIE.

Neurasthénie (du gr. *neuron,* nerf, et *astheneia,* faiblesse) [Syn. : épuisement nerveux, nervosisme, névropathie, hyperesthésie générale, névralgie générale]. — Maladie nerveuse accompagnée d'affaissement général.

SIGNES. *Maux de tête* occupant le haut de la tête (douleurs en casque), limités à la nuque ou à diverses régions du crâne, durant toute la journée, mais cessant, en général, la nuit ; accrus par les bruits, les odeurs, les fatigues intellectuelles ; diminuant après les repas ; *douleurs dans le bas des reins* (pression, chaleur) ; *dépression morale,* perte de mémoire, inaptitude au travail, notamment pour le calcul, découragement ; *dépression physique,* fatigue générale dès le réveil ; *troubles digestifs,* dilatation d'estomac avec gonflement du creux épigastrique, bouffées de chaleur, somnolence dans la journée, constipation ; *troubles nerveux*, vertige, névralgies, *insomnie persistante*, bourdonnement d'oreilles, troubles de la vue et de l'odorat, excentricités ; *troubles respiratoires* et *circulatoires*, pouls fréquent, palpitations, crises d'oppression, sueurs ou, au contraire, refroidissement des extrémités.

A ces signes vient s'ajouter un état spécial d'anxiété, provoqué par des peurs diverses (phobies), spéciales à chaque malade, qui peut être atteint d'une ou de plusieurs à la fois : peur de la solitude ou au contraire des foules, des grands espaces vides (agoraphobie) ou des espaces clos (claustrophobie), des accidents, du tonnerre, mais surtout des *maladies*. Cette dernière crainte est due à une analyse constante par l'individu de toutes ses fonctions et à une terreur très grande dès que la moindre modification s'y produit.

ÉVOLUTION. Un seul de ces nombreux troubles peut former toute la maladie ; dans d'autres cas, ils se succèdent tous ou peuvent même se produire simultanément, les formes variant avec les individus.

CAUSES. Née sur un terrain préparé le plus souvent par des causes prédisposantes : hérédité neuro-arthritique, elle trouve son éclosion au milieu de causes provocatrices, telles que le surmenage cérébral s'exerçant plus dans la sphère des facultés affectives que dans la sphère des facultés intellectuelles. C'est à la source des passions dépressives, des préoccupations morales qu'elle puise toute son intensité. Cette étiologie a contribué à élucider le problème du surmenage intellectuel. Ce n'est pas tant le travail cérébral même qui surmène et épuise, c'est l'effort de tête accompagné du souci du lendemain, de la préoccupation vive d'un but à atteindre, de la crainte d'un insuccès ou d'un échec,

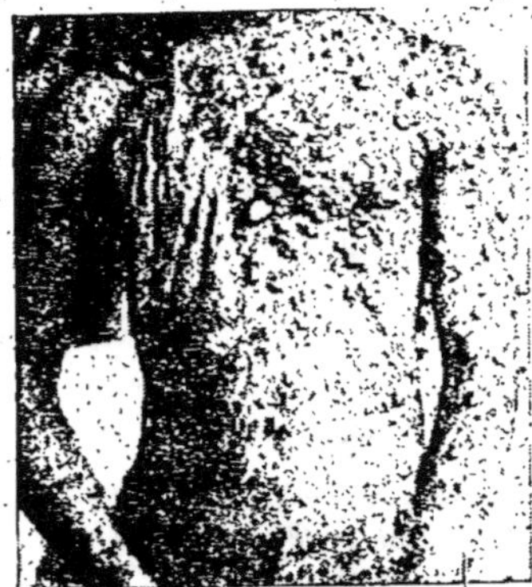

FIG. 526. — Neurofibromatose.
(Musée de l'hôpital Saint-Louis.)

qu'il s'agisse d'affaire industrielle ou commerciale, où est engagée la fortune, d'un examen ou d'un concours d'où dépend l'avenir.

La mentalité du neurasthénique est dominée par l'émotivité.

TRAITEMENT. Le traitement de la neurasthénie doit être à la fois moral et physique. Au point de vue moral, c'est la *psychothérapie* par persuasion ou, dans les cas graves, l'isolement*. Au point de vue physique, on emploiera l'hydrothérapie, le massage, un exercice modéré de plein air (cessation de tout travail absorbant ou de plaisirs fatigants [théâtres, soirées]). Quelquefois, dans les cas graves, un repos prolongé au lit sera nécessaire.

Une *cure hydrominérale* pourra rendre des services ; les psychasthéniques iront à Divonne ; les névropathes avec troubles digestifs ou cardiovasculaires à Pougues, Bourbon-Lancy, Bagnères-de-Bigorre ; les déprimés nerveux et les convalescents à Royat, La Bourboule, Pougues, Saint-Gervais, Bussang. Cure de petite altitude (1 000 mètres) ou de plaine.

La mer ne sera conseillée qu'aux sujets frappés d'épuisement nerveux, à la suite de fatigues physiques excessives ou de travaux intellectuels exagérés et dans tous les cas où les phénomènes d'éréthisme et d'excitation font à peu près défaut et où prédominent les symptômes de langueur et de faiblesse.

Neurofibromatose (Maladie de Recklinghausen). — Affection, quelquefois familiale, caractérisée essentiellement par des pigmentations anormales, des tumeurs cutanées, des tumeurs siégeant sur le trajet des nerfs (névrome* plexiforme), enfin, des troubles mentaux (*fig.* 526).

Cette maladie s'observe plus particulièrement au cours de l'enfance et de l'adolescence ; son évolution est chronique et se fait par poussées successives. Très rarement on peut assister à une régression partielle des lésions.

Le seul traitement que l'on puisse proposer dans un but esthétique, lorsqu'il existe des tumeurs volumineuses, est l'ablation chirurgicale.

Neurone (de *neuron*, nerf). — Élément nerveux constitué par la cellule nerveuse.

Névralgie. — V. NERFS.

Névrite. — V. NERFS.

Névrome (du gr. *neuron*, nerf, et *ome*, qui désigne une tumeur). — Tumeur très douloureuse qui se développe dans le tissu d'un nerf.

Névrome plexiforme. — Tumeur formée par un amas de cordons nerveux renflés et noueux. S'observe dans la neurofibromatose*.

Névropathie (du gr. *neuron*, nerf, et *pathos*, maladie). — Affection du système nerveux.

Névrose. — Maladie du système nerveux. V. CHORÉE, CRAMPE, ÉPILEPSIE, HYSTÉRIE, NEURASTHÉNIE, PARALYSIE agitante, SPASMES, TÉTANOS, TÉTANIE.

Nez (Structure). — On peut étudier dans l'organe de l'odorat trois régions : les narines, les fosses nasales, les arrière-fosses nasales.

I. **Narines.** — Partie saillante du nez, les narines sont constituées par les bords des parties montantes des deux maxillaires supérieurs, complétés par les os propres du nez et les cartilages qui forment les ailes du nez et la partie antérieure de la cloison. Les ouvertures des narines regardent en bas, ce qui induit en erreur sur la véritable direction des fosses nasales, qui est d'avant en arrière.

L'entrée des narines est revêtue par un prolongement de la peau, et on y trouve des poils gros et assez longs qui empêchent, en partie tout au moins, les poussières de pénétrer dans le nez.

II. **Fosses nasales** (*fig.* 527). — Placées au-dessus du palais, au-dessous de la voûte du crâne, les fosses nasales sont séparées de la cavité crânienne par la lame criblée de l'ethmoïde, que traversent les rameaux du *nerf de l'odorat*, et elles présentent un *orifice antérieur* qui se continue avec les narines, un *orifice postérieur* qui répond à la partie supérieure du pharynx. Elles sont partagées en deux par une *cloison* constituée en avant par le cartilage déjà cité, en arrière par une lame osseuse (os vomer et lame perpendiculaire de l'os ethmoïde) ; la tendance à l'incurvation d'un côté ou d'un autre de cette lame est l'origine des lésions. Les parties latérales des fosses nasales présentent trois saillies osseuses enroulées sur elles-mêmes et étagées les unes au-dessus des autres, qu'on nomme les *cornets*. Les espaces qui séparent les cornets portent le nom de *méats* : dans le méat inférieur se trouve l'orifice du canal nasal ; dans le méat moyen, les orifices des sinus maxillaire et frontal, sortes de poches osseuses qui accroissent l'étendue des fosses nasales ; dans le méat supérieur, l'orifice du sinus du sphénoïde. La muqueuse *pituitaire* tapisse toute l'étendue des narines, des fosses nasales et de ses annexes (sinus), sauf au niveau de l'orifice antérieur ; elle est couverte de cils vibratiles et sécrète un liquide qui est destructeur des microbes. Les vaisseaux, surtout les veines, y sont très nombreux. Le nerf olfactif se distribue au tiers supérieur des fosses nasales (région olfactive) ; le reste, région respiratoire, reçoit des rameaux du nerf trijumeau.

III. **Arrière-cavité des fosses nasales** (cavité naso-pharyngienne). — Carrefour formé en *avant* par les ouvertures postérieures des fosses nasales, en *arrière* par la colonne vertébrale, en *bas* par le voile du palais qui, en se relevant, constitue une sorte de plancher entre cette cavité et le reste du pharynx, d'où la possibilité de faire passer en arrière un courant d'eau d'une narine dans l'autre. Sur les faces *latérales*

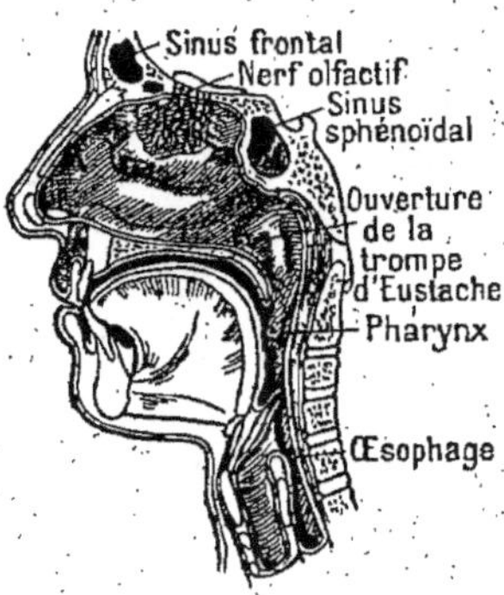

FIG. 527. — Fosses nasales.

se trouve, de chaque côté, l'orifice de la trompe d'Eustache ; la *voûte*, très oblique de haut en bas vers la face postérieure, porte l'amygdale pharyngée qui, lorsqu'elle s'accroît d'une façon exagérée, se transforme en tumeur adénoïde*. V. ce mot.

La muqueuse est la continuation de la pituitaire, mais elle n'a plus de cils vibratiles.

Nez (Examen du). — Il se fait à l'aide de petits dilatateurs appelés *speculum nasi* (*fig.* 528, 529) et en éclairant l'intérieur des

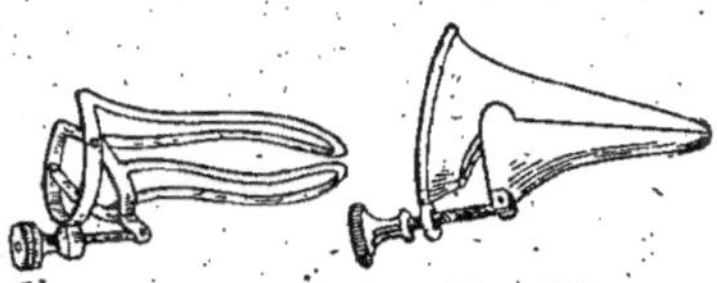

FIG. 528. Spéculum fenêtré. FIG. 529. Spéculum plein.

narines avec un miroir frontal comme pour l'examen du larynx. V. la figure à LARYNGOSCOPE.

Nez (Maladies du). — Les principales sont les suivantes :

Corps étrangers (perle, haricot, boulette de papier). — SIGNES. Obstruction plus ou moins complète d'une narine, entraînant, si l'objet n'est pas enlevé, un coryza chronique (V. plus loin).

TRAITEMENT. Ablation à la pince ou au crochet après anesthésie à la cocaïne.

Coryza aigu ou **Rhume de cerveau**. — Cette dernière dénomination est due à la croyance ancienne que l'écoulement de sérosité venait du cerveau.

CAUSES : 1° PRÉDISPOSANTES. Arthritiques et nerveux, variations brusques de température. 2° OCCASIONNELLES. Refroidissement, notamment par courant d'air froid et humide sur les pieds ou le front ; coup de soleil sur une tête atteinte de calvitie ; vapeurs et poussières irritantes ; contagion ; épidémie de rougeole, grippe, érysipèle, typhus, diphtérie ; ingestion de médicaments (iodure de potassium).

SIGNES : 1° GÉNÉRAUX. Malaise général, petits frissons ; plus tard courbature, mal de tête frontal. 2° LOCAUX. Sensation de sécheresse, chatouillement provoquant des éternuements répétés, obstruction d'une ou des deux narines, diminution, puis suppression d'odorat, « voix du nez », écoulement très abondant, d'abord séreux, incolore, puis, après 24 ou 48 heures, de plus en plus épais et jaune verdâtre. 3° D'ENVAHISSEMENT DU VOISINAGE. Bourdonnements d'oreilles (trompe d'Eustache), mal de tête frontal, au-dessus des yeux (sinus frontaux), larmoiement (canal nasal et sac lacrymal), angine et laryngite.

ÉVOLUTION. Ordinairement guérison après 6 à 8 jours, mais possibilité de poussées successives et de transformation chronique. Les récidives sont d'autant plus fréquentes que les coryzas antérieurs ont été plus nombreux.

TRAITEMENT : 1° ABORTIF. Dès le début, bains de pieds chauds. Atropine, 1/2 milligr. pour une pilule à prendre à chacun des principaux repas, pendant 2 jours 1/2. 2° CURATIF. Enduire de vaseline* boriquée l'orifice des narines, badigeonnage avec 1/10 de solution de cocaïne.

Coryza aigu infantile. — Chez le nouveau-né, le coryza a une gravité spéciale à cause de l'étroitesse des fosses nasales à cet âge et de la gêne qu'apporte à la tétée l'oblitération du nez, par lequel l'enfant ne peut plus respirer.

CAUSES : 1° PRÉDISPOSANTES. Scrofule, syphilis. 2° DÉTERMINANTES. Changements brusques de température. — SIGNES SPÉCIAUX. Ronflement, bruyante respiration par la bouche, oppression, suffocation, surtout pendant que l'enfant est étendu. — ÉVOLUTION. 8 à 15 jours. — COMPLICATIONS. Conjonctivite, bronchite. — TRAITEMENT : 1° LOCAL. Lavage de l'orifice des narines avec de l'eau de guimauve ou même injection de ce liquide ; onction des orifices avec de la vaseline boriquée. 2° ALIMENTAIRE. Si l'enfant ne peut téter, lui donner le lait à la cuiller et au besoin avec une sonde introduite dans l'œsophage.

Coryza chronique. — Inflammation chronique de la muqueuse nasale.

I. ***Forme simple.*** — CAUSES : 1° PRÉDISPOSANTES. Vice de conformation (déviation de la cloison), tumeurs adénoïdes*, vapeurs ou poussières irritantes, tabac à priser, alcoolisme, scrofule et arthritisme. 2° DÉTERMINANTES. Coryzas aigus répétés.

SIGNES SPÉCIAUX. Enchifrènement obligeant à respirer par la bouche, d'où sécheresse de cette cavité, surtout après le sommeil ; voix nasonnée, odorat altéré, maux de tête fréquents ; sécrétion épaisse, difficile à expulser, obstruant la gorge le matin et pouvant produire des nausées et même des vomissements. — ÉVOLUTION. Indéfinie, si pas de médication sérieuse ; quelquefois interruptions pendant l'été. — COMPLICATIONS. Pharyngite, otite.

TRAITEMENT : 1° Supprimer la cause ; 2° douche-lavage (V. plus loin) avec eaux salée, boriquée ou sulfureuse ; pulvérisations. Saison à Argelès-Gazost, à Cauterets et aux autres eaux des Pyrénées ; saison à la mer.

II. ***Coryza puant*** ou ***Ozène*** (du grec *ozaina*, puanteur). — Inflammation chronique, avec élargissement des fosses nasales et accumulation de croûtes dans ces cavités. — CAUSES : 1° PRÉDISPOSANTES. Scrofule, syphilis, coryza chronique simple. Apparaît d'ordinaire de 10 à 20 ans, mais existe aussi chez les adultes. 2° OCCASIONNELLES. Déviation de la cloison, poussières irritantes.

SIGNES. Visage des scrofuleux, nez en selle ; sécrétion tantôt abondante, puriforme et épaisse, tantôt nulle avec expulsion difficile de croûtes jaune verdâtre à odeur fétide qui rendent pénible l'approche du malade. — COMPLICATIONS. Inflammation des sinus, c'est-à-dire des cavités placées en dehors des fosses nasales, conjonctivite, otite. — ÉVOLUTION. Guérison très difficile à obtenir.

TRAITEMENT : 1° LOCAL. Lavage du nez (V. plus loin *Médications*), avec eau salée ou solution d'acide borique, de chloral, d'acide phénique (on devra changer de liquide tous les mois) ; pulvérisations de solutions d'alun, de tanin, additionnées de chloral ; insufflations de poudre d'acide borique. Ces traitements doivent être faits *très régulièrement matin et soir* et accompagnés d'applications locales par le médecin, à intervalles, et avec les solutions qu'il peut seul déterminer suivant les cas. 2° GÉNÉRAL. Huile de foie de morue, iodure de fer ; saison à la mer (irrigation avec eau de mer au 1/4, 1/2, puis 2/3), ou aux eaux sulfureuses des Pyrénées (Argelès, Cauterets, etc.).

Coryza périodique. — V. FOINS (Fièvre des).

Catarrhe aigu naso-pharyngien. — Inflammation aiguë de la muqueuse tapissant la partie supérieure du pharynx, en arrière de l'ouverture postérieure des fosses nasales et notamment de l'amygdale pharyngée.

CAUSES. Froid, fièvres éruptives, fièvre typhoïde.

SIGNES. I. *Chez l'adulte*. Gêne et cuisson en arrière des cavités nasales, d'où l'on voit s'écouler, en regardant la gorge, une abondante sécrétion glaireuse ; souvent douleur de tête en casque et bourdonnements d'oreilles (inflammation de la trompe d'Eustache).

I. *Chez l'enfant*, porteur de tumeurs adénoïdes*. Troubles généraux (frissons, courbature, perte d'appétit) ; enchifrènement entraînant l'ouverture de la bouche pendant le sommeil, qui est agité et interrompu par de violentes quintes de toux ; voix nasonnée ; bruits dans les oreilles et même surdité.

ÉVOLUTION. Ordinairement, guérison en trois ou quatre jours, quelquefois passage à l'état chronique. — COMPLICATIONS. Coryza aigu, otite moyenne aiguë (V. OREILLES) due à une propagation de l'inflammation par la trompe d'Eustache.

TRAITEMENT : 1° GÉNÉRAL. Quinine. 2° LOCAL. Fumigations avec plantes aromatiques, 30 gr. et une

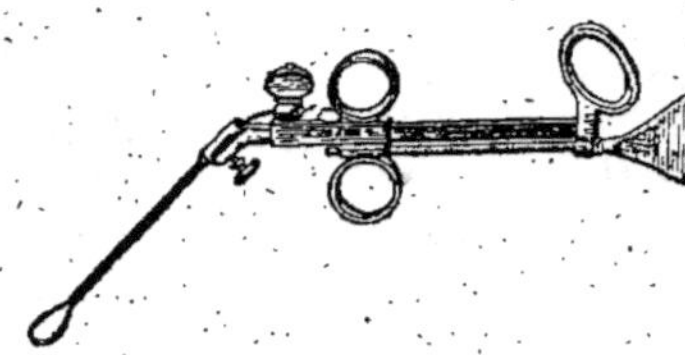

FIG. 530.
Serre-nœud ou anse froide du Dr Lermoyez.

tête de pavot pour 1 litre d'eau bouillante, à laquelle on ajoute, au moment de l'inhalation, une cuillerée à café de la solution suivante : essence de gaultherie 5 gouttes, eucalyptol 2 gr., menthol 5 gr., alcool 150 gr.

Catarrhe chronique naso-pharyngien. — CAUSES. *Humidité* (brouillard) ; chez lymphatiques et arthritiques, catarrhe aigu du nez et du naso-pharynx, fièvres éruptives, vapeurs ou poussières irritantes (maçons, tourneurs en cuivre), tabac. A tout âge, mais surtout pendant l'*enfance*.

SIGNES. Sensation, notamment au réveil, à la partie supérieure de l'arrière-gorge, d'une accumulation de sécrétions qu'on arrive difficilement à détacher par suite de leur viscosité, et qui peuvent provoquer des

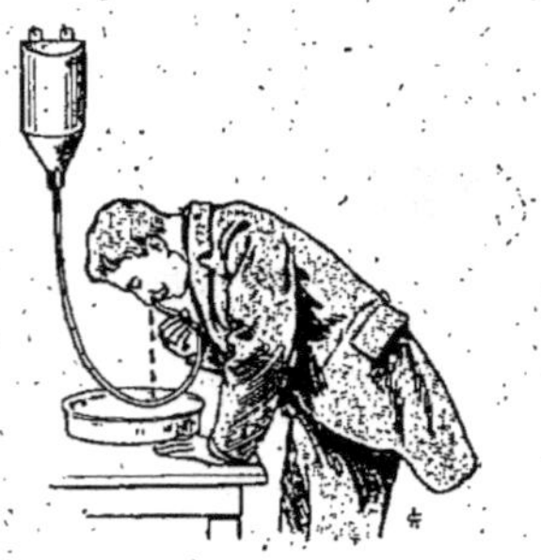

FIG. 531. — Douche-lavage.

nausées et même des vomissements ; *haleine* forte, fade ; bourdonnements d'oreilles, douleurs à la nuque mucosités épaisses sur le pharynx.

ÉVOLUTION souvent très prolongée.

TRAITEMENT : 1° GÉNÉRAL. Celui du lymphatisme* et de l'arthritisme* (eaux minérales sulfureuses et arsénicales). 2° LOCAL. Irrigation d'une solution tiède de sel marin ou d'acide borique (une cuillerée à café pour 1 demi-litre d'eau).

Polypes muqueux du nez. — CAUSES. Ordinairement chez l'adulte; consécutifs à des irritations répétées de la muqueuse nasale (rhinite, corps étrangers, sinusites).

SIGNES. Au début, les signes sont ceux du coryza chronique. Puis sensation d'un corps étranger qui gêne d'une façon croissante le passage de l'air, surtout pendant les temps humides; les polypes se gonflant sous l'influence de l'air chargé de vapeur d'eau pro-

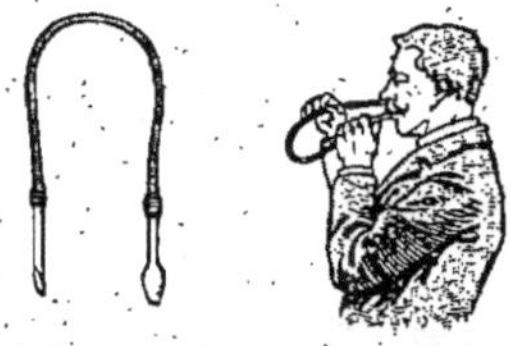

FIG. 532. — Auto-insufflateur de poudre.

duisent l'obturation complète des fosses nasales par une tumeur gris rosé. La respiration s'opère alors exclusivement par la bouche.

TRAITEMENT. Ablation.

Polypes fibreux naso-pharyngiens. — CAUSES. Mêmes causes que les précédentes. Ordinairement entre quinze et vingt ans, jamais après trente.

SIGNES. Les mêmes que ceux des polypes muqueux, mais aggravés de douleurs et d'hémorragies. Les tumeurs évoluent très rapidement et elles compriment et détruisent les organes voisins.

TRAITEMENT. Ablation à l'anse froide (*fig.* 530).

Nez (Médications du). — Les principales sont les suivantes :

Douche-lavage (*fig.* 531). — La douche nasale est basée sur le fait qu'un liquide lancé dans une narine avec une certaine force passe sur le voile du palais, dont il provoque la contraction, et, après avoir traversé l'autre fosse nasale, s'écoule par la seconde narine. Comme appareil, employer le bock*, qu'on placera à une hauteur de 1 mètre à 1m,50 au maximum, de façon à ne pas vaincre la résistance du voile du palais, ce qui ferait tomber le liquide dans la gorge, et à ne pas forcer la fermeture des trompes d'Eustache avec envahissement par le liquide de l'oreille moyenne. Le tube de caoutchouc sera terminé par une canule, plate d'un côté, pour s'adapter à la cloison, et courbe de l'autre, pour la concavité des narines.

Cette canule ne sera pas dirigée, comme on a tendance à le faire, verticalement, mais horizontalement, suivant la véritable direction des fosses nasales. Pendant l'irrigation, le malade incline légèrement la tête en avant, en disant au besoin *a a a a*, de façon à favoriser le redressement du voile du palais; il évitera des mouvements de déglutition qui pourraient faire pénétrer du liquide dans les trompes, et, dans le même but, essuiera son nez sans se moucher, après avoir terminé le lavage.

Le liquide doit être pris tiède; car, froid, il irriterait la muqueuse du nez et pourrait même supprimer temporairement l'odorat.

Insufflation de poudres dans le nez. — On peut faire usage, dans ce but, soit de l'*auto-insufflateur* (*fig.* 532), formé d'un tube en caoutchouc par lequel on souffle dans un tube de verre en bec de flûte contenant la poudre et qui est placé horizontalement dans une des narines, soit de l'insufflateur ordinaire. V. INSUFFLATEUR, HUMAGE, PULVÉRISATEUR.

Nice (Alpes-Maritimes). — Station d'hiver gaie et bruyante. Les vrais malades doivent habiter les quartiers de Carabacel et de Cimiez, mieux abrités que le reste de la ville.

CLIMAT. *Vents* fréquents (nord-est, ouest, sud-ouest), accompagnés ou non de poussières.

Température. Refroidissement intense, au moment du coucher du soleil. La température moyenne de la saison hivernale varie entre 6° en décembre et 16° en octobre. Air très sec, ciel pur (l'état hygrométrique varie de 55° à 65°).

D'après Hayem, les malades seraient forcés de ne pas sortir environ cinquante à soixante jours par hiver, à cause de la pluie ou du vent.

ACTION. Climat très excitant.

INDICATIONS. Anémie, convalescence, lymphatisme, scrofule, rhumatisme, goutte, mal de Bright, diabète, dépression nerveuse, hypocondrie, bronchite chronique et tuberculose au début sans tendance congestive. — CONTRE-INDICATIONS. Maladies du cœur et affections nerveuses, surtout si insomnie.

Nicotine. — Alcaloïde du tabac. V. TABAC.

Nitrate. — Syn. de *azotate.*

Nitrate d'argent, nitrate de bismuth, nitrate de potasse, etc. V. aux bases; ex. : nitrate d'argent, V. ARGENT.

Nitre. — Syn. de *nitrate de potasse.* V. POTASSE.

Nitrite d'amyle. — Médicament vaso-dilatateur très actif et très dangereux, à n'employer qu'à la dose de quelques gouttes sur un mouchoir, en inhalation.

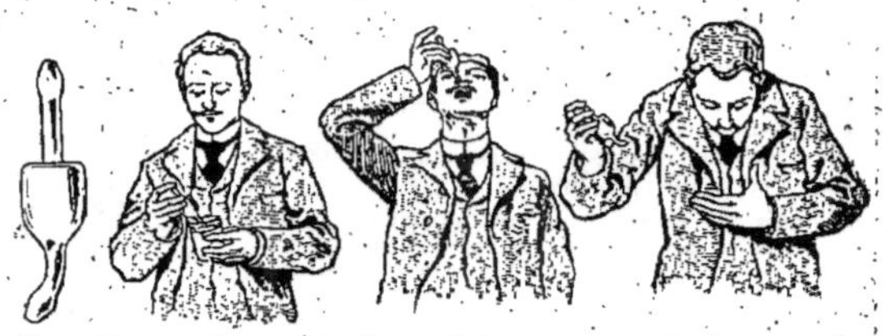

FIG. 533. — Pipette nasale et différents temps du bain nasal.

USAGES. Évanouissement, anémie cérébrale, maladies du cœur, angine de poitrine.

ACTION. Accélère le cœur et congestionne la face.

Nitroglycérine. — V. TRINITRINE.

Noix de galle. — Excroissance produite sur les bourgeons du chêne par la piqûre d'un insecte.

PRINCIPE ACTIF. Tanin, acide gallique. — ACTION. Astringent.

MODE D'EMPLOI. Décoction 20 gr. par litre d'eau ; poudre, 5 gr. pour 30 d'axonge, contre les hémorroïdes. V. aussi CHÊNE.

Noix vomique et **Fève de St-Ignace.** — Graines du *Strychnos nux vomica* et du *Strychnos Ignatii*. Médicament *très dangereux* ; ses principes actifs sont la strychnine et la brucine.

MODE D'EMPLOI ET DOSE. *Gouttes amères de Baumé*, V à XII gouttes ; teinture 20 centigr. à 2 gr. ; poudre 25 milligr. à 30 centigr. Ces doses seront prises dans une cuillerée d'eau. — USAGES. Maladies d'estomac ; paralysies sans lésion cérébrale.

Strychnine. — Alcaloïde de la noix vomique. — USAGE. Le même que celui de la noix.

MODE D'EMPLOI ET DOSE. Granules de 1/2 milligr. (1-10) ; collyre : 10 centigr. pour 10 gr. d'eau.

Sulfate de strychnine. — DOSE plus faible que la strychnine.

Empoisonnement par la noix vomique et la strychnine. — Les préparations de noix vomique et de son alcaloïde principal, la strychnine, ont une saveur très amère caractéristique ; elles sont donc forcément versées par les empoisonneurs dans des potions ayant déjà un goût analogue ou contenant même ces drogues à dose médicinale.

SIGNES. La face est pâle, décomposée, les mâchoires serrées fortement l'une contre l'autre, la respiration irrégulière ; le corps, pris d'un *mouvement convulsif*, se courbe en arrière pendant que les bras, rigides, se croisent sur la poitrine et que les membres inférieurs se raidissent violemment. Après une perte de connaissance presque absolue, les convulsions recommencent et aboutissent à la mort. Pendant toutes ces souffrances, l'intelligence est conservée. La *rigidité* cadavérique apparaît très rapidement et peut persister après deux mois.

PREMIERS SOINS. Provoquer mécaniquement des vomissements en chatouillant la luette au fond de la bouche, puis donner de l'infusion concentrée de café. V. aussi ASPHYXIE.

Noma (du gr. *nemein*, ronger). — Gangrène de la bouche d'origine microbienne, pouvant se produire à tout âge, mais plutôt chez les enfants de deux à cinq ans et presque toujours à la suite ou dans le cours d'une maladie générale : rougeole, scarlatine, diphtérie, fièvre typhoïde, scorbut.

SIGNES. Le noma débute par l'apparition sur la muqueuse d'une des joues (en général la gauche) d'une petite cloque remplie d'une sérosité roussâtre et entourée d'une zone violacée. Cette cloque se rompt et on aperçoit à sa place une ulcération grisâtre qui rapidement s'étend en profondeur et en surface et donne à l'haleine une odeur fétide. La maladie peut s'arrêter là, mais, le plus souvent, la plaque de gangrène (escarre) devient noirâtre et apparaît sur la peau de la joue ; une salive sanguinolente, fétide, s'écoule abondamment de la bouche, dont toutes les parties sont envahies par l'évolution destructive, qui peut transformer en excavation une grande partie de la face. La fièvre est intense et s'accompagne de diarrhée, de prostration, d'amaigrissement. La gangrène peut se produire concurremment dans le poumon, le pharynx, l'œsophage, et aux pieds ou aux mains.

TRAITEMENT : 1° LOCAL. Grand lavage avec la solution d'acide borique (4 p. 100), cautérisation au galvanocautère. 2° GÉNÉRAL. Reconstituants et toniques.

Nombril. — V. OMBILIC.

Non viable. — Dénomination donnée à l'enfant né avec un vice de conformation tel que la mort est fatale peu après la naissance. V. MONSTRES, MORT-NÉ.

Nosocomial (du gr. *nosos*, maladie, et *komein*, soigner). — Qui est relatif aux hôpitaux.

La *fièvre nosocomiale* est celle qui se produit dans les hôpitaux à la suite de l'encombrement ; elle porte plus généralement le nom de *typhus*.

Nosomanie (du gr. *nosos*, maladie, et *mania*, manie). — Forme de manie dans laquelle l'individu analyse ses moindres sensations et se préoccupe incessamment de sa santé.

Nosophobie. — Etat analogue à celui de nosomanie.

Nostalgie (du gr. *nostos*, retour, et *algos*, tristesse). — Tristesse intense produite par le désir de revoir la patrie.

Si ce sentiment ne provoque en général qu'un abattement transitoire, il peut, dans certains cas, amener une perte complète d'appétit et un affaiblissement considérable. Si alors le malade ne peut revenir dans son pays, une insomnie persistante, une diarrhée continue et une fièvre ardente entraînent la mort en un temps assez court.

Nourrice. — Quand la mère ne peut donner le sein à son enfant, on cherche une nourrice qui, moyennant salaire, consente à sevrer son nourrisson pour allaiter le petit étranger.

Cette nourrice peut venir à domicile sous la surveillance des parents : c'est la *nourrice sur lieu*, ou bien elle emporte chez elle l'enfant qui lui est confié et l'allaite à sa guise : c'est la *nourrice au loin*, à la campagne. La nourrice sur lieu doit être préférée ; elle coûte d'ailleurs plus cher que les autres.

D'après la loi Th. Roussel, « toute personne qui veut se placer comme nourrice est tenue de se munir d'un certificat du maire de sa résidence, constatant si son dernier enfant est vivant, qu'il est âgé de 7 *mois révolus* ou, s'il n'a pas atteint cet âge, qu'il est allaité par une autre femme ». Si cette juste prescription était exécutée, les nourrices *sur lieu* pourraient sans trop de risques pour leur propre bébé rendre ce service ; malheureusement, trop souvent, la loi est lettre morte et la conséquence est une effrayante mortalité des enfants de nourrice (50 p. 100 dans certains départements), ce qui rend ce métier absolument immoral.

Examen médical. — Toute nourrice doit être soumise à un examen médical sévère.

Elle devra avoir de préférence de 20 à 30 ans, cette période étant celle où les femmes ont le plus de lait et le conservent plus longtemps, avoir *déjà été nourrice*, et avoir appris à soigner un bébé.

Elle devra être accouchée depuis 2 mois au moins, 8 mois au plus. Cependant cette dernière condition n'est pas absolue, nombre de femmes continuant à pouvoir bien allaiter après cette période, et les prescriptions de la loi Roussel conciliant tous les intérêts.

On refusera une nourrice trop pâle, anémique, trop maigre ou trop grasse. La couleur des cheveux n'a pas d'importance, mais les odeurs fortes exhalées par la peau de certaines femmes seront un motif d'exclusion. Les dents profondément cariées indiqueront que la nourrice aura de la peine à s'alimenter et la feront écarter.

Les seins devront être volumineux, pas trop chargés de graisse et sillonnés de nombreuses veines ; le mamelon sera saillant, non rentrant ; la pression à sa base devra faire jaillir le lait comme une pomme d'arrosoir. Toute nourrice qui n'aurait qu'un sein utile, par atrophie, abcès, cicatrices, doit être refusée.

On examinera le lait dans un verre, une cuillère ou mieux au lactoscope*.

Le médecin examinera le cœur, les poumons, la gorge, il recherchera les signes de syphilis et dans le doute fera une réaction de Wassermann. L'enfant de la nourrice sera également soigneusement examiné au point de vue de la syphilis héréditaire.

Les nourrices de la campagne sont préférables aux nourrices des villes. Les filles-mères (la question de moralité mise à part) sont souvent plus maniables, plus dociles que les femmes mariées. Ces dernières exigent un prix plus élevé que les autres et les familles sont souvent exposées à un véritable chantage de la part des maris.

On ne prendra qu'avec répugnance et après enquête une nourrice qui vient d'être placée et qui a quitté sa place par renvoi, départ volontaire, par suite de la mort ou du sevrage du nourrisson (Comby).

Hygiène. — Que la nourrice soit la mère de l'enfant ou une personne salariée, l'hygiène est la même.

Alimentation et exercice. — L'alimentation de la nourrice ne doit avoir rien de particulier. Il est tout à fait inutile et même nuisible de lui faire prendre beaucoup de viande. Les féculents (haricots, lentilles), les purées de pomme de terre, les marrons sont utiles ; les choux, l'ail, les oignons, les asperges, les poireaux, ont dans certains cas, au contraire, une action mauvaise, car les essences que contiennent ces légumes passent dans le lait ; il en est de même du gibier, surtout faisandé, et dans certaine mesure des conserves de viande, de la charcuterie, des sauces faisandées, du vinaigre, des cornichons, des fromages forts ; mais l'essentiel est que l'*alimentation soit variée, suffisante*, mais *non surabondante*.

Le nombre des repas sera de 3 à 4, si l'on y comprend un goûter à 4 ou 5 heures avec du pain, du fromage ou des confitures. Comme boisson, les nourrices prendront par jour une bouteille de vin coupé avec de l'eau à leurs repas et pourront boire dans l'intervalle de la bière légère ou du cidre (1 litre au maximum) ou mieux du *lait*.

La surabondance de liquide diminue la proportion nécessaire des principes nutritifs dans la sécrétion lactée, et si ces liquides sont alcoolisés, elle provoque des troubles graves chez l'enfant : insomnie, agitation, convulsions : la nourrice ne doit donc absorber *aucune boisson spiritueuse* (vin, eau-de-vie, liqueurs), l'alcool passant dans le lait.

La nourrice fera chaque jour de l'exercice ; *une heure de marche* au moins par jour et deux en moyenne sont nécessaires; mais cette marche sera coupée de repos. Le surmenage, par contre, diminue la sécrétion lactée.

Les maladies aiguës, de courte durée (angine, grippe, fièvre puerpérale*), ne doivent pas toujours faire supprimer l'allaitement *maternel* : il en est de même pour les lymphangites du sein ; mais on réduira le nombre des tétées suivant la fatigue de la mère, quitte à l'aider, en donnant au bébé du lait de vache pendant quelques jours.

Repos et sommeil. — Le sommeil est indispensable à une femme qui nourrit. Du moment que l'enfant a eu ses repas aux heures prescrites et qu'on est assuré que rien ne le gêne, il faut le laisser crier, et l'éloigner au besoin de la mère pour qu'elle puisse reposer. Il finira bien par s'endormir, s'il a tout ce qui lui est nécessaire. Si, au contraire, on se prête à ses caprices, si on oublie qu'il faut l'habituer à dormir la nuit, il s'accoutumera à veiller à l'heure où l'on repose et tiendra tout le monde sur pied, au grand détriment de la santé de la nourrice qui, fatiguée, lui donnera du mauvais lait et accroîtra par suite son agitation. Cette éducation du bébé doit commencer dès les premiers jours.

Ne pas oublier que *toutes* ces prescriptions doivent être exécutées par et pour la nourrice rétribuée, non pas seulement dans son intérêt, mais dans l'*intérêt* du nourrisson. Si elle ne se promène pas, si elle se fatigue trop, l'enfant souffre. Il en est de même si on l'oblige à obéir à tous les caprices du bébé et notamment à le bercer la nuit, ou à lui donner à téter pendant les heures de repos.

Propreté. — La nourrice devra changer de linge dès le premier jour et prendre un grand bain. Si elle se refuse à ces soins de propreté, il sera difficile de s'entendre avec elle, non seulement pour sa propreté personnelle, mais pour celle du bébé.

Changement de nourrice. — Il ne faut pas pour des motifs secondaires ou futiles (impolitesse, discussion avec les domestiques) risquer d'arrêter le développement ou de compromettre la santé d'un enfant qui prospère. Au contraire, si l'enfant maigrit, pâlit, diminue de poids, il ne faut pas hésiter à changer sur-le-champ la nourrice.

Certains, habitués au visage et à l'odeur d'une nourrice, refusent la nouvelle nourrice qu'on leur présente. Il est bon dans ce cas de faire téter l'enfant la nuit. Mais ces faits sont rares.

Une nourrice qui a ses règles sera renvoyée, si on se trouve au début de l'allaitement, si le lait diminue sensiblement et si l'enfant cesse de s'accroître. Au contraire si l'enfant a 5 ou 6 mois et si la sécrétion lactée se rétablit entre les règles, on pourra conserver la nourrice. Dans tous les cas, il ne faut jamais prendre une nourrice qui a ses règles (Comby).

Nourrisson. — Pour soins à la naissance, V. NOUVEAU-NÉ.

Premières fonctions. — Après l'expulsion du méconium, les *matières fécales* doivent être *jaunes*, homogènes, sans odeur et en consistance de bouillie épaisse ; le nombre des selles est d'abord de 2 à 4 par jour, puis de 2 ; leur quantité de 80 gr. environ. Toute modification dans la couleur (teinte verdâtre), dans l'homogénité (flocons blanchâtres), dans l'odeur, dans la consistance (selles liquides), dans le nombre de selles (excès de fréquence ou, au contraire, constipation), est l'indice d'une alimentation défectueuse.

Le *poids* diminue les premiers jours, par suite de l'expulsion du méconium ; il augmente ensuite régulièrement (V. CROISSANCE). On trouvera également à ce mot des renseignements sur la taille. Le seul moyen de voir si l'enfant *profite* est de le peser une fois par semaine. V. PÈSE-BÉBÉ.

Conditions d'hygiène indispensable pour la santé. — 1° *La propreté.* Un lavage chaque fois que le bébé s'est sali et un bain *quotidien* tiède de 5 à 6 minutes pendant la première année, plus tard de 10 minutes, préservent en général le bébé des éruptions et, si elles se produisent, les calment rapidement ; on supprimera, par une onction de vaseline le soir et un lavage savonneux le matin, le chapeau, croûte noirâtre du cuir chevelu, considéré on ne sait pourquoi par les âmes naïves comme un « signe de santé ». Ce bain sera additionné d'une poignée de sel tous les deux jours et remplacé par un bain d'amidon en cas d'irritation de la peau ; 2° *promenades au grand air* le plus fréquemment possible. V. aussi ALLAITEMENT, BIBERON, CRIS,

HABILLEMENT, NEZ (coryza ou rhume de cerveau), NOURRICE, NOUVEAU-NÉ, PÈSE-BÉBÉ, SEVRAGE, SOMMEIL.

Nouure. — V. RACHITISME.

Nouveau-né. — Nom donné à l'enfant du moment de sa naissance à sa mise au sein, où il devient un *nourrisson*. V. ce mot.

PREMIERS SOINS. 1° Vérifier si le cordon n'est pas enroulé autour du cou de l'enfant, et, si oui, se hâter de le dérouler. 2° Faire la ligature du cordon. (V. ACCOUCHEMENT.) 3° Passer le doigt dans la bouche de l'enfant pour le débarrasser des matières qui ont pu y pénétrer pendant l'accouchement. 4° Envelopper l'enfant dans des serviettes chaudes, ou au moins sèches, et le porter dans un vase (cuvette, bain de pieds), où l'on aura versé de l'eau tiède et dans lequel on le savonnera complètement avec une éponge fine. L'essuyer ensuite avec un linge sec et chaud ; puis le poudrer, particulièrement dans les endroits où il existe des plis, avec de la poudre de riz, de talc ou de lycopode, ou un mélange de ces poudres. On lavera *soigneusement* les yeux avec de l'eau boriquée. 5° Passer le cordon à travers un trou fait dans une petite compresse fine enduite de vaseline boriquée et relever les bords de cette compresse autour de lui, puis recouvrir avec une compresse sèche et une bande de flanelle avec laquelle on entoure le ventre et dont les extrémités sont terminées par des lacets qu'on ramène en avant et qu'on noue. Ce pansement sera renouvelé chaque jour jusqu'à la chute du cordon, qui se fait vers le cinquième jour, laissant une petite plaie que l'on continue à panser avec une compresse imbibée de vaseline boriquée. 6° Habiller l'enfant. V. HABILLEMENT.

PREMIÈRES FONCTIONS. 1° Quelquefois immédiatement après la naissance, mais ordinairement après dix à douze heures, l'enfant évacue en une ou plusieurs fois son *méconium*, pâte molle, visqueuse, verdâtre, dont la quantité varie entre 30 et 120 grammes.

2° La peau est rougeâtre pendant quelques jours ; elle se fendille bientôt et l'épiderme se détache en lambeaux petits ou assez grands. V. aussi ASPHYXIE des nouveau-nés, ALLAITEMENT, NÆVUS, NOURRISSON.

Nouvelle-Calédonie. — V. TROPIQUES (Pays des).

Novarsénobenzol. — V. ARSÉNOBENZÈNE.

Novocaïne. — Nom allemand d'un médicament analgésique local, moins toxique que la cocaïne et fabriqué en France sous le nom de syncaïne, allocaïne, scurocaïne.

Se présente sous forme d'aiguilles blanches, solubles dans l'eau. Employé en injection hypodermique à 1 p. 100 et même 4 à 8 p. 100 comme anesthésique, dans les petites opérations (panaris, dents, hémorragies, phimosis), et pour la rachianesthésie. Son action est très courte, mais se prolonge si on y associe de l'adrénaline. Dose maxima 0 gr. 08 par dose et 0 gr. 25 par 24 heures.

Noyé. — Les secours qu'on peut donner à un noyé ou, plus exactement, à un individu en péril de *submersion*, sont de deux sortes : 1° le ramener à terre ; 2° le faire respirer s'il est asphyxié. Il ne sera question ici que des premiers, les seconds ayant été étudiés au mot *asphyxie*.

Précautions à prendre par le sauveteur. — I. ***Agir par surprise et en se tenant de façon à ne pas être saisi soi-même.*** Il faut s'approcher de l'individu en train de se noyer, *par derrière*, et le saisir *brusquement* sous les aisselles, *les bras fortement tendus en avant*, de manière à l'empêcher de vous toucher. Le redresser alors et placer sa tête hors de l'eau, puis le pousser vers le rivage en nageant soi-même avec les pieds. Si l'individu se débat, attendre qu'il *n'ait plus sa connaissance*, de façon à bien opérer la saisie comme il a été indiqué. *Ne pas le prendre par les cheveux*, à moins qu'il n'ait perdu complètement connaissance ; le noyé, dans ces conditions, pourrait se rapprocher de trop près du sauveteur.

II. ***Si le noyé vous saisit*** : 1° *par les poignets*, tourner vos bras de façon à tordre les pouces du noyé, auquel la douleur fera forcément desserrer son étreinte ; 2° *par le cou*, aspirer l'air, se pencher vers le noyé et, sortant le bras droit hors de l'eau, saisir ses narines en appuyant la paume de la main sur son menton et en l'écartant de toute votre force : contraint d'ouvrir la bouche pour respirer, le noyé lâche votre cou ; 3° à *bras le corps*, même action sur le nez et appuyer le genou sur l'abdomen du noyé.

III. ***En cas de fatigue,*** il ne faut pas hésiter à abandonner le noyé immédiatement, sans cependant le perdre de vue. On le reprendra ensuite, lorsqu'on aura repris haleine et qu'on sera reposé.

Moyen de reconnaître l'endroit où se trouve le noyé s'il a disparu. — Quand une personne a coulé et que l'eau est calme, on connaît exactement sa position par les bulles d'air qui s'élèvent à la surface ; il y a lieu cependant de tenir compte du mouvement général de l'eau. Au bord de la mer, le courant pousse les corps dans un sens différent (gauche ou droite) au moment où le flot monte ou descend.

Conditions nécessaires pour opérer un sauvetage. — 1° Avoir du sang-froid. 2° Savoir bien nager avec les pieds, savoir plonger, savoir regarder dans l'eau. 3° Être nu, en costume de bain, ou avoir tout au moins enlevé ses chaussures.

Noyer. — Arbre de la famille des Juglandées (*fig.* 534).

Feuilles. — PRINCIPE ACTIF. Tanin. — ACTION. Astringent, tonique. — MODE D'EMPLOI. Décoction

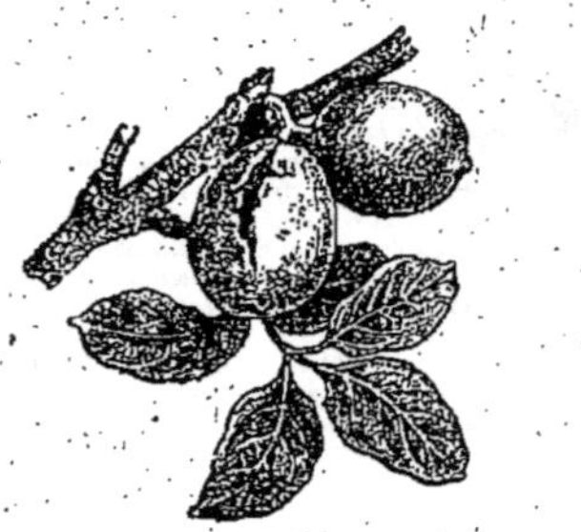

FIG. 534. — Noyer.

25 à 50 gr. par litre. — USAGES. Gargarisme dans angine chronique, tisane (infusion) dans scrofule, injection contre les flueurs blanches.

Brou de noix (suc de l'enveloppe de la noix). — Est employé dans la teinture des cheveux en noir.

Nubilité. — Aptitude à la conception, qui, dans le climat d'Europe, se produit vers dix-huit à vingt ans. V. PUBERTÉ, MARIAGE, RÈGLES.

Nuque. — Partie supérieure du cou, en arrière.

Nyctalopie (du gr. *nux*, nuit, et *ops*, œil). — Maladie dans laquelle on ne distingue bien les objets qu'à une faible lumière ou pendant la nuit.

Causes. Grande sensibilité de la rétine ou de l'iris, entraînant un resserrement de la pupille ou, au contraire, une dilatation excessive ; taie de la cornée, cataracte du cristallin, intoxication par l'alcool et le tabac.

Traitement. Il varie avec la cause : verres fumés, coquilles aux personnes atteintes de la cataracte, verres jaunes aux nerveux.

Nymphomanie (du gr. *numphê*, nymphe, et *mania*, manie). — Excitation sexuelle excessive chez la femme. S'observe dans la manie aiguë, la folie mystique.

Traitement. Calmants, mariage.

Nystagmus (du gr. *nustagmos*, oscillation). — Spasme des muscles des yeux provoquant un clignotement perpétuel.

Ordinairement, il est binoculaire, mais souvent inégal dans les deux yeux. Quelquefois il existe seulement à certains moments, notamment lorsque les yeux regardent en haut. L'attention, les émotions, l'action de fixer l'exagèrent ; il s'atténue au contraire, ou peut même disparaître complètement par le repos, la distraction. Il coïncide souvent avec une diminution de la vue.

Causes. Méningite, maladies du cerveau ou de la moelle (tabes, sclérose), fracture du crâne. Dans certains cas, il se produit dès la naissance. Il est souvent associé à d'autres lésions de la vue (cataracte, albinisme, myopie, rétinite). On l'observe assez souvent chez les mineurs et il semble dû alors au mauvais éclairage ou à une intoxication par les carbures d'hydrogène de certaines mines.

Traitement. Lunettes, extraction de la cataracte, gymnastique oculaire. Cessation du travail souterrain pour les mineurs.

O

Obésité (du lat. *obesus*, gras, trop bien nourri). — Exagération de la quantité de graisse existant normalement entre les organes (tissu cellulaire sous-cutané, tissu sous-aponévrotique, interstices des muscles, pourtour des synoviales et des séreuses, plèvre, péricarde et péritoine) et apparition de graisse dans le tissu même des viscères et dans le sang.

Causes. Il peut y avoir obésité temporaire ou permanente.

1° *Par suralimentation* : alimentation trop riche en albumines et en hydrates de carbone ; insuffisance d'exercice chez les sédentaires, insuffisance de l'oxygénation chez les anémiques.

2° *Par troubles de divers organes* : a) Insuffisance des fonctions digestives, dyspepsies gastro-intestinales ;

b) Insuffisance des glandes à sécrétion* interne : thyroïde (myxœdème*), hypophyse*, glandes génitales. Le rôle des glandes génitales est particulièrement net : obésité des animaux châtrés (chapons, porcs), obésité des eunuques, obésité liée à l'insuffisance ovarienne (ménopause, premiers mois de la grossesse, ovariotomie). Les jeunes gens qui ont une prédisposition héréditaire à l'obésité présentent des signes de féminisme (peu ou pas de barbe, développement exagéré des seins), tandis que les femmes héréditairement obèses ont souvent des apparences masculines (moustache) ;

3° *Par troubles du système nerveux*, dans certaines adiposes localisées ;

4° *Par troubles nutritifs généraux* : a) Obésité neuro-arthritique subordonnée à une dystrophie générale chronique habituellement héréditaire et associée ou combinée à la goutte, au diabète, à la lithiase ;

b) Intoxications : alcoolisme, intoxication par le plomb, l'arsenic, le phosphore ;

c) Infections : à la suite de la fièvre typhoïde, l'obésité est fréquente. De même, chez les tuberculeux, l'obésité peut tenir au terrain, à l'hérédité ou à la suralimentation irrationnelle. Cette obésité tuberculeuse s'observe assez souvent chez l'enfant et il arrive que les premiers prix dans les concours de bébés aient un triste épilogue de leur triomphe.

Complications. Le cœur, les reins, les poumons sont fréquemment touchés chez les obèses. Les obèses pléthoriques sont souvent atteints de néphrite, d'artériosclérose ; les obèses atoniques sont prédisposés aux varices, aux œdèmes, à l'hyposystolie.

Du côté des poumons, les obèses ont souvent de l'insuffisance respiratoire, de l'emphysème, des congestions actives ou passives du poumon.

Hygiène. Exercices réguliers afin de brûler les réserves graisseuses, mouvements passifs, puis gymnastique de mouvements, notamment flexion et rotation du tronc, qui fait résorber la graisse du ventre, pendant 15 à 30 minutes sans arrêt. Exercices avec les haltères ou des extenseurs en caoutchouc ; marche en plaine, le matin, à une allure rapide (7 km. à l'heure) pendant 1 heure ou 1/2 heure de gymnastique, si possible ; le tennis, la bicyclette, la natation sont préférables à l'escrime. L'hydrothérapie (douches chaudes ou froides) et les frictions sèches sont plus efficaces que le bain chaud ou le massage (Heckel).

Régime. Diminution de la ration de pain (100 gr. par jour), boissons chaudes non sucrées (thé, tilleul), 2 heures avant ou après le repas ; suppression de toute boisson pendant le repas.

Œufs : à la coque ou pochés de préférence. *Poissons maigres (bouillis)* : sole, limande, dorade, merlan, colin, perche et brochet. *Viandes (bouillies ou grillées)* : mouton, bœuf, volaille, veau. *Légumes frais* : carottes, céleri, céleri-rave, betteraves, choux, choux-fleurs, choux de Bruxelles, choux-raves, [illegible], cardons, salsifis, tomates, artichauts, asperges, aubergines, pommes de terre en petite quantité. *Légumes verts et herbacés (crus ou cuits)* : laitue, scarole, chicorée, pissenlits, endives, haricots verts. *Desserts* : biscuits, gâteaux secs en petite quantité. *Fruits frais* : pommes, poires, raisins, pêches, abricots, prunes, fraises, framboises, groseilles, oranges, figues. *Fromage frais* : lait écrémé. *Très peu de sel.*

Sont défendus tous les mets sucrés, gras, farineux et alcoolisés, c'est-à-dire :

Les viandes grasses (cervelas, foie, saucissons, porc), les poissons gras (saumons, carpes, [illegible], anguilles), le beurre, l'huile, les haricots, les lentilles, les pois et les légumineuses, châtaignes, riz ; les *pâtes alimentaires*, le *sucre* et les mets *sucrés* : confitures, compotes, entremets sucrés, pâtisseries ; le chocolat, cacao, les infusions sucrées, le cidre, le champagne.

Durée du sommeil : 7 heures chez l'adulte, 8 heures chez l'enfant.

Cures thermales : Brides, Salins-Moutiers, accessoirement Vichy, Vittel, Contrexéville, Salies-de-Béarn, Salins-du-Jura, Biarritz, Plombières, Divonne.

MÉDICAMENTS. Purgatifs salins chez les obèses pléthoriques ; bicarbonate de soude, sel de Seignette chez les obèses diabétiques et les goutteux. Diurétiques (théobromine) chez les obèses œdémateux qui font de la rétention chlorurée. Opothérapie* thyroïdienne, ovarienne, hypophysaire, surrénale.

Iode et iodures alcalins à petites doses chez les obèses lymphatiques, scrofuleux, hypothyroïdiens, dangereux chez ceux qui ont tendance aux œdèmes et dont le rein fonctionne mal.

Obnubilation (du lat. *obnubilatus*, entouré comme d'un nuage). — Syn. Éblouissement, vertige.

Obsession (du lat. *obsequi*, suivre). — Syndrome morbide caractérisé par l'apparition involontaire et anxieuse dans la conscience de sentiments ou de pensées parasites, qui tendent à s'imposer au *moi*, évoluent à côté de lui malgré ses efforts pour les repousser, et créent ainsi une variété de dissociation psychique dont le dernier terme est le dédoublement conscient de la personnalité (Régis).

Obstétrique (du lat. *ob*, en face de, et *stare*, se tenir debout). — Art des accouchements.

Obstruction intestinale (du lat. *obstruere*, boucher). — V. INTESTIN (Maladies de l'). Occlusion.

Obturation d'une dent. — V. DENTS.

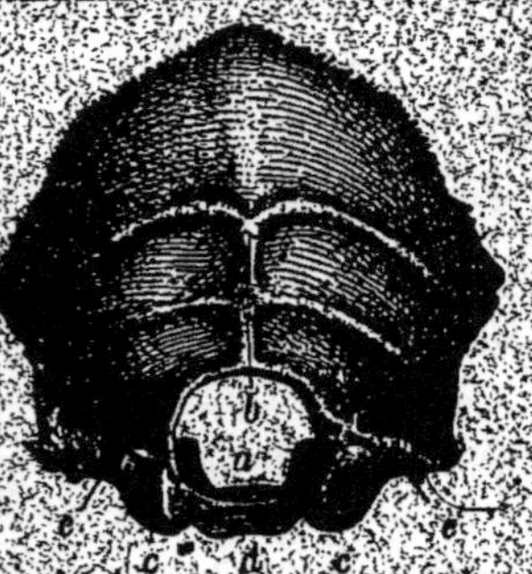

FIG. 535. — Os occipital.
a. Trou occipital ; b. Crête occipitale ; c. Condyle ; d. Apophyse basilaire ; e. Trou condylien.

Occipital. — Os formant la partie postérieure de la tête (*fig.* 535).

Occlusion intestinale. — V. INTESTIN (Maladies de l').

Ocularisté. — Fabricant d'yeux artificiels.

Oculiste. — Médecin s'occupant spécialement des maladies des yeux.

Odeur. — Impression particulière que certains corps produisent sur l'organe de l'odorat. V. FLEURS, HALEINE.

Odontalgie (du gr. *odontos*, de la dent, et *algos*, douleur). — Douleur dentaire. V. DENT.

Odontologie (du gr. *odontos*, de la dent, et *logos*, étude). — Partie de la médecine consacrée à l'étude des dents.

Odorat. — V. NEZ (Structure).

Œdème. — Enflure indolore, sans changement de couleur de la peau, produite par l'infiltration de la sérosité du sang dans le tissu cellulaire (hydropisie). Lorsqu'on déprime un point œdématié en pressant avec le doigt, ce point garde l'empreinte sous forme d'un godet, qui persiste un certain temps.

VARIÉTÉS. L'œdème généralisé prend le nom d'*anasarque* ; limité aux paupières, il est ordinairement l'indice du mal de Bright (V. REINS [Maladies des]) ; aux pieds et aux mains, il indique soit des varices, soit, en leur absence, une maladie de cœur.

L'arsenic provoque aussi un œdème du visage, notamment des paupières.

L'*œdème du poumon*, celui de la *glotte*, sont constitués par l'hydropisie de cet organe. L'*œdème malin* des paupières est la localisation en cette partie de la pustule* maligne.

TRAITEMENT : I. LOCAL. Faciliter la circulation en tenant le membre étendu ou plus élevé que le reste du corps. Si la tension devient excessive, mouchetures, drainage* avec pansement antiseptique.

II. GÉNÉRAL. Celui de la cause : diurétiques, purgatifs drastiques ; régime déchloruré.

Œdème angio-neurotique (Œdème circonscrit). — V. QUINCKE (maladie de).

Œdème dur traumatique. — Siège surtout au dos de la main à la suite de traumatismes répétés par corps contondant rond. S'observe souvent chez les accidentés du travail (simulation).

Œdème de la glotte. — V. LARYNX.

Œdème aigu du poumon. — V. POUMON.

Œdème malin. — V. PUSTULE MALIGNE.

Œil (Description). — Les yeux (*fig.* 536, 537) ont la forme de petites sphères d'environ

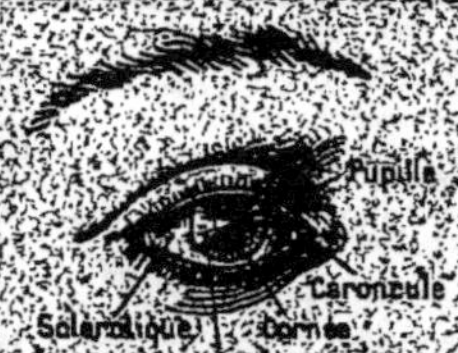

FIG. 536. — Œil vu de face.

2 centimètres et demi de diamètre, logées dans les *cavités orbitaires*, où elles se meuvent en divers sens sous l'action de muscles qui s'attachent d'une part à la surface de l'œil et de l'autre aux divers os de l'orbite.

L'étude de l'œil peut être partagée en six parties : 1° les organes protecteurs ; 2° les enveloppes du globe et leurs annexes ; 3° l'appareil de perception ou rétine ; 4° les milieux transparents ; 5° les muscles moteurs ; 6° l'appareil lacrymo-nasal.

I. Organes protecteurs.

Cavités orbitaires (*fig.* 538). — Les orbites sont formées par la réunion de divers os : le frontal, le sphénoïde, le malaire, l'unguis, l'ethmoïde et le maxillaire supérieur ; elles présentent un orifice, *fente sphéno-maxillaire*, par lequel pénètrent les vaisseaux et les nerfs et sont notablement plus larges que le globe oculaire ; l'espace libre est rempli par des muscles et une épaisse couche de graisse.

Paupières (*fig.* 540). — Les yeux sont protégés par deux voiles membraneux mobiles, les *paupières*, dont le bord libre est garni de longs poils, les *cils*, destinés à arrêter les poussières. Les paupières reposent l'œil, notamment pendant le sommeil, en supprimant l'arrivée des rayons lumineux. Les paupières supérieures, plus étendues que les inférieures, sont surmontées d'une série d'autres poils, les *sourcils*, qui arrêtent la sueur s'écoulant du front.

CONFORMATION. Les paupières sont formées, de dehors en dedans : 1° d'une peau très fine ; 2° d'un muscle circulaire, l'*orbiculaire des paupières*, dont la contraction produit l'occlusion des yeux ; 3° de deux lames fibreuses, les *cartilages tarses* (*fig.* 539), qui occupent le bord libre des deux paupières dans une hauteur d'environ 1 centimètre ; celui de la paupière supérieure donne attache à sa partie supérieure, au muscle élévateur des paupières ; 4° d'une muqueuse rosée, la *conjonctive* (*fig.* 540), qui tapisse la face interne des paupières et se réfléchit pour se continuer sur l'enveloppe extérieure du globe oculaire, la *sclérotique*, à laquelle elle adhère en devenant transparente. Elle constitue ainsi un cul-de-sac entre les paupières et l'œil. La conjonctive renferme de nombreuses glandes en grappes, les glandes de Meibomius, dont les orifices se trouvent le long du bord des paupières et qui sécrètent une matière grasse destinée à arrêter les larmes et à les empêcher de s'écouler sur la joue. Elle présente en dedans une saillie rougeâtre mamelonnée, la *caroncule lacrymale* (*fig.* 536), et le *repli semi-lunaire*.

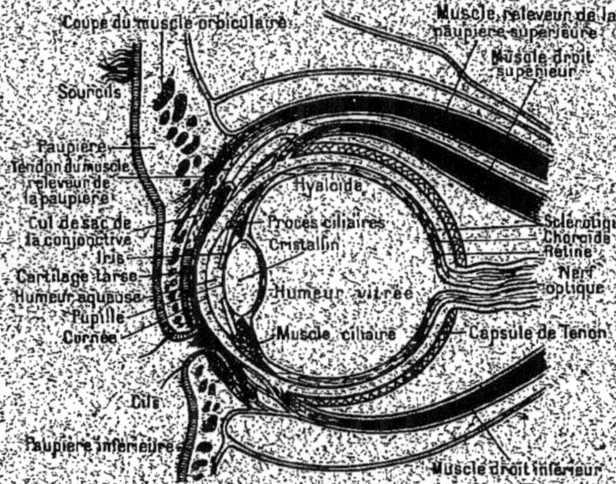

FIG. 537. — Coupe de l'œil.

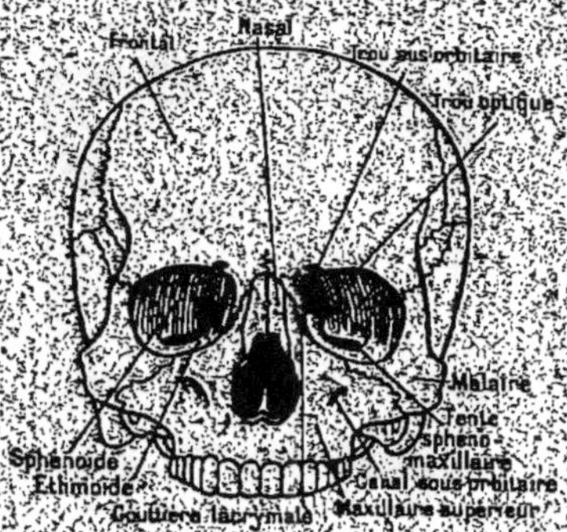

FIG. 538. — Cavités orbitaires.

II. Enveloppes du globe et leurs annexes. — Les enveloppes sont, de dehors en dedans, la sclérotique et la choroïde.

Sclérotique (du grec *skleros*, dur) [*fig.* 536, 537, 541]. — La sclérotique ou *blanc de l'œil* constitue les 4/5 postérieurs de l'enveloppe protectrice extérieure du globe oculaire, dont le cinquième antérieur est formé par la cornée. C'est une membrane blanc nacré, opaque et très résistante ; son épaisseur est de 1 millimètre. En avant, on l'a vu, elle est recouverte extérieurement par une partie de la conjonctive.

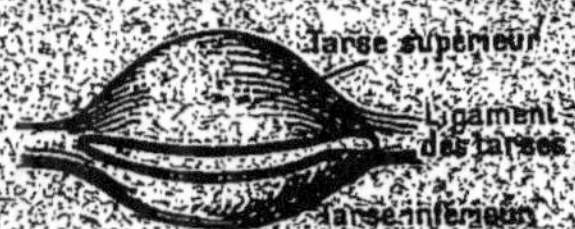

FIG. 539. — Cartilages tarses.

Choroïde (du grec *chorion*, fine membrane, et *eidos*, ressemblance) [*fig.* 541 et 542]. — La membrane choroïde présente trois parties distinctes :

1° La *choroïde proprement dite*, qui tapisse l'intérieur de la sclérotique ; elle contient une grande quantité de vaisseaux sanguins et de pigment : ce pigment lui donne sa teinte noire et a pour rôle d'absorber les rayons lumineux qui ont impressionné la rétine, afin d'empêcher qu'ils ne soient réfléchis sur la sclérotique, ce qui nuirait à la netteté de la vision.

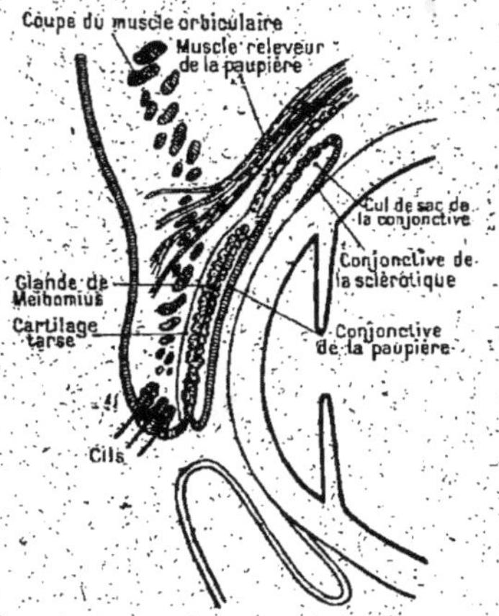

FIG. 540. — Paupières.

2° La *zone ciliaire*, bourrelet formé par la choroïde au pourtour de la cornée et qui elle-même comprend deux couches : la couche externe qui contient les fibres du *muscle ciliaire*, dont les unes vont de la sclérotique à la choroïde et dont les autres constituent un anneau autour du cristallin ; la couche interne, formée par

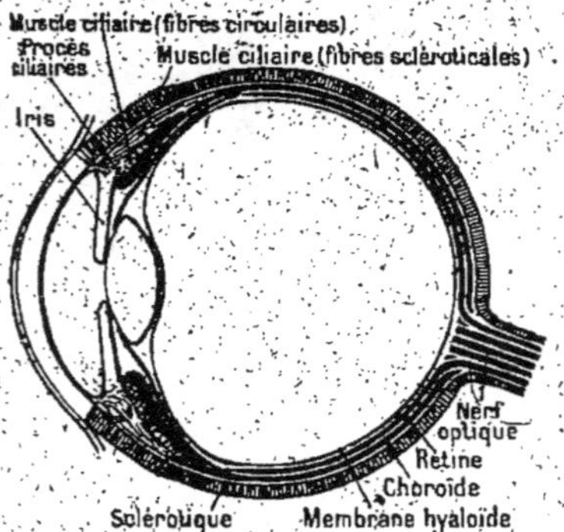

FIG. 541. — Choroïde (coupe).

une série de plis encadrant les bords du cristallin, et qui portent le nom de *procès ciliaires* (*procès* vient du latin *processus*, prolongement). Ces plis contiennent de nombreux capillaires, qui peuvent être gonflés de sang par l'action du muscle ciliaire.

Le rôle de la zone ciliaire (muscle et procès ciliaires) est expliqué plus loin, à *Cristallin*.

3° L'*iris*, qui fait suite en avant à la choroïde. Il constitue une sorte de rideau tendu devant le cristallin et s'attache par son bord externe à la sclérotique. Son centre est percé d'une ouverture arrondie, la *pupille* ou *prunelle*, dont le diamètre varie sous l'action

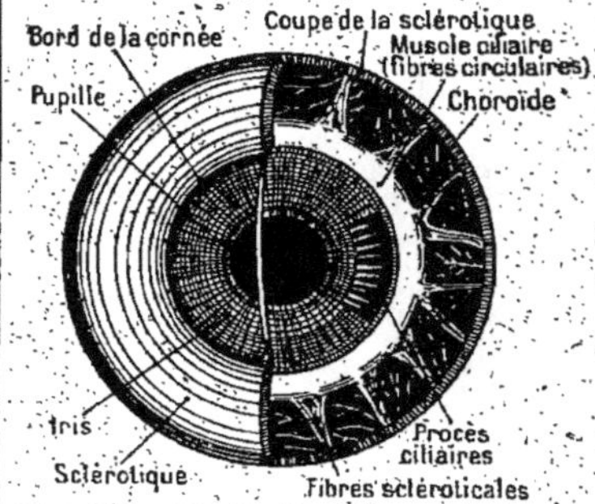

FIG. 542. — Partie antérieure de la choroïde.

des fibres musculaires de l'iris ; de ces fibres les unes sont circulaires (constricteur de la pupille) et les autres sont dans la direction des rayons d'une roue (dilatateurs de la pupille). Les nuances de l'iris diffèrent suivant la quantité de matière colorante ; beaucoup de pigment donne le brun noir, peu, le bleu et le gris. Le pigment, chez les albinos, manque complètement, et l'iris paraît rose (couleur du sang contenu dans les capillaires).

Le rôle de l'iris est de régler la quantité de lumière qui doit pénétrer dans l'œil en agrandissant ou rétrécissant la pupille, qui se dilate au crépuscule, se rétrécit au soleil.

III. **Appareil de perception** ou **Rétine** (*fig.* 541).

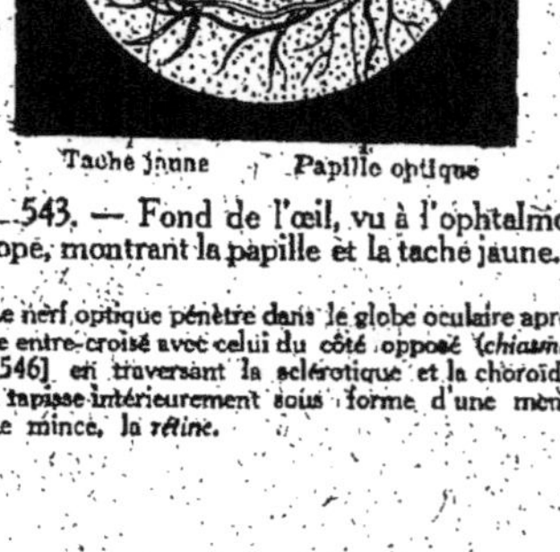

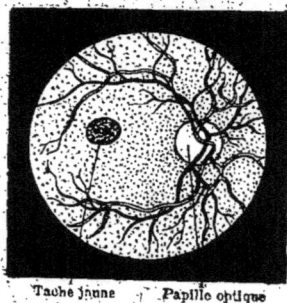

FIG. 543. — Fond de l'œil, vu à l'ophtalmoscope, montrant la papille et la tache jaune.

— Le nerf optique pénètre dans le globe oculaire après s'être entre-croisé avec celui du côté opposé (*chiasma*) [*fig.* 546] en traversant la sclérotique et la choroïde, qu'il tapisse intérieurement sous forme d'une membrane mince, la *rétine*.

La partie la plus sensible de la rétine se trouve à l'extrémité de l'axe antéro-postérieur de l'œil et se nomme la *tache jaune* (*fig.* 543) ; elle occupe une surface de 1 millimètre et demi de haut sur 2 à 3 de large et présente une légère dépression, *fossette*

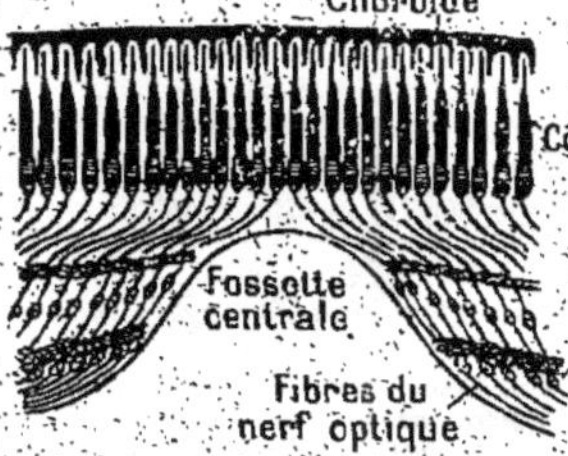

FIG. 544. Fossette centrale de la tache jaune.

centrale (*fig.* 544). Le point d'entrée du nerf optique dans l'œil, la *papille*, point insensible à la lumière, est situé un peu au-dessous de la tache jaune.

La rétine, qui a 1 demi-millimètre d'épaisseur en arrière, va en s'amincissant à mesure qu'elle se rapproche de l'iris. Elle contient plusieurs couches de

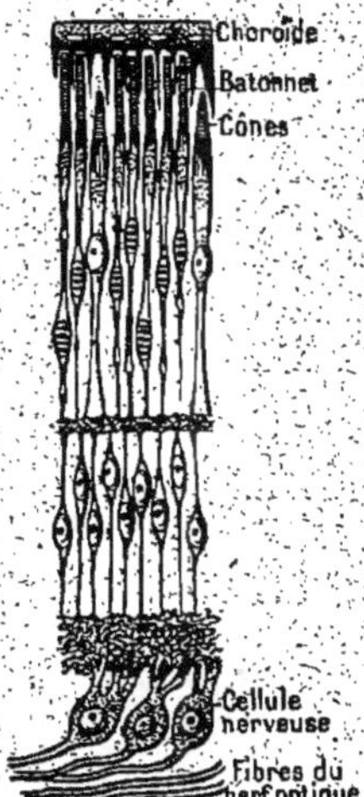

FIG. 545. — Rétine : couches superposées de cellules nerveuses.

cellules et de fibres nerveuses superposées (*fig.* 545) ; la plus rapprochée de la choroïde, formée de cellules ayant la forme de bâtonnets et de cônes, est celle qui perçoit les rayons lumineux et transmet les sensations au cerveau. Au niveau de la fossette centrale la rétine est réduite aux cellules visuelles en cône qui viennent d'être décrites. Ces cellules sont très nombreuses (2 000 dans la fossette centrale seule). Les cellules en cône donnent la vision colorée ; les unes sont excitées par le rouge, d'autres par le vert ou le violet ; la fusion de ces teintes constitue le blanc.

IV. Milieux transparents de l'œil. — Ce sont,

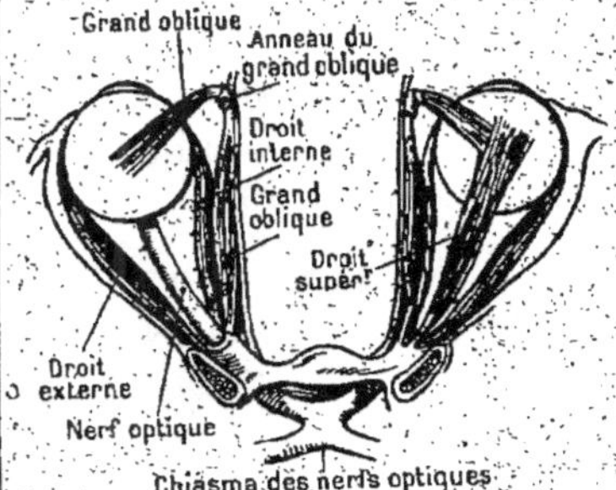

FIG. 546. Nerf optique et muscles de l'œil.

d'avant en arrière, la cornée, l'humeur aqueuse, le cristallin, l'humeur vitrée.

Cornée (du latin *corneus*, corné) [*fig.* 537]. — Partie antérieure de l'enveloppe extérieure de l'œil, dont le reste est constitué par la sclérotique ; mais elle est transparente et plus bombée que cette membrane, dans laquelle elle semble enchâssée comme un verre de montre.

Humeur aqueuse (*fig.* 537). — Liquide transparent et limpide, placé dans l'espace qui existe entre la cornée en avant et l'iris et le cristallin en arrière, espace nommé *chambre antérieure de l'œil*.

Cristallin (du grec *kristallos*, cristal) [*fig.* 537 et 541]. — Lentille transparente biconvexe, molle à la périphérie et plus solide vers le centre ; elle est

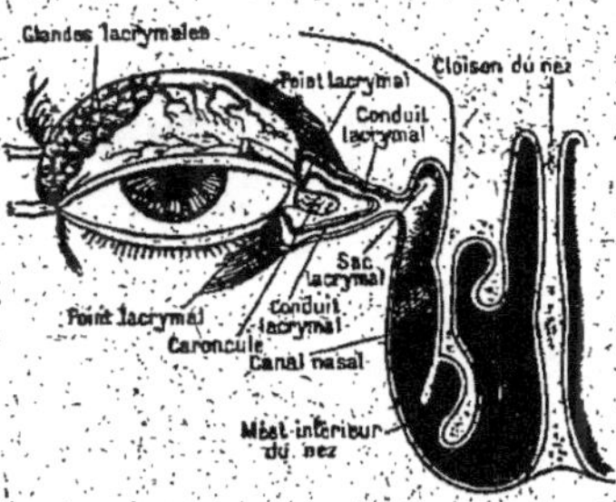

FIG. 547. — Appareil lacrymal.

enveloppée dans une membrane, la *capsule cristallinienne*. En pressant sur les bords du cristallin, le muscle et les procès ciliaires accroissent sa convexité (vue des objets rapprochés). Leur relâchement la diminue au contraire (vue des objets éloignés).

Humeur ou Corps vitré (*fig.* 537). — Masse gélatineuse transparente placée dans la cavité comprise entre le cristallin et la rétine et enfermée dans une

d=2mètres

A=5 $\frac{d}{A}$=V = 1,0

MRTVFUENCXOZD

5,55 0,9

DLVATBKUEHSN

6,25 0,8

RCYHOFMESPA

7,14 0,7

EXATZHDWN

8,33 0,6

YOELKBFDI

10 0,5

OXPHBZD

12,50 0,4

NLTAVR

16,66 0,3

OHSUE

25 0,2

MCF

50 0,1

ZU

FIG. 548. — Échelle de Monnoyer.
(Réduction pour la vue à 2 mètres.)

membrane nommée *membrane hyaloïde* (du grec *hyalos*, verre fondu). Des fibres de cette membrane s'attachent à la capsule cristallinienne au pourtour du cristallin, auquel ils servent de ligament suspenseur.

RÔLE DES MILIEUX TRANSPARENTS. Les rayons réfléchis par les divers milieux transparents viennent former sur la rétine une image *réelle*, mais *renversée*.

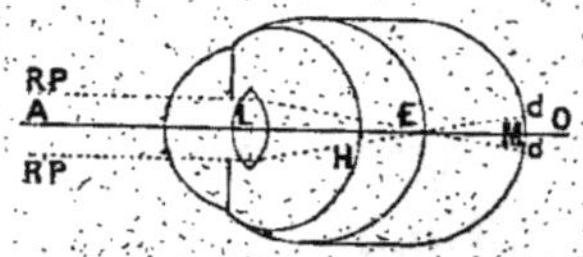

FIG. 549. — Réfraction oculaire.
AO. Axe optique; L. Lentille-cristallin; RP. Rayons parallèles; E. Œil emmétrope à foyer sur la rétine; H. Œil hypermétrope à foyer en arrière de la rétine; M. Œil myope à foyer en avant de la rétine; d, d. Rayons divergents à partir du foyer. (Valude.)

— Pour l'accommodation, V. plus loin RÉFRACTION.

V. **Muscles moteurs de l'œil** (*fig.* 546). — Six muscles striés, muscles obéissant à la volonté, tournent l'œil du côté où il est nécessaire qu'il soit, pour recevoir les rayons lumineux venant de l'objet à voir. Quatre viennent du fond de l'orbite, les muscles *droits supérieur, inférieur, externe* et *interne*, et vont s'insérer à la partie antérieure de la sclérotique, à une petite distance de la cornée; leur contraction incline l'œil en bas, en haut, en dehors, en dedans. Le *grand oblique* s'insère en arrière et passe d'abord en dedans du globe, mais lorsqu'il est arrivé à l'angle interne de l'orbite, son tendon passe dans un anneau qui forme poulie, et de là le tendon se porte en arrière pour s'insérer sur la partie postérieure de l'œil; sa contraction porte la pupille en bas et en dehors. Le *petit oblique*, qui porte, au contraire, la pupille en haut et en dedans, part de la partie antérieure et interne de la cavité orbitaire et va s'attacher sur le globe en arrière et en dehors.

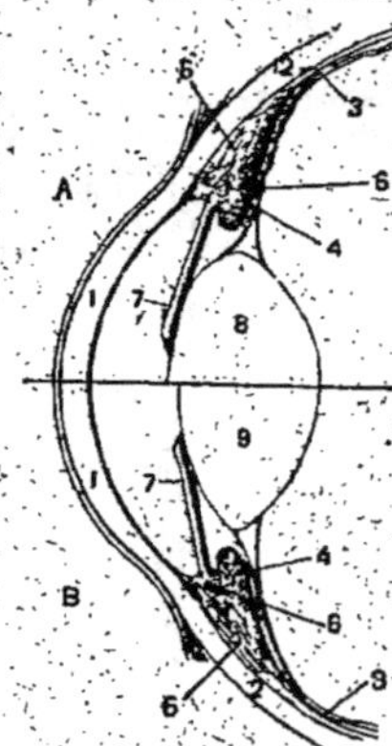

FIG. 550.
Accommodation.
A (moitié supérieure de la figure). Vision des objets rapprochés.
B. (moitié inférieure). Vision des objets éloignés.
1. Cornée; 2. Sclérotique; 3. Choroïde; 4. Procès ciliaires; 5. Fibres longitudinales du muscle ciliaire; 6. Fibres orbiculaires de ce muscle; 7. Iris; 8, 9. Cristallin (8. sa coupe dans la vision des objets rapprochés: le muscle ciliaire est contracté, le cristallin bombé; 9. sa coupe dans la vision des objets éloignés: muscle ciliaire relâché, cristallin aplati).

VI. **Glande lacrymale, canaux lacrymaux et nasaux** (*fig.* 547). — La *glande lacrymale*, est située à l'angle externe de l'œil, dans un cul-de-sac de la conjonctive; elle est très petite (son poids est inférieur à 1 gr.) et sécrète d'une façon continue des *larmes*, lesquelles sont constituées par de l'eau contenant une petite quantité de sel (chlorure de sodium). Un rôle accessoire des paupières consiste à étaler cette sécrétion sur la conjonctive et la cornée; cette dernière s'altère si cette fonction ne s'opère plus. La portion des larmes qui ne s'est pas évaporée au cours de son passage sur l'œil est conduite par les paupières à l'angle interne de l'œil dans un cul-de-sac, le *lac lacrymal.* En ce point, chaque paupière présente une petite saillie, le *tubercule lacrymal,* percé d'un orifice, *point lacrymal,* terminaison d'un tube, le *conduit lacrymal,* qui, après un trajet légèrement oblique, va s'unir à l'autre pour former le *sac lacrymal.* Ce dernier est en rapport avec un conduit vertical, le *canal nasal,* qui porte les larmes dans le *méat inférieur* des fosses nasales. Les points lacrymaux étant très petits, les larmes ne peuvent s'y écouler assez vite lorsqu'une émotion les rend très abondantes, et elles s'échappent sur la joue.

Œil (Fonctionnement).

Acuité visuelle. — Capacité de distinguer les objets et d'en apprécier les formes.

Les troubles de la réfraction d'une part (myopie, hypermétropie, astigmatisme), les lésions ou maladies de l'œil d'autre part (taies de la cornée, lésions des membranes du fond de l'œil ou du nerf optique) sont autant de facteurs capables de modifier l'acuité visuelle et de faire voir des images troubles. L'âge par lui-même est capable également de diminuer l'acuité visuelle.

La détermination de l'acuité visuelle se fait par une méthode très simple. Une *échelle* de lettres, de dimensions décroissantes, par exemple l'échelle optométrique de Monnoyer (*fig.* 548), dans laquelle l'acuité visuelle est exprimée en fractions décimales, est collée sur un carton et accrochée au mur à hauteur d'homme, recevant un éclairage aussi *constant* que possible.

Il existe divers types d'échelles visuelles, mais ce qui importe le plus, c'est que l'éclairage demeure constant d'une observation à une autre; cette condition est réalisée le mieux par l'éclairage artificiel ; aussi beaucoup d'optotypes sont-ils placés sur un fond lumineux.

Le sujet à examiner est placé devant le tableau des *optotypes* à une distance de *cinq mètres* qui est assimilable à l'infini dans l'espèce. Si, à cette distance de 5 mètres, il lit toute la série des lignes du tableau, son acuité visuelle est normale : on dit qu'elle égale 1. S'il ne peut lire qu'une partie des lignes, c'est que son acuité est inférieure à la normale. Dans ce cas, le degré de son acuité est évalué par la fraction décimale inscrite à la suite des caractères les plus petits qu'il a été en état de lire. Ainsi si le sujet ne peut lire au delà de la cinquième ligne du tableau, il possède une acuité réduite à 0,5 ou 1/2 de la normale.

Ce très-simple examen devrait être fait par les professeurs et les instituteurs au début des années scolaires. Il permettrait d'appeler l'attention des parents sur l'utilité d'une visite à un oculiste, de façon à prendre immédiatement les mesures nécessaires. Enfin il servirait au maître à déterminer rationnellement la place des élèves dans la classe en rapprochant le plus possible du tableau noir ceux dont l'acuité visuelle est défectueuse. La principale précaution à prendre en recherchant l'acuité visuelle est de boucher soigneusement l'œil non examiné, pour que la vision de celui-ci ne vienne pas fausser le résultat. Beaucoup de personnes croient avoir une vision égale et bonne des deux yeux, qui n'ont jamais fait la simple expérience de rechercher la qualité respective de leur vision en fermant tantôt un œil, tantôt l'autre.

Si la diminution de l'acuité visuelle ne tient pas à un trouble de réfraction, elle résulte alors d'une maladie, d'une lésion de l'œil qu'il faut déterminer et qu'on recherchera, soit par l'examen direct ou avec une loupe et une lampe placée latéralement, soit au moyen de l'appareil appelé *ophtalmoscope**.

Réfraction. — NOTIONS GÉNÉRALES (*fig.* 549). Dans un œil à l'*état de repos,* les rayons lumineux venant d'au moins 5 mètres pénètrent à travers la pupille, puis sont déviés, *réfractés* par le cristallin et vont converger en un *foyer unique* qui est *sur* la rétine si l'œil est normal ou ***emmétrope*** (du grec *en,* en, et *metron,* mesure), en *avant* s'il est ***myope,*** en arrière s'il est ***hypermétrope.*** La conséquence de ce fait est que, dans la myopie et l'hypermétropie, les rayons réfractés ne sont plus représentés sur la rétine par un point unique, mais par un cercle, et par conséquent deviennent *diffus.*

Heureusement, le cristallin, qui joue le rôle d'une lentille, a la supériorité sur les appareils d'optique de pouvoir, par un changement de courbure de ses faces dû à la contraction et au relâchement du muscle ciliaire, s'adapter (s'accommoder) pour la vision à diverses distances (*fig.* 550).

Ce pouvoir d'accommodation contre-balance et annule en partie, pendant un certain temps, l'hypermétropie, mais accroît la myopie ; il diminue avec l'âge, et lorsque le cristallin ne permet plus de lire à la distance normale (30 à 40 centim.), l'individu est obligé d'éloigner le livre ; on dit alors qu'il y a ***presbytie.***

D'autre part, l'excès de travail accommodatif, surtout chez les jeunes filles anémiques et chez les convalescents, provoque des douleurs de tête, un sentiment de poids autour des yeux, des brouillards visuels, qu'on corrige par des verres convexes faibles et le traitement général.

ACUITÉ DIFFÉRENTE DES YEUX, SES CONSÉQUENCES. Lorsque, ce qui n'est pas très rare, une différence d'acuité entre les deux yeux enlève aux images leur netteté, le myope et l'hypermétrope tendent à ne se servir que du meilleur de leurs yeux et à dévier celui devenu inutile, d'où le *strabisme.*

Troubles de la réfraction. — Il en existe plusieurs variétés.

Astigmatisme (du grec *a,* pas de, et *stigmê,* point). — CAUSES. Chez les astigmates, les courbures horizontale et verticale de la cornée et du cristallin, ou d'une seule de ces deux parties de l'œil, sont dissemblables. Par suite, les rayons réfractés venant de chaque point d'un objet ne peuvent converger en un foyer, en un point unique, sur la rétine et y sont représentés par des cercles irréguliers (*fig.* 551). L'astigmatisme est souvent héréditaire et se produit dès la naissance.

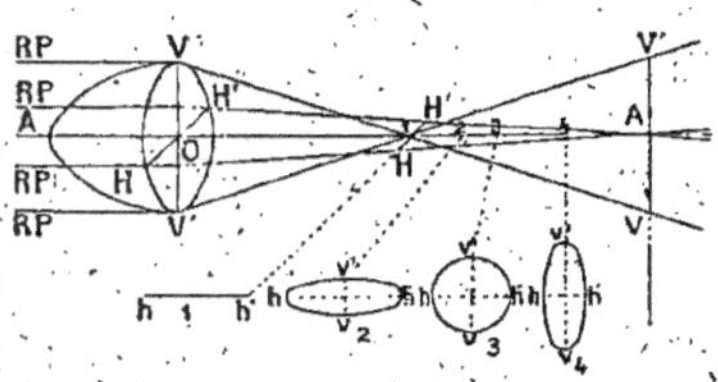

FIG. 551. — Astigmatisme. Coupes du faisceau lumineux réfracté par un œil astigmatique en divers points de son axe.

RP. Rayons parallèles ; VV'. Méridien vertical plus réfringent ; HH'. Méridien horizontal moins réfringent et lignes focales correspondantes; 1, 2, 3, 4. Images données par un point d'un objet. (D'après Truc et Valude.)

SIGNES. L'œil peut être normal dans le sens horizontal et myope ou hypermétrope dans le sens vertical, ou inversement. Il voit nettement la ligne horizontale ou la ligne verticale de la figure 552 pour laquelle sa courbure est adaptée, mais mal l'autre. Le résultat est que l'astigmate peut, dans un même mot, écrit avec des caractères semblables, distinguer très bien certaines lettres et difficilement ou pas du tout les autres. Il lira bien, par exemple, H, dont les lignes principales sont verticales, et mal E, dont trois lignes sur quatre sont horizontales. Par le fait de cette organisation de leurs yeux, certains astigmates sont conduits à incliner successivement la tête d'un côté ou d'un autre pour voir un objet en totalité. C'est aussi la raison de leur clignotement fréquent.

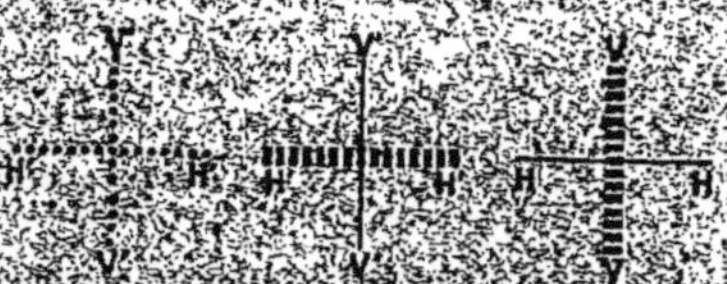

FIG. 552. — Astigmatisme.
1. Lignes croisées décomposées en points; 2. Lignes vues par l'œil adapté dans le méridien horizontal; 3. Lignes vues par l'œil adapté dans le méridien vertical. (Truc et Valude.)

Dans l'astigmatisme léger, les troubles visuels qui viennent d'être signalés sont assez faibles pour être corrigés par l'accommodation, mais la nécessité continuelle de cette accommodation entraîne des maux de tête, une fatigue très rapide de la vision dès le début d'une lecture et une presbytie précoce.

TRAITEMENT. Le médecin oculiste conseillera, suivant les cas, des verres cylindriques ou sphérocylindriques si la myopie ou l'hypermétropie est associée à l'astigmatisme (V. plus loin, *Verres correcteurs*).

Hypermétropie (du grec *huper*, au-dessus, *metron*, mesure, et *ôps*, œil). — CAUSES. État de vision dans lequel les milieux de l'œil, à l'état de repos, étant insuffisamment réfringents, les rayons parallèles forment leur foyer en arrière de la rétine (*fig.* 553). Le diamètre antéro-postérieur des yeux hypermétropes est en général plus court que la normale; aussi l'hypermétropie existe-t-elle d'ordinaire dès la naissance.

SIGNES. L'*hypermétropie faible* et même moyenne passe inaperçue jusqu'à 14 ou 15 ans, parce que les

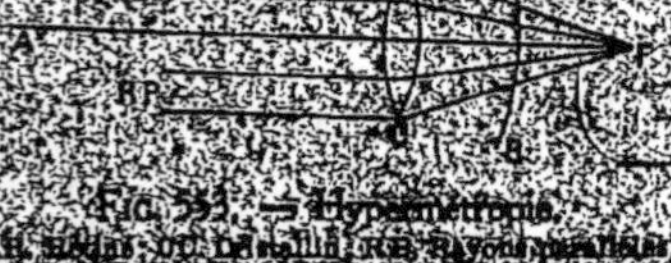

FIG. 553. — Hypermétropie.
R.R. Rétine. C.C. Cristallin. R.P. Rayons parallèles. F. Foyer en arrière de la rétine.

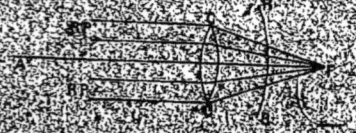

efforts d'accommodation, qui peuvent être considérables dans l'enfance, en suppriment alors les effets. L'*hypermétropie forte* se manifeste par une mauvaise vision de loin et surtout de près. Les yeux sont petits, enfoncés dans l'orbite et très mobiles. Lorsqu'un enfant hypermétrope essaye, par hasard, les lunettes de parents presbytes, il constate que sa vue s'améliore.

COMPLICATIONS. Une des conséquences de l'hypermétropie est le strabisme convergent. L'accommodation étant très fatigante, l'individu supprime la vue binoculaire en déviant le moins bon de ses yeux.

TRAITEMENT. Verres convexes appropriés (V. plus loin, *Verres correcteurs*). On choisira les plus forts possibles pour voir de loin et on les portera constamment. Les ouvrages fins, délicats, prolongés, exécutés sous un éclairage défectueux, sont naturellement ceux qui provoquent le plus aisément l'affaiblissement de la vue.

Myopie (du grec *muein*, cligner, et *ôps*, œil, le myope réduisant à une simple fente l'ouverture des paupières lorsqu'il veut voir des objets éloignés). — État de vision dans lequel les milieux de l'œil, à l'état de repos, étant trop réfringents, les rayons parallèles forment leur foyer en avant de la rétine; les yeux sont, en général, trop longs d'arrière en avant (*fig.* 554).

CAUSES. L'hérédité donne une prédisposition à la myopie, qui ne fait son apparition que vers la *puberté*, sous l'influence : 1° du développement général du corps, notamment de l'orbite; 2° des études dans de mauvaises conditions d'éclairage et de position à la table de travail.

Dans les écoles primaires, il y a 5 p. 100 de myopes; dans les lycées, 25 p. 100; dans l'enseignement supérieur, 59 p. 100.

SIGNES. 1. *Myopie acquise*. Yeux souvent saillants et à fleur de tête. Mauvaise vue de loin, excellente

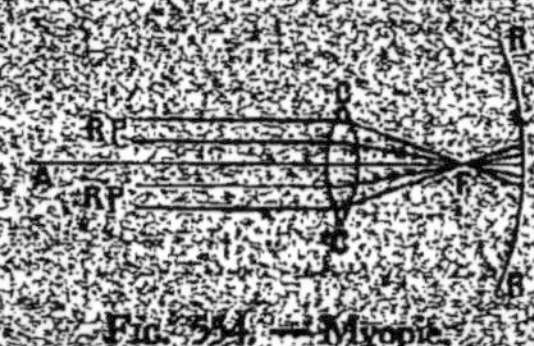

FIG. 554. — Myopie.
R.R. Rétine. C.C. Cristallin. R.P. Rayons parallèles. F. Foyer en avant de la rétine.

vue de près (10 centim.), même pour les objets très petits. 2. *Myopie* [illegible] *faible*. Impossibilité de voir [illegible] [illegible] [illegible] [illegible] faibles [illegible] [illegible] [illegible] [illegible] [illegible] [illegible] ces à une certaine distance, jusqu'à 30 ou 40 centimètres. Le [illegible] [illegible] [illegible] les objets, si on les regarde à travers un trou fait avec une épingle, quel que soit [illegible], montre qu'il s'agit seulement d'un trouble de réfraction, qui disparaît pour un très petit faisceau lumineux, et non d'une altération organique du fond de l'œil.

HYGIÈNE PRÉVENTIVE. Empêcher les enfants de lire et d'écrire à une distance inférieure à 20 centim. [illegible] [illegible] [illegible] de 25 à 35 centim. [illegible] [illegible] au besoin aux appareils redresseurs. Ne pas lire longtemps des caractères trop fins, ni [illegible] [illegible] [illegible] une lumière insuffisante (crépuscule ou [illegible]). [illegible].

Pour la table d'étude, adopter celle dont le bord surplombe de 5 centim. le bord du banc et dont la hauteur soit telle que le coude se pose naturellement sur la tablette, qui devra être inclinée de 12 à 15

Les tables dont le pupitre est à élévation sont excellentes, l'individu pouvant écrire assis ou debout. Écriture droite, papier droit, corps droit (George Sand), tout au moins pour les premières classes, si on est obligé de lire dans un ouvrage imprimé en caractères petits. Livre de caractères assez gros pour une bonne lisibilité. Ne faire lire dans des livres qu'à partir de 7 ans, tout au moins les prédisposés à la myopie par hérédité. Classes courtes, interrompues toutes les heures par des récréations.

Si la lecture de caractères trop fins fatigue, porter des verres prismatiques. V., plus loin, *Verres correcteurs.*

Hygiène curative. Les myopes *faibles* (lisant à 30 centim.) devront se servir de verres concaves, mais lire et écrire sans porter de verres.

Les myopes *forts* se serviront de verres d'un numéro élevé pour la vision éloignée et, de verres plus faibles pour la lecture et l'écriture. On peut, pour suivre un cours au tableau, en prenant des notes, porter des verres Franklin. (V., plus loin, *Verres correcteurs.*) La myopie très forte, que ne peuvent améliorer les verres, est corrigée par l'extraction du cristallin.

Préjugés. C'est par erreur qu'on croit et répète que toute myopie doit diminuer avec la vieillesse : ce fait ne se réalise que pour la myopie faible et très tardivement (70 ans).

Presbytie (du grec *presbus*, vieillard). — État d'un œil qui ne distingue plus sans effort les caractères d'imprimerie à la distance normale et oblige l'individu à éloigner le livre à plus de 33 centim. La dénomination étymologique n'est pas rigoureusement exacte ; car, si la presbytie se produit le plus ordinairement vers 50 ans, on l'observe aussi chez des adultes et même chez des enfants que l'astigmatisme ou l'hypermétropie oblige à une accommodation excessive.

Causes. Elle est provoquée par une diminution dans l'élasticité du cristallin, qui ne peut plus prendre la courbure nécessaire ou ne la prend que sous l'action exagérée du muscle chargé de l'accommodation de cette lentille. Cet excès de travail, surtout le soir à la lumière, à la suite d'une lecture ou d'un travail prolongé, amène une gêne, un malaise oculaire : les lettres se brouillent, les yeux rougissent et pleurent, et des maux de tête peuvent se produire.

L'anémie, la neurasthénie, la convalescence et toutes les maladies ou émotions dépressives hâtent l'apparition de la presbytie ; il en est de même des travaux obligeant à une vision rapprochée. Ces diverses causes aggravent, en outre, la presbytie déjà constituée.

Traitement. Par l'effet d'une erreur courante, les presbytes préfèrent souvent pendant longtemps se fatiguer à la lecture ou au travail et forcer leur puissance accommodative que de prendre des verres, dans la crainte de *s'abîmer les yeux* et d'être obligés rapidement de porter des verres très forts. La vérité est que, dès qu'on éloigne le livre à plus de 40 centim., on a intérêt à se servir de verres convexes (V., plus loin, *Verres correcteurs*). Ils soulageront l'accommodation et éviteront des troubles congestifs qui peuvent devenir graves. On ne doit pas hésiter à prendre ceux qui permettent de bien lire à 40 centim., en augmentant tous les 2 ou 3 ans leur numéro, de façon à ne pas fatiguer le muscle qui modifie la forme du cristallin. Les verres ne devront, du reste, être employés que pour les travaux minutieux et la lecture. Enfin loin de s'applaudir de voir leur presbytie s'atténuer, les vieillards feront bien, dans ce cas, de consulter un médecin, car il y a grande chance, s'il en est ainsi, que le cristallin soit atteint d'un début de cataracte.

Strabisme (du grec *strabos*, louche). — Loucherie qu'on nomme aussi *faux-trait* dans son degré léger.

Le strabisme est une maladie des muscles de l'œil ; mais ses rapports avec des troubles de réfraction sont si intimes qu'il a paru nécessaire de l'étudier avec ceux-ci.

Variétés (*fig.* 555, 556). Le strabisme est *convergent* lorsque la déviation se fait en dedans ; *divergent*, lorsqu'elle se fait en dehors ; *alternant*, quand il affecte

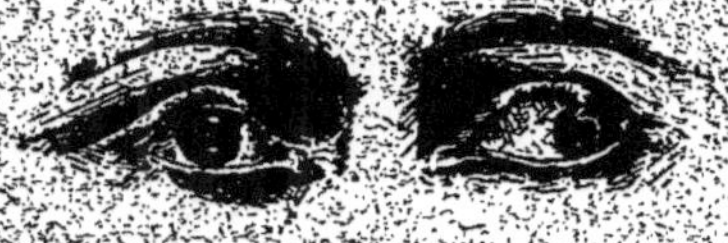

Fig. 555.
Strabisme divergent de l'œil gauche.

sans préférence marquée chacun des deux yeux ; il peut aussi être *fixe* et *permanent* ou, au contraire, passager, *intermittent*. Dans le strabisme ordinaire, non paralytique, l'œil louche, tout en étant dévié, accompagne toujours l'autre œil.

Causes : 1° déterminantes. Myopie (strabisme divergent). Hypermétropie (strabisme convergent). Taies de la cornée. 2° prédisposantes. Névropathie

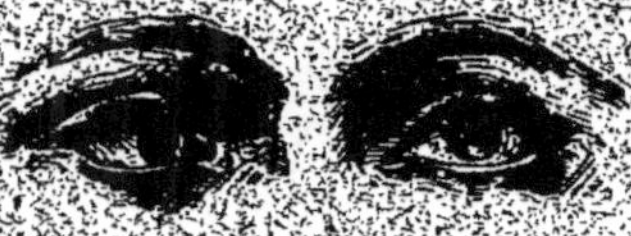

Fig. 556.
Strabisme convergent de l'œil droit.

héréditaire. 3° occasionnelles. Convulsions, maladies dépressives et infectieuses (fièvres éruptives, diphtérie, fièvre typhoïde).

Signes. Lorsque le strabisme n'atteint qu'un seul œil, pour reconnaître celui qui est dévié, on couvre l'un des yeux avec une main, puis on engage l'individu à fixer le doigt placé à 30 centim. sur la ligne médiane, ensuite on découvre le premier œil. Si l'œil qui était occupé à fixer se dévie pour laisser le premier entrer en fixation, cet œil est celui qui est atteint de strabisme et a abandonné la fixation parce que sa vision est défectueuse, inférieure, en tout cas, à celle de l'œil non dévié.

Dans le strabisme alternant, où la vision est égale, les deux yeux conservent la fixation.

Le strabisme devient visible vers 3 ou 4 ans.

Évolution. Le strabisme convergent faible disparaît vers la puberté ; les autres formes restent stationnaires ou la déformation s'accroît et la vision de l'œil dévié va en diminuant.

Traitement : 1° *Strabisme convergent.* Cure d'atropine, puis, pendant plusieurs années, verres convexes. Pendant la période de traitement, couvrir quotidiennement pendant une heure ou deux l'œil bon, afin d'exercer l'œil défectueux.

2° *Strabisme divergent* (dans tous les cas) et *strabisme convergent* non amélioré par le traitement précédent : strabotomie, c'est-à-dire opération consistant à couper une partie des tendons des muscles qui se contractent avec excès. Cette opération doit être faite dès 6 ans et sera suivie de l'emploi de verres correcteurs.

Verres correcteurs. — *Choix des verres correc-*

teurs. L'acuité visuelle une fois déterminée par les échelles de lettres, on place devant les yeux, dans des lunettes spéciales, une série de verres dont la réfraction est de plus en plus élevée ; on arrive ainsi à déterminer celui avec lequel le myope ou l'hyper-

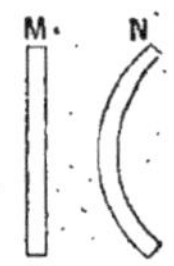

FIG. 557.
Verres plans.
M. Ordinaire.
N. Coquille.

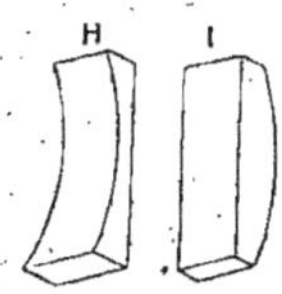

FIG. 558.
Verres cylindriques.
H. Concave.
I. Convexe.

métrope peut lire toute l'échelle et qui est le verre *correcteur* exact.

On appelle *dioptrie* la valeur réfringente d'une lentille ayant 1 mètre de distance ou de longueur focale (1^d, 2^d) ; c'est l'unité linéaire pour les vues et pour les verres.

I. ***Variétés de verres.*** — 1° *Verres plans* (*fig.* 557). Les faces sont parallèles, mais la surface est plane ou courbe, simple ou en forme de coquille. Ces verres

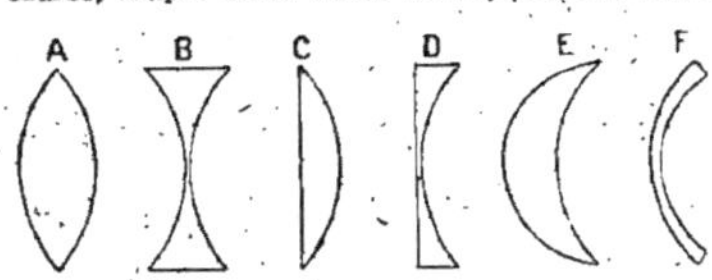

FIG. 559. — Verres sphériques.
A. Biconvexe ; B. Biconcave ; C. Plan-convexe ; D. Plan-concave ; E. Périscopique-convexe ; F. Périscopique-concave.

sont théoriquement neutres, c'est-à-dire laissent intactes les dimensions de l'objet ; mais, en fait, leurs faces, n'étant pas exactement parallèles, jouent le rôle d'un prisme, qui fatigue les individus nerveux. Aussi ne doit-on pas employer sans conseil des verres fumés vendus à vil prix.

2° *Verres sphériques* (*fig.* 559). Les convexes grossissent les objets et sont destinés aux hypermétropes

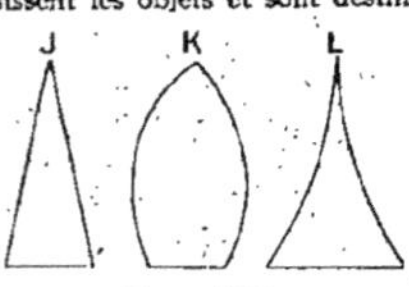

FIG. 560.
Verres prismatiques.
J. Simple ; K. Convexe ; L. Concave.

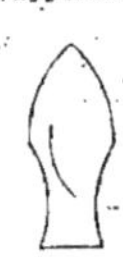

FIG. 561.
Verre Franklin.
Concave en haut, convexe en bas.

et aux presbytes ; les concaves rapetissent les images et sont destinés aux myopes. Les verres peuvent être en outre plan-convexes ou plan-concaves ou encore périscopiques, c'est-à-dire posséder deux courbures dont l'une est plus forte que l'autre.

3° *Verres cylindriques* (*fig.* 558). Ils sont d'un côté cylindriques, plans ou sphériques, et de l'autre, concaves ou convexes, et servent à combattre l'astigmatisme. Les verres *sphérocylindriques* sont sphériques d'un côté, cylindriques de l'autre. On les emploie dans les cas où l'astigmatisme est compliqué de myopie ou d'hypermétropie.

4° *Verres prismatiques* (*fig.* 560). Leurs deux faces font entre elles un angle de 1° à 10° ; ils sont plans, convexes ou concaves, et peuvent être combinés avec les précédents.

5° *Verres Franklin* (*fig.* 561). Ils sont concaves dans une de leurs moitiés et convexes dans l'autre, et sont destinés aux individus à la fois myopes faibles et presbytes.

II. ***Qualités.*** — Plus les verres sont blancs, transparents, bien polis et exactement centrés (c'est-à-dire dont le centre de courbure coïncide avec le centre de la pupille), plus ils rendent de services. Dans les pays chauds, on donnera la préférence à ceux en cristal de roche, à cause de leur faible hygrométricité (absorbant peu l'humidité de l'air).

III. ***Nettoyage.*** — Essuyer les verres avec un morceau de toile sèche, de drap ou de velours.

Lunettes, lorgnon ou Pince-nez, face-à-main, monocle. — Ces diverses dénominations correspondent à des dispositions de montures des verres correcteurs employés pour corriger les troubles de réfraction de l'œil. En tout cas, le foyer des verres doit occuper une position précise par rapport à la pupille.

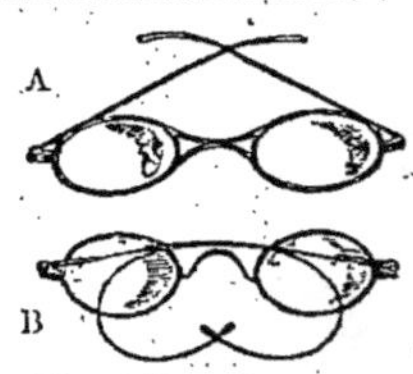

FIG. 562. — Lunettes.
A. à branches droites.
B, à branches courbes.

1° *Lunettes*. Les ponts (*fig.* 562) qui s'appuient sur le nez peuvent affecter diverses formes : les préférables sont les ponts dits chinois ; la forme en X est celle destinée aux gros nez. Les branches peuvent être droites, coudées ou à cordes.

Des dispositions spéciales protègent les travailleurs contre la trop forte lumière, la chaleur ou les éclats des substances manipulées. Les automobilistes, tout au moins ceux qui font de la vitesse, sont obligés de porter des lunettes entourées de peau ou de drap, de façon à préserver leurs yeux contre les irritations dues au vent et à la poussière.

2° *Lorgnon* ou *Pince-nez*. Ils se maintiennent sur le nez par pression latérale ; le meilleur procédé de pont pour les astigmates est celui de Motais, qui comporte un ressort à glissement.

3° *Face-à-main*. Les verres sont montés sur un manche qu'on tient à la main ; ce procédé ne peut servir que pour un travail court.

4° *Monocle*. Le verre ne peut être maintenu que par une contraction musculaire assez fatigante. Les personnes qui en font usage sont celles qui n'ont de lésion de réfraction que sur un seul œil, ou qui ne possèdent que la vue monoculaire.

Mode de placement. — Veiller à ce que la monture ne touche pas les cils, qu'un contact répété irriterait.

Placer les verres verticalement pour la vue à distance, inclinés pour la vue rapprochée.

Choix des montures. — Les lunettes sont plus stables que les autres montures, leur obliquité est moindre, l'écartement des verres est plus exact. Elles doivent être préférées pour le travail et lorsqu'on doit faire usage de verres cylindriques. Le lorgnon ou le face-à-main sera employé lorsqu'on doit prendre et quitter alternativement ses verres.

Œil (Maladies).

Fréquence des maladies des yeux suivant l'age. Les maladies les plus fréquentes sont : 1° *chez les nouveau-nés*, la conjonctivite purulente, la conjonctivite pseudo-membraneuse, la dacryocystite ; 2° *chez les enfants* (un à douze ans), la conjonctivite et la kératite phlycténulaires, la blépharite ulcéreuse, la conjonctivite catarrhale, les plaies de l'œil ; 3° *chez les adolescents* (douze à dix-huit ans), la conjonctivite granuleuse, la kératite interstitielle, la blépharite ciliaire simple ; 4° *chez les adultes*, la conjonctivite simple, la kératite, l'iritis, les maladies de la choroïde, de la rétine et du nerf optique ; 5° *chez les vieillards*, la cataracte, le pinguecula, le ptérygion, l'ectropion, l'entropion, la dacryocystite, la kératite ulcéreuse, le glaucome.

Ordre suivi pour la description des maladies. Pour faciliter les recherches, on trouvera les diverses affections dans l'ordre suivant : 1° maladies des paupières et des cils ; 2° de la conjonctive ; 3° de la sclérotique ; 4° de la cornée ; 5° du cristallin ; 6° de l'iris ; 7° de la choroïde, de la rétine et du nerf optique ; 8° des diverses parties de l'œil ; 9° de l'appareil lacrymal.

I. **Maladies des paupières.**

Blépharite ciliaire simple (du gr. *blepharon*, paupière). — Causes : 1° prédisposantes. Lymphatisme, arthritisme. 2° déterminantes. Conjonctivite, obstruction des voies lacrymales, poussières, fumées, travail à la lumière artificielle, troubles de réfraction*, notamment astigmatisme et hypermétropie.

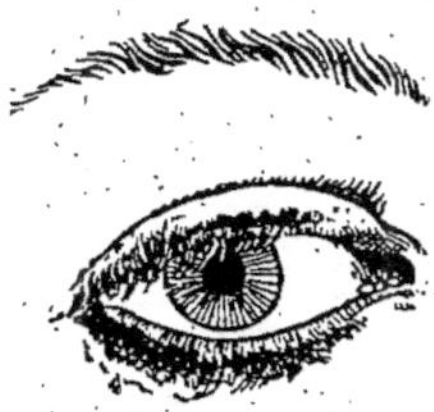

Fig. 563.
Blépharite ciliaire.

Signes (*fig.* 563). Le bord des paupières est rouge. La base des cils est entourée d'écailles cireuses épaisses et molles ou, au contraire, très minces, blanchâtres et sèches. Ces cils s'arrachent facilement. Le malade souffre sous l'action de la lumière, lorsqu'il travaille un peu longtemps ou lorsqu'il se trouve au milieu de poussières et de fumées.

Hygiène. Eviter la lumière vive, les fumées et les poussières ; porter des verres appropriés aux troubles de réfraction.

Premiers soins. Lavages très chauds à l'eau boriquée ou au thé vert. Ensuite pommade au précipité rouge dans la forme sèche et cautérisation avec une solution de nitrate d'argent dans la forme humide.

Blépharite ulcéreuse. — Causes. Celles de la blépharite simple, et notamment le lymphatisme. — Signes. Le bord des paupières est rouge, gonflé ; les cils, accolés par petits bouquets, forment des sortes de pinceaux raides dont la base est englobée dans les croûtes d'anciennes pustules. Si l'on enlève ces croûtes avec une pince ou par le frottement, le bord ciliaire apparaît exulcéré, saignant, privé de cils (*fig.* 564). Les paupières, sous lesquelles filtre un écoulement sec purulent, sont fermées par un spasme violent (*blépharospasme*), le malade ne peut voir la lumière sans souffrir (*photophobie*). Si la maladie se prolonge, le bord des paupières se recourbe en dedans (*entropion*) et les cils viennent irriter la cornée, constituant le *trichiasis*. V. *fig.* 567.

Traitement : I. hygiénique. Lavage du visage et des mains et notamment des ongles, qui sont souvent l'agent de propagation des microbes et doivent être soigneusement rognés ; linge propre. Pas de bandeaux, mais des lunettes fumées.

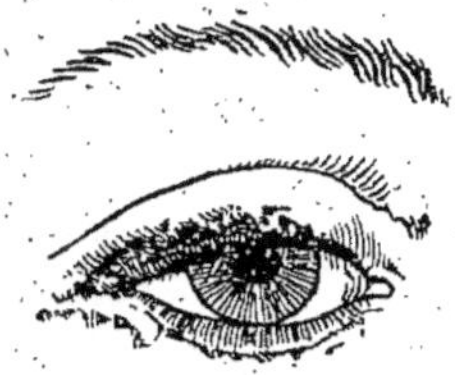

Fig. 564.
Blépharite ulcéreuse.

II. médicamenteux : 1° *Général.* Huile de foie de morue, sirop iodotannique, iodure de fer ; bains salés chauds ; séjour à la campagne ou au bord de la mer. 2° *Local.* Lavage à l'eau boriquée tiède et introduction deux fois par jour entre les paupières d'une pommade contenant 1 à 3 gr. d'oxyde jaune de mercure (pour 100 gr. de vaseline). Ramollissement des croûtes des paupières avec des cataplasmes de fécule, puis enlèvement de ces croûtes avec de l'ouate imbibée d'eau boriquée. Si la cornée est atteinte, instillation d'une solution d'atropine à 1 p. 100 une fois par jour. Contre le blépharospasme, onction sur le bord des paupières avec l'onguent napolitain belladoné ou douches froides sur les paupières fermées.

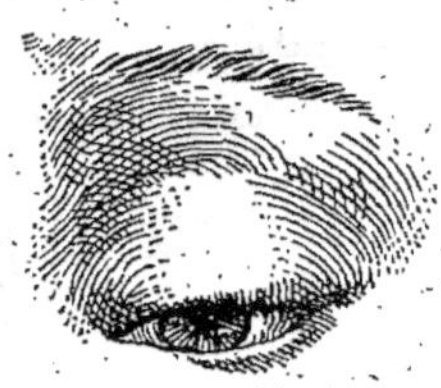

Fig. 565.
Blépharoptose.

Blépharoptose ou Ptosis (du gr. *ptôsis*, chute) [*fig.* 565]. — Impossibilité plus ou moins complète du relèvement de la paupière supérieure, donnant à la physionomie quelque chose d'hébété. — Causes. Paralysie du muscle élévateur de la paupière supérieure (blessure, syphilis, tabes, sclérose en plaques). — Traitement : 1° général, antisyphilitique ; 2° local, collodion ou bandelettes de sparadrap, opération.

Blépharospasme. — Contraction intermittente, convulsive orbiculaire des paupières.

Causes. Corps étranger sur la conjonctive, lésion du voisinage, kératite, hystérie. — Traitement. Suppression de la cause, notamment enlèvement du corps étranger. Antispasmodiques, douches froides.

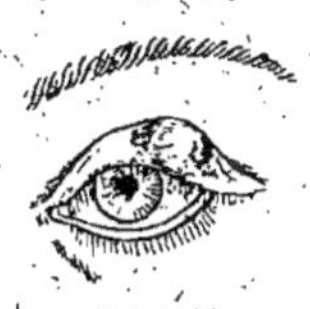

Fig. 566.
Chalazion.

Chalazion (du gr. *chalaza*, grêlon) [*fig.* 566]. — Petite tumeur de la paupière produite par l'oblitération d'une glande de Meibomius. Il se distingue de l'orgelet par son siège primitif au-dessus du bord des cils, son développement lent, presque indolore, forme arrondie, sa consistance dure. Plusieurs peuvent coexister. — TRAITEMENT. Massage, pommade au précipité jaune ou, en cas d'insuccès, incision.

Chute des cils. — Si les cils tombent sans rougeur, sans inflammation des paupières, soigner l'état général anémique ou arthritique et prescrire des onctions locales avec : vaseline, 5 gr. ; huile de ricin, 2 gr. ; acide gallique, 50 centig. ; essence de lavande, 4 gouttes.

Entropion (du gr. *en*, en dedans, et *trepein*, tourner). — Renversement de la paupière en dedans, avec irritation de la conjonctive et de la cornée frottées par les cils (*fig.* 567). — CAUSES. Elles constituent deux formes différentes : 1° la forme *cicatricielle*, survenant à la suite de blessure, de brûlure, de diphtérie ; 2° la forme des *vieillards*, dans laquelle on observe le spasme surtout de la partie de l'orbiculaire qui occupe la paupière inférieure.

TRAITEMENT. Pour les cicatrices, petite opération ; contre la forme des vieillards, application avec un

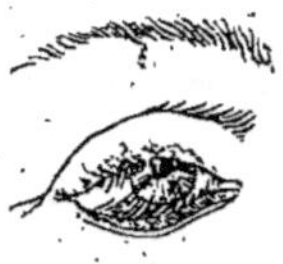

FIG. 567.
Entropion
Trichiasis.

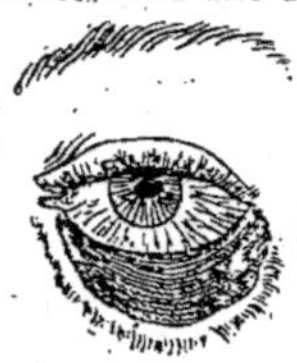

FIG. 568.-
Ectropion.

pinceau de collodion non élastique en dehors de la rangée de cils sur la peau des paupières, ou opération.

Ectropion (du gr. *ek*, dehors, et *trepein*, tourner) [*fig.* 568]. — Renversement des paupières en dehors avec larmoiement. — CAUSES. Il en existe trois, répondant à autant de variétés : 1° *cicatrices* de la peau (plaies, brûlures, eczéma, impétigo) ; 2° *contraction* ou *paralysie* du muscle orbiculaire chez les vieillards ; 3° *inflammation chronique* de la muqueuse conjonctive. — TRAITEMENT. Petite opération.

Logophtalmie (du gr. *lagos*, lièvre, et *ophtalmos*, œil). — Occlusion incomplète de l'œil, par insuffisance des paupières pouvant produire le dessèchement de la cornée et la destruction de l'œil. — CAUSES. Ophtalmie, ectropion, paralysie, grande perte de substance. — TRAITEMENT. Celui de la cause et, en tout cas, port d'un bandeau fermant l'œil.

Orgelet (*fig.* 569). — Petits furoncles des glandes sébacées des cils. V. ORGELET.

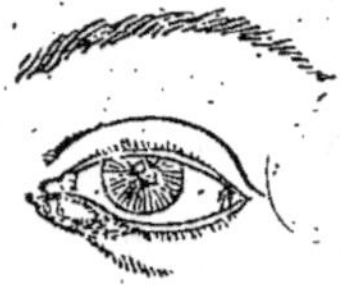

FIG. 569. — Orgelet.

Symblépharon (du gr. *sun*, avec, et *blepharon*, paupière). — Lésion de la conjonctive palpébrale et scléroticale. V. SYMBLÉPHARON.

Trichiasis (du gr. *thrix*, poil) [*fig.* 567]. — Déviation des cils qui se dirigent vers le globe oculaire et l'irritent. Cette déviation peut être partielle ou générale ; elle atteint surtout les cils de la paupière inférieure. — CAUSE. Blépharite.

TRAITEMENT. Celui de la blépharite, puis renversement des cils et extirpation des bulbes de poils ou excision de la peau du bord des paupières.

II. **Maladies de la conjonctive** (paupières et sclérotique). — La conjonctive s'étend à la fois sur la partie interne des paupières et sur la sclérotique, d'où des maladies communes à ces deux parties de l'œil.

Conjonctivites (Maladies infectieuses de la conjonctive). — Très fréquentes, les conjonctivites se caractérisent essentiellement par une rougeur de conjonctive avec dilatation de vaisseaux (*fig.* 570) et une sécrétion plus ou moins abondante agglutinant les paupières au réveil ; elles sont, pour la plupart, des maladies microbiennes, transmissibles, surtout par contamination directe.

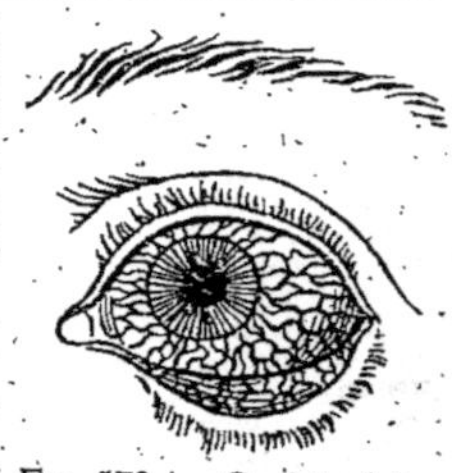

FIG. 570. — Conjonctivite.

Certaines conjonctivites ont été contractées dans les *piscines* de Paris, par défaut de désinfection et de surveillance des bassins de natation parisiens qui devraient prendre pour modèles les piscines de Strasbourg ou de Colmar.

Il existe plusieurs types de conjonctivites, qu'on divisait en conjonctivites catarrales, purulentes, et pseudo-membraneuses. On connaît actuellement le microbe causal d'un certain nombre d'entre elles.

Conjonctivite aiguë contagieuse. — S'observe surtout chez l'enfant, dans les crèches, les écoles. Très contagieuse, elle atteint rapidement les yeux ; elle est causée par le bacille de Weeks.

SIGNES. Rougeur vermillon de la conjonctive bulbaire et turgescence modérée de la conjonctive palpébrale ; en même temps, les paupières sont agglutinées le matin au réveil, un peu gonflées et on trouve, dans le cul-de-sac, des filaments jaunâtres de muco-pus. Les paupières sont parfois œdématiées. Le matin, l'enfant a les yeux collés ; il se plaint de sécheresse, de cuisson, d'une sensation de sable qui le pousse à se frotter les yeux. La photophobie est constante.

TRAITEMENT. Isolement du malade jusqu'à guérison complète. Dans les cas intenses, instillations d'un collyre de nitrate d'argent au 1/50 ; dans les cas plus légers, lavages fréquents avec la solution d'oxycyanure de mercure et instillations, matin et soir, ou 3 fois par jour, d'un collyre à l'argyrol au 1/10.

Conjonctivite subaiguë. — Forme contagieuse, ordinairement bilatérale, due au diplo-bacille de Morax-Axenfeld.

SIGNES. Début insidieux ; agglutinement des paupières au réveil. Le bord des paupières est rose et humide, surtout aux angles (conjonctivite angulaire) ; la face interne des paupières est très rouge ; sensation de gravier dans l'œil, démangeaisons aux yeux, surtout le soir, à la lumière et au réveil.

Forme bénigne. Parfois il se produit une ulcération superficielle de la cornée guérissant rapidement.

TRAITEMENT : I. CURATIF. Collyre au sulfate de zinc, 25 centigr. p. 10 dans les deux yeux ; II. PRÉVENTIF. Lavage de l'œil avec une solution faible d'oxycyanure de mercure.

Conjonctivite à pneumocoques. — Revêt des types variables, un type aigu à sécrétion muco-purulente, un type pseudo-membraneux et un type qu'on observe chez le nouveau-né vers le 8° ou 12° jour (plus tard que la conjonctivite blennorragique) : la *conjonctivite lacrymale des nouveau-nés*, qui guérit rapidement.

Seul l'examen bactériologique permet de reconnaître cette forme de conjonctivite.

TRAITEMENT. Lotions tièdes avec de l'eau bouillie ou boriquée ; instillations quotidiennes d'un collyre au sulfate de zinc au 1/50.

Conjonctivite aiguë au bacille de Pfeiffer. — Contagieuse ; atteint surtout les jeunes enfants. Pus jaunâtre, visqueux, agglutinant les paupières. Guérison en 3 à 5 jours.

TRAITEMENT. Comme pour la forme précédente.

Conjonctivite blennorragique.

CAUSES. Transport des microbes de la blennorragie ou de la blennorrhée, les *gonocoques*, de l'urètre aux yeux par les doigts ou par les linges, après les pansements. Elle peut se produire quelquefois chez les enfants par transport des microbes de la leucorrhée d'une personne de leur entourage.

Parfois, au cours d'une infection gonococcique, le microbe peut arriver à la conjonctive par voie sanguine : c'est la *conjonctivite métastatique*.

Conjonctivite de l'enfant et de l'adulte. Affection grave en raison des complications cornéennes.

SIGNES. De quelques heures à 2 ou 3 jours après le contact infectieux, la conjonctive devient rouge, les yeux redoutent la lumière, les paupières sont gonflées et il s'en écoule un liquide qui devient rapidement du pus jaune ou verdâtre ; le pus est si abondant qu'il peut descendre le long des joues ; le gonflement des paupières s'accroît et les douleurs sont très violentes.

L'évolution peut être bénigne, mais très souvent on note une *ulcération cornéenne*, qui peut aboutir à la perforation des lésions de l'iris, parfois un ectropion de la conjonctive de la paupière supérieure.

Conjonctivite du nouveau-né (*fig. 571*). Cette maladie, produite par une infection gonococcique

FIG. 571. — Ophtalmie purulente blennorragique d'un nouveau-né ayant produit la cécité par altération de la cornée (taies). *Atlas* de MAITLAND RAMSAY. (Maloine, édit.)

des yeux des enfants à leur passage dans les voies maternelles, est l'origine en France d'un tiers des cécités.

SIGNES. La maladie apparaît du 3e au 5e jour après la naissance. Le bord des paupières est rouge et sécrète un liquide clair, citrin, jaune plus ou moins foncé ; en deux jours, les paupières deviennent gonflées et la conjonctivite, rouge, violacée, sécrète un pus épais et généralement très abondant (la quantité de pus retenue au-dessous des paupières est quelquefois telle que, au moment où on les relève, il peut en être projeté au visage). Dans certains cas, le gonflement rend l'écoulement très difficile.

Si l'on n'agit pas rapidement, la partie transparente de l'œil, la *cornée*, peut se détruire (1/4 des cas), et alors l'œil se vide.

Conjonctivite métastatique. Rare, elle apparaît souvent en même temps que les arthropathies gonococciques. Les deux yeux sont ordinairement atteints, la conjonctive est injectée ; cuisson, photophobie. Guérison en 2 à 3 semaines sans complications cornéennes.

TRAITEMENT : I. PRÉVENTIF. *Chez le nouveau-né*, irrigations vaginales chez la mère avant, pendant et après l'accouchement. Immédiatement après la naissance, avant *même la section du cordon*, essuyer les yeux avec une boulette d'ouate hydrophile pour enlever le méconium et l'enduit gras ; laver ensuite légèrement les paupières avec de l'eau boriquée à 4 p. 100, à défaut avec de l'eau bouillie ; puis instiller quelques gouttes de nitrate d'argent à 2 p. 100 (Crédé) ou introduire entre les paupières un peu de poudre fine d'iodoforme (Valude).

Chez l'adulte, propreté méticuleuse des mains après le pansement d'une blennorragie. Prendre des précautions en soignant cette maladie pour ne pas recevoir le pus dans ses propres yeux.

Après apparition de la maladie, préserver l'œil sain par l'application de compresses imbibées d'eau boriquée sur l'œil malade ou d'un verre de montre maintenu par des languettes de diachylon (la maladie se transportant facilement d'un œil à l'autre) ; soulever avec précaution les paupières de façon à éviter le danger signalé plus haut ; se laver soigneusement les mains avec la solution de sublimé (1/1000) après avoir touché les yeux malades.

II. CURATIF. *L'ophtalmie des nouveau-nés* est une affection sérieuse, mais n'est pas toujours grave. Les moyens de traitement, très énergiques, qui sont de mise lorsque le cas est sérieux, causent les plus grands dégâts lorsque la maladie est bénigne, ce qui est la règle dans plus de la moitié des cas.

On pratiquera d'abord des injections de sérum spécial antigonococcique, puis on emploiera le traitement local selon les règles suivantes.

Au début, *avant que la suppuration ne soit établie*, ne pas utiliser les caustiques. De simples lavages à l'eau bouillie, suivis d'instillations d'une solution de formol à 1 p. 5000, suffisent ; une irrigation avec une solution de permanganate de potasse à 1/3000 ou de chaux à 1/5000 agit bien, pourvu que l'irrigation ne soit pas répétée trop souvent dans les 24 heures.

Deux fois par 24 heures, les paupières seront retournées *l'une après l'autre*, et la muqueuse touchée avec un pinceau volumineux trempé dans une solution de nitrate d'argent à 2 ou 3 p. 100, suivant l'abondance de la suppuration et le gonflement de la muqueuse. Jamais les cautérisations ou instillations de nitrate d'argent ne devront être plus multipliées. Aussitôt après la cautérisation, neutralisation à l'eau salée saturée. Dans l'intervalle des cautérisations, et toutes les 2 ou 3 heures au début, seront pratiquées des irrigations antiseptiques, mais sans effet irritant.

Au bout de quelques jours, et si la suppuration diminue d'intensité, on abaissera le taux de la solution de nitrate d'argent à 2 p. 100 et à 1 p. 100. Pour cette dernière solution, il est inutile d'employer la neutralisation à l'eau salée. La maladie peut durer de 3 à 6 semaines.

Chez l'adulte, irrigations prolongées tièdes au permanganate de potasse (1/3000); tampons glacés, 2 fois par jour, dans des vessies à glace. Cautérisation 2 fois par jour avec un pinceau trempé dans une solution de nitrate d'argent, d'abord à 1/30, puis plus faible ; emploi du collyre à l'argyrol et traitement spécifique par les injections de sérum antigonococcique.

Conjonctivite à streptocoques. — Le streptocoque peut déterminer, au niveau de la conjonctive, une conjonctivite lacrymale, de pronostic bénin, chez les adultes atteints de lésions des voies lacrymales et une forme grave, caractérisée par la présence de fausses membranes et la fréquence de lésions cornéennes destructives. On observe cette forme chez l'enfant à la suite d'une fièvre éruptive ; elle coïncide ordinairement avec un coryza purulent.

TRAITEMENT : I. PRÉVENTIF. Désinfecter les fosses nasales au cours des fièvres éruptives. II. CURATIF. Lavages antiseptiques et collyre au nitrate d'argent à 1/50 (peu efficace).

Conjonctivite diphtérique. — Peut accompagner une manifestation de la diphtérie ou exister isolément. Se caractérise par l'existence de fausses membranes blanc grisâtre, adhérentes à la conjonctive. Les complications cornéennes sont fréquentes.

TRAITEMENT. Celui de la diphtérie.

Conjonctivite folliculaire (*fig.* 572). — Caractérisée par la présence de follicules ou granulations sur la conjonctive ; s'observe surtout chez l'enfant à la suite d'une ophtalmie purulente, dont elle constitue la phase chronique.

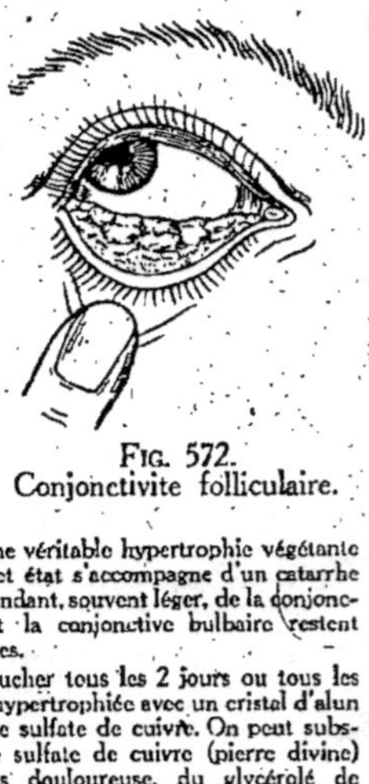

FIG. 572.
Conjonctivite folliculaire.

SIGNES. La muqueuse palpébrale, au milieu du *fornix* ou repli profond supérieur, se montre très épaissie aussi bien à la paupière inférieure qu'à la supérieure, ce qui la distingue du trachome vrai. La conjonctive est végétante, d'un rouge sombre, et sa surface offre l'aspect d'une framboise ; c'est une véritable hypertrophie végétante de la muqueuse. Cet état s'accompagne d'un catarrhe variable, parfois abondant, souvent léger, de la conjonctive. La cornée et la conjonctive bulbaire restent d'ordinaire indemnes.

TRAITEMENT. Toucher tous les 2 jours ou tous les 3 jours la muqueuse hypertrophiée avec un cristal d'alun pur ou un cristal de sulfate de cuivre. On peut substituer au cristal de sulfate de cuivre (pierre divine) l'application, moins douloureuse, du glycérolé de cuivre (glycérine 8, sulfate de cuivre 1) pratiquée avec un gros pinceau.

Conjonctivite granuleuse ou Trachome (*fig.* 573). — Affection oculaire très commune, non seulement en Egypte, mais dans beaucoup de pays d'Europe, tels que la Belgique, la Hollande, la Russie et la plupart des Etats balkaniques. La maladie se localise dans les régions basses qui répondent à l'embouchure des grands fleuves. Les pays à altitude élevée en sont indemnes. La misère physiologique, le défaut de propreté favorisent le développement du trachome, et dans nos pays les granuleux appartiennent à la classe la plus pauvre de la société.

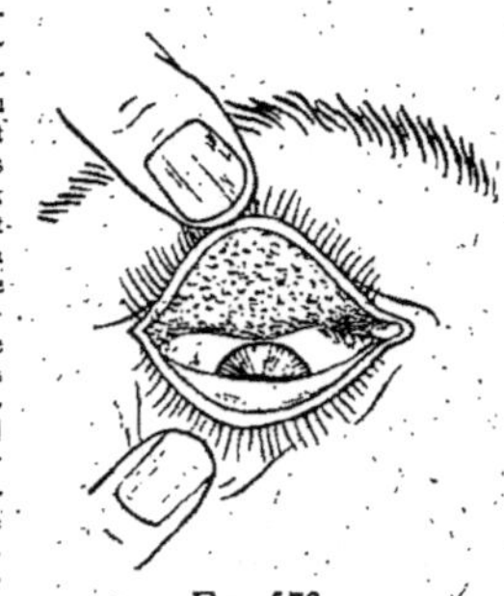

FIG. 573.
Conjonctivite granuleuse.

Le trachome est dû sans doute à un virus filtrant ; il se propage par contagion directe effectuée au moyen des produits de sécrétion de l'œil : il en résulte que les formes sécrétantes du trachome sont les plus contagieuses et même que l'affection n'est contagieuse que lorsqu'elle s'accompagne de sécrétion.

SIGNES. Granulations grises, arrondies, translucides, qui sont ordinairement comparées à du frai de grenouille et qui siègent au fond des culs-de-sac, et, par prédilection, *à la paupière supérieure.* A ces granulations peut se surajouter un état catarral aigu (ophtalmie égyptienne) qui rend l'affection comparable à l'ophtalmie purulente ; en dehors de ces poussées, le trachome offre peu de réaction, occasionne peu de gêne et passe même parfois inaperçu. Ordinairement cependant, il existe un peu de larmoiement, une légère photophobie et les paupières sont agglutinées le matin.

Le trachome s'accompagne de lésions du côté de la cornée ; ces lésions consistent dans la formation d'un lacis vasculaire venant de la conjonctive et envahissant l'épithélium de la cornée (*pannus*) et ultérieurement d'ulcérations de la substance propre de cette membrane. Ces complications et surtout les rétractions ultimes et cicatricielles de la conjonctive (*symblépharon*) et du tarse palbébral (*entropion* et *trichiasis*) sont, d'ailleurs, peu communes chez les adolescents et surtout chez les enfants, à cause du peu d'ancienneté des granulations ; on les retrouve avec toutes leurs conséquences fâcheuses dans le trachome de l'adulte. Le pannus et les ulcères cornéens donnent lieu, comme phénomènes réactionnels, à un redoublement de photophobie, à du larmoiement et à du blépharospasme.

TRAITEMENT. Les poussées aiguës du trachome seront traitées par des lavages antiseptiques et des instillations d'un collyre, l'argyrol, à doses proportionnées à l'intensité des phénomènes du catarrhe. Si la sécrétion purulente est extrêmement abondante, on se trouvera bien d'irrigations quotidiennes avec la solution de nitrate d'argent à 1/1000 ou 1/1500 et 1/2000, pratiquées avec un appareil laveur.

L'état chronique sera traité par des cautérisations pratiquées avec le cristal de sulfate de cuivre, tous les 2 jours, ou le glycérolé de cuivre. Le sulfate de cuivre est en effet le traitement spécifique du trachome.

Le traitement chirurgical du trachome est très en faveur : c'est un bon moyen de raccourcir la durée du traitement. Lorsque les granulations se présentent en rangées isolées au fond des culs-de-sac, l'excision pure et simple ou l'écrasement à l'aide de la pince à rouleaux de Knapp sont indiqués. Lorsque la muqueuse palpébrale est farcie de granulations, c'est au brossage qu'on s'adressera, au brossage pratiqué avec une brosse dure et précédé de quelques scarifications des points les plus infiltrés.

On peut employer aussi la destruction profonde par îlots, des granulations, au moyen du thermocautère.

Conjonctivite impétigineuse ou phlycténulaire (*fig.* 574). — SIGNES. Sur la conjonctive apparaissent de petites élevures rouges et coniques, dont le sommet s'ouvre en formant des ulcérations grisâtres à bords peu saillants. Cette conjonctivite est en général associée à une kératite phlycténulaire. V. plus loin, *Maladies de la cornée.*

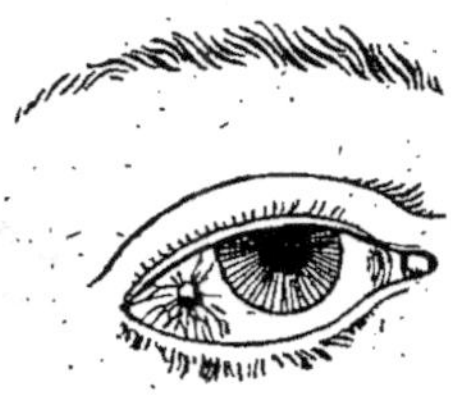

FIG 574.
Conjonctivite phlycténulaire.

CAUSES : I. PRÉDISPOSANTES Scrofule, mauvaise hygiène, rhinite, malpropreté, poux du cuir chevelu, impétigo du visage, et notamment du nez et des oreilles. II. DÉTERMINANTES. Staphylocoque, agent causal de l'impétigo.

TRAITEMENT. Celui des blépharites ulcéreuses.

Corps étrangers. — CAUSES. Poussière de charbon (reçue souvent quand on se penche à la fenêtre d'un wagon, d'où l'indication de se protéger avec un journal du côté de la machine) ; poussière métallique, terreuse, pierreuse ; débris végétaux. Le *siège* le plus fréquent est le cul-de-sac supérieur, entre l'œil et la paupière (V. *fig.* 540). — SIGNES. Douleur, difficulté de supporter la lumière (photophobie), rougeur de la conjonctive. — ÉVOLUTION. La douleur persiste ordinairement jusqu'à l'enlèvement du corps étranger, mais quelquefois il peut être toléré et conservé longtemps sans aucune gêne.

TRAITEMENT. Soulever la paupière et faire souffler dans la direction des angles de l'œil. Retourner la paupière et enlever le corps étranger avec un objet mousse et propre, un coin de papier, par exemple, un coin de mouchoir. Baigner l'œil dans de l'eau fraîche, et ne pas le frotter.

Épanchement de sang ou Ecchymose. — L'épanchement de sang dans la conjonctive est assez fréquent. — CAUSES. Coup, plaie, fatigue par travail trop prolongé, fracture du crâne. — ÉVOLUTION. La durée varie de quelques jours à quelques semaines. — TRAITEMENT. Compression et massage.

Pinguecula (du lat. *pinguis*, gras) [*fig.* 575]. — Tumeur jaunâtre placée sous la conjonctive du globe de l'œil, en dedans de la cornée, se développant lentement et ne produisant ordinairement aucune gêne. — TRAITEMENT. Cautérisation au thermocautère, seulement en cas de gêne de la vision.

Ptérygion (du gr. *pterugion*, petite aile) [*fig.* 576]. — Épaississement triangulaire de la conjonctive, ordinairement au côté interne de la cornée. — TRAITEMENT. Excision, puis cautérisation au thermocautère, en cas de gêne de la vision.

Xérosis ou Xérophtalmie (du gr. *xeros*, sec). — Sécheresse de la conjonctive. — CAUSES. Brûlure, ulcération, ablation de la glande lacrymale. — TRAITEMENT. Occlusion temporaire des paupières.

III. **Maladies de la sclérotique.** — Affections rares ; les plus fréquentes sont les suivantes :

Arc sénile ou Gérotoxon (du gr. *geron*, vieillard, et *toxon*, arc). — Anneau blanc bleuâtre (*fig.* 578) qui apparaît autour de la cornée chez les vieillards et parfois aussi chez des individus moins âgés, athéromateux, alcooliques ou syphilitiques. Il

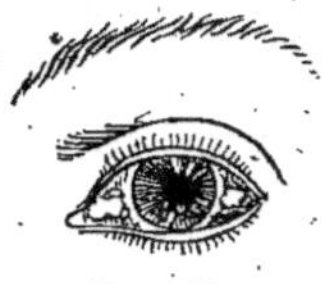

FIG. 575.
Pinguecula.

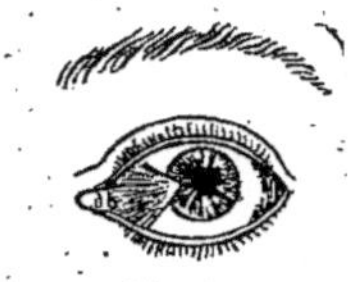

FIG. 576.
Ptérygion.

débute par un demi-cercle supérieur, puis se réunit à un demi-cercle qui apparaît, ensuite, à la partie inférieure de la cornée.

Scléro-kératite. — Inflammation de la cornée et de la sclérotique). — CAUSES. Goutte, rhumatisme, lymphatisme, dysménorrhée.

SIGNES. 1° PHYSIQUES (*fig.* 577). Infiltration blanchâtre du pourtour de la cornée, qui est entourée d'un bourrelet lie de vin, formé par l'inflammation de la conjonctive et de la sclérotique à ce niveau. 2° FONCTIONNELS. Douleurs vives et profondes dans l'œil, irradiant au front et à la tempe. Sensibilité à la lumière, contraction des paupières, larmoiement dès que le malade veut ouvrir l'œil.

PREMIERS SOINS. Instillation d'un collyre à la cocaïne et à l'atropine : eau, 10 gr. ; atropine et cocaïne, de chacune, 10 centigr. (Valude). Frictions avec l'onguent napolitain belladoné sur la tempe. — TRAITEMENT GÉNÉRAL, suivant la cause.

Staphylome. — Dilatation de la sclérotique. Elle peut se faire en avant ou en arrière (biophtalmie).

Staphylomes antérieurs. Consécutifs à des inflammations aiguës ou chroniques, ils ont ordinairement leur siège autour de la cornée et se produisent lentement chez des individus jeunes. — Le traitement est celui de la lésion-origine.

Staphylome postérieur. On l'observe surtout dans la myopie progressive, par l'effet de la croissance et des

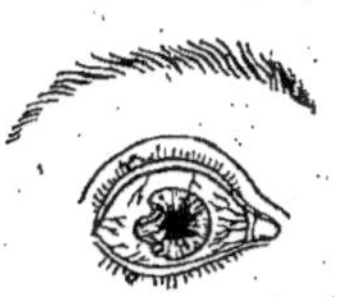

FIG. 577.
Sclérite.

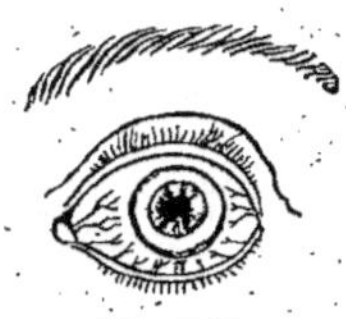

FIG. 578.
Gérotoxon.

fatigues des muscles chargés de l'accommodation. — Le traitement préventif est celui de la myopie et le repos de l'organe.

IV. **Maladies de la cornée.**

Kératite interstitielle (du gr. *keras*, cornée). — Inflammation de la cornée. — CAUSES. Syphilis héréditaire, tuberculose.

SIGNES. 1° PHYSIQUES (*fig.* 579). Taches grises sur la cornée avec cercle rougeâtre au bord qui enchâsse la sclérotique, par suite de la néoformation de vaisseaux, qui peu à peu peuvent envahir, de la périphérie au centre, toute la cornée. 2° FONCTIONNELS. Douleurs, photophobie, larmoiement plus ou moins intense.

COMPLICATION. Inflammation de l'iris.

TRAITEMENT : 1° GÉNÉRAL. Iodure de potassium. 2° LOCAL. Instillation d'atropine, compresses d'eau boriquée chaude et douches de vapeur, lunettes fumées bombées. Plus tard, pommade au précipité jaune, instillation de collyre au sulfate de zinc.

Kératite phlycténulaire (du gr. *keras*, cornée) [*fig.* 580]. — On voit d'abord sur la cornée de petites vésicules grises, demi-transparentes, auxquelles succèdent des ulcérations arrondies en général, peu profondes, et qui, bien soignées, guérissent sans laisser de traces. Négligées, au contraire, et très multipliées, elles peuvent former une tache grisâtre, puis jaunâtre, et constituer l'*abcès de la cornée* qui, dans certains cas, s'ouvre dans la chambre antérieure de l'œil et y laisse tomber du pus (*hypopion* [*fig.* 581]), ou provoque la hernie de l'iris et, s'il y a eu ulcération extérieure, une taie indélébile (*fig.* 582). Quelquefois, aussi, la cornée se couvre de petits vaisseaux sanguins (*pannus*).

TRAITEMENT. Celui de la blépharite ulcéreuse. V., précédemment, *Maladies des paupières*.

Kératite ulcéreuse. — CAUSES : 1° PRÉDISPOSANTES. Individus débilités, surmenés, conjonctivite avec dacryocystite (inflammation des voies lacrymales). 2° OCCASIONNELLES. Poussières, barbes de blé (ulcère des moissonneurs), fragments de pierre ou de métal (ouvriers).

SIGNES (*fig.* 583). 1° FONCTIONNELS. Brûlure au pourtour de l'œil, avec quelquefois des élancements ; sensibilité à la lumière et pleurs. 2° PHYSIQUES. Rougeur au pourtour de la cornée, qui est trouble dans toute sa surface et porte une ulcération grisâtre ou jaunâtre plus ou moins étendue ; on voit, en arrière, un épanchement de pus (*hypopion* [*fig.* 581]) dans la chambre antérieure de l'œil. Les paupières sont gonflées.

PREMIERS SOINS. Laver les culs-de-sac avec une solution de sublimé (50 centigr. pour 1000 gr. d'eau). Ne mettre de bandeau que si les voies lacrymales ne sont pas enflammées.

Kératocone ou Staphylome transparent de la cornée (*fig.* 584). — Dilatation de la cornée se produisant dans la jeunesse et coïncidant avec la myopie. — TRAITEMENT. Emploi de verres spéciaux. Dans certains cas, le staphylome de la cornée peut être opaque.

Taies ou Leucomes (du gr. *leukos*, blanc) [*fig.* 582]. — Opacités blanchâtres de la cornée ; leur épaisseur, leur étendue, leur siège sont très variables. L'acuité visuelle est plus ou moins diminuée ; de l'astigmatisme et de la myopie se produisent.

CAUSES. Plaies, brûlures, corps étrangers ; kératites ; lésions de nutrition chez les alcooliques, athéromateux, syphilitiques, vieillards (arc sénile ou gérotoxon).

— EVOLUTION. En général, les taies deviennent à la longue moins opaques ; quelquefois, par contre, elles s'infiltrent de sels calcaires.

TRAITEMENT : 1° PALLIATIF. Verres teintés, verres sphériques ou sphéro-cylindriques. 2° CURATIF. Collyre au sulfate de zinc le soir et laudanum le matin. Courants continus. Petites opérations (Valude).

V. **Maladies du cristallin.** — ***Cataracte*** (du gr. *katarraktês*, chute d'eau ; la maladie provenant, pour les anciens, de la chute d'une humeur). Opacité du cristallin.

CAUSES. Ordinairement vieillesse, notamment chez les artérioscléreux, arthritiques, phosphaturiques, diabétiques, cultivateurs et surtout viticulteurs ; chez les personnes exposées à des chaleurs intenses, à des sueurs abondantes (verriers). Hérédité. Quelquefois, à la suite d'une commotion, d'une contusion, d'une blessure de la capsule du cristallin, de la syphilis, de maladies infectieuses (rougeole, fièvre typhoïde, variole).

SIGNES. 1° FONCTIONNELS. *Affaiblissement de la vision*, qui, est meilleure avec un faible éclairage qu'en plein jour, la pupille se dilatant dans l'ombre et découvrant ainsi des parties du cristallin restées transparentes. Cette modification n'est corrigible par aucun verre : certains sujets deviennent myopes, et la presbytie, si elle existe, augmente.

Troubles de la vue : mouches volantes, vue multiple, irradiations autour des objets lumineux.

2° PHYSIQUES (*fig.* 584). La pupille, uniformément ou seulement par places, est grisâtre, bleuâtre, blanchâtre.

EVOLUTION. Plus ou moins lentement progressive

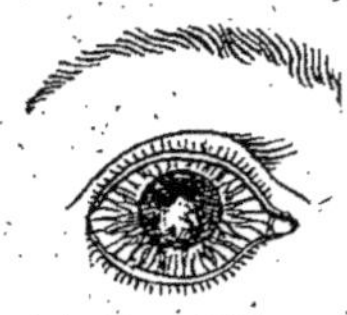

FIG. 579. Kératite interstitielle.

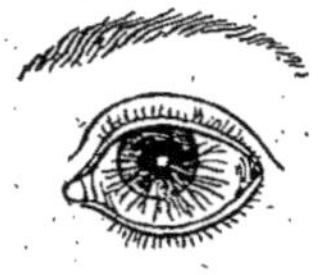

FIG. 580. Kératite phlycténulaire.

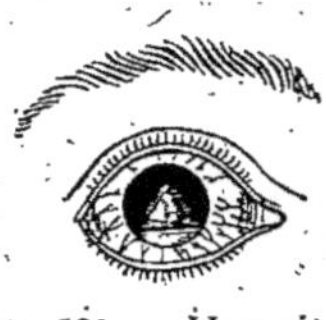

FIG. 581. — Hypopion.

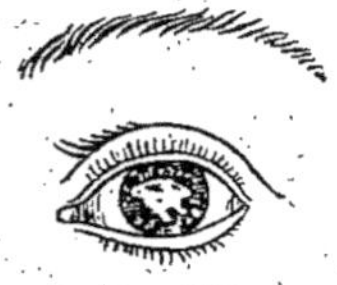

FIG. 582. Taie de la cornée.

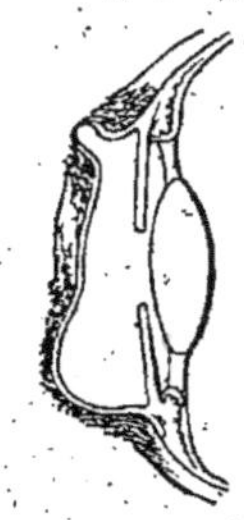

FIG. 583. Kératite ulcéreuse.

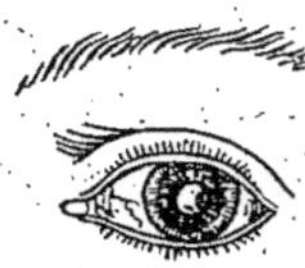

FIG. 584. — Cataracte sénile, avec gérotoxon.

(2 à 6 ans) : plus rapide sous l'influence de maladies générales, de la fatigue, d'une nutrition défectueuse, de lésions locales banales.

COMPLICATIONS. Inflammation des voies lacrymales, diabète, alcoolisme, paludisme, albuminurie.

VARIÉTÉS. 1° *Cataracte dure.* La cataracte dure, sénile, simple est la forme la plus habituelle. Elle atteint généralement les deux yeux, sa marche est régulière, sans lésion de la rétine ; la guérison opératoire est facile, surtout si l'on agit de bonne heure.

Il importe de n'intervenir que lorsque la cataracte est complète, *mûre*, parce qu'elle se détache plus facilement de l'enveloppe capsulaire et permet d'éviter les inflammations et les cataractes secondaires consécutives ; mais, dans les cas de cataracte à marche très lente, on peut pratiquer l'extraction soit après maturation artificielle, soit, ce qui est préférable, directement en prenant certaines dispositions spéciales ;

2° *Cataracte molle.* La cataracte molle à noyau dur se produit après 40 ans ; la cataracte molle sans noyau n'existe que dans la première enfance et peut être congénitale ;

3° *Fausses cataractes.* Ce sont des dépôts de l'iris sur la face antérieure du cristallin, à la suite de maladie de cet organe ou de la cornée.

TRAITEMENT : 1° MÉDICAL. Il est absolument illusoire et charlatanesque. On doit se contenter simplement de préparer l'opération en purgeant le malade la veille et en lui donnant le cas échéant des calmants. 2° CHIRURGICAL (*fig.* 585). Il consiste ordinairement dans l'extraction du cristallin. L'opération peut être faite en toute saison, et non, comme on le répète sans raison, exclusivement au printemps et en automne. Les malades ne sont plus conservés, après l'enlèvement de la cataracte, dans une chambre noire, et l'œil sain reste découvert. L'emploi de verres convexes remplace l'action du cristallin.

VI. Maladies de l'iris ou Iritis. — CAUSES PRINCIPALES. Rhumatisme, syphilis, goutte, diabète. Blessures et corps étrangers. — SIGNES. 1° PHYSIQUES (*fig.* 586). Rougeur au pourtour de la cornée ; l'iris paraît comme rouillé sur les yeux bruns ; mais il ne paraît pas *bomber sous la cornée* et n'est pas très dur (ce qui distingue l'iritis du glaucome). 2° FONCTIONNELS. Douleurs de l'œil irradiant au front et à la tempe, mais pas de sensation de gravier (ce qui distingue l'iritis

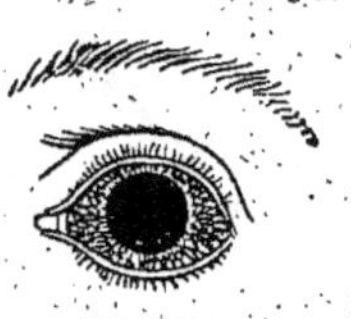

FIG. 586.
Iritis simple.

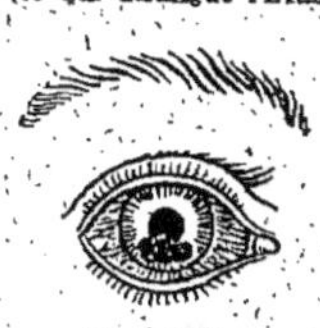

FIG. 587.
Iritis syphilitique.

de la conjonctivite). Sensibilité à la lumière et larmoiement, dès qu'on ouvre l'œil.

Dans certains cas d'iritis syphilitique, il peut se produire de petites masses gommeuses (V. SYPHILIS) à la partie inférieure de l'iris (*fig.* 587).

PREMIERS SOINS. Rester dans une chambre obscure, lunettes fumées. Instillation d'atropine (1 p. 100), mais seulement s'il est bien certain qu'il n'y a pas de glaucome. Frictions d'onguent belladoné sur le front. Sangsues. Traitement général suivant la cause.

VII. Maladies de la choroïde, de la rétine et du nerf optique. — CAUSES PRINCIPALES. Mal de Bright (V. REINS), artériosclérose, diabète, alcoolisme, tabac, tabes, syphilis.

SIGNES. I. PHYSIQUES. Ils ne peuvent être déterminés ordinairement qu'après examen à l'ophtalmoscope par un spécialiste. II. FONCTIONNELS : 1° *Choroïdites.* Sensations lumineuses (étincelles, croissants, boules),

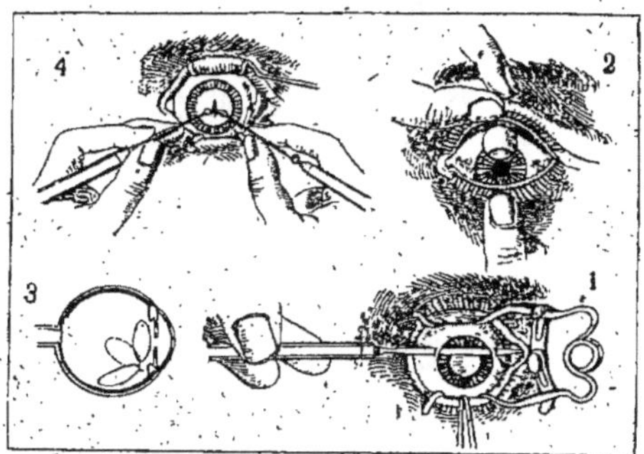

FIG. 585. — Procédés d'opération de la cataracte.

1. 2. Extraction de la cataracte par incision de la cornée, à lambeau supérieur et expulsion par pression ; 3. Abaissement ou réclinaison de la cataracte ; 4. Discission de la cataracte secondaire avec deux aiguilles.

mouches volantes lumineuses ou non, douleurs frontales ; 2° *Rétinites*, diminution progressive de la vision ; 3° *Décollement de la rétine* chez un individu ayant une forte myopie, disparition plus ou moins brusque et plus ou moins absolue de la vision, avec amélioration transitoire au réveil. — TRAITEMENT. Mercure et iodure de potassium, dont les doses seront déterminées par un oculiste.

VIII. Maladies de diverses parties de l'œil.

Ophtalmie sympathique (rare). — Ensemble de lésions se produisant dans un œil primitivement sain, à la suite de lésions de l'autre œil, dont ils reproduisent l'affection.

CAUSES. En général, iridocyclite consécutive à une blessure septique.

TRAITEMENT. Il doit être hâtif ; frictions mercurielles, calomel, sangsues. Opération.

Glaucome (du gr. *glaukos*, vert de mer). — Maladie caractérisée par une augmentation de la tension intra-oculaire avec diminution de la vision.

SIGNES. 1° FONCTIONNELS. *Glaucome subaigu* : sensibilité à la lumière, douleur au front et à la tempe, affaiblissement de la vue, rétrécissement du champ visuel du côté du nez. 2° PHYSIQUES. Œil dur au toucher, pupille ovale et immobile, reflet glauque du cristallin, rougeur au pourtour de la cornée. — TRAITEMENT. Au début, ésérine (V. FÈVE de Calabar), puis opération, l'iridectomie.

Plaies de l'œil. — Laver l'œil avec une solution de sublimé (1 pour 1000 gr. d'eau).

IX. **Maladies de l'appareil lacrymal** ou **Dacryocystite** (du gr. *dakruon*, larme, et *kustis*, sac). — Inflammation du sac et du canal des larmes qui descend de l'angle interne de l'œil jusque dans les fosses nasales (*fig.* 588). — SIGNES (*fig.* 589, 590). Cette affection se produit chez les nouveau-nés ou chez les adultes, les yeux sont collés le matin, larmoyants dans la journée

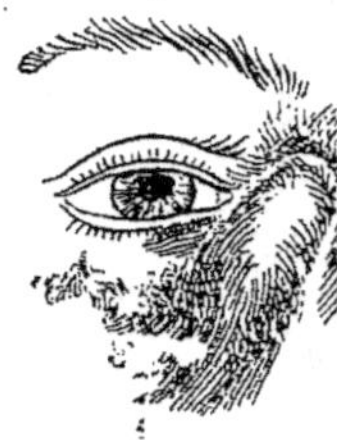

FIG. 588.
Dacryocystite aiguë.

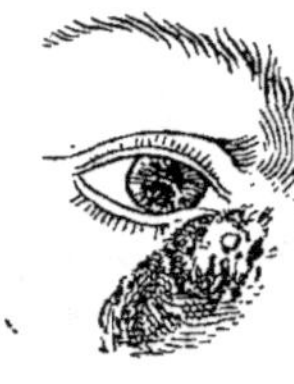

FIG. 589.
Abcès du sac lacrymal.

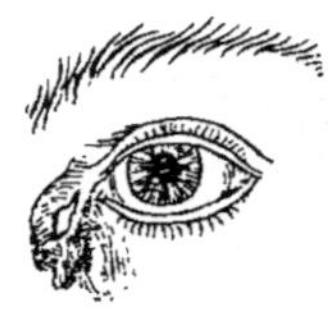

FIG. 590.
Fistule lacrymale.

et, en pressant dans l'angle du nez et de la joue, au-dessous de l'œil, on fait sortir du pus jaunâtre des points lacrymaux. Une fistule (*fig.* 590) peut être la suite de cette lésion. V. FISTULE.

CAUSES. Retard dans l'ouverture de l'orifice nasal du conduit lacrymal.

PREMIERS SOINS. Instillation d'une solution de nitrate d'argent (50 milligr. p. 100) et sondage du canal.

Œil artificiel. — Les yeux artificiels sont fabriqués en émail, d'une façon si parfaitement semblable à des yeux sains qu'il est difficile de s'apercevoir de la substitution lorsque ces pièces sont placées sur un moignon suffisant et que les muscles qui meuvent l'œil n'ont pas été altérés (*fig.* 591).

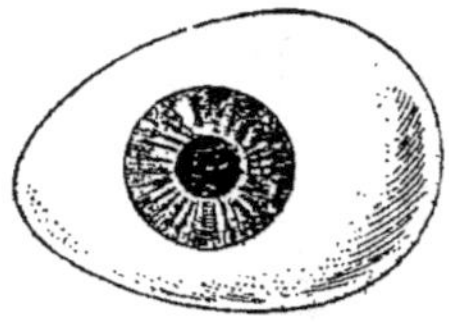

FIG. 591. — Œil artificiel.

SOINS SPÉCIAUX. Enlever l'œil artificiel la nuit et le placer dans de l'eau ; laver les paupières à ce moment et, en outre, une ou deux fois dans la journée s'il se produit un peu d'irritation. Dès que l'émail n'a plus son poli, remplacer la pièce artificielle.

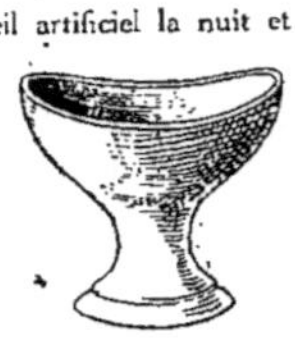

FIG. 592.
Œillère.

Œil-de-perdrix ou **Œil-de-pie.** — Variété de cor*.

Œillère. — Ce mot a deux sens.

Œillère (Dent). — On donne ce nom aux deux canines de la mâchoire supérieure, parce que l'extrémité de leur racine est assez rapprochée de l'orbite.

Œillère (Bassin). — Petit vase employé pour baigner l'œil (*fig.* 592).

Œillet rouge. — Plante de la famille des Caryophyllées.

On emploie les pétales comme tonique, antispasmodique léger, pour fabriquer un sirop qu'on prend à la dose de 15 à 60 gr.

Œsophage (du gr. *oisô*, futur irrég. de *phorein*, porter, et *phagein*, manger). — Tube reliant le pharynx à l'estomac (*fig.* 593).

CONFORMATION. L'œsophage a 25 cm. de long sur 2 1/2 de large ; il passe en avant de la colonne vertébrale, en arrière du larynx, de la trachée, du cœur, et traverse le muscle diaphragme qui sépare la poitrine de l'abdomen.

Il est formé, de dedans en dehors : 1° par une *muqueuse* contenant des glandes qui sécrètent un liquide destiné à faciliter le glissement des aliments ; 2° par deux couches de *muscles*, dont l'une, extérieure, est constituée par des fibres circulaires. La contraction des premières rapproche l'un de l'autre les anneaux musculaires qui, en se resserrant, poussent de haut en bas les aliments par des mouvements dits *péristaltiques*. Dans le vomissement, l'action est inverse et les mouvements sont dits alors *antipéristaltiques*.

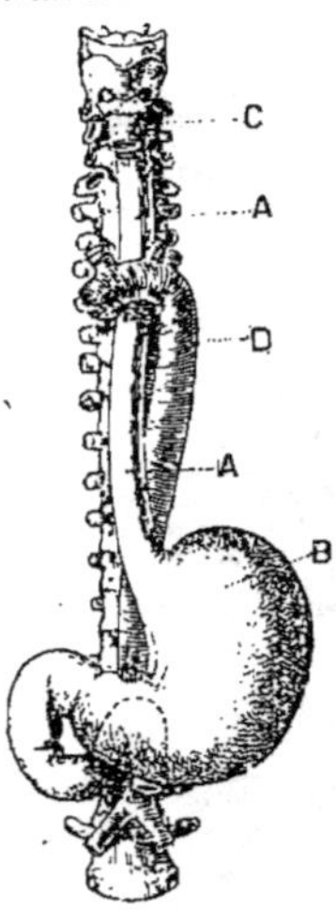

FIG. 593. — Œsophage.
A. Œsophage ; B. Estomac ; C. Trachée-artère ; D. Aorte.

Œsophage (Maladies de l'). — Les principales maladies de l'œsophage sont les suivantes :

Œsophagite. — Inflammation de l'œsophage.

CAUSES. Absorption de liquides bouillants ou caustiques (acide sulfurique, potasse) ou d'un corps étranger (arête, épingle, os). — Propagation d'une maladie locale voisine (angine, muguet) ou manifestation d'une maladie générale (variole, fièvre typhoïde).

SIGNES. *Douleur* le long de l'œsophage, accrue par

l'absorption des aliments ; difficulté d'avaler, et même spasmes du conduit empêchant l'introduction des aliments (œsophagisme), vomissements, hémorragies.

TRAITEMENT. Boissons calmantes et glacées (tisane de graine de lin), faire sucer des fragments de glace, appliquer une vessie de glace sur le cou. Comme *aliments* : lait, bouillies.

Cancer.

CAUSES. Il se produit de préférence chez les hommes et dans l'âge mur.

SIGNES. Difficulté douloureuse d'avaler, avec régurgitation des aliments qui n'ont pu pénétrer dans l'estomac ; haleine fétide.

Gêne de la respiration, trouble de la parole, qui devient rauque, par compression du larynx, de la trachée et du nerf récurrent.

ÉVOLUTION. Très rapide par suite de l'inanition.

TRAITEMENT : I. PALLIATIF. Morphine, trachéotomie, gastrotomie.

II. CURATIF. Des applications de radium dans un tube mis sous le contrôle de l'œsophagoscope semblent donner quelques résultats.

Œsophagisme. — Spasme de l'œsophage d'origine nerveuse (hystérie, hypocondrie, ténia), ou inflammatoire (œsophagite).

SIGNES. Le spasme se produit brusquement à l'occasion d'une émotion ou de l'absorption d'un aliment particulier. Il est accompagné d'une sensation d'étouffement, de constriction à la partie supérieure du cou.

TRAITEMENT : 1° LOCAL. Dilatation avec une sonde spéciale. 2° GÉNÉRAL. Bromure de potassium, valériane, belladone, hydrothérapie.

Corps étrangers. — Objets se fixant dans l'œsophage, qu'ils irritent et où ils peuvent à la longue provoquer une ulcération ou une perforation et, par suite, un rétrécissement cicatriciel.

CAUSES. Aliments (arête, os, noyau [*fig.* 594], morceau de viande très dure) ; objets avalés accidentellement (clou, épingle, monnaie, haricot, bille, embouchure de trompette, pièce dentaire ou râtelier) ; objets avalés volontairement (aliénés et hystériques).

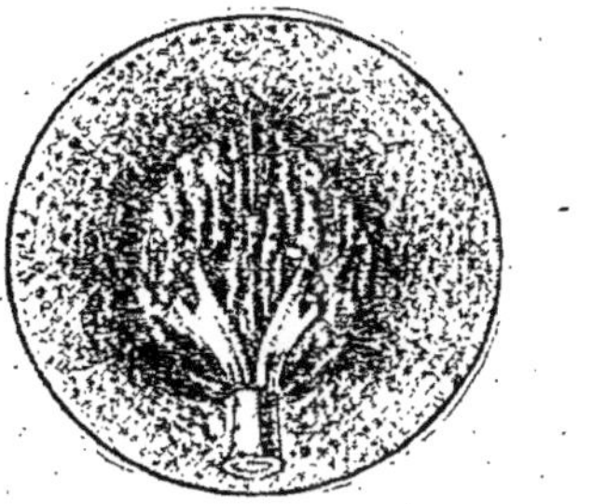

FIG. 594. — Noyau de pêche dans l'œsophage. Amorçage à la pince.

LÉSIONS. Sauf le cas des objets pointus qui peuvent se fixer en un point quelconque, les autres s'arrêtent au niveau d'un des points où l'œsophage est normalement rétréci : en *arrière* du cartilage cricoïde du larynx, à la partie supérieure du thorax ou au niveau de l'orifice du diaphragme que traverse le conduit œsophagien.

SIGNES. Au moment où l'objet est avalé, s'il est trop volumineux, il se produit une crise de suffocation avec toux et vomissement qui généralement l'expulse : mais si ce résultat n'est pas obtenu, l'enlèvement immédiat à l'aide de l'œsophagoscope s'impose, sous peine d'asphyxie.

Si l'objet est petit, au contraire, la sensation d'étranglement disparaît peu à peu et il persiste seulement une douleur siégeant en général en arrière du haut du sternum, quel que soit le point d'arrêt réel.

Cette douleur s'accroît quand on avale des liquides ou des aliments pâteux qui, du reste, passent avec plus ou moins de difficulté. Puis le malade rejette des mucosités sanglantes, son haleine devient fétide ; l'ulcération est constituée. Si on n'intervient pas, il peut se produire une compression des organes voisins, avec gêne respiratoire, aphonie, cornage, ou une perforation, avec fièvre, hémorragie, broncho-pneumonie.

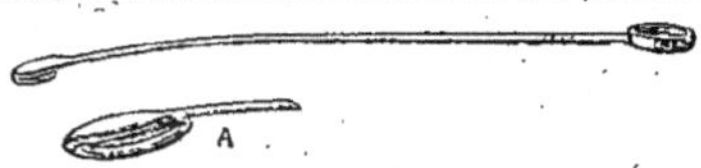

FIG. 595.
Crochet extracteur de Kirmisson.
A. Détail du crochet.

TRAITEMENT. Refoulement dans l'estomac avec la sonde chez l'adulte, le panier de Graefe, le crochet de Kirmisson (*fig.* 595) chez l'enfant ; le malade étant placé devant un écran radioscopique, de façon à suivre la saisie du corps étranger.

Extraction à l'aide de longues pinces, dont les mouvements sont contrôlés par l'œsophagoscopie*. Ce procédé est à préférer, mais ne peut être pratiqué que par un spécialiste.

Œsophagoscopie (de *œsophage*, et du gr. *scopein*, examiner). — Examen direct de l'œsophage au moyen de tubes endoscopiques introduits dans le conduit et permettant

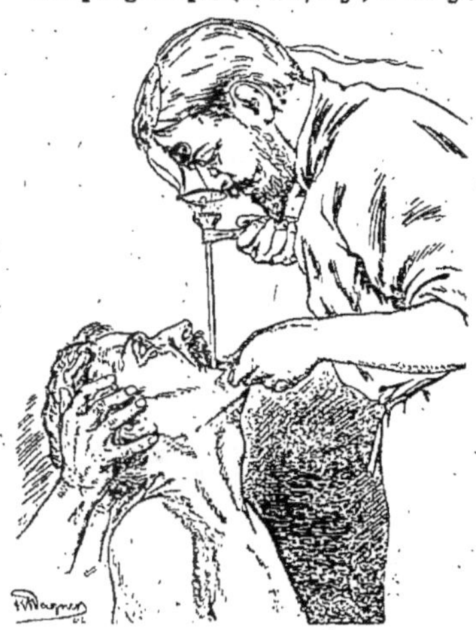

FIG. 596.
Examen de l'œsophage en position assise.

l'examen et le traitement des lésions de l'œsophage sous le contrôle de la vue (*fig.* 596).

Œsophagotomie (du gr. *oisophagos*, œsophage, et *tomê*, incision). — Incision faite sur l'œsophage pour retirer de ce conduit un corps étranger.

Œufs. — Les œufs sont employés comme aliment et comme médicament.

I. ALIMENT. L'œuf est un aliment dont la digestion est d'autant plus rapide que la partie blanche ou albumine est moins cuite : d'où l'utilité des œufs *crus* chez les affaiblis et notamment chez les tuberculeux. Il existe plusieurs modes de préparation des œufs qui permettent d'en varier le goût. Citons, parmi les meilleurs, l'œuf à la coque, sur le plat, l'œuf poché, l'œuf à la neige, les crèmes où l'œuf est mélangé au lait, les laits* de poule, la crème américaine (battre deux jaunes d'œufs, y ajouter du sucre en poudre et une cuillerée à café de rhum ou d'eau-de-vie).

II. MÉDICAMENT. Le blanc d'œuf est employé comme calmant et antidiarrhéique dans la décoction de Sydenham ; le jaune sert comme reconstituant (V. LÉCITHINE) et à faire des émulsions pour les potions et les lavements.

Oïdiomycose (de *oïdium*, et du gr. *mycês*, champignon). — Affection due à un champignon de la famille des *oïdiums*.

Oignon (Maladie). — V. COR.

Oignon (Plante). — Bulbe d'une Liliacée, employé comme rubéfiant sous forme de cataplasme.

Olfaction. — Faculté de sentir.

Oligurie (du gr. *oligos*, peu, et *ouron*, urine). — Émission rare d'urines.

Olive (Huile d'). — Aliment employé comme médicament : 1° *laxatif* en lavement (15 à 30 gr.) ; 2° *facilitant l'expulsion des calculs* du foie (100 à 200 gr.). L'huile d'olive est employée aussi pour les *liniments* et les *emplâtres*.

Ombilic (du lat. *umbo*, bosse). — Dépression arrondie, placée au milieu du ventre, et représentant la cicatrice du cordon ombilical sectionné après la naissance. (V. ACCOUCHEMENT, NOUVEAU-NÉ.) C'est par l'ombilic que sortent les hernies ombilicales.

Ombilical (Cordon). — Cordon, de la grosseur du petit doigt et de 40 à 60 cent. de longueur à la naissance, qui unit le fœtus à la mère par l'intermédiaire du placenta.

Il met en communication les deux êtres par les deux artères et la veine ombilicales, entourées de tissu analogue à la gélatine, tissu qui lui-même est enveloppé par une gaine. Pour la ligature du cordon, V. ACCOUCHEMENT ; pour son pansement, V. NOUVEAU-NÉ.

Omoplate (*fig.* 597). — Os plat constituant l'épaule, d'une part avec la clavicule, et d'autre part avec l'os du bras ou humérus avec lequel il s'articule par la cavité glénoïde. Pour les fractures, V. ce mot.

Omphalite (du gr. *omphalos*, ombilic). — Inflammation de l'ombilic chez le nouveau-né.

Omphalocèle (du gr. *omphalos*, ombilic, et *kêlê*, hernie). — Syn. de *hernie ombilicale*.

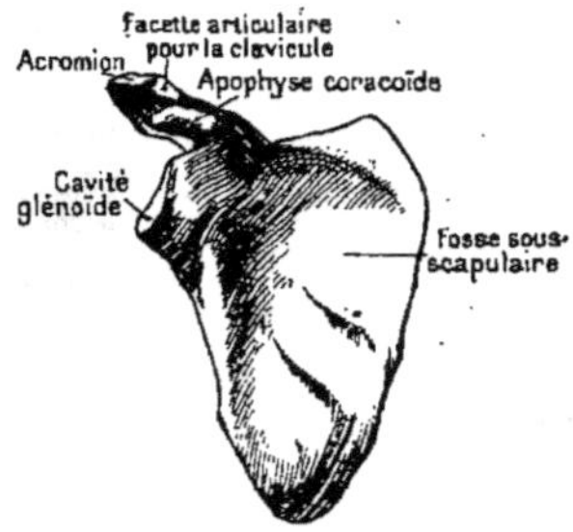

FIG. 597. — Omoplate.

Omphalopage (du gr. *omphalos*, nombril, et *pageis*, réuni). — Variété de monstres* doubles *monomphaliens*.

Omphalosite (du gr. *omphalos*, ombilic, et *sitos*, nourriture). — Variété de monstre* ne vivant que par l'intermédiaire du cordon ombilical qui le relie à sa mère.

Onanisme (de *Onan*, personnage biblique). — Excitation solitaire des organes génitaux.

Chez l'enfant jusqu'à la puberté elle n'est qu'une mauvaise habitude, souvent due à un prurit local; chez l'adolescent, c'est une véritable perversion du sens génital.

TRAITEMENT PRÉVENTIF. Propreté locale complète, hydrothérapie, exercice, gymnastique, lit dur et pas trop chaud ; surveillance des lectures.

Onction. — Acte d'enduire une région de la peau d'une solution grasse ; huile, liniment.

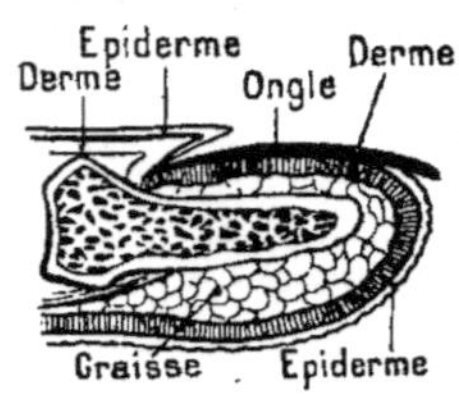

FIG. 598. — Coupe d'un doigt, montrant la situation de l'ongle.

Ongle [*fig.* 598 et 599] (du gr. *onux*, ongle). — Lame demi-transparente de substance cornée et dure qui recouvre l'extrémité des doigts. Sa racine est constituée par un bord mince et dentelé qui s'enfonce sous un repli de la peau et qui est le siège principal de l'accroissement de l'ongle.

Ongle (Corps étrangers sous l'). — Pour les enlever : 1° on ramollit l'ongle avec un bout d'allumette trempé dans une solution

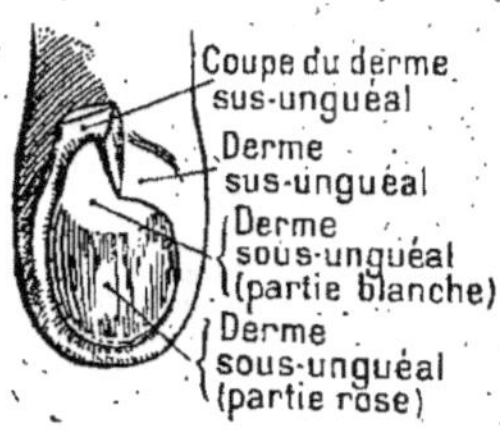

FIG. 599. — Extrémité d'un doigt, montrant la loge dans laquelle est placé l'ongle (qui a été enlevé).

de potasse caustique au dixième; 2° on enlève la bouillie caustique en raclant l'ongle avec un éclat de verre ; 3° on applique une nouvelle couche de potasse, puis nouveau raclage et on arrive alors sur le corps étranger, qu'on peut aisément enlever.

Ongle incarné (*fig.* 600). — Inflammation du bourrelet charnu latéral, interne ou externe de l'ongle du gros orteil et quelquefois, des autres doigts.

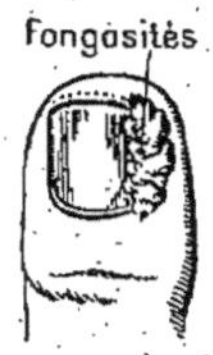

FIG. 600. Ongle incarné.

Cette inflammation présente trois phases :

1er degré : sensibilité; 2e degré : ulcération; 3e degré : apparition du pus et des chairs fongueuses.

CAUSES. Chaussures mal faites, insuffisamment larges et hautes. Sueurs macérantes, érythème humide et fétide.

TRAITEMENT : I. PRÉVENTIF. Soins de propreté.

II. CURATIF. Chirurgical. Ablation de l'ongle et surtout de la matrice qui le reforme, par excision du bourrelet fongueux de la rainure, d'une bande de l'ongle et de la partie correspondante de la matrice.

Onglée. — Engourdissement de l'extrémité des doigts produit par le froid ; il s'accompagne d'une sensation douloureuse de picotements et de fourmillements très pénibles.

TRAITEMENT : 1° PRÉVENTIF. Gros gants de laine; ne pas employer des gants trop étroits (surtout en peau) qui, en gênant la circulation, prédisposent à l'onglée. 2° CURATIF. Frictions avec de la neige ou de l'eau froide. Ne pas faire usage d'eau chaude et ne pas exposer les mains à un feu très vif.

Onguents. — Médicaments externes mous, qui se liquéfient sous l'action de la chaleur de la peau sur laquelle on les applique.

Ils contiennent, en dehors de la substance active, comme excipient, de l'huile, de la cire, de la graisse. Les principaux onguents sont : les onguents *gris, citrin* et *napolitain*, à base de mercure; l'onguent de la *mère*, à base de plomb*; les onguents *populeum**, *rosat**, *styrax**. V. les mots avec astérisque.

UTILITÉ. Suivant le médicament qui est employé, l'onguent est calmant, antiseptique.

Onychogryphose (du gr. *onux*, ongle, et *gryphos*, recourbé). — Courbure en griffe

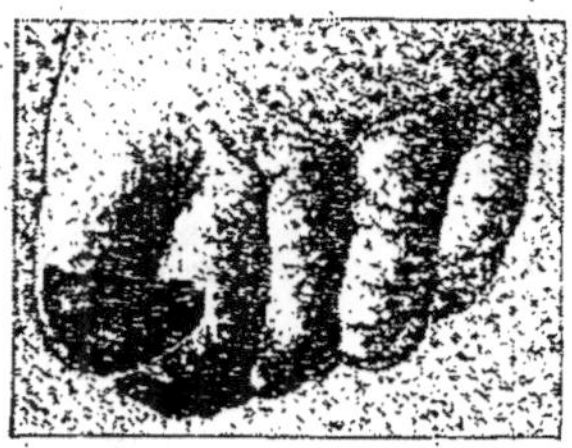

FIG. 601. — Onychogryphose. (Dr Darier.)

et épaississement des ongles, surtout au niveau des pieds (*fig.* 601).

Onychophagie (du gr. *onux*, ongle, et *phagein*, manger). — Tic de certains dégénérés consistant à se ronger les ongles.

Onyxis. — Inflammation de l'ongle et parfois de la région voisine (périonyxis).

CAUSES : Syphilis, tuberculose, diabète.

TRAITEMENT : 1° de la cause; 2° pansements antiseptiques.

Opération. — On ne doit se résoudre à une opération qu'après avoir consulté son médecin habituel et l'avoir mis en relation avec le chirurgien choisi.

Choix du chirurgien et du lieu d'opération. — Le médecin de famille pourra donner un avis des plus utiles à son client sur la valeur d'un spécialiste ; il est toujours indispensable que le chirurgien soit renseigné sur l'état général du malade (nervosisme, maladie de cœur, susceptibilité pour certains médicaments comme la cocaïne, tendance aux hémorragies, etc.). Actuellement les chirurgiens n'opèrent plus au domicile du malade, qui doit toujours être transporté dans une maison de santé à cause de la commodité de l'organisation; on choisira de préférence une grande maison où opèrent *plusieurs* chirurgiens et à laquelle un médecin soit attaché à poste fixe, de façon qu'en cas d'accident ou même d'incident, on n'ait pas à courir après le chirurgien dont le domicile personnel est souvent très éloigné.

Dispositions à prendre par le malade. — 1° Prendre, autant que possible, un grand bain les deux jours qui précèdent l'opération; 2° Vider la veille l'intestin par un grand lavement; 3° Ne rien prendre comme aliment le jour de l'opération.

Dispositions à prendre par les aides non médecins. — A la campagne et en cas d'urgence, le chirurgien est souvent dans la nécessité d'utiliser des parents, des amis, des serviteurs comme aides. Ceux-ci doivent prendre toutes les précautions antiseptiques du chirurgien : emploi d'une blouse, au besoin d'une grande chemise de femme revenant du blanchissage, lavage des mains au savon, puis dans la solution de sublimé.

Ophiasis (du gr. *ophis*, serpent). — Variété de pelade*.

Ophtalmie (du gr. *ophthalmos*, œil). — Maladie des yeux. V. ŒIL.

Ophtalmologie (du gr. *ophatlmos*, œil, et *logos*, étude). — Étude des maladies des yeux.

Ophtalmo-réaction. — V. TUBERCULINE.

Ophtalmoscope (*fig.* 602 et 603). — Instrument permettant l'examen du fond de l'œil.

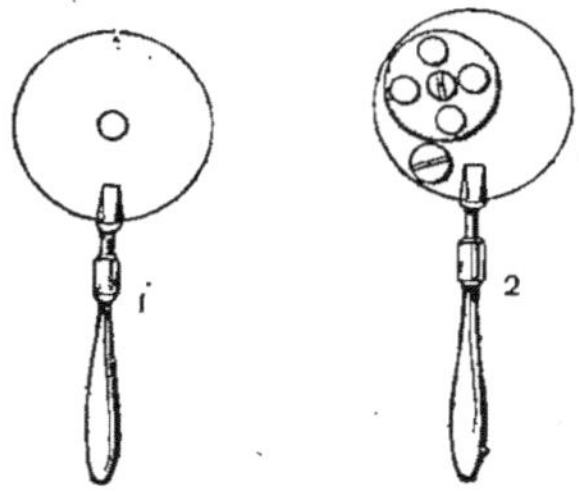

FIG. 602. — Ophtalmoscope.

1. Modèle avec orifice simple au centre : 2. Modèle disposé de façon à faire passer successivement différents verres devant l'orifice.

Il se compose d'un miroir concave en verre étamé, destiné à réfléchir sur la rétine la lumière d'une lampe placée sur le côté. Ce miroir est tenu par un manche, et son centre est percé d'un trou de 3 à 4 millimètres devant lequel on peut faire passer successivement des verres sphériques.

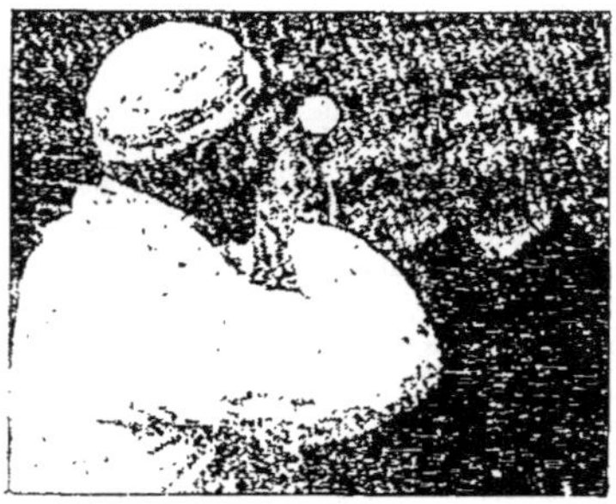

FIG. 603.
Examen de l'œil au moyen de l'ophtalmoscope.

La lumière réfléchie par le miroir va éclairer le fond de l'œil; celui-ci renvoie à son tour des rayons lumineux, dont une partie réfractée traverse le trou et va dans l'œil de l'observateur, qui perçoit ainsi tous les détails du fond de l'œil du malade.

Opiacés. — V. OPIUM.

Opiat. — Le nom d'*opiat* s'appliquait autrefois exclusivement à des préparations pharmaceutiques contenant de l'opium ; mais, actuellement, on désigne ainsi des pâtes molles formées de poudres délayées dans du *miel* (opiats dentifrices, tombés justement dans le discrédit, le sucre altérant les dents) ou dans un *baume*.

Le plus connu de ces opiats est l'*opiat antiblennorragique*, formé de baume de copahu et de poudre de cubèbe; c'est une préparation extrêmement désagréable au goût, qui a justement, elle aussi, disparu des ordonnances médicales, où elle est remplacée par des capsules.

Opisthotonos (du gr. *opisthen*, en arrière, et *tonos*, tension). — Contracture des muscles du dos qui forme une voûte incurvant le corps en arrière. V. TÉTANOS.

Opium et **Opiacés.** — L'opium est le suc épaissi du pavot officinal (*fig.* 604) ; médica-

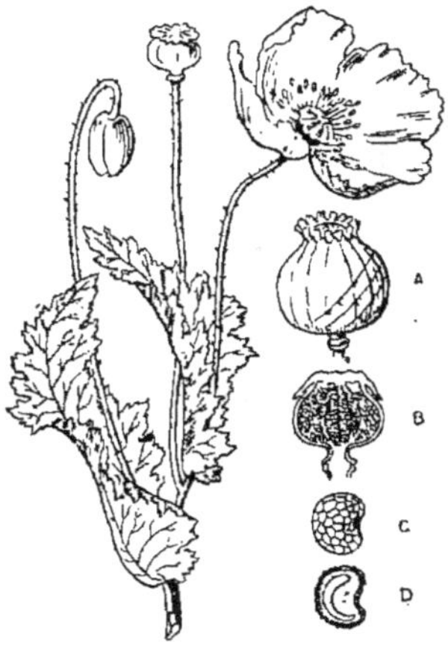

FIG. 604.
Pavot officinal produisant l'opium.

A. Capsule portant les incisions pour l'écoulement du suc : B. Capsule ouverte : C. Graine ; D. Coupe d'une graine.

ment *calmant* et *somnifère*, il doit son action aux différents alcaloïdes qu'il contient : *morphine*, *codéine*, *marcéine*, *narcotine*, *papavérine*. Les deux premiers sont seuls couramment employés.

DOSE ET MODE D'EMPLOI. L'*extrait d'opium* ou *extrait thébaïque* (de Thèbes [Egypte], d'où provient une variété d'opium), est pris à la dose de 1 à 10 centigr. sous forme de pilules qui contiennent de 1 à 5 centigr. ; le *sirop d'opium* ou *sirop thébaïque*, dont une cuillerée à café contient 1 centigr. d'opium, à la dose d'une cuillerée à soupe. Les pilules de *cynoglosse* opiacées contiennent chacune 2 centig. d'extrait thébaïque. Le sirop de *Karabé* est du sirop thébaïque auquel on a ajouté du succin ; dose, 10 à 40 gr. Le *sirop diacode* contient 1 centigr. d'extrait thébaïque par cuillerée à soupe. Le *sirop pectoral* contient 1 centigr. d'extrait par 100 gr. (dose, 5 cuillerées à soupe). Dix grammes d'*élixir parégorique* contiennent 5 centigr. d'extrait d'opium ; dose, 20 à 40 gr. Les *gouttes noires anglaises* contiennent 50 p. 100 d'opium ; dose, 1 à 5 gouttes.

Laudanum. — Le *laudanum* proprement dit ou de *Sydenham* est un liquide composé d'opium, de safran, de cannelle, de girofle macérés dans du vin de Malaga ; 43 gouttes pèsent 1 gr., c'est-à-dire la dose moyenne à atteindre à l'*intérieur*, chez l'adulte, où on la donne sous forme de 5 à 10 gouttes versées à 4 reprises dans la journée sur un petit morceau de sucre ; à l'*extérieur*, sur un cataplasme, il est possible d'en employer 60 à 80 gouttes.

Le *laudanum de Rousseau* est une dissolution d'opium dans de l'eau chaude à laquelle on ajoute du miel et de la levure de bière ; 35 gouttes pèsent 1 gr. et sont équivalentes à peu près à une dose double de laudanum de Sydenham.

Lavements opiacés ou laudanisés. — On les donne : 1° dans une poire* en caoutchouc de la contenance de 60 gr., avec, suivant les cas, 5 à 20 gouttes de laudanum pour 60 gr. d'eau, ou 2° avec la même dose de laudanum dans 200 gr. d'amidon, de décoction de ratanhia ou de décoction de guimauve.

Liniments opiacés ou laudanisés. *Liniment calmant.* — Baume tranquille 60 gr., chloroforme 10 gr. et laudanum 10 gr. ; ou extrait d'opium 1 gr., extrait de belladone 2 gr., glycérine 20 gr. et huile de camomille camphrée 60 gr.

Codéine. — DOSE. 1 à 5 centigr. — MODE D'EMPLOI. En pilules, et surtout sous forme de sirop, qui contient 4 centigr. de codéine par cuillerée à soupe.

Morphine. — Sous forme d'acétate, de bromhydrate, de chlorhydrate ou de sulfate de morphine. — DOSE. 1 à 3 centigr. en injection hypodermique, en pilules ; ou en sirop qui contient 1 centigr. de chlorhydrate de morphine par cuillerée à soupe.

Inconvénients des préparations opiacées. — Elles constipent les malades, alors que déjà le séjour au lit rendait les selles espacées ; aussi est-il utile de donner seulement ces préparations de temps en temps, en les remplaçant dans les intervalles par d'autres somnifères, comme le chloral, le sulfonal, etc.

Empoisonnement aigu par l'opium et les opiacés (morphine et codéine). — SIGNES. Au début, excitations et palpitations, puis sécheresse de la bouche, soif vive, maux de tête, lassitude générale, somnolence de plus en plus profonde avec les yeux à demi fermés, refroidissement de la peau, ralentissement et irrégularité de la respiration.

TRAITEMENT. Si l'opiacé a été introduit par la bouche, faire vomir avec de l'ipéca ou en chatouillant la luette. Faire tenir le malade debout et le frapper avec une serviette mouillée, le réveiller par des pincements. Faire boire du café très fort et en donner en lavement un 1/2 litre chaud. Massage. Respiration artificielle. V. ASPHYXIE.

Intoxication chronique (morphinisme, morphinomanie). — CAUSE. Emploi de la morphine dans des névralgies répétées, des chagrins, des maladies chroniques.

SIGNES. Quelques mois après le début des habitudes de morphine, le visage se ride, devient pâle et terreux. Les pupilles sont rétrécies, la bouche est sèche, la soif vive, l'appétit exagéré ou, au contraire, insuffisant, les digestions sont très lentes, la constipation continue avec ballonnement du ventre. Le pouls est irrégulier, les palpitations sont fréquentes. La femme est mal réglée et peu apte à la génération.

L'affaiblissement de la volonté est démontré par l'impossibilité de vaincre le désir de se faire des piqûres malgré les abcès, les ulcérations et les croûtes que produit l'usage de la seringue à injection, surtout lorsqu'elle n'est pas antiseptisée ; des troubles mentaux, notamment le *delirium tremens* et l'excitation maniaque, accompagnent fréquemment cet état, surtout à l'occasion d'une blessure ou d'une maladie intercurrente (dont la gravité est accrue par le morphinisme).

TRAITEMENT. Isoler le malade dans un établissement spécial, diminuer progressivement les doses en lui donnant un tonique (caféine) et des calmants (bromures).

Opodeldoch (Baume). — V. BAUMES.

Opothérapie

Opothérapie (du gr. *opos*, suc, et *therapeia*, traitement). — Méthode thérapeutique ayant pour but de suppléer à une sécrétion* interne abolie ou insuffisante, par une substance organique constituée par les tissus glandulaires ou extraite de ces tissus.

On utilise habituellement les extraits totaux, qui ne diffèrent des organes frais que par la simple élimination d'eau (dessiccation dans le vide à 0°).

Les produits opothérapiques, suivant leur nature, sont administrés en injections hypodermiques, par la voie buccale en pilules, cachets, comprimés.

Opothérapie thyroïdienne. — Indiquée dans l'obésité, le goitre, le myxœdème, le rhumatisme chronique. A doses trop élevées ou trop longtemps prolongées, peut amener certains accidents : tachycardie, fièvre, agitation, nausées, vomissements. A surveiller.

MODE D'EMPLOI. Glande thyroïde fraîche de mouton ou mieux extrait thyroïdien desséché de 0 gr. 025 à 0 gr. 10 par jour.

Opothérapie surrénale. — Indiquée dans l'insuffisance surrénale : maladie d'Addison, grippe, fièvre typhoïde, diphtérie, tuberculose, hémorragies.

Contre-indiquée chez les hypertendus, les brightiques, les diabétiques.

MODE D'EMPLOI. Extrait desséché de 0 gr. 20 à 0 gr. 60 par jour.

Opothérapie hypophysaire. — Lobe postérieur, dans l'insuffisance hypophysaire, le diabète insipide, contre l'inertie utérine après l'accouchement ou pour activer le travail, dans les hémoptysies ; lobe antérieur, dans certains troubles de croissance. V. HYPOPHYSE.

MODE D'EMPLOI. Pilules d'extrait total de 0 gr. 20 à 0 gr. 40 par jour, en injections d'ampoule de 1 cm³, renfermant 0 gr. 05 d'extrait de lobe postérieur.

Opothérapie ovarienne. — Extrait total d'ovaire desséché de brebis (ovarine) ou extrait de corps jaune (ocréine) contre l'obésité, après l'ovariotomie, dans les troubles menstruels, à la ménopause et à la puberté. Cachets ou comprimés de 0 gr. 10 à 0 gr. 60.

Opothérapie hépatique. — Contre la goutte, certains diabètes, les cirrhoses avec insuffisance hépatique, les hémorragies ; sous forme d'extrait de foie desséché, 0 gr. 25 à 2 gr. par jour. Comme cholagogue et dans l'entérite muco-membraneuse, sous forme de pilules de bile de bœuf desséchée à 0 gr. 10, 4 à 8 par jour.

Opothérapie pancréatique. — Dans les insuffisances digestives, le diabète, 8 cachets de 0 gr. 25 par jour.

Opothérapie rénale. — Dans l'insuffisance rénale au cours des néphrites, sous forme d'extrait desséché en cachets à 0 gr. 25 (8 par jour) ou d'injection de sérum de veine rénale (10 à 20 cm³ par jour).

Oppression. — Gêne respiratoire provoquée par une maladie de cœur ou de la poitrine (pneumonie, bronchite, pleurésie). Une émotion morale et des maladies nerveuses peuvent suffire à provoquer l'oppression.

Opsiurie (du gr. *opsê*, retard, et *ouron*, urine). — Retard dans l'émission des urines.

Or. — Quelques préparations d'or sont utilisées en thérapeutique.

Le *bromure d'or* a été employé dans les maladies nerveuses, à la dose de 5 à 10 milligr.

L'*or colloïdal*, en injections intramusculaires ou intraveineuses, est un médicament anti-infectieux préconisé contre les septicémies (pneumonie, fièvre typhoïde, érysipèle, méningite, infections chirurgicales). L'injection est ordinairement suivie d'un choc assez marqué.

En pommades, solutions, collyres, l'or colloïdal active la cicatrisation des plaies.

Un *thiosulfate d'or et de sodium* (sanocrysine) a été préconisé contre la tuberculose en injections intraveineuses.

Oranger. — Arbre de la famille des Aurantiacées.

Oranger amer. — On emploie les fleurs (eau distillée), l'écorce et le zeste du fruit (sirop et teinture). Ces préparations sont utilisées comme toniques amers et aromatiques.

Oranger doux. — Les fleurs et les feuilles sont employées comme antispasmodiques et le fruit comme rafraîchissant. Les fleurs contiennent une essence volatile (essence de néroli).

Orangeade. — V. LIMONADE.

Orbite, Orbitaire (Cavité). — Cavité dans laquelle est placé l'œil. V. ŒIL.

Orchite (du gr. *orchis*, testicule). — V. TESTICULES (Maladies des).

Ordonnance. — Prescription faite par un médecin.

Oreille (Structure et fonctions). — L'oreille, organe de l'ouïe, peut être considérée comme constituée essentiellement par un tube, le canal *auditif externe* (oreille externe), qui s'unit par un angle obtus à un autre tube, la *trompe d'Eustache*, laquelle se dilate au point de réunion pour former la *caisse du tympan* (oreille moyenne), elle-même en rapport avec les organes contenant les terminaisons du *nerf auditif* (oreille interne).

I. Oreille externe :

1° Le PAVILLON ou CONQUE (*fig.* 605) est un fibrocartilage réuni à la tête par des ligaments et des muscles, et recouvert par une peau très adhérente. Il présente à sa partie inférieure une partie charnue, le *lobule* ; sur son bord libre, une sorte de bourrelet, l'*hélix*, séparé par une gouttière d'une ligne saillante, l'*anthélix* ; de chaque côté de l'ouverture du canal auditif sont deux autres saillies, le *tragus* et l'*antitragus*. Les saillies et les dépressions du pavillon ont pour but de réfléchir

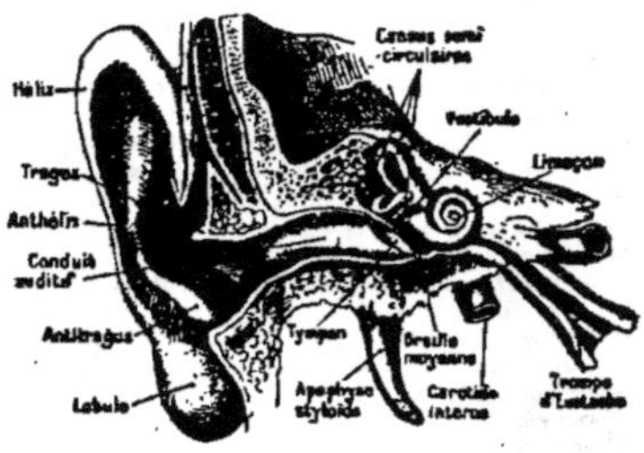

FIG. 605. — Coupe de l'oreille.

les ondes sonores vers le conduit auditif. Le pavillon permet, en outre, de se rendre compte de la direction des sons.

2° Le CONDUIT AUDITIF INTERNE, d'une longueur de 2 à 3 cent., s'enfonce dans l'os temporal ; il offre des sinuosités. Sa surface est hérissée de poils couverts d'une sorte de cire jaune amère, le *cérumen*, sécrété par des glandes en grappe.

Il est fermé à son extrémité interne par une membrane dirigée obliquement de haut en bas et de dehors en dedans, le *tympan* ; sa disposition en entonnoir lui permet de vibrer pour des sons quelconques, ses différents points étant à un degré de tension très variable.

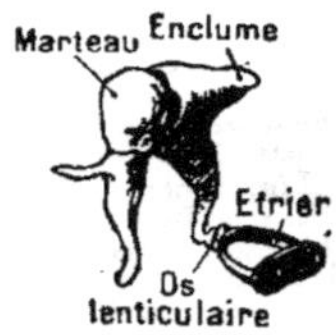

FIG. 606. Osselets de la caisse du tympan.

II. Oreille moyenne (*fig.* 605) :

1° La CAISSE DU TYMPAN, cavité irrégulière, tapissée de cils vibratiles, est remplie d'air qui lui arrive par la trompe d'Eustache dont elle constitue un évasement. Sa face externe est formée par le tympan ; elle est convexe, étant plus ou moins tirée à l'intérieur par une chaîne de petits

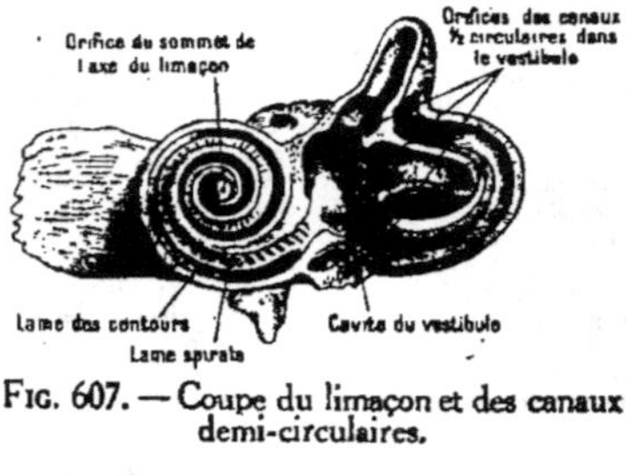

FIG. 607. — Coupe du limaçon et des canaux demi-circulaires.

osselets (*fig.* 606), le *marteau*, l'*enclume*, l'*os lenticulaire* et l'*étrier*, réunis par des ligaments et des muscles, et dont le dernier, l'étrier, est en contact avec la membrane de la *fenêtre ovale*, une des deux petites portes qui ferment l'oreille interne; la seconde, la *fenêtre ronde*, est placée au-dessus de la précédente.

2° La TROMPE D'EUSTACHE, dont la longueur est de 3 à 4 cent., se termine à son autre extrémité dans le

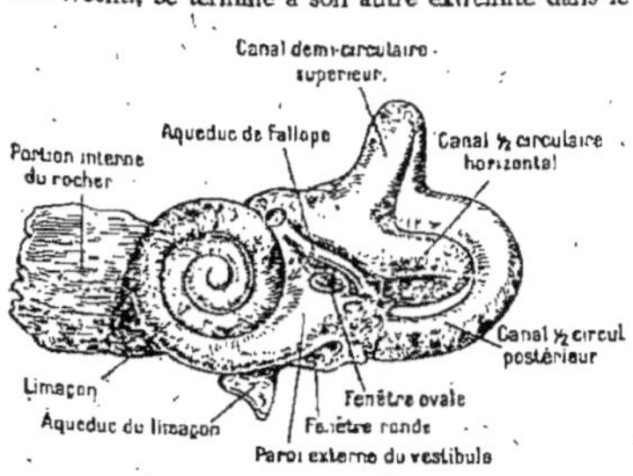

FIG. 608. Limaçon et canaux demi-circulaires osseux.

pharynx, à côté de l'ouverture des fosses nasales, par un orifice de 6 à 8 millim., qui s'ouvre au moment des mouvements de déglutition. V. *fig.* 605 et à NEZ (structure).

III. **Oreille interne** (*fig.* 607, 608) :

1° Le VESTIBULE est une sorte de sac communiquant avec la caisse du tympan par la fenêtre ovale; 2° les trois CANAUX SEMI-CIRCULAIRES s'ouvrent dans le vestibule par cinq orifices; 3° le LIMAÇON représente une cavité enroulée en spirale, dont chaque tube est lui-même coupé en deux par une lamelle osséo-membraneuse, de façon à former deux rampes.

Ces diverses cavités renferment un liquide dans lequel baignent des concrétions calcaires, les *otolithes*, et les cils des cellules acoustiques; dans le limaçon existe une sorte de harpe formée par les arcades de Corti (*fig.* 610), qui contiennent les cellules acoustiques dont il vient d'être parlé.

Mode de fonctionnement de l'oreille. — Les sons, concentrés et renforcés par le pavillon et le tympan, sont transportés par la chaîne des osselets, dont le dernier, l'étrier, est en rapport avec la membrane fermant la fenêtre ovale et transmet ainsi les vibrations sonores au liquide de l'oreille interne. D'autre part, l'air contenu dans la caisse du tympan vibre à son tour et fait vibrer la fenêtre ronde. Les mouvements éprouvés par le liquide de l'oreille interne viennent frapper les cils vibratiles des cellules appartenant aux arcades de Corti, terminaisons du nerf auditif, qui est ainsi informé des sons les plus légers comme des plus violents.

Oreille (Altérations dans le fonctionnement de l').

La surdité dépend soit d'un épaississement ou d'une déchirure de la membrane du tympan, soit d'une ankylose de la chaîne des osselets, soit d'une altération de l'oreille externe; ce sont là des lésions graves, auxquelles il est difficile de remédier. Il n'en est pas de même d'autres lésions, comme l'inflammation de la muqueuse de la trompe d'Eustache, qui, en obstruant ce canal, produisent une surdité en général temporaire, le renouvellement de l'air dans la caisse du tympan étant une des conditions nécessaires de l'audition.

Lorsque les altérations frappent seulement les organes de *transmission* du son (oreille externe et moyenne) au nerf auditif, mais non ce nerf lui-même,

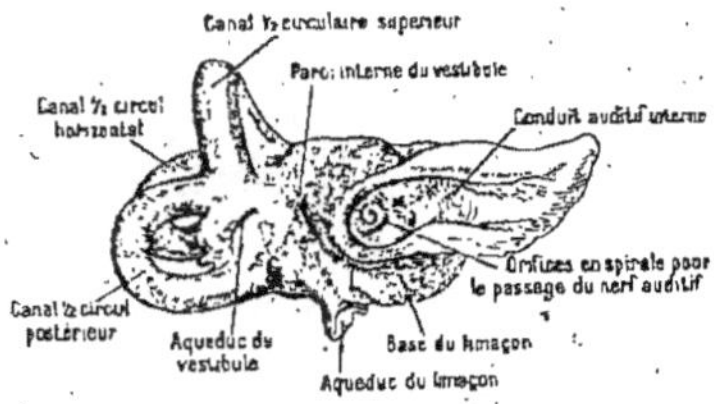

FIG. 609. — Face interne du labyrinthe et conduit auditif interne.

celui-ci peut être impressionné par l'intermédiaire non plus de la caisse du tympan, mais des os du crâne, sur lequel on applique le corps sonore (V., ci-après, *Examen*). La vibration de ces os ébranle le liquide contenu dans l'oreille interne et fait vibrer les terminaisons du nerf auditif.

Examen de l'oreille. 1° ***Examen de l'audition.*** — Placer une montre à tic tac net et métallique à 1 mètre de l'oreille du malade, puis la rapprocher progressivement jusqu'à ce que le son en soit perçu. La distance où la perception est nette mesure le degré de l'audition.

Placer la montre successivement à portée de l'oreille, puis sur le *crâne*.

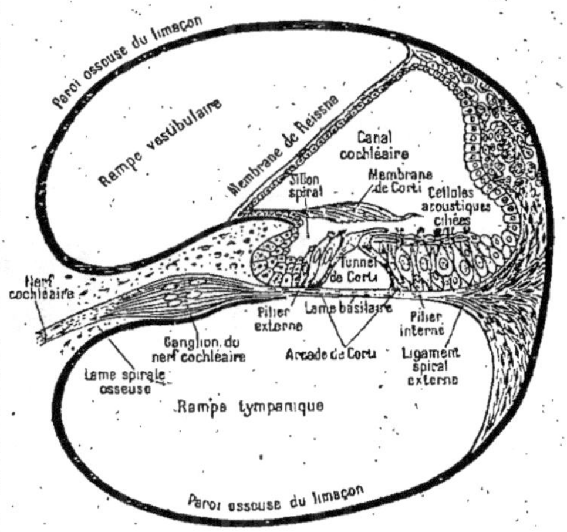

FIG. 610. — Coupe schématique du limaçon montrant les organes de Corti.

Chez l'individu sain, la perception est plus nette par l'oreille que par les os du crâne ; mais elle s'entend cependant très bien par ces os, surtout si l'on a soin de boucher les deux oreilles. Si, chez un malade sourd, le tic tac de la montre n'est pas entendu par les os du crâne (tempe, sommet du crâne), l'oreille interne, c'est-à-dire le nerf auditif, est altérée. Si au contraire,

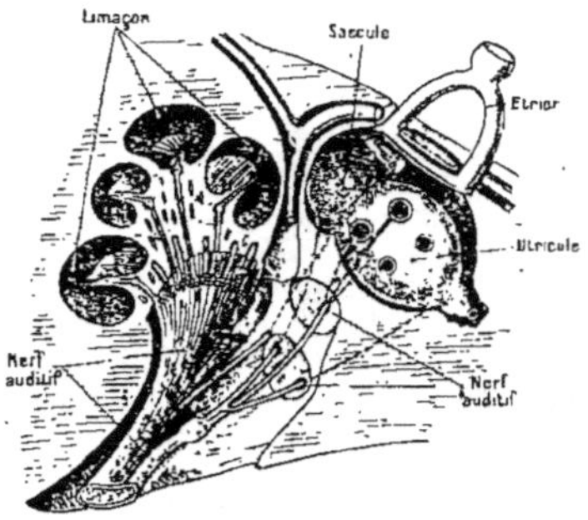

FIG. 611. — Distribution du nerf auditif.

le sourd perçoit les bruits de la montre par ce moyen alors qu'il ne les entendait pas avec l'oreille, l'appareil de transmission (canal auditif, caisse, trompe d'Eustache) est seul altéré.

2° ***Examen de la trompe d'Eustache.*** — L'objectif est de savoir si la trompe est perméable à l'air ou si, au contraire, elle est obstruée par des mucosités.

Quatre procédés permettent de se rendre compte de l'état de la trompe. Ils sont employés aussi, du reste, comme moyens de traitement.

Procédé de Toynbee. Fermer la bouche et comprimer les narines sur la cloison, puis faire un mouvement de déglutition. Il se produit alors une tendance au vide dans la partie supérieure du pharynx, et l'air contenu dans la caisse du tympan est *aspiré* dans le pharynx ; si la trompe est perméable, on entend dans l'oreille un léger craquement, produit par la membrane du tympan, qui est attiré du côté de la caisse par l'aspiration de l'air.

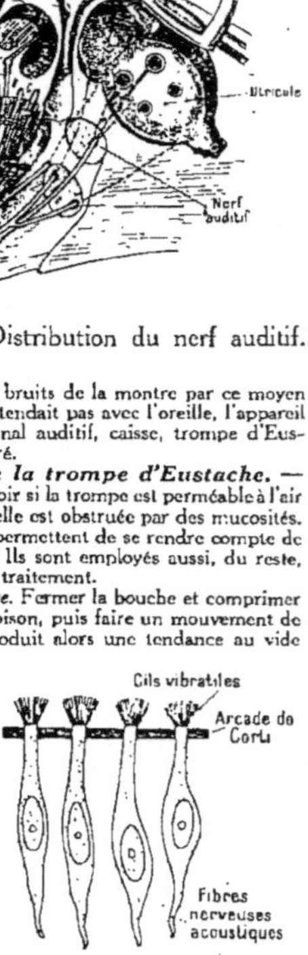

FIG. 612. — Terminaison du nerf auditif dans l'oreille interne.

Procédé de Valsava. La bouche et le nez étant fermés, faire une forte expiration (rejet de l'air contenu dans la poitrine) ; l'air, en passant dans le pharynx, pénètre dans la trompe.

Procédé de Politzer modifié (fig. 614). Il consiste à fermer une des narines avec un doigt et à appliquer dans l'autre l'embout d'une poire en caoutchouc (*fig.* 613) qu'on presse au moment où le malade prononce la syllabe *houk*, qui relève le voile du palais. Un jet d'air est ainsi lancé dans la trompe.

Cathétérisme de la trompe. Le cathétérisme s'opère avec une sonde* en argent, mais peut être pratiqué seulement par un médecin. Une fois la sonde intro-

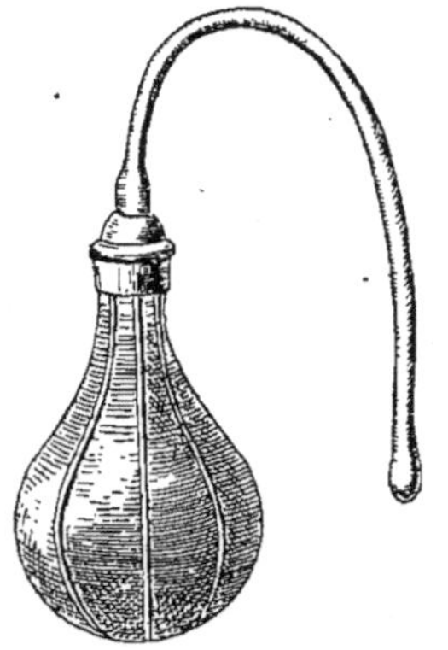

FIG. 613. — Poire de Politzer.

duite, on peut adapter à son embouchure la poire de Politzer (V. POIRE) en caoutchouc et faire une injection d'air.

Auscultation de l'oreille. Pour percevoir le bruit de craquement du tympan au moment de l'arrivée de l'air, le médecin, quel que soit le procédé employé, place

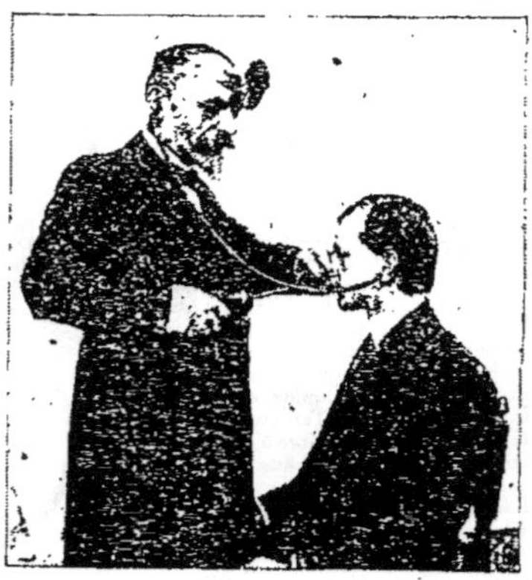

FIG. 614. — Insufflation dans la trompe et auscultation de l'oreille.

dans l'oreille malade une des extrémités d'un tube de caoutchouc dont il introduit dans sa propre oreille l'autre extrémité.

3° ***Examen du tympan et de la caisse du tympan.*** — Pour examiner le tympan et à travers cette membrane, qui est translucide, l'intérieur de la caisse du tympan, on introduit dans le conduit auditif externe un *spéculum d'oreille* (*fig.* 615), sorte d'entonnoir qui écarte les parois du conduit, et on éclaire le fond de l'oreille avec les rayons réfléchis par un miroir frontal. La figure 616 montre l'image donnée par cet examen lorsque l'oreille est à l'état normal.

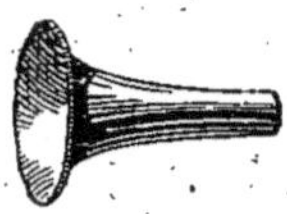

FIG. 615. Spéculum pour oreille.

Oreille (Hygiène et maladies de l'). — Les maladies de l'oreille sont très nombreuses. Les principales sont les suivantes :

Maladies du pavillon. ***Éruptions, engelures.*** — HYGIÈNE PRÉVENTIVE. Le pavillon doit être lavé très soigneusement, pour éviter les éruptions de boutons, les clous et l'eczéma, qui sont souvent la conséquence des irritations. On préservera des engelures aux oreilles les enfants qui y sont sujets par un traitement général dont la base est l'huile de foie de morue et en les habituant progressivement au froid par l'hydrothérapie.

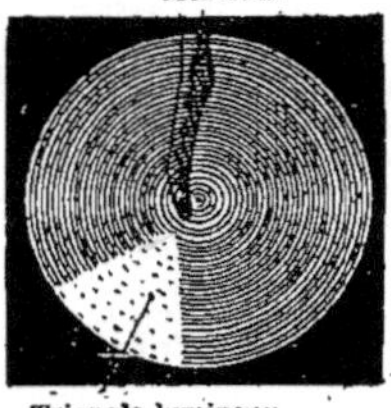

FIG. 616. — Image donnée par l'examen du tympan et par la transparence de la caisse du tympan normal.

Lésions du lobule. — Bien que les femmes européennes trouvent ridicules les anneaux que les sauvages portent dans le nez, beaucoup encore n'hésitent pas à se faire percer le lobule des oreilles pour le même usage. Au moins faut-il avoir soin de surveiller la propreté de l'instrument dont se sert le bijoutier (singulier chirurgien !) pour perforer le lobule, et ne pas effectuer cette petite opération chez une enfant trop jeune (pas avant 5 ans). On a signalé des cas d'impétigo, de lupus, de chancre syphilitique, du lobule de l'oreille à la suite du percement de ce lobule.

Blessures. — Les blessures du pavillon se guérissent assez facilement, même lorsqu'une partie est complètement séparée du reste ; mais il faut le plus tôt possible faire opérer la suture des deux fragments par un médecin.

Maladies du conduit auditif externe. — HYGIÈNE PRÉVENTIVE. Le conduit auditif doit être nettoyé tous les matins avec un coin de mouchoir légèrement imbibé d'eau *chaude* ou un lave-oreille. Mais, autant cette pratique est utile, autant il est nuisible de gratter fréquemment l'intérieur de l'oreille avec des corps durs : allumettes, morceaux de papier roulés, épingles à cheveux. Les cure-oreilles doivent eux-mêmes être employés avec précaution. Tous les instruments rigides arrivent à écorcher la peau du conduit, d'où des démangeaisons et, par suite, de nouveaux grattages ; un faux mouvement suffit pour amener la perforation de la membrane du tympan.

Au moment des grands froids, il n'est pas interdit, lorsqu'on a eu de petites maladies de l'oreille, de préserver le tympan en introduisant dans le canal auditif une *mince couche d'ouate bien étirée* ; mais se garder d'imiter les personnes qui se bourrent les oreilles à tout propos avec des tampons d'ouate fortement comprimée ; elles arrivent ainsi à se donner une surdité artificielle. Il convient, d'autre part, de ne pas trop enfoncer le petit tampon d'ouate, de peur d'avoir de la peine à le retirer ou, ce qui est plus grave, de l'oublier ; il jouerait alors le rôle d'un corps étranger. V. plus loin.

Lorsqu'on prend des bains de mer, surtout *à la lame*, il faut avoir soin, afin d'éviter des inflammations de la membrane du tympan extrêmement douloureuses, de préserver l'oreille, avec *un peu* d'ouate, du sable qu'y introduisent violemment les vagues. Mais il n'est pas besoin pour cela de se rendre sourd. Si l'on a déjà été atteint d'une maladie de ce genre ou de fréquents rhumes de cerveau, on aura soin de ne pas prendre de bain par une mer agitée, afin de ne pas absorber involontairement par la bouche et le nez de l'eau qui s'introduirait dans la caisse du tympan par l'ouverture de la trompe d'Eustache.

Obstruction du conduit par du cérumen (*fig.* 617). — Chez les personnes qui ne se nettoient pas l'intérieur des oreilles et aussi quelquefois par

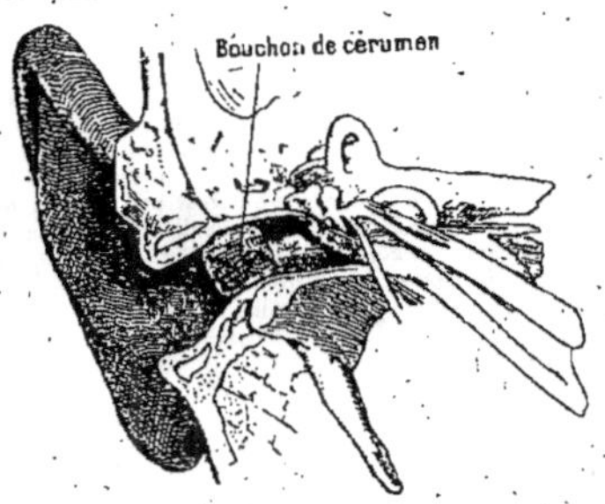

FIG. 617. Bouchon de cérumen dans l'oreille.

suite d'une conformation spéciale du conduit ou de la nature particulière de la sécrétion des glandes, notamment chez les goutteux, le cérumen accumulé forme une sorte de bouchon qui obture l'oreille et produit de la surdité, accompagnée ou non de bourdonnements. Une ou deux injections d'eau chaude, lancées vigoureusement dans le conduit, décolleront le bouchon et supprimeront cette petite infirmité. On peut employer une poire en caoutchouc, mais il convient surtout de bien se rendre compte de la direction du conduit ; pour rendre celui-ci plus accessible, il sera utile de tirer largement le pavillon en haut et en arrière.

On a conseillé aussi de verser dans l'oreille, la tête du malade étant inclinée de façon que le pavillon soit horizontal, un peu d'*eau oxygénée*, qui en quelques minutes produit la dissociation du bouchon, dont les débris sont ensuite facilement expulsés par une injection d'eau simple.

Obstruction du conduit par un corps étranger. — Ces corps étrangers ont été introduits le plus souvent par inadvertance (grains de blé, boulette de papier, haricot). Certains insectes, notamment les perce-oreille, ont la réputation de s'introduire dans l'oreille des personnes étendues sur l'herbe. Les personnes atteintes de suppuration ou d'eczéma de l'oreille sont particulièrement exposées à l'introduction d'insectes dans le conduit : mouches, puces, punaises.

Le traitement varie avec la nature du corps étranger : mais, en tout cas, il est nécessaire que la personne se garde de retirer elle-même le corps étranger, tous ses efforts ne devant avoir pour conséquence, le plus souvent, que de l'enfoncer davantage.

I. *Le corps est dur* (caillou) : 1° Verser de l'huile dans l'oreille ; 2° obturer l'ouverture du conduit avec un tampon d'ouate ; 3° se coucher sur l'oreille bouchée. L'expulsion se produit en général dans la journée ou le lendemain, surtout si l'on facilite le détachement du corps étranger en inclinant la tête et en frappant à petits coups sur le côté de la tête.

II. *Le corps est mou et accessible.* Y implanter un crochet fait avec une épingle recourbée.

III. *Le corps est mou et dilatable* (haricot). Ne pas injecter d'eau, qui ferait gonfler la graine. Employer un des deux procédés précédents.

IV. *Le corps est un être vivant* (insecte). Insuffler de la fumée de tabac, puis injecter de l'huile.

Inflammation du conduit (otite externe). — Elle peut être aiguë ou chronique. — CAUSES. Lymphatisme, refroidissement, coups, introduction de corps étrangers. — SIGNES. Chaleur, sécheresse, douleur, surdité, bourdonnements continuels, écoulement mucopurulent (ce dernier est le signe presque unique de la forme chronique).

TRAITEMENT DE LA FORME AIGUE. *Bain d'oreille* chaud avec la décoction tiède de pavot, de l'eau chaude simple, de l'eau glycérinée (1 de glycérine pour 50 d'eau) ou de l'huile chaude. Pour chauffer ces liquides, on les place dans une cuiller à café au-dessus de la flamme d'une lampe. Lorsqu'on s'est assuré avec le bout du doigt que le liquide est chaud, sans être brûlant, on verse le contenu de la cuiller dans l'oreille malade, en faisant incliner la tête du côté opposé. Après 10 à 15 minutes, on vide l'oreille, on la recouvre d'un mouchoir et on fait secouer légèrement la tête en la penchant du côté malade. Ce bain doit être répété plusieurs fois. On pourra faire, en outre, de la révulsion sur les membres inférieurs avec des bains de pieds chauds. Plus tard, après disparition des douleurs, injection d'eau boriquée, en ayant soin de tirer le pavillon en haut et en arrière.

TRAITEMENT DE LA FORME CHRONIQUE : 1° *Local.* Lavage quatre fois par jour avec de l'eau bouillie tiède, de l'eau tiède salée (7 gr. de sel pour 1 litre d'eau), de l'eau boriquée tiède. 2° *Général.* Huile de foie de morue, eau du Mont-Dore.

Déchirure du tympan. — CAUSES. Corps dur introduit dans l'oreille (cure-oreille improvisé), forte détonation. — SIGNES. Douleur violente, hémorragie par l'oreille, surdité. — TRAITEMENT. Injection d'eau boriquée tiède.

Inflammation du tympan (myringite). — SIGNES. Souvent, au milieu de la nuit, douleur intense au fond de l'oreille, bourdonnement et pulsations. — CAUSES. Refroidissement, bain de mer, introduction d'eau de mer par l'ouverture de la trompe d'Eustache, notamment chez les lymphatiques qui ont eu des coryzas chroniques. — EVOLUTION. Transformation fréquente en otite suppurée. — TRAITEMENT : 1° PRÉVENTIF. (V., précédemment, *Hygiène*.) 2° CURATIF. Bains d'oreille avec la décoction de pavot. Après cessation des douleurs, injection d'air dans la caisse du tympan par la trompe d'Eustache. V., précédemment, *Examen* de l'oreille.

Obstruction de la trompe d'Eustache. — SIGNES ET CAUSES. Surdité, bourdonnements d'oreilles ordinairement au cours d'un coryza ou d'une angine. — TRAITEMENT. Injection d'air. V., précédemment, *Examen* de la trompe d'Eustache.

Maladies de l'oreille moyenne (otites moyennes). — Les principales sont les suivantes :

Inflammation aiguë de la caisse du tympan et de la trompe d'Eustache. — CAUSES. Maladie très fréquente chez les nouveau-nés (1 sur 2), fréquente encore dans la jeunesse ; maladies de l'arrière-gorge ; maladies générales infectieuses, notamment fièvre typhoïde et grippe, puis fièvre éruptive.

SIGNES : 1° *Forme bénigne.* Douleur profonde dans l'oreille avec bourdonnements et surdité, phénomènes nerveux (vertiges, vomissements), mais pas d'écoulement, et guérison après une sensation de craquement dans l'oreille qui annonce l'expulsion dans la gorge, par l'ouverture de la trompe d'Eustache, des mucosités existant dans ce conduit ;

2° *Forme purulente.* Elle débute par les signes de la forme précédente. La douleur s'accroît jusqu'au moment où il se produit une rupture du tympan qui laisse échapper le pus accumulé derrière cette membrane.

EVOLUTION. 1° *Forme bénigne.* Elle se termine d'ordinaire par la guérison, après une durée de 3 ou 4 semaines. Quelquefois elle passe à l'état chronique ou prend la forme purulente ;

2° *Forme purulente.* La suppuration, dans les cas favorables, s'arrête après quelques semaines ; mais elle peut se prolonger des mois et laisser une surdité complète.

TRAITEMENT. Au début, dans les deux formes, introduire dans le conduit auditif un tampon d'ouate imbibé de laudanum ou d'huile de jusquiame, bains d'oreille chauds (V., précédemment, *Otite externe*) et gargarismes chauds à l'eau boriquée ; appliquer une vessie de glace au pourtour de l'oreille ou une sangsue, bains de pieds chauds ou sinapisés à plusieurs reprises dans la journée. Se coucher de préférence sur l'oreille saine. Après la disparition des douleurs, faire des injections d'air dans la trompe. V., précédemment, *Examen* de l'oreille.

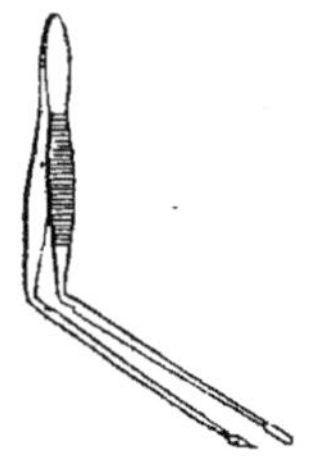

FIG. 618.
Pince pour oreilles.

Dans la forme *purulente*, si l'ouverture du tympan ne s'effectue pas assez rapidement, il est nécessaire d'inciser au bistouri le tympan (cette opération porte le nom de *paracentèse*). Grands lavages avec des solutions aseptiques (eau bouillie tiède) ou antiseptiques (eau boriquée, chloralée). On séchera ensuite le conduit en y introduisant avec une pince (*fig.* 618) des tampons d'ouate. La nuit, le malade se couchera sur l'oreille malade pour faciliter l'écoulement du pus.

Inflammation chronique ou Otite scléreuse. — CAUSES. Maladies chroniques du nez et de la gorge.

SIGNES. La forme chronique, particulièrement fréquente chez les vieillards et qui est la cause de la plupart des surdités définitives, s'établit progressivement et lentement par une diminution graduelle de l'audition, des bourdonnements continus, des vertiges, des maux de tête, des nausées suivies de vomissements.

TRAITEMENT : 1° GÉNÉRAL. Huile de foie de morue, iode, liqueur de Fowler, les eaux du Mont-Dore, de La Bourboule. 2° LOCAL. Douches d'air, fumigations médicamenteuses (benjoin, tolu, goudron), électricité.

Maladies de l'oreille interne (otites internes). — Elles sont très rares.

Maladie de Ménière. — CAUSES. Froid ou chaleur excessive, syphilis, blessure.

SIGNES. *Forme apoplectique.* C'est la forme habituelle ; début brusque, chez des individus bien portants et n'ayant pas d'altération de l'oreille, par une sorte d'attaque d'apoplexie avec perte complète de connaissance. Puis l'individu revient à lui, il est très pâle et couvert d'une sueur froide ; il éprouve des nausées, du vertige et même des vomissements, vacille sur ses jambes et s'aperçoit qu'il est complètement sourd, ordinairement des deux oreilles.

Forme lente. Vertiges, bourdonnements ; puis la surdité s'établit et devient de plus en plus complète ; la marche est chancelante.

ÉVOLUTION. Guérison rare, la surdité devient en général absolue. — TRAITEMENT : 1° Iodure, mercure, bromure ; 2° Révulsifs sur la peau.

Oreiller. — Les oreillers doivent *toujours* être en crin ; seule cette substance maintient la tête assez fraîche. Les oreillers de laine ou de plume font tomber les cheveux et sont particulièrement pénibles pendant la fièvre.

Oreillettes. — Cavités supérieures du cœur. V. CŒUR.

Oreillons (ourles, fièvre ourlienne, parotidite épidémique). — Maladie infectieuse, générale, se localisant sur les glandes salivaires (*fig.* 619), mais affectant toute l'économie, à la manière des fièvres éruptives,

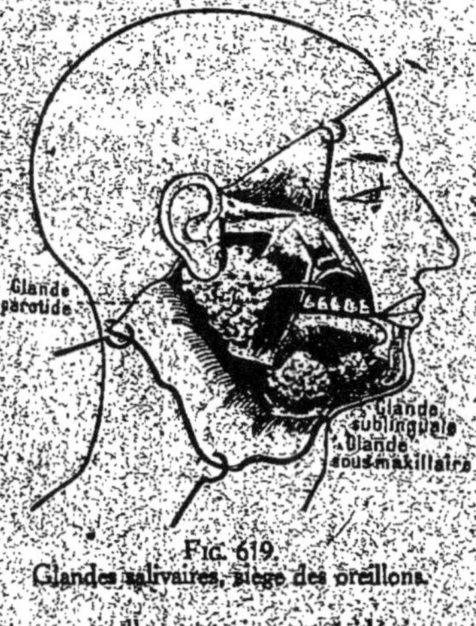

FIG. 619.
Glandes salivaires, siège des oreillons.

et, comme elles, contagieuse et épidémique ; elle peut intéresser accessoirement d'autres glandes (testicule, ovaire, glande lacrymale, prostate, thyroïde).

CAUSES. A l'état permanent dans les grandes villes, mais plus fréquentes au printemps et en hiver. On l'observe dans la première enfance et même chez les nourrissons, mais beaucoup plus souvent de 3 à 15 ans (contagions dans les squares et dans les écoles). Plus tard, elle se produit surtout dans les prisons et à la caserne. Les garçons sont plus fréquemment atteints.

La transmission d'un sujet à un autre se réalise par *contagion directe.* La contagiosité existe surtout pendant les périodes d'invasion et de tuméfaction parotidienne. Les oreillons immunisent ; habituellement ils ne récidivent pas.

CAUSE. L'agent causal serait un spirochète.

La salive est virulente surtout pendant les trois premiers jours et cesse de l'être à partir du neuvième jour, phase qui correspond à celle de la tuméfaction ; le sang se montre virulent tant que les malades présentent des signes généraux.

SIGNES. *Incubation,* 8 à 26 jours. *Invasion.* Gonflement plus ou moins douloureux siégeant en avant et au-dessous d'une, puis souvent des deux oreilles, pouvant envahir les parties voisines, mais sans changement de coloration de la peau. Dans certains cas, la fluxion s'étend aux amygdales (angine ourlienne). Quelquefois il se produit un peu de fièvre. La maladie dure de 8 à 15 jours. — COMPLICATIONS. La fluxion peut abandonner les glandes salivaires pour se porter sur les organes génitaux et, chez l'homme, peut amener un gonflement douloureux du testicule* (*orchite ourlienne*), avec rougeur de la peau des bourses. Cette complication s'accompagne d'une élévation de température, d'agitation et même de délire ; mais tout s'apaise après quatre ou cinq jours ; une atrophie au moins transitoire de l'organe peut être la conséquence de cette fluxion, qui constitue une métastase. Le gonflement douloureux de l'ovaire, chez la femme, est très rare.

TRAITEMENT : I. PRÉVENTIF. Isolement du malade et des enfants qui ont eu contact avec lui durant 21 jours. La désinfection des objets et locaux n'est pas indispensable. Déclaration facultative.

II. CURATIF. Repos au lit 8 jours et à la chambre 8 jours. Régime lacté. Des lavages et des gargarismes fréquents à l'eau boriquée ou bouillie antiseptiseront la bouche et un liniment apaisera la douleur produite par le gonflement (huile chloroformée ou laudanisée, pommade au gaïacol à 5 p. 100).

Orezza (Corse). — Eau ferrugineuse très forte (carbonate ferreux, 12 centigr. par litre), froide, gazeuse. Cette eau est peu employée sur place, mais est importée en France et à l'étranger.

Orge (*fig.* 620). — Les grains décortiqués sont employés comme adoucissant et rafraîchissant sous forme de tisane (20 gr. par litre en décoction).

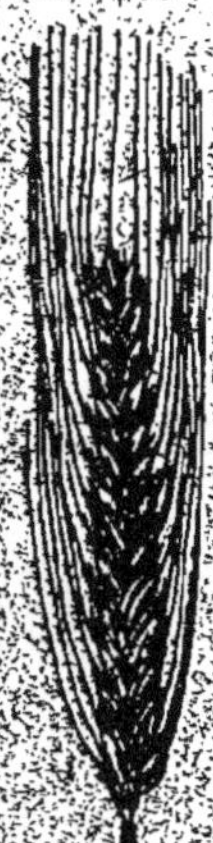

FIG. 620.
Orge.

Orgeat. — Sirop calmant fait autrefois avec de l'orge, d'où son nom, mais fabriqué actuellement avec des amandes douces et amères, du sucre, de l'eau de fleur d'oranger et de l'eau simple.

Orgelet ou **Orgeolet** (*compère-loriot*). — Bouton dur, ressemblant à un grain d'orge, rouge et très sensible au toucher, implanté sur le bord libre des paupières.

Comme tous les *clous,* dont il n'est qu'une variété,

ce bouton blanchit après quelques jours et laisse écouler un peu de pus et une petite masse verdâtre (le bourbillon).

Les récidives étant fréquentes, il importe de ne pas négliger de traiter un orgelet. V. figure à ŒIL (maladies).

TRAITEMENT : 1° PRÉVENTIF. Eviter la constipation. Boire aux repas des eaux minérales alcalines *naturelles* (Vals, Vichy) ou *artificielles* (une petite cuillerée à café de bicarbonate de soude pour 1 litre d'eau) et une cuillerée à café de levure* de bière sèche aux repas. Pas de veilles, pas de travail à la lumière. Laver soigneusement matin et soir le bord des paupières des enfants qui sont sujets à cette maladie avec de l'eau boriquée aussi chaude que possible (acide borique, 40 gr. pour 1 litre d'eau bouillante). 2° CURATIF. Dès que l'orgelet parait, faire plusieurs fois dans la journée des pulvérisations avec la même solution. Il avortera le plus souvent avec cette médication, qui si elle n'a pas d'effet, ayant été employée tardivement, devra être remplacée par un cataplasme de fécule. V. AMIDON.

Origan (marjolaine sauvage). — Plante de la famille des Labiées.

Les sommités fleuries sont employées en décoction (20 gr. par litre) dans les affections d'estomac ; l'essence est utilisée en frictions dans le rhumatisme.

Orteils. — Doigts du pied. Ils sont formés chacun de 3 os, phalange, phalangine, phalangette, sauf le gros orteil, qui ne contient pas de phalangine.

Orteil en marteau. — Déviation congénitale ou plus souvent acquise du 2° ou 3° orteil avec extension forcée de la première phalange sur le métarsien et flexion des deux autres sur la première. Elle a pour conséquence la saillie de l'articulation de la 1re avec la 2e phalange et l'application sur le sol de la partie dorsale de la phalangette. Les orteils voisins passent en partie au-dessus de celui en marteau.

La marche est pénible ; il se forme un durillon avec bourse séreuse : 1° sur l'angle formé par les deux premières phalanges ; 2° sur la troisième phalange, qui souvent s'excorie. La bourse séreuse peut s'enflammer et donner lieu à un abcès et une fistule chronique.

TRAITEMENT : I. PRÉVENTIF. Chaussure assez large ; II. CURATIF. Résection des deux extrémités voisines de la phalange et de la phalangette.

Orthoforme. — Poudre cristalline, incolore et inodore, peu soluble dans l'eau, employée comme antiseptique et anesthésique local. Même mode d'emploi que l'iodoforme.

Orthopédie (du gr. *orthos*, droit, et *pais, paidos*, enfant). — Partie de la médecine qui s'occupe de prévenir ou de guérir les déformations du corps, soit par une gymnastique* rationnelle, soit par des positions à prendre pendant un temps plus ou moins prolongé (V. COLONNE VERTÉBRALE : *Déviations*), soit par l'application d'appareils, soit par la mise en action de mécaniques spéciales (mécanothérapie). Le massage et l'hydrothérapie sont des adjuvants de l'orthopédie.

Orthophonie (du gr. *orthos*, droit, et *phonê*, voix). — Bonne prononciation. Des méthodes scientifiques permettent actuellement de remédier aux défauts de prononciation.

Orthopnée (du gr. *orthos*, droit, et *pnein*, respirer.) — Dyspnée avec angoisse obligeant le malade à respirer dans la position verticale.

Ortie. — Plante de la famille des Urticacées (*fig.* 621). Les poils de la grande ortie sécrètent un liquide vésicant qui cause une démangeaison et une cuisson douloureuse.

Le suc de la grande ortie est vaso-constricteur contre les hémorragies et antidiarrhéique.

Ortie blanche (lamier blanc). — Plante de la famille des Labiées dont le suc a été conseillé dans la leucorrhée, les métrorragies.

Piqûre d'ortie. — Le remède consiste à appliquer de l'alcool camphré sur les piqûres.

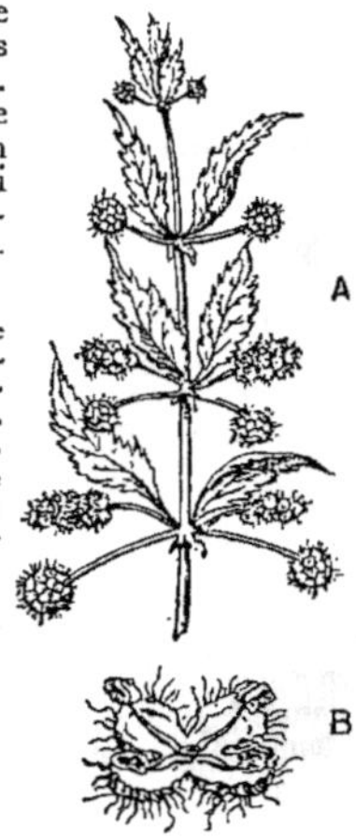

FIG. 621. — Ortie. A. Plante ; B. Fleur.

Ortiées (Plaques). — Elevures de la peau, rouges ou blanches, éphémères, accompagnées de brûlure et de prurit. C'est la lésion élémentaire de l'urticaire.

Os (Structure). — Charpente du corps humain sur laquelle s'attachent les muscles. L'ensemble des os ou *squelette* (V. *fig.* à CORPS) est formé par 209 os : 28 à la tête, 4 au cou, 53 au tronc, 32 à chaque membre supérieur, 30 à chaque membre inférieur. Les cellules du tissu osseux sont imprégnées de matières calcaires (phosphate et carbonate de chaux).

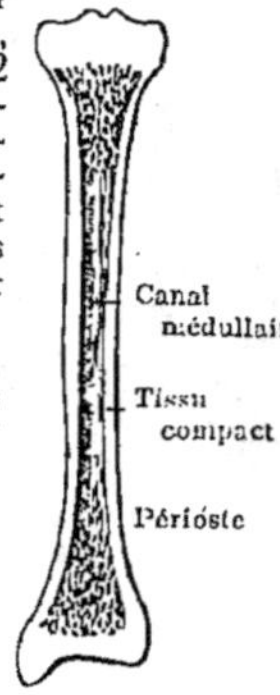

FIG. 622. — Os.

VARIÉTÉS. *Forme.* Les os, suivant leurs formes, sont dits *longs* (os des membres), *plats* (os entourant le cerveau, la poitrine et le ventre), *courts* (parties du corps où la solidité et la mobilité sont nécessaires).

Composition (*fig.* 622). Constitués à la surface par un tissu compact, les os contiennent à l'intérieur une substance molle, graisseuse, jaunâtre ou rougeâtre, la *moelle*. Ils sont enveloppés par une membrane de tissu conjonctif, le *périoste*, qui reproduit extérieurement du tissu osseux à mesure que ce tissu est résorbé intérieurement au niveau de la moelle.

Cette propriété a été utilisée pour régénérer les os lorsqu'on est obligé par une maladie d'en enlever un fragment plus ou moins important ; il suffit de respecter le périoste pour voir l'os se reconstituer.

Os (Maladies des). — On étudiera ici les maladies inflammatoires des os, les fractures ayant été traitées à FRACTURE.

Plaies des os. — V. PLAIES.

Périostite. — CAUSES. Choc, blessure, brûlure profonde, érysipèle du cuir chevelu, ulcère de jambe, otite : rhumatisme, syphilis. Plus fréquente dans l'enfance et la jeunesse.

SIGNES. Douleur vive limitée à un point d'un membre ; empâtement de la région, qui est chaude et sous laquelle le doigt sent un liquide lorsque le pus

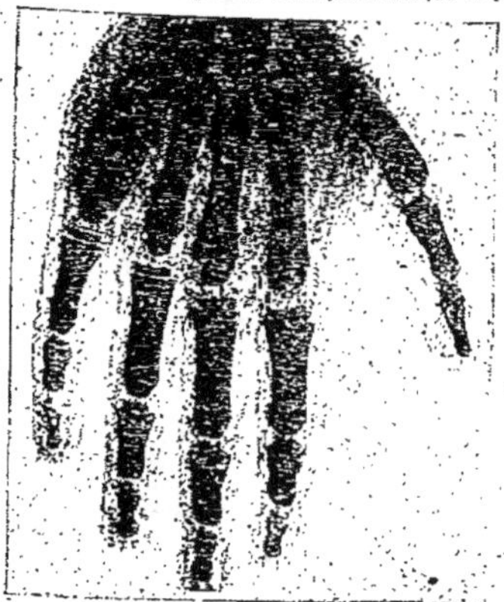

FIG. 623. — Périostite d'un métacarpien.

s'est formé (V. plus loin, *Abcès*); mais ordinairement la maladie ne va pas jusque-là et la guérison s'effectue en laissant seulement un épaississement circonscrit à une partie plus ou moins grande de l'os (*périostose*) [*fig.* 623].

TRAITEMENT. Immobilité du membre, qui doit être placé de façon que la circulation de retour au cœur s'effectue facilement, c'est-à-dire en élevant le membre inférieur.

Ostéite traumatique. — CAUSES. Contusion, fracture des os, surtout s'il existe une communication de la fracture avec l'extérieur par une plaie ; opération chirurgicale sur les os, appareil mal fait, mouvements intempestifs donnés à des os fracturés.

SIGNES. Douleur variable suivant le cas ; gonflement plus ou moins limité, avec possibilité d'issue par la plaie d'un champignon de bourgeons de la moelle osseuse et formation de pus.

TRAITEMENT PRÉVENTIF. Immobilité, compression légère et pansement antiseptique de toute lésion osseuse.

Ostéite tuberculeuse ou Carie. — Les os atteints le plus fréquemment sont : les vertèbres (mal de Pott*), l'extrémité inférieure de l'os de la cuisse (fémur), l'extrémité supérieure du tibia (*fig.* 624), les os de la main et du pied, les côtes, le sternum, le bassin, au crâne la partie du temporal nommée le « rocher ».

SIGNES. Douleur circonscrite, accrue par la pression et les mouvements, avec, plus tard, gonflement de la région. Puis la lésion atteint une jointure (arthrite tuberculeuse) ou forme un *abcès* qui, par un trajet plus ou moins fistuleux, va aboutir à la peau. La suppuration est très prolongée, et des débris d'os (séquestre de nécrose) sont expulsés en fragments plus ou moins importants.

TRAITEMENT : 1° GÉNÉRAL. (V. TUBERCULOSE). 2° CHIRURGICAL. Il varie avec la région.

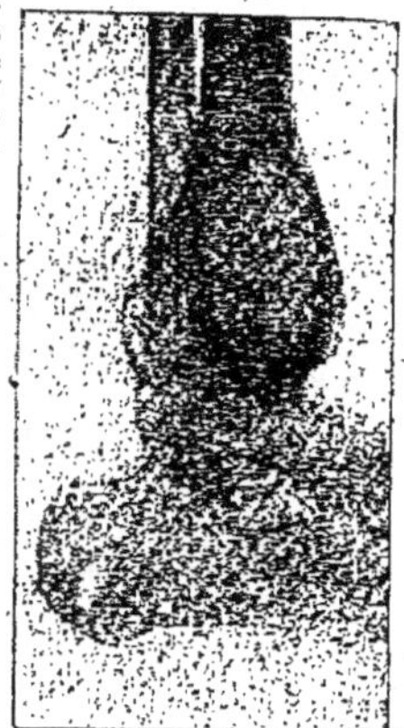

Radiogr. Massiot.

FIG. 624. — Ostéite tuberculeuse du tibia.

Ostéite syphilitique. — Il existe deux formes : l'une, ostéite simple, se produit à la période secondaire et quelquefois même dès les premiers jours de la maladie ; l'autre, ostéite gommeuse, à la période tertiaire et chez les enfants de syphilitiques.

CAUSES OCCASIONNELLES. Les contusions ont une action non douteuse ; aussi les os atteints le plus fréquemment sont-ils ceux qui sont placés superficiellement (clavicule, tibia, frontal, bord interne du cubitus).

SIGNES. *Ostéite simple.* Gonflement diffus sans rougeur de la peau, avec douleur, particulièrement la nuit sous l'action de la chaleur du lit. Le traitement fait disparaître rapidement les douleurs ; mais, souvent, les hypertrophies osseuses persistent.

Ostéite gommeuse. La douleur, également nocturne, siège au niveau d'un gonflement arrondi ou diffus qui peut aboutir à une ulcération avec évacuation de pus gommeux, mais qui disparaît ordinairement sous l'influence du traitement.

Ostéite gommeuse de la syphilis héréditaire. Elle peut être précoce ou tardive. Le frontal se bombe d'une façon régulière et prend le type olympien ; le nez peut s'effondrer, le sternum et la clavicule peuvent présenter des saillies constituées par des gommes. D'autre part, le tibia (gros os de la jambe), le cubitus, le radius (os de l'avant-bras), le fémur (os de la cuisse) et l'humérus (os du bras) peuvent être déformés par des bosselures qui les incurvent, mais sans modifier la direction générale du membre. Le tibia, notamment, donne l'aspect « lame de sabre de Fournier ». Les gommes peuvent se ramollir et s'ulcérer. Des douleurs accompagnent ces lésions ; elles disparaissent sous l'action du traitement.

TRAITEMENT. V. SYPHILIS.

Ostéomyélites. — Lésion infectieuse des os prédominant au niveau de la moelle osseuse et aboutissant à la suppuration, avec formation de *séquestres* osseux.

Ostéomyélite des adolescents. — CAUSES. I. PRÉDISPOSANTES. Age (10 à 17 ans), période de croissance ; pendant celle-ci, la région juxta-épiphysaire est le siège d'une grande activité formatrice ; par suite, la vascularisation y est plus active, mais la circulation peut y être ralentie, ce qui explique que les microbes contenus dans le sang peuvent s'y arrêter.

De plus, à cet âge : traumatismes fréquents, fatigue, actions musculaires exagérées.

II. DÉTERMINANTES. Infection ; généralement la moelle osseuse est infectée par le *staphylocoque doré*. Mais on a trouvé également d'autres microbes (staphylocoque blanc, streptocoque, pneumocoque).

SIGNES. L'affection débute en général après un traumatisme, ou une maladie générale, quelquefois en pleine santé, au niveau du fémur, de l'humérus surtout, par des signes généraux simulant, soit une fièvre typhoïde, soit une méningite : céphalée, frissons, délire, fièvre 39°-40°.

Mais bientôt apparaît une douleur sourde, d'abord intermittente, puis continue, avec exacerbation nocturne rapidement intolérable (douleur excruciante) ; tuméfaction dont le maximum est à l'union de la diaphyse et de l'épiphyse.

A la périphérie de l'empâtement, existe un bourrelet très net; les téguments rougissent et on constate de la fluctuation, ce qui indique la présence de pus. Pendant ce temps, les signes généraux s'exagèrent : le facies est anxieux, le malade craint les moindres mouvements, a un aspect typhoïdique ou méningitique ; sa langue est sèche et noirâtre, son pouls rapide, sa température élevée. Si l'abcès est incisé ou s'ouvre naturellement, la défervescence est prompte, mais il persiste une fistulisation avec suppuration plus ou moins prolongée, pendant laquelle s'éliminent de petits fragments osseux nécrosés.

C'est pendant cette période que les malades sont exposés aux *complications*, tant générales (abcès du foie, du rein, pleurésie, pneumonie) que locales (lésions articulaires, fusées purulentes, luxations et fractures spontanées, décollement de l'épiphyse, déformation, raccourcissement ou allongement du membre).

FORMES. A côté de cette *forme aiguë*, il existe des *formes suraiguës et septicémiques*, hypertoxiques, amenant rapidement la mort au milieu d'un état typhique, avec fièvre, 39°-40°, délire, abattement, fuliginosités de la bouche.

Forme prolongée récidivante. Les trajets fistuleux ne se ferment pas ou s'ouvrent incessamment pour laisser s'écouler du pus. Cette forme est due à la présence de séquestres qu'il faut enlever pour amener la guérison.

Forme atténuée (fièvre de croissance), survenant à l'époque de la puberté, à la suite de grandes fatigues ou de fièvres éruptives.

Parfois, simple *poussée de croissance*, sans fièvre, avec juste quelques points épiphysaires douloureux : l'enfant traîne la jambe, après une légère fatigue. Au bout d'un temps variable, tout rentre dans l'ordre; l'enfant ne se plaint plus et sa taille a beaucoup augmenté.

Dans d'autres cas, véritable *fièvre de croissance*, car, outre les points douloureux, on constate une élévation de la température, des épistaxis, parfois même un aspect typhoïde.

Quelquefois les signes locaux sont moins apparents que les signes généraux : mais il faut toujours, chez un enfant qui a de la fièvre, palper le pourtour des grandes articulations et rechercher les points douloureux juxta-épiphysaires.

Forme chronique d'emblée, non précédée de phénomènes aigus. Se traduit par de la douleur et de la tuméfaction osseuse ; peut aboutir à l'hyperostose, à la suppuration ou à la nécrose.

TRAITEMENT. Incision précoce ; débridement du périoste dans toute l'étendue du décollement ; ouverture par trépanation du foyer intra-osseux ; curettage, désinfection, drainage et vaccination*.

Dans les cas graves, résection diaphysaire, extraction des séquestres et parfois même amputation.

Dans les cas bénins, repos au lit.

Abcès des os. — CAUSES : 1° DÉTERMINANTES. Le plus souvent, ils ont pour origine l'ostéomyélite et surtout la tuberculose osseuse, et se produisent de 15 à 20 ans, surtout chez les garçons.

2° OCCASIONNELLES. Chocs, chutes, entorses.

SIGNES. Douleur localisée sur un os long, ordinairement à l'une des extrémités de la jambe (tibia) ; d'abord sourde et intermittente, elle devient continue et s'exaspère la nuit, sous l'action de la chaleur du lit. Elle précède souvent pendant longtemps l'apparition d'un abcès sous la peau.

TRAITEMENT. V., ci-après, *Nécrose*.

Nécrose (*fig.* 625). — Mortification d'un os ou d'une portion d'os qui devient ainsi un corps étranger, un *séquestre*, que la nature tend à éliminer soit en totalité, soit par fragments, avec formation d'un abcès. La nécrose n'est pas une maladie, mais la terminaison de plusieurs maladies osseuses.

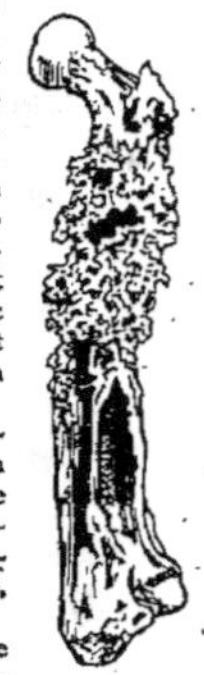

FIG. 625. Nécrose.

CAUSES. Brûlure, contusion ou fracture isolant un fragment osseux de la circulation ; ostéomyélite qui peut s'être produite plusieurs années avant l'apparition des signes de la nécrose, tuberculose et syphilis osseuse, fièvre typhoïde, scarlatine, rougeole, phosphore.

SIGNES. Ceux d'un abcès. Par une ouverture large ou fistuleuse, on aperçoit ou l'on sent avec un stylet le séquestre, qui est blanc grisâtre ou noir et baigne dans le pus.

Avant la formation de l'abcès, le séquestre est annoncé par une douleur profonde, l'empâtement de la région, l'épaississement de l'os.

TRAITEMENT. Opération chirurgicale pour éliminer les parties mortes, puis greffes osseuses empruntées à des animaux.

Ostéosarcome. — Sarcome des os. Les plus fréquents sont les ostéosarcomes de la cuisse, de la jambe (*fig.* 626), du bras, de l'avant-bras. Les extrémités inférieures du fémur et supérieures du tibia sont les lieux d'élection, ce qui tient vraisemblablement à la fécondité en éléments anormaux des épiphyses correspondantes.

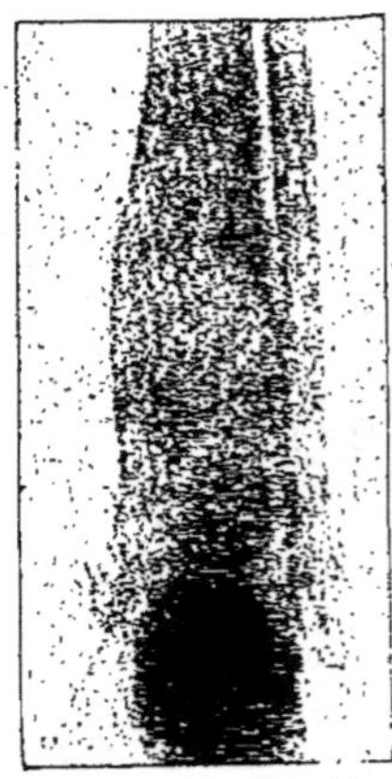

Radiogr. Massiot.

FIG. 626. Sarcome du tibia.

CAUSES. Contusions ; âge : période de croissance (les 2/3 des ostéosarcomes se développent avant 30 ans).

SIGNES. La douleur, tantôt sourde et n'apparaissant que par la fatigue, tantôt lancinante, est généralement le premier symptôme ; tumeur soit globuleuse, soit fusiforme, à grand axe parallèle à la diaphyse, soit en massue; cette tumeur fait corps avec l'os; elle est soit unie, soit bosselée ; sa consistance est variable : parfois dure, donnant la sensation de crépitation parcheminée ou de fausse fluctuation. Augmentation de la température locale.

Peu à peu la tumeur augmente de volume. Elle prend sa forme régulière. La peau adhère, s'ulcère ; le malade maigrit, pâlit, prend une teinte terreuse ; la fièvre est alors continue. Finalement, cachexie et généralisation dans les viscères, surtout des poumons (pleurésie hémorragique). Si on débarrasse le malade de son foyer sarcomateux alors que la lésion est encore récente, il peut, très promptement parfois, guérir de sa cachexie. Il n'en est pas de même s'il y a déjà généralisation.

TRAITEMENT. Dans les sarcomes épiphysaires, amputer à distance dans le segment sus-jacent ; dans les sarcomes diaphysaires, désarticuler plus souvent qu'amputer.

Oseille (*fig.* 627). — Plante de la famille des Polygonées, employée à deux usages :

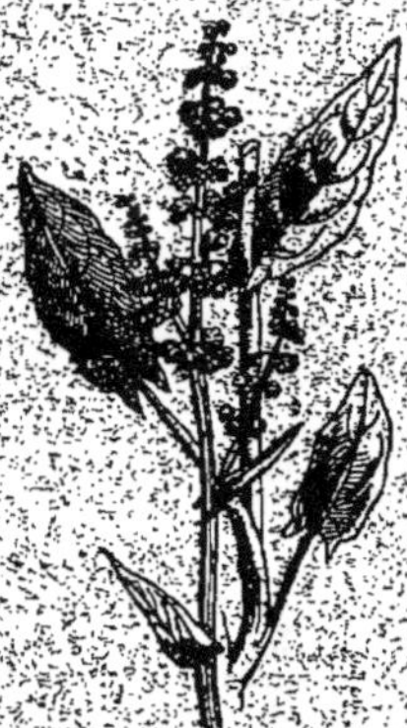

FIG. 627. — Oseille.

1° *Aliment*. Les feuilles d'oseille fournissent un aliment acidulé, rafraîchissant, diurétique ; mais, contenant de l'oxalate de chaux, elles ne doivent être absorbées qu'avec modération par les arthritiques, notamment par ceux atteints de coliques néphrétiques.

2° *Médicament*. La racine est employée comme diurétique en infusion à la dose de 10 gr. pour 1000 gr. d'eau.

Ostéite. — Inflammation des os. V. OS (Maladies des).

Ostéomalacie (du gr. *osteon*, os, et *malakos*, mou). — Maladie très rare, produite par la décalcification des os ; cette disparition des sels calcaires entraîne le ramollissement du squelette.

Elle se produit presque toujours chez des femmes et, dans la moitié des cas, à la suite d'une grossesse.

CAUSES. Mauvaise alimentation. — SIGNES. *Douleurs* siégeant à la colonne vertébrale, au bassin, aux membres ; elles surviennent par crises, puis deviennent continues et s'exaspèrent par la pression et les mouvements, aussi le malade tend-il à rester immobile. *Déformation* par suite de la flexibilité des os : affaissement des vertèbres, rapetissement du corps. *Fracture* des os. Palpitations, oppression. — ÉVOLUTION. Cachexie assez rapide, entraînant la mort.

Ostéomyélite (du gr. *osteon*, os, et *muelos*, moelle). — V. OS (maladies des).

Ostéopériostite. — Inflammation de l'os et du périoste. — V. OS (maladies des).

Ostéoplastie (du gr. *osteon*, os, et *plassein*, former). — Opération destinée à remplacer tout ou partie d'un os.

Ostéoplastie osseuse. — Soudure, à l'extrémité d'un os trop court, d'une portion d'os prise à une saillie osseuse du même individu.

Ostéoplastie périostique. — Transplantation d'une portion du périoste doublé de peau ou de muqueuse au point où une régénération est nécessaire.

Ostéoporose (de *osteon*, os, et *poros*, pore). — Accroissement des pores normaux des os par raréfaction du tissu osseux.

L'ostéoporose peut être due à une augmentation des cellules graisseuses (ostéoporose adipeuse). Elle se produit à la suite d'immobilisation prolongée, à un âge avancé, et siège ordinairement dans les extrémités des os longs et courts, en rendant ces os plus fragiles.

Ostéosarcome (du gr. *osteon*, os, et *sarx*, chair). — Tumeur maligne du tissu osseux ayant tendance à l'envahissement et à la généralisation. V. OS (maladies des).

Otalgie (du gr. *ous, ôtos*, oreille, et *algos*, douleur). — Douleur nerveuse de l'oreille. Pour le traitement : bains d'oreille. V. OREILLE (maladies) : *Otite externe*.

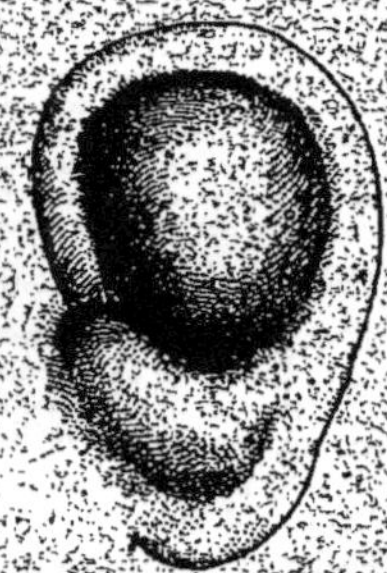

FIG. 628. Othématome.

Othématome (du gr. *ous*, oreille, et *hématome*). — Collection sanguine du pavillon de l'oreille* à la suite d'un coup ou d'une chute (*fig.* 628). Cette lésion est fréquente dans l'aliénation mentale, particulièrement dans la paralysie générale.

Otite (du gr. *ous, ôtos*, oreille, et *ite*, qui désigne les inflammations). — Inflammation de l'oreille. V. OREILLE (maladies de l').

Otorrhée (du gr. *ous, ôtos*, oreille, et *rhein*, couler). — Écoulement par l'oreille.

Otosclérose (du gr. *ous*, oreille, et *scleros*, dur). — Sclérose de l'oreille interne se traduisant par de la surdité et des vertiges.

Ouabaïne. — Glucoside retiré du strophantus glabre du Gabon par Arnaud. Tonicardiaque et diurétique.

L'administration successive de la digitale et de l'ouabaïne rend de grands services dans l'insuffisance cardiaque aiguë, l'asthénie du myocarde, les arythmies. Contre-indiqué dans les cachexies cardiaques avancées, les lésions graves du rein.

DOSES. Injections intraveineuses de 1/4 de milligr. dans 1 cm³ d'eau ; par voie buccale, 1/2 à 1 milligr.

Ouataplasme. — Médicament externe.

Topique mou succédané du cataplasme, sur lequel il a l'avantage d'une préparation instantanée. Il est composé d'une feuille d'ouate et d'adragantine samrée d'acide borique, le tout doublé d'une feuille de mousseline.

MODE D'APPLICATION. Placer un morceau d'ouataplasme de la dimension désirée sur une assiette et y verser lentement de l'eau chaude. Dès que l'imbibition est complète (quelques secondes), on soulève l'ouataplasme, on l'exprime légèrement et on applique la face mousseline sur la peau, puis on recouvre d'une feuille de gutta-percha laminé.

USAGE. V. à CATAPLASME.

Ouate (coton cardé). — L'ouate ordinaire est employé pour toutes sortes de pansements, imprégnée ou non de substances antiseptiques.

Afin de la conserver aseptique (c'est-à-dire dépourvue de microbes), il faut la placer dans un *récipient bien clos*, ou tout au moins dans du *papier fort* qu'on n'ouvrira qu'au moment de s'en servir et qu'on refermera aussitôt après l'emploi. L'ouate sert aussi pour les appareils compressifs ; mais il y a lieu de se souvenir qu'ayant peu d'élasticité elle ne peut servir *qu'une fois* si elle a été fortement serrée.

L'ouate *hydrophile* a été débarrassée d'une partie de son eau et des matières grasses par immersion dans une lessive de soude faible; elle est avide d'eau et constitue par suite un excellent absorbant.

Ouïe. — V. OREILLE (structure).

Ovaires. — Glandes sexuelles des femmes ; au nombre de deux, elles sont placées dans le petit bassin de chaque côté de l'utérus, auquel elles sont unies par le ligament large ; dans leur plus grande longueur, elles ont près de 4 cent. ; leur poids est de 6 à 8 gr.

FONCTIONS. *Sécrétion externe.* Formation de l'ovule contenu dans le follicule de Graaf.

Sécrétion interne. Elle tient sous sa dépendance les phénomènes de la menstruation, de la fécondation et de la gestation.

Troubles de la fonction ovarienne. Ils peuvent être de deux ordres : des troubles d'hypofonctionnement et d'hyperfonctionnement.

I. ***Hypoovarie ou insuffisance ovarienne.*** — A la suite de la *castration* (ovariotomie), on note des accidents connus sous le nom de *ménopause artificielle* ou *post-opératoire* : atrophie de l'utérus, atténuation des caractères sexuels secondaires (atrophie des seins, apparition de poils sur les régions glabres, voix plus masculine), tendance à l'obésité, troubles vasomoteurs et nerveux (bouffées de chaleur, céphalées, migraines, palpitations, angoisse, insomnie, neurasthénie).

La *ménopause naturelle* (âge critique) s'accompagne de troubles analogues : tendance à l'obésité, empâtement des formes. La femme se virilise : troubles vasomoteurs et nerveux signalés précédemment, pigmentations anormales de la face, des paupières ; parfois adipose douloureuse, rhumatisme chronique, affections cutanées (eczéma, prurigo).

L'*insuffisance ovarienne congénitale* réalise le type de l'*infantilisme* ovarien* : taille de 1 mètre à 1 m. 50, poids de 40 à 50 kg., arrêt de développement des organes génitaux, absence de développement des poils et des seins, aménorrhée et obésité légère.

L'*insuffisance ovarienne acquise*, à la suite d'une affection génitale ou d'une maladie générale, se traduit par une *dysménorrhée* (règles difficiles ou douloureuses), des *troubles nerveux* (céphalée, migraine), parfois *psychoses* (confusion mentale, manie, hallucinations), de l'*obésité* : celle-ci est nettement sous la dépendance des troubles ovariens (obésité post-nuptiale, obésité gravidique).

TRAITEMENT. Opothérapie ovarienne.

II. ***Hyperovarie.*** — Elle se caractérise par un habitus féminin et par une puberté précoces, par l'abondance des règles, souvent par de la dysménorrhée et par de la leucorrhée intercalaire. La congestion utérine, trop intense, est cause de ces troubles ; elle peut entraîner aussi des métrorragies, favoriser la métrite.

Les hyperovariques ont un sens génital précoce, intense et persistant, et leur précocité menstruelle s'accompagne souvent par ailleurs d'une précocité physique et intellectuelle marquée. Leur fécondité est parfois remarquable et on note souvent un retard considérable de la ménopause définitive.

A l'hyperovarie se rattachent les *métrorragies* ou *ménorragies de la puberté*, accompagnées de douleurs pelviennes et parfois d'anémie, et les *métrorragies de la ménopause*.

TRAITEMENT : I. HYGIÉNIQUE. Combattre la congestion pelvienne ; éviter la constipation, les aliments et les boissons excitantes.

II. MÉDICAMENTEUX. Ergotine, hamamelis, hydrastis. Injections vaginales chaudes. Injections sous-cutanées de sérums sanguins. Opothérapie* thyroïdienne, mammaire ou hypophysaire.

III. CHIRURGICAL. Castration ovarienne ou utéro-ovarienne dans les cas graves. Stérilisation par les rayons X.

Ovaires (Maladies des). — Les principales maladies des ovaires sont les suivantes :

Ovarite aiguë. — Ordinairement associée à une inflammation de la trompe (salpingite). V. TROMPES.

Ovarite chronique (sclérokystique primitive). — Caractérisée par une foule de petits kystes gros comme une tête d'épingle, un pois, faisant saillie à la surface de l'ovaire et des plaques blanches nacrées.

S'observe souvent chez des vierges, en dehors de toute infection appréciable ; semble être de nature dystrophique.

SIGNES. S'annonce par des troubles dysménorrhéiques, une douleur au niveau des annexes, irradiant vers les lombes et la cuisse, vers le sacrum et le coccyx ; spontanée ou exaspérée par les rapports, les mouvements et le toucher ; nauséeuse pouvant amener la syncope, parfois s'exagère au moment des règles ; immobilise la malade. Troubles nerveux habituels, hystérie, neurasthénie. Evolution lente et chronique.

TRAITEMENT. Repos, hydrothérapie, douches vaginales très chaudes (45°, 50°) ; antispasmodiques, toniques, application de pansements vaginaux ; opothérapie thyro-ovarienne, par séries de 15 à 20 jours (0,10 d'extrait thyroïdien et 0,20 d'extrait ovarien par jour). En dernier recours, castration ovarienne ou totale par voie vaginale ou par voie abdominale (laparotomie).

Tumeurs de l'ovaire. — Les tumeurs sont liquides (kystes de l'ovaire) ou solides.

Kystes de l'ovaire. — Les *kystes mucoïdes* de l'ovaire (*fig.* 629) ont une cavité unique ou sont à plusieurs loges ; la poche peut être unie, lisse, mince ; parfois elle présente sur ses deux faces ou sur une seule des végétations pouvant remplir toute la cavité de la tumeur (kystes végétants pouvant être pris pour des tumeurs solides). Le liquide est séreux ou gélatineux, variant de quelques grammes à 20, 30 litres.

Les *kystes dermoïdes*, unis ou multicellulaires, peuvent contenir des poils, de la matière sébacée, des ongles, des dents, des fragments d'os ; ils sont congénitaux.

La marche de ces kystes est lente de quelques mois à plusieurs années. La rupture du kyste peut entraîner une péritonite. Ils peuvent se compliquer d'ascite, d'adhérences par péritonites répétées, d'hémorragies, surtout par torsion du pédicule, de suppurations. Enfin ils peuvent dégénérer en tumeur maligne, se généraliser et amener la mort.

Les kystes apparaissent ordinairement de 20 à 40 ans ; ils sont rares après 52 ans. Le mariage et les grossesses ne semblent avoir aucune influence.

SIGNES. La tumeur passe en général inaperçue jusqu'au moment où elle devient volumineuse, et elle ne donne alors que des phénomènes de compression

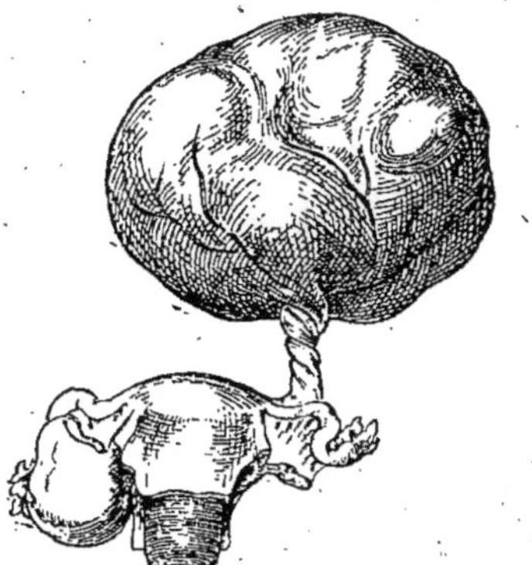

FIG. 629. — Kyste de l'ovaire.

nerveuse, vasculaire ou viscérale : névralgies, œdèmes, hémorroïdes, rétention, incontinence vésicale, dysurie, oligurie, par compression urétrale, constipation, occlusion rectale. Les signes physiques révèlent par le palper et la percussion une tumeur plus ou moins volumineuse, fluctuante et mobile.

TRAITEMENT. Actuellement tout kyste de l'ovaire doit être enlevé par ovariotomie. La ponction et l'incision du kyste ne sont que des pis aller. La récidive est rare après l'ablation totale. Quand l'extirpation du kyste est impossible à cause des adhérences, on suture les bords du kyste aux lèvres de l'incision abdominale (marsupialisation) et on laisse combler la cavité par bourgeonnement.

Tumeurs solides. — 1° *Bénignes :* fibromes, myxomes, angiomes, rares.

2° *Malignes :* sarcome et cancer primitif ou secondaire à un cancer du tube digestif ou de l'utérus.

Ovaralgie (névralgie de l'ovaire). — Douleur siégeant dans le bas-ventre, plus fréquemment à gauche qu'à droite, et irradiant souvent ensuite vers les reins. Elle survient à des intervalles variables, principalement chez les hystériques, et s'accompagne souvent de vomissements et de troubles des règles.

TRAITEMENT. Cataplasmes et lavements au laudanum. (V. OPIUM.) Antispasmodiques. Eaux minérales (Néris, Plombières). Traitement de l'anémie.

Ovarine (rad. *ovaire*). — Poudre formée d'ovaires desséchés de brebis ou de vache. V. OPOTHÉRAPIE.

Ovariotomie. — Opération consistant à enlever l'ovaire ou les ovaires malades, par laparotomie, opération suivie des meilleurs résultats et le plus souvent bénigne.

La castration ovarienne est seule libératrice dans les kystes et autres tumeurs de l'ovaire, dans l'ovarite chronique et certaines salpingo-ovarites.

Elle donne souvent naissance à des troubles divers. V. *Hypoovarie* à OVAIRE.

Ovarite. — Inflammation des ovaires. V. OVAIRES (Maladies des).

Ovule. — Œuf humain sécrété par l'ovaire*.

Ovule. — Masse de glycérine en forme d'œuf utilisée dans les métrites. V. UTÉRUS (maladies).

MODE D'EMPLOI. La malade introduit ordinairement elle-même l'ovule au moment de se mettre au lit, puis se garnit comme pour ses règles ; l'ovule en effet fond pendant la nuit en produisant un effet décongestionnant sur l'utérus. On incorpore dans certains cas des médicaments (ichtyol) dans la glycérine.

Oxalique (Acide). Syn. : sel d'oseille. — A été employé à la dose de 1 gr. par litre comme rafraîchissant. On fabrique aussi des pilules d'oxalate de fer.

Oxycéphalie (du gr. *oxys*, pointu, et *cephalé*, tête). — Conformation vicieuse du crâne, allongé en hauteur et aplati sur la face latérale (crâne en dôme, crâne en tour).

Elle s'accompagne souvent d'une exophtalmie intense, de strabisme (*fig.* 630) et de troubles visuels pouvant aller jusqu'à la cécité par atrophie du nerf optique ; il existe une soudure de toutes les sutures des os du crâne. Attribuée à une lésion des méninges, au rachitisme, à la syphilis.

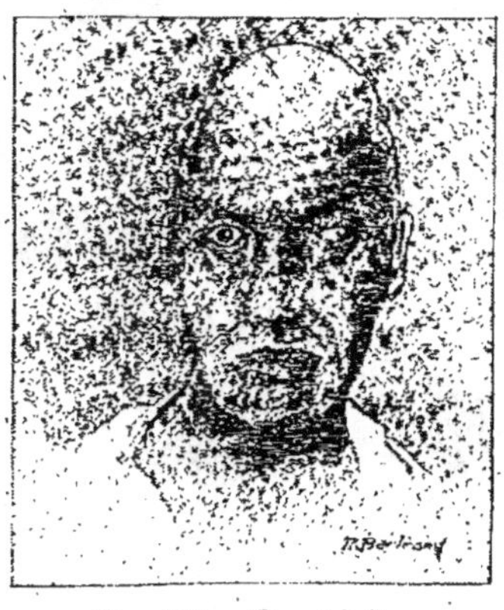

FIG. 630. — Oxycéphalie.

Oxydes. — V. au nom du métal.

Oxygène et Eau oxygénée (*fig.* 631). — Les inhalations d'oxygène rendent les plus grands services dans toutes les affections où la respiration est gênée (asthme, broncho-pneumonie), lorsque la circulation s'effectue

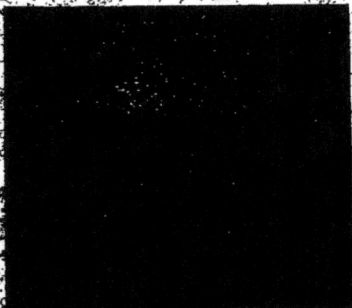

FIG. 631. — Inhalation d'oxygène.

d'une façon insuffisante et que certains déchets de la nutrition existent dans le sang (anémie, scrofule, diabète, albuminurie). Les inhalations sont aussi diurétiques.

Injections sous-cutanées. — Elles donnent d'excellents résultats dans certains cas de pneumonie, de broncho-pneumonie, de tuberculose pulmonaire. On injecte 100 à 200 cm³ à la vitesse de 20 cm³ à la minute à la [illegible] de la cuisse.

Technique. Adapter le tube du ballon d'oxygène au corps de pompe d'une seringue de Pravaz qu'on garnit d'ouate comme filtre. L'aiguille à injection est introduite sous la peau et on presse régulièrement le ballon. Le procédé de Ramond, dans lequel on interpose entre le ballon et l'aiguille la soufflerie d'un thermocautère, [illegible] l'injection plus régulière.

Le [illegible] de la [illegible] de la [illegible]. Il [illegible] l'injection de [illegible] doucement la peau pour favoriser la diffusion du gaz. La dose varie d'un quart de litre à 3 et 4 litres ; elle peut être répétée dans la journée (1 demi-litre en tout par jour chez les tuberculeux). La durée varie de 5 à 20 minutes.

Eau oxygénée. — L'eau oxygénée, contenant 10, 12 et 20 volumes de ce gaz, suivant les cas, est employée en injections, comme antiseptique, dans la proportion de 1 p. 3 d'eau à 3 p. 1 d'eau.

A l'*intérieur*, utilisée comme antivomitif contre les vomissements de la grossesse et pour l'antisepsie intestinale, à la dose de 1 à 2 cuillerées à soupe par litre d'eau.

A l'*extérieur*, employée comme hémostatique local (épistaxis, hémorragies dentaires), comme antiseptique dans les plaies infectées, les ulcérations, les furoncles, les anthrax, les diverses gangrènes.

Oxylithe (peroxyde de sodium). — Poudre blanche qui contient 90 à 93 p. 100 de peroxyde et qui, au contact de l'eau, produit un fort dégagement d'oxygène.

Usages. Stérilisation de l'eau [illegible], fabrication d'eau oxygénée et, parmi les [illegible] emplois : pansement des plaies avec la solution d'oxylithe. Masque contre les gaz [illegible].

Oxymel. — Mélange de 4 gr. de miel à 1 gr. de vinaigre *simple* (contre l'angine) ou de vinaigre de *scille* : oxymel scillitique, action diurétique et expectorante (5 gr. à 30 gr. en potion).

Oxyures. — V. VERS.

Ozène (du gr. *ozein*, sentir mauvais). — V. NEZ (maladies).

Ozone (oxygène condensé). — Antiseptique énergique qui a été préconisé dans le traitement de certaines maladies infectieuses (tuberculose, coqueluche), sous forme d'air ozonisé, obtenu par l'action de l'étincelle électrique sur l'oxygène.

L'ozone a été également employé pour la [illegible] et la stérilisation de l'eau.

L'ozone existe en faibles proportions dans les villes ; il est abondant à la montagne, à la mer, et encore [illegible] dans les forêts de conifères.

P

Pachydermie (du gr. *pachus*, épais, et *derma*, peau). — [illegible] du derme et du tissu cellulaire sous-cutané limitée à certaines régions du corps, principalement aux membres inférieurs.

Pachyméningite (du gr. *pachus*, épais, et *méninx*, membrane). — Inflammation chronique de l'une des enveloppes du cerveau, la dure-mère, avec, plus tard, rupture de vaisseaux sanguins de nouvelle formation entraînant une hémorragie enfermée dans une sorte de loge (*hématome* de la dure-mère).

CAUSES. [illegible], ou [illegible], [illegible], maladies infectieuses. La lésion se produit plus fréquemment chez les enfants et les vieillards.

SIGNES. 1° *Période de* [illegible] [illegible]. 2° *Période d'état*. Si l'hémorragie est légère, [illegible]. Si l'hémorragie est abondante, apoplexie, coma, paralysie ordinairement incomplète d'une partie du corps, quelquefois contractures et convulsions des membres.

ÉVOLUTION. La mort survient après un temps variable.

Pachypleurite (du gr. *pachus*, épais, et *pleuron*, plèvre). — Inflammation chronique de la plèvre avec épaississement.

P. æ. ou **p. é.** — Abréviation du latin *partes æquales* (parties égales) ou du français *parties égales*.

Paget (Maladie osseuse de). — Ostéite déformante chronique progressive, en général bilatérale, décrite en 1876 par le chirurgien anglais Paget et caractérisée par une augmentation de volume et une incurvation des os, notamment des os longs et de ceux de la voûte du crâne (*fig.* 632). Souvent d'origine syphilitique.

Fig. 632. — Maladie osseuse de Paget.

Paget (Maladie de la peau). — Affection chronique du mamelon et de l'aréole du sein chez les femmes ayant dépassé la quarantaine, exceptionnellement chez l'homme, dans la région du périnée et du scrotum.

Cette lésion, qui est souvent prise au début pour un eczéma [illegible], peut se transformer au bout de plusieurs années en un cancer du sein.

[illegible]

Pain. — Le pain est fabriqué avec de la farine transformée en pâte par son union avec de l'eau (40 à 100) et qui fermente sous l'action d'un peu de levain; cette fermentation, qui donne au pain sa légèreté, est arrêtée par la cuisson dans des fours.

[illegible]

Le pain fabriqué avec la farine de gluten contient peu d'amidon et de sucre; il rend de grands services à ces malades.

Le pain de seigle, qui renferme beaucoup de matières [illegible], est laxatif, mais moins que le pain [illegible] (1/2 de son).

Le pain d'épice est fait avec de la farine de seigle, du miel et une poudre formée de différentes substances aromatiques ou épices, telles que l'angélique, l'anis, la [illegible], la cannelle, le girofle. Il est légèrement laxatif et peut servir à dissimuler certains médicaments, [illegible].

Sous le nom de *pain de gruau* on vend un pain très blanc fabriqué avec de la fleur de farine de blé.

Le *pain à chanter* ou *azyme* [illegible] fabriqué sans levain. Il se présente [illegible] de [illegible] blanches [illegible] à entourer les médicaments à goût désagréable [illegible].

[illegible]

Palais. — Partie supérieure de la bouche formée en avant par les deux os maxillaires supérieurs et en arrière par les os palatins revêtus d'une épaisse muqueuse (*fig.* 633).

Fig. 633. — Palais normal.

[illegible]

Perforation. — I. *Traumatique.* — [illegible]

[illegible]

II. *Syphilitique.* — [illegible]

Une fois la perforation produite, le traitement antisyphilitique ne peut agir. Il faut recourir à un appareil de prothèse ou à une opération chirurgicale (palatoplastie). Il importe donc de traiter énergiquement toute syphilis afin d'éviter cette grave complication.

Palatoplastie (du lat. *palatum*, palais, et du gr. *plessein*, façonner). — Restauration prothétique du palais.

Pâles couleurs. — V. CHLOROSE.

Pâleur. — La pâleur peut être produite par une action nerveuse (émotion, hystérie, épilepsie), par un trouble de la circulation (hémorragie, chloro-anémie), par un trouble digestif (inanition ou, au contraire, indigestion, intoxication par le tabac).

Elle nécessite le repos immédiat, car elle peut être le premier signe d'un évanouissement, et, suivant les circonstances, l'emploi de bouillon, de boissons chaudes (notamment d'un grog) ou d'un traitement prolongé reconstituant (fer, quinquina, coca, etc.).

Palliatif (du lat. *palliare*, cacher). — Remède dont le but est de calmer les phénomènes douloureux d'une affection incurable.

Palmaire (du lat. *palma*, paume). — Se dit des organes placés du côté de la paume de la main.

L'*arcade palmaire* est formée par un vaisseau transversal qui unit l'artère cubitale et l'artère radiale. Le *palmaire grêle* et le *palmaire cutané* sont de petits muscles qui ont une action sur la peau de la main.

Palpation, Le palper. — Examen avec les doigts des régions du corps, permettant de se rendre compte de l'état des organes placés sous la peau.

Palpébral. — Qui se rapporte aux paupières.

Palpitation. — Battements de cœur plus fréquents ou plus forts que de coutume et devenus non seulement perceptibles, mais incommodes et parfois pénibles pour le malade.

Il s'agit en général d'un trouble passager et bénin de l'innervation cardiaque, plus rarement d'un symptôme de lésion organique du cœur ou d'insuffisance du ventricule gauche.

CAUSES. Cardiopathies, maladie de Basedow, tuberculose pulmonaire au début, chloro-anémie, troubles gastriques, et surtout névropathie.

TRAITEMENT : 1° de la cause; 2° du symptôme : sédatifs nerveux (bromure, valérianate d'ammoniaque, teinture de cratægus). Applications froides précordiales. Hydrothérapie. Séjour à la campagne avec repos moral et physique.

Paludisme (du lat. *palus*, marais). [Syn. : infection paludéenne, malaria, fièvres intermittentes]. — Maladie infectieuse caractérisée par des phénomènes fébriles et causée par la présence, dans les globules rouges du sang, de sporozoaires parasites, découverts par Laveran, appartenant au genre *Plasmodium*, inoculés à l'homme par la piqûre de certains moustiques.

Le genre *Plasmodium* comprend de nombreuses espèces parasites de divers animaux ; trois d'entre elles déterminent le paludisme chez l'homme, ce sont : *P. vivax*, *P. malariæ* et *P. falciparum*, causant, la première la fièvre tierce bénigne, la seconde la fièvre quarte, et la troisième la fièvre tierce maligne et les fièvres pernicieuses (*fig.* 634).

Ces *hématozoaires* peuvent présenter des formes variables : *corps sphériques*, qui ont de 1 à 10 millièmes de millimètre ; à un moment de leur évolution, ils portent des filaments qui sont animés de mouvements

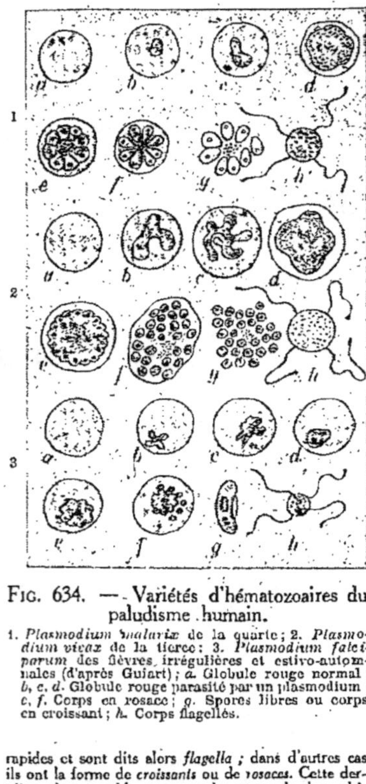

FIG. 634. — Variétés d'hématozoaires du paludisme humain.

1. *Plasmodium malariæ* de la quarte; 2. *Plasmodium vivax* de la tierce; 3. *Plasmodium falciparum* des fièvres irrégulières et estivo-automnales (d'après Guiart); *a*. Globule rouge normal; *b*, *c*, *d*. Globule rouge parasité par un plasmodium; *e*, *f*. Corps en rosace; *g*. Spores libres ou corps en croissant; *h*. Corps flagellés.

rapides et sont dits alors *flagella* ; dans d'autres cas ils ont la forme de *croissants* ou de *rosaces*. Cette dernière phase semble correspondre au mode de multiplication et de désagrégation. Ces hématozoaires existent surtout au début des accès ; on les voit facilement au microscope dans une goutte de sang après piqûre du doigt.

Le paludisme est *endémique* en Europe, dans les pays à température assez chaude : marais Pontins et campagne de Rome en Italie, la Grèce, le delta du Danube (l'armée d'Orient a été, pendant la guerre de 1914-1918, fortement éprouvée par le paludisme), la basse Egypte, l'Afrique du Nord, l'Afrique Occidentale française, Madagascar, la Cochinchine, le Mexique, les Antilles, dans les régions côtières et dans l'Amérique centrale, notamment à Panama.

Avant la guerre de 1914-1918, le paludisme endémique existait en France dans certaines régions marécageuses, surtout les Dombes par exemple, ou sur le littoral vers Lorient ou la Vendée à l'Ouest, et Saint-Raphaël, Fréjus sur le littoral méditerranéen.

Après la guerre, les cas de paludisme autochtone se sont multipliés et on en constate en Picardie, en Beauce, en Bretagne, en Camargue. Dans tous ces pays, des troupes indigènes avaient séjourné pendant des temps variables, et des rapatriés des Balkans avaient vécu en plus ou moins grand nombre.

En effet, pour créer des foyers paludéens, trois facteurs sont suffisants : des hématozoaires, des anophèles susceptibles de les recueillir et de les inoculer ensuite aux sujets sains, enfin des conditions de température et d'humidité favorables à l'existence de ces insectes.

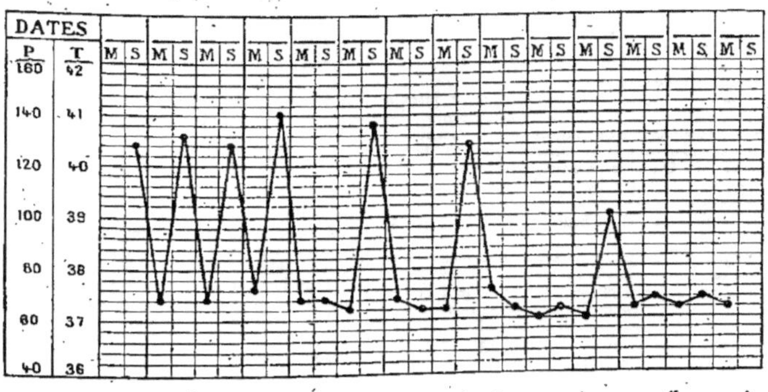

FIG. 635. — Fièvre intermittente quotidienne, puis tierce, puis quarte (Laveran).

La saison la plus dangereuse est l'été : la maladie peut alors devenir épidémique dans les pays tempérés, mais dans les pays tropicaux, le paludisme existe toute l'année. Toutes les causes d'affaiblissement (surmenage, alimentation insuffisante, alcoolisme) favorisent son éclosion.

SIGNES. L'évolution du paludisme comprend une période d'invasion ou *période primaire*, caractérisée par des symptômes d'embarras gastrique fébrile ou de fièvre typhoïde, et une *période secondaire*, au cours de laquelle les grands accès fébriles font leur apparition.

Paludisme primaire. — Plus fréquent de juin à novembre, époque de l'éclosion des moustiques.

Quelques jours après la piqûre du moustique, apparaît un malaise général, avec céphalée, vertige, courbature, anorexie, constipation ou diarrhée, fièvre persistante simulant la fièvre typhoïde, la dysenterie, etc.

Ce sont les recherches de laboratoire qui, en révélant dans le sang obtenu par la piqûre du doigt, la présence de l'hématozoaire en petit nombre, permettent d'affirmer qu'il s'agit de paludisme.

A l'embarras gastrique succède une période latente de 2 à 3 semaines, puis apparaissent des manifestations fébriles diverses :

Fièvre continue à type rémittent, dont la courbe est celle d'une fièvre persistante à oscillations assez amples ; elle dure 2 à 3 semaines.

Fièvre intermittente quotidienne, fièvre rémittente, avec grandes oscillations allant de 37° à 40° (*fig.* 635).

Fièvre tierce, avec accès à 40° tous les 2 jours, *fièvre quarte* avec accès tous les 3 jours ; fièvre irrégulière (*fig.* 635).

L'*anémie* liée à la destruction des globules rouges par les parasites est très marquée : pâleur extrême, épistaxis. Des complications locales peuvent s'observer du côté du foie, des reins, des poumons.

Dans la *fièvre bilieuse hémoglobinurique*, on observe un frisson violent, des vomissements bilieux parfois incoercibles, de la fièvre élevée, de l'hémoglobinurie avec polyurie d'abord et anurie ensuite dans les cas graves, de l'ictère, des signes d'insuffisance surrénale*.

Des *accès pernicieux*, souvent mortels, dus à des embolies de parasites dans les capillaires, peuvent éclater. Au poumon, ils donnent lieu à des fausses pneumonies avec crachats rouillés. Dans l'intestin, ils produisent des phénomènes dysentériformes, cholériformes, algides. Dans le foie, ils font penser à une hépatite suppurée. De tous les capillaires, les plus fins se trouvent dans le cerveau. Aussi est-ce la localisation la plus fréquente des accès pernicieux. La plupart du temps ceux-ci prennent le caractère comateux ; dans d'autres cas, ils simulent de la méningite, deviennent délirants ou ataxiques. Les localisations médullaires font apparaître des phénomènes de polynévrite.

Après une première atteinte, le malade peut présenter une déchéance progressive de l'organisme, une *cachexie* avec ou sans fièvre, aboutissant à la mort en 5 ou 6 semaines (A. Delille).

Paludisme secondaire. — Alors que dans la période précédente, l'hématozoaire vagabonde dans tout l'organisme en donnant une septicémie transitoire, il va maintenant pénétrer au sein de quelques organes, s'y retrancher et y végéter silencieusement. Puis, à certains moments, il fait irruption dans la circulation sanguine, s'y développe, manifestant bruyamment sa vitalité par la production de l'abcès fébrile. Cette crise passée tout rentre dans l'ordre, mais le parasite n'en reste pas moins vivant dans la profondeur des tissus qui l'hébergent, guettant l'occasion favorable pour reprendre ses incursions (Ravaut).

C'est à ce moment qu'on observe les *grands accès fébriles*.

Période d'invasion. Souvent nulle, l'accès se produisant brusquement ; dans d'autres cas elle est marquée par des frissons, un malaise, une lassitude générale, des troubles digestifs, des maux de tête, des bâillements.

Période d'accès. L'accès est caractérisé par trois phases successives : 1° une *phase de froid* (1, mais quelquefois 2 heures), marquée par un frisson intense et prolongé, accompagné de claquements de dents, d'un tremblement qui peu à peu se généralise à tout le corps, et de l'oppression ; la peau est glacée, surtout aux extrémités (mains, pieds), et cependant le thermomètre sous l'aisselle peut s'élever à 40° et même 41°. Le pouls est petit. Le malade a des nausées, des vomissements ordinairement alimentaires, quelquefois biliaires. La rate augmente considérablement de volume. Cette phase peut faire défaut, notamment dans les pays chauds ; 2° une *phase de chaleur* (1 à 2 heures), où le froid est remplacé par une chaleur intense ; la peau est sèche et brûlante, la face rouge, la soif insatiable. La température atteint son maximum. Le malade souffre de maux de tête intenses, quelquefois il délire ; 3° une *phase de sueur* (2 à 4 heures), qui rend la fraîcheur à la peau et permet un sommeil réparateur, la température s'abaissant progressivement jusqu'à devenir dans certains cas inférieure à la normale. Le pouls se ralentit, la rate diminue de volume. Les sueurs sont si abondantes que le malade doit être changé plusieurs fois. On observe aussi souvent de l'herpès aux lèvres ou de l'urticaire.

Ces accès reviennent à des intervalles de 24 heures (fièvre quotidienne), de 48 heures (tierce), de 72 heures (quarte).

Quelquefois il existe deux accès dans la même journée : c'est l'*accès subintrant*, mais le fait est rare ; d'autre part, une des phases peut manquer ; l'accès peut même n'être qu'ébauché, et sa répétition à intervalles à peu près exacts en indique seule l'origine. Ordinairement la santé est satisfaisante entre les accès, mais leur répétition amène une *anémie* profonde.

Les malades présentent une pâleur terreuse, une lassitude extrême, des palpitations, des maux de tête. Ils finissent par aboutir dans les cas graves à la *cachexie*. Peau sèche, amaigrissement, parfois énorme des membres contrastant avec le volume du ventre, par suite de l'augmentation de volume du foie, de la rate, ainsi que de l'hydropisie (ascite), qui en est la conséquence. Parfois il existe des hémorragies diverses.

Les cachectiques palustres ont du dégoût pour les aliments, notamment pour la viande : ils vomissent et ont souvent de la diarrhée. Leur organisme étant très affaibli, ils sont en opportunité morbide pour les maladies infectieuses et notamment la tuberculose.

Des *accès pernicieux* peuvent également apparaître à cette période et emporter le malade.

Paludisme congénital. — Le passage des parasites de la mère au fœtus peut déterminer l'éclosion du paludisme chez l'enfant.

Rechutes. — Quand un accès ou une série d'accès sont guéris, le malade n'est pas pour cela débarrassé du paludisme, qui reparaît après une période d'apyrexie à peu près équivalente à celle de l'incubation ; la rechute paraît due à la persistance d'un certain nombre de *plasmodiums* qui ont résisté au traitement et qui ramènent la fièvre par divisions successives.

TRAITEMENT CURATIF. *A la période primaire*, la quinine est le traitement spécifique du paludisme, elle détruit l'hématozoaire ; mais il faut l'employer à la dose de 3 gr. par jour au début, par fractions de 1 gr. en cachets ou comprimés, en solution, en injections sous-cutanées ou intra-musculaires.

A la période secondaire, quinine 2 gr. par jour ou alternance de quinine et d'arsenic (cacodylate de soude ou arrhénal en injection) tous les 2 jours (Ravaut).

HYGIÈNE PRÉVENTIVE. S'éloigner le plus vite possible des plaines et du bord de la mer pendant les épidémies, fuir définitivement le pays en cas d'accès pernicieux ou de cachexie. Ne boire que bouillie l'eau marécageuse. Ne pas sortir le soir ni à l'aube dans les pays à fièvres. Ne jamais sortir sans avoir pris quelque chose (de préférence, café ou thé chaud). Eviter les refroidissements, les diarrhées, les indigestions qui, en débilitant l'individu, le préparent à l'invasion de la maladie. Se souvenir qu'une première atteinte, loin de conférer l'immunité, prédispose à de nouveaux accès.

Il faut apporter le plus grand soin dans l'agencement des habitations : les parties les plus élevées des villes, les rues les plus centrales et les plus habitées donnent

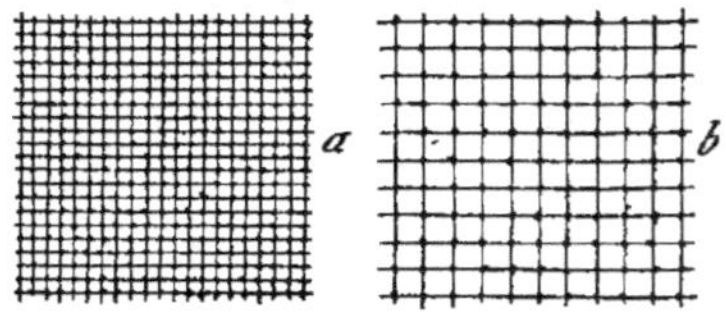

FIG. 636. — Toile métallique.
a. Mailles de 1 mm ; *b.* Mailles de 2 mm.

le maximum de préservation ; on évitera, au contraire, les maisons situées dans les parties basses, sur les bords des cours d'eau. Le voisinage des cultures et des jardins est également dangereux.

Dans les campagnes, on résistera à l'attrait des rives fleuries et ombragées et on recherchera les hauteurs.

La protection des maisons par le cadre de toile métallique (*fig.* 636, 637), évitant tous les inconvénients des moustiquaires de lit, est infiniment la plus efficace.

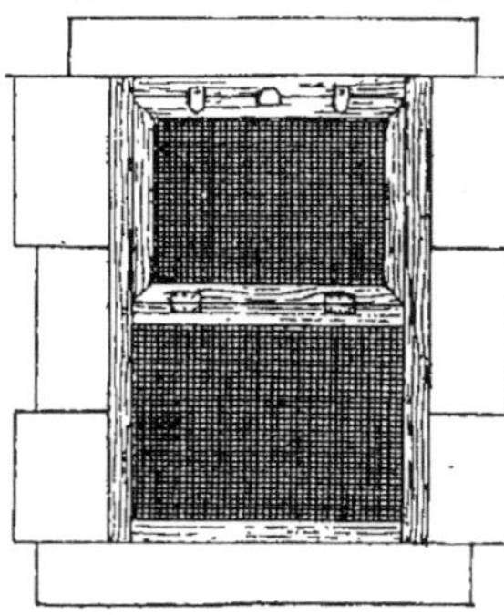

FIG. 637.
Châssis garni de toile métallique pour fenêtre.

On complétera la lutte contre les moustiques en faisant disparaître les eaux stagnantes dans lesquelles se développent les moustiques : dessèchement des marais, des étangs, drainage du sol. En dehors de ces mesures excellentes, mais coûteuses, il en est d'autres dont l'application est facile : dans les villes ou villages ou dans leur voisinage, donner aux fossés une pente suffisante pour qu'ils se vident après les pluies ; supprimer tous les réservoirs naturels (mares) ou artificiels qui contiennent des eaux stagnantes sans usage.

On empêchera surtout la formation de mares sur les bords des cours d'eau, des lacs et des étangs.

La culture intensive du sol, les plantations de pins ou d'eucalyptus donnent de bons résultats en facilitant le dessèchement du sol sans empêcher la circulation de l'air ni l'accès du soleil ; mais, d'autre part, il faut bien savoir que les bois ombreux, les bosquets, les jardins sont les réceptacles préférés des moustiques.

Lorsque les eaux stagnantes ne peuvent pas être supprimées, à cause de leur utilité ou parce que les mesures destinées à assurer leur écoulement seraient trop onéreuses, il y a lieu de prendre des mesures pour détruire les larves de moustiques.

S'il s'agit de pièces d'eau d'une assez grande étendue, on peut assurer la destruction des larves de moustiques en entretenant des poissons (cyprins) dans ces pièces d'eau.

Pour détruire les larves de moustiques dans les mares, les pièces d'eau ou réservoirs de peu d'étendue, on se servira avec avantage d'huile de pétrole. Pour que le pétrole s'étale bien, on aura soin de le verser sur une série de points et non en totalité au même endroit ; on peut se servir, pour répandre le pétrole, d'un chiffon fixé à l'extrémité d'une perche ; le chiffon imprégné de pétrole est promené à la surface de l'eau.

Le mélange d'huile de pétrole et de goudron donne des résultats plus satisfaisants encore que le pétrole pur ; il tue les larves plus rapidement et plus sûrement et surtout il a une action plus durable, l'évaporation étant plus lente. Il suffit d'employer 10 cm³ du mélange de pétrole et de goudron par mètre carré de la pièce d'eau dans laquelle on veut détruire les larves de moustiques ; il n'y a pas lieu de se préoccuper du cube d'eau. L'opération doit être faite au printemps et renouvelée tous les 15 jours jusqu'à l'apparition des premiers froids.

C'est au printemps surtout qu'il faut s'occuper de détruire les larves avant qu'elles aient le temps de se transformer en insectes parfaits.

Panacée. — Remède universel ayant la prétention de pouvoir guérir tous les malades et toutes les maladies.

Cette variété de médicaments pullule à la quatrième page des journaux ; ils sont souverains aussi bien dans l'anémie que dans l'obésité, dans les maladies de peau que dans les varices ; souvent ils ont été inventés par une sœur, un vieux prêtre ou un officier en retraite. Les uns ne contiennent rien ou sont une infusion d'herbes banales, d'autres un purgatif plus ou moins actif qu'on paye dix fois sa valeur.

Défiez-vous aussi des médicaments indiqués dans les premières pages du journal et qui sont des annonces payées plus ou moins bien dissimulées, avec portrait au besoin à l'appui ; des électro-force, inventés par un général américain, et des tisanes découvertes et conseillées dans un but humanitaire à la suite d'un vœu.

Ces panacées ne font du bien qu'à ceux qui les vendent.

Panaris. — Inflammation aiguë d'une ou de toutes les parties molles qui entourent les os des doigts et des orteils.

VARIÉTÉS. L'inflammation la plus superficielle constituée par de la rougeur et un peu de gonflement est une forme de lymphangite*. Sa forme la plus fréquente, la *tourniole*, qui occupe la face dorsale des doigts au pourtour de l'ongle, s'annonce par des démangeaisons qui deviennent des douleurs très vives lorsque la peau est soulevée par une sérosité roussâtre qui se transforme rapidement en pus, lequel peut fuser sous l'ongle et amener sa chute.

Il existe une autre forme, *panaris-furoncle*, qui occupe le dos des doigts au niveau de l'articulation de la 1re phalange avec la 2e.

Le *panaris sous-cutané* et le *panaris profond* sont de véritables phlegmons* ; le dernier surtout est grave, car, atteignant les synoviales tendineuses et le périoste, il peut amener la destruction totale des doigts.

Les panaris du pouce et du petit doigt sont particulièrement importants, car, tandis que les gaines des fléchisseurs de l'index, du médius et de l'annulaire,

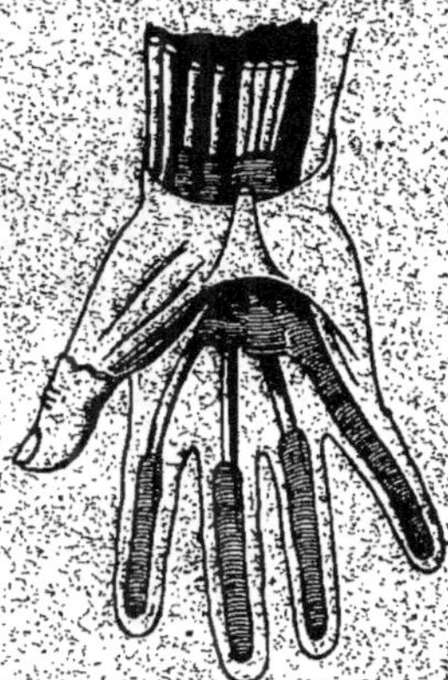

FIG. 638.
Gaines synoviales de la main et du poignet.

ont une synoviale limitée aux deux premières phalanges, ce qui oblige l'infection à s'y cantonner, les synoviales du petit doigt (*fig.* 638) et du pouce communiquent avec celles du carpe, d'où l'extension de l'inflammation à la paume de la main et à l'avant-bras.

Les doigts se fléchissent en crochet, le relâchement diminuant la douleur, qui est très vive ; le gonflement est plus ou moins étendu, suivant le doigt intéressé.

TRAITEMENT. Immersion du doigt pendant 1/2 heure à 3 heures dans un bain antiseptique (sublimé) de 45° à 50° ; puis, après nettoyage soigneux au savon de toute la surface de la peau, enveloppement dans des compresses de tarlatane imbibées d'alcool à 95° ou d'éther qu'on recouvre d'ouate et de taffetas gommé. Changer ce pansement toutes les heures.

Dans le panaris profond : grands bains chauds, incision précoce, ne pas s'attarder aux pommades dites résolutives qui font perdre du temps.

Panaris analgésique (maladie de Morvan). — Affection caractérisée par des névralgies dans un des membres supérieurs, puis l'avant-bras présente un certain degré de paralysie, avec atrophie musculaire et perte de la sensibilité, et alors seulement se produisent des panaris complètement indolents (bulles, puis ulcération et déformation de l'ongle) se terminant par une nécrose de l'os et disparition du doigt. Plusieurs sont atteints successivement.

CAUSES. Ces troubles sont dus sans doute à un

névrite. Ils peuvent s'observer au cours de la syringomyélie. V. MOELLE.

Pancréas (du gr. *pan*, tout, et *creas*, chair). — Glande digestive placée derrière l'estomac et sécrétant le suc pancréatique.

Ce suc est éliminé par les conduits excréteurs qui aboutissent à deux canaux collecteurs : un principal,

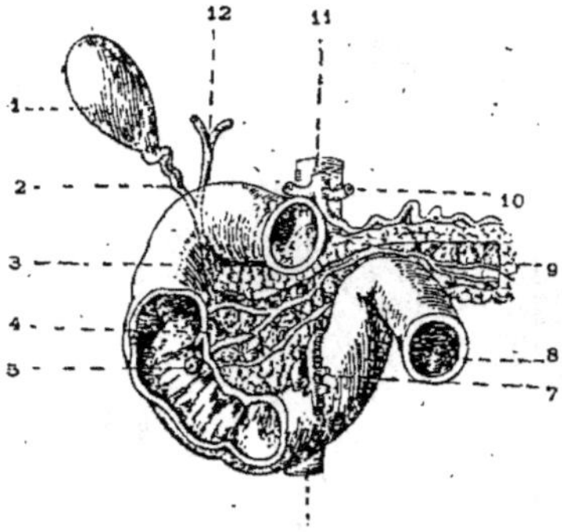

FIG. 639. — Pancréas (Testut).

1. Vésicule biliaire ; 2. Canal cystique ; 3. Duodénum ; 4. Canal de Wirsung ; 5. Ampoule de Vater ; 6. Aorte ; 7. Vaisseaux mésentériques ; 8. Jéjunum ; 9. Pancréas ; 10. Tronc cœliaque ; 11. Aorte ; 12. Canal hépatique.

le *canal de Wirsung*, et un accessoire, qui s'ouvrent dans la deuxième portion du duodénum, au niveau de l'*ampoule de Vater*, au-dessous du canal cholédoque (*fig.* 639).

Sécrétion externe. — FONCTIONS. Le pancréas sécrète le *suc pancréatique*, liquide aqueux tenant en dissolution des sels minéraux (chlorures et phosphates de potassium ou de sodium), du mucus et trois diastases : 1° l'*amylopsine*, ferment saccharifiant qui achève la transformation en glucose des féculents, ébauchée par la ptyaline de la salive ; 2° la *trypsine*, ferment peptonifiant qui achève la transformation en peptones des aliments albuminoïdes, ébauchée par le suc gastrique ; 3° la *stéapsine*, ferment saponifiant qui émulsionne et saponifie les graisses. V. DIGESTION.

Sécrétion interne. — La sécrétion interne du pancréas modère l'émission du sucre par le foie. L'ablation du pancréas chez le chien entraîne une augmentation de sucre dans le sang et le passage du sucre dans l'urine : la mort survient rapidement par cachexie.

En 1922 des médecins canadiens, Banting et Best, ont retiré du pancréas une substance : l'*insuline*, qui provoque chez le lapin une diminution marquée du sucre sanguin et, chez le chien privé de pancréas, une diminution de la quantité de sucre du sang et de l'urine. L'insuline* a été employée avec succès chez l'homme dans le diabète consomptif et le coma diabétique.

Pancréas (Maladies du) :

Pancréatites. — Aiguës ou chroniques, elles surviennent au cours de lésions du voisinage (lithiase biliaire), d'infections (fièvre typhoïde) ou d'intoxication (alcoolisme, diabète).

SIGNES. Non-digestion des graisses qui apparaissent dans les selles. Diarrhée, amaigrissement, glycosurie.

TRAITEMENT. Opothérapie pancréatique ; opération.

Cancer du pancréas. — On l'observe de préférence chez l'homme (30 à 60 ans, le plus souvent vers 35 ans).

SIGNES. Perte d'appétit, diarrhée, vomissements, crises de douleur au creux de l'estomac, souvent atroces dans le cancer du corps, amaigrissement, perte de forces, puis *ictère*; fonçant de plus en plus, devenant vert et noirâtre, surtout dans le cancer de la tête, constipation habituelle avec décoloration plus ou moins complète des selles qui sont graisseuses et avec quelquefois des phases de diarrhée intense, puis apparaissent les signes de compression des organes voisins (ascite, œdème des membres inférieurs). Mort en 6 mois à 2 ans.

TRAITEMENT. Opération palliative ou curative.

Pancréatine. — Poudre blanc jaunâtre, extraite du pancréas d'animaux.

Elle dissout et transforme en peptone 50 fois son poids d'albumine, en sucre 40 fois son poids d'amidon ; elle émulsionne en outre et dédouble les corps gras. — MODE D'EMPLOI. 50 centigrammes à 2 grammes, en pilules ou dissous dans de l'eau ou du vin de Lunel.

Pannus. — Maladie de la cornée, caractérisée par la formation sur cet organe d'un réseau de capillaires, prolongement de ceux de la conjonctive.

Pansement. — Traitement aseptique ou antiseptique et protection d'une plaie contre les microbes extérieurs.

Du premier pansement, précoce et bien fait, dépend souvent l'évolution d'une plaie ou blessure. Avant de commencer un pansement, il faut rendre ses *mains aseptiques* par un lavage *soigneux* à l'eau savonneuse chaude, puis dans de l'alcool à 90° ou une solution de sublimé.

On ne touchera la plaie qu'avec des instruments (spatule, ciseaux, pince) préalablement passés à la flamme d'une lampe à alcool ou tout au moins dans de l'eau bouillante.

Que une plaie soit petite ou grande, il faut s'assurer qu'elle ne recèle aucun corps étranger et enlever les plus insignifiants par un lavage soigneux avec de l'eau bouillie ou un liquide antiseptique, de préférence de l'alcool camphré au visage, et sur le reste du corps une solution d'eau oxygénée au quart ou de sublimé (25 à 50 centigr. par litre).

On lavera ensuite la région environnante avec des tampons d'ouate trempée dans la solution. S'il existe des poils au voisinage de la plaie, les enlever avec un rasoir.

Si la plaie est entourée de peau difficile à nettoyer, badigeonner la région environnante avec de la teinture d'iode.

Pansement sec. — Appliquer sur la plaie : 1° un morceau de *gaze aseptique* (stérilisée) ou *antiseptique* (boriquée, iodoformée, salolée) formant 8 doubles, qu'on retire au *moment* même de la boîte où elle était enfermée ; 2° un morceau d'*ouate hydrophile stérilisée*, et on maintient le tout par quelques tours de bande de gaze modérément serrée.

Cette bande sera placée de façon que le pansement ne glisse pas, mais qu'il n'y ait pas non plus de constriction trop forte pouvant entraîner de la gangrène. La bande sera placée de l'extrémité vers la racine du membre.

Pansement humide. — On l'emploiera de préférence si les tissus voisins sont enflammés. La gaze sera alors préalablement trempée dans le liquide antiseptique (eau oxygénée ou solution de sublimé), puis recouverte d'ouate hydrophile stérilisée et, extérieurement, d'un morceau de taffetas-chiffon, puis maintenue par des bandes de gaze, comme il a été dit précédemment.

Pour éviter la douleur provoquée par l'enlèvement des compresses sur les plaies grandes et profondes, notamment dés brûlures, le saignement qu'elles entraînent ainsi que le détachement des jeunes éléments cellulaires de cicatrisation de la périphérie des blessures, on peut employer le *pansement au taffetas-chiffon*, préparé en faisant adhérer une mince couche d'huile de lin à une feuille de tarlatane. Ce pansement est très mince, très souple, d'une grande douceur de surface.

Dans le même but, on utilise du tulle à mailles de 2 mm. environ, imprégné de vaseline ou mieux d'un mélange fusible à 30° composé de vaseline, de cire, d'huile de ricin et de baume de Pérou. Ce *tulle gras* est coupé en carrés de diverses dimensions qui sont superposés sous forme de pile dans des boîtes métalliques remplies de corps gras et stérilisées à l'autoclave à 120° pendant 20 minutes. Au fur et à mesure des besoins, on peut extraire un à un avec une pince stérilisée les carrés qu'on applique directement sur la plaie.

Plaies infectées. Le pansement des plaies infectées a subi une évolution durant la guerre de 1914-1918. Au début, les antiseptiques furent en honneur. Carrel préconisa le *liquide de Dakin* (solution d'hypochlorite de soude à 0 gr. 5 et 0 gr. 6 p. 100). Le liquide était introduit toutes les heures ou toutes les 2 heures ou même d'une façon continue dans les anfractuosités des plaies avec des tubes de caoutchouc entourés de tissu éponge.

Sous une autre forme, Vincent proposa l'usage d'une poudre à base de chlorure de chaux (90 gr.) et d'acide borique pulvérisé (10 gr.).

Les pansements à l'*éther* ont été également vantés dans les plaies infectées anfractueuses, les foyers inflammatoires fermés (lymphangite, furoncles, anthrax, phlegmons localisés, abcès du sein).

On recouvre la région infectée ou enflammée, en dépassant sa périphérie, par 8 ou 10 couches de compresses de gaze ; on arrose d'éther jusqu'à imbibition complète. On recouvre d'une lame de tissu imperméable et d'une épaisse couche de coton cardé. On maintient le tout avec une bande de tarlatane, modérément serrée au centre, plus étroitement aux extrémités, afin d'éviter l'évaporation de l'éther. Trois fois par jour, on réimbibe d'éther par un tube de caoutchouc allant de la périphérie au centre et fermé par une pince à forcipressure.

L'*iode* a été utilisé, soit pur comme premier pansement, soit suivi d'un badigeonnage à l'alcool pour enlever l'excédent d'iode, soit plus ou moins dilué dans l'alcool pour les pansements ultérieurs.

Puis vient la réaction : P. Delbet attire l'attention sur les inconvénients des antiseptiques qui n'agissent pas sur la flore microbienne des plaies. Sans action sur les bacilles, ils n'en ont que trop sur les tissus ; en visant les microbes, ils tuent les cellules. Il faut, au contraire, soutenir les défenses naturelles de l'organisme et stimuler l'auto-réparation des tissus. On aura donc recours à des substances capables de favoriser le phagocytose, stérilisateur naturel et spontané de l'organisme.

Les agents cytophylactiques s'emploient en solutions de concentration moléculaire égale à celle du sérum sanguin (solution de chlorure de sodium à 7,5 p. 100, de chlorure de magnésium à 12 p. 100). Le sérum* polyvalent de Leclainche et Vallée est également indiqué.

Pansement individuel. — Les personnes qui voyagent, notamment les cyclistes, les chasseurs, ont grand intérêt à porter avec elles un petit paquet formé d'un cahier de papier Balme au sublimé (50 centigr. par feuille), 1 paquet de gaze aseptique ou antiseptique, et 25 centim. de taffetas-chiffon, un petit paquet de ouate hydrophile, quelques épingles de sûreté, 1 ou 2 bandes de crêpe Velpeau, le tout enveloppé dans une toile imperméable.

Papaïne. — V. CARICA.

Papavérine. — V. OPIUM.

Papiers médicinaux. — Les plus employés sont les suivants :

Papier antiasthmatique. — Il en existe plusieurs variétés : les unes ne contiennent que du nitrate de potasse, les autres une association de ce même nitrate avec de la belladone, de la digitale, de la stramoine, de la phellandrie, de la myrrhe. On fait brûler ces papiers auprès du malade, et leurs vapeurs le soulagent.

Papier Balme. — Papier au sublimé. Il permet de faire une solution antiseptique excellente (50 centigr. par feuille pour 1 litre d'eau). V. MERCURE.

Papier joseph. — Papier non collé servant à panser les vésicatoires.

Papier réactif de tournesol. — L'un, bleu, rougit au contact des acides ; l'autre, rosé par une immersion dans un acide, revient au bleu par contact avec un alcali. On les emploie pour voir la réaction de la salive, de l'urine et, d'une façon générale, de tous les liquides de l'organisme.

Papille. — ***Papilles de la peau et de la langue.*** — Elevures coniques du derme de la peau*, et des muqueuses à épithélium pavimenteux, notamment de la langue*.

Papille optique. — Epanouissement du nerf optique. V. ŒIL.

Papillome (de *papille*, et *ome*, qui signifie tumeur). — Tumeurs bénignes ayant la conformation des papilles cutanées. Elles se produisent sur la peau (verrues*) et sur les muqueuses (végétations*).

Papule. — Petite élevure de la peau de la grosseur d'un grain de millet à celle d'une lentille. Elle est dure, ordinairement rougeâtre, en pointe (acuminée) conique, demi-sphérique ou plate (*prurigo, lichen*).

Paracentèse (du gr. *para*, à travers, et *kentein*, piquer). — Opération faite avec un instrument pointu, dans le but de permettre l'évacuation d'un liquide épanché dans une cavité : *paracentèse du péricarde* (hydropisie de la séreuse qui enveloppe le cœur) ; *paracentèse d'une ascite* (hydropisie du ventre), de la *cornée*, de la *poitrine* (V. THORACENTÈSE), du *tympan*.

Paracousie (du gr. *parakouein*, entendre mal). — Bourdonnements d'oreilles.

Paraffine. — Extrait de résidus de la distillation du pétrole.

Il en existe deux variétés : l'une molle, fondant de 36° à 40° ; l'autre dure, fondant de 57° à 60°.

A été préconisée pour corriger les difformités du visage et même les simples rides, en injections sous-cutanées ou interstitielles. Mais on a observé des accidents (thromboses, embolies) : des tumeurs fibreuses (paraffinomes), parfois très volumineuses, peuvent se développer dans le tissu cellulaire sous-cutané à la suite d'injection de paraffine. Aussi actuellement la paraffine est-elle bannie de la chirurgie esthétique.

On l'emploie aussi dans le traitement des brûlures*.

Huile de paraffine. — Ce médicament, à condition d'être très pur, a été recommandé contre la constipation habituelle, notamment lorsqu'elle s'accompagne d'hémorroïdes, d'ulcérations intestinales tuberculeuses.

Doses. 2 à 6 cuillerées à café, partagées entre le matin et le soir.

Paralysie (du gr. *paraluein*, relâcher). — Cessation des contractions des muscles de la vie animale ou végétative, c'est-à-dire paralysie du mouvement.

Elle peut être plus ou moins localisée : *hémiplégie*, paralysie du côté droit ou gauche du corps ; *paraplégie*, paralysie de la moitié inférieure du corps, y compris ou non le rectum et la vessie. La paralysie d'un nerf peut être totale ou partielle ; lorsque la paralysie est incomplète, on dit qu'il y a *parésie*.

La paralysie de la sensibilité se nomme *anesthésie*. Elle accompagne la paralysie du mouvement ou est remplacée, au contraire, par une sensibilité excessive, une *hyperesthésie*.

La paralysie est souvent suivie d'une raideur musculaire, *contracture*, et d'un degré plus ou moins grand d'amaigrissement, *atrophie*. Des *crampes* douloureuses peuvent également se produire dans ces circonstances.

Causes. Les paralysies se divisent, d'après leur origine, en deux groupes : 1° les *paralysies organiques*, dues à une lésion du système nerveux et siégeant dans le cerveau, la moelle épinière ou les nerfs périphériques. Les lésions peuvent être : *a*) reconnaissables à l'œil nu : ramollissement cérébral par embolie ou thrombose sanguine, blessure d'un nerf ; *b*) ou visibles seulement au microscope : névrites des maladies infectieuses (diphtérie), des intoxications (alcool, plomb, aliments avariés), froid, rhumatisme, goutte, diabète ; 2° les *paralysies fonctionnelles*, dues à un phénomène d'inhibition entravant le fonctionnement du système nerveux. Ce sont les paralysies hystériques, qui se reconnaissent par l'intégrité des réflexes, des réactions électriques et par leur distribution illogique.

Traitement. Celui de la cause. Electrothérapie*. Strychnine dans certains cas, lorsque l'origine n'est pas cérébrale. V. cerveau.

Paralysie agitante ou Maladie de Parkinson. — Névrose caractérisée par trois signes : un *tremblement*, une *rigidité* spéciale et, plus tard, un certain degré de *paralysie*.

Signes. 1° Le *tremblement* atteint d'abord la main, dont les quatre derniers doigts, réunis et allongés comme s'ils tenaient une plume à écrire, tremblent d'une seule pièce pendant que le pouce glisse sur eux, semblent émietter du pain. Le poignet se fléchit et s'étend alternativement, ainsi que les orteils et les pieds. La mâchoire, la langue, les paupières peuvent être aussi agitées par des tremblements.

Ces mouvements diminuent sous l'action de la volonté et cessent pendant le sommeil ;

2° La *raideur musculaire* produit une attitude spéciale de la tête qui est tendue en avant, de la face qui est immobilisée et perd toute expression, du tronc qui est voûté et semble soudé (*fig.* 640). Lorsque le malade marche, il s'élance, sautillant à petits pas, le corps porté en avant comme poussé par une force irrésistible ;

3° La *paralysie* est tardive, incomplète et disséminée.

Marche et évolution. L'évolution se produit lentement (10 à 30 ans) ; le tremblement, d'abord peu accentué, disparaît même pendant des périodes plus ou moins longues ; le malade a un besoin incessant de changer de place, il se plaint de crampes douloureuses et d'une sensation de chaleur excessive, il maigrit et s'affaiblit progressivement.

Fig. 640. — Paralysie agitante.

Syndrome parkinsonien encéphalitique. — Survient au cours des formes prolongées de l'encéphalite léthargique ou après plusieurs mois de guérison apparente. Il pourrait réaliser une maladie de Parkinson typique ; mais plus souvent le parkinsonisme encéphalitique s'en distingue par l'inconstance du tremblement, la prédominance de la rigidité, la lenteur des mouvements, une salivation exagérée, une évolution plus rapide vers la cachexie et la mort.

Causes. Alors que le syndrome parkinsonien encéphalitique survient à tout âge après une encéphalite léthargique, la maladie de Parkinson vraie n'apparaît pas en général avant 40 ans. On incriminait les émotions (*peur figée* de Potain), les chagrins prolongés, les blessures graves, le froid humide. Maintenant, on invoque les lésions du corps strié à la suite d'infections anciennes ou par sénilité, artériosclérose.

Traitement : I. *Du tremblement* : Bromhydrate de scopolamine : 1 à 5 dixièmes de milligramme par la bouche ou en injections sous-cutanées avec intervalles de repos. Hyoscine, hyoscyamine, atropine, spartéine, duboisine.

II. *De la raideur musculaire* : Bromhydrate de cicutine : 1 à 7 milligrammes en injections sous-cutanées, fève de Calabar, massages, exercices actifs et passifs ; bains à température agréable au malade additionnés de silicate de soude.

III. *De la dénutrition* : Arrhénal, injection de glycéro-phosphate de soude à 25 centigr. par centimètre cube.

IV. *De l'insomnie* : Potion bromurée et éthérée.

V. *De l'état mental* : Distractions et cures thermales dans un milieu distrayant (Néris, Plombières, Lamalou, Bagnères-de-Bigorre, Royat).

Paralysie faciale. — La paralysie du nerf facial se présente sous deux types : l'un, périphérique, dû à une lésion portant sur le nerf lui-même ; l'autre, central, où la lésion porte sur ses origines dans le bulbe ou le cerveau.

CAUSES. Froid, hérédité névropathique, alcoolisme, diabète, syphilis (phase précoce ou tardive). Périostite, otite, carie du rocher, blessures, compression par le forceps (nouveau-né).

SIGNES. Le côté de la face paralysé est immobile, lisse, sans rides et semble faire saillie par rapport au côté sain. L'œil reste ouvert jour et nuit, le muscle orbiculaire des paupières n'agissant plus, tandis que le releveur, innervé par le nerf moteur oculaire commun, continue son action ; le clignement ne se produisant plus, les larmes coulent sur la joue, et la conjonctive, n'étant plus humectée, s'irrite et se congestionne.

La bouche est déviée (le coin de la lèvre étant attiré en haut du côté sain) et reste souvent entr'ouverte, d'où écoulement de la salive au dehors. La prononciation des sons o, ou, *b, p, v, m*, devient difficile et le malade ne peut plus siffler ni souffler et, à chaque expiration, sa joue est soulevée (il fume la pipe), tandis que l'aile de son nez ne se dilate pas. Ces troubles ne sont pas d'ordinaire accompagnés de douleurs ; cependant il s'en produit dans certains cas par participation du nerf trijumeau, mais elle est transitoire. Quelquefois il y a au début une exagération de la sensibilité auditive et, par contre, une diminution du goût qui indiquent que la lésion siège à l'intérieur du temporal, c'est-à-dire au niveau du point où des branches du facial se rendent à la langue et au muscle du marteau.

ÉVOLUTION. La guérison s'obtient, suivant l'intensité de la forme, entre 6 semaines et 6 à 8 mois. La contracture, qui peut apparaître vers le deuxième mois, est une complication assez grave ; elle s'annonce par des spasmes qui se reproduisent ensuite de temps en temps et peuvent amener une réaction définitive de la face.

La paralysie d'origine périphérique, étudiée ici, se distingue de la paralysie d'origine cérébrale par l'absence d'hémiplégie et la localisation presque exclusive des troubles dans la région du facial inférieur.

TRAITEMENT. Celui de la cause et électrothérapie.

Paralysie ascendante (maladie de Landry). — Paralysie de la moelle où les lésions de myélite aiguë se propagent de bas en haut. Elle apparaît soit isolément, soit au cours d'une maladie infectieuse (grippe, variole) et semble due à l'action de microbes divers, notamment le méningocoque, le pneumocoque et le staphylocoque.

SIGNES. Ordinairement au début il existe de la fièvre, puis, très rapidement, les membres inférieurs se paralysent ; cette disparition du mouvement s'accompagne souvent de douleurs assez intenses. La paralysie gagne les muscles des membres supérieurs et de la poitrine avec diminution de la sensibilité. L'intelligence reste intacte.

ÉVOLUTION. Très rapide ; en 8 à 12 jours se montrent les phénomènes bulbaires et la paralysie du diaphragme entraîne l'asphyxie.

Paralysie bulbaire ou glosso-labio-laryngée. — Maladie des noyaux moteurs du bulbe rachidien, caractérisée par une paralysie progressive des muscles de la langue, des lèvres, du voile du palais, du pharynx et du larynx.

CAUSES. Elle se produit d'ordinaire chez des hommes, à la suite de maladies infectieuses et peut-être de la syphilis.

SIGNES. La maladie évolue lentement et sans fièvre. Elle débute par la paralysie de la *langue* : les *s* et les *j* sont transformés en *ch*, la salive s'accumule dans la bouche et s'écoule au dehors, la déglutition est gênée. Les mouvements de la langue arrivent à cesser entièrement et elle s'atrophie. Le *voile du palais* se paralyse à son tour, les *b* et les *p* sont prononcés *m*, la déglutition devient de plus en plus difficile. La paralysie des *lèvres* supprime la prononciation de l'*o* et de l'*u*, la bouche reste béante et la voix se réduit à une sorte de grognement inintelligible. Enfin, des troubles de la respiration et du cœur terminent la maladie.

ÉVOLUTION. Quelques mois à 3 ans. Souvent la mort est hâtée par une bronchopneumonie de déglutition.

TRAITEMENT. L'électrisation ne donne pas de résultat. Contre les troubles de déglutition, on doit conseiller aux malades de manger très lentement et, au besoin, employer la sonde œsophagienne.

Paralysie générale. — Méningo-encéphalite diffuse, se caractérisant par des signes de démence et de paralysie, et, après une évolution progressive, aboutissant à la mort en un temps variable.

CAUSES. Maladie de l'âge mûr, plus fréquente en certains pays (vieille Europe, Amérique du Nord), dans les milieux urbains et dans les classes élevées, chez les intellectuels. L'origine syphilitique de la maladie est démontrée. La réaction de Wassermann est presque constamment positive dans le sang des paralytiques généraux, elle est constante et intense dans leur liquide céphalo-rachidien. De plus, le tréponème, agent de la syphilis, a été trouvé dans le liquide céphalo-rachidien, dans les méninges (Marinesco) et même dans le cerveau (Noguchi) ; les tréponèmes y sont parfois en quantité énorme, plus abondants même que dans le foie hérédo-syphilitique.

Peut-être existe-t-il cependant quelques cas de paralysie générale en dehors de la syphilis.

SIGNES. La maladie débute parfois brusquement par un ictus, plus souvent de manière insensible ; le sujet présente alors des maux de tête, des paralysies oculaires, de la lassitude au travail, de la diminution de la mémoire, une irritabilité excessive, ou, au contraire, de l'indifférence, une sensation de bien-être anormal.

Les signes graduellement s'exagèrent et le malade prend le type, soit du neurasthénique, dont il peut être difficile de le distinguer, le diagnostic ne reposant que sur des nuances, soit de l'excité, avec suractivité physique et psychique, facilité de parole, d'idéation, de productions diverses, exagération de la sensibilité. Dès ce moment, cependant, l'observation minutieuse décèle des signes de démence commençante avec, par instants, des défaillances tant intellectuelles et morales que physiques.

Bientôt le malade est devenu le paralytique général typique. Il présente alors :

D'une part, des symptômes d'ordre neurologique : troubles de la parole, qui devient incertaine, trémulante, hésitante, avec des répétitions ou des suppressions de syllabes, quelquefois lente, psalmodiée, troubles que l'on exagère par l'emploi de « mots d'épreuve » ; tremblement rapide des extrémités, d'où troubles de l'écriture, tremblement de la langue et des lèvres, affaiblissement musculaire ; troubles de la marche, qui se fait incertaine, lourde ; troubles visuels ; pupilles trop larges ou trop serrées, déformées, inégales, ne se contractant plus à la lumière ; troubles des réflexes, ordinairement exagérés ; diminution de la sensibilité cutanée ; troubles vaso-moteurs (hématome de l'oreille). Le liquide céphalo-rachidien obtenu par ponction lombaire montre une lymphocytose abondante, une hyperalbuminose et une réaction de Wassermann positive.

D'autre part, des symptômes d'ordre psychique dominés par l'affaiblissement de l'intelligence avec diminution de la mémoire, de la réflexion, du jugement, appauvrissement des idées, perte de l'autocritique, diminution de la volonté, du sens moral, de l'affectivité, indifférence émotive ; au contraire, « idées lution globale progressive de la personnalité » tant intellectuelle que morale et effective.

A ces signes démentiels s'ajoutent des troubles psychiques divers qui tous ont pour caractère essentiel d'être absurdes, mobiles, contradictoires, incohérents, et qui revêtent tantôt un type maniaque avec expansivité, idées altruistes, idées de grandeur atteignant des proportions absurdes ; tantôt un type mélancolique avec préoccupations hypocondriaques fréquentes et délire de négation* ; tantôt un type de confusion mentale ; plus rarement enfin le type des délires systématisés.

ÉVOLUTION. Quelques mois, parfois quelques années (3, 4 ans), s'écoulent avec possibilité d'améliorations temporaires, et le malade s'achemine vers le gâtisme, avec hébétude du visage, relâchement des sphincters, démence complète. Il succombe aux progrès de cette déchéance, parfois à une attaque congestive (ictus).

PRONOSTIC. Grave ; fatal pour la majorité des auteurs, il ne le serait pas absolument pour certains, lorsque la maladie est traitée à son début.

TRAITEMENT. Le traitement est surtout préventif : prophylaxie de la syphilis, traitement énergique des syphilitiques au début de leur infection. La paralysie générale déclarée, on pourra recourir encore au traitement antisyphilitique (en particulier les arsenicaux à doses petites et répétées) qui, appliqué précocement et sous une surveillance étroite, serait susceptible d'amener des améliorations notables et assez durables.

On a aussi préconisé l'inoculation du paludisme au malade : des rémissions complètes ont été observées.

Paralysie infantile.— V. MOELLE (maladies). *Poliomyélite antérieure.*

Paralysie des nerfs radiculaires du plexus brachial. — Le plexus brachial est formé par les nerfs des quatre dernières paires cervicales et ceux de la première paire dorsale. Il donne des rameaux aux muscles du membre supérieur, au moignon de l'épaule et à quelques muscles de la partie supérieure du dos et de la poitrine. V. NERFS.

CAUSES. Chute sur l'épaule, luxation, blessure, cal vicieux après fracture, froid, affection gastro-hépatique.

SIGNES. 1° *Paralysie totale.* Le bras tombe inerte, le moignon de l'épaule est aplati ; impossibilité de fléchir l'avant-bras et les doigts ; insensibilité de la peau de la main, de l'avant-bras et de la face externe du bras ; atrophie précoce des muscles paralysés;

2° *Paralysies partielles.* Une partie seulement des muscles du bras et de l'épaule sont paralysés.

ÉVOLUTION. La période de paralysie est précédée d'une période douloureuse plus ou moins courte et plus ou moins intense (Rendu).

TRAITEMENT. Courants faradiques (V. ÉLECTROTHÉRAPIE) et massage.

Paralysie radiale. — De toutes les paralysies de la main, elle est la plus fréquente. Le nerf radial, qui part de l'aisselle, traverse le bras et l'avant-bras et se termine à la main. Tout au long de son trajet une série de rameaux partent de ce nerf pour se distribuer, soit aux muscles (fibres motrices), soit à la peau (fibres sensitives).

Les principaux muscles innervés par le nerf radial sont : les muscles extenseurs du poignet qui relèvent le dos de la main, les muscles extenseurs des doigts, les extenseurs et supinateurs : on a dit, à juste titre, qu'il distribue la motilité aux *muscles supinato-extenseurs.*

CAUSES. *Froid* (sommeil dans un courant d'air); *compression* (coucher sur le bras [paralysie des amoureux], béquilles, fracture, luxation), *élongation dans la pronation forcée* (dos de la main en avant); *maladies infectieuses* (typhus) ; *intoxication* (saturnisme) ; *traumatisme* (section, blessure de guerre).

SIGNES. Impossibilité de redresser la main, dont le dos est bombé (*fig.* 641) ; impossibilité de faire exé-

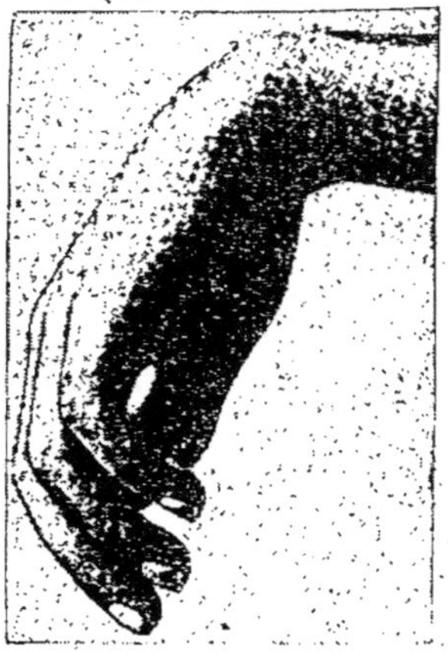

FIG. 641. — Paralysie radiale.
(Collection du Dr Ducroquet.)

cuter au poignet des mouvements de latéralité ; impossibilité d'étendre les doigts, dont les deux dernières phalanges sont seules extensibles après redressement artificiel des premières phalanges (les muscles interosseux étant innervés par le cubital); le pouce est fléchi.

ÉVOLUTION. La paralysie due au froid est la plus fréquente, elle apparaît dès le réveil ou après une phase d'engourdissement et de fourmillement. Sa durée varie entre 4 et 6 semaines. Quant aux paralysies par section du nerf, elles sont habituellement définitives.

TRAITEMENT. Pour la paralysie rhumatismale, courants continus ou faradiques, électricité statique. En cas de section du nerf, suture précoce quand elle est possible. Quand la paralysie est définitive, on peut remédier orthopédiquement aux troubles fonctionnels à l'aide d'appareils prothétiques, dont de nombreux modèles ont été créés (*fig.* 642 et 643).

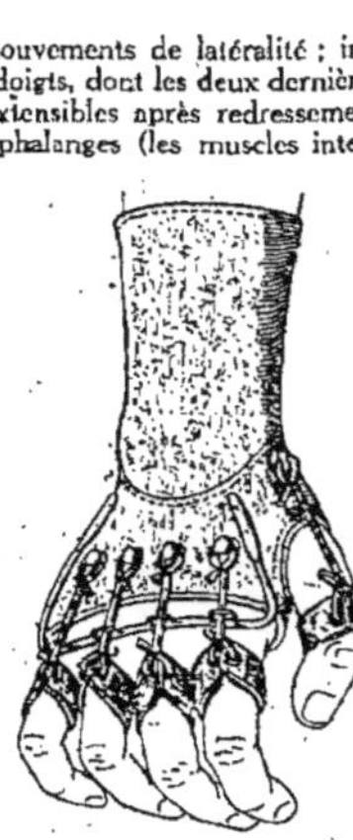

FIG. 642. — Appareil pour paralysie radiale avec dispositif relevant les phalanges.

Paralysie des nerfs moteurs de l'œil. — Trois nerfs craniens président aux mouvements de l'œil, d'où trois variétés de paralysies.

CAUSES. Froid, rhumatisme, goutte, diabète, urémie, zona, altération des dents ; intoxication par le plomb ou par des aliments avariés ; diphtérie, *syphilis*, hystérie, athérome, ataxie.

TRAITEMENT. V. PARALYSIE.

I. ***Nerf moteur oculaire commun.*** — Nerf cranien de la 3e paire, destiné à l'élévateur de la paupière et à 3 muscles qui meuvent le globe : droit interne, droit externe, petit oblique. Il existe plusieurs formes, suivant que la paralysie frappe un ou plusieurs des muscles mis en action par le nerf.

Forme complète. SIGNES. *Chute plus ou moins complète de la paupière supérieure* (ptosis), le malade ne peut plus voir qu'en renversant fortement la tête en arrière et en abaissant le globe vers le bas. *Immobilité à peu près complète de l'œil*, qui est fixé en dehors, d'où strabisme (loucherie) externe ; l'individu voit double, l'autre œil n'étant pas dévié dans le même sens ; dilatation de la pupille.

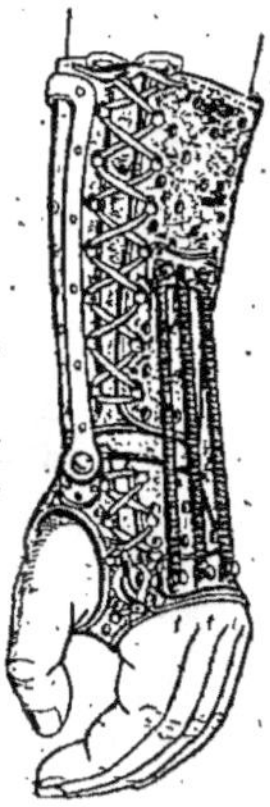

FIG. 643. — Appareil pour paralysie radiale avec dispositif relevant les phalanges.

Formes incomplètes. Suivant le nombre de rameaux nerveux lésés, un ou plusieurs des signes précédents existent.

ÉVOLUTION. Brusque ou graduelle, elle varie en durée avec la cause.

II. ***Nerf moteur oculaire externe.*** — Nerf cranien de la 6e paire, destiné au muscle grand oblique de l'œil.

SIGNES. Diminution de la mobilité de l'œil en dehors : strabisme interne ; la tête est inclinée du côté paralysé, le malade voit double avec cette circonstance particulière que l'écartement des images s'accentue avec l'éloignement de ces images.

III. ***Nerf pathétique.*** — Nerf cranien de la 4e paire, destiné au muscle grand oblique de l'œil.

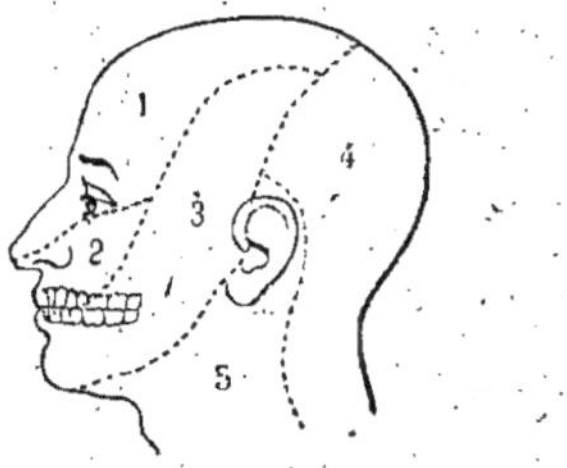

FIG. 644. — Territoires sensitifs de la tête.
Nerf trijumeau : 1. Territoire de l'ophtalmique ; 2. Territoire du maxillaire supérieur ; 3. Territoire du maxillaire inférieur.
Nerfs cervicaux : 4. Nerf sous-occipital ; 5. Plexus cervical superficiel.

SIGNES. Faible strabisme en haut et en dedans, la tête inclinée en bas et du côté paralysé. L'individu voit double dès qu'il regarde en bas, ce qui gêne la marche ; les images sont à des hauteurs différentes.

Paralysie saturnine. — V. à PLOMB.

Paralysie du nerf trijumeau. — RÔLE DU NERF. Le trijumeau, nerf cranien de la cinquième paire (*fig.* 644), est à la fois *sensitif* (peau de la face, muqueuse de l'œil [conjonctive], du nez [pituitaire], des gencives, de la bouche, du voile du palais, de la langue, des dents supérieures et inférieures) et *moteur* (muscles de la mastication).

La paralysie peut être totale ou partielle ; en tout cas, elle n'existe que d'un côté.

CAUSES. Froid, contusions, plaies, exostose, méningite chronique.

I. ***Paralysies partielles.*** — *Nerf ophtalmique.* SIGNES. Insensibilité d'un seul côté de la face, de la peau du front, de la paupière supérieure et du nez, de la conjonctive et de la pituitaire ; le clignement de l'œil ne se fait plus automatiquement.

Nerf maxillaire supérieur. Insensibilité de la peau de la partie supérieure de la joue, de la muqueuse des gencives, de la lèvre et des dents supérieures ; diminution de l'odorat.

Nerf maxillaire inférieur. Insensibilité de la peau de la partie inférieure de la joue, de la muqueuse de la bouche, de la partie antérieure de la langue et du voile du palais, de la lèvre, des gencives et des dents inférieures.

Les aliments, n'étant plus sentis, s'accumulent derrière les arcades dentaires ; un verre posé sur les lèvres, dont la moitié n'a plus de sensibilité, semble cassé par le milieu. Le voile du palais est insensible, la déglutition gênée, le goût diminué.

Si la paralysie atteint la branche motrice du maxillaire inférieur, les muscles masticateurs sont paralysés avec déviation de la mâchoire inférieure du côté sain.

II. ***Paralysie complète.*** — Hémianesthésie complète faciale avec hémianesthésie de tout un côté du corps.

CAUSES. Ataxie, hystérie.

Paranoïa (du gr. *para*, de travers, et *noeo*, je pense). — Variété de délire systématisé.

Paraphimosis (du gr. *para*, contraire de, et *phimos*, bride). — V. PHIMOSIS.

Paraplégie (du gr. *para*, incomplet, et *plessein*, frapper). — Paralysie des deux membres inférieurs (la paralysie des quatre membres s'appelle *quadriplégie*).

Elle est due à une interruption bilatérale des voies motrices, situées habituellement au niveau de la moelle ; elle peut être *flasque* ou *spasmodique*.

Paraplégie flasque. — Paralysie complète des membres inférieurs avec anesthésie cutanée et abolition des réflexes tendineux.

Il existe une rétention d'urine avec mictions réflexes ou par regorgement simulant l'incontinence ou une incontinence vraie et une rétention des matières. A la longue, apparaissent des troubles trophiques : escarres sacrées, œdème des membres inférieurs.

Cette paraplégie flasque s'observe dans les cas de section complète ou non de la moelle et dans certaines polynévrites.

Paraplégie spasmodique. — Apparaît d'emblée ou succède à une paralysie plus ou moins complète des membres inférieurs avec raideur ou contracture en extension : le malade marche sans flexion articulaire et porte le membre en avant par une inclinaison avec rotation du tronc du côté opposé (démarche spasmodique). Les réflexes sont exagérés et la flexion brusque du pied déclenche une trépidation indéfinie. L'excitation de la plante du pied avec une épingle provoque l'extension du gros orteil et non sa flexion comme à l'état normal (signe de Babinski). Il existe de la rétention d'urine, de la constipation. Les troubles sensitifs sont peu marqués.

CAUSES. Le *traumatisme* est une cause assez fréquente de paraplégie, surtout en temps de guerre : plaies de la moelle par balle ou éclats d'obus, fracture ou luxation d'une vertèbre, hématorrachis ou hématomyélie. Le *mal de Pott** peut déterminer une paraplégie à tous les âges, même chez le vieillard, par luxation vertébrale, abcès intra-rachidien ou pachyméningite externe. Plus rare est le *cancer* des vertèbres ou des méninges.

La *syphilis* peut provoquer une paraplégie par méningo-myélite, située ordinairement à la région dorsale, 4 à 6 ans après le chancre, quelquefois plus tôt dans les formes aiguës.

Les *affections médullaires* : sclérose en plaques, tabes dorsal, sclérose latérale amyotrophique, hématomyélie, maladie de Little, s'accompagnent de paraplégie. V. MOELLE.

Dans l'*hystérie*, on peut observer une paraplégie flasque ou spasmodique, qui apparaît ou disparaît brusquement chez des sujets névropathes ; elle s'accompagne d'une anesthésie segmentaire en « caleçon » ou en « bas ». Elle guérit par la psychothérapie.

PRONOSTIC. Dépend surtout de la cause. Habituellement les grands paraplégiques succombent dans la cachexie avec des escarres, de l'infection urineuse ou des complications pleuro-pulmonaires.

Dans les paraplégies traumatiques, il est très important de distinguer les sections complètes de la moelle des sections incomplètes, moins graves.

Les paraplégies pottiques guérissent fréquemment avec raideur persistante ; mais la mort peut survenir par complication tuberculeuse, surtout méningite.

Les paraplégies syphilitiques peuvent amener une mort rapide, ou, au contraire, demeurer stationnaire ou même rétrocéder, si le traitement a été précoce. (Savy.)

TRAITEMENT : I. GÉNÉRAL. Electrisation galvanique, bains chauds, pointes de feu ou radiothérapie, au niveau du rachis. II. DE LA CAUSE. Traitement antisyphilitique en cas de syphilis. Intervention chirurgicale dans la paraplégie traumatique. Corset plâtré et immobilisation dans le mal de Pott.

Parasites (du gr. *para*, auprès, et *sitos*, nourriture). — V. GALE, LOMBRICS, MICROBES, POUX, PUCES, PUNAISES, TÉNIA, TEIGNES, TRICHINE, VERS.

Parasiticides. — Substances destinées à détruire les parasites. V. Huile de CADE, CRÉOSOTE, GAIACOL, NAPHTOL, PHÉNIQUE (acide), SOUFRE, STAPHISAIGRE, SUIE et PARASITES (traitement).

Parathyroïde. — Petites glandes placées dans le voisinage de la glande thyroïde (*fig.* 645), et dont la structure et les fonctions sont distinctes de cette glande.

L'ablation des parathyroïdes chez l'animal entraîne des accidents convulsifs graves à type tétanique.

Ce sont ces accidents qu'on a observé chez l'homme quand on a fait l'ablation totale de la thyroïde pour goitre. Aussi ne fait-on plus que l'ablation partielle et respecte-t-on les parathyroïdes.

On a aussi incriminé l'altération des parathyroïdes dans la genèse de l'épilepsie, de la maladie de Parkinson, de certains cas de mort subite chez l'enfant

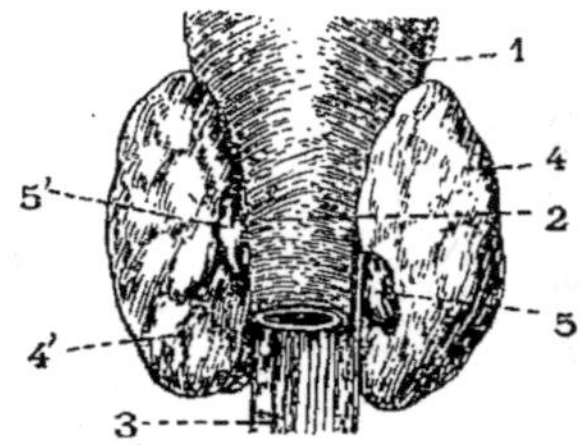

FIG. 645. — Glandes parathyroïdes. (D'après Testut.)

1. Pharynx ; 2. Œsophage ; 3. Trachée ; 4. Lobe droit et 4' lobe gauche de la thyroïde vus par leur face postérieure ; 5. Parathyroïde externe droite ; 5' Parathyroïde externe gauche.

Paratyphoïde. — V. TYPHOIDE.

Parégorique (Elixir). — V. OPIUM.

Parésie (du gr. *paresis*, détente). — Paralysie légère incomplète.

Pariétaire (vulg. *perce-muraille*). — Plante (*fig.* 646) de la famille des Urticées, qui contient une notable quantité de nitrate de potasse* et, pour cette raison, est employée comme diurétique en infusion (20 gr. par litre).

Pariétaux. — Os pairs formant, réunis, la partie supérieure et moyenne du crâne. Ils sont placés entre le frontal en avant, l'occipital en arrière. Leur bord inférieur joint le temporal. V. figure à CRANE.

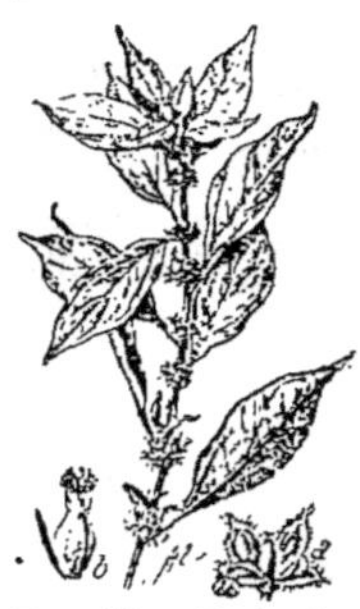

FIG. 646. — Pariétaire. *a.* Fleur ; *b.* Fruit.

Parkinson (Maladie de). — V. PARALYSIE AGITANTE.

Parole. — V. VOIX.

Parotide (du gr. *para*, auprès, et *ous*, *otos*, oreille). — V. SALIVAIRES (Glandes), OREILLONS.

Paroxysme (du gr. *paroxysmos*, irritation). — Maximum d'acuité d'un symptôme, d'un accès de fièvre ou d'épilepsie par exemple.

Pas-d'âne. — V. TUSSILAGE.

Passerage. — V. CRESSON.

Passiflore (Fleur de la Passion). — Plante (*fig.* 647) de la famille des Passiflorées, originaire de l'Amérique.

Douée d'une action sédative, elle est utilisée contre l'insomnie des hystériques, des neurasthéniques, et des alcooliques, contre l'angoisse, les troubles nerveux de la ménopause.

Extrait fluide, alcoolature (XXX à L gouttes le soir au coucher).

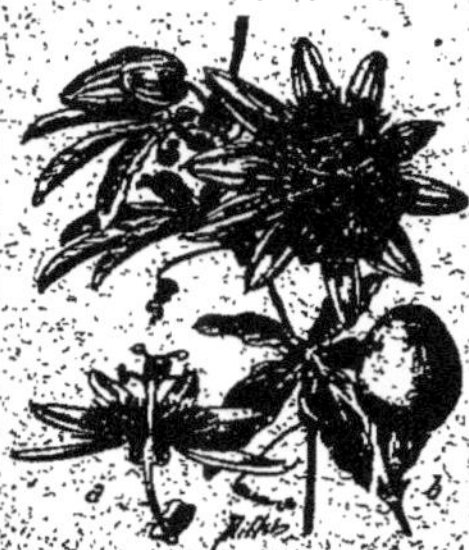

FIG. 647. — Passiflore.
a. Fleur; b. Fruit.

Pasteur (Institut). — Cet établissement, fondé à Paris, rue Dutot, 25, à l'aide d'une souscription publique, est formé de deux parties : 1° des laboratoires dans lesquels on étudie et on prépare les sérums préservatifs et curatifs de certaines maladies (V. MICROBE, SÉRUM, DIPHTÉRIE, RAGE) ; 2° un petit hôpital pour l'application des découvertes. Des instituts Pasteur annexes existent dans quelques grandes villes, notamment à Lille, à Lyon, à Marseille, dans les colonies et à l'étranger.

Pasteurellose. — Maladie infectieuse due à une variété de coccobacille (*pasteurella*) ; s'observe surtout chez les animaux.

Pasteurisation. — Procédé industriel qui porte le lait à une température de 65° à 85° et le ramène brusquement à une basse température ; n'assure pas une stérilisation complète, car il ne détruit pas tous les microbes ni leurs spores.

Pastilles. — Mode de préparation pharmaceutique consistant dans le refroidissement, sous forme de petites plaques arrondies, d'une pâte sucrée contenant un médicament. Ex. : pastilles d'ipéca, de menthe.

Patellaire (Réflexe). — Réflexe* rotulien.

Pâtes. — Sous ce nom, on connaît des variétés très différentes de préparations pharmaceutiques.

Pâtes adoucissantes pour la toux, formées de sucre, de gomme, d'eau et d'un calmant : guimauve, jujube, lichen, réglisse.

Pâtes pour blanchir les mains, formées de 200 gr. d'amandes pilées, 60 gr. de farine de riz, 20 gr. de poudre d'iris, 6 gr. de carbonate de potasse et 10 gouttes d'essence de roses.

Pâtes caustiques. — Pâte arsénicale*, pâte de Canquoin (V. CHLORURE DE ZINC*), pâte caustique de Vienne. V. POTASSE.

Pâtes dermatologiques. — Préparations poreuses employées contre certaines maladies de la peau et constituées essentiellement par un mélange, à parties égales, de poudre et de corps gras. Ces pâtes constituent un pansement : 1° mince, rapidement applicable, formant un enduit sec ; 2° adhérant et protecteur, empêchant les infections et permettant la respiration de la peau ; 3° décongestionnant ; 4° absorbant ; 5° empêchant les démangeaisons et le grattage.

Pathétique (Nerf). — Nerf cranien de la 4ᵉ paire. V. PARALYSIE des nerfs moteurs de l'œil.

Pathogénie (du gr. *pathos,* maladie, et *genesis,* génération). — Partie de la médecine qui s'occupe de l'origine des maladies.

Pathognomonique (du gr. *pathos,* maladie, et *gnômôn,* indicateur). — Se dit des signes caractéristiques d'une maladie.

Pathologie (du gr. *pathos,* maladie, et *logos,* discours). — Science des maladies. Etat *pathologique,* état du corps lorsqu'une ou plusieurs des fonctions s'effectue anormalement, maladivement.

Pathomimie (du gr. *pathos,* maladie, et *mimeomai,* je simule). — Simulation d'une maladie.

Patience (Syn. de rhubarbe sauvage). — Racine d'une Polygonée (*fig.* 648) employée en infusion (30 gr. par litre) comme dépuratif, antiscorbutique.

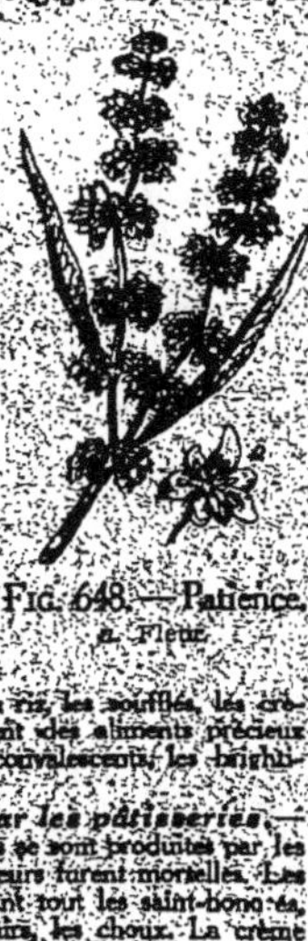

FIG. 648. — Patience.
a. Fleur.

Pâtisseries. — Les pâtisseries, contenant du beurre, des œufs, du lait, de la farine et du sucre, additionnés de condiments parfumés (café, chocolat, vanille) ont une valeur nutritive élevée (100 gr. = 350 calories), mais elles sont indigestes, à l'exception des biscuits secs.

Les *entremets* confectionnés avec des œufs, des crèmes, du sucre, des féculents sont très nourrissants et digestibles : les flancs, les puddings à la semoule et au riz, les soufflés, les crèmes et les glaces constituent des aliments précieux pour les dyspeptiques, les convalescents, les brightiques, les uricémiques.

Empoisonnement par les pâtisseries. — De nombreuses intoxications se sont produites par les gâteaux à la crème, et plusieurs furent mortelles. Les gâteaux incriminés sont avant tout les saint-honoré, puis les meringues, les éclairs, les choux. La crème qu'ils contiennent est formée par le mélange : 1° d'une crème cuite composée de jaunes d'œufs, de sucre, de farine, de lait bouillant dans lequel on dissout de la gélatine, et qui est parfumée par de la vanille ; 2° de blancs d'œufs crus battus en neige, dans une bassine de cuivre, après addition d'alun.

SIGNES. Quelquefois immédiatement, mais généralement 12 à 13 heures après l'absorption du gâteau, il se produit des crampes d'estomac, des vomissements alimentaires, puis bilieux, des coliques violentes avec rétraction du ventre, de la diarrhée, qui est fréquente, abondante, fétide, formée d'abord de matières diluées, puis qui devient glaireuse, cholériforme, avec grains riziformes. Dans les formes graves, on observe de la fièvre, des crampes et des phénomènes d'algidité. La maladie se prolonge de 3 à 15 jours, et même, après guérison et dans les cas bénins, laisse souvent après elle des troubles digestifs et une faiblesse générale pendant 1 mois.

CAUSES. Une quantité minime de crème suffit à provoquer les troubles, lesquels sont d'autant plus intenses que l'on a absorbé davantage du produit. Les accidents apparaissent presque exclusivement en été (mai à septembre), pendant les grandes chaleurs.

Les femmes et les enfants sont particulièrement sensibles au poison, qui semble être contenu dans les blancs d'œufs *crus* provenant d'œufs exposés ouverts à l'air (soit que les coquilles fussent endommagées, soit qu'elles aient été cassées longtemps à l'avance) ou achetés à des industriels qui emploient les jaunes.

Ces conditions provoquent une multiplication de microbes qu'active encore la mise en contact avec la crème cuite, qui est un véritable terrain de culture. L'usage de récipients en cuivre, s'ils sont soigneusement tenus propres, paraît inoffensif.

TRAITEMENT. Faciliter d'abord les vomissements en donnant de l'eau tiède, puis les calmer en faisant avaler de petits fragments de glace.

De même il est urgent de débarrasser l'intestin par un grand lavement et par un purgatif salin, après quoi l'on donnera de l'opium et du sous-nitrate de bismuth. Il faudra, toutefois, lutter contre la faiblesse par une potion tonique (extrait de quinquina, 2 gr. ; cognac, 40 ; thé chaud, 120).

Patte d'oie. — Réunion, en haut du tibia, des tendons des muscles couturier, demi-tendineux et droit interne.

Pau (Basses-Pyrénées). — Station d'hiver à 209 mètres d'altitude, au bord d'une rivière, le Gave de Pau. Promenades intéressantes.

CLIMAT. *Vents.* Bien que la ville ne soit protégée que par de faibles collines, l'air est ordinairement doux et très calme.

Température. Elle est élevée, mais présente des oscillations au cours de la même journée qui sont en moyenne de 6° et peuvent s'élever à 12° ; les malades ne doivent sortir qu'entre 10 et 3 heures.

La température moyenne est la suivante : octobre, 13,7 ; novembre, 8,2 ; décembre, 6,2 ; janvier, 5 ; février, 6,3 ; mars, 9 ; avril, 12,2.

Etat hygrométrique. Il varie entre 75 et 93 ; les jours couverts sont nombreux, les pluies abondantes, mais absorbées rapidement par un sol poreux. Les jours sans pluie varient de 9 à 13 par mois. Neige 7 à 8 fois par an, mais disparaissant vite.

ACTION calmante.

INDICATIONS. Névroses, hystérie, chorée, épilepsie, neurasthénie, surmenage, crises douloureuses du tabes, tuberculose (et principalement la tuberculose à forme éréthique), tuberculose congestive, bronchites chroniques ou aiguës, asthme nerveux, angine de poitrine, dyspepsies, convalescence.

CONTRE-INDICATIONS. Tuberculoses torpides ou trop avancées, asystolies, myocardites, rhumatisme chronique, goutte, lymphatisme.

Paume. — Dedans de la main.

Paupières. — V. ŒIL (maladies) : *Blépharite.*

Pavillon. — V. OREILLES.

Pavot. — Plante de la famille des Papavéracées (*fig.* 649).

Les capsules de pavot qui contiennent de l'opium sont employées comme sédatif, calmant et narcotique léger, à l'*intérieur*, en infusion : 10 gr. (sans les graines) par litre sous forme de tisane ou de lavement (une tête par 500 gr. d'eau bouillante), ou en sirop (10 à 40 gr.) ; à l'*extérieur*, en décoction (20 gr. par litre) sous forme de lotions et de fomentations.

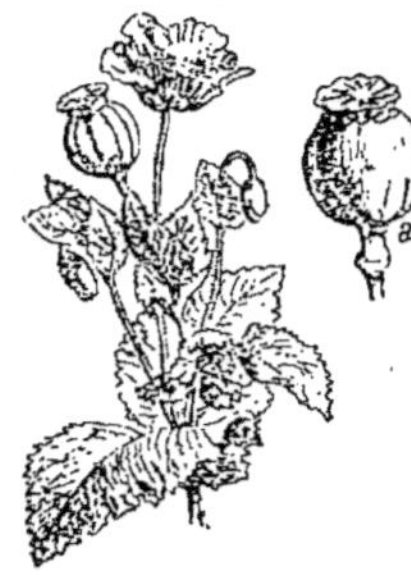

FIG. 649. — Pavot.
a. Fruit.

Peau (Structure et fonctions). — La peau est flexible, extensible, élastique et résistante ; son étendue est d'un mètre carré et demi, son épaisseur est assez variable : en moyenne elle est de 1 millimètre. Elle est formée de deux couches superposées : l'une profonde, le *derme ;* l'autre superficielle, l'*épiderme.*

Derme (du gr. *derma*, peau). — Le tissu est formé de cellules et de fibres entre-croisées ; une partie de ces dernières sont des fibres élastiques, d'où l'élasticité de la peau. Au point de réunion avec l'épiderme, le derme présente une série de saillies, les *papilles*, séparées par des dépressions. Par sa face inférieure il est uni aux muscles et aux os par un tissu lâche, le tissu conjonctif sous-cutané, qui s'infiltre de liquide dans l'œdème.

Le derme contient de nombreux vaisseaux qui se terminent par des anses capillaires dans les papilles ces dernières renferment également les terminaisons des nerfs (*fig.* 651).

Graisse. Les cellules profondes du derme produisent une graisse liquide à la température du corps, qui

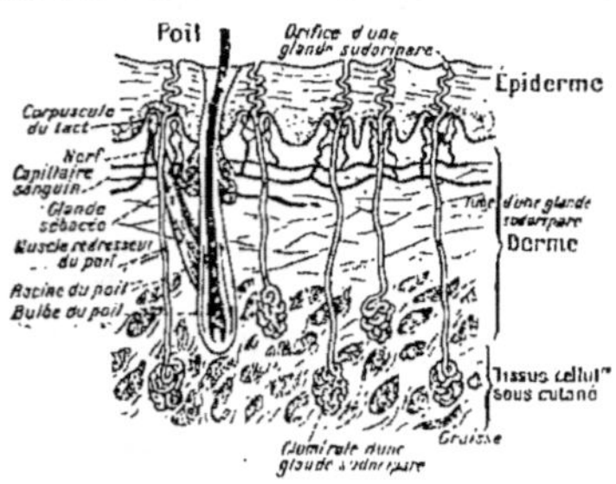

FIG. 650. — Coupe de la peau.

arrive à remplir leur cavité tout entière : cette graisse constitue une couche protectrice contre le froid.

Epiderme (du gr. *epi*, sur, et *derma*, peau). — Il est constitué par des couches superposées de cellules dont les profondes sont molles, *couches de Malpighi*, et les plus superficielles sont *cornées ;* ces dernières se séparent, sous l'action d'un vésicatoire, de la couche profonde pour former les *bulles* ou *cloques* et sont très épaisses à la peau des mains et à la plante des pieds. A l'état normal, les cellules de la couche extérieure se détachent d'une façon insensible, sous l'aspect d'une sorte de poussière dont les éléments deviennent plus visibles après une rougeole et surtout une scarlatine, maladies dans lesquelles une partie de l'épiderme, notamment

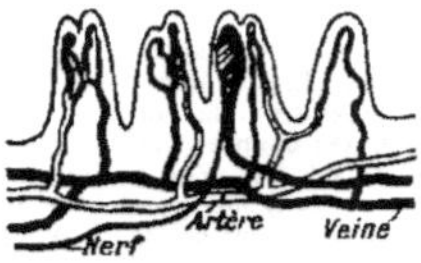

FIG. 651. — Papilles du derme avec les anses capillaires et les terminaisons nerveuses.

à la main et aux pieds, s'enlève par grands lambeaux. La couche de Malpighi contient le pigment, c'est-à-dire la matière colorante de la peau. Il n'y a pas de vaisseaux dans l'épiderme.

Poils et Glandes sébacées.—Les *poils* (*fig.* 650 et 652) sont des annexes de l'épiderme qui, pour les constituer, pousse au-dessous de lui, dans le derme, des bourgeons, *bourgeons pileux* (de *pilum*, poil), qui se terminent par une dépression emboîtant une saillie du derme, *papille du poil*, laquelle renferme des capillaires sanguins. A l'intérieur du bourgeon ou *bulbe pileux* monte une tige cornée, le *poil* (*fig.* 652). Les poils à l'état rudimentaire (duvet) ou au contraire très développé (cheveu, barbe) existent sur toute la surface de la peau, sauf à la plante des pieds et à la paume de la main. Leur but est d'emprisonner de l'air qui forme une couche isolante mauvaise conductrice de la cha-

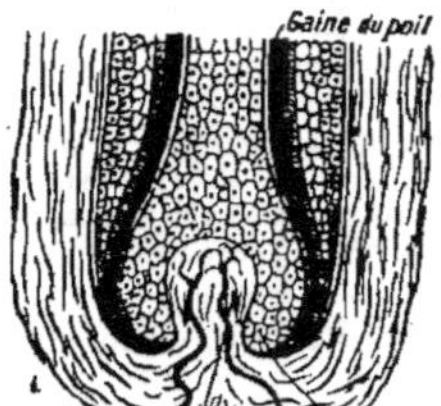

FIG. 652. — Partie inférieure d'un poil.

leur ; ce rôle des poils est particulièrement important dans les pays chauds. Aux poils sont annexés des muscles (*fig.* 650) qui font dresser le poil (chair de poule).

Glandes sébacées (*fig.* 650). Glandes en grappe constituant des annexes des poils. Elles élaborent des gouttelettes de graisse qu'elles déversent sur le poil et sur l'épiderme, formant ainsi un vernis protecteur.

Glandes sudoripares et Sueur.— Les *glandes sudoripares* (*fig.* 650) sont des tubes qui traversent l'épiderme et s'enfoncent dans le derme ; d'abord droits, ils s'enroulent sur eux-mêmes (glomérules) à leur extrémité inférieure qui se termine en cul-de-sac. Le nombre des glandes sudoripares est d'environ 3 millions pour l'étendue de la peau, qui présente en moyenne 200 de leurs orifices par centimètre carré ; ces orifices sont particulièrement rapprochés à la paume de la main, à la plante des pieds.

Le liquide sécrété est la *sueur :* elle contient 995 parties d'eau, un peu de chlorure de sodium (sel marin), des traces d'urée et une substance odorante ; alcaline au sortir de la glande, elle devient acide au contact de l'air et des matières grasses sécrétées par les glandes sébacées, ce qui peut la rendre irritante pour la peau. La quantité excrétée par 24 heures est évaluée à 1 litre un quart, soit 40 à 50 gr. par heure ; mais cette quantité peut être décuplée par un exercice violent, soit 500 gr. et atteindre 1 litre dans les fortes transpirations.

Rôle de la sueur.— A l'état normal, la transpiration est *insensible*, parce que la sueur en arrivant au niveau de la couche cornée de l'épiderme est absorbée en grande partie dans les interstices de cet épiderme. Aussi quand on touche la peau d'un homme en bonne santé, on la trouve humide et donnant une sensation indéfinissable de *moiteur*, mais qu'on ne retrouve plus sur la peau en cas de fièvre dans la période où la sueur est totalement supprimée. En s'évaporant, la sueur emprunte de la chaleur à la peau, dont la température s'abaisse à proportion du liquide qui se vaporise à sa surface ; la transpiration augmente ou diminue suivant qu'il est nécessaire d'enlever plus ou moins de calorique au corps : elle est donc la *régulatrice* de la *température* du corps. Il y a lieu de remarquer que la transpiration ne peut s'effectuer régulièrement qu'à condition que l'air ne soit pas *saturé* d'humidité, ce qui est souvent le cas dans les pays chauds ; la transpiration est facile, au contraire, quand l'air est sec.

L'excrétion de la sueur est réduite au minimum lorsqu'il fait froid, afin de ne pas diminuer la chaleur naturelle du corps. Il est très dangereux, lorsqu'on sue à grosses gouttes, de rester dans un courant d'air, parce que l'évaporation est alors si rapide qu'un refroidissement intense peut être la conséquence de cette imprudence. Le sang reflue alors dans l'intérieur du corps et notamment dans les régions qui contiennent beaucoup de sang (*congestion pulmonaire, congestion cérébrale*).

La peau comme organe du toucher. — Les nerfs de la sensibilité se terminent dans la peau par des

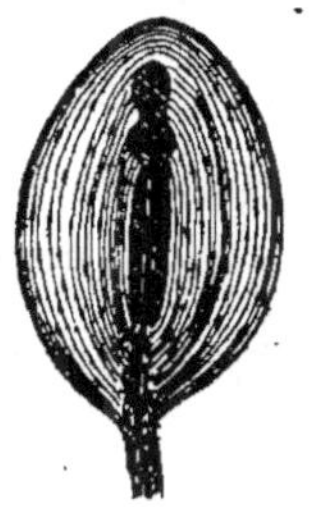

FIG. 653. — Corpuscule de Pacini.

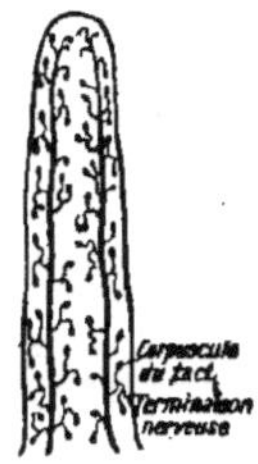

FIG. 654. — Corpuscule de Pacini sur un doigt.

renflements plus ou moins ovalaires, qui ont une localisation différente, suivant le rôle qui leur est dévolu. Les uns, corpuscules de *Vater* ou de *Pacini*, qui ont 2 à 3 millim. sur les nerfs collatéraux des doigts (*fig.* 653, 654), sont placés dans le tissu cellulaire sous-cutané et semblent donner la sensation de la *pression*. D'autres, corpuscules de *Meissner*, beaucoup plus petits, se trouvent dans certaines papilles du derme (*fig.* 651) ; à la pulpe des doigts, des lèvres, de la langue, on les rencontre dans un papille sur quatre, mais, dans d'autres régions, elles sont beaucoup plus rares ; ce sont les organes du *tact* proprement dit. Enfin, une troisième variété est logée dans les intervalles des cellules épidermiques, corpuscules *intra-épidermiques*, notamment aux paupières, au dos de la main, à la pommette : ces derniers corpuscules semblent chargés de donner la sensation de la *température*.

Peau (Hygiène de la). — La propreté est un des éléments les plus importants de prophylaxie des dermatoses ; celles-ci sont engendrées, entretenues et aggravées par la saleté (Brocq).

Il faut donc laver soigneusement, 2 fois ou au moins 1 fois par jour, toutes les régions découvertes, visage, cou, mains et celles au niveau desquelles il se fait d'actives sécrétions (pieds, parties génitales, aisselles).

On se servira autant que possible d'eau bouillie ou d'eau de pluie. Les eaux chargées de calcaire, comme celles de Paris, sont parfois irritantes pour certaines peaux. L'eau chaude nettoie mieux : l'eau froide raffermit la chair et expose moins aux gerçures en hiver. Le savon employé sera naturel, sans parfum, sans excès d'alcalis : le type en est le savon blanc de Marseille.

Certaines peaux supportent peu les savons : elles se gercent et sont atteintes d'eczémas quand on les savonne d'une manière habituelle. On remédiera à cet inconvénient en les enduisant de cold-cream frais sans odeur ou de glycérolé d'amidon, ou de glycérine neutre pure.

Les personnes dont la peau est grasse, séborrhéique, peuvent employer des savons plus chargés en alcalis, de l'eau alcalinisée avec du borate ou du bicarbonate de soude, des lotions alcoolisées (alcool camphré, eau de Cologne).

Aux peaux sèches conviennent les nettoyages avec des corps gras (cold-cream frais).

Il est bon de prendre 1 ou 2 bains par semaine (bain tiède et savonneux à 32°, 34° durant 20 à 30 minutes). Certaines peaux irritables réclament des bains d'eau de pluie ou d'eau bouillie ; des bains d'amidon, de glycérine, chez les sujets à peau sèche ; des bains de Pennès ou des bains alcalins, chez les sujets à peaux grasses ou séborrhéiques (Brocq).

Peau (Maladies de la). — Les maladies de la peau, ou dermatoses, forment un ensemble des plus complexes dont l'étude ne peut être abordée qu'à la faveur de classifications précises. Ces classifications sont de deux ordres :

Les unes se proposent de ranger les lésions cutanées en créant des groupes justifiés par les ressemblances ou les dissemblances morphologiques. C'est ainsi que l'on distingue des dermatoses érythémateuses, érythémato-squameuses (pityriasis rosé, psoriasis), papuleuses (lichen), vésiculeuses (eczéma), bulleuses (pemphigus), pustuleuses (pyodermites, impétigo), ulcéreuses (ecthyma). Dans chacune d'elles, on différencie les caractères de telle variété d'érythème, de papule, etc., suivant la teinte, la consistance des lésions ; dans ces classifications, on distingue celles qui atteignent l'épiderme, le derme ou l'hypoderme, celles qui se localisent sur les annexes de la peau, les glandes sébacées, les poils, les glandes sudoripares. On arrive ainsi à préciser les caractères de ce que l'on appelle la *lésion élémentaire* qui définit une dermatose.

A côté de ce premier type de classification, la science dermatologique en possède un deuxième, reposant sur des notions étiologiques précises. C'est ainsi que l'on distingue des *dermatoses artificielles*, dues à une cause externe (brûlures, éruptions solaires, radiodermites, etc.), ou interne (éruptions d'origine médicamenteuse, alimentaire) ; des *dermatoses parasitaires*, causées par des insectes (poux, puces), des acariens (gale), des vers et des larves (filaire, douve), des champignons (teignes, favus, actinomycose, sporotrichose) et des *dermatoses causées par des agents microbiens*, soit des pyocoques vulgaires (impétigo), soit des bacilles spécifiques (tuberculose, lèpre, morve, charbon, diphtérie cutanée, chancre mou) ; des *dermatoses dues à des protozoaires* (syphilis, pian, leishmanioses, etc.).

Hygiène des dermatoses. — Pour éviter les dermatoses, il faut que tous les organes fonctionnent bien, que le système nerveux soit en équilibre parfait, que l'alimentation soit de bonne qualité et concorde avec les dépenses.

Le régime alimentaire a une grande importance : les principales affections cutanées (eczéma, acné) sont directement influencées par les troubles de l'appareil digestif et par ceux de la nutrition.

Certains aliments (poissons à chair grasse, crustacés, viandes faisandées, charcuterie, fromages forts, fruits acides, fraises, groseilles, truffes, choux, pâtisseries, œufs pas frais) peuvent provoquer, quelques minutes à 48 heures après leur absorption, une éruption d'érythème, d'urticaire, d'acné, etc. Il en est de même de certaines boissons (vins frelatés, liqueurs, café, thé).

Les susceptibilités individuelles sont d'ailleurs des plus curieuses et tel individu pourra sans inconvénient consommer du homard ou des moules et sera pris d'urticaire en mangeant du veau.

La mauvaise digestion des aliments, une mastication rapide et incomplète sont également une cause provocatrice des dermatoses. L'acné rosacée (couperose), qui s'exaspère souvent après le repas, reconnaît fréquemment cette étiologie ; le bol alimentaire grossier, par trituration incomplète, irrite l'estomac, produit graduellement l'excitation et le surfonctionnement des vaisseaux et les glandes cutanées de la face par l'intermédiaire du système nerveux.

Peaux d'animaux. — On emploie les peaux de daim ou de chevreau pour rendre moins dur aux malades alités depuis longtemps le contact des draps et éviter ainsi l'ulcération des fesses.

Pêche et **Pêcher.** — Arbre de la famille des Rosacées.

La pêche est un excellent fruit qui donne parfois des troubles digestifs. L'infusion de fleurs de pêcher (30 gr. par litre) est légèrement laxative.

Pêcheur (Hygiène du). — Ne pas dîner trop copieusement et ne pas se coucher tard la veille d'une journée de pêche. La commencer par des ablutions générales froides et une friction au gant de crin, de façon à endurcir le corps contre les variations de la température. Ne jamais se rendre au bord de l'eau avec l'estomac vide ; repas de préférence à la fourchette ; pas d'alcool, mais du café bien chaud.

VÊTEMENTS. De la tête aux pieds, laine, légère en

été, épaisse en hiver, pour les vêtements de dessous comme pour ceux apparents ; emporter un caoutchouc en cas de pluie. Comme *chaussures* : pour la pêche en bateau, galoche et chaussons de Strasbourg, dont la semelle sera utilement doublée d'une plaque de liège ou de cuir ; pour la pêche à la truite ou au saumon, bottes imperméables. Comme *coiffure* : chapeau de paille, casque de sureau ou bonnet de fourrure, suivant la saison.

Pectorales (Fleurs). — Les *fleurs pectorales* sont les fleurs de mauve, de bouillon-blanc, de pied-de-chat, de tussilage ou pas-d'âne, de violette, de guimauve, les pétales de coquelicot qu'on emploie à parties égales en infusion à la dose de 10 gr. par litre comme adoucissant dans les bronchites.

Les *espèces pectorales* sont les feuilles sèches de capillaire, de véronique, d'hysope et de lierre terrestre. Même mode d'emploi que pour les fleurs.

Pectoraux (Fruits). — Les *quatre* fruits *pectoraux* : dattes, raisins secs, jujubes, figues, sont employés en décoction, à la dose de 50 gr. par litre, comme adoucissant dans les maladies de poitrine.

Pectoriloquie (du lat. *pectus*, poitrine, et *loqui*, parler). — Nom donné par Laënnec à la résonance que présentent la voix et la toux à l'auscultation de la poitrine, lorsqu'il existe des cavités dans le poumon, dues à des cavernes tuberculeuses ou à la gangrène.

Pectoriloquie aphone. — Perception très distincte, à l'auscultation de la poitrine, d'un chuchotement du malade comptant à voix basse. Ce signe est caractéristique d'un épanchement dans la *plèvre*.

Pédérastie (du gr. *pais*, enfant, et *éraô*, j'aime). — Perversion du sens génital (homosexualité ou coït anal).

Pédiatrie (du gr. *pais*, enfant, et *iatreia*, médecine). — Médecine des enfants.

Pédiculose (du lat. *pediculus*, pou). — V. POUX.

Pédicure (du lat. *pes*, pied, et *curare*, soigner). — Individu qui soigne les cors. (V. ce mot.) Il importe de se renseigner *avant* de se livrer à un de ces praticiens, car il en est de fort maladroits qui blessent grièvement le pied. D'autres soignent, sans aucune compétence, des maladies sérieuses, comme l'ongle incarné, et peuvent faire dans ce cas encore beaucoup de mal.

Pédiluve (du lat. *pes*, pied, et *luere*, laver). — Bain de pieds, chaud, tiède ou froid.

USAGES : 1° *Chaud*. Le bain de pieds chaud et même très chaud est employé pour attirer le sang vers la région inférieure du corps (retard dans les règles) ou pour le détourner d'une autre région où il afflue en trop grande abondance (congestion cérébrale, rhume de cerveau ou de poitrine). Le résultat est beaucoup plus intense lorsqu'on prend ce bain debout, mais on doit redouter la syncope. Le bain de pieds très chaud est utilisé aussi au début des entorses afin d'amener la résorption du liquide épanché ;

2° *Tiède*. Le bain de pieds tiède repose après une grande marche ;

3° *Froid*. Il est employé dans les entorses et produit un résultat inférieur aux bains chauds.

MODE D'EMPLOI DES BAINS CHAUDS. Le récipient doit être assez grand pour recevoir les deux pieds et assez profonds pour que l'eau atteigne les chevilles. Au moment où l'on entre les pieds dans le liquide, celui-ci doit être modérément chaud, puis peu à peu on ajoute de l'eau bouillante, de façon que les pieds rougissent. On aura soin, naturellement, de verser ce liquide sur l'eau et non sur les pieds. Si l'on plongeait les pieds immédiatement dans de l'eau très chaude, on courrait le risque d'obtenir un résultat inverse de celui désiré, car le sang se porterait à la tête, particulièrement chez les jeunes enfants, qui entrent alors en fureur. Ne pas prolonger ce bain plus d'un quart d'heure.

Bain de pieds sinapisés. — N'employer que de l'eau tiède, car le principe actif de la moutarde s'évapore sous l'action de la grande chaleur.

Bain de pieds au sel, au vinaigre. — Ajouter à l'eau chaude deux poignées de sel ; on y verse aussi quelquefois, en outre, un verre de vinaigre.

Peigne. — L'usage fréquent des peignes fins irrite la peau de la tête et contribue à provoquer l'apparition des pellicules. Certaines intoxications par le plomb ont été attribuées à l'emploi de peignes en cette matière. V. aussi CHEVEUX.

Pelade (Alopécie en aires) [du lat. *pilare*, peler]. — Taches ou plaques glabres, arrondies ou ovulaires, de dimension et de nombre variables, occupant le cuir chevelu et la barbe.

CAUSES. La pelade se voit surtout chez les jeunes sujets (entre 6 et 12 ans). Plus fréquente chez la femme ; souvent héréditaire et familiale.

La cause intime est encore obscure ; la contagiosité de la pelade n'est plus admise depuis Jacquet ; très souvent l'influence nerveuse paraît jouer le rôle primordial : pelade consécutive à un traumatisme, à une affection du système nerveux : tabes, maladie de Basedow ; à une lésion dentaire (Jacquet), quelquefois même à une commotion morale. La pelade paraît en relation avec les fonctions sexuelles ; on l'observe chez la femme au cours de la grossesse, d'une aménorrhée, à la ménopause. La castration peut être chez l'homme comme chez la femme suivie de pelade. Il existe des cas où la pelade coexiste avec d'autres dystrophies de la peau, vitiligo, sclérodermie, myxœdème.

Sabouraud a insisté sur les rapports fréquents de la pelade avec la syphilis acquise ou héréditaire.

SIGNES. La pelade est constituée par des taches alopéciques, arrondies, variables dans leur dimension, uniques ou multiples, siégeant surtout au cuir chevelu. La peau, au niveau des plaques, est unie, lisse, sans desquamation et complètement dépourvue de poils à la partie centrale. Les plaques s'étendent surtout par leur périphérie.

Parfois il n'existe qu'une seule plaque dans le cuir chevelu ; parfois, au contraire, on trouve plusieurs plaques de petite dimension. Il existe une forme à grande plaque s'étendant en couronne, qui serpente de la nuque au front : c'est l'*ophiasis* de Celse, spéciale à l'enfance et particulièrement rebelle au traitement (*fig.* 655).

La variété la plus grave est la *pelade décalvante*, dans laquelle l'alopécie se généralise à la totalité du cuir chevelu, de la face et du corps. La peau est lâche, facilement plissable (hypotonie) et les ongles sont altérés, friables, cassants, piquetés, striés en moelle de jonc.

La barbe peut être le siège de la pelade. Les plaques y sont en général difficiles à guérir. Les sourcils et les cils ne sont atteints qu'avec lésion concomitante

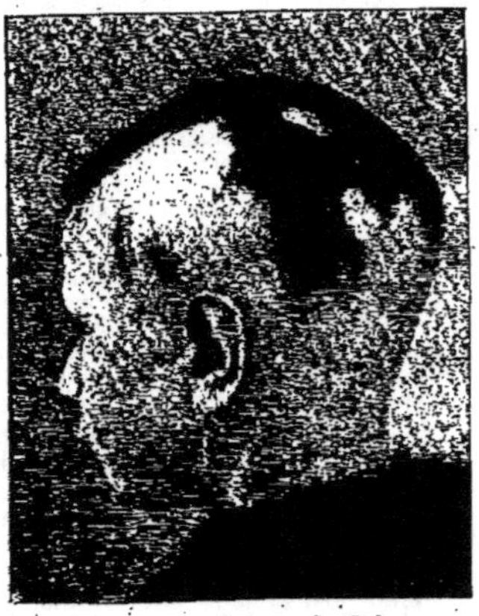

FIG. 655. — Pelade de Celse.
(Collection du Dr Boutto.)

du cuir chevelu. Quel que soit le siège de la pelade, cette affection ne s'accompagne d'aucun prurit, d'aucun signe fonctionnel.

ÉVOLUTION. Variable. Les cas légers guérissent en 2 ou 6 mois, mais les rechutes sont très fréquentes. Il y a des pelades incessantes. La pelade décalvante dure parfois 5 à 10 ans.

TRAITEMENT : I. GÉNÉRAL. Toniques (phosphate, arsenic). Hydrothérapie. Saison à Uriage. Eviter le surmenage. Vie au grand air.

II. LOCAL. Il est toujours bon de couper aussi ras que possible les cheveux chez un peladique.

Faire des massages, des brossages biquotidiens du cuir chevelu, afin d'irriter les papilles pilaires. Frictions avec des lotions acétiques, ammoniacales, chloroformées, alcooliques, iodées. Application de vésicatoire liquide. Agents physiques : faradisation, haute fréquence, rayons X, rayons ultra-violets.

Les règlements scolaires n'interdisent plus l'entrée des écoles aux enfants atteints de pelade.

Pseudo-pelade (de Brocq). — Alopécie atrophique et cicatricielle en petites plaques disséminées sur le cuir chevelu, à contours d'aspect géographique. Consécutive à une folliculite.

TRAITEMENT. L'alopécie une fois formée est définitive. Mais on peut enrayer l'extension du mal par les lotions sulfureuses, les pommades soufrées.

Péliose (du gr. *peliosis*, lividité). — Syn. de *purpura*.

Pellagre (du lat. *pellis*, peau, et *ægra*, maladie). — Maladie générale assez fréquente en Italie et en Espagne, exceptionnelle en France (Landes, villages des Pyrénées).

SIGNES. Début printanier, par un érythème qui apparaît sur les régions découvertes, en particulier à la face dorsale des mains, la figure, le cou. La peau prend un aspect rouge sombre, se gonfle ; sensation de chaleur et brûlure.

L'érythème peut envahir l'avant-bras jusqu'au coude. Au bout d'une quinzaine de jours, il se fait une fine desquamation et le tégument brunit.

Il existe, en outre, un affaiblissement très marqué, des troubles digestifs, anorexie, diarrhée fétide, amaigrissement, frissons et fièvre. On peut noter des troubles nerveux et mentaux graves : paralysie, convulsions, mélancolie, délire avec tendance au suicide. Beaucoup de pellagreux viennent échouer dans les asiles d'aliénés. Dans certains foyers, la mortalité est considérable.

CAUSE encore obscure. D'abord attribuée à une intoxication chronique par le maïs avarié (zéisme), la pellagre est regardée par certains auteurs comme une maladie par carence*.

Les populations qui souffrent le plus de la pellagre sont en effet soumises à un régime où l'on remarque la prédominance considérable des éléments hydrocarbonés, contrastant avec l'insuffisance des légumes verts et l'absence presque totale de viande et de lait. Dans ce régime, le maïs constitue l'élément principal (polenta) avec du riz, des haricots et très peu de pommes de terre. Or, les albumines du maïs apparaissent comme incapables d'assurer la nutrition.

La teneur du maïs en sels minéraux est également insuffisante et il y manque surtout du calcium et du sodium.

Pour d'autres auteurs, la pellagre serait une maladie infectieuse dont l'agent causal (encore indéterminé) serait transmis par des moustiques ou des moucherons (Sambon).

TRAITEMENT : I. GÉNÉRAL. Reconstituants (phosphate, arsenic).

II. LOCAL. Application de pâtes protectrices épaisses, d'emplâtre de zinc.

Pelletiérine. — V. GRENADIER.

Pellicules. — Desquamation furfuracée de la couche épidermique superficielle du cuir chevelu ; on trouve dans les squames le bacille bouteille de Unna. V. PITYRIASIS, CHEVEUX.

Pelvien (du lat. *pelvis*, bassin). — Qui appartient au bassin.

Pelvipéritonite. — Péritonite du bassin. V. PÉRITONITE.

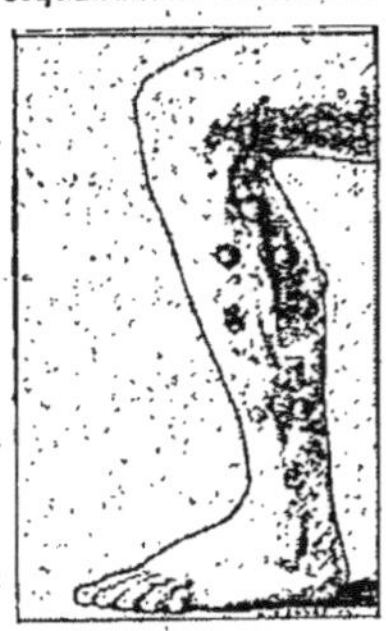

FIG. 656. Pemphigus.

Pemphigus (du gr. *phemphigx*, bulle) [*fig.* 656]. — Maladie de la peau caractérisée par de grosses bulles contenant un liquide transparent, au début, mais qui peut se transformer en pus et même devenir sanguinolent.

Pemphigus syphilitique. — Bulles palmaires et plantaires existant chez le nouveau-né syphilitique à la naissance.

Pemphigus épidémique des nouveau-nés. — Impétigo* bulleux d'origine streptococcique.

Pemphigus congénital. — Fragilité spéciale de la peau sur laquelle tout traumatisme produit une bulle ; maladie héréditaire et familiale.

Pemphigus aigu. — S'observe chez les sujets maniant des cadavres d'animaux (tanneurs, bouchers etc.). S'accompagne d'un état infectieux grave, souvent mortel.

Pemphigus chronique. — S'observe chez le vieillard cachectique, peut se terminer par une exfoliation de la peau (*pemphigus foliacé*). Grave.

TRAITEMENT. Pansements, d'abord avec la décoction de guimauve ; plus tard avec de la décoction de feuilles de noyer. On sèche ensuite avec de la poudre d'amidon. Fer, arsenic. Autohémothéraphie*. Protéinothérapie*. Sérum glucosé.

Pendaison. — Avoir soin de soutenir le pendu pendant qu'on coupe la corde. Pour le traitement, V. ASPHYXIE.

Par un préjugé bizarre et qui provient de l'interdiction de détacher les criminels branchés aux arbres sous Louis XI, certaines personnes ont encore la naïveté de ne vouloir venir en aide à un pendu qu'après l'arrivée de la police.

Pénis (verge). — Organe génital mâle contenant l'urètre et les corps caverneux.

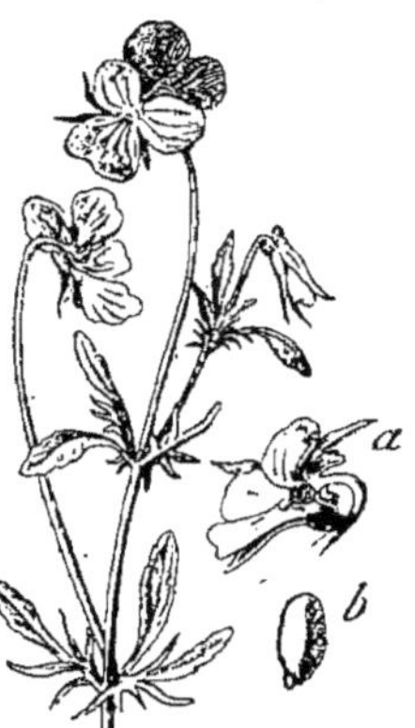

FIG. 657. — Pensée sauvage.
a. Fleur; *b.* Fruit.

Pensée sauvage. — Plante de la famille des Violacées (*fig.* 657). L'infusion de fleurs (10 gr. par litre) est adoucissante et dépurative.

Pepsine (du gr. *pepsis*, digestion). — Partie active du liquide digestif de l'estomac, le *suc gastrique*. La pepsine transforme l'albumine des viandes, œufs, poissons, en un liquide absorbable, la *peptone*.

VARIÉTÉS. Il existe deux variétés de pepsine : 1° la pepsine *pure* ou extractive qui peptonise 50 fois son poids d'albumine ; 2° la *pepsine amylacée*, mélangée à de l'amidon, qui peptonise 20 fois son poids d'albumine. — MODE D'EMPLOI ET DOSE. 50 centigr. à 1 gr. de pepsine amylacée en cachet à chaque repas ; 5 gr. de pepsine pure pour 150 gr. de vin de Lunel, dont on donnera après la viande une cuillerée à soupe, c'est-à-dire 50 centigr. de pepsine.

Peptone (du gr. *peptos*, digéré). — Produit absorbable de la digestion artificielle de la viande par la pepsine ou la pancréatine.

Elle existe sous deux formes, *liquide* et *sèche*. La première représente trois fois son poids de viande, la seconde six fois ce poids.

UTILITÉ. On donne la peptone aux malades qui ne peuvent pas se nourrir, dans les dyspepsies par défaut de sécrétion du suc gastrique, dans la diarrhée de Cochinchine et aux convalescents sans appétit.

MODE D'EMPLOI ET DOSE. Par la bouche, dans du bouillon, 1 à 2 cuillerées à bouche de peptone liquide (moitié moins de sèche) ; — en lavement, aux mêmes doses avec un jaune d'œuf, 5 gouttes de laudanum et un verre de lait.

S'emploie également en cachet de 0,50 *une heure avant les repas*, comme traitement de désensibilisation (urticaire, prurits).

La peptone, en injection intraveineuse, cause une réaction dite *choc peptonique*, analogue au choc* anaphylactique ou vaccinal. V. PROTÉINOTHÉRAPIE.

Perchlorure de fer. — V. FER.

Percussion (du lat. *percutere*, frapper). — Procédé médical d'exploration qui consiste à frapper avec le doigt sur la main appliquée contre une région afin de percevoir le son mat ou clair que donne cette région. V. PLESSIMÈTRE.

Perforant. — V. MAL perforant.

Péricarde. — Enveloppe séreuse qui entoure le cœur. V. CŒUR.

Péricardite. — Inflammation de l'enveloppe du cœur, le péricarde. V. CŒUR.

Périnée. — Région du corps placée entre l'anus et les bourses chez l'homme, entre l'anus et le vagin chez la femme.

Déchirures du périnée. — CAUSES. Chute sur une grille, coup de fourche, mais, dans la généralité des cas, surdistension au cours d'un accouchement, surtout lorsqu'il y a eu de l'œdème au niveau de la région.

TRAITEMENT. Il est important, après un accouchement, d'examiner soigneusement le périnée et de faire une suture (*périnéorraphie*), si une déchirure s'est produite. Lorsque la lésion est étendue et ancienne, on a recours à l'avivement et à l'autoplastie.

Périnéphrétique. — V. REINS (maladies des).

Périoste. — Membrane de tissu conjonctif qui recouvre les os. V. OS (structure).

Périostite. — Inflammation du périoste. V. OS (maladies des).

Périostose. — Gonflement du périoste à la suite d'une périostite ou d'une ostéite. V. os (maladies).

Péritoine (*fig.* 658). — Séreuse, c'est-à-dire sac clos présentant une cavité qui renferme une petite quantité de liquide (sérosité), destinée à faciliter le glissement d'un des

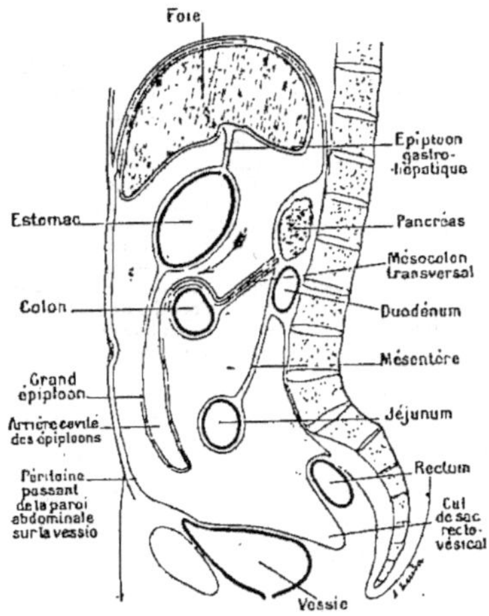

FIG. 658. — Péritoine.

Coupe verticale montrant comment le péritoine entoure tous les viscères les rattachant à la paroi abdominale par des replis ou ligaments.

feuillets du sac sur l'autre, pendant les mouvements des organes qu'entoure la séreuse.

Le péritoine tapisse les parois de la cavité abdominale (péritoine *pariétal*) et se réfléchit de ces parois sur une partie des viscères contenus dans le ventre, en les entourant presque complètement (péritoine *viscéral*).

CONFORMATION. Les organes étant très nombreux dans le ventre, la disposition du péritoine semble assez compliquée ; mais elle est facile à comprendre, si on se reporte à la phase embryonnaire. A l'origine, le ventre est vide et occupé seulement par le sac péritonéal ; comme les viscères naissent tous entre la paroi postérieure du ventre et le péritoine, à mesure qu'ils se développent, ils dépriment ce péritoine, qui s'élargit pour se mouler sur toute leur surface, constituant ainsi une enveloppe particulière à chaque viscère.

Les deux bords de la partie refoulée du péritoine s'adossent l'un à l'autre, puis vont rejoindre la paroi abdominale. Cet adossement des feuillets constitue diverses variétés de replis. Les uns vont de la paroi abdominale à un viscère ; ainsi, ceux qui entourent l'intestin portent le nom de *mésentère* et contiennent des vaisseaux lymphatiques et sanguins.

D'autres replis réunissent un viscère à un autre, *petit épiploon* ; un de ces replis, le *grand épiploon*, qui descend de la paroi inférieure de l'estomac, forme une sorte de tablier au-devant des intestins et se remplit de graisse chez les obèses.

Péritonites. — Affections dues à l'inflammation du péritoine et revêtant une forme différente suivant la cause et l'étendue de l'infection et la nature des germes microbiens.

I. **Péritonites aiguës.** — ORIGINE. Inflammation aiguë du péritoine par les microbes ordinaires de la suppuration ; streptocoques, staphylocoques, colibacilles, pneumococoques, gonocoques.

A. ***Péritonites aiguës généralisées.*** — SIGNES. Dans la forme moyenne, début brusque et violent, avec frisson et douleurs abdominales vives qui se généralisent rapidement à tout l'abdomen, avec des paroxysmes provoqués par le moindre attouchement, le poids seul des couvertures. *Contracture généralisée à toute la paroi antérieure de l'abdomen.* Le ventre n'est ni ballonné, ni météorisé, il est plat, formant à la palpation un *rideau rigide* masquant le contenu abdominal. Ce ventre *de bois* est uniformément douloureux : toutefois il existe un *point douloureux maximum, constant, de première importance,* car il indique le plus souvent le siège des lésions causales.

Les intestins paralysés sont distendus par les gaz (météorisme), ce qui entraîne de la constipation.

Des vomissements se produisent bientôt, répétés, bilieux, puis verts (*vomissements porracés*). L'état général s'altère rapidement, les traits se tirent, les yeux se cernent et s'enfoncent, le nez se pince, la langue devient sèche. La température, montée dès le début à 39° ou 40°, reste aussi élevée ; le pouls est petit et rapide. Vers le troisième ou quatrième jour, les douleurs et les vomissements deviennent moins fréquents et la maladie évolue vers la guérison. Parfois cependant les symptômes généraux s'aggravent, la faiblesse augmente, la respiration devient pénible et superficielle, le corps se couvre de sueurs visqueuses ; du hoquet persistant apparaît et la mort survient, avec conservation de l'intelligence, en général vers le sixième jour, si on n'est pas intervenu.

FORMES CLINIQUES. A côté de cette forme moyenne, il existe des formes *toxiques* ou *gangréneuses* rapidement mortelles. Le type en est la péritonite par perforation (ulcère de l'estomac, appendicite). Le début se fait par une douleur soudaine et déchirante, en coup de poignard, que suivent bientôt des vomissements. Mais ces deux symptômes se calment souvent assez vite, et ce qui domine, c'est l'atteinte profonde de l'état général avec altération extrême des traits, teint terreux, oppression, pouls misérable, anurie.

L'évolution de cette forme est très rapide et la mort survient d'ordinaire en 3 ou 4 jours, parfois en 24 ou 36 heures.

Il existe des formes relativement bénignes, telles que la *péritonite gonococcique* chez la *femme*, qui malgré ses symptômes bruyants : température élevée, visage vultueux, pouls précipité, vomissements porracés, arrêt des gaz et des matières, guérit remarquablement par la laparotomie.

La *péritonite pneumococcique* s'observe surtout chez l'enfant de 3 à 12 ans, et chez les filles en particulier. Après des phénomènes péritonéaux bruyants, une accalmie se produit au bout de 24 ou 48 heures et une collection purulente se forme dans la région sous-ombilicale, qui peut s'ouvrir et se fistuliser. La guérison est la règle.

Les *péritonites d'origine infectieuse génitale* et la *péritonite gravidique*, qu'on observe vers le troisième ou quatrième mois de la grossesse, et qui sont d'origine colibacillaire, guérissent également, soit médicalement, soit après une intervention.

Les *péritonites puerpérales streptococciques* consécutives à un avortement ou à un accouchement infectés sont plus graves et sont justifiables d'une seule intervention : l'hystérectomie rapide.

B. ***Péritonites localisées ou partielles.*** — 1° *Secondaires.* Elles succèdent à une péritonite généralisée, se traduisant après les symptômes de cette dernière par une sédation progressive des troubles avec amélioration de l'état général, puis par la formation dans une région de l'abdomen d'une tuméfaction dure et douloureuse ;

2° *Localisées d'emblée.* Elles sont bien plus fréquentes que les précédentes et rappellent les péritonites généralisées, mais tous les signes sont moins marqués et l'état général est beaucoup moins atteint, à moins de phénomènes de péritonisme* surajouté.

PRONOSTIC : 1° *Des péritonites aiguës généralisées.* Il est, d'une façon générale, très grave, en particulier dans les formes streptococciques, presque toujours mortelles. La guérison peut cependant survenir, rarement par résorption du liquide épanché, d'ordinaire par localisation de l'inflammation à l'aide de fausses membranes et transformation de la péritonite généralisée en péritonite localisée ;

2° *Des péritonites localisées.* Les phénomènes aigus du début s'amendent peu à peu, mais il persiste des frissons, de la fièvre, des troubles digestifs, qu'entraîne la persistance dans la cavité abdominale d'une collection purulente. Celle-ci peut se résoudre ; mais l'évolution naturelle est l'ouverture de l'abcès, soit à l'extérieur, d'ordinaire à l'ombilic, soit dans un organe creux voisin (intestin, vessie, vagin). Son ouverture dans la grande cavité péritonéal entraînerait une péritonite généralisée rapidement mortelle. Enfin même après guérison, il subsiste des adhérences, des brides qui peuvent déterminer secondairement des accidents d'occlusion intestinale.

TRAITEMENT. *Péritonites généralisées.* Repos et diète absolue; vessie de glace sur l'abdomen : morphine. Injection de sérum artificiel adrénaliné, de caféine, d'huile camphrée à haute dose (60 à 80 cm³ par jour).

Mais le seul traitement efficace est la laparotomie précoce. Après l'intervention, placer le malade en position demi-assise, qui facilite la respiration et le drainage. Injection de sérum glucosé par goutte* à goutte rectal et par voie sous-cutanée. Lavages tièdes de l'estomac.

Péritonites partielles. Au début, *traitement médical,* immobilisation, diète, opium et glace sur le ventre. *Secondairement,* dès que le foyer suppuré est bien localisé et perceptible, incision et drainage.

II. **Péritonites chroniques.** — On sait maintenant que les péritonites chroniques sont presque toutes des péritonites tuberculeuses (V. ci-dessous). On admet cependant l'existence de rares inflammations péritonéales chroniques non tuberculeuses, les unes secondaires à des lésions chroniques de voisinage, les autres à des états morbides tels que le mal de Bright, l'alcoolisme, certaines cardiopathies.

LÉSIONS. Epaississement plus ou moins marqué du péritoine, rétractions, adhérences et fausses membranes fibreuses solides qui unissent les intestins, pouvant même les étrangler. Epanchement liquide (*ascite*) dont l'abondance est en raison inverse du développement des fausses membranes.

SIGNES. Se confondent toujours avec ceux de l'affection causale. Leur apparition se traduit par des douleurs abdominales vagues, des troubles digestifs et par une ascite qui disparaît secondairement.

TRAITEMENT : 1° LOCAL. Révulsion abdominale : teinture d'iode, etc. Paracentèse (V. ce mot). 2° GÉNÉRAL. Régime lacté et traitement de la maladie causale.

III. **Péritonite tuberculeuse.** — Affection due à l'action, sur la séreuse péritonéale, du bacille de Koch ou de ses toxines.

CAUSES : I. PRÉDISPOSANTES. Celles de la tuberculose en général (surmenage, misère, alcoolisme). Fréquence particulière au cours de la deuxième enfance et de l'adolescence ; on l'observe aussi bien à la campagne qu'à la ville. II. DÉTERMINANTES. Le bacille de Koch ou ses toxines. La tuberculose péritonéale peut être *primitive*, les bacilles traversant alors la paroi intestinale sans la léser ; ou *secondaire* à un foyer tuberculeux antérieur, pulmonaire ou plus souvent intestinal ou pleural.

Péritonite tuberculeuse aiguë. — SIGNES. N'est le plus souvent que la localisation d'une granulie généralisée (V. TUBERCULOSE). Le ventre est tendu, ballonné, très douloureux ; vomissements répétés, verdâtres. Fièvre oscillant entre 38° et 39° ; troubles nerveux fréquents, stupeur, délire, convulsions chez les enfants.

Péritonite tuberculeuse chronique. — Peut revêtir trois formes qui ne sont en réalité que les trois stades successifs de la maladie.

1° *Forme ascitique.* Forme de début en général ; s'observe surtout chez les *jeunes sujets.* S'installe au milieu de troubles digestifs avec amaigrissement progressif et augmentation de volume du ventre qui traduit la formation de l'ascite. Réseau veineux cutané abdominal. Souvent la guérison survient au bout de quelques mois, sinon la deuxième forme s'installe;

2° *Forme fibro-caséeuse,* parfois primitive chez l'adulte ; se traduit par de la fièvre, des troubles digestifs (vomissements, alternatives de diarrhée et de constipation). Le ventre, d'abord ballonné, s'affaise et présente au palper des *gâteaux péritonéaux,* zones dures et empâtées. A la longue, les troubles augmentent, de même que l'amaigrissement, les jambes enflent, la fièvre décrit de grandes oscillations et la cachexie aboutit à la mort, l'évolution pouvant être abrégée par la généralisation tuberculeuse ou une complication telle que le phlegmon stercoral. Mais souvent la forme ulcéro-caséeuse évolue vers la guérison, aboutissant alors à la forme fibreuse ;

3° *Forme plastique adhésive,* secondaire aux formes précédentes ou primitives. Disparition du liquide péritonéal et rétraction du ventre, dont la paroi irrégulière se moule sur les anses intestinales sous-jacentes. L'état général s'améliore, la fièvre a disparu, mais les troubles digestifs, en particulier la constipation, persistent.

Quand les lésions sont très marquées, on peut noter des phénomènes d'*occlusion* aiguë ou chronique. Habituellement les malades se plaignent de dyspepsie et de crampes abdominales douloureuses. Le ventre est sensible à la palpation. Il existe un amaigrissement plus ou moins notable et un état sub-fébrile. Ces phénomènes peuvent s'amender et le malade guérir, mais les rechutes sont possibles ;

4° *Formes localisées.* Variables suivant le siège des exsudats ou adhérences inflammatoires. Empâtement, douleurs simulant une appendicite, une cholécystite, une sigmoïdite, une salpingite, etc.

PRONOSTIC. La guérison complète s'observe souvent dans la forme ascitique (80 p. 100).

Elle est plus rare dans la forme fibro-caséeuse dont la mortalité est de 66 p. 100. La mort peut survenir, par granulie, méningite tuberculeuse, extension des lésions aux poumons.

La guérison peut être incomplète du fait de séquelles persistantes (troubles digestifs, occlusion chronique) ou de récidives.

TRAITEMENT : I. MÉDICAL. Repos absolu. Alimentation substantielle. Cure d'altitude (1 200 m.) ou marine (sauf dans les formes fébriles). Séjour à la campagne ou à Salies-de-Béarn.

Immobilisation du ventre par un bandage de corps ou une couche de collodion. Révulsion (pointes de feu, teinture d'iode). *Radiothérapie* et surtout *héliothérapie* locale et générale au bord de la mer.

Huile de foie de morue ; préparations iodées, phosphatées, calciques, arsénicales.

II. CHIRURGICAL. Laparotomie en plein soleil, afin que les rayons du soleil atteignent largement le péritoine durant 10 à 15 minutes, puis on referme.

Pérityphlite. — V. TYPHLITE.

Perle. — Capsule gélatineuse enveloppant un médicament liquide à goût ou odeur désagréable.

Ouvriers en perles. Ces ouvriers peuvent être intoxiqués par l'éthane tétrachloré, utilisé dans la fabrication des fausses perles.

Perlèche. — Affection contagieuse de la peau siégeant au niveau des commissures labiales.

Le plus souvent bilatérale, elle est caractérisée par la présence de petites fissures sur l'épithélium, qui est macéré et qui desquame. En ouvrant la bouche, le malade ressent de vives douleurs et, à ce moment, de petites hémorragies peuvent se produire.

Evolue en 2 ou 3 semaines, mais peut récidiver. Elle se transmet d'ordinaire par les verres à boire passant d'un sujet à un autre.

De nature infectieuse, elle paraît causée par un streptocoque, parfois par un staphylocoque.

TRAITEMENT. — Appliquer une solution d'eau d'Alibour ou de nitrate d'argent au niveau des lésions, comme dans l'impétigo. Les enfants doivent éviter de s'embrasser ; leurs verres et leurs couverts seront lavés à l'eau bouillante.

Permanganate. — V. MANGANÈSE.

Péroné. — Os de la jambe (V. JAMBE). Pour fracture, V. FRACTURE de jambe.

Pérou (Baume du). — Liquide brun provenant d'un arbre de la famille des Légumineuses (*miroxylum Peruiferum*).

Perruches (Maladies des) ou **Psittacose.** — Maladie transmissible des perruches à l'homme ; elle est produite par un microbe spécial.

SIGNES. Analogues à ceux de la fièvre typhoïde ou de la grippe. Après 8 à 10 jours d'incubation, on constate de l'abattement, de la courbature, du mal de tête, des frissons, de la fièvre (39°,5 à 40°,5) accompagnée souvent de délire. La langue est épaisse, il se produit des nausées, des vomissements, de la diarrhée, des taches rosées sur la peau. Quelquefois les signes d'une pneumonie infectieuse dominent : oppression, toux, crachats spéciaux.

ÉVOLUTION. La durée de la maladie est en moyenne de 3 semaines.

HYGIÈNE PRÉVENTIVE. Se méfier des perruches vendues par des marchands ambulants ; ne *jamais faire manger* des perruches, ni, du reste, des animaux quelconques, dans sa propre bouche. Suspecter la psittacose chaque fois que l'animal reste immobile, somnolent, les plumes hérissées, le corps en boule, les ailes tombantes, refusant la nourriture et atteint d'une diarrhée permanente qui souvent entraîne la mort.

TRAITEMENT D'URGENCE. Grogs, café, toniques, isolement du malade et désinfection des matières crachées, vomies ou fécales.

Persil (*fig.* 659). — Plante de la famille des Ombellifères.

On emploie : 1° la *racine* comme excitant, apéritif sous forme d'infusion (15 à 20 gr. par litre) ; 2° les

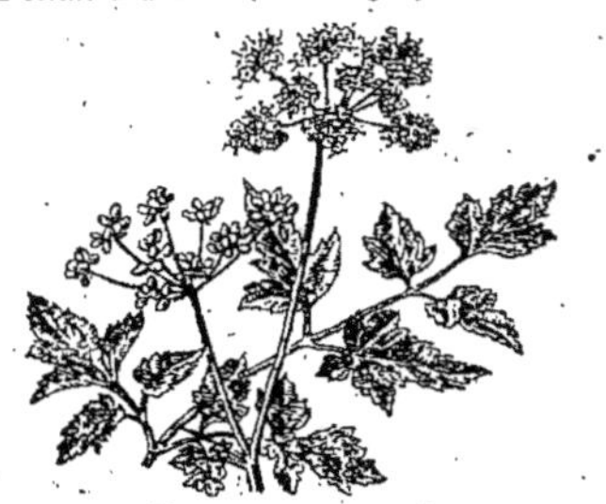

FIG. 659. — Persil.

feuilles comme résolutif et stimulant, en poudre à la dose de 2 gr. ou de 3 à 4 cuillerées d'un sirop fait avec ces feuilles.

Le principe actif est l'apiol. V. ce mot.

Perte de connaissance. — V. ÉVANOUISSEMENT.

Pertes blanches. — V. LEUCORRHÉE.

Pertes rouges. — V. RÈGLES, HÉMORRAGIE utérine.

Pertes séminales. — Spermatorrhée.

Pervenche (syn. : violette des sorciers) [*fig* 660]. — Plante de la famille des Apocynées.

L'infusion de la plante entière (10 gr. par litre) est un antilaiteux populaire associé à la canne de Provence.

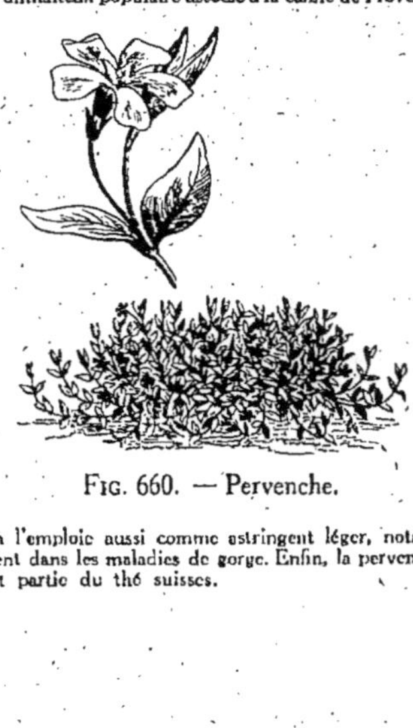

FIG. 660. — Pervenche.

On l'emploie aussi comme astringent léger, notamment dans les maladies de gorge. Enfin, la pervenche fait partie du thé suisse.

Pèse-bébé.— Balance dont un des plateaux est remplacé par une sorte de panier destiné à recevoir l'enfant (*fig.* 661).

Pour effectuer rapidement la pesée, on met dans le plateau le poids équivalent à peu près à celui de la dernière pesée de l'enfant (y compris coussin et lange), puis plaçant près de soi les autres poids, on dépose le bébé dans le panier, et on ajoute vivement le complément. Les pesées doivent être effectuées chaque semaine, à peu près à la même heure. On tiendra compte des évacuations récentes et notamment, dans les pesées des premiers jours, de l'expulsion du méconium. L'enfant est pesé nu, enveloppé d'un lange, et la tête appuyée sur un coussin. On n'a donc qu'à défalquer du total obtenu le poids du lange et du coussin. V. CROISSANCE.

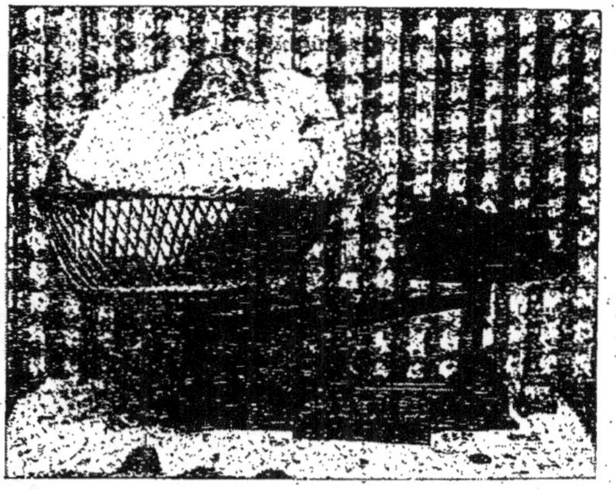

FIG. 661. — Pèse-bébé.

Pesées. — V. MESURES.

Pèse-lait. — V. LAIT.

Pessaires (*fig.* 662). — Petits appareils ordinairement en caoutchouc qu'on dispose aux alentours du col de l'utérus afin de le maintenir dans sa position normale; on combat ainsi les déviations maladives. V. UTÉRUS.

Pour faciliter le placement du pessaire, il est nécessaire que la femme ait uriné et que son intestin ait été évacué par un lavement.

Il est nécessaire de retirer le pessaire aux dates fixées par le médecin, afin de pouvoir effectuer le nettoyage de cet appareil. Des soins locaux devront être pris également avec grand soin, pendant que l'appareil est en place. Les pessaires ne doivent être employés que sur le conseil d'un médecin ou d'une sage-femme expérimentée.

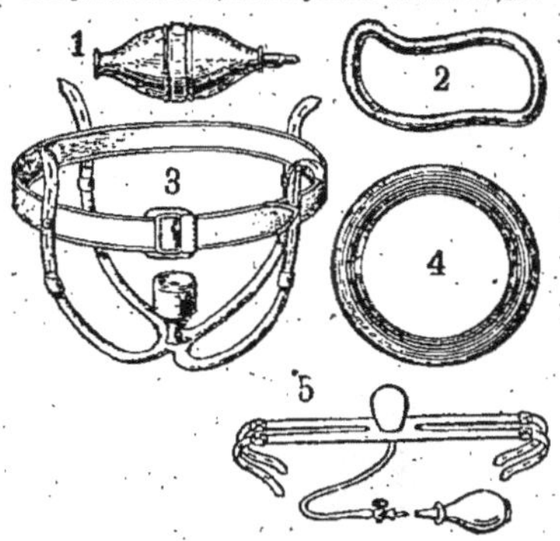

FIG. 662. — Pessaires.
1. Insufflateur de Gariel. Pessaires : 2. de Sims ; 3. de Bonnet ; 4. de Dumontpallier ; 5. Gonflé de Gariel.

Quelque étrange que cela paraisse, il est arrivé que des femmes ont oublié un pessaire pendant des mois, d'où une irritation locale très intense.

Peste. — Maladie infectieuse, épidémique et contagieuse, due à l'action d'un microbe spécial, le bacille pesteux de Yersin.

HISTORIQUE. La peste est une maladie épidémique, contagieuse, qui, après avoir ravagé l'Europe dans l'antiquité (pestes d'Athènes, de Rome) et pendant une grande partie du moyen âge (mort de saint Louis, peste noire sous Philippe de Valois), fit encore un grand nombre de victimes au XVIe et au XVIIe siècle. Sa dernière apparition en France date de 1720, où elle tua encore 40 000 personnes à Marseille. Depuis cette époque, les Français ne furent atteints de cette maladie que pendant des expéditions à l'étranger (campagnes d'Égypte et de Syrie, 1800 ; campagne d'Algérie, 1837). La peste, qui avait pénétré en Europe en 1879, à Astrakan, où elle s'éteignit, grâce aux mesures énergiques du général russe Loris Mélikov, a reparu ensuite à Oporto (Portugal). En avril 1903, la peste débarqua avec des chiffons venus de Bombay, dans la banlieue de Marseille, à la cartonnerie Saint-Barnabé, mais l'épidémie fut vite enrayée.

A l'occasion et à la suite de la guerre sud-africaine, les relations directes entre l'Inde et le Cap se multiplièrent et la peste débarqua à plusieurs reprises au Natal et au Transvaal ; l'épidémie finit même par traverser l'Atlantique, frappant pour la première fois l'Argentine, le Paraguay, le Brésil (1903), le Venezuela (1905).

En 1910-1911, prit naissance, aux environs du lac Baïkal, une épidémie qui envahit la Mandchourie, la Chine, en causant une mortalité considérable qui atteignit 100 p. 100 dans certains villages.

En 1920 apparut, à Paris et dans la banlieue nord-est, une petite épidémie (92 cas) disséminée dans les quartiers ouvriers, surtout parmi les chiffonniers. Cette épidémie fut rapidement enrayée; mais, depuis cette époque, quelques cas sporadiques de peste bubonique ou pulmonaire sont signalés de temps en temps (*fig.* 663).

SIGNES. Après une incubation de 24 heures à 15 jours, la peste peut évoluer différemment.

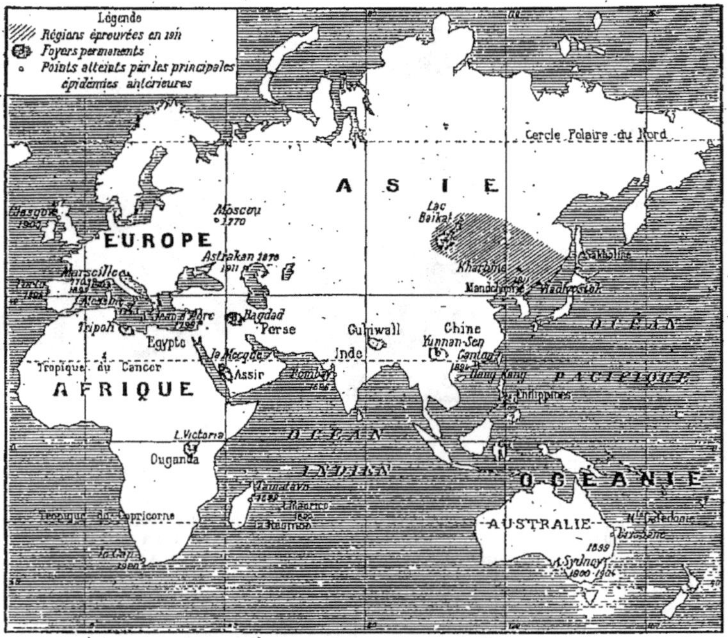

FIG. 663. — Principaux foyers de la peste.

Forme septicémique. Parfois le malade est pris brusquement, en pleine santé apparente, d'un frisson intense. La fièvre monte à 40° et même 42° : il existe de vives douleurs de tête, du délire, du vertige, le malade tombe rapidement dans le coma et meurt au bout de 24 ou 36 heures, sans avoir présenté aucun signe apparent de la peste.

Forme bubonique. La fièvre monte brusquement à 39°, 40°. On constate souvent au début, sur un membre, une tache lenticulaire ressemblant à une piqûre de puce ou de punaise, qui devient charbonneuse : l'épiderme se soulève, il se forme une bulle, une *phlyctène* contenant un liquide d'abord transparent, puis trouble et sanguinolent. Parfois la peau se gangrène à ce niveau et il se forme une escarre noirâtre : c'est le *charbon pesteux* (*fig.* 665).

Les glandes s'engorgent rapidement et deviennent douloureuses ; on les trouve aux aisselles, à l'aine, au cou, formant des tumeurs du volume d'une noix, d'un œuf de poule ou même d'une tête d'enfant ; c'est le *bubon pesteux* (*fig.* 664). Ce bubon peut disparaître de lui-même, ou, au contraire, suppurer, à moins que la mort ne vienne interrompre le cours de la maladie. Le pus du bubon contient un grand nombre de bacilles pesteux et est donc très contagieux. La mortalité est de 75 p. 100.

Forme hémorragique (peste noire). Dans cette forme, il existe chez le malade des hémorragies multiples (pétéchies) se formant dans le nez, la bouche, l'intestin ; la peau présente aussi des hémorragies ponctiformes ou en nappe et prend un aspect bigarré, comme si elle avait été fouettée.

Forme pneumonique. Cette forme très grave est celle qui a sévi en Mandchourie en 1911. Après une incubation de 2 à 3 jours, pendant laquelle le sujet conserve son activité, la fièvre s'élève de 38°, 39° ; la

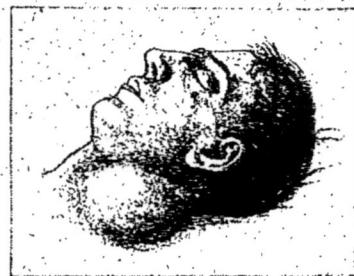

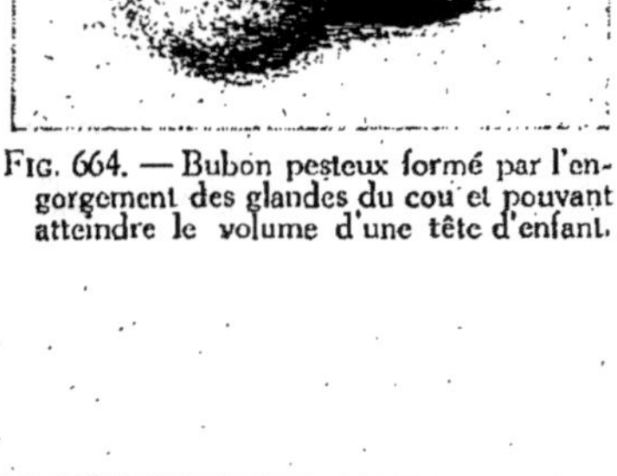

FIG. 664. — Bubon pesteux formé par l'engorgement des glandes du cou et pouvant atteindre le volume d'une tête d'enfant.

respiration s'accélère et le malade se plaint parfois d'un point de côté. A l'auscultation, on entend des signes de pneumonie. Le malade tousse un peu et crache avec difficulté quelques crachats visqueux ; puis, à un moment, apparaît un crachat sanglant, caractéristique de la pneumonie pesteuse. Les quintes de toux augmentent de fréquence, le malade anhélant, suffocant, ne peut plus rester allongé : il s'assoit au bord de son lit, et tousse, courbé en deux, ou bien il se lève, bavant une spume teintée de sang ou lançant devant lui des gouttelettes ou des crachats visqueux et rouges de la dimension d'une pièce de 1 franc.

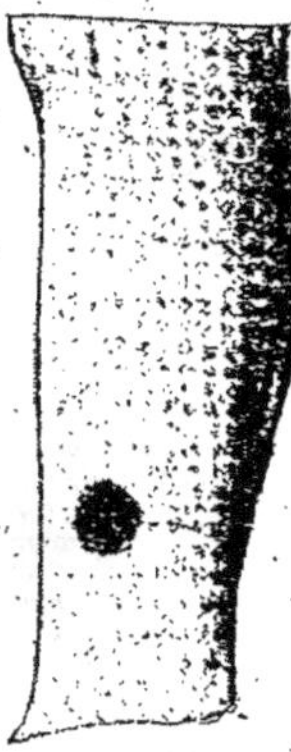

FIG. 665.
Charbon pesteux.

La mort survient en 2 ou 3 jours dans 100 p. 100 de cas.

Forme ambulatoire. Dans cette forme, les symptômes peu graves permettent au malade de circuler ; celui-ci présente une adénite, le plus souvent inguinale ou axillaire, un peu douloureuse, sans trouble apparent de la santé. Cette adénite peut durer plusieurs semaines ; elle se résorbe, ou aboutit à la suppuration. Une ponction du bubon à la seringue ramène du pus qui contient du bacille de Yersin.

CAUSES : I. PRÉDISPOSANTES. Toutes causes de débilitation organique : misère, famine, malpropreté. Les saisons favorables à l'éclosion des épidémies sont l'automne et le printemps. Les Européens ont une résistance plus grande (38 p. 100 seulement de mortalité) que les Musulmans (70 p. 100) et les Indous (80 à 90 p. 100).

II. DÉTERMINANTES. Le bacille découvert par Yersin, en 1894 (*fig.* 666), est très abondant dans les bubons et aussi dans le sang, les *crachats*, le mucus nasal, les déjections nasales, fécales et l'urine. C'est un bacille court, trapu, dont les deux extrémités se colorent fortement et laissent entre elles un espace central plus clair (microbe en navette).

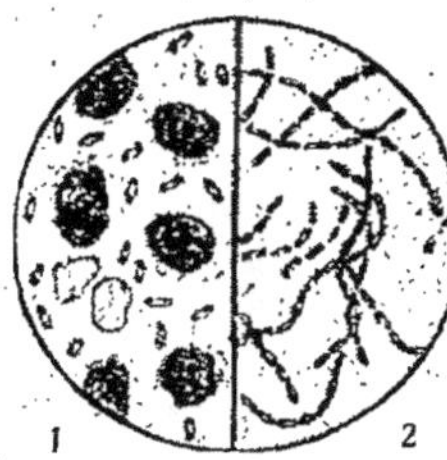

FIG. 666.
Bacilles pesteux.
1. Frottis de ganglion ; 2. Culture sur bouillon.

Mode de propagation de la peste. *Rats* et leurs *puces*, marmotte en Mandchourie (*fig.* 667).

TRAITEMENT : I. PRÉVENTIF. 1° Les médecins, les infirmières et tous ceux qui approchent les pestiférés, doivent se protéger rigoureusement la face au moyen d'un masque de tarlatane et de lunettes, pour éviter la contamination par de fines gouttelettes de salive émises lorsque le malade tousse et crache ;

2° *Le malade sera toujours isolé*, pour éviter la contagion. L'entourage et les personnes exposées par leur profession à contracter la maladie (gardes-malades, employés des pompes funèbres, etc.) seront immédiatement soumises à la vaccination préventive contre la peste au moyen d'une injection de 2 cm³ de *vaccin antipesteux* de l'Intistut Pasteur (1/2 cm³ seulement chez les nourrissons, 1 cm³ chez les enfants de 2 à 10 ans).

Les injections de vaccin sont faites sous la peau de l'abdomen ou en arrière de l'épaule. Elles ne provoquent qu'une faible réaction fébrile qui dure seulement quelques heures et qui passe le plus souvent inaperçue. Leur effet de préservation dure environ 6 mois.

En 1920, à Paris, 1 200 vaccinations furent ainsi pratiquées par Joltrain dans les milieux contaminés, et pas un seul vacciné ne fut atteint de la peste, alors que certains individus qui avaient refusé la vaccination furent frappés les jours suivants ;

3° La peste peut être transmise non seulement par les vivants, mais aussi par les morts. La veillée des morts est dangereuse. A Paris, en 1920, les 2 premiers morts ont contagionné successivement 18 personnes de leur famille ou de leur entourage, en disséminant l'affection dans les quartiers les plus divers. Dans les grandes épidémies, le seul moyen pratique et radical d'éviter la contagion par les cadavres pestiférés, c'est l'incinération des cadavres ;

4° *La peste, étant une maladie des rats*, est transmise de ces rongeurs *par l'intermédiaire des puces* ; il faut donc éviter de ramasser les rats morts avec les mains et se mettre en garde contre les puces. Les cadavres de rats doivent être arrosés de pétrole ou

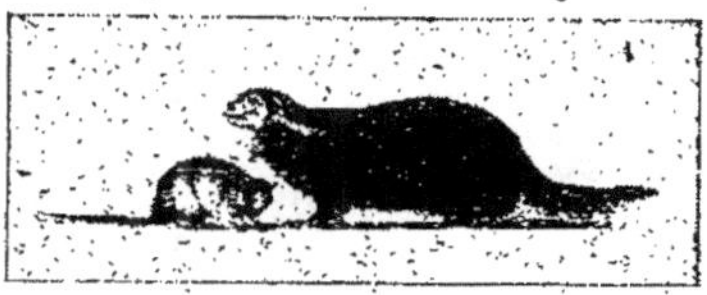

FIG. 667.
Animaux propagateurs de la peste.

de benzine et brûlés ou enfouis. Les cales des navires doivent être désinfectées. V. DÉSINFECTION et DÉRATISATION.

En résumé, les moyens d'action dont on dispose aujourd'hui contre la peste sont si efficaces *qu'il n'y a plus lieu de redouter l'éclosion d'épidémies graves, pourvu que les autorités sanitaires soient averties dès l'apparition des premiers cas*. C'est ce qui a eu lieu à Paris en 1920-1921.

II. CURATIF. En cas de peste reconnue (par ponction du ganglion ou réaction de fixation*) ou simplement soupçonnée, on injectera immédiatement au malade 100 à 120 cm³ de *sérum antipesteux* de l'Institut Pasteur, par *voie intraveineuse* (l'injection sous-cutanée est généralement inefficace). On renouvellera l'injection intraveineuse de sérum à la dose de 60 à 80 cm³, le lendemain et les deux jours suivants, jusqu'à la disparition de la fièvre et des douleurs buboniques. Ce traitement est parfaitement efficace, s'il est pratiqué de bonne heure. Les résultats de l'épidémie de Paris (1920) sont à ce point de vue très démonstratifs. Sur 92 cas de peste (51 à Paris, 41 en banlieue), 44 ne furent pas traités : 32 morts (88 p. 100) ; 52 furent traités par la sérothérapie : 2 morts seulement (39 p. 100).

Pétéchie. — Petite tache de la peau, rouge, ressemblant à la morsure d'une puce, due à la rupture spontanée de capillaires. V. à PURPURA et à TYPHUS.

Petit-lait. — V. LAIT.

Petit-mal. — V. ÉPILEPSIE.

Petite centaurée. — V. CENTAURÉE.

Petite vérole. — V. VARIOLE.

Petite vérole volante. — V. VARICELLE.

Pétrole (Huile de Gabian). — On extrait par distillation du pétrole brut diverses substances : 1° l'*éther de pétrole* ou *ligroine*, bouillant à 30°, liquide incolore, très volatil ; 2° l'*essence minérale*, bouillant à 60° ; 3° l'*huile de pétrole*, bouillant à 150° ; 4° les huiles lourdes : *vaseline* et *paraffine*, bouillant au-dessus de 280°.

ACTION ET MODE D'EMPLOI : 1° A l'*intérieur*, contre la lithiase biliaire (Chauffard), à la dose de V à XXX gouttes de pétrole rectifié, sous forme de perles, 2° à l'*extérieur*, contre la gale et la phtiriase.

Empoisonnement. — SIGNES. Assoupissement profond. — PREMIERS SOINS. Faire vomir en chatouillant la luette ou avec ipéca, puis stimulants.

Peuplier. — Arbre de la famille des Salicacées, dont les bourgeons entrent dans la composition de l'*onguent populeum*. V. ONGUENT *populeum*.

Phagédénisme (du gr. *phagein*, manger, et *adên*, beaucoup). — Extension indéfinie d'une lésion ulcéreuse, soit en surface (*phagédénisme serpigineux*), soit en profondeur (*phagédénisme térébrant*) ; celui-ci peut devenir *mutilant*, quant il siège à la face, détruisant le nez, les lèvres, etc.

S'observe dans le *chancre mou*, soit au niveau du chancre même, soit au niveau du bubon ; dans la *syphilis*, au niveau de l'accident primitif (chancre) ou des lésions tertiaires.

CAUSE. Encore obscure : on n'a pas trouvé de microbe spécial ; parfois association de spirilles ou de microbes anaérobies. Le terrain a été incriminé (débilités, intoxiqués), mais le phagédénisme a été également observé chez des sujets jeunes, vigoureux, sans tares appréciables.

TRAITEMENT. Médication mercurielle ou arsenicale (arsénobenzènes), sérum antigangréneux. Destruction du foyer par l'air surchauffé à 700°, sous anesthésie. Ablation au bistouri, quand c'est possible ; cautérisations au thermocautère, au chlorure de zinc. Pansements à l'iodoforme, au collargol. Repos ; toniques.

Ulcères phagédéniques. — Ulcérations ayant une tendance très marquée à envahir les tissus voisins, en surface et en profondeur. Evolution aiguë par la marche, chronique par la durée. Une forme spéciale est fournie par l'*ulcère phagédénique des pays chauds*. V. ULCÈRE.

Phagocyte ou **Phagocytose** (du gr. *phago*, je mange, et *cytos*, cellule). — Certains leucocytes jouent un rôle dans la lutte anti-infectieuse : ils englobent le microbe pour le digérer et le faire disparaître (Metchnikoff). V. BACTÉRIES.

Phalanges, Phalangines, Phalangettes. — Os des doigts de la main et du pied (V. *fig.*, à CORPS). La phalange est articulée avec les métacarpiens ou les métatarsiens, la phalangine avec la phalange au-dessous et la phalangette au-dessus.

Phalline. — Alcaloïde qui se trouve dans certains champignons* mortels, comme *Amanita phalloïdes*.

Pharmacie de famille, de voyage et d'urgence. — Ensemble de médicaments qu'il est utile de posséder chez soi, tout au moins à la campagne (*fig.* 668, 669), en voyage, à la chasse.

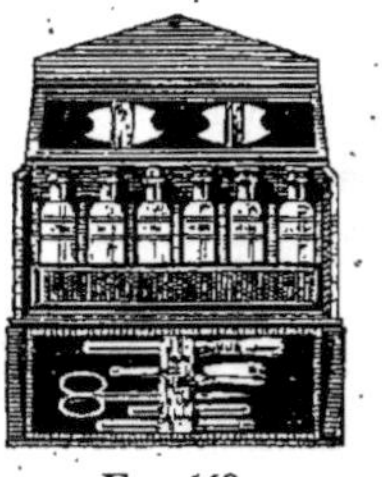

FIG. 668. Pharmacie de poche.

Médicaments internes. — *Magnésie* calcinée : un flacon de 30 gr. — *Bicarbonate de soude** : une boîte contenant 10 paquets de 5 gr., comme anti-acide contre les empoisonnements, les aigreurs d'estomac. — *Salicylate de bismuth** : une boîte contenant 10 cachets de 50 centigr. — *Elixir parégorique* : un flacon de 20 gr., comme antidiarrhéique. — *Antipyrine* : une boîte contenant 10 comprimés de 50 centigr. — *Chlorhydrate de quinine** : une boîte contenant 10 comprimés de 25 centigr. et 10 comprimés de 50 centigr. — *Aspirine* : un tube de verre contenant des comprimés (0,50 centigr.) comme antifébrile et antinévralgique. — *Bromure de potassium* : 10 paquets de 1 gr. — *Ether* : un flacon bien bouché de 30 gr. — Fleurs de *tilleul* et d'*oranger* en sac de 20 gr. chaque, comme calmants. — Fleurs de *camomille* : 30 gr. dans un sac comme digestif. — Queues de *cerise* et *chiendent* : 2 paquets de 20 gr. comme diurétique. — *Amidon* : 100 gr. dans une boîte pour lavements d'enfant, comme émollient. — *Calomel* (protochlorure de *mercure**) : une boîte contenant 20 paquets de 5 centigr. — Huile de *ricin* : un flacon de 40 gr. — *Sulfate de soude** : une boîte contenant un paquet de 60 gr. — *Sulfate de magnésie* : un paquet

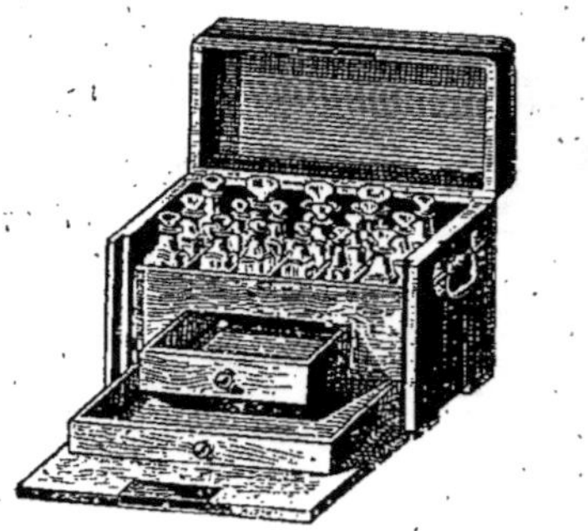

FIG. 669. — Pharmacie de famille.

de 50 gr. comme purgatif. — Eau de *mélisse des Carmes* : un flacon. — *Ammoniaque* : un flacon de 10 gr. comme stimulant. — *Sirop de chloral* : 120 gr. en un flacon. — *Sulfonal* : 5 cachets de 0,50 comme soporifique. — Fleurs et feuilles de *bourrache* : 20 gr. dans un sac, comme sudorifique. — *Ipéca* : une boîte contenant 10 paquets de 25 centigr. — Tartre stibié ou émétique (tartrate d'*antimoine**) : 10 paquets de 5 centigr. comme vomitif.

Médicaments externes et pansements. — Acide *picrique* : un flacon de 150 gr. de la solution à 10 p. 1000, liniment oléocalcaire, 100 gr., contre les brûlures. — Graine de *lin* : 250 gr. dans une boîte en fer-blanc. — Une boîte de *sinapismes* Rigollot comme révulsifs. — Ammoniaque liquide (déjà indiqué). — Teinture d'*iode* : un flacon de 5 gr. contre les piqûres. — *Collodion* : un flacon de 10 gr. — Papier au *bichlorure de mercure** : un cahier de 10 feuilles. — Acide *borique* : une boîte contenant 120 gr. — Alcool *camphré* : un flacon contenant 150 gr. — *Eau oxygénée* : un flacon de 120 gr. — Teinture d'*iode* : 10 gr. — Flacon de *sérum antitétanique* desséché. — *Gaze aseptique* : 15 mètres. — *Ouate hydrophile* : 250 gr. Bandes de vieille toile et en mousseline souple. Bandes en coton élastique (de 3 largeurs : 5 centim., 7 centim. et 10 centim.) contre les blessures et plaies. — Un flacon de *sérum* contre la morsure des vipères*.

Récipients. — Un *gobelet* en bois ou en métal. Une *cuillère* à soupe et une à café portant inscrite à l'intérieur la contenance d'eau. Une *cuvette* en tôle émaillée. Un *bock*. Une *poire* à lavement.

Instruments. — Une *pince* à mors étroits. Une *pince* à artère. Une paire de *ciseaux*. Une seringue de Pravaz pour les injections, à aiguilles en nickel.

Il est *indispensable* que ces médicaments, dont quelques-uns sont des poisons, soient placés dans une boîte soigneusement fermée par une clef, placée dans un endroit fixe. Chaque espèce de médicament doit être remise *soigneusement* en place après emploi. Les flacons et les boîtes porteront : 1° le nom de la substance contenue ; 2° la quantité par cuillerée à soupe pour les médicaments en bouteille, par cachet ou paquet pour ceux en boîte.

Les médicaments devront être soumis de temps en temps à la vérification d'un pharmacien, qui constatera leur état de conservation.

Pharmacien (du gr. *pharmacon*, médicament). — Celui qui exerce la pharmacie.

L'enseignement de la pharmacie est donné dans les Facultés de : Paris, Montpellier, Nancy, Bordeaux, Lille, Lyon, Toulouse, Marseille et Alger, dans les écoles de plein exercice de Nantes et Rennes, dans les écoles préparatoires de : Amiens, Angers, Besançon, Caen, Clermont, Dijon, Grenoble, Limoges, Poitiers, Reims, Rouen et Tours.

Depuis la loi du 19 avril 1898, on ne délivre qu'un seul diplôme de pharmacien de 1re classe, le diplôme de pharmacien de 2e classe est supprimé.

Les études en vue du diplôme de pharmacien durent 5 ans, dont 1 année de stage et 4 ans de scolarité. Le diplôme de bachelier de l'enseignement secondaire est nécessaire pour l'inscription comme stagiaire. Le stage ne peut être accompli que dans des officines agréées par les recteurs.

La scolarité des 4 années peut être accomplie dans une école supérieure ou une faculté, ou une école de plein exercice, les 3 premières années dans une école préparatoire.

L'élève passe 3 examens de fin d'année et 3 examens probatoires la 3e année. Le diplôme n'est délivré qu'après 25 ans révolus. Les *frais d'études* s'élèvent à 1 685 francs.

Il existe un grade de *docteur en pharmacie* dont l'obtention est subordonnée à la possession de diplôme de pharmacien de 1re classe, à des travaux de scolarité effectués à la Faculté et à la soutenance d'une thèse.

Durant leur 5 ans d'études, les pharmaciens ne reçoivent aucune instruction médicale : ils ne fréquentent pas l'hôpital (à part les internes en pharmacie). Ils ne sont donc pas qualifiés pour donner les conseils que les clients réclament si souvent d'eux, et qu'ils ne peuvent guère refuser.

Un pharmacien ne peut d'ailleurs exercer légalement la médecine que s'il est pourvu du diplôme de docteur en médecine.

Cependant, en cas d'accident subit et en l'absence du médecin, il est permis au pharmacien de donner des soins d'urgence, soit dans son officine, soit sur la voie publique.

Pharmacologie (du gr. *pharmacon*, médicament, et *logos*, étude). — Etude des médicaments et de leur action.

Pharmacopée (du gr. *pharmacon*, médicament, et *poiein*, faire). — Préparation des médicaments.

Pharyngite. — Inflammation du pharynx (angine). V. PHARYNX (maladies).

Pharynx. — Carrefour formé en avant par l'ouverture postérieure des fosses nasales et l'ouverture postérieure de la bouche (isthme du gosier), c'est-à-dire par le voile du palais, ses piliers, la luette, les amygdales et la base de la langue ; en arrière, par les vertèbres du cou ; en bas et en avant, par le larynx que ferme une membrane mobile, l'*épiglotte* ; en bas et en arrière, par l'œsophage.

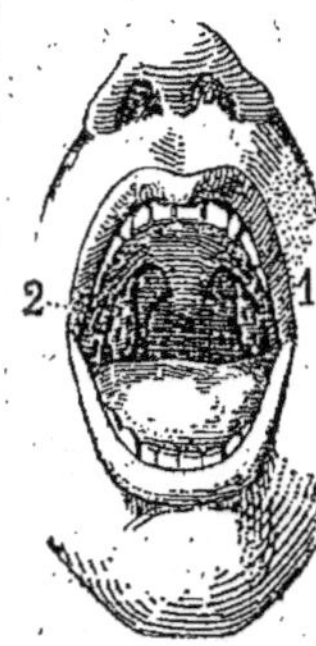

FIG. 670. Amygdales (1, 2).

Amygdales. — Organes placés (*fig.* 670) de chaque côté de l'isthme du gosier, dans une fossette formée par les piliers antérieur et postérieur du voile du palais. Les amygdales contiennent des follicules clos, qui auraient un rôle dans la production des globules blancs ; elles présentent des dépressions dans lesquelles les poussières et notamment les microbes* peuvent s'arrêter, d'où l'utilité de respirer exclusivement par le nez, ces poussières se déposant dans le mucus nasal.

Pharynx (Lésions chirurgicales).

Corps étrangers (arêtes, fragments d'os). — Ils peuvent s'implanter dans la paroi du pharynx et y produire une petite plaie, mais leur siège fréquent est l'amygdale.

TRAITEMENT. Chatouiller la luette avec une barbe de plume, afin de provoquer des vomissements. Si la substance passe cependant dans l'estomac, faire absorber de la purée de pain (panade), puis provoquer de nouveau des vomissements.

S'il s'agit d'une arête plantée dans l'amygdale, elle est souvent peu visible et ne peut être enlevée que par la pince d'un médecin.

Polypes de l'amygdale du pharynx. — Ils sont bénins, assez rares et constitués par du tissu lymphoïde analogue à celui de l'amygdale : un fibrome, un lipome ou une tumeur dermoïde, et ne récidivent pas après ablation.

SIGNES. Les troubles qu'ils produisent sont si légers d'ordinaire que leur constatation est faite à l'occasion d'une angine : chatouillement, picotement entraînant de la toux, du ronflement la nuit et une certaine gêne de la respiration, le polype venant obturer dans la position couchée l'ouverture du larynx. Pour qu'il devienne visible, il est nécessaire souvent de faire tousser le malade.

TRAITEMENT. Section du pédicule au ciseau ou à l'anse galvanique.

Abcès rétro-pharyngiens. — Ils peuvent être chauds ou froids.

Abcès chaud. — CAUSES. Inflammation (adénite) des ganglions lymphatiques rétro-pharyngiens. Son volume varie d'une noisette à un œuf de poule.

Ces abcès se produisent chez le nourrisson (4 à 12 mois) et, en général, chez des bébés scrofuleux et syphilitiques ; ils sont très rares après 4 ans, les ganglions lymphatiques, siège de ces abcès, diminuant beaucoup de volume après la première année. L'origine est une lésion, quelquefois très minime, de la muqueuse du nez, du naso-pharynx, de la bouche, de l'oreille moyenne, de la peau du visage ou de la nuque (notamment un eczéma). Quelquefois aussi l'infection est consécutive à la rougeole, la scarlatine, les oreillons.

SIGNES. Gêne de la déglutition, devenant si forte que le nourrisson, après quelques efforts de succion, s'arrête, avale de travers et pousse des gémissements. La respiration devient ronflante, puis lente, pénible, surtout à l'inspiration, et l'enfant étant étendu, elle s'accompagne de tirage* ; des crises d'étouffement apparaissent au moment des efforts de déglutition. La voix est rauque et nasillarde (voix de canard).

Les ganglions au-dessous de la mâchoire sont gonflés. Le médecin, en touchant le fond de la gorge, perçoit le gonflement, après avoir mis un bouchon entre les arcades dentaires, pour maintenir la bouche ouverte.

Il existe un certain degré de fièvre, dont l'intensité est plus ou moins forte, suivant les cas.

ÉVOLUTION. Très variable, aiguë ou lente.

TRAITEMENT. L'incision *précoce*, par la bouche, est nécessaire, l'évacuation spontanée de l'abcès pouvant être très dangereuse. Baisser rapidement la tête de l'enfant, pour que le pus s'écoule par la bouche. Malgré toutes les précautions, un accès de spasme glottique peut se produire au moment de l'incision.

Dans ce cas, mettre la tête en bas, flageller le thorax, faire la traction de la langue et la respiration artificielle. V. ASPHYXIE.

Abcès froid. — Son origine est la tuberculose des vertèbres cervicales (mal de Pott sous-occipital), et le pus, résultant d'un abcès par congestion, vient se collecter dans le tissu cellulaire rétro-pharyngien.

Il peut apparaître à tout âge.

Pharynx (Maladies inflammatoires) ou **Angines** (du gr. *agchô*, j'étrangle). — Nom donné à toutes les affections du pharynx, qu'elles soient généralisées à toutes les parties (pharynx proprement dit, amygdales, voile du palais, pilier du voile du palais) ou localisées seulement aux amygdales (palatines ou amygdales proprement dites et amygdales linguales).

CAUSES : I. PRÉDISPOSANTES. Froid, humidité, insuffisance de la salive rendant plus fragile l'épithélium de la muqueuse.

II. DÉTERMINANTES. Introduction de microbes (streptocoque, staphylocoque, pneumocoque, pneumobacille, bacille diphtérique), hôtes de la gorge, et qui peuvent devenir pathogènes sous diverses influences.

SIGNES. Les angines se caractérisent par des modifications dans l'aspect de la région pharyngée : une dysphagie intense ou légère, des adénopathies sous-maxillaires discrètes ou très développées, une température plus ou moins élevée, une albuminurie transitoire.

FORMES. A première vue, on distingue quatre principales variétés d'angines :

Les *angines rouges*, érythémateuses sans exsudat ; les *angines blanches*, avec exsudats blanchâtres ; les *angines phlegmoneuses*, rouges ou blanches, avec foyer de suppuration périamygdalien et trismus souvent très marqué ; les *angines gangréneuses*, avec sphacèle des tissus amygdaliens.

I. Angine rouge. — Sécheresse et cuisson du pharynx, qui est gonflé, rouge au niveau du voile, de la luette, des piliers et des amygdales ; l'action d'avaler est parfois pénible, même pour la salive. Il peut y avoir un peu de surdité, si l'inflammation gagne la trompe* d'Eustache. Fièvre peu élevée, courbature générale.

CAUSES. Une angine rouge n'est habituellement pas diphtérique, mais une phase érythémateuse peut précéder le stade pseudo-membraneux.

Il s'agit habituellement d'une affection primitive bénigne et de courte durée : l'*angine catarrhale simple.*

Parfois on observe une angine rouge au *début de diverses infections :* scarlatine, rhumatisme articulaire aigu, grippe, érysipèle, rougeole.

L'*angine scarlatineuse* a une évolution rouge pourprée de la gorge, la langue est framboisée ; l'*angine morbilleuse* possède un piqueté rouge et s'accompagne de catarrhe oculo-nasal.

Dans l'*angine érysipélateuse*, des phlyctènes apparaissent souvent sur le fond rouge.

L'angine rouge apparaît également à la suite d'absorption d'*iodure** et dans l'intoxication par la *belladone** (Savy).

II. Angines blanches. — Un exsudat blanchâtre, localisé ou généralisé, recouvre le pharynx et plus habituellement les amygdales. Cet enduit peut être *pultacé*, crémeux et mou, peu adhérent, se dissociant dans l'eau, ou *pseudo-membraneux*, résistant, épais, adhérent, non dissociable dans l'eau.

Angines pultacées. — Les deux formes principales sont :

Angine folliculaire ou *lacunaire* (amygdalite à points blancs). Très commune. Survient brusquement après un coup de froid : fièvre souvent élevée, dysphagie, albuminurie transitoire ; adénopathie légère. Amygdales rouges, tuméfiées, parsemées au niveau des cryptes de *points blancs* pultacés, parfois confluents en petites plaques.

Évolution bénigne ; guérit en quelques jours.

Muguet du pharynx. Accompagne la stomatite. Exsudat en grumeaux de lait contenant le champignon pathogène.

Angines pseudo-membraneuses. — Le type de ces angines est l'angine diphtérique ; c'est à elle qu'il faut toujours penser et, en présence d'une telle angine, il faudra immédiatement appeler le médecin, qui fera un prélèvement de la fausse membrane aux fins d'examen bactériologique, et même, avant d'obtenir le résultat de l'examen, fera une injection de sérum antidiphtérique.

Angine diphtérique. V. DIPHTÉRIE.

Angine scarlatineuse. La scarlatine est, après la diphtérie, la cause la plus fréquente de l'angine pseudo-membraneuse. Habituellement précoce. Elle est parfois tardive et peut alors se compliquer de diphtérie.

Angine herpétique. Rare ; se caractérisant par l'apparition sur le pharynx de petites vésicules qui se rompent bientôt en laissant des érosions circulaires ou polycycliques, par fusionnement de plusieurs vésicules. Ces érosions se recouvrent rapidement de fausses membranes. Début brusque avec frisson unique et violent, température élevée, herpès des lèvres, du nez, des oreilles. Guérison habituelle en quelques jours.

Angine de Vincent (ulcéro-membraneuse). Due à l'association du bacille fusiforme et du spirille de Vincent. Au début, c'est une ulcération amygdalienne peu profonde, recouverte d'une fausse membrane diphtérique; puis l'ulcération creuse en profondeur et prend un aspect chancriforme ; souvent unilatérale, elle est recouverte d'une pulpe grisâtre, saignant facilement. Ganglion douloureux vers l'angle de la mâchoire ; haleine fétide, fièvre modérée, état général conservé, dysphagie modérée.

Affection bénigne : guérison en 8 à 15 jours : parfois l'autre amygdale peut être atteinte consécutivement.

Angines diverses. On peut observer des fausses membranes sur la surface de section d'une *amygdalotomie*, au cours d'une *angine typhique*, *variolique*, *aphteuse* (Savy).

TRAITEMENT : 1° PRÉVENTIF. Isolement du malade. Chez les sujets qui ont des angines à répétition, cautérisation ou ablation des amygdales hypertrophiées, dans l'intervalle des poussées aiguës.

2° GÉNÉRAL. Repos, alimentation liquide. Purgation ; aspirine, antipyrine, quinine, salicylate de soude. Toniques : thé au rhum, vin de quinquina ou kola.

3° LOCAL. Cataplasme ou compresses humides chaudes sur le cou. Lavage au bock avec de l'eau bouillie tiède pure ou additionnée d'acide borique (30 gr. p. 1000), de phénosalyl (5 à 10 p. 1000), d'eau oxygénée (100 p. 1000). Siphonage d'eau de Seltz dans les angines pseudo-membraneuses. Gargarismes à l'infusion de feuilles de ronces, eau oxygénée, chlorate de potasse (20 gr. p. 1000). Badigeonnages cocaïnés avec un collutoire boraté, salicylé, phéniqué.

4° SPÉCIAL. En cas de *diphtérie*, sérothérapie. V. DIPHTÉRIE.

Dans l'*angine de Vincent*, bleu de méthylène en badigeonnage au 1/20, au 1/100 ; arséno-benzol en poudre ou en solution glycérinée ; solution saturée d'acide chromique.

III. **Angine phlegmoneuse.** — Survient entre 18 et 20 ans de préférence ; les récidives sont fréquentes.

Début brusque par un frisson, une fièvre élevée (40° à 41°), un état saburral des voies digestives, douleur unilatérale de la déglutition ; voix nasonnée, trismus. L'abcès se collecte et ne s'ouvre guère spontanément que vers le 8° jour, et son accroissement est très pénible.

Dans une autre forme plus fréquente, le pus se collecte dans le tissu cellulaire qui entoure l'amygdale (*périamygdalite phlegmoneuse*) ; elle succède aussi à une angine catarrhale et son apparition est marquée brusquement par une élévation de température à 40°, des frissons, des vomissements et une impossibilité absolue de rien avaler ; la salive s'écoule par les coins de la bouche, les muscles de la mâchoire et du cou sont contractés, la parole est très modifiée, les ganglions sous-maxillaires sont très gonflés, l'amygdale est fortement repoussée vers la luette qui est déviée du côté sain, tandis que le pilier antérieur du côté malade est très élargi.

L'abcès se vide vers le 10e jour dans la bouche et le soulagement est très rapide. L'ulcération des vaisseaux voisins est rare.

TRAITEMENT. Gargarismes et lavages. Cataplasmes étendus sur le cou, contre la contracture. Injections intraveineuses d'électrargol ; frictions au collargol ; ponction de l'abcès avec le galvanocautère, un bistouri boutonné ou une sonde cannelée.

IV. **Angine gangréneuse.** — Maladie rare en France, plus fréquente dans les pays humides. Elle peut être spontanée, mais le plus souvent succède à une angine diphtérique ou scarlatineuse.

CAUSES : 1° PRÉDISPOSANTES. Individus débilités par des privations et des peines morales ou la cachexie, résultant de maladies graves.

2° DÉTERMINANTES. Microbes anaérobies.

SIGNES. Prostration, fièvre à 39°,5 ou 40°, avec de grandes oscillations et souvent du délire. L'haleine a une odeur infecte ainsi que la salive, les ganglions sous-maxillaires augmentent beaucoup de volume et deviennent douloureux.

On constate, sur une des amygdales, plus rarement sur la luette ou le voile du palais, une plaque de gangrène qui laisse une ulcération profonde de la largeur d'une pièce de 50 centimes à 1 franc.

Le malade est aphone, il ne peut rien avaler et souffre d'une soif intense, d'une oppression extrême.

Pronostic grave, mais la guérison est possible.

TRAITEMENT. Toniques, lait. Irrigation du pharynx avec de l'eau oxygénée étendue des deux tiers d'eau bouillie. Cautérisation au galvanocautère.

Hypertrophie des amygdales palatines. — CAUSES. Enfants lymphatiques, chez lesquels elle s'accompagne souvent de l'hypertrophie des amygdales pharyngées ou adénoïdes (V. NEZ). Chez les adultes, elle est la suite d'une série d'amygdalites aiguës. Dans le premier cas, l'amygdale est pâle et molle ; dans le second, rouge foncé et dure.

SIGNES. L'enfant a toujours la bouche entr'ouverte ; son haleine est souvent désagréable, surtout au réveil, sa respiration est bruyante pendant le jour et, la nuit, prend le caractère d'un ronflement, *il parle du nez*. De chaque côté de la gorge, au-dessus de la base de la langue, les deux amygdales, de la grosseur d'une noix qui, pendant certains mouvements du voile du palais, tendent presque à se toucher.

Souvent l'enfant a une toux quinteuse la nuit ou au réveil, sa déglutition peut être gênée, il souffre souvent en outre des troubles dus aux végétations adénoïdes ou à la paresse du voile du palais, et notamment présente une certaine surdité.

ÉVOLUTION. L'hypertrophie chez les enfants lymphatiques disparaît quelquefois spontanément à la puberté, mais il n'en est pas moins nécessaire de les traiter dès qu'elle est assez prononcée.

Il y a là un obstacle à l'entrée de l'air dans les poumons, et on note souvent chez les personnes atteintes de cette affection un rétrécissement de la poitrine. Surviennent une bronchite, une pleurésie ou une fluxion de poitrine, la gêne respiratoire apportée par ces maladies, s'ajoutant à celle qui existait déjà du fait des amygdales, accroîtra la gravité de ces affections. Cette hypertrophie prédispose à la *tuberculose*, à la *surdité*, aux *angines* et surtout à la plus terrible, l'angine diphtérique.

Pour l'hypertrophie des adultes, il y a lieu aussi d'intervenir, car elle n'a aucune tendance à rétrograder et offre tous les dangers précédents.

TRAITEMENT : I. LOCAL. Il consiste dans les applications de teinture d'iode, des pulvérisations sulfureuses. Cautérisations au galvanocautère ou ablation des amygdales (amygdalotomie).

II. GÉNÉRAL. Huile de foie de morue; traitement du lymphatisme, l'été, par les eaux chlorurées.

Eaux minérales. Allevard, Cauterets, Luchon, Biarritz, Salins, Salies-de-Béarn et les bains de mer.

Angine granuleuse chronique. — Hypertrophie inflammatoire des follicules clos du pharynx. Elle accompagne souvent la maladie précédente et les végétations adénoïdes.

Forme infantile. SIGNES. Le fond de la gorge est framboisé par de petites montuosités. En arrière de la luette, les granulations confondues forment souvent une saillie allongée qui s'efface progressivement au-dessous. Sur les régions latérales, les granulations sont abondantes et forment souvent des saillies en forme de bourrelets mamelonnés, mal limités. Ces montuosités sont pâles et gélatineuses.

Forme de l'adulte. Les saillies sont isolées et leur teinte rouge tranche sur les parties voisines; de chaque côté en arrière de la luette, elles forment des bourrelets saillants qui gênent la respiration nasale postérieure. Quelquefois ces lésions produisent une toux quinteuse et une fatigue de la parole; mais c'est surtout au moment des fréquentes poussées d'angine aiguës qu'elles manifestent leur existence en accroissant notablement les troubles ordinaires à celle-ci : gêne de la déglutition, douleur d'oreille, surdité.

TRAITEMENT. Badigeonnage tous les 3 ou 4 jours avec la solution iodo-iodurée à 1 pour 25.

Eaux minérales. Eaux sulfureuses d'Allevard, Eaux-Bonnes, Luchon.

Syphilis du pharynx. — *Chancre.* — Rare.

Accidents secondaires. — Les plaques muqueuses siègent souvent sur les amygdales, qui peuvent aussi être recouvertes par des fausses membranes avec ulcération de la muqueuse, douleur et difficultés d'avaler, à l'occasion d'une angine banale provoquée par le froid chez des individus à grosses amygdales.

Accidents tertiaires. — Il peut exister des gommes au niveau des amygdales, du voile du palais, aboutissant à l'ulcération et à la perforation. V. PALAIS.

Des ulcérations siègent assez fréquemment sur la paroi postérieure.

TRAITEMENT. V. SYPHILIS.

Tuberculose du pharynx. — L'angine tuberculeuse se présente sous une forme aiguë ou chronique. Elle est d'ordinaire consécutive à une tuberculose linguale, laryngée ou pulmonaire.

SIGNES. Dans la forme aiguë, la muqueuse est gris sale, la luette et les piliers sont gonflés, les amygdales ulcérées. Les douleurs sont très intenses : il devient impossible d'avaler, la salivation est continue et le malade souffre en outre de sensations pénibles dans les oreilles.

Dans la forme chronique, les mêmes signes se produisent, mais après un temps assez long où ils sont très atténués.

TRAITEMENT. Attouchements à la teinture d'iode. Injections d'éther benzyl*-cinnamique. Eaux d'Allevard et d'Uriage.

Phellandrie. — Plante de la famille des Ombellifères dont la poudre du fruit est employée à la dose de 1 à 2 gr. comme narcotique et diurétique.

Phénacétine. — Poudre blanche, inodore, sans goût, employée comme antifébrile et antinévralgique à la dose de 1 à 2 gr. par cachets de 30 centigr.

Phénique (Acide) [Syn. : acide carbolique et phénol]. — Antiseptique, antipyrétique.

MODE D'EMPLOI ET DOSE. 1° A l'*intérieur*, sous forme d'une à 3 cuillerées de sirop contenant 1 gr. d'acide pour 1000 gr. de sirop; de gargarisme (acide phénique 1 gr., glycérine 12, eau 250 gr.); 2° à l'*extérieur*, eau phéniquée, solution faible 2 gr. 50 pour 100, solution forte 5 gr. pour 100, gaze phéniquée 10 pour 100, vaseline et huile phéniquée 1 pour 100.

Phénol. — V. ci-dessus PHÉNIQUE (Acide).

Phénomènes. — V. MONSTRES.

Phénosalyl. — Mélange d'acides phénique, salicylique et lactique avec du menthol et de l'essence d'eucalyptus, préconisé à la dose de 1 pour 100 d'eau comme antiseptique.

Phimosis et **Paraphimosis** (du gr. *phimos*, bride). — Etroitesse congénitale ou inflammatoire (chancre) de l'ouverture du prépuce, d'où la difficulté ou impossibilité de découvrir le gland.

INCONVÉNIENTS. Le phimosis, outre la possibilité de production du paraphimosis (V. ci-après), a le désavantage : 1° d'empêcher de tenir en état de propreté suffisant la couronne du gland, et 2°, de rendre cette surface facilement ulcérable, d'où une prédisposition à la syphilis. — TRAITEMENT. Circoncision.

Paraphimosis. — Etranglement du gland par un prépuce dont l'ouverture est insuffisamment large. Ce prépuce, après avoir été tiré violemment en arrière où il étrangle en partie le gland, ne peut plus revenir en avant qu'après un débridement. Si on n'intervient pas de suite, l'étranglement peut amener un sillon de gangrène de la verge.

TRAITEMENT. On essayera, sans trop insister, de ramener le prépuce dans sa position normale en graissant le gland avec de la vaseline; en cas d'insuccès, le chirurgien fera une section de l'anneau constricteur au thermocautère ou au bistouri.

Lorsque, comme dans la blennorragie, il s'agit d'un œdème, des mouchetures avec une aiguille préalablement flambée peuvent être simplement faites, mais exclusivement par le médecin.

Phlébite (de *phleps*, veine). — Inflammation des veines.

CAUSES : 1° Dans des cas rares, la phlébite paraît seulement relever de troubles de nutrition de la paroi veineuse (contusion simple, action de certaines toxines au cours de la chlorose, de la goutte);

2° Presque toujours, elle est de *nature infectieuse* et due à l'action des microbes vulgaires de l'infection : streptocoques, staphylocoques. Aussi peut-on la voir survenir dans des cas très nombreux : *a*) dans *toutes les infections locales* : plaies septiques, phlegmons, abcès variqueux, fractures compliquées après une opération chirurgicale; *b*) dans les *affections générales* : septicémies, fièvre puerpérale, grippe, tuberculose, fièvre typhoïde, syphilis, etc., l'agent de la phlébite pouvant être celui de l'affection causale ou celui d'une infection secondaire; c'est de cette dernière que relèvent les phlébites des états cachectiques, cancer, tuberculose, etc.

LÉSIONS. La virulence des germes infectieux a une grande influence sur la marche des lésions. Si l'infection est atténuée, cas habituel, elle détermine de la *phlébite oblitérante*; si elle est virulente, de la *phlébite suppurée* ou *infectante*.

Dans la phlébite oblitérante, le caillot primitif, très adhérent à la paroi, se prolonge par un caillot rouge qui le continue dans le bout central de la veine ; ce caillot rouge est mou et peut s'effriter, donnant lieu à une *embolie*. Le caillot peut parfois se résorber ou organiser, par pénétration de petits capillaires venus de la paroi, ce qui aboutit à la transformation du caillot et de la veine en un cordon fibreux.

Dans les *phlébites suppurées*, en dehors de ce dernier cas, d'ailleurs rare, il s'agit d'une infection virulente et le caillot se forme mal et s'effrite à mesure de sa formation, d'où production d'*embolies septiques*. Enfin, dans les phlébites infectantes d'emblée, il n'y a pas du tout de thrombose veineuse.

1° ***Phlébite oblitérante.*** — SIGNES. Peut atteindre toutes les veines, quoiqu'elle porte le plus souvent sur celles des membres inférieurs, constituant la *phlegmatia alba dolens.*

Cette forme s'observe dans l'état puerpéral, la convalescence des fièvres et les états cachectiques.

Le type est la phlegmatia des accouchées. Survenant d'ordinaire vers le quinzième jour après l'accouchement, elle est quelquefois précédée par une légère fièvre (38° à 38°,5), des fourmillements, des crampes. Le début est marqué par des douleurs vives dans le membre atteint et l'impotence de celui-ci, qui reste légèrement fléchi et tourné en dehors. Puis l'œdème apparaît sous forme d'une enflure souvent considérable ; la peau est lisse, blanche, luisante, dure et la température locale plus élevée. La palpation permet souvent de sentir le cordon dur formé par la veine oblitérée. Le genou présente d'ordinaire de l'hydarthrose*. L'état général n'est pas très atteint et la température, montée au début de 38°,5 à 39°, revient assez vite à la normale.

ÉVOLUTION. La guérison s'obtient en 2 à 3 mois, parfois en 6 semaines, mais il peut persister des troubles divers : atrophie musculaire, raideurs articulaires, douleurs, crampes, œdème malléolaire, varices et enfin une déformation ultérieure possible du pied qui répond au pied bot phlébitique.

Enfin la complication la plus grave de la phlegmatia, c'est l'*embolie*, qui peut survenir sans cause apparente ou à la suite d'une mobilisation trop précoce ; elle aboutit à la formation d'un infarctus pulmonaire, ou cause la mort subite.

2° ***Phlébite suppurée ou infectante.*** — Aux phénomènes locaux inflammatoires, s'ajoutent des troubles généraux graves : frissons, sueurs, fièvre à grandes oscillations, délire. En outre, du foyer veineux partent, dans la circulation, des produits septiques qui vont à distance produire des localisations viscérales diverses : broncho-pneumonie, abcès viscéraux, etc., qui entraînent un pronostic grave.

TRAITEMENT : I. PRÉVENTIF. Eviter l'infection au cours d'un accouchement ou d'un pansement d'ulcère variqueux.

II. CURATIF. Immobilisation dans une gouttière pendant un temps qui varie de 20 jours à 3 mois dans les cas graves. Il faut un minimum de 12 jours d'apyrexie pour permettre un essai de mobilisation. Régime lacté ou lacto-végétarien. Compresses chaudes et humides, poudre de talc, pommade au collargol, mobilisation prudente et graduelle (mouvements de flexion, extension, massage superficiel).

Pendant la convalescence, bandage en crêpe Velpeau, massage, cure à Bagnoles-de-l'Orne.

Phléborragie. — Hémorragie veineuse. V. HÉMORRAGIE.

Phlébotomie (du gr. *phleps, phlebos*, veine, et *tomê*, incision). — Saignée*.

Phlegmasie (du gr. *phlegein*, brûler). — Inflammation.

Phlegmatia alba dolens (œdème blanc douloureux). — V. PHLÉBITE.

Phlegmon (du gr. *phlegein*, brûler). — Inflammation du tissu cellulaire superficiel ou profond, notamment dans les régions où ce tissu est abondant (cou, aisselles). Elle peut être *circonscrite* ou *diffuse*.

I. **Phlegmon circonscrit.** — CAUSES. Contusions, plaies, particulièrement celles dans lesquelles un corps étranger (débris de vêtement, fragment de métal), ou un liquide irritant (urine, matière fécale) a pénétré dans le tissu cellulaire ; inflammation de voisinage (fractures, tumeurs, adénites).

SIGNES. 1° LOCAUX. Tuméfaction, chaleur, rougeur (faisant défaut dans le phlegmon profond), douleur (élancements, battements). 2° GÉNÉRAUX. Fièvre plus ou moins forte, agitation, insomnie.

ÉVOLUTION. Si, ce qui est le cas le plus fréquent, la suppuration se produit, la douleur reste fixe et, vers le 4e ou le 5e jour, le doigt, en s'appuyant sur le phlegmon, a la sensation d'un liquide (fluctuation). Dans le cas de résolution, tous les signes disparaissent, au contraire, graduellement.

II. **Phlegmon diffus.** — Il diffère du précédent par la rapidité de l'envahissement, par la mortification d'une région étendue de tissu cellulaire et par l'intensité des symptômes généraux.

CAUSES. Les mêmes que pour le phlegmon circonscrit, mais se produisant chez des individus fatigués par des maladies antérieures ou des marches excessives, des alcooliques ou des tuberculeux.

SIGNES. Gonflement rapide, avec empâtement conservant l'empreinte du doigt ; rougeur, douleur vive ; puis, vers le 6e jour, suppuration avec élimination de parties gangrenées. Ces escarres entraînent de larges pertes de substance et un changement dans la conformation du membre. La fièvre est intense.

COMPLICATIONS. Hémorragies dues aux ulcérations des artères ; phlébite par thrombose des veines ; névrites ; arthrites suppurées, se terminant par ankylose ; élimination de tendons ; infection générale ; pleurésie purulente ; endocardites.

PRONOSTIC. Autrefois, affection mortelle. Aujourd'hui, affection grave, chez un adulte jusque-là sain, mais souvent guérison, grâce aux moyens thérapeutiques actuels. Si, au contraire, le phlegmon se produit chez des cachectiques, des diabétiques, des surmenés, la mort est fréquente, soit rapide, par septicémie, soit tardive, par hecticité et cachexie dues à la suppuration prolongée qu'entraîne l'élimination des escarres.

TRAITEMENT. Dès qu'on soupçonne la présence de pus : incisions larges, multiples, précoces ; drainage prolongé ; contre-ouvertures. En outre, le traitement général ne doit pas être négligé : toniques du cœur, alcool, quinquina, sérum et vaccins antistreptococciques.

Phlyctène (du gr. *phluzein*, bouillir). — Ampoule analogue à celles des brûlures. V. BRULURES.

Phobie (du gr. *phobos*, crainte). — Obsession dans laquelle l'anxiété se manifeste par une crainte. C'est une peur maladive.

Phocomélie (du gr. *phoquê*, phoque, et *melos*, membre). — Monstruosité dans laquelle le bras et l'avant-bras sont absents.

Les mains s'insèrent sur le tronc. L'aspect rappelle celui des phoques.

Phonation (du gr. *phônê*, voix). — V. VOIX.

Phonendoscope (du gr. *phônê*, voix, *endon*, à l'intérieur, et *skopein*, regarder). — Appareil inventé par le Dr Bianchi pour délimiter les organes.

DISPOSITIONS DE L'APPAREIL (*fig.* 671). Disque métallique, renfermant une cavité fermée par une membrane mince d'ébonite à laquelle est vissée une tige métallique coiffée d'un bouton, aussi en ébonite.

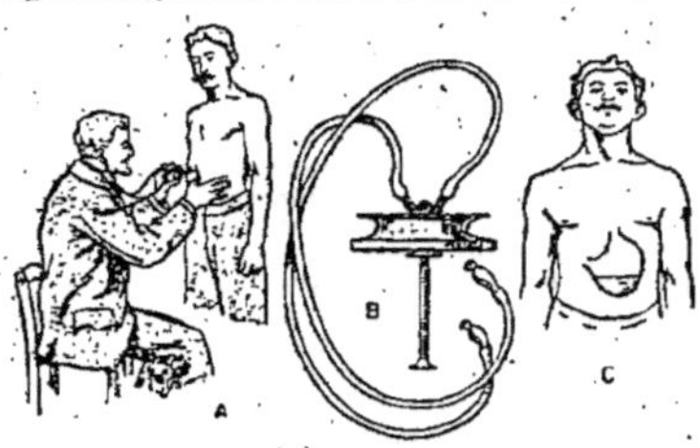

FIG. 671. — Phonendoscope.

A. Appareil en place pour l'examen; B. Détail de l'appareil; C. Schéma indiquant la forme, la situation de l'estomac et son contenu.

Sur la face opposée, le disque porte deux tubes en caoutchouc terminés chacun par un embout destiné à être introduit dans l'oreille du médecin.

MODE D'EMPLOI. L'appareil étant tenu dans la main gauche, le bouton d'ébonite est appuyé énergiquement sur la partie de la peau qui correspond au viscère sous-jacent. On frotte alors la peau avec la pulpe du pouce de la main droite, en appuyant assez fortement et en commençant ces frictions au voisinage du bouton ; on perçoit alors un bruit intense qui cesse, au contraire, presque brusquement dès qu'on dépasse les contours du viscère dont on explore les limites. Ce point étant marqué sur la peau par un crayon, on continue de même à chercher les autres points où le bruit disparaît; la réunion de ces différents points indique les bords de l'organe.

USAGES. On délimite ainsi le foie, les reins, l'intestin, l'estomac et le cœur. On constate les changements de forme du cœur à la suite d'une course, les modifications de l'estomac pendant la digestion.

Phosphate. — V. CHAUX, FER, SOUDE.

Phosphaturie (de *phosphate*, et du gr. *ouron*, urine). — Élimination par les urines d'une quantité anormale de phosphates.

Phosphène (du gr. *phôs*, lumière, et *phainein*, faire briller). — Image lumineuse provoquée par la compression du globe oculaire.

Phosphore. — Médicament dangereux, préconisé dans certaines paralysies et dans l'ataxie.

MODE D'EMPLOI ET DOSE. La dose est de 1 à 3 milligr. pour les adultes, ordinairement sous forme d'huile phosphorée qui contient 1 p. 1000 de phosphore pour l'usage interne (capsule à 1 milligr.) ou 1 p. 100 pour usage externe (friction).

Empoisonnement. — Le *phosphore*, enlevé aux allumettes ou sous forme de mort aux rats, est la substance la plus fréquemment employée par les criminels, 15 à 30 centigr. pouvant déterminer la mort.

SIGNES. Douleur à l'estomac, peu de vomissements (les *matières vomies* peuvent être *lumineuses* dans l'obscurité). *Odeur de phosphore dans l'haleine.* Affaiblissement considérable, pouls très petit, souvent après quelques palpitations. *Douleur au niveau du foie* et *jaunisse* dès le troisième jour. Saignements de nez, vomissements de sang, extravasation de sang sous la peau.

PREMIERS SOINS. Faire vomir avec du sulfate de cuivre (10 à 30 centigr.), qui forme du phosphure de cuivre. Donner toutes les demi-heures 2 gr. d'essence de térébenthine.

Intoxication chronique. — CAUSES : 1° DÉTERMINANTES. Trempage des bois dans la pâte phosphorée, triage des allumettes. 2° PRÉDISPOSANTES. Alcoolisme, malpropreté, insuffisance de ventilation. — SIGNES. Carie dentaire, puis formation d'abcès aux joues par nécrose de l'os maxillaire inférieur et quelquefois des autres os de la face. Anémie profonde, avec vomissements et diarrhée.

TRAITEMENT. Soins des dents, arrêt de travail dès la carie des dents. Opération chirurgicale.

Phosphorique (Acide). — Médicament employé dans certaines maladies des os (rachitisme, ostéomalacie), dans la spermatorrhée, dans la métrorragie, à la dose de 50 centigr. à 2 gr. par jour sous forme de *limonade phosphorique* (2 gr. pour 900 gr. d'eau et 100 gr. de sirop de sucre) ou en *pilules*.

Phosphure de zinc. — V. ZINC.

Photophobie (du gr. *phôs*, lumière, et *phobos*, crainte). — État d'un œil auquel la lumière est pénible.

Photothérapie (du gr. *phôs*, lumière, et *therapeia*, traitement). — Méthode de traitement par l'emploi de rayons lumineux. La source idéale de lumière est fournie par le soleil (V. HÉLIOTHÉRAPIE), mais cette source naturelle est inconstante et difficilement réglable ; aussi la remplace-t-on souvent dans nos pays par la lumière électrique à arc ou à incandescence.

D'ailleurs, quelle que soit l'origine de la source, la lumière blanche qu'elle produit renferme toutes les radiations du spectre lumineux, depuis le violet jusqu'au rouge, et aussi des radiations invisibles calorifiques et chimiques. Ces différentes radiations peuvent être utilisées médicalement, ensemble ou séparément.

On appelle *pouvoir actinique* d'une radiation, celui qu'elle possède de provoquer des actions chimiques, par exemple d'impressionner la plaque photographique. Les radiations bleues et violettes du spectre sont déjà actiniques, mais celles qui possèdent ce pouvoir au plus haut degré sont les radiations ultra-violettes.

Propriétés physiologiques. La lumière agit sur le corps humain surtout par ses radiations actiniques, et sa principale action est son pouvoir *bactéricide* puissant. Elle agit aussi en provoquant une action circulatoire très grande; la peau rougit; il se produit, si on prolonge l'action une brûlure de l'épiderme (érythème, coup de soleil), puis une pigmentation, considérée comme une réaction de défense de l'organisme.

La lumière agit sur les globules rouges du sang, en augmentant leur propriété de fixer l'oxygène de l'air.

Enfin, certaines radiations lumineuses, frappant l'œil, déterminent sur le cerveau, par l'intermédiaire du nerf optique, des actions spéciales suivant la couleur ; ainsi les rayons rouges produisent de l'excitation cérébrale, les rayons violets une action calmante (*chromothérapie*). V plus loin.

Finsenthérapie. — Pour remplacer la lumière solaire souvent déficiente, Finsen a eu recours à l'arc voltaïque, qui se rapproche le plus de la lumière solaire. Il supprima les rayons caloriques (ultra-rouges, rouges et jaunes du spectre) en faisant passer le rayon lumineux à travers une couche d'eau colorée par le bleu de méthylène ou le sulfate de cuivre ammoniacal ; on obtient ainsi une lumière bleue très microbicide. On rassemble les radiations chimiques ainsi obtenues et on les concentre au moyen de miroirs et de lentilles pour en augmenter l'action (*fig.* 672).

Cette méthode a été employée contre le lupus vulgaire, le lupus érythémateux, la pelade, l'épithélioma, les nævi, etc.

Un adjuvant indispensable de cette méthode est la compression. Il est nécessaire, pour que les rayons chimiques puissent pénétrer profondément, d'anémier la région à traiter, car les globules rouges du sang

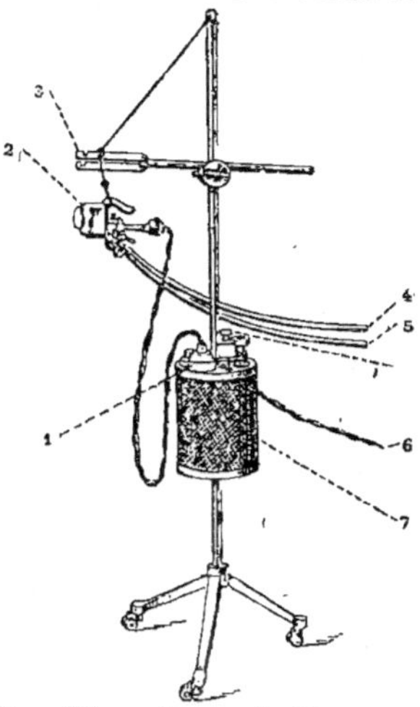

FIG. 673. — Lampe de Kromayer.

1. Prise de courant de la lampe ; 2. Lampe de quartz ; 3. Fourche de support ; 4 et 5. Arrivée et sortie de l'eau de refroidissement ; 6. Interrupteur ; 7. Prise de courant à la canalisation.

arrêtent immédiatement, même sous une faible épaisseur, les rayons ultra-violets. On arrive à rendre les tissus exsangues par des compresseurs appropriés dans lesquels circule un courant d'eau.

Un à 2 jours après la séance de finsenthérapie, il se produit une réaction au point traité : rougeur, gonflement, œdème plus ou moins marqué, parfois phlyctène : tout disparait en une huitaine de jours.

Cette méthode a de réels avantages : l'indolence de ses applications, la possibilité d'atteindre les nodules lupiques profonds, son efficacité, la beauté de ses cicatrices souples. Mais elle ne met pas à l'abri des récidives et ses principaux inconvénients sont la longueur

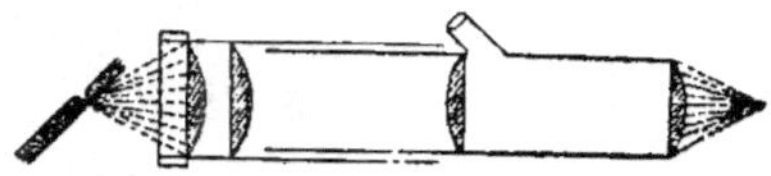

FIG. 672.
Dispositif des lentilles dans l'appareil de Finsen.

des applications (3/4 d'heure à 1 heure 30 par séance), leur répétition prolongée (50 à 200 séances et plus), la nécessité d'une surveillance continue, la cherté du traitement, de l'installation. Aussi la finsenthérapie n'est-elle possible que dans les grands centres. En France, c'est à Paris, à l'hôpital Saint-Louis, que se trouve l'installation la plus parfaite.

Lampe à vapeur de mercure (lampe de Kromayer) [*fig.* 673]. — La lumière de cette lampe riche en rayons violets et ultra-violets peut agir directement sur l'eczéma, la pelade, l'acné. Si on interpose sur le trajet du rayonnement un verre spécial, on ne laisse passer que les rayons ultra-violets moyens et on peut agir profondément sur les tissus comme dans le traitement du lupus (Brocq).

Chromothérapie. — Elle est utilisée contre un certain nombre d'affections.

Le malade est placé dans une chambre tendue d'étoffes unicolores où la lumière pénètre à travers des verres de la même couleur. Ainsi les varioliques, placés dans un milieu rouge, n'ont plus de suppuration et les pustules ne laissent plus de trace.

Les nerveux déprimés, les fous mélancoliques, se trouvent bien d'un séjour de plusieurs heures dans des chambres colorées en rouge.

Chez les excités, au contraire, les rayons bleus et violets produisent une action sédative remarquable.

Pour ces sortes de traitements, le malade reste vêtu, l'action se produisant sur le cerveau par l'intermédiaire du nerf optique.

Photothermothérapie. — Les radiations caloriques (chaleur qui se propage par rayonnement) sont de même nature que les radiations lumineuses. En effet, la chaleur, comme tous les agents physiques, est un mode de mouvement.

Le soleil est aussi, comme la lumière, la source par excellence de chaleur lumineuse. Mais, à cause de son inconstance et de la difficulté de la régler, on lui préfère, en thérapeutique, surtout dans nos climats, la lumière produite par l'énergie électrique.

On peut distinguer quatre types de foyers radiants lumineux : la lampe à incandescence ordinaire, la lampe à incandescence Dowsing (*fig.* 674), la lampe à incandescence rouge, la lampe à arc de charbon.

Propriétés physiologiques. Les radiations calorifiques arrivant sur le corps humain se transforment en chaleur effective ; elles élèvent la température des tissus et celles des liquides de l'organisme, le sang en particulier, déterminent une activité plus grande de la circulation, une augmentation des échanges cellulaires et des combinaisons chimiques. Elles provoquent la transpiration mieux que la chaleur obscure, à cause de l'action des rayons lumineux et chimiques qui augmentent l'activité des glandes sudoripares.

INDICATIONS THÉRAPEUTIQUES. Ces bains de chaleur radiants lumineux sont appliqués avec succès dans un grand nombre de maladies que l'on peut répartir en trois groupes :

1° *Les cas où il s'agit de provoquer une transpiration abondante et une activité plus grande des combustions organiques.* Traitement général des obèses, des arthritiques, des goutteux, des intoxiqués ;

2° *Comme sédatif de la douleur.* Douleurs consécutives aux traumatismes, rhumatismales, goutteuses, névralgiques;

3° *Pour faciliter la résorption des exsudats et l'élimination des produits de déchet qui s'accumulent en certains points de l'organisme.*

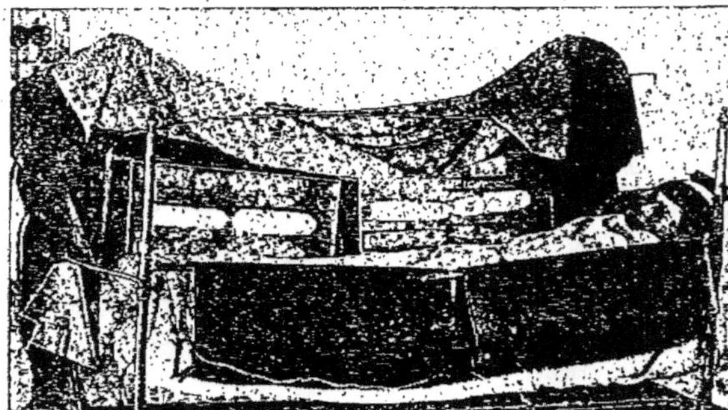

FIG. 674. — Bain Dowsing général.

Les reliquats d'arthrites tuberculeuses et blennorragiques, les arthrites goutteuses, épanchements de synovie, les œdèmes, les épanchements sanguins consécutifs aux luxations et entorses, les phlébites anciennes. On voit, par ce rapide exposé, toutes les ressources que l'on peut attendre de cette thérapeutique toujours sans danger et le plus souvent d'une efficacité remarquable.

Phrénique (de *phrèn*, diaphragme).

Nerf phrénique. — Nerf du diaphragme. C'est le véritable nerf respiratoire.

Névralgie phrénique. — Douleur vive augmentée par les mouvements du diaphragme. S'observe dans les affections du cœur, de l'aorte, du foie, du péricarde, de la plèvre et du péritoine.

Phtiriase (du gr. *phteir*, pou). — V. POUX.

Phtisie (du gr. *phtinein*, dépérir). — V. TUBERCULOSE.

Physiologie et **Physiologique** (du gr. *phusis*, nature, et *logos*, discours). — La physiologie est l'étude des fonctions du corps. Etre en *état physiologique* signifie donc : être dans l'état naturel ou normal des fonctions.

Physiothérapie (du gr. *phusis*, nature, et *therapeuein*, soigner). — Traitement basé sur l'emploi des agents physiques.

Pian. — Affection cutanée qu'on observe dans l'Amérique du Sud et qui ressemble à la syphilis ; elle est due, comme cette dernière, à un spirochète.

Picrique (Acide) [Trinitrophénol]. — Médicament employé dans certaines maladies de la peau (eczéma, zona), mais surtout contre les brûlures. Il supprime la douleur, antiseptise la plaie et amène la réparation de l'épiderme.

On l'emploie en bains (solution à 5 p. 1000 gr.), si la partie brûlée peut être immergée facilement (doigts, mains), puis en imbibant des compresses qu'on applique sur la plaie et qu'on recouvre d'ouate, mais *non* d'un tissu imperméable (taffetas gommé ou toile caoutchoutée) qui maintiendrait l'humidité et retarderait la cicatrisation. Les pansements ne sont renouvelés que rarement (tous les 3 ou 4 jours).

Pour l'*eczéma*, on a employé la même solution ou des solutions contenant 6, 10 à 12 gr. d'acide picrique p. 1000 gr. d'eau.

Pour le *zona*, on fait des badigeonnages à l'aide d'un pinceau aseptique trempé dans une solution alcoolique à 1/10.

Mais en raison de l'apparition de dermites sur des peaux particulièrement susceptibles, cette médication picriquée est de moins en moins employée.

Picrotoxine. — V. COQUE DU LEVANT.

Pied. — Le pied est formé par les os du *tarse*, du *métatarse* et des *orteils* (*fig.* 675), constituant ensemble vingt-six os réunis par des ligaments et recouverts par vingt muscles.

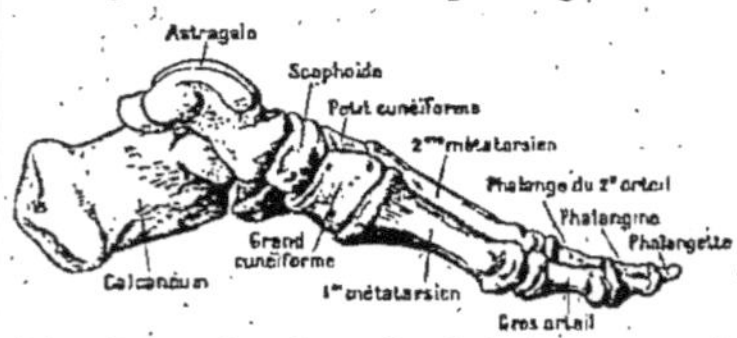

FIG. 675. — Squelette du pied (face interne).

La partie inférieure du pied, la *plante*, est formée par un arc osseux et constitue une voûte élastique sur laquelle repose le corps. La peau de cette région est très épaisse et doublée d'une forte couche de graisse. V. CHAUSSURES, FRACTURES, LUXATION, MARCHE.

Pied bot (*bot* signifiait *tronqué* dans l'ancien français). — Déformation du pied, dont la plante ne peut reposer en entier sur un plan horizontal; elle est due à la rétraction et au raccourcissement de certains muscles.

VARIÉTÉS. La forme la plus habituelle (7/8) est le pied bot *varus* (*fig.* 676, A), dans lequel le pied s'appuie sur le bord externe et la plante regarde en dedans.

Le *valgus*, rare (*fig.* 676, B), est l'opposé du varus ; le pied s'appuie sur le bord interne et la plante regarde en dehors.

Dans l'*équin* (*fig.* 676, C), le pied se trouve dans l'extension forcée et ne s'appuie sur le sol que par les orteils et l'extrémité antérieure des métatarsiens ; la plante est dirigée en arrière.

Le *talus*, très rare (*fig.* 676, D), est l'opposé de l'équin ; le pied s'appuie sur le talon.

Le pied bot varus est souvent associé à un certain degré de pied bot équin ; il en est de même pour le val-

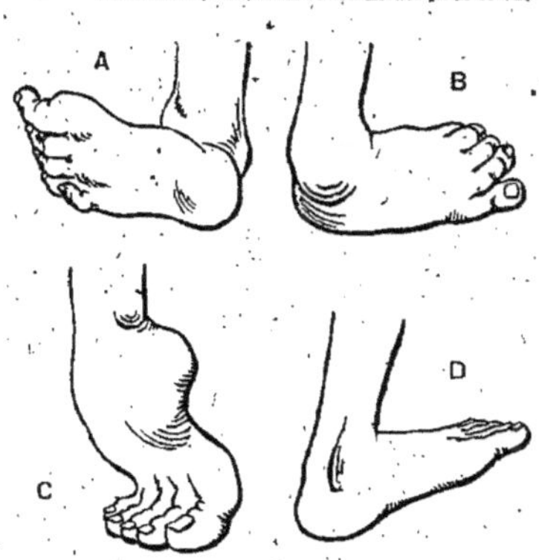

FIG. 676. — Pieds bots.
A. Varus ; B. Valgus ; C. Équin ; D. Talus.

gus et le talus, qui sont fréquemment combinés ensemble.

CAUSES. Hérédité (?), alcoolisme des parents, syphilis, compression de l'utérus, maladies du fœtus.

TRAITEMENT. Appareil et opération chirurgicale dont l'opportunité varie avec les variétés. Chaussures de formes appropriées.

Pied plat. — Déformation du pied consistant dans l'aplatissement de la surface plantaire, le bord interne appuyant fortement plus que l'externe (*fig.* 677, A). Cette difformité, dont les degrés sont variables, rend la marche assez difficile pour provoquer l'exemption du service militaire. Une affection spéciale, la tarsalgie*, peut compliquer cette situation.

TRAITEMENT. Chaussure à semelle d'acier, avec liège ou plaque de caoutchouc pour réformer la voûte plantaire (*fig.* 677, B).

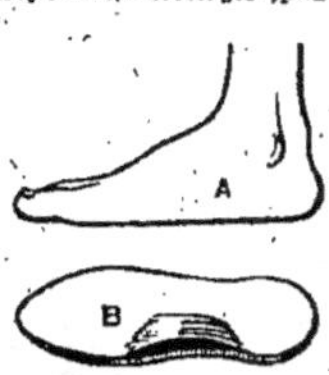

FIG. 677. — Pied plat.
A. Pied ; B. Semelle pour réformer la voûte plantaire.

Pieds (Bain de). — V. PÉDILUVE.

Pie-mère. — Enveloppe du cerveau. V. CERVEAU.

Pierre. — V. VESSIE (Calculs de la).

Pierre divine. — V. CUIVRE (Sulfate de).

Pierre infernale. — V. ARGENT (Nitrate d').

Pierrefonds (Oise). — Ville d'eaux sulfurées calciques et hydrosulfurées froides. Il existe en outre une source ferrugineuse.

MODES D'EMPLOI. Ceux des EAUX MINÉRALES* sulfureuses, notamment les pulvérisations. — INDICATIONS. Angines et laryngites chroniques. Asthme.

Pigeonneau. — Ulcération profonde (comparée à un œil de pigeon), douloureuse, des doigts, due à l'action des acides employés par les ouvriers en peaux.

Pile électrique. — V. ÉLECTROTHÉRAPIE.

Pilocarpine. — V. JABORANDI.

Pilules. — Petites boules contenant un médicament incorporé dans une pâte formée de substances inertes (miel, savon, etc.). Dans certains cas, on dragéifie avec du sucre la surface de ces pilules ; on peut aussi les argenter ou les dorer. Ce mode de préparation a pour but de permettre l'absorption facile de médicaments ayant une saveur peu agréable.

INCONVÉNIENTS. Certaines pilules durcissent après un certain temps et deviennent alors inattaquables par les sucs digestifs ; aussi passent-elles intactes dans l'intestin. Tel est le cas, par exemple, pour les pilules de sulfate de quinine ; aussi la forme de cachets est-elle souvent préférable.

Pilules d'*Anderson*, *angéliques*, *ante cibum*, de *Bontius*; *écossaises*. V. ALOÈS.

Pilules *asiatiques*. V. ARSÉNIEUX.

Pilules de *Belloste*, *bleues*. V. MERCURE.

Pilules de *Méglin*. V. ZINC.

Pilules de *Plummer*. V. ANTIMOINE.

Pin maritime. — Arbre de la famille des Conifères, dont la sève fournit la térébenthine*. On s'en sert pour faire des tisanes et des sirops.

Pin sauvage. — Arbre de la famille des Conifères, dont les bourgeons (faussement appelés bourgeons de sapin) sont employés en tisane sous forme d'infusion (10 gr. par litre) comme anticatarrhal et diurétique. On prépare aussi un sirop de pin.

Pince. — Il en existe plusieurs variétés (*fig.* 678, 679, 680); celles qu'on doit posséder sont les suivantes : 1° *pince à mors étroits*, pour retirer les corps étrangers de l'oreille, du nez, de la peau (aiguillon) ; 2° *pince de Laborde*, pour saisir et tirer la langue dans le traitement de l'asphyxie ; 3° *pince à artère*, avec laquelle on saisit la région saignante dans une hémorragie : la constriction se fait par l'entrée d'une saillie de l'une des branches du manche dans un cran de l'autre.

Pincée. — Quantité de poudre ou de feuilles prises par la réunion du pouce et de l'index ; elle répond à 1 ou 2 gr. de fleurs de camomille, de guimauve, de tilleul, de fruits d'anis.

Pincement. — V. MASSAGE.

Pinéale (Glande) ou **Épiphyse.** — Petit corps en forme de pomme de pin, de la grosseur d'un pois, de teinte gris cendré (*fig.* 681), placé dans l'épaisseur de la toile choroïdienne, entre les deux tubercules quadrijumaux anté-

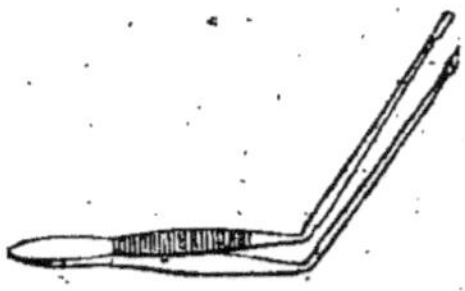

FIG. 678. Pince à mors étroits.

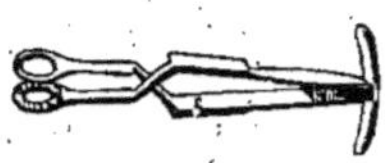

FIG. 679. Pince tire-langue.

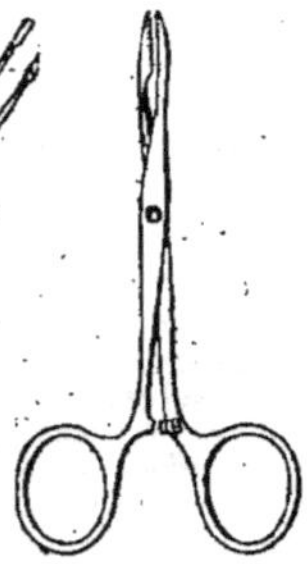

FIG. 680. Pince hémostatique.

rieurs, au-dessus de l'aqueduc de Sylvius, à la partie postérieure du ventricule moyen du cerveau, à laquelle il est rattaché par de la substance blanche, les *pédoncules de la glande pinéale.*

FONCTIONS. Jusqu'à ces dernières années, l'épiphyse était considérée comme un organe dégénéré, à fonctions rudimentaires, représentant, au point de vue morphologique, l'œil pinéal des animaux inférieurs. Rappelons l'hypothèse de Descartes qui plaçait dans cette glande le siège de l'âme.

Nos connaissances actuelles sont un peu plus précises : il est établi que l'épiphyse joue un rôle important dans le développement physique et sexuel et peut être considéré comme une glande à sécrétion* interne.

Pipérazine (Diéthylène-diamine). — Médicament employé pour provoquer l'élimination de l'acide urique. — DOSE. 5 à 10 centigr. en injections hypodermiques.

Piqûres. — Introduction dans la peau ou une muqueuse de l'aiguillon d'un insecte (*fig.* 682-688).

Piqûres de la peau par des abeilles, frelons, guêpes, chenilles, cousins, taons. — SIGNES. Ils se bornent d'ordinaire à un peu de rougeur et de gonflement accompagnés d'une douleur cuisante ou d'une sensation de brûlure et de démangeaison avec apparition d'une plaque d'urticaire, c'est-à-dire d'une éruption analogue à celle donnée par le contact des orties. Quelquefois, cependant, les accidents peuvent prendre une certaine gravité, par suite de la multiplicité des piqûres ; on peut observer alors des abcès et une enflure étendue. Dans des cas *tout à fait exceptionnels* se rapportant à des enfants qui, ayant détruit l'habitation des guêpes ou des abeilles, avaient été assaillis par un très grand nombre d'insectes, on a vu les membres être atteints de gangrène, des phénomènes généraux graves se produire et la mort s'ensuivre.

TRAITEMENT : 1° PRÉVENTIF. Pour faire fuir les mouches, taons, etc., il suffit de frotter les parties exposées avec une substance ayant une odeur désagréable aux insectes : eau de feuilles de noyer, eau de tilleul, eau de quassia. Les voilettes préservent le visage.

2° CURATIF. Ne pas se gratter. Des lotions d'eau froide salée, de vinaigre, d'eau de Cologne ou de quelques gouttes d'ammoniaque liquide suffisent à faire disparaître la douleur. On peut aussi appliquer un mélange formé de 15 gr. d'ammoniaque, 5 gr. de collodion et 50 centigr. d'acide salicylique. Lorsque l'aiguillon est resté dans la plaie, il arrive souvent que la poche à venin qui se trouve à la base de cette pointe a été également arrachée et peut par suite laisser échapper son contenu dans la piqûre ; il est nécessaire, alors, de couper tout ce qui dépasse la peau avant de retirer doucement la pointe avec une pince. Lorsque les blessures sont très nombreuses, il faudra, en outre, faire prendre au malade un bain et le remonter avec des toniques.

Piqûres de guêpes à l'intérieur de la bouche. — SIGNES. Ces piqûres offrent une très grande gravité, par suite de la tuméfaction de la langue et des tissus du fond de la gorge qui en est la conséquence. Aussi importe-t-il d'agir vite pour arrêter dès le début cette enflure qui peut avoir des conséquences assez sérieuses.

CAUSES. L'accident se produit presque toujours parce qu'on commet l'imprudence de ne pas ouvrir un fruit avant de mordre dedans ; il arrive même qu'on le met tout entier dans la bouche sans le regarder, et alors la guêpe se venge en piquant la gorge.

PREMIERS SOINS. Le meilleur traitement semble être

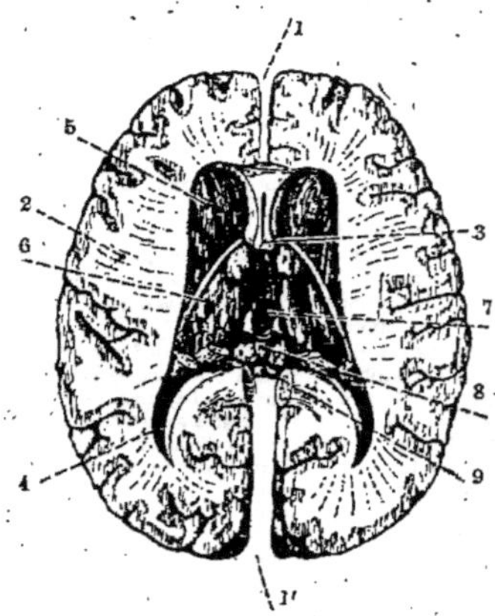

FIG. 681. — Glande pinéale.

1. 1' Extrémités antérieure et postérieure de la scissure interhémisphérique ; 2. Centre ovale de Vieussens ; 3. Piliers antérieurs du trigone ; 4. Prolongement postérieur ou occipital ; 5. Noyau caudé ; 6. Couche optique ; 7. Ventricule moyen ; 8. Glande pinéale ; 9. Tubercules quadrijumeaux.

un gargarisme avec du sel de cuisine dans de l'eau à laquelle on ajoutera un peu de vinaigre.

Piqûres de moustiques. — V. MOUSTIQUES.

Piqûres de scorpion. — V. SCORPION.

Piqûres de vive. — V. VIVE.

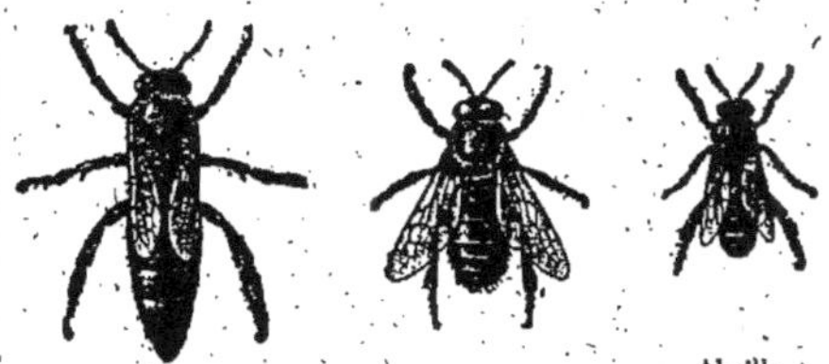

FIG. 682. — Abeilles.

(Le mâle n'a pas d'aiguillon; celui de la reine est sans danger.)

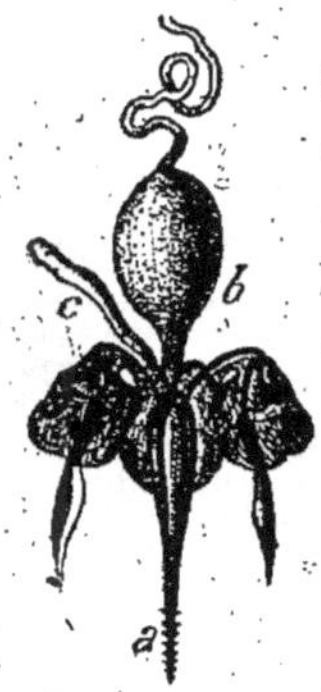

FIG. 683. — Aiguillon.

a. D'abeille, avec les glandes à venin (b, c).

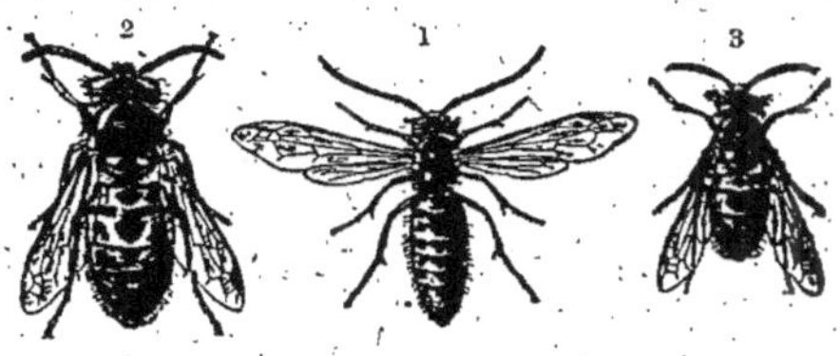

FIG. 684. — Guêpes.

1. Mâle; 2. Femelle; 3. Neutre.
(Le mâle n'a pas d'aiguillon.)

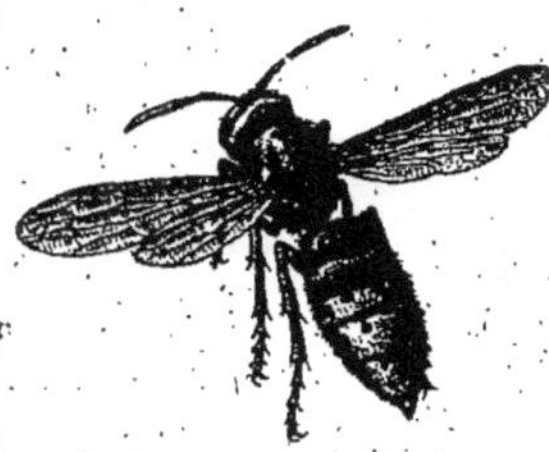

FIG. 685. — Frelon.

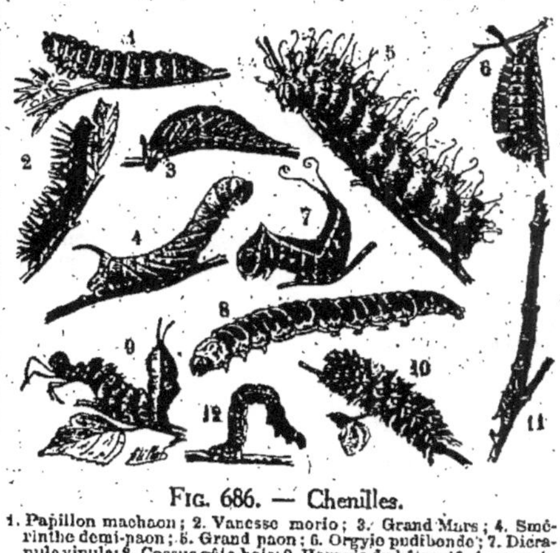

FIG. 686. — Chenilles.

1. Papillon machaon; 2. Vanesse morio; 3. Grand Mars; 4. Smérinthe demi-paon; 5. Grand paon; 6. Orgyie pudibonde; 7. Dicranule vinule; 8. Cossus gâte-bois; 9. Harpyie du hêtre; 10. Acronycte de l'érable; 11. Uraptérix du sureau; 12. Boarmie livide.

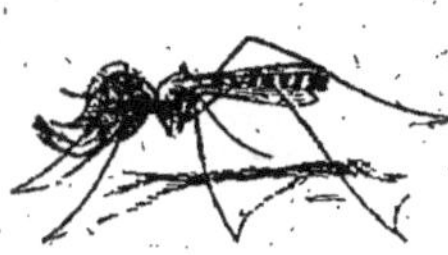

FIG. 687. — Cousin.

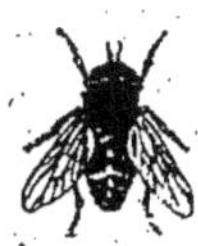

FIG. 688. — Taon.

FIG. 682 à 688. — Insectes qui piquent ou irritent la peau.

Piqûre anatomique. — Piqûre ou plaie survenant à l'occasion d'une autopsie. Peut être suivie d'accidents infectieux graves, parfois mortels.

Pissement de sang. — V. HÉMORRAGIE : *Hématurie.*

Pissenlit. — Plante de la famille des Synanthérées.

MODE D'EMPLOI ET INDICATIONS. La fleur de pissenlit a été conseillée contre les taches de rousseur. Il suffit d'en faire bouillir longtemps une poignée dans un litre d'eau, de passer le liquide à travers une mousseline fine et de se laver le visage avec cette décoction, matin et soir, pendant quelques jours.

Pithiatisme (du gr. *peithein*, persuader, et *iatos*, guérissable). — Troubles nerveux guérissables par la persuasion et la suggestion. V. HYSTÉRIE.

Pituitaire. — Membrane muqueuse du nez. V. NEZ.

Pituite (du lat. *pituita*, mucosité). — Rejet, sous forme de crachat ou de vomissement, d'un liquide aqueux et filant venant de l'estomac. Son origine est une maladie de l'estomac, notamment chez les alcooliques.

Pityriasis (du gr. *pituron*, son). — Le pityriasis est une maladie de peau qui présente plusieurs variétés ayant pour caractère commun la desquamation.

Pityriasis simplex. — SIGNES. Il siège ordinairement sur le cuir chevelu et quelquefois sur le visage, et il est caractérisé par la présence d'une poussière blanchâtre, formée de débris d'épiderme (*pellicules*), plus ou moins adhérente aux cheveux et tombant sur les épaules et les vêtements. Ces pellicules, qui renferment une grande quantité de bacilles bouteille de Unna, provoquent une démangeaison variable et la chute temporaire ou définitive d'une quantité notable de cheveux. Au visage, le pityriasis forme des dartres farineuses, dont la partie superficielle se détache continuellement.

ÉVOLUTION. Maladie chronique très tenace et à récidive fréquente.

TRAITEMENT. Lavage, une fois par semaine, de la tête avec du savon blanc et de l'eau chaude. Pommade soufrée ou mercurielle.

Pityriasis rosé de Gibert. — SIGNES. Cette maladie de la peau a d'abord son siège au cou, à la poitrine, puis descend sur les membres. L'éruption consiste en taches rosées squameuses variant du diamètre d'une lentille à celui d'une pièce de 5 francs, s'agrandissant rapidement et dont l'épiderme se détache du centre à la périphérie. Le degré de démangeaison varie suivant les individus.

ÉVOLUTION. 15 à 30 jours.

TRAITEMENT. Bains d'amidon et pâte de zinc.

Pityriasis versicolor. — CAUSES. Multiplication d'un champignon spécial, le *microsporon furfur*, chez des personnes débiles ou malpropres. — SIGNES. L'éruption se présente sous forme de taches café au lait s'enlevant au coup d'ongle et siégeant au cou et sur la poitrine.

TRAITEMENT. Badigeonnages à l'alcool iodé.

Placenta (du gr. *plakous*, gâteau) [*fig.* 689, 690]. — Nom donné, à cause de sa forme, à la masse mollasse qui, pendant la gestation, sert d'intermédiaire entre l'utérus et le fœtus. Le placenta contient les vaisseaux

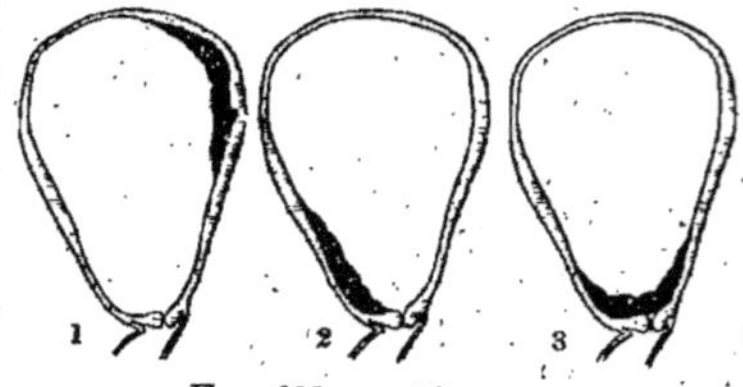

FIG. 689. — Placenta.
1. Insertion normale ; 2. Insertion basse ; 3. Placenta prævia.

ombilicaux. Il fait partie du *délivre* rejeté après l'accouchement. V. ACCOUCHEMENT.

Placenta prævia (du lat. *præ*, en avant, et *via*, route). — Placenta inséré sur le segment inférieur de l'utérus, gênant la sortie du fœtus.

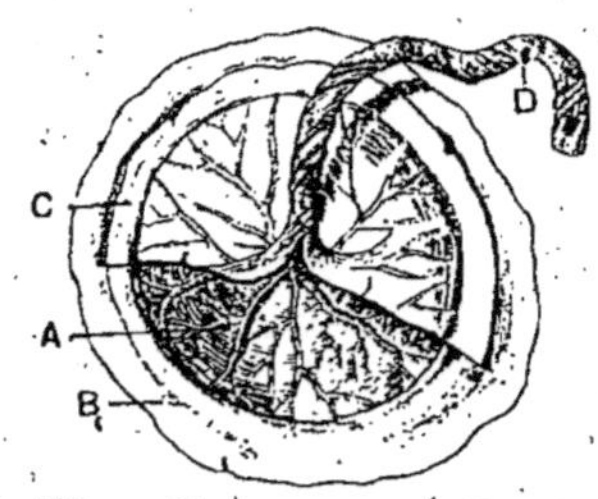

FIG. 690. — Placenta vu par sa face fœtale. (L'amnios est déchiré pour laisser voir les vaisseaux.)
A. Face fœtale du placenta ; B. Chorion ; C. Amnios ; D. Cordon (son insertion sur le plateau est centrale).

Plaie. — Section de la peau involontaire ou faite intentionnellement. — Pour les *brûlures*, V. ce mot. V. aussi PIQURES, RAGE, VIPÈRES.

SOINS PRÉALABLES : 1° Celui qui fait le pansement doit avoir les mains propres ; il doit les laver au moment de remplir son office avec de l'eau chaude et du savon, puis les tremper dans une solution antiseptique* (la meilleure est faite avec 50 centigr. de sublimé par litre).

2° Ne toucher la plaie qu'avec des instruments (spatule, ciseaux, pince) préalablement trempés dans la flamme d'une lampe à alcool ou tout au moins dans de l'eau bouillante.

TRAITEMENT. Si l'agent de la blessure (instrument ou balle) est resté dans la plaie, il y a lieu de faire l'examen radiographique. S'il était sale et de nature à produire une infection, le débridement rapide par un médecin s'impose pour nettoyer la plaie.

Injection de sérum antitétanique. Badigeonner de teinture d'iode bords et trajet d'une plaie par balle, aussitôt que possible.

En ce qui concerne les grains de plomb, il est très imprudent de les rechercher soi-même, car on peut ainsi provoquer une hémorragie, insignifiante en présence d'un chirurgien, mais nullement négligeable en son absence.

Dans les plaies de guerre, il faut *débrider* les plaies le plus tôt possible pour *nettoyer* le foyer de tous les corps étrangers : projectiles, débris vestimentaires, et les *laver* par un courant d'eau bouillie ou de préférence à l'éther. On doit en outre enlever tous les tissus mortifiés. Dans ces conditions, on a les plus grandes chances de prévenir l'infection et une de ses conséquences les plus graves, la gangrène gazeuse.

Quand la plaie n'est pas infectée, on peut en réséquant, dans les dix premières heures qui suivent la blessure, tous les tissus nécrosés par l'énergie cinétique du projectile, transformer une plaie de guerre en plaie chirurgicale et faire une *suture primitive*, qui a donné dans nombre de cas, pendant la guerre 1914-1918, des résultats fonctionnels très satisfaisants.

Si la plaie est infectée, il faut désinfecter, soit par des lavages continus au liquide de Dakin, soit par la poudre de Vincent. V. PANSEMENT.

Plantain. — Plante de la famille des Plantaginacées. L'eau distillée du plantain est employée comme collyre astringent.

Plasma (du gr. *plasma*, formation). — Partie liquide du sang*.

Plasmodium. — Agent pathogène du paludisme*.

Plâtrage et **Plâtre.** — Le plâtre est du sulfate de chaux. On l'emploie pour conserver certains vins. V. VIN.

Pour *appareil plâtré*, V. FRACTURE des os de la jambe.

Plessimètre (du gr. *plesso*, je frappe, et *metron*, mesure). — Petit appareil destiné à renforcer le son (*fig.* 691).

Il est formé d'une plaque en buis sur laquelle on frappe avec l'extrémité d'un doigt ou une sorte de petit marteau, l'instrument étant placé sur la région

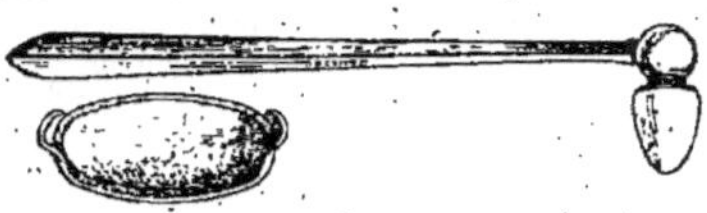

FIG. 691.
Plessimètre et marteau de Trousseau.

du corps que l'on examine. Le médecin apprécie de la sorte si la densité de la région a augmenté : ainsi, la poitrine donne un son mat dans la *pneumonie* (le tissu pulmonaire étant augmenté par la congestion).

Pléthore (du gr. *plethein*, être plein). — Surabondance de sang dans une partie ou la totalité du système circulatoire.

Pléthysmographe (du gr. *plethein*, être plein, et *graphein*, écrire) [*fig.* 692]. — Petit appareil, inventé par MM. Comte et Hallion, pour mesurer le pouls des capillaires.

Il est constitué par une gaine de toile inextensible, à l'intérieur de laquelle est placée une ampoule de caoutchouc élastique. Si l'on introduit un doigt dans cette gaine, chaque augmentation ou diminution de volume du doigt agit sur l'ampoule et l'air qui s'en échappe va mettre en mouvement une plume en rapport avec un tambour continuellement en mouvement. Les courbes inscrites par la plume sur une feuille de papier fixé au tambour indiquent les modifications du pouls capillaire.

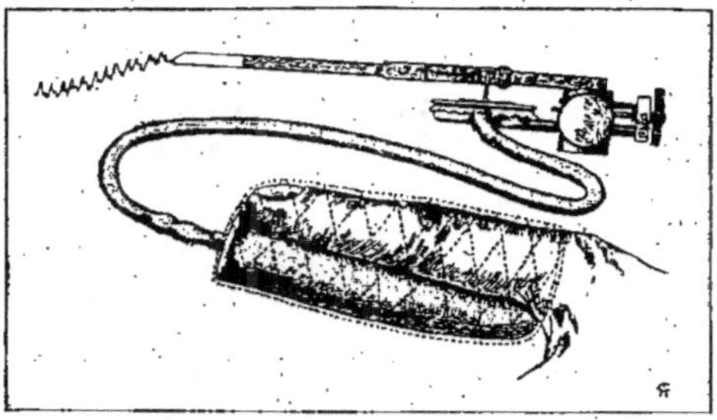

FIG. 692. — Schéma du pléthysmographe Comte-Hallion.

Pleurésie. — V. POUMON et PLÈVRE (maladies).

Pleurodynie (du gr. *pleuron*, flanc, et *odunê*, douleur). — Douleur dans les muscles de la poitrine, ne s'accompagnant pas de fièvre. Elle est due souvent aux rhumatismes. V. aussi POINT DE COTÉ.

TRAITEMENT. Application de linge chaud, de boules d'eau chaude, de sinapismes ; massage.

Pleuropneumonie. — Association d'une pleurésie et d'une pneumonie. V. ces mots à l'article POUMON et PLÈVRE (maladies).

Plèvre. — Séreuse qui enveloppe le poumon. V. POUMON et PLÈVRE.

Plexus (du lat. *plectere*, entrelacement). — Entrelacement de nerfs ou de vaisseaux anastomosées.

Plique (du gr. *plechein*, emmêler). — Etat spécial des cheveux et quelquefois des poils de la barbe et du pubis dû à leur inextricable enchevêtrement.

La plique se produit chez les gens malpropres (de préférence chez les femmes) ou au cours d'affections diverses, comme la phtiriase ou l'impétigo. La région exhale une odeur fétide.

TRAITEMENT. Soins de propreté, coupe des cheveux.

Plomb (Asphyxie par le). — On donne le nom de *plomb* ou *mitte* au gaz qui s'exhale des fosses d'aisances pendant qu'on les vide et qui peut être l'origine d'une asphyxie très grave.

CAUSES. Le gaz en question est du sulfhydrate d'ammoniaque, additionné d'une proportion variable d'air ou un mélange d'azote, d'acide carbonique, de carbonate d'ammoniaque et d'une faible proportion d'oxygène (2/100).

SIGNES. Douleur vive à l'estomac et aux jointures ; serrement du gosier, mal de tête, nausées, perte de connaissance, délire, rire nerveux, convulsions générales et asphyxies.

TRAITEMENT. V. ASPHYXIE par gaz des fosses d'aisances.

Plomb (Blessures par le). — Ces blessures sont fréquentes à la chasse, par suite de maladresse d'un camarade.

On ne doit chercher à retirer un grain de plomb dans une blessure que s'il est à peu de profondeur ; car, pour le retirer, il faudra : 1° introduire dans la plaie une tige de fer, une *sonde cannelée* (V. SONDE), qui montrera la profondeur où le plomb est placé ; 2° faire une incision pour introduire une pince, si l'ouverture faite par le plomb n'est pas suffisante. Tout cela peut produire une hémorragie, insignifiante en présence d'un chirurgien, mais nullement négligeable dans le cas contraire.

Il est bien entendu que les instruments doivent préalablement être antiseptisés. La radiographie permet de voir les grains de plomb dans un point quelconque.

Plomb (Sels de). — Différents sels de plomb sont employés en médecine comme médicament.

Acétate de plomb ou **Sel de Saturne.** — Médicament astringent employé : 1° dans les maladies des *yeux** (blépharite, conjonctivite) sous forme de collyre (30 centigr. pour 100 gr.) ; 2° dans les *diarrhées*, en pilules à la dose de 1 à 20 centigr.

Sous-acétate de plomb liquide ou **Extrait de Saturne.** — Médicament résolutif, astringent, cicatrisant. Employé surtout à l'extérieur sous forme d'*eau blanche* (2 gr. pour 100 d'eau commune).

Carbonate de plomb ou **Céruse.** — La poudre a été employée comme résolutif.

Empoisonnement aigu par les sels de plomb. — Les sels de plomb pénètrent dans l'organisme par les voies digestives et respiratoires et par la peau. — CAUSES. Absorption d'une quantité excessive de médicaments à base de plomb ou d'un gibier mariné avec les plombs qu'avait reçus la bête. — SIGNES. Saveur métallique, soif vive, coliques au creux de l'estomac, diminuant par la pression, ventre rétracté, constipation intense, crampes, paralysie des membres inférieurs.

PREMIERS SOINS. Vomitifs, puis 15 gr. de sulfate de magnésie ou de soude délayés dans du lait. Lait, eau albumineuse (V. ALBUMINE), cataplasme sur le ventre.

Intoxication chronique (saturnisme). — CAUSES. Ouvriers qui manient le plomb ou ses sels (mines de plomb, fabriques de céruse, de minium ou de cartes glacées ; peintres en bâtiment, typographes, vitriers).

Emploi de cosmétiques et de fards à base de sels de plomb. Absorption de pain ou de viande cuits dans des fours chauffés avec des bois enduits de céruse, eau ayant traversé des conduites de plomb ou séjourné sur des toitures de ce métal.

Séjour, pendant la journée ou la nuit, dans des pièces peintes à la céruse. Emploi de timbales soi-disant en étain, mais qui peuvent contenir jusqu'à 75 ou 80 p. 100 de plomb.

SIGNES. *Anémie* intense, peau pâle jaunâtre, amaigrissement, pouls petit ; *liséré* bleuâtre sur les bords des gencives (dépôt de poussière plombique ou élimination par la muqueuse) ; *haleine* fétide. *Coliques de plomb*, se produisant après quelques troubles digestifs ou très brusquement : douleurs continues dans tout le ventre, mais avec exaspération à certains moments, diminuant souvent par la compression de l'abdomen ; le ventre est dur, rétracté, la constipation complète ; la durée varie entre un et plusieurs jours. La peau a perdu sa sensibilité en certains points (*anesthésie, analgésie*) ou, au contraire, est hyperesthésiée. Des troubles de la vue peuvent se produire. *Paralysie* des extenseurs des deux mains : les doigts sont fléchis sur la main, la main fléchie sur le poignet, qui porte une sorte de tumeur indolente destinée à disparaître avec les autres accidents. D'autres muscles peuvent être paralysés. Un certain degré d'atrophie atteint les muscles paralysés. Les mains sont atteintes d'un *tremblement* qui s'accroît par la fatigue. Enfin, des accidents cérébraux (maux de tête, insomnie, attaque d'apoplexie, convulsions, délire, hallucinations) peuvent compliquer la situation. La *goutte saturnine* est caractérisée par des déformations précoces des articulations avec dépôt de tophus.

TRAITEMENT. Contre les *douleurs*, cataplasmes laudanisés, injection de morphine, purgatifs répétés (sulfate de soude, eau-de-vie allemande). Pour *éliminer* le plomb, bains sulfureux et de vapeur ; potion à l'iodure de potassium. Contre l'*anémie*, toniques ; contre la *paralysie*, courants continus. V. ÉLECTROTHÉRAPIE.

Plombage des dents. — Obturation des dents. V. DENT.

Plombières (Vosges). — Ville d'eaux faiblement minéralisées (arséniate de soude 0,0002, chlorure de sodium 0,014, bicarbonate de soude 0,06) ; chaudes (30° à 70°). Altitude 340 m., climat de montagnes, saison : 15 mai-1er octobre. Ressources abondantes. Beau pays.

MODES D'EMPLOI. Ceux des EAUX MINÉRALES* arsenicales, notamment les bains prolongés et les étuves.
INDICATIONS. Anémie, digestions difficiles, alternatives de diarrhée et de constipation, névralgies, rhumatisme musculaire, maladie de l'utérus.
CONTRE-INDICATIONS. Scrofule et tuberculose.

Pluie. — Les nuages sont le résultat de l'évaporation des mers et des fleuves par le soleil ; la pluie est produite par le refroidissement de ces nuages.

La pluie est plus abondante dans les pays près des montagnes et pas trop éloignés de la mer dans le sens des vents dominants ; les pluies d'orage, là où les étés sont le plus chauds ; les pluies d'hiver, sur les bords mêmes de la mer. Paris est un des points de France où il pleut le moins ; les pays équatoriaux sont ceux où il pleut le plus (trois à quatre fois plus qu'en France). Le nombre des jours de pluie par année est un élément important d'un climat (V. CLIMAT). Il est au minimum au bord de la Méditerranée, où il ne dépasse pas 80 dans plusieurs localités.

Eau de pluie. — L'eau qui a balayé des toits est malsaine ; mais, si l'on peut, par un procédé, ne recevoir que celle qui passe sur des toits propres, elle est dans les conditions satisfaisantes. On lui reproche : 1° d'être un peu lourde, parce qu'elle est pauvre en gaz ; 2° de ne pas contenir assez de sels, ce qui, d'autre part, la rend utile pour le lavage de la figure.

Pneumatose (du gr. *pneumatosis*, vent). — Maladie due à l'apparition et à l'accumulation de gaz dans les tissus.

Pneumobacille (de Friedlander). — Bacilles encapsulés (*fig.* 693), souvent groupés

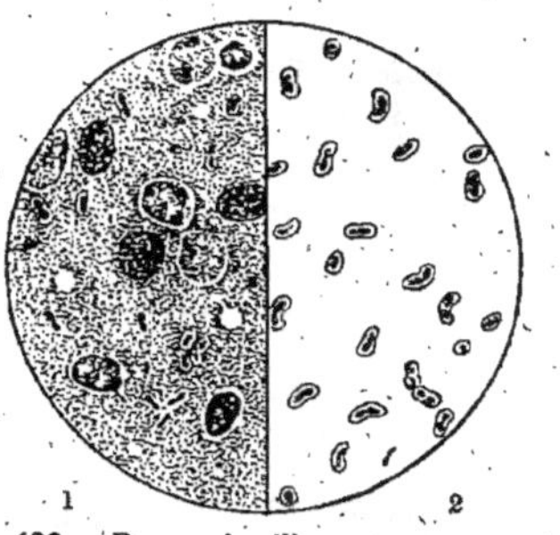

FIG. 693.—Pneumobacille et pneumocoque.
1. Pneumobacilles en culture ; 2. Pneumocoques dans un crachat de pneumonie.

par deux, qu'on rencontre dans les crachats.

Pneumococcie. — Infection par le pneumocoque, non seulement localisée au poumon (pneumonie), mais généralisée aux autres viscères et à leurs enveloppes : foie, rate, plèvre, péricarde, méninges.

Pneumoconiose (du gr. *pneumon*, poumon, et *konis*, poussière). — Pneumonie chronique d'origine professionnelle par inhalation de poussières*.

Pneumocoque. — Diplocoque encapsulé (*fig.* 693), agent causal de la pneumonie et d'autres affections (pleurésies, péritonites, abcès).

Pneumogastrique. — Nerf cranien de la 8e paire qui distribue ses rameaux au pharynx, à l'œsophage, à l'estomac, au foie, au larynx, à la trachée, aux poumons, au cœur, aux reins.

Pneumonie. — V. POUMON et PLÈVRE (maladies).

Pneumothorax. — Epanchement gazeux dans la plèvre. V. POUMON (maladies).

Pneumothorax artificiel. — Méthode thérapeuthique qui consiste dans l'injection de 200 à 250 cmc. d'azote dans la plèvre pour amener la compression d'un poumon tuberculeux.

Poche des eaux. — La poche des eaux est constituée par deux membranes enveloppantes de l'œuf humain : l'une externe, le *chorion* ; l'autre interne, l'*amnios*, qui contient le *liquide amniotique*. Il est formé par les excrétions du fœtus, principalement ses urines.

Podagre (du gr. *pous, podos*, pied, et *agra*, proie). — Goutte* du pied.

Podophyllin. — Médicament laxatif, extrait de la racine du podophylle, plante de la famille des Berbéridées.

DOSE. 3 centigr. ; en pilules ; en prendre une à deux au moment du coucher ; elles doivent donner une selle normale le matin.

Poêle. — Pour le chauffage, V. CHAUFFAGE.

INCONVÉNIENTS. Les poêles de fonte chauffés au rouge, surtout lorsqu'ils ont été noircis à la mine de plomb, produisent de l'oxyde de carbone qui, suivant la proportion, asphyxie plus ou moins complètement les personnes qui se trouvent dans la pièce. V. ASPHYXIE.

Poids du corps. — V. CROISSANCE.

Poignée. — Quantité qu'on peut tenir dans la main. Une poignée : de semences d'orge équivaut à 80 gr. ; de semences de lin, à 50 gr. ; farine de lin, à 100 gr.

Poignet. — Pour *fracture*, V. FRACTURE de l'avant-bras.

Poil. — V. PEAU.

Point de côté. — Douleur thoracique pouvant reconnaître une cause variable. Muscles, nerfs et squelette de la paroi, plèvre, poumon, péricarde et cœur, moelle et racines rachidiennes, péritoine et organes abdominaux peuvent être le point de départ de la douleur (Savy).

Affections abdominales. — Douleur d'origine *hépatique, vésiculaire* (*lithiase biliaire*), *gastrique* (*ulcère d'estomac*), *splénique*.

Affections cardiaques. — *Angine de poitrine* (douleur angoissante avec irradiations dans le bras gauche), *péricardite, myocardite, endocardite*.

Plus fréquentes que les précédentes sont les douleurs précordiales des faux cardiaques, des névropathes.

Affections pleuro-pulmonaires. — *Lésions pulmonaires aiguës* (pneumonie, broncho-pneumonie, fluxion de poitrine, gangrène pulmonaire) ; *lésions pleurales* (pneumothorax, pleurésie sèche ou avec épanchement, pleurésie diaphragmatique).

Affections nerveuses. — Compressions des racines rachidiennes par un mal de Pott, un cancer du rachis, tabes.

Affections locales. — Zona intercostal, abcès froid costal, ostéite typhique, ostéosarcome.

Névralgie intercostale. — Très fréquente, survient à la suite d'un coup de froid chez les rhumatisants, les diabétiques, les paludéens. Points douloureux à l'émergence des filets nerveux.

Pleurodynie (douleur musculaire). — S'observe à la suite de traumatisme, d'effort de toux ou de vomissements, après les crises d'asthme et les convulsions. Douleur à la pression des muscles et sous l'influence des mouvements.

TRAITEMENT : I. Celui de la cause.

II. SYMPTOMATIQUE. Applications locales : cataplasmes sinapisés, sinapismes, compresses humides chaudes, ventouses sèches ou scarifiées, pointes de feu. Médication interne : aspirine, pyramidon, caféine.

Pointes de feu. — V. CAUTÉRISATION.

Poire.

Poire de Politzer, pour injection d'air (*fig.* 694). — Poire en caoutchouc employée dans les maladies de l'oreille* pour envoyer de l'air dans la trompe d'Eustache. Elle présente ou non un orifice au fond, de façon à permettre d'envoyer plusieurs jets d'air

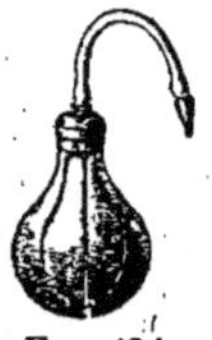

FIG. 694. Insufflateur à air.

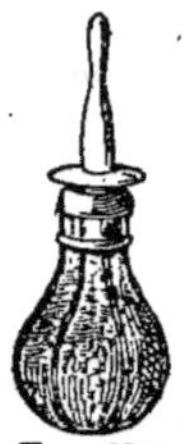

FIG. 695. Poire à lavement.

sans que l'embout soit retiré du nez. Cet embout est approprié à l'ouverture de la narine, c'est-à-dire ovalaire, ou plat d'un côté et arrondi de l'autre.

Au moment de lancer l'air, le malade doit prononcer *houk*, qui relève le voile du palais.

Poire pour lavement. — Elle est en caoutchouc (*fig.* 695). Il en existe de très petites pour les lavements médicamenteux, de plus grandes pour les lavements alimentaires et enfin de capacité variable pour les lavements des petits enfants.

MODE D'EMPLOI. 1° Comprimer complètement la poire ; 2° plonger la canule dans le liquide à absorber et relâcher la compression : la dilatation fait monter le liquide dans la poire ; 3° introduire dans l'anus la canule préalablement graissée avec de la vaseline ou de l'huile ; 4° comprimer la poire et ne cesser cette compression qu'*après* avoir retiré l'instrument de l'intestin : sinon on aspire le liquide injecté.

Poireau (Excroissance). — Hypertrophie de l'épiderme constituant une variété de verrue. Pour le traitement, V. VERRUE.

Poireau (Légume). — Plante de la famille des Liliacées. La décoction est employée en tisane comme diurétique, en lavement comme laxatif.

Pois. — Légume nutritif à condition qu'il soit écrasé, car l'enveloppe n'est pas digestible, et il arrive fréquemment, au moins chez les enfants, que les pois sont rendus tels qu'ils ont été absorbés. Ils peuvent, dans ce cas, provoquer de la diarrhée.

Poison. — V. EMPOISONNEMENT.

Poisson. — Les poissons sont un aliment presque aussi nourrissant que la viande ; les plus digestibles sont ceux à chair blanche : sole, merlan.

CONTRE-INDICATIONS. Maladie des reins*, maladies de la peau, notamment prédisposition à l'urticaire.

Poitrinaire. — Nom donné aux tuberculeux. V. TUBERCULOSE.

Poitrine (Maladies de). — La bronchite, la coqueluche, la grippe, la tuberculose (phtisie), font l'objet d'articles spéciaux. Quant aux affections du poumon et de la plèvre : congestion pulmonaire, pneumonie, thrombose et embolie pulmonaires, gangrène du poumon, pleurésie, pneumothorax et fluxion de poitrine, elles ont été réunies aux mots, POUMON* et PLÈVRE.

Poivre. — Plante de la famille des Pipéracées dont le fruit est employé comme condiment stimulant et comme médicament antihémorragique et aphrodisiaque. — DOSE. 5 centigr. à 2 gr.

Poix. — Matière résineuse employée dans la composition des emplâtres. Il en existe plusieurs variétés : poix blanche, de Bourgogne, noire.

Poliomyélite. — V. MOELLE.

Polyarthrite (du gr. *polus*, beaucoup, et *arthron*, articulation). — V. RHUMATISME.

Polycholie (du gr. *polus*, beaucoup, et *cholê*, bile). — Surabondance de bile.

Polycytémie (Maladie de Vaquez). — Affection due à une polyglobulie* qui s'observe surtout chez la femme vers 40 ans.

SIGNES. Apathie, maux de tête, vertiges, vomissements, teinte rougeâtre (érythème) de la peau et des muqueuses. Parfois hémorragies d'un sang noirâtre et visqueux, mais peu abondantes. Augmentation de volume du foie et surtout de la rate.

ÉVOLUTION. Après des phases d'amélioration et une durée assez longue, il n'est pas rare que la maladie se termine par une hémorragie cérébrale, de l'artériosclérose généralisée ou une néphrite chronique.

TRAITEMENT. Inhalations d'oxygène, saignées, quinine, radiothérapie, opothérapie splénique, régime lacto-végétarien.

Polydipsie (du gr. *polus*, beaucoup, et *dipsa*, soif). — Soif excessive.

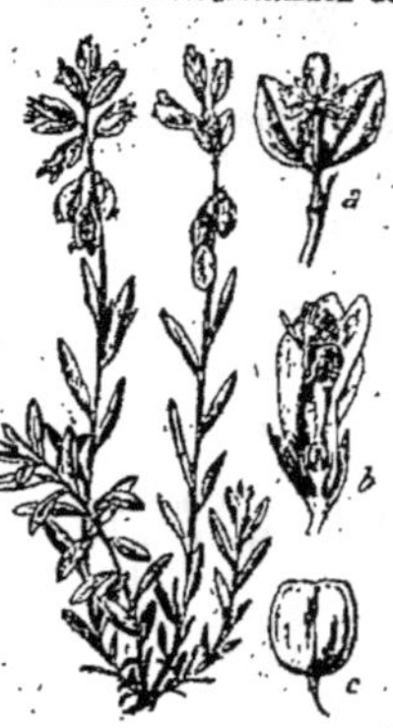

FIG. 696. — Polygala.
a, Fleur ; *b*, Coupe de la fleur, *c*, Fruit.

Polygala. — Plante de la famille des Polygalées (*fig.* 696) ; la racine est diurétique, expectorante et vomitive. Elle est employée, dans l'asthme, en pilules d'extrait,

5 centigr. à 1 gr.; en poudre, 50 centigr. à 2 gr.; en infusion, 1 gr. pour 100 d'eau.

Polyglobulie. — Etat physiologique ou pathologique dans lequel le nombre des globules rouges peut passer de la proportion normale par mm³ de 4 500 000 à 7 et même 12 millions, avec dans certains cas une augmentation de leur taille (*hyperglobulie*).

Polypes (du gr. *polus*, plusieurs, et *pous*, pied). — Tumeurs se développant sur les muqueuses, notamment celles du nez, de l'utérus, du larynx, de l'oreille.

Elles sont souvent unies au tissu normal par une partie plus rétrécie, *pédicule*, mais peuvent en être dépourvues, et sont dites alors *sessiles*. Ces tumeurs sont ordinairement de bonne nature, c'est-à-dire ne se reproduisent pas après avoir été détruites; ce n'est malheureusement pas une règle absolue, particulièrement pour une variété de polypes du nez.

TRAITEMENT. Il consiste dans l'arrachement, l'excision, la cautérisation au fer rouge, la ligature.

Polyurie (du gr. *polus*, beaucoup, et *ouron*, urine). — Sécrétion abondante d'urine. V. DIABÈTE, REINS (maladies des), URINE.

Pommade. — Topique d'une consistance molle ayant pour base un corps gras.

On peut employer l'*axonge*, qui a l'inconvénient de rancir, mais pénètre bien la peau; la *lanoline*, inaltérable et pénétrante, mais trop consistante; la *vaseline*, inaltérable, mais moins pénétrante; le mieux est le mélange de ces deux dernières. On emploie plus rarement la glycérine, le beurre, les huiles, la moelle de bœuf.

A cet excipient, on incorpore la substance active, habituellement un corps solide (oxyde de zinc, calomel, oxyde jaune de mercure, etc.).

La pommade réalise l'occlusion de la peau, abolit la respiration cutanée, provoque des actions congestives, et fait pénétrer profondément dans la peau la substance active. Elle ne convient pas aux dermatoses irritées ou irritables, sur lesquelles il faut appliquer des pâtes*.

Il existe des *pommades en bâton*, à base de lanoline et d'huile, auxquelles on peut incorporer un médicament actif (chrysarobine par exemple). Ces bâtons sont propres et portatifs.

Pomme. — Excellent fruit. La marmelade de pommes est laxative.

Pomme de terre. — Chez le diabétique la pomme de terre peut remplacer le pain. On peut lui donner de 500 gr. à 3 kilogrammes de pomme de terre sans inconvénient, et cela à toutes les périodes de la maladie. On attribue ce fait à l'abondance d'eau et de sels de potasse dans ce légume. V. aussi AMIDON.

Pommelière. — Tuberculose des vaches.

Ponction. — Ouverture d'une poche liquide soit à ciel ouvert, soit avec une tige pointue et creuse qui permet l'aspiration du liquide (ex. : thoracentèse).

Ponction lombaire. — Opération consistant à enfoncer entre la 4ᵉ et la 5ᵉ vertèbre lombaire une aiguille (*fig* 697 et 698) jusque dans le cul-de-sac arachnoïdien, au-dessous de la terminaison de la moelle, qui ne court par conséquent aucun risque, soit pour retirer du liquide céphalo-rachidien, soit

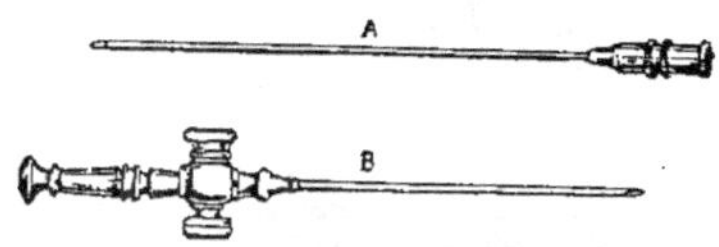

FIG. 697. — Aiguilles à ponction.
A. Aiguille de Tuffier; B. Aiguille de Kœnig.

pour injecter des substances médicamenteuses : sérum antiméningococcique dans la méningite cérébro-spinale, novocaïne ou stovaïne pour obtenir l'anesthésie des membres inférieurs et de la moitié inférieure du tronc; on peut ainsi pratiquer des opérations chirurgicales sans endormir le patient et sans aucune douleur. V. RACHIANESTHÉSIE.

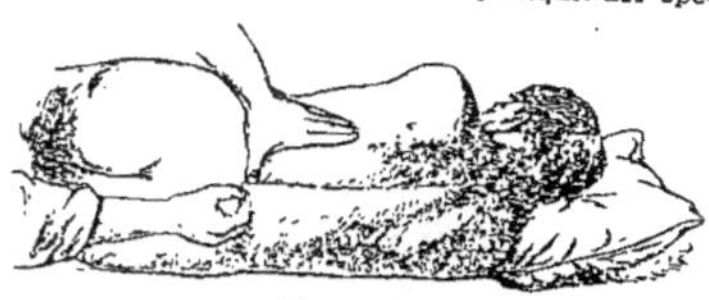

FIG. 698.
Ponction lombaire, le malade couché.

Les éléments cellulaires contenus dans le liquide céphalo-rachidien (lymphocytes, polynucléaires) sont d'une grande importance pour le diagnostic des méningites.

Poplité (du lat. *poples*, *poplitis*, jarret). — Qui concerne le jarret : *artère*, *veine*, *nerf* poplité.

Populeum (Onguent). — Onguent fait avec des bourgeons récents de peuplier (en latin, *populus*), des feuilles récentes de pavot noir, de belladone, de jusquiame, de morelle, et de l'axonge. On l'emploie comme calmant sur les hémorroïdes douloureuses et les crevasses du sein.

Porc. — Viande lourde, d'une digestion assez difficile; elle est l'origine de diverses affections. Pour le *ténia*, V. ce mot.

Intoxications par la viande de porc. — Ces intoxications ont été surtout observées en Allemagne, mais quelques cas se sont produits en France.

CAUSES. Absorption de viande de porc sous forme de hachis, saucisse, boudin, graisse ou lard. Dans les cas observés, les viandes étaient rances, mais non pourries. Les animaux étaient atteints d'une maladie spéciale provoquée par la présence d'un microbe, *bacillus botulinus*, auquel peuvent s'ajouter d'autres microbes.

SIGNES. Gastro-entérite caractérisée par de la diarrhée, des crampes, un affaiblissement intense, des phénomènes nerveux, des troubles visuels.

ÉVOLUTION. — La mort a été, dans plusieurs cas, la suite des accidents. En tout cas, la convalescence est longue, les forces ne reviennent qu'après un mois, bien que les signes de la maladie évoluent en moins de huit jours.

TRAITEMENT PRÉVENTIF. Le botulinus étant détruit par une température de 60° à 70°, une parfaite cuisson préserve de cette maladie, dont la rareté en France tient à l'habitude d'y cuire fortement le porc.

Porte (Veine). — Veine de l'abdomen.

Le sang qui provient de l'intestin et du gros intestin, et qui contient une partie des aliments transformés par la digestion, est recueilli par les veines *mésaraïques* qui viennent se fusionner avec les veines provenant de la rate et de l'estomac, pour former un gros tronçon veineux : la *veine porte* (*fig.* 699).

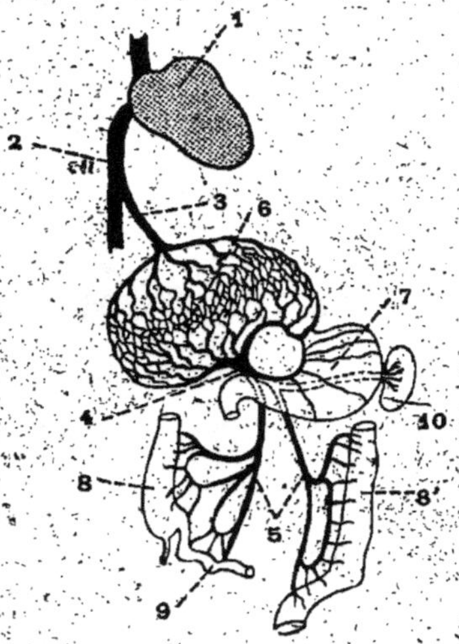

FIG. 699. — Veine porte.

1. Cœur ; 2. Veine cave inférieure ; 3. Veine sus-hépatique ; 4. Veine porte ; 5. Veines mésaraïques ; 6. Réseau capillaire du foie ; 7. Estomac ; 8 et 8'. Gros intestin ; 9. Intestin grêle ; 10. Rate.

Celle-ci pénètre dans le foie* au niveau du hile et s'y ramifie. Après avoir parcouru des capillaires à l'intérieur du foie, le sang va dans les veines *sus-hépatiques*, qui recueillent aussi, après sa désoxygénation, le sang amené au foie par l'artère hépatique ; celles-ci se jettent dans la veine cave inférieure, qui aboutit au cœur.

On donne le nom de *système porte* à un tel système constitué par une veine se ramifiant en capillaires qui confluent en une nouvelle veine.

Potages. — Les potages sont des dissolutions, dans de l'eau bouillante, d'une partie des principes nutritifs contenus dans le pain, les légumes et la viande. Parvenus dans l'estomac, ils ont l'action la plus favorable sur la production du suc gastrique ; aussi leur usage, au début des repas, est-il des plus utiles chez les dyspeptiques.

Potasse. — Plusieurs sels à base de potasse sont employés comme médicament.

I. **Potasse caustique** (oxyde de potassium). — Employée comme caustique sous le nom de *pâte de Vienne* unie avec de la chaux vive.

II. **Acétate de potasse.** — Diurétique à la dose de 4 à 5 gr. dans de la limonade (50 gr.) ou de la décoction de chiendent (1 000 gr.) à prendre par petites tasses.

III. **Azotate de potasse** (nitre, salpêtre). — Diurétique antilaiteux à la dose de 50 centigr. à 2 gr. dans de la tisane de chiendent ou dans du vin blanc.

Fait partie de la poudre* de Dower et de celle des Voyageurs.

Employé comme contro-stimulant à la dose de 4 à 5 gr.

IV. **Carbonate de potasse** (sel de tartre). — Dans les maladies de peau, à l'*extérieur*, en lotion à la dose de 1 gr. pour 8 d'eau.

V. **Bicarbonate de potasse.** — Anti-acide, antigoutteux à la dose de 1 à 3 gr. par jour.

VI. **Chlorate de potasse.** — V. CHLORATE.

VII. **Iodure de potassium.** — V. IODURE.

Brûlure. V. ce mot.

Empoisonnements. V. CAUSTIQUES.

Potion. — Préparation composée d'un ou plusieurs médicaments dissous dans un liquide et qu'on prend par cuillerées.

Potion cordiale. — Vin de Banyuls 110 gr., sirop d'écorce d'oranges amères 10 gr., teinture de cannelle 10 gr., à prendre par cuillerées à soupe toutes les deux heures, comme stimulant.

Potion de Rivière. — Médicament contre les vomissements. Il se compose d'une potion n° 1 contenant du *bicarbonate de soude* et d'une potion n° 2 contenant de l'*acide citrique*. On absorbe rapidement une cuillerée de la potion n° 1, puis de la potion n° 2. L'acide citrique, en s'associant à la soude, fait dégager de l'acide carbonique qui calme l'estomac.

Potion de Todd. — Potion stimulante : eau-de-vie ou rhum 40 gr., sirop simple 30 gr., teinture de cannelle 5 gr. et eau distillée 75 gr. ; par cuillerée à soupe toutes les deux heures.

Potiron. — Les semences de potiron sont employées contre le ténia à la dose de 60 gr. associées à quantité égale de sucre et parfumées par de l'eau de fleurs d'oranger.

Pott (Mal de). — V. MAL de Pott.

Pouce (V. *fig.*, à CORPS). — Le pouce ne contient que deux phalanges.

Pour les *luxations*, V. ce mot.

Poudres. — Transformation d'une substance en particules très petites par trituration dans un mortier, puis passage dans un tamis.

On devra avoir soin de couvrir le mortier et le tamis si les substances sont réduites en poudre très fine, surtout s'il s'agit de poisons, car des particules en seraient absorbées par le préparateur. Les poudres peuvent être composées d'une seule substance (poudre *simple*) ou de plusieurs poudres (*composée*). Les principales sont les suivantes :

Poudre absorbante ou **anti-acide.** — Elle est formée de quantité égale de magnésie et de sucre. On l'emploie dans les empoisonnements et les maladies d'estomac (aigreurs, renvois acides) à la dose de 40 à 60 centigr.

Poudre de Dower. — Préparation calmante, diurétique, contenant du sulfate et du nitrate de potasse, de l'ipéca et de l'extrait d'opium. — DOSE. Maximum pour adultes, 1 gr.

Poudre dentifrice. — V. DENTIFRICES.

Poudre hémostatique. — Colophane en poudre 4 gr., gomme arabique 1, charbon de bois 2. — DOSE. Une cuillerée à café dans un verre d'eau.

Poudre de riz. — V. RIZ.

Poudre des Voyageurs ou **Tisane sèche.** — Mélange de gomme arabique, nitrate de potasse, guimauve, réglisse, lactose.

Pougues (Nièvre). — Station d'eaux bicarbonatées mixtes (sodiques et calciques) gazeuses. Saison : 15 mai-1er octobre. Ressources, joli pays, altitude 195 mètres. L'eau de la source Saint-Léger est beaucoup exportée.

MODES D'EMPLOI ET INDICATIONS. Ceux des EAUX MINÉRALES alcalines. Maladies d'estomac, lithiases, goutte, diabète, anémie, neurasthénie.

CONTRE-INDICATIONS. Affections aiguës, maladies du cœur, du poumon.

Pouls (*fig.* 700). — Sensation de soulèvement qu'éprouve le doigt lorsqu'il presse légèrement sur une artère reposant sur un plan osseux.

On prend en général le pouls sur l'artère radiale près du bord du poignet qui se continue par le pouce; on peut aussi le prendre sur l'artère temporale, à la tempe.

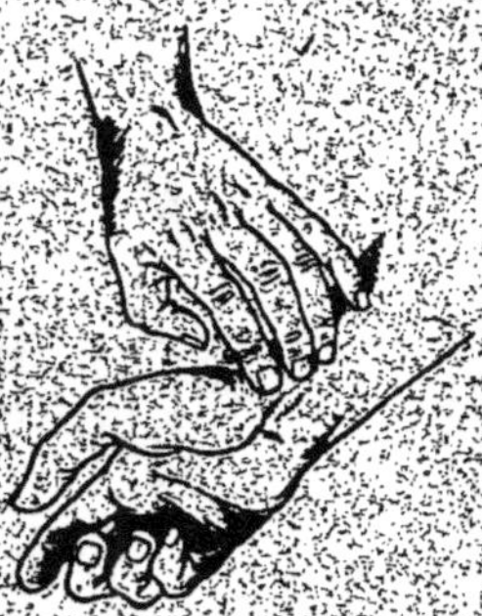

FIG. 700.
Manière de prendre le pouls.

Le pouls normal, chez l'adulte, varie entre 60 et 70 par minute, mais il est beaucoup plus fréquent chez les enfants (130 à la naissance, 100 à 3 ans, 90 à 10 ans) et chez les vieillards (de 75 à 80 pulsations à 70 ans, de 80 à 85 à 80 ans).

Pouls anormal. — Le pouls exprime en général l'état du cœur ; mais, dans certains cas, il peut y avoir dissociation, les contractions cardiaques étant normales ou simplement atténuées et les pulsations faibles (tachycardie paroxystique) ou même supprimées (insuffisance mitrale).

Le rétrécissement de l'aorte peut aussi diminuer le pouls et amener ainsi une autre variété de dissociation avec les battements du cœur.

Visibilité du pouls. — Les pulsations sont souvent visibles à l'œil sur l'artère temporale ou l'aorte abdominale, particulièrement chez les individus amaigris ; au cou (carotide) dans l'insuffisance aortique, l'anévrisme de ce vaisseau et le goitre exophtalmique, avec accompagnement dans certains cas d'oscillations de la tête. Celles-ci s'observent, du reste, quelquefois chez l'individu normal, après les repas, lorsqu'il baisse légèrement le menton.

Variétés. — Le pouls présente diverses formes. On dit qu'il est : 1° *bondissant*, lorsque le soulèvement est brusque et intense (pouls de Korrigan de l'insuffisance aortique) ; 2° *dépressible*, lorsque l'artère se laisse facilement aplatir ; 3° *filiforme*, à peine perceptible.

Le pouls peut être très diminué sur la radiale d'un des bras par suite d'une anomalie de volume de l'artère ou son passage sous un muscle, ou par le fait d'une compression (anévrisme, tumeur, phlegmon, œdème local). On l'observe aussi dans certains cas de tuberculose pulmonaire.

Retard du pouls. — Il se produit dans les anévrismes de l'aorte et atteint un nombre d'autant plus grand d'artères qu'il existe à un point plus voisin du cœur. Ce retard s'accentue en cas de rétrécissement de l'aorte.

Ralentissement transitoire du pouls (50 et même 40 pulsations). — Intoxication par les sels biliaires dans les diverses variétés d'ictère, par l'aconit, la belladone, la digitale, le phosphore, le plomb, le tabac ; auto-intoxication des néphrites, intoxications par maladies infectieuses (diphtérie, grippe, appendicite, pneumonie [début de convalescence], fièvre typhoïde, rougeole ; maladie du système nerveux, notamment au début : hémorragie cérébrale, méningite, abcès et tumeurs cérébrales, sclérose en plaques, sclérose amyotrophique). Compression du globe oculaire (réflexe oculo-cardiaque).

Accélération du pouls (tachycardie). — Elle peut être transitoire ou permanente.

I. *Accélération transitoire.* Dans la *fièvre*, l'accélération est en rapport d'ordinaire avec la température, mais il peut y avoir dissociation (fièvre typhoïde).

Au cours d'un *effort*, le pouls s'accélère, et d'autant plus que cet effort est plus violent et plus prolongé.

D'une façon générale, on peut dire qu'après un effort moyen l'accélération du pouls (par rapport au taux du repos) est d'autant moindre et le retour à l'état antérieur, après cessation de l'exercice, d'autant plus rapide que la puissance de réserve du cœur est plus grande et inversement. Suivant l'*attitude*, le passage de la position horizontale à la position verticale accélère le pouls (tachycardie orthostatique).

Au cours des *émotions*, l'augmentation des pulsations ne dure d'ordinaire que quelques minutes.

Au cours de la *douleur*, on observe aussi un accroissement des pulsations, quel que soit l'organe atteint.

Au cours des *intoxications* (caféisme et théisme, théobromisme), le pouls n'est d'abord fréquent que transitoirement, mais cette tachycardie peut devenir plus ou moins permanente ; d'où l'utilité de la suppression du thé et du café chez les cardiaques excités.

II. *Accélération permanente.* Au cours d'une affection du cœur : myocardite, péricardite, lésions des orifices, particulièrement celui de l'aorte.

Poumon et Plèvre. — Le *poumon* est l'organe de la respiration (V. ce mot), la *plèvre* est l'enveloppe séreuse du poumon ; leurs maladies étant souvent associées, il a paru nécessaire, avant d'étudier celles-ci, de donner d'abord un bref résumé de la structure des deux organes.

I. **Poumons.** — Les poumons (*fig.* 701) sont placés dans la cage thoracique à droite et à gauche du cœur. Les deux grosses bronches formées par la division de la trachée pénètrent chacune dans un poumon et s'y subdivisent en rameaux de plus en plus petits.

La dernière de ces divisions, la *bronchiole* (*fig.* 702), pénètre dans une petite masse de tissu pulmonaire ayant à peu près 1 centim., le *lobule pulmonaire*, où elle se sépare en une dizaine de branches terminales qui s'épanouissent elles-mêmes en un bouquet de conduits larges de 1/2 millim. à 1 millim., dont les parois présentent des bosselures extérieures nommées *vésicules* pulmonaires.

Ces vésicules sont formées intérieurement par une couche de cellules plates et extérieurement par du tissu élastique et des capillaires sanguins (*fig.* 703). Ces

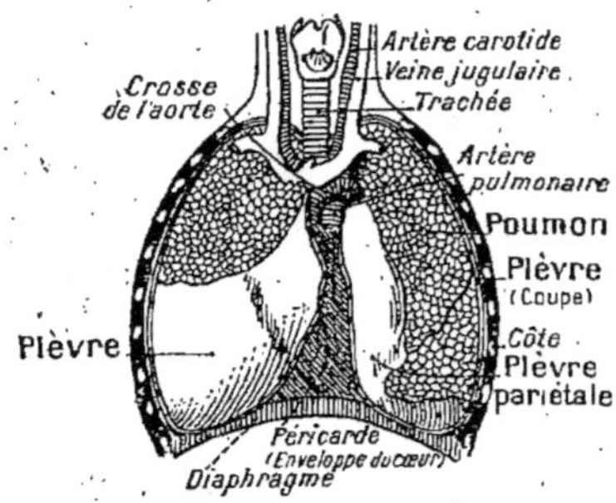

FIG. 701. — Poumon et plèvre.

vaisseaux représentent les trois quarts de la surface desdites vésicules, surface qui, étalée, représenterait pour les deux poumons 200 mètres carrés, répondant par suite à une couche de sang de 150 mètres carrés. Les capillaires des vésicules sont des divisions de l'*artère pulmonaire*, qui apporte dans le poumon du sang noirci par l'action de l'acide carbonique. Ce gaz est alors expulsé dans l'air et remplacé par de l'oxygène.

Les capillaires se réunissent pour former les *veines pulmonaires*, qui rapportent le sang rouge oxygéné au cœur.

La dilatation et la rétraction du poumon, qui s'opèrent grâce au tissu élastique des vésicules, sont des

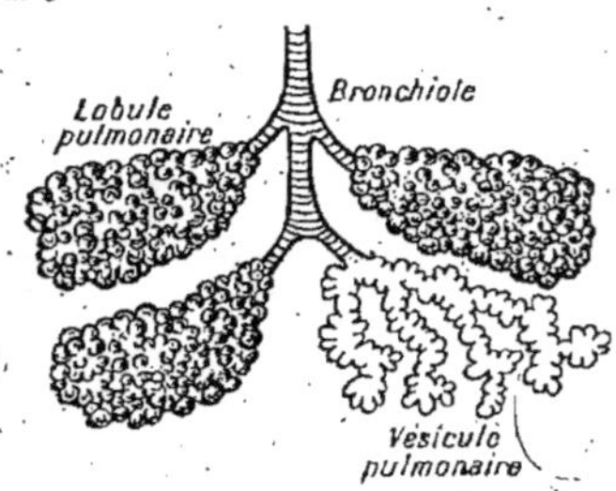

FIG. 702
Bronchiole, lobule et vésicule pulmonaires.

mouvements passifs, le poumon suivant simplement la cage thoracique dans ses alternatives d'agrandissement et de rétrécissement.

II. **Plèvre.** — Les deux plèvres (du gr. *pleura*, côté) sont des séreuses, c'est-à-dire des sacs sans ouverture, qui entourent chacun complètement un poumon. L'un de leurs feuillets, dit *pariétal* (du lat. *paries, parietis*, paroi), tapisse la face interne de la cage thoracique et la face supérieure du diaphragme : l'autre feuillet, dit *viscéral*, tapisse la surface externe du poumon. Entre les deux feuillets se trouve la cavité *pleurale*, qui contient une faible quantité de liquide, de façon à faciliter le glissement desdits feuillets l'un sur l'autre.

Pour les renseignements complémentaires sur la respiration, V. RESPIRATION.

Poumon et **Plèvre** (Maladies). — Tantôt la maladie occupe uniquement le poumon ou la plèvre, tantôt, comme dans la fluxion de poitrine, le poumon et la plèvre sont atteints simultanément. La bronchite peut aussi être associée à une maladie du poumon. V. BRONCHO-PNEUMONIE.

I. **Maladies du poumon.** — ***Congestion pulmonaire.*** — CAUSES. La congestion peut être : 1° *active*, c'est-à-dire provoquée par un afflux excessif de sang : inhalations de vapeurs irritantes, alternative de chaud et de froid, fièvre typhoïde, rhumatisme, goutte, paludisme, suppression des règles ou d'hémorroïdes, brûlure, hystérie, hémorragie cérébrale ; 2° ou *passive* : maladies du cœur, position couchée dans un lit pendant longtemps par suite d'une maladie.

SIGNES. Oppression, difficulté de respirer, toux, point de côté, crachats contenant du sang.

TRAITEMENT : 1° PRÉVENTIF. Changer de position le plus souvent possible les malades longtemps alités,

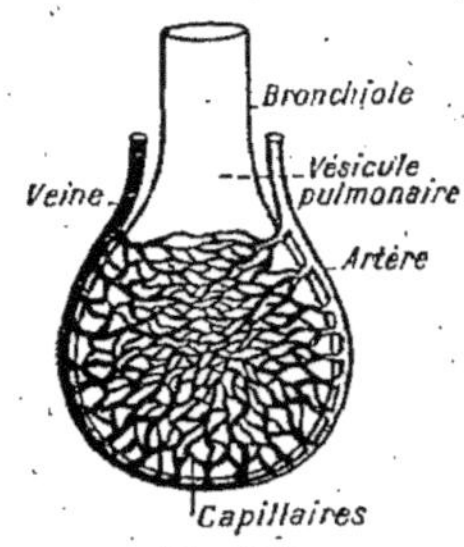

FIG. 703.
Vaisseaux d'une vésicule pulmonaire.

c'est-à-dire les faire asseoir deux ou trois fois par jour sur leur lit, soutenus par des coussins. (V. DOSSIER-LIT.) Eviter les causes sus-énoncées. 2° CURATIF. Ventouses.

Gangrène pulmonaire. — Maladie causée par l'alcoolisme, le diabète, la maladie de Bright, l'aliénation mentale, les maladies infectieuses (rougeole, variole, fièvre typhoïde) ou un refroidissement prolongé, la tuberculose, des blessures du poumon avec séjour de corps étrangers, des abcès de voisinage ouverts dans les bronches ou une embolie pulmonaire.

SIGNES. Ordinairement, ils ne se produisent qu'au cours d'une des maladies énumérées ci-dessus et dont la gangrène peut accroître la fièvre. — Oppression, toux avec expulsion de *crachats* noirâtres abondants, mélangés de sang et *extrêmement fétides*. L'*haleine* exhale également une odeur très désagréable.

PRONOSTIC. Grave. La mort est habituelle dans les formes primitives étendues et dans les formes secondaires à d'autres affections pulmonaires ou au cancer œsophagien. Elle survient au bout de 20 à 30 jours par toxi-infection, par hémoptysie foudroyante ou à la suite d'un pyopneumothorax. La guérison s'observe surtout dans les formes primitives limitées ; le foyer s'élimine par les bronches.

TRAITEMENT. Isolement du malade; soutenir l'état général (alcool, caféine, acétate d'ammoniaque, huile camphrée, strychnine). Désinfection des bronches par les balsamiques, l'hyposulfite de soude. Révulsion : cataplasmes sinapisés, saignée. Eucalyptus en fumigations ou, mieux, injections intratrachéales d'huile eucalyptolée ou goménolée, fumigations phéniquées, térébenthinées, oxygène (10 à 20 litres 3 fois par jour).

L'intervention chirurgicale s'impose en cas de pleurésie gangréneuse associée ; la pneumotomie permet le drainage de la plaie et des foyers pulmonaires.

Dans ces dernières années, on a préconisé diverses méthodes qui, toutes, ont un succès à leur actif :

Injections intraveineuses d'arséno-benzènes, comme dans la syphilis ;

Injections intraveineuses, intramusculaires ou sous-cutanées de sérum antigangréneux (20 cm³ de sérum antiperfringens, 20 cm³ d'antiœdématiens et 20 cm³ d'antivibrions dilués dans 500 cm³ de sérum physiologique ; 1 à 3 injections à 2 jours d'intervalle) ;

Pneumothorax* artificiel, dans les formes cavitaires localisées à évolution subaiguë et chronique.

Broncho-pneumonie. — Affection, de nature infectieuse, due à l'extension au tissu pulmonaire voisin d'une inflammation des petites bronches.

CAUSES. La cause déterminante de l'affection est l'*infection* due à des microbes souvent associés, par ordre de fréquence, le pneumocoque, le streptocoque, le pneumobacille, le staphylocoque. Maladie de l'enfance et de la vieillesse, et toujours secondaire à une bronchite, elle survient très souvent au cours de la rougeole, de la coqueluche ou de la diphtérie ; chez le vieillard, au cours de la grippe ou d'une bronchite chronique. Très rare chez l'adulte, elle peut cependant compliquer une maladie infectieuse, comme la typhoïde, l'érysipèle, la variole. En tout cas, le rôle de la débilitation organique est très important ; la broncho-pneumonie sévit particulièrement chez les enfants rachitiques, athrepsiques, épuisés par une gastro-entérite.

SIGNES. Chez un enfant, atteint d'une bronchite souvent méconnue, une ascension brusque de la fièvre vers 40° annonce le début de la broncho-pneumonie. En même temps se manifeste une oppression qui tend à croître ; la toux, précédemment grasse, devient sèche, pénible, ne ramenant que quelques crachats souvent striés de sang, lorsque l'enfant est en âge de cracher. Puis, tandis que la fièvre reste élevée avec de grandes oscillations, la dyspnée augmente, le nombre des respirations pouvant atteindre 70 et même 80 par minute ; le pouls bat à 140, 160 ; l'enfant, agité, parfois délirant, est pâle avec les lèvres bleuâtres : les ailes du nez battent, le regard est inquiet, le malade refuse toute nourriture, le nourrisson repousse le sein.

ÉVOLUTION. Variable : il existe des *formes suraiguës*, toxiques ou compliquées de bronchite capillaire, qui enlèvent l'enfant en quelques jours (*catarrhe suffocant* de Laennec). La *forme aiguë* ordinaire dure 3 semaines environ et se termine très souvent par la guérison.

Enfin, il est des *formes subaiguës* et *chroniques* que viennent compliquer la sclérose pulmonaire et la dilatation bronchique, qui aboutissent à la cachexie et laissent, si la mort ne survient pas, des lésions pulmonaires définitives.

TRAITEMENT : I. PRÉVENTIF. Isolement des broncho-pneumoniques. Antisepsie bucco-pharyngée. Maintien au lit de tout jeune enfant atteint de bronchite. Enveloppements froids du thorax. Désinfection des crachats et de la literie.

II. CURATIF. Placer l'enfant dans une chambre aérée à une température de 16° à 18°.

Toutes les 3 heures, dès que la température dépasse 39°, bains chauds à 38°, tièdes à 34°, ou froids à 28°. Dans certains cas, les bains ou les cataplasmes sinapisés, les ventouses trouveront leur application. Comme médication : stimulants (alcool, acétate d'ammoniaque, injections répétées d'huile camphrée, digitale au besoin, inhalations d'oxygène). En outre, expectorants (ipéca à doses faibles, polygala, benzoate de soude).

Chez l'adulte : saignée en cas de cyanose et dyspnée vive. Abcès de fixation. Injections sous-cutanées d'oxygène. Sérothérapie ou vaccinothérapie.

Emphysème pulmonaire. — Maladie constituée par la dilatation excessive des vésicules pulmonaires, dont les parois ne peuvent plus se contracter au moment de l'expiration ; une partie même de ces parois disparaît en formant ainsi des cavités où l'air ne se renouvelle que très insuffisamment. Le poumon prend un développement exagéré et, cependant, sa capacité respiratoire peut être diminuée de moitié. Cet état constitue plutôt une infirmité qui complique des maladies qu'une maladie proprement dite.

CAUSES. Efforts brusques d'expiration de l'asthme, de la coqueluche, des bronchites, du croup ; atrophie sénile chez les vieillards. Hérédité.

SIGNES. La poitrine est *bombée* d'une façon générale en avant ; la respiration, continuellement gênée, surtout lorsqu'on monte les escaliers, devient anhélante à certains moments, par suite d'accès de suffocation dus à l'asthme, à une bronchite chronique, à une congestion pulmonaire ou à des troubles du cœur provoqués par la gêne apportée à la circulation dans le poumon.

HYGIÈNE. Vie peu active, climat chaud et sec, éviter les refroidissements et l'humidité.

TRAITEMENT. Aérothérapie. Contre la toux et l'oppression : datura, belladone, inhalations d'oxygène. Révulsion en cas de poussées bronchitiques. Enfin, dès que le cœur menace de faiblir, repos absolu et toni-cardiaques.

Œdème aigu du poumon. — Affection pulmonaire aiguë caractérisée par l'envahissement du tissu pulmonaire par une sérosité albumineuse venue du sang des capillaires, soumis à un brusque excès de tension artérielle.

CAUSES. Les deux principales sont les cardiopathies avec hypertension (aortites aiguë et chronique) et des reins (néphrite chronique). Comme causes secondaires : certaines maladies aiguës (rhumatisme, rougeoles, etc.), quelques affections nerveuses (tabes, myélites), l'action combinée du froid et de l'ivresse, l'évacuation trop rapide d'un épanchement pleurétique, surtout ancien, la grossesse parfois (par suite de lésions cardio-rénales) ; l'intoxication par les gaz asphyxiants.

SIGNES. Début, après sensation de gêne, de picotements dans la gorge, par l'apparition rapide d'une oppression extrême, angoissante ; toux quinteuse très pénible, avec expectoration séreuse très abondante (jusqu'à 1 litre ou plus en 24 heures), mousseuse et de teinte saumonée.

ÉVOLUTION. L'œdème suraigu peut amener la mort presque subite du malade, qui s'affaisse, l'écume à la bouche ; mais, dans sa forme aiguë ordinaire, il guérit souvent, s'il est traité activement.

TRAITEMENT. *Saignée immédiate* (300 à 500 gr.). En attendant, ventouses sèches, ventouses scarifiées sur la région précordiale, sinapismes aux jambes, ipéca à dose vomitive. En outre, oxygène, toni-cardiaques (huile camphrée, spartéine), strychnine, morphine à petite dose et maniée prudemment. Enfin, après le traitement de la crise, il est nécessaire de traiter la maladie causale. Repos au lit, diète hydrique, purgation à l'eau-de-vie allemande.

Thrombose et embolie de l'artère pulmonaire. — Oblitération de l'artère pulmonaire (c'est-à-dire du vaisseau qui apporte au poumon le sang noir pour qu'il y soit revivifié, transformé en sang rouge) par un caillot formé sur place (*thrombose*) ou formé dans un point plus ou moins éloigné du corps et apporté par la circulation (*embolie*).

CAUSES : 1° De la *thrombose*. Tuberculose, paludisme, anévrisme ou tumeur de voisinage ; 2° De l'*embolie*. Caillot formé dans le cœur droit ; inflammation des veines (phlébite) ; maladies infectieuses (fièvre typhoïde, érysipèle, diphtérie, grippe, variole) ; ou varices* et notamment *phlegmatia alba dolens* des femmes en couches.

SIGNES. Tantôt syncope et mort subite, tantôt oppression intense, teinte bleue du visage, point de côté; puis, après un temps variant de quelques heures à deux jours, crachats sanglants, brunâtres, visqueux, non aérés, persistant plusieurs jours.

TRAITEMENT PRÉVENTIF. Repos *absolu* au lit pendant les phlébites.

PREMIERS SOINS. Sinapismes, ventouses.

II. **Maladies de la plèvre.** — Inflammation de la plèvre, séreuse qui enveloppe les poumons.

Pleurésie simple ou séro-fibrineuse, c'est-à-dire dans laquelle l'épanchement est transparent, citrin (*fig.* 704).

CAUSES : 1° OCCASIONNELLES. Froid. 2° DÉTERMINANTES. Microbes, notamment le microbe de la tuberculose, dont la pleurésie est une manifestation fréquente.

SIGNES. Frissons, fièvre (38° à 39°,5), toux sèche pénible, *point de côté* au niveau du mamelon disparaissant assez rapidement. Respiration courte, saccadée,

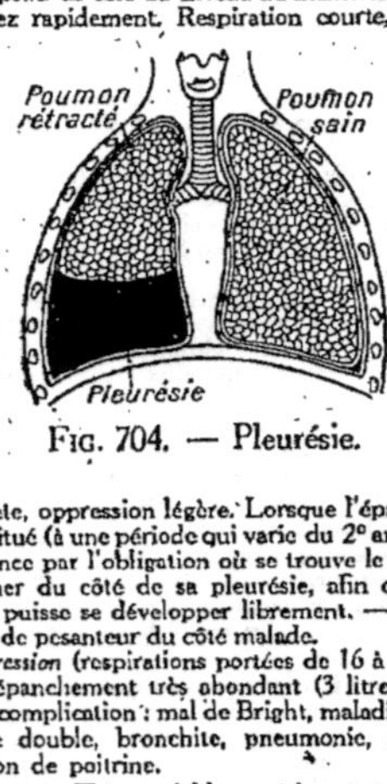

FIG. 704. — Pleurésie.

incomplète, oppression légère. Lorsque l'épanchement est constitué (à une période qui varie du 2° au 15° jour), il s'annonce par l'obligation où se trouve le malade de se coucher du côté de sa pleurésie, afin que l'autre poumon puisse se développer librement. — Sensation de gêne, de pesanteur du côté malade.

L'*oppression* (respirations portées de 16 à 30) décèle soit un épanchement très abondant (3 litres et plus), soit une complication : mal de Bright, maladie de cœur, pleurésie double, bronchite, pneumonie, congestion ou fluxion de poitrine.

ÉVOLUTION. Très variable, guérison souvent en 4 à 6 semaines. En général l'évolution comprend deux périodes : une d'augmentation ou de maintien de l'épanchement, durant laquelle la fièvre persiste, et une deuxième période de résolution, où la température revient à la normale ; mais si la guérison est fréquente, on peut aussi noter le passage à l'état chronique, des récidives, la transformation purulente de l'épanchement.

Le pronostic éloigné est à réserver du fait d'une évolution possible vers la tuberculose pulmonaire. Le surmenage, l'alcoolisme, l'hygiène défectueuse aggravent le pronostic.

TRAITEMENT : 1° *Pendant l'évolution de la pleurésie.* Repos au lit. Révulsion, cataplasmes sinapisés, ventouses, pointes de feu. A l'*intérieur*, salicylate, aspirine, quinine. Régime lacté. Diurétiques. Autosérothérapie (injection sous-cutanée de 2 cm³ de liquide pleural retiré par ponction).

Évacuation de l'épanchement ou *thoracentèse :* ponction de la paroi thoracique au trocart sans aspiration ou avec les appareils aspirateurs de Potain ou de Dieulafoy. Mais la thoracentèse ne sera faite qu'avec discernement, soit en cas de grande abondance de l'épanchement, soit pour en hâter la résolution à la période de déclin de la pleurésie ;

2° *Soins consécutifs.* Cure d'air dans le Midi ou en montagne, l'hiver : Amélie-les-Bains, Arcachon, Cannes, Menton ; l'été : Allevard, La Bourboule, Mont-Dore, Cauterets ; gymnastique* respiratoire. Révulsion. Enfin huile de foie de morue l'hiver, arsenic, alimentation substantielle.

Pleurésies hémorragiques. — Variété de pleurésies séro-fibrineuses, dont le liquide contient du sang.

CAUSES. Tuberculose pulmonaire, cancer du poumon.

SIGNES. Mêmes signes que les pleurésies séro-fibrineuses.

Pleurésies purulentes (empyèmes). — Pleurésies dont l'épanchement est constitué par un liquide plus ou moins purulent. Elles peuvent être primitives ou résulter de la transformation purulente d'un épanchement séro-fibrineux ou plus souvent hémorragique.

CAUSES. Nombreuses : 1° Infection directe par plaies septiques de poitrine : c'est un hémothorax qui suppure ;

2° Infection de voisinage au cours d'une inflammation de la paroi, du médiastin ou de l'abdomen, mais surtout du poumon, la pneumonie et la tuberculose surtout ; la gangrène pulmonaire peut déterminer une pleurésie purulente extrêmement grave dont l'épanchement est un liquide putride : ce sont les *pleurésies putrides ;*

3° Enfin, pleurésies purulentes par infection d'origine circulatoire au cours de maladies générales infectieuses (infection puerpérale, diphtérie, érysipèle, scarlatine, etc.). Les agents microbiens en cause sont nombreux (*bacille de Koch, pneumocoque, streptocoque, staphylocoque*) et déterminent des pleurésies d'évolution et de gravité différentes.

SIGNES. Ceux de la pleurésie aiguë avec gêne respiratoire et fièvre, en général plus fortes ; pâleur du visage, prostration, sécheresse de la langue, sueurs. L'aisselle, quelquefois le bras et la main, sont enflés (*œdème*). Dans certains cas, les signes sont si affaiblis, au contraire, que le malade n'appelle de médecin que longtemps (2 à 3 mois) après le début de la maladie, parce que l'appétit et les forces ont graduellement diminué pendant que l'oppression, elle, augmentait.

Le pus peut être évacué à l'extérieur, soit par une fistule qui se forme entre deux côtes, avec possibilité de l'entrée de l'air dans la plaie et constitution d'un *pneumothorax* (V. plus loin), soit, plus fréquemment, par une fistule traversant le poumon jusqu'à une bronche : dans ce dernier cas, un vomissement (*vomique*) expulse d'abord un flot de pus (un à plusieurs verres) ; puis, les jours suivants, le reste du pus est évacué dans d'autres vomissements ou sous forme de crachats.

Pleurésies putrides. — Le liquide louche, brunâtre exhale une odeur infecte de putréfaction.

L'affection est due à des microbes anaérobies (perfringens, ramosus) associés aux pyogènes (streptocoque). Elle accompagne souvent une gangrène pulmonaire corticale.

Les phénomènes fonctionnels et généraux sont particulièrement intenses : adynamie, hémoptysies, crachats fétides : pyopneumothorax.

La mort est rapide, à moins d'un drainage pleuro-pulmonaire opératoire précoce. Souvent une vomique putride vient encore aggraver l'état du malade. Mort au milieu de signes d'infection générale, compliqués parfois de phlegmon gangréneux de la paroi ou de phlébite à distance.

Pleurésie diaphragmatique. — Cette forme de pleurésie est localisée à la partie de la plèvre qui adhère au diaphragme (muscle qui sépare la poitrine du ventre et qui joue un rôle prépondérant dans la respiration). Elle est ordinairement sèche, c'est-à-dire ne provoque pas la formation d'un épanchement dans l'intérieur de la séreuse et s'accompagne d'une congestion plus ou moins étendue du poumon.

Causes. La pleurésie diaphragmatique est souvent consécutive à une maladie du foie ou des reins, à une péritonite, à l'état puerpéral, à une pneumonie ou à la tuberculose.

Signes. *Douleur* vive provoquée par la névralgie du nerf phrénique : elle siège à la partie inférieure de la poitrine, au niveau des attaches du diaphragme aux dernières côtes du thorax ; elle s'exagère sous l'influence de la pression, de la toux, des bâillements ; on peut la provoquer également au cou, en pressant le nerf phrénique à son passage entre les attaches inférieures du muscle sterno-cléido-mastoïdien. Des irradiations dans les nerfs voisins donnent lieu à des douleurs à l'épaule, des fourmillements et un engourdissement dans la main.

Immobilisation instinctive de la partie inférieure de la poitrine pour éviter la douleur. Cette immobilisation est également due à un certain degré de paralysie du diaphragme. Dans certains cas, la respiration est brève, saccadée, et le malade souffre, alors, de *hoquets* fréquents.

Pronostic. Dans l'*empyème à streptocoques*, le pronostic est grave ; il ne faut pas attendre la résolution spontanée, ni une vomique, ni se contenter de ponction ; il faut une pleurotomie chirurgicale.

Dans l'*empyème à pneumocoques*, le pronostic est plus favorable ; chez l'enfant, des ponctions répétées, une vomique précoce peuvent amener la guérison. Mais une opération est encore préférable.

La *pleurésie tuberculeuse*, torpide, entraîne la mort dans la cachexie au bout de quelques mois ou de quelques années.

Les *pleurésies putrides* sont très graves ; une intervention d'urgence s'impose d'une façon générale.

La guérison des pleurésies purulentes, quand elle survient, ne se fait qu'au prix d'une longue convalescence et laisse une rétraction de la paroi, qui produit une déformation souvent très marquée du thorax.

Traitement : I. chirurgical. Convient à la majorité des empyèmes non tuberculeux. Incision de la plaie et drainage ; désinfection de la cavité pleurale (liquide de Dakin, oxygène).

II. médical. La ponction simple ne convient que dans la forme à pneumocoques ou à bacilles de Koch ; on peut la faire suivre d'injection intrapleurale d'air ou d'azote ou d'argent colloïdal. Médications reconstituantes ; cure d'air.

Pneumothorax et Hydropneumothorax, Pyopneumothorax. — Le *pneumothorax* est constitué par l'introduction d'air ou de gaz dans la plèvre ; s'il s'y ajoute : 1° du liquide séreux, il y a *hydropneumothorax* ; 2° du pus, *pyopneumothorax*.

Causes. Perforation de la plèvre, soit de celle-ci au poumon, soit du poumon à la plèvre, provoquée ordinairement par la tuberculose, quelquefois par l'emphysème, la gangrène pulmonaire, la pleurésie purulente, les abcès du foie ou des reins.

Signes. *Point de côté* et *difficulté de respirer* se produisant subitement ou progressivement, suivant l'origine de la perforation.

III. Fluxion de poitrine et Pleuropneumonie. — La *fluxion de poitrine* est constituée, d'après Dieulafoy, par l'inflammation de tous les plans superposés de la cage thoracique : couche musculaire (pleurodynie), plèvre (pleurésie), poumon (pneumonie), bronches (bronchite), chacun de ces organes pouvant participer dans une proportion variable à la maladie, d'où des formes diverses.

Dans la *pleuropneumonie*, l'inflammation se restreint à la plèvre et au poumon. Lorsque la pneumonie est superficielle, il existe fréquemment un certain degré de pleurésie au niveau de cette lésion ; cette maladie est donc assez fréquente.

Signes. Ceux des différentes affections dont la fluxion de poitrine et la pleuropneumonie sont la réunion, mais plus ou moins atténuées. V. ci-dessus.

Causes. Celles des pneumonies et des pleurésies.

Premiers soins. Grogs chauds, quinine, ventouses.

Pourriture d'hôpital. — V. septicémie.

Poussières. — Les poussières ordinaires contiennent des débris minéraux et des microbes ; aussi est-il utile de respirer l'air, non par la bouche, mais par le nez, qui rejette ces poussières engluées dans des mucosités. La précaution est d'autant plus utile que les mucosités ont, de plus, un pouvoir microbicide. V. aussi air.

Poussières professionnelles (Maladies produites par les). — Les poussières de charbon, de fer, d'acier, de cuivre, de silice, de verre que les ouvriers respirent dans les ateliers provoquent de l'*emphysème* (V. ce mot), ou une *pneumonie spéciale* dont il existe plusieurs variétés, suivant la nature de la poussière qui s'infiltre dans le poumon.

I. Anthracose. — Infiltration du poumon par des poussières de charbon.

Professions. Mineurs, charbonniers ; mouleurs en cuivre, en fonte et en bronze, qui emploient les poussières de charbon.

Signes. Malaise, amaigrissement, perte d'appétit, quintes de toux avec crachats noirâtres. Plus tard, vomissements, oppression croissante, crachats contenant du pus et du sang. L'affaiblissement augmente ; des sueurs, de la diarrhée simulent la dernière période de la tuberculose.

II. Chalicose. — Infiltration du poumon par les poussières de silice.

Professions. Cantonniers, carriers, tailleurs de pierre et de grès, aiguiseurs, verriers, porcelainiers, faïenciers, potiers, peigneurs de lin.

Signes. Ceux de l'anthracose, mais les crachements de sang sont plus fréquents et plus hâtifs.

III. Sidérose. — Infiltration du poumon par les poussières de fer.

Professions. Miroitiers, batteurs d'or, polisseurs de glace.

Signes. Ceux de l'anthracose avec crachats rougeâtres.

TRAITEMENT DES TROIS FORMES : 1° PRÉVENTIF. Large aération des ateliers, masques. Changement de profession dès l'apparition des premiers signes. — 2° CURATIF. Balsamiques, arsenic, iodure de potassium.

Poux. — La présence des poux sur le corps, en dehors des démangeaisons très pénibles qu'elle produit, est l'origine, soit directement, soit par l'action du grattage avec des doigts malpropres, de diverses éruptions (*phtiriase*, ou prurigo pédiculaire, *ecthyma*, *furonculose*), qui, étendues, prennent un caractère grave. D'autre part, les poux sont les agents exclusifs du *typhus exanthématique* et de la *fièvre récurrente*, et très probablement jouent un rôle important dans la transmission de la *fièvre typhoïde*.

En piquant successivement plusieurs hommes, le pou prend dans leur sang les germes des maladies dont ces malades sont affectés et les inocule dans la peau des autres, pouvant produire ainsi des épidémies.

La vitalité des poux est très grande. Ils subsistent 48 heures au moins sans nourriture et peuvent passer d'un individu à un autre, enfouis, dans l'intervalle, au milieu de la paille, du foin après être tombés d'un vêtement ou d'un sous-vêtement secoué par la précédente victime.

Trois espèces de poux sont parasites de l'homme : comme ces insectes présentent des différences, suivant la région qu'ils occupent (tête, corps, pubis), et qu'il en est de même des lésions qu'ils provoquent, un article spécial a été réservé à chaque variété.

Poux de tête. — DESCRIPTION DE L'INSECTE (*fig.* 705). Petit insecte grisâtre, présentant 6 pattes terminées par des crochets et une bouche qui peut mordre et sucer, la peau étant d'abord déchirée par les mandibules, puis perforée par l'appareil aspirateur, le *rostre*.

Les femelles sont plus nombreuses que les mâles et la ponte est très fréquente : chacune peut donner 50 œufs en 6 jours et 5 000 rejetons en 8 semaines. Les œufs sont réunis et collés aux cheveux ; lorsqu'on en trouve à leur sommet, on peut être certain que les poux sont établis depuis longtemps sur la tête. C'est à la nuque qu'ils s'établissent de préférence.

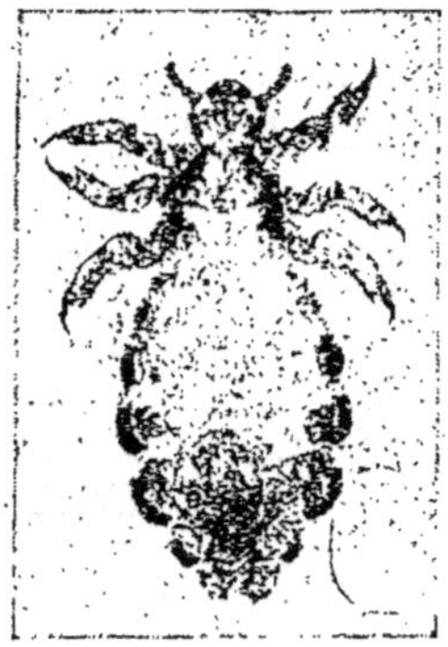

FIG. 705. — Pou de tête.

SIGNES. Les cheveux sont agglutinés les uns aux autres par la matière sébacée et par le pus provenant des parties que l'inflammation et le grattage ont excoriées. Il existe des plaques humides et saignantes et des croûtes. La démangeaison est plus ou moins vive suivant le sujet ; quelquefois, l'agitation pendant la nuit est assez vive pour entraîner l'insomnie.

COMPLICATIONS. Les poux sont la cause de plusieurs maladies de la peau (impétigo, prurigo, pityriasis). Ils amènent le dépérissement de l'enfant et le rendent anémique. Ils le prédisposent à la contagion et à la généralisation des teignes, surtout du favus, dont les spores trouvent des conditions favorables de fixation et d'adhérence dans les croûtes et le suintement qu'elles occasionnent. Souvent, enfin, ils produisent un engorgement des ganglions de la tête qui forment de petites tumeurs, notamment à la nuque.

Lorsqu'on voit les complications si nombreuses et si graves qui peuvent être la suite de la présence de ce parasite, on ne peut s'empêcher de s'étonner que, pendant des siècles, la crédulité des mères ait fait du pou « un indice de santé », et qu'une idée aussi bizarre soit encore conservée dans certaines campagnes.

MODE DE CONTAGION ET PRÉCAUTIONS. Les poux se propagent par l'apport des insectes eux-mêmes ou de leurs œufs chez toutes les personnes qui ne prennent pas un soin suffisant de leur chevelure. La transmission se fait en général chez les enfants par l'échange des coiffures ; mais on ne doit pas ignorer que les œufs peuvent également être apportés par l'air. Tel est le mode de contagion pour les malades (surtout les femmes) qui ont gardé le lit pendant longtemps. Il convient donc de peigner, aussi souvent que possible, les personnes alitées ; outre le soulagement physique et moral que ce soin de propreté leur procure, il leur évite des insomnies dues à la présence des insectes et que le malade attribuait à de tout autres causes.

TRAITEMENT. Couper les cheveux ras aux garçons (cette précaution peut être évitée chez les filles, mais le traitement est plus long) et employer pour leur chevelure un peigne en métal trempé dans une solution de vinaigre antiseptique formée de 1 gr. de sublimé pour 300 gr. de vinaigre et 300 d'eau chaude ; faire ensuite une lotion générale avec ce liquide, de façon à enlever les œufs (le peigne sec ne réussirait pas, tandis que le vinaigre les décolle des cheveux). Cette opération devra être faite *partout* ; car, si on respecte l'endroit où se trouvent les croûtes, les poux qui s'y sont réfugiés en sortiront bientôt pour envahir le reste de la tête.

On peut aussi enduire les cheveux d'une épaisse couche de vaseline pure additionnée de xylol (1 ou 2 gouttes par gramme) en enfermant ensuite la tête dans un bonnet. La vaseline englue les parasites et les tue.

Poux de corps. — DESCRIPTION DE L'INSECTE (*fig.* 706). Plus gros que le pou de tête, mais plus agile ; aussi est-il fort difficile de le trouver si on le cherche sur le corps. C'est dans les plis de la chemise, de préférence au niveau du col ou de la ceinture, qu'il est possible de le voir ; on le rencontre aussi à l'entour des coutures des gilets de flanelle.

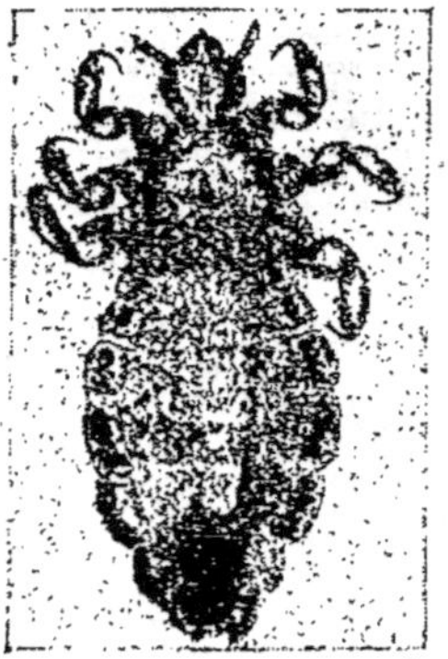

FIG. 706. — Pou du corps.

SIGNES. Les lésions (*fig.* 707) qui constituent la *phtiriase* siègent surtout aux environs des points où les vêtements forment des plis serrés au corps (nuque, épaules, reins, taille, poignets, fesses), sous la forme de coups d'ongles d'une étendue de plusieurs centimètres. Si la maladie a duré quelque temps, des taches brunâtres remplacent les cicatrices (collier des pouilleux).

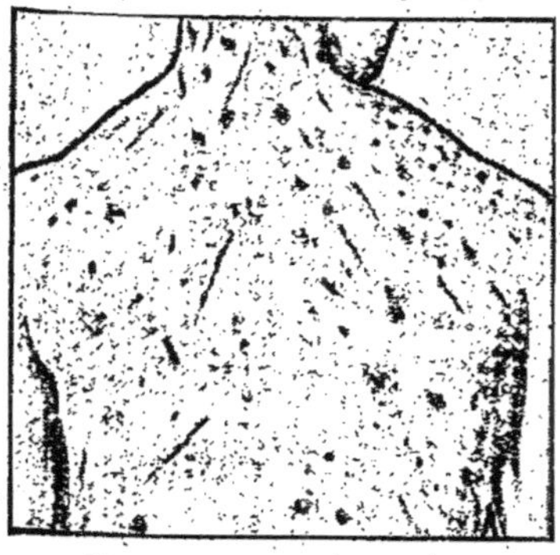

FIG. 707. — Phtiriase du dos.

MODE DE CONTAGION ET PRÉCAUTIONS. C'est souvent dans les visites de charité, après un séjour de quelques heures auprès d'un lit d'hôpital, qu'on emporte le parasite. Celui-ci trouve en effet sur les malades un bon terrain de pullulation, par suite simplement de l'absence de soins de propreté.

Une promenade dans une voiture publique suffit également pour être envahi par ces parasites. Le pou, qui avait abandonné son hôte précédent, était caché dans des plis du coussin, et il se hâte de reconquérir une nouvelle victime.

TRAITEMENT. Désinfection des vêtements au soufre ou à l'étuve, repassage à l'aide d'un fer chaud, en insistant sur les coutures et les replis du col, fortement humectés avec une éponge imbibée d'eau ; la vaporisation de cette eau par la chaleur du fer, outre qu'elle évite de roussir le vêtement, tue plus sûrement les lentes.

Bains savonneux et sulfureux, lotions à l'anisol (éther méthylique du phénol) : anisol, 4 gr. ; alcool à 90° (dénaturé), 40 gr. ; eau, 50 gr.

Mélange renfermant ; lemon grass (verveine de l'Inde) ; essence de menthe pouliot, essence d'eucalyptus, ãã 30 c. c. ; naphtaline pulvérisée, 10 gr. Il suffit d'imbiber avec 6 à 8 gouttes du mélange de petits carrés de drap épais ou de feutre que l'on épingle sous les sous-vêtements en différents points du corps, particulièrement au niveau de la ceinture, des aisselles et entre les omoplates.

Pou du pubis ou **Morpion**. — DESCRIPTION DE L'INSECTE. Son corps est beaucoup plus large (1 mm. 1/2 de large sur 2 de long) que celui du pou de tête, et sa couleur est plus pâle (*fig.* 708). Ses pattes sont terminées par des sortes de griffes qui s'enfoncent dans la peau. Il reste en général immobile au lieu de courir sur la peau, mais il est assez difficile à reconnaître par suite de la localisation : partie inférieure du bas-ventre et haut des cuisses, quelquefois creux de l'aisselle, la poitrine chez les personnes très couvertes de poils et même les cils (blépharites ciliaires).

SIGNES. C'est ordinairement par contact vénérien qu'on acquiert des morpions. Ils sont fréquents chez les prostituées de bas étage, mais la contagion peut aussi

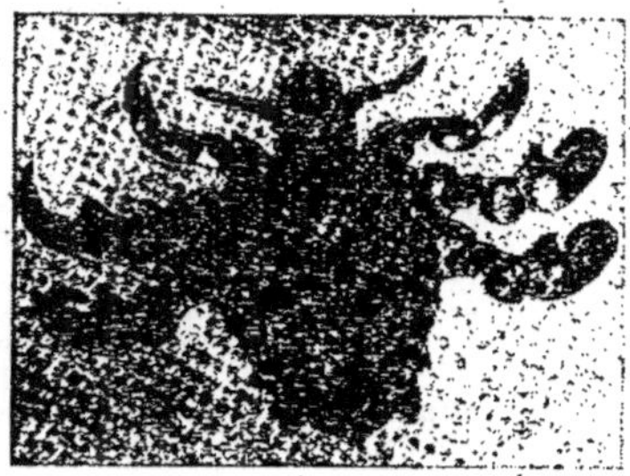

FIG. 708. — Pou du pubis.

être indirecte par les cabinets d'aisances, les lits d'hôtel malpropres. Les démangeaisons que ce pou occasionne sont très pénibles, surtout la nuit.

Parfois on note de l'eczéma ou des pyodermites des régions indiquées précédemment. Le venin du parasite amène l'apparition de *taches bleues* ou ombrées, visibles surtout sur l'abdomen, les flancs, les cuisses.

TRAITEMENT. Frictions à l'onguent gris, à la pommade au calomel, lotions au sublimé et à l'éther.

Pou de rat, du pigeon, de la poule, du chien. — Ces variétés de poux ne font qu'un séjour très court sur l'homme. Ils ne produisent donc qu'une irritation temporaire et assez réduite, sauf si leur nombre est considérable ; mais le pou du rat peut avoir une action indirecte sur l'inoculation de diverses maladies graves infectieuses, notamment la peste, en transmettant cette affection d'un rat à l'autre, d'où elle est transportée sur l'homme par un autre parasite de ces rats, la puce. Il est possible même que ces poux les transmettent directement chez l'homme (V. PESTE). Le pou du chien peut servir d'hôte à la larve de *Dipylidium*.

Précipité blanc, jaune, rouge. — V. MERCURE.

Précipité vert. — Carbonate de cuivre. Il est employé dans la peinture à huile sous le nom de *vert minéral*.

Pour les empoisonnements, V. CUIVRE.

Préjugés. — Les préjugés médicaux, c'est-à-dire les opinions adoptées sans examen au sujet du traitement des maladies, sont encore fréquents chez les personnes peu instruites, mais cependant tendent à disparaître sous l'influence de la vulgarisation des notions d'hygiène.

L'un des plus répandus est celui qui conduit nombre d'individus à se purger à chaque saison, à chaque équinoxe ou solstice, voire à chaque changement de lune. « Au printemps, disent les partisans de ces pratiques, le sang se met en mouvement comme la sève des arbres, et il faut diminuer la poussée du sang. A l'automne, le sang redescend comme la sève dans les racines ; il va prendre ses quartiers d'hiver et rentre dans le calme ; une purgation est donc encore nécessaire ». Ces théories semblent bizarres lorsqu'on connait la régularité et la continuité de la circulation sanguine.

Metchnikoff a souvent fait observer que ce préjugé avait au moins l'avantage de débarrasser l'intestin des vers qui y habiteraient plus fréquemment que l'on n'est actuellement porté à le croire ; la multiplication de l'appendicite trouverait une de ses origines dans l'abstention des purges.

Il est de simple bon sens qu'il faille se purger lorsqu'on est constipé et non suivant la date du calendrier. Mais les personnes qui ne vont pas régulièrement à la selle tous les jours feront sagement de se purger deux fois par an.

La plupart des autres préjugés proviennent de l'apathie et d'un respect profond pour la malpropreté ; tels sont les préjugés sur les croûtes de lait, le muguet, les poux « signes de santé ».

Prématuré (du lat. *præ* avant, et *maturus*, mûr). — Enfant né viable avant terme, c'est-à-dire à partir du 180e jour (fin du sixième mois, époque légale de la viabilité jusqu'à 8 mois et 1/2).

L'enfant peut être considéré comme à terme lorsque son poids atteint 2 500 gr. Chez les prématurés, le poids est d'autant plus bas que la naissance a été plus précoce. Il oscille entre 900 et 1 000 gr., moyenne de l'enfant né à 6 mois, et 2 500 gr., moyenne de celui qui naît à 8 mois et 1/2.

La taille du prématuré est petite, et varie entre 20 et 40 centim. Sa température est ordinairement basse, constamment au-dessous de 37° et pouvant ne pas dépasser 34° et même 33°. La persistance d'une température anormalement basse pendant plusieurs jours est d'un pronostic fâcheux.

Les prématurés sont, pour ainsi dire, toujours des débiles, c'est-à-dire des enfants nés en état de faiblesse anormale.

Trois grands dangers les menacent : le refroidissement, l'alimentation défectueuse et les maladies infectieuses.

Le refroidissement est combattu, lorsque l'enfant est vraiment en péril de ce fait, par sa mise en couveuse. On utilise, en outre, pour relever l'état général de l'enfant, les frictions et les massages doux et parfois les injections de sérum artificiel.

La lutte contre les maladies infectieuses se résume en soins de propreté minutieuse, voisine de l'asepsie chirurgicale.

Quant à l'alimentation, elle doit être effectuée par la mère elle-même et au sein. Cette nécessité est plus impérieuse encore que pour les enfants nés à une époque normale. Une nourrice peut, en cas d'impossibilité de la part de la mère, la remplacer. Mais il est souvent difficile de faire prendre le sein à ces enfants débiles, qui n'ont pas la force de téter. On tente alors de leur faire couler le lait goutte à goutte dans la bouche, ou de le leur donner à la cuiller. Si l'enfant n'avale pas, force est de recourir au gavage.

A défaut de lait de femme, on devra, tout au moins pendant les premiers jours, employer le lait d'ânesse, qui a seulement l'inconvénient de coûter cher et de s'altérer facilement. Enfin, si tout autre mode d'allaitement est impossible, on aura recours au lait de vache soigneusement stérilisé et coupé d'eau bouillie ou d'eau lactosée.

Prépuce. — V. BALANITE, CHANCRE, HERPÈS, PHIMOSIS, SYPHILIS.

Presbytie (du gr. *presbus*, vieillard). — V. ŒIL.

Presse-viande. — V. JUS.

Pression artérielle. — Pression du sang contre les parois artérielles : elle augmente avec l'énergie des systoles cardiaques et la résistance des parois vésiculaires.

La mesure de cette pression donne des indications importantes. V. HYPERTENSION.

Présure (*lab ferment*). — Ferment amenant la caséification du lait.

Preste (La) [Pyrénées-Orientales]. — Station d'eaux sulfurées sodiques chaudes (44°), à 1 100 mètres d'altitude ; climat doux, saison toute l'année ; vie calme, ressources limitées.

MODES D'EMPLOI. Ceux des EAUX MINÉRALES* sulfureuses. — INDICATIONS. Gravelle, coliques néphrétiques, affections de la peau, rhumatismes.

Préventif (Traitement) [du lat. *prævenire*, prévenir]. — Les traitements préventifs sont destinés à supprimer la manifestation d'une maladie ; ainsi on emploie la *quinine* pour prévenir un accès de paludisme ; les *eaux minérales*, pour prévenir un accès de goutte, de coliques hépatiques ; les *sérums antidiphtérique, antitétanique*, pour prévenir la diphtérie, le tétanos.

On a également préconisé un traitement préventif dans la syphilis chez les individus qui se sont exposés d'une façon certaine à une contamination. Le traitement antisyphilitique empêche dans la plupart des cas l'apparition des accidents.

Préventorium. — Maison de plein air où les enfants atteints de tuberculose non contagieuse sont soumis à un régime hygiénique, à une aération continue avec repos, instruction et entraînement physique convenablement dosés. V. TUBERCULOSE.

Priapisme. — Erection douloureuse provoquée par une blennorragie, une cystite, un calcul vésical. — TRAITEMENT. Bains tièdes prolongés. Lavement chaud.

Procidence (du lat. *procidere*, tomber). — Chute ou abaissement d'un organe ou d'une petite partie fœtale au cours de l'accouchement.

Prodrome (du gr. *pro*, devant, et *dromos*, course). — Etat de malaise précurseur d'une maladie.

Prognathisme (du gr. *pro*, avant, et *gnathos*, mâchoire). — Proéminence des mâchoires.

Prolapsus (du lat. *pro*, en avant, et *lapsus*, part. pass. de *labi*, tomber). — Chute ou abaissement d'un organe.

Pronation et **Supination** (du lat. *pronus*, couché sur le ventre, et de *supinus*, couché sur le dos). — La pronation est la position de la main couchée sur la face palmaire (ventre de la main), la face dorsale étant par suite en avant.

La *supination* est l'inverse, le dos de la main étant couché sur l'objet et la face palmaire en avant.

Prononciation (Vices de). — V. VOIX.

Pronostic (du gr. *pro*, d'avance, et *gnosis*, connaissance). — Issue prévue par les médecins pour une maladie.

Prophylaxie (du gr. *prophylassein*, prévenir). — Mesures préventives destinées à empêcher l'apparition d'une maladie épidémique ou à en réduire l'extension.

Propreté. — V. PEAU.

Prostate (*fig.* 709, 710). — Glande annexe de l'appareil génital de l'homme.

Elle est placée au-dessus du périnée, entre le rectum en arrière et le col de la vessie qu'elle embrasse entièrement, ainsi que la partie de l'urètre qui lui fait suite. Sa longueur et sa largeur sont d'environ 3 centim., avec une épaisseur de 1 centim. 1/2.

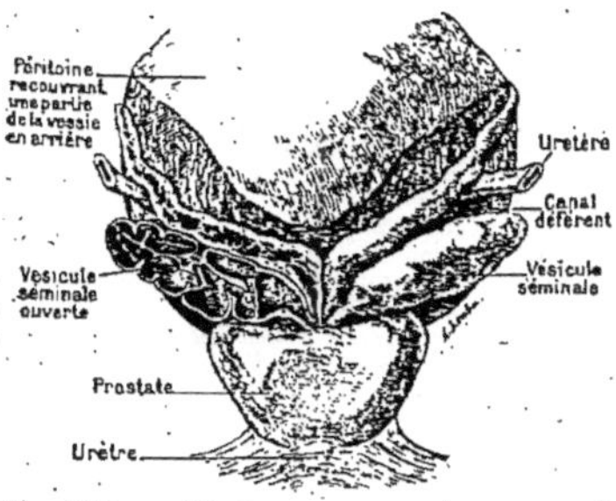

FIG. 709. — Vésicule séminale et prostate.

Très petite, jusqu'à l'âge de puberté, elle atteint son plein développement vers 20 à 25 ans, reste stationnaire jusqu'à 45 ou 50 ans, puis s'accroît souvent considérablement.

On y distingue un lobe gauche, un lobe droit et, au moins chez les personnes âgées, un lobe moyen, placé entre les deux ouvertures des canaux éjaculateurs qui la traversent.

Liquide prostatique. — La sécrétion des glandes de la prostate s'effectue seulement pendant la période d'excitation. Elle est formée par un liquide laiteux non filant, légèrement alcalin, qui constitue la majeure partie du sperme. Il contient une émulsion très fine de graisse phosphorée qui lui donne sa couleur. Son rôle est de diluer le liquide très épais testiculaire et peut-être, par une *sécrétion interne*, de stimuler les mouvements des spermatozoïdes.

Prostate (Maladies de la).

Prostatites (Inflammation de la prostate). — Il existe une forme aiguë et une forme chronique.

Prostatite aiguë. — CAUSES. *Blennorragie* (cas le plus fréquent); la complication prostatique se produit d'ordinaire vers la fin de la troisième semaine, par suite de fatigues quelconques ou d'usage prématuré d'injections irritantes. Parfois aussi une prostatite chronique peut passer à l'état aigu à l'occasion d'un excès ou d'un sondage. Beaucoup plus rarement, l'origine est une contusion, le passage d'un calcul, des lésions du voisinage (maladies de l'anus ou du rectum).

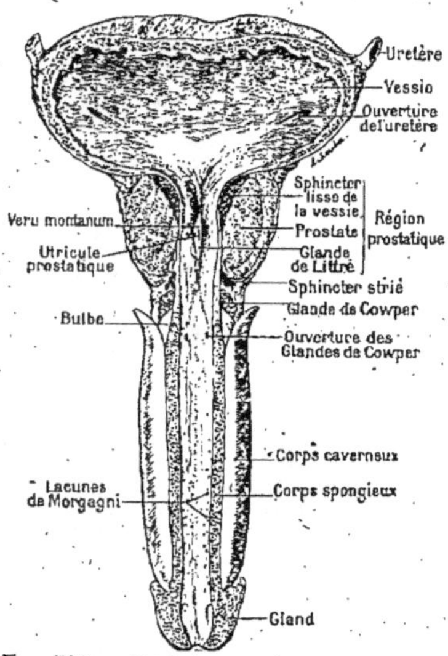

FIG. 710. — Région prostatique de l'urètre.

SIGNES. Pesanteur au périnée. Les besoins d'aller à la selle sont fréquents et l'évacuation est pénible. Le malade a grande peine à uriner. Il peut se produire un abcès qui s'annonce par la chaleur de la région, qui présente des battements ; il s'évacue par le canal ou par le rectum, quelquefois par la peau.

TRAITEMENT. Repos et lavements prolongés une demi-heure (chauds) de 45° à 50° et bains chauds, suppositoires belladonés et opiacés.

Prostatite chronique. — Elle peut être chronique d'emblée ou succéder à la prostatite aiguë. Ses causes sont les mêmes et, en premier lieu, la blennorragie aiguë ou chronique.

SIGNES. Douleurs vagues dans le périnée irradiant vers les testicules, les cuisses, le sacrum ; elles s'accroissent à la suite de la marche, de la station assise prolongée, notamment en voiture. Écoulement par l'urètre, soit spontanément, soit à l'occasion des selles, d'une goutte d'un liquide (*prostatorrhée*) en général laiteux, plus ou moins filant, mais pouvant être incolore ou jaune verdâtre, parfois même teinté de sang. Ce liquide peut exister en quantité variable dans le premier jet d'urine. Souvent les envies d'uriner sont plus fréquentes que la normale.

Traitement : I. local. Massage, lavements prolongés très chauds. Badigeonnages iodés, instillations de nitrate d'argent.

II. général. Régime sévère, hydrothérapie.

Hypertrophie de la prostate (*fig.* 711, 712). — L'augmentation de volume de la prostate est une mani-

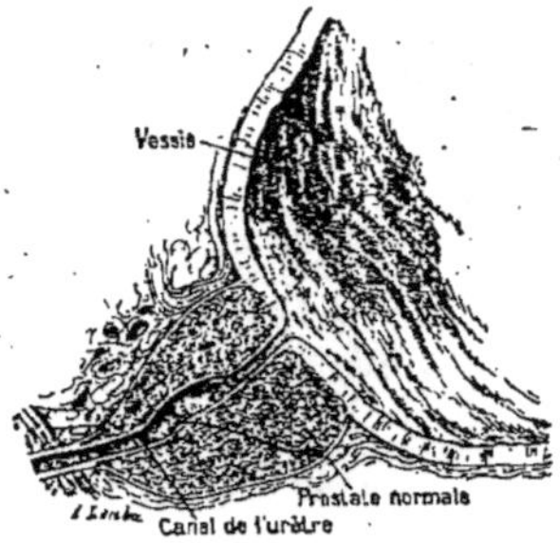

Fig. 711. — Prostate à l'état normal.

festation de l'âge (55-70 ans) : plus d'un tiers des hommes en sont atteints. Les prostatites chroniques antérieures semblent être une cause prédisposante.

Signes. *Au début*, envies fréquentes d'uriner, particulièrement dans les dernières heures de la nuit : jet sans force, aussi évacuation très lente et plutôt

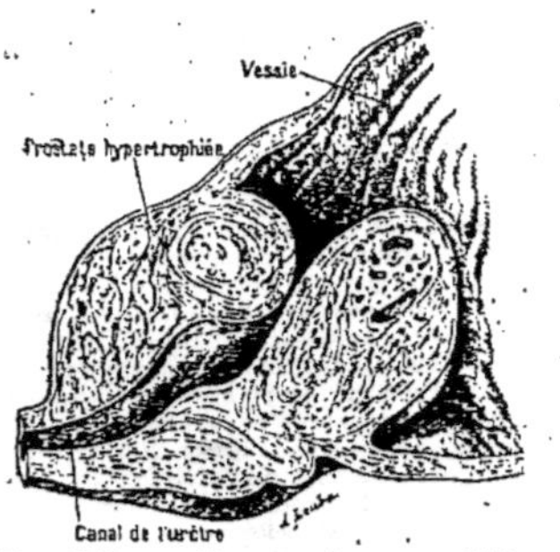

Fig. 712. — Prostate hypertrophiée.

entravée par les efforts d'expulsion. Le jet a conservé le calibre normal (ce qui distingue l'hypertrophie du rétrécissement). *Plus tard*, le malade n'évacue qu'incomplètement sa vessie, surtout s'il est obligé d'attendre pour satisfaire ses besoins. Plus tard encore, il peut y avoir soit *incontinence par regorgement* nocturne, puis diurne, soit *incontinence vraie*. La quantité d'urine rendue par jour peut atteindre 3 litres ; d'abord limpide, elle devient ensuite trouble et nuageuse, par suite du catarrhe de la vessie*. Une hémorragie (hématurie) peut se produire soit spontanément, soit à la suite d'un sondage.

Le matin, le malade a des érections sous l'influence de la compression des corps caverneux par la vessie distendue.

A la première phase (rétention) répond une dilatation de la vessie sans distension, tandis que dans la seconde (incontinence par regorgement) cette distension s'est produite.

Complications. Elles diffèrent suivant que le canal et la vessie sont ou non infectés par l'invasion de microbes :

1° *Avant l'infection*. Hémorragie due à la congestion provoquée par la rétention : fausses routes par un cathétérisme sans douceur.

2° *Après l'infection*. Inflammation de la partie postérieure de l'urètre ; prostatite ; inflammation du testicule et de l'épididyme ; pyélo-néphrite.

Hygiène. Eviter les poussées congestives entraînant des complications (rétention, cystite, néphrite), produites par les refroidissements, l'alimentation, la constipation, la fatigue des organes voisins, et cela en recourant aux mesures suivantes :

1° Pour prévenir le *refroidissement partiel* ou *général* du corps, notamment : les courants d'air pendant les transpirations, se vêtir entièrement de *laine* (gilet, caleçon, ceinture, chaussettes) ; la nuit, tout au moins pendant les froids, uriner sous les couvertures dans un vase spécial ;

2° Comme *régime* : pas de salaisons, de viandes faisandées, de crustacés, de poissons de mer ni d'asperges, pas d'épices ni de condiments, pas de truffes, de fromages forts, pas de bière ni de liqueurs, peu de cidre, peu de vin pur ; de l'eau coupée d'un tiers de vin au plus : pas de thé ni de café. Les aliments et boissons devront être pris en quantité modérée ; l'excès de liquide accroîtrait d'une façon exagérée le travail des reins;

3° Eviter la *constipation* par l'usage régulier de laxatifs doux, notamment de lavements froids ;

4° Eviter la *rétention*, en ne résistant jamais au besoin d'uriner. Prévenir ce besoin en urinant régulièrement toutes les 3 heures, toutes les 2 heures même, si cet intervalle de 3 heures est trop grand ; aussi convient-il de prendre ses précautions chaque fois qu'on aurait difficulté à satisfaire cette nécessité (urinoir en caoutchouc pendant les voyages en chemin de fer);

5° Uriner avant de se déshabiller, puis de nouveau au moment de se mettre au lit, en augmentant cette seconde miction *par des pressions sur le bas-ventre*. Ne jamais reposer sur le dos, mais alternativement sur les deux côtés ;

6° Eviter la fatigue des organes voisins : pas d'excès vénériens ; l'abstinence, au moins à un certain âge, est nécessaire ; pas d'équitation ni de bicyclette.

Si, malgré l'observation de ces diverses prescriptions, il se produit de la congestion, caractérisée par des envies fréquentes d'uriner, accompagnées ou non de fausses envies d'aller à la selle, il convient : 1° de prendre matin et soir des lavements chauds, lents et prolongés ; 2° d'absorber au moment du coucher un cachet de 50 centigr. d'antipyrine. Iodure de potassium, 1 gr. par jour. Extrait fluide de marron d'Inde, 10 gouttes.

Traitement. Massage de la prostate. Sondage par le médecin, lentement, et sans évacuation complète, pour éviter une hémorragie. Mais ce sondage ne doit pas être opéré si le prostatique vide facilement et spontanément sa vessie. Le cathétérisme doit être supprimé dès que la contraction de la vessie est redevenue suffisante.

On n'y procédera que dans les cas suivants : rétention complète, rétention incomplète, avec distension vésicale, efforts excessifs pour la miction, ou si celle-ci se répète assez souvent, la nuit, pour provoquer une insomnie fatigante.

Si les urines sont septiques : lavage à l'eau bouillie, puis injection de 30 à 40 gr. d'une solution au millième de nitrate d'argent. Si le sondage est difficile : application d'une sonde à demeure fixe, fermée par un fosset, et par laquelle on évacue la vessie à intervalles réguliers. Opération chirurgicale (prostatectomie) s'il y a nécessité. Suppositoire calmant, en cas de douleurs.

Prostatectomie (de *prostate*, et du gr. *ectomè*, excision). — Ablation de la prostate.

Prostatorrhée. — Ecoulement du liquide prostatique en dehors de l'acte sexuel. V. PROSTATITE chronique.

Prostration. — Anéantissement physique. La prostration est un des signes typiques de la fièvre typhoïde.

Protargol. — Combinaison organique contenant 8 p. 100 d'argent.

Protective (*silk*). — Etoffe de soie mince huilée, vernissée et recouverte d'un mélange de dextrine et d'amidon délayés dans une solution phéniquée au 40e. Employée pour le pansement des plaies.

Protéinothérapie. — Méthode de traitement qui consiste à injecter dans l'organisme, pour lutter contre diverses infections et intoxications ou augmenter la coagulabilité du sang, des protéines, substances albuminoïdes qui possèdent le triple caractère, de se maintenir à l'état colloïdal sous leur forme de dissolution aqueuse, d'être coagulées et précipitées par les acides, et d'être constituées par de très grosses molécules.

Les injections se font dans le tissu sous-cutané, dans les muscles ou dans les veines. On emploie les corps suivants : lait, peptone à 5 p. 100, sérums, sang total.

INCIDENTS. Réactions locales (douleur, érythème, gonflement) et générales (fièvre, courbature, frissons). Ces réactions au *choc peptonique* semblent dues à une action physique, un trouble de l'équilibre colloïdal du plasma sanguin : cette rupture d'équilibre plasmatique déterminant la production d'une crise (crise colloïdoclasique*).

INDICATIONS. Dans certaines *infections fébriles*, traînantes (gonococcies, staphylococcies, grippe), on peut essayer de briser la courbe thermique et les accidents infectieux par le choc peptonique (lait, peptones).

Dans les *affections hémorragipares* (hémophilie), les injections sous-cutanées de peptone et de sérum ont une grande efficacité.

Dans certains *troubles digestifs* des nourrissons, les injections de lait* sous la peau amènent une sédation de l'intolérance pour cette substance (Savy).

Prothèse (du gr. *pro*, au lieu de, et *tithêmi*, je pose). — Remplacement par une pièce artificielle d'un organe enlevé ou dissimulation d'une difformité. V. *fig.* 713, 714.

Protoplasma (du gr. *protos*, premier, et *plasma*, substance). — Substance vivante constitutive de la cellule.

Pruneaux. — A la dose de 50 à 200 gr., la pulpe de pruneaux bouillis constitue un bon laxatif.

Prurigo (du lat. *prurire*, démanger). — Maladie de la peau présentant les caractères suivants :

SIGNES. *Démangeaisons* continuelles, s'exaspérant la nuit au point de provoquer l'insomnie et un affaiblissement général ; apparition de petites papules rouges, excoriées à leur sommet par le grattage. Lorsque la maladie dure depuis longtemps, la peau prend une *teinte brune* et on y observe les lésions de l'ecthyma*.

CAUSES. *Gale*, poux, diabète, maladie du foie ou des reins, lymphatisme, arthritisme, syphilis.

SIÈGE SUIVANT VARIÉTÉS. Prurigo produit : 1° par la *gale* : espaces entre les doigts, poignets, aisselles, fesses, cuisses ; 2° par les *poux de la tête* : nuque, cou ; 3° par les *poux du corps* : entre les épaules et les lombes. Enfin, le prurigo de *Hébra*, affection qu'on observe dans l'enfance, siège partout et même sur les membres inférieurs.

TRAITEMENT : I. GÉNÉRAL. Maintenir en état les fonctions gastro-intestinales. Repos, vie calme. Séjour à la campagne ou à la montagne. Varie suivant les périodes de l'existence :

Enfant. Régler les tétées ; surveiller la nourrice. Quelquefois supprimer les œufs.

Adulte. Ni pain, ni charcuterie, ni fromage fort, ni gibier, ni poisson. Médicaments antinervins : chloral, belladone, bromure, extrait de guaco.

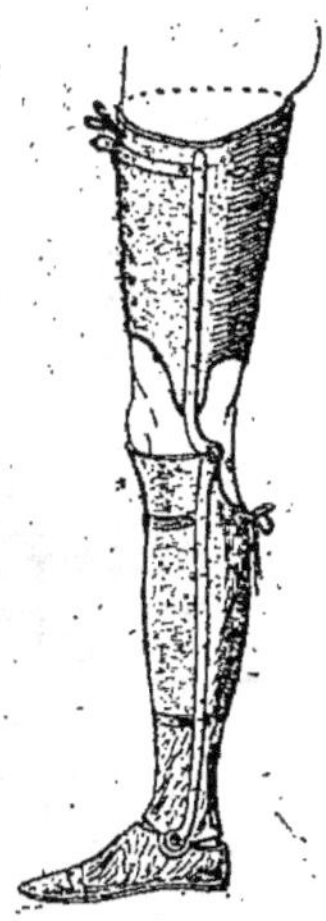

FIG. 713. — Jambe artificielle française pour amputation de jambe.

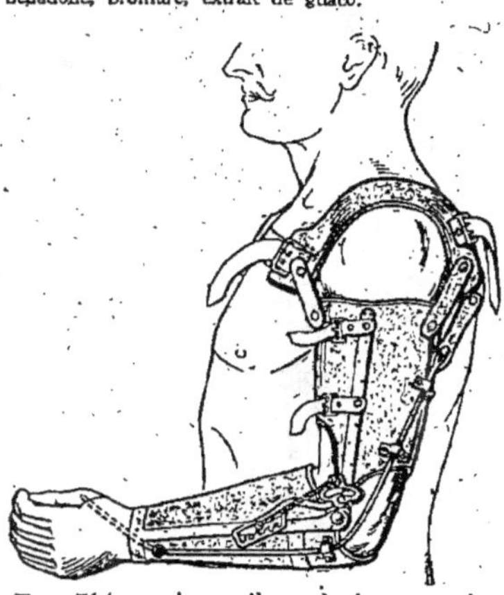

FIG. 714. — Appareil prothétique, muni d'une crémaillère.

Toniques généraux. Huile de foie de morue, arsenic : autohémothérapie.

Agents physiques : bains d'amidon, douches tièdes en jet brisé, douches filiformes, bains statiques, effluves de haute fréquence, radiothérapie (3 à 4 H tous les 20 jours).

II. THERMAL. *La Bourboule* convient aux enfants dès les premières atteintes de prurigo.

Saint-Gervais doit être conseillé pour les enfants dont la peau est particulièrement irritable.

Uriage est la station des personnes dont le tégument n'est pas trop irritable. Enfin, la cure peut se faire à Salies-de-Béarn et La Motte.

III. LOCAL. Lotions chaudes, colles de zinc, pommades à l'*huile de foie de morue*, pâtes mentholées.

Prurit. — Démangeaison. V. ce mot.

Prussique (Acide). — V. CYANHYDRIQUE.

Pseudarthrose (du gr. *pseudês*, faux, et *arthron*, articulation). — Articulation anormale entre deux fragments d'os, à la suite d'une fracture non consolidée.

Pseudo-membrane (du gr. *pseudês*, faux, et du fr. *membrane*). — Membrane anormale produite par une maladie : angine, bronchite, entérite *pseudo-membraneuse*.

Psittacose (du gr. *psittacos*, perroquet). — Maladie contagieuse des perruches* et perroquets, transmissible à l'homme.

Psoas. — Muscle du bassin, appliqué sur la partie antérieure des vertèbres lombaires. Fléchit la cuisse sur le bassin.

Psoïtis. — Inflammation du muscle psoas.

CAUSES. Exercice excessif, notamment effort pour soulever des fardeaux. Chute. Inflammation du voisinage, infections générales.

SIGNES. Douleur vive dans la région lombaire ; la cuisse est fléchie sur le bassin et tournée en dehors (contracture du muscle) ; on sent d'abord un empâtement profond dans la fosse iliaque, pouvant être remplacé plus tard par une sensation de fluctuation, lorsque l'abcès s'est constitué. Fièvre intense.

PREMIERS SOINS. Immobilisation au lit. Cataplasmes laudanisés. Opération évacuant le pus de l'abcès.

Psoriasis (du gr. *psora*, gale). — Dermatose caractérisée par des plaques plus ou moins étendues, formées par des squames sèches et blanches, reposant sur une base érythémateuse.

SIGNES. Au début, il n'existe qu'une petite tache d'un rouge vif bien circonscrite, qui grandit peu à peu et se couvre de squames.

En grattant, on enlève les squames, qui se résolvent en une fine poussière blanchâtre (tache de bougie) et on met à nu facilement, au-dessous d'une pellicule décollable, une surface vernissée, lisse, sur laquelle apparaît parfois un piqueté hémorragique (rosée sanglante). La base des plaques psoriasiques n'est jamais infiltrée et épaissie.

Quand les lésions disparaissent, il subsiste une coloration brune, lente à s'éteindre.

Les signes subjectifs (prurit) sont, en général, peu marqués.

Les taches de psoriasis ont une dimension variable, ressemblant suivant les cas à une tête d'épingle, une goutte de cire, une pièce de monnaie. Parfois elles dessinent des anneaux, des rubans disposés en arabesques. Les lésions sont souvent symétriques ; le siège d'élection est aux points les plus exposés aux traumatismes : coudes, genoux, cuir chevelu, sacrum. On peut l'observer sur la paume des mains, à la plante des pieds. Les ongles peuvent être atteints, friables, en moelle de jonc. Dans certains cas, le psoriasis recouvre toute la surface du corps, qui est rouge, squameuse.

Une complication grave est l'apparition d'*arthropathies* (8 p. 100 des cas), osseuses ou fibreuses, atteignant les petites et les grandes articulations et conduisant à des déformations avec ankylose et rétractions.

ÉVOLUTION. Chronique avec poussées successives. Le début se fait habituellement dans le jeune âge.

CAUSE. Inconnue, malgré sa fréquence. Non contagieux. Parfois héréditaire et familial.

On a invoqué une infection parasitaire ou microbienne externe (mais on n'a jamais découvert de parasite spécial dans la peau ou le sang), la tuberculose (mais le psoriasis peut s'observer chez des sujets en parfaite santé), la syphilis et surtout l'hérédo-syphilis, une alimentation trop riche en viandes, une toxi-infection d'origine intestinale, une insuffisance des glandes à sécrétion* interne.

TRAITEMENT : I. GÉNÉRAL. Bonne hygiène, régime peu azoté, dépourvu d'alcools et d'excitants. Injections de préparations mercurielles ou arsenicales ; injections intra-fessières d'huile *soufrée* (souvent douloureuses), d'entéro-vaccins ; la médication thyroïdienne a été employée avec succès dans certains cas de psoriasis arthropathiques.

II. LOCAL. *Décapage* des lésions au moyen de bains savonneux ou cadiques et de savonnage ou même de pansements humides, en cas d'éruptions circonscrites. Applications d'huile de cade, d'acide pyrogallique ou chrysophanique en glycérolé, pommade, ou vernis. Douche filiforme*. Radiothérapie locale ou à distance sur la rate ou les glandes à sécrétion interne.

Cures thermales : La Bourboule, Uriage. Dans le cas d'arthropathie psoriasique, Aix-les-Bains, Plombières.

Psychiâtrie (du gr. *psyché*, âme, et *iatreia*, médecine). — Médecine mentale.

Psychose (du gr. *psyché*, âme). — Maladie mentale.

Psychothérapie. — Traitement par des moyens psychiques et qui est susceptible d'amener d'importantes améliorations et souvent des guérisons dans une série de troubles nerveux.

La psychothérapie réclame, de la part du médecin, une sensibilité affinée, une pitié agissante développant sa patience et fortifiant son désir de guérir. Il n'est guère possible de fixer à la psychothérapie, faite surtout de qualités intuitives que chacun perfectionne par sa propre expérience, des règles précises ordonnant dans les moindres détails l'attitude qu'à tout instant le médecin doit observer vis-à-vis de son malade. Cependant les divers psychothérapeutes se sont efforcés d'établir certains plans de traitement, qu'ils ont érigés en systèmes psychothérapiques. Telle est la méthode psychothérapique de Dubois (de Berne) consistant en une rééducation de la raison qui s'adresse seulement à l'esprit du sujet, cherchant à le persuader que les troubles qu'il a constatés ont une origine psychique, qu'ils sont sans gravité, que la guérison est prochaine et qu'elle sera complète. « Le névrosé est sur la voie de la guérison aussitôt qu'il a la conviction qu'il va guérir ; il est guéri le jour où il se croit guéri. »

Pour Déjerine, le fondement de la psychothérapie est l'influence bienfaisante d'un être sur un autre être.

La suggestion et l'hypnotisme font également partie de ces méthodes psychothérapiques. Mais alors que le système de Dubois renforce les facultés critiques du sujet, la suggestion les affaiblit, la guérison y étant basée sur des idées qu'on met artificiellement dans la tête du malade, mais qui ne le changent en rien et le laissent sans résistance devant une nouvelle cause.

Enfin, Freud a préconisé une nouvelle méthode psychothérapique, dite analytique, qui, par une analyse serrée, s'efforce de parvenir à la cause pathogène et amène, lorsqu'elle atteint son but, une guérison sans récidives.

Psyllium (herbe aux puces). — Plante de la famille des Plantaginacées. Les semences sont employées comme *laxatif*, dans les mêmes conditions que les graines de lin. V. LIN.

Ptérygion (du gr. *pterygion*, petite aile). — Épaississement des capillaires de la conjonctive oculaire, formant un triangle qui a sa base à l'angle interne de l'œil et sa pointe à la cornée, qu'il tend à envahir. V. ŒIL.

Ptomaïnes (du gr. *ptôma*, cadavre). — Bases alcalines (alcaloïdes) qui se produisent pendant la putréfaction des cadavres. Ces alcaloïdes ont pour origine la fermentation des matières albuminoïdes du corps sous l'action de microbes. V. MICROBES.

Ptose (du gr. *ptosis*, chute). — Relâchement des ligaments suspenseurs qui maintiennent les viscères de l'abdomen (estomac, intestin, rein), ou des parois mêmes de celui-ci. Il se produit de préférence chez les femmes.

CAUSES. Affaiblissement et amaigrissement des tissus à la suite de maladies fébriles, surabondance des aliments ingérés et constipation produisant un élargissement excessif des intestins ; dilatation des parois abdominales par des grossesses répétées à peu d'intervalle, compression par le corset annulant l'énergie musculaire, blessure du ventre (laparotomie), chute, neurasthénie.

TRAITEMENT GÉNÉRAL : I. PRÉVENTIF. Ceinture et corset* rationnel et peu serré, pas d'excès de gymnastique.

II. CURATIF. Séjour prolongé (plusieurs semaines) au lit. Ceinture sanglé appliquée dans la position couchée.

Ptosis. — Chute (*ptôsis*, en gr.) de la paupière. V. ŒIL.

Ptyaline (du gr. *ptyalon*, salive). — Ferment de la salive.

Ptyalisme (du gr. *ptyalon*, salive). — Salivation excessive. V. SALIVATION.

Puberté (du lat. *pubis*, poil follet). — La puberté est l'époque (11 à 15 ans) où les jeunes gens ont un développement notable des organes génitaux et où apparaissent les premières manifestations des fonctions sexuelles.

Au point de vue légal, *l'âge de puberté* est celui auquel la loi permet le mariage. En France, la puberté légale a été fixée à 15 ans chez la femme, à 18 ans chez l'homme.

Chez les garçons. Le premier symptôme de la puberté est le développement des *poils au pubis* (vers 14 ans), formant une collerette autour de la racine de la verge. Puis les régions axillaires se garnissent également de poils (vers 15 ans 1/2). Le développement des poils sur les joues et les lèvres est plus tardif. La *mue de la voix* suit de quelques mois l'apparition des poils pubiens.

Le volume des *organes génitaux* ne se modifie que vers 17 ans ; la verge et les testicules s'accroissent et le scrotum brunit, se plisse et se couvre de poils.

Les *seins* se tuméfient parfois chez le jeune garçon, ils prennent le volume d'une cerise, d'une mandarine et sont sensibles à la pression (mastite des adolescents).

On note également un accroissement de la taille et du poids.

Chez les filles. La puberté est marquée par la venue des premières *règles**, précédée de troubles spéciaux : maux de tête, douleurs dans les lombes, le bas-ventre, le bassin, courbature générale, avec rougeur de la face, dureté des seins, sensation de démangeaisons et de chaleur dans la région génitale.

L'âge moyen de la menstruation est à Paris de 14 ans 1/2, mais les variations sont notables.

En même temps, les petites lèvres du vagin s'agrandissent et deviennent sensibles ; souvent même, au moment des règles, elles sont le siège de démangeaisons ; le bassin prend un grand développement ; les hanches s'arrondissent, ainsi que la poitrine et les membres, par suite d'un accroissement de graisse qui est utilisée pour le perfectionnement des formes.

Le mamelon se dessine, l'aréole se colore davantage et les seins augmentent de volume, parfois avec une rapidité surprenante ; d'autres fois les seins demeurent longtemps rudimentaires.

Des poils apparaissent, quelques semaines avant les règles, sur le pubis, quelques semaines après aux aisselles. Le larynx s'allonge plus qu'il ne grandit en profondeur et largeur ; la voix devient plus étendue et plus élevée ; la respiration costale supérieure s'accentue progressivement ; les yeux prennent de l'expression.

On note un accroissement qui porte non seulement sur le poids, mais sur la taille et le périmètre thoracique.

Le cœur subit une augmentation considérable de volume pendant la puberté. Cette augmentation de volume est normale ; cependant, dans certains cas, elle s'accompagne de palpitations, de crises d'oppression, lorsqu'elle s'effectue avec une rapidité trop grande. Ces troubles sont pour quelques auteurs plus fréquents chez les jeunes filles, qui accomplissent leur évolution dans un temps plus court que les garçons : c'est la *pseudo-hypertrophie cardiaque* de croissance.

La glande thyroïde et, par suite, le cou augmentent de volume ; souvent même le goitre débute à ce moment, surtout lorsque la menstruation est précoce. Un gonflement temporaire de la glande thyroïde accompagne du reste dans certains cas les règles, celles-ci étant normales ou en quantité exagérée. Par contre, l'apparition du goitre exophtalmique avant la formation peut empêcher la venue des règles.

L'utérus s'agrandit considérablement au moment de la puberté. Sa longueur, qui était de 25 mm. au début de la 12e année, passe à 54 chez les filles menstruées à 13 ans. Les ovaires grandissent beaucoup aussi à ce moment. Les bulbes vulvaires, organes érectiles, placés sur les parties latérales de la vulve, font leur apparition et deviennent turgescents au moment de la menstruation.

La puberté s'accompagne de modifications importantes dans le caractère. À la fois plus réservée et plus exubérante, la jeune fille a de brusques changements d'humeur, une propension à la mélancolie et à la solitude, à une exaltation amicale ou religieuse ; elle ressent des désirs vagues qu'elle ne s'explique pas. Sa susceptibilité devient souvent excessive et un mot suffit pour la faire fondre en larmes. Elle éprouve le besoin qu'on s'occupe d'elle. Il est très important que l'enfant soit prévenue de la possibilité de la perte de sang qui constitue les règles, sans quoi elle peut s'effrayer au point de présenter des troubles mentaux graves.

Hygiène. Surveiller la régularité et l'abondance des règles. Eviter les fatigues, le surmenage intellectuel, aussi bien que physique ; supprimer les mets excitants. Beaucoup d'air, de lumière ; pratique régulière de la gymnastique de mouvements.

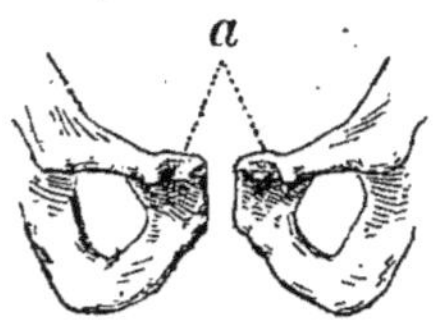

Fig. 715. — Pubis (*a*).

Pubis.—Partie de l'os du bassin* (*fig.* 715).

Puce. — Insectes qui vivent sur le corps de l'homme et d'un grand nombre d'animaux.

Description. Le corps (*fig.* 716, 717) est ovale, brun roussâtre luisant, avec une rangée de poils sur chaque anneau. La tête est arrondie supérieurement. Les yeux, qui sont ovalaires et assez grands, se trouvent en avant des antennes. Le mâle a 2 millim. et demi de long sur 1 millim. et demi de large. La femelle double de volume lorsqu'elle est repue. Elle pond 2 à 3 œufs blanchâtres, qu'on trouve notamment dans les fentes du parquet et le linge sale et qui, après des métamorphoses successives durant une vingtaine de jours, se transforment en insectes adultes.

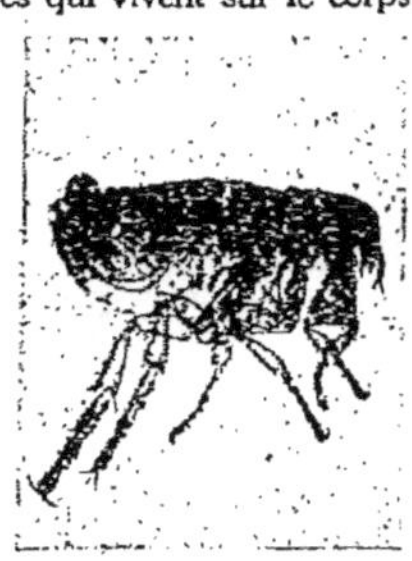

Fig. 716.
Puce de l'homme (mâle) [grossie].

Les *puces de chien* ne vivent pas sur l'homme, mais la puce de l'homme pique aussi volontiers beaucoup d'animaux. La piqûre s'accompagne de l'inoculation d'un liquide salivaire irritant qui provoque un prurit insupportable chez certaines personnes sensibles. Au point piqué, existe une petite ecchymose entourée d'une zone de vaso-dilatation.

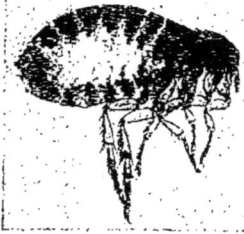

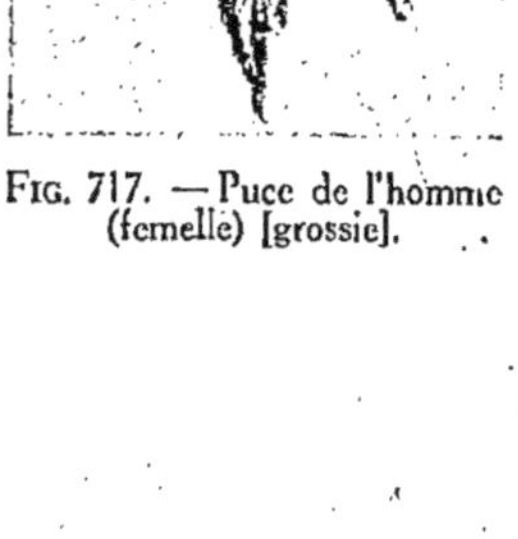

Fig. 717. — Puce de l'homme (femelle) [grossie].

La plupart des espèces de puces jouent un rôle dans la transmission du bacille pesteux en le transportant d'un rat malade ou mort à l'homme (Simond). [V. peste]. Certaines puces de campagnols peuvent également transmettre la suette miliaire.

Hygiène. Grande propreté de l'habitation et du corps. Laver les interstices des murailles et des parquets avec de l'eau bouillante, un lait de chaux ou de l'huile ordinaire contenant du tabac. L'encaustiquage du plancher, l'huilage du sol gênent les incursions de ces insectes. Nos grands animaux domestiques, chevaux, bœufs, moutons, n'ont pas de puces, lesquelles semblent fuir leurs émanations ; aussi, là où les puces abondent, il suffit pour en être préservé de s'envelopper dans une couverture de cheval ayant longtemps servi.

Puériculture (du lat. *puer*, enfant, et *colere*, cultiver). — Science ayant pour but la recherche des connaissances relatives à la reproduction et à la conservation de l'espèce humaine (Pinard).

Elle se divise en trois sections : puériculture : 1° *avant* la procréation ; 2° *intra-utérine*, c'est-à-dire pendant la grossesse ; 3° *après* la naissance.

Avant la procréation. — Une grande partie des tares (vices de conformation, intelligence arriérée) qui apparaissent chez certains enfants d'une même famille, alors que les autres sont sains, semblent résulter de ce que les procréateurs n'étaient pas en état de santé parfaite au moment de la procréation ; or celle-ci ne doit avoir lieu que dans l'état complètement normal.

L'état de déchéance passagère des procréateurs peut tenir à un trouble *passager* (excès de travaux intellectuels, ou physiques, migraine, accès de goutte, intoxication *légère*, après un trop bon dîner, par une surabondance alimentaire ou par l'absorption exagérée de vins et de liqueurs), à une intoxication *profonde* (saturnisme*, alcoolisme* chronique), à une maladie infectieuse comme le paludisme* ou surtout la syphilis*.

Tout individu dans ces conditions doit s'abstenir et ne rechercher à avoir un enfant qu'après avoir fait une cure le mettant en situation d'avoir un produit sain.

Pendant la grossesse. — La puériculture consiste dans les mesures de protection de la mère avant et pendant les couches : modération apportée au travail assis, et surtout debout, au cours de la gestation chez les ouvrières ; diminution ou suppression des fatigues mondaines pour les femmes de condition aisée ; dans les mesures à prendre pour éviter les accouchements prématurés et les avortements.

Après la naissance. — La mère et le nourrisson doivent continuer à être protégés, afin de diminuer la fréquence des causes de mortalité* infantile. Ce sont les bébés de moins d'un an qui succombent par endroits dans la proportion de 40, 50 p. 100 et davantage. Aussi de nombreuses œuvres destinées aux nourrissons ont-elles été créées : consultations de nourrissons, asiles d'allaitement, centres d'élevage surveillés et pouponnières, crèches et chambres d'allaitement, cantines maternelles.

Puerpérale (Infection, fièvre) [du lat. *puerpera*, accouchée]. — Ensemble des accidents dus à l'infection des organes génitaux, infection d'ailleurs toujours utérine, au moment de l'expulsion du fœtus. L'infection puerpérale est donc une complication de l'avortement autant que de l'accouchement.

CAUSES : I. DÉTERMINANTES. Considérée autrefois comme due à la rétention des lochies ou du lait (fièvre de lait) ; Pasteur a montré que l'agent habituel est le streptocoque (*fig.* 718), plus rarement le staphylocoque, le colibacille, le gonocoque, des anaérobies.

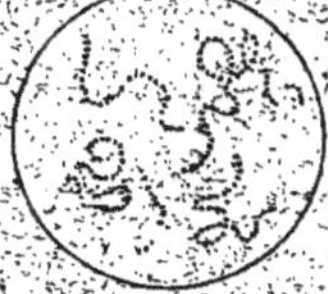

FIG. 718.
Streptocoques.

II. OCCASIONNELLES. a) *Après l'avortement*, ce qui favorise l'infection, ce sont avant tout les manœuvres abortives, en particulier l'introduction dans l'utérus de sondes, d'aiguilles, etc. (en dehors de toutes précautions d'asepsie) et la rétention totale ou partielle des membranes (arrière-faix) dans l'utérus.

b) *Après l'accouchement*, il peut s'agir d'une *auto-infection*, très rarement, par préexistence de germes pathogènes dans la cavité utérine, normalement aseptique. Ceux-ci, d'ordinaire, doivent parvenir à l'utérus ; ils peuvent le faire par voie sanguine, quand l'infection survient au cours d'une maladie infectieuse générale (pneumonie, grippe, érysipèle).

D'autre part, les voies lymphatiques et vasculaires pourront permettre la propagation à l'utérus, d'une inflammation de voisinage (salpingite, pelvipéritonite ou même appendicite antérieure).

Mais l'*hétéro-infection* joue un rôle bien plus important que l'auto-infection, comme le prouve l'extrême fréquence de l'infection puerpérale avant l'usage de l'antisepsie. Un toucher vaginal septique, des instruments ou des liquides non stérilisés sont autant de causes d'infection utérine. Toute personne qui est en contact avec l'accouchée (médecin, sage-femme, garde) doit donc prendre toutes les précautions d'asepsie et d'antisepsie désirables.

III. PRÉDISPOSANTES. Elles sont les unes locales : travail pénible, bassin rétréci, application de forceps ; les autres générales : affaiblissement consécutif à des hémorragies (débilitation organique, albuminurie). Enfin, après l'accouchement, la rétention de débris du délivre (débris placentaires) est une cause d'infection aussi importante qu'après l'avortement.

SIGNES. Normalement l'accouchement est suivi d'un frisson avec élévation de température à 37°5, parfois 39° (fièvre de travail). Le troisième jour environ, nouvelle élévation thermique qui ne doit pas dépasser 37°9 au moment de la montée laiteuse (fièvre de lait). Quand, en dehors de ces deux cas, la température dépasse la normale et que le pouls s'accélère, il y a un certain degré d'infection puerpérale.

Forme légère. — Caractérisée par une fièvre à 38° environ, avec pouls à 100° ou 110° ; les écoulements vaginaux (lochies) ont souvent une mauvaise odeur et on peut observer de la céphalée et un léger embarras gastrique. Au bout de quelques jours, la température revient à la normale, mais le pouls reste encore quelque temps accéléré. Des complications peuvent cependant survenir dans cette forme atténuée : la phlegmatia* alba dolens lui appartient.

Forme grave. — Débute par un grand frisson suivi d'une élévation de température à 39° ou 40°. Le pouls est à 110° ou 120°, le visage altéré et pâle, les yeux sont cernés, la langue est sale et sèche.

Il existe des troubles gastro-intestinaux, les lochies deviennent brunâtres et fétides et la palpation du bas-ventre est douloureuse. Au bout de 5 à 10 jours, ces troubles s'amendent d'ordinaire, s'il ne survient pas de complications (salpingites, phlegmons péri-utérins, phlébite suppurée, péritonite puerpérale ou complications à distance, cardiaques, pulmonaires ou rénales).

Forme septicémique. — Heureusement fort rare, est due à une infection streptococcique extrêmement virulente (streptocoque hémolytique). Début très rapide après l'accouchement, hyperthermie (40° à 41°). État général d'emblée très grave, teint terreux, anémie progressive, torpeur et collapsus aboutissant généralement à la mort.

PRONOSTIC. La morbidité par fièvre puerpérale est encore assez répandue (30 p. 100 des accouchées) ; mais la mortalité, qui atteignait jadis 9 p. 100 et plus, est tombée grâce à la méthode antiseptique à 0,5 p. 100.

TRAITEMENT : I. LOCAL. Injections vaginales biquotidiennes antiseptiques (solutions de sublimé, de permanganate de potasse ou d'aniodol).

En outre : 1° Dans les 3 ou 4 premiers jours, si des écoulements fétides font craindre de la rétention placentaire, *injections intra-utérines* d'eau bouillie ou d'une solution antiseptique faible. En cas d'insuccès, *curettage* très prudent ; dans les cas graves, hystérectomie ;

2° Au delà du quatrième jour, l'infection ayant dépassé les limites de l'utérus, ces interventions devront céder la place à l'irrigation utérine continue au moyen d'une sonde à demeure.

II. GÉNÉRAL. Régime lacté, alcool, huile camphrée, sérum. Abcès de fixation. Collargol ou électrargol sous-cutané, ou mieux intraveineux, iode colloïdal, sérothérapie antistreptococcique, vaccinothérapie (stock ou auto-vaccin). Protéinothérapie. Injection intraveineuse de 5 cm³ d'une solution de sulfate de cuivre ammoniacal à 1 p. 100 dans du sérum saccharosé à 103 p. 1000, matin et soir (Noré).

Puits. — L'eau de puits peut être mauvaise, notamment après les étés brûlants ou les hivers très pluvieux. On devra, d'autre part, avoir soin d'étudier la direction du courant, de façon à savoir si l'eau ne passe pas aux environs d'un égout, d'un cimetière ou d'une fosse d'aisances.

PROCÉDÉ RAPIDE DE DÉSINFECTION. D'abord déterminer la profondeur d'eau du puits et jeter dans le puits ou dans la citerne une dissolution de 20 gr. de permanganate de potasse (V. MANGANÈSE) par mètre cube d'eau. Puis on précipite le permanganate en excès sous forme de bioxyde de manganèse en jetant dans l'eau un bon panier de braise de boulanger.

Après 3 ou 4 jours, la désinfection est assurée, le charbon s'est déposé et l'eau est clarifiée ; on fait disparaître les moindres traces de l'antiseptique en épuisant le puits, lequel est de nouveau livré à la consommation.

Pulmonaire (du lat. *pulmo*, poumon). — L'*artère pulmonaire* conduit le sang du cœur au poumon.

Pour la *congestion pulmonaire*, V. POUMON et PLÈVRE (maladies).

Pulsation. — V. POULS.

Pultacé. — Qui a l'aspect d'une bouillie blanchâtre. Ex. : angine pultacée.

Pulvérisateur. — Appareil disposé de façon à provoquer la transformation d'un jet de liquide en fine pluie.

DISPOSITION DE L'APPAREIL. Le liquide contenu dans le récipient se divise soit au travers d'une sorte de pomme d'arrosoir, soit en passant dans une pulvérture capillaire, soit en se brisant sur une lentille métallique. Lorsque le liquide est à une température plus élevée que l'air, il se refroidit en sortant de l'appareil. Si, au contraire, le liquide est plus froid, il se réchauffe à la sortie de l'appareil.

Pour que les liquides pulvérisés arrivent réellement sur la région désirée, pharynx ou larynx, il est néces-

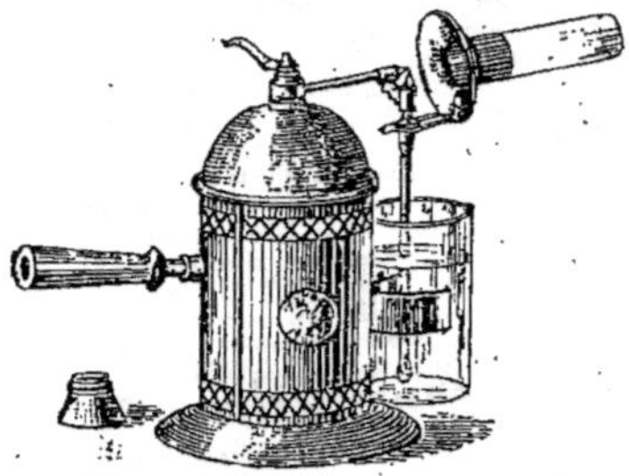

FIG. 719. — Pulvérisateur à vapeur.

saire de bien se rendre compte de la direction qu'on doit donner au jet.

Dans les pulvérisateurs à vapeur (*fig.* 719), de l'eau est placée dans une chaudière en communication avec un tube horizontal terminé par une petite ou-

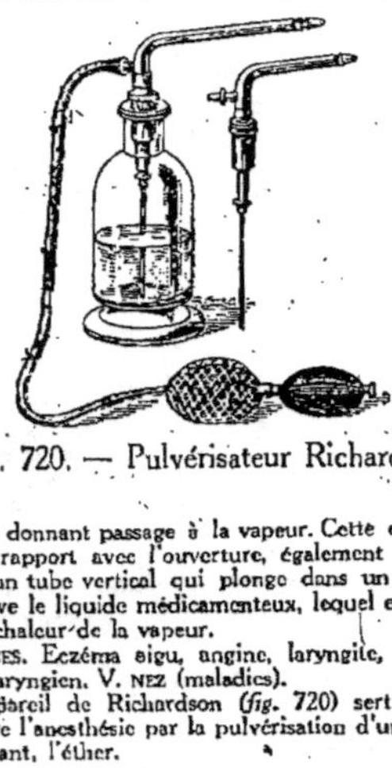

FIG. 720. — Pulvérisateur Richardson.

verture donnant passage à la vapeur. Cette extrémité est en rapport avec l'ouverture, également très petite, d'un tube vertical qui plonge dans un vase où se trouve le liquide médicamenteux, lequel est aspiré par la chaleur de la vapeur.

USAGES. Eczéma aigu, angine, laryngite, catarrhe rhinopharyngien. V. NEZ (maladies).

L'appareil de Richardson (*fig.* 720) sert aussi à produire l'anesthésie par la pulvérisation d'un liquide réfrigérant, l'éther.

Pulvérisation. — Le mot « pulvérisation » s'applique à la transformation en poudre d'une substance quelconque et, notamment, de liquides. On emploie souvent ce mode de médication pour faire parvenir sur une surface malade (gorge et larynx) un liquide divisé en fines gouttelettes.

Punaise (*fig.* 721). — Insecte répandant une odeur désagréable et qui laisse après sa morsure une sensation très douloureuse.

DESCRIPTION DE L'INSECTE. Il a 5 millim. sur 3 de large. Le corps est ovale, un peu étroit en avant, à bords minces très déprimés ; il est assez mou, d'un rouge plus ou moins foncé et hérissé de poils très courts. La tête est à peu près carrée et offre une sorte de capuchon qui sert d'étui à la base du bec. Il n'existe pas d'ailes. L'odeur spéciale est due à la sécrétion d'une glande (Mégnin).

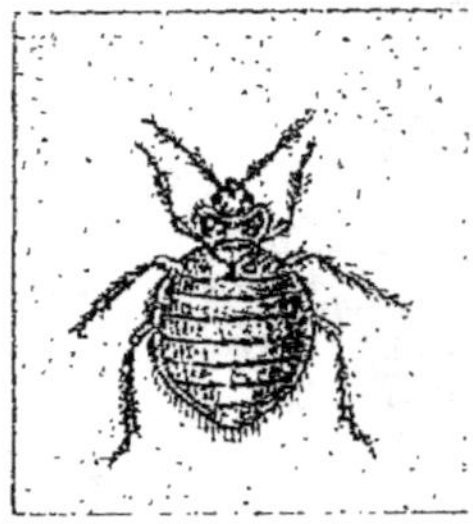

FIG. 721. — Punaise (grossie).

La ponte se fait en mai, les œufs sont blancs et oblongs. Pendant le jour, les punaises se cachent derrière les papiers des tentures, dans les fentes des murailles et des boiseries, derrière les tableaux, dans les plis des rideaux de lit. Elles peuvent supporter un jeûne très prolongé ; aussi les retrouve-t-on dans des locaux inhabités. L'espèce qui habite en abondance dans les pigeonniers est identique à celle qui nous persécute. Elles sortent pendant la nuit des endroits où elles étaient cachées, se dirigent vers les hommes, ou les animaux endormis et se laissent tomber sur eux. Leur odorat est très développé et leur permet de sentir une proie à distance; d'où, souvent, l'inefficacité de l'éloignement du lit des murailles.

La partie piquée devient rouge, légèrement gonflée et très douloureuse. L'insecte ne se contente pas de piquer, il inocule dans la blessure sa salive, qui est fort irritante.

PRÉCAUTIONS. Propreté absolue. Enduire d'essence de térébenthine ou d'une solution de sublimé corrosif (1/2000) les murs envahis par ces insectes, ou encore projeter sur eux de la poudre fraîche de pyrèthre. Il sera bon, en outre, au lieu de cirer les parquets, de les passer à l'encaustique, substance qui contient de l'essence de térébenthine. Si ces petits procédés ne donnent pas de résultat, il convient de faire une fumigation d'acide sulfureux, dont le résultat est certain. V. DÉSINFECTION.

Punaisie. — Syn. de *ozène*, forme de coryza chronique. V. NEZ (maladies du).

Punch. — Eau-de-vie ou rhum auquel on ajoute du sucre, du citron ou du thé et que l'on fait brûler. Employé comme stimulant.

Pupille. — Orifice central de l'iris. V. ŒIL.

Sa grandeur est de 3 millim. Au-dessous de ce chiffre, il y a contraction (*myosis*); au-dessus, dilatation (*mydriase*).

ÉTAT NORMAL. La pupille se rétrécit sous l'action de la lumière, s'élargit dans l'obscurité, à la suite de la contraction ou du relâchement de l'iris (*réflexe lumineux*).

Cette action est *involontaire*, inconsciente ; la pupille se rétrécit aussi par l'effet de l'accommodation, lorsqu'on rapproche un objet de l'œil.

ÉTAT PATHOLOGIQUE. La *suppression lumineuse* du réflexe se produit fréquemment dans la syphilis, dans le tabes, la paralysie générale et l'iritis.

L'*inégalité des deux pupilles* est un phénomène fréquent dans le tabes, la paralysie générale, la sclérose en plaques, la neurasthénie, la tuberculose ; mais elle peut résulter aussi d'une réfraction différente des deux yeux, de taies à la cornée et d'adhérence de l'iris.

Purgatifs et Purgation. — Médicaments qui déterminent l'évacuation du contenu de l'intestin. Il en existe trois sortes.

1° Les *laxatifs*, qui purgent sans irriter par indigestion ou plutôt *non-digestion* et pour ainsi dire mécaniquement : les plus doux sont le sirop de chicorée, le sirop de fleurs de pêcher et l'huile d'amandes douces, les pruneaux, le miel, la manne, le podophyllin et la cascarine ; les plus actifs, la graine de moutarde blanche et l'huile de ricin, la *casse* et le séné, la rhubarbe ;

2° Les purgatifs *salins*, qui provoquent une hypersécrétion de la muqueuse : le citrate de magnésie*, le sulfate de magnésie* ou de soude*, le bicarbonate de potasse*, les phosphates de potasse* ou de soude*, le chlorure de sodium* (sel marin), le calomel, les eaux minérales de Bourbonne-les-Bains, de Garabens, de Montmirail, de Châtelguyon, de Sedlitz, de Balaruc, de Rubinat ;

3° Les *drastiques*, qui sont irritants pour l'intestin : huile de croton, aloès, gomme-gutte, jalap, turbith, eau-de-vie* allemande, colchique.

INDICATIONS. Constipation, diarrhée, dysenterie, hydropisie, maladies de cœur et des reins. Dans ces trois derniers cas, le purgatif agit par dérivation.

Purpura. — Éruption constituée par une hémorragie dans la peau, et caractérisée par des taches d'étendue variable arrondies ou allongées, peu ou pas saillantes, de couleur rouge foncé, se distinguant nettement par ce fait qu'elles ne s'effacent pas à la pression.

Quelquefois confluentes, les taches purpuriques forment de véritables zones ecchymotiques. L'éruption se fait en général par poussées successives et offre fréquemment dans sa disposition une symétrie notable. Elle siège de préférence aux extrémités inférieures. Peu à peu les taches disparaissent, laissant une pigmentation brunâtre transitoire.

Souvent le purpura n'est caractérisé que par l'éruption cutanée, mais quelquefois évoluent en même temps des symptômes généraux graves : hémorragies diverses et intenses (intestinales, nasales, plus rarement buccales, stomacales, rénales, pulmonaires).

Il peut exister en même temps des douleurs articulaires, des œdèmes et des troubles gastro-intestinaux.

TRAITEMENT : I. De la cause. II. du symptôme. Repos plus ou moins complet, régime lacto-végétarien. Chlorure de calcium (1 à 4 gr. par jour en potion), adrénaline au 1000e (X à XXX gouttes) ; gélatine en ingestion (2 à 4 gr.) ou en injection.

Sérothérapie, auto-hémothérapie, protéinothérapie.

Purulente (Infection) [Syn. : pyohémie]. — Maladie produite par l'introduction dans le sang du pus, de ses toxines et de ses microbes.

CAUSES : 1° PRÉDISPOSANTES. Action du milieu (encombrement des salles de blessés dans les hôpitaux). Surmenage, alcoolisme, diabète ; dépression morale. Disposition de la blessure (plaies anfractueuses, plaies de l'utérus, de la prostate, du rectum, déchirure des vaisseaux du périoste). Dans certains cas, foyers ne communiquant pas avec l'extérieur (ostéomyélite, otite, phlébite, endocardite). 2° DÉTERMINANTES. Les globules blancs, devenus globules de pus après l'introduction dans leur intérieur de microbes, rentrent dans les vaisseaux veineux et lymphatiques et arrivent ainsi au cœur droit, puis au poumon, où ils forment souvent des abcès ; du poumon, ils peuvent revenir au cœur gauche et, lancés dans la circulation artérielle, amènent la formation d'abcès dans le foie, la rate et les autres viscères. Le *streptocoque* est habituellement le microbe de l'infection purulente, isolé ou associé à d'autres bacilles.

SIGNES. Ordinairement, l'infection purulente apparaît au cours d'une septicémie ; la plaie, si elle existe, est très modifiée ; les bords sont décollés, une sérosité louche a remplacé le pus ; mais la pyémie peut aussi survenir brusquement. En tout cas, le premier signe est un *frisson* violent avec claquement de dents, suivi, après un quart d'heure ou une demi-heure, d'une augmentation considérable de la température (40°-41°).

L'accès dure une ou deux heures, puis la fièvre tombe brusquement, laissant une fatigue extrême, une altération profonde des traits. Quelques heures après ou le lendemain, puis à des intervalles irréguliers, le frisson reparaît et l'accès se reproduit toujours assez court avec chute de plus de deux degrés, ramenant la température à la normale ou presque à la normale. Après chaque accès la situation s'aggrave. Le malade maigrit, perd tout appétit ; sa peau se plombe, devient jaunâtre ; les narines sont sèches et pincées, la langue est couverte d'un enduit noirâtre, l'haleine a une odeur de pus. Du reste, il n'éprouve aucune douleur et ne se plaint pas ; mais, la nuit, un délire ordinairement tranquille se produit, la parole s'embarrasse, la respiration devient haletante, le foie un peu douloureux. Une jointure se tuméfie, rougit et devient fluctuante ; des cordons durs (phlébite) partent de la plaie ; puis des abcès apparaissent dans des points multiples au devant de l'oreille, dans l'orbite, dans les muscles ; enfin, des escarres apparaissent à la partie inférieure du dos. — ÉVOLUTION. Après une durée de 8 à 10 jours, la mort survient dans le coma ; cependant, elle n'est pas fatale et on a vu guérir des individus qui avaient eu le tableau complet de la maladie.

TRAITEMENT PROPHYLACTIQUE : 1° éviter l'encombrement dans les locaux réservés aux malades, isoler les malades infectés ; 2° inciser largement les plaies, drainer toutes les anfractuosités, supprimer les parties mortifiées, administrer des bains locaux prolongés ; 3° combattre la pullulation microbienne, soit par l'asepsie (pour les plaies dont les chirurgiens sont les maîtres, c'est-à-dire les plaies chirurgicales en tissus sains), soit par l'antisepsie pour les plaies accidentelles, pour les interventions en tissus infectés ; 4° relever les forces du malade, combattre l'infection générale : quinquina, sulfate de quinine, collargol, électrargol en injections sous-cutanées ou intraveineuses ; injection d'huile camphrée, de caféine. Abcès de fixation. Vaccinothérapie.

Pus. — Humeur qui se forme par suite de la multiplication de microbes à la surface des plaies.

Le pus contient un grand nombre de globules blancs dont quelques-uns dévorent les microbes (phagocytes), et d'autres sont au contraire désagrégés par ces parasites. Il renferme aussi des globules de graisse.

Pustule. — Soulèvement circonscrit de l'épiderme à contenu purulent. S'observe dans la variole, la vaccine, les dermatites, polymorphes douloureuses, l'ecthyma, l'impétigo, l'acné, les folliculites.

Pustule maligne ou **Charbon** et **Œdème malin.** — Maladie extrêmement grave, se transmettant des animaux herbivores (notamment du mouton) à l'homme, et produite par la pénétration dans l'économie d'un microbe (bactéridie de Davaine) [*fig.* 722], qui

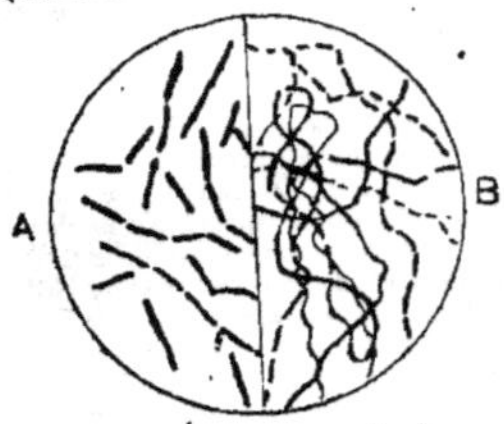

FIG. 722. — Bactéridies charbonneuses.
A. Dans le sang ; B. Dans les cultures.

s'y introduit à la suite d'une dilacération, souvent fort minime, de la peau.

AGENT INFECTIEUX. Le *bacillus anthracis* est aérobie. Il a la forme de bâtonnets de 5 à 10 millièmes de mm., souvent rapprochés en chaînettes par 2 ou 3 : on les trouve en abondance dans le sang des animaux infectés dès le début de la maladie, dans ceux de l'homme seulement dans la première période.

MODE DE PROPAGATION. Cette affection est très commune chez certains animaux : les bœufs, les chèvres, les chevaux et surtout les moutons (où elle prend le nom de *sang de rate*), les lapins et les souris. Les animaux se contagionnent souvent en mangeant des fourrages imprégnés de *spores* provenant de bêtes mortes de la maladie et insuffisamment enfouies dans les champs ; les vers, en remontant vers la surface de la terre, transportent avec eux ces germes nocifs. On sait que les cas de charbon sont devenus assez rares, depuis que Pasteur a reconnu les moyens de transmission et qu'il a imaginé un vaccin spécial, destiné à préserver tous les animaux.

Le charbon peut être transmis longtemps après la mort de l'animal charbonneux. Toutes les parties de l'animal peuvent donner la maladie : la peau, la viande, le lait, etc.

Aussi trouve-t-on parmi les victimes : 1° les individus qui ont soigné l'animal vivant (bergers, vétérinaires) ; 2° ceux qui l'ont dépouillé (bouchers, équarrisseurs) ; 3° les ouvriers qui travaillent les peaux (tanneurs, corroyeurs, apprêteurs, selliers).

L'absorption de viande charbonneuse donne naissance au charbon intestinal.

SIGNES. Après un temps qui varie de quelques heures à 5 ou 6 jours, l'inoculation est suivie de l'apparition au point blessé d'une tache rougeâtre analogue à une piqûre de puce ou faisant saillie et provoquant une démangeaison. Une vésicule lui succède ; la lésion s'indure, forme une tache brunâtre, violette, et l'on voit le deuxième ou troisième jour une escarre noirâtre (charbon) entourée de vésicules très prurigineuses (*fig.* 723). A la périphérie se développe un œdème inflammatoire rouge foncé, avec des traînées lymphangitiques ; l'escarre tombe, la gangrène gagne en profondeur et en surface. L'infection générale apparaît : pouls petit, sueurs, fièvre intense (39°-40°). L'affaiblissement progresse rapidement, la respiration devient difficile, et l'asphyxie termine la scène si on n'intervient pas, mais la guérison dans ce cas est très fréquente (4 fois sur 5).

Les parties atteintes sont de préférence toutes les parties découvertes : visage, cou, mains. La localisation la plus grave est aux paupières.

Œdème malin. — Dans cette forme, l'œdème se généralise, des phlyctènes sanguinolentes se montrent de place en place, formant des plaques de sphacèle,

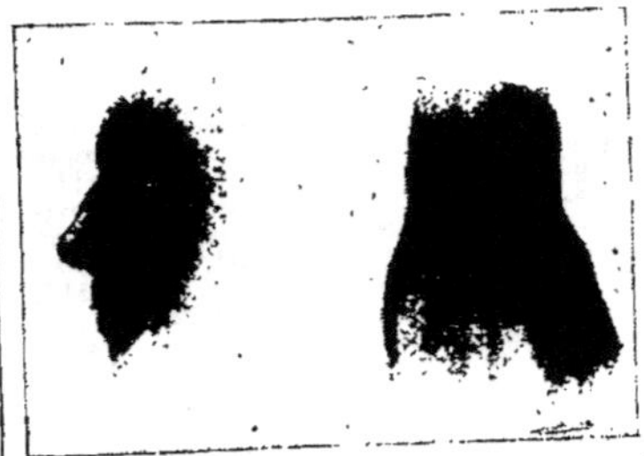

A B

FIG. 723.
Pustule maligne (d'après Deschiens).
A. Deuxième période ; B. Troisième période.

livides, puis noirâtres. Cette variété, comme la précédente, aboutit aux mêmes phénomènes d'infection généralisée : fièvre intense, pouls petit, irrégulier, maux de tête, frissons, vomissements, diarrhée, dyspnée, symptômes cholériques, qui se terminent par la mort. Cependant la guérison peut survenir spontanément.

Charbon interne. — Très rare et très grave, à la suite d'absorption par le poumon ou les voies digestives.

CAUSES. Trieuses de laine, chiffonniers.

SIGNES. *Forme broncho-pulmonaire.* Vertige, somnolence, nausées, avec douleurs resserrant la poitrine et oppression très intense ; toux sèche fréquente, crachats contenant le bacille du charbon ; peu de fièvre, puis abaissement de la température du corps. Mort fréquente.

Forme intestinale. Brusquement prostration, courbature, frisson, puis vomissements, coliques, diarrhée, ballonnement du ventre, oppression, refroidissement général, mort.

TRAITEMENT : I. CURATIF. Destruction de la lésion initiale par le fer rouge ou des caustiques chimiques. Injections d'antiseptiques (acide phénique, teinture d'iode) autour de la pustule. Mais ces méthodes donnent encore une mortalité de 56 p. 100. Plus efficaces sont les injections de 10 à 20 cm³ de *pyocyanine* (extrait de culture du bacille pyocyanique) répétées à plusieurs jours d'intervalle, les injections de sérum anticharbonneux de l'Institut Pasteur (4 à 5 injections intraveineuses de 40 à 100 cm³ suivant les formes) ; à défaut, du simple sérum de bœuf ou de cheval, injections intraveineuses de collargol, d'arséno-benzol, de solution iodo-iodurée. Protéinothérapie.

II. PROPHYLACTIQUE : 1° *Précautions relatives aux animaux.* Si une bête est reconnue charbonneuse, il faut l'abattre au plus vite, afin qu'elle ne puisse infecter les autres par ses déjections ; on a retrouvé, en effet, des bactéridies dans l'urine rosée que le mouton rejette quelque temps avant de cesser de vivre.

L'animal mort, le mieux est de le brûler ou sinon de l'enfouir très profondément, en ayant soin de jeter dans la fosse la terre sur laquelle il a succombé et d'y ajouter de la chaux. Mais l'incinération met seule à l'abri de tout danger.

Quant aux personnes trop économes qui voudraient conserver telle ou telle partie de l'animal malade, elles doivent se souvenir des formes si diverses de l'infection. Le Code pénal, du reste, punit leur négligence intéressée. On devra, en outre, désinfecter les étables où l'animal est mort avant que les bergers et leurs bêtes s'y établissent de nouveau ;

2° *Précautions relatives aux hommes*. Les bouviers, gardeurs de moutons, etc., devront être avertis de la possibilité d'une transmission.

Quant aux ouvriers qui travaillent les peaux, les crins, surtout ceux qui emploient des matières provenant de l'étranger, ils devront avoir soin d'éviter les contacts directs de ces substances avec leurs mains en les couvrant de gros gants, et, lorsqu'ils auront à les transporter sur leur dos, ils protégeront leur cou avec une pèlerine en cuir.

Les poussières qui causent le charbon interne seront enlevées par des appareils aspirateurs ou incinérées. Les ouvriers devront avoir un vêtement spécial, se laver à la solution de sublimé toute écorchure. Ils ne devront jamais manger dans l'atelier ; la désinfection des mains devra être opérée à la sortie.

Putréfaction (du lat. *putridus*, pourri, et *facere*, faire). — État d'un tissu mort, décomposé par les bactéries qui s'y développent.

Putride (Fièvre). — V. PURULENTE (Infection), SEPTICÉMIE.

Pyélite (du gr. *pyelos*, bassinet). — Inflammation de la muqueuse qui tapisse le bassinet et les calices des reins. V. REINS (maladies).

Pyélo-néphrite. — Association d'une pyélite et d'une néphrite. V. REINS (maladies).

Pylore (du gr. *pulôros*, portier). — Orifice intestinal de l'estomac. V. *fig.*, à ESTOMAC.

Pyohémie (du gr. *puon*, pus, et *aima*, sang). — V. PURULENTE (Infection).

Pyramidal (Os). — Os du carpe.

Pyramidon. — Dérivé de l'antipyrine ; antinévralgique, antifébrile.

Dose. 30 à 40 centigr., deux fois par jour, en cachets.

Pyrèthre du Caucase. — Plante dont la fleur est un insecticide.

Pyrèthre officinal (famille des Synanthérées). — La racine, sous forme de poudre ou de teinture, fait partie de différentes mixtures contre les douleurs de dents ; ex. : teinture de pyrèthre, d'opium et essence de girofle, de chacun 2 gr., camphre 1 gr., pour appliquer sur une dent malade ou dans une carie dentaire.

Pyrétique (du gr. *purêtos*, fièvre). — Syn. de *fébrile*.

Pyrexie (du gr. *purêtos*, fièvre, et *echein*, avoir). — État fébrile.

Pyridine. — Médicament employé contre l'asthme en inhalations (en verser 4 gr. sur une assiette et respirer au-dessus pendant dix à trente minutes).

Pyrogallique (Acide). — Médicament employé dans les maladies de peau, notamment contre le psoriasis, sous forme de pommade : 5 à 20 p. 100 de vaseline.

Pyromanie (du gr. *pur*, feu, et *mania*, manie). — Monomanie de l'incendie. V. FOLIE.

Pyrosis (du gr. *purôsis*, action de brûler) — Sensation de renvoi brûlant, montant de l'estomac à la gorge. Elle s'accompagne d'une expulsion abondante de salive.

CAUSES. Hyperchlorhydrie ; survient de préférence après ingestion d'aliments gras, de fromages avancés, de substances irritantes.

TRAITEMENT. Alcalins. Régime lacté*. Suppression des aliments nuisibles et médication contre l'affection d'estomac, origine du pyrosis.

Pyurie (du gr. *puon*, pus, et *ourein*, uriner). — Action de rendre du pus avec ses urines. V. REINS (maladies des), VESSIE (maladies de), URINES.

Q

q. l., q. p., q. v. — Abréviations de *quantum licet, quantum placet, quantum vult*. Dans une ordonnance, ces abréviations signifient *quantité que vous voudrez*.

q. s. — Abréviation de *quantum satis*. Dans une ordonnance, *q. s.* se traduit en français par *quantité suffisante*.

Quadriplégie (du lat. *quatuor*, quatre, et du gr. *plessein*, frapper). — Paralysie des 4 membres.

Quarantaine. — Séjour plus ou moins long dans un lazaret, c'est-à-dire un édifice absolument isolé du reste du pays, séjour auquel sont obligés les individus venant d'une contrée où règne une maladie épidémique ou ayant voyagé dans un bateau sur lequel s'est produit un cas de maladie épidémique. Les personnes soumises à une quarantaine ne peuvent communiquer avec les parents ou amis qui viennent les voir qu'à distance et à travers des doubles grilles, de façon à éviter tout contact.

Mesure quarantenaire. Mesure ayant trait à une quarantaine.

Quarte (Fièvre). — Accès de fièvre intermittente qui se produit seulement tous les quatre jours. V. PALUDISME : *Fièvre intermittente.*

Quassia amara. — Bois amer, apéritif et tonique (*fig.* 724).

PRINCIPE ACTIF. Quassine. — MODE D'EMPLOI. Copeaux en macération ou en infusion, 5 gr. pour 1000 (on se sert aussi de vase en quassia).

On fait un papier *tue-mouches* avec la décoction.

Quassine. — Alcaloïde du quassia. — Même action.

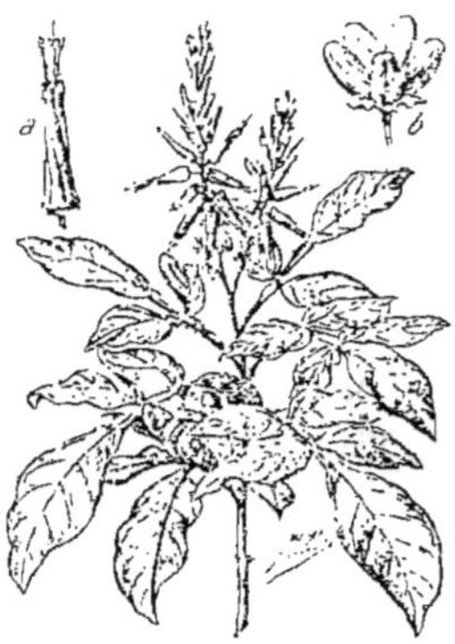

FIG. 724. — Quassia.
a. Fleur ; *b.* Fruit.

DOSE, 2 à 20 centigr. pour *quassine amorphe*, 2 à 20 milligr. pour *quassine cristallisée.*

Quatre fleurs pectorales. — On appelle ainsi les fleurs de mauve, de violette, de pied-de-chat et de coquelicot qui, réunies en quantités égales, sont employées en infusion à la dose de 10 gr. pour 1 litre contre le rhume.

Quatre fruits pectoraux. — Dattes, jujubes, figues et raisins de Corinthe, employés en décoction contre le rhume.

Quatre semences carminatives. — Fruits d'anis, carvi, coriandre, fenouil, employés en infusion à la dose de 10 gr. (parties égales de chacun) comme carminatif, c'est-à-dire pour expulser les vents de l'intestin. C'est en réalité une tisane digestive.

Quebracho blanco. — Ecorce d'une Apocynée, employée comme fébrifuge et désinfectant sous forme de teinture dont on prend 1 à 2 gr. par jour dans une potion de 120 gr.

Aspidospermine. — Alcaloïde du quebracho. Employé à la dose de 5 centigr. comme fébrifuge.

Queue de cheval. — Ensemble des racines sacrées et coccygiennes et des quatre dernières lombaires. V. MOELLE.

Queues de cerises. — Employées en décoction (10 gr. par litre) comme diurétique.

Quillaja (écorce de Panama). — Ecorce d'une Rosacée (*fig.* 725) contenant de la

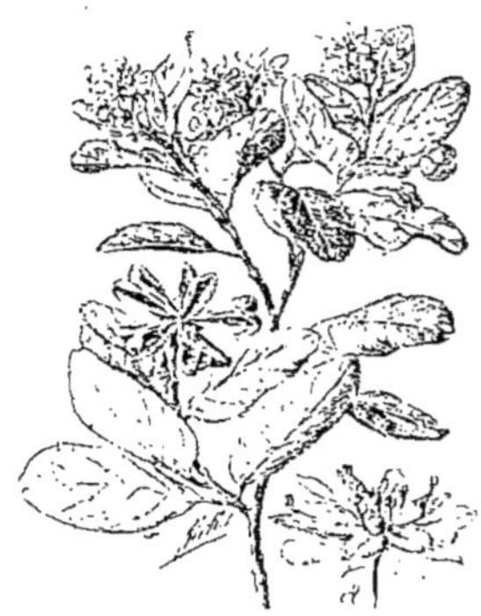

FIG. 725. — Quillaja.
a. Fleur.

saponine. Elle est employée comme expectorant sous forme de décoction, 5 à 20 gr. pour 1 litre d'eau.

Quincke (Maladie de). [*Œdème aigu circonscrit* ou *urticaire géante.*] — Variété d'urticaire.

Apparition brusque d'une tuméfaction saillante de la peau qui est à peine rosée, à peine chaude, le plus souvent normale, plus ou moins arrondie et de grosseur variable, de consistance molle et dépressible, mais ne gardant pas l'empreinte du doigt. Elle est le siège d'une sensation de tension, de brûlure ou de prurit, et se produisant pendant seulement quelques heures, à 1 ou 2 jours, en différents points du corps : l'une ou les deux paupières, les lèvres, les joues, le lobule de l'oreille, le tronc, les membres, le scrotum, avec prédilection cependant à la face. Cette enflure, qui a le volume d'une noisette, d'une noix, et même d'une mandarine, est saillante de plusieurs centimètres ; elle disparaît ensuite aussi rapidement qu'elle est venue.

CAUSES. Excès de table, alimentation trop carnée, surmenage nerveux, froid. Dans l'intervalle, la santé peut être parfaite.

TRAITEMENT. Chlorure de calcium en potion (3 gr. par jour), hyposulfite de soude (3 à 5 gr. par jour). Peptone, 0,50 en cachet, 1 heure avant le repas. Autohémothérapie. V. URTICAIRE.

Quinine. — V. QUINQUINA et QUININE.

Quinium. — V. QUINQUINA.

Quinquina et Quinine.

Quinquina. — Écorce de diverses espèces d'arbres d'Amérique de la famille des Rubiacées (*fig.* 726).

ACTION. Tonique, apéritif, fébrifuge, astringent. —

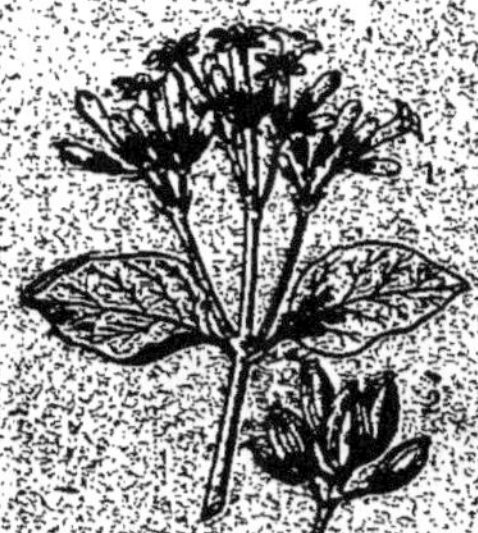

FIG. 726. — Quinquina.
1. Fleur. 2. Fruit.

MODE D'EMPLOI. *Macération*, 10 gr. par litre ; *décoction*, 20 gr. par litre qu'on réduit par coction à 1 demi-litre. En ajoutant à la décoction du jus de citron, on obtient la *limonade au quinquina*.

Pour préparer le *vin*, on concasse 30 gr. de quinquina Calisaya, puis on verse dessus 60 gr. d'alcool à 60° et on laisse en contact dans un vase fermé pendant 24 heures. Au bout de ce temps on verse sur le mélange 1 litre de vin rouge (bourgogne ou bordeaux), ou d'un vin blanc généreux, et on fait macérer dix jours, en agitant de temps en temps. On passe alors avec expression et on filtre. La *bière* de quinquina se prépare avec 10 gr. de quinquina Loxa et 500 gr. de bière qu'on fait macérer deux jours, puis on filtre. Les pharmaciens vendent des teintures alcooliques de quinquina pour la préparation du vin.

On emploie aussi l'*extrait* mou de quinquina, à la dose de 1 à 6 gr., et la poudre. Cette dernière est employée comme pansement contre les escarres produites par un séjour prolongé au lit ; en voici une bonne formule : poudres de quinquina gris 50 gr., de lycopode 50 gr., d'acide borique 10 gr., de tanin 5 gr.

Le *quinium* est un extrait alcoolique de quinquina obtenu par la chaux.

DOSE. La macération et la décoction se prennent par verres (1 à 2 par jour), le vin à la dose d'un verre à bordeaux, une demi-heure avant les repas si le vin est sec, au dessert s'il est liquoreux (malaga). Le quinium se prend à la dose de 1 gr. 50 en pilules de 15 centigr.

Quinine. — Alcaloïde du quinquina. Employé pour conserver les cheveux sous forme de teinture de quinine (quinine 1 gr., alcool à 90°, 99 gr.). Son insolubilité dans l'eau lui fait préférer ses sels comme fébrifuge.

Bromhydrate de quinine et Chlorhydrate de quinine. — Même dose que sulfate (V. ci-après).

Sulfate de quinine. — Antifébrile, antinévralgique. — DOSE. 25 centigr. à 2 gr. en cachet, en lavement, en suppositoire ou en potion et, alors, associé au café ou au sirop de quinquina et à la teinture d'écorce d'oranges amères, à l'extrait de réglisse (3 gr. pour 40 gr. d'eau), ou au miel (40 gr. avec 4 gr. d'eau acidulée). On augmente la rapidité de l'action du sulfate de quinine en le faisant absorber dans de l'eau-de-vie (20 gr.). Prendre la quinine avant les repas et jamais en pilules, car elles sont insolubles.

Valérianate de quinine. — Même action que sulfate. — DOSE. 30 centigr. à 1 gr.

Inconvénients des sels de quinine. — Les sels de quinine, notamment le sulfate, donnent à haute dose, chez certaines personnes, des bourdonnements d'oreille et de la surdité ; mais ces troubles sont passagers.

Quinte. — Accès de toux. V. TOUX.

Quinton (Plasma ou Sérum de). — V. MER (Eau de).

Quinze-Vingts. — Hospice pour les aveugles. V. AVEUGLE.

Quotidienne. — Accès de fièvre intermittente se produisant tous les jours. V. PALUDISME ; *Fièvre intermittente*.

R

Racahout. — Mélange de diverses farines.

La formule du racahout dit « des Arabes » est la suivante : cacao torréfié, fécule de pomme de terre et farine de riz, de chacune 60 gr., salep 15 gr., sucre 25 gr. et vanille 1 gr. Dans d'autres formules la fécule de pomme de terre est remplacée par de la fécule de glands.

MODE D'EMPLOI. On verse une à trois cuillerées de racahout dans un quart de litre d'eau, de lait ou de bouillon, pour alimenter les enfants et les malades.

Rachialgie (du gr. *rachis*, colonne vertébrale, et *algos*, douleur). — Douleur le long de la colonne vertébrale. On l'observe dans plusieurs maladies et notamment dans le début de la *variole*.

Rachianesthésie. — Procédé d'anesthésie par l'injection dans le canal rachidien d'un médicament, novocaïne (0 gr. 80), stovaïne (0 gr. 06), qui produit l'insensibilité du ventre, du périnée et des deux membres inférieurs (rachi-stovaïnisation). L'opéré assiste sans douleur à sa propre opération. Certains chirurgiens ont ainsi pu s'opérer eux-mêmes d'appendicite ou se faire une cure radicale de hernie.

Après avoir fait la ponction lombaire, et soustrait 10 à 20 cm³ de liquide céphalo*-rachidien, on injecte l'anesthésique.

Des accidents ont été signalés : syncope, rétention

d'urine, incontinence anale, sciatique, céphalée, vomissements, asphyxie, escarres de la paroi abdominale ou de la région sacrée, paralysie des membres inférieurs avec troubles sphinctériens. La mort est exceptionnelle.

Cette méthode est contre-indiquée chez les hypotendus, les tuberculeux, les syphilitiques.

Rachis. — Syn. de *colonne* vertébrale.*

Rachitisme (du gr. *rachis,* colonne vertébrale). — Trouble de développement survenant chez les enfants ayant souffert de troubles digestifs ou d'infections répétées et se traduisant par des altérations et des déformations osseuses.

Le rachitisme apparaît ordinairement entre 3 mois et 2 ans. Rarement il existe à la naissance (*rachitisme congénital*). D'autre part, certaines déformations osseuses survenant dans la grande enfance ou même l'adolescence peuvent être rattachées au rachitisme (*rachitisme tardif*).

I. Rachitisme de la première enfance. — Il s'agit ordinairement d'*enfants élevés au biberon.* Mais on peut observer le rachitisme chez des enfants élevés au sein et non réglés, ce qui a amené des troubles digestifs.

Causes. Divers facteurs peuvent jouer un rôle dans l'apparition du rachitisme, d'abord la *dyspepsie chronique* du nourrisson, qui cause surtout le gros ventre avec évasement des cartilages costaux; la *syphilis héréditaire,* qui crée surtout les déformations craniennes (crânio-tabes, crâne natiforme) ; puis les *pyodermites chroniques* (abcès sous-cutanés multiples, eczéma chronique), la *broncho-pneumonie prolongée.* Plusieurs de ces causes peuvent d'ailleurs s'associer : elles sont d'autant plus efficaces qu'elles atteignent des sujets prédisposés par l'*hérédité* ou par de *mauvaises conditions hygiéniques générales.*

Signes (*fig.* 727). Du 12ᵉ au 18ᵉ mois, l'enfant commence à redouter tous les mouvements : il cesse de marcher, de s'asseoir sur les bras de sa nourrice, et ne se trouve bien qu'étendu dans son berceau, tout mouvement lui étant douloureux. Il a souvent de la diarrhée, et la dentition ne s'effectue que très lentement. Des déformations (*nouures*) apparaissent à l'union des côtes et des cartilages costaux (*chapelet rachitique*) avec aplatissement latéral de la poitrine, qui est, au contraire, bombée en avant et élargie à sa partie inférieure, de telle sorte que le ventre devient très saillant. Les articulations des os des membres supérieurs et inférieurs sont très gonflées, avec incurvation des jambes en dehors et en dedans, déformation des bras. La tête, par suite de l'ossification tardive des os du crâne, est ordinairement volumineuse

Le gonflement des articulations est d'autant plus frappant que l'enfant est très amaigri.

Peu à peu l'appétit se perd, la diarrhée s'accroît et d'abondantes sueurs viennent encore épuiser le malade.

Evolution. Elle est croissante pendant 6 à 8 mois, puis devient stationnaire pendant 15 à 26 mois, et le

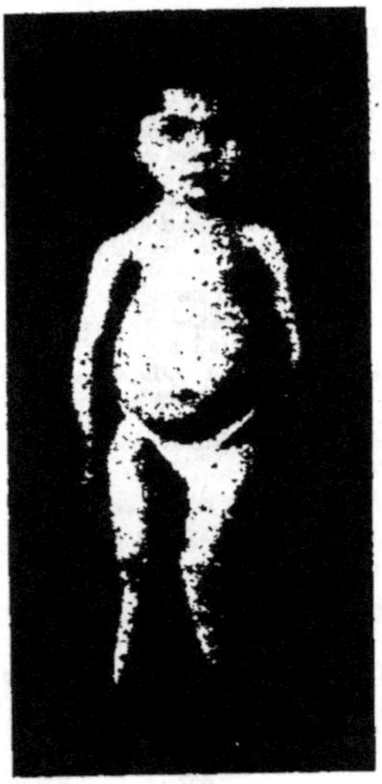

Arrivée.

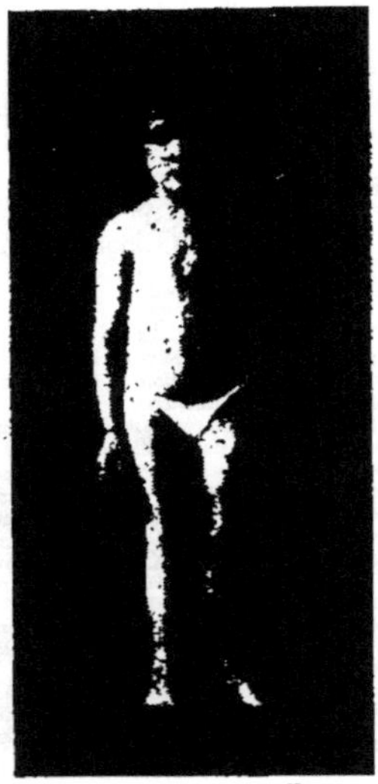

Départ.

Fig. 727-728. — Traitement marin : Rachitisme guéri après un séjour de trois ans consécutifs à la mer.

(Photographie communiquée par l'œuvre des *Hôpitaux marins.*)

[illegible]

... de 10 à 15 minutes ... 100 gr. de carbonate de soude.

Les bains ... chauds peuvent être essayés chez les enfants peu nerveux ; on utilisera avec avantage, dans le cas contraire, les eaux de Salies-de-Béarn, Salins ...

Frictions ... sur tout le corps avec une flanelle chaude ...

[illegible]

... sont décapables des ... artificielles.

Les radiations lumineuse et chimique ont une action importante sur l'assimilation et la désassimilation ... l'action ... sur le ...

[illegible]

Lors de leur application, ces rayons ne causent aucune sensation et cependant ils peuvent provoquer ultérieurement toute une série d'accidents cutanés graves. Tout dépend de la dose et de la qualité des rayons.

Parfois des cancers (épithéliomes) se développent sur des radiodermites chroniques (*fig.* 730). Les radiologistes de la première heure, qui pratiquaient à l'époque où l'on ignorait les dangers lointains des rayons X, ont tous payé leur imprudence inconsciente de mutilations importantes et plusieurs de leur vie.

TRAITEMENT : I. PRÉVENTIF surtout. Dosage minutieux des rayons et espacement des séances. Protection des mains et du visage chez les radiologistes, par des gants et des masques contenant du plomb, qui a la propriété d'arrêter les rayons nocifs.

II. CURATIF. Traitement des brûlures : pansements humides, crèmes. Bains statiques, effluves de haute fréquence. Excision chirurgicale. Air chaud.

Radiologie. — Ce terme devrait comprendre l'étude des radiations en général. Néanmoins, suivant l'usage courant, nous n'étudierons sous ce nom que les rayons de Rœntgen.

Appareillage. — Le fonctionnement d'un tube à rayons X nécessite un courant de sens constant et de tension élevée variant de 20 000 à 200 000 volts. Pour produire ces courants de très haute tension, on a recours aujourd'hui à la transformation du courant

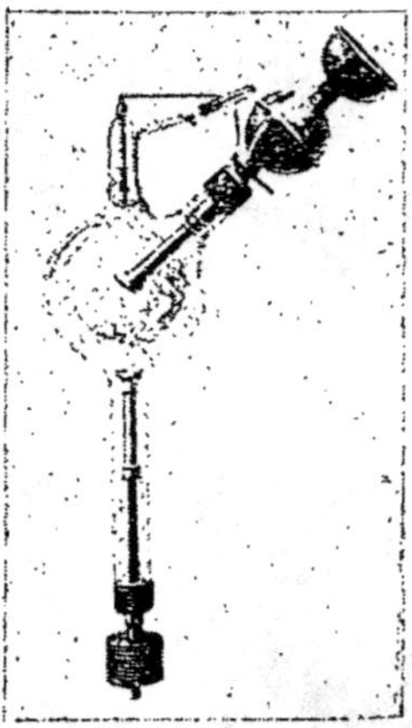

FIG. 731. — Tube à rayons X, modèle intensif à eau bouillante pour radiographie pénétrante.

industriel de 110 ou 220 volts, soit dans de grosses bobines de Ruhmkorff avec interrupteur à mercure, soit dans des transformateurs statiques.

Tubes de Crookes (*fig.* 731, 732). — La production des rayons X provient de la transformation de l'énergie électrique de haute tension dans les tubes à vide. Ces tubes appelés tubes de Crookes, du nom du physicien qui découvrit les phénomènes de transport moléculaire dans des gaz raréfiés, sont tous composés d'un ballon de verre où le vide a été poussé au-dessous du millionième d'atmosphère, et de deux électrodes métalliques, l'une l'*anode* qui sert d'entrée au courant et l'autre la *cathode* qui sert d'électrode de sortie. Il existe de plus divers accessoires de réglage. On distingue les tubes dits à *gaz*, dans lesquels le passage du courant est rendu possible par la présence d'une très petite quantité de molécules gazeuses, et les tubes à vide parfait, inventés par Coolidge, où le passage du courant électrique peut se faire grâce à l'émission d'ions provenant d'un filament incandescent situé au milieu de la cathode (effet Edison). Dans tous les modèles, l'énergie électrique se transforme au niveau de la cathode en une nouvelle forme d'énergie, l'énergie cathodique.

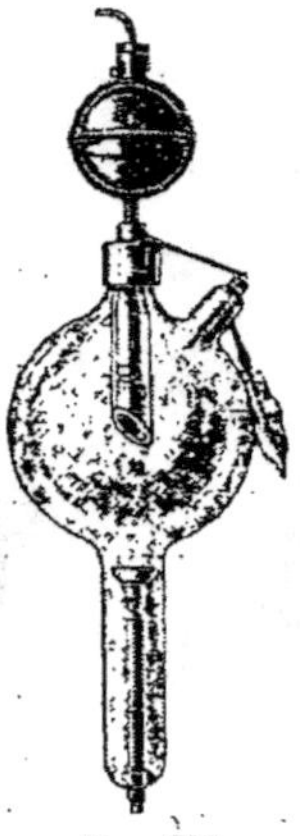

FIG. 732. Tube à rayons X, modèle courant.

La *cathode* est toujours en forme de miroir concave en aluminium, concentrant les rayons cathodiques sur une lame de platine ou de tungstène appelée *anticathode*, pièce servant également d'anode. Brusquement arrêtés dans leur course, les rayons cathodiques se transforment en rayons X qui sont utilisés à l'extérieur du tube. Une autre partie de l'énergie électrique se dégrade en chaleur qu'il faut éliminer par les radiateurs dont sont munis tous les tubes modernes.

Nature des rayons X. — Les rayons X sont des vibrations de l'éther, entièrement analogues aux vibrations lumineuses, mais de très courte longueur d'onde. Ils possèdent toutes les propriétés de la lumière, en particulier impressionnent vivement les plaques photographiques et excitent la fluorescence du platinocyanure de baryum. Ils sont doués d'une pénétration d'autant plus grande que leur longueur d'onde est plus faible. Les diverses substances se laissent pénétrer en raison inverse de leurs poids atomiques, ce qui fait que les os du squelette formés de matériaux lourds apparaîtront comme opaques au milieu des tissus ; enfin les rayons X exercent une très grande influence sur la vitalité des cellules. De ces diverses propriétés découlent les applications médicales.

Radiographie. — La radiographie est la photographie des ombres produites par les rayons X (*fig.* 733, 734). Ce procédé présente les avantages de fixer d'une façon définitive les images rœntgéniennes.

Pour faire une radiographie, on expose une plaque photographique ordinaire ou une pellicule, enveloppée de papier noir et rouge, sous l'organe à radiographier, bien immobilisé. L'ampoule de Rœntgen est placée au-dessus à une distance généralement de 60 centim. ; le temps de pose dépend de la puissance de l'appareil et peut être réduit jusqu'à l'*instantané*, surtout si l'on a soin de mettre au contact de la plaque un écran renforçateur fluorescent qui s'illumine sous l'influence des rayons X et renforce considérablement leur action. Le maximum de rapidité est obtenu en plaçant une pellicule émulsionnée sur deux faces, entre deux écrans,

Les radiographies du squelette se font très facilement dans ces conditions et sont devenues indispensables, non seulement pour le diagnostic des fractures et des luxations, mais surtout pour le contrôle de la bonne disposition des os dans les appareils et l'évolution des cals.

La radiographie des viscères thoraciques (cœur et poumons) se fait par le même procédé en employant des temps de pose très courts. Les radiographies d'estomac et d'intestins doivent nécessairement être précédées d'ingestions opaques (baryte).

Radioscopie. — Examen des ombres produites par les rayons X sur un écran fluorescent au platinocyanure de baryum ou au tungstène (*fig.* 735).

Cet examen doit naturellement se faire dans une chambre noire, car l'illumination de l'écran est faible et l'œil de l'observateur doit être parfaitement adapté, par un séjour de 15 minutes au moins dans l'obscurité. La radioscopie permet d'examiner rapidement tout

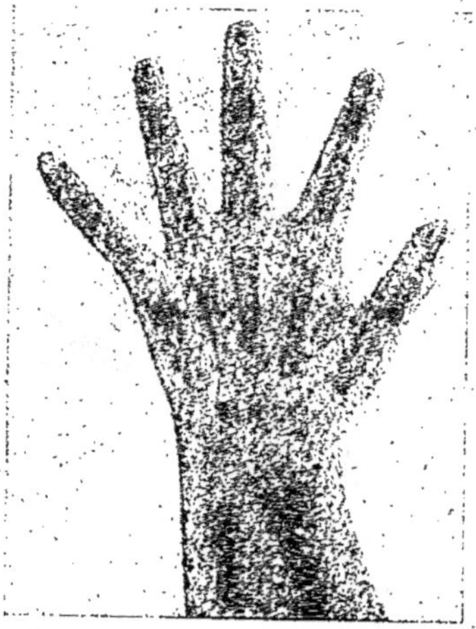

FIG. 733. — Radiographie de la main d'un enfant de deux ans et demi.

L'extrémité des os est encore à l'état cartilagineux, ainsi que la plus grande partie des os du poignet; aussi ces os et ces parties d'os ne sont-ils pas visibles.

le corps (recherche des projectiles pendant la guerre), elle permet d'étudier les organes dans toutes les positions sous toutes les incidences, le médecin pouvant ainsi se rendre compte de leur fonctionnement.

L'examen radioscopique du thorax renseigne sur la forme de la cage thoracique, les déviations de la colonne vertébrale, l'existence de ganglions trachéo-bronchiques, la transparence du tissu pulmonaire, diminuée dès le début de la tuberculose, surtout aux sommets, les mouvements du diaphragme, la présence d'un épanchement liquide ou gazeux, d'un abcès, d'une tumeur. Le cœur et l'aorte peuvent être mesurés dans tous leurs diamètres.

Radiothérapie. — La radiothérapie est l'utilisation médicale des très importantes propriétés biologiques des rayons X. Les rayons X ont sur la vitalité cellulaire une action d'abord excitante à très faible dose, puis rapidement destructive à mesure que la quantité des rayons absorbés augmente. La sensibilité des tissus est extrêmement variable. L'action des rayons X est d'autant plus forte que les cellules sont jeunes et se développent plus rapidement.

Toute la difficulté du traitement consiste à donner des doses suffisantes pour détruire des éléments morbides sans altérer les éléments normaux.

DOSAGE. On peut y parvenir actuellement, grâce aux méthodes précises de dosage de la quantité et de la qualité du rayonnement.

FILTRES. L'interposition sur le trajet des rayons de plaques d'aluminium appelées *filtres*, d'épaisseur de 1 à 10 mm., arrêtent les rayons mous et graduent l'action en profondeur.

Radiothérapie superficielle. — La radiothérapie a commencé par être appliquée à des lésions superficielles. Son efficacité en dermatologie est uni-

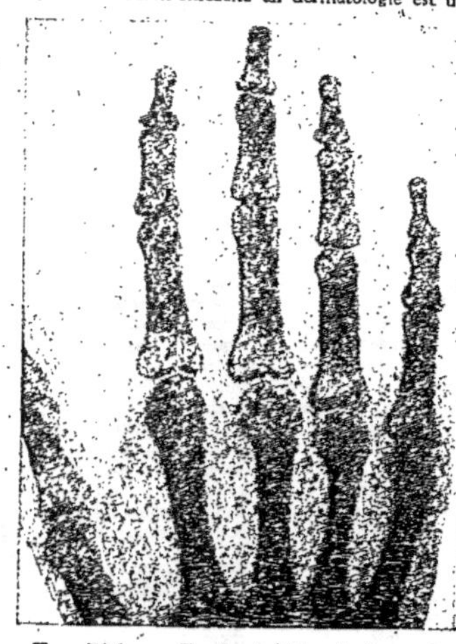

FIG. 734. — Radiographie de la main d'un homme adulte.

Les os sont au complet. On voit le noyau d'un os sésamoïde à l'articulation du pouce.

versellement acceptée, et il n'existe pas de traitement plus sûr et mieux réglé pour obtenir la dépilation temporaire des enfants, nécessaire à la *guérison des teignes* (Sabouraud), pour le traitement des *hyperhidroses*, *acné* indurée, *angiomes*, *eczéma* chronique, *prurit* rebelle, *lichen*, *psoriasis*, *chéloïdes*. La thérapeutique de la *tuberculose cutanée* et du *lupus* trouve en elle son meilleur adjuvant; la plupart des cancers à la peau, particulièrement les *épithéliomas baso-cellulaires*, sont complètement guéris sans douleur, ni opération, ni perte de substance. Le traitement de toutes ces affections est actuellement pratique et courant.

Radiothérapie pénétrante. — Mais les services rendus par la radiothérapie sont plus grands encore. Grâce aux appareillages modernes, fonctionnant à très haute tension, et à la technique toujours plus perfectionnée de la filtration, les rayons X peuvent être portés plus profondément dans l'intérieur du corps et aller détruire les cellules nocives, là où elles sont, sans altérer l'épiderme. Le *fibrome utérin* est particulièrement sensible, et la radiothérapie tend de plus en plus à remplacer l'opération sanglante. La méthode française de traitement, prudente et sûre, parfaitement réglée par Béclère, demande en moyenne une douzaine de séances de 10 minutes chacune, réparties en 2 mois ; une autre technique donne toute la dose en une seule séance, ce qui est plus expéditif, mais dangereux pour la malade. Les deux méthodes amènent la rétrocession de la tumeur, la cessation des hémorragies et la ménopause anticipée.

La radiothérapie du *corps thyroïde* s'impose dans tous les cas où cette glande sécrète d'une façon exagérée, comme dans le goitre exophtalmique, où l'ablation chirurgicale, si dangereuse, est complètement abandonnée.

La radiothérapie des *tumeurs profondes* permet les plus belles espérances thérapeutiques, seule, ou en association avec la radiumthérapie : mais les résultats ne sont pas encore suffisamment démonstratifs pour qu'il soit prudent de retarder les opérations nécessaires.

La radiothérapie détruit les globules blancs en excès dans les diverses *leucémies*, ou les globules rouges dans l'*érythrémie*. Les résultats, toujours excellents, ne sont malheureusement que temporaires, et il faut recourir par la suite à de nouvelles irradiations.

Accidents dus aux rayons Rœntgen. — On doit prendre des précautions avec un agent aussi actif que les rayons Rœntgen : de nombreux accidents l'ont démontré. On a constaté des troubles cardiaques (palpitations, intermittences) chez des sujets sains et surtout des troubles de nutrition (inflammations irritatives de la peau, altération des ongles, chute des poils, ulcérations rebelles). Pour éviter ces accidents, il faut placer le sujet à 20 centimètres au moins du tube de Crookes et raccourcir le temps de pose.

Radiumthérapie ou **Curiethérapie.** — Le radium est un métal de la famille du baryum, découvert en 1908 par les Curie. Ce corps présente la propriété d'émettre, d'une façon constante, de l'énergie sous forme de chaleur, lumière, électricité, et de gaz-émanation, sans cependant rien emprunter aux éléments environnants.

Tous les sels de radium doivent leur activité à la présence du premier produit de dissociation, c'est-à-dire de l'*émanation*. Lorsqu'un appareil est nouvellement fabriqué, il faut un certain temps pour qu'il acquière toute sa valeur thérapeutique, temps correspondant à l'apparition du gaz-émanation, qui finit par saturer l'appareil. On dit alors que l'équilibre radio-actif est atteint.

Ceci explique que l'on puisse recueillir l'émanation d'une source radifère, et l'enfermer dans des aiguilles creuses, ou la dissoudre dans des solutions injectables. Mais les appareils qui ne contiennent pas de radium et qui ne se rechargent pas n'ont naturellement qu'une durée d'activité restreinte et leur pouvoir thérapeutique s'affaiblit à mesure que l'émanation se dissocie.

Appareillage (*fig. 736*). — L'*appareillage* comprend : 1° Les *appareils plats* recouverts d'un vernis ou mieux d'un émail résistant dans lequel est inclus un sel insoluble de radium. La quantité de radium varie de 1 à 5 milligr. par cent. carré. Ces plaques radioactives servent dans les traitements dermatologiques ;

2° Des *tubes de platine* (Dominici), petits tubes d'or, d'argent ou de platine, de 3 mm. de diamètre et de 1 à 2 centim. de longueur, épais d'environ 1 mm. et renfermant de 5 à 25 milligr. de radium-élément (c'est-à-dire une quantité de sel, sulfate ou bromure de radium, par exemple, telle qu'il y soit contenu 5 à 25 milligr. de métal-radium) ;

3° Des *aiguilles de platine* fermées à leur extrémité et contenant du gaz-émanation de radium.

Ces derniers appareils sont préparés et livrés par des laboratoires spéciaux. Leur radio-activité va toujours en décroissant pour devenir nulle après quelques jours. Ce procédé permet de porter par piqûre des substances radio-actives dans l'intérieur des tumeurs et d'éviter le transport et les dangers de perte des tubes extrêmement coûteux ;

4° L'*émanation* est employée en inhalation ou en solution pour lavages ;

5° Les *sels solubles* de radium et surtout de mesothorium sont employés en injections intramusculaires comme stimulant de l'organisme, à faible dose et contre le cancer à forte dose.

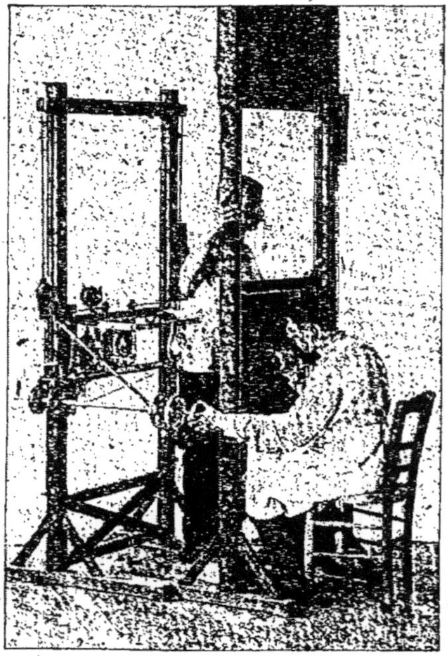

FIG. 735. — Localisation du projectile, méthode de triangulation. Appareil localisateur monté sur un orthodiagraphe français.

Indications thérapeutiques. — Les rayons du radium agissent d'une façon très analogue à celle des rayons X. Comme ces derniers, ils ont, à dose suffisante, une action destructive sur les cellules en arrêtant leur reproduction.

En dermatologie, les indications sont les mêmes que pour les rayons X : épithéliomas baso-cellulaires, ché-

FIG. 736. — Appareils pour le traitement par le radium.

loïdes, cicatrices vicieuses, eczéma chronique et surtout angiomes (*fig.* 737), pour lesquels la radiumthérapie est assurément le traitement de choix.

En médecine générale, les injections de substances radio-actives, les boues radifères sont employées dans le rhumatisme chronique, la goutte. Les résultats ne sont pas encore très nets.

En chirurgie, le radium sert au traitement des tumeurs, en particulier du fibrome de l'utérus, du cancer de l'utérus et du rectum. De magnifiques succès autorisent toutes les espérances, mais dans l'état actuel de la médecine, il serait fort dangereux de prétendre guérir toutes les tumeurs par le radium, car il n'y a jamais deux malades absolument comparables. Très souvent l'opération chirurgicale sera indispensable, associée ou non au radium ou aux rayons X. Un médecin averti pourra seul décider de la conduite à tenir.

Enfin, la petitesse des appareils de radium permet leur introduction dans le larynx, l'œsophage, l'estomac, pour irradier les maladies de ces organes.

Radius. — Os de l'avant-bras (*fig.* 738 et au mot CORPS).

Il présente à sa partie supérieure une cupule qui s'articule avec une saillie arrondie de l'humérus. Sa partie inférieure, élargie, forme la cavité destinée à recevoir les os du carpe, pour constituer la plus grande partie de l'articulation du poignet.

Pour les fractures, V. FRACTURE de l'avant-bras.

Rafraîchissants. — Il existe deux sortes de rafraîchissants :

Les premiers ont pour but de *calmer la soif*, et aucun ne l'emporte sur l'eau fraîche de bonne qualité, pure ou additionnée du jus de certains fruits. V. LIMONADE.

Les seconds (contre-partie des échauffants) sont les aliments ou les fruits *facilitant les selles* : miel, pruneaux, épinards, cresson, orange, potiron, raisin frais, marmelade de pommes. V. aussi LAXATIFS, PURGATIFS.

Rage. — Maladie provoquée par la morsure d'un animal atteint lui-même de la rage.

SIGNES. 1º *Incubation*. Cette période, qui s'étend du moment de la morsure à l'apparition des premiers phénomènes, a une étendue extrêmement variable, en général de 3 à 8 semaines ; elle peut atteindre quelquefois 18 mois ou, au contraire, ne durer que 1 semaine ;

FIG. 737. — Angiome érectile. (Avant et après le traitement).

2º *Période mélancolique* (2 à 3 jours). Le malade est complètement déprimé et d'une tristesse excessive, surtout s'il a le sentiment du danger qui le menace. Les nuits se passent sans sommeil ou sont traversées par des cauchemars. La respiration est entrecoupée et une sorte d'angoisse oppresse la poitrine.

3º *Période hydrophobique* (1 à 2 jours). Le moindre essai que fait le malade pour avaler un liquide, sa vue, celle d'un objet brillant ou même le simple souvenir, amènent des spasmes de la gorge si douloureux, une sensation d'étranglement et de suffocation si pénible que le malade renonce à prendre aucune boisson. La salive elle-même est rejetée.

Ces crises se produisent bientôt spontanément et avec des intervalles de plus en plus courts. Elles sont

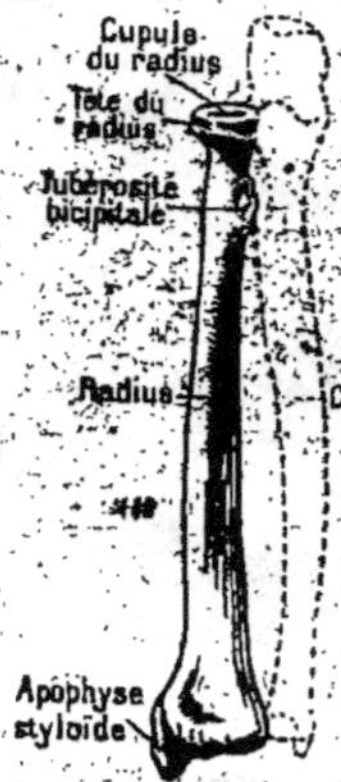

FIG. 738. — Radius.

accompagnées de convulsions et de fièvre. Entre les accès, le malade a des moments de folie furieuse et souvent aussi des idées de suicide. Rarement il a envie de mordre;

4° *Période paralytique* (quelques heures). Le corps est couvert d'une sueur visqueuse, et une salive blanchâtre s'écoule incessamment des extrémités des lèvres. La prostration s'accroît et le malade meurt dans l'asphyxie.

CAUSES. L'agent causal de la rage est encore inconnu. Les dernières recherches semblent devoir faire admettre que la rage est due à un virus filtrant (Remlinger). Ce virus existe surtout dans les centres nerveux, et c'est ce qui a permis à Pasteur d'imaginer sa méthode de traitement prophylactique par l'injection de moelles d'animaux infectés.

La rage ne se transmet pas d'homme à homme ; elle provient toujours d'un animal, ordinairement le chien ou le chat, exceptionnellement le loup (dont les morsures larges et profondes sont très graves), le mouton, la chèvre, le bœuf, le cheval, le porc et le renard.

L'agent contagieux est la salive, et l'inoculation peut se faire, soit par les morsures (c'est le cas le plus fréquent), soit par le léchage sur une surface excoriée, soit enfin, mais beaucoup plus rarement, par les griffes imprégnées de liquide nocif. La salive des herbivores semble moins virulente que celle des animaux carnivores. Quant au lait, il ne donne pas la maladie, et l'on a pu sans danger se nourrir du produit des mamelles de vaches enragées. La viande provenant d'animaux infectés ne semble pas non plus, d'après les expériences faites, pouvoir être une cause de contagion.

Les personnes mordues sont loin, heureusement, d'être toutes malades ; 4 sur 5 au moins restent indemnes, garanties, soit par une immunité spéciale, soit par la non-introduction du virus, qui est resté sur les étoffes traversées par la dent. On a constaté, en effet, que les blessures faites au tronc et aux extrémités inférieures protégées par les vêtements et les souliers sont rarement mortelles : c'est le contraire pour celles du visage et des mains.

TRAITEMENT : I. CURATIF. *Avant l'apparition de la rage*, s'assurer si la personne a été réellement *mordue* et porte les traces de crocs, ou *léchée*, ou *griffée*, car il peut y avoir simplement contusion et lacération des vêtements, sans pénétration dans la peau.

S'il existe une plaie, si minime soit-elle, la laver, soit avec une solution de sublimé, soit à l'eau propre, et comprimer, au-dessus de la blessure (entre le cœur et la plaie), à l'aide d'un lien fortement serré, le membre mordu, en même temps que l'on cherche à exprimer avec les doigts, de dedans en dehors, le sang contenu dans la plaie. Si la morsure a été faite *moins d'une heure avant*, cautériser soit au fer rouge (morceau de métal chauffé au rouge) ou au thermocautère, soit au nitrate d'argent, sulfate de cuivre, acide azotique ou sulfurique.

S'il y a *plus d'une heure*, lavages seuls et pansement occlusif.

Examen de l'animal enragé. — Conserver l'animal en observation pendant 6 à 10 jours. Si après ce délai il est bien portant, c'est qu'il n'était pas enragé. Si l'animal est reconnu enragé, le traitement antirabique s'impose *au plus tôt*. Il en est de même si l'animal a été tué ou a disparu.

S'il est possible d'apporter à l'Institut Pasteur le cerveau ou du moins le bulbe de l'animal dans de la glycérine neutre stérilisée, un examen pourra y être fait et déterminer nettement la maladie par l'inoculation à un cobaye ; mais les signes ne se produisent que 15 ou 20 jours après : on ne doit pas attendre pour subir le traitement pastorien.

Traitement pastorien. — Il consiste dans l'injection sous la peau du flanc (tantôt à gauche, tantôt à droite) d'une solution faite avec des moelles de lapin auxquels on a inoculé un virus fixe obtenu par 78 passages en série, mais dont la virulence a été atténuée à des degrés variés par une dessiccation de 3 à 9 jours dans des étuves et par le voisinage des morceaux de potasse.

La technique est la suivante : Pendant les 5 premiers jours, injection deux fois par jour de solution de moelles peu virulentes, puis injection une fois par jour de solutions plus actives et enfin réinoculation des moelles du sixième au troisième jour. Le traitement complet dure 15 jours pour les morsures légères du tronc et des membres, 3 semaines pour les morsures profondes ou de la face ; dans ce dernier cas, les injections sont répétées plusieurs fois par jour.

Avant le traitement pastorien, la mortalité était de 16 p. 100, tandis que, chez les inoculés, elle est de 0,3 p. 100 environ.

La douleur provoquée par l'injection est assez faible. Quelquefois, le soir de l'inoculation, il se produit, pendant 1 à 2 heures, des élancements, une fièvre légère (38°) et un peu d'agitation.

Après l'apparition de la rage. Lorsqu'un individu n'a pas subi le traitement pastorien et que la rage se déclare chez lui, il a encore une chance de guérison, si la forme est paralytique, les injections de moelle dans les veines ayant donné des résultats.

En cas de paraplégie, on conseille les excitants du système nerveux : la caféine, la strychnine ; les inhalations d'oxygène peuvent amener aussi un résultat heureux.

Dans la rage furieuse, on est réduit à diminuer l'excitation du système nerveux par l'isolement dans l'*obscurité*, le *silence*, les calmants à haute dose ; morphine, 8 à 10 centigr., 8 à 10 gr. de bromure, 10 à 15 gr.

de chloral, l'atropine, contre le spasme pharyngé, les bains chauds prolongés, les injections de sérum artificiel, associés ou non aux diurétiques, purgatifs, ou à la saignée.

II. PRÉVENTIF. La rage est une maladie qui n'existerait plus si les règlements de police étaient observés, et certains pays, comme l'Angleterre, sont parvenus à s'en débarrasser entièrement. La capture et l'immolation des chiens errants, l'obligation de ne sortir les bêtes familières que tenues en laisse et muselées, l'abatage de tous les animaux mordus, suffiraient à conjurer le péril. Il est regrettable que la négligence des particuliers et la mollesse des administrations permettent que des épizooties de rage apparaissent encore en France. La disparition de la rage est étroitement liée à l'énergie et à la persévérance employées en matière de capture des chiens qui errent dans les rues. Or, l'observation des prescriptions à cet égard a été toujours éphémère dans notre pays.

On ne saurait trop mettre en garde le public contre le danger que peut présenter, pour celui qui lui donne abri, tout chien *trouvé* sur la voie publique.

Il ne faut permettre à ses enfants de caresser, et ne caresser soi-même, que les animaux dont on connaît bien l'état de santé. Lorsqu'on en possède, observer avec soin les changements qui peuvent se produire dans leur caractère ; un signe habituel de rage chez le chien est l'excitation extrême que cause la présence d'un autre chien, et le désir immédiat de le mordre ou de le détruire.

Quant à l'hydrophobie (horreur de l'eau), elle n'existe pas. Tous les animaux atteints de rage ont soif et essaient de se désaltérer, mais la contraction de leurs muscles pharyngés les empêche de boire.

Au moindre doute, il faut faire examiner l'animal suspect par un vétérinaire qui, s'il ne croit pas la maladie certaine, le tiendra quelque temps en observation : la période qui sépare l'inoculation de la maladie de l'apparition des premiers symptômes est en effet souvent longue ; en moyenne, elle est de 1 à 2 mois, mais on l'a vue atteindre un an.

En conservant chez soi, par suite d'une sentimentalité mal entendue, un animal soupçonné de rage, on peut être cause d'irréparables malheurs dont le Code pénal punit sévèrement l'auteur.

Les chiens et les chats mordus ou roulés par un animal enragé ou ayant été en contact avec lui seront immédiatement abattus. Cet abatage ne pourra être différé que s'ils ont mordu des personnes ou d'autres animaux ; en ce cas, ils seront séquestrés sous la surveillance du service sanitaire et abattus dès que la période d'observation aura été jugée suffisante.

Quand un cas suspect a été signalé, le musellement et la mise en laisse de tous les chiens doivent être ordonnés.

Rage chez les animaux. — Tous les mammifères peuvent contracter la rage ; et les oiseaux, quoique plus résistants, n'y sont pas insensibles.

L'incubation, c'est-à-dire le temps compris entre l'inoculation et l'apparition des premiers symptômes, est en moyenne de 15 jours à 2 mois. Les symptômes varient suivant l'espèce considérée.

Chien. — Les très jeunes chiens (1 à 2 mois) peuvent contracter la rage ; la période d'incubation est chez eux très courte (une semaine), leur sensibilité étant plus grande que celle des adultes.

SIGNES. La maladie revêt deux types principaux : la rage *furieuse* et la rage *mue* (muette ou tranquille), plus exactement nommée *rage paralytique*, car la paralysie ne débute pas toujours par les masséters, et l'inertie de ces muscles (qui rend le chien muet) peut même faire défaut dans cette forme de la maladie.

Rage furieuse. — L'animal est triste, taciturne ; il cherche, au début, à s'isoler, à se cacher dans les coins obscurs, à dormir ; mais bientôt se relève inquiet et agité. Quelquefois, au contraire, il est somnolent, indifférent ; le regard a quelque chose d'étrange.

A cette phase *mélancolique*, qui dure 1 à 2 jours, succède une période d'*hyperexcitabilité* de 3 à 4 jours.

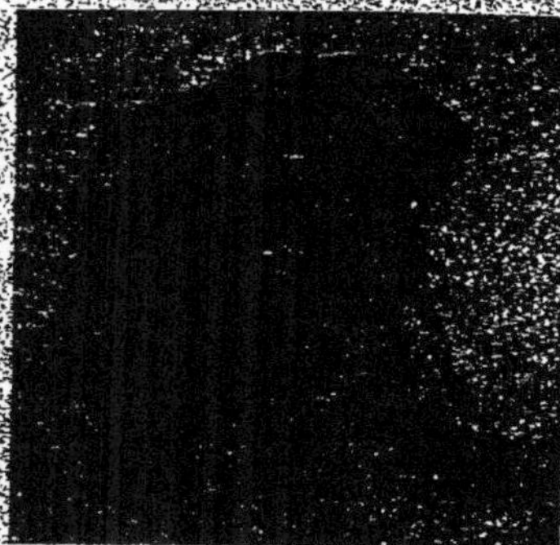

FIG. 739. — Chien atteint de la rage.

Le chien est inquiet, il se remue sans cesse, tourne et retourne tout ce qui est à sa portée et il commence à baver ; on le voit lécher les objets froids, tels que le fer ou la pierre. Il se réfugie vers son maître, lui lèche les mains. Si la peau est excoriée, crevassée, la bave virulente se trouve inoculée : plus d'un cas de rage humaine a eu cette origine.

De temps en temps il semble avoir des sortes d'hallucinations : il se relève tout à coup pour avaler une mouche imaginaire ou aboyer contre un [illegible] invisible, mais la voix du maître l'arrache à cet état.

Le chien enragé n'a pas *horreur de l'eau* ; il a toujours soif au contraire ; il boit avidement, et, lorsque le spasme de sa gorge l'empêche d'avaler, il s'épuise en efforts pour laper le liquide et essaye même de le mordre.

L'appétit est [illegible], souvent exagéré ou perverti : l'animal déchire et avale tout ce que ses crocs peuvent atteindre : étoffes, bois, fumier, pierres, souliers, etc.

La bave est beaucoup moins abondante qu'on se le figure généralement ; elle provient à la fois des efforts de mastication et de la difficulté ou de l'impossibilité qu'ont les malades à déglutir les liquides.

La voix est rauque, voilée ; l'aboiement normal est remplacé par un hurlement à ton final aigu, prolongé, saccadé, caractéristique.

La sensibilité à la douleur est émoussée ; les coups ne lui tirent aucune plainte, et souvent il se mord lui-même. On a noté, en outre, une grande surexcitation sexuelle.

A la période confirmée, l'animal est porté à mordre tous les animaux qu'il rencontre ; il le fait en silence et sans acharnement. Ses yeux sont tour à tour humbles et suppliants, ou au contraire brillants et enflammés. Poussé par le besoin de courir, il fuit la maison du maître, parcourt plusieurs dizaines de kilomètres dans une journée, mordant [illegible] chiens, chats, porcs, moutons, chevaux, bœufs et vaches et même l'homme à défaut d'animaux. Type de chien enragé finit par tomber épuisé ou tué ; parfois il revient au logis au bout de 1 ou 2 jours, avec l'aspect le plus misérable. Il est alors extrêmement dangereux, car il peut répondre par des morsures aux caresses qu'on lui prodigue imprudemment.

A la *période terminale*, le chien n'aboie plus. Les membres postérieurs se paralysent, les yeux reflètent la douleur et l'angoisse ; ils s'éteignent, le front se plisse et la gueule reste béante (*fig.* 739). La mort arrive en général 4 jours après le début de la maladie, mais elle peut survenir au bout de 48 heures ou seulement après une dizaine de jours.

Rage mue ou **Rage paralytique.** — La paralysie survient presque au début des symptômes : elle peut atteindre d'abord telle ou telle région de l'organisme (paraplégie, hémiplégie, monoplégie), mais elle frappe souvent les masséters, donnant au malade une physionomie caractéristique : mâchoire inférieure pendante, langue sortie de la bouche, écoulement abondant de salive. De même que l'aboiement, la préhension des aliments est impossible ; le chien, en général, ne répond pas aux provocations ; il ne peut pas et ne *peut pas* mordre (H. Bouley).

Les paralysies deviennent rapidement envahissantes et l'animal meurt par asphyxie, en 2 à 4 jours.

Les symptômes qui traduisent la paralysie des masséters, joints à la *tranquillité* des animaux, font que les personnes non prévenues, loin de songer à l'existence possible de la rage, attribuent les troubles constatés à la présence de corps étrangers (os, etc.) dans la bouche ou l'arrière-bouche ; et il n'est pas rare de voir ces personnes s'inoculer la rage en cherchant à extraire le corps étranger supposé.

Chat. — SIGNES. La *période initiale* n'a pas encore été bien étudiée, cet animal étant beaucoup plus rarement enragé que le chien. Elle se rapproche de celle observée chez ce dernier par la tristesse, la tendance à l'isolement, l'égarement des yeux et peut-être les changements que présente le miaulement. Mais ce qui doit surtout éveiller l'attention, c'est le bouleversement apporté dans les habitudes de l'animal : calme et paresseux d'ordinaire, il devient alors extrêmement agité et remuant.

Période de rage confirmée. L'aspect est alors effrayant : les yeux sont féroces, la gueule est béante et baveuse, le dos voûté, les griffes sont sorties et tendues. L'animal cherche à mordre la figure, *celle de son maître* aussi bien que celle des étrangers.

Cheval. — SIGNES. Agitation, inquiétude, hallucination, aspect féroce des yeux. De temps en temps le cheval renifle et s'ébroue comme devant les objets qui l'effrayent. Il obéit à son maître et ne mord l'homme que s'il a été irrité, mais la vue d'un chien le met en fureur et il essaye de le mordre et de le piétiner. Souvent aussi il blesse les autres chevaux. Il cherche à prendre entre ses dents tout ce qui se trouve à sa portée et se déchire lui-même. Sa puissance musculaire est alors décuplée et il pousse un cri plaintif qu'il ne fait entendre que dans ses moments d'extrême terreur (par exemple, dans les jardins zoologiques, lorsque le lion rugit). Il a, comme les autres animaux, une grande difficulté pour boire et une bave bleuâtre s'écoule incessamment de sa bouche.

Ruminants (taureau, vache, chèvre, mouton). — *Rage tranquille.* L'animal porte la tête au vent ; il est inquiet, agité ; son œil est agrandi et tour à tour morne ou égaré ; comme le chien, il est torturé par la soif et essaye en vain de se satisfaire par suite des spasmes de son gosier. Une bave abondante s'écoule de ses lèvres ; la vue d'un chien le surexcite à l'extrême, il tend à le percer de ses cornes et même à le mordre (chèvre, mouton). Dans ses accès il se précipite aussi sur ses semblables, mais c'est plutôt dans la *forme furieuse*, qui ne diffère de la forme tranquille que par l'exagération de tous les signes. La maladie se termine en 3 à 4 jours comme chez les précédents, par la paralysie.

Race porcine. — Mêmes signes, avec tendance plus grande à se cacher. Tremblements convulsifs.

Raifort (syn. : moutarde des moines, radis de cheval). — La racine fraîche de cette plante (*fig.* 740) [*Cochlearia armorica*], de la famille des Crucifères, est un antiscorbutique et un stimulant très actif ; c'est en outre un diurétique et un antigoutteux.

MODE D'EMPLOI. Tisane (50 gr. par litre en infusion) à prendre par tasses. Le raifort entre dans la

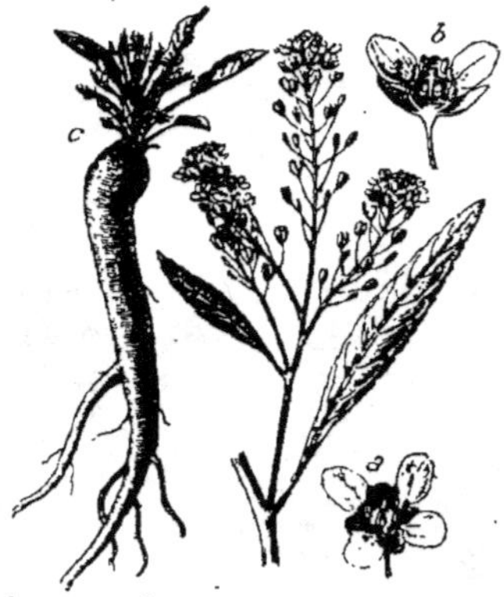

FIG. 740. — Raifort sauvage.
a. Fleur ; *b.* Coupe de la fleur ; *c.* Racine.

composition des bières, sirops et vins antiscorbutiques. V. ANTISCORBUTIQUE.

Raisin. — A l'état frais, c'est un fruit rafraîchissant laxatif ; à l'état sec, il fait partie des fruits pectoraux.

Cure de raisins frais. — Elle s'effectue avec des raisins blancs, de préférence à la treille.

EFFETS SUR LES FONCTIONS. *Trois à quatre livres* de raisin activent l'assimilation des matières albuminoïdes et diminuent légèrement l'urée et l'acidité des urines. *Quatre à cinq livres* provoquent la diarrhée, exaltent les fermentations intestinales, diminuent le poids du corps par soustraction de liquide. Si la peau des raisins est absorbée avec le reste, l'action purgative est neutralisée.

INDICATIONS. Obésité (cure agréable et active). Goutte. Mal de Bright. (V. REINS [Maladies des].) Gravelle. Dyspepsies nerveuses et des gros mangeurs. Constipation.

MODE D'EMPLOI. La quantité varie suivant les individus ; on commence par quelques grappes, puis on augmente progressivement et, après 5 à 6 semaines, on diminue peu à peu la dose. La quantité fixée est répartie en 3 doses, qu'on prendra de préférence en se promenant : matin (1/2 livre) à jeun, ou, si l'on ne supporte pas bien le raisin, après le premier déjeuner puis *onze* heures et *cinq* à *six* heures. Afin de prévenir l'irritation des gencives, on se rincera la bouche avec de l'eau fraîche pure ou additionnée de bicarbonate de soude, après chaque absorption de raisin.

Cure de jus de raisin frais pasteurisé. — Cette cure peut être exécutée partout, le jus étant conservé dans des flacons aseptiques. Mais, comme la précédente, il y a grand avantage à ce qu'elle soit exécutée à la campagne, le grand air jouant son rôle dans le succès. Ce jus a l'avantage d'être débarrassé des pépins et de l'enveloppe des grains.

INDICATIONS. On peut l'employer dans les mêmes maladies que ci-dessus et, en outre, au cours de la fièvre typhoïde, de la neurasthénie et de la tuberculose, des cystites et des cirrhoses.

Ferments de raisin. — On les utilise comme détruisant les matières sucrées et pour modérer les putréfactions intestinales, dans les mêmes conditions que la levure de bière.

INDICATIONS. Diabète, maladies de peau (acné, eczéma, furoncle), résultant des maladies de tube digestif.

Empoisonnement par les raisins sulfatés. — V. CUIVRE (sulfate de).

Raison (Perte de la). — V. ALIÉNATION MENTALE, FOLIE, VOLONTÉ (maladies de la).

Raki. — Eau-de-vie extraite du marc de raisin et additionnée d'essences de diverses plantes, notamment d'anis. Elle produit un effet analogue à l'absinthe.

Râles. — Bruits produits par le passage de l'air à travers les mucosités (crachats) contenues dans les canaux bronchiques, la trachée-artère et le larynx.

Ramollissement cérébral. — V. CERVEAU.

Rash (mot anglais signifiant « rapide »). — Érythème fugace qui s'observe dans certaines maladies fébriles, en particulier dans la variole, la varicelle avant l'éruption.

Rat. — Ce genre de rongeurs existe sur tous les points du globe.

Certaines espèces, le surmulot et le rat noir, peuvent transmettre des maladies, en particulier la peste. La puce* est l'intermédiaire entre le rat et l'homme.

Les rats se transmettent la trypanosomiase et sont les facteurs les plus habituels de la trichinose. Les porcs en sont atteints après avoir mangé des cadavres de ces rongeurs ou des aliments souillés par leurs excréments.

Les morsures des rats peuvent transmettre la rage (Remlinger) à l'homme et aux chiens et chats, le sodoku* et autres spirochétoses*. Par l'intermédiaire des chiens, ils transmettent aussi la teigne.

Il faut donc détruire les rats par tous les moyens.

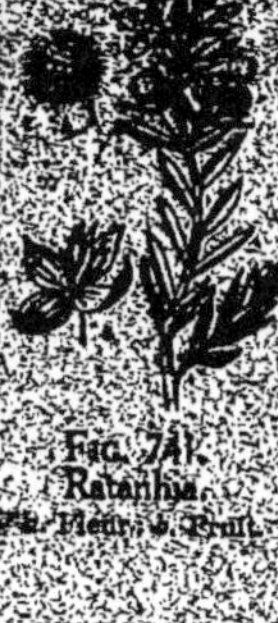

FIG. 741. Ratanhia. a. Fleur; b. Fruit.

Ratanhia. — La racine de cette plante (*fig.* 741) de la famille des Polygalacées est un astringent très actif.

MODE D'EMPLOI ET DOSE. À l'*intérieur*, tisane en infusion, 20 gr. par litre ; pour les lavements, 5 gr. en décoction dans 500 gr. d'eau ; extrait, 0 gr. 50 à 4 gr. ; sirop, 10 à 100 gr. ; teinture, 5 à 20 gr. ; suppositoire, 1 gr. d'extrait. À l'*extérieur*, on emploie une forte décoction (50 gr. par litre).

INDICATIONS. Diarrhée, Métrorragie, Hémorroïdes (suppositoires), fissures à l'anus.

Rate. — Glande vasculaire sanguine placée dans l'abdomen, à gauche de l'estomac.

Normalement elle est cachée par les 9e et 10e espaces intercostaux gauches, et est inaccessible à la palpation au-dessous des fausses côtes. Son poids est d'environ 200 gr. Sa taille varie, suivant qu'elle est ou non remplie de sang (13 à 16 de long, 8 à 10 d'avant en arrière, 33 à 45 millim. d'épaisseur) [*fig.* 742].

Le rôle de la rate est encore obscur. La fonction la mieux connue est la *fonction hématopoïétique* : la rate est le grand réservoir de fer organique et partant de l'hémoglobine qu'elle fournit aux globules rouges ; d'autre part, elle détruit ces globules rouges quand ils sont usés. La rate participe également à la formation des globules blancs et elle réagit toujours par une hypertrophie en cas de maladie de ces globules (leucémie*).

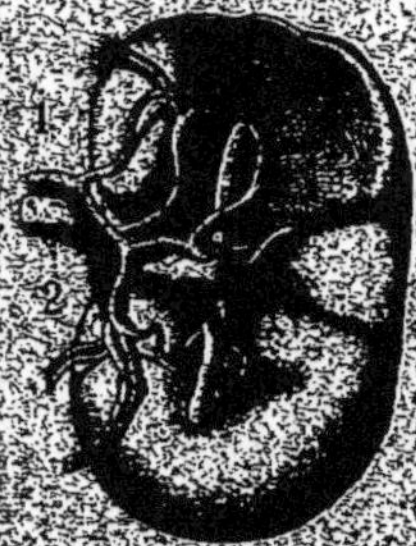

FIG. 742. — Rate vue par sa face postérieure. 1. Artère splénique; 2. Veine splénique.

La rate joue un rôle important dans la protection de l'organisme contre les infections et les intoxications (fièvre typhoïde, typhus, [illegible], paludisme) ; dans ces cas, le volume de la rate augmente toujours.

La rate n'est pas nécessaire à la digestion, mais elle y joue un rôle certain. Lors de la digestion, elle se congestionne et le sang qui la traverse en ressort plus abondant et plus [illegible]. L'extrait de rate favorise l'action que le pancréas exerce sur les albuminoïdes.

Malgré ces importantes fonctions, la rate n'est pas indispensable à la vie. L'homme ou l'animal dératé (splénectomisé) vit sans présenter de troubles graves, sans doute parce que la glande peut, pour chacune de ses fonctions, être suppléée par des organes déterminés. (Chiray.)

Râtelier. — V. DENTIER.

Ration. — La ration d'entretien du soldat est de 1 000 gr. de pain, 300 gr. de viande non désossée, 100 gr. de légumes frais, 30 gr. de légumes secs (haricots, lentilles). Pendant les manœuvres, la ration est augmentée. V. RÉGIME, DIGESTIBILITÉ.

Rayons X. — V. RADIOLOGIE.

Rayons ultra-violets. — À côté des

rayons visibles du spectre solaire, dont les longueurs d'onde sont comprises entre 0,8 μ et 0,4 μ, il existe, au delà du rouge, des rayons *calorifiques* baptisés infra-rouges, et, au delà du violet, des rayons ultra-violets, dont les radiations sont dites *radiations chimiques*, parce que leur énergie est trop faible pour être appréciée autrement que par voie photochimique.

Ces radiations ultra-violettes présentent des longueurs d'ondes plus courtes que dans le spectre lumineux visible, variant de 0,4 μ (ultra-violet ordinaire) à 0,22 μ (ultra-violet moyen) et 0,1030 μ (ultra-violet extrême).

Les rayons ultra-violets se laissent absorber par la plupart des corps, qui les arrêtent plus ou moins ; le verre ne laisse passer que les rayons de l'ultra-violet ordinaire, il arrête l'ultra-violet moyen et extrême. L'air absorbe partiellement ces radiations, d'autant mieux qu'il est humide. À Paris, l'atmosphère ne laisse pas passer de lumière ultra-violette émanée du soleil au-dessous de 0,19 μ. Cela explique la meilleure action des bains de lumière en montagne où l'écran atmosphérique est plus pur et plus mince.

Le quartz laisse passer les rayons ultra-violets jusqu'à une longueur d'onde de 0,22 μ, et en médecine on emploie la lampe de quartz à vapeur de mercure. V. PHOTOTHÉRAPIE.

ACTION. L'ultra-violet solaire donne à l'organisme humain des énergies spéciales ; peut-être explique-t-il l'exubérance des races du Midi, leur résistance aux infections, à la tuberculose en particulier, malgré une alimentation insuffisante.

L'ultra-violet moyen solaire a comme effet cutané principal le *coup de soleil*, et celui-ci se prend plus facilement dans la montagne que dans les villes, dont l'atmosphère est humide et brumeuse. La pigmentation cutanée produite par une longue exposition au soleil est un procédé de défense qui forme écran, empêchant la pénétration d'un excès d'ultra-violet dans nos tissus. V. HÉLIOTHÉRAPIE.

L'action tissulaire destructive des rayons chimiques ultra-violets est utilisée en médecine dans le lupus, les nævi. V. FINSENTHÉRAPIE et PHOTOTHÉRAPIE.

Les rayons ultra-violets des lampes à vapeur de mercure sont dangereuses pour la vue et peuvent causer des conjonctivites et des troubles rétiniens. Il faut porter des verres esculinés (c'est-à-dire enduits d'esculine, substance extraite du marron d'Inde), qui ne laissent passer aucune radiation ultra-violette.

L'action microbicide et insecticide des rayons ultra-violets est très nette : une mouche meurt en une minute quand on la place à 15 mm. d'une lampe à vapeur de mercure. Cette action microbicide a été utilisée pour la stérilisation de l'eau et de l'air, sans que ceux-ci soient modifiés dans leur goût ou dans leur composition (Lumière). On a également utilisé les rayons ultra-violets dans le traitement du rhumatisme, de la goutte, de la tuberculose, du rachitisme, de la tétanie.

Réactif. — Substances rendant apparentes certaines propriétés d'un corps (papier de tournesol, indiquant l'acidité ou l'alcalinité de l'urine) ou ce corps lui-même (liqueur de Fehling, changeant de teinte au contact du glucose ; acide azotique ou réactif d'Esbach, faisant apparaître un nuage d'albumine). V. à URINES.

Réaction. — Action vitale destinée à contre-balancer un effet nuisible à l'organisme. C'est ainsi que le froid provoque un apport plus grand de sang dans certains capillaires de la peau (rougeur du visage) ou dans les muscles sous-cutanés. V. NATATION.

D'autre part, lorsque les microbes pénètrent dans une partie du corps, les globules blancs mangeurs de microbes (phagocytes) y affluent. V. MICROBES.

La maladie évolue suivant que la réaction de l'organisme est, ou non, suffisante.

Réaction de Wassermann. — V. WASSERMANN.

Rechute, Récidive. — Nouvel accès d'une maladie. La *rechute* se produit au cours de la convalescence, la *récidive* après le rétablissement complet de la santé.

Reconstituants. — Il en existe deux variétés :

I. **Aliments reconstituants.** — V. PEPTONE, VIANDE.

II. **Médicaments reconstituants.** — V. AMERS, APÉRITIFS, ARSENIC, COCA, FER, GENTIANE, KOLA, MORUE (huile), PANCRÉATINE, PEPSINE, QUASSIA, QUINQUINA, STIMULANTS.

Recrudescence. — Réapparition de certains signes de maladie et accroissement de leur intensité.

Rectocèle. — Saillie du gros intestin à l'intérieur du vagin dont les parois sont affaissées.

Rectum (mot latin qui signifie « droit »). — Troisième et dernière partie du gros intestin (*fig.* 743), long de 16 à 17 centim., qui descend presque directement devant l'os sacrum, depuis l'articulation de cet os avec la dernière vertèbre jusqu'à l'anus. L'ouverture de l'intestin est fermée par un muscle circulaire, le sphincter de l'anus.

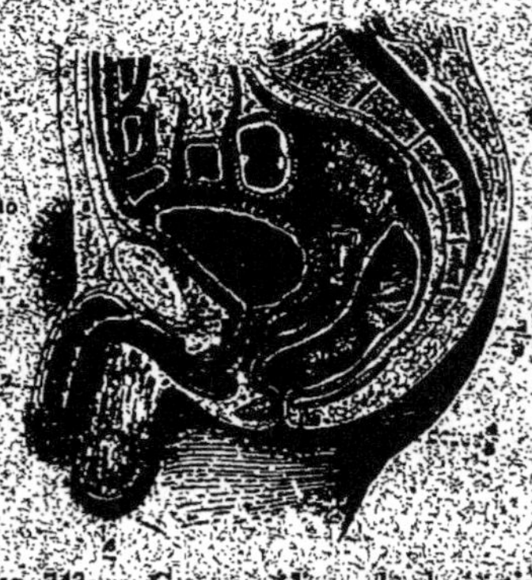

FIG. 743. — Coupe médiane de la partie inférieure du tronc chez l'homme (Testut).
1. Sacrum ; 2. Rectum ; 3. Vésicule séminale ; 4. Sphincter anal ; 5. Anus ; 6. Scrotum ; 7. Pénis ; 8. Pubis ; 9. Symphyse pubienne ; 10. Vessie.

Fonctions. — Le rectum remplit un double rôle mécanique : il sert de réservoir aux matières et à l'expulsion de celles-ci au moment de la défécation ; enfin, sa muqueuse paraît douée de la propriété d'absorption.

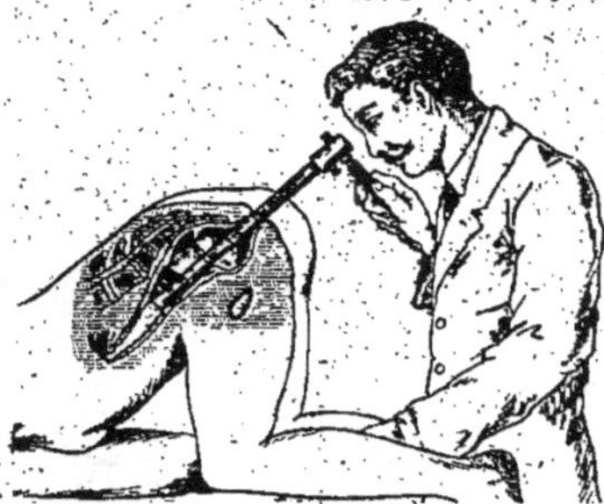

FIG. 744.
Examen rectoscopique (Dr Bensaude).

Exploration. — L'exploration du rectum doit être faite quand on soupçonne un cancer de cet organe.

Toucher rectal. — Le malade étant couché sur le côté droit, la cuisse gauche fléchie sur le bassin, on introduit dans l'anus l'index droit muni d'un doigtier en caoutchouc et vaseliné. On peut alors sentir, en cas de cancer, des masses en choux-fleurs plus ou moins friables et plus ou moins haut placées. Chez l'homme, le toucher rectal peut servir à explorer la prostate. Chez la femme, l'examen du rectum peut être complété par le toucher vaginal.

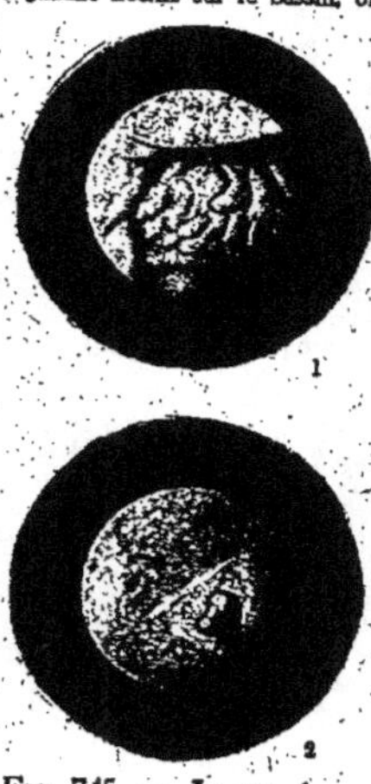

FIG. 745. — Images fournies par la rectoscopie (Dr Bensaude).
1. Polype cancéreux de la région ampullaire ; 2, Polype rectal.

Rectoscopie. — Il existe divers modèles de rectoscopes : tous se composant de tubes de diverses longueurs qu'on introduit dans le rectum et qu'on éclaire, soit par une lampe extérieure, soit par une lampe intérieure qui pénètre dans le tube (*fig.* 744). Le malade est purgé l'avant-veille et prend un lavement la veille. Il se place en position genu-pectorale (*fig.* 744), ce qui facilite l'introduction du tube. La rectoscopie permet de voir directement des lésions qui peuvent siéger à 30 ou 35 centim. au-dessus de l'anus (polypes, cancer, hémorroïdes, etc.) [*fig.* 745].

Rectum (Maladies du). — Les maladies les plus fréquentes sont les suivantes :

Chute du rectum ou **Prolapsus anal.** — CAUSES : 1° PRÉDISPOSANTES, Enfants, vieillards ; 2° DÉTERMINANTES. Efforts de défécation (constipation, diarrhée, hémorroïdes), quintes de toux, efforts violents, notamment pour uriner (hypertrophie de la prostate), polypes du rectum.

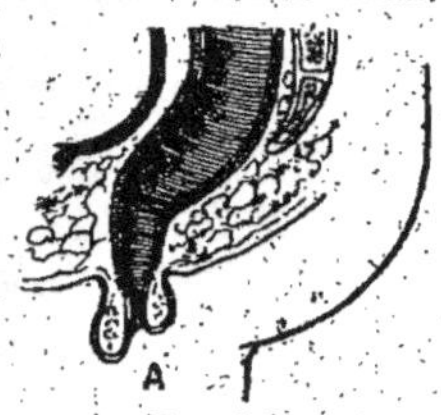

FIG. 746.
Chute du rectum.
A. Partie de l'intestin faisant saillie au dehors.

SIGNES (*fig.* 746). A la place et au-dessous de l'anus existe un bourrelet rouge, circulaire, offrant un orifice par lequel sortent les matières. Ce bourrelet, au début, n'est pas douloureux et rentre facilement et même spontanément après les selles ; mais plus tard il persiste au contraire et, s'ulcérant, devient le siège de souffrances très pénibles.

TRAITEMENT. Chez l'enfant, surveiller les défécations, modifier la rectite par des lavements froids, bains salés. Ne pas laisser trop longtemps sur le vase les enfants dont les efforts répétés et prolongés provoquent le prolapsus du rectum. Si ce prolapsus se produit, il faut le réduire après chaque garde-robe et l'empêcher de se reproduire en serrant les fesses l'une contre l'autre.

Chez l'adulte, rétrécir l'orifice anal par des incisions muqueuses suivies de sutures. Rectopexies, myorraphie des releveurs et, dans les prolapsus irréductibles, pointes de feu sur le bourrelet, résection. Dans certains cas, on est obligé d'avoir recours à des appareils contentifs (*fig.* 747).

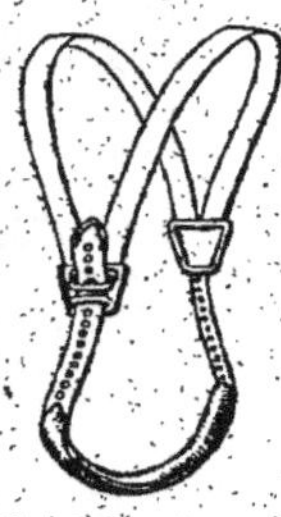

FIG. 747. — Appareil contentif des chutes du rectum.

Rectites. — Inflammation du rectum, le plus souvent consécutive ou concomitante à celle du gros intestin (dysenterie, fièvre typhoïde, constipation) ou à une affection du voisinage (prostatite, salpingite). Si l'inflammation a pour point de départ l'orifice anal, les causes sont des hémorroïdes enflammées, un chancre mou ou syphilitique, une ulcération tuberculeuse, l'eczéma, des corps étrangers, la pédérastie, la blennorragie, des purgatifs drastiques (aloès, rhubarbe), des suppositoires.

SIGNES. Douleur, ténesme rectal très pénible, prurit, sensation de chaleur et pesanteur locale, hémorragies, écoulement muco-purulent, matières glaireuses, sanguinolentes. Terminaison soit par résolution, soit par rectite chronique, soit par complications : phlegmons, rétrécissements, fistules.

TRAITEMENT. Bains tièdes plus ou moins prolongés, bains de siège, lavements émollients. Parfois dilatation de l'anus, cautérisation de la muqueuse.

Rétrécissement. — Diminution du calibre du conduit résultant d'une altération organique, mais non néoplasique de ses parois.

CAUSES : I. CONGÉNITALES, cas assez rare ; II. ACQUISES : *a) cicatricielles* : cicatrisation d'une perte de substance résultant d'un traumatisme accidentel ou chirurgical (ablation circulaire des hémorroïdes, ablation du rectum par le procédé de Kraske, lavements trop chauds ou contenant par erreur des liquides caustiques), ulcérations spécifiques, tuberculeuses, dysentériques ; *b) inflammatoires* : syphilis, tuberculose, blennorragie, rectite ; *c)* par *inflammation et compression des lésions de voisinage* (prostatite, abcès périrectaux, affections utéro-ovariennes).

SIGNES. Au début, signes de la rectite chronique : douleurs, envies fréquentes d'aller à la selle ; expulsion de muco-pus. A la période d'état : constipation opiniâtre, selles à intervalles de plus en plus éloignés ; l'évacuation commence par une sorte de fusée purulente, à odeur fétide ; matières très dures, aplaties, ovillées ou arrondies ; douleurs, hémorragies ; érythème périnéal ; au toucher rectal on sent, au niveau du rétrécissement, la muqueuse immobile, râpeuse. Peu à peu, altération de l'état général, perte de forces.

COMPLICATIONS. Obstruction intestinale, suppurations périrectales, péritonite limitée, tuberculose pulmonaire.

TRAITEMENT : I. MÉDICAL. Soutenir l'état général, éviter la constipation.

II. CHIRURGICAL. Electrolyse, dilatation, rectotomie interne ou externe, extirpation, colostomie iliaque, entéro-anastomose.

Cancer. — C'est en général un épithélioma. On l'observe après quarante ans. Il peut siéger sur toute la hauteur du rectum.

SIGNES. Peut demeurer longtemps latent, et se manifester par de simples troubles digestifs, une constipation plus ou moins tenace ; parfois on note des filets de sang, des glaires rosées ou striées de sang.

A la période d'état : *hémorragies* (selles noirâtres ressemblant à du goudron, à du marc de café) ; douleurs ; troubles de la défécation, constipation opiniâtre (quant aux évacuations, elles sont incomplètes, et la rectite aidant, les malades, tourmentés par de faux besoins, se présentent 10, 20 fois et plus à la selle pour n'expulser le plus souvent, au prix de vives épreintes, que des glaires fétides et sanguinolentes) ; pertes glaireuses, dysentériformes, parfois purulentes, puis, peu à peu, écoulement sanieux ; troubles généraux (pâleur, cachexie). Souvent envahissement ou perforation, soit du vagin, soit de l'urètre, soit de la vessie. Durée, en moyenne, de 1 à 2 ans. Mort par intoxication progressive due aux produits résorbés, par inanition, par urémie, par maladie intercurrente.

TRAITEMENT : I. PALLIATIF. Anus* contre nature ; II. CURATIF. Résection par voie périnéale, par voie sacrée (procédé de Kraske), par voie abdomino-périnéale (procédé de Quénu). Radiumthérapie.

Autres maladies du rectum. — V. FISTULE, FISSURES, HÉMORROÏDES.

Récurrente (Fièvre). — Affection caractérisée par un accès de fièvre continue, durant 3 à 6 jours, et suivie d'une période de guérison apparente d'égale durée, à laquelle succède un nouvel accès, identique au premier. Il peut y avoir un nombre de rechutes variables suivant les pays.

Cette fièvre est due à la présence dans le sang de plusieurs espèces voisines de spirochètes, variant suivant la région d'origine.

TRAITEMENT. Injections d'arsénobenzènes.

Réduction. — Remise en place d'un os fracturé ou luxé, ou d'une hernie.

Rééducation. — Méthode thérapeutique qui consiste à réapprendre, à certains malades atteints d'affections nerveuses, des actes en apparence purement instinctifs, mais qui sont en réalité des actes appris, c'est-à-dire devenus automatiques.

Rééducation psychique. — V. PSYCHOTHÉRAPIE.

Rééducation motrice. — Elle consiste à rétablir la mobilité volontaire dans les paralysies, la coordination dans l'ataxie, la correction de l'articulation dans le bégaiement et enfin les facultés d'arrêt et de contrôle dans le cas de mouvements involontaires (tics). Cette méthode a donné d'excellents résultats ; elle est pratiquée couramment à Lamalou pour la rééducation des ataxiques.

Rééducation sensorielle (tact, vue, ouïe). — Elle permet d'améliorer l'acuité sensorielle, quand elle est diminuée ou, si le mal est irréparable, de développer un fonctionnement compensateur dans un des autres appareils de perception.

Rééducation organique. — *Rééducation respiratoire.* Elle est indiquée quand la fonction respiratoire s'accomplit imparfaitement, du fait de la douleur (fracture, pleurésie), de la présence d'un obstacle à l'entrée de l'air, d'une adynamie* prolongée. Les séances de gymnastique* respiratoire réapprennent au malade des mouvements de ventilation pulmonaire qu'il avait peu à peu oubliés.

Rééducation intestinale. Nombre de constipations sont dues à des habitudes invétérées de se retenir. Le constipé devra réapprendre à se présenter à la garde-robe à heure fixe.

Réflexe (du lat. *reflectere*, réfléchir). — Acte inconscient, commandé par la moelle* épinière ou le cerveau sans intervention de la volonté.

Tout acte réflexe comporte une excitation périphérique qui suit la voie sensitive ou *centripète* jusqu'au centre (moelle, cerveau), où elle se transforme en une action motrice prolongée par la voie motrice ou *centrifuge*. Les réflexes peuvent donc être modifiés dans les lésions d'une partie quelconque de l'arc réflexe (nerf sensitif, moelle, cerveau, nerf moteur).

Il existe plusieurs variétés de réflexes : tendineux, cutanés, etc.

Réfraction. — V. ŒIL.

Réfrigération et Refroidissement. — Comme *cause* de maladie, V. POUMON, NÉVRALGIE, RHUMATISME, REINS. — Comme *traitement*, V. FROID, BAIN froid, GLACE, ENVELOPPEMENT froid.

Régime. — V. ALBUMINURIE, CŒUR, DIABÈTE, ESTOMAC, FOIE, GOUTTE, GRAVELLE, INTESTIN, LACTÉ, REMINÉRALISATION, DÉCHLORURÉ, VÉGÉTARIEN.

Règles (syn. : menstruation, époques, mois). — Écoulement de sang se produisant chez la femme, de la puberté (12-16 ans) à la ménopause (45 à 60 ans), à un intervalle d'un mois (25 à 30 jours).

CAUSES. Le *point de départ des règles* est la rupture au niveau de l'ovaire, d'une des vésicules contenant un ovule, et leur siège, la muqueuse de l'utérus qui, à ce moment, se congestionne ; ses capillaires, en se rompant, laissent échapper, par d'innombrables ouvertures microscopiques, du sang qui est mélangé avec un liquide muqueux abondamment sécrété par les glandes utérines.

SIGNES. La congestion s'étend à tout l'ensemble des organes maternels, y compris les seins ; d'où un sentiment de pesanteur, de tension et de chaleur dans le bassin, les lombes, les aines, un gonflement et une sensibilité des seins. L'appétit diminue ou devient capricieux. La diarrhée est fréquente, ainsi qu'une tendance aux palpitations ; le visage est inégalement coloré, la fatigue se produit rapidement au moindre effort, le caractère est très excitable, les impressions sont très vives, les névralgies fréquentes.

La quantité de sang perdu à chaque règle varie suivant les femmes et, chez une même femme, suivant la période de la vie ; en moyenne, elle est de 150 à 200 gr., mais peut n'être que de quelques grammes ou, au contraire, de 500 à 600 gr. Elle s'accroît sous l'influence d'une riche alimentation, d'exercices musculaires, de l'habitation dans les pays chauds. Le sang est rouge foncé, un peu visqueux, surtout au début et à la fin ; la durée des règles varie entre 4 et 8 jours.

Début des règles ou Puberté. — La première apparition des règles ou puberté est plus précoce dans les villes et chez les enfants riches, où elle se produit à 12 et même 11 ans, mais en moyenne à 13 ans 1/2, que dans les campagnes, où elle ne s'effectue qu'à 15 ans.

Elle s'accompagne d'un développement des seins, de l'apparition de poils sous les aisselles et à la partie inférieure du ventre. Quelquefois, on observe des troubles nerveux à ce moment. La voix se modifie ainsi que le caractère. Chez beaucoup de jeunes filles, les règles s'établissent, dès le début, tous les mois d'une façon régulière ; mais chez d'autres, elles manquent, au contraire, pendant un ou plusieurs mois. Les premiers écoulements de sang peuvent être très douloureux. V. aussi PUBERTÉ.

Déviation des règles. — L'hémorragie peut se faire par le nez, le poumon, l'estomac (vomissements de sang), l'intestin (hémorroïdes), la vessie, etc.

Évacuation difficile et douloureuse du sang ou Dysménorrhée (du gr. *dus*, difficilement, *mên*, mois, et *rhéô*, je coule). — CAUSES : 1° GÉNÉRALES. Chlorose, anémie, nervosité, troubles de la sécrétion ovarienne. 2° LOCALES. Congestion de l'utérus, flexion coïncidant ou non avec la flexion du col de l'utérus sur le corps, notamment en avant (*antéflexion*), laquelle produit un obstacle matériel à la sortie du sang. Il en est de même dans le rétrécissement congénital ou cicatriciel du col de l'utérus, en cas de tumeur de l'utérus ou dans la forme de métrite dite « membraneuse », dans laquelle la muqueuse tout entière de l'utérus s'exfolie et forme un bouchon que des contractions puissantes peuvent seules expulser.

SIGNES. Chaleur, pesanteur, démangeaisons locales, coliques dans le bas-ventre qui est tendu, ballonné ; la douleur irradie dans les aines, dans le haut des cuisses, dans la partie inférieure du dos, quelquefois dans les seins. Ces troubles peuvent précéder de quelques jours l'apparition des règles, ou disparaître dès leur venue ou persister jusqu'à leur terminaison. Les traits sont tirés, la face est pâle ou congestionnée ; il se produit des malaises, nausées, vomissements, des envies fréquentes d'uriner et d'aller à la selle. Le caractère est modifié (irritabilité, larmes). Quant au sang, il peut soit s'écouler goutte à goutte, puis s'arrêter, soit être très abondant, soit être en quantité très minime ; tantôt il est pâle et forme des taches blanc jaune sur le linge, tantôt il sort sous forme de caillots. Dans la dysménorrhée membraneuse, la femme expulse à chaque crise une membrane étendue, soit entière, soit par fragments ; cette membrane est constituée par la couche interne de la muqueuse utérine.

ÉVOLUTION. Souvent la dysménorrhée, très intense chez la jeune fille, diminue chez la jeune femme et disparaît après un accouchement ; lorsqu'elle se produit pour la première fois après le mariage, elle est ordinairement la conséquence d'une métrite.

TRAITEMENT. I. PRÉVENTIF. 1° *général*. Opothérapie* ovarienne, thyroïdienne. Toniques, amers, fer, arsenic, hydrothérapie, exercice. 2° *local*. Avoir soin de combattre la constipation en tout temps, mais spécialement au moment des règles (laxatif, purgatif, notamment huile de ricin et calomel), [illegible] au début des règles, emménagogues* 2 ou 3 jours avant les règles.

II. PALLIATIF, pendant les douleurs. Repos au lit, tisanes chaudes (tilleul, menthe poivrée, sauge, armoise, thé léger) ; serviettes ou boule d'eau chaude sur le ventre ; bains de siège ou grands bains tièdes prolongés ; injections tièdes, quart de lavement avec 15 gouttes de laudanum ; suppositoire avec 2 à 5 centigr. d'extrait de belladone ; chloral et bromure associés, valériane, extrait thébaïque.

III. CURATIF. Curettage et dilatation du col.

Hémorragie. Ménorragie. Métrorragie. — La *ménorragie* est un écoulement de sang menstruel excessif ; la *métrorragie* se produit en dehors et en surcroît des règles.

CAUSES. Maladie générale (chloro-anémie, maladies fébriles, notamment la fièvre typhoïde), lésions locales (fongosités, métrites, tumeurs, notamment les polypes). *Fausse couche** (hémorragie succédant à un retard dans les règles). *Ménopause*. V. plus loin.

PREMIERS SOINS. Repos au lit, sur le dos, tête basse, le ventre peu couvert. Injection d'eau à 45°.

Ergotine, hamamélis, hydrastis canadensis. Opothérapie* thyro-ovarienne.

Absence des règles. Aménorrhée (du gr. *a*, privatif, *mên*, mois, et *rhéô*, je coule). — CAUSES. Imperforation de l'hymen, arrêt de développement de l'utérus.

SIGNES. Aménorrhée [illegible] les règles devraient s'établir [illegible] à la puberté, on observe des troubles [illegible].

TRAITEMENT. L'imperforation est seule curable.

Retard des règles, [illegible]. — CAUSES : I. OCCASIONNELLES. Émotion, froid (immersion des pieds ou des mains dans l'eau froide, boisson glacée), fatigue (danse, marche longue, transports au moment des règles).

II. GÉNÉRALES. Chloro-anémie, tuberculose, changement de vie et de régime, convalescence de maladies longues, dysfonctionnement des glandes endocrines.

III. LOCALES. Métrite chronique.

SIGNES. Bouffées de chaleur, vertiges, maux de tête, bourdonnements d'oreilles, quelquefois hémorragies par le nez ou crachements de sang, troubles digestifs et nerveux, maux de reins. Quelquefois congestion pulmonaire.

TRAITEMENT. I. GÉNÉRAL. Celui de la cause ; toniques, fer, iode, bains de mer, boissons chaudes, antispasmodiques ; opothérapie thyro-ovarienne.

II. LOCAL. Si le retard ne peut avoir pour origine une grossesse, bains de pieds et de siège chauds au moment où apparaissent les troubles particuliers à chaque femme et qui lui annoncent que l'époque des règles est arrivée, et médicaments emménagogues*.

Suppression définitive ou Ménopause. — La cessation des règles ou ménopause, appelée aussi « âge critique » ou « retour d'âge », se produit en général vers 50 ans mais peut être avancée (42 à 45 ans) ou être reculée (60 ans). Elle est d'autant plus hâtive que la puberté a été plus précoce. L'âge de la cessation des règles, chez la mère, a également une influence. La ménopause ne survient pas brusquement ; elle s'annonce souvent par des irrégularités dans l'époque des règles ou dans la quantité de sang, qui peut être insignifiante ou, au contraire, si abondante qu'une menstruation se lie à la suivante. On constate en outre un certain nombre de troubles : chaleurs subites au visage, étourdissement, troubles de l'ouïe, pesanteurs dans le bas-ventre, aigreurs d'estomac, lenteur de digestion, gêne respiratoire. Le caractère devient triste, inquiet ; la lassitude se produit d'autant plus facilement que la femme engraisse souvent à ce moment. On exagère beaucoup dans le monde la gravité de cette période de la vie féminine ; cependant, il n'est pas douteux que les femmes sont prédisposées à ce moment aux congestions cérébrales, aux hémorroïdes, aux éruptions sur la peau (acné, eczéma) ; mais une bonne *hygiène* permet de se préserver facilement de *tous* ces troubles : alimentation modérée, rafraîchissante, selles quotidiennes, exercice au grand air, bains tièdes. Si les bouffées de chaleur et les sueurs nocturnes sont fréquentes, on emploiera avec avantage les bains salés chauds à 40° pendant vingt minutes chaque fois, l'opothérapie thyro-ovarienne.

Des troubles nerveux très sérieux peuvent aussi se produire pendant cette période de la vie féminine. V. FOLIE.

Réglisse. — Plante de la famille des Papilionacées dont la racine est adoucissante.

On l'emploie en infusion, 20 à 60 gr. par litre, ou sous forme de pâtes noire ou brune, qui contiennent en outre de la gomme arabique et du sucre.

Reine des prés. — V. ULMAIRE.

Reins. — Organes sécréteurs de l'urine.

Les deux reins (*fig.* 748) sont placés de chaque côté des deux premières vertèbres lombaires, en arrière de l'estomac et des intestins. Ils sont maintenus en place par une capsule renfermant beaucoup de graisse, et sont recouverts en avant seulement par le péritoine.

Ils ont, en moyenne, 12 centim. de longueur, 7 centim. de largeur et 3 centim. d'épaisseur, et pèsent environ 140 gr. Ils ont la forme d'un haricot et présentent sur leur bord interne une partie excavée, le *hile*, où l'on trouve d'avant en arrière :

1° La *veine rénale* ;

2° L'*artère rénale* ;

3° Le *bassinet*, qui constitue la partie supérieure fortement dilatée de l'*uretère*, conduit qui mène l'urine à la *vessie*.

Coupe du rein (*fig.* 749). — Sur une section médiane du rein, on distingue deux régions : l'une périphérique (*région* ou *substance corticale*) ; l'autre centrale (*région* ou *substance médullaire*).

La substance médullaire est composée d'un certain nombre de *pyramides de Malpighi*, qui ont un aspect strié dû à la présence des tubes urinifères et se terminent chacune vers le bassinet par un mamelon appelé *papille*, percé de nombreux *pores*, par lesquels l'urine s'écoule goutte à goutte.

Chaque pyramide de Malpighi envoie, d'autre part, vers la couche corticale plusieurs prolongements coniques, les *pyramides de Ferrein*.

Les pyramides de Malpighi et de Ferrein contiennent, presque en totalité, les tubes urinifères.

La substance corticale est située entre les différentes pyramides de Ferrein et envoie dans la région médullaire de nombreux prolongements : les *colonnes de Bertin*, qui séparent les pyramides de Malpighi.

C'est dans la substance corticale que cheminent la plus grande partie des vaisseaux, ainsi que le *glomérule*, le *tube contourné*, et la partie intermédiaire de chaque tube urinifère.

Tube urinifère (*fig.* 750). — Chaque tube urinifère comprend toute une série de pièces différenciées :

1° Le *glomérule de Malpighi* en constitue la partie

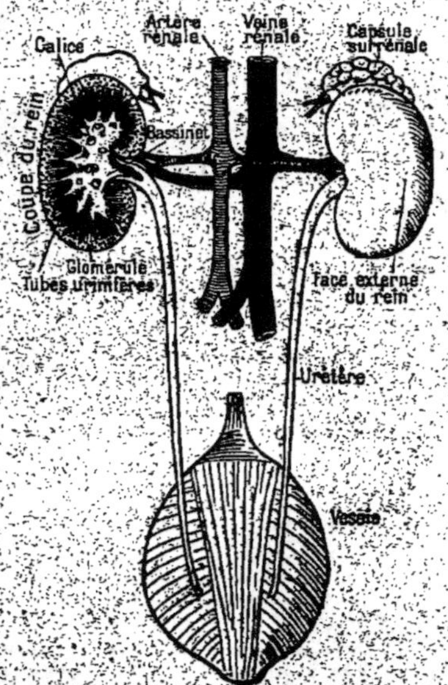

FIG. 748. — Reins, uretères et vessie.

initiale ; il est composé d'une capsule (*capsule de Bowmann*) à double paroi, qui enveloppe, comme ferait un bonnet de coton, un petit peloton vasculaire ;

2° La cavité de la capsule se continue par un orifice rétréci avec un tube large, le *tube contourné*, qui se continue lui-même avec l'anse de Henle ;

3° L'*anse de Henle* est composée d'une *branche descendante* étroite, qui se dirige de la périphérie vers le bassinet, et d'une *branche ascendante* large, qui retourne vers la périphérie pour s'ouvrir, par l'intermédiaire d'une pièce contournée (*pièce intermédiaire*), dans un *tube collecteur* ; ce dernier se porte directement vers la papille et s'y termine.

Vaisseaux sanguins. — L'*artère rénale* est aussi volumineuse que celle du bras, bien que les reins soient relativement petits ; avant même de pénétrer ces organes, elle se divise en plusieurs branches qui cheminent bientôt dans les colonnes de Bertin et se ramifient entre les substances médullaire et corticale, à la base des pyramides de Malpighi, en constituant un réseau dans les mailles duquel passent les pyramides de Ferrein.

De ce réseau partent, vers la périphérie, des artères qu'on appelle *radiées*, à cause de leur disposition rayonnante.

De nombreuses artères, dites *glomérulaires*, s'en

détachent, pour aller dans les glomérules de Malpighi se diviser en un certain nombre de très petits vaisseaux pelotonnés (*glomérules*, du latin *glomerulus*, peloton).

De la capsule de Bowmann, qui coiffe ce glomérule,

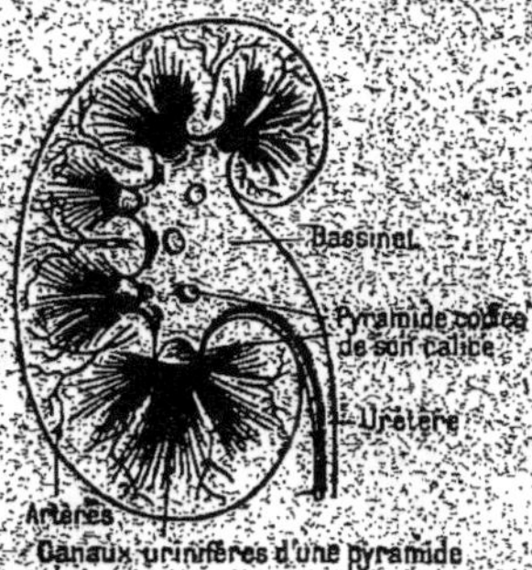

FIG. 749. — Coupe d'un rein.

sort une artère dite *efférente* qui se résout en *capillaires* dont le réseau entoure les différentes parties du tube urinifère contenues dans la substance corticale, et principalement le tube contourné. Les capillaires rénaux se réunissent en veinules qui sont l'origine de la veine rénale.

La substance médullaire reçoit son sang de la voûte vasculaire située à la base des pyramides de Malpighi et des vaisseaux efférents des glomérules.

Fonctions. — L'abondance des vaisseaux sanguins est en rapport avec le rôle des reins. Dans le premier réseau capillaire, celui des glomérules, la pression sanguine étant très grande, la partie aqueuse de l'urine filtre des vaisseaux sanguins à travers la capsule terminant les tubes urinifères. Le second réseau capillaire, formé par les artères efférentes au sortir des glomérules, entoure les tubes urinifères, dont la longueur est telle que, s'ils étaient mis bout à bout, leur étendue atteindrait 20 kilomètres ; le sang a ainsi le loisir de laisser transsuder sa partie solide : urée, acide urique, chlorure de sodium, phosphates et sulfates alcalins. Les cellules qui tapissent les tubes sont chargées de choisir ces principes solides dans le sang où ils se trouvent en plus petite quantité que dans l'urine.

Le rein est un *filtre vivant*. Il ne fabrique pas l'urée. En effet, le sang de l'artère rénale contient plus d'urée que le sang de la veine rénale, qui emporte le sang de l'organe. Le rein ne fabrique pas non plus les urates.

Le rein est un *organe de concentration*. Si du sang contenant 0 gr. 3 d'urée par litre passe par le rein, l'urine correspondante contiendra, par exemple, 30 gr. d'urée par litre.

Le rein est en outre un *organe de sélection*. Il laisse passer les substances inutiles ou nuisibles à l'organisme (urée p. ex.) et retient les substances utiles à l'organisme (glucose, chlorure, albumine du sérum), du moins tant que ces substances ne sont pas en excès et que le tissu rénal est intact. Si, pour une raison quelconque, le rein est dans l'impossibilité de remplir ce rôle d'épuration (état pathologique ou ligature expérimentale des uretères), on constate que le sang reste surchargé d'éléments excrémentiels, ces éléments allant se localiser dans les tissus cellulaires et provoquer des œdèmes.

Exploration fonctionnelle du rein. Diverses méthodes peuvent être employées :

1° Les *injections intra-fessières* ou l'ingestion d'une

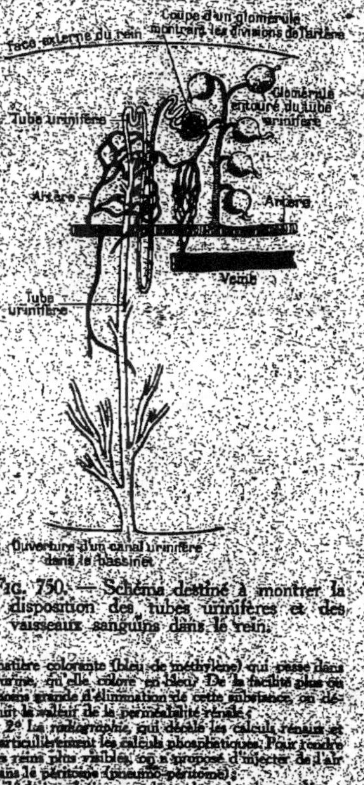

FIG. 750. — Schéma destiné à montrer la disposition des tubes urinifères et des vaisseaux sanguins dans le rein.

matière colorante (bleu de méthylène) qui passe dans l'urine, qu'elle colore en bleu. De la facilité plus ou moins grande d'élimination de cette substance, on déduit la valeur de la perméabilité rénale ;

2° La *radiographie*, qui décèle les calculs rénaux et particulièrement les calculs phosphatiques. Pour rendre les reins plus visibles, on a proposé d'injecter de l'air dans le péritoine (pneumo-péritoine) ;

3° L'*inoculation* au cobaye du culot de centrifugation de l'urine fraîchement émise, qui renseigne sur l'existence de la tuberculose rénale ;

4° La *séparation des urines* par le cathétérisme urétéral, qui permet de préciser le côté atteint ou l'état de l'organe opposé avant un acte opératoire.

Reins (Maladies des). — Les principales maladies de l'organe sécréteur de l'urine sont étudiées ci-après ; quant aux douleurs de la région des reins, elles peuvent être dues soit à ces maladies, soit à des rhumatismes ou à des névralgies atteignant les muscles ou les nerfs de la région rénale qui, pour le public, comprend non seulement la partie du dos entre les dernières fausses côtes et le bord supérieur de l'os iliaque, mais aussi les fesses (bas des reins). V. LOMBAGO.

Cancer du rein. — Causes. Cette affection survient quelquefois dans la première enfance, mais plus fréquemment aux environs de la cinquantaine. C'est une affection rare.

Signes. L'hématurie (hémorragie) est d'ordinaire le premier signe. Elle survient sans cause et cesse de même ; elle n'est pas douloureuse ; elle est souvent abondante, colore toute la miction ; elle tend à se reproduire de plus en plus fréquemment.

[illegible]

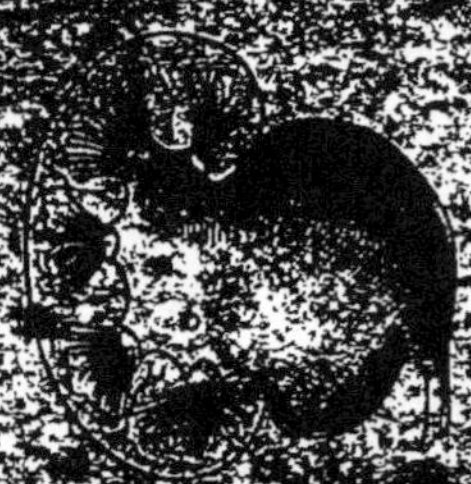

[illegible]

... [illegible] ... abondantes [illegible]

Calculs (gravelle). — [illegible] sont d'aspect variable et sont appelés, d'après leur volume, sables, gravelle, gravier, calculs ou pierres (fig. 252, 253). Ils sont formés principalement soit d'acide urique, d'urates divers, d'oxalate de chaux, soit de phosphate ammoniaco-magnésien ou de phosphate de chaux. Les premiers sont rougeâtres, [illegible] les seconds sont blancs ou de couleur sombre [illegible]

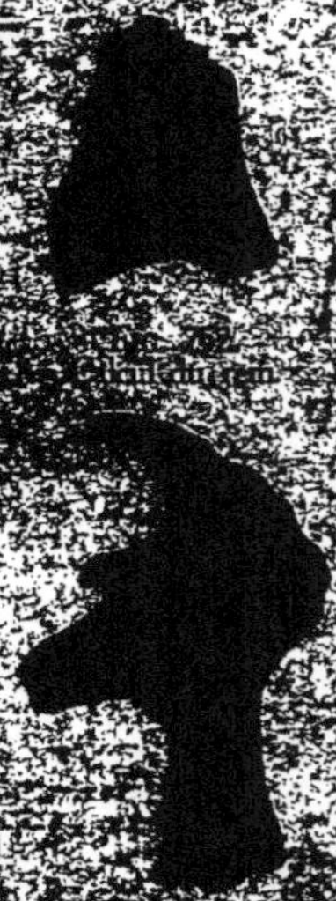

[illegible]

de la gêne lombaire, ou une petite hématurie, mais elle éclate toujours brusquement et se manifeste par une douleur extrêmement vive dans la région lombaire. Cette douleur irradie dans tout l'abdomen et surtout au creux inguinal, aux organes génitaux et même à la

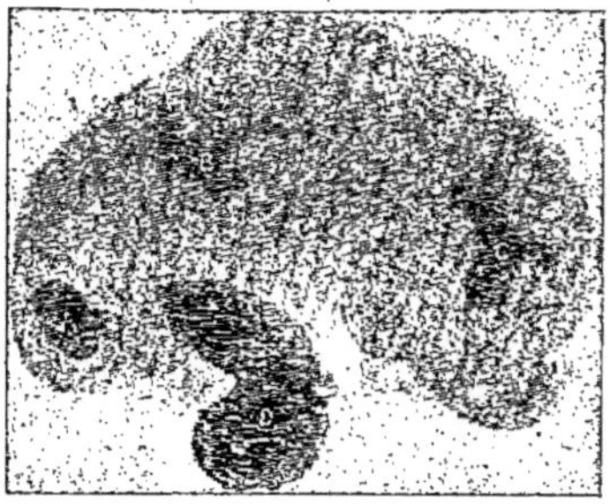

FIG. 754. — Radiographie d'un rein avec 4 calculs A, B, C, D.
(Collection du Dr Le Fur.)

cuisse. Le malade courbé sur lui-même est angoissé et pousse parfois des cris ; son visage est pâle et couvert de sueurs, ses traits sont tirés ; il a quelquefois des vomissements. La fièvre est nulle. Les urines parfois claires sont habituellement rares, foncées, uratiques, et contiennent souvent un peu de sang.

La crise dure de 4 à 8 heures ; elle est surtout pénible au début et à la fin ; elle se termine tout d'un coup, quand le calcul passe dans la vessie. Le calcul est souvent éliminé dans les jours qui suivent, mais il peut rester dans la vessie et acquérir un gros volume ; il peut aussi rester enclavé dans l'uretère et provoquer à brève échéance une nouvelle colique, à moins que, la sécrétion urinaire s'arrêtant par voie mécanique et réflexe, des accidents très graves n'apparaissent rapidement.

Enfin, une des complications les plus à craindre est l'infection. L'apparition de la fièvre et l'émission d'urines troubles et abondantes en indiquent l'existence ; les troubles de la santé générale et surtout les troubles gastro-intestinaux deviennent rapidement inquiétants.

TRAITEMENT : I. DE LA COLIQUE. Pour calmer la douleur : morphine en injection de 0 gr. 01, seul procédé rapide et efficace. Larges cataplasmes de farine de lin laudanisés sur l'abdomen ; grand bains à 36° pendant 1 heure, grands lavements chauds. Suppositoires à la belladone et à l'extrait thébaïque.

Après la crise, le malade devra suivre le traitement hygiénique et diététique suivant :

II. HYGIÉNIQUE. Exercice physique méthodique, gymnastique suédoise le matin au réveil ; 1 heure de marche après le repas. Douches tièdes, bains tièdes, frictions sèches. Eviter le surmenage intellectuel et les veilles prolongées.

Alimentation. Retrancher de l'alimentation les *viandes* noires, fumées ou faisandées, le gibier, la charcuterie, les cervelles, ris de veau, rognons ; les viandes jeunes (agneau, veau, pigeon) ; les viandes gélatineuses (tête, pied), les bouillons et extraits de viande ; les *poissons* de mer, les poissons gras, le saumon, les crustacés, la laitance ; les *légumes* contenant de l'acide oxalique (asperges, oseille, épinards, haricots verts, aubergines, betteraves, cresson, céleri). Les légumineuses (pois secs, haricots, lentilles) seront prises en quantité modérée. Les œufs et le laitage sont indiqués, sauf les fromages fermentés. Les *condiments*, les épices, les champignons sont interdits, ainsi que le thé, le café fort, le chocolat. Les *fruits* sont recommandés, sauf les châtaignes. Comme *boissons* rejeter l'alcool, la bière forte, les vins généreux. Ne boire que de l'eau pure ou coupée de vin blanc ou rouge peu alcoolisé, en petite quantité. Infusions chaudes après les repas.

Médicaments. On ne peut espérer dissoudre un calcul, mais on peut activer l'élimination du sable urinaire ou des petits graviers et empêcher leur formation.

Boissons diurétiques. Un verre d'eau de Vittel, Contrexéville ou Evian ou de tisanes diurétiques, à jeun, une demi-heure avant chacun des 3 repas. Benzoate de soude et bicarbonate de soude en cachets de 0 gr. 30 de chaque, un à chaque repas. Benzoate de lithine ; pipérazine (0 gr. 50 à 1 gr.). Extrait hépatique et rénal.

Cures hydrominérales. Evian, Contrexéville, Vittel, Vichy, Capvern, Martigny, Royat, Saint-Alban, Vals, Saint-Colomban.

III. CHIRURGICAL. V. plus haut.

Néphrites aiguës (du gr. *nephros*, rein, et de *ite*, indiquant une inflammation).

CAUSES : 1° *Maladies infectieuses :* scarlatine, syphilis, tuberculose, fièvre typhoïde, variole, rougeole, grippe, paludisme, etc. ; 2° *Intoxications :* cantharide (vésicatoires), phosphore, sublimé, arsenic, plomb ; intoxications médicamenteuses ; auto-intoxications : goutte, diabète, dermatoses ; 3° *Froid*, enfin, chez les sujets prédisposés soit par une scarlatine, soit par une syphilis récente.

SIGNES. Les néphrites aiguës se présentent sous 3 types cliniques principaux (Savy) :

Néphrites aiguës passagères (albuminuries fébriles). — Ce sont celles qui accompagnent souvent les maladies fébriles : fièvre typhoïde, pneumonie, variole, grippe, érysipèle, oreillons, angine, rhumatisme articulaire aigu, rougeole, scarlatine, etc.

Tout se borne à une *albuminurie* parfois abondante, avec cylindrurie, sans œdèmes, ni accidents urémiques. Les troubles disparaissent à la convalescence et la guérison est la règle.

Néphrites suraiguës. — A la suite de l'intoxication mercurielle massive, sublimé par exemple, le malade présente une *anurie* presque complète. Les quelques gouttes d'urine obtenues par cathétérisme sont fortement albumineuses et riches en cylindres. La mort survient en 5 à 10 jours dans le coma, sans œdèmes ni accidents convulsifs.

Néphrites aiguës typiques. — Début parfois brusque, se manifestant par un frisson, de la fièvre, une céphalée violente, des vomissements et des *douleurs* dans les régions lombaires ; plus souvent, début progressif et insidieux, marqué par des œdèmes.

Les *urines* sont rares (quelquefois 500 gr. seulement en 24 heures), foncées, troubles ; elles contiennent souvent du sang et déposent par refroidissement. Albumine en grande quantité (de 50 centigr. à 6 ou 8 gr. et davantage). Cylindres hématiques ou granuleux.

Les tissus sont gonflés (*œdèmes*) ; les paupières, les chevilles, les jambes, tout le corps parfois (*anasarque*) est infiltré ; le doigt peut imprimer dans la peau un godet profond et durable.

L'état général est profondément atteint : céphalée continue, vomissements, douleurs, troubles visuels, dyspnée, convulsions, délire et parfois coma. Ces signes urémiques s'accompagnent souvent d'une rétention chlorurée ou azotée passagère.

Les signes cardio-vasculaires sont plus rares; cependant, on peut noter parfois une hypertension précoce.

Quand cette néphrite n'apparaît pas au cours d'une maladie nettement déterminée (scarlatine par exemple), elle peut être méconnue.

ÉVOLUTION. La mort est rare au cours d'une néphrite aiguë, mais la possibilité de phénomènes urémiques graves doit faire réserver le pronostic. L'albuminurie peut disparaître rapidement après la crise aiguë, et on peut espérer une guérison définitive. Mais parfois l'albuminurie persiste 3 à 6 mois, plusieurs années après la néphrite aiguë. Le pronostic dépend alors des phénomènes associés et de l'aspect de l'albuminurie.

S'il existe des signes d'hypertension, des œdèmes fugaces, de petits accidents urémiques, s'il existe un certain degré de rétention chlorurée ou azotée, d'imperméabilité rénale, on peut craindre l'apparition d'une néphrite chronique ultérieure.

Si, au contraire, l'albuminurie est le seul reliquat de la néphrite aiguë, le pronostic est moins grave. Cette albuminurie peut être permanente et peu abondante (inférieure à 0 gr. 50), demeurant à un taux fixe, quels que soient le régime et le genre de vie du malade (albuminurie résiduelle); enfin l'albuminurie peut être peu abondante (inférieure à 0 gr. 50) et revêtir un type intermittent, [illegible], orthostatique). Dans tous ces cas, comme il n'existe aucun symptôme d'insuffisance rénale, le pronostic est bénin (Sery).

TRAITEMENT. Repos au lit, régime lacté ou, mieux, diète hydrique, révulsion lombaire (cataplasmes sinapisés, ventouses sèches). Purgatifs (eau-de-vie allemande, 15 gr.; huile de ricin). Sudation. Traitement de la cause, en cas de syphilis. Si des accidents urémiques viennent compliquer la néphrite : saignée, diète hydrique. V. plus loin, urémie.

Après la crise aiguë, surveiller pendant longtemps les urines : régime lacto-végétarien, déchloruré.

Néphrite chronique (mal de Bright). — Très fréquente, s'observe surtout après 45 ans, mais peut s'observer chez des sujets plus jeunes.

CAUSE. Elle peut succéder, à échéance plus ou moins éloignée, à une néphrite aiguë; quelquefois la néphrite aiguë a pu passer inaperçue, ses signes ayant été masqués par la maladie au cours de laquelle elle s'est produite. Inversement, une néphrite aiguë peut n'être qu'un épisode aigu dans le cours d'une néphrite chronique.

Dans d'autres cas, la néphrite s'installe d'emblée à la suite d'infections lentes et atténuées, d'intoxications lentes et prolongées : syphilis, [illegible], tuberculose, paludisme, plomb, alcool, artériosclérose.

SIGNES. L'existence de certains petits signes doit attirer l'attention du côté des reins. C'est d'abord une dyspnée [illegible] dans l'effort, ou la nuit, sous forme de crises d'asthme et des poussées d'œdème aigu du poumon; puis des œdèmes persistants au niveau des malléoles; une céphalée fréquente et tenace; des pertes des forces [illegible] et à répétition, une sensation de doigt mort, des troubles oculaires, que l'examen du fond de l'œil par un spécialiste permet de rapporter à des hémorragies rétiniennes ou à une rétinite albuminurique; une pollakiurie nocturne d'un taux [illegible] produit souvent pendant le sommeil sans phénomènes [illegible]. Tous ces signes doivent inciter à faire examiner les urines.

On note habituellement une albuminurie abondante (de [illegible] moyen 2 à 3 gr.), parfois permanente ou intermittente, souvent accompagnée de cylindrurie.

Cette albuminurie peut exister sans hypertension et sans œdèmes ni manifestations urémiques : c'est la néphrite albumineuse (Castaigne).

Dans certains cas, l'albuminurie peut faire défaut, alors que les autres signes d'hypertension et de rétention chlorurée ou azotée sont présents.

Ces signes d'hypertension et de rétention azotée ou chlorurée sont habituels dans la néphrite chronique; parfois l'un d'eux prédomine et donne naissance à un type clinique spécial.

Forme hypertensive. — L'hypertension artérielle domine la scène : l'oscillomètre (le sphygmomanomètre donne une tension max. 20 à 23, min. 9 à 13); tachycardie, [illegible] bruit du cœur [illegible], hypertrophie cardiaque, vertiges, bourdonnements d'oreilles, doigt mort, dyspnée d'effort.

Des complications graves peuvent survenir : hémorragies (épistaxis, hémorragie cérébrale, hémorragies rétiniennes), œdème aigu du poumon, insuffisance cardiaque.

Forme hydropigène ou chlorurémique. — Due à la rétention du chlorure de sodium, que le rein insuffisant ne peut éliminer. Elle se manifeste par des œdèmes plus ou moins étendus, pouvant aller jusqu'à l'anasarque, dus à l'accumulation des chlorures dans les tissus. Albuminurie abondante. L'examen des urines, après ingestion de sel, montre la rétention des chlorures. La perméabilité au bleu de méthylène est normale ou exagérée.

Forme urémigène ou azotémique. — Caractérisée par l'imperméabilité rénale avec produits azotés (urée, etc.) qui s'accumulent dans le sang et créent des accidents d'intoxication urémique. Elle se traduit par les signes de l'urémie nerveuse, respiratoire ou digestive (V. plus loin urémie). Rétinite albuminurique, péricardite, torpeur et dépression générale, prurit, diarrhée et vomissements, anémie intense, fonte musculaire considérable.

L'examen de l'urée dans le sang permet la mesure de l'azotémie. Le taux de l'urée, au lieu d'être 0 gr. 30 par litre, comme normalement, peut s'élever à 0 gr. 75, à 1 gr. et même 4 gr. L'élimination du bleu de méthylène est souvent retardée et prolongée.

ÉVOLUTION. La néphrite chronique définitivement constituée est incurable. Les prescriptions hygiéniques peuvent cependant retarder l'échéance fatale pendant de nombreuses années.

La mort peut survenir lentement, par complications intercurrentes (broncho-pneumonie, asystolie) ou brusquement, par hémorragie cérébrale, œdème du poumon ou coma.

Le pronostic varie d'ailleurs suivant la forme de la néphrite.

La forme hypertensive est souvent compatible avec une longue survie; cependant, quand l'hypertension est très élevée, les hémorragies (cérébrale, rétinienne), l'œdème aigu du poumon, l'asystolie, peuvent venir aggraver le pronostic.

Dans la forme hydropigène, les œdèmes peuvent céder assez rapidement au repos, au régime lacté ou déchloruré, à la théobromine : ce qui représente un pronostic favorable.

La forme urémigène est plus grave, mais non fatale en raison de l'efficacité fréquente d'une médication énergique. Cependant, certains symptômes qui dénotent la rétention azotée ont une grande gravité : la rétinite albuminurique est suivie de mort dans les 2 ans dans 85 à 100 des cas. La péricardite brightique annonce la mort dans les 15 jours qui suivent son apparition. Le dosage de l'urée du sang a également une valeur pronostique : de 0 gr. 50 à 1 gr. 50, l'azotémie ne donne pas d'indications; de 1 gr. 50 à 3 gr., la survie n'est guère que de quelques mois à quelques années; au delà de 3 gr., l'azotémie annonce la mort à brève échéance.

TRAITEMENT. [illegible] [illegible] [illegible] Pas de viande blanche ou rouge, poisson frais [illegible], bains [illegible] et bien cuits ; féculents, légumes verts, mets sucrés et fruits ; potages et entremets au lait. Comme boisson : eau coupée d'un peu de vin et éviter les aliments épicés, fermentés, faisandés ou conservés. Les mets doivent être très peu salés.

Exercice modéré, sans fatigue. Se méfier des refroidissements. Eviter les grossesses. Rechercher les climats chauds. Cures hydrominérales, Evian, Saint-Nectaire, Royat. Frictions sèches, bains tièdes, purgatifs répétés. Révulsion lombaire.

II. MÉDICAMENTEUX. Variables suivant la forme.

Forme hypertensive. Régime lacto-végétarien ; purgations fréquentes, émissions sanguines (sangsues, saignées). Digitaline (V gouttes de la solution au millième pendant 5 jours). En cas d'insuffisance cardiaque, benzoate de benzyle, teinture d'ail (X gouttes 2 fois par jour), extrait de gui ; théobromine.

Forme hydropigène. Repos au lit, régime hydrique, lacté ou déchloruré. Mouchetures. Diurétiques : théobromine (2 cachets de 0 gr. 50 par jour pendant 10 à 15 jours), chlorure de calcium, acétate de potasse ; bouillon à l'oignon. Purgatifs drastiques (eau-de-vie allemande, scammonée).

Forme urémigène. Repos absolu, régime hypoazoté et déchloruré. Sont interdits : la viande, le poisson, les œufs, les légumes secs, le sel ; diète hydrique pendant 1 à 2 jours par semaine (2 litres d'eau d'Evian et 100 gr. de lactose) ; cure de raisin (2 à 3 kg. par jour). Saignée de 200 à 300 gr. Purgatifs énergiques.

Théobromine. Ponction lombaire contre la céphalée, les vertiges.

L'opothérapie rénale et les interventions chirurgicales (néphrotomie, néphrectomie, décapsulation) donnent des résultats très aléatoires.

III. CAUSAL. Varie suivant la cause : saturnisme, goutte, paludisme, syphilis. V. ces mots.

Périnéphrite ou Phlegmon périnéphrétique. — Inflammation du tissu cellulaire qui entoure les reins.

CAUSES. Contusions, blessures, exercices exagérés, notamment à cheval. Lithiase rénale, froid.

SIGNES. Douleur à la région rénale accrue par la pression, fièvre continue avec ascension du thermomètre à certains moments ; amaigrissement, perte d'appétit, constipation. Huit à dix jours se passent ainsi, puis de l'enflure apparaît aux lombes, et on y voit apparaître une tumeur qu'on doit faire ouvrir au plus vite, sans quoi le pus qu'elle renferme peut se faire passage vers les bronches, vers la vessie, ou à la partie supérieure de la cuisse.

TRAITEMENT. Ventouses scarifiées. Opération chirurgicale.

Pyélite et Pyélo-néphrite (du gr. *pyelos*, bassin). — Inflammation de la muqueuse des calices et du bassinet (*pyélite*) associée ou non à celle du rein (*pyélo-néphrite*).

CAUSES. Lithiase urinaire ; inflammation de l'urètre (rétrécissement, blennorragie), ou de l'uretère et de la vessie ; maladies de l'utérus, grossesse ; maladies infectieuses.

SIGNES. Début ordinairement insidieux par des douleurs dans les reins qui s'accroissent à la pression, fièvre à forme intermittente, perte d'appétit. Les urines sont purulentes et augmentent souvent en quantité (2 à 4 litres par jour) ; elles contiennent quelquefois du sang. Enfin, une tumeur devient sensible dans la région lombaire.

Reins flottants. — CAUSES. Plus fréquent chez la femme (grossesses répétées, corset, efforts violents).

SIGNES. Douleur brusque dans la partie supérieure du ventre avec tiraillements et quelquefois sensation du déplacement d'un organe, disparaissant par le repos au lit. Troubles digestifs et hystériques. — TRAITEMENT. Bandage (*fig.* 755), opération chirurgicale.

Syphilis rénale. — CAUSES. La syphilis peut causer des néphrites, à sa phase secondaire (néphrite aiguë), à sa phase tertiaire (néphrite chronique) et chez les hérédo-syphilitiques.

Néphrite secondaire. — Elle évolue comme une néphrite aiguë, avec œdèmes, urémie et *albuminurie énorme* (10, 20 gr. et plus). Elle se déclare au

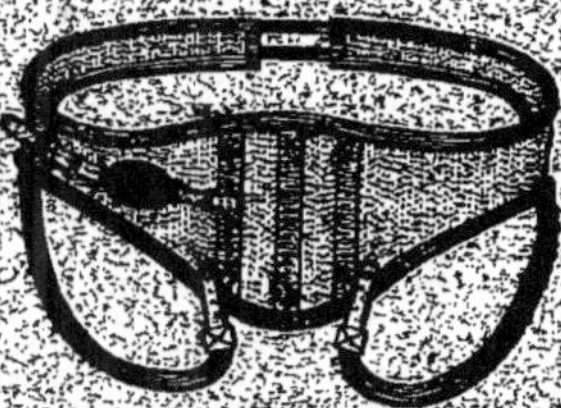

FIG. 755. — Ceinture pour rein flottant.

cours de l'année qui suit le chancre, en moyenne vers le sixième mois, parfois dès le deuxième ou troisième mois.

Néphrite tertiaire. — C'est une néphrite chronique banale, s'accompagnant parfois d'autres signes de syphilis tertiaire (leucoplasie, aortite, etc.). Le Wassermann, s'il est positif, pourra donner des indications.

Néphrite héréditaire. — S'observe chez les enfants ou les adolescents. C'est une néphrite chronique à évolution lente, avec poussées subaiguës, parfois hémoglobinurie paroxystique à l'occasion d'un refroidissement. Coexistence des stigmates hérédo-syphilitiques. Wassermann souvent positif.

TRAITEMENT. Le traitement antisyphilitique (iodure de potassium, mercure, arsénobenzènes) se montre habituellement efficace dans la néphrite secondaire. Dans la néphrite tertiaire et héréditaire, on note des améliorations, mais les rechutes sont fréquentes et aboutissent finalement à la mort.

Tuberculose rénale. — Le bacille de Koch crée au niveau des reins, soit des lésions banales de néphrite aiguë ou chronique, soit des lésions spécifiques (granulations et tubercules).

La tuberculose rénale peut apparaître chez des tuberculeux pulmonaires avérés ou au contraire chez des jeunes gens d'apparence robuste, indemnes de tares tuberculeuses, ayant ou non des antécédents familiaux bacillaires, dont les urines sont claires et souvent non albumineuses, et dont les reins ne sont le siège d'aucune douleur.

SIGNES. Un des premiers symptômes et des plus importants est la *cystite* : douleurs vésicales, survenant par poussées, mictions fréquentes, souvent accompagnées de quelques gouttes de sang. Toute cystite survenant chez un sujet jeune qui n'a ni blennorragie, ni calcul est ordinairement un signe de tuberculose rénale. A ces signes peuvent s'ajouter de l'incontinence nocturne d'urine, une hématurie discrète, une albuminurie minime, une pyurie très légère, souvent seulement décelable au microscope. Plus tard la pyurie sera plus abondante et s'accompagnant d'une augmentation de volume du rein, de douleurs urétrales et de fièvre.

L'inoculation des urines au cobaye devra toujours être pratiquée, car la recherche du bacille de Koch dans l'urine est en général négative.

Les signes cliniques sont souvent impuissants, sauf en cas de pyonéphrose volumineuse, à déterminer le côté atteint. La séparation des urines au moyen du cathétérisme urétéral permettra de fixer le diagnostic sur ce point.

ÉVOLUTION. La tuberculose rénale peut évoluer suivant deux formes :

Une *forme bénigne* (granulique), caractérisée anatomiquement par des granulations ou des tubercules discrets qui se cicatrisent, et cliniquement par des signes discrets (cystite, hématurie et albuminurie minimes).

Une *forme grave* (ulcéro-caséeuse), se traduisant par de la pyurie, une diminution de la valeur fonctionnelle du rein, une cystite rebelle, des hématuries profuses, de la fièvre persistante, un amaigrissement progressif. L'évolution est lente, mais progressive et fatale.

PRONOSTIC. Il dépend de la nature d'autres foyers tuberculeux (poumon, vessie, organes génitaux), de l'état du rein opposé, de l'uni ou bilatéralité des lésions. En cas de tuberculose bilatérale, l'évolution est fatale vers la mort, parfois en plusieurs années.

La tuberculose unilatérale peut guérir complètement, soit par un traitement purement médical, soit par une néphrectomie. Sur 100 opérés, 5 meurent dans les quatre premières semaines, 15 dans les deux ou trois années qui suivent ; parmi les 80 survivants, 30 conservent des lésions bacillaires extra-rénales, 50 sont définitivement guéris.

TRAITEMENT : I. MÉDICAL. Hygiène et traitement des tuberculeux. Séjour à la campagne. Cure d'altitude entre 700 et 1 000 mètres. Cure marine : les plages de la Manche et du Nord conviennent aux formes torpides, les plages du Sud-Ouest et de la Méditerranée aux formes congestives. Héliothérapie.

Cures thermales : Salies-de-Béarn, Salins-Moutiers, Royat, La Bourboule et Mont-Dore.

Médicaments : Huile de foie de morue, arsenic, sirop iodotannique, gaïacol (0 gr. 10), créosote en lavement (0 gr. 50).

II. CHIRURGICAL. Contre-indiqué dans les formes bilatérales, indiqué dans les formes unilatérales, quand l'autre rein fonctionne bien. Néphrectomie.

Urémie (du gr. *ouron*, urine, et de *aima*, sang). — Syndrome qui traduit l'intoxication de l'organisme liée à l'insuffisance de la dépuration urinaire. Elle s'observe au cours de néphrites aiguës et chroniques.

Urémie lente. — SIGNES. Troubles respiratoires. Accès de dyspnée* ressemblant à l'asthme ; troubles du rythme respiratoire (type Cheyne-Stockes), bronchite à répétition ; œdème pulmonaire.

Troubles nerveux : Torpeur, délire, céphalée, crampes, névralgies, prurit, hémiparésie transitoire, myosis, troubles visuels.

Troubles gastro-intestinaux : Langue sèche, luisante, rouge, fendillée, gênant la déglutition ; ulcérations buccales ; perte absolue de l'appétit, vomissements incoercibles, très amers, contenant beaucoup d'urée ; diarrhée abondante, séreuse, quelquefois sanguinolente.

Urémie aiguë. — Elle s'accompagne souvent de troubles digestifs et respiratoires, comme précédemment, mais elle revêt surtout la forme nerveuse : coma, pâleur du visage, dyspnée à type Cheyne-Stockes, myosis, hypertension, délire diffus, convulsions toniques ou cloniques. Le dosage de l'urée dans le sang montre ordinairement de l'azotémie (1 à 4 gr.).

PRONOSTIC. Dépend surtout de la néphrite causale. V. NÉPHRITE AIGUË et CHRONIQUE.

TRAITEMENT. Dans l'*urémie aiguë*, diète hydrique, saignée de 500 gr. qui donne des résultats remarquables, purgatifs drastiques (eau-de-vie allemande, 20 gr.). Injections sous-cutanées de sérum de la veine rénale (Tessier), de sérum glucosé isotonique (45 p. 1000). Grands lavements d'eau distillée tiède.

Ponction lombaire dans l'urémie nerveuse, chloral, chloroforme, morphine, sirop d'éther, injections d'oxygène en cas de dyspnée.

Dans l'*urémie chronique*, traitement de la néphrite chronique. (V. plus haut.)

Reins (Région des). — Partie du dos qui s'étend depuis le bord des fausses côtes jusqu'au bord supérieur de l'os iliaque ; le *bas* des reins répond aux fesses.

Remède. — Substance capable de déterminer une amélioration dans une maladie. Ce nom est donné aussi aux lavements, considérés autrefois comme le remède par excellence.

Reminéralisation (Régime de). — L'anémie, l'azoturie, la convalescence, le diabète, la dyspepsie, le scorbut, la tuberculose *déminéralisent* les tissus.

Privés de leurs sels normaux (phosphates de calcium, chlorures de magnésium, etc.), les divers tissus (musculaires, nerveux, etc.), les globules rouges sont dans un état de moindre résistance contre les infections ou les intoxications ; les oxydations des cellules diminuent, l'élimination des déchets toxiques se fait mal, les globules sanguins s'altèrent. Pour reconstituer la quantité normale de sels minéraux, il faut avoir recours au lait, au bouillon, aux légumes et aux décoctions de céréales, aux œufs, cervelles, poissons (phosphore), aux épinards (fer).

Rémission (du lat. *remittere*, relâcher). — Cessation ou diminution temporaire plus ou moins complète de la fièvre et, dans certains cas, des autres signes d'une maladie.

Rémittent. — Qui présente des rémissions.

Rénitence. — Sensation de résistance légèrement élastique à la pression que donne une tumeur.

Renoncule. — Plante vénéneuse de la famille des Renonculacées. Pour les empoisonnements, V. ACONIT.

Renouée. — Plante de la famille des Polygonacées, qu'on emploie en totalité comme astringent sous forme d'infusion (50 à 500 gr. par litre d'eau).

Renvois (syn. : Éructation, rot). — Émission sonore ou non par la bouche de gaz provenant de l'estomac.

Repas d'épreuve. — Repas qu'on fait absorber puis rendre à un malade pour étudier le résultat des digestions.

Répercussion. — Manifestation d'une maladie sur un autre point, lorsqu'on a fait disparaître une lésion de ladite maladie sur une autre partie de l'organisme. Le fait est rare et discutable.

Repos (Cure de). — Le repos peut être complet, *alitement permanent*, ou mitigé par la chaise longue dans la journée, entrecoupé de petites promenades.

Son but est de supprimer l'auto-intoxication due

à la fatigue. On doit ordinairement lui associer l'*aération permanente*, soit à la montagne, soit simplement à la campagne ou, s'il est impossible de faire autrement, à la ville, les fenêtres étant alors continuellement ouvertes.

INDICATIONS : 1° *Affections chroniques*. Chlorose (si elle est intense, Hayem impose 2 à 6 semaines d'alitement) ; neurasthénie des surmenés ; psychose ; chorée ; gastropathies nerveuses, ptoses de l'estomac, de l'intestin, du rein ; maladies du cœur, artériosclérose, en cas d'oppression ; albuminurie orthostatique, tuberculose avec fièvre et crachements de sang, fréquence du pouls ; phlegmatia alba dolens.

2° *Affections aiguës*. Les maladies fébriles, les néphrites aiguës, et, en outre, la folie.

Résection (du lat. *resecare*, retrancher). — Opération chirurgicale dans laquelle on enlève une partie d'un ou de plusieurs os, en conservant la portion du membre qui fait suite aux parties enlevées. La résection porte sur les extrémités d'un os ou sur son milieu.

Résolution et **Résolutifs**. — La *résolution* est le retour à l'état normal de tissus malades. Les médicaments *résolutifs* sont ceux qui produisent ce résultat, et le terme est ordinairement synonyme de *émollients* ; les toniques et les antiseptiques qui guérissent les plaies sont quelquefois ainsi dénommés.

Le mot « résolution » est employé aussi dans le sens d'affaissement : *résolution des forces* ; et dans le sens d'inertie : *résolution musculaire*.

Résorcine. — Médicament benzénique employé surtout à l'*extérieur*, dans les maladies de la peau (acné, eczéma, couperose, ulcère), comme topique, en solution aqueuse (1 à 4 gr. p. 100 d'eau) ou alcoolique (10 à 25 p. 100 d'alcool), ou en pommade (10 à 30 gr. p. 100 de vaseline).

Résorption. — Disparition d'un liquide épanché, ses éléments étant repris par la circulation.

Respiration (Appareil de la) [*fig.* 756 et 757]. — ORGANES. L'air pénètre par le nez ou la bouche dans le *pharynx*, passe ensuite dans le *larynx*, puis dans la *trachée*, qui se sépare en deux, un peu au-dessous du cou, pour former les deux *grosses bronches*. Ces dernières se dirigent chacune vers un poumon et s'y ramifient en se dédoublant un grand nombre de fois par des canaux de plus en plus petits, les *bronchioles*, lesquelles aboutissent chacune à une sorte de petit sac, la vésicule pulmonaire, dont un groupe forme le *lobule pulmonaire*. V. *fig.* à POUMON.

Le poumon est constitué par l'agglomération de ces lobules. Les trois quarts de la surface des vésicules sont couverts de capillaires sanguins. On a évalué à 20 000 litres la quantité de sang qui passe dans le poumon en vingt-quatre heures.

Toutes les muqueuses de l'arbre aérien sont couvertes de cils vibratiles, dont les mouvements rejettent au dehors les poussières et les mucosités (crachats).

FONCTIONS. Le poumon suit les mouvements de la cage thoracique, qui s'élargit (*inspiration*) ou se rétrécit (*expiration*) sous l'action du gros muscle qui sépare la poitrine du ventre, le diaphragme, et des muscles placés entre les côtes (intercostaux) ou sur les côtes.

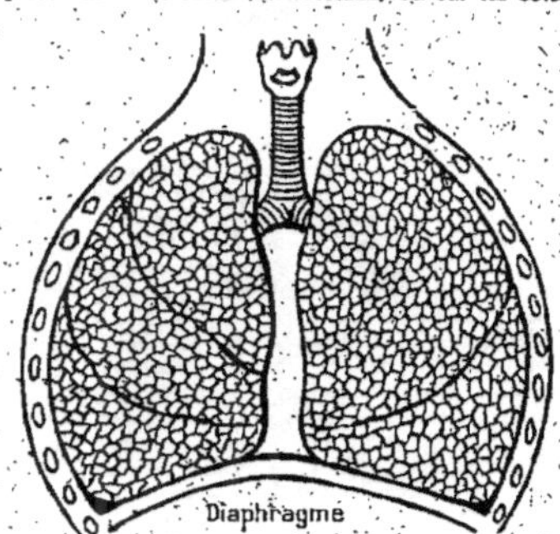

FIG. 756. — Respiration.
Phase de l'inspiration.

La quantité d'air inspiré, puis expiré, est ordinairement d'un demi-litre ; elle peut s'élever pendant l'exercice à 3 lit. 1/2 ; le poumon contenant 5 litres d'air, il en résulte que, même dans les plus amples mouvements respiratoires, tout l'air n'est pas modifié. L'air qui n'est pas échangé est nommé *air résiduel* : les transformations des tissus sont d'autant plus complètes que cet air résiduel est réduit au minimum.

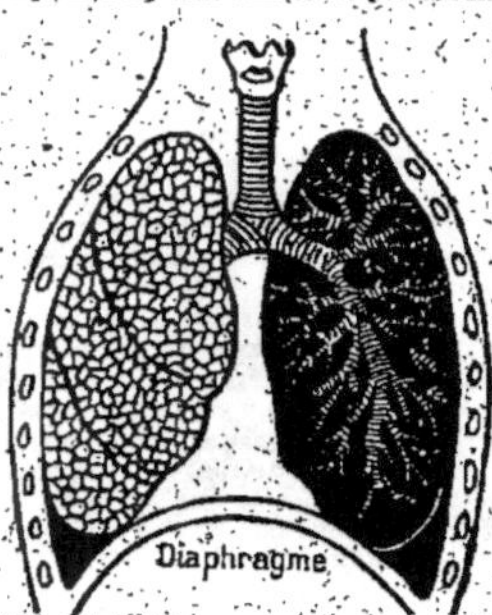

FIG. 757. — Respiration.
Phase de l'expiration.

Les *modifications subies par l'air* dans le poumon sont les suivantes :

	AIR INSPIRÉ	AIR EXPIRÉ
Azote	79	79
Oxygène	21	14,5
Acide carbonique	0,0002	4,5
Vapeur d'eau	0	1
	100	100

On évalue à 300 gr. environ la quantité de vapeur d'eau rendue par la respiration en 24 heures.

Les échanges qui se font dans le poumon sont les suivants. Les globules rouges absorbent l'oxygène, qui forme avec une matière contenue dans ces globules, l'*hémoglobine*, une composition, l'*oxyhémoglobine*, dont l'oxygène se dégage à mesure que le sang traverse les tissus. D'autre part, l'acide carbonique, résultat des combustions qui s'effectuent dans les tissus sous l'action de l'oxygène, est absorbé par le sérum du sang, où il s'associe à de la soude pour former des bicarbonates qui, au niveau de la surface pulmonaire, se dédoublent et laissent dégager l'acide carbonique.

Outre l'acide carbonique, l'air contient une matière nuisible, une ptomaïne, qui a fait dire que l'haleine de l'homme est nuisible aux autres hommes ; aussi l'air doit être continuellement modifié ; 10 000 litres d'air sont nécessaires par heure.

Phénomènes extérieurs de la respiration. Les mouvements respiratoires, chacun comprenant une inspiration et une expiration se succèdent régulièrement dans la respiration normale. Leur *nombre* varie suivant de nombreuses conditions, en particulier suivant l'âge ; par minute, il est de 44 dans les premiers mois, de 16 à 18 chez l'adulte. Leur succession constitue le *rythme respiratoire normal*, dans lequel il n'y a aucune pause et où la durée de l'inspiration est un peu moindre que celle de l'expiration.

A la vue, la respiration se traduit par les mouvements d'expansion thoracique, dus surtout chez l'homme à l'abaissement du diaphragme (*type abdominal* ou *diaphragmatique*), tandis que, chez la femme, ils relèvent principalement de l'élévation des côtes (*type thoracique* ou *costal*).

On a attribué cette différence au port du corset, mais ce type respiratoire existe chez des femmes qui n'en ont jamais porté, et Hutchinson l'attribue peut-être avec plus de raison à l'adaptation préventive de la fonction à la grossesse ; chez l'enfant (garçon ou fille), la respiration est surtout abdominale.

A l'auscultation, le rythme respiratoire se traduit par un bruit d'inspiration léger et doux appelé *murmure vésiculaire*, correspondant à l'inspiration et produit par l'entrée de l'air dans les alvéoles. Un bruit expiratoire, beaucoup plus faible, succède immédiatement au bruit inspiratoire.

Hygiène de la respiration. — Une bonne ventilation pulmonaire est nécessaire à l'hématose et à la vie organique. Les exercices physiques, le chant sont très propices au développement de l'appareil respiratoire.

La *gymnastique* respiratoire* remplit encore mieux ce but. Les inspirations devront être larges, profondes et lentes et la respiration se fera par le nez qui est le désinfecteur et le calorifère de l'air inspiré. D'autres conditions nécessaires à la ventilation pulmonaire tiennent au milieu.

L'air dont la teneur en oxygène est insuffisante (*air confiné*) provoque l'anémie et constitue une cause prédisposante fréquente des maladies infectieuses, en particulier de la tuberculose. Une aération des habitations est donc indispensable.

Quand la quantité d'oxygène devient trop faible, l'asphyxie survient, due autant à la privation d'oxygène qu'à l'intoxication par l'acide carbonique en excès. La *gêne respiratoire* ou *dyspnée**, quelle que soit son origine, se traduit par l'accélération des mouvements respiratoires, qui sont plus ou moins précipités et pénibles. Elle relève de l'impossibilité d'évacuer l'acide carbonique et elle peut être due : 1° à une action musculaire excessive, et son intensité est alors en raison directe de l'intensité des mouvements en un temps donné ; 2° à la fièvre* ; 3° à une maladie de poitrine ; 4° à une maladie de cœur ou des reins.

Respiration artificielle. — V. ASPHYXIE.

Respiratoire (Masque). — Dans les industries où l'on respire des poussières* nuisibles, les ouvriers devraient employer des masques protecteurs.

Le masque respiratoire s'impose également dans les maladies, comme la peste à forme pneumonique, la grippe, pour toute personne approchant les malades, la contamination s'effectuant par les gouttelettes de salive.

Responsabilité médicale. — Le médecin n'est responsable devant les tribunaux que pour faute lourde, c'est-à-dire négligence, légèreté ou ignorance des notions fondamentales.

Quant à savoir si tel ou tel traitement a été ordonné à propos ou mal à propos, si telle opération était ou non indiquée, si tel procédé est plus convenable que tel autre, ce sont là des questions d'ordre scientifique qui ne peuvent constituer des cas de responsabilité civile, ni tomber sous l'examen des tribunaux (Dupin).

Rétention d'urine. — V. URINE.

Rétine et Rétinite (du lat. *rete*, filet). — Pour la structure de la rétine, V. ŒIL (description) ; pour les maladies de la rétine, les *rétinites*, V. ŒIL (maladies).

Retour d'âge. Syn. de *ménopause*. — V. RÈGLES.

Rétraction (du lat. *retrahere*, tirer en arrière). — Raccourcissement d'un tissu d'un organe.

Rétraction de l'aponévrose palmaire. — Déformation de la main caractérisée par une flexion légère du médius, une flexion plus marquée de l'annulaire et de l'auriculaire, due à une rétraction avec épaississement de l'expansion aponévrotique de la paume de la main. L'extension est impossible.

TRAITEMENT. Massage, pommade iodurée, excision.

Rétrécissement. — 1° De l'*œsophage*, V. ŒSOPHAGE ; 2° de l'*urètre*, V. URÈTRE.

Rétroversion (du lat. *retro*, en arrière, et *vertere*, tourner). — Mauvaise malposition de l'utérus. V. UTÉRUS (maladies de l') : *Déviations*.

Réunion (Île de la). — Colonie tropicale. (V. TROPIQUES [Pays des].) Les maladies les plus fréquentes sont : l'hématurie (V. REINS), les vers* intestinaux, les varices* lymphatiques, la dysenterie, les maladies du foie et surtout le paludisme.

Époque d'arrivée. Au moment de la saison fraîche, c'est-à-dire de mai à octobre.

Eaux minérales et sanatoria. Source ferrugineuse bicarbonatée à Salazie (872 m.) et à Cilaos ; source sulfureuse à Mafate.

Revaccination. — V. VACCINATION.

Revard (Le) [Savoie]. — Station d'altitude (1 545 m.) bien installée et pourvue de tous les secours médicaux. Elle est reliée à Aix-les-Bains par un funiculaire. Convient aux rhumatisants, aux débilités, aux lymphatiques.

Rêve. — Le rêve, que la psychologie classique considère comme un désordre psychique, à contenu absurde et sans valeur pratique, tend à être considéré aujourd'hui comme un acte psychique ayant un sens et dont la production est déterminée par des lois précises.

De la sorte, l'étude des rêves a acquis une place notable en médecine mentale, particulièrement sous l'influence de l'école de Freud, pour laquelle le rêve correspondrait à une pénétration de l'inconscient dans le conscient, à la suite de l'affaiblissement de la censure par le sommeil. C'est dire que l'analyse des rêves devient l'une des principales méthodes d'examen de l'inconscient.

Révulsion (du lat. *revellere*, ôter avec effort). — Procédé thérapeutique consistant à provoquer une irritation locale superficielle dans une région plus ou moins éloignée d'un organe malade :

Soit en y faisant affluer le sang (frictions*, sacs de sable* chaud ou d'eau chaude, compresses* chaudes sèches ou humides, bain* chaud simple ou sinapisé, cataplasme* de farine de lin ou sinapisé, sinapismes [V. MOUTARDE], compresses* froides, enveloppement* froid, drap* mouillé, stypage* ou siphonage au chlorure de méthyle*, ventouses* sèches, badigeonnage de teinture d'iode*, friction à l'essence de térébenthine*) ;

Soit par l'issue d'une certaine quantité de sérosité (vésicatoire* et cautérisations* ponctuées) ;

Soit en y créant un abcès (abcès* de fixation).

EFFETS. Dans la première variété, il y a simplement congestion locale ; dans la seconde, exsudation de sérosité ; dans la troisième, création de pus. A la congestion superficielle répond une décongestion profonde, avec action dépurative et antitoxique, particulièrement intense dans l'abcès de fixation.

La *dérivation** par sangsues* ou saignée* est considérée aussi comme un mode de révulsion.

INDICATIONS. Affections douloureuses : névralgies diverses où elle fait disparaître la souffrance. Affections congestives et inflammatoires aiguës ou chroniques : maladies des organes respiratoires, des reins, des articulations (arthrite rhumatismale ou tuberculeuse). Fluxion dentaire. Syncope.

Rhagades (du lat. *rhagas*, fissure). — Plaies linéaires intéressant l'épiderme et les parties superficielles du chorion. On les observe surtout aux extrémités et au pourtour des orifices naturels ; on leur donne souvent le nom de *crevasses*, de *gerçures*.

Rhinite (du gr. *rhin*, nez, et *ite*, indiquant une inflammation). — *Syn.* de *coryza*. V. NEZ (maladies).

Rhinolithe (du gr. *rhin*, nez, et *lithos*, pierre). — Concrétion pierreuse dans le nez.

Rhinophyma (du gr. *rhin*, nez, et *phyma*, excroissance). — Acné hypertrophique du nez.

Rhinoplastie (du gr. *rhin*, nez, et *plassein*, faire). — Opération qui consiste à restaurer un nez.

Rhinorragie (du gr. *rhin*, nez, et *rhêgnumi*, je coule). — Hémorragie nasale. V. HÉMORRAGIE : *Saignement du nez*.

Rhinoscopie (du gr. *rhin*, nez, et *skopein*, regarder). — Examen interne du nez. V. NEZ.

Rhubarbe (*fig.* 758). — Plante de la famille des Polygonacées ; le bois de la racine est employé comme tonique, laxatif et purgatif.

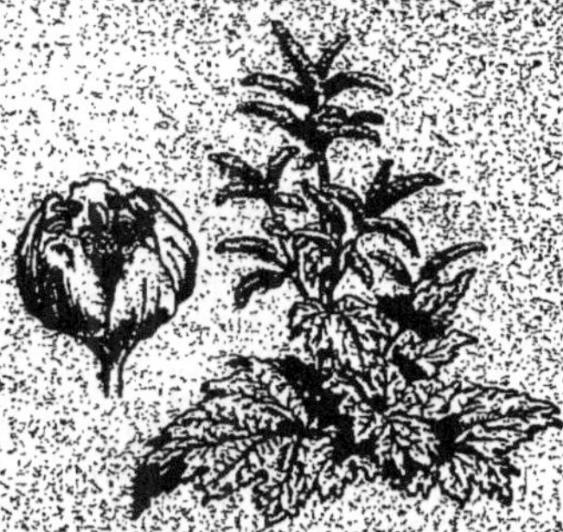

FIG. 758. — Rhubarbe.

MODE D'EMPLOI ET DOSE. Poudre 30 centigr. comme tonique amer ou 1 à 4 gr. comme purgatif en cachets ; extrait, 10 à 20 centigr. en pilules ; vin, 10 à 20 gr. comme stomachique, 15 à 60 gr. comme laxatif ; infusion laxative, 5 gr. dans 1000 gr. d'eau ; teinture, 5 à 10 gr. ; sirop simple ou composé, 15 à 50 gr.

La rhubarbe fait partie de l'*Élixir de longue vie*, qui contient, en outre, de l'aloès. Dose 5 à 16 gr.

Inconvénients. — La rhubarbe constipe après avoir purgé, et, contenant des oxalates, elle est contre-indiquée chez les goutteux et les graveleux. Elle colore en jaune les urines acides et en rouge les urines alcalines. Elle donne également une teinte jaune au lait des nourrices, auquel elle communique ses effets purgatifs.

Rhumatisme (du gr. *rheuma*, fluxion). — Maladie caractérisée par des phénomènes de fluxion sur une articulation, un muscle, un viscère, un nerf avec douleur vive. Il en existe plusieurs formes.

Rhumatisme articulaire aigu. — CAUSES. I. DÉTERMINANTES. Maladie infectieuse dont le microbe est encore indéterminé, mais non contagieuse.

II. PRÉDISPOSANTES. Froid humide chez les individus fatigués, surmenés, aussi plus fréquent dans la classe ouvrière et dans l'âge moyen de la vie, 15 à 30 ans, puis 30 à 40. Les saisons favorables sont l'hiver et le printemps. Une atteinte antérieure prédispose à une nouvelle attaque qui peut apparaître, comme la première, à l'occasion d'un choc, d'une chute, de troubles digestifs. L'hérédité a une influence.

SIGNES. *Au début*, avant l'apparition des phénomènes articulaires, le malade peut présenter une fièvre légère avec angine rouge, parfois œdémateuse, albuminurie, sueurs profuses, anémie, troubles digestifs, diarrhée.

Puis surviennent les *manifestations articulaires*. Les grandes articulations sont prises ordinairement dans l'ordre suivant : genoux, cou-de-pied, coudes, épaules, poignets ; puis, plus rarement, les articulations des mains, des pieds, des vertèbres, de la mâchoire. La fluxion est marquée par une *douleur* très vive, un *gonflement* plus ou moins intense de l'articulation, avec participation des gaines et des bourses séreuses des muscles voisins. Les jointures du genou et de l'épaule restent blanches, tandis que celles des petites articulations sont rosées.

Le rhumatisant est pâle, sa peau est souvent enflée aux mains et aux pieds, et il sue abondamment ; la fièvre varie entre 39° et 40°. L'appétit se maintient.

COMPLICATIONS. Elles sont fréquentes au cours du rhumatisme articulaire aigu.

Complications cardiaques. Le cœur doit être journellement examiné chez tout rhumatisant, car très souvent apparaissent à la fin du premier septenaire des lésions du péricarde, de l'endocarde et du myocarde qui ne se traduisent habituellement par aucun signe fonctionnel. Seul l'auscultation permet de déceler l'apparition de ces complications.

Complications pleuro-pulmonaires. On peut observer de la *congestion pulmonaire*, de l'œdème des poumons ou de la *pleurésie*, mais ces complications sont d'ordinaire fugaces.

Complications cérébrales. Elles sont infiniment plus rares que les lésions cardiaques et se produisent surtout chez les individus névropathes, surmenés intellectuellement, de 20 à 40 ans, et chez les obèses.

Son apparition est marquée par une élévation de la température vers 40° et 41°, avec pouls à 120 et 140, coïncidant avec une disparition de la douleur dans les jointures, des douleurs violentes de tête, de l'insomnie, de l'oppression, une fréquence excessive du besoin d'uriner.

Le malade est excité, agité, sa parole devient incohérente, son visage grimace, son corps tremble, ses mouvements sont incoordonnés, il a des sueurs très abondantes, une sensation d'angoisse et des convulsions peuvent précéder le coma

Complications diverses. Albuminurie, parfois néphrite aiguë avec oligurie ; symptômes péritonéaux ; phlébite, conjonctivite.

Toutes ces complications sont rares.

ÉVOLUTION. La durée d'une attaque varie entre 2, 6 et 8 semaines (les fluxions des petites articulations annoncent une grande durée). Chaque articulation guérit après quelques jours, mais peut être reprise de nouveau.

Les *récidives* sont habituelles ; elles se produisent à des intervalles de temps très variables (de quelques mois à une ou plusieurs années).

La maladie peut passer aussi à l'état chronique.

Comme séquelles persistantes, on peut noter une anémie plus ou moins marquée, une albuminurie, la symphyse du péricarde, la chorée chez l'enfant.

La mort survient rarement au cours du rhumatisme articulaire aigu : elle est due à une localisation cérébrale, une myocardite aiguë, une endocardite infectieuse, une poussée d'œdème pulmonaire.

TRAITEMENT : I. PRÉVENTIF. Eviter l'humidité (rez-de-chaussée, brouillard) et le surmenage. Frictions sèches et lotions froides habituant le corps à réagir.

II. CURATIF. Repos absolu au lit. Eau de Vichy coupée, bouillons, potages. Limonades au citron, tisane de chiendent. Suppression du vin et de la viande.

Salicylate de soude (6 à 8 gr. par jour). Si le salicylate est mal supporté, antipyrine, aspirine, salophène. Enveloppements articulaires ouatés, badigeonnages au salicylate de méthyle.

En cas de complications cardiaques, ventouses scarifiées à la région précordiale et un sac de glace ; iodure de sodium (0 gr. 50 à 1 gr.), quinine, huile camphrée

En cas de complication cérébrale, hydrothérapie froide (vessie de glace sur la tête : bains froids à 22° toutes les 3 heures).

A la période de convalescence, s'il existe des séquelles articulaires, des arthralgies, des raideurs articulaires post-rhumatismales, celles-ci seront favorablement influencées par un séjour à Bourbon-Lancy, Bourbon-l'Archambault, Bourbonne-les-Bains. S'il existe de l'atrophie musculaire, le massage et l'électrisation seront indiqués.

Bourbon-Lancy, Néris, Royat ont une action favorable sur les séquelles cardiaques, les deux premières stations agissant sur l'élément rhumatismal ; Royat, par ses bains carbo-gazeux, a une action tonique sur le cœur.

Pseudo-rhumatisme infectieux. — Cette forme se distingue du rhumatisme aigu franc, parce qu'elle s'observe au cours d'affections déterminées, telles que la scarlatine, les oreillons, l'érythème noueux, le purpura, l'hémophilie, la méningite cérébro-spinale, la dysenterie, la diphtérie, la fièvre typhoïde, la pneumonie, etc., après les injections sériques. On peut aussi l'observer au cours de la syphilis.

Le *pseudo-rhumatisme blennorragique* se reconnaît à son allure subaiguë avec localisation sur les petites articulations, à sa ténacité, à sa résistance au salicylate et à sa tendance vers l'ankylose.

Rhumatisme chronique (*fig.* 759). — Il se produit d'emblée ou à la suite d'une attaque aiguë.

CAUSES. Ordinairement chez la femme (au moment de la ménopause) et les vieillards.

Rhumatisme généralisé. — SIGNES. Surtout fréquent de 40 à 60 ans. Dans certains cas, les grandes

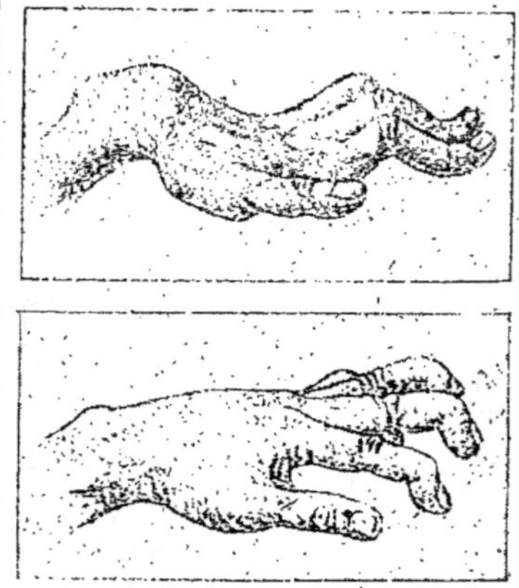

FIG. 759. — Rhumatisme chronique des mains.

articulations, particulièrement les genoux, sont le plus souvent atteintes. La maladie s'installe progressivement, les mouvements étant surtout douloureux au réveil « avant la mise en marche » des jointures. Elles sont faiblement modifiées, un peu gonflées, un peu épaissies, mais présentent des craquements. La douleur est plus intense par les temps humides.

Certaines formes tendent vers la plasticité. Les articulations sont gênées dans leurs mouvements, en parles ankyloses, d'où des attitudes vicieuses. Des nodosités plus ou moins temporaires se produisent le long des tendons ; l'*aponévrose palmaire* peut être rétractée.

La forme appelée *rhumatisme noueux* est presque toujours chronique d'emblée.

Des productions osseuses (ostéophytes) apparaissent au niveau des articulations, qu'elles grossissent.

La déformation frappe d'abord systématiquement les petites articulations, puis envahit lentement, mais progressivement, les grandes. Certains articles sont fléchis, d'autres étendus avec tuméfaction des extrémités osseuses (nodosités) et atrophie des muscles, précédées de contractures.

Les mains forment des Z plus ou moins réguliers, les doigts sont généralement déviés vers le bord où se trouve le petit doigt. La colonne vertébrale peut être déformée en cyphose ou en scoliose.

Rhumatisme localisé. — Peut intéresser tous les éléments articulaires ou se localiser sur les tissus fibreux.

L'*arthrite sèche de la hanche* (morbus coxae senilis) A un début insidieux, une évolution lente aboutissant à une impotence fonctionnelle avec douleurs, et atrophie musculaire.

Ce même tableau peut exister à l'épaule : l'humérus est soudé à l'omoplate, qui reste seule mobile sur le thorax. Les mouvements sont d'autant plus gênés que le deltoïde est atrophié. Enfin des soudures peuvent aussi se produire dans les petites articulations.

La colonne vertébrale peut être prise également.

La main et moins souvent le pied sont des sièges d'élection du rhumatisme chronique. [illegible] noueux [illegible] souvent aux mains. On peut encore noter d'autres manifestations [illegible] fibreuses : les *nodosités d'Heberden*, petits nodules durs, indolores, siégeant sur la face dorsale des doigts au niveau de l'articulation de la phalangine avec la phalangette ; les *nodosités de Bouchard*, qui existent aux articulations phalango-phalanginiennes et aux poignets, chez les malades atteints de troubles digestifs [illegible]

[illegible]

La Bourboule, chez les affaiblis ; Bagnères-de-Luchon, Barèges, Cauterets, Royat, Saint-Gervais, Uriage ; chez les nerveux : Bourbon-Lancy et Lamalou, Néris.

Dans le rhumatisme goutteux : Bourbon-l'Archambault, Bourbonne, Dax, Saint-Amand.

Rhume. — 1° De *cerveau*. V. NEZ (maladies) ; 2° de *poitrine*. V. BRONCHITE.

Ricin (Huile de). — Cette huile est extraite des semences du ricin, plante de la famille des Euphorbiacées (*fig.* 760).

MODE D'EMPLOI ET DOSE. L'huile de ricin est un excellent purgatif à la dose d'une demi-cuillerée à [illegible]

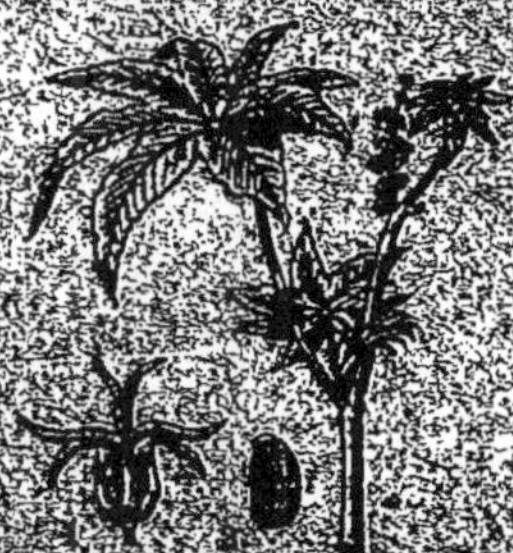

FIG. 760. — Ricin.
1. Coupe de la fleur ; 2. Semence.

café (nouveau-né ou nourrisson), une cuillerée à café (jusqu'à 3 mois), puis une cuillerée à dessert (un an), une cuillerée à soupe (jusqu'à 5 ans) et enfin, chez l'adulte, 30 à 40 gr. Le meilleur procédé pour faire prendre l'huile de ricin, dès que la quantité est supérieure à une cuillerée à café [illegible]

[illegible]

Rictus (lat. *rictus*, pourtour de la bouche). — Contracture involontaire des muscles de la face simulant le rire.

Rideau. — V. LIT.

Rides. — Plis de la peau, surtout marqués au front, aux tempes, au pli naso-labial, au cou, causés par les progrès de l'âge (dégénérescence sénile de la peau), l'amaigrissement, les excès, l'alcoolisme en particulier, les soucis, les émotions et les chagrins.

TRAITEMENT. Régime alimentaire sobre et régulier, exercices en plein air ; éviter les contractions trop fréquentes des muscles du visage, massage de la face*, frictions sèches de la peau au gant de crin ; lotions au sulfate d'alumine (4 gr. p. 200 gr. d'eau de rose). Petites résections chirurgicales de la peau.

Rigidité. — Raideur des membres. *Rigidité cadavérique*, V. MORT.

Riviera (ou Côte d'Azur). — On réunit sous ce nom les stations d'hiver : CANNES, HYÈRES, MENTON, NICE. V. aussi HIBERNALES (stations).

Riz (*fig.* 761). — Semence d'une Graminée. Aliment émollient et antidiarrhéique, sous forme de tisane (40 gr. par litre en décoction).

INDICATIONS COMME RÉGIME. Sa digestion facile en fait un aliment de régime pour les dyspeptiques, les convalescents, les personnes atteintes d'ulcère d'estomac et surtout les diarrhéiques, sous forme de riz au lait, de *crème de riz*. On emploie aussi, dans les entérites, l'*eau de riz* (décoction de 30 à 50 gr. dans 1 litre d'eau). La farine de riz fait partie des décoctions de céréales des nourrissons.

Le riz doit être soigneusement cuit, mais sans beaucoup d'eau (jamais avec du lait) et on doit le laisser non couvert sur le feu jusqu'à ce qu'il devienne plus ou moins sec et floconneux. On doit le manger *lentement*, accompagné de beurre et de sel, en ayant soin de bien mâcher ; l'eau ne doit pas être absorbée aussitôt après le riz, mais séparément, et de préférence chaude. Si, ultérieurement, le malade est autorisé à boire du lait, il doit le prendre pur et seul, 1 heure avant de manger, notamment avant le repas du soir.

CONTRE-INDICATIONS. Constipation, diabète.

Poudre de riz. — Soit pure, soit associée à d'autres poudres calmantes et isolantes (talc, amidon), calme les irritations cutanées. Elle est souvent falsifiée et a l'inconvénient de trop dessécher la peau.

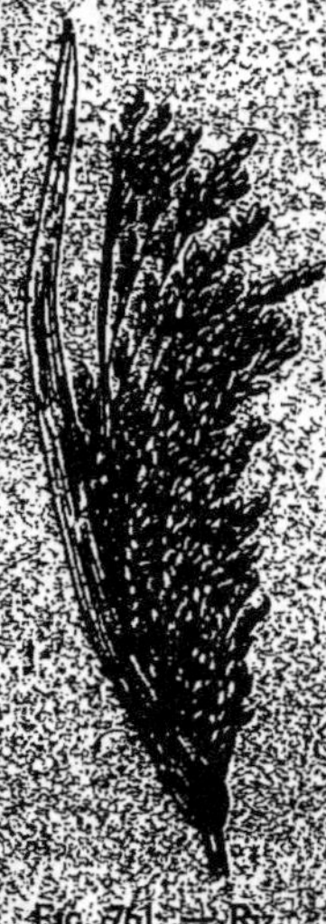

FIG. 761. — Riz.

Rob. — Suc de plante qu'on fait évaporer jusqu'à ce qu'il ait la consistance du miel.

Roche-Posay (La) [Vienne], à 22 km de Châtellerault. — Ville d'eaux bicarbonatées, calciques, siliceuses, sulfatées, radio-actives. Établissement ouvert du 1er juin au 30 septembre.

MODE D'EMPLOI. Boisson, bains, pulvérisations, douches.

INDICATIONS. Les diverses formes de l'arthritisme (goutte, rhumatisme, lithiases, etc.), les maladies de la peau et particulièrement l'eczéma.

Rocher. — Une des parties (os pétreux) du temporal, os qui renferme l'oreille interne.

Romarin. — Plante de la famille des Labiées. L'infusion de la tige fleurie de romarin à la dose de 10 gr. par litre et l'essence de romarin à la dose de quatre gouttes sont employées comme stimulants de la digestion.

Ronce sauvage. — Les feuilles de ronce (famille des Rosacées) en infusion (20 gr. par litre) constituent un bon gargarisme astringent.

Ronflement. — V. SOMMEIL.

Rosat (Miel). — V. ROSE ROUGE.

Rose de Noël. — Pour empoisonnement, V. ACONIT.

Rose rouge ou de Provins. — Médicament astringent, sous forme d'infusion (20 gr. par litre), de miel rosat (10 à 60 gr. dans une potion de 150 gr.) comme gargarisme.

INDICATIONS. Angines.

Roséole. — Éruption de petites taches rosées, isolées, pas ou faiblement saillantes, non squameuses, dont la durée est variable, mais toujours temporaire.

On distingue plusieurs types de roséoles :

1° Les *fièvres éruptives roséoliques*, comme la rougeole*, la rubéole*, la roséole saisonnière ; celle-ci se produit de préférence chez l'enfant, à l'occasion d'un trouble digestif, d'une sudation abondante. Après 2 à 3 jours, où il se sent mal à l'aise, souffre un peu de la tête, l'éruption se produit sur le corps, à l'exception du visage ; les taches s'effacent vers le soir ; elles provoquent des démangeaisons et disparaissent souvent dans la même journée pour reparaître de nouveau pendant 7 à 8 jours.

TRAITEMENT. Léger purgatif, surveiller l'alimentation, maintenir la propreté du sujet pendant quelques jours. Pommades et poudres.

2° Les *roséoles infectieuses symptomatiques*, telles la roséole de la syphilis* et taches rosées lenticulaires de la fièvre typhoïde*, du typhus, du choléra*, de la rougeole ; roséole vaccinale précédant l'éruption de la variole*.

3° Les *roséoles médicamenteuses* : roséoles balsamiques du copahu, du santal, de la térébenthine, roséole quinique, antipyrinique, iodique.

4° La *roséole émotive*, phénomène presque physiologique ; c'est une rougeur fugace, disposée en nappe ou en marbrures, qui se produit sur le haut de la poitrine, le cou et les épaules de certaines personnes quand elles se découvrent en public.

Rot. — Gaz s'échappant bruyamment de l'estomac et rendu par la bouche. V. ESTOMAC (maladies).

Rotule. — Os du genou. V. FRACTURE.

Rougeole. — Fièvre éruptive très fréquente et très contagieuse, surtout entre 2 et 10 ans. Les nouveau-nés et les nourrissons de moins de 6 mois échappent à la contagion. C'est au printemps et en été qu'elle est la plus fréquente. Bien qu'on ait signalé des récidives, il est rare que le même enfant contracte deux fois la rougeole.

CAUSES. La contagion se fait le plus souvent directement d'un enfant à l'autre, soit par l'air, soit par contact. Les mucosités, les crachats desséchés, les sécrétions linguales et nasales peuvent être transportés par l'air et aller infecter les enfants à une distance qui ne peut excéder 4 mètres en circonférence. Ce mode de transmission explique la fréquence de la contagion dans les écoles, les hôpitaux, etc. La contagion se produit beaucoup par contact direct ou indirect, par tous les objets que le petit malade a pu toucher, car on sait que le virus de la rougeole dure peu, 2 à 3 heures au plus, ce qui explique que, pour beaucoup de médecins, la désinfection des locaux occupés par des enfants rougeoleux soit jugée inutile, bien que la loi l'impose.

La rougeole est d'une contagiosité extrême au point que tout enfant ayant été en contact avec un rougeoleux, à la période de catarrhe oculo-nasal, doit être considéré comme contaminé, s'il n'a déjà eu la rougeole.

Ce sont les sécrétions de la gorge et du nez qui sont les plus contagieuses et la contagiosité cesse en général le cinquième jour après l'éruption.

On a trouvé plusieurs micro-organismes dans le sang, le mucus naso-pharyngien des rougeoleux (diplocoques, spirochètes), mais leur spécificité n'est pas encore démontrée.

SIGNES. La rougeole a une évolution que l'on divise en quatre périodes : incubation, invasion, éruption et desquamation.

1° *Incubation.* — Cette période dure de 8 à 16 jours, en moyenne 12 jours ; on ne distingue rien d'anormal

FIG. 762.
Signe de Koplik (d'après Escherisch).

chez l'enfant, si on n'a pas soin d'examiner la bouche ; on rencontre souvent à cette période une muqueuse parsemée d'enduits blanchâtres (*stomatite érythémato-pultacée*) ou encore la présence sur les muqueuses des joues, près des commissures labiales, de petites taches rouges avec un point blanc bleuâtre central ; c'est le *signe de Koplik* (fig. 762) ; la langue est normale. Parfois il existe un œdème de la conjonctive palpébrale.

2° *Invasion.* — Elle dure de 3 à 5 jours. Frissons, fièvre, malaise général, perte d'appétit, maux de tête, saignement de nez. Les yeux pleurent, le nez est enchifrené et la toux apparaît.

3° *Éruption* (5 jours). — La fièvre et la toux persistent. On constate à la face, puis au cou, au tronc et aux membres, de petites taches saillantes rouges et veloutées, qui sont souvent disposées en demi-cercle. Peu à peu elles pâlissent et disparaissent.

4° *Desquamation* (4 à 5 jours). — L'épiderme tombe en lamelles extrêmement fines.

COMPLICATIONS. Les complications habituelles qui apparaissent pendant l'éruption ou au début de la convalescence sont la *broncho-pneumonie*, surtout fréquente à l'hôpital et particulièrement grave, et l'*otite*, avec ou sans suppuration, pouvant laisser comme séquelle une surdité. Plus rare sont la *conjonctivite chronique* tenace, la *vulvite* chez les petites filles, la *laryngite striduleuse*, l'*épistaxis*, les *convulsions*, la *diarrhée*.

Exceptionnelles sont les *lésions ulcéreuses* du larynx, de la bouche, de la vulve, l'infection de la peau, la néphrite.

A la rougeole peuvent s'associer la scarlatine, la coqueluche, la diphtérie, une tuberculose pulmonaire ou ganglionnaire, qui peut aussi se développer après la fièvre éruptive.

PRONOSTIC. La rougeole n'est pas mortelle en elle-même et la guérison est même de règle chez les enfants un peu âgés, soignés dans leur famille. En 15 jours, l'enfant est rétabli.

Mais la mort est fréquente chez les très jeunes enfants, chez les débilités et les tarés et dans le milieu hospitalier. Une infection surajoutée, telle que la diphtérie, aggrave le pronostic. La mort est habituellement due à la broncho-pneumonie.

A Paris, la mortalité est de 8 par 100 000 habitants. De 1 à 4 ans, elle est vingt fois plus grande que de 5 à 9 ans et à cet âge deux fois plus que de 10 à 14 ans.

TRAITEMENT : I. PRÉVENTIF. La rougeole n'est donc pas une maladie qu'on doit traiter par le mépris, et trop souvent on entend dire au cours d'une épidémie de rougeole : « Puisqu'il n'y a pas de danger et que nos enfants doivent l'avoir, il est préférable qu'ils l'aient maintenant et tous en même temps : ce sera une affaire faite. » C'est là une erreur qui peut avoir des conséquences graves : la maladie n'offre pas toujours une marche aussi simple qu'on le croit généralement ; certaines épidémies sont terribles, surtout pour les enfants très petits, qui succombent du fait des complications signalées précédemment. On s'est donc efforcé de perfectionner les mesures prophylactiques.

On peut utiliser la méthode de Milne*, qui donne d'excellents résultats, et l'injection du sérum de convalescent (Nicolle et Conseil).

II. CURATIF. L'enfant sera maintenu au lit pendant la période fébrile, dans une chambre chaude (18°), mais bien aérée par l'ouverture des fenêtres dans la pièce voisine. On ne donnera que des aliments liquides, lait, tisanes sucrées ; aussitôt que la fièvre tombera, on augmentera l'alimentation. On combattra la fièvre par la quinine, la toux par l'opium, l'agitation par les bains à 25°-38°. Pour prévenir toute complication, on lavera soigneusement les yeux, la bouche, la gorge, les mains, les organes génitaux avec une solution boriquée à 3 p. 100.

Huile goménolée à 10 p. 100 dans le nez et les oreilles. Inhalations d'oxygène en cas de complications respiratoires. Dans la convalescence traînante, huile de foie de morue, sirop iodotannique et séjour à la campagne.

PRESCRIPTIONS SCOLAIRES. Faire la déclaration* légale. La désinfection* réglementaire est superflue.

L'enfant ne retournera pas à l'école avant 16 jours. Il prendra auparavant un bain savonneux.

Les frères et les sœurs du malade sont forcément contagionnés quand la maladie est reconnue ; il ne faut pas les envoyer en dehors de leur famille, où ils pourraient créer de nouveaux foyers ; ils doivent quitter l'école à partir du neuvième jour qui suit l'éruption du premier cas, car eux-mêmes commencent à devenir contagieux à cette période.

Rouget. — Syn. : aoûtat, bête d'août, vendangeur (*fig.* 763).

DESCRIPTION. Acare d'une longueur de 0mm,23 sur 0mm,20 de large. Il fait son apparition vers la fin de l'été, et se tient sur les groseilliers à maquereau, les sureaux, les haricots, l'herbe des bois. Il grimpe le long des jambes de l'homme, introduit ses mandibules dans la peau, et s'y implante si solidement qu'on peut difficilement enlever son rostre.

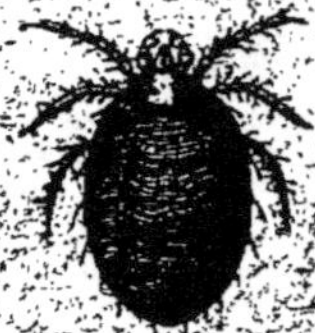

FIG. 763. — Rouget (très grossi).

SIGNES. Démangeaisons très intenses ; la peau est gonflée, rougeâtre, et présente des plaques de 1 ou 2 centimètres de large, au centre desquelles un point rouge marque la présence de l'animal.

VARIÉTÉS EXOTIQUES. Il existe des acares analogues à la Martinique, au Mexique, au Japon ; leur piqûre peut provoquer la formation de véritables petits phlegmons.

TRAITEMENT. Enlever l'animal avec une pince. Frictions avec du vinaigre, de la benzine, de l'eau de Cologne ou de l'eau-de-vie saturée de tabac.

Rousseur (Taches de). — V. ÉPHÉLIDES.

Royat (Puy-de-Dôme). — Ville d'eaux gazeuses, bicarbonatées sodiques chlorurées, chaudes à 20°-35°. Elles contiennent aussi de la lithine (35 milligr.), des sels de fer et de l'arsenic. Altitude, 450 mètres ; climat doux ; saison : 1er juin-1er octobre.

MODE D'EMPLOI. Boissons, pulvérisations, irrigations, gargarismes, inhalations, douches, bains carbo-gazeux, bains à eau courante, bains hydro-électriques.

ACTION. Diurétique et diaphorétique, stimulante de la circulation et de l'appétit.

INDICATIONS. Diathèse arthritique, anémies, nervosisme, dyspepsies atoniques ou hypochlorhydriques, asthme, eczéma, acné, pityriasis, diabète, albuminurie, diathèses biliaire et rénale, affections utérines liées à un état rhumatismal ou goutteux.

CONTRE-INDICATIONS. Tuberculose, cancer, affections du cœur et des centres nerveux.

Rubéfaction et Rubéfiants (du lat. *ruber*, rouge, et *facere*, faire). — Médication et médicaments destinés à faire rougir la peau. V. SINAPISME, MOUTARDE.

Rubéole. — Maladie épidémique contagieuse due à un agent spécifique inconnu, mais n'offrant aucune gravité. Elle doit être distinguée de la rougeole, pour laquelle elle ne confère aucune immunité.

CAUSES. Jeune âge (5 à 15 ans) ; endémique dans les villes, particulièrement au printemps et en hiver. La contagion s'effectue avant et au début de l'éruption, mais pas pendant la convalescence, même en cas de desquamation. Une atteinte donne en général l'immunité : cependant on observe des récidives.

SIGNES. *Incubation* : 12 à 15 jours. Peut passer inaperçue ; parfois fièvre (38°), maux de tête.

Éruption. Taches sans saillie, plus pâles que dans la rougeole et plus séparées, siégeant à la face (joues, pourtour du nez), puis très rapidement (12 à 24 heures), se généralisant aux bras et aux membres. Souvent en certains points les taches sont remplacées par des plaques scarlatiniformes ; elles occasionnent des démangeaisons et disparaissent très vite (3e jour).

La desquamation est généralement peu visible.

PRONOSTIC. Bénin. En 8 à 10 jours, la guérison est complète. Exceptionnellement on observe des complications : broncho-pneumonie, albuminurie persistante.

TRAITEMENT. Repos au lit, puis à la chambre. V. à ROUGEOLE.

Rubinat (Espagne). — Eau purgative froide contenant 96 gr. de sulfate de soude et 3 gr. de sulfate de magnésie par litre.

DOSE. Un verre à bordeaux. Cette eau possède à un haut degré les inconvénients des purgatifs salins, notamment celui de constiper après avoir purgé.

Rue. — Plante de la famille des Rutacées employée comme excitant et emménagogue, sous forme d'infusion (5 gr. par litre).

Rugine (*fig.* 764). — Plaque d'acier à bords en biseaux tranchants et montée sur un manche. Elle est employée pour racler les os, détacher le périoste du crâne (opération du trépan).

Rumination. — Acte de ramener dans la bouche les aliments contenus dans l'estomac, soit pour les mastiquer et les avaler ensuite, soit pour les vomir.

Certaines personnes, particulièrement les enfants, ont la faculté de provoquer ces régurgitations. Les dyspeptiques, les névropathes présentent souvent cette habitude morbide ; les idiots éprouvent du plaisir à cette rumination.

TRAITEMENT. Rééducation psychique ; combattre les troubles dyspeptiques.

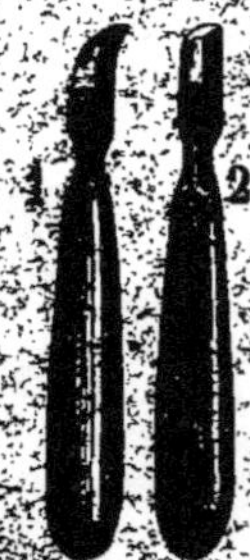

FIG. 764. — Rugine. 1. Courbe. 2. Droite.

Rupia (du lat. *rupes*, rocher). — Élément éruptif caractérisé par un soulèvement épidermique contenant du pus et entouré d'une auréole inflammatoire. Bientôt se constitue une croûte centrale, puis la lésion s'étend par la périphérie et de nouvelles croûtes concentriques noirâtres, rugueuses, stratifiées, se forment, donnant ainsi l'aspect d'une écaille d'huître. Cet élément, appelé rupia, s'observe surtout dans les syphilides tertiaires, la syphilis maligne précoce et parfois dans l'ecthyma.

Rupture musculaire. — V. MUSCLES (maladies).

Rusma. — V. DÉPILATOIRES.

S

Sabine. — Les feuilles et les sommités des rameaux de la sabine (famille des Conifères) sont employées, comme emménagogues, en infusion (5 gr. par litre) ou en poudre (50 centigr. à 1 gr.), soit isolément, soit associées à d'autres plantes ayant les mêmes propriétés (rue, armoise, safran).

Sable (Bains de). — V. BAINS : *Bains de sable.*

Saburre (du lat. *saburra*, gravier). — Les *saburres* sont les matières muqueuses sécrétées en trop grande abondance et plus ou moins altérées qui s'accumulent sur la langue (*langue saburrale*) ou dans l'estomac (*état saburral*) au cours des fièvres et des maladies d'estomac.

Saccharine. — Sucre extrait de la houille. Il a un pouvoir sucrant trois cents fois supérieur à celui du sucre ordinaire et se présente sous forme de petits cristaux microscopiques blancs.

On l'utilise pour sucrer les aliments des diabétiques à la dose de 5 à 10 centigr., pur ou associé à quantité égale de bicarbonate de soude qui permet sa dissolution dans l'eau. La saccharine n'a pas les propriétés nutritives du sucre de canne ou de betterave.

On a beaucoup discuté pour savoir si la saccharine était nuisible. L'expérience de la guerre de 1914, pendant laquelle 200 000 kg. de saccharine ont été consommés en France en 3 années, a montré l'innocuité de la saccharine.

Saccharomyces (du gr. *saccharon*, sucre, et *mucès*, champignon). — Champignons ne se rencontrant jamais à l'état filamenteux ; les articles qui se produisent par bourgeonnement s'isolent rapidement et bourgeonnent à leur tour. Les saccharomyces ont été rencontrés dans des angines et dans certaines affections cutanées.

Sacro-coxalgie. — Ostéo-arthrite tuberculeuse de l'articulation sacro-iliaque, les lésions osseuses étant généralement plus importantes que dans les autres tumeurs blanches.

Sacro-iliaque (Articulation). — Symphyse unissant le sacrum et les os iliaques par un ligament interosseux renforcé par des ligaments antérieur, supérieur et inférieur. Il en existe un de chaque côté du dos.

Sacro-vertébrale (Articulation). — Elle unit le sacrum à la dernière vertèbre lombaire. Le point de jonction de ces deux os en avant forme l'*angle sacro-vertébral* ou *promontoire*. Cette articulation est maintenue par le *ligament sacro-vertébral*, qui s'étend de la partie antérieure inférieure de l'apophyse transverse de la dernière vertèbre lombaire à la partie supérieure du sacrum.

Sacrum. — Os unique triangulaire, placé entre les deux os iliaques, avec lesquels il constitue le bassin. Il fait suite à la colonne vertébrale, étant formé lui-même par cinq vertèbres rudimentaires soudées ensemble, et se trouve placé au-dessus du coccyx. Les muscles profonds du dos et des fesses y prennent attache. V. *fig.*, à BASSIN.

Safran. — Stigmates d'un Crocus (famille des Iridées) [*fig.* 765] employé comme emménagogue (infusion 50 centig. par tasse) et comme stimulant sous forme de *sirop de dentition de Delabarre*, qui contient : safran, 3 gr. ; tamarin, 30 gr. ; miel, 200 gr. ; eau, 100 gr.

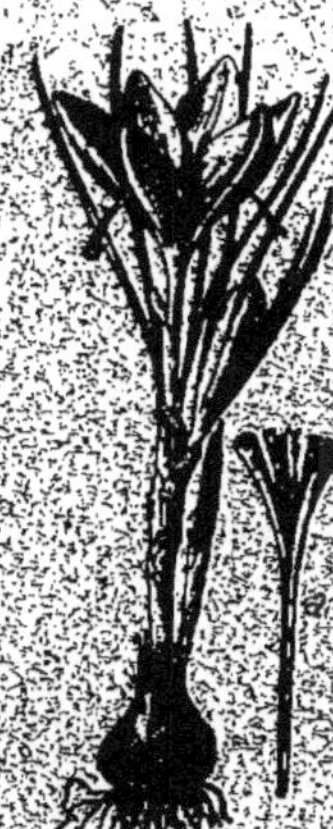

FIG. 765. — Safran. *a*, stigmate.

Safran de mars. — V. FER (Oxyde de).

Sage-femme. — Accoucheuse diplômée après examen par un jury médical.

Il est interdit aux sages-femmes d'employer des instruments. Dans les cas d'accouchement laborieux, elles doivent faire appeler un docteur en médecine. Il leur est également interdit de prescrire des médicaments, sauf le cas prévu par le décret du 23 juin 1873. Elles peuvent vacciner et revacciner.

Saignée. — Émission sanguine générale ou locale.

Saignée générale. — Elle se pratique habituellement au pli du coude sur la veine céphalique, mais on peut saigner sur n'importe quelle veine, à condition qu'elle soit nettement visible et d'un volume suffisant.

On arrête la circulation veineuse au-dessus de la veine choisie, en appliquant une bande ou un tube de caoutchouc sur la veine, de façon à la faire saillir, puis on y introduit une lancette, un bistouri ou une aiguille. Le voisinage de l'artère présente un certain danger : aussi la saignée ne doit-elle être pratiquée que par un médecin. Lorsqu'elle est suffisante (200 à 500 gr.), on enlève le lien constricteur et on applique sur la plaie un pansement aseptique et un bandage compressif.

La saignée a d'abord des effets mécaniques. En enlevant 200 à 300 cm³ de sang chez un hypertendu, on abaisse passagèrement la pression. Les effets de cette hypotension passagère se font sentir beaucoup plus longtemps que l'hypotension elle-même. Ainsi les céphalées, les insomnies, les paresthésies dont les hypertendus se plaignent si souvent, cèdent pour un temps appréciable à une saignée. On peut ainsi chaque mois pratiquer une ponction veineuse qui a un effet bienfaisant et tout donne à penser qu'elle prévient dans une grande mesure les hémorragies cérébrales ou rétiniennes menaçantes. Un tel procédé doit être préféré aux médicaments qui abaissent la pression.

Dans les insuffisances du cœur, avec stase marquée, surtout si elles sont accompagnées de lésions rénales, la saignée est aussi très utile.

La saignée a, en outre, un effet antitoxique d'un grand intérêt. On a attribué cette action au fait qu'en retirant une certaine quantité de sang, on élimine une certaine quantité de toxines ; on l'a attribuée également à l'hyperglycémie provoquée. La saignée trouve son indication dans les intoxications par l'oxyde de carbone ou le chlorate de potasse (poison du sang), dans l'urémie, l'éclampsie, dans le coma diabétique, dans les formes sévères des maladies de Basedow, dans certaines dermatites (eczéma, prurigo, etc.).

Saignée locale. — Elle se pratique à l'aide des ventouses scarifiées et des sangsues, qui agissent comme analgésiques et décongestifs locaux. V. SANGSUES, VENTOUSES.

Saignement des gencives, du nez, etc. V. HÉMORRAGIE.

Sail-les-Bains (Loire). — Petite station d'eaux froides et chaudes (10° à 34°) bicarbonatées mixtes. Altitude, 250 mètres.

MODE D'EMPLOI ET INDICATIONS. V. EAUX MINÉRALES alcalines.

Sail-sous-Couzan (Loire). — Eaux bicarbonatées sodiques. V. EAUX MINÉRALES alcalines.

Saint-Alban (Loire). — Petite station d'eaux gazeuses faiblement bicarbonatées mixtes (sodiques et calciques). Altitude, 400 mètres. Saison : juin-octobre ; climat variable ; vie calme.

MODES D'EMPLOI. Ceux des EAUX MINÉRALES alcalines ; douches et inhalations nasales, oculaires, pharyngiennes. Eau de table.

INDICATIONS. Dyspepsie, anémie, dermatoses.

Saint-Amand (Nord). — Station d'eaux calciques et de boues médicamenteuses. Climat doux ; saison, toute l'année.

MODES D'EMPLOI. Ceux des EAUX MINÉRALES calciques ; mais surtout bains de boue, qui durent quatre à cinq heures ; le malade s'enfonce debout dans des cases spéciales. — INDICATIONS. Rhumatisme, paralysie, raideurs musculaires, coxalgie, tumeur blanche, luxation, fracture ou entorse ancienne. V. aussi BAINS de boue.

Saint-Christau (Basses-Pyrénées). — Station d'eaux froides ferrugineuses et sulfatées calciques légèrement cuivreuses. Altitude, 300 mètres.

MODE D'EMPLOI. Boissons, lotions, gargarismes.

INDICATIONS. Dermatoses, leucoplasies linguale et buccale.

Saint-Galmier (Loire). — L'eau des sources de Saint-Galmier est seulement exportée. Elle est gazeuse et faiblement bicarbonatée.

INDICATIONS. Digestions difficiles.

Saint-Gervais (Haute-Savoie). — Station d'eaux sulfatées calciques, chlorurées et légèrement sulfureuses chaudes (39°). Altitude, 630 mètres, au pied du mont Blanc, climat de montagnes ; saison : 1er juin-15 septembre.

MODES D'EMPLOI. Ceux des EAUX MINÉRALES calciques. — INDICATIONS. Les eaux sont toniques, calmantes et dépuratives : maladies de la peau, notamment eczéma humide chez les excitables ; laryngite, pharyngite, maladies du nez, dyspepsie.

Saint-Honoré (Nièvre). — Station d'eaux sulfurées calciques chaudes. Altitude, 270 mètres ; climat doux ; saison : 15 mai-1er octobre. Ressources de toutes sortes.

MODES D'EMPLOI. Ceux des EAUX MINÉRALES sulfureuses, mais notamment l'inhalation et les pulvérisations.

INDICATIONS. Asthme infantile, coryza chronique, pharyngite, bronchite chronique, prétuberculose. Eczéma.

Saint-Moritz (Suisse). — Station d'altitude (1 775 m.) et d'eaux minérales ferrugineuses et bicarbonatées.

MODES D'EMPLOI. Ceux des EAUX MINÉRALES ferrugineuses et bicarbonatées.

INDICATIONS. Maladies nerveuses (neurasthénie, hystérie) accompagnées d'anémie ; dyspepsies, notamment celles qui sont consécutives au paludisme.

Saint-Nectaire (Puy-de-Dôme). — Station d'eaux arsenicales ferriques (0 gr. 002), chlorurées sodiques (2 gr.), bicarbonatées sodiques (2 gr.), chaudes (46°). Altitude, 700 mètres (Saint-Nectaire le Bas) et 784 mètres (Saint-Nectaire le Haut), climat de montagnes ; saison : 1er juin-15 septembre. Ressources modestes, beau pays.

MODE D'EMPLOI. Bains, douches, boissons.

INDICATIONS. Albuminurie, rhumatisme, dermatoses.

Saint-Raphaël (Var). — *Station d'hiver* au bord du golfe de Fréjus (plage de sable), assez bien abritée contre les vents d'est, mais pas contre le mistral. En hiver, température moyenne 11° ; pluie rare, air sec.

ACTION. Climat excitant, tonique. — INDICATIONS. Anémie, lymphatisme, scrofule.

Saint-Sauveur (Hautes-Pyrénées). — Petite ville d'eaux sulfurées sodiques chaudes (24° à 34°). Altitude, 770 mètres ; climat doux ; saison : 1er juin-1er octobre.

ACTION CURATIVE (surtout bains). Calmantes, sédatives, contrairement à l'action la plus habituelle des eaux sulfureuses.

— INDICATIONS. Maladies de femmes, surtout lorsqu'elles sont accompagnées de *nervosisme* (puberté, ménopause, dysménorrhée, suite de couches, névralgies, métrites, déplacements de l'utérus). Nervosisme alors ple, migraine, tics, névralgies, gastralgie, rhumatisme musculaire.

CONTRE-INDICATIONS. Affections utérines aiguës, du cœur, des reins, rhumatisme articulaire, lésions, goutte, diathèse urique.

Saint-Trojan (île d'Oléron). — Sanatorium marin.

Salade. — Aliment rafraîchissant lorsqu'il est composé par des feuilles fraîches de plantes, céleri, chicorée, cresson, laitue, barbe-de-capucin, assaisonnées de sel, poivre, huile et vinaigre.

Aliment peu nourrissant, la proportion d'eau étant considérable dans les salades (93 p. 100) et la proportion de matières assimilables (amidon, sucre, sels minéraux, acides organiques) minime; mais les salades renferment une grande quantité de cellulose qui est inattaquée par les sucs digestifs. Cette cellulose non digérée agit mécaniquement sur l'intestin, favorise les mouvements, excite la sécrétion et facilite l'expulsion des résidus alimentaires constituant les matières fécales. Les salades conviennent donc aux personnes constipées et adonnées à un régime carné, aux arthritiques non dyspeptiques. Elles leur rendent encore plus de service cuites à l'eau (salades cuites).

Salaisons. — Le sel et le salpêtre qu'on y ajoute souvent conservent les viandes, mais leur enlèvent une partie du pouvoir nutritif par l'altération qu'ils apportent aux substances organiques dont une fraction devient inassimilable.

L'usage habituel et prolongé des salaisons entraîne un affaiblissement progressif, des diarrhées et du scorbut, d'où la nécessité, pour les marins et les soldats, d'une certaine proportion d'aliments frais à intervalles rapprochés.

Salep. — Substances tirées des tubercules de plantes de la famille des Orchidées, renfermant de l'amidon. On emploie le salep en gelée pour donner des forces aux malades.

Salés (Bains). — On les emploie pour remplacer l'effet des bains de mer ou des eaux minérales chlorurées sodiques.

La dose de sel gris est de 1 à 3 kg. pour la baignoire d'enfant, de 6 à 8 pour celle d'adulte. On peut employer aussi les eaux mères des sources salées fortes (Salies-de-Béarn, Salins). Si la peau est un peu irritable, on ajoutera de l'amidon ou du son.

INDICATIONS. Débilité infantile, rachitisme, anémie, lymphatisme, tuberculoses articulaire, ganglionnaire et osseuse, rhumatisme chronique, métrite chronique.

Salicaire. — Plante de la famille des Lythrariées (*fig.* 766) dont la fleur et la tige sont utilisées comme astringent et hémostatique.

INDICATIONS. Diarrhée et dysenterie bacillaire à la dose de 20 gr. par litre en infusion. Extrait mou (0 gr. 50 à 1 gr.), extrait fluide (0 gr. 50 à 1 gr. 50 chez l'enfant, 3 à 5 gr. chez l'adulte).

Salicine. — V. SAULE.

Salicylique (Acide) et **Salicylates.**

I. **Acide salicylique.** — Antiseptique, antifébrile, antirhumatismal (moins employé que les salicylates).

MODE D'EMPLOI ET DOSE. A l'*intérieur*, 1 à 3 gr. dans une potion. A l'*extérieur*, en pommade 1/10 gr. de vaseline, ou en poudre 1/10 gr. de talc (sueurs des pieds). La préparation stimulante et antiseptique dite *vinaigre de Pennès*, employée en lotions et en bains, contient 6 gr. d'acide salicylique associé à 6 gr. d'acétate d'alumine pour 100 gr. d'un excipient formé d'alcool d'eucalyptus, de verveine, de lavande, de benjoin et d'acide acétique.

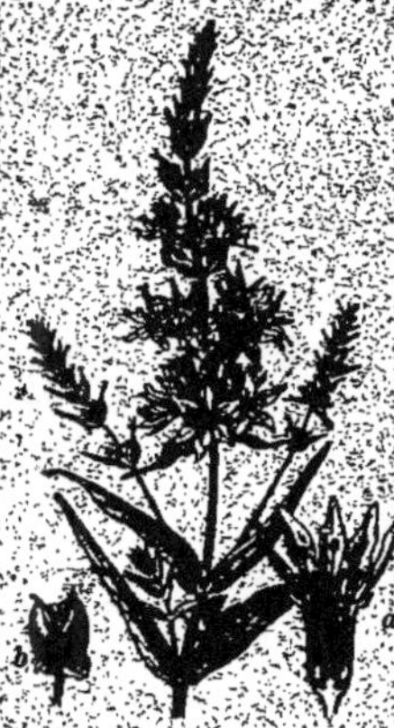

FIG. 766. — Salicaire.
a, Coupe de la fleur; *b*, Fruit.

II. **Salicylate de bismuth.** — Poudre blanche ne se dissolvant pas dans l'eau, employée comme *antiseptique antidiarrhéique* sous forme de cachets de 50 centigr. à 1 gr. à la dose de 2 à 6 gr. par jour.

III. **Salicylate de lithine.** — Antigoutteux employé aux mêmes doses que le salicylate de soude. V. plus bas ce mot.

IV. **Salicylate de méthyle** (essence de Wintergreen). — Bon antirhumatismal, notamment dans les petites atteintes, où il fait rapidement disparaître la douleur. — MODE D'EMPLOI ET DOSE. Verser sur un morceau de toile 30 à 50 gouttes de salicylate et l'appliquer sur la région douloureuse. Recouvrir vivement d'un morceau de taffetas gommé, puis d'ouate, pour éviter l'évaporation de cette substance, dont l'odeur est forte et pénétrante, mais nullement désagréable, car elle est employée comme parfum. On peut, du reste, masquer l'odeur du salicylate de méthyle en y ajoutant 2 p. 100 d'essence pure de lavande. On renouvelle de façon à utiliser 3 à 4 gr. par jour.

V. **Salicylate de phénol.** — V. SALOL.

VI. **Salicylate de soude.** — Poudre blanche, nacrée, inodore, de goût d'abord sucré, puis amer, soluble dans l'eau, altérable (moisissures) par l'air et la lumière.

ACTION SUR LES FONCTIONS. Il a éliminé rapidement par les urines (60 p. 100), à moins d'insuffisance de l'excrétion du rein, auquel cas il peut provoquer ou accentuer l'albuminurie. Les urines, d'abord plus foncées, deviennent ensuite très abondantes et plus claires et sont chargées d'urates. Il est évacué aussi par la bile, dont la proportion est accrue et les diverses excrétions. Le salicylate accroît la quantité en sang des règles et peut provoquer des saignements de nez. Étant irritant, à l'état pur, pour la muqueuse gastrique, il est nécessaire qu'il soit absorbé avec beaucoup de liquide.

INDICATIONS ET DOSE. A l'*intérieur*. Rhumatisme articulaire aigu, puis avec une action moins favorable, le rhumatisme chronique, les arthrites goutteuses et blennorragiques, la migraine, par dose de 50 centigr. prises par cuillerées en dissolution dans de l'eau de Vals ou de Vichy (V. aussi à RHUMATISME : *traitement*), avec maximum de 6 à 8 gr.; pour les enfants, 50 centigr.

par année d'âge. En gargarisme dans les angines, à la dose de 1 p. 100, en pommade à 1 à 2 p. 100.

CONTRE-INDICATIONS. Mal de Bright (V. REINS) et albuminurie, maladies de cœur, artériosclérose, vieillesse, alcoolisme.

Salies-de-Béarn (Basses-Pyrénées). — Station d'eaux chlorurées sodiques fortes (245 gr.), froides. Altitude, 40 mètres. Climat doux, chaud en août. Saison, toute l'année, mais particulièrement de mars en novembre. Vie très calme.

MODES D'EMPLOI. Ceux des EAUX MINÉRALES chlorurées : dans certains cas, on se sert des eaux mères. — INDICATIONS. Celles des EAUX MINÉRALES chlorurées, notamment pour les enfants lymphatiques (maladies de la croissance) et les maladies de l'utérus.

Salins (Jura). — Ville d'eaux chlorurées sodiques fortes (22 gr. 75), *froides.* Altitude, 360 mètres ; climat variable ; saison : 1er juin-15 septembre. Vie calme.

MODE D'EMPLOI. Traitement externe.

INDICATIONS. Adénites, coryzas chroniques, anémie, tuberculose osseuse, rachitisme, lymphatisme, maladies des femmes, dermatoses chroniques.

Salins-Moutiers (Savoie). — Station d'eaux chlorurées sodiques (12 gr. 50), chaudes (34°). Climat variable. Saison : 15 mai-15 septembre. Vie calme.

MODES D'EMPLOI ET INDICATIONS. Ceux des EAUX MINÉRALES chlorurées.

Salipyrine. — Poudre cristalline, combinaison d'acide salicylique et d'antipyrine. — Antifébrile, analgésique. Se donne en cachets de 0 gr. 50 à 1 gr. à la dose de 2 à 5 gr. par jour.

Salivaires (Glandes) **et Salive.** — Il existe trois paires de glandes salivaires : les parotides, les sous-maxillaires et les sublinguales (*fig.* 767).

I. **Glandes parotides** (du gr. *para*, auprès, et *ous, ôtos*, oreille). — Ce sont les plus volumineuses ; elles pèsent 25 gr., et elles sont placées chacune au-devant de l'oreille, entre la peau et le muscle masséter. Elles versent leur produit par un conduit, le *canal de Sténon*, qui s'ouvre sur la muqueuse de la bouche au niveau de la première grosse molaire supérieure.

II. **Glandes sous-maxillaires.** — Leur poids est de 6 gr. : elles se trouvent sous la mâchoire et versent leur sécrétion par le conduit de *Wharton*, qui s'ouvre sur les côtés du frein de la langue.

III. **Glandes sublinguales.** — Elles sont placées sous la muqueuse du plancher de la bouche, dans une fossette de l'os maxillaire inférieur. Leur conduit, *canal de Bartholin*, s'ouvre à côté de celui de Wharton.

Salive. — La *salive parotidienne* est très liquide, alcaline ; elle s'écoule surtout pendant les mouvements de mastication, qu'elle facilite. Les salives sous-maxillaire et sublinguale sont visqueuses, filantes ; elles agglutinent les particules alimentaires et aident à la déglutition. La salive proprement dite, mélange des sécrétions des trois sortes de glandes, renferme, outre de l'eau et des sels, une substance albuminoïde, la *diastase* (du gr. *diastasis*, séparation) ou ptyaline, qui est un ferment soluble destiné à transformer l'amidon en sucre. La salive commence donc la digestion des substances féculentes et amylacées qui constituent la majeure partie du pain et des légumes.

Action des médicaments sur la salive. — Certaines substances, comme l'iodure de potassium, le mercure, introduites dans le corps en potion, en

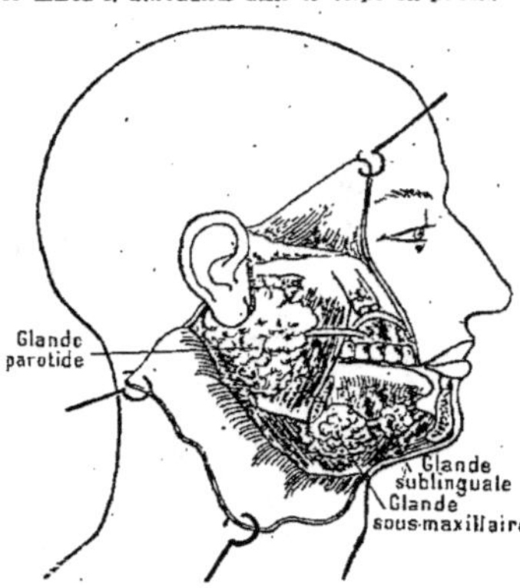

FIG. 767. — Glandes salivaires.

pilules, en injection sous-cutanée ou en onctions sur la peau, sont, à leur passage dans les capillaires des glandes salivaires, plus particulièrement absorbées par les cellules de ces glandes et y provoquent une sécrétion exagérée de salive.

Salivaires (Glandes) [Maladies]. — La *grenouillette*, maladie de la glande sous-maxillaire, a été étudiée au mot GRENOUILLETTE ; il sera donc seulement question ici des affections de la glande parotide.

Fistule parotidienne. — CAUSES. Plaie de la joue. — SIGNES. Écoulement de salive par un orifice anormal de la joue. — TRAITEMENT. Petite opération chirurgicale.

Obstruction du canal parotidien. — Cette obstruction provoque l'apparition d'une tumeur liquide qui fait saillie à la joue. Dans certains cas, chez les ouvriers verriers, on constate des tumeurs gazeuses. — TRAITEMENT. Opération chirurgicale.

Parotidites. — Elles peuvent être dues : 1° au mercure, au plomb, à la goutte, aux oreillons* et alors suppurent rarement ; 2° à un calcul salivaire ; 3° à une inflammation du voisinage (anthrax, arthrite temporo-maxillaire, adénite, otite moyenne et externe) ; 4° à des infections générales graves et à des états cachectiques aigus (grippe, fièvre typhoïde, pneumonie, infection puerpérale, scarlatine, variole, diphtérie) et des cachexies chroniques (urinaires, diabétiques, brightiques, cancéreuses) ; 5° à des opérations chirurgicales (ovariotomie surtout).

SIGNES. Début, soit brusque, avec fièvre, frisson, soit lent, si l'affection survient dans les états de cachexie. Bientôt tuméfaction profonde, à limites peu nettes, rarement nettement fluctuante ; peau épaissie, œdématiée, rosée ; douleur exagérée par la pression et les mouvements de la mâchoire : parfois la présence d'une goutte de pus à l'orifice buccal du canal de Sténon. Évolution variable, soit vers la résolution, soit vers la suppuration (cinquième ou sixième jour), soit vers la gangrène (exceptionnelle).

TRAITEMENT. Dans tous les états infectieux, veiller à l'hygiène de la bouche. Une fois la parotidite déclarée, immobilisation et compression, mais dès qu'on soupçonne la suppuration, inciser.

Tumeurs de la parotide. — Elles peuvent être : 1° *Liquides* (kystes salivaires) et, dans ce cas, ne sont pas douloureuses, et reconnues seulement quand elles font saillie sous forme de tumeurs arrondies, fluctuantes ;

2° *Solides*, peu fréquentes : angiomes, lipomes, sarcomes ; cancer.

TRAITEMENT. Ablation de la glande.

Salivation. — La sécrétion de la salive est soumise à certaines variations :

Elle peut être *diminuée*, comme toutes les sécrétions, dans les maladies fébriles ; dans tous les cas où l'organisme subit une soustraction d'eau importante : diarrhées profuses, sueurs, polyurie.

Elle est souvent *augmentée* (sialorrhée) et, dans certains cas, peut atteindre, en 24 heures, 3 kg. Cette sécrétion est déterminée soit par une influence nerveuse : névralgie du trijumeau, grossesse* (dans ce cas, même si la salivation est considérable, elle disparaît spontanément après quelques jours et ne reparaît pas, en général, aux grossesses ultérieures), soit à la suite de maladies des dents. Le plus souvent, elle accompagne les stomatites, soit par absorption de substances irritantes, soit au cours de maladies générales à détermination buccale : scorbut, variole, rougeole, soit par intoxication mercurielle. La sialorrhée enfin peut être due au tartre stibié et au saturnisme.

TRAITEMENT. L'extrait de belladone, ou mieux le sulfate d'atropine, le chlorate de potasse en cas d'inflammation de la bouche, font cesser la salivation.

Salol (salicylate de phénol). — Poudre blanche cristalline employée comme antiseptique, antifébrile, antirhumatismal.

MODE D'EMPLOI ET DOSE. A l'*intérieur*, 1 à 4 gr. en cachets, soit seul, soit associé à d'autres antiseptiques et absorbants : naphtol, magnésie, bismuth. A l'*extérieur*, en poudre sur les plaies et sous forme de collodion (1 gr. pour 10 de collodion) ou de gaze salolée.

Salpingite. Salpingo-ovarite (du gr. *salpinx*, trompe). — Inflammation de la trompe et de l'ovaire (*fig.* 768).

CAUSE. Infection habituellement d'origine utérine, survient après une métrite consécutive à un accouchement,

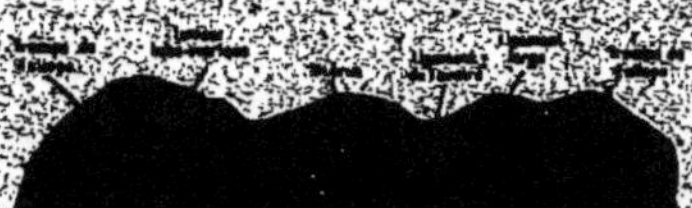

FIG. 768. — Salpingite droite.

une fausse couche, un traumatisme opératoire ou obstétrical, un examen ou un cathétérisme, etc. ; succède parfois à une affection intestinale (entérite, appendicite). La cause peut donc être variable : blennorragique, streptococcique, staphylococcique, pneumococcique, tuberculeuse. Se voit ordinairement de 25 à 35 ans. Peut se produire chez les vierges ; complique les vulvo-vaginites chez les petites filles.

L'infection gagne, de l'isthme vers le pavillon, toute la muqueuse de la trompe ; elle peut à ce moment rétrocéder. Le plus souvent, dans les cas aigus, il y a suppuration de la cavité et formation d'une poche purulente.

L'ovaire participe à l'infection ; le péritoine s'enflamme (pelvipéritonite, péritonite purulente).

SIGNES. L'invasion des annexes peut être aiguë, brusque ou se faire d'une façon insidieuse.

Salpingo-ovarite aiguë. — Au cours d'une métrite ou d'une blennorragie, à la suite des règles, d'excès, de froid, de fatigue, d'une fausse couche, d'une douleur vive dans le bas-ventre, apparaissent les troubles suivants : ballonnement du ventre, nausées, vomissements, pouls rapide, fièvre (température 38°,5, 39°) ; le toucher est rendu impossible par la douleur ; ventre très douloureux au palper. Durée, 15 à 20 jours ; puis la période aiguë se calme et passage à l'état chronique. Dans les cas très graves, la mort peut survenir dès les premiers jours par péritonite généralisée.

Salpingo-ovarite chronique. — Succède à la forme aiguë ou est d'emblée insidieuse. Douleur au moment des règles, à la suite d'une fatigue, siégeant sur le côté du bas-ventre, surtout à gauche. La douleur se reproduit le plus souvent sans fièvre, spontanée ou provoquée par les pressions, irradiant vers les lombes, vers la cuisse, vers le sacrum ou le coccyx ; à certains moments, exacerbations, coliques salpingiennes, suivies parfois d'une brusque perte séreuse ou purulente ; règles avancées, abondantes ; pertes de sang, parfois continues ; stérilité dans le cas de lésions bilatérales ; troubles de dyspepsie, de neurasthénie ; névralgies ; troubles nerveux : hystérie, manie.

L'état chronique peut persister durant toute l'existence, avec exacerbations aiguës plus ou moins répétées ; les malades sont des infirmes, condamnées à l'immobilité jusqu'à la ménopause. A ce moment, tout peut rétrocéder.

Les complications sont fréquentes. Rupture dans le péritoine, souvent mortelle ; dans le rectum, dans la vessie, dans le vagin.

TRAITEMENT : I. PRÉVENTIF. Au début, c'est celui de la métrite, et, pour prévenir cette affection, il convient d'appliquer une asepsie rigoureuse dans tout incident ou événement obstétrical ou opératoire.

II. MÉDICAL. Indiqué dans les crises aiguës et dans les formes légères. Immobilisation absolue, applications de glace sur le ventre, injections vaginales chaudes, pansements vaginaux à la glycérine ichtyolée.

III. CHIRURGICAL. Indiqué dans les cas de suppuration ou dans les annexites passées à l'état chronique, déterminant des troubles fonctionnels si marqués que la malade est devenue une véritable infirme. Colpotomie, incision du cul-de-sac vaginal pour donner

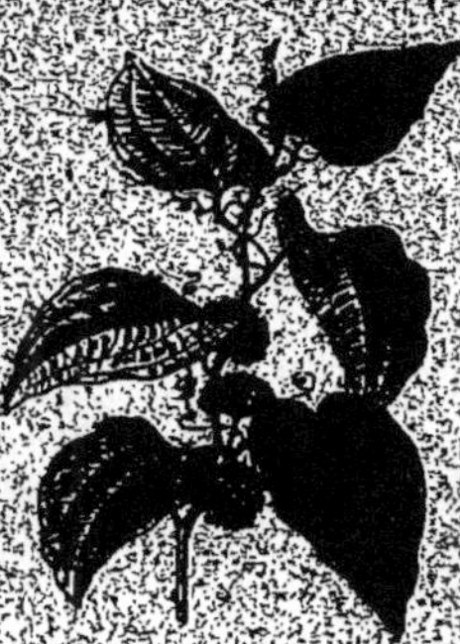

FIG. 769. — Salsepareille.

issue au pus. Extirpation des annexes par voie abdominale ou vaginale.

Salsepareille. — La racine de salsepareille, plante d'Amérique de la famille des Smilacées (*fig.* 769), est employée comme dépuratif et sudorifique. On lui attribuait aussi autrefois des vertus antisyphilitiques.

MODE D'EMPLOI ET DOSE. Sirop de salsepareille *simple* ou *dépuratif* (50 à 120 gr.). Sirop de salsepareille *composé* ou *de Cuisinier*, qui contient, en outre, de la décoction de bourrache, de roses, de séné et d'anis (on lui ajoute aussi quelquefois du sublimé). Tisane, 60 gr. par litre.

Salvarsan. — V. ARSÉNOBENZÈNES.

Sanatorium (du lat. *sanare*, guérir). — Établissement situé dans un milieu particulièrement salubre, soit au bord de la mer (*sanatorium marin*), soit dans l'intérieur du pays, en plaine, au voisinage des bois, ou en montagne.

Dans ce sanatorium, les malades atteints d'une lésion tuberculeuse du poumon, des ganglions, des os, viennent faire une cure d'air, de repos, aidée ou complétée par l'emploi méthodique et judicieux de toutes les ressources de l'hygiène.

La loi du 7 septembre 1919 a institué des sanatoriums spécialement destinés au traitement de la tuberculose et fixé les conditions d'entretien des malades dans ces établissements. V. TUBERCULOSE.

Sang. — Liquide nourricier des tissus. V. CŒUR et CIRCULATION.

Médication par le sang. — 1. SANG EN NATURE. A une époque qui n'est pas encore très éloignée, les anémiques et les tuberculeux, au début, étaient engagés par leurs médecins à boire du sang (un quart de verre à un verre entier) dans les abattoirs. Ce procédé thérapeutique peu ragoûtant est aujourd'hui à peu près abandonné, parce que ses effets reconstituants ont semblé négatifs et que, dans certains cas, il avait provoqué des diarrhées intenses. L'excès d'oubli actuel est peut-être aussi injuste que l'excès de louanges d'autrefois.

L'extrait de globules sanguins (*hémoplase*) fabriqué avec le sang d'âne ou de mouton est employé à la dose de 10 centigr. comme antitoxique et stimulant. V. AUTOHÉMOTHÉRAPIE, TRANSFUSION.

Sérum. — On emploie surtout du sérum de chevaux saignés régulièrement et doué de propriétés hémopoïétiques (Carnot), soit sous forme liquide, soit desséché sous forme de comprimés (hémostyl, hémogénol).

Prise de sang. — Pour préciser le diagnostic de certaines maladies, il est bon de faire l'examen du sang.

Dans certains cas, il suffit d'une quantité minime de sang (une goutte), si l'on veut, par exemple, faire une numération de globules rouges (dans l'anémie) ou de globules blancs (dans la leucémie). On nettoie à l'alcool ou à l'éther le pulpe de l'index, on laisse sécher et à l'aide d'un *vaccinostyle* ou d'une épingle flambée, enfoncée d'un coup sec, on laisse s'échapper la première goutte sans l'utiliser et on recueille les autres à fin d'examen.

S'il faut obtenir une plus grande quantité de sang et de sérum (pour faire une réaction de Wassermann*, un ensemencement du sang par exemple), on peut employer une *ventouse scarifiée* qui permet de recueillir 40 et même 100 cm³ de sang; on utilisera de préférence une ventouse de Bier, au lieu de la ventouse ordinaire qu'il faut chauffer, ce qui altère les éléments du sang.

Mais il est préférable de recourir, pour une prise de sang aseptique, à l'*aspiration dans une veine* (*fig.* 770) de l'avant-bras ou du pli du coude. On serre le bras

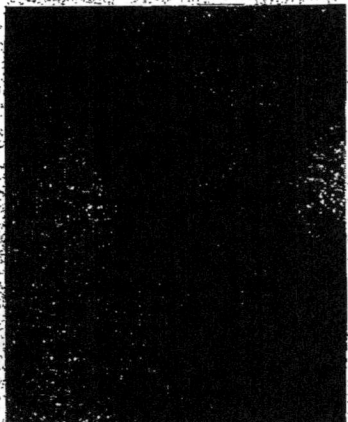

FIG. 770. — Prise de sang.

au-dessous du coude, on aseptise la région, on pique obliquement, avec une aiguille adaptée à une seringue stérilisée, la veine turgescente, en évitant de la traverser de part en part. On aspire avec lenteur une fois la quantité de sang obtenue, on relâche la bande, on retire rapidement l'aiguille et on fait au niveau de la piqûre un petit pansement compressif.

Sang (Crachements, vomissements de). — V. HÉMORRAGIE.

Sangle. — Ceinture en tissu élastique ou en cuir destinée à soutenir les viscères abdominaux en cas de ptose*.

Sanglot. — Contraction spasmodique, brusque et instantanée du muscle diaphragme, immédiatement suivie d'un mouvement brusque qui relâche la faible quantité d'air absorbée par le poumon pendant la phase de contraction.

Sangsues. — Les sangsues ou hirudinées sont des vers (annélides) aquatiques ou terrestres, dont le corps est formé d'un grand nombre d'anneaux.

Chaque extrémité présente un disque aplati formant ventouse : une postérieure, anale, servant à la fixation; une antérieure ou bouche, *moins large* que la postérieure, qui sert à la nutrition de l'animal. La bouche est formée de deux lèvres qui se fixent sur la peau en faisant le vide au-dessous d'elle. Cette bouche porte trois mâchoires demi-circulaires pourvues de dents très aiguës : la sangsue peut donc à la fois couper la peau et aspirer le sang qui lui sert de nourriture.

La quantité de sang qui peut être absorbée par

chaque sangsue est de 16 gr. pour les grosses sangsues, de 5 gr. pour les sangsues moyennes, de 3 gr. pour les petites.

Mais après l'enlèvement de la sangsue, le sang continue à sourdre de la plaie pendant un temps qui varie

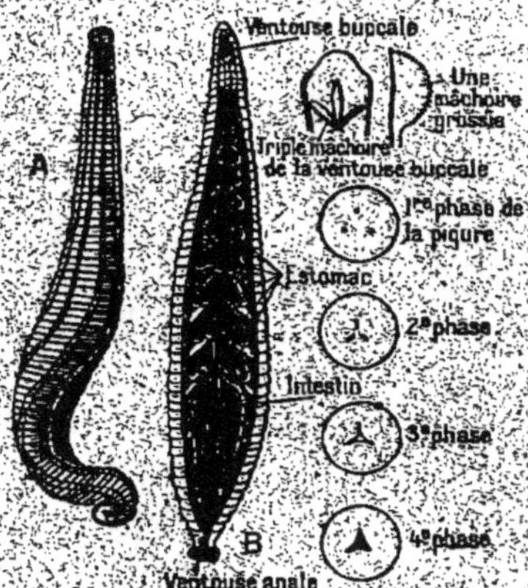

FIG. 771. — Sangsue et piqûre de sangsue
A. Sangsue (vue extérieure) ; B. Coupe longitudinale.

de quelques heures à plus d'une journée, de sorte que la quantité de sang varie entre 100 et 200 gr.

Ce résultat est dû à ce que l'application de sangsues détermine une hémophilie locale aiguë, passagère, le sang étant rendu localement incoagulable par l'introduction d'une substance spéciale dans la plaie.

Les petites blessures produites par les sangsues ne s'accompagnent pas d'infection. La morsure laisse une petite cicatrice étoilée répondant aux trois mâchoires (*fig.* 771).

INDICATIONS. Congestions pulmonaires, par exemple, pour diminuer la difficulté de respirer (point de côté de la pneumonie), congestion du foie, du cerveau (dans ce cas on applique la sangsue à la mastoïde), péricardite aiguë, douleurs des reins dues à la néphrite aiguë, douleurs consécutives aux contusions.

CONTRE-INDICATIONS. Hémophilie, insuffisance hépatique grave avec hémorragies, car l'animal déverse dans l'organisme un suc anticoagulant ; sujets affaiblis, vieillards. On évitera d'appliquer des sangsues chez les femmes dans les parties découvertes, en raison des cicatrices indélébiles sur la peau qui recouvre des veines superficielles ou l'artère temporale.

MODE D'APPLICATION. Laver la peau avec de l'eau chaude et la frotter doucement pour que le sang afflue à la surface. Si l'on applique une seule sangsue, il suffit, pour la placer, de l'entourer d'une carte roulée, en se souvenant de la conformation particulière de la tête. Si l'on en applique plusieurs, enfoncer dans un verre un morceau de toile dont les quatre coins restent libres ; placer les sangsues dans cette sorte de sac et appliquer le verre sur la peau ; en retirant peu à peu le linge, les sangsues arrivent à son contact ; pour hâter leur descente, on pourrait au besoin refroidir le fond du verre. Elles mordront rapidement, du reste, si on les a conservées pendant une demi-heure dans un vase sans eau (mais pas plus longtemps). On peut aussi les exciter en mettant sur la peau un peu de lait. *La succion dure une ou deux heures.*

PRÉCAUTIONS. Ne pas mettre les sangsues sur la région enflammée, mais à son voisinage ; ne pas les placer près de la bouche ; si on en pose près de l'anus, boucher celui-ci avec de l'ouate imbibée d'huile.

Ne pas les toucher pendant qu'elles sucent la peau et surtout ne pas les en arracher, car on provoquerait ainsi une déchirure de la peau difficile à guérir ; elles tomberont d'elles-mêmes, après qu'elles auront absorbé leur ration de sang.

Si l'on veut arrêter la succion, il suffit de saupoudrer les sangsues de sel ou de tabac.

Pour arrêter l'écoulement du sang après l'action des sangsues, on appliquera sur la plaie de la gaze imbibée de collodion.

Si l'on désire, au contraire, accroître la quantité de sang, on lave la plaie avec de l'eau tiède, en frottant les piqûres de façon à empêcher la formation d'un caillot.

Si une sangsue avait pénétré dans un orifice naturel, donner un lavement ou une injection d'eau salée.

CONSERVATION DES SANGSUES. On les conserve dans de l'eau d'étang, de rivière ou de pluie, qu'on renouvelle tous les deux jours et chaque fois qu'une des sangsues vient à mourir. Le vase ne sera rempli qu'aux 2/3 de sa hauteur et sera fermé par un couvercle de bois ; on devra avoir soin de le placer dans une salle claire et fraîche.

Sanguin (Tempérament). — V. TEMPÉRAMENT.

Sanie (du lat. *saniès*, pus). — Liquide purulent et sanglant d'odeur fétide.

Sanitaires (Mesures). — Mesures prophylactiques contre une maladie épidémique. V. PROPHYLAXIE.

Cordon sanitaire. — On donne ce nom à la ligne des troupes dont la consigne est d'empêcher les individus qui se trouvent dans une région où règne une épidémie, de sortir de cette région.

San-Salvadour (Var). — Station thermale voisine d'Hyères. Son climat idéal en hiver a incité la ville de Paris à y créer un sanatorium.

Eaux peu minéralisées, bicarbonatées et sulfatées calciques et lithinées.

ACTION. Diurétique.

MODE D'EMPLOI. Boisson. Bains-douches. Massages. Bains de lumière.

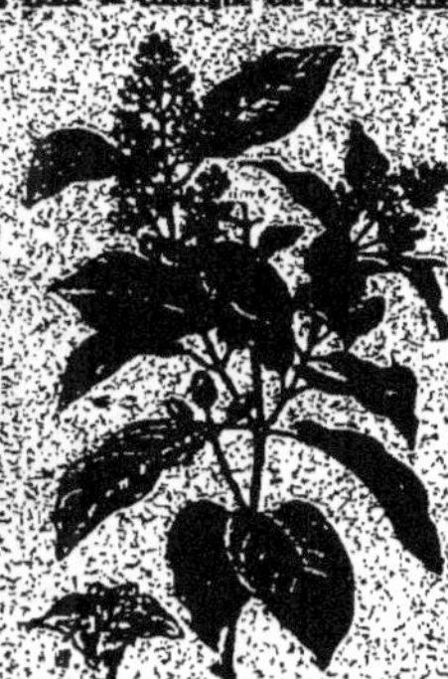

FIG. 772. — Santal.
a. Fleur.

INDICATIONS. Arthritisme. Goutte. Rhumatisme.

Santal. — L'essence retirée du bois de

santal (*fig.* 772) est un bon antiblennorragique à la dose de 1 à 6 gr. en capsules.

Santenay (Côte-d'Or). — Source d'eau froide chlorurée sodique (5 gr.), qui contient en outre du chlorure de lithium (10 centigr.).

INDICATIONS. Goutte, arthritisme.

Santonine. — Alcaloïde du semen-contra. V. SEMEN-CONTRA.

Saphène (du gr. *saphès*, évident). — *Veines saphènes.* — Veines de la jambe, *saphène externe* et *saphène interne*, qui constituent deux troncs auxquels aboutissent toutes les veines superficielles de la jambe et de la cuisse. Ces veines sont souvent atteintes de varices. V. CŒUR, VARICES.

Sapin. — Les bourgeons de sapin peuvent être employés à la dose de 20 gr. par litre ; mais les bourgeons qu'on emploie en général sous ce nom proviennent en réalité du pin*.

Sapolan. — Mélange de naphte, lanoline et savon, employé dans les maladies de la peau provoquant du prurit.

Saponaire. — Plante de la famille des Caryophyllées (*fig* 773). L'infusion de feuilles

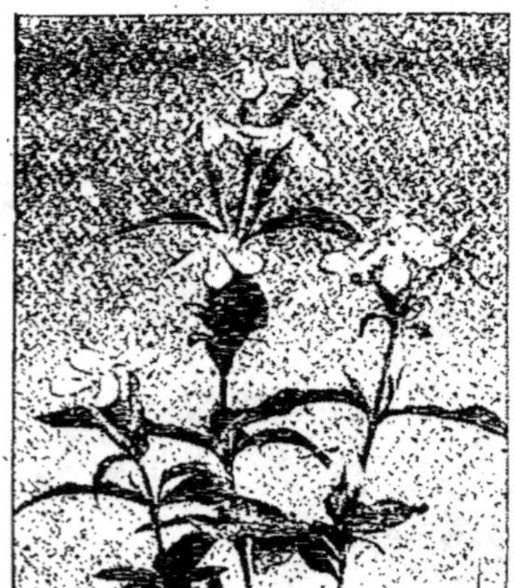

FIG. 773. — Saponaire.

(30 gr. par litre) et le sirop (20 à 60 gr.) sont employés comme stimulant et sudorifique.

Sarcocèle (du gr. *sarx*, chair, et *kélé*, tumeur). — V. TESTICULES.

Sarcome (du gr. *sarx*, chair). — Tumeur maligne formée aux dépens du tissu conjonctif embryonnaire.

Sarcome mélanique. — Tumeur dont les cellules sont infiltrées de pigment noir ; le point de départ habituel est un nævus mélanique. Il s'agit en réalité d'un nævo-carcinome.

Sarcopte (du gr. *sarx*, chair, et *koptein*, couper). — Acare de la *gale*. V. ce mot.

Saturne (Extrait de). [*saturne* était le nom du plomb dans l'ancienne chimie]. — Acétate de plomb. V. PLOMB.

Saturnisme. — Intoxication par le plomb. V. PLOMB

Sauces. — Les sauces trop épicées ou contenant en abondance des matières graisseuses, telles que la mayonnaise, sont irritantes pour tous les estomacs et sont surtout nuisibles aux dyspeptiques, mais les sauces peu riches en graisses sont nutritives et digestibles, car elles renferment une certaine quantité de peptone, de dextrine et de fécules saccharifiées.

Sauge. — Les sommités fleuries de cette Labiée (*fig.* 774), à la dose de 5 gr. par litre d'eau en infusion, sont stimulantes.

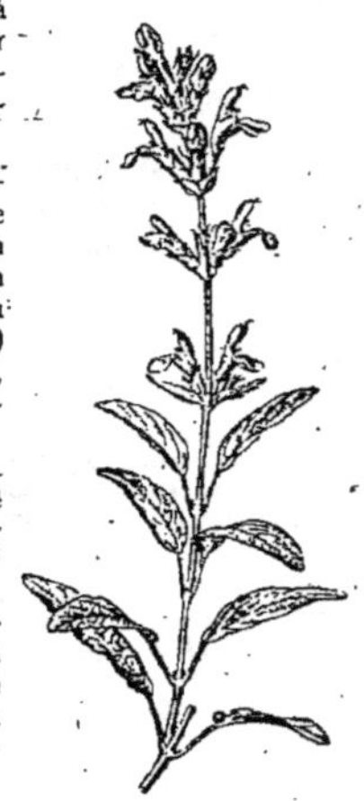

FIG. 774. — Sauge.

Saule blanc. — Arbre de la famille des Salicinées. On emploie l'écorce en décoction (20 à 30 gr. par litre) comme astringent, et surtout son alcaloïde, la salicine.

Salicine. — Cet alcaloïde est employé comme fébrifuge et astringent à la dose de 1 à 4 gr. en pilules.

Savon. — Composition qui sert à nettoyer le corps, à blanchir le linge, et aussi comme médicament.

I. **Savon blanc de Marseille.** — Taillé en cône, il constitue une sorte de suppositoire fort employé chez les petits enfants pour provoquer immédiatement une selle. Il est employé aussi pour les bains *savonneux*, qui consistent à frotter le corps entier avec du savon. Après les maladies éruptives (rougeole, scarlatine, variole), ces bains font tomber les débris d'épiderme et antiseptisent la peau.

II. **Savon amygdalin** ou **médicinal** (résultant de l'action de la soude sur l'huile d'amandes douces). — Il sert à la préparation de pilules (pilules d'aloès et savon, pilules de podophyllin) ; il est utilisé à l'*intérieur* comme *laxatif* (maladies du foie), en pilules de 20 centigr. ou comme *alcalin*, contrepoison en solution dans les empoisonnements par les acides. On l'emploie aussi en suppositoire chez les enfants, associé à moitié de sa quantité d'onguent populeum (V. aussi À SAVON BLANC).

A l'*extérieur*, comme *dentifrice*, soit en nature, soit associé à d'autres substances.

On fait usage aussi d'un emplâtre de savon (emplâtre simple, additionné de savon médicinal).

III. **Savon noir ou de potasse.** — Employé dans plusieurs maladies de peau (gale, acné).

IV. **Savon antiseptique.** — Il en existe plusieurs variétés, préparées avec divers antiseptiques (acide phénique, salol, sublimé, etc.) et fort utiles pour le lavage des mains après les pansements ou des contacts avec des maladies contagieuses. Le savon simple de Marseille, en solution à 30 ou 40 pour 1000, tue, du reste, tous les microbes.

V. **Savon sulfureux.** — Il contient des sulfures de potassium et de sodium et du soufre. On l'emploie pour des bains sulfureux qui peuvent être pris dans des baignoires ordinaires.

Sayre (Appareil ou Corset de). — Médecin américain, inventeur d'un appareil étendant au maximum la colonne vertébrale, lorsqu'il existe une déviation de celle-ci. On a employé aussi cet appareil dans le tabes, dans le mal de Pott, de façon à permettre une bonne application d'un corset plâtré.

Scalpel. — Sorte de couteau avec lequel on dissèque.

Scammonée. — Suc-résine d'une plante de ce nom, employé comme purgatif drastique, à la dose de 40 à 80 centigr. sous forme de potions ou de pilules et fréquemment sous celle de biscuits ou de chocolats purgatifs.

Scapulalgie (du lat. *scapulum*, omoplate, et du gr. *algos*, douleur). — Tuberculose de l'articulation de l'épaule (analogue à la coxalgie pour l'articulation de la hanche).

TRAITEMENT. Immobilisation dans un appareil plâtré. Parfois résections orthopédiques.

Scarificateur. — Instrument (*fig. 775*) en forme de boîte d'où sortent, sous la pression

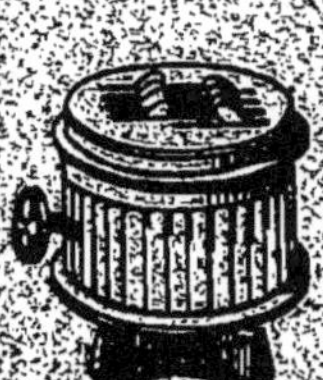

FIG. 775. Scarificateur.

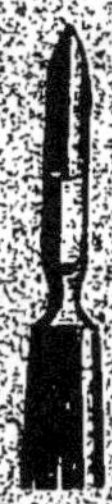

FIG. 776. Scarificateur de Vidal.

d'un ressort, des petites lames tranchantes. Cet appareil est surtout employé pour scarifier les ventouses (maladies de poitrine).

On utilise également en dermatologie le *scarificateur de Vidal* (*fig. 776*), petite lame triangulaire pouvant agir comme un bistouri ou une aiguille pour couper ou déchirer la peau, suivant les cas.

Scarification. — On utilise la méthode de scarifications linéaires quadrillées (Vidal) dans certaines dermatoses.

Elle consiste à couvrir les surfaces malades de petites incisions linéaires, parallèles entre elles, dont la profondeur varie suivant l'affection et le but qu'on se propose. Cette méthode est indiquée dans le lupus tuberculeux et érythémateux, la couperose variqueuse, les prurits rebelles, les eczémas rebelles circonscrits, les chéloïdes.

Scarlatine. — La scarlatine, ou fièvre écarlate, est une maladie contagieuse, caractérisée par l'association d'une fièvre, d'une angine et d'une éruption franchement rouge, suivie d'une desquamation en grands lambeaux très significative.

CAUSES. L'agent causal de la scarlatine est inconnu ; il semble rentrer dans la catégorie des virus filtrants invisibles, et il est fréquemment associé au streptocoque.

C'est l'angine et non l'éruption qui est l'élément primordial dans la scarlatine.

Le contage est contenu dans la gorge et n'existe pas dans les lambeaux de peau provenant de la desquamation, à moins qu'ils n'aient été secondairement souillés par la salive des malades.

SIGNES. *Incubation.* Entre l'introduction du virus et l'apparition des accidents, il s'écoule un temps très variable (1 à 7 jours).

Période d'invasion (durée 24 à 36 heures). Elle est marquée par des frissons, une fièvre intense et des maux de gorge avec gonflement des amygdales.

Période d'éruption (5 jours). Le corps se couvre de plaques framboisées très larges, qui se réunissent en général les unes aux autres, mais en respectant d'abord le visage. Les maux de gorge augmentent.

FORMES CLINIQUES. Il existe des *formes frustes* où tout se borne à une légère angine avec dépouillement de la langue, à une desquamation légère de la peau des mains. Ce sont ces formes qui contribuent à la propagation de la maladie.

Dans les *formes bénignes*, tous les symptômes, la fièvre en particulier, sont atténués.

Les *formes malignes* sont caractérisées par l'exagération des symptômes généraux, de la fièvre et par l'apparition de troubles nerveux : délire, convulsions, coma. On distingue dans les formes malignes les variétés : foudroyante, ataxique, typhoïde et hémorragique (cette dernière surtout fréquente chez les accouchées).

COMPLICATIONS. Les complications respiratoires sont rares dans la scarlatine.

L'*angine* peut prendre des caractères graves. Elle peut être *pseudo-membraneuse*. Dans les premiers jours de la maladie, elle ne contient en général que du streptocoque ; après le cinquième jour, les pseudo-membranes subissent assez souvent une infection secondaire par le bacille de Lœffler et deviennent *diphtériques*. Dans quelques cas, l'angine donne lieu à des ulcérations et même à de la gangrène. L'angine peut provoquer des bubons empâtés du cou, qui guérissent par incision ou aboutissent à de graves adénophlegmons du cou.

On peut aussi noter des *otites*, parfois purulentes, assez graves.

La complication la plus typique de la scarlatine est la *néphrite*. Dès le début de la maladie il existe en général une albuminurie légère qu'il faut surveiller ; la [illegible] survient en général deux ou trois semaines après le début. Cette [illegible] débute souvent par de l'anurie, mais elle peut se traduire brusquement par de l'anasarque ou une crise urémique, si l'on n'a pas eu soin d'examiner chaque jour les urines. C'est [illegible] rarement mortelle, mais elle est sujette à des [illegible] et laisse souvent après elle une albuminurie longtemps persistante ou intermittente, plus rarement une véritable néphrite chronique.

Le [illegible] surtout aux petites [illegible] des mains et des pieds, il disparaît en quelques jours.

ÉVOLUTION. La guérison est la règle; la mortalité [illegible]

TRAITEMENT. — PROPHYLAXIE. La scarlatine est contagieuse [illegible] contact avec le malade ou indirectement [illegible]

[illegible]

Elle est employée comme diurétique, soit isolément, soit associée à la digitale, sous forme de teinture : 1 à 5 gr. ; de vin : 10 à 60 gr. ; d'oxymel : 15 à 30 gr.

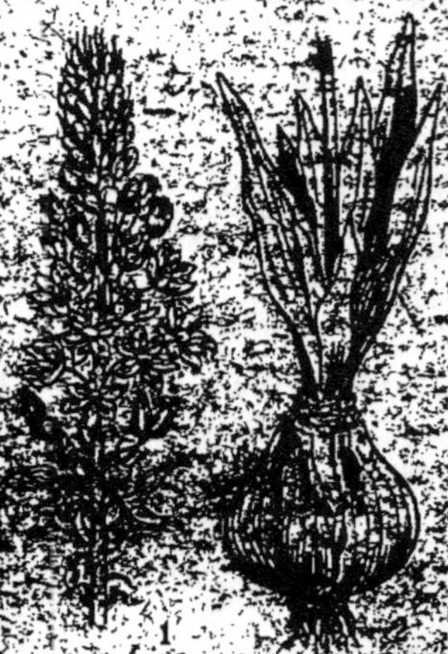

1

FIG. 777. — Scille.

1, [illegible]

de poudre : 10 à 30 [illegible]

de [illegible]. La scille [illegible]

[illegible]

Scléreme (du gr. [illegible]) — Induration de la peau et du tissu cellulaire sous-cutané [illegible] à l'extrémité des membres [illegible]

[illegible]

Sclérodactylie (du gr. *sklêros*, dur, et *dactylos*, doigt). — V. SCLÉRODERMIE.

Sclérodermie (du gr. *sklêros*, dur, et *derma*, peau). — Induration œdémateuse, puis fibreuse des téguments.

Sclérodermie généralisée ou Sclérémie. — Début brusque ou progressif, insidieux, annoncé par des prodromes : fièvre, sensation de fourmillements, d'engourdissement, des crampes, des névralgies. Puis apparaissent les lésions caractéristiques de la peau.

Dans une première *phase œdémateuse*, les téguments sont épaissis, empâtés, ligneux, le doigt n'y pénètre pas et il est impossible de plisser la peau sur les plans profonds. Les plis et les rides disparaissent, le visage marmoréen est impassible ; au thorax la peau épaisse forme une cuirasse inextensible gênant les mouvements respiratoires ; le malade a de la difficulté à ouvrir la bouche, à cligner de l'œil. On dirait une statue de marbre. La peau est d'un blanc cireux, ivoirin, parfois gris sale, pigmentée de brun.

Après plusieurs mois ou années, survient la *phase atrophique* : la peau est atrophiée, rétractée, collée sur les plans sous-jacents, ayant un aspect aminci et luisant. Le nez est effilé, aminci ; les lèvres rétractées, bridées, n'arrivent plus au contact ; le menton est aminci, les joues s'excavent. Il existe de la gêne de la mastication et de la parole. La peau ainsi atrophiée a une coloration cireuse, parfois brunâtre, avec çà et là des arborisations vasculaires.

L'état général s'altère ; des ulcérations et des escarres peuvent apparaître et le malade succombe dans la cachexie ou est emporté par une maladie intercurrente (pneumonie, tuberculose). Parfois cependant la guérison peut s'observer, surtout chez les sujets jeunes, soit spontanément, soit sous l'influence du traitement.

Sclérodermie localisée. — Elle peut revêtir diverses formes.

Sclérodactylie. — La sclérodermie peut rester localisée aux doigts ou aux orteils, au moins pendant

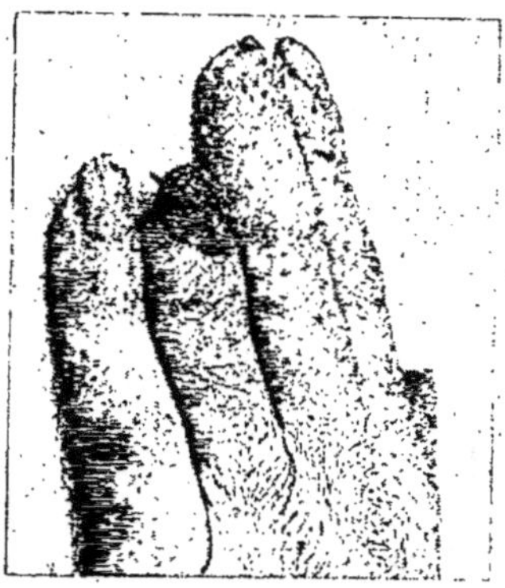

FIG. 778. — Sclérodactylie.

une période assez longue. Elle débute souvent par des crises d'asphyxie ou de syncope locale (maladie de Raynaud). La peau se rétracte, colle sur les doigts; qui s'effilent. Des ulcérations, des pertes de substances (résorption et chute spontanée des phalanges) ne sont pas rares : c'est la sclérodermie mutilante (*fig.* 778). La sclérodermie peut remonter lentement le long des membres et la face peut être envahie. La guérison est rare.

Sclérodermie en bandes. — Il s'agit d'une bande épaissie, en relief, blanchâtre ou brunâtre, sié-

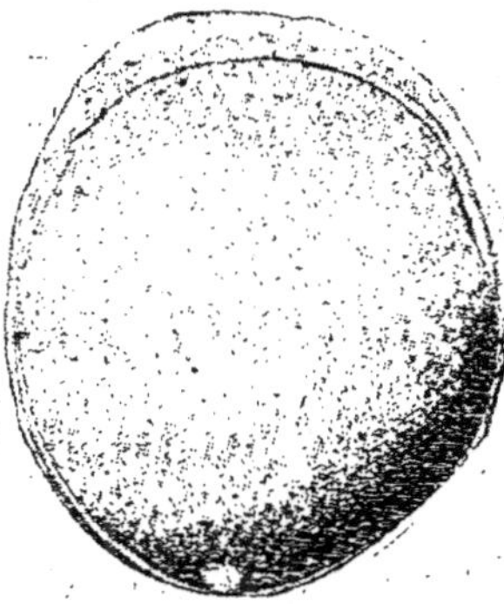

FIG. 779. — Morphée.

geant aux membres, suivant leur longueur; au thorax dans le sens transversal ou au front en coup de sabre.

Sclérodermie en plaques ou Morphée. — A son début la maladie est caractéristisée par une plaque irrégulière, de petite dimension, de coloration rose mauve, lisse, luisante, dont le centre est décoloré et légèrement déprimé. La plaque grandit et, à mesure, se décolore la partie médiane, tandis que la périphérie garde sa teinte.

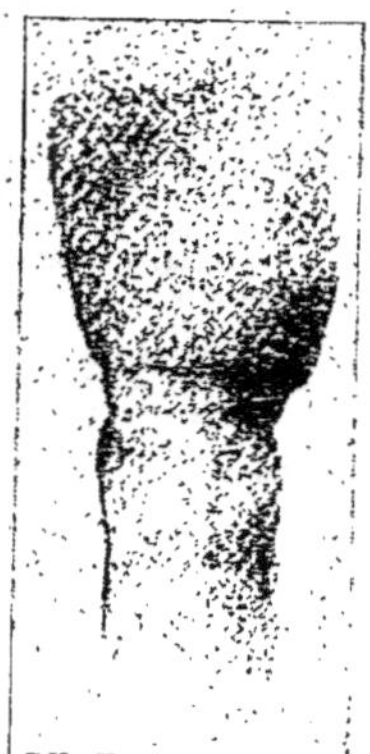

FIG. 780. — Sclérodermie annulaire.

Puis la plaque prend une teinte blanchâtre ivoirine au centre, parcheminée, résistante au toucher. La sensibilité est intacte au niveau de cette région. La périphérie de la plaque de morphée est constituée par une bordure plus ou moins large, colorée en lilas mauve et se confondant graduellement avec la partie centrale.

Parfois la morphée s'atrophie et guérit sans laisser de traces ou en donnant une cicatrice atrophique.

Les lésions de morphée siègent surtout à la face, au cou, aux seins (*fig.* 779), aux bras. Les plaques peuvent être uniques ou multiples, symétriques ou unilatérales.

Sclérodermie annulaire. — Parfois la sclérodermie forme autour d'un membre un anneau scléreux complet qui détermine de l'œdème sous-jacent (*fig.* 780).

CAUSE. Encore obscure. On incrimine un trouble trophique de la peau dû à des lésions nerveuses ; ou bien un vice de fonctionnement des glandes à sécrétion* interne, sous l'influence d'infections aiguës ou chroniques (syphilis, tuberculose, rhumatisme).

TRAITEMENT : I. INTERNE. Salicylate de soude, iodure de potassium, traitement antisyphilitique, opothérapie associée (thyroïde, hypophyse, ovaire).

II. EXTERNE. Massage, emplâtres, électrothérapie : électrolyse négative, ionisation à l'iodure de potassium, neige carbonique.

Sclérogène (du gr. *skléros*, dur, et *gennao*, engendrer). — Qui favorise le développement d'un tissu dur ou *sclérose*.

Sclérose (du gr. *sklêrôsis*, durcissement). — Endurcissement des tissus à la suite de phénomènes inflammatoires. Les éléments nouveaux sont remplacés par des cellules et des fibres qui, étant plus nombreuses, sont plus serrées et forment un tissu plus dense. La sclérose est synonyme de l'*induration*.

Sclérose en plaques, Sclérose latérale amyotrophique. — V. MOELLE (maladies).

Sclérotique (du gr. *skléros*, dur). — Enveloppe blanche de l'œil. V. ŒIL.

Scoliose (du gr. *scolios*, tortueux). — Déformation de la colonne vertébrale. V. COLONNE VERTÉBRALE (déviations).

Scopolamine. — Alcaloïde qui serait isomère avec l'hyoscine et qui existe dans la plupart des Solanées vireuses, notamment dans la belladone, la jusquiame. V. JUSQUIAME.

Scorbut. — Maladie générale s'observant chez l'adulte et chez l'enfant.

I. Scorbut de l'adulte. — Maladie sporadique ou épidémique, mais non contagieuse, se produisant chez des individus enfermés dans un navire, une ville ou une prison et privés de viande et végétaux *frais*, obligés pendant un temps trop prolongé d'absorber uniquement des viandes conservées, salées ou fumées, des légumes secs et exposés à un air froid et humide, confiné et corrompu, dans des locaux trop étroits. C'est une maladie par carence*.

CAUSES : I. DÉTERMINANTES. La véritable cause du scorbut est d'ordre alimentaire. L'addition régulière à un régime scorbutigène d'une petite quantité d'une substance riche en vitamines C, comme le jus d'orange, suffit à prévenir la maladie.

Les *vitamines** C, ou principes antiscorbutiques, sont principalement répandues dans les *tissus frais succulents*. Elles ont été signalées dans certains organes animaux, en particulier dans le foie, mais elles sont plus spécialement abondantes dans les végétaux (oignons, pissenlits) et surtout dans les fruits acides.

Par contre, la levure, les céréales et les œufs, riches en vitamines A ou B, sont nettement scorbutigènes.

II. PRÉDISPOSANTES. Le scorbut peut se produire à tout âge, chez les femmes comme chez les hommes, mais particulièrement chez les personnes affaiblies par une maladie antérieure, le surmenage, un mauvais état moral, un état défectueux des dents*.

SIGNES. 1re *Période*. Affaiblissement progressif, douleurs dans les muscles, les articulations, les jambes, la base de la poitrine d'abord. Somnolence, apathie refroidissement du corps.

2e *Période*. Les gencives, gonflées et ramollies, s'ulcèrent et saignent, l'haleine est fétide, les dents tendent à se déchausser, l'intérieur de la bouche se couvre de taches bleuâtres et de bulles remplies de sang plus ou moins mélangé de sérosité.

Des plaques rougeâtres, puis noires ou jaune verdâtre, apparaissent sur différents points du corps, notamment aux membres inférieurs. L'extravasation sanguine peut même être plus considérable et former de véritables bosses qui, dans certains cas, s'ulcèrent. Des hémorragies plus ou moins abondantes se font sous la peau.

La fièvre est nulle ou très modéré, 38°, 39°.

Les douleurs augmentent. D'abord on observe de la constipation, puis une diarrhée sanguinolente ; la peau se refroidit et le malade succombe dans une prostration complète. V. aussi PURPURA.

TRAITEMENT : I. PRÉVENTIF. Fruits et légumes *frais*, salades, oignons, pommes de terre, crucifères, cochléaria, citronnade, jus d'orange, de citron, de cresson. Exercice en plein air ; ne pas habiter dans des logements humides et sombres.

II. CURATIF. Ajouter au régime précédent des attouchements sur les gencives avec un mélange de jus de citron et d'alcool ; antisepsie de la bouche avec du chlorate de potasse et de l'alcoolature de cochléaria.

Contre les hémorragies, employer le ratanhia en potion, l'ergotine, l'adrénaline au 1/1000, le chloral, les injections de sérum* artificiel, les lotions chaudes et les applications d'eau oxygénée sur les plaies.

II. Scorbut infantile (Maladie de Barlow). — Maladie de la nutrition caractérisée par des hémorragies sous le périoste des os longs des membres inférieurs (fémur, tibia) et des hémorragies des gencives lorsque l'enfant a déjà des dents.

CAUSES. Ordinairement ce scorbut se produit chez des bébés de 6 à 18 mois et de préférence dans la saison froide. Il est fréquent à la suite de l'usage d'aliments de conserve, notamment du lait condensé, des laits ayant subi des transformations pour être donnés aux nourrissons (lait maternisé, homogénéisé, humanisé), des poudres lactées et des mauvais laits stérilisés.

Chez les enfants plus âgés, c'est la privation d'aliments *frais* (lait, légumes, fruits), ce qui montre la liaison du scorbut infantile avec celui de l'adulte.

SIGNES. Assez brusquement le petit malade devient pâle, souffre des jambes lorsqu'on les touche, refuse de marcher et semble comme *paralysé* des membres inférieurs, dont l'un ou l'autre ou les deux, mais inégalement, présentent un gonflement de la partie moyenne de l'os sans chaleur et avec ou non œdème de la peau.

Cette *pseudo-paraplégie douloureuse* est due à des hématomes profonds sous-périostés formant un manchon autour de l'os. C'est au fémur et au tibia qu'on les trouve le plus souvent.

Dans les cas graves (rares), il se produit un enfoncement latéral du thorax par fracture des côtes en avant, des fractures des os des jambes, une saillie du globe des yeux, des hémorragies de la peau, une *anémie* profonde.

Avant l'apparition des dents, les gencives ne sont pas atteintes, mais plus tard on y observe des taches hémorragiques, des *fongosités* qui saignent facilement. L'haleine devient fétide. La fièvre est nulle.

ÉVOLUTION. La forme la plus habituelle est légère et assez courte si on supprime la cause ; la forme moyenne peut durer 1 à 2 mois, et la forme grave, qui est souvent prolongée par des rechutes, 6 mois et plus.

DIAGNOSTIC. L'affection est souvent méconnue et la pseudo-paralysie douloureuse est attribuée à du rhumatisme articulaire aigu, un mal de Pott, une coxalgie, une syphilis héréditaire, une paralysie infantile.

TRAITEMENT : I. PRÉVENTIF. Allaitement naturel ou mixte.

II. CURATIF. Laisser l'enfant dans son berceau, ne pas le remuer, ni le frictionner. Supprimer le lait condensé ou stérilisé et le remplacer par du lait frais simplement bouilli et surtout, si possible, par l'allaitement au sein. Donner deux fois par jour une cuillerée à café de jus de raisin en été, de jus d'orange en hiver ; à défaut, du jus de citron dilué dans l'eau pure ou sucrée. Le sirop antiscorbutique du Codex est inefficace.

Scorpion (*fig.* 781). — Arachnide venimeux, dont le venin se communique au moyen d'un crochet adapté à sa queue.

Cet arachnide a quelque ressemblance avec une écrevisse. Il présente un corps allongé, formé d'une partie antérieure à laquelle sont attachées huit pattes, et une partie postérieure qui se prolonge sous la forme d'une queue, terminée elle-même par un aiguillon contenant le venin.

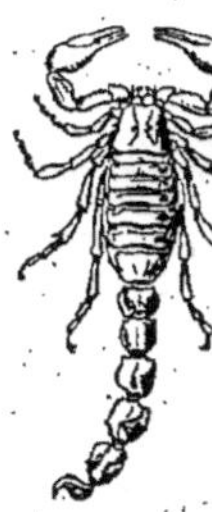

FIG. 781. Scorpion.

Le scorpion africain atteint jusqu'à 18 centimètres, le tunisien ne dépasse pas 8 à 10 centimètres ; les deux espèces qu'on rencontre en France, principalement dans le Languedoc, n'ont que de 4 à 8 centimètres de long.

Le post-abdomen ou queue du scorpion se termine par une vésicule en forme de poire, qui se continue en arrière par un aiguillon très acéré, constituant un arc à concavité supérieure. Cet aiguillon inocule le venin de deux glandes placées dans la vésicule et qui vident leur contenu par deux orifices placés un peu au-dessus de la pointe de l'aiguillon. Le scorpion pique toujours en avant de lui en imprimant à son aiguillon un mouvement de bascule grâce auquel il pénètre dans le corps de sa victime.

SIGNES. L'inoculation est très douloureuse, le venin agissant sur les nerfs : au point piqué apparaît un bouton rouge livide, qui se transforme en cloque d'où part une traînée de lymphangite. En général, chez l'adulte, tout s'arrête là et le lendemain l'individu est guéri ; mais l'accident est beaucoup plus grave et même mortel avec certaines espèces de scorpions, chez les femmes et surtout chez les enfants, qui éprouvent des convulsions suivies d'une paralysie ou tout au moins un engourdissement plus ou moins étendu.

TRAITEMENT. Si l'aiguillon est resté dans la plaie, couper tout ce qui dépasse la peau avant de retirer doucement la pointe avec une pince ; on évitera ainsi de vider dans la plaie le contenu des glandes à venin. Le venin étant expulsé par les urines, employer les diurétiques. Injection de vaccin antivenimeux. (V. VIPÈRE.) En cas de paralysie, faire longtemps des tractions de la langue. V. ASPHYXIE.

Scotome (du gr. *scotôma*, ténèbres). — Lacunes du champ visuel dues à l'altération de la sensibilité de certains points correspondants de la rétine. Ils peuvent être placés au centre ou à la périphérie de la rétine et souvent sont multiples et irréguliers.

Scrofule (du lat. *scrofula*, de *scrofa*, truie, par analogie avec les tumeurs ganglionnaires du porc). — Ancienne dénomination pour désigner certaines manifestations relevant de la tuberculose externe ou d'affections confondues avec elle.

La scrofule doit être actuellement démembrée car elle comprend, à côté des tuberculoses externes (ganglionnaires, osseuses et ostéo-articulaires) des lésions hérédo-syphilitiques de même ordre, des mycoses et des lésions ganglionnaires ou osseuses et des suppurations chroniques d'autre nature (ostéo-myélite chronique, ostéites typhiques, pneumococciques).

Actuellement on entend surtout par scrofule le diathèse lymphatique, la prédisposition à la tuberculose.

Les scrofuleux sont souvent atteints de rhinopharyngite, greffée le plus habituellement sur des végétations adénoïdes. L'infection du rhinopharynx peut se propager aux oreilles, aux yeux, aux sinus de la face et atteindre la peau. On note fréquemment une tendance aux *engelures*, de l'*acné*, des *amygdalites*, des *otites*, des *conjonctivites*, des *blépharites*, des *orgelets*, de la *kératite*.

Parfois les manifestations cutanées sont plus importantes : ce sont les *scrofulides* des anciens auteurs : impétigo, eczéma, lupus, adénites suppurées du cou (écrouelles).

Franchissant les glandes, les microbes peuvent produire une infection générale, laquelle se traduit suivant les cas par des méningites, des tumeurs blanches, une tuberculose pulmonaire, une coxalgie, un spina ventosa, une péritonite tuberculeuse.

TRAITEMENT : I. GÉNÉRAL. Il consiste surtout à remonter l'organisme par l'huile de foie de morue, l'iode, l'arsenic, les phosphates, etc., par le séjour à la mer, par les cures d'eaux thermales sulfureuses (Luchon, Cauterets, Allevard, Eaux-Bonnes), salines (Salies, Biarritz, Salins), arsénicales (La Bourboule). Cures d'altitude.

II. LOCAL. Désinfection des cavités aériennes de la face par des pulvérisations, des pommades.

Scrotum. — V. TESTICULES.

Scrupule. — V. VOLONTÉ (maladies).

Scultet (Appareil de). — Appareil fait avec des bandes de toile et des attelles, employé autrefois dans les fractures.

Sébacées (Glandes). — 1° *Structure.* V. PEAU. — 2° *Maladies.* V. LOUPE.

Séborrhée (du lat. *sebum*, graisse, et du gr. *rhein*, couler). — Exagération pathologique de la sécrétion des glandes sébacées.

Pour Sabouraud, dans la séborrhée il y a non seulement flux de graisse, facilement décelable en appliquant sur la peau une feuille de papier de soie, mais également une lésion élémentaire, le *filament séborrhéique*, qu'on fait sortir comme un ver par les pores en pressant la peau entre deux doigts.

Ce filament est composé de matière sébacée, d'une quantité énorme de très fins bacilles ; les *microbacilles de la séborrhée*, que Sabouraud considère comme les agents spécifiques de l'affection. Le filament s'épaissit à la surface de la peau, obture ainsi le pore sébacé en formant un *cocon séborrhéique*, dont la forme adulte est le cocon à tête noire ou *comédon*. Ce comédon peut être le point de départ des lésions de l'acné*.

La séborrhée n'existe pas chez l'enfant : elle apparaît vers la puberté, atteint son maximum entre 18 et 20 ans et décroît ensuite, sauf au cuir chevelu où elle persiste presque indéfiniment chez l'homme, en provoquant la calvitie séborrhéique.

Chez le vieillard, il existe une forme spéciale de séborrhée, la verrue plate séborrhéique sénile ou *séborrhée concrète des vieillards,* qui se transforme souvent en cancer de la peau.

SIGNES. La *séborrhée grasse* est caractérisée par la dilatation des pores avec présence de cocons séborrhéiques et de comédons.

La *séborrhée fluente* ou *huileuse* se traduit par un état gras de la peau et par la présence de véritables gouttes d'huile qui perlent sur le tégument.

La séborrhée grasse siège surtout au centre de la face, au front, sur les ailes du nez et dans les sillons nasogéniens, parfois sur le thorax, l'ombilic et aux

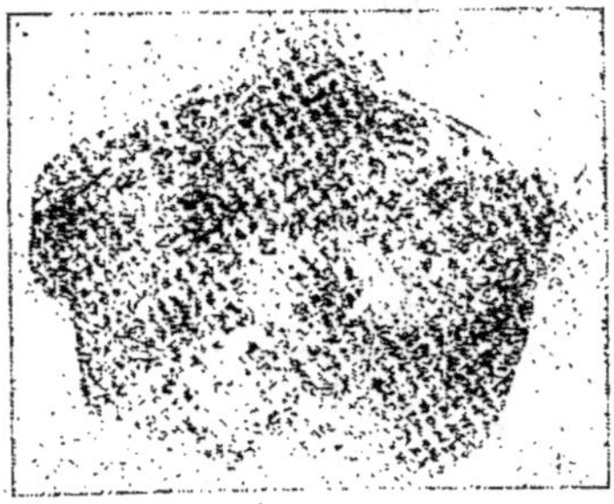

FIG. 782. — Eczéma séborrhéique.

parties génitales. Sur le cuir chevelu, elle provoque la calvitie (V. CHEVEUX) surtout chez les sujets qui travaillent beaucoup cérébralement.

Elle s'accompagne souvent d'acné* polymorphe.

TRAITEMENT : I. GÉNÉRAL. Eviter toute cause de congestion du visage ; mastiquer lentement, combattre la constipation et le froid aux pieds. Régime alimentaire peu chargé en beurre, en graisses, épices, en mets faisandés. Exercices corporels, sports modérés.

II. LOCAL. Soufre, alcool camphré ; lavage du visage avec de l'eau bouillie contenant un peu de borate de soude, savon à l'ichtyol. Massage facial.

Séborrhéides ou **Eczéma séborrhéique.** — Type de dermatose érythémato-squameuse se rapprochant de l'eczéma, mais non suintant et dont les localisations sont surtout celles de la séborrhée.

Cet eczéma séborrhéique peut affecter une forme figurée, circinée, à bords polycycliques, formées d'éléments squameux de coloration jaune rougeâtre, siégeant au thorax sur la région presternale ou interscapulaire, à la face, au ventre, au cuir chevelu, au front, à la racine des cheveux, où l'eczéma forme une couronne festonnée (*fig.* 782). Le prurit est modéré ou nul. La durée est indéfinie en l'absence de traitement.

Parfois il s'agit de taches roses, sèches, finement squameuses (dartres sèches des anciens auteurs). Enfin les lésions peuvent revêtir l'aspect du psoriasis*, mais le siège est celui de la séborrhée et non pas celui du psoriasis.

CAUSES. Survient à tout âge : le terrain séborrhéique peut favoriser son apparition pour certains auteurs ; mais on observe ces éruptions chez des sujets non séborrhéiques. On a attribué cet eczéma à une infection microbienne locale : staphylocoque, spore de Malassez ou bacille bouteille de Unna (*fig.* 783), ou à un champignon. La question n'est pas encore résolue.

TRAITEMENT. Bains savonneux alcalins ou sulfureux, soufre en pommade ou en lotion, pâte ichtyolée, lotion au polysulfure sur le cuir chevelu.

Régime et hygiène de la séborrhée.

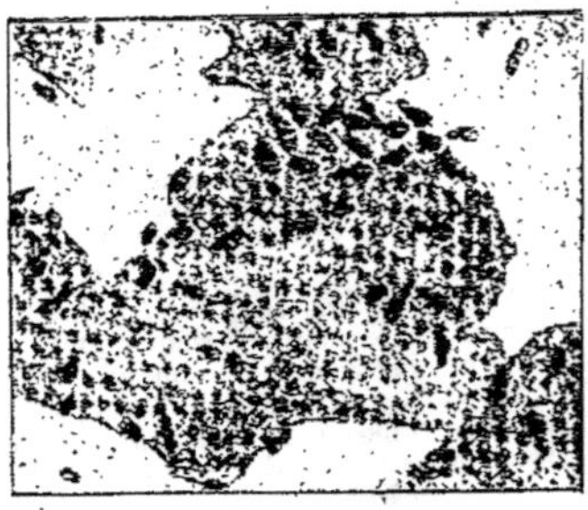

FIG. 783. — Spore de Malassez ou bacille bouteille de Unna.

Sec (Régime). — Régime alimentaire comportant une diminution notable de la quantité des boissons ingérées.

On peut avoir intérêt à réduire la quantité des liquides absorbés pour diminuer le travail de l'estomac ou de l'intestin, pour combattre l'obésité, pour éviter de surcharger la tension vasculaire, chez les albuminuriques et les artérioscléreux.

Chez les dyspeptiques, le régime sec est surtout utile en cas de dilatation gastrique avec clapotage, à la condition qu'il n'y ait pas de sténose du pylore. La diminution des liquides ingérés est souvent utile en cas de diarrhée ; les diarrhées des grandes chaleurs sont presque toujours dues à l'abus des boissons. Chez les nourrissons et les enfants en sevrage, les gastroentérites sont causées généralement par la suralimentation lactée. Au lieu de les traiter par la diète hydrique ou les bouillons de légumes, il est préférable, au contraire, de les mettre à un régime sec. Dans l'obésité, le régime sec empêche les malades de manger autant et restreint l'absorption intestinale.

Chez les dyspeptiques adultes et les obèses, le régime sec peut comporter des aliments variés choisis convenablement. Dans tous les autres cas, le régime sec doit être constitué presque exclusivement de dérivés du lait, surtout crème et fromage frais.

Secours (Boîte de). — V. PHARMACIE de famille.

Secours (Premiers). — Le tableau ci-après indique les articles auxquels il convient de se reporter, en cas d'accidents.

Avant tout, avoir du sang-froid. S'il s'agit d'un pansement, prendre tous les soins de propreté indiqués au mot PLAIE, car l'infection ou la non-infection de la plaie dépendent de ces précautions.

Ne pas oublier que les conseils donnés ici ont pour but simplement de permettre d'attendre le *médecin,* et que les mesures recommandées, bonnes comme provisoires, peuvent devenir inefficaces à la longue; ainsi, pour une hémorragie, la ligature, qui seule peut donner la sécurité, s'impose dès l'arrivée du médecin.

Secret professionnel. — Le médecin doit rester fidèle au serment d'Hippocrate, renouvelé par les statuts publiés par la Faculté de médecine de Paris, en 1174 et 1600, consacré enfin par l'article 378 du Code pénal, ainsi conçu : « Les médecins, chirurgiens et autres officiers de santé, ainsi que les pharmaciens, les sages-femmes et toutes autres personnes dépositaires, par état ou par profession, des secrets qu'on leur confie, qui, hors le cas où la loi les oblige à se porter dénonciateurs, auront révélé ces secrets, seront punis d'un emprisonnement de 1 mois à 6 mois et d'une amende de 100 à 500 francs. » Quiconque se fait l'écho des indiscrétions d'un médecin peut être poursuivi comme complice.

Les dentistes y sont également soumis, bien que non désignés à l'article 378. De même, le secret professionnel est une obligation pour tout infirmier ou garde-malade qui soigne *habituellement* les malades. Les membres de la famille, qui souvent reçoivent des communications du médecin, utiles pour la conduite du traitement, mais n'en sont point les confidents nécessaires, ne sont pas liés par le secret professionnel.

Le médecin n'a pas le droit de refuser son témoignage à la justice; il doit comparaître quand il est appelé en justice; il peut même être tenu de prêter serment de dire la vérité, quitte à déclarer ensuite que les faits sur lesquels on l'interroge ne peuvent être révélés par lui.

Ce qui vient d'être dit a trait à l'obligation du secret médical imposé au *médecin traitant*. Il n'en est plus de même pour les médecins experts près les tribunaux, les médecins des compagnies d'assurances, les médecins d'écoles, les médecins de sociétés de secours mutuels, les médecins de sociétés industrielles, qui ne sont tenus qu'à une simple discrétion.

La loi de 1902 oblige le médecin à déclarer certaines maladies épidémiques (V. DÉCLARATION). Dans certaines communes, on exige du médecin traitant un certificat indiquant la cause du décès.

Le médecin peut être tenu de divulguer un accouchement clandestin (art. 56 du Code civil). Dans ce cas, il indiquera seulement la date de l'accouchement et le sexe de l'enfant, mais se refusera à tout autre renseignement et n'indiquera ni le nom des parents, ni la rue, ni le numéro.

Certaines compagnies d'assurances demandent au médecin traitant, lors du décès de l'intéressé, un certificat indiquant les causes de la mort. Le médecin doit refuser et les familles n'ont pas à s'alarmer des menaces des assureurs.

Sécrétine. — Substance sécrétée par l'intestin et qui provoque elle-même la sécrétion du liquide pancréatique et accessoirement de la bile et de la salive.

Sécrétion. — Liquide produit à l'intérieur d'une glande et versé, soit au dehors (*sécrétion externe*), par l'orifice du canal excréteur de cette glande (ex. : sécrétion salivaire, suc gastrique), soit en dedans, dans les vaisseaux lymphatiques et sanguins (*sécrétion interne*).

Les sécrétions sont le résultat d'un travail à l'intérieur des cellules des organes.

La plupart des glandes ont à la fois une sécrétion interne et une sécrétion externe qu'elles déversent par un canal excréteur comme le foie (bile), le pancréas

Premiers secours.

Accidents par l'*électricité* ou la *foudre*, les gaz irrespirables (charbon, éclairage, fermentation, fosses d'aisances), par *strangulation*, ou par *submersion* (noyés).	V. ASPHYXIE, ÉLECTRICITÉ, FOUDRE.
Accidents par les *acides* et les *alcalis*.	V. [illegible]
— par le *feu*.	V. BRÛLURES ET CAUSTIQUES.
— par la *chaleur*.	V. INSOLATION.
Accidents *nerveux*.	V. CONVULSIONS.
	V. ÉPILEPSIE, HYSTÉRIE.
Accident par torsion du *pied*.	V. ENTORSE.
Accident par *choc* ou *chute*.	V. FRACTURE, LUXATION.
Accident par le *froid*.	V. FROID.
Perte de connaissance avec rougeur de la face.	V. APOPLEXIE.
— avec pâleur de la face.	V. ÉVANOUISSEMENT.
Perte de sang.	V. HÉMORRAGIE.
Blessures simples.	V. PLAIE.
Blessures par insectes.	V. PIQÛRES.
— par chien.	V. RAGE.
— par serpent.	V. VIPÈRE.
— par poisson.	V. VIVE.
Objets avalés.	V. ŒSOPHAGE.
— introduits dans l'oreille.	V. OREILLE.
— — dans les yeux.	V. ŒIL.
Poison : 1° si l'on ne connaît pas la substance.	V. EMPOISONNEMENT.
— 2° si l'on connaît le nom de la substance.	V. au nom du poison.

(suc pancréatique), le testicule (sperme), la muqueuse de l'intestin (suc intestinal), l'ovaire (ovule).

Certains organes (glande thyroïde, corps pituitaire, glande pinéale, thymus, capsules surrénales), n'ayant pas de canal excréteur, semblent n'avoir comme unique fonction que cette sécrétion interne.

Glandes à sécrétion interne (glandes endocrines). — La sécrétion interne est l'acte par lequel une cellule produit et émet dans le sang des substances spécifiques que les organes utilisent.

Ces sécrétions internes sont indispensables au bon fonctionnement de l'organisme et, quand cette sécrétion est troublée, il en résulte une série de troubles dus, soit à une *insuffisance fonctionnelle*, soit à un *fonctionnement exagéré* de telle ou telle glande, soit plus simplement à un *dysfonctionnement*, une viciation fonctionnelle de la sécrétion glandulaire.

Ces troubles endocriniens peuvent être dus à une lésion congénitale (un défaut du développement du corps thyroïde entraîne l'apparition du myxœdème) ou à une tumeur (tumeur de la thyroïde [goitre], de l'hypophyse, de la surrénale), qui irrite ou comprime la glande.

D'autre fois les lésions endocriniennes sont des lésions inflammatoires. C'est ainsi que les thyroïdites, les surrénalites peuvent être dues à la fièvre typhoïde, à la scarlatine. Très souvent la tuberculose, la syphilis interviennent dans la production des lésions endocriniennes.

Tantôt une seule glande est atteinte dans son fonctionnement; la thyroïde lésée peut, par exemple, entraîner l'apparition d'un goitre exophtalmique ou au contraire d'un myxœdème; une lésion des surrénales peut causer une maladie d'Addison (V. THYROIDE, SURRÉNALES, HYPOPHYSE et autres glandes).

Mais le plus souvent, en raison des relations étroites des glandes endocrines entre elles et avec le sympathique, les symptômes observés relèvent de troubles de plusieurs glandes atteintes simultanément.

Syndromes pluriglandulaires. — Ces troubles ont été décrits sous le nom de *syndromes pluriglandulaires;* parmi ces syndromes, les uns sont caractérisés par une prédominance d'un trouble d'une glande (thyroïdien, hypophysaire, ovarien); dans d'autres, l'association ne présente aucune prédominance marquée.

TRAITEMENT : 1° *De la cause*, quand elle est connue (syphilis surtout); 2° *Chirurgical*, en cas de tumeurs de la thyroïde, de l'hypophyse; 3° *Radiothérapie* sur la thyroïde, l'hypophyse, les surrénales, le thymus; 4° *Opothérapie**, qui donne souvent d'excellents résultats, mais ce traitement doit être continué avec persévérance, car les troubles réapparaissent dès la cessation du traitement.

Sédatifs. — Médicaments calmants. V. CALMANTS.

Sédative (Eau). — Médicament formé d'ammoniaque liquide 60 gr., alcool camphré 10 gr., chlorure de sodium 60 gr., eau 1 000 gr. (Raspail).

ACTION ET INDICATIONS. Cette eau est employée surtout à l'*extérieur*, comme excitant, rubéfiant et résolutif, en frictions sur les parties contusionnées, les piqûres d'insectes, les morsures de reptiles; ou en simples applications contre les maux de tête, les névralgies, les douleurs rhumatismales; à l'*intérieur*, à la dose de quelques gouttes dans un verre d'eau, comme stimulant. Pour empoisonnement, V. AMMONIAQUE.

Sedlitz. — Eau purgative de Bohême (sulfate de magnésie). — V. MAGNÉSIE.

Seigle ergoté. — V. ERGOT.

Seins ou **Mamelles** (Structure et fonction) [*fig.* 784-785]. — Les seins ou mamelles, glandes qui sécrètent le lait, sont placées au-dessus des muscles grand pectoral de la 3e à la 7e côte et du sternum à l'aisselle.

CONFORMATION EXTÉRIEURE. De forme hémisphérique, les mamelles présentent à leur sommet le *mamelon*, saillie conique de 1 centim. à 1 centim. et demi de longueur, brune ou rosée, à surface rugueuse et présentant les 12 à 15 orifices, terminaisons des *canaux galactophores*. Le mamelon accroît de volume pendant les règles et la grossesse. Il est entouré par une zone de 3 à 4 centim. de large, l'*aréole*, rosée à l'état normal et brunâtre pendant la grossesse. Pendant cette phase et pendant celle de la lactation, l'aréole présente un certain nombre de petites masses saillantes, les tubercules de Montgommery, sortes de glandes supplémentaires d'où l'on fait sourdre un peu de lait.

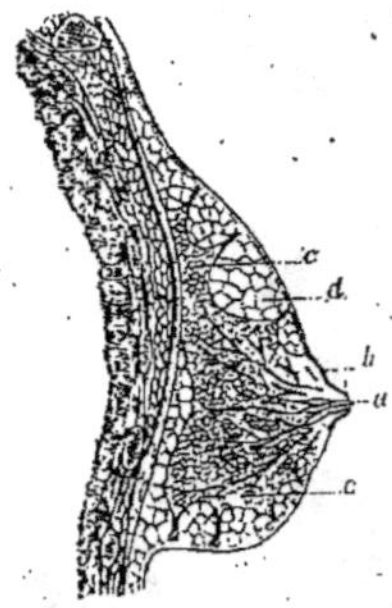

FIG. 784. Sein (Coupe).
a. Mamelon; *b.* Aréole; *c.* Glandes mammaires; *d.* Loges adipeuses.

CONFORMATION INTÉRIEURE. La glande mammaire est formée par la réunion d'une quinzaine de glandes en grappes qui donnent naissance à autant de canaux galactophores dont les orifices ont été indiqués précédemment. Une couche épaisse de graisse entoure la glande.

FONCTION. La fonction primordiale du sein est la sécrétion lactée.

Sécrétion interne. — On discute encore pour savoir si le sein possède une *sécrétion* interne.* On sait cependant qu'il existe une synergie glandulaire entre la mamelle et d'autres glandes à sécrétion interne, comme la thyroïde et les glandes génitales. C'est ainsi qu'on observe une poussée mammaire aux trois périodes où les organes génitaux sont eux-mêmes le siège d'une poussée physiologique : chez le nouveau-né*, à la puberté* et durant la grossesse. Les poussées mammaires qui accompagnent les règles sont également dues à l'apparition des corps jaunes de l'ovaire.

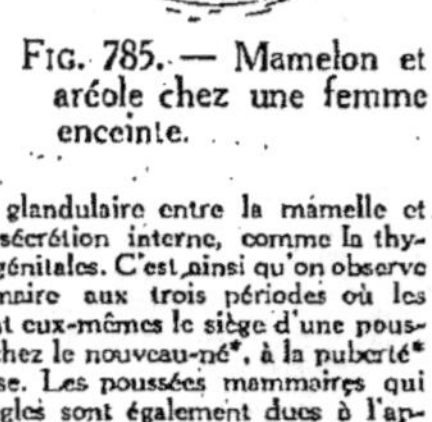

FIG. 785. — Mamelon et aréole chez une femme enceinte.

Sécrétion du colostrum. — A la fin de la grossesse, la couche unique des cellules qui tapisse les culs-de-sac se multiplie aux dépens du sang et de

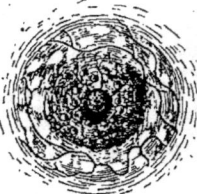

la lymphe qui circulent dans le sein, et chaque cellule se remplit de graisse, puis se détache. Ces cellules nagent dans un liquide séreux et constituent les globules du *colostrum**, sécrété au début de l'allaitement.

Sécrétion du lait. — Peu à peu la fonte cellulaire devient très rapide et on ne trouve plus dans le liquide que de simples corpuscules graisseux sphériques, les globules de lait, dont les dimensions varient entre 1 et 20 millièmes de mm. et qui donnent au lait sa couleur. L'écoulement du lait est dû à la succion de l'enfant, qui non seulement aspire le liquide, mais provoque : 1° l'érection du mamelon ; 2° la contraction des fibres musculaires qui compriment les canaux galactophores et expulsent le lait en jet ; 3° une action nerveuse qui élargit les vaisseaux de la glande et accroît la transsudation du sérum du sang. Cette influence des nerfs sur la sécrétion explique l'arrêt de la lactation sous l'effet de la peur ou de la colère. La cessation de la succion supprime rapidement la lactation.

La quantité de lait sécrétée en 24 heures est en rapport avec le développement de la glande, l'hygiène et la santé de la mère, les besoins, les efforts de succion de l'enfant et s'accroît progressivement : 600 gr. les deux premiers mois, 700 gr. le troisième et le quatrième pour arriver par étapes successives de 800, 900, 1 000 jusqu'à 1 300, 1 500 et même plus de 2 000 gr. Nombre de femmes peuvent produire 1 000 gr. dès les premiers mois : d'où la nécessité de rationner l'enfant et la possibilité, en s'aidant un peu, d'allaiter deux jumeaux.

Par contre, la quantité diminue assez rapidement si l'enfant tette insuffisamment, ce qui oblige la femme allaitant un enfant débile, qui lui prend peu de chose, de se faire téter par un autre enfant pour pouvoir maintenir sa sécrétion jusqu'au moment où le faible nourrisson sera en état de bien téter. La succion peut faire reparaître la sécrétion après une interruption assez longue.

Seins (Maladies). — Les plus fréquentes sont les suivantes :

Contusion du sein. — Assez fréquente chez les nourrices, par suite des mouvements du bébé.

SIGNES. Douleur très vive, ecchymose.

PREMIERS SOINS. Pansements humides et cataplasmes.

Engorgement laiteux ou **Galactophorite.** — Caractérisé par un malaise et une tension dans le sein, allant jusqu'à gêner les mouvements du bras. Le volume de la glande est accru et on note en certains points des bosselures ; la peau est tendue et luisante.

PREMIERS SOINS. Vider le sein artificiellement avec une téterelle* ; boissons sudorifiques, purgatifs.

CAUSES. Interruption dans l'allaitement.

Inflammation du sein. — Elle peut parcourir trois étapes : crevasses, lymphangite, abcès, mais le plus souvent s'arrête à la première ou à la seconde, sans aboutir à la suppuration.

Crevasses (fissures, gerçures). — CAUSES. Premier allaitement, mamelon insuffisamment allongé, difficile à prendre par l'enfant, et qui se fissure de lui-même.

SIGNES. Petite plaie béante à lèvres écartées plus ou moins apparente, pouvant se dissimuler dans un pli naturel et révélé alors par la douleur aiguë que provoquent les efforts de succion du bébé.

Cette plaie peut donner du sang que l'enfant absorbe et qui colore en noir ses selles.

TRAITEMENT : I. PRÉVENTIF. Lotions quotidiennes à l'alcool pendant les deux derniers mois de la grossesse. Ne mettre l'enfant au sein que lorsque la lactation étant bien établie, la succion sera moins énergique.

II. CURATIF. Application d'eau oxygénée avec quantité égale d'eau bouillie après chaque tétée, puis de gaze stérilisée. Emploi de la téterelle*.

Lymphangite. — SIGNES. Suite des crevasses, la lymphangite est caractérisée par une sensation de malaise, une ascension brusque de température vers 39° ou 40° et du pouls à 120, précédée ou non d'un frisson ; le mamelon et le sein deviennent très sensibles et se couvrent de traînées rosées. Tout cesse le lendemain pour réapparaître quelquefois à un intervalle variable ou aboutir à l'abcès.

TRAITEMENT. Application de cataplasmes de fécule bouillie aussi chaude qu'on peut les supporter entre chaque tétée.

Mastite aiguë ou Abcès du sein. — Survient surtout au moment de la puerpéralité. La cause en est habituellement le staphylocoque, le streptocoque ou le gonocoque. Ces germes proviennent soit des téguments de la mère, soit de la bouche du nouveau-né.

SIGNES. Le sein est d'abord douloureux (engorgé), la fièvre est souvent modérée (38°,5), parfois cependant il y a déjà une fièvre élevée avec frissons. Puis on note une tuméfaction du sein, un empâtement douloureux avec nodules disséminés dans la glande. La pression fait sourdre par le mamelon un mélange de lait et de pus. Puis, en un point, la peau devient violacée, la fluctuation apparaît, l'abcès s'ouvre à l'extérieur et il peut persister une fistule, difficile à guérir.

TRAITEMENT. Soins de propreté. Expression du sein. Incision ou mieux ponctions hâtives dès que le pus s'est collecté, avec anesthésie locale à la cocaïne. Drainage des plaies avec injection d'eau oxygénée à moitié, puis plus étendue d'eau. Supprimer temporairement l'allaitement.

Abcès rétro-mammaire, c'est-à-dire du tissu cellulaire placé en arrière de la glande.

SIGNES. La mamelle est projetée en avant et semble reposer sur une éponge. Le pus fuse vers la périphérie de la glande.

TRAITEMENT. Ouverture précoce de l'abcès. V. aussi ALLAITEMENT.

Tumeurs du sein. — Fréquentes. Elles peuvent être : 1° *Bénignes* (adéno-fibrome), et alors, en général, elles se présentent avant 40 ans, ne sont pas adhérentes à la peau, qui n'a subi aucune modification, roulent sous le doigt, ont une consistance souple, élastique et sont indolentes, gênant seulement par leur volume et leur poids qui s'accroissent lentement, avec maintien d'un bon état général.

COMPLICATIONS. Possibilité de transformation en tumeur maligne (carcinome et sarcome).

2° *Malignes.* Le cancer ou épithélioma du sein est le plus fréquent des cancers féminins. Il s'observe surtout à partir de 40 ans. Au début on note une nodosité indolente qui s'accroît progressivement et devient adhérente à la peau (peau d'orange) ; sa consistance est dure ; il existe un engorgement des ganglions de l'aisselle. Les douleurs et les élancements deviennent de plus en plus pénibles ; puis la tumeur augmente de volume, la peau rougit, se crevasse et s'ulcère ; l'état général est altéré (teinte jaune paille, amaigrissement), la compression des gros vaisseaux amène un œdème du bras. Si une intervention précoce n'est pas pratiquée, la mort survient dans la cachexie ou du fait d'une complication (hémorragies, complications pulmonaires).

TRAITEMENT. Ablation chirurgicale précoce. Les rayons X ou le radium ne sont que des adjuvants de l'intervention.

Sel. — Le *sel,* sans autre qualification, ou *sel commun,* est du chlorure de sodium. V. SODIUM.

Séléniteuses (Eaux). — Dénomination

donnée aux eaux qui contiennent beaucoup de sulfate de chaux*. Elles ne dissolvent pas bien le savon et cuisent mal les légumes. V. EAU POTABLE, PUITS.

Sélénium colloïdal électrique (électro-sélénium). — Solution de couleur corail, titrant 20 centigr. de sélénium par litre. Préconisée contre le cancer opérable ou non.

MODE D'EMPLOI ET DOSE. 5 cm³ par jour en injections intramusculaires, ou 2 à 5 cm³ progressivement en injections intraveineuses.

Selles. — V. INTESTIN (maladies), NOURRISSON.

Sels. — Combinaisons chimiques formées par l'union d'un acide et d'une base.

Sel anglais. — V. AMMONIAQUE (carbonate d').

Sel de Berthollet. — V. CHLORATE de potasse.

Sel d'Epsom. — V. MAGNÉSIE (sulfate de).

Sel de Glauber. — Sulfate de soude. V. SODIUM.

Sel de nitre. — V. POTASSE (azotate de).

Sel d'oseille ou Oxalate de potasse. — Employé autrefois comme rafraîchissant, mais justement abandonné aujourd'hui. L'acide oxalique est, en effet, très nuisible aux arthritiques (calculs, gravelle) et toxique à faible dose.

Sel de Sedlitz. — V. SEDLITZ, MAGNÉSIE.

Sel de Seignette. — V. TARTRATE de potasse et de soude.

Sel de tartre. — Carbonate de POTASSE.

Sel de Vichy. — V. SOUDE (bicarbonate de), et VICHY.

Seltz (Eau artificielle de). — Eau gazeuse acidulée formée d'eau pure et d'acide carbonique.

On fabrique dans le commerce l'eau gazeuse au moyen d'acide sulfurique et de craie (carbonate de chaux) ou d'acide tartrique et de bicarbonate de soude renfermés dans des paquets différents.

Semen-contra (étym. : *semence contre les vers*, ce dernier mot étant sous-entendu). — Fleurs non ouvertes de plusieurs armoises.

Elles sont employées contre les vers et les lombrics sous forme de poudre (1 à 10 gr.), ou d'infusion (10 gr. par litre). On prépare aussi des biscuits qui contiennent chacun 50 centigr. de poudre.

Santonine. — Principe actif du semen-contra, dont il a les propriétés.

DOSES, 2, 5 et 10 centigr., suivant l'âge, sous forme de biscuits, de pastilles de chocolat, de dragées, de tablettes.

Empoisonnement. — La forme agréable sous laquelle on donne la santonine excite quelquefois les enfants à en prendre plus qu'il n'est ordonné, d'où des accidents.

SIGNES. Pâleur de la face, pupilles dilatées, vision en jaune, convulsions, sueurs froides, perte de connaissance, pouls lent, *urine jaune* citron.

PREMIERS SOINS. Faire vomir en chatouillant la luette, puis boissons chaudes, sinapismes, boules chaudes, inhalations d'éther. Contre les phénomènes convulsifs, chloral*.

Séné. — Médicament purgatif constitué par les feuilles et les fruits d'une Légumineuse, le cassia-séné (*fig.* 786).

MODE D'EMPLOI ET DOSE. 10 à 15 gr. infusés dans 500 gr. de décoction de pruneaux sucrée avec du miel, à prendre comme purgatif dans du café ou du thé, ou

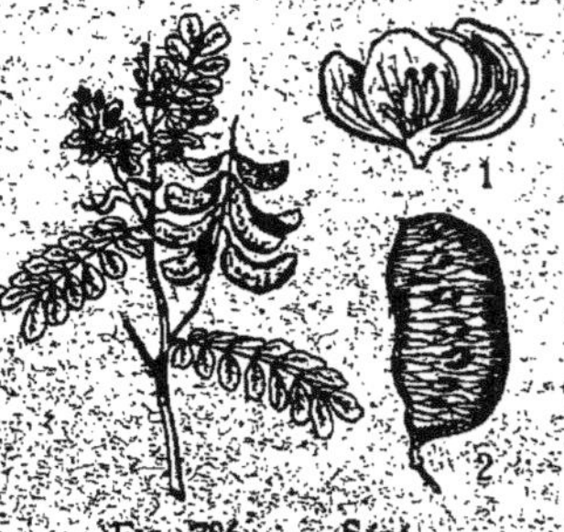

FIG. 786. — Séné.
1. Fleur ; 2. Fruit.

en lavement purgatif associé à dose égale de sulfate de soude (10 à 15 gr.).

Le séné entre dans la composition du *thé Saint-Germain*, qui est formé de fleurs de sureau 15 gr., semences de fenouil 6 gr., semences d'anis 5 gr., crème de tartre 5 gr. et feuilles de séné 24 gr. On prend, chaque matin, comme laxatif, 5 gr. d'infusion de ce mélange dans une tasse d'eau.

Sénégal. — V. TROPIQUES (Pays des).

Sensibilité. — Pour les troubles de la sensibilité, V. ANALGÉSIE, ANESTHÉSIE.

Septicémie (du gr. *sêpsis*, pourriture, et *aima*, sang). — Manifestations fébriles se produisant chez un blessé par la pénétration et la multiplication de microbes, notamment du vibrion septique (*fig.* 787). La septicémie est rare et même exceptionnelle depuis l'an-

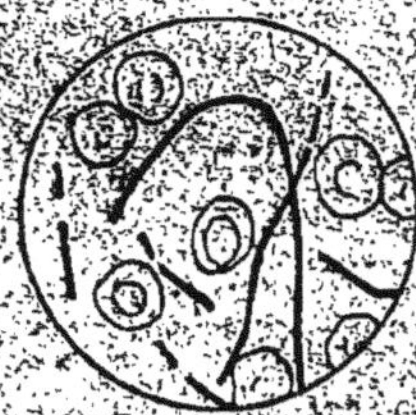

FIG. 787. — Vibrion septique.

tisepsie et l'asepsie. Elle fait son apparition au cours des guerres. Il existe plusieurs variétés de septicémie.

Fièvre traumatique et Septicémie aiguë. — La *fièvre traumatique* débute vers la fin du 2ᵉ jour après la blessure ; elle s'élève par étapes à 39°, 39°5, 40°, puis redescend, également par étapes, jusqu'à la normale, le tout en l'espace d'une semaine. Elle s'accompagne de courbature, mal de tête, soif intense, perte d'appétit et localement d'un gonflement de la plaie, qui se met à suppurer. Dans la *septicémie aiguë*, ce pus devient clair et sanieux. — ÉVOLUTION. Les formes sont plus ou moins intenses ; la fièvre traumatique est la forme la plus légère, la septicémie aiguë est ordinairement mortelle.

Septicémie suraiguë (syn. : septicémie gangreneuse, infection putride aiguë). — SIGNES. Vers le second jour qui suit la blessure, apparition d'une douleur extrêmement vive au niveau de la plaie dont le pourtour est gonflé, tendu, luisant, sillonné de traînées bleuâtres et de cloques. Des gaz s'infiltrent rapidement sous la peau.

Septicémie chronique (fièvre hectique). — SIGNES. Fièvre relativement faible et seulement pendant une partie de la journée, faiblesse, amaigrissement, soif continuelle, insomnies, sueurs la nuit, œdème des jambes et du ventre. La peau est terne, plombée. Mort dans un marasme progressif.

CAUSES PRÉDISPOSANTES. Plaies contuses, blessures par armes à feu avec grande hémorragie ; plaies larges souillées par des corps étrangers, plaies anfractueuses d'où le pus s'écoule difficilement ; faiblesse, surmenage, alcoolisme, rhumatisme, goutte, paludisme antérieurs, abcès froids, tumeurs blanches.

TRAITEMENT PRÉVENTIF. Propreté méticuleuse du chirurgien, de ses aides, de la plaie. (Reclus.)

Septique (du gr. *septikos*, de *septos*, pourri). — Se dit de toute plaie envahie par des microbes nuisibles. L'*asepsie* est constituée par l'absence de microbes.

Séquelles (du lat. *sequor*, suivre). — Troubles survenant à la suite d'une maladie.

Séquestre. — Portion d'os qui a perdu toute vitalité, la circulation ne s'y opérant plus ; elle devient un corps étranger autour duquel se forme un abcès. V. OS (maladies) : *Nécrose*.

Séreuses et Synoviales. — Une séreuse est une membrane ayant la forme d'un sac sans ouverture, dont une moitié serait entrée dans l'autre ; aussi la compare-t-on avec raison à un bonnet de coton.

Entre les deux parois se trouve une faible quantité d'un liquide, la *sérosité*, qui permet le glissement d'une paroi sur l'autre. De ces séreuses les unes enveloppent les organes ; ex. : l'*arachnoïde* autour des centres nerveux (cerveau et moelle), la *plèvre* autour du poumon, le *péricarde* autour du cœur, le *péritoine* autour des organes abdominaux. D'autres séreuses, les *synoviales*, qui contiennent un liquide filant, visqueux, la *synovie*, tapissent l'intérieur des articulations et les gaines des tendons. Elles en facilitent les mouvements comme les séreuses facilitent les mouvements des viscères.

MODIFICATIONS DU LIQUIDE DES SÉREUSES. Le liquide contenu dans les séreuses peut augmenter de quantité sans modification : *hydropisie* (V. ce mot), ou bien avec des modifications produites par une action inflammatoire : *péricardite*, *péritonite*, *pleurésie*, *arthrite*.

Bourses séreuses. — Il en existe deux variétés :

Bourses des tendons et des muscles. — Lorsqu'un muscle ou un tendon doit frotter contre un muscle ou un tendon, et surtout contre un os, le glissement de ces organes est facilité par l'interposition entre eux d'une *bourse séreuse*.

Ces bourses sont, comme toutes les séreuses, des sacs clos, dont une moitié est encapuchonnée l'une dans l'autre et dont chacune des parois externes répond à un des organes qu'elle sépare. Celles qui entourent les tendons ont souvent la forme d'un manchon et portent le nom de *gaine synoviale* (*fig.* 788).

L'intérieur de ces sacs renferme une petite quantité d'un liquide visqueux, la *synovie*, qui facilite le glissement des tendons.

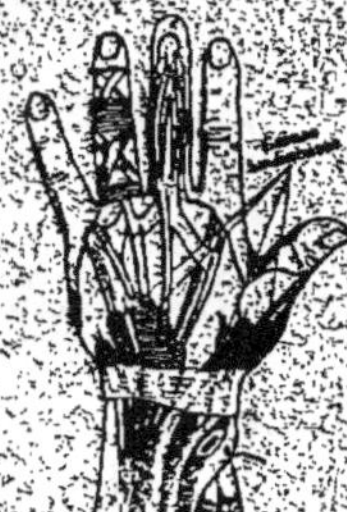

FIG. 788.
Gaines synoviales du poignet.

Bourses séreuses sous-cutanées. — Il existe aussi des *bourses séreuses sous-cutanées*, au niveau des points où la peau, recouvrant directement un os, doit se prêter à des glissements très fréquents. Les plus importantes à connaître, parce qu'elles sont quelquefois l'origine de maladies, sont celles du coude, de la rotule, du talon.

Maladies des bourses séreuses. V. HYGROMA, SYNOVITE.

Kyste synovial. — Sur le trajet d'un tendon se produit une petite tumeur arrondie, dure, fluctuante, ne provoquant ni douleur, ni changement de couleur à la peau, mais seulement une certaine gêne dans les mouvements.

Son siège habituel est le voisinage des jointures (poignet ou cou-de-pied).

Elle est constituée par un prolongement en cul-de-sac de la synoviale de ces articulations, lequel s'oblitère et se dilate par suite de la sécrétion excessive d'un liquide albumineux et fait hernie à travers une éraillure des ligaments.

CAUSES. Contusions, entorse, rhumatisme, tension excessive du tendon voisin.

TRAITEMENT. Écrasement par les deux pouces, puis compression. Extirpation.

Séreux. — Qui a l'aspect liquide du sérum.

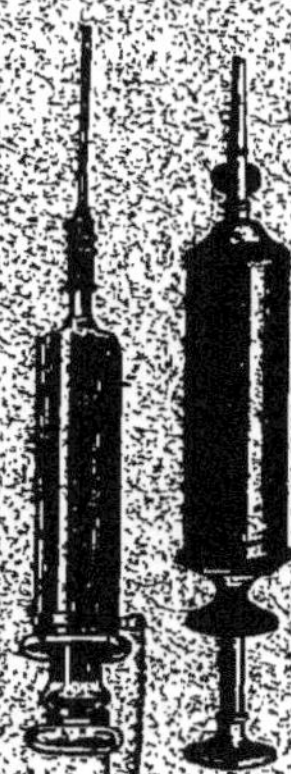

FIG. 789.
Seringues.
1. Seringue en verre pour injections hypodermiques ; 2. Seringue à hydrocèle.

Seringues. — Les seringues autrefois employées pour donner des lavements ont été remplacées par l'*irrigateur* et par le *bock* pour les grandes personnes, par la *poire en caoutchouc* pour les enfants.

L'ancienne seringue de Pravaz est abandonnée aujourd'hui, car elle n'est pas stérilisable.

Les seringues actuelles sont en verre, comme corps de pompe et comme piston (*fig.* 789), de façon qu'on puisse en surveiller la propreté, et sont facilement démontables, de façon à être rendues aseptiques par l'ébullition. Le piston peut être aussi métallique; l'aiguille est en platine iridié ou en nickel.

Séro-diagnostic. — Méthode de diagnostic basée sur l'examen du sérum sanguin.

Il existe dans le sérum sanguin des substances de défense contre les agents pathogènes : les *anticorps** spécifiques ; parmi ceux-ci, les *agglutinines* ont pour propriété d'agglutiner les microbes d'une culture, quand ces microbes sont ceux qui ont infesté l'organisme et développé l'apparition de ces agglutinines.

Cette méthode de diagnostic, découverte par Widal pour la fièvre typhoïde, peut être appliquée dans un certain nombre d'infections.

Après avoir ajouté à un nombre variable de gouttes de culture microbienne une goutte de sérum du malade, on examine s'il se produit une agglutination visible au microscope ou une floculation visible à l'œil nu. Cette séro-réaction se produit au maximum du quinzième au trentième jour de la maladie.

Cette méthode est surtout utile dans le diagnostic des fièvres *typhoïde* et *paratyphoïde*. Un séro-diagnostic négatif n'a de valeur que s'il a été fait après le huitième jour. Un séro-diagnostic positif n'a de valeur que si le taux minimum d'agglutination est de 1 p. 30 pour le bacille typhique et le paratyphique A et 1 p. 50 pour le para B. Quand la vaccination* T. A. B. remonte à moins de 2 mois, le séro-diagnostic est inutilisable.

On peut employer le séro-diagnostic dans d'autres infections : la *fièvre de Malte* (la séro-réaction doit être fortement positive à 1 p. 200), la *dysenterie bacillaire* (1 p. 50), la *sporotrichose* (1 p. 100), la *spirochétose ictérigène* (1 p. 500), le *choléra*, la *peste*, le *typhus exanthématique*.

Le séro-diagnostic *tuberculeux* d'Arloing et Courmont indique généralement, quand il est supérieur à 1 p. 5, une imprégnation tuberculeuse de l'organisme ; mais il peut être négatif chez des bacillaires avancés ou positif chez des sujets qui paraissent indemnes de tuberculose (Savy).

Sérosité (Epanchement de). — Liquide épanché dans les cavités séreuses et ressemblant au sérum du sang, c'est-à-dire fluide, transparent et jaunâtre.

La sérosité peut devenir purulente ou hémorragique, suivant que la quantité des globules blancs ou rouges y est très abondante. L'épanchement de sérosité peut être de cause *mécanique* (œdème) : il est alors seulement séreux, ou *inflammatoire* (exsudat), et alors assez dense et sérofibrineux.

Dans ce dernier cas, il se forme rapidement (24 heures au plus) un caillot qui se rétracte. V. à ASCITE, PLEURÉSIE.

Sérothérapie (du lat. *serum*, et du gr. *therapeia*, traitement). — Méthode de traitement faisant usage des divers sérums.

La sérothérapie est basée sur le principe de l'*immunité**. Alors que la vaccinothérapie* donne une *immunité active* durable, la sérothérapie agit différemment ; elle consiste dans l'injection à un malade du sérum d'un autre sujet, homme ou animal, qui a eu à lutter contre la même maladie et qui a conquis son immunité active ; son sérum sanguin contient donc des anticorps*. En l'injectant au malade, on lui injecte ces anticorps et on lui donne une *immunité passive*. Cette immunité est conférée instantanément à la suite de l'injection. Par la sérothérapie, on agit donc très rapidement, mais l'immunité passive a sur l'immunité active le désavantage d'être de courte durée.

TECHNIQUE. Le sérum peut être utilisé par la *voie buccale* ou en *lavement* : ce sont là des voies exceptionnelles et peu recommandables en général. On peut en faire des *applications locales*, par exemple dans des hémorragies, sur des plaies. Dans l'immense majorité des cas, on administre le sérum en *injections sous-cutanées*, *intramusculaires*, plus rarement par voie *intraveineuse*, *intrarachidienne* ; exceptionnellement par voie *intra-articulaire* (gonococcie).

En France, les divers sérums sont fournis par l'Institut Pasteur ; il faut s'assurer qu'ils ne sont pas périmés, en vérifiant la date d'emploi.

Accidents sériques ou **Maladie du sérum.** — Les accidents sériques tiennent, non pas aux anticorps contenus dans le sérum, mais à l'introduction dans l'organisme du sérum lui-même. A ces effets, certains sujets sont plus sensibles que d'autres : tels sont les asthmatiques, les migraineux ; tels sont, surtout, les sujets ayant eu à subir autrefois une première injection de sérum. V. ANAPHYLAXIE.

Les accidents sont variables, suivant qu'ils se produisent après une ou plusieurs injections. Après une *injection sous-cutanée*, on constate parfois immédiatement un malaise avec céphalée, nausées, faiblesse du pouls, dyspnée ; tout disparaît rapidement.

Puis 8 à 15 jours plus tard, le corps se couvre d'éléments d'urticaire, tantôt généralisée, tantôt localisée ; cette urticaire peut aussi atteindre les différentes muqueuses. Elle provoque un prurit intense, de l'insomnie, de l'agitation et s'accompagne d'adénopathies ; parfois un véritable rhumatisme sérique vient s'y surajouter. Ces réactions, souvent fébriles (39°), disparaissent généralement en 8 à 10 jours ; parfois il existe de l'œdème et de l'albuminurie. La maladie est plus longue lorsqu'il existe des arthralgies.

Après *deux ou plusieurs injections*, il faut distinguer les cas, suivant l'intervalle écoulé depuis la première administration de sérum, qui doit être de 6 jours au minimum pour qu'apparaisse une réaction.

Si la quantité injectée a été considérable ou faite par voie intraveineuse et s'il s'est écoulé un temps variant entre 12 à 40 jours, brusquement, dès l'injection terminée, ou bien 1 heure après, éclatent des accidents locaux et généraux. Autour du point de la piqûre apparaît une tuméfaction très douloureuse, suivie généralement d'une éruption d'urticaire. Quelquefois à cette tuméfaction peut succéder une plaque de gangrène (phénomène d'Arthus). Les signes généraux sont impressionnants ; d'emblée, le malade est pris d'angoisse et de suffocation ; son pouls devient très rapide et imperceptible ; ses extrémités sont glacées ; il a parfois des vomissements. Des cas de mort ont été exceptionnellement constatés. Dans la règle, les accidents s'amendent et en 12 heures le malade peut être complètement guéri.

La *voie intrarachidienne*, employée dans la sérothérapie antiméningococcique, peut donner lieu à des accidents méningés qui se traduisent par l'apparition plus ou moins rapide, quelquefois très précoce, de symptômes tels que : céphalées, contractures, signe de Kernig.

Cette *méningite sérique* est habituellement légère ; parfois cependant, surtout dans les réinjections, elle se complique de troubles variables (tachycardie, angoisse, coma, relâchement des sphincters) et, dans certains cas très rares, la mort a été observée.

PROPHYLAXIE. Pour éviter ces accidents sériques qui sont dus à un choc anaphylactique*, il importe de connaître les prédispositions des individus. Il faut surtout éviter d'interrompre un traitement sérique plus de 5 à 8 jours. En effet pour que la crise anaphylactique se produise, il faut un minimum de 15 à 20 jours entre l'injection préparante et l'injection déclenchante. Quand on est obligé de faire une réinjection sérique tardive, sous-cutanée, il faut, si l'urgence s'impose, injecter très lentement les premiers centimètres cubes de sérum.

Quand l'urgence ne s'impose pas, il est bon d'employer la méthode de Besredka, qui consiste à faire une série de petites injections préparantes avant de faire la dose thérapeutique. Son but est d'éviter le choc anaphylactique (skeptophylaxie antianaphylactisante), et en même temps de désensibiliser l'organisme. Avant d'injecter la dose de 20 à 40 cm³ de sérum, qui pourrait être déchaînante, on injecte sous la peau, plusieurs heures auparavant, 1 à 2 cm³ du même sérum.

On peut aussi injecter tout d'abord *lentement* 1 cm³ de sérum sous la peau ; 1 heure après, injecter *lentement* 2 cm³ sous la peau ; après une nouvelle heure, injecter *lentement* la totalité de la dose.

En tout cas, les accidents sériques signalés après les réinjections sous-cutanées sont très rares et ne sont graves que dans des cas très exceptionnels. On ne saurait les mettre en parallèle avec les risques que l'on fait courir à un malade en ne pratiquant pas les injections de sérum dans le cas où elles sont nécessaires.

Serpent. — V. VENIMEUX (Serpents)

Serpigineux. — Se dit des lésions de la peau (chancre, éruptions, ulcères) qui envahissent de nouveaux points à mesure qu'elles guérissent sur d'autres.

Serpolet. — Plante de la famille des Labiées, qu'on emploie comme excitant et aromatique, en infusion à la dose de 10 gr. par litre d'eau.

Serre-fine (*fig.* 790). — Sortes de petites pinces dont les mors se rejoignent sous l'action d'un ressort. On s'en sert pour tenir adhérentes deux parties de peau séparées par une blessure.

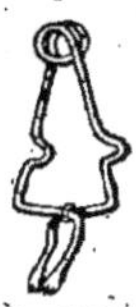

FIG. 790. Serre-fine.

Sérum du sang. — Partie liquide du sang. V. CŒUR.

Sérum (Médicament).— Sous ce nom on comprend des sérums provenant du sang d'un animal ou aussi d'un malade convalescent immunisé contre telle ou telle infection.

I. **Sérums spécifiques.** — Parmi les sérums spécifiques, les uns proviennent d'animaux préparés avec un antigène microbien, ce sont les *sérums antimicrobiens* ; d'autres proviennent d'animaux préparés avec un antigène toxique, ce sont les *sérums antitoxiques.* Enfin, en présence de certaines maladies dont on ignore l'agent causal, on peut pratiquer la sérothérapie avec du *sérum de convalescent* de ces maladies.

A. SÉRUMS ANTITOXIQUES. Ils comprennent les sérums antitétanique, antidiphtérique, anticholérique et antivenimeux.

Sérum antitétanique. — Il est préparé au moyen de chevaux ayant reçu des injections de toxine tétanique atténuée par l'iode.

Tout sujet ayant une plaie anfractueuse, souillée de terre ou de fumier, doit recevoir une *injection préventive* de sérum. Une plaie contuse avec écrasement, une fracture compliquée, une morsure, commandent la sérothérapie antitétanique. Un palefrenier, un jardinier, en raison de leur métier, seront plus suspects que d'autres sujets.

L'injection préventive de sérum doit être faite aussitôt que possible après l'accident ; elle sera de 20 à 40 cm³. Calmette a proposé un traitement local préventif des plaies par le sérum antitétanique desséché.

L'efficacité des injections préventives est absolument certaine ; il n'en est pas de même de l'efficacité des *injections curatives.* En cas de tétanos déclaré, il faudra pratiquer des injections intraveineuses et intrarachidiennes, mais, même si l'on emploie des doses considérables (100 cm³ et plus par jour), la guérison restera très incertaine.

Sérum antidiphtérique. — Il provient de chevaux ayant reçu des injections de toxine diphtérique atténuée ou un mélange de toxine diphtérique et d'antitoxine (*fig.* 791 et 792).

L'action de ce sérum est préventive et curative.

Préventivement, on injecte à un enfant 5 à 10 cm³ de sérum et l'on obtient une immunité passagère de 4 semaines environ. La sérothérapie préventive doit être appliquée surtout aux jeunes enfants restant en contact avec des diphtériques et que l'on ne pourrait suivre quotidiennement pour dépister chez eux la première atteinte d'une angine.

Dans les familles aisées, si on peut soumettre les enfants à une surveillance journalière, il est inutile de faire des injections préventives : il suffit de surveiller chaque jour la gorge des frères et des sœurs du malade.

A la campagne, la surveillance ne peut pas être assez active ; il est prudent d'injecter préventivement les enfants de l'entourage du diphtérique.

Dans les collectivités (crèches, écoles, orphelinats), il est plus sage de pratiquer les injections préventives à l'occasion d'une épidémie.

Les enfants ainsi traités sont protégés contre la diphtérie pendant 3 à 4 semaines au plus. Passé ce délai, si le danger persiste, il faut renouveler les injections.

Dans le traitement de la diphtérie, les injections (sous-cutanées ou intramusculaires) doivent être faites le plus tôt possible après le début de la maladie, comme le montre le tableau suivant :

Sérothérapie	au 1er et 2e jour ;	mortalité	0 0/0
—	du 3e au 4e jour ;	—	6 —
—	du 5e au 9e jour ;	—	11 —
—	après le 10e jour ;	—	18 —

Les accidents consécutifs, paralysies, etc., sont très rares ; il faut administrer d'emblée des doses suffisantes ; par exemple, chez des enfants de 3 à 10 ans, 30 à 40 cm³ en injection intramusculaire le premier jour et, le lendemain, 40 à 60 cm³ en injection hypodermique.

Dans les formes extrêmement graves, soignées tardivement, il peut être indiqué de pratiquer l'injection intraveineuse, toujours à fortes doses : 50 cm³. Elle est immédiatement suivie d'injections sous-cutanées (60 cm³). Celles-ci doivent être répétées à 3, 4 ou 5 reprises, espacées de 1, 2, 3 jours.

Il n'existe aucune contre-indication au traitement sérothérapique dans la diphtérie. Ce serait une faute grave de ne pas l'instituer par crainte d'accidents sériques ou anaphylactiques. V. SÉROTHÉRAPIE.

Sérum anticholérique. — Il provient de chevaux ayant reçu dans les veines de la toxine cholérique. On injecte le sérum par la voie sous-cutanée et, s'il y a grande urgence, par la voie intraveineuse. La dose est de 50 à 100 cm³ par jour, en mélange avec l'eau salée physiologique.

Sérum antivenimeux. — Il est obtenu en injectant à des chevaux des venins de cobra et de vipéridés atténués par de l'hypochlorite de chaux.

Il est régulièrement curatif, quand l'injection est faite assez tôt et à dose suffisante. Plus la morsure est ancienne (2 heures et davantage) et plus l'animal est dangereux, plus la dose doit être élevée (10 à 20 cm^3).

B. SÉRUMS ANTIMICROBIENS.

Sérums antiméningococciques. — Les chevaux sont vaccinés avec des cultures d'abord atténuées, puis vivantes, de méningocoques.

Le sérum antiméningococcique doit être injecté dans le canal rachidien par ponction* lombaire, à la dose de 20 à 30 cm^3 tous les jours, jusqu'à ce qu'il n'y ait plus de méningocoques dans le liquide.

Sérums antituberculeux. — Ils sont très nombreux (sérums de Maragliano, de Marmorek, d'Arloing, de Vallée, de Jousset, de Rappin, etc.), mais il ne semble pas qu'aucun ait jusqu'ici apporté des résultats vraiment encourageants. Tous, d'ailleurs, ne peuvent s'appliquer qu'aux premiers stades de l'évolution morbide et exigent de grandes précautions, par suite des réactions qu'ils entraînent.

Sérums anticharbonneux. — Il en existe plusieurs variétés (Marchoux, Institut Pasteur, Sclavo, San Felice), que l'on utilise en injections sous-cutanées ou même intraveineuses dans les cas graves. Les résultats sont très favorables (3 p. 100 de décès seulement), si l'injection a été précoce. Ces sérums ont aussi un certain pouvoir préventif, mais l'immunité qu'ils réalisent, bien que rapide, est de très courte durée.

Sérum anticoquelucheux. — Bordet et Gengou, à la suite de leur découverte, ont préparé un sérum contre la coqueluche, que l'on emploie en injection hypodermique ou intraveineuse à la dose moyenne de 30 cm^3.

Sérum antidysentérique. — Il est préparé au moyen de chevaux inoculés à l'aide des divers bacilles dysentériques.

On doit l'injecter uniquement dans les cas de dysenterie* bacillaire ; il est sans action dans la dysenterie amibienne (40 à 70 cm^3 par jour).

Sérum antipesteux. — (Roux, Yersin). Le sérum provient de chevaux ayant reçu dans les veines des microbes d'abord tués par la chaleur, puis vivants.

A titre préventif, une injection hypodermique de 10 à [illegible] cm^3 assure une immunité de 20 jours en moyenne. *A titre curatif*, les doses dépendent de l'âge de la maladie : 30 à 50 cm^3 le premier ou le deuxième jour, 90 cm^3 si la maladie remonte à 4 ou 5 jours. Ces injections sont renouvelées plusieurs fois. Dans la pneumonie pesteuse, particulièrement grave, il faut injecter le sérum non sous la peau, mais dans les veines. Sous l'influence de cette médication, la mortalité diminue de moitié et tombe de 80 à 38,45 p. 100.

Sérum antigangréneux. — On inocule à des chevaux des cultures de bacilles anaérobies : *perfringens*, *vibrion septique*, *œdematiens*, *histolyticus*. Ces sérums sont associés au moment de l'emploi en un sérum polymicrobien. Ils donnent de magnifiques résultats quand on les utilise préventivement dans les plaies de guerre. Ils sont curatifs quand on les injecte à hautes doses (80 à 100 cm^3). Leurs principales indications sont la gangrène pulmonaire, l'appendicite, les plaies anfractueuses.

Sérum de Leclainche et Vallée. — Employé contre les staphylococcies et les suppurations ; il est fourni par des chevaux immunisés contre les staphylocoques, streptocoques, coli-bacilles, pyocyaniques, proteus, perfringens, vibrions septiques, etc. Il est utilisé soit en pansement sur les plaies suppurantes, soit en injections hypodermiques ou intraveineuses, à la dose de 10 à 20 cm^3, dans les cas de septicémies staphylococciques ou streptococciques. Il a été également préconisé, à titre préventif, contre la gangrène gazeuse.

Sérum de convalescents. — On a traité, avec des succès mitigés, un grand nombre d'affections au moyen de sang recueilli chez des convalescents. Parmi celles-ci on peut citer la poliomyélite, l'encéphalite léthargique, le typhus exanthématique, la peste et le choléra, la rougeole, la scarlatine. Le sang, obtenu par ponction veineuse aseptique, est injecté au malade. Les applications de cette méthode sont restreintes en raison de la faible quantité de sérum humain dont on dispose.

II. Sérums non spécifiques. — INDICATIONS. Le sérum humain ou animal a des propriétés qu'on applique au traitement des hémorragies de causes générales, telles que l'hémophilie, ou de certains états hémorragipares dans lesquels la coagulation se fait anormalement : purpuras, hémorragies des fièvres éruptives graves, de l'insuffisance hépatique. Contre certaines hémoptysies, certaines métrorragies, des injections sériques peuvent rendre de grands services.

L'anémie, la chlorose peuvent être bien influencées par cette sérothérapie. On peut utiliser soit du sérum animal dont le type est le sérum de cheval frais, soit du sérum humain.

Le sérum de cheval s'administre par voie buccale, plus rarement sous la peau, à la dose de 20 à 40 cm^3. De simples applications locales (plaies, hémorragies) donnent fréquemment de bons résultats.

FIG. 791.
Inoculation du virus à un cheval

FIG. 792.
Récolte du sérum antidiphtérique.

Dans les hémorragies rebelles de l'hémophilie, on peut tirer un bon parti du *sérum sérique* de Dufour et Le Hello, qui provient de lapins en état d'anaphylaxie et qui a la propriété de rendre hypercoagulable le sang du sujet injecté.

Lorsqu'on s'adresse au *sang humain*, tantôt on prendra le sang du sujet lui-même (*autohémothérapie*), tantôt le sang d'un donneur (*hétérohémothérapie*). Il suffit de recueillir du sang dans la veine et de le réinjecter tel quel, séance tenante, ou bien de laisser la coagulation s'effectuer et de réinjecter ultérieurement le sérum (auto et hétérosérothérapie) ; enfin, on peut après la ponction veineuse, recevoir le sang dans une solution citratée à 10 p. 100 et réinjecter secondairement le plasma incoagulé, après sédimentation des globules (auto et hétéroplasmothérapie).

Sérum artificiel. — Par corruption de langage, on donne ce nom à des solutions salines très diluées se rapprochant de la composition du sérum sanguin, de façon à avoir la même pression osmotique que lui, c'est-à-dire de n'attirer ni plus ni moins que lui l'eau des tissus traversés par les vaisseaux, d'être *isotonique* (du gr. *isos*, égal, et *tonos*, tension) avec le sang. S'il n'en était pas ainsi, des troubles profonds se produiraient dans l'organisme. Cette condition est du moins nécessaire pour les sérums qu'on injecte en grande abondance dans le sang, mais non pour ceux qu'on injecte en petite quantité sous la peau et qui peuvent contenir plus de sels (solution *hypertonique*).

Le sang contenant normalement 6 p. 1000 de chlorure de sodium, mais en outre d'autres sels, les sérums isotoniques doivent, d'après Hallion, contenir 7,5 de chlorure de sodium, complété par d'autres sels leur donnant l'isotonie. Il est du reste possible d'arriver à celle-ci en diminuant la proportion de chlorure de sodium et en accroissant la proportion d'autres sels, ainsi qu'on le verra dans les formules ci-après.

VARIÉTÉS. ***Sérum chirurgical :***

Chlorure de sodium	7	grammes.
Eau distillée	993	—

Sérum d'Hayem :

Chlorure de sodium	5	grammes.
Sulfate de soude	10	—
Eau distillée	985	—

Sérum ou Plasma de Quinton. — Eau de mer puisée au large d'Arcachon, à 10 mètres de profondeur, stérilisée par filtration sur bougie et ramenée à l'isotonie par addition d'eau de source.

Ces sérums doivent être filtrés et stérilisés avant d'être employés.

MODE D'INJECTION. Le meilleur appareil et le plus simple est celui agissant par la pesanteur ; l'ampoule contenant le liquide (*fig. 793*) est pourvue d'un tube de caoutchouc long de 1m,50, terminé par une aiguille qu'on introduit sous la peau ; suivant qu'on élève plus ou moins l'ampoule, la rapidité d'introduction s'accroît. Pour que le liquide sorte de l'ampoule, il est nécessaire qu'il en soit chassé par la pression de l'air, c'est-à-dire qu'il puisse pénétrer par une ouverture pratiquée au-dessus du liquide. On emploie aussi les appareils à pression d'eau par poire de caoutchouc (*fig. 794*) et plus rarement les seringues.

Ordinairement on fait l'injection dans le *tissu cellulaire sous-cutané*, là où celui-ci est assez lâche pour contenir le liquide (fesses, dos, parties antérieures de l'abdomen et des cuisses). Dans certains cas, on injecte dans les veines (saphène, pli du coude) en faisant quelquefois préalablement une saignée. On les a administrés aussi en lavement de 500 gr.

ACTION. Relèvement de la pression artérielle ; stimulation de la nutrition dans l'organisme et tonification du système nerveux. Après une demi-heure à 2 ou 3 heures, le malade éprouve une sensation de bien-être ; son pouls se relève et se ralentit et il urine abondamment. La réalisation plus ou moins grande de ces résultats guidera pour la répétition des injections.

Quelquefois, au contraire, leur premier effet est une montée fébrile, un frisson et de la sueur qui devront faire limiter, au moins temporairement, l'abondance du liquide.

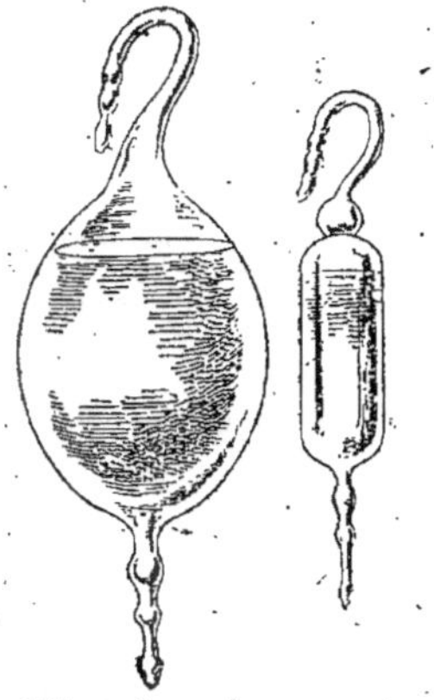

FIG. 793. — Ampoules pour sérum.

INDICATIONS. *Sérum chirurgical et d'Hayem.* — *Hémorragies importantes.* Les injections relèvent les forces et, en augmentant la coagulation, arrêtent les hémorragies en nappe. *Maladies infectieuses*, notamment choléra, diarrhées graves, intoxications, septicémie, éclampsie, urémie (formes seulement avec hypotension). Elles agissent sur la dépression et rendent de l'eau à l'organisme qui en a perdu beaucoup.

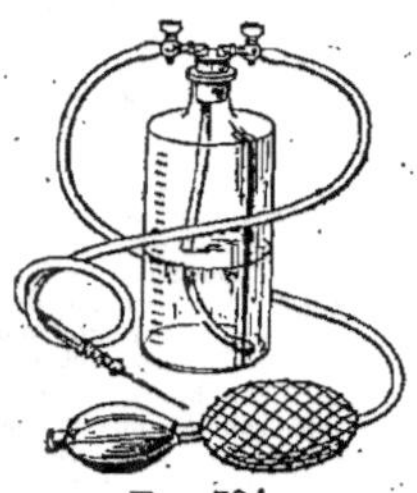

FIG. 794.
Appareil pour injecter des sérums artificiels.

Sérum de Quinton. L'action est stimulante et tonique. Les indications sont celles des sérums isotoniques et en outre l'athrepsie, le lymphatisme (scrofule), la diarrhée des nourrissons, la neurasthénie, les psychoses. V. MER (Eau de).

QUANTITÉ. Elle varie entre 10, 100, 1000 et même

2000 gr. en un quart d'heure. Plus abondante lorsqu'il s'agit de remédier à une perte de liquide (hémorragie, choléra), réduite à 200 ou 500 gr. dans les maladies infectieuses, et répétées à des intervalles variables suivant les cas et les effets obtenus.

CONTRE-INDICATIONS. Affections du cœur, vieillesse, néphrites aiguës ou chroniques, œdème.

Sésamoïdes (du gr. *sêsamon*, sésame, et *eidos*, forme). — Petits os arrondis qui ressemblent à des grains de sésame.

Ils se développent dans les tendons qui passent auprès de certaines jointures et leur donnent plus de force. Les individus robustes en ont souvent dans les tendons qui avoisinent les articulations du métacarpe et du métatarse avec les phalanges.

Sessile. — Se dit d'une tumeur qui n'est pas unie aux tissus par une partie rétrécie (comme le pétiole d'une feuille).

Séton (du lat. *seta*, soie). — Procédé, aujourd'hui à peu près abandonné, qui consistait à provoquer la suppuration en un point plus ou moins éloigné d'une région malade en introduisant avec une aiguille sous la peau (ordinairement à la nuque) une longue mèche enduite de cérat. On enlevait chaque jour la partie placée dans la plaie, en la remplaçant par la partie voisine de la mèche.

Sevrage. — Action pour une femme de cesser de donner son lait à un enfant.

La mère peut, outre son lait, donner à son enfant du lait de vache, à partir du 8ᵉ mois ; le *sevrage*, c'est-à-dire la suppression du lait de femme, doit être *graduelle* et ne s'effectuer que du 15ᵉ au 18ᵉ mois, après la sortie des premières dents, en tout cas pas avant le 12ᵉ mois. En cas de fortes chaleurs ou de fatigue de l'enfant (dentition, diarrhée), on retardera le sevrage, qu'on avancera, au contraire, en cas d'affaiblissement de la mère (perte d'appétit, amaigrissement, insomnie, troubles nerveux). Il est inutile et même nuisible à l'enfant de prolonger l'allaitement après 18 mois ; l'enfant a besoin, à ce moment, d'une nourriture plus forte.

Pour sevrer un enfant, on espacera chaque jour de plus en plus les tétées, ce qui l'accoutumera à une autre alimentation et supprimera peu à peu la montée laiteuse chez la mère, laquelle devra diminuer sa ration alimentaire et surtout la quantité de ses boissons. Elle pourra en outre se purger une ou deux fois lorsqu'elle aura cessé complètement l'allaitement et couvrir ses seins d'ouate. Au besoin, on peut déshabituer l'enfant du sein par l'application d'une substance amère sur le bout du sein (gentiane ou quassia amara).

Le *lait répandu* est un ensemble de troubles imaginaires dont les bonnes femmes effrayent les mamans qui ne veulent pas boire les tisanes conseillées par elles. Cette légende est soigneusement entretenue par des pharmaciens inventeurs d'antilaiteux.

L'alimentation de l'enfant, après le sevrage, devra être composée en majeure partie de lait de vache avec adjonction de crème de riz ou de tapioca, d'œufs, de farine lactée ; puis, progressivement, on lui donnera des petites soupes et des purées de légumes.

Shock. — V. CHOC.

Sialagogue (du gr. *sialon*, salive, et *agein*, chasser). — Substances provoquant la sécrétion de la salive : antimoniaux, calomel, cresson, jaborandi et pilocarpine, tabac. En mâchant un corps dur (morceau d'os ou d'ivoire), on accroît mécaniquement la quantité de salive.

Sibilance. — Bruit provoqué dans le poumon par une lésion de cet organe.

Sidérose. — Maladie produite par la poussière de fer. V. POUSSIÈRES professionnelles.

Siège (Bain de) [*fig.* 795]. — Ce bain se prend dans une baignoire de forme spéciale, dans laquelle le bassin est entouré d'eau.

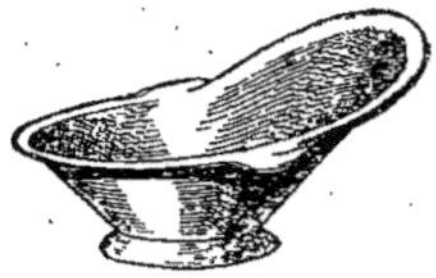

FIG. 795. — Bain de siège.

On l'emploie surtout comme décongestionnant de la tête dans le cas de migraine et comme congestionnant du bas-ventre lorsque les règles ne se produisent pas.

Sieste. — L'habitude de se reposer étendu et même de dormir après le déjeuner de midi est recommandée par certains médecins coloniaux, déconseillée par d'autres. En fait, il y a lieu de tenir compte des tempéraments de chaque individu et de ne pas établir une règle générale absolue.

Silicaté (Appareil). — Bandage contentif qu'on enduit, à l'aide d'un pinceau, de silicate de potasse ou verre liquide. La solidification est réalisée en six heures. Pour enlever l'appareil, on place le membre dans de l'eau chaude, qui ramollit le silicate.

Simarouba. — L'écorce de la racine de simarouba (Rutacée) contient de la quassine. Elle est employée comme tonique et antidiarrhéique, en infusion (50 gr. par litre) et en poudre (1 à 4 gr.).

Simples. — Plantes employées ordinairement sous forme de tisane.

Simulation. — La simulation peut être involontaire (V. IMAGINATION). Le thermomètre permet pour les fièvres de reconnaître la vérité.

Sinapisé (Bain). — Le bain sinapisé se fait avec 1 kilogr. de poudre de moutarde qu'on place, enveloppé d'un linge fin, dans l'eau d'un bain *tiède*. Pour les pédiluves, on délaye 150 gr. de farine de moutarde dans 3 litres d'eau froide, qu'on verse dans l'eau chaude du bain de pieds.

Sinapisme (du lat. *sinapis*, moutarde). — Médicament externe destiné, en faisant rougir la peau, à provoquer vers elle un afflux de sang, qui se trouve ainsi détourné d'un autre organe (dérivation, révulsion). Le sinapisme peut être utilisé comme excitant général. V. MOUTARDE.

Sinus (du lat. *sinus*, poche). — Cavités creusées dans l'épaisseur des os frontal, maxillaire supérieur et sphénoïde ou canaux veineux, tracés le long des os du crâne enveloppés par la dure-mère et recevant un grand nombre de veines : sinus caverneux, coronaire, droit, latéral, longitudinal inférieur et supérieur, occipital transverse.

Sinusite. — Inflammation d'un sinus.

Siphon. — Le procédé du siphon est employé pour la douche nasale (V. NEZ [maladies]). L'extrémité d'un tube en caoutchouc est placée dans un vase rempli de liquide ; on l'amorce en aspirant le liquide à l'autre extrémité, placée dans le nez.

Sirop. — Préparation pharmaceutique, formée soit simplement d'eau et de sucre, soit d'un sirop simple et d'un médicament.

Sirop d'amandes. — V. ORGEAT.

Sirop antiscorbutique. — V. ANTISCORBUTIQUE.

Sirop des cinq racines apéritives. — Il est fabriqué avec des racines d'ache, d'asperge, de fenouil, de persil et de petit-houx ; on l'emploie pour donner de l'appétit.

Sirop de Cuisinier. — V. SALSEPAREILLE.

Sirop de Desessarts. — Il contient du vin dans lequel on a fait macérer de l'ipéca et du séné ; de l'infusion de coquelicot et de serpolet ; du sulfate de magnésie, de l'eau de fleurs d'oranger. Il est calmant, laxatif et facilite l'expulsion des crachats.

Sirop pectoral. — Sa composition est la suivante : infusion d'espèces pectorales 120 gr., sucre 200 gr., eau de fleurs d'oranger 5 gr., extrait d'opium 3 centigr. On le prend par cuillerées à soupe, contre la toux, toutes les 2 ou 3 heures.

Autres sirops. — V. au nom du médicament ou de l inventeur.

Skiascopie (du gr. *skia*, ombre, et *scopein*, examiner) ou **Kératoscopie.** — Détermination de l'état de la réfraction d'un œil par l'examen des ombres ou des reflets provoqués dans le champ de la pupille par l'éclairage direct à l'ophtalmoscope.

Skodisme (du nom du Dr Skoda). — Accroissement de la sonorité pulmonaire sous les clavicules, dans les cas de pleurésie avec épanchement, d'hydrothorax au-dessus de la couche liquide.

Soda-water. — Solution de 1 gr. de bicarbonate de soude dans 650 gr. d'eau.

Sodium. — Corps simple métallique. Il n'est employé qu'en combinaison avec l'oxygène (V. SOUDE) ou associé à du chlore ou de l'iode.

Chlorure de sodium (sel commun ou marin). — A l'*intérieur*, 50 centigr. comme digestif ; 8 à 15 gr. dans un verre d'eau comme vomitif ; 20 à 60 dans deux grands verres comme purgatif ; 30 gr. pour 1/2 litre en lavement ; à l'*extérieur*, 5 kilogr. par bain, 125 gr. pour bain de pieds.

Iodure de sodium. — V. IODURE.

Sodokou (du japonais, *so*, rat, et *dokou*, poison). — Maladie infectieuse due à un spirochète et provoquée par la morsure d'un rat.

Elle se caractérise par une éruption généralisée avec fièvre, douleurs articulaires et réveil inflammatoire de la plaie déjà cicatrisée. Rechutes avec poussées fébriles pendant plusieurs mois.

TRAITEMENT. Injections d'arsénobenzènes.

Soif. — Elle est accrue dans la fièvre et le diabète. V. ces mots.

On ne doit jamais boire une grande quantité de liquide, et surtout d'eau glacée, lorsqu'on est en sueur. On s'exposerait ainsi à une congestion pulmonaire ou cérébrale. Quant aux liquides à boire, V. EAU, ALCOOLISME, LIMONADE.

Solaire (Plexus). — Plexus nerveux considérable formé par les nerfs splanchniques*, des filets des nerfs diaphragmatiques et par le nerf pneumogastrique* droit (*fig.* 796).

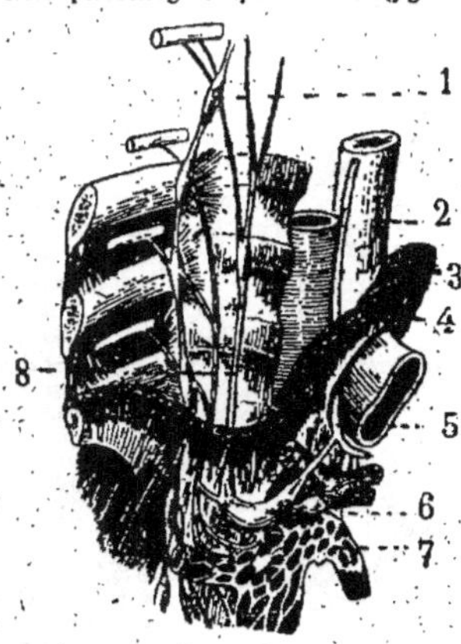

FIG. 796.

Plexus solaire et ganglion semi-lunaire droit.

1. Grand sympathique ; 2. Œsophage ; 3. Aorte ; 4. Diaphragme ; 5. Pneumogastrique ; 6. Ganglion semi-lunaire ; 7. Plexus solaire ; 8. Nerf grand splanchnique.

Le plexus solaire, parsemé de petits ganglions, est situé autour du tronc cœliaque, au-devant de la partie supérieure de l'aorte abdominale qu'il entoure de ses ramifications.

Syndromes solaires. — Les lésions de ce plexus qui préside aux phénomènes vasomoteurs de l'estomac, de l'intestin, du foie, et du pancréas peuvent entraîner des troubles variables.

Dans les *formes aiguës*, on note une douleur épigastrique intense en poignard, au niveau de l'ombilic, suivie de vomissements alimentaires ou bilieux, de diarrhée sanglante.

La mort peut survenir avec refroidissement des extrémités, pouls petit, anémie, collapsus.

Les *formes chroniques* se manifestent par des douleurs abdominales et épigastriques avec paroxysmes ; parfois vomissements.

Sole. — Poisson maigre, de digestion assez facile, à recommander aux convalescents, à condition qu'il soit d'une parfaite fraîcheur.

Soléaire (Muscle). — Muscle de la jambe, très large et très épais, situé au-dessous des deux jumeaux et se réunissant à ces muscles pour s'insérer par l'intermédiaire du tendon d'Achille au calcanéum.

Soleil. — Le soleil, par ses rayons violets et ultra-violets, est un puissant microbicide, le désinfectant par excellence.

Il est démontré que les cultures de bacilles s'effectuent d'autant plus mal que l'exposition à la lumière est plus longue. Il y a d'abord suppression de la pullulation, puis de la virulence, et enfin le germe meurt ; le second stade suffit pour fabriquer des vaccins préservateurs. Au contraire, dans les tubes de culture mis à l'abri de la lumière, les microbes se multiplient abondamment et rapidement. V. HÉLIOTHÉRAPIE.

Coup de soleil. — V. INSOLATION.

Solution. — Combinaison d'un liquide avec un solide, telle que celui-ci prend la forme liquide.

Sommeil, Insomnie et Troubles du sommeil. — Pour se rendre bien compte des circonstances qui favorisent ou suppriment au contraire le sommeil, il est nécessaire d'être renseigné sur l'état du corps à ce moment.

I. **Sommeil.** — FONCTIONS DU CORPS PENDANT LE SOMMEIL ET HYGIÈNE DU REPOS. Les grandes fonctions, respiration, circulation, digestion, sécrétions, suivent à peu de chose près leur cours normal pendant le repos nocturne.

Les *respirations* sont [illegible], mais les inspirations sont [illegible], plus profondes, et la quantité d'oxygène absorbée est non diminuée, mais accrue, d'où la nécessité de prendre pour chambre à coucher, qu'il s'agisse d'un adulte ou d'un enfant, la pièce la plus vaste possible, de ne pas placer le lit dans une alcôve et de ne pas l'entourer de rideaux. On l'installera, au contraire, au milieu de la pièce, en ayant soin d'aérer la chambre dans la journée et notamment avant le coucher ; on doit laisser ouverte la cheminée, ne pas faire dormir auprès de soi des animaux et ne pas y conserver des fleurs ou des veilleuses, car bêtes, fleurs et lumière consomment, elles aussi, de l'oxygène et rejettent de l'acide carbonique.

En ce qui concerne la *circulation*, le nombre des pulsations est moins grand, mais la dilatation des vaisseaux superficiels entraîne une transpiration plus abondante ; le corps doit, par suite, être couvert d'un nombre suffisant de couvertures suivant la saison, mais tout excès de chaleur doit être évité (suppression des lits de plume et des édredons). Il est, en outre, nécessaire que rien ne gêne le léger accroissement de volume du corps dû à cette dilatation des vaisseaux ; le vêtement de nuit doit donc être large et flottant, et son tissu suffisamment léger pour absorber l'excès de transpiration.

La *digestion* s'achève pendant le sommeil, mais son activité est plus faible que dans la journée, d'où l'utilité, notamment pour les vieillards, dont l'estomac est déjà paresseux, de manger peu au dîner, surtout s'ils se mettent rapidement au lit après ce repas. D'autre part, les transformations qui s'opèrent d'une façon continue dans l'intimité des tissus (assimilation) sont au cours du sommeil non pas amoindries, mais déviées de leur cours normal ; l'élimination d'acide carbonique diminue, mais se trouve compensée par un accroissement de la graisse : les grands dormeurs deviennent obèses.

Le fonctionnement des *reins* s'opère la nuit à peu près comme dans le jour, mais la vessie se laisse dilater plus patiemment chez les adultes, qui peuvent rester 9 heures sans uriner ; il n'en est pas de même chez le nourrisson, qui urine à peu près aux mêmes intervalles que dans le jour. Quant à l'enfant plus âgé, qu'on a couché peu après son repas, il s'agite et se retourne jusqu'à ce qu'on l'ait mis à même d'uriner. Il ne se réveille pas, du reste, complètement pour cela et, si on l'aide, il se lève et se recouche sans en avoir conscience.

CIRCONSTANCES FAVORABLES ET DÉFAVORABLES AU SOMMEIL. La fatigue du corps et de l'esprit, le retour de l'heure habituelle du coucher sont les causes les plus ordinaires du besoin de dormir, mais ce besoin peut être provoqué par d'autres circonstances, dont quelques-unes semblent opposées : l'extrême chaleur ou au contraire un très grand froid, un repas trop abondant ou une longue abstinence. Cette contradiction n'est qu'apparente, le résultat de ces divers états étant toujours l'*anémie du cerveau* ; si la chaleur dilate les artères de la peau et provoque vers cette peau un afflux de sang, le froid, par un resserrement des veines de la peau, gêne la circulation de retour vers la tête ; d'autre part, si un festin congestionne les organes digestifs, la faim diminue la quantité totale du sang.

L'aération *permanente* de la pièce où l'on dort ne contribue pas seulement à la [illegible] du sommeil, mais le rend plus calme, plus [illegible] : l'air respiré et la sueur contiennent des ptomaïnes dont l'absorption est nuisible ; lorsqu'on repose dans une chambre trop étroite et mal ventilée, le sommeil est lourd et fatigant. On ressent au réveil un sentiment de lassitude générale, l'esprit n'est pas alerte, et les mouvements sont maladroits.

Le bon lit se compose d'un sommier, d'un matelas con [illegible], d'oreillers de crin ; ceux de plume congestionnent la tête et sont, pour cette raison, une cause d'insomnie.

Quelle position doit-on occuper pendant le sommeil ? La règle consiste à dormir le plus horizontalement possible, de façon à donner aux membres et aux articulations le maximum de relâchement ; quant au côté sur lequel on repose, le mieux est de varier le plus souvent possible. Lorsqu'on dort sur le dos, le voile du palais se trouve rejeté très près de l'arrière-gorge ; aussi la respiration devient-elle difficile et bruyante. D'autre part, les mucosités du nez s'écoulent par l'orifice postérieur des fosses nasales et viennent irriter la gorge ; aussi a-t-on tendance à graillonner au réveil.

DURÉE HYGIÉNIQUE DU SOMMEIL. Le temps consacré au sommeil variera suivant l'âge et le sexe : pour un adulte homme 7 à 8 heures, pour les femmes 8 à 9, pour les jeunes gens au-dessus de treize ans 9 heures, pour les vieillards et les enfants au-dessous de treize ans 10 au maximum.

Les individus *faibles* et *anémiques* et certains *nerveux* auront souvent grand avantage à prolonger la durée du repos nocturne, à faire même des siestes au milieu du jour, à condition qu'une large aération permette aux globules appauvris de leur sang de se revivifier.

Sommeil chez l'enfant. — Les deux tiers de

l'existence, chez le bébé, la moitié et même plus, chez les jeunes enfants, sont consacrés au sommeil.

Plus l'enfant est jeune, plus il a besoin de sommeil. Dans les premiers mois l'enfant au sein dort après chaque tétée, faisant cinq ou six sommes dans la journée. Certains enfants délicats, prématurés, ont même tendance à dormir trop longtemps, et il faut les réveiller pour les mettre au sein. La nuit, l'enfant bien portant se réveille une à trois fois. Quand on sort l'enfant, il dort généralement pendant la promenade.

Si l'enfant ne dort pas suffisamment et a de mauvaises nuits, il faut soupçonner quelque maladie, des coliques ou une insuffisance d'alimentation. Souvent les enfants allaités au biberon ou trop nourris prématurément dorment mal.

D'autres enfants font de mauvaises nuits, parce qu'ils sont des nerveux, des agités qu'il faut calmer par le grand air, les douches tièdes ou le drap mouillé. On pourra leur donner un peu de bromure, mais pas d'opium ni d'infusion de feuilles de pavot, dont certaines nourrices abusent au grand dommage de leurs nourrissons.

Beaucoup prennent la mauvaise habitude de ne dormir que dans les bras ou dans le lit de leur nourrice. Cette habitude est blâmable, les nourrissons pouvant être étouffés involontairement pendant leur sommeil. L'enfant doit donc dormir seul.

A 6 mois, l'enfant ne fait plus que trois ou quatre sommes d'une heure dans la journée. A 12 mois, il ne dort plus que deux fois par jour. A 2 ans, il se contente d'un somme de 2 heures par jour. A 4 ans, l'enfant ne doit plus dormir le jour. Quant au sommeil de la nuit, il doit être prolongé (10 à 12 heures).

Pour que le sommeil d'un enfant soit calme, il faut qu'il digère bien et que son alimentation soit rationnelle : il devra peu manger le soir ; on rationnera les liquides qui, pris en abondance, donnent de l'agitation, des sueurs, des terreurs nocturnes. On interdira le vin, le cidre, la bière, le café, le thé fort.

Un enfant doit se coucher de bonne heure, à 20 h. ; il dormira sur le côté droit, avec un traversin ou un oreiller peu épais.

Les veilles prolongées, les soirées ne conviennent pas aux enfants. C'est une faute que les conduire au théâtre ou au cinéma avant l'âge de 6 ans, leur imagination est trop excitable et ils rêvent durant plusieurs nuits du spectacle vu une fois.

On peut les endormir en leur racontant des contes de Perrault, mais on leur épargnera les contes effrayants à cause de l'impression fâcheuse que leur système nerveux peut en éprouver (Comby).

Absence de sommeil ou Insomnie. — L'insomnie se produit dans une série de circonstances variées.

Causes. — 1° Les maladies douloureuses qu'on observe dans les cancers, les névralgies, le prurit, les grandes crises douloureuses abdominales ;

2° Les insomnies des *maladies infectieuses* (fièvre typhoïde, rhumatisme articulaire aigu) ;

3° Les intoxications par abus du café, du thé, du tabac, de l'alcool, de la morphine ;

4° L'insomnie s'observe chez les malades atteints de lésions rénales, cardiaques, pulmonaires, digestives, de syphilis, de goutte, de paludisme, de diabète.

5° L'insomnie nerveuse est fréquente chez les neurasthéniques, chez les individus qui ont des préoccupations ou qui sont surmenés intellectuellement, dans les affections organiques du système nerveux, dans l'aliénation mentale.

Signes. — L'insomnie persistante, complète, est rare, et l'individu qui croit n'avoir pas dormi a en réalité quelques moments de repos ; mais son sommeil est si léger, si agité, qu'il s'interrompt à chaque instant et ne délasse point.

Quand l'insomnie dure longtemps, elle est déprimante. Le patient ne peut plus goûter au sommeil, les nuits deviennent longues, interminables, fatigantes ; dans le calme profond de la nuit, le moindre bruit est entendu, le moindre craquement prend un son déchirant. Le malade se tourne, cherche en vain la position de relâchement qu'il ne peut trouver. Au matin, il se sent dans un état de malaise pénible, d'accablement qui lui pèse, l'engourdit et ternit sa lucidité d'esprit. Aussi le malade réclame-t-il un soulagement à cet état pénible.

Petits moyens contre l'insomnie. Pour récupérer le sommeil, il convient d'abord de se placer dans les conditions les plus favorables par la mise en pratique des règles hygiéniques indiquées précédemment. On y ajoutera, si cela ne suffit pas, quelques-uns des procédés suivants :

Exercice modéré dans la journée, hydrothérapie rationnelle régularisant la circulation générale. Suppression de tout travail intellectuel fatigant après dîner.

Repas léger le soir (peu de viande et peu ou pas de vin et ni thé ni café), suivi d'une promenade.

Certains breuvages chauds (camomille, tilleul, fleurs d'oranger, laitue) ont un double effet par les principes calmants qu'ils contiennent et la fluxion sanguine que leur absorption provoque vers les organes digestifs. La pomme de reinette a joui longtemps aussi d'une réputation somnifère.

Prendre l'habitude d'aller à la selle avant de se coucher, l'évacuation de l'intestin augmentant en moyenne le volume du poumon de 250 cent.^{3}, c'est-à-dire faisant refluer vers le poumon un quart de litre de sang. Pour la même raison, évacuer la vessie.

Si on se réveille la nuit, notamment vers le matin, uriner, et au besoin aller à la selle.

Coucher la tête élevée par un ou plusieurs coussins afin de faciliter la descente vers le cœur du sang veineux.

Fatiguer la conscience par la monotonie d'un même bruit (mouvement d'horloge) ou d'une lecture faite par une personne dont la voix soit sans inflexion ; choisir de préférence des ouvrages à phrases longues et à raisonnements compliqués ; il ne faut pas cependant que la lecture soit assez ennuyeuse pour que l'auditeur s'en désintéresse.

Traitement hygiénique. Dormir la fenêtre entr'ouverte ; prendre un bain tiède à 35° à la fin de la journée. Drap mouillé ou affusions courtes d'eau froide. Douches tièdes à 35°-38°. Bains de siège et de pieds froids, de courte durée.

Traitement médicamenteux. Les hypnotiques sont nombreux ; ils ont habituellement l'inconvénient de créer l'accoutumance.

Certains sont anodins, comme la [illegible] à la dose de 10 à 50 gouttes ; les nombreuses préparations de [illegible] sont en même temps [illegible].

Le type des hypnotiques est le *chloral* ; la dose de chloral est de 1 à 3 gr. à absorber dans beaucoup d'eau [illegible] ; le sommeil est [illegible]. [illegible] Le *trional*, 0 gr. 50 à 1 gr. [illegible]. Le [illegible] est donné à la dose de 30 à 50 centigr. ; il procure en une heure un sommeil calme, [illegible] de céphalée [illegible] au réveil. Son peu d'action sur le cœur permet de l'utiliser dans l'insomnie des cardiaques. Il entre dans la composition de beaucoup de spécialités, entre autres le [illegible].

Le *luminal* ou *gardénal* a un pouvoir hypnotique plus accentué, son action est plus rapide, le réveil est calme.

sans alourdissement de la pensée. On le donne à la dose de 15 à 30 centigr.

Le *dial* est peu toxique, son pouvoir d'action sûr, puissant. Il ne s'accumule pas dans l'organisme. Il ne laisse aucun malaise quand son action a cessé.

Le *somnifène* est un hypnotique puissant qui a l'avantage d'être liquide; il combat l'insomnie de tous les états psychopathiques. En outre, sa toxicité peut être considérée comme presque nulle. Il ne touche pas le cœur et n'altère pas le rein. Il ne s'accumule pas, et ne crée pas d'accoutumance. Son emploi est justifié dans toutes les formes d'insomnie; XX à L gouttes en ingestion ou 1 à 3 cm³ en injections intramusculaires.

TRAITEMENT SYMPTOMATIQUE. Devra toujours être pratiqué quand la cause de l'insomnie est connue. *Antinévralgiques* et *analgésiques* dans les insomnies douloureuses; *antipyrétiques* dans les maladies fébriles; salicylate de soude dans le rhumatisme articulaire aigu; bains à 25°-30° dans la fièvre typhoïde. Suppression des excitants (thé, café, tabac, etc.). Traiter la dyspepsie (bicarbonate et bismuth), la dyspnée et la toux (opium), l'insuffisance urinaire (théobromine), l'asystolie (digitale), la syphilis (iodure, mercure, arsenic), le paludisme (quinine).

Chez le vieillard. Le sommeil est naturellement court chez les personnes âgées, mais s'il est trop diminué, il convient d'examiner les urines (mal de Bright, V. REINS). L'iodure peut être indiqué. Le régime lacto-végétarien, surtout le soir, convient à tout âge. Certains hypnotiques (véronal, sulfonal) ne sont pas contre-indiqués.

Chez l'enfant. Instituer une hygiène et une diététique sévères (régime végétarien, pas de viande le soir); hydrothérapie; vie au grand air; bains dans les affections fébriles; traitement spécifique dans la syphilis infantile, et quinine dans le paludisme.

Excès de sommeil ou **Somnolence.** — S'il faut dormir assez, il ne faut pas s'habituer non plus à trop dormir, car le repos excessif déshabitue le muscle de travailler, la graisse se substitue aux fibres et la courbature se produit alors après le moindre travail. L'individu devient obèse par insuffisance de travail et cette insuffisance d'exercice entraîne l'accroissement de l'obésité. Le sédentaire digère mal, a des somnolences après ses repas, trop abondants le plus souvent, proportionnellement à la dépense faite; malgré cela ou par suite de cela, souvent il dort mal la nuit. La déchéance intellectuelle ne tarde pas à suivre la déchéance physique.

L'abus du sommeil peut avoir des conséquences très graves chez des personnes âgées, parce que la constipation, origine fréquente de congestions, est le résultat ordinaire du séjour prolongé au lit. Il en est de même pour les obèses, les goutteux, les pléthoriques, les individus à cou court, eux aussi prédisposés aux congestions.

TRAITEMENT. On lutte contre l'abus du sommeil par les repas légers, la promenade après les repas, l'usage du thé et du café, les pratiques de l'hydrothérapie (affusion froide, tub, douches), le traitement de la dyspepsie* qui en est souvent l'origine. On a conseillé pour faire fuir le sommeil de songer à des sujets irritants; la colère congestionne le cerveau, et l'effet désiré est obtenu.

La prolongation indéfinie du sommeil, pouvant durer 40 à 150 jours, est souvent difficile à distinguer de la léthargie; elle est exceptionnelle.

On a observé aussi des sommeils prolongés une semaine après l'absorption de somnifères.

Sommeil (Maladie du). — V. TRYPANOSOMIASE.

Somnambulisme (du lat. *somnus*, sommeil, et *ambulare*, marcher). — Etat cérébral qui met l'individu en état de répéter, étant endormi, des mouvements et des actes habituels sans en avoir conscience au réveil. Le somnambulisme proprement dit est spontané; provoqué, il prend le nom de « somnambulisme hypnotique ». V. HYPNOTISME.

Somnifères (du lat. *somnus*, sommeil, et *fero*, je porte). — Médicaments provoquant le sommeil : chloral, opium, sulfonal. V. SOMMEIL : *Insomnie.*

Somnolence. — Sommeil incomplet. V. SOMMEIL.

Son (Bain de). — On prépare ce bain en faisant bouillir 1 kilogr. de son pendant 10 minutes dans 5 litres d'eau. On passe ensuite cette bouillie et on la verse dans le bain. On peut aussi mettre simplement le son dans un petit sac qu'on place dans la baignoire.

Sondage et **Sonde.** — Le *sondage* est l'action d'introduire une *sonde*, c'est-à-dire un tube cylindrique, dans une cavité qui peut être *naturelle* (nez, œsophage, trompe d'Eustache, conduits lacrymaux, urètre) ou *acci-*

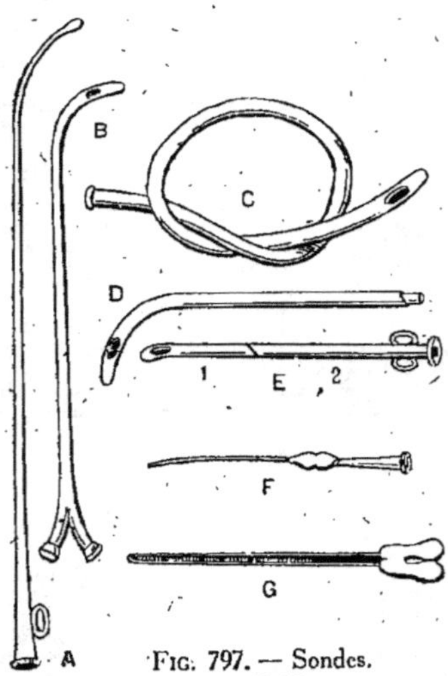

FIG. 797. — Sondes.

I. *Urétrale d'homme* : A. Métallique, en un seul morceau; B. Métallique, à double courant; C. En caoutchouc; D et E (2), Métallique, en deux parties. II. *Urétrale de femme* : E (1 et 2). La partie 2 sert à faire la partie supérieure de la sonde d'homme précédente. III. *Pour les conduits lacrymaux* : F. Sonde d'Anel. IV. *Pour les plaies* : G. Sonde cannelée.

dentelle (plaie, trajet fistuleux). Deux variétés de sondes répondent à ces destinations différentes :

I. **Sondes pour cavités naturelles.** — Tubes cylindriques creux ouverts à leur extrémité supérieure et se terminant à leur extrémité inférieure soit par un cul-de-sac ou bec qui porte une ou deux ouvertures latérales (*yeux*), soit simplement par une ouverture plus petite que celle du sommet.

Sondes urétrales (*fig.* 664, A-E). — Les sondes ordinaires servent à évacuer le liquide contenu dans la vessie. Elles sont en métal, en caoutchouc ou en gomme. Les métalliques ont une courbure spéciale ; quant aux sondes molles, il est possible de leur donner également une courbure en introduisant dans leur intérieur une tige métallique, *mandrin* ; mais le plus généralement on les emploie sans mandrin. Leur calibre varie suivant le diamètre du canal qu'elles doivent traverser. Les sondes sont utilisées chez l'homme dans le rétrécissement de l'urètre*, dans l'hypertrophie de la prostate* ; pour les deux sexes, dans l'incontinence et la rétention d'urine*.

Dans les sondes à *double courant*, le canal intérieur est divisé en deux par une cloison longitudinale et forme ainsi deux conduits parallèles de façon qu'un liquide injecté d'un côté puisse ressortir par l'autre.

Le sondage ne doit être opéré que par un médecin, tout au moins la première fois, et avec des instruments absolument aseptiques, sous peine de produire une inflammation grave de la vessie.

Sonde d'Anel. — Tube très fin, destiné à sonder les conduits lacrymaux.

Sonde de Belloc. — Instrument destiné à faire le tamponnement des ouvertures postérieures des fosses nasales dans les hémorragies de ces cavités. V. HÉMORRAGIE du nez.

Sonde œsophagienne. — Sonde flexible du diamètre de 1 centimètre qu'on introduit par la bouche et quelquefois même par les narines jusque dans l'estomac. On s'en sert pour alimenter par force avec des liquides les individus qui se refusent à prendre de la nourriture (aliénés).

II. **Sondes pour cavités artificielles.**

Sonde cannelée. — Tige mince, portant une rainure profonde sur une de ses faces ; elle sert à guider le bistouri dans certaines opérations.

Songe. — V. CAUCHEMARS.

Sophistication. — Synonyme de *falsification*.

Soude. — Combinaison de sodium* avec de l'oxygène constituant une base. Elle forme des sels avec des acides.

Arséniate de soude. — V. ARSENIC.

Azotate de soude (nitre). — Diurétique très actif à la dose de 2 à 10 gr. dans une potion gommeuse.

Benzoate de soude. — V. BENZOATES.

Bicarbonate de soude (on l'appelle quelquefois *sel de Vichy*, expression impropre, car l'eau de Vichy contient en outre d'autres substances que le bicarbonate de soude). — Médicament anti-acide digestif et diurétique. — DOSE. De 50 centigr. à 7 ou 8 gr. par litre sous forme d'eau minérale* alcaline naturelle ou artificielle, de pastille (10 centigr. par tablette), de bains (500 gr. par bain).

Carbonate de soude (cristaux de sous-carbonate de soude). — Bains alcalins (250 gr. par bain). Fait partie des bains artificiels de Plombières et de Pennès. A l'*intérieur*, 1 à 4 gr.

Citrate de soude. — A la dose de 30 à 40 gr. avec quantité égale de sirop de limon dans 250 à 500 gr. d'eau, il constitue la *limonade purgative* ou *de Rogé*.

Hypochlorite de soude (liqueur de Labarraque). — Désinfectant, employé en gargarismes (10 %), en injections vaginales (5 %).

Phosphate de soude. — 1 à 5 gr. comme reconstituant, antidiabétique.

Salicylate de soude. — V. SALICYLIQUE (acide).

Sulfate de soude (sel de Glauber). — Purgatif à la dose de 15 à 60 gr. dans deux verres d'eau, ou eaux minérales*, naturelles, sulfatées sodiques, comme Pullna, Hunyadi Janos, Rubinat.

Soufre. — Corps simple, de couleur jaune, sans saveur, qui exhale en brûlant une odeur forte et pénétrante.

I. **Fleur de soufre** (syn. : soufre sublimé lavé). — DOSE ET MODE D'EMPLOI. A l'*intérieur*, 8 à 16 gr. comme purgatif ou laxatif, 2 à 4 gr. comme sudorifique, mais plus souvent à l'*extérieur* en pommades ou en lotions à 1/10 associées dans quelques préparations à d'autres substances ayant des propriétés analogues.

II. **Soufre précipité.** — A l'*extérieur*, dans les maladies de peau, en pommades ou lotions (1 pour 10 de cédrat, vaseline, huile, alcool). La pommade d'Helmerich contient : soufre 10 gr. ; carbonate de potasse, eau et huile d'amandes douces, de chacun 5 gr., et 35 gr. d'axonge. En fumigations pour la désinfection. V. ce mot.

Sulfure d'antimoine. — V. ANTIMOINE.

Sulfure d'arsenic (orpiment). — Employé comme épilatoire ; il fait partie de la *rusma*. (V. DÉPILATOIRE.) C'est un produit dangereux.

Sulfure de calcium. — C'est un dépilatoire énergique et par conséquent dangereux.

Sulfure de carbone. — V. CARBONE.

Trisulfure de potassium. — Sert pour les bains sulfurés (100 gr. par bain) et les lotions sulfurées (1 gr. pour 50 d'eau). — INDICATIONS. Maladies de peau et rhumatisme.

Monosulfure de sodium. — Est employé pour les eaux sulfureuses artificielles et pour les bains de Barèges : monosulfure et chlorure de sodium, de chaque 60 gr., carbonate de soude 30 gr.

Trisulfure de sodium (foie de soufre). — Sert pour bains sulfureux (40 à 125 gr. par bain).

Soufre colloïdal. — INDICATIONS. Absorbé presque complètement dans l'intestin, il s'incorpore à la matière organique des tissus, dont il est un reconstituant énergique dans les divers troubles de la nutrition sulfurée. Employé dans les dystrophies des tissus cartilagineux et tendineux (rhumatismes chroniques), les pharyngites, laryngites, bronchites chroniques, coryza, les vaginites et métrites, l'artériosclérose, l'acné, le psoriasis, les convalescences et la chlorose. MODE D'EMPLOI ET DOSE. A l'*intérieur*, 0,20 à 0,60 sous forme de liqueur titrée à 0,20 par cuillerée à soupe (1 à 3 par jour au milieu des repas). A l'*extérieur*, pommade à 5 p. 100 (émulsion lipoïde de la pseudo-solution aqueuse) dans les arthrites et les dermatoses ; sous forme d'onguent nasal dans les coryzas. En ovules à 2 p. 100 dans les vaginites et métrites.

Soufre (Fumigations de). — V. DÉSINFECTION.

Sourcil. — Poils placés au bord supérieur de l'orbite ; ils protègent l'œil contre les poussières et la sueur.

Sourd et **Surdité.** — La surdité est une infirmité très fréquente sous sa forme incomplète, car elle existerait chez un enfant sur cinq. Un grand nombre d'élèves suivent mal les classes parce qu'ils distinguent incomplètement les paroles du maître. Sur 1 000 conscrits, 9 sont refusés pour surdité ; dans la vieillesse, cette proportion s'élève beaucoup.

CAUSES. *Inflammation* (otite moyenne suppurée souvent consécutive à un coryza dans la petite enfance, otite laissée sans traitement par suite d'un stupide préjugé ou survenue comme complication d'oreillons, de végétations adénoïdes, de fièvres éruptives) ; *réflexes nerveux* qui entraînent seulement une surdité transitoire, à la suite de vers dans l'intestin ou d'hystérie ; *ébranlement* de l'appareil auditif (explosion) ; *bruits professionnels* violents, continus ou non (usines métallurgiques, téléphone) ; *changement* très brusque de *pression atmosphérique* (ballon, scaphandre) ; *intoxication* par l'alcool, le plomb, le tabac ; *maladies générales* (syphilis, tuberculose) ; *hérédité, vieillesse* (arthritisme, artériosclérose).

SIGNES. Le sourd qui dissimule son infirmité parle rarement au ton ordinaire, sa voix est basse ou trop haute. Son regard est fixe et souvent triste.

HYGIÈNE PRÉVENTIVE. Soigner énergiquement les coryzas et les otites de la première enfance dès leur début. Les spécialistes estiment qu'on ferait disparaître ainsi les trois quarts des surdités. Soigner plus tard, également dès le début, les autres affections de l'oreille. V. aussi OREILLE (maladies) et SOURD-MUET.

RENFORCEMENT DES SONS. Les personnes incomplètement sourdes peuvent faire usage de cornets* acoustiques.

Sourd-muet et **Surdi-mutité.** — La surdi-mutité est une infirmité des individus privés de l'ouïe et de la parole. Elle est relativement assez répandue en France, où on compte environ 23 650 sourds-muets, soit 6,25 par 10 000 habitants. C'est dans les campagnes et principalement dans les pays de montagnes (Alpes, Cévennes, Pyrénées) qu'on rencontre surtout cette infirmité. Elle est plus fréquente chez l'homme.

CAUSES : I. PRÉDISPOSANTES. 1° L'*hérédité* : Un ménage de sourds-muets peut parfaitement avoir des enfants qui entendent et parlent ; cependant il n'est pas douteux que la surdité, survenant à l'âge adulte, ainsi que la surdi-mutité, sont plus fréquentes dans les familles où se rencontrent des sourds-muets parmi les ascendants, voire parmi les collatéraux ;

2° La *consanguinité*. Sans doute, on peut citer des ménages où, malgré la parenté des père et mère, les enfants sont sains et bien constitués. Il n'en est pas moins certain qu'en intensifiant les tares, s'il en existe chez les époux, la consanguinité multiplie les causes de dégénérescence et entraîne, entre autres infirmités, le surdi-mutisme. On ne saurait donc trop déconseiller les mariages entre parents et notamment entre cousins germains ayant une tendance à la surdité;

3° Les *dégénérescences* attribuables à des intoxications subies par les parents (alcoolisme, syphilis, tuberculose). L'hérédo-syphilis serait responsable d'au moins 50 p. 100 dans ces cas de surdi-mutité héréditaire. Les dystrophies d'origine endocrinienne, les traumatismes physiques ou moraux, subis par la mère au cours de la grossesse, peuvent également être des facteurs de surdi-mutité.

II. DÉTERMINANTES. *Maladies infectieuses* : oreillons, fièvre typhoïde, variole, diphtérie, méningite, grippe, rougeole, scarlatine, coqueluche, qui entraînent des lésions graves de l'oreille interne chez les sujets prédisposés par les causes précédentes et que des précautions antiseptiques du côté de l'oreille et du nez pourraient souvent prévenir.

Otites diverses (V. à OREILLES et à SURDITÉ). Ce qu'il importe particulièrement de soigner dans la petite enfance, ce sont les maladies du nez, qui, en s'étendant par la trompe d'Eustache à la caisse du tympan, provoquent des otites suppurées très graves.

Traumatismes. Enfin cette infirmité est parfois aussi due à des accidents (frayeurs, coups, chutes sur la tête).

Enseignement. — Le langage des signes, créé par l'abbé de L'Epée, permet aux sourds-muets de correspondre entre eux, mais non avec les personnes douées de tous leurs sens. L'écriture ne fournit qu'un moyen de communication d'un emploi fort incommode.

Or, le mutisme est une conséquence de la surdité ; les organes phonateurs du petit muet sont bien constitués, pourquoi ne lui apprendrait-on pas à parler ? La parole n'est pas seulement un ensemble de sons articulés qui impressionnent l'oreille. C'est aussi et avant tout une fonction qui met en jeu certains organes, un ensemble d'actes dont les uns sont accessibles à la vue, d'autres au toucher. Si l'enfant sourd ne peut entendre la parole, il peut du moins voir et palper les organes qui la produisent et, s'il parvient ainsi à la percevoir, rien ne l'empêche de la reproduire par imitation.

Dès lors, la voie naturelle pour l'enseignement des sourds-muets, c'est la méthode *orale* dans laquelle le moyen de communication entre le maître et l'élève est la parole, et qui est aujourd'hui appliquée dans la plupart des écoles de sourds-muets, notamment à l'Institution nationale de Paris.

La parole du sourd. — L'oreille de l'enfant normal le renseigne à la fois sur la parole d'autrui et sur la sienne. Le même mot ou le même son proférés par lui-même ou par une autre personne sont entendus de la même manière, et c'est à l'identité des sensations éprouvées qu'il juge de la perfection de sa parole.

Le sourd-parlant est placé dans des conditions bien plus défavorables. Pour recevoir la parole d'autrui, il doit faire intervenir deux sens : la vue et le toucher, et, comme il ne s'entend pas lui-même, il ne peut contrôler sa propre parole qu'en se plaçant devant une glace et en se palpant la gorge, ou plus simplement en faisant appel au sens musculaire qui le renseigne sur les mouvements accomplis par ses propres organes phonateurs. Mais on conçoit qu'un tel contrôle ne puisse avoir la simplicité ni la netteté de celui qu'exerce l'oreille : l'ouïe, sens spécial, est infiniment plus délicate que le toucher, sens général, et les images tactiles (musculaires) sont loin d'avoir la netteté des images auditives. Aussi les sourds-muets ne parlent-ils jamais comme tout le monde.

Mais, ces réserves faites, on peut affirmer que tout sourd-muet non atteint d'aphasie motrice est apte à la parole.

Si l'on en rencontre trop souvent encore qui parlent d'une façon inintelligible, cela tient à ce qu'ils ont reçu un enseignement imparfait, beaucoup plus qu'à un manque d'aptitude de leur part.

Un sourd-muet d'intelligence débile apprend difficilement la langue, qui est du domaine de l'abstraction, mais il s'initie sans trop de difficulté à l'articulation qui relève de la mémoire sensorielle et motrice.

Articulation, lecture sur les lèvres, lecture et écriture (*fig.* 798, 799, 800). — Ces quatre formes du langage sont enseignées de front. Le maître émet un son ou une syllabe (*i, p, pi,* par exemple). L'élève le regarde et grave dans sa mémoire les images buccales observées (lecture sur les lèvres) ; puis il répète à haute voix le son ou la syllabe (arti-

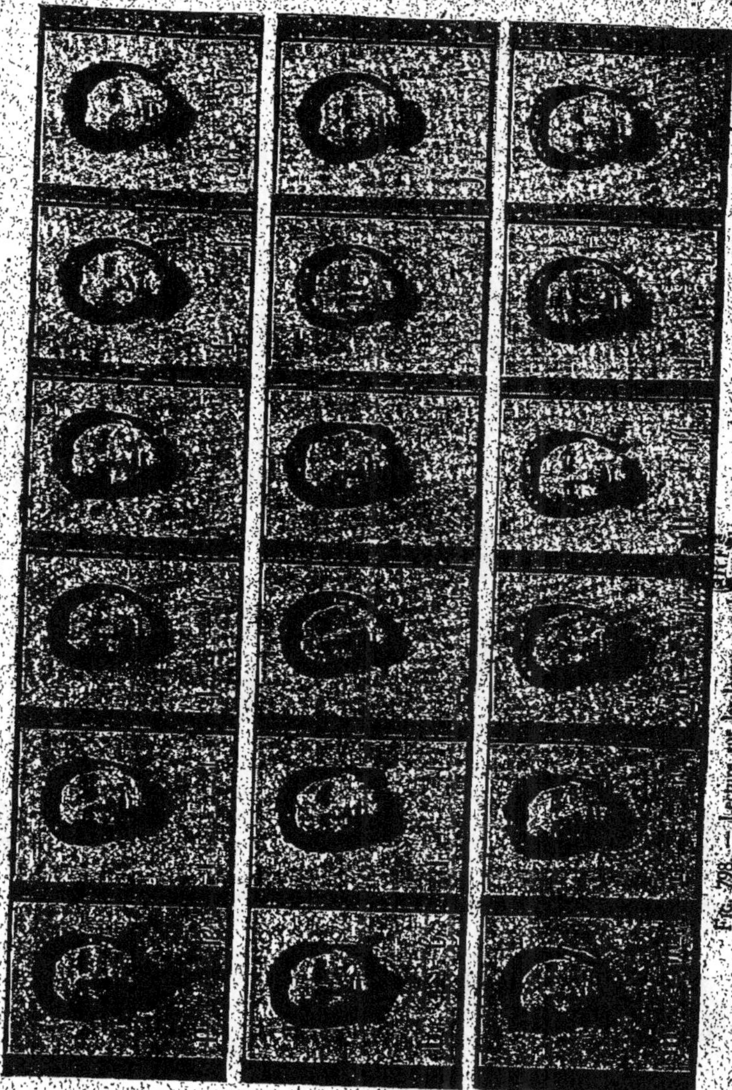

Fig. 798. — Lecture sur les lèvres par des sourdes-muettes : Articulation des consonnes.

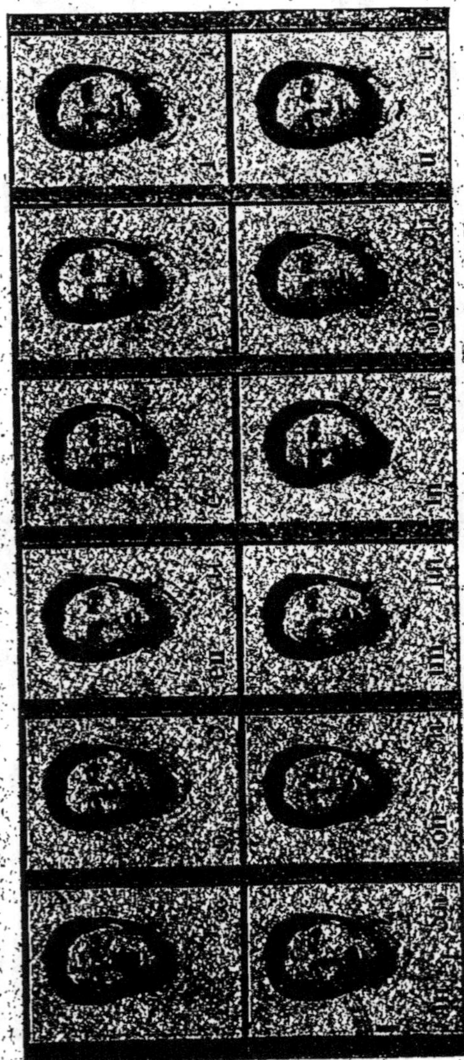

FIG. 799. — Lecture sur les lèvres : Sons-voyelles.

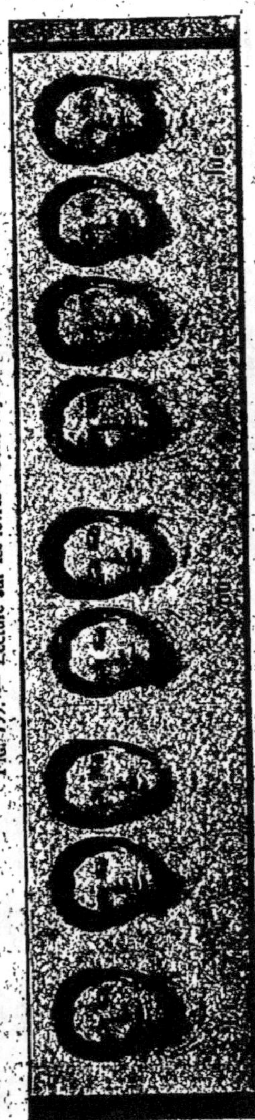

FIG. 800. — Lecture sur les lèvres par des sourdes-muettes : Lecture courante.

culation) ; le maître les écrit ensuite au tableau et il exerce son élève à associer les sons aux lettres (lecture) ; enfin le petit sourd apprend à tracer lui-même les lettres lues (écriture).

En outre, comme l'enseignement du son précède immédiatement celui de la lettre, celle-ci est naturellement la représentation pure et simple de celui-là. Pour le jeune sourd, le *p* n'est donc ni *pé* ni *pe*, mais simplement *p* comme dans *cap*.

Pareillement la syllabe écrite *pi* est la représentation de la syllabe articulée correspondante, et la première ne se décompose pas plus que la seconde ; l'élève ne lit pas : *pe, i, pi*, mais immédiatement *pi*.

Autrement dit, la méthode d'enseignement de la lecture dite *sans appellation* ou *sans épellation*, qui est présentée comme une innovation dans l'enseignement primaire et dans la presse, sous le nom de *méthode phonétique*, est pratiquée dans les institutions de sourds-muets depuis que la méthode orale y fut introduite.

Pour arriver à connaître une langue, il faut étudier la signification des mots et les règles de la grammaire. Le dictionnaire contient plus de cinquante mille expressions différentes ; on ne peut évidemment songer à les enseigner toutes en quelques années à de jeunes sourds-muets.

Il convient de faire un choix, de négliger les termes spéciaux et de se borner aux mots usuels dont le nombre est encore de sept mille environ.

Ils composent le programme de vocabulaire de l'Institution nationale des sourds-muets de Paris.

On a réduit aussi la grammaire à l'essentiel.

Pour faire comprendre et retenir ce bagage linguistique, le maître de sourds-muets emploie une méthode intuitive et directe : il fait naître les idées dans l'esprit de l'élève en lui faisant observer des choses et des faits et il associe directement les mots aux idées.

Supprimant ensuite l'emploi du toucher, le sourd-muet peut comprendre son interlocuteur simplement en le regardant parler, *en lisant sur ses lèvres*. A l'aide des diverses formes que prend la bouche dans la prononciation de chacun des sons de la langue, le petit sourd se compose une sorte d'alphabet qui lui donne la clé de la lecture sur les lèvres, de même que la connaissance des lettres de l'alphabet graphique lui fournit la clé de la lecture.

Sparadrap. — Toile agglutinative. V. DIACHYLON.

Sparklet (de l'anglais *to sparkle*, mousser). — Ampoule métallique ellipsoïdale, renfermant de l'acide carbonique liquide.

Il est destiné à fabriquer instantanément un liquide gazeux, saturé d'acide carbonique et plus digestif que le liquide pur.

Spartéine. — V. GENÊT.

Spasme (du gr. *spasmos*, tiraillement). — Contraction involontaire d'un ou plusieurs des muscles qui n'*obéissent* pas à la *volonté*. Le spasme des muscles volontaires se nomme *contracture*.

Le type du spasme est produit par l'introduction involontaire de liquide dans le larynx, lorsqu'on parle en buvant. Il cesse à la suite de quelques mouvements de déglutition.

Spasme de la glotte. — Contraction, pendant quelques secondes à quelques minutes, des muscles constricteurs de la glotte provoquant de terribles accès de suffocation.

CAUSES. Le spasme peut être *primitif* et, alors, il se produit chez des enfants de quatre à dix-huit mois à la suite de troubles digestifs ou de dentition, quelquefois aussi sous une influence héréditaire. Dans d'autres cas, il est *secondaire* et consécutif à un anévrisme de la crosse de l'aorte, à la tuberculose des ganglions voisins, au croup, au faux croup ou à un œdème de la glotte, à l'ataxie locomotrice, à la syphilis héréditaire.

SIGNES. *Forme primitive* ou *enfantine*. Début brusque, la nuit, par un accès de suffocation dans lequel la respiration arrive à être complètement suspendue ; le visage est bleuâtre et couvert de sueur, il se produit des palpitations, puis tout s'arrête ; l'enfant fait une inspiration sonore, aiguë, ressemblant à une sorte de hoquet et revient à l'état normal jusqu'à la crise suivante. Cet accès peut se reproduire après un intervalle variable : dans certains cas, au lieu d'un à deux par semaines, on en observe jusqu'à une vingtaine dans une journée.

Forme des adultes. Les spasmes sont plus faibles ; la respiration, en raison de la largeur de la glotte, continue à peu près à s'effectuer pendant les accès.

TRAITEMENT. Aspersion d'eau froide sur le visage et haut du corps ; toucher la muqueuse du nez avec une plume. Changement d'air, campagne. Antispasmodiques et antisyphilitiques.

Spasme de l'œsophage. — V. ŒSOPHAGE (maladies) : *Œsophagisme*.

Spasmodique. — Qui se traduit par des spasmes et des contractures.

Spasmophilie (du gr. *spasmos*, contraction, et *philos*, ami). — Etat se manifestant par une tendance aux spasmes, aux contractures.

Spatule (*fig.* 801). — Lame d'acier large et arrondie à une de ses extrémités dont on se sert pour étendre des pommades ou des poudres sur une région malade.

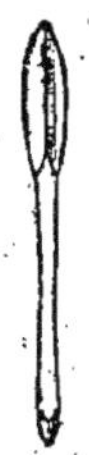

FIG. 801 Spatule.

Spécialistes et **Spécialités.** — La médecine est une science si étendue, qu'il est difficile, sinon impossible, pour un homme d'en étudier tous les détails ; d'où les spécialistes des yeux, du larynx, des oreilles, de l'aliénation mentale, de la dermatologie, de la gynécologie et des accouchements. Mais il ne faut jamais s'adresser à un médecin spécialiste sans avis de son médecin, les charlatans n'étant pas rares parmi les médecins qui s'intitulent spécialistes sans avoir jamais fait de travaux particuliers sur le sujet qu'ils se targuent de mieux connaître que les autres.

Spécialités pharmaceutiques. — Médicaments auxquels le fabricant donne son nom et pour lesquels il fait beaucoup de réclame. Nombre de spécialités sont excellentes, mais quelques-unes n'ont pour elles que le tam-tam de leurs fabricants.

Spécifique. — *Médicament spécifique*. Médicament faisant disparaître un symptôme spécial ou même une maladie. Ainsi, le sulfate de quinine est le spécifique de la fièvre intermittente.

Spéculum (mot d'origine latine, qui signifie « miroir »). — Instruments destinés à dilater certaines cavités et à en permettre l'examen : spéculum du *nez*, des *oreilles* (V. NEZ, OREILLES), du *vagin* (*fig.* 802).

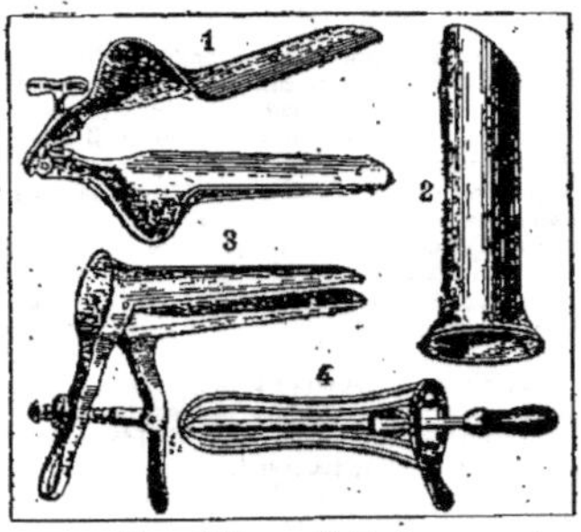

FIG. 802. — Spéculum.
1. Démontable ; 2. De Fergusson ; 3. De Cusco ; 4. Grillagé.

Par extension, on appelle *fauteuil* ou *table-spéculum* le meuble sur lequel on étend les femmes pour les examiner.

Spermatique (Cordon). — Cordon qui s'étend de l'anneau inguinal au testicule et qui est formé par le canal déférent, les vaisseaux sanguins et lymphatiques déférentiels et les nerfs qui l'accompagnent.

Spermatocystite (de *sperma*, sperme, et *custis*, vessie) syn. de vésiculite. — Inflammation des vésicules séminales.

Spermatorrhée ou **Pertes séminales** (du gr. *sperma*, et *rheô*, je coule). — Emission involontaire de sperme, se répétant à plusieurs reprises et non déterminée par la continence, les pertes produites par celle-ci constituant une évacuation naturelle physiologique.

CAUSES : 1° DÉTERMINANTES. Excès vénériens et habitudes solitaires, prostatite, blennorragie, constipation opiniâtre, accumulation de matière sébacée autour du gland, hémorroïdes, oxyures, maladies de la moelle épinière. 2° OCCASIONNELLES. Lecture ou spectacle excitants.

SIGNES : 1° LOCAUX. La perte se produit d'abord en général la nuit, surtout étant couché sur le dos, et s'accompagne d'érection et de sensation voluptueuse ; puis ces sensations, à mesure que les pertes sont plus fréquentes, s'affaiblissent et disparaissent, ainsi que tous les phénomènes d'excitation. Les pertes commencent alors à se produire le jour, notamment à la fin des selles ou à l'émission d'urine, à l'occasion d'un effort quelconque ou de l'équitation. Le liquide peut être formé de sperme complet, ou seulement de liquide prostatique ; seulement, dans le premier cas, il est blanc grisâtre, épais, et empèse le linge ; dans le second, il est blanchâtre, onctueux, et n'empèse pas le linge ; plus tard, le liquide devient de moins en moins consistant et presque incolore.

2° GÉNÉRAUX. Lassitude et fatigue extrême, inaptitude au travail, palpitations de cœur, maux de tête, vertige ; le caractère change et devient morose, le malade se préoccupe grandement de son état et s'inquiète, les yeux deviennent caves, la faiblesse fait chaque jour des progrès.

ÉVOLUTION. La maladie est d'autant plus difficile à guérir que le malade a plus attendu pour se soigner. L'état général dérive en grande partie de la neurasthénie* qui vient s'ajouter aux troubles locaux.

TRAITEMENT. Varie avec la cause. Exercice gradué et surveillé, hydrothérapie, lotions froides. Calmants (belladone, camphre, ergotine) ou, au contraire, excitants (strychnine). Instillations cautérisantes.

Sphacèle (du gr. *sphacelos*, gangrène). — Gangrène sèche.

Sphénoïde (du gr. *sphen*, coin, et *eidos*, forme). — Os occupant le centre des os de la base du crâne (*fig.* 803).

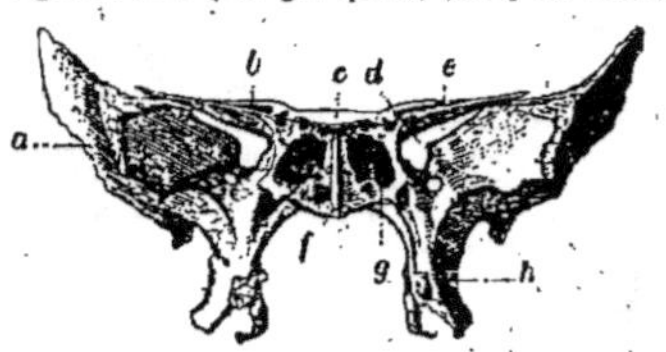

FIG. 803. — Sphénoïde (vue antérieure).
a. Grandes ailes ; *b.* Petites ailes ; *c.* Corps ; *d.* Trou optique ; *e.* Fente sphénoïdale ; *f.* Bec ou rostrum ; *g.* Sinus sphénoïdal ; *h.* Fosse ptérygoïde.

Sphincter (du gr. *sphiggein*, serrer). — Muscles circulaires placés à l'orifice de cavités qu'ils servent à fermer (anus, vessie). L'orbiculaire des lèvres peut être considéré aussi comme un sphincter.

Sphygmographe (du gr. *sphygmos*, pouls, et *graphein*, écrire). — V. POULS.

Sphygmomanomètre. — V. HYPERTENSION et TENSION.

Spica (du lat. *spica*, épi). — Bandage* formé par des bandes entre-croisées figurant ainsi une sorte d'épi.

Spina-bifida (du lat. *spina*, épine, et *bifida*, double) [syn. : *hydrorachis*]. — Hernie de la moelle épinière et de ses enveloppes à travers une fissure des arcs vertébraux, formant une tumeur arrondie, fluctuante, en partie au moins réductible, dont le siège est la partie moyenne et inférieure du dos (*fig.* 804 et 805).

Spina-ventosa (du lat. *spina*, épine, et *ventosa*, plein de vent). — Tumeur dans laquelle un os prend un développement considérable tout en s'amincissant, de sorte qu'il paraît comme soufflé.

Spinal (Nerf). — Nerf cranien qui envoie des filets aux larynx et aux muscles de l'épaule.

Spirille. — Micro-organisme spiralé, plus grand que le spirochète, à corps rigide, présentant des cils à chaque pôle.

Spirochètes. — Organismes spiralés, à corps grêle et flexible, se déplaçant par mouvements actifs. Agents pathogènes de diverses maladies.

Spirochétoses. — Affections causées par des spirochètes.

Fièvre jaune. — V. JAUNE (fièvre).

Fièvre récurrente. — V. RÉCURRENTE (fièvre).

Sodokou. — V. ce mot.

Spirochétose ictéro-hémorragique. — Apparaît surtout dans les milieux à boues, à eaux stagnantes (égouts, tranchées). Se caractérise par une période fébrile (6 à 7 jours), une période avec ictère et albuminurie (8e à 12e jour) et une période de convalescence (13e à 14e jour).

Spirochétose broncho-pulmonaire. — Toux rauque nocturne avec crachats sanglants, muco-purulents, contenant des spirochètes. Etat général conservé.

TRAITEMENT. Toutes les spirochétoses sont justiciables du traitement par l'arsenic (arséno-benzènes), et de l'iode (lipiodol).

Spiromètre (du lat. *spirare*, respirer, et du gr. *metron*, mesure). — Appareil destiné à mesurer la capacité pulmonaire, c'est-à-dire le volume d'air expiré et inspiré (*fig.* 806).

Spiroscope (du lat. *spirare*, respirer, et du gr. *skopein*, examiner). — Appareil composé d'un réservoir, d'un flacon de 3 litres et d'un tube insufflateur.

Il permet en soufflant dans le tube de déplacer dans le flacon un volume d'eau égal au volume d'air insufflé. L'eau déplacée tombe dans le réservoir et fait dans le flacon gradué un vide qui mesure la capacité respiratoire du sujet.

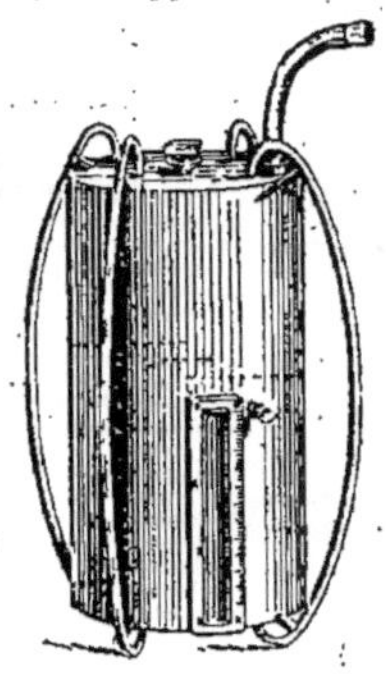

FIG. 806. — Spiromètre.

Splanchnique (du gr. *splanchnon*, viscère). — Se dit des nerfs ou des vaisseaux qui se rendent aux viscères.

Splanchnologie. — Partie de l'anatomie dans laquelle on décrit les viscères.

Splénique (du gr. *splên*, rate). — Se dit des vaisseaux et des nerfs qui se rendent à la rate.

Splénomégalie (de *splên*, rate, et *megalos*, grand). — Augmentation de volume de la rate. V. RATE.

Spléno-pneumonie. — Congestion pulmonaire avec induration du poumon donnant l'aspect de la rate. Les signes cliniques se rapprochent de ceux de la pleurésie.

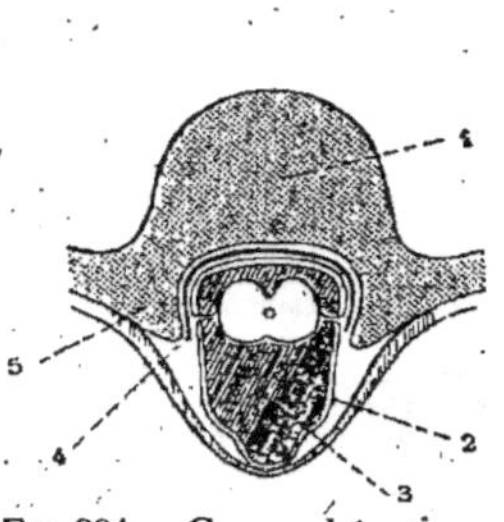

FIG. 804. — Coupe schématique d'un spina-bifida.

1. Corps vertébral; 2. Arachnoïde; 3. Méningocèle; 4. Dure-mère; 5. Lame vertébrale.

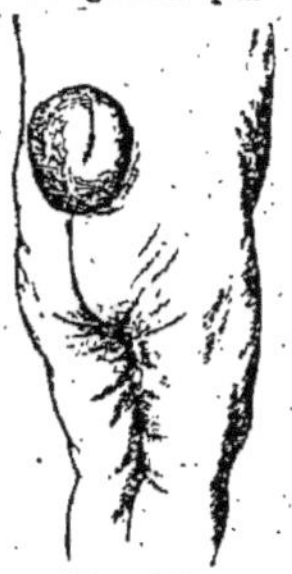

FIG. 805. Spina-bifida lombaire (Forgue).

Spondylite (du gr. *spondulos*, vertèbre, et *ite*, inflammation). — Inflammation aiguë ou chronique des vertèbres et de leur périoste, des articulations vertébrales. C'est une ostéo-arthrite vertébrale.

Elle apparaît après une infection aiguë (pneumonie, angines, typhoïde) ou chronique (rhumatisme déformant). Elle aboutit à des exostoses, des adhérences, des ankyloses vertébrales; elle est fréquente chez les sédentaires après la quarantaine.

Spondylose. — Ankylose vertébrale déterminée soit par une ossification des ligaments, soit par une prolifération fibreuse avec disparition de la surface articulaire.

Sporadiques (Maladies). — Maladies qui n'attaquent qu'un petit nombre d'individus isolément, sans qu'il y ait eu contact entre eux. Leur nom vient de ce qu'elles semblent répandues au hasard, comme des semences.

Spore. — Corps ovoïde ou sphérique, qui joue un rôle dans la reproduction des champignons et des bactéries. V. BACTÉRIE.

Sporotrichose (du gr. *spora*, graine, et *thrix*, poil). — Mycose due à un champignon, le *Sporotrichum*, qui se rencontre dans la nature sur certains végétaux.

On observe souvent la sporotrichose chez des sujets manipulant des légumes, des plantes.

L'inoculation se fait par une écharde végétale. On a

invoqué encore la pénétration par le tube digestif ou l'inoculation par piqûres de moustiques.

SIGNES. *Gommes* cutanées multiples qui s'ulcèrent en donnant un pus homogène épais, brun jaunâtre. Parfois grands abcès.

La sporotrichose peut siéger en dehors de la peau, sur les muqueuses (angines, stomatites, laryngites), sur l'œil (conjonctivites, kératites), à la mamelle, dans les muscles, les ganglions, les os, les articulations, les synoviales, se traduisant par des périostites, des abcès intra-osseux, un spina-ventosa, une hydarthrose, une tumeur blanche, une synovite.

Cette affection a été longtemps méconnue et prise pour de la syphilis, de la tuberculose, parfois pour du cancer.

TRAITEMENT. Iodure de potassium (4 gr. à 6 gr.), lipiodol.

Sports. — Exercices variés pratiqués par des amateurs, dans un but désintéressé d'activité physique.

Le sport rend attrayant l'exercice physique. Il devient, par l'habitude et la répétition du même geste, du même effort, un des meilleurs procédés de développement et de culture méthodique du corps ; il comporte et exige l'intervention du cerveau, qu'il s'agisse d'une difficulté à vaincre, d'une lutte à soutenir, d'un but à atteindre et, par cela même, il stimule la volonté, la persévérance et accroît chez l'individu la personnalité, la résistance.

Les sports qui exigent une grande dépense d'énergie musculaire, en même temps que des efforts plus ou moins violents, impressionnent toujours vivement les diverses fonctions de l'organisme, surtout celles du cœur et des centres nerveux. Une telle intensité d'action ne saurait être indifférente ; elle est salutaire ou nuisible. Ainsi, de même qu'une gymnastique bien comprise est propre à combattre certains vices de constitution, de même des exercices intempestifs peuvent les faire naître ou provoquer l'évolution d'un état morbide latent.

Pour faire des sports, il faut des muscles susceptibles d'entraînement ; il faut un cœur qui puisse fournir à l'irrigation plus active que nécessite le travail ; il faut des reins qui éliminent complètement les déchets toxiques produits par les contractions musculaires ; il faut un tube digestif capable de bien préparer les aliments pour l'absorption et l'assimilation ; et, enfin, il faut un cerveau capable de décision et d'énergie.

De ces considérations il résulte que *la pratique des sports ne devrait être décidée qu'après une consultation médicale* qui en aurait reconnu l'opportunité et qui aurait déterminé le choix des exercices. V. SURMENAGE.

Stations d'hiver et d'été d'après les maladies.

MALADIES	STATIONS D'HIVER	STATIONS D'ÉTÉ
Albuminurie	Cannes, Hyères, Menton, Nice.	Station d'altitude* moyenne.
Anémie-chlorose	Cannes, Hyères, Menton, Nice, Alger, Montreux.	Plages de l'Ouest et du Nord. Stations d'abord de moyenne altitude, puis de haute altitude.
Bronchite chronique	1° sèche : Ajaccio, Arcachon, Pau.	Plages (mais pas de bains) et stations d'altitude moyenne.
	2° humide : Cannes, Menton.	Stations d'altitude moyenne.
Cœur (Maladies de)	Ajaccio, Pau, Montreux (surtout en automne).	Stations d'altitude moyenne.
Convalescence (à évolution lente)	1° chez lymphatiques : Cannes, Menton, Nice.	Plages de l'Océan et stations d'altitude moyenne.
	2° chez individus nerveux : Montreux et Grasse.	Stations d'altitude moyenne.
Diabète	Cannes, Hyères, Menton, Nice.	Plages de l'Ouest et stations d'altitude moyenne.
Diarrhée chronique	Cannes, Hyères, Menton, Nice.	Stations d'abord de moyenne altitude, puis de haute altitude.
Dyspepsie	1° chez vieillards : Cannes, Hyères, Menton, Nice.	Plages de l'Océan.
	2° chez lymphatiques	Stations d'abord de moyenne latitude, puis de haute altitude.
Emphysème	Arcachon, Ajaccio, Pau, Montreux.	Arcachon, Biarritz.
Goutte	Hyères, Cannes, Nice, Menton.	Plages de l'Ouest et du Nord.
Laryngite	1° sèche : Pau, Ajaccio, Alger, Montreux. 2° humide : Grasse, Le Cannet, stations de haute altitude.	Stations d'altitude moyenne.

MALADIES	STATIONS D'HIVER	STATIONS D'ÉTÉ
Métrite..............	Grasse, Hyères, Menton, Pau, Montreux (automne).	Stations d'altitude moyenne et haute.
Nerveuses (Maladies)...	1° hystérie : Montreux. 2° moelle épinière : Alger.	Plaine.
	3° prédisposition à des névroses surtout chez enfants délicats.	Stations de moyennes altitudes en hiver et été.
	4° mélancolie, idées noires...	Voyages, sans séjour prolongé, en toute saison.
Neurasthénie..........	1° chez déprimés : altitude moyenne puis haute altitude en toute saison.	
	2° chez excités. — Montreux, Arcachon.	Plaine.
Névralgie.............	Grasse, Le Cannet, Pau, Montreux.	Stations d'altitude moyenne.
Paludisme.............	Cannes, Hyères, Menton, Nice.	Stations de haute altitude.
Rhumatisme...........	Hyères, Cannes, Nice, Menton.	Stations d'altitude moyenne.
Scrofule..............	Plages de la Méditerranée.	Si excitables : plages de l'Océan. Si à faible réaction : plages de Normandie.
Syphilis..............	Stations de haute altitude toute l'année. Plages de la Méditerranée.	Océan ou stations d'altitude moyenne.
Tuberculose (phtisie et pleurésie chronique)..	I. Prédisposition par hérédité... — Cannes, Hyères, Menton.	Plages de la Manche et de l'Océan (avec bains).
	I. Prédisposition par hérédité... — Ou Arcachon, Biarritz toute l'année. Ou stations de haute altitude toute l'année (sans séjour obligatoire dans sanatoria).	
	II. Au début : 1° forme torpide à phénomènes inflammatoires. — Sanatoria de haute altitude toute l'année (ne pas y rester si grande tristesse, insomnie persistance, ou laryngite tuberculeuse). Ou sanatoria de plaine (Ormesson, Villiers-sur-Marne, Touraine, Cannes). Ou sanatoria maritimes (Arcachon, Banyuls, Berck, Croisic, Pauillac). Ou sanatorium d'altitude moyenne (Le Canigou).	
	2° forme torpide chez lymphatiques........ — Stations méditerranéennes.	
	3° forme à poussées congestives......... — Alger, Ajaccio, Pau.	
	III. Période ultime : climat doux de plaine ou de plages chaudes.	
Vieillesse..........	Si nerveux : Hyères, Menton. Si triste : Nice.	Stations d'altitude moyenne.

Les sports peuvent être utiles ou nuisibles suivant le sujet et suivant la manière dont ils sont institués, variés, réglés.

Squames (du lat. *squama*, écaille). — Fragments d'épiderme qui se détachent, notamment après la rougeole, la scarlatine et différentes maladies de peau.

Squelette. — Ensemble des os qui constituent la charpente solide du corps. V. *fig.*, au mot CORPS.

Pour les fractures des os, V. FRACTURE.

Squirrhe (du gr. *skirrhos*, dur). — Tumeur cancéreuse dure.

Staphisaigre. — Semence d'une Renonculacée employée comme parasiticide contre les poux sous forme de poudre ou de pommade.

Staphylococcie. — Infection causée par les staphylocoques* : broncho-pneumonie, endocardite, infection purulente, ostéomyélite infantile, phlébite.

Staphylocoque (du gr. *staphulè*, grappe

de raisin, et *coccos*, graine). — Microbe formé de grains arrondis réunis en amas. V. BACTÉRIE.

Il existe plusieurs familles différentes de staphylocoques : *pyogenes, aureus, albus* et *citreus, septicus*.

Staphylome (du gr. *staphulê*, grain de raisin). — Saillie de la cornée en avant ou en arrière. V. à ŒIL (maladies) : *Cornée.*

Staphylorraphie (du gr. *staphulê*, luette, et *raphê*, suture). — Suture du voile du palais lorsqu'il se trouve divisé, soit de naissance, soit accidentellement.

Stase (du gr. *stao*, se tenir debout). — Arrêt de progression du contenu d'un organe.

Stations d'hiver et d'été. — Le choix de la localité, pour le séjour en été ou en hiver d'un malade ou d'un convalescent, doit dépendre du climat approprié à chaque variété de maladies.

Stéatose (du gr. *steatoô*, je transforme en graisse). — Transformation graisseuse de certains tissus.

Stégomia. — Moustique propageant la fièvre jaune.

Sténose (du gr. *stenosis*, rétrécissement). — Rétrécissement d'un organe.

Steppage. — Chute de la pointe du pied en marchant, due à la paralysie des extenseurs dans les polynévrites.

Stercoral (du lat. *stercus*, excrément). — Qui concerne les excréments. Ex. : fistule stercorale.

Stercorémie (du lat *stercus*, excrément, et du gr. *aima*, sang). — Empoisonnement du sang par les toxines intestinales.

Stérilisation (du gr. *sterein*, dépouiller) [*fig.* 807]. — Action de stériliser.

1° *De l'eau* ou *du lait*. Ebullition prolongée (40 minutes) ou répétée à une ou deux reprises. La stérilisation ne persiste que si les flacons sont soigneusement bouchés. Un des meilleurs modèles de stérilisateur nous semble celui représenté figure 807 : une disposition spéciale empêchant tout contact entre le liquide et le caoutchouc ;

2° *Des instruments* et *des cuvettes*. Les plonger pendant 10 minutes dans de l'eau bouillante contenant 10 p. 100 de lessive ordinaire (carbonate de soude);

3° *Des mains* et *de la peau en général*. Lavage avec de l'eau chaude et du savon, puis de l'eau salée bouillie.

Stérilité. — Inaptitude à procréer des enfants.

La stérilité ne doit pas être confondue avec l'impuissance, qui est l'impossibilité d'accomplir l'acte sexuel. Elle peut provenir de l'homme ou de la femme. La proportion des ménages stériles est de 13 à 15 p. 100. Elle provient de l'homme dans 4 cas sur 10, de la femme dans 6 sur 10.

Stérilité masculine. — Les causes de la stérilité chez l'homme sont multiples : l'absence des testicules (anorchidie) est rare ; plus fréquente est la cryptorchidie double, c'est-à-dire l'ectopie des deux testicules demeurés dans l'abdomen. Les testicules ectopiés sécrètent rarement des spermatozoïdes ; des lésions testiculaires : atrophie ourlienne, syphilitique, parfois blennorragique, cancer, tuberculose du testicule peuvent amener la stérilité.

Une hydrocèle volumineuse ; des lésions de l'épididyme ou du canal déférent, surtout blennorragiques, qui aboutissent à une sclérose cicatricielle des canaux et barrent la route aux spermatozoïdes ; des lésions des vésicules séminales, de la prostate, de l'urètre gênant l'excrétion du sperme ; un phimosis* très accentué sont aussi des causes de stérilité chez l'homme.

Stérilité féminine. — Il y a lieu de faire une distinction entre l'inaptitude complète à la fécondation, stérilité *primaire*, et l'inaptitude relative ou *secondaire*, quand, après une seule fécondation, ayant d'ailleurs abouti à la naissance d'un enfant vivant ou à un avortement, soit même à une fécondation tubaire, survient,

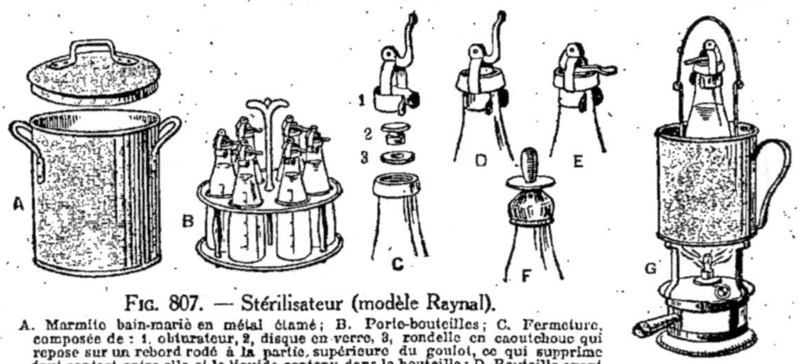

FIG. 807. — Stérilisateur (modèle Raynal).

A. Marmite bain-marie en métal étamé ; B. Porte-bouteilles ; C. Fermeture, composée de : 1, obturateur, 2, disque en verre, 3, rondelle en caoutchouc qui repose sur un rebord rodé à la partie supérieure du goulot, ce qui supprime tout contact entre elle et le liquide contenu dans la bouteille ; D. Bouteille avant l'abaissement de l'obturateur ; E. Après l'abaissement de l'obturateur ; F. Bouteille garnie de la téterelle pour les bébés ; G. Appareil pour réchauffer un biberon.

malgré le vif désir de la femme d'avoir d'autres grossesses, une période de stérilité.

Ces dernières représentent un peu plus d'un quart des cas et ont surtout pour origine la blennorragie, dans quelques cas des traumatismes consécutifs à l'accouchement (déchirure du col de l'utérus, du périnée).

Les grossesses, dans la généralité des cas, se produisent avant la quatrième année de cohabitation : une femme après cette période peut donc être considérée comme stérile et être traitée dans ce but.

CAUSES GÉNÉRALES. L'*obésité* dès l'enfance, avec règles absentes, insignifiantes ou irrégulières, ou survenant rapidement après le mariage, s'accompagne souvent d'une faible fécondité, mais qui peut s'accroître sous l'action du régime lacté (Pinard).

Les *intoxications* par le sulfure de carbone, le plomb, le tabac ont une influence certaine. Celle des *mariages consanguins* est plus discutée.

Toute femme réglée tardivement de 16 à 20 ans, irrégulièrement, perdant peu de sang, présentant un malaise général avec douleurs plus ou moins vives dans la région ovarienne, est une femme dont l'ovulation est difficile et imparfaite.

Toute femme réglée très tard sera plus tardivement fertilisable et parfois seulement vers 28 ou 30 ans.

Toute femme d'abord réglée normalement à la puberté qui perd ensuite de moins en moins avec des interruptions de plusieurs mois, des retards de plus en plus grands aboutissant quelquefois à l'aménorrhée complète, est une femme dont les œufs ne mûrissent plus.

Toute femme à règles normales, qui présente depuis quelque temps des règles de plus en plus abondantes et fréquentes avec perte et caillots, est une femme dont l'utérus est envahi par des néoproductions fibromateuses, par absence de fertilisation (Pinard).

Le traitement de ces troubles menstruels est constitué par la vie au grand air, les toniques, la balnéation vaginale intensive avec des eaux minérales comme Bagnères-de-Bigorre, Saint-Sauveur, Biarritz, Salies-de-Béarn, Salins, Plombières, Luxeuil.

CAUSES LOCALES : 1° *Malformation du vagin*, de l'*utérus*, mauvaise position de l'utérus (antéflexion, rétroflexion).

La difficulté d'expulsion des règles, la *dysménorrhée*, n'est pas par elle-même une cause de stérilité, mais elle est une des manifestations des lésions qui la produisent.

Les *infections utérines* blennorragiques causées par la blennorragie du mari, sont une des origines les plus fréquentes de la stérilité féminine (50 p. 100). L'action de l'infection puerpérale est, au contraire, peu notable. Beaucoup plus sérieuse est l'action des tumeurs, notamment des fibromes insterstitiels, des polypes.

La dilatation du col utérin infantile, le redressement d'un utérus dévié, le traitement de la métrite chronique du col par le caustique de Filhos, par exemple, peuvent amener la disparition de la stérilité ;

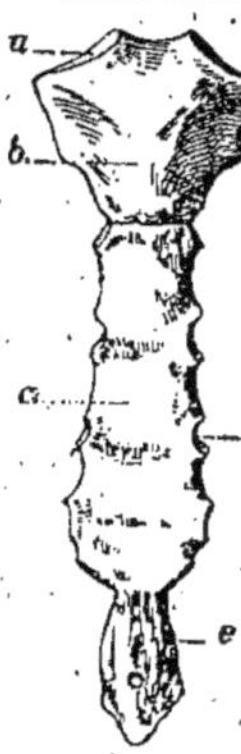

FIG. 808. Sternum (face antérieure).

a. Articulations claviculaires ; *b*. Manubrium ; *c*. Corps ; *d*. Échancrures costales ; *e*. Appendice xiphoïde.

2° *Trompes et ovaires*. L'atrophie ou les malformations sont rares ; communes, au contraire, sont les infections ascendantes blennorragiques qui créent en outre des réactions péritonéales, causes d'exsudats, de brides, d'adhérences, de positions anormales des organes (salpingo-ovarites, oblitération du pavillon de la trompe par agglomération de ses franges).

Le traitement chirurgical doit, chaque fois que cela est possible, se réduire à l'ablation d'une des trompes et de son ovaire, les grossesses étant fréquentes encore dans ces conditions (Funck-Brentano et Plauchu).

Dans certains cas, le médecin peut tenter avec succès la *fécondation artificielle*, c'est-à-dire porter à l'aide d'une seringue spéciale le sperme du mari, reconnu de bonne qualité, directement dans la cavité utérine de la femme.

Sternum. — Os médian du thorax en avant ; les côtes s'y insèrent (*fig.* 808). Pour les fractures, V. FRACTURE du sternum.

Stertor (du lat. *stertor*, ronflement). — Ronflement bruyant s'accompagnant du bruit des râles à grosses bulles provoqués par l'air traversant les mucosités qui se trouvent dans le larynx et le pharynx.

CAUSES. Coma, agonie, paralysie du voile du palais.

Stéthoscope (du gr. *stéthos*, poitrine, et *skopein*, examiner). — Instrument employé

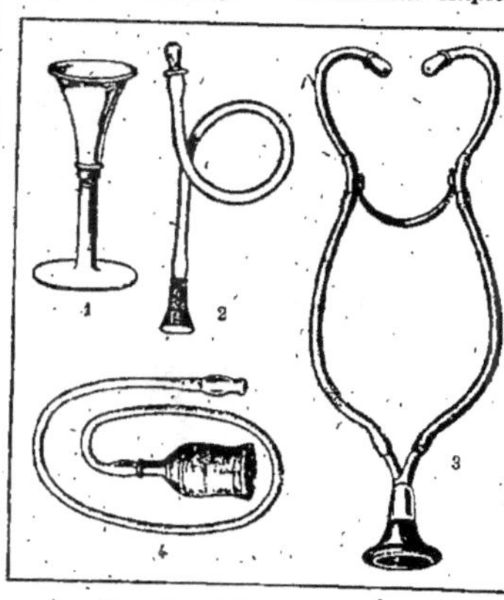

FIG. 809. — Stéthoscopes.

1. En buis ; 2. Flexible pour les vaisseaux sanguins ; 3. Double ; 4. Du Dr Bonderaky.

par le médecin pour écouter les bruits qui s'effectuent à l'intérieur du corps, notamment dans le cœur (*fig.* 809).

Il en existe plusieurs variétés. Le modèle (*fig.* 809, 2) sert plus spécialement à écouter les bruits qui se produisent dans les vaisseaux du cou.

Stimulants. — Synonyme d'*excitants*.

VARIÉTÉS. Alcool, ammoniaque, nitrite d'amyle, armoise, arnica, badiane, acide benzoïque, boldo, café, camomille, cantharide, coca, éther, hysope, kola, matricaire, menthe, musc, poivre, romarin, salsepareille, sauge, térébenthine, thé, vanille, vin.

Contre-stimulants. — Médicaments qui diminuent l'excitation, l'inflammation. Les principaux sont : l'antimoine, l'émétique, l'ipéca, le kermès, l'azotate de potasse*, l'acétate de soude.

Stock-vaccins. — V. VACCINS.

Stomachique. — Substance facilitant le travail de l'estomac : angélique, badiane, camomille, centaurée, coca, condurango, gingembre, gentiane, menthe, romarin, thé.

Stomatite (du gr. *stoma*, bouche). — Inflammation de la bouche.

Stomatite aphteuse. Aphtes et **Fièvre aphteuse** (du gr. *aphtein*, brûler). — V. APHTES.

Stomatite herpétique. — La plus fréquente de l'enfance; ne doit pas être confondue avec la stomatite aphteuse. Elle débute brusquement, s'accompagne de vésicules autour du nez et des lèvres, laissant après elle une petite ulcération, et elle guérit en 8 jours.

TRAITEMENT. Badigeonnage de la bouche avec un tampon imbibé d'eau oxygénée ou de bicarbonate de soude à 2 p. 100.

Stomatite impétigineuse. — Accompagne parfois l'impétigo de la face, affection chronique due au streptocoque et survenant surtout chez les enfants scrofuleux. Ulcérations superficielles, blanchâtres, grisâtres, cerclées de rouge, siégeant à la face buccale des joues et des lèvres. Sur les lèvres, les lésions se dessèchent à l'air libre, se fendillent et se transforment en croûtes sanguinolentes. Quand la fissuration siège exclusivement à la commissure des lèvres, elle prend le nom de *perlèche*.

Cette affection bénigne ne s'accompagne pas de fièvre ni de ganglions : elle guérit en 8-15 jours.

TRAITEMENT. L'enfant doit éviter de porter les doigts à la bouche. Attouchements à l'acide lactique au 1/3, à la teinture d'iode diluée.

Stomatite crémeuse ou **Muguet** (ce nom vient de la ressemblance de la lésion avec la fleur du muguet).

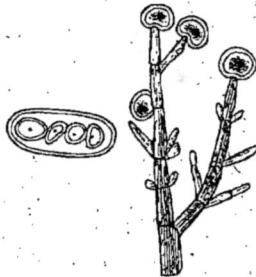

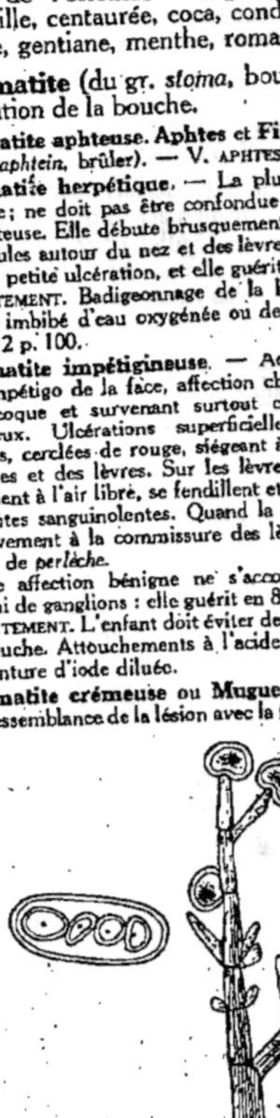

FIG. 810. — Champignon du muguet avec ses spores (très grossis).

CAUSE DÉTERMINANTE. Due à la multiplication d'un champignon parasite, l'*endomyces albicans* (*fig.* 810), qui forme un enduit membraneux, blanc ou grisâtre, d'une épaisseur de 1 à 2 mm., n'adhérant pas d'ordinaire à la muqueuse et s'en détachant facilement.

CAUSES PRÉDISPOSANTES. Dans la première enfance, le muguet est associé à des troubles digestifs, à l'entérite, à une mauvaise alimentation (lait, mauvais ou en quantité insuffisante, biberon mal lavé rendant acide le lait), à l'athrepsie. Chez l'adulte, et surtout chez les vieillards, le muguet apparaît à la suite des maladies chroniques affaiblissantes (tuberculose, cancer, suppuration prolongée), quelquefois aussi des maladies aiguës (fièvre typhoïde, cystite, pneumonie). La maladie est contagieuse entre individus affaiblis.

SIGNES. La muqueuse de toute la bouche, y compris la langue, est sèche, rouge, luisante, desquamée et, par suite, douloureuse. Les papilles sont saillantes (langue de chat). Puis un enduit blanchâtre crémeux apparaît en forme de plaques sur la langue, ou aussi sur la face interne des joues, le voile du palais, les amygdales, le pharynx. La salive est acide.

La déglutition chez le nouveau-né est difficile : il refuse bientôt le sein : chez l'adulte, la mastication est, en outre, douloureuse. Ordinairement, les enfants ont des vomissements et de la diarrhée.

MARCHE ET ÉVOLUTION. Lorsque le muguet n'est pas lié à un mauvais état général, il guérit facilement : mais il n'en est pas de même dans le cas contraire et, chez l'enfant athrepsique ou l'adulte atteint d'une affection grave (tuberculose, cancer), il est souvent le prélude de la mort.

TRAITEMENT : I. PRÉVENTIF. Propreté méticuleuse des biberons, du sein de la nourrice, de la bouche de l'enfant. — II. CURATIF. Enlever les plaques de muguet en les frottant avec un linge : l'endomyces ne pouvant se développer qu'en milieu acide, on lavera la bouche avec des alcalins (eau de Vichy, glycérine boratée), on évitera le sirop de mûres, car le sucre favorise la culture des champignons. Attouchements légers sans frotter avec un tampon d'ouate imbibé de solution de Van Swieten ou d'oxycyanure à 1 p. 4000.

S'il y a lieu, laver l'estomac, deux fois par jour, avec la sonde de Nélaton (n° 20) et 150 gr. d'eau de Vichy, qu'on évacue ensuite.

Stomatite érythémato-pultacée. — CAUSES. Dentition, évolution des dents de sagesse, carie dentaire, tartre dentaire, dentier, abus du tabac, usage d'aliments trop épicés ou trop chauds, absence de propreté de la bouche, diabète, albuminurie, infection urinaire, dyspepsie, constipation, intoxication par le mercure*, le plomb*.

Les fièvres éruptives (scarlatine, rougeole, variole, varicelle) se manifestent au début par une stomatite.

Les nombreuses bactéries qui se trouvent dans la bouche jouent un rôle important dans les inflammations.

SIGNES. I. *Forme aiguë. Douleur* vive exaspérée par la mastication ; *rougeur* et tuméfaction d'une région plus ou moins limitée de la bouche (gencives, palais, langue, joues) avec, par places, un exsudat opalin ou pultacé; *érosions* et *ulcérations* très pénibles.

II. *Forme chronique des fumeurs.* Enduit blanc sur la muqueuse, particulièrement à la langue ; haleine désagréable, *plaques* nacrées à la commissure des lèvres et à la face interne des joues, crevasses, gerçures superficielles de la langue.

ÉVOLUTION. Elle varie avec la continuité de la cause. La gingivite chronique est fréquente chez les diabétiques et a souvent pour conséquence la chute des dents.

TRAITEMENT. Traiter les causes. Lavages fréquents. Gargarismes calmants et antiseptiques (eau de guimauve avec 4 p. 100 d'acide borique). Collutoires boratés ou salicylés.

Stomatite ulcéro-membraneuse. — CAUSES. Cette stomatite peut atteindre les enfants de 4 à 10 ans et les adultes. Elle est due à l'association fuso-spirillaire de Vincent (*fig.* 811). Il s'agit soit d'une inflammation primitive de la bouche sous l'influence

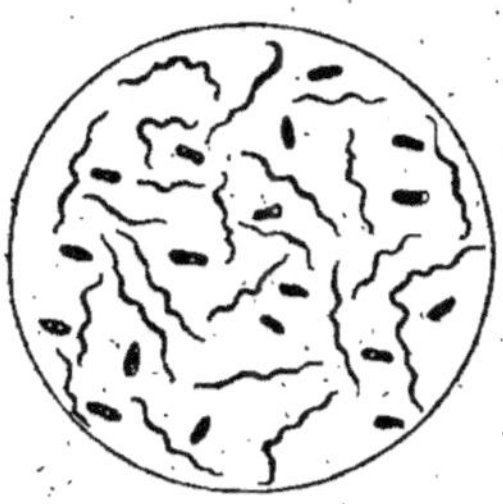

FIG. 811. — Association fuso-spirillaire dans l'angine de Vincent.

d'une hygiène locale insuffisante, d'une carie dentaire, soit d'une stomatite mercurielle.

On a signalé des épidémies parmi des individus habitant des locaux encombrés et mal nourris.

SIGNES. Après quelques jours de fièvre et de malaise, la muqueuse de la bouche est rouge, tuméfiée et présente de petites ulcérations d'abord saillantes, violacées, puis déprimées, grisâtres, facilement saignantes, à bords irréguliers, se réunissant aux voisines. Elles sont localisées particulièrement *à gauche* près des dernières molaires, aux gencives, puis aux joues, aux lèvres, plus rarement à la langue, au voile du palais, aux amygdales. Douleur vive, mastication très pénible, haleine très fétide, salivation abondante teintée de sang. Ganglions du cou, persistant souvent longtemps chez les sujets lymphatiques. Fièvre plus ou moins intense. La lésion est généralement unilatérale.

ÉVOLUTION. La réparation des ulcérations s'opère du 8ᵉ au 15ᵉ jour si le malade est soignée ; dans le cas contraire, elle peut être prolongée des mois. La maladie peut envahir l'arrière-gorge.

TRAITEMENT. Isolement des malades et éloignement des individus sains. Gargarismes au chlorate de potasse (4 à 6 gr. p. 100 d'eau), attouchement des ulcérations avec une solution saturée d'acide chromique ou avec du nitrate d'argent à 1 p. 100, ou une solution de sublimé à 1 p. 1000, ou de bleu de méthylène à 1 p. 100.

Applications locales de novarsénobenzol ou injections intraveineuses de ce sel.

Stomatite gangréneuse ou **Noma** (du gr. *nemein*, ronger). — Gangrène de la bouche, d'origine microbienne, pouvant se produire à tout âge, mais plutôt chez les enfants de deux à cinq ans et presque toujours à la suite ou dans le cours d'une maladie générale : rougeole, diphtérie, fièvre typhoïde, scorbut. Affection très rare aujourd'hui.

TRAITEMENT : I. LOCAL. Grands lavages avec la solution d'acide borique (4 p. 100), larges incisions au bistouri et au thermocautère. — II. GÉNÉRAL. Reconstituants et toniques. Injections de sérum antigangréneux. Isolement des cas de noma.

Stovaïne. — Anesthésique local, supérieur à la cocaïne, étant moins toxique.

MODE D'EMPLOI. Comme calmant dans les affections douloureuses, à l'intérieur par gouttes (dose 2 à 10 centigr.), en attouchements à l'extérieur (solution à 4 p. 100) ; en injection hypodermique (0,50 à 0,75 p. 100), soit seule, soit associée à d'autres substances qu'elle rend indolores ; en instillation (œil, larynx) ; en pommade, 1 à 2 p. 100 ; suppositoire, 2 à 4 centigr.

Strabisme (du gr. *strabos*, louche). — V. ŒIL (maladies).

Strabomètre (du gr. *strabos*, louche, et *metron*, mesure). — Instrument destiné à mesurer le degré de déviation d'un œil atteint de strabisme.

Strabotomie (du gr. *strabos*, louche, et *tomê*, section). — Opération qui consiste à couper une partie des tendons des muscles de l'œil, dont la rétraction produit le strabisme, et à les laisser se rattacher en arrière de leur point primitif d'insertion.

Stramoine. — V. DATURA.

Strangulation (du lat. *strangere*, étrangler). — Constriction du cou suspendant brusquement la respiration.

SIGNES. Congestion du visage présentant un pointillé hémorragique, épanchement sanguin aux conjonctives. Pour le traitement, V. ASPHYXIE.

Streptobacille. — Microbe allongé et disposé en chaînettes. Le bacille de Ducrey (chancre mou) est un streptobacille.

Streptococcie. — Maladie infectieuse générale causée par le streptocoque. Les manifestations peuvent être variables : érysipèle, lymphangite, abcès, infection puerpérale, phlébite, endocardite.

Streptocoque (du gr. *strepios*, tortillé, et *kokkos*, graine). — Microcoques disposés en chaînettes.

Streptothrix (du gr. *streptos*, tortillé, et *thrix*, cheveu). — Variétés de champignons inférieurs qui peuvent être saprophytes de l'homme ou pathogènes (actinomycoses, mycétomes).

Striction (du lat. *stringere*, serrer). — Resserrement d'un anneau ou d'un canal.

Stridor (du lat. *stridor*, sifflement). — Sorte de cornage respiratoire ressemblant au sanglot existant pendant l'état de veille et se produisant subitement chez certains nourrissons par suite d'un spasme de la glotte ou d'une malformation laryngienne.

Striduleuse (Laryngite). — V. LARYNGITE.

Strongle. — Ver nématode géant (15 à

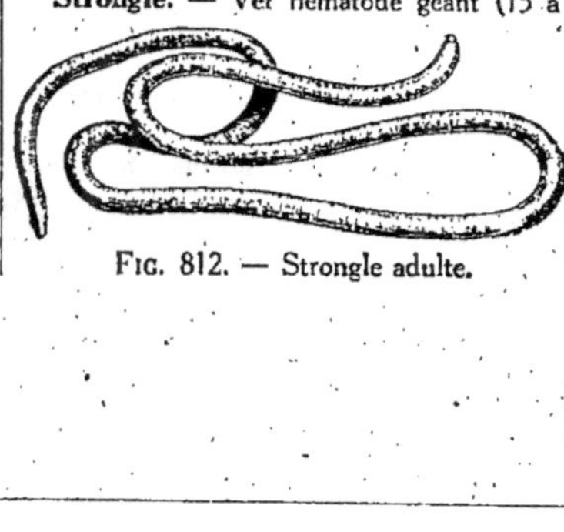

FIG. 812. — Strongle adulte.

40 cm.), parasite du rein des animaux, plus rarement de l'homme, provoquant des hématuries (*fig.* 812).

Strophantus. — Plante de la famille des Apocynées (*fig.* 813), dont le principe actif est la *strophantine*.

Médicament toxique. Tonique du cœur agissant plus vite, mais d'une façon moins constante que la

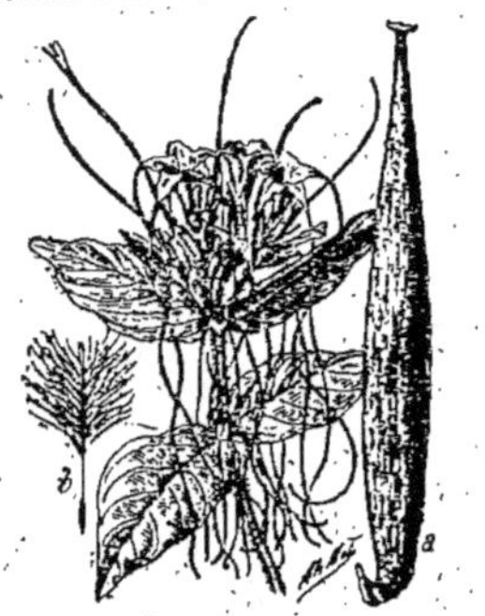

FIG. 813. — Strophantus.
a. Fruit ; *b.* Graine.

digitale et ne faisant pas disparaître l'œdème. Il ne s'accumule pas dans l'organisme.

INDICATIONS. Rétrécissement mitral, atonie du cœur dans les infections, palpitations.

MODE D'EMPLOI ET DOSE. Granules de strophantine, 1/10 de milligr. dont on donne 2 à 5 en 24 heures. Teinture de semence, V à XXX gouttes chez l'adulte. *Intrait* de plante fraîche stabilisée. Dose d'*entretien* de la tonicité du cœur, 1 milligr. par jour pendant 10 à 15 jours. Dose *sédative*, 2 milligr. par jour pendant 4 à 5 jours.

Strophulus (du gr. *strophos*, bande). — Affection cutanée prurigineuse de l'enfant, appelée encore *prurigo simplex aigu*, disséminée sur la partie supérieure du dos, mais surtout sur la face externe des bras, avant-bras et cuisses, avec prurit intense.

La maladie peut durer plusieurs mois, surtout si l'état digestif de l'enfant n'est pas rigoureusement soigné. La cause du strophulus est une auto-intoxication digestive.

TRAITEMENT. Devra surtout être causal ; il faut traiter l'état gastrique de l'enfant : régulariser les tétées ou les biberons ; lait toujours stérilisé.

Localement, lotions vinaigrées ou phéniquées. Applications de pommades au menthol ; 1 p. 100. Bains d'amidon.

Strume (du lat. *struma*, amoncellement). — Syn. de scrofule*.

Strumiprive (Cachexie) [du lat. *struma*, goitre, et *privere*, enlever). — État observé après l'extirpation du goitre. Syn. de myxœdème*.

Strychnine. — Alcaloïde extrait de la noix vomique. V. NOIX VOMIQUE.

Stupéfiants. — V. TOXIQUES.

Stupeur. — État d'inertie, d'hébétement, de passivité que l'on peut rencontrer au cours de diverses psychopathies : démence précoce catatonique, délire aigu alcoolique, mais qui caractérise surtout une des formes de la mélancolie aiguë, dite forme stuporeuse, où l'on voit les malades garder pendant des semaines un état d'immobilité complète, ne réclamant aucune nourriture.

Stylet (*fig.* 814). — Tige métallique, en acier ou en argent, avec laquelle on explore

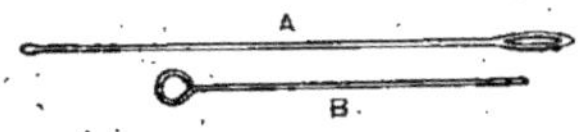

FIG. 814. — Stylets.
A. Aiguillé ; B. D'Anel.

l'intérieur d'un canal accidentel, plaie, fistule, ou un canal naturel (*stylet d'Anel* pour canal nasal). L'extrémité de certains stylets porte une ouverture, *stylet aiguillé*.

Stypage. — Révulsion de la peau avec des vapeurs de chlorure de méthyle au moyen d'un siphon.

Styptique (du gr. *stypticos*, excitant). — Astringent, excitant.

Styrax. — Baume opaque, visqueux, ourni par le *Liquidambar orientalis* (famille des Hamamélidées) ; excitant employé surtout autrefois pour panser les plaies, notamment après écrasement.

Le styrax est employé contre la gale, chez les enfants. Il entre dans la composition de l'alcoolat de Fioravanti.

Subaigu. — Qui présente une acuité modérée.

Subdelirium. — Délire incomplet et intermittent avec conservation de la conscience.

Subintrant (du lat. *subintrare*, s'introduire). — *Accès subintrants*, accès se suivant de si près qu'il n'existe pas à proprement parler de rémission.

Subjectif. — Perçu seulement par le sujet, par opposition à *objectif*.

Subluxation. — Luxation incomplète

Submersion. — V. ASPHYXIE (noyé).

Suc. — Nom donné aux liquides destinés à digérer les aliments : suc gastrique, pancréatique. V. DIGESTION, ESTOMAC, PANCRÉAS.

Succin (syn. : ambre jaune). — Substance bitumeuse employée autrefois en fumigations comme antispasmodique. La teinture de succin entre dans la composition du sirop de karabé (variété de sirop d'opium*).

Sucette. — Instrument néfaste que certains parents s'obstinent à donner aux nourrissons « pour les empêcher de crier » et dont l'Académie de médecine a demandé l'interdiction de la fabrication et de la vente.

C'est qu'en effet la sucette est exposée à toutes les contaminations aux contacts les plus malsains ; elle séjourne dans les poches ou dans le sac à main de la mère de l'enfant ou de la personne affectée à sa garde ; elle tombe souvent à terre, et elle est alors remise, à peine essuyée, dans la bouche si délicate de l'enfant. On a même observé des cas de mort par étouffement chez des enfants qui avaient avalé leur sucette.

Sucre. — Aliment très reconstituant, composé d'eau et de carbone. Le sucre de lait ou *lactose* est un excellent diurétique.

Sucre dans l'urine. V. URINE, DIABÈTE.

Sudamina (du lat. *sudere*, suer). — Fines vésicules s'élevant sur la peau à la suite de sueurs abondantes.

Sudation (Appareil de). — V. BAINS DE VAPEUR, LUMIÈRE (médication par la).

Sudorifiques (du lat. *sudor*, sueur, et *facere*, faire). — Substances ayant la propriété d'accroître la quantité de sueur : bardane, bourrache, genévrier, houx, jaborandi, mélisse, pilocarpine, salsepareille, saponaire, sureau.

Sudoripares (Glandes). — V. PEAU.

Suette miliaire. — Maladie infectieuse, endémique dans certaines régions (Languedoc, Poitou, Picardie) et pouvant devenir épidémique.

SIGNES. I. *Incubation*. Très courte : douze à vingt-quatre heures ;

II. *Invasion* (deux à quatre jours). Cette période peut être marquée au début par du mal de tête, un malaise général, des frissons, de l'oppression, des vomissements, des quintes de toux ; mais souvent d'emblée se produisent des sueurs extrêmement abondantes. Elles sont continues ou surviennent par accès, notamment la nuit, et sont accompagnées d'une fièvre variant entre 40° et 41°, d'angoisse, d'oppression, de palpitations, de tendance à l'évanouissement.

III. *Eruption* (cinq à sept jours). Elle est formée de deux éléments : 1° des vésicules blanches transparentes de la grosseur d'une tête d'épingle qui recouvrent successivement tout le corps, en débutant par le cou et en respectant en général le visage ; 2° des plaques analogues à celles de la rougeole ou de la scarlatine.

IV. *Desquamation*. Elle se fait sous forme d'une poudre imperceptible ou, au contraire, de larges plaques, et dure trois à quatre semaines.

CAUSE. Encore obscure. Agent microbien inconnu. Dans les épidémies locales et les cas endémiques, la contagion d'homme malade à homme sain est à peu près démontrée.

Les rats ont été incriminés comme agents de transmission. La suette est surtout, à l'état endémique, une maladie du printemps et de l'été.

TRAITEMENT : I. PRÉVENTIF. Isolement*, désinfection*, assainissement de la demeure. — II. HYGIÉNIQUE. Régime lacté absolu ; ne pas couvrir le malade avec excès. — III. CURATIF. Toniques, purgatifs, sulfate de quinine. Ventouses sèches contre l'oppression. Lotions répétées d'eau vinaigrée. Lotion, affusion ou bain froid (25° à 15°) lorsque la fièvre dépasse 41°.

Sueur. — La sueur excrétée représente 40 gr. à l'heure, soit près de 1 litre par 24 heures ; elle est acide dans les parties à l'air libre, alcaline dans les plis de la peau (aisselle, aine, scrotum, intervalle des orteils).

Un exercice physique violent, la fièvre (notamment la fièvre intermittente, la tuberculose et la suette miliaire) en augmentent grandement la quantité. L'absorption de certaines substances, sudorifiques ou diaphorétiques, a le même résultat. V. aussi PEAU.

Sueur exagérée ou **fétide.** — La sécrétion de la sueur (*hyperhidrose*) est très accrue aux pieds et aux mains à l'état normal chez certains individus et peut devenir fétide (*bromhidrose*).

TRAITEMENT. Contre l'*hyperhidrose* : frictions à l'alcool camphré, à l'alcool iodé ; poudres (sous-nitrate de bismuth, tannoforme) ; rayons X.

Contre la *bromhidrose*, propreté minutieuse, frictions alcooliques ; eau vinaigrée (1 à 50), poudres inertes additionnées d'acides alicylique, tartrique. Badigeonnages avec du permanganate de potasse (1 à 10 p. 100), acide chromique (2 p. 100).

Suffocation. — Genre d'asphyxie violente dans lequel l'obstacle mécanique, à l'arrivée de l'air, constitue le seul élément morbide, ce qui exclue la pendaison, la strangulation, la submersion.

TRAITEMENT. V. ASPHYXIE.

Suffusion (du lat. *suffusio*, épanchement en dessous). — Épanchement dans le tissu cellulaire.

Suggestion. — Acte automatique exécuté sous l'action notamment de l'hypnotisme. V. ce mot.

Sugillation (du lat. *suggilatio*, meurtrissure). — Extravasation sanguine (ecchymose) sous la peau. V. PURPURA, SCORBUT.

On donne aussi ce nom à des taches qui se produisent sur les cadavres. V. MORT.

Suicide. — Meurtre de soi-même. Fréquent dans l'alcoolisme, dans l'aliénation mentale.

Suie. — Substance noire déposée par la fumée.

Elle est amère, d'odeur désagréable et contient du charbon, une matière huileuse, de l'acide acétique et du chlorure d'ammoniaque. La suie était employée autrefois à l'extérieur en pommade contre les teignes et à l'intérieur contre les ténias.

Sulfate. — V. CUIVRE, FER, MAGNÉSIE, POTASSE, SOUDE, ZINC.

Sulfhydrique (Acide) ou **Hydrogène sulfuré.** — Gaz à odeur d'œuf pourri, qui se trouve notamment en dissolution dans les eaux minérales* sulfureuses.

Sulfonal. — Cristaux incolores employés comme hypnotiques.

DOSE. 50 centigr. à 1 gr. en cachets. — MODE D'EMPLOI. Prendre après le sulfonal une tisane chaude. Ne pas en prendre plusieurs jours de suite et si le rein ne fonctionne pas bien.

Sulfure de potasse, de soude. — V. POTASSE, SOUDE.

Sulfureuses (Fumigations). — Elles se font avec des eaux sulfureuses naturelles (Gazost, Enghien), ou artificielles.

Sulfureux (Acide). — V. EAUX MINÉRALES sulfureuses, DÉSINFECTION, SOUFRE.

Sulfureux (Bain). — On emploie pour ces bains du trisulfure de potassium solide (50 à 100 gr.) que l'on conserve dans un flacon soigneusement bouché, jusqu'au moment de s'en servir.

On fait dissoudre alors le sulfure dans 1 litre d'eau chaude, en ayant soin de recouvrir le vase d'un linge pour empêcher l'évaporation, jusqu'au moment de verser la solution dans la baignoire. Celle-ci devra de même être recouverte d'un drap pour empêcher les vapeurs de se répandre dans les pièces, où elles pourraient altérer les objets métalliques.

Sulfurique (Acide). — Sulfure très oxygéné ; nom scientifique de l'huile de vitriol.

A dose forte, caustique ; à petite dose, calmant et astringent. *Eau de Rabel* (1 d'acide pour 4 d'alcool) à la dose de quelques gouttes à 2 gr. dans une potion. *Limonade sulfurique*, 2 gr. d'acide par litre d'eau.

Empoisonnements. — V. CAUSTIQUES. — ***Brûlures.*** — V. ce mot.

Superfécondation. — Fécondation d'un ovule par plusieurs spermatozoïdes.

Superfétation (du lat. *super*, au-dessus, et *fœtere*, engendrer). — Fécondation, à des époques éloignées, de 2 ou plusieurs enfants n'appartenant pas à la même ponte ovulaire.

Supination (du lat. *supinus*, couché à la renverse). — Mouvement qui place la paume de la main en l'air.

Suppositoire. — Cône (*fig.* 815, A) de savon, de glycérine ou de beurre de cacao, additionné ou non de médicaments, qu'on introduit dans l'anus pour provoquer une selle ou faire absorber localement un médicament. Certains suppositoires (*fig.* 815, B) ont la forme d'un œuf.

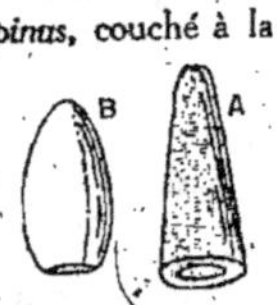

FIG. 815. Suppositoires.
A. En forme de cône ; B. En forme d'œuf.

Suppuration. — V. PLAIE, PANSEMENT.

Surdité. — V. SOURD et SOURD-MUET.

Surdité verbale. — V. APHASIE.

Sureau. — L'infusion de fleurs (60 gr. par litre) est employée en lotions calmantes dans l'érysipèle.

Surmenage. — Troubles produits par un excès de fatigue.

L'abus des sports peut causer chez l'enfant des troubles sérieux. L'enfant n'est pas « un petit homme » ainsi qu'on le dit. La résistance générale est proportionnellement beaucoup moindre que celle de l'adulte. Sa force musculaire est minime. Ses tissus s'intoxiquent promptement.

Dans un organisme d'enfant dont la nutrition a une telle instabilité, le surmenage se traduit sous deux aspects caractéristiques, suivant qu'il succède à une activité violente, de courte durée, ou à un travail de longue durée accompli sans répits suffisants.

Dans le premier cas, il s'agit d'un surmenage aigu, dont le premier symptôme est l'*apparition de la fièvre*. Elle survient de 3 à 6 heures après l'exercice qui l'a engendrée. Elle peut être modérée. Plus souvent elle est violente d'emblée, et alarme de suite l'entourage par la brusquerie de son apparition. Dans les cas favorables, elle disparaît avec la même soudaineté.

La fièvre est le signe d'une brève maladie qui dure 3 ou 4 jours, pendant lesquels le sommeil est agité, coupé de rêves et de cauchemars. De même que la fièvre, l'*insomnie* est un symptôme caractéristique de surmenage aigu chez l'enfant. Elle traduit l'imprégnation du système nerveux par les toxines du travail, véhiculées dans le sang.

La *suppression de l'appétit* et le *dégoût des aliments* accompagnent la fièvre et l'insomnie. Dans les cas sérieux peut apparaître un peu de *diarrhée*, de la *bronchite* et des *frissons*. Ces symptômes traduisent l'intoxication générale et les efforts faits par l'organisme pour se débarrasser des poisons et les éliminer par toutes les voies possibles.

Les symptômes du surmenage chronique sont caractérisés chez l'enfant par l'*arrêt de la croissance*. La taille cesse de grandir et le poids d'augmenter. Si la cause du surmenage prolonge son action, l'amaigrissement survient et le poids diminue. Le mouvement normal de la nutrition est inversé : la désassimilation l'emporte sur l'assimilation. La *pâleur* des tissus et du visage atteste un état d'anémie qui traduit la langueur des échanges. Une apathie générale peut masquer le début et devancer l'apparition des symptômes précédents. Des modifications du caractère surviennent. La *tristesse* alterne avec la *nervosité*, créant un état d'âme qui contraste souvent avec l'état antérieur. L'appétit diminue et un amaigrissement lent survient.

Chez l'adolescent on note particulièrement des troubles *cardiaques* (tachycardie pouvant aller jusqu'à 200 battements à la minute).

Des *symptômes articulaires du surmenage* peuvent exister chez l'adolescent. On constate parfois, surtout à la suite d'exercices sportifs trop vivement conduits, ou trop longtemps pratiqués, des tiraillements, une sensation de pesanteur et des douleurs vagues dans les articulations, surtout dans celles des genoux et des épaules. Parfois une poussée transitoire de fièvre modérée accompagne ces symptômes articulaires. En même temps, le sommeil est agité, troublé d'insomnie et de rêves, et l'appétit diminue.

Ces troubles ne durent généralement que 2 ou 3 jours, puis s'atténuent, faisant place à une grande lassitude, qui disparaît à son tour au bout de quelques heures ou de quelques jours sans laisser de traces. Il s'agit de poussées congestives dans la région juxta-articulaire des os. On risque de déterminer des localisations tuberculeuses, par la congestion traumatique, favorable au développement du bacille de Koch.

Enfin certains symptômes traduisent le *réveil d'une tuberculose latente*. Celle-ci serait sans doute demeurée assoupie sans les actes de surmenage qui lui communiquent une impulsion nouvelle. Il s'agit, dans la plupart des cas, d'adolescents chétifs, portant en eux le germe de la maladie, tuberculeux, ayant eu des rhumes à répétition, des bronchites chaque hiver et, autrefois, une rougeole ou une scarlatine graves. Ils se livrent inconsidérement à l'exercice et se surmènent sans mesure. Leur santé, loin de s'améliorer, décline au contraire. Ils maigrissent et, un soir, on voit s'installer la fièvre souvent contemporaine d'un point de côté qui marque l'apparition d'un épanchement pleural ou d'une congestion aiguë de l'une des bases du poumon.

PROPHYLAXIE. Pour éviter l'apparition de ces troubles, il faut procéder à un *groupement physiologique des enfants*. La plupart des accidents ou des incidents proviennent de ce qu'on soumet aux mêmes exercices des sujets qui n'ont jamais été examinés, des cages thoraciques resserrées, des cœurs déficients, des reins dont on ignore le fonctionnement, des systèmes nerveux dont les réactions sont inconnues. La fatigue ne saurait être la même pour tous.

Le classement physiologique ne doit pas être étayé sur l'âge. L'enfant et l'adolescent ont un âge chronologique qui n'est pas toujours en rapport avec l'âge physiologique. Pour grouper les enfants de même valeur, il convient de se baser sur le poids, la capacité spirométrique, la taille, la force musculaire, la conformation corporelle générale, la similitude des réactions psychomotrices. L'examen médical du cœur, des poumons, et les antécédents pathologiques des enfants doivent entrer également en ligne de compte (Boigey).

On formera donc des groupes homogènes composés d'enfants ou d'adolescents ayant à peu près le même poids, la même ventilation pulmonaire, la même vitesse, la même force évaluée au dynamomètre.

L'éducation physique, surtout pendant la période de la puberté et après cette période, est une question de mesure. Les exercices doivent être exactement proportionnés aux forces de celui qui les exécute pour ne pas surmener le cœur ni les articulations. Il faut ne pas voir seulement le geste, le style, le côté sportif et théâtral de l'exercice, le bon sens exige que l'on tienne compte d'abord et surtout des effets physiologiques. Ainsi le Dr Boigey estime-t-il qu'il ne faut *point observer les prescriptions du Code Olympique international pour exercer les enfants et les adolescents*.

Il faut *adopter les exercices qui conviennent le mieux à l'enfance et à l'adolescence*, c'est-à-dire ceux qui favorisent la croissance. Au premier rang doivent être classés les jeux qui représentent le fond de l'éducation physique pendant l'adolescence. Ils sont plutôt des exercices de vitesse que de force.

Le jeu est également la forme d'activité la mieux adaptée à l'esprit d'émulation ainsi qu'aux aptitudes physiques de l'enfant. Il est à la fois attrayant et hygiénique. Il combine les mouvements simples avec les attitudes naturelles. Il ne comporte pas des combinaisons anormales dans l'association des muscles; il n'enseigne pas des mouvements nouveaux: il se contente de perfectionner les mouvements bien connus de l'enfant: de la course, du saut, du grimper, du lancer, etc.

Surrénales (Capsules). — Petits organes glandulaires à sécrétion interne annexés aux reins, dont ils coiffent l'extrémité supérieure (*fig.* 816).

La sécrétion de ces glandes a une action hypertensive, c'est-à-dire produit le resserrement des vaisseaux et l'augmentation de la pression artérielle. Cette action est due à un principe actif, l'*adrénaline* ; celle-ci agit non seulement sur la tension artérielle, mais encore sur le myocarde et les vaisseaux par l'intermédiaire du sympathique*.

Les troubles de fonctionnement des capsules surrénales peuvent être de deux ordres, car ces glandes peuvent réagir aux influences morbides de deux façons, soit par excès de fonction et sécrétion exagérée (hyperfonctionnement), soit par défaut (insuffisance surrénale).

Hyperfonctionnement surrénal. — La suractivité surrénale se traduit par une *hypertension* artérielle* associée à l'*hypertrophie du cœur* (tension maxima 16 à 30, tension minima 10 à 18). Parfois on note en même temps des signes de néphrite chronique ou bien des signes d'athérome ou d'artériosclérose.

TRAITEMENT. Irradiation des glandes surrénales par les rayons X.

Insuffisance surrénale. — Plus fréquente est l'insuffisance surrénale qui peut se présenter sous des aspects différents.

Deux symptômes sont particulièrement prédominants : une *asthénie* progressive ou intense d'emblée, une lassitude physique et intellectuelle pouvant aboutir à une prostration et à une apathie complète, et une *hypotension artérielle* (9, 8 et au-dessous), instable, variable d'un moment à l'autre. Souvent on note la *raie blanche* de Sergent, obtenue en grattant avec le doigt la peau de l'abdomen. Mais la valeur de cette ligne blanche a été niée par d'autres auteurs.

On peut observer aussi des troubles circulatoires, un pouls petit, dépressible, des troubles digestifs

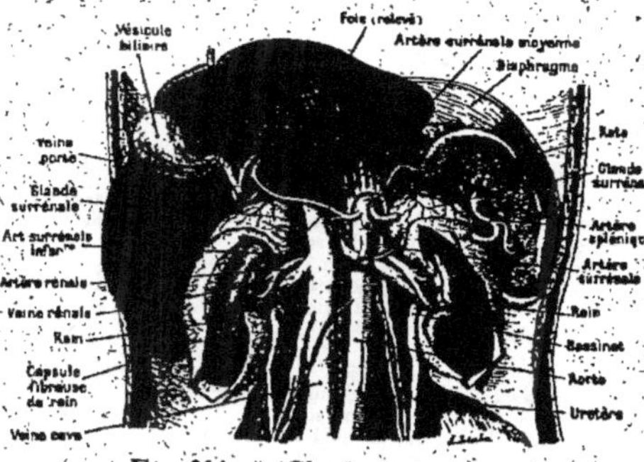

FIG. 816. — Glandes surrénales. Leurs rapports avec les organes voisins.

(vomissements, diarrhée), des douleurs lombaires ou épigastriques, des troubles cérébraux (somnolence, délire, céphalée). L'amaigrissement, la fonte des masses musculaires sont habituels.

Dans certains cas, à la suite d'une infection chronique (syphilis, cancer, tuberculose) ou aiguë (diphtérie, typhoïde, scarlatine), on peut observer des formes *d'insuffisance aiguë* se traduisant par des *accidents abdominaux* : douleurs violentes avec vomissements incoercibles, diarrhée, crampes rappelant le choléra. Pouls faible, petit, rapide. Température au-dessous de la normale. Cette forme peut simuler un empoisonnement ou une péritonite.

Parfois on note des *symptômes nerveux* (encéphalopathie surrénale), se traduisant par des accidents comateux, convulsifs, délirants ou pseudo-méningitiques. Dans certains cas, la mort survient subitement, foudroyante, à l'occasion d'un simple mouvement ; parfois elle est précédée de dyspnée et d'angoisse précordiale.

TRAITEMENT. Opothérapie surrénale, injections d'adrénaline.

Maladie d'Addison. — Une *forme lente* d'insuffisance surrénale est représentée par la *maladie d'Addison*, qui évolue en 2 à 5 ans, parfois davantage.

CAUSES. Le plus souvent, il s'agit d'une tuberculose des capsules surrénales (tubercules, caséification, sclérose ou abcès froid) ; plus rarement syphilis (on a trouvé des tréponèmes dans les capsules surrénales) ou cancer.

SIGNES. *Affaiblissement*, lassitude parfois si extrême que les malades sont incapables du moindre effort physique. Troubles gastro-intestinaux, vomissements, constipation. Douleurs névralgiques, *coloration foncée des téguments* ou *mélanodermie* ; la peau prend une teinte gris sépia, sous forme de taches foncées, unies ou avec piqueté marron ; cette pigmentation apparaît d'abord au niveau des points exposés à l'air, aux frottements, puis se généralise à tout le corps, en devenant plus foncée, d'un gris brunâtre, bronzée (d'où le nom de *maladie bronzée* donné à l'affection). La muqueuse de la bouche est également atteinte.

La terminaison habituelle est la *mort*, soit *lente* par cachexie addisonienne progressive et coma terminal ; la fin est généralement précédée de vomissements, de diarrhée, de tachycardie avec tendances syncopales, soit *rapide*, au milieu d'un cortège de symptômes cholériformes.

TRAITEMENT. Opothérapie surrénale continuée pendant longtemps. Traitement antisyphilitique, quand la syphilis est en cause.

Survie (du lat. *sus*, au delà, et *vita*, vie). — Chance de vivre que possède chaque individu.

Survie. Au cours d'un accident. — Voici les dispositions du Code civil :

ART. 720. Si plusieurs personnes respectivement appelées à la succession l'une de l'autre périssent dans un même événement, sans qu'on puisse reconnaître laquelle est décédée la première, la présomption de survie est déterminée par les circonstances du fait et, à leur défaut, par la force de l'âge ou du sexe.

ART. 721. Si ceux qui ont péri ensemble avaient moins de quinze ans, le plus âgé sera présumé avoir survécu. S'ils étaient tous au-dessus de soixante ans, le moins âgé sera présumé avoir survécu.

ART. 722. Si ceux qui ont péri ensemble avaient quinze ans accomplis et moins de soixante, le mâle est toujours présumé avoir survécu, lorsqu'il y a égalité d'âge ou si la différence qui existe n'excède pas une année. S'ils étaient du même sexe, le plus jeune est présumé avoir survécu au plus âgé.

Survie suivant les professions. — Les professions où la mortalité est le plus faible sont celles de ministre du culte, de fermier, d'épicier, charpentier et menuisier, de domestique ; les professions de médecin, aubergiste et marchand de spiritueux présentent, au contraire, une très forte proportion de décès ; les médecins, à cause des fatigues et des dangers de leur carrière, les marchands d'alcool parce qu'ils boivent leurs produits.

Suspension (Appareil de). — V. COLONNE VERTÉBRALE (déviation).

Suspensoir (*fig.* 817). — Sorte de poche en toile ou en filet, cousue sur une bande de toile formant ceinture. Ce petit bandage est destiné à soutenir le scrotum dans les orchites. Des sous-cuisses peuvent être ajoutées pour assurer le maintien.

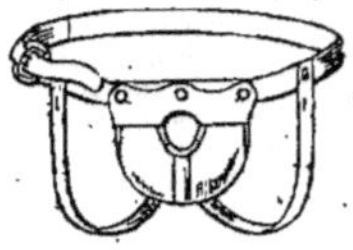

FIG. 817. Suspensoir.

Suture (du lat. *suo*, je couds). — Réunion de deux parties de peau par des fils

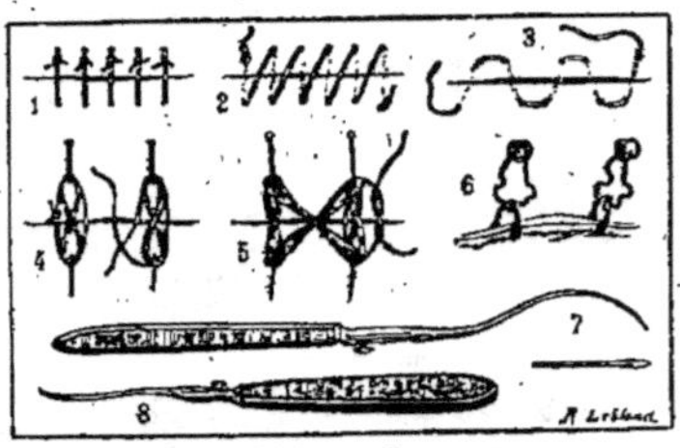

FIG. 818. — Sutures.

1. Entrecoupées ; 2. En surjet ; 3. A points passés ; 4. Entortillée ; 5. A points séparés et réunis ; 6. Serre-fines ; 7, 8. Aiguilles de Reverdin, à chas brisé, droite et courbe.

(*fig.* 818) auxquels on fait traverser la peau, au moyen d'aiguilles spéciales.

Certaines de ces aiguilles ont leur trou (œil) fermé par une sorte de loquet, ce qui facilite le passage du fil et son enlèvement comme dans l'aiguille de Reverdin. V. figure à TROUSSE.

Sycosis (du gr. *sukon*, figue). — Folliculites suppurées profondes, groupées parfois en nappes indurées dans les régions pilaires (barbe, moustache, cuir chevelu) et causées, soit par des microbes pyogènes, soit par des tricophytons. V. TEIGNE.

SIGNES. Des pustules se produisent autour d'un nombre variable de poils ; elles restent isolées ou se réunissent avec des pustules voisines. On trouve aussi des plaques sur lesquelles apparaissent des végétations saillantes rouges, suintantes. Des croûtes brunâtres succèdent à ces pustules et laissent après elles une surface rouge excoriée.

TRAITEMENT. Pulvérisations ou pansements à l'eau d'Alibour. Pommade à l'oxyde jaune de mercure. S'il s'agit de teigne, alcool iodé, épilation.

Sydenham (Laudanum de). — V. OPIUM et OPIACÉS : *Laudanum*.

Symbiose (du gr. *sun*, avec, et *bios*, vie). — État d'un être vivant qui vit avec un autre en lui empruntant les éléments nécessaires à son développement sans nuire à son hôte.

Symblépharon (du gr. *sun*, avec, et *blepharon*, paupière). — Adhérence complète ou incomplète de la conjonctive des paupières avec la conjonctive qui recouvre la sclérotique (blanc de l'œil). Dans certains cas graves l'adhérence s'étend à la cornée.

CAUSES. Brûlure, diphtérie, ulcère granuleux.

TRAITEMENT. Décollement par une petite opération chirurgicale.

Symèle (du gr. *sun*, avec, et *melos*, membre). — Monstre dont les deux membres inférieurs sont soudés en un seul.

Sympathique (Grand). — Partie du système nerveux constituée dans le crâne et, de chaque côté de la colonne vertébrale, par une chaîne de ganglions reliés entre eux par un cordon nerveux et réunis par des filets avec les nerfs rachidiens. V. CERVEAU.

Symphyse (du gr. *sun*, avec, et *phusis*, croissance). — Variété d'articulation. V. ARTICULATION.

Symphyséotomie (du gr. *sumphusis*, symphyse, et *tomê*, section). — Opération consistant à sectionner le fibro-cartilage qui unit les deux os du bassin à la partie inférieure du ventre. Elle est employée lorsqu'un bassin trop étroit empêcherait l'accouchement.

Symptôme et **Symptomatique** (du gr. *sun*, avec, et *piptein*, tomber). — Phénomène pathologique constaté chez un individu.

Médecine symptomatique. — La médecine ou, pour parler plus exactement, la médication faite d'après les symptômes *prédominants*, est la seule possible aux personnes éloignées d'un médecin. Contre la fièvre, on donnera la quinine ; contre les troubles de l'estomac ou de l'intestin, les stomachiques, les vomitifs et les purgatifs ; contre la faiblesse, les toniques, les stimulants et les excitants.

Synarthrose (du gr. *sun*, avec, et *arthron*, articulation). — Ankylose d'une articulation.

Syncope (du gr. *sun*, avec, et *coptein*, couper). — Perte de connaissance avec arrêt apparent ou réel des battements cardiaques et des mouvements respiratoires.

CAUSES. La syncope peut être causée par une *émotion* vive, une *indigestion* et une *douleur* violente (syncope réflexe).

La syncope *anémique* survient après les grandes hémorragies ; la syncope *toxique* se produit au début de l'anesthésie chloroformique. Dans les *maladies infectieuses* (typhoïde, diphtérie), la syncope témoigne d'une insuffisance du myocarde ou d'une atteinte bulbaire : c'est un signe grave. La syncope s'observe dans l'*affection du cœur* et de l'*aorte* (angine de poitrine, myocardites), les maladies du *système nerveux* (affection bulbaire, hystérie).

TRAITEMENT. *Agir vite.* Porter le malade au grand air, le coucher à plat, la tête plus basse que les épaules. On doit même, si la syncope se prolonge, faciliter l'afflux du sang vers le cerveau, en soulevant le corps par les pieds, ouvrir les vêtements (col, cravate, chemise, corset). Affusion d'eau au visage ; inhalation de vinaigre, d'ammoniaque ou de sels anglais. Application de sinapisme aux jambes, de boules chaudes aux pieds. Si l'on n'obtient pas de résultat, injection de caféine ou d'éther. Tractions rythmées de la langue, respiration artificielle. Dans la syncope chloroformique, massage du cœur.

Syndactylie (du gr. *sun*, avec, et *dactulos*, doigt). — Union d'un ou plusieurs doigts ensemble.

Syndrome (du gr. *sun*, avec, et *dromos*, cour). — Ensemble de symptômes.

Synéchie (du gr. *sun*, avec, et *echein*, tenir). — Adhérence de l'iris avec la cornée ou de l'iris avec le cristallin.

Synergie (du gr. *sun*, avec, et *ergon*, travail). — Action simultanée de deux facteurs différents pour un travail commun.

Synoviale, Synovie. — V. SÉREUSE.

Synovite (syn. Ténosite). — Inflammation des synoviales des tendons.

Synovite aiguë sèche (Ténosite ou *aï crepitans*). — Inflammation *sèche* des gaines synoviales des tendons des muscles radiaux ou du long abducteur et du court extenseur du pouce à la partie inférieure de l'avant-bras. Beaucoup plus rarement au cou-de-pied, inflammation de la gaine articulaire du biceps. Cette synovite existe quelquefois aux deux membres.

CAUSES. Efforts répétés de ces tendons qui ont un long trajet et frottent sur des reliefs osseux chez les personnes qui étendent et tournent souvent la main : pianistes, maîtres d'armes, blanchisseuses, gymnastes, menuisiers, vignerons, moissonneurs.

TRAITEMENT : I. CURATIF. Immobilisation, avec légère compression ouatée. Immersion dans l'eau à 45° ou 50° (Reclus), application de teinture d'iode.

Si l'inflammation est très aiguë, onctions mercurielles belladonées.

Si une certaine raideur persiste, le massage et les douches sulfureuses sont indiquées.

II. PRÉVENTIF. Le port d'un brassard de cuir peut rendre des services aux personnes qui ont eu cette synovite et qui fatiguent beaucoup les muscles de l'avant-bras.

Synovite aiguë séreuse. — CAUSES. Blennorragie, rhumatisme, goutte, syphilis, maladies infectieuses, scarlatine, fièvre typhoïde. Ses sièges habituels sont le dos de la main, le pied, le haut de la jambe.

SIGNES. Rougeur, douleur, qui disparaissent assez rapidement, tandis que le gonflement qui les accompagne, et qui peut être très prononcé, persiste longtemps.

L'affection passe quelquefois à l'état chronique.

Il y a, dans certains cas, alternance entre les lésions des articulations du rhumatisme et les synovites, qui peuvent passer d'une gaine tendineuse à l'autre.

TRAITEMENT. Celui de la cause.

Synovite aiguë purulente. — CAUSES. Plaies, panaris, maladies infectieuses. Le siège préféré est le poignet, la main, notamment aux doigts.

SIGNES. Gonflement de la région thénar ou hypothénar, avec incurvation des doigts, qu'on ne peut relever sans douleur très vive ; le dos de la main rougit et se tuméfie, tandis que, sur la peau, apparaît un gonflement allongé en bissac, par suite de l'étranglement qui se produit au niveau du ligament annulaire.

TRAITEMENT. Ouverture précoce de l'abcès pour prévenir des délabrements qui, sans cela, sont très importants.

Synovite tuberculeuse fongueuse. — CAUSES. Elle peut se produire d'emblée chez des tuberculeux ou résulte de la propagation des bacilles d'un abcès froid, d'une ostéite ou d'une tumeur blanche du voisinage.

SIÈGE. Main, poignet, cou-de-pied.

SIGNES. Gonflement d'abord dur, résistant, autour d'un tendon avec lequel il fait corps, puis la tumeur se ramollit et devient fluctuante ; une ulcération se produit et du pus et des fongosités se font jour. La main prend une attitude vicieuse.

TRAITEMENT : I. GÉNÉRAL. V. à TUBERCULOSE.

II. LOCAL. Injection d'éther iodoformé à l'intérieur de la synoviale ou de chlorure de zinc à son pourtour.

Synovite chronique tuberculeuse, à grains riziformes. — Les grains riziformes, débris de la couche interne altérée de la synoviale, peuvent être, en quantité très abondante (300 à 400), de la grosseur d'un grain de riz à celle d'un haricot, et contiennent souvent des bacilles de Koch. Ils sont entourés par un liquide jaunâtre et filant.

CAUSES. Celles de la précédente. La forme d'emblée se produit de préférence à la main, chez les individus qui s'en servent beaucoup (couturières, forgerons).

SIGNES. Gonflement en bissac par étranglement de la poche au niveau du ligament annulaire, au poignet, ou gonflement allongé le long d'un doigt.

La tumeur est fluctuante et si l'on place les doigts d'une main sur la partie palmaire de la tumeur et les doigts de l'autre main sur la partie du poignet, et qu'on presse alternativement, on perçoit le bruissement des grains par suite de leur frottement au niveau de l'étranglement existant en bissac. Lorsque le tendon est altéré, il se produit une déformation de la main.

ÉVOLUTION. L'évolution est lente (plusieurs années) et peut donner lieu, par une fistule, à un écoulement intarissable de liquide et de grains, et la synovite devient fongueuse.

TRAITEMENT. Curettage, avec injection d'une solution de chlorure de zinc ou extirpation.

Syphilis (du gr. *sus*, pourceau, et *philein*, aimer) [vulgairement *vérole*]. — Maladie infectieuse, contagieuse, générale et héréditaire.

Produite par l'introduction dans le corps du *tréponème pâle*, spirochète à spires étroites et serrées en nombre de 5 à 14, qui présente un flagelle, parfois bifide, à chaque extrémité (*fig.* 819). On le trouve en abondance dans les lésions non seulement de la syphilis acquise (lésions cutanées, chancre et éruptions diverses, lésions des muqueuses, cerveau de paralytiques généraux, parois des artères dont il amène l'inflammation [artérite syphilitique], mais encore dans la syphilis héréditaire [foie, rate, surrénales, placenta fœtal]).

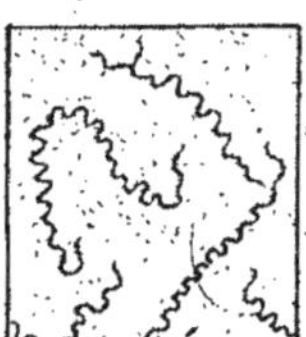

FIG. 819. Tréponème pâle.

I. **Syphilis acquise.** — *Mode de contamination.* — 1. *Contamination génitale.* C'est le mode de contamination le plus fréquent. Au cours de rapports sexuels, l'un des partenaires atteint de lésions suintantes (chancre, plaques muqueuses) inocule l'autre partenaire à la faveur d'une érosion, même minime. Un chancre de la verge chez l'homme, de la vulve chez la femme apparaîtra dans les délais normaux, au point d'inoculation.

II. *Contamination extra-génitale.* A la suite de baisers (plaques muqueuses des lèvres), ou entre

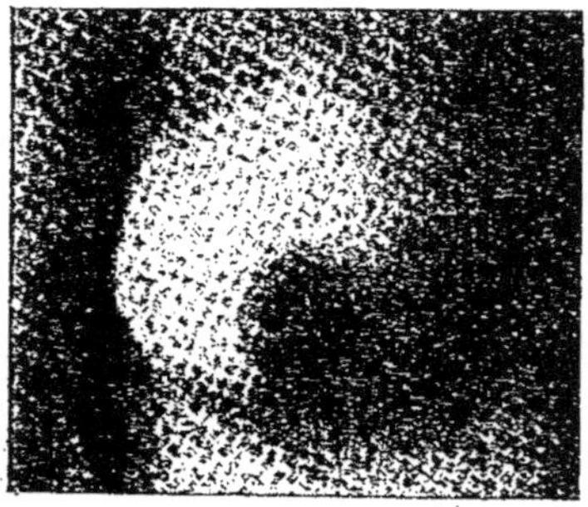

FIG. 820. — Chancre du sein.

nourrisson et nourrice, mais quelquefois aussi par l'intermédiaire d'un objet : ustensiles de table (cuiller, fourchette et surtout verre), patène, pipe, objets de bureau (couteau à papier, porte-plume, crayon, colle à bouche), dont on touche distraitement les lèvres après un syphilitique ; enfin, par des latrines souillées et par les *rasoirs* des coiffeurs.

Accident primitif ou Chancre induré. — L'accident primitif, le chancre syphilitique (*fig.* 820-821), a son siège le plus habituel sur les parties génitales, mais il peut apparaître sur un point quelconque du

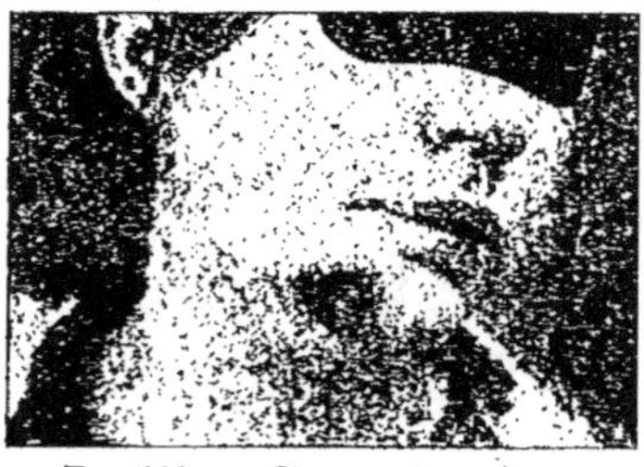

FIG. 821. — Chancre du menton.

corps (bouche, menton, joue, nez, front, cuir chevelu, doigt, anus, sein, cou), à condition qu'une excoriation de la partie superficielle de la peau ou d'une muqueuse (épiderme, épithélium) permette l'infection.

Après une incubation de 18 à 25 jours, le *chancre de la peau* commence par une rougeur circonscrite qui se transforme vite en papule, parfois garnies de petites squames sèches, mais ne tardant pas à s'éroder, à s'ulcérer pour prendre les caractères du chancre adulte.

Le *chancre des muqueuses* débute par une tache rouge, sur laquelle apparaît une érosion minime, une écorchure superficielle rosée ou jaunâtre, de surface lisse et unie, arrondie ou ovalaire, parfois polycyclique, à contours nets, sans bordure saillante, indolente. Cette érosion n'est pas indurée au début, elle est un peu suintante et, si on la gratte, on voit sourdre une sérosité claire (rosée séreuse) contenant de nombreux tréponèmes. Il n'existe pas encore d'adénopathie.

Ce n'est que vers le huitième jour que le chancre induré prend son aspect typique : ulcération aplatie, parfois saillante, d'un rouge vif, arrondie ou ovalaire à bords nets, reposant sur une base indurée, épaissie, parfois cartilagineuse, indolente spontanément ou au toucher. Parfois l'ulcération est recouverte d'une croûte grisâtre ou noirâtre. Le suintement et la suppuration sont minimes.

Le chancre adulte s'accompagne toujours d'une *adénopathie* multiple, indolente, apparaissant vers le sixième ou huitième jour. Parmi les ganglions, un ou deux, sont plus volumineux, durs, mobiles, non empâtés et sont entourés d'une pléiade de ganglions plus petits. Cette adénopathie siège au niveau des ganglions qui reçoivent les lymphatiques de la région infectée : région inguinale dans les chancres des organes génitaux et de l'anus ; cou, si le chancre est à la bouche (lèvres, langue) ; aisselle, s'il siège au sein.

L'engorgement des ganglions se prolonge un temps variable après la disparition du chancre.

Le chancre syphilitique est souvent unique, mais les chancres multiples sont loin d'être rares.

Habituellement, la grandeur du chancre ne dépasse pas celle d'une pièce de 0 fr. 50 ou de 1 fr., mais il existe des *chancres nains*, lenticulaires, ou des *chancres géants*, grands comme une pièce de 5 fr. Parfois le chancre creuse en profondeur, donnant lieu à une ulcération profonde (chancre ulcéreux) ou bien, au contraire, il est tellement superficiel que l'érosion est à peine perceptible et peut passer inaperçue.

Chancre mixte. Dans certains cas, il y a en même temps inoculation en un point du bacille de Ducrey (chancre mou) et du tréponème. L'incubation du bacille de Ducrey étant très courte (24 à 48 heures), il se développe d'abord une ulcération en cratère, à bords taillés à pic, à sécrétion abondante, comme un chancre mou. Puis quand l'incubation du tréponème a pris fin, l'ulcération se transforme, devient moins profonde, plus rouge, moins suintante et sa base s'indure.

COMPLICATIONS. Parfois œdème dur du prépuce chez l'homme, des grandes lèvres chez la femme et lymphangite. Plus rarement gangrène et phagédénisme* en surface ou en profondeur.

DIAGNOSTIC. C'est surtout au début que le chancre syphilitique est méconnu et peut être pris pour une simple ulcération traumatique ou un élément d'herpès. Les érosions herpétiques sont polycycliques et microcycliques, ordinairement douloureuses ; mais il ne faut pas trop se fier aux caractères cliniques et, en présence d'une érosion suspecte, le malade doit immédiatement consulter un spécialiste compétent, qui examinera la sérosité à l'ultra-microscope, afin de rechercher la présence ou l'absence de tréponèmes.

Il faut surtout éviter de toucher l'érosion avec une substance caustique quelconque, nitrate d'argent, pommade au calomel, iodoforme. S'il s'agit d'une érosion herpétique, d'un chancre mou au début, ces lésions perdent leurs caractères propres sous l'influence de cette médication intempestive et inutile ; la lésion s'indure et le médecin est souvent impuissant à porter un diagnostic. S'il s'agit d'un chancre syphilitique, les tréponèmes fuient vers la profondeur et leur recherche à l'ultra*-microscope est négative.

Accidents secondaires. — Ils ne se produisent, en général, que 6 à 7 semaines après la venue du chancre. Pendant cet intervalle l'individu est souvent indemne de troubles quelconques ; tantôt, au contraire, il est anémique, fatigué, sans goût au travail, un peu *fiévreux*, sujet à l'insomnie, à de la courbature, de l'inappétence, à des névralgies, à des maux de tête ou

FIG. 822. — Syphilides secondaires papulo-squameuses disséminées.

des douleurs osseuses, particulièrement la nuit. Puis apparaissent des éruptions sur la peau et les muqueuses, des lésions des organes des sens, du foie ou de la

FIG. 823. — Syphilides secondaires papulo-hypertrophiques.

rate. Ces accidents peuvent être assez fugaces ou se reproduire pendant des mois et des années.

LÉSIONS CUTANÉO-MUQUEUSES. Les accidents secondaires de la peau et des muqueuses ont une coloration rouge foncé, ou jambonnée ; ils sont superficiels, multiples, dispersés un peu partout sur le corps. Ils ne sont pas douloureux et entraînent peu ou pas de démangeaisons.

L'éruption initiale est la *roséole*. Elle apparaît vers le 45e jour et se présente sous forme de taches sans saillie, de la grandeur d'une lentille à celle d'une pièce de 20 centimes, rosées ou rougeâtres, non squameuses, semées au hasard sur la poitrine, le ventre, le dos, le cou et y persistant quelques jours ou quelques semaines. Elles s'effacent sous la pression du doigt. Elles peuvent passer inaperçues, si l'éruption est discrète. Dans certains cas, l'éruption fait saillie au-dessus de

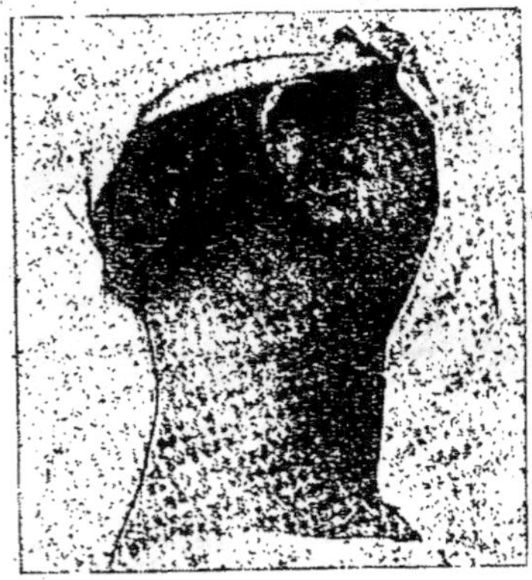

FIG. 824. — Syphilides pigmentaires du cou.

la peau (roséole ortiée). La roséole précède habituellement les autres manifestations de la syphilis. Parfois cependant elle apparaît de nouveau du sixième au douzième mois de l'infection : c'est la *roséole de retour*, à grand éléments, annulaires ou circinés (*fig.* 822).

Les syphilides papuleuses surviennent après la roséole. Ce sont des élevures solides, résistantes, régulièrement arrondies, de la largeur d'une grosse lentille, rouge foncé, lisses. Elles siègent de préférence sur le tronc, le front (couronne de Vénus), la nuque, les épaules, les plis de flexion, mais peuvent se rencontrer partout. La face peut aussi être envahie assez fortement pour que la physionomie du malade prenne un aspect qui rappelle le leontiasis lépreux.

Souvent la papule est recouverte d'une minime squame sèche ou bien elle est entourée d'une collerette épidermique blanche et fine (*syphilide papulo-squameuse*). Parfois les squames blanchâtres deviennent épaisses, nacrées, stratifiées, comme dans le psoriasis (*syphilides psoriasiformes*). Dans certains cas, les papules deviennent saillantes et volumineuses ; elles prennent alors le nom de *papules hypertrophiques* (*fig.* 823).

La durée de ces lésions est variable, suivant les cas et le traitement suivi (3 semaines à plusieurs mois) ; finalement la papule s'affaisse, pâlit, est remplacée par une tache brunâtre, qui disparaît à son tour sans laisser de traces. Les récidives sont fréquentes.

Les *syphilides pigmentaires* (*fig.* 824) sont caractérisées par de simples taches grisâtres (ton de crasse) formant des îlots plus ou moins arrondis ou ovalaires qui, réunis aux autres, constituent une sorte de résille à larges mailles entourant des parties de peau indemnes. Elles apparaissent du quatrième au douzième mois, siègent au cou (collier de Vénus), parfois aux aisselles et sur le thorax, particulièrement chez les femmes et les hommes blonds.

Les *syphilides ulcéreuses* des muqueuses (*plaques muqueuses*) se présentent sous deux formes : tantôt elles sont constituées par de simples érosions superficielles, tantôt exhaussées en pastilles. Elles sont en général très petites, ne dépassent pas le diamètre d'une pièce de 50 centimes et sécrètent un liquide jaune rosé. D'abord couvertes d'une couche blanchâtre, elles forment ensuite des plaques brillantes de couleur chair. Leur nombre est variable, 6 à 30 ; elles se réunissent quelquefois les unes aux autres et forment alors une nappe continue.

Elles peuvent siéger sur toutes les muqueuses et, comme elles sont suintantes et à vif, elles sont éminemment contagieuses. C'est surtout par leur intermédiaire que se transmet la syphilis.

Elles siègent sur les lèvres, sur la langue, où elles se présentent sous la forme de plaques dépapillées (plaques fauchées en prairie), sur les joues, les piliers du gosier, le palais et les amygdales. A peu près indolentes, lorsqu'elles sont isolées, de sorte que les malades peuvent les ignorer, elles deviennent douloureuses lorsqu'elles siègent sur des points exposés à des tiraillements (lèvres, base de la langue) et qu'elles sont irritées par des chicots dentaires, les boissons alcooliques, la fumée de tabac. Dans certains cas, elles gênent la mastication ; lorsqu'elles sont très nombreuses à l'isthme du gosier, elles provoquent un gonflement des amygdales qui donne à la voix un timbre nasillard.

Aux organes génitaux, chez les sujets qui ne prennent pas de soins minutieux de propreté, les plaques muqueuses peuvent constituer d'énormes saillies végétantes, sanieuses, suintantes, dégageant une horrible fétidité (*plaques muqueuses végétantes hypertrophiques*).

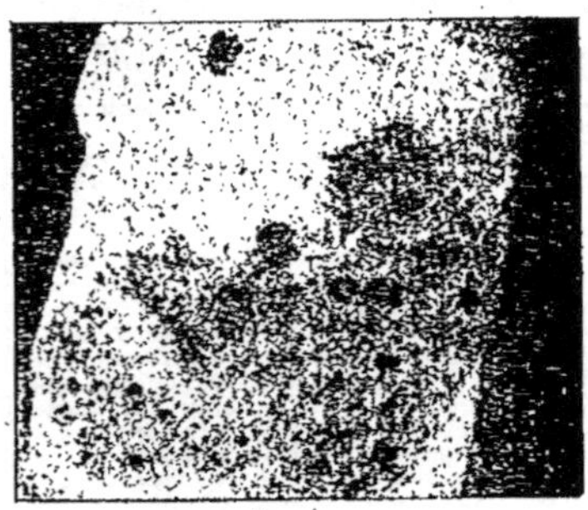

FIG. 825. — Syphilides tuberculo-croûteuses en placards.

Accidents secondaires tardifs. — CHUTE DES CHEVEUX. *Alopécie en clairières* : guérie rapidement par le traitement.

ORCHITE SYPHILITIQUE. En différents points du testicule on sent sous le doigt des masses dures faisant le plus souvent relief sous forme de bosselures. L'existence de liquide (hydrocèle) dans les tuniques du testicule peut masquer ces saillies dures. Cet état

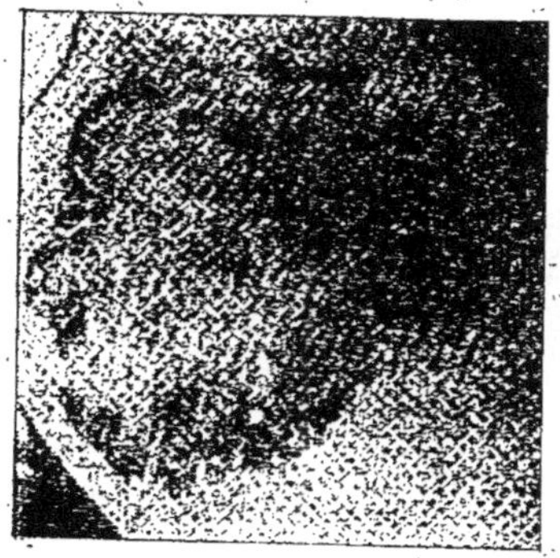

FIG. 826. — Syphilide tertiaire spertigineuse et circinée.

ne s'accompagne pas de douleurs, mais provoque à la longue un notable affaiblissement des fonctions de l'organe et des désirs vénériens.

IRITIS SYPHILITIQUE. V. ŒIL.

Accidents tertiaires. — Ils peuvent apparaître 10, 20, 30, 40 ans après le début d'une syphilis mal soignée.

Ils apparaissent *subitement* au milieu d'une parfaite santé; ils sont susceptibles d'occuper toutes les régions du corps avec une fréquence particulière sur le système nerveux et la peau. Ils existent en *petit nombre* dans une région déterminée et sont *graves* par suite de leur tendance à désorganiser les tissus, à les détruire par ulcération (*gomme*) ou en étouffant les éléments utiles (*sclérose*) ; ils sont rapidement *curables* par le traitement spécifique.

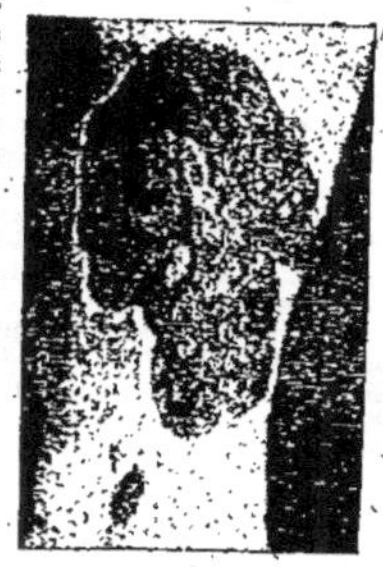

FIG. 827. — Ulcère syphilitique tertiaire de la jambe.

Sur la peau, la disposition des lésions est souvent caractéristique: elles sont groupées en amas, en bouquet, en collier, en croissant; elles sont annulaires ou circinées (*fig.* 825, 826, 827). Mais les gommes peuvent également atteindre les viscères, le système nerveux, entraînant des accidents graves.

On peut constater dans les os des exostoses (bosses formées par une hypertrophie osseuse, notamment au crâne), des périostites, des caries, principalement des os du nez avec écoulement chronique à odeur désagréable (ozène), une déformation du nez et l'inflammation du conduit des larmes (dacryocystite). V. OS (maladies) : *Ostéite syphilitique.*

Les accidents de syphilis cérébrale les plus fréquents sont : la paralysie du nerf moteur oculaire commun, qui entraîne la *chute de la paupière* ; les tumeurs cérébrales, caractérisées par des *maux de tête* persistants, des *vomissements*, des attaques ressemblant à celles de l'*épilepsie*, la *démence*, la *perte de la vue.*

La syphilis de la moelle épinière est la cause de l'ataxie* locomotrice.

La *langue* peut être atteinte de sclérose, qui provoque la formation de sortes de mamelons durs séparés par des sillons et aussi de *leucoplasie* (plaques blanches).

Les testicules peuvent être atteints d'une forme d'orchite qui donne à l'organe une dureté spéciale sans déformation et, du reste, souvent curable. V. TESTICULES (maladies).

II. Syphilis héréditaire. — La syphilis atteint non seulement l'individu, elle retentit encore sur sa descendance.

Un enfant peut contracter la syphilis de deux façons différentes. A la naissance, il peut être inoculé accidentellement au contact de plaques muqueuses vulvaires de la mère : il faut, dans ce cas, que les accidents soient récents et que la mère n'ait contracté la syphilis qu'après le sixième mois de sa grossesse. L'enfant vient alors indemne de syphilis héréditaire, mais contracte une syphilis acquise.

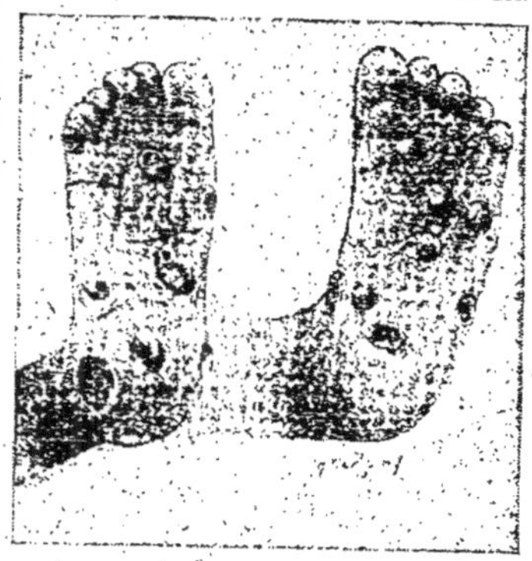

FIG. 828. — Pemphigus plantaire.

Au contraire, si, au moment de la conception, un des parents ou les deux sont atteints de syphilis, si la mère étant enceinte d'un mari sain contracte la syphilis avant le sixième mois de sa grossesse, le fœtus peut être tué par le virus et expulsé (fausse couche). Si la grossesse continue, l'enfant peut présenter à la naissance des signes de syphilis héréditaire (syphilis de première génération). Parfois l'infection syphilitique peut remonter aux grands-parents et même aux arrière-grands-parents (syphilis de deuxième et troisième génération).

Hérédité paternelle. Le rôle du père, dans la transmission de la syphilis, n'est pas niable. La contagion semble se faire par le sperme, dans lequel on a trouvé des tréponèmes. Des expériences sur les singes ont montré que le sperme était contagieux. Mais l'influence paternelle dans la transmission de la syphilis est certainement moins grande que celle de la mère.

Hérédité maternelle. Pour certains auteurs, d'ailleurs, c'est toujours la mère qui transmettrait la syphilis, soit par un ovule contenant lui-même le germe de la syphilis, soit par l'intermédiaire du sang et du placenta* : mère et fœtus ont en effet une seule et même circulation et les tréponèmes très mobiles peuvent passer à travers le filtre placentaire. Les femmes, en apparence saines, qui donnent naissance à des enfants syphilitiques, ont toujours, pour certains auteurs, une séro-réaction positive et, si un enfant syphilitique ne contamine pas sa mère qui l'allaite (loi de Colles), ce n'est pas par un mécanisme d'immunité, c'est parce que la mère est déjà syphilitiqué.

Syphilis conceptionnelle. D'autre part, un enfant procréé par un père syphilitique peut-il transmettre pendant la grossesse la syphilis à sa mère ? Cette question de la syphilis conceptionnelle qui était autrefois admise sans conteste (Fournier) est aujourd'hui battue en brèche. On observe parfois chez une femme enceinte d'un mari syphilitique, pendant la grossesse ou après une fausse couche, une roséole et, plus tard, des accidents lointains sans qu'on puisse constater de chancre initial (syphilis décapitée). Les partisans de la syphilis conceptionnelle estiment que la femme a été contaminée par le fœtus, infecté lui-même par le tréponème paternel. Les adversaires, au contraire, sont d'avis que la mère a été infectée normalement avant ou pendant la grossesse et que, si le chancre n'a pas été constaté, c'est qu'il siège au vagin, au col de l'utérus et qu'il a passé inaperçu.

I. ***Syphilis héréditaire précoce.*** — Plaques muqueuses suintant un liquide à odeur désagréable et qui sont placées dans les régions humides : bouche, plis

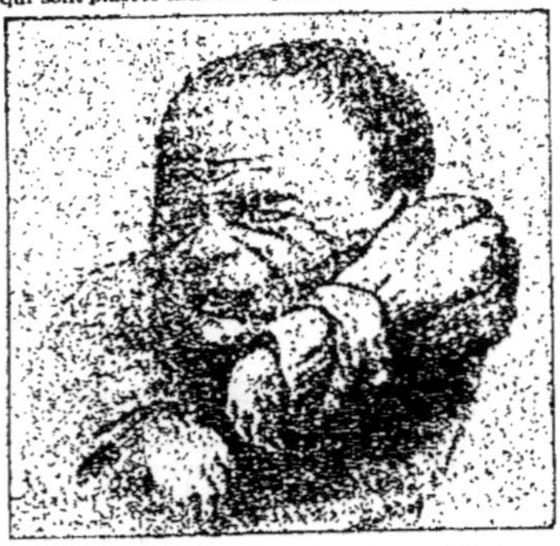

FIG. 829. — Petit-vieux hérédo-syphilitique.

des cuisses, sillon entre les fesses ; rougeur de la peau de l'anus et des cuisses ; peau des pieds et des mains rugueuses, ridées, dont l'épiderme se détache facilement en laissant une surface rouge et luisante, grosses bulles de pemphigus* (*fig.* 828) ; écoulement nasal, vomissements, gonflement du ventre ; lésions osseuses, athrepsie.

II. ***Syphilis héréditaire tardive.*** — Développement tardif (infantilisme et atrophie des testicules) ; altération des os du nez entraînant une difformité ; cicatrices aux fesses ; maladies des yeux (iritis et kératite) ; surdité absolue sans lésions : déformation des incisives médianes supérieures, qui présentent des encoches.

Méthodes de diagnostic de la syphilis.

1° ***Recherche du tréponème à l'ultra*-microscope.*** — Elle peut donner des renseignements dès les premières heures qui suivent l'apparition du chancre. Le tréponème existe dans la sérosité du chancre et dans les accidents secondaires (plaques muqueuses). Par contre la recherche du tréponème est illusoire en cas de lésions tertiaires cutanées, car il y fait habituellement défaut.

2° ***Réaction de Wassermann.*** — Cette réaction, basée sur la réaction de fixation du complément*, découverte par Bordet et appliquée par Wassermann à la syphilis, doit être convenablement interprétée. C'est ainsi qu'un Wassermann, trouvé positif chez un individu qui est syphilitique, ne signifie pas fatalement que la lésion dont il est porteur est d'origine tréponémique, un syphilitique pouvant être atteint de pityriasis rosé, d'herpès circiné, de gale, etc., lésions non syphilitiques.

La réaction de Wassermann peut être positive en dehors de la syphilis, mais au cours de maladies rares dans nos climats : le pian, la lèpre, les trypanosomiases, parfois le paludisme au moment des accès.

Ces cas éliminés, *une réaction positive persistante est l'indice de l'existence de tréponèmes vivants dans l'organisme* (sauf dans les premiers jours du chancre, où la réaction est négative).

Une *réaction négative* peut signifier l'inexistence de tréponèmes vivants dans l'organisme, *mais ne peut jamais permettre de l'affirmer avec certitude.*

Dans la syphilis, le Wassermann est habituellement positif, mais avec des modalités variables, suivant les phases de la maladie.

A la *période du chancre*, la réaction sanguine est d'abord négative du quinzième au vingtième jour (phase présérologique) ; elle apparaît d'abord faible, progressivement croissante d'intensité ; du vingtième au trentième jour, elle devient complètement positive (en moyenne 40 jours après la contamination).

La période des *accidents secondaires* est la période maxima de la réaction du sang. Le pourcentage des cas positifs atteint 98 à 100 p. 100 ; aussi une éruption cutanée généralisée, qui ne s'accompagne pas d'un Wassermann positif, a de grandes chances de n'être pas syphilitique. La réaction est toujours positive dans la syphilis pigmentaire.

Dans la *syphilis secondaire latente*, le pourcentage des cas positifs diminue (60 à 80 p. 100).

A la *période tertiaire*, le pourcentage baisse encore et peut tomber à 60 et même à 40 p. 100 de cas positifs, même avec des lésions en pleine activité (gommes, ulcérations, périostose, etc.). Un Wassermann négatif ne doit donc pas suffire à cette période à faire éliminer le diagnostic de syphilis et un traitement d'épreuve doit être institué.

Les mêmes constatations ont été faites dans la *syphilis héréditaire*, où le Wassermann est loin d'être toujours positif.

Dans les *maladies générales*, la recherche systématique de la réaction de Wassermann a montré l'origine syphilitique d'un certain nombre d'affections (aortite, cirrhose du foie, etc.).

Quand la réaction de Wassermann est trouvée négative et que le cas paraît suspect, on peut essayer de provoquer l'apparition d'une réaction positive par une ou deux injections de novarsénobenzol ou de bismuth (réactivation).

La réaction de Wassermann est pratiquée actuellement d'après divers procédés (V. WASSERMANN) et la plupart des laboratoires donnent souvent les résultats obtenus par les différentes méthodes : Wassermann (sérum chauffé), Hecht (sérum non chauffé), Jacobsthal (sérum mis à la glacière), Desmoulières (antigène cholestériné). Parmi ces procédés, certains sont plus sensibles que d'autres et c'est au médecin à apprécier la valeur de ces différents résultats.

La notation de ces résultats varie également suivant les laboratoires : les uns emploient la notation et l'échelle colorimétrique de Vernes correspondant à l'hémolyse complète ou incomplète de neuf tubes : H0 correspondant à l'absence d'hémolyse et H8 à l'hémolyse complète. Pratiquement H0 à H4 indiquent un Wassermann positif, H5 partiellement positif, H6 faiblement positif ou douteux, H7 et H8 négatif.

D'autres laboratoires emploient les signes + et — pour désigner la réaction positive et négative; +++ signifie complètement positif, ++ ou + partiellement positif, — négatif.

Prophylaxie. — I. De l'individu sain, pour ne pas être contagionné. S'abstenir de rapport avec une femme lorsqu'on présente une écorchure, même des plus minimes (vésicule d'herpès), ou lorsqu'elle est en cours de règles. Les rapports prolongés et répétés sont particulièrement dangereux en facilitant les écorchures. Ne pas oublier que la syphilis peut se contracter en dehors de relations vénériennes et notamment par les baisers (plaques muqueuses et salive renfermant des sécrétions de celles-ci). Plus une femme est jeune, plus elle a de chances d'être à la période particulièrement contagieuse.

Les lavages au sublimé, les pommades, les préservatifs quelconques ne donnent qu'une protection très faible, étant donnée la rapidité de l'absorption du virus.

II. De l'individu malade, pour ne pas contagionner. Se reporter aux causes et éviter particulièrement les baisers, origine très fréquente de la syphilis contractée en dehors des rapports vénériens.

Se souvenir que les lésions les plus contagieuses sont celles qui sont humides et sanguinolentes.

Eviter de donner la syphilis héréditaire et conceptionnelle.

III. Conditions pour le mariage du syphilitique : 1° Absence d'accidents spécifiques primaires, secondaires ou tertiaires depuis au moins deux ans ; 2° minimum de 4 ans d'ancienneté de l'accident primitif; 3° Wassermann constamment négatif depuis 3 ans; 4° traitement spécifique régulier pendant 4 ans.

IV. Conduite a tenir après le mariage. Si la syphilis est antérieure à 4 ans, il faut : 1° s'astreindre au traitement intensif ; 2° éviter particulièrement tout rapport lorsqu'il existe un accident, fût-ce l'excoriation la plus légère ; 3° éviter les conceptions, en n'oubliant pas que, même en dehors de tout accident actuel, la syphilis peut être transmise héréditairement et par l'enfant à la mère.

Protection des nourrissons contre l'infection syphilitique des nourrices. A Paris, les nourrices sont examinées par un médecin de la Préfecture de Police lorsqu'elles sont prises dans un *bureau ;* mais cet examen ayant pu être un peu superficiel, il est préférable en tout cas de faire examiner la nourrice par le médecin de la famille.

Cet examen doit porter sur la peau, particulièrement celle des seins, du cou, du cuir chevelu, sur la bouche, la gorge, les organes génitaux, sur les ganglions du cou et de l'aine. Voir en outre l'enfant de la nourrice et demander si des fausses couches successives ne se sont pas produites. Dans les cas suspects, faire une réaction de Wassermann.

Il faut savoir que, même après cet examen minutieux, la nourrice peut être syphilitique, le chancre n'apparaissant que six semaines à deux mois après le rapport.

Traitement.

Traitement préventif. — S'il est démontré qu'un sujet a eu des rapports avec un partenaire notoirement atteint d'accidents syphilitiques contagieux, il devra immédiatement consulter un médecin, qui peut faire un traitement préventif. Une série d'injections arsenicales empêche habituellement la syphilis de se développer. On peut aussi prendre des comprimés de stovarsol ou de tréparsol (3 comprimés par jour les 4 premiers jours de chaque semaine pendant 2 mois).

Traitement abortif. — Si, malgré les soins prophylactiques précédemment énumérés, une petite écorchure suspecte, même insignifiante, apparaît aux organes génitaux, il faut immédiatement aller trouver un spécialiste compétent, car la dissimulation et le silence seraient le pire parti à prendre.

De nombreux malades insouciants, consultant à tort et à travers, sauf au bon endroit, n'arrivent qu'après 3, 4, 5, 6 semaines, après d'innombrables avatars, au médecin compétent, alors qu'il est trop tard pour faire un traitement abortif. C'est dans les 8 premiers jours de la maladie, dans la phase présérologique de la syphilis, avant l'apparition de la réaction de Wassermann, alors que le chancre est encore une érosion minime, sans induration ni ganglions, qu'il faut venir consulter. A cette période, quelques séries d'injections intraveineuses d'arsénobenzènes* (parfois une seule suffit) permettent, *avec la plus grande probabilité*, de stériliser immédiatement et définitivement la syphilis. Si l'on pouvait dans tous les cas réaliser ces résultats vraiment merveilleux, la syphilis disparaîtrait en quelques années.

Traitement curatif. — Quand la maladie est encore à la période de début, le malade doit se traiter énergiquement d'une façon suivie par des injections de sels arsenicaux, bismuthiques ou mercuriels, suivant les indications d'un médecin spécialiste.

Ce traitement d'entretien devra être régulièrement suivi pendant 4 années, même si le malade ne présente aucun accident.

En principe, un syphilitique bien traité *au début de sa maladie* ne doit plus actuellement présenter d'accidents tertiaires et, de fait, dans la grande majorité des cas, les lésions tertiaires s'observent aujourd'hui chez des malades qui ne se sont pas soignés ou insuffisamment soignés, ou chez ceux qui ignoraient qu'ils avaient la syphilis.

Quand le syphilitique a été insuffisamment soigné au début, il doit rester sous la surveillance médicale durant toute sa vie. On a vu, en effet, des syphilis récidiver 15, 20, 30, 40 ans après le chancre, alors que pendant de longues années elles avaient semblé guéries. La surveillance périodique et les examens de sang répétés constituent la meilleure garantie qui puisse rassurer le syphilitique. C'est une véritable assurance contre la maladie (Gougerot).

Dès le début d'une *grossesse*, une femme syphilitique doit recevoir un traitement arsénobenzolique, bismuthique ou mercuriel; et ce traitement doit être régulièrement continué avec des périodes de repos durant toute la grossesse. En procédant ainsi, la malade aura toutes chances de conduire sa grossesse à terme et d'accoucher d'un enfant vivant.

La *syphilis du nouveau-né et de l'enfant* comporte les mêmes indications que la syphilis de l'adulte. Parfois le traitement par voie buccale (liqueur de van Swieten, sirop de Gibert) ou les frictions mercurielles suffisent. Dans les cas plus sérieux, les injections intramusculaires d'huile grise ou mieux de sulfarsénol sont indiquées. Les injections intraveineuses (dans les veines jugulaires externes, les veines du crâne) d'arsénobenzènes sont réservées aux cas graves où il faut agir rapidement.

Hygiène du syphilitique. Le syphilitique mènera une existence régulière. Lever, coucher, repas à heures fixes, et exercices physiques modérés. Il devra éviter de fumer dans les deux premières années de sa maladie, pour ne pas provoquer l'apparition d'accidents contagieux (plaques muqueuses) dans sa bouche ou sur ses lèvres ; plus tard, pour ne pas faciliter, par l'irritation du tabac, le développement d'un cancer des lèvres ou de la langue.

Il n'y a pas de régime alimentaire spécial à la syphilis. Mais l'alcool doit être évité, car il est un poison dangereux pour le syphilitique.

Syringomyélie (du gr. *syringx*, lacune, *iggos*, roseau, et *myelos*, moelle [moelle creuse]). — V. MOELLE.

Système nerveux. — V. CERVEAU et NERFS.

Systole. — Premier temps de la contraction du cœur*.

T

T. — Bandage en T. V. BANDAGE.

Tabac. — Plante de la famille des Solanées (*fig.* 830).

Le tabac sec, c'est-à-dire qui a subi les diverses préparations employées pour le transformer en cigare, tabac à priser, à fumer ou à chiquer, contient encore

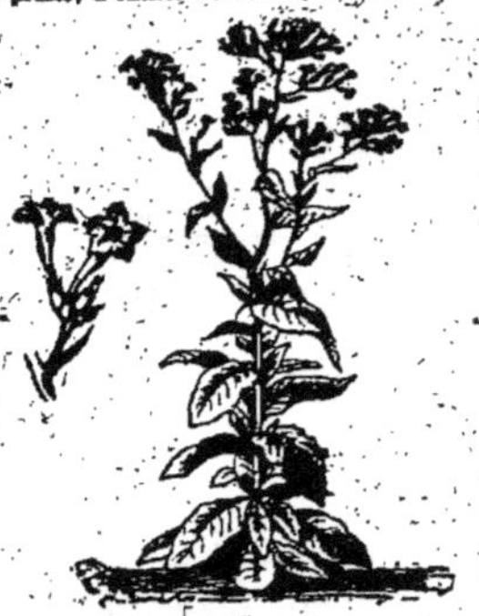

FIG. 830. — Tabac.

une quantité notable d'un alcaloïde puissant, la *nicotine* (2 p. 100 pour les tabacs blonds de La Havane, de Maryland et de Virginie, 6 p. 100 pour les tabacs foncés du Nord et 8 p. 100 pour les tabacs du Lot). La nicotine est un liquide incolore, transparent, brunissant un peu à l'air, de consistance huileuse, volatil ; c'est un poison très violent ; il suffit de 10 centigr. pour tuer un chien de taille moyenne, et huit gouttes tuent un cheval en quatre minutes.

Intoxication. 1° *Aiguë.* — Elle se produit chez les jeunes fumeurs.

SIGNES. Brûlure à la gorge, le long de l'œsophage et dans l'estomac. Nausées, vomissements avec sensation de défaillance et de faiblesse. Vertige, troubles des idées, diminution de la vue. Pouls faible ; peau froide, couverte d'une sæur visqueuse. — PREMIERS SOINS. Faire vomir en titillant la luette, puis thé fort, grogs chauds. Réchauffer le corps, qui sera maintenu étendu.

2° *Chronique.* — (Fumeurs : 4 à 5 cigares ou 20 cigarettes par jour, chiqueurs, priseurs, ouvriers des manufactures de tabac).

SIGNES. Aspect grisâtre du visage, perte de la mémoire, notamment de celle des mots, tremblement, vertiges, névralgies dans les bras et les épaules, angine* de poitrine, stomatite et pharyngite chroniques, maux d'estomac et *constipation opiniâtre*, palpitations, altération de la vue (mouches volantes), du goût, de l'ouïe ; congestion cérébrale légère avec engourdissement, étourdissement. Ces troubles surviennent particulièrement chez les individus oisifs et chez les intellectuels, qu'ils fument, soit pendant le travail, soit dans les intervalles. — TRAITEMENT. Cessation de l'habitude.

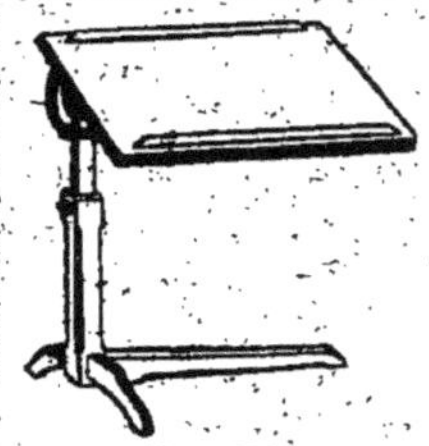

FIG. 831.
Table de malade.

Tabes (du lat. *tabes*, liquéfaction). — V. ATAXIE.

Tables.

Table de malade. — Le modèle de table représenté dans la figure 831 est d'un usage commode pour les personnes immobilisées au lit ou dans un fauteuil. Elles peuvent être élevées à la hauteur désirée et être inclinées au gré du malade.

Table de travail. — Les personnes qui écrivent ou dessinent ont grand avantage à alterner les positions assises et debout, et, par conséquent, à faire usage de la table à élévation facultative (*fig.* 832). Cette table rend de grands services aussi aux enfants, notamment à ceux qui ont une tendance à se tenir mal en écrivant, à s'asseoir sur une seule fesse, à se coucher trop sur leurs livres, par suite d'une faiblesse des muscles du dos qu'exagère l'attitude défectueuse et dont le résultat est une déviation de la colonne vertébrale,

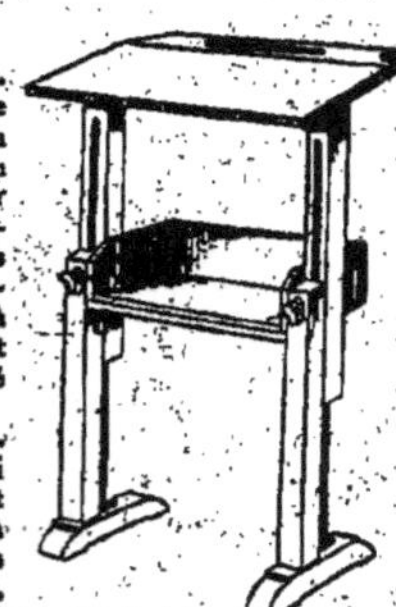

FIG. 832. — Table de travail à élévation.

(V. COLONNE), accompagnée souvent de myopie. V. ŒIL (maladies).

Tables d'opération (*fig.* 833 à 834). — Ces différents modèles montrent les dispositions suivant le genre d'opération. Pour procéder à la réparation d'un

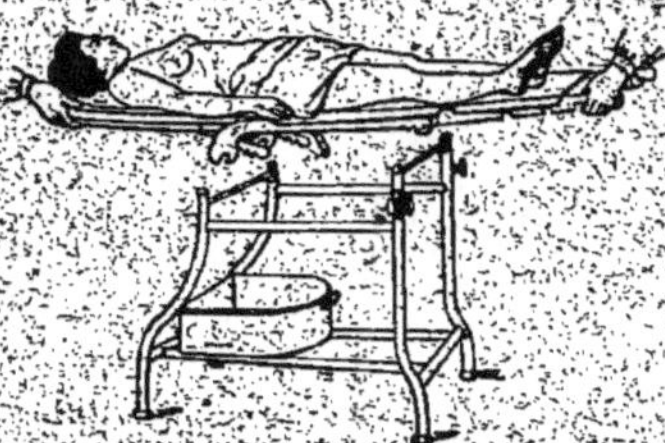

FIG. 833. — Table d'opération pouvant servir de brancard.

palais ouvert par un bec-de-lièvre, par exemple, le malade doit être placé la tête en bas. La même position (position de Trendelenburg) doit être donnée également pour les opérations sur le ventre, afin d'empêcher la sortie des intestins par la plaie.

Tablette. — Médicament solide, formé d'une ou plusieurs substances actives, enrobées dans du sucre, et de gomme transformée en mucilage par l'eau.

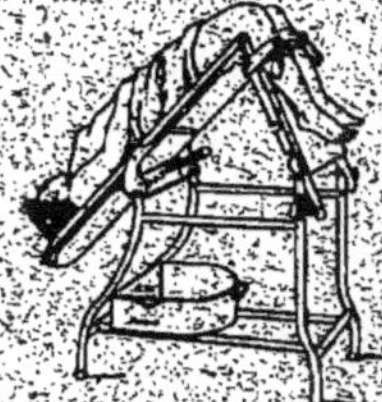

FIG. 834. — Table d'opération (position de Trendelenburg).

Taches (Macules). — Altération de la coloration cutanée tenant à un trouble de la pigmentation de la peau normale (taches pigmentaires) ou à des dilatations vasculaires. Elles ne forment pas de saillies au-dessus du niveau des téguments.

Taches de rousseur. — V. ÉPHÉLIDES.

Tache de vin. — V. NÆVUS.

Taches bleues ou ombrées. — Taches ardoisées siégeant sur l'abdomen, les cuisses, le dos, non prurigineuses, lenticulaires ou nummulaires qu'on observe chez les sujets atteints de morpions et qui sont dues à l'action locale du venin du *Phtirius inguinalis*. V. POUX.

Tache bleue mongolique. — Tache siégeant dans la région sacrée et qu'on observe chez les nouveau-nés de race jaune ; elle apparaît dans les premiers jours qui suivent la naissance. Elle s'observe parfois chez les enfants européens bruns (2 à 3 sur 1000) ; elle a alors une teinte bleu pâle.

Cette tache pâlit à mesure que l'enfant grandit et disparaît vers 7 à 8 ans.

Taches fauves. — Taches brun clair, anesthésiques, qui s'observent au début de la lèpre (lépride pigmentaire).

Taches hépatiques. — Nævi pigmentaires de coloration brunâtre.

Tachycardie (du gr. *tachus*, vite, et *cardia*, cœur). — Accélération des battements du cœur dépassant le double des battements normaux, c'est-à-dire au-dessus de 100.

Tachyphagie (du gr. *tachus*, rapide, et *phagein*, manger). — Ingurgitation rapide des aliments sans mastication suffisante.

Tænia, Tænifuges. — V. TÉNIA, TÉNIFUGES.

Taffetas d'Angleterre. — Taffetas sur lequel on a appliqué une couche d'une solution de colle de poisson (ichtyocolle). Il est employé pour le pansement des coupures ; mais la baudruche gommée, plus souple, lui est bien préférable pour cet emploi.

Taffetas chiffon, taffetas gommé. — Tissus recouverts d'un enduit imperméable. On les emploie pour maintenir son humidité à un pansement.

Le premier, plus souple, ayant moins de tendance à se déchirer, est bien préférable au second.

Tahiti et Nouvelle-Calédonie. — Ces colonies océaniennes sont très salubres ; le paludisme n'y existe pas et le Français peut même y travailler la terre. *Époque préférable d'arrivée*, avril-octobre. La température varie entre 24°-28° à Tahiti ; elle atteint 33° à la Nouvelle-Calédonie. V. TROPIQUES (Pays des).

Taie. — Tache sur la cornée (leucome). V. ŒIL (maladies) : *Kératite*.

Taille du corps. — V. CROISSANCE.

Taille de la vessie. — Opération qui consiste à couper les tissus soit du périnée, soit du bas-ventre, afin de faire pénétrer un instrument dans la vessie de façon à en retirer un calcul. V. VESSIE (maladies).

Talalgie (du lat. *talus*, talon, et du gr. *algos*, douleur). — Douleur localisée au talon, s'observant surtout chez les sujets obligés à une station debout prolongée.

Due le plus souvent à une inflammation de la bourse séreuse sous-calcanéenne. Fréquemment d'origine blennorragique.

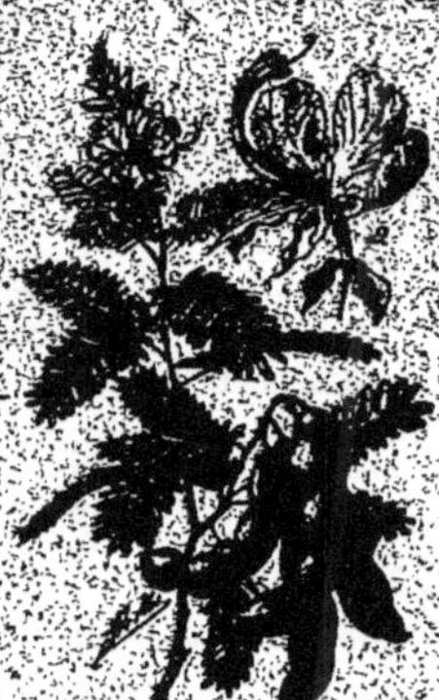

FIG. 835. — Tamarinier. *a*. Fleur.

Talc (silicate de magnésie). — Lamelles se transformant en poudre fine, onctueuse au toucher.

On l'emploie seul ou mélangé à de la poudre d'amidon et de bismuth comme isolant, entre les plis de la peau chez les nourrissons, pour éviter et calmer les excoriations. C'est un hémostatique pour les hémorragies capillaires.

Talon. — Extrémité postérieure du pied, formé par l'os calcanéum.

Tamar et **Tamarin** (*fig.* 835). — Le *tamar indien* est la pulpe d'une plante de la famille des Légumineuses, le *tamarin*, employée comme laxatif à la dose de 20 à 50 gr., ou en infusion (20 gr. par litre, dont on prend plusieurs verres).

Tamponnement. — Obturation d'une cavité (nez, vagin) par des tampons d'ouate ou de tarlatane additionnés ou non d'un antiseptique, comme l'iodoforme.

Tanaisie. — Plante de la famille des Légumineuses (*fig.* 836), utilisée contre les ténias.

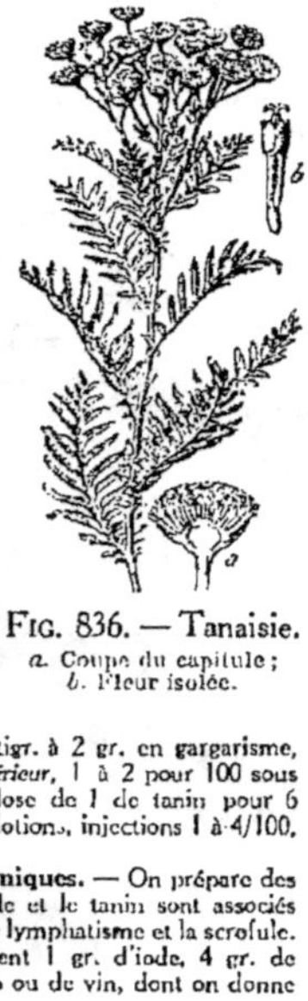

FIG. 836. — Tanaisie.
a. Coupe du capitule ; *b.* Fleur isolée.

Tanin (Acide tannique). — Substance chimique qui se trouve dans les feuilles ou le bois d'un grand nombre de plantes et notamment dans l'écorce du chêne.

PROPRIÉTÉS ET INDICATIONS : 1° *Astringent* (angines, diarrhées, conjonctivites, sueurs des tuberculeux, coryza, leucorrhée, blennorragie, lymphatisme et scrofule, maladies de peau); 2° *Antihémorragique ;* 3° *Contrepoison des alcaloïdes.* — INCOMPATIBILITÉS. Sels métalliques, albumine et alcaloïdes.

MODE D'EMPLOI ET DOSE. A l'*intérieur*, 50 centigr. à 2 gr. en gargarisme, pilules, lavement. A l'*extérieur*, 1 à 2 pour 100 sous forme de glycérés à la dose de 1 de tanin pour 6 d'excipient, collyre 1/120, lotions, injections 1 à 4/100, pommades.

Préparations iodo-tanniques. — On prépare des vins et des sirops où l'iode et le tanin sont associés dans le but de combattre le lymphatisme et la scrofule. Ces préparations contiennent 1 gr. d'iode, 4 gr. de tanin pour 500 gr. de sirop ou de vin, dont on donne 20 à 60 gr.

Tanne. — Gros comédon.

Taon. — V. PIQURES d'insectes.

Tarlatane. — Sorte de mousseline, c'est-à-dire de tissu de coton à mailles très espacées.

La tarlatane est employée comme pièce de *pansement*, parce qu'elle s'imprègne bien des solutions ou des poudres antiseptiques, et comme *bande*, parce qu'étant très souple, elle s'adapte parfaitement aux parties. La tarlatane ordinaire renferme un empois qu'on doit enlever par l'ébullition dans beaucoup d'eau ; cette ébullition sert, du reste, à rendre la tarlatane aseptique.

Tarsalgie (du gr. *tarsos*, tarse, et *algos*, douleur) des adolescents. — Maladie caractérisée par des douleurs siégeant dans la partie postérieure du pied ou *tarse* (V. *fig.*, à CORPS) et par une attitude vicieuse des pieds.

CAUSES. Age, 15 à 20 ans. Profession obligeant l'individu à rester longtemps debout. Marches prolongées. Usage de chaussures à semelles minces. Froid humide. Entorse légère.

SIGNES. *Douleur* d'abord intermittente, puis plus tenace au niveau de l'union de l'avant-pied avec sa partie postérieure, en avant des malléoles, augmentant par la station debout et arrivant à rendre la marche difficile, puis impossible. Effacement de la voûte plantaire, pied plat, durillons le long du bord interne du pied au niveau duquel la chaussure s'use rapidement. La déformation disparaît d'abord par le repos, puis devient persistante.

TRAITEMENT. Repos au lit, bottines lacées à semelles présentant une partie convexe adaptée à la surface plantaire, et établie d'après un modèle en plâtre pris sur le pied du malade. Massage, bicyclette, électricité.

Tarse des paupières. — Lame fibreuse qui se trouve dans l'épaisseur du bord libre des paupières.

Tarse du pied (du gr. *tarsos*, rangé en ordre). — Partie postérieure du pied formée de sept os : l'*astragale* qui s'articule avec les os de la jambe, le *calcanéum* qui forme le talon, puis en avant le *scaphoïde*, le *cuboïde* et les trois *cunéiformes* composant une rangée articulée avec les os du métatarse*.

Tartrates. — V. TARTRIQUE.

Tartre antimonié ou stibié. — V. ANTIMOINE.

Tartre des dents. — V. DENTS.

Tartre du vin. — Dépôt formé par le vin dans les tonneaux.

Il est constitué par un mélange de bitartrate de potasse, de tartrate de chaux, d'alumine, de fer, de manganèse et de silice, additionné d'un peu de matière colorante dans le vin rouge.

Tartrique (Acide). — On emploie comme rafraîchissant et acidulé la *limonade tartrique*, qui contient par litre d'eau 100 gr. de sirop tartrique, lequel, lui même, renferme 1 p. 100 d'acide tartrique.

Tartrate borico-potassique (crème de tartre soluble). — Purgatif à la dose de 15 à 30 gr. dans un litre d'eau sucrée, à prendre par verres.

Tartrate ferrico-potassique. — V. FER : *Tartrate de fer.*

Tartrate de potasse acide (crème de tartre, bitartrate de potasse). — Employé comme *dentifrice* (mélangé avec du carbonate de chaux et de la magnésie), *rafraîchissant* (2 à 4 gr.), *purgatif* (8 à 30 gr.).

Tartrate de potasse neutre (sel végétal). — Purgatif, 15 à 30 gr.

Tartrate de potasse et de soude (sel de Seignette). — Purgatif, 15 à 50 gr. Sert aussi à faire la poudre gazogène, formée de 2 paquets : l'un, bleu, contient 2 gr. de bicarbonate de soude et 6 gr. de sel de Seignette; l'autre, blanc, contient 2 gr. d'acide tartrique.

Tartrate de magnésie. — Purgatif, 10 à 30 gr.

Tartrate de soude. — Purgatif, 10 à 30 gr.

Tatouage (*fig.* 837, 838). — Introduction dans les couches profondes de l'épiderme et superficielles du derme de matières colorantes (ordinairement une solution d'encre de Chine), de façon à y produire des dessins durables.

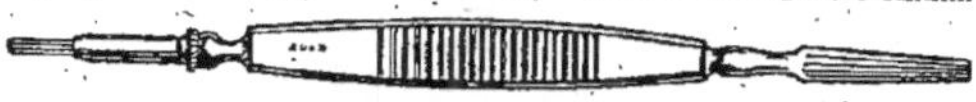

FIG. 837. — Aiguille à tatouage.

Peut être une cause de contagion de la tuberculose ou de la syphilis, le tatoueur faisant usage souvent de sa salive pour dissoudre les couleurs.

TRAITEMENT. Les tatouages ne peuvent être enlevés

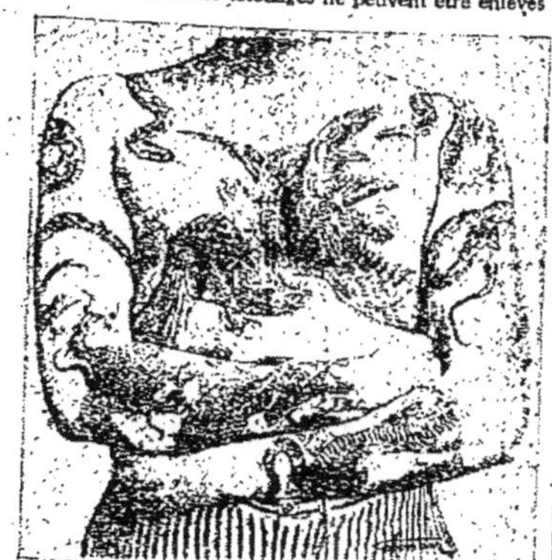

FIG. 838. — Tatouage.

que par la destruction de la partie de peau atteinte et la formation d'une cicatrice qu'on s'efforce de rendre aussi peu visible que possible. V. DÉTATOUAGE.

Taxis (du gr. *tassein*, arranger). — Opération qui consiste à presser méthodiquement une hernie pour la faire rentrer dans le ventre.

Teignes. — Affections cryptogamiques du cuir chevelu et accessoirement de la peau glabre.

Les teignes sont au nombre de trois : la *teigne microsporique*, la *teigne trichophytique* et la *teigne favique*.

I. Teigne tondante à petites spores ou **microsporique** (teigne de Gruby-Sabouraud). — Elle est due à des champignons ascomycètes, les *Microsporons*, dont il existe plusieurs espèces : les uns propres à l'enfant, les autres propres aux divers animaux et qui peuvent infecter l'homme. Cette teigne est l'apanage des enfants et des adolescents; elle est fort rare après 15 ans; non traitée, elle disparaît spontanément, sans cicatrices vers cet âge. Elle est extrêmement contagieuse. Quand un enfant est atteint dans une classe, la moitié de la classe est rapidement contaminée. Très fréquente en Angleterre, cette teigne représente 60 p. 100 des teignes tondantes à Paris; rare en Allemagne, elle est presque inconnue en Italie.

Elle est caractérisée par de grandes plaques alopéciques ovalaires (*fig.* 839), à contour net, d'apparence poussiéreuse, couvertes de squames grisâtres, portant un certain nombre de cheveux, les uns intacts, les autres cassés courts. D'ordinaire, les plaques sont peu nombreuses. D'abord grosses comme une lentille, elles s'accroissent par la périphérie, atteignant 5 centim. de diamètre. Il n'y a jamais de cheveux pris isolément, mais tout le cuir chevelu peut être touché. En tirant avec une pince à épiler, on arrache facilement et sans douleur le cheveu, qui se casse un peu au-dessous de son émergence.

A côté des lésions du cuir chevelu, le microsporon

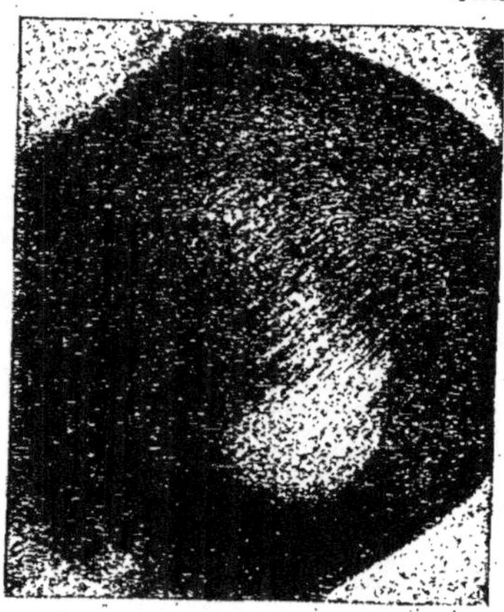

FIG. 839. — Plaque de teigne tondante microsporique.

peut causer des lésions de la peau glabre (*herpès circiné*), analogues à celles que produisent les trichophytons. V. plus loin.

II. Teigne trichophytique. — Cette teigne est due à des champignons voisins des précédents, les *Trichophytons*, qui comprennent de très nombreuses espèces dont les unes siègent en dehors du poil (ectothrix), les autres à l'intérieur (endothrix) [*fig.* 840]. Ces divers trichophytons siègent, soit au niveau des régions velues, soit sur les régions glabres, soit aux ongles.

Trichophyties des régions velues. — Au *cuir chevelu*, divers trichophytons donnent lieu à des teignes tondantes. Une variété fréquente dans les écoles parisiennes, se traduit par un très grand nombre de toutes petites plaques, d'un gris sale, squameuses, ne comprenant que quelques cheveux chacune.

Ultérieurement les plaques primitives peuvent se fusionner. On conçoit que ces plaques définitives n'aient pas la régularité de forme de celles de la teigne microsporique. En outre, les cheveux malades, cassés assez court, sont d'ordinaire cachés par une forte quantité de cheveux sains ; aussi est-il souvent très difficile de découvrir une teigne tondante scolaire.

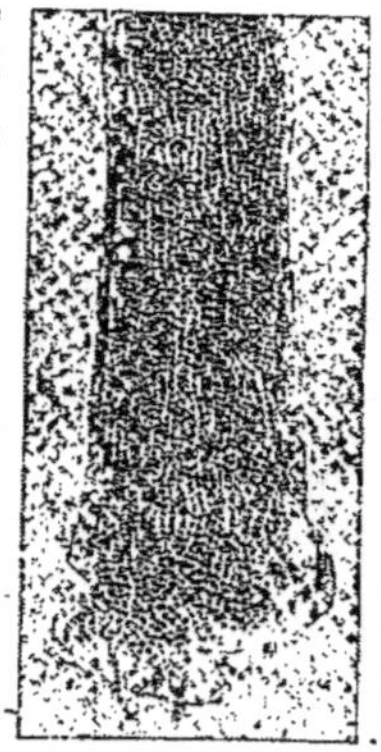

FIG. 840. — Cheveu contenant du Tricophyton.

Trichophyties de la barbe. — Elles se compliquent souvent de folliculites suppurées et sont causées le plus souvent par un trichophyton, d'origine équine ; elles s'observent surtout chez les palefreniers, les équarrisseurs, les aides vétérinaires.

Sycosis trichophytique. — Il est constitué par des pustules situées autour des poils, entourées d'une zone d'infiltration et de rougeur, reposant sur un derme qui se tuméfie rapidement. En s'agglomérant, les pustules forment des gâteaux, des nodosités profondes faisant une saillie notable au-dessus des téguments et, par la pression, on peut faire sourdre du pus par de nombreux orifices.

On observe ce sycosis au menton (mentagre) [*fig.* 841], aux joues, dans la région sus-hyodienne, au cou. La transmission par le rasoir est fréquente.

Le *cuir chevelu* peut être envahi, surtout chez l'enfant, et la lésion y prend l'aspect d'un macaron de 3 à 6 cm. de diamètre, d'un rouge violacé, saillant, infiltré et d'où s'écoule du pus (*kérion de Celse*). Les parties glabres (face dorsale des mains, poignets, avant-bras) peuvent aussi être atteintes.

La durée du sycosis trichophytique est très longue : abandonné à lui-même il peut guérir spontanément ; les poils tombent, la suppuration se tarit et d'autres poils repoussent en partie.

Trichophyties des parties glabres (herpès circiné). — Ces trichophyties sont dues, comme les précédentes, à des tricophytons d'origine animale. Les animaux (chiens, chats, veaux) présentent des plaques privées de poils et contaminent les personnes qui vivent dans leur entourage.

On a observé des plaques d'herpès circiné à la suite de la vaccination avec du vaccin provenant d'une génisse contaminée.

La *trichophytie cutanée* se manifeste par des taches rouges squameuses, régulièrement circulaires, à contour net et vésiculeux, souvent prurigineuses. Leur évolution est extrêmement rapide ; l'accroissement se fait par la périphérie.

Les enfants atteints de teigne tondante scolaire peuvent également présenter sur le cou, la face, les mains, des lésions d'herpès circiné.

Trichophyties unguéales. — Aux ongles, on peut observer, chez l'adulte et l'enfant, des lésions dues à des trichophytons animaux et caractérisées par un épaississement de l'ongle, en moelle de jonc, et une grande friabilité.

La durée est longue (3 à 5 ans).

TRAITEMENT : 1° GÉNÉRAL. Toniques chez les sujets lymphatiques, débilités.

2° PRÉVENTIF. Différent dans les villes et à la campagne.

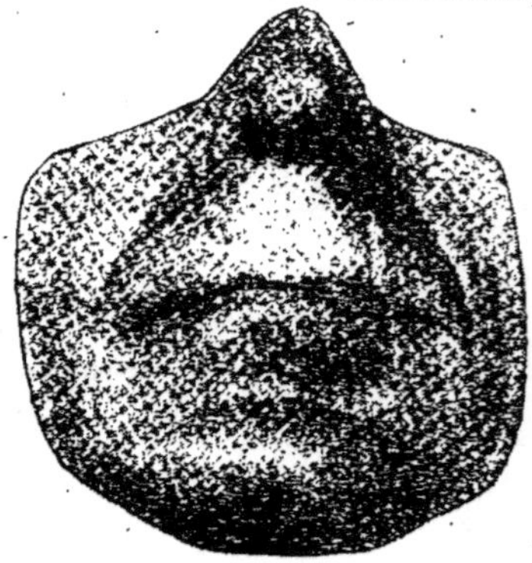

FIG. 841. — Sycosis trichophytique du menton.

(Musée de l'hôpital Saint-Louis. N° 1733. Dr Besnier.)

Ici les teignes, d'origine surtout animale, sont moins contagieuses. Là, la contamination est scolaire et se produit surtout d'enfant à enfant ; elle est rapide et fatale.

Tout teigneux doit être isolé et exclu des écoles ; sa tête sera hermétiquement recouverte. Tout enfant ayant vécu au contact d'un teigneux reste suspect pendant 6 semaines.

3° LOCAL. Autrefois on coupait les cheveux, on épilait autour de chaque plaque ; on lavait tous les jours la tête au savon blanc et au sublimé au 1/1000 et 3 fois par semaine frictions à l'alcool iodé. Ce traitement durait environ 18 mois, quelquefois plus longtemps.

Grâce à Sabouraud et Noiré, le traitement est réduit à 2 mois. On applique en une seule séance sur un point donné du cuir chevelu une somme de rayons X égale à 5 H ; 15 jours plus tard, on note une dépilation totale de la région, qui entraînera avec les cheveux sains les cheveux malades. La repousse des cheveux sains commencera 10 semaines plus tard. La dose de 5H ne doit pas être dépassée, sinon l'alopécie sera définitive.

Pratiquement on est averti que la dose est atteinte par le changement de coloration d'une pastille de platinocyanure de baryum.

Dans le kérion, le sycosis trichophytique, on peut utiliser les pansements à la liqueur de Gram (eau iodo-iodurée), les badigeonnages à l'alcool iodé ou l'injection intraveineuse de liqueur iodo-iodurée.

Dans l'herpès circiné, les lésions unguéales, on emploira les badigeonnages à l'alcool iodé ou la pommade chrysophanique.

III. **Teigne favique ou Favus.** — On désigne sous ce nom toutes les lésions que détermine un champignon du genre *Achorion*.

Le favus se développe surtout chez les enfants de 5 à 14 ans, dans les classes pauvres, dans les campagnes, chez les sujets lymphatiques, pâles, vivant dans la saleté. La propagation se fait de l'homme à l'homme par contact direct, par inoculation et par voie indirecte grâce aux vêtements, aux coiffures, aux objets de toilette. Parfois l'homme se contamine au contact d'animaux (rat, chien, poule, lapin, cheval).

Fréquent en Pologne, en Russie, le favus est relativement rare en France, sauf dans le Nord et le Nord-Ouest.

Le favus envahit surtout les régions pileuses ; parfois il atteint les parties glabres et les ongles.

Favus des régions pileuses. — Il attaque d'abord le pourtour du cheveu, où il se manifeste par une petite tache rouge, puis jaune, d'aspect pustuleux. Cette tache présente les caractères suivants : elle s'accroît lentement par sa périphérie, son contour est saillant, son centre est déprimé, à cause de l'adhérence de l'épiderme au poil. Elle constitue alors ce qu'on nomme le *godet favique*. Ses dimensions varient d'un point à celles d'une pièce de 20 centimes.

Ces godets sont isolés les uns des autres (*favus urcéolaire*) ou groupés en cercles, en anneaux, en bouclier (*favus scutiforme*) ; ils forment des carapaces recouvrant une plus ou moins grande surface du cuir chevelu.

Ces godets faviques ont une coloration jaune soufre. Leur odeur est semblable à celle de la souris. Si on les enlève, on voit au-dessous d'eux le derme rouge, humide et déprimé. Le poil qui occupe le centre du godet favique est sec, terne, poussiéreux. Il est atrophié, mais n'est jamais cassé. A la longue, l'envahissement du poil par le parasite détermine sa chute en totalité. Toutefois, il persiste toujours sur la tête des anciens faviques quelques cheveux ayant l'aspect caractéristique. Ces cheveux, agents d'autocontagion, entretiennent le favus et en font une affection de très longue durée. Quand il est guéri, le cuir chevelu présente des surfaces glabres, lisses, amincies, luisantes, cicatricielles, parsemées de quelques cheveux noueux, frisottants, disséminés çà et là.

A côté de la forme précédente, habituelle, on peut voir des plaques arrondies, squameuses, avec çà et là quelques taches alopéciques, avec cheveux ternes, décolorés (*favus pityriasique*). Parfois la lésion simule l'impétigo avec croûtes molles et jaunes, enchaînant la base des cheveux (*favus impétigineux*) ; ces croûtes tombent et laissent une cicatrice alopécique.

Favus des régions glabres. — Sur la peau glabre (visage, dos, épaules, membres), on peut voir des lésions érythémateuses, furfuracées, ressemblant à l'herpès circiné trichophytique.

Favus des ongles. — Ces localisations s'observent surtout chez les faviques, qui se grattent et qui s'inoculent le parasite dans la rainure unguéale. L'ongle s'épaissit, se strie, s'exfolie, devient énorme en certains points, mince en d'autres. La durée est très longue.

TRAITEMENT : I. GÉNÉRAL. Toniques.

II. LOCAL. Au *cuir chevelu*, nettoyage des croûtes avec une pommade parasiticide, savonnages et frictions au bois de Panama. Radiothérapie (V. plus haut) ; mais ici cette méthode n'a pas la même efficacité que dans la trichophytie. Il faudra y adjoindre les applications iodées ou chrysophaniques.

Sur la *peau glabre* et sur les *ongles*, application de savon noir et axonge, et badigeonnage à l'alcool iodé.

IV. Teigne amiantacée. — Placard croûteux, squameux, plus ou moins épais, engainant les cheveux et les tenant couchés sur le cuir chevelu. Cette lésion est une fausse teigne et doit être rangée dans les affections pityriasiformes, eczématiformes ou psoriasiformes.

Teint. — Pour conserver au teint sa fraîcheur, il faut suivre une hygiène rationnelle : les grandes chaleurs, les grands froids et plus encore les grands vents hâlent le visage ; les écarts de régime, l'excès des condiments et des épices, origines de dyspepsies, fatiguent les traits ; la trop bonne chère et les séjours prolongés au lit les alourdissent.

Les corsets trop serrés congestionnent la figure, d'abord temporairement, puis d'une façon permanente et définitive. L'abus des bals et des soirées, par la tension trop continue de la pensée et la lassitude morale et physique qui en sont la suite, altèrent également le teint, lui donnent un aspect grisâtre et plombé.

Avant tout, on se gardera de la constipation, et on facilitera la digestion par des eaux peu minéralisées comme Vals, Couzan (source Brault), Saint-Galmier (source Badoit), soit pures, soit additionnées d'un peu de vin blanc.

S'il existe de l'anémie, on prendra, de préférence aux pilules, des eaux ferrugineuses : Bussang.

Pour les ablutions du visage, employer l'eau tiède additionnée de bicarbonate de soude (5 gr. par litre), si la peau est grasse ; si elle est sèche, au contraire, une onction légère avec de la glycérine et de l'huile de ricin, le soir, lui donnera de la souplesse.

V. aussi ACNÉ, AMAIGRISSEMENT, COSMÉTIQUES, ÉPHÉLIDES, FARD, HALE, OBÉSITÉ, RIDES, RUGOSITÉS.

Teintures. — Liquide formé par la dissolution dans de l'alcool (ordinairement à 70°, quelquefois 60°, 80°, 90°, 95°), soit d'une substance chimique (teinture d'iode), soit de principes actifs d'une matière végétale *sèche* (teinture de gentiane), soit d'une substance animale (teinture de musc).

En général, les préparations sont faites de façon à contenir en poids 1 du médicament pour 9 d'alcool. Les *alcoolatures** diffèrent des teintures par l'emploi de *plantes fraîches*. Le nombre des gouttes est de LVI pour 1 gr.

Teintures pour les cheveux. — En principe, toute teinture est nuisible au cheveu, quelle qu'elle soit. Elle est d'autant plus nuisible qu'elle traumatise davantage et plus souvent le cheveu ; certaines le sont et par le colorant (nitrate d'argent) et par le fixateur (sulfure de sodium), d'autant plus enfin qu'elles seront faites par certaines mains très maladroitement (Sabouraud).

Les teintures le plus employées sont :

Teintures blondes et rousses. — Pour teindre en blond, on emploie actuellement :

1° L'*eau oxygénée* (solution de bioxyde d'hydrogène dans de l'eau), qui contient 10 à 12 fois son volume de gaz oxygène. On mouille avec cette eau qui, progressivement, transforme les cheveux noirs en châtains, puis en blond doré et en blond pâle. Une fois la teinte obtenue, il suffit de faire des applications sur les racines. Cette teinture, ou plutôt ce décolorant, n'a pas d'effet nuisible sur la santé générale, mais il rend au bout d'un certain temps les cheveux secs et cassants ;

2° Les feuilles de *henné* réduites en poudre sont additionnées d'eau tiède, de façon à former une bouillie épaisse dont on entoure chaque mèche. Ce cataplasme est maintenu par un linge chaud et on garde le tout 2 ou 3 heures, suivant qu'on désire que la teinte soit d'un rouge plus ou moins foncé. On peut aussi y ajouter de la poudre de quinquina rouge. Lorsque la teinte désirée est réalisée, on lave à l'eau tiède pour enlever la pâte qui colle aux cheveux ;

3° Les sels de cobalt et de cadmium, qui teignent en jaune et acajou, sont peu employés. Le mode d'emploi est celui des teintures métalliques indiquées ci-après.

Teintures noires. — Il en existe 4 variétés.

Teinture végétale. Elle consiste dans l'application successive : 1° pendant 2 heures, du cataplasme de henné précédent ; 2° d'un cataplasme d'indigo qu'on doit conserver plusieurs heures chaud et dans l'atmosphère humide d'un bain de vapeur. Ce procédé, qui donne une belle couleur de jais aux cheveux, n'est guère employé qu'en Orient.

Toutes les autres teintures dites *végétales* sont des tromperies, car le henné ou la noix de galle qui entrent dans leur composition n'y jouent qu'un rôle très accessoire et les substances actives sont des sels métalliques ou de l'aniline.

Teintures dangereuses à base de plomb et d'argent. Les teintures dangereuses à sels métalliques sont employées sous forme d'une ou souvent de deux solutions qu'on applique alors successivement après un intervalle variable : la première, qui contient le sel métallique, imprègne le cheveu ; la seconde, qui renferme des sulfures alcalins ou des produits organiques (d'ordinaire de l'acide pyrogallique), provoque un précipité coloré entre les cellules du cheveu au moment du mélange des deux substances.

Les *progressives au plomb* sont à solution unique, mais qui doit être répétée plusieurs jours et même plusieurs semaines, car elles donnent seulement peu à peu aux cheveux blancs des teintes jaune, brune, rousse et gris noirâtre. La précipitation s'opère par l'existence du soufre dans la kératine du cheveu, qui forme avec le plomb un sulfure noir ; mais ce soufre étant d'ordinaire en quantité insuffisante, on emploie des solutions d'acétate de plomb dans de l'hyposulfite de soude.

Cette forme de teinture ne tache pas la peau, mais a l'inconvénient de ne pas résister au lavage et offre tous les dangers des préparations de plomb* (tremblement saturnin, coliques de plomb, maux de tête, etc.).

Les *teintures au nitrate d'argent* s'effectuent avec deux solutions et donnent une couleur assez noire aux cheveux ; mais elles sont caustiques et, tachant la peau, obligent à un lavage avec une solution d'iodure de potassium ou de cyanure ; ce dernier produit est un poison violent.

Gaucher a conseillé l'emploi des deux préparations suivantes en flacons séparés :

I.	Nitrate d'argent	5 gr.
	Eau distillée	70 gr.
II.	Sulfure de sodium	5-6 gr.
	Eau distillée	70 gr.

Avec 5 gr. de sulfure de sodium, on a une coloration noire, car la réduction du nitrate est plus intense ; avec la dose de 6 gr., on obtient une couleur palissandre foncé.

On dégraisse d'abord soigneusement les cheveux, puis, avec une brosse, on applique la solution n° 1 et, aussitôt après, la solution n° 2 ; au bout de 5 minutes, on lave la chevelure à l'eau tiède. Appliquer, pendant ces manipulations, une couche de vaseline sur le front pour éviter les taches noires qui, sans cela, pourraient s'y produire par suite de l'écoulement des liquides. De même, il est utile de porter des gants pour éviter de se tacher les mains.

Cette teinture donne très rarement lieu à des accidents d'irritation cutanée, qui sont du reste bénins.

Teinture à base de dérivés d'aniline. La substance employée est la paraphénylène diamine, que les coiffeurs, pour calmer les craintes des clients, intitulent *teinture végétale*. Une belle et solide couleur noire est donnée par l'action de l'eau oxygénée sur cette substance ; malheureusement, pendant l'oxydation, il peut se former un corps intermédiaire, la quinonediamide, qui est très toxique pour quelques individus, chez lesquels elle provoque des éruptions cutanées, des démangeaisons intolérables, des maux de tête violents, parfois un gonflement des membres, le boursouflement de la figure et des paupières. Ces troubles pourraient être évités, du reste, si, aussitôt après l'application, on faisait un lavage soigneux de la chevelure.

Teinture des chaussures, bas, chaussettes. — La teinture en noir des souliers, bas ou chaussettes jaunes, a entraîné des empoisonnements graves par les vapeurs d'aniline, cette substance existant dans la proportion de 92 p. 100 dans ces teintures ou vernis.

Empoisonnement. — CAUSES PRÉDISPOSANTES. L'intoxication est particulièrement fréquente dans les journées chaudes, qui favorisent le développement des vapeurs.

SIGNES. Malaise, refroidissement, perte partielle ou complète de connaissance ; la figure, notamment les lèvres, les oreilles, ainsi que l'extrémité des doigts, deviennent livides ou bleuâtres ; le corps est couvert d'une sueur froide, la respiration est accélérée, le malade est somnolent.

TRAITEMENT. Café, grog, inhalation d'oxygène, injection de sérum artificiel, potion à l'éther et à l'acétate d'ammoniaque, lavement purgatif.

Télégonie (du gr. *télé*, loin, et *gonè*, génération). — Imprégnation laissée par le premier géniteur sur les produits de la femelle dus à d'autres mâles.

Tempe. — Région de la tête entre l'œil et l'oreille. Son nom vient de l'os et du muscle temporaux auxquels elle correspond. On y sent battre l'artère temporale, sur laquelle on peut prendre le pouls.

Tempérament. — Prédominance chez un individu d'un des systèmes anatomiques.

Sanguin, système sanguin trop développé, sang riche ; *lymphatique*, système lymphatique très large, globules blancs abondants ; *nerveux*, système nerveux très excitable.

Le tempérament *bilieux* est caractérisé par la tendance de la peau à jaunir sous l'influence d'une contrariété, d'une mauvaise digestion ; la bile est sécrétée en trop grande quantité ou du moins sa résorption par le sang est plus facile.

Les tempéraments *mixtes* sont produits par la prédominance de deux systèmes anatomiques sur les autres ; ex. : *lymphatico-nerveux*.

Température. — La température normale intérieure des individus s'apprécie au moyen d'un *thermomètre** : elle varie, suivant le sexe et l'éloignement des repas, entre 36° et 37°,5. Anormalement, elle peut s'abaisser au-dessous de 30°, ou s'élever au-dessus de 41°.

On prend la température dans le creux de l'aisselle (température *axillaire*), la bouche (température *buccale*), le rectum (température *rectale*), ou le vagin (température *vaginale*). La température axillaire est inférieure d'un 1/2 degré à la température rectale.

C'est la température rectale que l'on prend généralement, sauf en cas d'impossibilité.

Pour prendre la température dans le creux axillaire, on essuie la peau avec une compresse pour la débarrasser de la sueur dont l'évaporation peut déterminer un abaissement notable de la température de la surface cutanée et fausser les résultats. On y place alors la cuvette du thermomètre au contact même de la peau. On fait maintenir le bras par le malade avec la main de l'autre bras appliquée au coude. Sinon, on le maintient soi-même. Le thermomètre est laissé en place 8 minutes au moins.

La température est variable suivant les moments de la journée. Elle est, en général, même dans les maladies, plus élevée le soir que le matin. Des feuilles spéciales pour inscrire les températures sont indispensables afin de renseigner les médecins. V. figure à FIÈVRE.

On prend généralement la température le matin, entre 7 et 8 heures et le soir, entre 5 heures et 7 heures. V. FIÈVRE, THERMOMÈTRE.

Temporal. — Os épais du crâne (*fig.* 842).

Il est formé de trois parties : 1° l'*écaille*, dont la face externe est convexe et lisse ; la face interne concave, et dont le bord inférieur donne naissance à l'apophyse zygomatique qui s'unit à une saillie de l'os malaire. Cette apophyse se sépare à sa base en deux parties, entre lesquelles se trouve la *cavité glénoïde*, laquelle est destinée à recevoir le condyle du maxillaire inférieur ; 2° l'*apophyse mastoïde* ; 3° le *rocher*, sorte de pyramide qui se dirige en avant et en dedans, et contient les organes de l'audition, le canal de Fallope pour le nerf facial, le canal de la carotide interne, le nerf de Jacobson, branche du glosso-pharyngien.

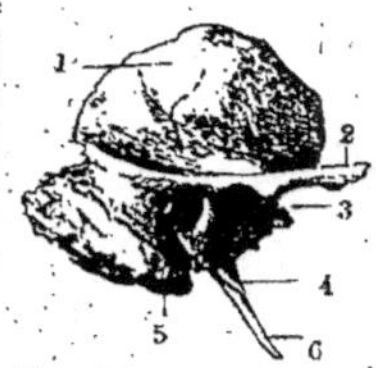

FIG. 842. — Temporal.
1. Écaille ; 2. Apophyse zygomatique ; 3. Conduit auditif externe ; 4. Apophyse vaginale ; 5. Apophyse mastoïde ; 6. Apophyse styloïde.

Le muscle *temporal*, qui s'insère sur une partie de cet os, est releveur de la mâchoire inférieure.

Tendon (du gr. *teinein*, tendre). — Cordon fibreux par lequel les muscles s'attachent aux os.

Les tendons, très longs, passent, notamment au poignet et au cou-de-pied, dans les gouttières des os, complétées en canaux par des arcades fibreuses (ligaments annulaires) où leur glissement est facilité par des membranes synoviales. V. SÉREUSES (Bourses).

Ténesme (du gr. *teinein*, tendre). — Sensation pénible de tension et de constriction, soit à l'anus, soit à l'orifice de la vessie, avec envies continuelles et douloureuses d'expulser des matières fécales ou de l'urine. Pour le *ténesme de l'anus*, V. DYSENTERIE, ENTÉRITES, HÉMORROÏDES ; pour le *ténesme de la vessie*, V. VESSIE ; pour les deux réunis, V. PROSTATE (maladies).

Ténias (du gr. *tainia*, ruban aplati). — Vers plats et rubanés (Cestodes), dont un certain nombre sont parasites de l'homme et des animaux, soit à l'état adulte, soit à l'état larvaire.

I. **Ténias adultes.** — Les *ténias* se reconnaissent à leur tête, ou *scolex*, munie de 4 ventouses puissantes. Le tronc est formé par une chaîne d'anneaux ou cucurbitins qui augmentent de dimensions à mesure qu'ils s'éloignent du scolex. Chaque anneau renferme les organes mâles et femelles. Les pores génitaux sont placés sur le bord des anneaux.

Ténia solium (ténia armé, ver solitaire). — Ce ver, long de 2 à 3 mètres, peut atteindre 8 à 10 mètres. Sa tête globuleuse présente un rostre court avec une double couronne de 25 à 30 crochets et 4 ventouses saillantes (*fig.* 843).

Ce ver habite généralement seul dans l'intestin et il crée un état d'immunité qui s'oppose à l'évolution d'un autre ténia. Son hôte intermédiaire est le porc. Il est actuellement très rare en France.

Ses œufs globuleux de 30 à 50 millièmes de mm. sont ingérés avec les matières fécales par le porc ; la coque est détruite par les sucs intestinaux ; l'embryon contenu dans l'œuf, et qui est déjà tout formé, est ainsi mis en liberté. Cet embryon (*fig.* 843 F), arrondi, est muni au niveau de sa petite extrémité de 6 crochets, d'où le nom d'*hexacanthe* qui lui a été donné.

A l'aide de ces crochets, il perfore la tunique de l'estomac ou de l'intestin du porc et chemine soit à travers les tissus, soit dans la cavité des vaisseaux sanguins. Il s'arrête enfin dans le tissu cellulaire des muscles et des viscères et y acquiert rapidement le volume d'un gros pois, à forme allongée et un peu réniforme (*fig.* 843, C).

Fixé dans ces points, l'embryon grossit rapidement, bourgeonne une tête et, au bout de 3 à 4 mois, la larve (*Cysticercus cellulosæ*) est arrivée à son complet développement ; c'est une vésicule ovoïde de 15 mm. de long sur 8 de large, qui est sphérique dans les muscles, mais qui peut devenir irrégulière là où elle peut se développer librement, comme dans le cerveau.

Le ver peut rester à l'état de cysticerque pendant un temps fort long, immobile dans le tissu cellulaire du porc. C'est seulement après la mort de ce dernier, et lorsque l'homme mange la *chair crue* ou insuffisamment cuite d'un porc ladre, qu'un changement se produit. Parvenu dans l'intestin de l'homme, l'animal dégaine sa tête (0 mm. 5 de large) et son cou de leur enveloppe ; le cou s'allonge rapidement et la tête se fixe à l'intestin à l'aide de ses ventouses et de ses crochets (*fig.* 843, D). Le ver bourgeonne aussitôt et, au bout de 2 ou 3 mois, l'homme infesté rejette des anneaux mûrs avec ses matières fécales.

CYSTICERCOSE DU PORC OU LADRERIE. — Quand le porc est très infesté, les cysticerques se trouvent partout ; quand il est peu infesté, il faut les chercher dans les muscles de la langue, du cou et de l'épaule. Souvent les parasites font saillie à la face inférieure de la langue, et les éleveurs pour mieux vendre leurs porcs crèvent les vésicules au moyen d'une épingle (épinglage).

La ladrerie du porc est surtout répandue dans les pays où l'on mange du porc en abondance. *T. solium* est par contre inconnu chez les populations musulmanes et juives, qui ne consomment pas de porc.

Ténia saginata (ténia inerme). — Ce ténia (*fig.* 844), long de 4 à 10 mètres, a une tête fusiforme dépourvue de rostre et de crochets. Son cou est long et les anneaux, globuleux comme des graines de courges (cucurbitins), ont des pores génitaux assez régulièrement alternes et les ramifications utérines sont plus nombreuses que dans *T. solium*. Les anneaux mûrs sont très actifs, mobiles et quittent l'intestin en forçant le sphincter anal, soit dans la journée, soit dans la nuit et on les trouve desséchés dans le lit ou les vêtements ; aussi l'existence de ce ver, contrairement à *T. solium*, est rapidement reconnue.

Ce ver vit habituellement seul dans l'intestin grêle de l'homme. Il est répandu partout où la viande de bœuf entre dans la consommation de l'homme. Le bœuf est en effet l'hôte intermédiaire de *T. saginata*.

Les œufs du ténia, avalés avec les aliments par le bœuf, sont digérés par le suc gastrique, les embryons hexacanthes sont mis en liberté et sont entraînés par voie sanguine dans le tissu conjonctif adipeux qui entoure les muscles et le cœur. La larve (*Cysticercus bovis*), arrivée à maturité, est analogue à *Cysticercus cellulosae*, mais plus petite. Elle est tuée à 45°, mais souvent la partie centrale d'un rôti de bœuf volumineux n'atteint pas cette température. Ingérée par l'homme, la larve arrive dans l'intestin, le scolex est mis en liberté, se fixe à la muqueuse, bourgeonne et devient adulte en 2 ou 3 mois.

CYSTICERCOSE OU LADRERIE DU BŒUF. — Les cysticerques sont habituellement peu nombreux chez le bœuf; il faut les chercher à la mâchoire, dans les muscles ptérygoïdiens. Cette cysticercose est répandue dans le monde entier et elle est très fréquente à Paris; il suffit d'alimenter quelques semaines une personne avec de la viande de bœuf crue pour l'infester. Aussi doit-on donner la préférence à la viande de cheval ou de mouton (Brumpt).

Botriocephalus latus. — Ce ver, long de 2 à 8 mètres, a une tête ovoïde avec 2 ventouses ou *bothridies*. Ses anneaux, au nombre de 3000 à 4000, sont plus larges que longs; ils présentent en outre une tache noire formée par l'accumulation des œufs dans l'utérus; les pores génitaux sont situés sur la ligne médiane ventrale (*fig.* 845).

Ce ver vit dans l'intestin grêle de l'homme, du chien, du chat. Les œufs sont rejetés à l'extérieur avec les matières fécales. Pour qu'ils puissent se développer, il faut qu'ils parviennent dans l'eau : la larve ciliée nage dans l'eau, elle pénètre dans un premier hôte encore inconnu, puis dans le corps de certains poissons (brochet, lotte, perche, saumon, truite), où on l'a rencontrée dans les viscères et les muscles. Cette larve, longue de 1 à 2 centim. et large de 2 à 3 mm., est avalée par l'homme avec la chair des poissons.

Il faut donc faire bouillir les poissons au moins pendant 10 minutes, même s'ils sont déjà morts, car les larves restent assez longtemps vivantes. On évitera de manger du poisson mal cuit ou des préparations de poisson cru, tel que le caviar aux œufs de brochet.

Les larves, arrivées dans l'intestin de l'homme, se fixent par leurs bothridies et mettent 5 à 6 semaines pour donner un ver adulte. Le bothriocéphale est surtout fréquent sur le littoral de la mer Baltique et de la mer du Nord jusqu'à la Hollande, autour des lacs suisses et italiens, et au delta du Danube. En France, il est rare, on le trouve surtout vers la frontière suisse (Brumpt).

Troubles causés par les ténias (Helminthiase). Chez les adultes vigoureux, les ténias ne donnent lieu à aucun trouble morbide. Au contraire, chez les nerveux, les enfants, ils produisent des symptômes pouvant simuler une foule de maladies : *troubles gastro-intestinaux* : boulimie, ou, au contraire, anorexie, coliques, vomissements, nausées, éructations; *troubles hépatiques* : ictère; *troubles nerveux* : crises épileptiformes, choréiformes, méningisme, céphalée, hypochondrie.

Le bothriocéphale peut causer une anémie spéciale avec pâleur et faiblesse extrême, œdèmes, hémorragies diverses; le nombre d'hématies peut tomber à 2 millions et même 500 000. Ces troubles seraient dus à une substance lipoïde hémolysante contenue dans les anneaux du ver.

Étant donné la diversité des symptômes de l'helminthiase, son existence est souvent méconnue. Pour affirmer le diagnostic, il faut pratiquer l'examen macroscopique et microscopique des selles et faire l'examen du sang qui montre une augmentation des globules blancs éosinophiles (11 à 33 p. 100).

TRAITEMENT : 1° PRÉVENTIF. Éviter d'ingérer des larves en mangeant des fruits bien cuits et bien lavés. Saisir les viandes* suspectes dans les abattoirs.

Cuisson *complète* des viandes, particulièrement de celles du porc, du bœuf et de certains poissons (salmonidés, perche, lotte).

2° CURATIF. Pour que le traitement agisse plus efficacement, on doit le faire précéder d'une alimentation spéciale, soit pendant 24 heures, en mettant le malade au régime lacté absolu, soit en lui faisant absorber presque exclusivement des viandes salées et fumées, des harengs marinés, de l'ail (Pouchet); en tout cas

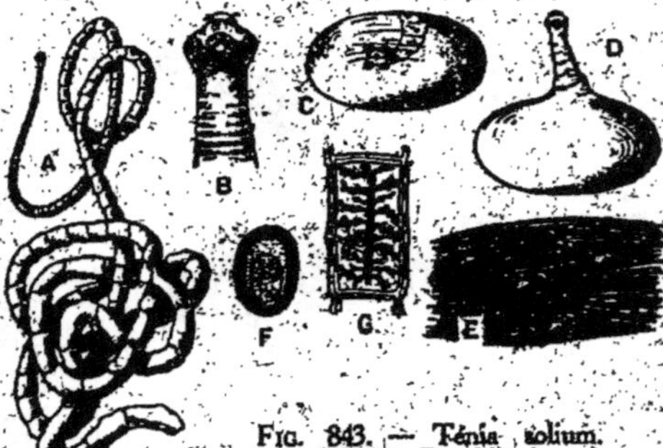

FIG. 843. — Ténia solium. (D'après Deschiens).

A. Animal adulte; B. Tête grossie avec ses ventouses et ses crochets; C. Cysticerque avec tête invaginée; D. Le même avec tête dévaginée; E. Chair de porc avec cysticerque; F. Œuf contenant un embryon hexacanthe; G. Un anneau mûr.

il faudra débarrasser préalablement le rectum par un grand lavement.

La plus simple médication consiste à faire prendre le matin une pâte de semences de potiron (25 à 50 gr. pour les enfants, 60 à 80 gr. pour les adultes), dont on a enlevé la coque et à laquelle on ajoute une quantité égale de sucre parfumé par de l'eau de fleur d'oranger. Puis 2 heures après on purge avec 30 ou 40 gr. d'huile de ricin.

D'autres médications sont plus actives. On peut faire prendre aux adultes 5 à 8 gr. d'*extrait éthéré de fougère mâle*, fraîchement préparé sous forme de capsules de 50 centigr. additionnées chacune de 5 centigr. de calomel (capsules de Créquy), qu'on absorbe 2 par 2 à 10 minutes d'intervalle.

Si le ténia n'est pas rendu après 3 heures, il faut faire prendre 20 gr. d'eau-de-vie allemande ou attendre 6 heures et purger avec un purgatif salin.

On ne fera pas usage, après l'emploi de fougère mâle, d'huile de ricin qui favoriserait la dissolution et l'absorption de la filicine, produit toxique. (V., à POISONS, les signes d'intoxication.)

Pour les adultes on emploie aussi 300 gr. d'une solution, dans l'eau, de 60 gr. d'*écorce de racine de* grenadier (obtenue par macération, puis décoction sans ébullition), additionnée de sirop d'écorce d'oranges amères. On l'absorbe en 3 ou 4 fois pendant une durée de 3 heures et 1 heure après, on prend 30 à 40 gr. d'huile de ricin.

Cette dernière médication ne doit pas être employée chez les enfants, les vieillards, les affaiblis, les femmes enceintes, à cause de son principe actif toxique, la pelletiérine.

La *Tépénol* est également un excellent vermifuge. On le prend par cachets de 0 gr. 50 à 1 gr., à raison d'un cachet par heure, en tout 4 à 8 gr. pour un adulte, 1 à 2 gr. pour l'enfant. Une heure après le dernier cachet, prendre un purgatif salin ; ne pas prendre d'alcool [illegible] [illegible]

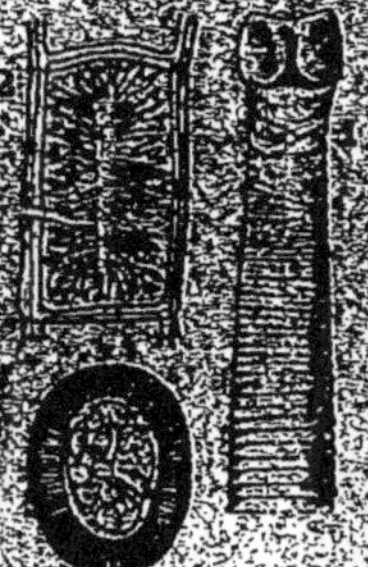

FIG. 844.
Ténia inerme.
1. Tête. 2. Anneau contenant les organes génitaux. 3. Œuf.

[illegible] Au moment de l'expulsion du ténia, le ver se rompt souvent parce que le poids de la partie expulsée est trop grand et amène sa déchirure, soit parce que l'impression du froid le fait se contracter. La tête reste alors dans l'intestin du malade et le résultat complet n'est pas obtenu. Pour éviter cet incident, il faut prendre quelques précautions. Le malade doit s'asseoir sur un bassin [illegible] dans de l'eau tiède. De cette façon le ver ne subit pas de tiraillements et l'impression de froid ne le fait pas se contracter. Quand l'expulsion est faite, on fait passer un courant d'eau dans le vase pour enlever les matières étrangères et ne conserver que le ténia. On le déroule ensuite doucement avec des baguettes de verre pour pouvoir découvrir la tête qui forme un petit renflement [illegible] [illegible]

[illegible]

Tænia pouvant remonter dans l'estomac (on en trouve dans les vomissements), où les œufs sont mis en liberté par dissolution de leur enveloppe (ce qui ne se produit pas dans l'intestin). L'embryon, étant mis en liberté, traverse les parois [illegible], passe dans les vaisseaux et va se fixer dans les muscles, le tissu cellulaire, les intestins et le cerveau. Le nombre de ces cysticerques est très variable (1 à 1 000) ; leur dimension est de 8 mm de large sur 15 de long.

SIGNES. 1° *Forme sous-cutanée.* Les cysticerques peuvent être trouvés partout [illegible] des tumeurs du volume d'un pois à un haricot, dures, mobiles sous la peau, saillantes ou non et ordinairement non douloureuses, [illegible] elles se trouvent [illegible]

Quelquefois cependant on observe des crampes, de la fatigue et de la douleur dans les muscles.

2° *Forme cérébrale.* La localisation du cysticerque dans le cerveau se manifeste par de la céphalée, des vertiges, des crises épileptiformes, des convulsions, des contractures, des tremblements, des troubles de la parole, de la marche, de l'audition, bourdonnements d'oreille, de la vue (inégalité des pupilles, paralysie des muscles de l'œil, [illegible] perte complète de la vision). La mort est la terminaison habituelle.

3° *Forme oculaire.* Les cysticerques peuvent se localiser dans une partie de l'œil (conjonctive, cornée, chambre antérieure, corps vitré, rétine, ou simplement dans les paupières). La cécité peut en être la conséquence.

PRONOSTIC. Ce pronostic est bénin dans la cysticercose musculaire et cutanée ; il est grave dans la cysticercose de l'œil et du cerveau.

TRAITEMENT. I. PRÉVENTIF. La possibilité de l'introduction de cysticerques impose le lavage des mains aux porteurs de ténias, qui doivent s'en débarrasser au plus tôt.

II. CURATIF. Lorsque le cysticerque est dans la peau ou l'œil, il faut employer l'extirpation ou l'électrolyse. On a essayé pour la peau des injections d'extrait éthéré de fougère mâle.

Échinococcose. — Affection causée par la larve

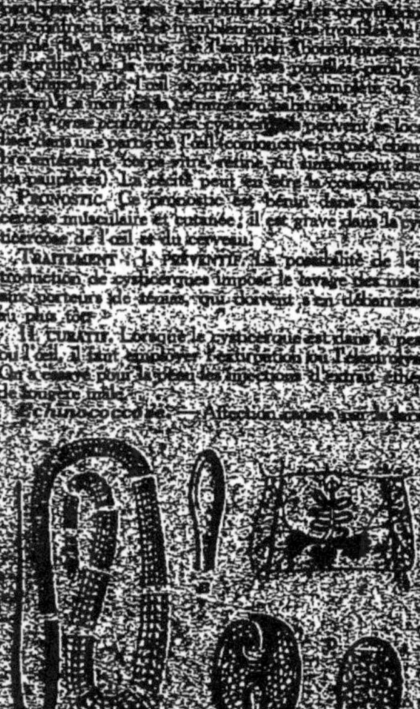

FIG. 845. — Bothriocéphale large. (D'après Deschiens.)
A. Adulte [illegible] B. [illegible] C. Œuf. D. Anneau montrant la disposition des organes génitaux.

[illegible]

800 œufs. Ces œufs tombent sur les substances alimentaires (herbages, légumes, eau de boisson), sont absorbés avec elles par l'homme ou les ruminants, notamment le mouton. Lorsqu'un anneau mûr pénètre dans le tube digestif, la substance de l'anneau et la coque de l'œuf sont détruites par les liquides digestifs, et un embryon *hexacanthe*, c'est-à-dire portant six crochets, est mis en liberté. Celui-ci pénètre à travers les parois du tube digestif dans les vaisseaux sanguins, particulièrement dans les rameaux de la veine porte qui le conduit dans tous les organes, ordinairement le foie, plus rarement le péritoine ou le poumon. Arrivé dans ces organes, l'embryon, gonflé par un liquide albumineux, grossit jusqu'à atteindre le volume d'une orange, en refoulant le tissu du foie, qui s'enflamme.

Cet état constitue la maladie dite *hydatide* ou *kyste hydatique*, dont la paroi interne, dite « membrane germinale », donne naissance à des sortes de vésicules, dites *proligères*, qui font saillie dans la cavité de l'embryon, à laquelle elles sont rattachées par un pédicule mince ; la tête du ténia ou *scolex* se développe dans ces vésicules.

Par suite de l'inclusion d'un fragment de la membrane proligère, d'autres vésicules analogues, dites *vésicules filles*, peuvent se produire sur la surface externe. Elles peuvent donner naissance à des *vésicules petites filles*.

CAUSES. Les œufs du ténia échinocoque proviennent le plus souvent du chien (aliments souillés par les déjections d'un chien infesté, promiscuité avec un chien transportant, avec sa langue ou son museau, des œufs qu'il aura recueillis dans les matières fécales ou à l'anus d'un autre chien).

LOCALISATIONS. Les kystes hydatiques peuvent se développer chez l'homme en des lieux multiples. C'est le foie qui est le plus souvent atteint (69 p. 100 des cas), puis viennent les poumons (11 p. 100), les organes du bassin (6 p. 100), la peau et les muscles (5 p. 100), les reins et la rate, le cerveau.

SIGNES. Ces tumeurs peuvent occasionner par compression des troubles graves et même mortels ; elles peuvent entraîner des complications de passage très étendues (perforation du diaphragme, des os). Quand la tumeur est perceptible à travers la peau (dans le kyste du foie, par exemple), on peut sentir à la palpation un frémissement spécial (frémissement hydatique). Dans les autres cas, les symptômes sont peu nets. Les poussées d'urticaire sont fréquentes et l'éosinophilie sanguine est de règle. Le diagnostic peut être confirmé par la recherche de la déviation du complément.

L'évolution est très lente (des mois et des années). Une complication grave est l'échinococcose secondaire (Dévé), produite par la greffe du scolex mis en liberté à la suite de la rupture spontanée ou opératoire du kyste.

[illegible] pour [illegible] le kyste tout entier. [illegible] peut [illegible] prévenir. Le chien, chez lequel [illegible] de l'évolution [illegible] (ténia), s'infeste [illegible] par l'absorption des viscères de [illegible] [illegible] de la [illegible], il est nécessaire que les [illegible] et que l'entrée des abattoirs soit interdite à tout chien sans muselière. Les bouchers, les bergers, sont assez fréquemment atteints, par suite de leur vie commune avec des chiens.

Il faut combattre chez le chien l'habitude de lécher le visage et les mains de son maître, de boire ou manger dans des récipients servant ensuite aux usages domestiques, dans les plats, les assiettes ; il faut l'éloigner des jar-

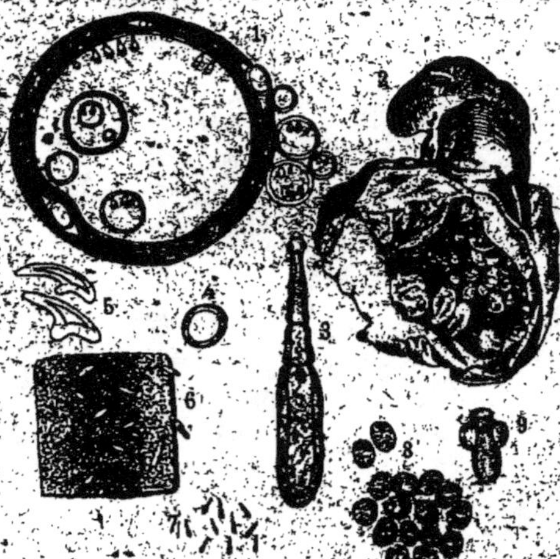

FIG. 846. — Évolution du kyste hydatique.

1. Kyste hydatique schématique montrant les vésicules filles ; 2. Kyste hydatique du foie ouvert montrant les hydatides ; 3. Ténia échinococcis, grossi 15 fois ; 4. Le même, grandeur naturelle ; 5. Crochets ; 6. Ténias échinocoques fixés sur la muqueuse intestinale du chien ; 7. Œufs de ténia échinocoque ; 8. Sable échinococcique, grossi 56 fois ; 9. Tête de scolex dévaginée, grossie 100 fois.

dins potagers et des terrains de culture maraîchère, pour que ses excréments ne risquent pas souiller les légumes.

TRAITEMENT. La ponction du kyste est dangereuse, car, en dehors des troubles qu'elle peut produire, une échinococcose secondaire par ensemencement de scolex dans le péritoine. L'ouverture chirurgicale avec marsupialisation de la poche et extirpation totale du kyste est le procédé de choix.

Ténifuges. — V. FOUGÈRE, GRENADIER, KOUSSO, POTIRON.

Ténosite. — Inflammation des tendons.

Ténotomie (du gr. *tenôn*, tendon, et *tomê*,

FIG. 847. — Ténotome double.

section). — Opération qui consiste à couper un tendon ou même un muscle avec le *ténotome* (fig. 847), long bistouri à lame étroite et à extrémité aiguisée.

INDICATIONS. Contracture ou rétraction musculaire

entraînant une difformité (pied bot) ou une gêne fonctionnelle (*strabisme, torticolis*).

OPÉRATION. Elle se fait par la méthode sous-cutanée : on introduit le ténotome à plat par une incision faite dans un pli de la peau, puis on le glisse au-dessus ou au-dessous du tendon, jusqu'à ce qu'on soit parvenu à son bord opposé ; on retourne alors l'instrument et on sectionne par pression.

Tension artérielle. — Pression sous laquelle le sang circule dans les artères et qui est équilibrée par la tension des parois artérielles. Les expressions de *pression sanguine*, *pression artérielle* ou *tension artérielle* sont synonymes.

[illegible]

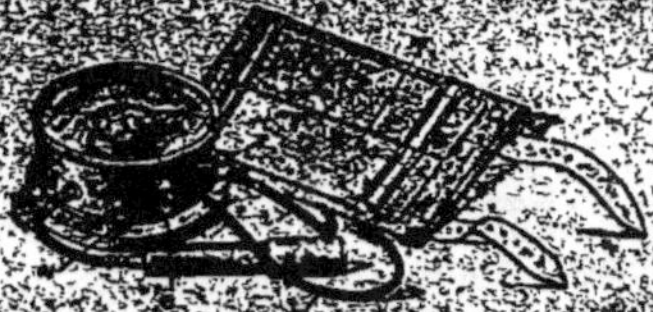

FIG. 848. — Oscillomètre du Dr Pachon avec brassard du Dr Gallavardin.

[illegible]

[illegible]

[illegible]

Quand on décomprime lentement, la première grande oscillation donne le chiffre de la tension systolique, et la dernière oscillation donne à peu près le chiffre de la tension diastolique. L'appareil type est le *sphygmo-oscillomètre de Pachon* (*fig.* 848).

Dans la méthode auscultatoire, les indications sont fournies [illegible] au moyen d'un stéthoscope [illegible] diastolique ; il suit le chiffre de la pression minima.

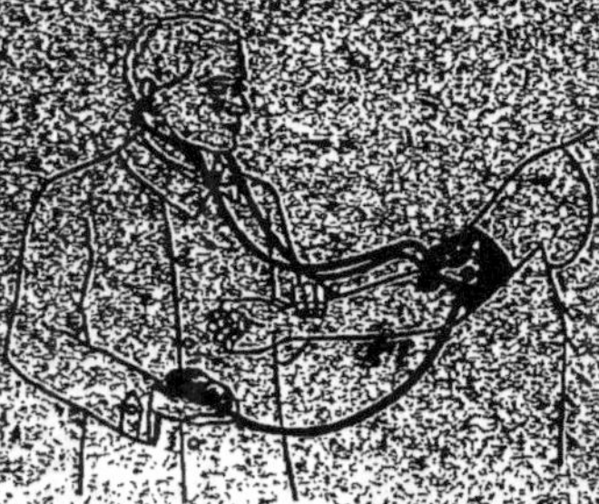

FIG. 849. — Sphygmo-tensiophone de Vaquez et Laubry.

et le dernier qui précède le silence définitif le chiffre de la tension minima. Les appareils de ce type sont représentés par le sphygmo-tensiophone de Vaquez et Laubry (*fig.* 849) et le phono-sphygmomètre de Lian (*fig.* 850).

Il n'y a pas un chiffre normal de pression artérielle

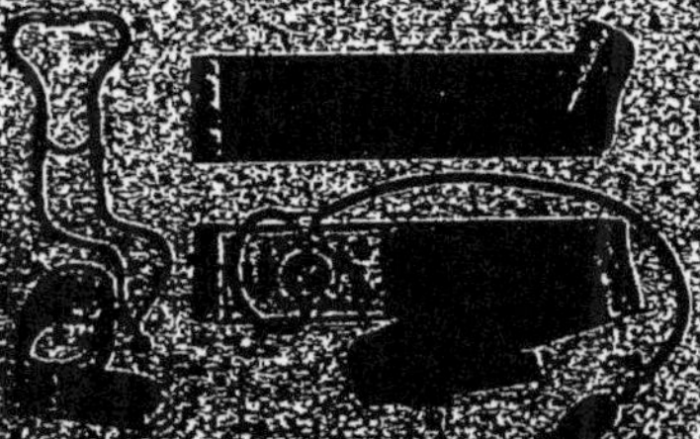

FIG. 850. — [illegible] D. C. [illegible]

[illegible]

[illegible] chiffres faibles, moyens et forts.

Par la méthode auscultatoire, on trouve chez l'homme adulte :

	Maxima	Minima
Chiffres faibles	[illegible]	[illegible]
Chiffres moyens	[illegible]	[illegible]
Chiffres forts	[illegible]	[illegible]

Avec la méthode oscillatoire, les chiffres sont supérieurs de 2 centim. pour la maxima ; 1 1/2 à 1 centim. pour la minima.

Chez la femme, les chiffres sont inférieurs de 1 1/2 à 1 centim. par rapport à l'homme. Chez l'enfant de 10 ans, la maxima est de 10 centim., la minima de 6 1/2.

Quand les chiffres trouvés sont en dehors de cette gamme normale, il y a hypertension ou hypotension. V. HYPERTENSION.

Tératologie (du gr. *teras, teratos*, monstre, et *logos*, étude). — Étude des monstres. V. ce mot.

Tératome. — Tumeur complexe, solide et liquide, d'origine congénitale et n'ayant aucun rapport de structure avec les organes ou la région où elle siège (kyste dermoïde, mucoïde).

Térébenthine. — Les térébenthines sont des *résines* demi-liquides qui découlent des Conifères et des Térébinthacées ; légèrement jaunâtres, d'une saveur chaude et d'odeur forte, elles sont inflammables.

PROPRIÉTÉS, INDICATIONS, MODE D'EMPLOI ET DOSE. A l'*intérieur*, 4 à 8 gr. en capsules, potions, pilules ; 30 à 60 gr. de sirop à 1/10 comme stimulant dans les maladies des bronches, de la vessie, la blennorragie ; à l'*extérieur*, comme révulsif dans le rhumatisme sous forme de [illegible] formé de 40 gr. de térébenthine, 10 gr. d'huile d'olive et 20 gr. de jaune d'œuf.

L'essence de térébenthine est un liquide incolore, plus léger que l'eau et d'odeur forte, qui distille lorsqu'on chauffe la térébenthine commune.

PROPRIÉTÉS, INDICATIONS, MODE D'EMPLOI ET DOSE. A l'*intérieur*, 4 à 8 gr. en capsules dans les maladies de vessie, les empoisonnements par le phosphore, la sciatique. Associée aux perles d'éther, la térébenthine est un dissolvant des calculs hépatiques. On l'emploie aussi en inhalation (eau de térébenthine) dans les bronchites et les laryngites.

A l'*extérieur* : en frictions dans les bronchites, les rhumatismes, les névralgies (sciatique), soit seule, soit associée à d'autres substances (alcoolat ou baume de Fioraventi, huile de térébenthine) ; en liniment térébenthiné camphré. Comme parasiticide, en lotion sur le pubis, lorsqu'il y a [illegible].

Térébrant (du lat. *terebrare*, creuser). — Qui creuse, qui ronge : ex. : ulcère térébrant.

Terpine. — Médicament extrait de la térébenthine.

PROPRIÉTÉS ET INDICATIONS. La terpine facilite l'expulsion des crachats en augmentant les sécrétions bronchiques (influenza, du [illegible]) ; elle augmente la proportion des urines d'où son utilité comme diurétique.

MODE D'EMPLOI ET DOSE. 10 centigr. à [illegible] en cachets, en pilules ou en potion.

Terreurs nocturnes des enfants. — Les terreurs nocturnes, qui effrayent si fortement les parents la première fois qu'elles se produisent, sont loin d'être rares chez les jeunes enfants.

[illegible]

qui s'était complètement endormi, pousse tout à coup un cri de terreur, appelle sa mère, son père. Il se dresse sur son séant en tremblant ou en saisissant les barres de sa couchette, quelquefois il saute hors de son lit et peut désigner du doigt un objet imaginaire. Quelquefois il prononce des mots incohérents et qui, lorsque l'enfant a eu l'occasion d'entendre parler autour de lui des langues étrangères, peuvent être un entremêlement de mots français et étrangers. Tantôt il agit ainsi sans ouvrir les yeux, tantôt il se réveille sans reconnaître personne. La figure est pâle, décomposée, couverte sur le front et les joues d'une sueur froide.

Dans la plupart des cas, l'enfant reprend son sommeil interrompu par un cauchemar terrible.

En général, il n'existe qu'une crise par nuit ; cependant, si on n'a pas soin de réveiller complètement l'enfant [illegible] le cauchemar peut reprendre après quelques moments son cours et la crise suivante [illegible] plus violente.

[illegible]

Deux ordres de causes peuvent [illegible] les terreurs nocturnes :

1° Des troubles digestifs, une alimentation mauvaise (abus de sucreries, suralimentation), abus des [illegible], usage prématuré de boissons alcooliques, de café ou de thé fort ;

2° Tempérament nerveux du sujet qui, héréditairement neuro-arthritique, pourra présenter d'autres manifestations de cette diathèse : telle que l'incontinence d'urine, le spasme de la glotte, la chorée, etc.

TRAITEMENT. Hygiène sédative. Vie au grand air, séjour à la campagne, hydrothérapie, [illegible] tièdes de tilleul 2 heures après le repas léger du soir. Bromures, hypnotiques.

Testicules et leurs annexes (Description). — Cette dénomination comprend l'ensemble de l'appareil sécréteur génital masculin, c'est-à-dire les enveloppes des testicules ou bourses, les testicules et les canaux qui en partent (*fig.* 851).

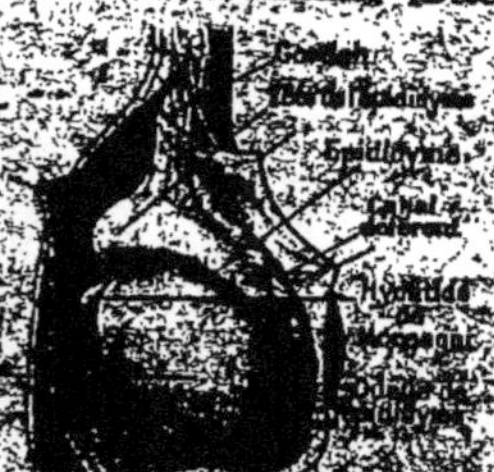

FIG. 851. — Testicule normal et ses annexes.

[illegible]

[illegible]

II. Testicules et Canaux [illegible]

[illegible]

III. Glandes [illegible]

[illegible]

[illegible] spermine.

[illegible] sur la croissance de l'individu et sur le développement des organes [illegible]. Le squelette est allongé, les organes génitaux externes [illegible] peu plus, la voix perd de sa force, le caractère est modifié : les animaux châtrés sont plus doux, plus dociles, plus faciles à dresser que les autres.

La greffe testiculaire (Voronoff), pratiquée d'abord chez l'animal, puis chez l'homme a donné [illegible]

Chez l'homme, les principales [illegible]

[illegible]

cend dans les bourses ; d'autre part, le testicule dans cette situation peut provoquer des troubles analogues à ceux de l'étranglement herniaire ; il subit une dégénérescence graisseuse ou même cancéreuse. Dans les autres cas, le testicule reste soit dans l'abdomen, soit au-dessus du périnée.

TRAITEMENT. Les testicules peuvent n'effectuer leur descente que dans la première année après la naissance ; il n'y a donc pas urgence à intervenir. S'il n'en est pas ainsi et que le testicule soit dans l'anneau inguinal, une opération chirurgicale peut le conduire dans les bourses.

Contusions. — CAUSES. Coups de pied, chute à califourchon.

SIGNES. Douleur très vive irradiant dans l'aine. Pour les lésions cutanées, V. CONTUSION

TRAITEMENT. Repos. Application d'un pansement antiseptique. V. PLAIE.

Epididymite et Orchite. — Inflammation de l'épididyme et du testicule. Les deux organes peuvent être lésés ensemble (orchi-épididymite), ou isolément.

CAUSES : 1° *Traumatisme* (direct), contusions externe et interne par instruments introduits dans l'urètre des malades atteints d'affections urinaires (rétrécissement de l'urètre, hypertrophie de la prostate, calcul et excès vénériens) ; l'*orchite par effort* n'existe pas, il s'agit d'une orchite infectieuse ayant son point de départ dans une urétrite profonde méconnue (blennorragique, tuberculeuse) ; 2° *Blennorragie* (fatigue excessive, injection faite trop violemment, cathétérisme), le gonocoque ayant envahi les conduits spermatiques 3° *Maladies infectieuses* (oreillons, scarlatine, fièvre typhoïde, rhumatisme aigu ou chronique, variole, paludisme, tuberculose, syphilis, *goutte*, intoxication saturnine). A chacune de ces causes, répondent des formes un peu spéciales.

Orchite traumatique. — SIGNES. Elle se produit après une contusion extérieure, quelquefois assez vite. L'évolution est plus ou moins aiguë avec gonflement douloureux des organes, œdème du scrotum, frisson et fièvre ; mais les formes atténuées sont fréquentes. La résolution complète est souvent assez lente.

Épididymite blennorragique (*fig.* 853). —

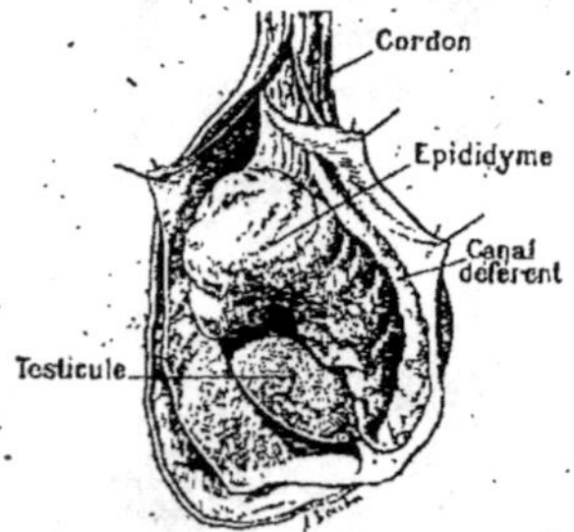

FIG. 853. — Épididymite blennorragique aiguë.

L'épididyme est seul atteint, mais dans la proportion d'une fois sur 10 blennorragies aiguës ; encore faut-il ajouter les cas plus rares où l'inflammation apparaît au cours d'une blennorragie chronique.

L'épididymite se produit le plus souvent entre la 3e et la 5e semaine. Au réveil, le malade éprouve une sensation de lourdeur dans le scrotum et il ressent un gonflement douloureux dans la partie inférieure (queue) de l'épididyme. L'écoulement urétral a grandement diminué. Au 5e ou 6e jour, la douleur est devenue très vive ; une moitié du scrotum est tendue, luisante, rouge. Le gonflement de l'épididyme est souvent masqué par un gros épanchement de sérosité (*hydrocèle*) dans la tunique vaginale qui forme une tumeur ovoïde. Si le liquide est peu abondant, au contraire, et qu'il puisse être refoulé, on sent en avant la masse lisse et souple formée par le testicule, qui est coiffé en arrière et au-dessus par une partie débordante, dure, irrégulière, dont la pression est très pénible. Le canal déférent est en général aussi augmenté de volume et douloureux. Le malade éprouve une fatigue générale et la température varie entre 38° et 39°5.

Vers le 12e jour, l'inflammation et la douleur décroissant, le gonflement s'atténue par disparition progressive de l'œdème du scrotum et de l'hydrocèle, et l'induration de l'épididyme diminue de haut en bas, mais subsiste longtemps (mois et années) dans la partie inférieure (queue) sous forme d'un pois dur qui peut être le siège d'une nouvelle poussée sous l'action d'une nouvelle blennorragie ou du réveil de la chronicité de la première. L'écoulement de l'urètre reparaît au moment de l'atténuation de l'orchite. Tant que l'épididyme reste très dur (9 fois sur 10), le passage des spermatozoïdes ne s'effectue pas. Si les deux organes sont pris (1 cas sur 20), la suppression des spermatozoïdes peut être complète.

Orchite ourlienne (V. OREILLONS). — Elle peut précéder la manifestation des parotides et l'accompagne dans un tiers des cas chez l'adulte. Une fois sur neuf, elle est double et provoque l'atrophie du testicule dans plus de la moitié ; une atrophie bilatérale entraîne naturellement l'impuissance.

Orchite scarlatineuse, typhoïdique, variolique, paludéenne, rhumatismale. — Rare.

Orchi-épididymite tuberculeuse. — V. plus loin.

Orchi-épididymite syphilitique. — V. plus loin.

TRAITEMENT. *Orchite traumatique.* Repos au lit et traitement externe de la forme suivante :

Orchite blennorragique. I. PRÉVENTIF. Suspensoir*, pas d'équitation, pas de station trop prolongée, pas de rapport vénérien, ne jamais se sonder soi-même l'urètre, pas d'injection à trop forte pression.

II. CURATIF. Repos complet au lit, bourses relevées avec application de glace ou de cataplasmes chauds. Bains tièdes prolongés. Empêcher la constipation par des lavements chauds et des laxatifs. Les premiers jours, salicylate de soude (3 à 5 gr.).

Contre la persistance de l'induration, iodure de potassium (1 à 3 gr.), en périodes interrompues par repos. Eaux de Salies, de Biarritz, de Salins.

Orchites infectieuses. Traiter la cause. Veiller sur la constipation. Employer le traitement externe de la forme blennorragique, notamment les compresses chaudes.

Syphilis du testicule. — ***Épididymite syphilitique.*** — Les lésions de l'épididyme sont assez rares. Elles se produisent d'ordinaire à la phase secondaire de la *syphilis* (V. ce mot) et sont souvent doubles.

La tête de l'épididyme présente un noyau dur, élastique, arrondi, en général tout à fait indolore : exceptionnellement cependant apparaissent des phénomènes inflammatoires : peau rouge et chaude, douleurs vives. Cette phase aiguë est, en tout cas, courte, et la maladie reprend rapidement son caractère habituel.

Orchite syphilitique. — Les lésions du testicule proprement dit sont très fréquentes, notamment entre 2 et 5 ans après le début (accidents tertiaires) et peu de temps après la naissance, chez les syphilitiques héréditaires. Elles peuvent présenter 3 formes : *orchite gommeuse, scléreuse hypertrophique*, puis *atrophique*.

SIGNES. Au cours de la période tertiaire (V. SYPHILIS), un testicule peut grossir (atteindre le volume d'un œuf de poule), devenir plus lourd ; il s'aplatit en galet et prend une dureté ligneuse ; sa surface, au lieu d'être lisse, présente des petites saillies dures ; mais, loin d'être douloureuse, elle supporte des pressions qui, normalement, ne seraient pas acceptées.

Peu à peu, dans une seconde phase, l'irrégularité de la surface s'accroît, toujours sans douleur, mais le testicule devient de plus en plus petit et peut se réduire au volume d'un simple haricot (*haricocèle* de Ricord).

La forme atrophique est constituée d'emblée par la seconde phase de la forme précédente.

Le second testicule peut être atteint à son tour.

Dans la forme gommeuse, le testicule grossit notablement et sa surface peut rester normale ou présenter en certains points des bosselures ; l'une s'accroît dans certains cas, adhère au scrotum (en *avant*, ce qui distingue de l'abcès tuberculeux) et s'évacue au dehors, sous forme d'abcès chaud, mais plus souvent sous celle d'abcès froid, par un pus liquide contenant des grumeaux blanchâtres ; il se forme un ulcère taillé à pic, tapissé d'une matière blanchâtre, ressemblant à des sortes de paquets d'étoupe formés par les canaux du testicule, qui peut être éliminé complètement (*fongus* des testicules).

La forme hypertrophique simple est la moins grave ; elle est guérissable par le traitement et n'entraîne pas la stérilité, à moins d'élimination du testicule par abcès. Même lorsque l'évolution a abouti à la formation de pus, le traitement peut agir efficacement.

Un épanchement, en général peu abondant (*hydrocèle*), accompagne l'orchite et peut gêner l'examen, dans une certaine mesure.

TRAITEMENT. V. SYPHILIS.

Tuberculose du testicule. — Elle est assez rare : 2 p. 100 des tuberculeux (Reclus). Son maximum de fréquence est entre 15 et 35 ans.

Tandis que, dans la syphilis, le testicule est le plus souvent atteint, dans la tuberculose, au contraire, c'est l'*épididyme*, et le testicule ne l'est jamais que secondairement et par sa région postérieure qui touche à l'épididyme, c'est-à-dire par continuité du tissu.

L'envahissement peut être total ou partiel ; dans ce cas, les lésions siègent de préférence à l'extrémité supérieure ou plus rarement inférieure, sous forme d'une noisette dure. La lésion envahit progressivement la tunique vaginale (d'où un peu d'hydrocèle), la prostate, les vésicules séminales.

SIGNES. Quelquefois le début est aigu, mais en général l'évolution s'opère silencieusement par un gonflement progressif : l'épididyme présente des bosselures, qu'on trouve souvent aussi sur le testicule. L'épididyme finit par déborder le testicule, qu'il coiffe d'un casque dur à bord tranchant, douloureux en certains points. Après un temps variable (2 mois en général), le scrotum adhère à l'organe et une suppuration se fait jour à sa surface. Il se forme une fistule qui persiste indéfiniment.

Le second testicule est souvent envahi à son tour.

COMPLICATIONS. Assez souvent, la tuberculose testiculaire succède à une prostatite tuberculeuse, caractérisée par des envies fréquentes d'uriner, une brûlure au début ou à la fin de l'émission d'urine, un écoulement blanchâtre contenant des bacilles de Koch.

ÉVOLUTION ET TRAITEMENT : I. GÉNÉRAL. La tuberculose testiculaire peut guérir par le traitement général. V. TUBERCULOSE.

II. LOCAL. Injection sclérosante de chlorure de zinc, d'éther iodoformé. Si le résultat est insuffisant, ablation de l'épididyme et, s'il y a lieu, d'une partie du testicule.

Tumeurs du testicule. — Elles apparaissent de bonne heure (30 à 40 ans pour l'épithélioma et même 20 à 30 pour les tumeurs mixtes qui sont parsemées de kystes). Ce sont des *embryomes*, tumeurs constituées par des tissus d'origine embryonnaire.

Ces tumeurs se développent plus fréquemment sur les testicules non descendus dans les bourses, mais ne sont pas rares sur les testicules normaux.

SIGNES. Pendant très longtemps, la tumeur reste indolente et enfermée dans la coque de l'albuginée, se manifestant seulement par une certaine pesanteur. C'est souvent un choc qui, amenant un accroissement rapide de volume et des douleurs, appelle l'attention des malades. Ces douleurs sont du reste peu prononcées ; elles consistent dans une sensation de gêne, de pesanteur dans les bourses avec irradiations vers la région supérieure de la cuisse. Le testicule est gros, lourd, lisse, élastique, fréquemment insensible à la pression. L'état général est satisfaisant pendant cette première partie de l'évolution, puis la tumeur envahit l'épididyme, le cordon, les ganglions de l'abdomen, et la cachexie enlève le malade.

TRAITEMENT. Ablation la plus précoce possible.

Tétanie (du gr. *teino*, je tends). — Etat caractérisé par des contractures douloureuses survenant par accès et occupant surtout les extrémités des membres. A la base de la tétanie, existe un état latent spécial d'hyperexcitabilité anormale des muscles et des nerfs appelés *spasmophilie*.

SIGNES. Fourmillement et engourdissement des doigts, qui ensuite deviennent raides et sont atteints d'une contracture douloureuse : tous les doigts sont serrés les uns contre les autres et légèrement fléchis (main demandant l'aumône) ; le poignet est généralement fléchi (*fig.* 854). Plus tard les orteils peuvent être atteints à leur tour : ils sont de même serrés et fléchis, et le talon, attiré en haut, cambre fortement le pied. La contracture est ordinairement localisée à un côté du corps, mais elle gagne dans certains cas la face et le tronc, la gorge, le larynx ; les muscles de la respiration provoquent alors une oppression intense ; enfin, la contracture s'accompagne d'anesthésie, de paralysie partielle et de gonflement des régions envahies.

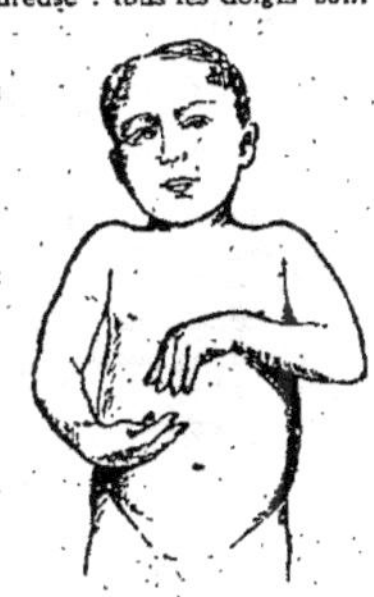

FIG. 854. — Contracture des membres supérieurs dans la tétanie.

ÉVOLUTION. Accès d'une durée de plusieurs heures se succédant dans la même journée ou le lendemain ; leur association constitue une attaque dont la durée peut atteindre trois mois.

PRONOSTIC. Il est des *formes bénignes* où les accès durent quelques minutes et l'attaque une quinzaine de jours ; mais les récidives sont fréquentes ; dans les *formes graves*, les convulsions peuvent aboutir au coma et la mort peut survenir par spasme de la glotte.

Tétanie chirurgicale ou post-opératoire. — FORMES CLINIQUES. Observée après l'extirpation du goitre. Cette forme peut guérir spontanément ou passer à l'état chronique. Elle peut aussi se terminer par le spasme glottique et la mort.

Tétanie spontanée. — Certaines tétanies surviennent sans cause apparente chez les adultes entre 16 et 25 ans, chez l'enfant entre 3 mois et 3 ans. Cette tétanie infantile est plus fréquente à Vienne, à Berlin qu'à Paris. On l'observe surtout dans les premiers mois de l'année. Elle survient à l'occasion de maladies variées : rougeole, athrepsie, hérédo-syphilis, rachitisme, auto-intoxication gastro-intestinale.

D'autres formes sont nettement secondaires à des affections cérébrales ou méningées, à des troubles digestifs, des infections (fièvre typhoïde, dysenterie, grippe, rougeole, diphtérie) ou des intoxications (alcoolisme, ergotisme). On peut observer la tétanie aux diverses étapes de la vie génitale de la femme (puberté, grossesse, accouchement).

CAUSES. On attribue actuellement la tétanie à des troubles d'insuffisance des glandes parathyroïdes. On a trouvé en effet, à l'autopsie des tétaniques, mais non toujours, des lésions de ces glandes.

Les accidents tétaniques observés après la thyroïdectomie totale sont dus uniquement à ce que les chirurgiens réalisaient sans s'en douter l'extirpation des parathyroïdes, en pratiquant l'ablation complète du corps thyroïde et de la capsule qui l'entoure.

Une autre théorie admet que les accidents nerveux de la tétanie sont dus à un trouble du métabolisme calcaire : chez les animaux parathyroïdectomisés, on constate durant la tétanie une diminution appréciable de la teneur des tissus (sang et cerveau) en calcium, le taux du calcium contenu dans les urines et les fèces étant, par contre, exagéré et témoignant d'un véritable « diabète calcique ».

TRAITEMENT : I. SYMPTOMATIQUE. Bromure, chloral. — II. SPÉCIFIQUE. Récalcifier l'organisme : chlorure, lactate de calcium (2 à 3 gr. par jour), opothérapie parathyroïdienne. Rayons ultra-violets.

Tétanos (du gr. *teinein*, tendre). — Maladie infectieuse commune aux hommes et aux animaux et provoquée par le bacille de Nicolaïer (*fig.* 855).

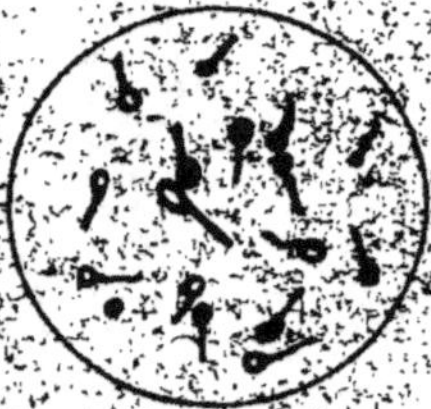

FIG. 855. — Bacille du tétanos.

Cette affection consiste dans la contracture permanente et douloureuse des muscles de la mâchoire (trismus) et du cou avec redoublements convulsifs, et l'extension des contractures à certains groupes et quelquefois à la totalité des muscles du corps.

CAUSES. I. PRÉDISPOSANTES. Blessures des extrémités (doigts, orteils) ; plaies contuses, particulièrement celles par écrasement ou arrachement (morsure de cheval) ; plaies avec instrument malpropre ou avec introduction de corps étrangers, surtout de terre, dans la plaie ; plaies anfractueuses sans contact avec l'air ; fractures compliquées ; blessures des nerfs.

II. DÉTERMINANTES. Le bacille de Nicolaïer a la forme d'une épingle, dont la tête est constituée par la spore. Il est anaérobie ; aussi se multiplie-t-il surtout dans les plaies fermées et celles où des microbes de la suppuration absorbent l'oxygène. Ses spores sont extrêmement résistantes et peuvent sommeiller longtemps jusqu'à ce que les conditions deviennent favorables. Le bacille existe sur la terre, le fumier, dans la boue, notamment sur les routes dans les débris de bouses de vache et de crottin de cheval ; aussi les palefreniers sont-ils plus particulièrement atteints et certains auteurs croient même que le tétanos provient exclusivement du cheval. Les chutes sur les routes avec blessures légères des mains offrent pour la même cause une grande gravité.

Tétanos traumatique. — SIGNES. 1° *Incubation.* Le premier accès peut se produire quelques heures seulement après la blessure, notamment après celles par écrasement ou arrachement, les plaies des extrémités (doigts, orteils) ou des lésions comme les gelures (Bérard et Lumière) ; mais en général il est plus tardif (5 à 10 jours).

Pendant la période d'incubation, le malade peut éprouver des malaises, des maux de tête ; la plaie prend un mauvais aspect, les bourgeons s'affaissent, le pus devient sanieux et une douleur vive s'y produit.

2° *État.* La contracture débute et peut rester limitée à la mâchoire (*trismus*) ; les arcades dentaires sont serrées par une raideur douloureuse des muscles masticateurs, puis la face est atteinte à son tour, les commissures des lèvres sont tirées, la lèvre supérieure est élevée, les paupières sont très écartées (*rire sardonique*). Puis la contracture peut s'étendre aux muscles extérieurs du tronc et des membres, avec renversement du torse, qui forme un arc de cercle à concavité postérieure, étendu de la tête au talon (*opisthotonos*). Dans d'autres cas, beaucoup plus rares, ce sont les fléchisseurs qui sont atteints : la tête est fléchie sur la poitrine, les genoux touchent le menton, les talons se rapprochent des fesses et les faces antérieures des bras et des avant-bras sont en contact (*emprosthotonos*, ou en boule). Enfin, dans des cas exceptionnels, le corps est incliné latéralement (*pleurosthotonos*) ou encore le tétanos est généralisé à tout le corps.

La contracture est permanente, mais s'exagère à certains moments sous l'action d'un contact, d'un bruit, de la vue d'une lumière, et cet accroissement est accompagné d'une douleur très vive. La contracture est alors si intense que les muscles peuvent se briser et même les os.

L'alimentation devient difficile ou impossible à cause de la contracture des mâchoires ; la langue peut être mordue et il y a rétention d'urine par spasme du sphincter de la vessie. Le nombre des respirations s'élève à 40, le pouls à 120-180, la température à 40°, 42° et même 44° ; il y a congestion des autres viscères. Quelquefois la température s'élève encore après la mort.

L'intelligence reste intacte pendant toute la maladie.

ÉVOLUTION. En dehors de la forme aiguë qui a fait l'objet de la description, il existe des formes subaiguës et chroniques où les signes sont atténués, les contractures moins intenses ; il existe des rémissions et la maladie se prolonge alors plusieurs semaines. L'issue fatale, qui est fréquente (80 p. 100), se produit dans les formes subaiguës du quatrième au dixième jour.

On a observé un *tétanos céphalique*, dans lequel la blessure siégeant sur la face ou le crâne, la tétanie se produit seulement du côté de la plaie, le reste du corps restant indemne. Cette forme est habituellement mortelle.

Tétanos du nouveau-né (*fig.* 856). — Il est dû à l'infection de la plaie ombilicale par le bacille de Nicolaïer. Il survient vers la fin de la première semaine de la vie. Il sévit surtout dans les pays où les accouchements sont faits par des matrones ignorant les règles élémentaires de la propreté.

TRAITEMENT : I. PRÉVENTIF. L'injection sous la peau de sérum antitétanique confère une immunité *temporaire* contre le tétanos. Suivant la dose employée, cette immunité persiste de 2 à 6 semaines ; elle peut être entretenue par des injections successives.

Il faut faire des injections préventives de 10 cm³ de sérum aux sujets atteints des divers traumatismes qui, par leur siège, leur nature et les circonstances dans lesquelles ils se produisent, exposent particulièrement au développement du tétanos (plaies par écrasement des extrémités ou de la continuité des membres ;

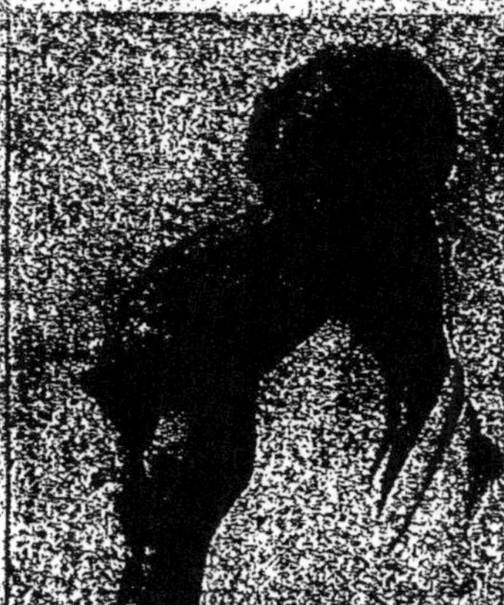

FIG. 856. — Tétanos du nouveau-né (Apert).

plaies contuses souillées de terre, de poussière provenant du sol, de débris de fumiers, de la vase des eaux ; plaies avec pénétration de corps étrangers provenant du sol ou ayant été en contact avec lui).

Dix cm³ suffiront généralement à la prévention chez l'homme. Cependant lorsqu'il s'agit de plaies particulièrement souillées et difficiles à nettoyer, il sera prudent de recourir à l'injection d'une nouvelle dose de sérum à 8 jours d'intervalle.

L'emploi préventif du sérum ne dispense pas du traitement des plaies. Les plaies souillées ou suspectes (elles seront l'objet d'un nettoyage antiseptique rigoureux. Les corps étrangers doivent être enlevés ; leur persistance dans les tissus pouvant provoquer une infection tardive après la disparition de l'immunité passagère conférée par le sérum.

L'injection se fait dans le tissu cellulaire sous-cutané au niveau du flanc ou de la cuisse. On recouvrira avec du coton stérilisé l'endroit où la piqûre a été faite. L'introduction du sérum sous la peau est très peu douloureuse et le liquide est résorbé en quelques instants.

II. CURATIF. Désinfection profonde et méthodique de la plaie. Injection de sérum à haute dose (100 cm³ d'emblée, renouvelée le lendemain et le surlendemain, si c'est nécessaire) ; on peut atteindre des doses totales de 2 500 cm³ et plus. On peut adjoindre au sérum des injections phéniquées (injection sous-cutanée de 50 cm³ de la solution aqueuse au 1/100 ou 5 à 10 cm³ de la solution huileuse au 1/10), injections intraveineuses de 20 cm³ de la solution à 5 p. 100 de persulfate de soude pur, de 30 à 40 cm³ d'une solution à 3 p. 100 de chlorure de calcium, plusieurs jours de suite. Chloral à haute dose, de 4 à 12 gr. (20 gr. sont parfois remarquablement tolérés d'ailleurs par les tétaniques), et même si c'est nécessaire injections de morphine.

Bains chauds à 38°, répétés 3 fois par jour. Injection intra-rachidienne de 5 cm³ de la solution au quart de sulfate de magnésie.

Alors qu'il est facile d'empêcher l'apparition du tétanos par des injections préventives de sérum, il est plus difficile de lutter contre le tétanos déclaré. La sérothérapie n'est pas constamment efficace. Cependant elle a abaissé la mortalité de 90 p. 100 à 50 p. 100 et même 20 p. 100, si elle est employée à dose suffisante.

Tête (Mal de). Syn. : céphalalgie, céphalée (du gr. *képhalê*, tête). — Douleur continue, mais s'accroissant souvent par accès plus ou moins rapprochés. Elle occupe une étendue variable du crâne ou de la face et s'exaspère sous l'action du bruit, de la lumière, d'un effort quelconque.

Le malade a la figure immobile, il redoute tout mouvement. Chez le petit enfant ou l'individu dans le coma, on voit sa main se porter fréquemment vers la tête.

La douleur est de caractère variable : sensation de poids, de coups répétés et violents, de constriction, de pulsation, de brûlure.

Dans les maladies infectieuses, les méningites, elle occupe souvent toute la tête et est précoce, dans l'hystérie la nuque, dans la neurasthénie le front (en casque), un point spécial dans les tumeurs, et souvent elle est surtout nocturne. Chez les syphilitiques, elle se produit le soir et la nuit ; chez les neurasthéniques, au réveil, puis s'atténue ; chez les dyspeptiques, après ou avant les repas.

CAUSES. La céphalée doit être distinguée de la *migraine**, s'accompagnant d'un état nauséeux spécial, de troubles vaso-moteurs et de phénomènes oculaires, et de la *névralgie faciale*, unilatérale, avec points douloureux à l'émergence des branches du nerf trijumeau.

La céphalée proprement dite reconnaît des causes multiples :

Il faut examiner les urines* (albumine, sucre), mesurer la tension* artérielle, l'*hypertension** s'accompagnant souvent de céphalée.

La *syphilis* se traduit souvent par une céphalée occipitale et *nocturne* (méningite, périostite, gomme du crâne).

Les *affections oculaires* (vices de réfraction, glaucome, iritis), les *affections nasales* (coryza, végétations adénoïdes, sinusites) déterminent constamment des douleurs de tête.

Les *troubles digestifs* sont une cause fréquente de céphalée, soit qu'il s'agisse de dyspepsie avec apparition de la douleur au cours de la digestion, soit que la constipation ou un état saburral accidentel des voies digestives puissent être invoqués.

Les *affections nerveuses* (méningites, tabes, paralysie générale, tumeurs cérébrales) se traduisent par une céphalée parfois violente, de même que la neurasthénie, l'épilepsie.

La céphalée peut aussi exister au début des *maladies infectieuses* (fièvre typhoïde, goutte, paludisme), dans l'*intoxication* par le tabac, l'alcool, l'oxyde de carbone. Enfin citons la *céphalée de croissance** chez les enfants qui grandissent rapidement ; la *céphalée du surmenage** en cas d'études trop absorbantes, la céphalée par *mauvaise hygiène alimentaire* chez les sédentaires et les gros mangeurs de viande (Sevy).

TRAITEMENT : I. Celui de *la cause*. II. SYMPTOMATIQUE. Antinévralgiques ; antipyrine, aspirine, pyramidon, caféine. Applications sédatives locales.

Téterelle. — Cupule en verre percée à son sommet qui est coiffé par un bout de caoutchouc (*fig.* 857).

La téterelle est placée sur le mamelon des jeunes mères pour suppléer à une insuffisance de longueur

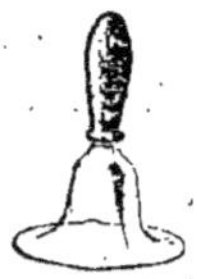

FIG. 857. Téterelle simple.

du bout de sein ou protéger celui-ci en cas de gerçure. La téterelle doit être lavée soigneusement dans l'eau bouillie après chaque tétée et être conservée dans de l'eau également bouillie, additionnée de 4 gr. de bicarbonate de soude par litre.

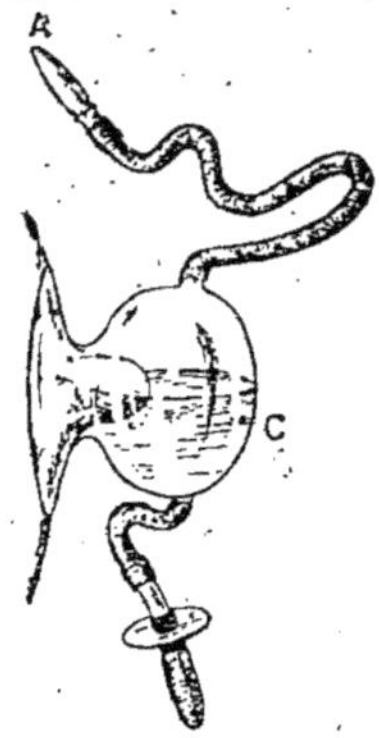

FIG. 858. — Téterelle bi-aspiratrice.
A. Téterelle de la mère ; B. Téterelle de l'enfant ; C. Réservoir à lait.

Lorsque l'enfant est faible, on aura avantage à employer pendant quelques jours la téterelle bi-aspiratrice Auvard (*fig.* 858). La cupule de verre coiffant le mamelon est maintenue d'une main. Par l'intermédiaire du long tube, la mère fait à l'aide de sa bouche le vide dans l'appareil (car il y a une soupape dans le bout destiné à l'enfant) ; le lait afflue dans la cupule et s'accumule dans la partie inférieure ; il suffit à l'enfant de quelques mouvements de succion, alors que la mère se repose pour tirer le liquide. Cette téterelle peut servir également à vider le sein en cas d'inflammation de cette glande. (V. SEIN [maladies].) Les précautions pour la propreté de ce petit appareil devront être encore plus grandes que pour l'autre modèle.

Tétine. — Sorte de mamelon artificiel en caoutchouc qui coiffe la fiole en verre servant de biberon*.

Dans l'intervalle des tétées, la tétine doit être, comme le flacon d'ailleurs, laissée en permanence jusqu'au prochain repas dans de l'eau ayant bouilli.

Les tétines ne doivent pas être laissées dans la bouche de l'enfant en dehors des tétées ; elles tombent par terre, sont souillées de poussières et reviennent non essuyées à l'enfant; celui-ci peut même les avaler et mourir étouffé.

Il faut surtout se méfier des tétines malpropres.

Tétragène. — Microcoque constitué par quatre éléments, entourés par une capsule.

Ces microbes existent fréquemment à l'état de saprophytes dans les cavités buccale et nasale, mais peuvent devenir virulents, passer dans le sang et déterminer des septicémies.

Thallium. — Métal découvert dans les résidus de fabrication de l'acide sulfurique.

Certains sels de thallium (acétate) avaient été préconisés contre les troubles digestifs, mais ils entraînent une alopécie généralisée. Une pommade à l'acétate de thallium peut être employée avec prudence contre l'hypertrichose des joues, mais l'alopécie s'étend souvent aux sourcils et aux cils.

Thapsia. — La résine extraite de la racine du thapsia, plante de la famille des Ombellifères, est employée pour faire un emplâtre révulsif, irritant, qui provoque une éruption de petites bulles.

Cette médication, qui se perpétue dans les familles moins par les conseils des médecins que par ceux de bonnes femmes, est très pénible à supporter, et ses effets sont souvent excessifs par rapport à l'affection (rhume, bronchite) pour laquelle le thapsia avait été appliqué. Il est préférable de se servir de la teinture d'iode ou même du vésicatoire, qui donnent des résultats plus certains avec une douleur moindre.

Thé. — Plante de la famille des Ternstrœmiacées (*fig.* 859). L'infusion (5 à 10 gr. par litre) est excitante et digestive. Le principe est la *théine*.

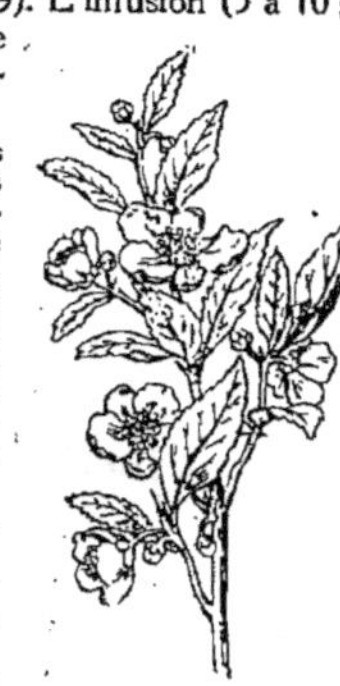

FIG. 859. — Thé.

Théisme. — L'abus du thé provoque des palpitations (extra-systoles), des accès de fausse angine de poitrine, des troubles nerveux (tremblement, céphalée, mouvements convulsifs, tendances syncopales, insomnie), des troubles mentaux (abattement, anxiété).

Thé de la Grèce. — V. SAUGE.

Thé de bœuf. — Bouillon pour convalescents.

MODE DE PRÉPARATION. Hacher finement 500 gr. de bœuf maigre, ajouter son poids d'eau froide, chauffer jusqu'à ébullition pendant une minute, puis passer en exprimant.

Thé d'Europe. — V. VÉRONIQUE.

Thé du Paraguay. — V. MATÉ.

Thé Saint-Germain. — V. SENÉ.

Thé suisse. — Tisane stimulante, constituée par des *feuilles* de sommités d'absinthe, de bétoine, d'hysope, de lierre terrestre, de mille-feuille, d'origan, de pervenche, de romarin, de sauge, de thym, de véronique ; *fleurs* d'arnica, de pied-de-chat, de scabieuse, de tussilage, en parties égales. En prendre une cuillerée à café pour une tasse d'eau en infusion.

Théâtre (Mal de). — Les troubles observés chez les personnes qui assistent à un spectacle : nausées, vomissements, vertiges, oppression, résultent d'un repas trop rapide, d'une aération insuffisante et d'une température trop élevée, causes auxquelles vient souvent s'ajouter l'action d'un corset trop serré.

TRAITEMENT. Aération, thé, grog.

Thébaïque (Extrait). — V. OPIUM.

Théine. — Alcaloïde identique à la caféine. V. CAFÉINE.

Thénar (du gr. *thenar*, paume de la main). — Saillie formée à la partie antérieure et extérieure de la main par les muscles spéciaux du pouce.

Théobromine. — Alcaloïde du cacao. Sa composition se rapproche de celle de la théine, avec laquelle on la confondait autrefois, d'où son nom.

Thérapeutique (du gr. *therapeuein*, guérir). — Partie de la médecine qui indique les moyens à employer pour guérir les maladies.

Thériaque (du gr. *thêriakos*, applicable aux bêtes sauvages). — La thériaque était un mélange compliqué de différentes drogues, employé contre les morsures des bêtes. Actuellement, c'est avant tout une préparation calmante contenant 25 milligr. d'extrait d'opium par 4 gr.

Thermal (du gr. *thermê*, chaleur). — Les eaux thermales sont les eaux minérales dont la température est supérieure à 25°. V. EAUX MINÉRALES et particulièrement les eaux *thermales*.

Thermocautère. — Appareil destiné à faire des pointes de feu sur la peau d'un malade. V. CAUTÉRISATION.

Thermomètre (du gr. *thermê*, chaleur, et *metron*, mesure). — Instrument qui marque les changements de température.

Thermomètre médical. — I. UTILITÉ GÉNÉRALE. Ce thermomètre est un instrument indispensable pour toutes les familles, particulièrement pour celles où existent de jeunes enfants. Il permet aux parents d'appeler le médecin *en temps utile*, et il les rassure, d'autre part, en cas de maladies imaginaires. Le pouls est loin de donner des indications aussi importantes ; un exercice physique ou une émotion suffisent à l'accroître notablement. Dans certaines affections, il existe, en outre, une dissociation entre la température et le pouls. Des individus atteints de grippe, de fièvre typhoïde, notamment, ont un pouls presque normal, avec une température élevée. La température normale du corps varie entre 36°,5 et 37°,5 ; la fièvre commence donc à 38° ; une température inférieure à 36° indique un refroidissement anormal du corps ; au-dessous de 32° chez l'adulte, de 23° chez le nouveau-né, la mort est certaine.

II. DESCRIPTION ET MANIEMENT (*fig.* 860). Les thermomètres actuellement employés sont dits à *maxima*, c'est-à-dire contiennent un *index* qui reste fixe au point maximum où s'est élevé le mercure sous l'action de la chaleur. Cet index est constitué par une goutte de mercure, séparée du reste de la colonne mercurielle par une bulle d'air. Pour faire descendre l'index, après qu'on a constaté la température, on prend l'extrémité supérieure du thermomètre entre l'index et le pouce de la main gauche, puis on tape de petits coups sur la paume de cette main avec la main droite, jusqu'à ce que l'index soit retombé à 36°.

III. MODE DE PLACEMENT. Le thermomètre doit être placé pendant dix minutes sous l'aisselle des grandes personnes, qui devront maintenir le bras serré contre le corps ; on aura soin d'essuyer préalablement l'aisselle avec un mouchoir, si le malade est en sueur. Chez les enfants de moins de deux ans, on placera, pendant cinq minutes seulement, le thermomètre dans l'anus, après avoir oint l'instrument d'un peu d'huile ou de vaseline.

Les températures doivent être prises deux fois par jours. Les heures préférables sont de 7 à 8 heures le matin et de 5 à 7 heures le soir. Il est nécessaire, surtout chez les malades atteints d'affections contagieuses, de tremper le thermomètre dans une solution de sublimé (1 p. 1000) après avoir pris une température.

IV. FEUILLE DE TEMPÉRATURE. Pour les feuilles et les courbes de température, V. FIÈVRE.

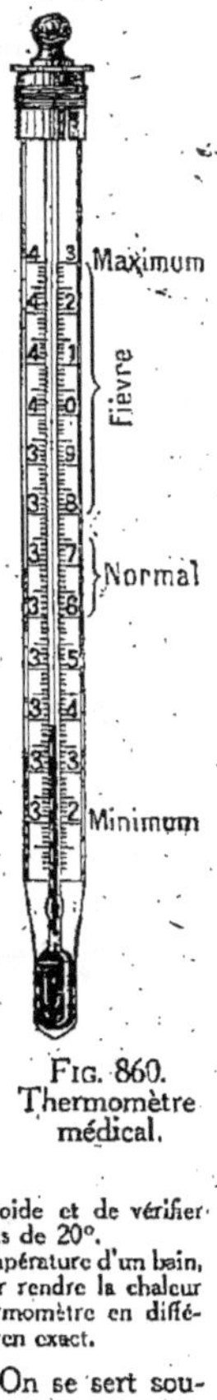

FIG. 860. Thermomètre médical.

Thermomètre de bain et d'eau chaude. — Ce thermomètre est à alcool, et sa mensuration s'élève jusqu'à 100°. Il est placé sur une planchette en bois et ne diffère du thermomètre non médical que par son introduction dans un morceau de liège qui lui permet de flotter sur l'eau.

Les personnes qui ont lu, à l'article EAU, les applications multiples de l'*eau chaude*, comprendront l'utilité de posséder cet instrument. Les thermomètres médicaux, ayant comme maximum 44°, se casseraient inévitablement si l'on essayait de les tremper dans l'eau chaude. Pour ne pas commettre d'erreur, il faut savoir que ces thermomètres ne descendent pas instantanément dès qu'on les a retirés du liquide, le verre restant chaud un certain temps. Il est donc nécessaire, avant chaque examen de la température de l'eau, de tremper le thermomètre dans l'eau froide et de vérifier si l'alcool est descendu au-dessous de 20°.

Lorsqu'il s'agit de prendre la température d'un bain, on aura soin de brasser l'eau pour rendre la chaleur uniforme, et de promener le thermomètre en différents sens pour avoir le degré moyen exact.

Thermos (Bouteille). — On se sert souvent de la bouteille Thermos pour conserver chaud ou tiède du lait destiné aux enfants.

Le lait conservé dans ces conditions se coagule au bout de 5 à 8 heures par suite d'une fermentation butyrique due à une ébullition d'une durée insuffisante et de son introduction dans la bouteille seulement après refroidissement. Cette coagulation rend ce lait non seulement inutilisable, mais même dangereux.

Il est nécessaire de faire bouillir le lait 20 minutes et de le verser *bouillant* dans le thermos. La conservation, d'autre part, ne doit pas être trop prolongée.

Thigénol. — Liquide sulfuré, épais, huileux, de consistance sirupeuse, brunâtre, employé en gynécologie, mélangé à la glycérine pour pansements utérins.

Thiocol (gaïacosulfonate de potasse). — Succédané du gaïacol. Poudre blanche amère, inodore.

Conseillé chez les tuberculeux et dans les diarrhées à la dose de 2 à 8 gr. (adultes) en cachets de 0,50 centigr.; chez l'enfant, 0,50 centigr. par année d'âge.

Thiosinamine (allyle sulfo-urée). — Ce dérivé de l'essence de moutarde est une poudre incolore, à odeur d'ail ou de poireau, soluble dans l'alcool et l'éther, et dans l'eau, grâce à l'addition d'antipyrine ou du salicylate de soude (*fibrolysine*). Elle a la propriété de ramollir et de résorber les tissus de cicatrice.

MODE D'EMPLOI. En cachets (5 à 25 centigr.), applications locales et en injection sous-cutanée, à la dose de 1 à 3 centigr. tous les jours et tous les deux jours, sous forme d'une solution contenant 1 gr. de thiosinamine, 2 gr. de glycérine et 10 gr. d'eau distillée.

INDICATIONS. Chéloïde, lupus, sclérodermie, rétrécissements cicatriciels de l'œsophage et du pylore, rhumatisme chronique avec raideur et déformation des membres par fibrose périarticulaire : l'otite adhésive, les rétrécissements de l'urètre.

Thoracentèse (du gr. *thôrax*, *thôrakos*, poitrine, et *kentein*, percer). — Opération ayant pour but de retirer de la plèvre un liquide anormal.

Elle consiste à faire pénétrer à travers un espace intercostal jusque dans la plèvre un tube métallique pointu à une extrémité et dont l'autre est en rapport par un tuyau de caoutchouc avec un récipient dans lequel on a fait le vide et où se trouve aspiré le liquide contenu dans la poitrine d'une personne atteinte de pleurésie. V. POUMON ET PLÈVRE et ASPIRATION (Appareil à).

Thoracoplastie (du gr. *thorax*, et *plassein*, faire). — Opération qui a pour but de mobiliser la paroi costale en la désossant par la résection d'un certain nombre de côtes (Estlander).

Elle est indiquée dans les pleurésies purulentes anciennes où le poumon est enveloppé de néo-membranes scléreuses et a perdu toute faculté d'expansion. On l'a préconisée dans certaines formes de tuberculose pulmonaire.

Thoracotomie. — Ouverture du thorax.

Thorax ou **Poitrine** (*fig.* 861). — Cavité entourée en arrière par les vertèbres, sur les côtés par les côtes et les muscles intercostaux, les omoplates, en avant par le sternum, en haut par la clavicule, en bas par le diaphragme qui la sépare du ventre. Elle contient les poumons, le cœur, les gros vaisseaux ; l'œsophage la traverse.

Contusion : I. **Du thorax seul.** — Ecchymose se produisant rapidement, mais non progressive. Douleur vive au point atteint, qu'accroît le mouvement respiratoire, ce qui amène l'individu à retenir sa respiration, d'où un certain degré de dyspnée.

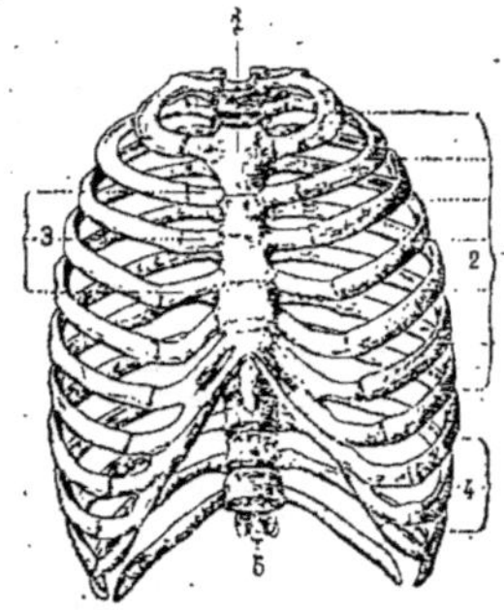

FIG. 861. — Cage thoracique.

1. Sternum ; 2. Vraies côtes ; 3. Cartilages osseux ; 4. Fausses côtes ; 5. Colonne vertébrale.

TRAITEMENT. Bandage de corps immobilisant le thorax, ventouses, injection de morphine si la douleur est très vive.

II. **Contusion intéressant les poumons et la plèvre** (très rare). — La rupture du poumon ne se produit qu'à l'occasion d'un traumatisme très violent et très brusque (coup de pied de cheval). Le plus habituellement, en effet, le poumon se vide d'air et s'affaisse, à moins que l'effort fait inconsciemment par le blessé n'ait fermé la glotte et empêché ainsi l'évacuation de l'air.

SIGNES. Suivant l'importance de la lésion du poumon et de la plèvre, douleur et léger crachement de sang ou dyspnée par hémothorax, pneumonie ou pleurésie traumatique à forme insidieuse.

TRAITEMENT. Dans la forme légère, celui des contusions de la paroi. Dans les formes graves, glace à l'intérieur, immobilité absolue, reconstituants (injections d'huile camphrée, éther, caféine). En cas de pleurésie ou d'hémothorax, ponction.

Fracture du thorax. — V. FRACTURE *de côtes*.

Déformations du thorax. — Elles peuvent être congénitales ou acquises.

Congénitales. Le thorax peut présenter en avant une dépression cupuliforme (*thorax en entonnoir*) ou bien le sternum peut proéminer (*thorax en carène*). Ces déformations sont souvent d'origine hérédo-syphilitique.

Acquises. On les observe au cours du rachitisme*, des déformations rachidiennes (scoliose, cyphose), de la syringomyélie, des végétations adénoïdes, de l'emphysème pulmonaire, des pleurésies.

Thorium. — Corps radio-actif qu'on trouve dans les sables aurifères de certaines côtes du Brésil et des Carolines, où les vagues provoquent la concentration naturelle d'un métal lourd, le *monazite*. Il existe également dans un assez grand nombre de minéraux, telles la thorite et l'orangite de Norvège (silicate de thorium).

Le thorium constitue une famille analogue à celle de l'uranium. La désintégration conduit d'abord au mésothorium 1 et 2, lequel engendre le radiothorium. Le thorium X à son tour en dérive.

Le thorium X, sous forme de bromure en solution isotonique, s'emploie en injections hypodermiques, intramusculaires et plus exceptionnellement intraveineuses. On peut aussi l'utiliser par ingestion.

Les doses thérapeutiques doivent se trouver en faibles ou [illegible], de 10 à 300 microgrammes, et fortes ou [illegible], de 800 à 1 000 microgr.

Le thorium X s'est montré efficace comme [illegible] dans le traitement des manifestations [illegible], des rhumatismes aigus et chroniques, du rhumatisme blennorragique, [illegible] du radium ou du mésothorium [illegible] des arthropathies [illegible] [illegible]

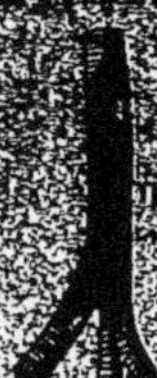

Thrombose

[illegible]

Thridace, ou Suc de laitue. V. Laitue.

Thrill (mot anglais). — Frémissement spécial qu'on perçoit au niveau des anévrysmes.

FIG. 862. Thrombose.

Thrombose (du gr. *thrombos*, caillot). — Coagulation du sang à l'intérieur d'un vaisseau sanguin (*fig.* 862).

[illegible]

Une partie ou la totalité du sang coagulé peut se détacher pour former une embolie. V. ce mot.

Thrombus. — Épanchement sanguin localisé dans le tissu cellulaire sous-cutané, surtout de la vulve et du vagin.

Thym. — Plante de la famille des labiées (*fig.* 863).

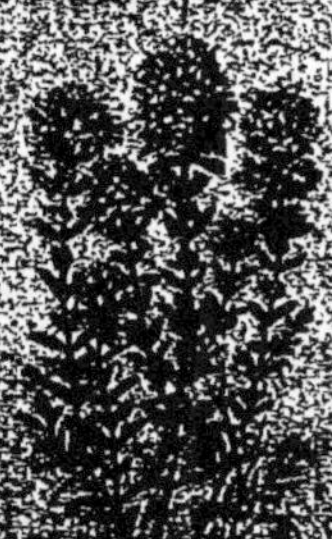

FIG. 863. — Thym. 1. Coupe de la fleur; 2. Feuille.

[illegible] 10 cuillerées [illegible] [illegible]

Thymol. — Cristaux incolores à odeur de thym. Antiseptique à la dose de 2 gr. en solution dans 4 gr. d'alcool et 995 gr. d'eau. A l'intérieur, antiseptique de l'estomac et de l'intestin, vermifuge (ascarides, ankylostomes, oxyures, ténias) à la dose de 1 à 2 gr. en potion par 24 heures ou en lavement, 2 à 4 gr. pour 150 gr. d'eau. Il est employé aussi comme dentifrice et comme [illegible].

On conseille de ne prendre pendant cette médication ni alcool ni huile.

Thymus (du gr. *thymos*, glande). — Organe glandulaire d'existence transitoire situé, chez le jeune enfant, dans le médiastin

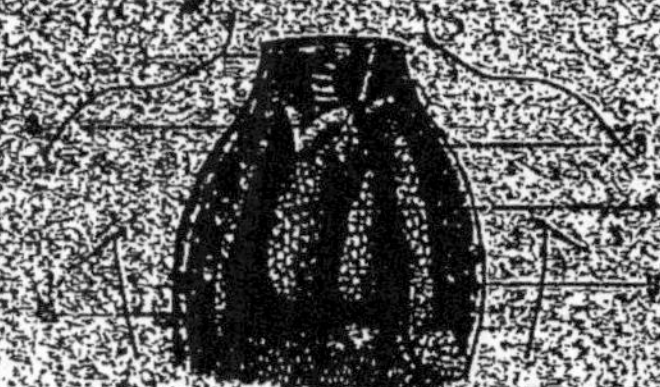

FIG. 864. — Thymus.

1. Corps thyroïde; 2. Tronc brachiocéphalique; 3. Lobe gauche du thymus; 4. Lobe droit du thymus; 5, 5'. Poumons.

antérieur. Très développé chez les ruminants, le thymus porte chez le veau le nom de ris de veau.

Le thymus existe à la naissance. Il est alors double (*fig.* 864); il augmente de volume, ses deux parties venant au contact, jusqu'à l'âge de 2 ans, où il présente son développement maximum. C'est alors un organe [illegible] logé dans le médiastin antérieur, derrière la poignée du sternum entre les deux poumons et au-devant des gros vaisseaux de la base du cœur, reposant [illegible] sur le péricarde.

A partir de l'âge de 2 ans, le thymus diminue lentement de volume (involution thymique). Il a disparu vers l'âge de 20 ans, [illegible] [illegible] quelques lobules thymiques.

[illegible]

Thymus (Maladies).

Hypertrophie thymique. — S'observe chez les jeunes enfants à la suite d'infections ou d'auto-intoxications (syphilis, tuberculose), parfois sans cause apparente. Elle se caractérise par des troubles respiratoires [illegible].

TRAITEMENT. Radiothérapie du thymus [illegible].

Mort subite. — [illegible]

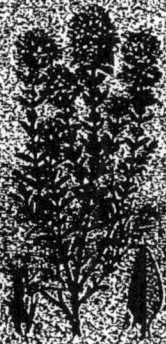

venant la nuit, sans symptôme prémonitoire ; l'enfant est trouvé mort dans son berceau ; à l'autopsie on trouve une hypertrophie du thymus.

Chez des enfants plus âgés ou chez l'adulte, la mort thymique survient d'une façon aussi imprévue, sans cause appréciable, soit à la suite d'une émotion, d'un bain chaud ou froid.

Pendant l'anesthésie, chez un sujet généralement jeune, survient au milieu ou à la fin de l'opération, parfois quelques heures après, une syncope cardiaque mortelle que rien ne pouvait faire prévoir. Cette syncope est indépendante du choix de l'anesthésique (éther, chloroforme, chlorure d'éthyle) et de la dose employée.

A l'autopsie, on note un thymus augmenté de volume (30 à 40 gr.), hypertrophié, ou tout au moins dont l'involution fait défaut.

Le mécanisme de la mort est encore obscur. On invoque une compression du nerf pneumogastrique ou une action toxique de la sécrétion thymique.

Médicaments. — Le thymus frais, l'extrait thymique sec, les tablettes de thymus desséché sont employés contre le rachitisme, la débilité congénitale, l'athrepsie, le psoriasis.

Thyroïde (Corps) [du gr. *thyreos*, bouclier]. — Organe glandulaire situé à la partie antérieure et inférieure du cou (*fig.* 865).

Il a la forme d'un bouclier, d'un croissant, dont la concavité dirigée en haut s'applique sur la partie supérieure de la trachée et les côtés du larynx. Trois parties forment le croissant thyroïdien : les *deux lobes latéraux* en représentent les deux cornes renflées ; l'*isthme*, qui en constitue la partie moyenne, est une languette transversale qui réunit la base des deux lobes : de son bord supérieur se détache un mince prolongement vertical, la *pyramide de Lalouette*.

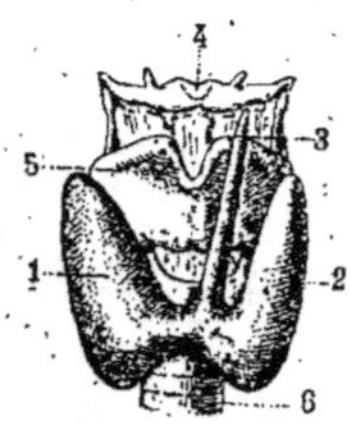

Fig. 865. Thyroïde (face).
1. Lobe droit ; 2. Lobe gauche ; 3. Pyramide de Lalouette ; 4. Os hyoïde ; 5. Cartilage ; 6. Trachée.

Au voisinage du corps thyroïde se trouvent de petits amas glandulaires de structure identique, les *thyroïdes accessoires*, parfois très éloignées de la glande principale, et d'autre part, annexés aux lobes latéraux, quatre petits corpuscules particuliers, les *parathyroïdes**.

Fonctions. — Le corps thyroïde, constitué par un amas de vésicules sécrétantes unies par du tissu conjonctif, forme une glande close très vasculaire, sans canal d'excrétion, dont les produits sont entraînés par le sang. Cette sécrétion, contenue dans la cavité des vésicules, est épaisse, jaunâtre, la *substance colloïde* ; elle est constituée par différents produits, dont le plus important est une substance iodée (*iodothyrine*). A côté de cette *fonction iodée*, contrôlant le métabolisme* général, il existerait une *fonction phosphorée* présidant à la thermogénèse*, à la vasomotricité et à la régulation du rythme cardiaque.

La *suppression de la fonction thyroïdienne* provoque, comme on l'a constaté après l'ablation totale de la glande, les accidents du *myxœdème opératoire* (œdème généralisé, arrêt de croissance, troubles intellectuels). Si l'absence de la thyroïde est congénitale au lieu d'être accidentelle, elle produit le *myxœdème congénital* ou le *crétinisme*. V. ces mots.

Au contraire, l'*exagération de la fonction thyroïdienne* amène, comme on a pu le constater en cas de médication thyroïdienne trop prolongée, les troubles du *thyroïdisme*, troubles qui sont les mêmes que ceux du *goitre exophtalmique*. V. plus loin.

Thyroïde (Maladies).

Inflammations. — La *thyroïdite* est l'inflammation de la thyroïde saine, la *strumite*, celle de la glande altérée.

Thyroïdite simple. — Elle s'observe surtout chez la femme entre 20 et 40 ans, à la suite de traumatisme, de refroidissement et surtout d'infections (typhoïde, pneumonie, fièvre puerpérale, scarlatine, paludisme, oreillons, rhumatisme).

Tumeurs. — Les *tumeurs malignes* (cancer) sont rares ; au contraire, les *tumeurs bénignes* (goitre) sont très fréquentes.

Goitre (*fig.* 866). — Tumeur bénigne du corps thyroïde, caractérisée par son hypertrophie avec fréquentes modifications anatomiques du tissu glandulaire.

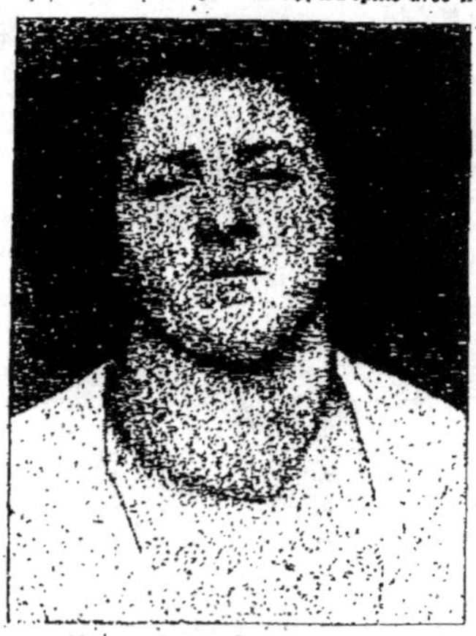

Fig. 866. — Goitre simple.
Collection du Dr Bircher à Arau (Suisse).

Causes : I. prédisposantes. Plus fréquent chez la femme, où il apparaît surtout au cours de l'adolescence ou de la grossesse, il existe d'une façon endémique dans certaines régions montagneuses. L'hérédité semble jouer un certain rôle. Les enfants des goitreux le deviennent souvent ; souvent aussi ce sont des crétins, le *crétinisme*, qui sévit dans les zones les plus atteintes par le goitre, présentant en effet avec celui-ci des rapports étroits. V. crétinisme.

II. déterminantes. Inconnues. L'hypothèse d'une inflammation chronique du corps thyroïde a été émise, mais on s'accorde à admettre le rôle capital de l'eau (eaux goitrigènes), qui exercent une action modificatrice sur le métabolisme*.

La distribution géographique des eaux goitrigènes

montre que le district le plus infesté est le massif alpin, puis viennent la chaîne des Pyrénées, les Ardennes, les Vosges et le Jura.

Les goitreux qui n'ont jamais habité ces régions (goitres sporadiques) sont peu nombreux. Enfin, parfois on voit de petites épidémies de goitre dans des agglomérations (casernes, lycées).

SIGNES. Le goitre forme au-devant du cou une saillie de volume variable. Si l'hypertrophie est totale, c'est un élargissement en masse de la base du cou. Si elle est partielle, elle forme, au niveau d'un des lobes, une saillie latérale. Au palper, la tumeur, souvent élastique, est parfois très dure ou, au contraire, molle et tremblotante.

Le goitre ne constitue qu'une difformité, mais peut présenter des *complications*. La plus fréquente est la compression de la trachée, d'où oppression continue ou même crises de suffocation. Parfois troubles de la voix, rauque ou voilée, avec quintes de toux. Enfin hémorragies à l'intérieur du goitre, qui devient gros, tendu et douloureux. Rarement inflammation et suppuration.

TRAITEMENT. Éviter les pays à goitre, n'y employer que de l'eau bouillie. Autrefois, traitement par l'iode. Actuellement, médication thyroïdienne (ingestion de glande thyroïde fraîche, en extrait ou tablettes, ou thyroïdine).

Les opérations chirurgicales sont réservées aux cas rebelles et aux complications.

Syndromes d'insuffisance thyroïdienne. — *Myxœdème*. — V. MYXŒDÈME.

***Crétinisme*.** — V. CRÉTINISME.

Petite insuffisance thyroïdienne (hypothyroïdie). — L'hypothyroïdie se manifeste aux différents âges par des petits signes bien étudiés par L. Lévi.

Chez l'*adulte*, on note une tendance à l'obésité, les cheveux sont rares et grisonnent de bonne heure, les sourcils sont peu marqués, surtout à la partie externe ; la taille est petite, le teint cyanosé, les engelures sont fréquentes, la peau est sèche, squameuse, froide.

L'homme présente un affaiblissement de la fonction sexuelle.

La femme a des retards, une insuffisance, une suspension momentanée ou une suppression des règles ; il existe parfois des métrorragies ; la stérilité est fréquente.

Le corps thyroïde est souvent à peine décelable par la vue ou le toucher.

Le *nourrisson* est petit, somnolent, sans vivacité, refroidi ; il tette difficilement ; il a de la difficulté à tenir sa tête, à marcher, à s'asseoir ; on note un retard du système pileux ou de l'évolution dentaire, la voix est faible et enrouée ; retard du langage et de l'intelligence.

L'*enfant* a une taille inférieure à la normale, il est obèse, cheveux frileux, constipé, sans appétit ; la deuxième dentition est retardée, les cheveux sont rares et de mauvais aspect. L'abdomen distendu, les hernies inguinales ou ombilicales sont fréquentes. Ce sont des sujets mous, apathiques, indolents, maladroits, tristes, apprenant mal.

A la *puberté*, on note chez les garçons une cryptorchidie uni- ou bilatérale, de l'insuffisance testiculaire, avec absence des caractères sexuels secondaires. Chez les filles, absence des règles, développement insuffisant du système pileux, des mamelles, de l'appareil génital externe : en somme, un infantilisme.

Le traitement thyroïdien est le test thérapeutique de ces signes, qui doivent disparaître ou du moins s'atténuer sous son influence.

Syndrome d'hyperfonctionnement thyroïdien. — *Hyperthyroïdie*. — Les *adultes* sont ordinairement grands ou élancés, minces, aux sourcils accusés, à la chevelure abondante. L'œil est vif, brillant, parfois en légère exophtalmie, le visage est animé, rose ; la juvénilité persiste assez longtemps, les extrémités sont chaudes, rosées, la peau est congestive, parfois prurigineuse. L'appétit est très marqué, l'intestin fonctionne normalement, parfois il existe des spasmes intestinaux. Le métabolisme* basal est accru. On note parfois des bouffées de chaleur. Les sujets sont nerveux, un peu fébriles dans leurs actes, à pouls rapide, émotifs, parfois angoissés ; les palpitations et les phénomènes congestifs et sécrétoires sont fréquents sous l'influence des émotions, même légères. L'hyperesthésie générale est très marquée. En résumé, il s'agit de sujets exubérants, doués d'une vive intelligence.

Chez l'homme, la fonction génitale est exagérée, le développement pileux du visage et du corps est parfois très marqué.

La femme présente également de l'hypergénitalisme.

Le corps thyroïde est augmenté de volume ; il se congestionne facilement, sa région est hyperesthésiée.

Les *enfants* sont précoces au point de vue de la taille, de l'évolution dentaire, de l'intelligence, de la marche. Ils sont nerveux et émotifs. La nuit, leur sommeil est agité, parfois on note du somnambulisme. Le jour, ils sont turbulents, [illegible], surexcités, coléreux, sujets à des crises de fou rire ou de larmes.

***Goitre exophtalmique ou Maladie de Basedow*.** — Affection caractérisée par l'existence d'un goitre, la saillie des globes oculaires (fig. 867),

FIG. 867. — Goitre exophtalmique.
Publié par [illegible] de la Tourette (Nouv. Icon. Salp.)
Phot. par A. Londe (Collection Charcot).

la fréquence des battements cardiaques et un tremblement particulier.

SIGNES. Le goitre, rarement gros, augmente par poussées successives, pendant lesquelles les troubles circulatoires sont plus marqués.

Les battements cardiaques, très fréquents (100 à 120 par minute, atteignant même 150-180 après des excitations) sont souvent perçus par les malades sous forme de palpitations très pénibles.

La saillie des yeux, brillants et largement ouverts, donne au visage un air un peu égaré, furieux.

Le tremblement, plus marqué au niveau de la tête et des mains, est léger et rapide ; le meilleur moyen de le sentir est de mettre les mains sur les épaules du malade debout ; les jambes sont quelquefois faibles et se dérobent ; crampes, parfois convulsions et paralysies.

Névralgies fréquentes, sensations de chaleur intolérables avec sueurs abondantes. Troubles digestifs, douleurs d'estomac, surtout crises de diarrhée.

Suppression des règles ; insomnie, cauchemars. Enfin, modifications profondes du caractère qui devient agité et irritable, parfois délire.

Les troubles génitaux sont constants (frigidité, impuissance chez l'homme, aménorrhée chez la femme). La fièvre est rare. Le métabolisme* basal est exagéré.

ÉVOLUTION. Rarement aiguë, souvent très capricieuse, par poussées successives. L'état général est longtemps conservé, avec des périodes d'amaigrissement. La guérison est fréquente ; mais parfois les troubles peuvent amener un dépérissement extrême (cachexie basedowienne) et le malade peut également mourir de tuberculose pulmonaire ou d'accidents cardiaques (tachycardie paroxystique).

CAUSES. La maladie de Basedow peut être la séquelle d'une maladie infectieuse, d'une thyroïdite aiguë (fièvre typhoïde, oreillons, rhumatisme articulaire aigu) ou chronique (syphilis, tuberculose).

Parfois elle est apparue à la suite d'un traumatisme crânien (chute sur la tête) ou après des émotions vives, chagrins répétés ou prolongés. Dans certains cas, on voit survenir des signes de basedowisme chez des malades déjà porteurs de goitre simple : ce sont les *goitres basedowifiés*.

L'ingestion en quantité excessive du corps thyroïde, une opothérapie thyroïdienne trop prolongée peuvent également causer un syndrome basedowien passager.

La cause intime de la maladie de Basedow est encore discutée. À côté de la théorie nerveuse par excitation du sympathique, prennent place les théories thyroïdiennes ; mais tandis que les uns attribuent la maladie de Basedow à une hyperthyroïdie, d'autres pensent qu'il s'agit d'une perversion de la sécrétion thyroïdienne (dysthyroïdie).

TRAITEMENT : I. HYGIÉNIQUE. Repos absolu au lit en cas de crise. Calme ou isolement. Suralimentation modérée, hydrothérapie prudente.

II. MÉDICAMENTEUX. Inconstant : quinine, 1 gr. à 1 gr. 50 par jour ; salicylate de soude, 2 à 4 gr. par jour ; digitaline (V gouttes par jour) contre la tachycardie. Cacodylate de soude, 1 gr. en injections quotidiennes.

Se méfier de l'iode et des iodures qui aggravent plutôt les troubles chez les basedowiens, au contraire de ce qui se passe chez les goitreux simples.

III. OPOTHÉRAPIQUE. *Hémato-éthyroïdine* (sang total de cheval éthyroïdé) : 1 cuillerée à café à chaque repas (3 fois par jour) par périodes de 10 jours coupées de 5 jours de repos ; 2 cuillerées à café à chaque repas le 2e mois, et 3 le 3e mois. Si on n'obtient rien, ne pas insister.

Associer à cette médication l'extrait d'*hypophyse* : injecter une ampoule d'extrait de lobe postérieur (*rétropituitrine*) 2 à 3 fois par semaine.

Suivant les cas, *opothérapie ovarienne, testiculaire, surrénale, thymique*.

IV. RADIOTHÉRAPIQUE. Prudent.

V. CHIRURGICAL. Ablation des trois quarts de la glande thyroïde. Résection du sympathique.

Thyroïde (Médicament). → EMPLOI THÉRAPEUTIQUE. Glande fraîche de mouton ou plutôt glande desséchée. V. OPOTHÉRAPIE.

Thyroïdisme. — Intoxication par le traitement. La médication thyroïdienne doit être surveillée de très près, car son activité est très grande. La saturation de l'organisme se manifeste par l'accélération du pouls (130-160), la perte d'appétit, de la courbature et des douleurs dans les lombes, des vertiges, de l'insomnie, des maux de tête, de l'agitation et, dans les cas graves, une crise d'épilepsie avec perte de connaissance.

Thyroïdine. — Extrait glycériné de glande fraîche représentant environ 7 fois son poids de ces glandes. — DOSE. 3 à 5 centigr. Ce médicament qui, suivant l'ancienneté de sa préparation, peut être plus ou moins actif, est à surveiller encore davantage que la glande thyroïde elle-même.

Thyroïodine et Iodothyrine. — Produit extrait de la glande thyroïde et contenant beaucoup d'iode. Elle est employée dans les mêmes maladies que la thyroïdine et peut présenter les mêmes dangers.

Hémato-éthyroïdine. — V. plus haut.

Thyroïdectomie (du gr. *thureos*, bouclier, et *ektomê*, ablation). — Extirpation de la glande thyroïde.

Tibia (du lat. *tibia*, flûte). — Le plus volumineux des deux os de la jambe. (V. *fig.* à CORPS et à JAMBE.) Pour les fractures, V. FRACTURE de jambe.

Tibia en lame de sabre. — Tibia aplati transversalement qu'on observe chez les hérédo-syphilitiques.

Tibio-tarsienne (Articulation). — Articulation de la cheville (*fig.* 868).

Elle constitue une sorte de charnière composée, en haut, de l'extrémité inférieure du tibia et du péroné

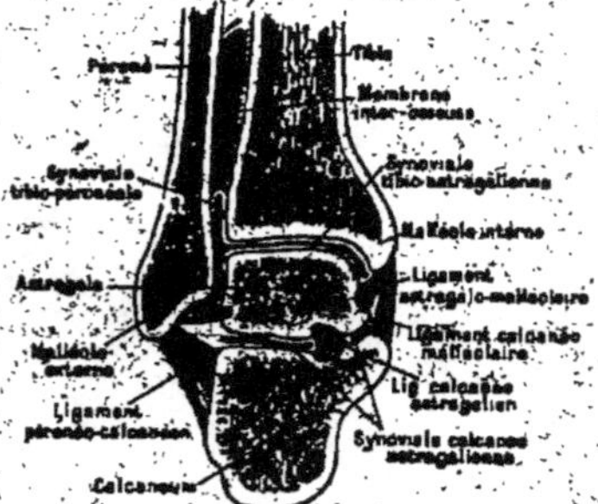

FIG. 868. — Coupe de l'articulation tibio-tarsienne.

et, en bas, des faces supérieure et latérale de l'astragale, maintenues en rapport par : 1° le *ligament latéral interne*, qui va de la malléole interne à l'astragale, au calcanéum et au scaphoïde ; 2° trois *ligaments externes*, qui partent de la malléole externe pour se fixer au calcanéum et à l'astragale.

Les mouvements les plus importants sont la flexion et l'extension.

Tic. — Mouvement brusque, spasmodique, qui se répète en l'absence de tout but fonctionnel, en dehors de la volonté ou même malgré elle.

Fréquent dans la plupart des maladies mentales, le tic peut être : soit une simple impulsion psychique (obsession du mouvement) ; soit une impulsion psy-

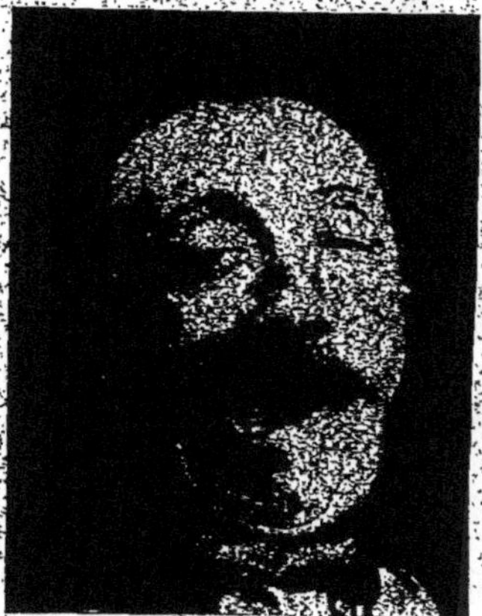

FIG. 869. — Hémispasme de la face avec saillie de la langue.

cho-motrice consciente, mais non obsédante ; soit enfin une impulsion motrice pure.

Les tics sont dus encore : 1° à des *irritations locales* : gerçures, fissures des lèvres, eczéma de la face, troubles de la dentition (tics de la bouche), rhumes de cerveau répétés (tics du nez), chicot dentaire (tic de la langue) ; 2° au port d'une coiffure ne tenant pas sur la tête (tic du hochement de la tête), du col trop étroit, d'un vêtement trop serré.

SIGNES. Le tic n'est jamais comme le spasme tout à fait identique à lui-même d'un moment à l'autre. Il atteint quelquefois un seul muscle, mais le plus souvent un groupe associé pour un acte donné.

La rapidité et l'intensité des contractions est très variable, de même que la durée des interruptions, mais celles-ci existent toujours et sont d'autant plus prolongées que l'accès a été plus long et violent. Son intensité est particulièrement grande lorsqu'il a été retardé par la volonté.

Le plus ordinairement le tic a le caractère convulsif, mais il peut prendre celui d'une contracture.

Il n'y a pas de troubles de la sensibilité, mais les tiqueurs, en leur qualité d'émotifs, rougissent facilement et la crainte de cette rougeur peut être l'origine elle-même d'un tic.

Les procédés qu'ils emploient pour dissimuler leur maladie les entraînent à des gestes bizarres que la répétition transforme aussi en tics.

Ce sont des déséquilibrés, des instables de la volonté, présentant de l'infantilisme mental : par suite ils sont timides, versatiles, impatients, coléreux, prédisposés aux idées fixes, aux impulsions et aux obsessions, au doute.

Les tics ont pour siège ordinaire la *tête* et le *cou*, et il est rare, lorsqu'un tic se produit sur un point du corps, qu'il ne s'accompagne pas de grimaces ; les plus fréquents pour la *face* consistent dans la *fermeture des paupières répétée* plusieurs fois de suite (*nictitation*), ou, au contraire, *écarquillements* répétés des paupières ; certains strabismes enfantins sont des tics ; puis les *contractions de la bouche* et de ses annexes (ouverture et fermeture brusque, rire spécial, sifflement [pff !], faux crachotements, mouvements des lèvres en dehors, succion, moue, pincement et mordillement des lèvres, projection de la langue en dehors (*fig.* 869), claquement brusque et grincement des dents, renflement).

Ces mouvements peuvent être localisés à un seul côté du visage et être isolés, mais souvent ils sont associés à d'autres ; malgré cela, certains prédominent en général sur une des moitiés de la face.

Les émotions, les ennuis, les contrariétés, les spectacles inattendus, le contact inopiné d'un individu peuvent provoquer des accès violents et plus ou moins prolongés.

Le tic est d'autant plus curable qu'on s'en occupe plus tôt. Chez les vieillards c'est un signe grave.

TRAITEMENT. Immobilisation des mouvements pendant un temps progressivement croissant. Régularisation de tous les gestes en remplaçant les mouvements involontaires incorrects et intempestifs par des mouvements voulus, corrects, opportuns. Utiliser l'aptitude naturelle à exécuter des mouvements symétriques des deux côtés du corps et à faire contrôler les mouvements par le malade lui-même se regardant dans un miroir.

L'éducation de la volonté joue un rôle prédominant (V. PSYCHOTHÉRAPIE). L'isolement et l'alitement sont nécessaires dans certains cas.

Le massage, la mécanothérapie, les douches tièdes, l'électricité (cette dernière à dose simplement mentale) peuvent aider le traitement. Il en est de même du chloral, du bromure de potassium, des opiacés.

Tilleul (*fig.* 870). — Plante de la famille des Tiliacées.

Les fleurs sont employées comme calmant, anti-

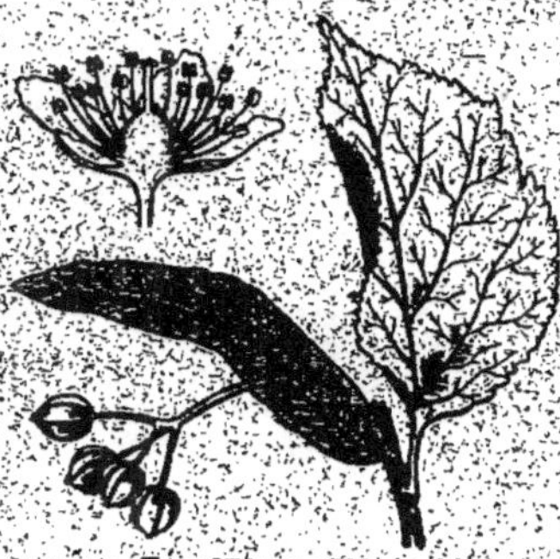

FIG. 870. — Tilleul.

spasmodique et sudorifique sous forme d'infusion (1 gr. par litre), de bain (500 gr.). V. suite ANTI-SPASMODIQUES.

Tinette. — V. VIDANGES.

Tintement. — V. BOURDONNEMENTS.

Tique commune ou **Tiquet** (Syn. : ixode). — Petit acare (*fig.* 871) de forme ovale, rouge jaunâtre, qui s'attache au corps et surtout aux oreilles des chiens, des bœufs et qui saute quelquefois sur les enfants en bas âge.

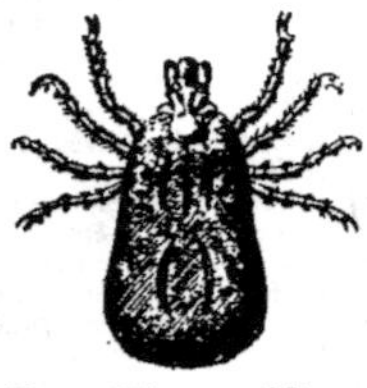

FIG. 871. — Tique du chien gorgée de sang (très grossie).

Il se tient sur les plantes et attend au passage les animaux pour se jeter sur eux. Son ventre peut prendre un volume décuple de la normale.

On est exposé à rencontrer cet hôte incommode dans les bois de pins.

Il s'attache si fortement, par ses crochets, à la peau qu'il suce, que, si l'on essaye de l'arracher, sa tête reste souvent dans la plaie, et alors l'inflammation est plus vive et plus persistante.

Pour le faire tomber en entier, il suffit de le toucher avec une goutte d'essence de térébenthine, de benzine, ou encore d'huile éthérée.

Le tiquet trouve une victime toute préparée, et incapable de raconter son mal, dans les très jeunes enfants, qui souvent en rapportent plusieurs, collés à leur peau après une promenade dans les bois, pendant l'été, quand une grande partie de leur corps est laissée à nu. Les mères devront à l'occasion se souvenir de ce fait. Elles mettront fin ainsi à des cris et à des plaintes dont elles cherchaient toute autre part la cause.

Tirage. — Bruit causé par une inspiration prolongée et difficile qu'on note dans les obstructions du larynx et de la trachée (diphtérie).

Tisane (du gr. *ptisané*, orge mondé, tisane employée chez les anciens). — Boisson produite par la dissolution des principes médicamenteux de portions de plantes (feuille, fleur, tige, racine), soit dans l'eau froide (macération), soit dans l'eau chaude (infusion, décoction).

Les principales tisanes sont adoucissantes ou calmantes, amères ou apéritives, antispasmodiques, astringentes, dépuratives, digestives et stomachiques, diurétiques, laxatives, pectorales, rafraîchissantes, sudorifiques.

Titillation de la luette. — Chatouillement de la luette avec l'extrémité d'un doigt ou une plume, de façon à provoquer le vomissement.

Toilette.

Toilette de la femme. — Lotions et injections aseptiques ou antiseptiques faites dans les parties féminines après un accouchement. Les solutions les plus employées sont celles d'eau boriquée et d'eau bouillie ou les solutions de liqueur de Labarraque.

Toilette chez l'enfant. — Les soins de toilette ne doivent jamais être négligés chez l'enfant, car ils importent à sa santé. On voit trop d'enfants malpropres et mal tenus, la tête couverte de crasse et de poux.

La première toilette sera faite dès la naissance : nettoyage des yeux, grand bain.

Plus tard, il faut changer l'enfant aussi souvent qu'il se mouille et avoir toujours sous la main des couches sèches, qu'on fait chauffer devant le feu en hiver.

On lavera et on brossera avec une brosse fine, tous les jours, la tête de l'enfant. Si la crasse résiste aux lavages d'eau tiède, on ajoutera un peu de savon ou de vaseline.

Les yeux et les oreilles seront soigneusement nettoyés. Quand les enfants ne prendront pas de bains, on leur fera, tous les matins, des lotions tièdes sur tout le corps, dans tous les plis ; après essuyage, on saupoudrera de talc.

Quand les enfants sont plus grands, il devient nécessaire de leur brosser les dents avec une brosse dure, chargée de poudre dentifrice.

On veillera aussi à la propreté des ongles.

Les cheveux seront peignés au peigne fin et brossés.

Quand l'enfant est malade, quelle que soit la gravité de son état, on redoublera de soins de propreté. Les bains tièdes peuvent toujours être donnés sans inconvénients ; on changera les draps et le linge de corps aussi souvent que cela est nécessaire. On nettoiera fréquemment à l'eau tiède le visage, les mains, les parties génitales. On ne négligera pas les soins de la bouche, de la gorge et du nez (Comby).

Tolérance. — Certains médicaments sont progressivement supportés à doses croissantes qui, données dès le début, provoqueraient l'empoisonnement.

Tolu. — Résine extraite du *Balsamodendron**, utilisée comme stimulant, pectoral, diurétique.

On l'emploie surtout sous forme de sirop (20 à 60 gr.), d'émulsion ou de looch (2 p. 100).

Tomate. — Ce fruit, employé comme légume, contient une quantité faible d'acide oxalique. Les goutteux et les graveleux peuvent donc en manger sans inconvénient.

Toniques (du gr. *tonos*, tension). — Médication qui accroît la vitalité, la force de l'individu, en activant la respiration et la circulation, l'assimilation nutritive.

Elle est : 1° *hygiénique* (viande rouge, viande crue, jus de viande, hydrothérapie, exercice progressif au grand air) ; 2° *thérapeutique* (fer, quinquina, phosphate de chaux, coca, kola, arsenic).

Tonkin. — La température varie entre 18° (novembre) et 7° (mars) pendant la saison fraîche, qu'il convient de choisir pour l'arrivée ; elle atteint 32° à 37° dans la saison chaude et humide (mai-septembre). Les deux maladies principales sont le paludisme et le choléra ; ce dernier atteint surtout les indigènes.

Tonsilles. — Syn. de *amygdales*.

Tonus (tonicité). — Contractilité propre aux tissus musculaires des divers organes sous la dépendance du système nerveux.

Tophus (du gr. *tophos*, pierre poreuse). — Dépôt dur de substances minérales (urate de soude) aux environs d'une articulation.

Il se produit habituellement près de l'articulation du premier métatarsien avec le gros orteil chez les goutteux, ou au niveau de l'oreille (*fig.* 872).

Topiques (du gr. *topos*, lieu). — Médicaments externes : cataplasme, emplâtre, onguent, vésicatoire.

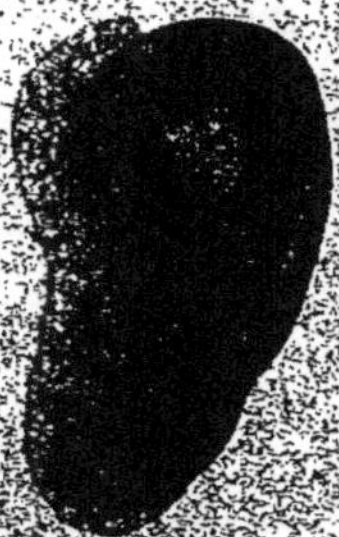

FIG. 872. — Tophus.

Tormentille. — La souche de cette Rosacée est employée, comme astringent, sous forme de décoction (10 à 20 gr. par litre).

Torpeur. — Engourdissement rendant insensible.

Torticolis (du lat. *tortum collum*, cou tordu). — Syndrome aigu ou chronique caractérisé par une inclinaison de la tête sur le cou, vicieuse et involontaire, permanente ou intermittente, en général douloureuse, et s'accompagnant parfois de contractions toniques, cloniques ou tonico-cloniques. Les causes en sont multiples : musculaires, osseuses, nerveuses, psychiques.

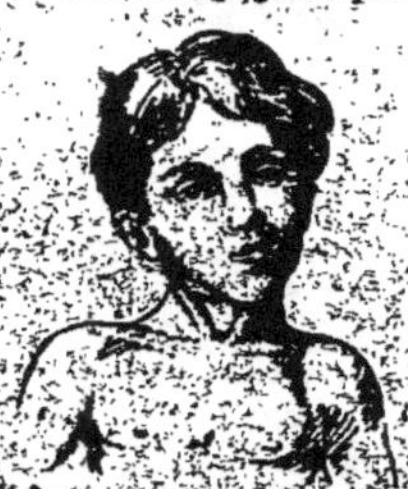

FIG. 873. — Torticolis par contracture du sterno-mastoïdien droit.

SIGNES. Dans sa forme la plus banale, le torticolis du sterno-cléido-mastoïdien (*fig.* 873), quatre signes attirent surtout l'attention.

L'attitude vicieuse de la tête plus ou moins impossible à corriger. La tête est en flexion, à droite de plus souvent, inclinée sur l'épaule droite, le menton dirigé vers l'épaule gauche.

Si on essaie de corriger la position vicieuse, on sent une *corde* dure et rigide, faisant une saillie notable à l'extérieur, très accessible à la palpation, causée par le muscle sterno-cléido-mastoïdien.

L'inclinaison anormale du cou entraîne des déformations secondaires du rachis par compensation et détermine une *scoliose* à concavité droite pour la partie supérieure et gauche pour la partie inférieure. D'autre part, l'épaule droite est attirée en haut par le muscle rétracté et l'épaule gauche s'abaisse. Même on peut voir la moitié droite du thorax se projeter en avant et la moitié gauche en arrière.

On note, en général, une *absence de douleur* dans tous les mouvements actifs ou passifs.

TRAITEMENT : I. MÉDICAL. *Antispasmodiques* : hyoscine, hyoscyamine, bromhydrate de scopolamine ou de cicutine, morphine, belladone, chloral, gardénal, chlorure de calcium.

Agents physiques : massages, électrothérapie, mécanothérapie, hydro et héliothérapie.

Enfin pour lutter contre la cause la fréquente, le rhumatisme, on pourra essayer le salicylate, le soufre, les bains thermo-lumineux, la radiothérapie. Cure thermale : Lamalou.

II. CHIRURGICAL. Ténotomie et port d'un appareil orthopédique (*fig.* 874), surtout pour les torticolis par rétraction, ou bien libération des tissus fibreux et des adhérences. En cas de torticolis spasmodique, suppression du nerf spinal par pincement, torsion, section ou arrachement. Cette méthode a donné des résultats intéressants.

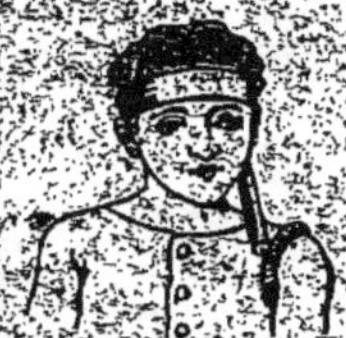

FIG. 874. — Torticolis. Appareil du Pr Kirmisson.

III. PSYCHOTHÉRAPIE.

Tourbe. — Substance provenant de l'accumulation et de la décomposition de certaines plantes (notamment des conferves et des sphaignes) dans de l'eau stagnante ou lentement renouvelée.

Une variété de tourbe, dite « tourbe jaune », contient des fibres propres à faire des tissus. Cette tourbe est très *poreuse*, ce qui lui permet d'absorber beaucoup de gaz et de liquide ; très *compressible*, très *élastique*, *imputrescible* et *aseptique*. Ces diverses qualités la font employer pour fabriquer des vêtements destinés notamment à remplacer les gilets de flanelle, et aussi comme hémostatique et mode de pansement (ouate et gaze de tourbe).

Toux (du lat. *tussis*). — Acte réflexe consistant en une secousse expiratoire brusque qui a pour but de rejeter les produits étrangers que peut renfermer l'arbre respiratoire. Son point de départ siège surtout au niveau du nerf laryngé supérieur.

La toux peut présenter diverses variétés :

Toux banales. — *Toux sèche.* Une toux brève et superficielle s'observe au début des affections respiratoires, tuberculose, pleurésie, dans les lésions nasales, laryngées, chez les névropathes, dans certaines affections abdominales.

Toux grasse. Elle s'accompagne d'une expectoration abondante, et s'observe dans les bronchites et la période de maturité.

Toux rauque dans les laryngites et les trachéobronchites.

Toux quinteuse, composée par une seule inspiration d'une série de secousses expiratoires ; elle existe en cas de pénétration de particules alimentaires ou de corps étrangers dans le larynx, après la thoracentèse.

Toux caractéristiques. — *Toux de la coqueluche*, formée d'une série de saccades expiratoires, régulières et prolongées, terminée par une inspiration sifflante et bruyante, analogue au chant du coq (reprise), puis nouvelle série de saccades expiratoires, et ainsi de suite, quatre à cinq fois. Elle s'accompagne souvent de vomissements.

Toux coqueluchoïde, voisine de la précédente, mais les secousses expiratoires sont moins régulières, et la reprise n'est pas sifflante. Elle s'observe en cas de compression médiastinale du nerf récurrent ou du pneumogastrique : chez l'enfant, il s'agit habituellement d'une adénopathie trachéo-bronchique.

Toux de compression, explosible, profonde et creuse, à timbre caverneux ; elle existe en cas de compression trachéale ou bronchique (tumeur du médiastin, anévrisme de l'aorte).

Toux émétisante des tuberculeux : le malade tousse parce qu'il a mangé et vomit parce qu'il a toussé.

Toux éteinte, voilée, dans le croup chez l'enfant et dans les laryngites intenses ou ulcéreuses de l'adulte.

Toux hystérique, sèche, bruyante, survenant par accès, à intervalles égaux ; elle ne s'accompagne d'aucune dyspnée et cesse pendant le sommeil ; elle peut coexister avec des crises nerveuses.

TRAITEMENT : I. CAUSAL. Traiter l'affection du nez, de la gorge, de l'oreille, des bronches, des poumons, des organes abdominaux. V. TUBERCULOSE, COQUELUCHE, ADÉNOPATHIE TRACHÉO-BRONCHIQUE.

II. SYMPTOMATIQUE. A l'*extérieur* : inhalations avec la teinture de benjoin et d'eucalyptus, cataplasmes sinapisés, compresses humides sur les régions antérieures du thorax et du cou.

A l'*intérieur* : préparations opiacées, belladonées, aconit, antipyrine, valériane, æthone. V. ces mots.

Toxalbumine. — Matière albuminoïde toxique, extraite notamment des bactéries.

Toxémie (du gr. *toxon*, poison, et *aima*, sang). — Présence d'une substance toxique dans le sang.

Toxines (du gr. *toxon*, poison). — Poisons solubles sécrétés par les champignons, les microbes et les protozoaires et qu'on recueille par filtration des bouillons de culture (*exotoxine*) ou en broyant les bacilles avec des substances inertes (*endotoxine*).

Ce sont des substances albuminoïdes (*toxalbumine*) assez analogues à des ferments, actives à dose très faible, détruites par la chaleur, associées souvent à une quantité déterminée d'une substance antagoniste, l'*antitoxine*.

Toxiques. — Substances qui, introduites (*toxiques exogènes*) ou formées dans l'organisme (*toxiques endogènes*), sont capables de troubler ou d'abolir la vie des éléments anatomiques, en modifiant, directement ou indirectement, le milieu liquide qui les contient.

Législation concernant les substances toxiques. — Les scandales, toujours plus nombreux, auxquels donnent lieu l'usage des substances toxiques et des stupéfiants, et l'insuffisance de la loi du 29 octobre 1846 pour la répression de ces abus, ont amené le législateur à édicter des mesures spéciales et à voter, le *12 juillet* 1916, une loi dont les principaux détails d'exécution sont fixés par *décret ministériel en date du 14 septembre* 1916.

ART. 2. — Seront punis d'un emprisonnement de trois mois à deux ans et d'une amende de mille à dix mille francs (1 000 à 10 000 fr.) ou de l'une de ces deux peines seulement ceux qui auront contrevenu aux dispositions de ces règlements concernant les stupéfiants tels que : opium brut et officinal, extraits d'opium ; morphine et autres alcaloïdes de l'opium (à l'exception de la codéine), de leurs sels et de leurs dérivés ; cocaïne, ses sels et ses dérivés ; haschisch et ses préparations.

Seront punis des mêmes peines ceux qui auront usé en société desdites substances ou en auront facilité à autrui l'usage à titre onéreux ou à titre gratuit, soit en procurant dans ce but un local, soit par tout autre moyen.

Trachéal. — Qui a trait à la trachée.

Injections trachéales. — Injections faites à l'intérieur de la trachée, soit pour faire un pansement local, soit pour introduire dans le poumon une substance médicamenteuse.

L'injection peut être pratiquée par les voies naturelles

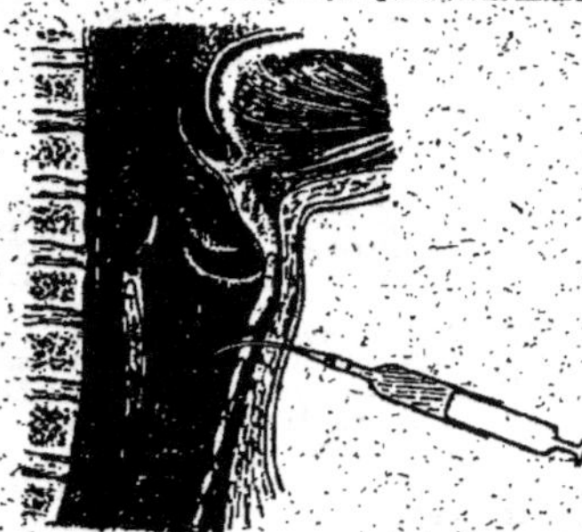

FIG. 875. — Injection trachéale (Rosenthal).

(à travers la glotte) ou en passant entre le cartilage cricoïde et le cartilage thyroïde à travers la peau (*fig.* 875).

INDICATIONS. *Laryngites* aiguës ou chroniques : injections d'huile goménolée ou eucalyptolée à 5 p. 100, d'huile résorcinée à 1 p. 100.

Affections broncho-pulmonaires (tuberculose, bronchites chroniques, suppuration ou infections broncho-pulmonaires, gangrène) : injections quotidiennes de 20 cm³ d'huile créosotée à 2 p. 100, gaïacolée ou eucalyptolée. On peut aussi injecter par voie intra-trachéale du lipiodol* dans un but thérapeutique ou diagnostique.

Trachée-artère. — Canal de l'air commençant au larynx et se divisant pour former les deux *bronches* (*fig.* 876).

Elle est constituée par la superposition d'anneaux cartilagineux en fer à cheval ouverts en arrière, où ils sont remplacés par des fibres lisses que peuvent comprimer légèrement les aliments trop volumineux passant dans l'œsophage (sensation d'étouffement).

L'intérieur de la trachée est tapissé de cils vibratiles qui repoussent de bas en haut les sécrétions (crachats).

Corps étrangers. — Solides le plus souvent, ayant pénétré : 1° par les *voies naturelles* (bouche ou nez) : noyaux ou pépins de fruits, grains de blé ou de café, haricots ou lentilles, brins de paille, fragments de verre, de porcelaine ou de fer, épingles, aiguilles, arêtes de poisson, plumes ; 2° par les *voies artificielles*, très rares, canules trachéales, corps pointus pénétrant de l'œsophage dans les bronches.

CAUSES PRÉDISPOSANTES. Enfant et vieillard, lésion du pharynx, sommeil, aspiration brusque volontaire ou involontaire, au cours du rire et du bâillement, au cours de jeux* d'enfants.

SIGNES. Toux convulsive, suffocation, tenace de la voix.

COMPLICATIONS. Abcès et œdème du larynx, bronchite chronique, emphysème pulmonaire, pneumonie, gangrène et hémorragie pulmonaires.

TRAITEMENT. Essayer l'expulsion spontanée en renversant le sujet la tête en bas, mais les chances sont faibles et il n'y a pas lieu d'insister ; si la gêne respiratoire est forte, la trachéotomie s'impose. L'accès de suffocation et la gêne respiratoire ultérieure sont proportionnés au volume de l'objet et à sa mobilité.

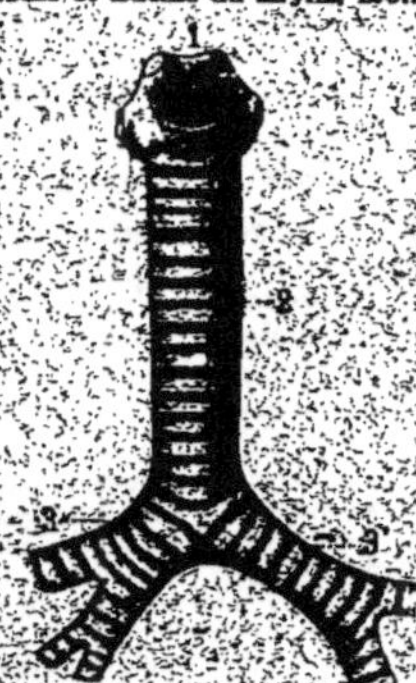

FIG. 876. — Trachée.

1. Cartilage cricoïde et entrée de la trachée ; 2. Trachée ; 3, 3'. Grosses bronches.

La *bronchoscopie* (V. ŒSOPHAGOSCOPIE) peut rendre les plus grands services en permettant l'extraction du corps étranger, mais ne peut être exécutée que par un spécialiste expérimenté.

Trachéite. — Inflammation de la trachée. V. BRONCHITE.

Trachéotomie (du gr. *trachea*, trachée, et *tomê*, section). — Opération qui consiste à faire une boutonnière dans la partie supérieure de la trachée, au-dessous du larynx, de façon à permettre par cette voie la respiration qui ne peut s'effectuer normalement par suite de l'existence d'un obstacle (fausses membranes de la diphtérie, tumeur). On introduit dans l'ouverture une canule en argent (*fig.* 877) par laquelle l'air entre et sort.

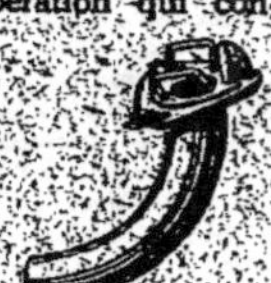

FIG. 877. Canule trachéale.

Trachome (du gr. *trachus*, raboteux). — Synonyme de conjonctivite granuleuse. V. ŒIL (maladies).

Tractions rythmées de la langue. V. à ASPHYXIE.

Tragus. — Saillie placée en dehors et en avant de l'orifice auditif externe.

Transfusion du sang. — Opération qui a pour but de faire passer le sang provenant de l'artère d'une personne bien portante (*donneur*) dans la veine d'une personne anémiée, intoxiquée ou affaiblie par une perte de sang considérable (*récepteur* ou *receveur*).

Technique. — Toutes les techniques préconisées tendent au même but : *empêcher la coagulation* qui fut pendant longtemps la pierre d'achoppement de la

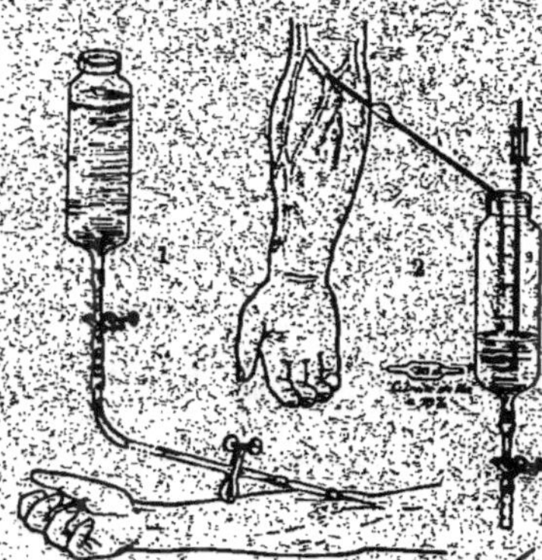

FIG. 878. — Transfusion du sang citraté, méthode de Bécart.

transfusion. Mais, pour y parvenir, deux grandes méthodes sont en présence. Dans l'une, on cherche à infuser au blessé le sang intégral du donneur, en luttant de vitesse avec la coagulation par des perfectionnements techniques. Dans l'autre, on cherche à modi-

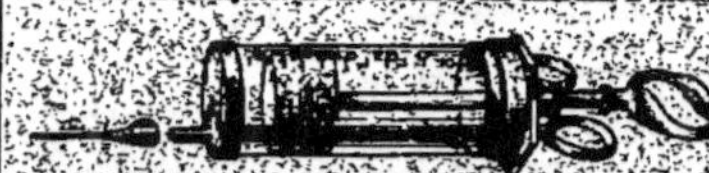

FIG. 879. — Seringue de Weil.

fier la composition du sang en le rendant incoagulable par l'adjonction d'une substance appropriée.

Transfusion directe. — Les premiers opérateurs, gênés par le phénomène de coagulation du sang hors des vaisseaux du corps, se virent dans l'obligation de recourir à la *transfusion directe*, par laquelle le sang passe directement de l'artère du donneur dans la veine du récepteur. Ce procédé n'a plus guère qu'un intérêt historique, car il offre de grandes difficultés techniques ; il ne permet pas de mesurer en quantité le sang transfusé et il inflige au donneur un dommage trop important, puisque son artère radiale doit être dénudée, faire l'objet d'une incision assez large et finalement doit être liée après l'opération.

En outre, l'intervention est délicate et constitue une véritable opération que bien souvent les sujets qui ont besoin d'une transfusion ne peuvent subir sans danger.

Transfusion indirecte. — Aujourd'hui on a trouvé le moyen de procéder à la *transfusion indirecte*, c'est-à-dire de recueillir le sang du donneur obtenu par simple ponction veineuse, dans un vase, à l'empêcher de se coaguler par un procédé chimique (citrate de soude, sérum glucosé, arsénobenzène [*fig.* 878, 1 et 2]), ou un artifice physique (récipients paraffinés), et à le réinjecter ensuite dans la veine du malade, comme s'il s'agissait d'une simple injection de sérum intraveineux.

C'est le *citrate de soude* qui est employé par la majorité des chirurgiens. Le sang citraté à 2, 3 p. 1000 est un sang normal, stabilisé, mais non décalcifié. Son incoagubilité résulte de la désionisation du calcium.

Lieu de l'injection. — *Chez l'adulte.* L'injection du sang se fait le plus habituellement dans une des veines du pli du coude à l'aide d'une seringue (*fig.* 879).

Chez le jeune enfant. L'injection se pratique à petites doses dans les veines du crâne (veines épicraniennes ou sinus longitudinal, en passant à travers la grande fontanelle).

Dangers et accidents. — Les *dangers* se résument dans la transmission d'une maladie comme la syphilis, la tuberculose, le paludisme.

Les *accidents* sont d'ordre *mécanique* (pénétration de l'air dans les veines, dilatation aiguë du cœur), d'ordre *anaphylactique* (très rares), d'ordre *humoral*. De beaucoup les plus importants, ces derniers résultent soit de l'incompatibilité sanguine (action agglutinante et hémolytique d'un sang sur un autre), soit de différences humorales inappréciables *in vitro* et susceptibles d'occasionner de petits accidents colloïdoclasiques.

Seule l'*incompatibilité sanguine* entraîne des accidents susceptibles d'occasionner la mort, soit immédiatement, soit secondairement. Les « antipathies » humorales ne déterminent au contraire que des accidents tardifs légers.

INDICATIONS. Grandes hémorragies, shock, soins pré et post opératoires; intoxication (champignons, oxyde de carbone, gaz d'éclairage); urémie, éclampsie puerpérale, affections hémorragipares (hémophilie), grandes anémies.

Translumination. — Procédé pour connaître l'état des sinus de la face.

Dans une pièce obscure, on place dans la bouche du malade une petite lampe électrique sur laquelle il referme ses lèvres. Le sinus maxillaire intact s'éclaire, celui qui est rempli de pus reste sombre. En outre le malade, les paupières fermées, a du côté sain une perception lumineuse qui n'existe pas du côté malade.

Pour le sinus frontal, on place la lampe au niveau de l'angle interne de l'œil et le même phénomène de transparence se produit du côté sain.

Trapèze. — Muscle du dos.

Il s'insère d'un côté à la ligne courbe supérieure de l'occipital, au ligament cervical postérieur, aux apophyses de la septième vertèbre cervicale et des 10 premières vertèbres dorsales; de l'autre, à l'épine de l'omoplate, à l'acromion et au bord postérieur de la clavicule.

Le trapèze tire l'omoplate en arrière et rapproche de la ligne médiane le bord interne de cet os.

Trapèze et Trapézoïde. — Ces deux os font partie du carpe*.

Traumaticine (du gr. *trauma*, plaie). — Solution à 1/10 de gutta-percha dans du chloroforme qui, par évaporation du chloroforme, laisse une pellicule mince protectrice.

Utilisée dans les maladies de peau et, comme le collodion, sur les écorchures et les brûlures.

On peut lui incorporer des substances actives, comme l'acide chrysophanique. Cette traumaticine chrysophanique est employée en badigeonnage contre le psoriasis.

Traumatisme (du gr. *trauma*, blessure). — Blessure.

Traumatol (iodocrésyl). — Poudre fine, rouge violet, inodore, inaltérable, succédané de l'iodoforme* contenant plus de moitié d'iode.

Travail (Accidents du). — V. ACCIDENT.

Tremblement. — Oscillations involontaires, uniformes, rythmiques et de peu d'étendue de la tête, d'un ou plusieurs membres, ou même du corps tout entier, rendant difficile, sinon impossible, l'exécution de mouvements volontaires.

Le tremblement peut être transitoire ou continu. Les oscillations varient entre 4 à 5 et 8 à 9 par seconde. Elles peuvent se produire pendant le repos ou seulement pendant les mouvements ou dans les deux cas.

CAUSES. Les tremblements peuvent s'observer sous l'influence de phénomènes physiologiques (émotions, froid) ou plus souvent au cours de maladies diverses.

Affections nerveuses. — Dans la *paralysie agitante*, le tremblement est uni, puis bilatéral, surtout marqué aux membres supérieurs; le pouce se met sur la face externe de l'index, comme dans l'acte de rouler une cigarette. Ce tremblement existe au repos, s'exagère avant le mouvement et disparaît pendant son exécution.

Dans la *sclérose en plaques*, le tremblement est intentionnel et se manifeste par des oscillations progressivement croissantes à l'approche du but.

La *maladie de Friedreich* s'accompagne également d'un tremblement intentionnel compliqué d'ataxie.

Dans la *paralysie générale*, on note un tremblement rapide, généralisé, mais de faible amplitude et surtout appréciable à la langue et aux lèvres.

Le *goitre exophtalmique* comporte un tremblement constitué par de petites oscillations rapides, très visibles aux extrémités.

Dans les *névroses*, l'*hystérie* peut simuler tous les tremblements; les *neurasthéniques*, les *épileptiques*, les *hémiplégiques* présentent parfois du tremblement.

Intoxications et infections. — Le tremblement *alcoolique* est surtout visible au niveau des doigts écartés, agités de secousses brèves et rapides.

Le *tremblement mercuriel* ressemble au précédent, mais est parfois intentionnel. Dans l'intoxication par le plomb, le tabac, la morphine, le thé, le café, l'arsenic, le sulfure de carbone, dans la fièvre typhoïde, on peut noter un léger tremblement des doigts à petites oscillations.

Tremblement sénile et héréditaire. — Les vieillards ont souvent un tremblement à oscillations lentes de la tête, des lèvres et des membres supérieurs, existant au repos et pendant les mouvements.

Certains sujets dégénérés ou à hérédité névropathique présentent parfois un tremblement analogue, mais d'apparition précoce.

TRAITEMENT : I. CAUSAL. II. SYMPTOMATIQUE. Solanine en granules de 0 gr. 01 (1 à 5 par jour), hyoscine, hyoscyamine 1/2 milligr. Bromure, opium, hypnotiques.

Hydrothérapie tiède, massage, rééducation des mouvements, électricité galvanique (Savy).

Trépan et Trépanation (du gr. *trupanon*, tarière). — Opération qui consiste à faire une ouverture sur la paroi du crâne avec une sorte de vilebrequin appelé *trépan* (*fig.* 880), dans les cas de traumatismes craniens ou de lésions méningées ou cérébrales.

Tréparsol. — V. ARSÉNOBENZÈNES.

Trépidation épileptoïde (du lat. *trepidus,* agité) [Clonus du pied]. — Quand

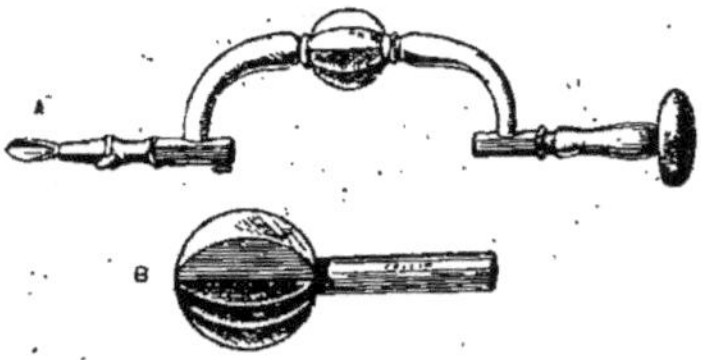

FIG. 880.
A. Trépan à cliquet avec perforateur initial ;
B. Fraise pour suivre la perforation.

on met brusquement le pied en flexion dorsale, la jambe étant un peu fléchie sur la cuisse, on voit une série de secousses rapides de flexion et d'extension se produire au niveau du pied, pendant un certain temps.

Ce phénomène s'observe en cas de dégénérescence de la voie pyramidale de la moelle, dans les paraplégies spasmodiques, l'hémiplégie, etc.

Tréponèmes. — Micro-organismes spiralés, dont certaines espèces sont parasites ou commensales de l'homme.

Le nombre de tours de spires varie suivant l'espèce (3 à 30) ; les tours sont réguliers ou non, serrés ou lâches ; leur extrémité pointue présente parfois un prolongement grêle.

La syphilis, la fièvre récurrente, l'angine de Vincent sont causées par des tréponèmes.

Triceps (du lat. *tres,* trois, et *caput,* tête). — Muscles dont une des extrémités se termine par trois tendons. Ex. : *triceps brachial* ou *huméral,* au bras ; *triceps crural* ou *fémoral,* à la cuisse. V. *fig.,* à CORPS.

Trichiasis (du gr. *thrix, trikhos,* poil). — Maladie des cils qui se dirigent vers le globe oculaire et l'irritent.

Cette déviation peut être partielle ou générale ; elle atteint surtout les cils de la paupière inférieure.
CAUSES. Blépharites. — TRAITEMENT. Celui de la blépharite, puis renversement des cils et extirpation des bulbes des poils ou excision de la peau du bord des paupières. V. ŒIL.

Trichine (du gr. *thrix,* cheveu [*fig.* 881]). — Ver qui provoque une maladie, la *trichinose,* dans l'intestin et les muscles de l'homme.

Ce ver fusiforme est extrêmement petit : sa longueur n'est que de 1 millim. à 1 millim 1/2. La trichine adulte se trouve uniquement dans le tube digestif ; les jeunes, une fois éclos, traversent les parois intestinales, et se rendent dans les muscles, au détriment desquels ils se nourrissent, puis finissent par y entrer en repos. Les trichines s'enroulent sur elles-mêmes, s'entourent d'une sorte de coque et restent immobiles jusqu'à ce que, ayant été avalées par un autre animal, cette coque se détruise. Alors, dans ce nouvel hôte, le développement s'achève et la femelle met au monde son innombrable progéniture, qui se comporte comme nous venons de le dire.

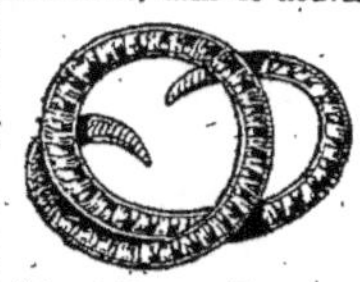

FIG. 881. — Trichine (très grossie).

La trichine a été rencontrée assez fréquemment dans la chair des porcs allemands et américains, rarement chez les nôtres. La salaison et un espace de huit jours depuis la mort de l'animal trichiné suffisent pour détruire les trichines, d'où l'immunité des viandes de porc d'Amérique.

Trichinose. — Affection causée par la trichine (*fig.* 882).

Dans une première période correspondant à la présence de la trichine dans l'intestin, on note des coliques et une diarrhée cholériforme ; puis après l'introduction du parasite dans la circulation, on observe une fièvre continue, des douleurs rhumatoïdes diverses, une tension douloureuse des muscles, une gêne de la mastication, de la déglutition, de la respiration.

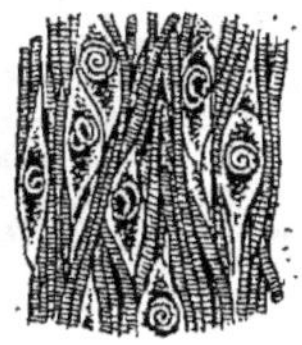

FIG. 882.
Trichines enkystées dans un muscle (très grossies).

Vers la troisième semaine, les larves commencent à s'enkyster dans les muscles, le malade maigrit, la face est souvent œdématiée ainsi que le ventre et les membres. Parfois il existe du prurit, des éruptions miliaires.

La mort survient entre la deuxième et la septième semaine par cachexie ou par complications pulmonaires. La guérison peut cependant s'observer. Le sang présente toujours une éosinophilie notable.

TRAITEMENT. Vermifuges, thymol. Quand les embryons sont fixés dans les muscles, il n'y a rien à faire.

HYGIÈNE PRÉVENTIVE. Il suffit que la viande de porc soit portée à une température de 60° aussi bien au centre qu'à la périphérie. Sa couleur doit être blanche.

Les trichines continuent à vivre dans les viandes putréfiées ; leur ingestion dans cet état peut provoquer la transmission chez les animaux.

Restreindre l'infestation des porcs en faisant la chasse aux rats dans les porcheries ; ne jamais faire manger aux porcs des débris provenant de leurs congénères.

Trichocéphale (du gr. *thrix,* cheveu, et *képhalé,* tête) [*fig.* 883]. — Ver très fin (3 à 4 cent. de long sur 1/10 de millimètre d'épaisseur) qui habite le gros intestin (cæcum et côlon).

Les trichocéphales jouent un rôle dans l'étiologie de la fièvre typhoïde, du choléra, de la dysenterie, de l'appendicite (Metchnikoff, Guiart) en lui permettant l'inoculation des microbes dans la profondeur des tissus.

Ils peuvent aussi occasionner divers troubles : *troubles nerveux* : céphalée, convulsions ; *troubles digestifs :* diarrhée, ténesme, dysenterie; *anémie pernicieuse :* palpitations, vertiges ; le nombre des globules rouges peut tomber à 600 000. Hémorragies parfois mortelles.

TRAITEMENT. Antihelminthiques. Cachets de 1 gr. de thymol 2 à 3 fois par jour pendant 3 ou 4 jours, puis purgation saline. Le malade pendant cette médication ne doit absorber ni alcool, ni vin, ni huile.

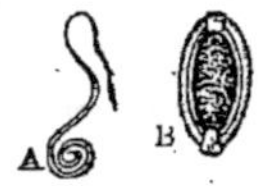

FIG. 883. Trichocéphale.
A. Le ver ; B. Son œuf (très grossi).

Trichophyton (du gr. *thrix*, cheveu, et *phyton*, plante).—Champignon de la teigne tondante. V. TEIGNES.

Trijumeau (Nerf). — Nerf cranien de la cinquième paire se divisant en 3 branches :

Le *nerf ophtalmique*, qui se distribue au front, aux paupières, à la conjonctive; le *nerf maxillaire supérieur*, qui innerve la joue, la lèvre supérieure, les dents, la mâchoire supérieure, et le *nerf maxillaire inférieur*, qui se rend à la langue, au menton et aux dents de la mâchoire inférieure. V. NÉVRALGIE faciale, PARALYSIE du nerf trijumeau.

Trinitrine (nitroglycérine). — Médicament antispasmodique, antinévralgique.

MODE D'EMPLOI ET DOSE. Deux à trois gouttes de la solution à 1 p. 100. On prépare aussi des pastilles de trinitrine.

Trional. — Médicament calmant et somnifère.

Dose ordinaire chez *adulte*, 1 gr. à 1 gr. 50, dans une tasse de tilleul chaud. Repos tous les trois ou quatre jours. Employé dans l'insomnie, notamment celle de la neurasthénie*.

Trioxyméthylène (triformol). — V. DÉSINFECTION par le formol.

Trismus (du gr. *trismos*, grincement). — Contracture de la mâchoire par spasme des muscles masséters.

Il peut se produire à l'occasion de simples douleurs dentaires, d'angine, d'accidents de la dent de sagesse, mais il est parfois un signe de tétanos, d'hystérie, de méningite.

Trocart (*fig.* 884). — Sorte de poinçon

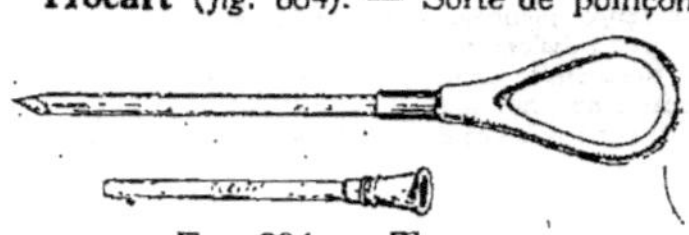

FIG. 884. — Trocart.

cylindrique dont l'extrémité pointue est triangulaire et coupante.

Il est placé dans une canule, dans laquelle il glisse à frottement, et qui pénètre avec lui dans la plaie produite par sa pénétration dans les tissus. On s'en sert pour évacuer le liquide contenu dans une cavité, notamment du liquide d'*ascite*, d'*hydrocèle*.

Trochanter (du gr. *trochaô*, je tourne). — Nom donné à deux saillies du fémur destinées à l'insertion de muscles : *grand* et *petit trochanter*. V. FÉMUR.

Trochlée (du lat. *trochlea*, poulie). — Sorte de poulie formée par la partie inférieure de l'humérus et sur laquelle roule l'extrémité supérieure du cubitus. V. *fig.*, à LUXATION du coude.

Trompe d'Eustache. — Conduit allant du pharynx à la caisse du tympan. V. OREILLE.

Trompes (V. *fig.* à UTÉRUS). — Les *trompes de Fallope* ou *trompes utérines* sont deux conduits placés de chaque côté de l'utérus dans l'aileron supérieur du ligament large.

Transversales, elles s'ouvrent en dedans, au niveau de la corne utérine, et, en dehors, elles sont situées au-dessus de l'ovaire, qu'elles surmontent et auquel elles se lient par une frange du pavillon. Sinueuses et cylindriques en dedans, elles se terminent en dehors par un pavillon élargi autour duquel sont disposées des franges irrégulières, flottantes et dentelées.

L'épithélium de la muqueuse de la trompe se continue en se modifiant progressivement avec l'endothélium péritonéal. Les parois de la trompe sont formées d'une couche séreuse, le péritoine, recouvrant une couche musculaire à fibres longitudinales et circulaires, tapissée d'une muqueuse. Par les trompes, l'ovule passe de l'ovaire dans l'utérus, d'où, s'il n'est pas fécondé, il s'échappe au dehors. C'est par la trompe aussi que la fécondation se fait de l'utérus vers l'ovule, au moment où celui-ci chemine de l'ovaire vers l'utérus, où il s'arrête s'il est fécondé, se développe et constitue l'œuf (fœtus et annexes). Parfois l'ovule est fécondé dans la trompe, ce qui donne naissance à une *grossesse tubaire*, variété la plus fréquente de grossesse extra-utérine.

L'inflammation des trompes porte le nom de *salpingite :* elle existe habituellement avec une inflammation de l'ovaire. V. OVAIRE.

Trophique (du gr. *trophê*, nourriture). — Troubles *trophiques*, troubles de nutrition des tissus.

Trophœdème (du gr. *trophê*, nutrition, et *oidêma*, grossissement). — Maladie caractérisée par un œdème blanc, dur, incolore, occupant de préférence un ou plusieurs segments de l'un ou des deux membres inférieurs, quelquefois aux membres supérieurs, notamment aux mains, parfois au visage (*fig.* 885), et persistant la vie entière, sans préjudice notable pour la santé.

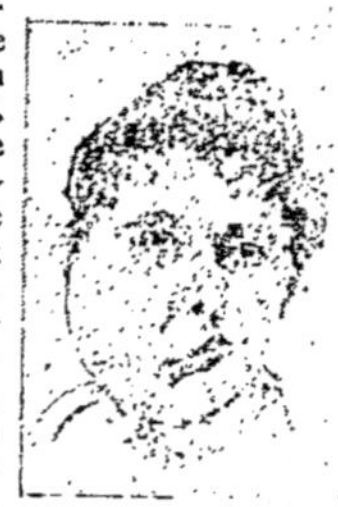

FIG. 885. Trophœdème.

Trophonévrose (du gr. *trophê*, nourriture, et de *névrose*). — Atrophie consécutive à un trouble de nutrition des tissus par lésions des nerfs de la région.

Tropiques (Pays des). — Les régions placées sous les tropiques ont un climat caractérisé par une forte chaleur à laquelle vient s'ajouter, surtout pendant la saison des pluies, une humidité très grande de l'atmosphère.

Ce climat entraîne des maladies spéciales : paludisme, anémie, dysenterie, fièvre jaune, choléra, affection du foie, qui ont été étudiées au nom de chaque affection, et qui nécessitent pour l'Européen une hygiène préventive commune à toutes ces régions.

Action du climat tropical sur les fonctions du corps. — RESPIRATION. L'air dilaté par la chaleur contenant moins d'oxygène, l'individu est obligé de compenser cette insuffisance par une augmentation du nombre et de la profondeur des respirations.

D'autre part, l'air étant saturé d'humidité, l'exhalaison par les poumons de la vapeur d'eau, qui est un des résidus des combustions organiques, se trouve gênée, et le travail respiratoire est, de ce fait, encore accru. Enfin, le sang dissout d'autant moins d'oxygène qu'il est plus chaud.

CIRCULATION. Les pulsations sont plus fréquentes ; l'accroissement des mouvements du cœur résulte d'une diminution de la pression sanguine, diminution qui est liée à la dilatation des capillaires périphériques sous l'action de la chaleur continue. Conséquence, un engorgement des viscères, qui est l'origine des infections hépatiques et du mauvais fonctionnement des organes digestifs.

DIGESTION. Les troubles dyspeptiques (perte d'appétit, ballonnement du ventre, constipation) sont la conséquence de l'augmentation de la sécrétion sudorale, qui est, au minimum, doublée et peut atteindre 5 litres par jour. Cette sueur enlève au corps du chlorure de sodium nécessaire à la formation de l'acide chlorhydrique du suc gastrique, ce qui entraîne une diminution dans la faculté digestive de l'estomac. Si le colon consomme autant de boissons alcooliques qu'en Europe, comme ces boissons [illegible], on s'explique facilement sa dyspepsie. La nutrition intime des tissus s'effectue par suite dans de mauvaises conditions.

SÉCRÉTION DE LA SUEUR. On vient de voir que la sécrétion de la sueur est accrue dans une proportion considérable ; cette sueur [illegible] difficilement s'évaporer dans l'atmosphère saturée de vapeur d'eau, [illegible] les pluies abondantes de l'hivernage. Cette difficulté d'évaporation de la sueur augmente la température du corps. [illegible] peut-être [illegible] en [illegible].

La sécrétion est encore [illegible] par l'exercice, par les repas, par l'abondance des boissons, surtout lorsque celles-ci sont alcooliques.

SÉCRÉTION RÉNALE. La diminution des urines de la peau et l'abondance [illegible] une diminution de la tension du sang et par suite de la sécrétion rénale qui peut tomber à la moitié de la normale.

SÉCRÉTION DU FOIE. La bile est augmentée et le travail du foie est gêné par suite du trouble que la sécrétion exagérée de la sueur apporte aux fonctions digestives.

ACTION SUR LA NATALITÉ. La fécondité est [illegible] dans les pays chauds pour les Européens ; comme, d'autre part, la mortalité des enfants du premier âge y est considérable et qu'elle est encore grande pour les enfants de deux à sept ans, la multiplication des nouveaux colons est difficile. Il est bien entendu qu'on parle ici des premiers arrivants et que peu à peu, une adaptation au climat, une acclimatation se produit par sélection des éléments les plus vigoureux.

Cette adaptation est en outre très modifiée lorsque les Français se marient avec des créoles ou avec des indigènes ; les métis sont en général très résistants. La natalité en Algérie est supérieure, surtout pour les israélites, à la natalité française. Cet excès de natalité doit du reste entrer en ligne de compte pour atténuer la mortalité enfantine.

L'acclimatation aux pays chauds s'effectue d'autant plus facilement que le colon est originaire d'une partie méridionale de la France et notamment de la région des Pyrénées (Béarn, Roussillon, Gascogne, Languedoc, Provence ou Corse). C'est ce que Bertillon appelle le petit acclimatement.

Hygiène. — ALIMENTS. — BOISSONS. La première règle a trait aux boissons. L'alcool se rencontre dans toutes les maladies endémiques comme cause prédisposante. L'usage des spiritueux agit d'abord sur le système digestif ; la congestion de la muqueuse est la conséquence normale de l'action irritante du [illegible], d'où perte d'appétit et la difficulté de digérer qu'on attribue au climat, alors que celui-ci n'est que la cause aggravante de cet état. Le foie à son tour est atteint et alors l'organisme se trouve préparé à l'anémie tropicale, à l'hépatite, aux [illegible], [illegible] le choléra, la dysenterie et la fièvre jaune, dont les lésions principales occupent justement le tube digestif. Le vin n'est pas nuisible, mais à condition de ne boire que des vins légers ne dosant pas plus de 8 p. 100 d'alcool et en quantité très modérée ; les vins alcooliques doivent être absolument proscrits, car ils provoquent les mêmes troubles que l'eau-de-vie. Dès qu'il se produit de la dyspepsie, il convient de ne boire que de l'eau ou du thé. L'alcoolisation, même à petites doses, a une influence considérable sur l'affaiblissement physique et moral des colons, sur les troubles intellectuels [illegible] dans les pays chauds.

La question de l'eau potable est [illegible] ; celle de [illegible] pendant l'hivernage, en même temps [illegible] ; elle n'est acceptable qu'[illegible] d'une agglomération.

Les filtres ne donnent pas de résultats sérieux [illegible] tropiques [illegible] un détriment de [illegible] sous forme de diarrhée. Les [illegible] suspendus dans un courant d'air donnent une eau suffisamment fraîche ; il convient de les nettoyer de temps en temps avec de l'eau acidulée pour détruire les matières organiques qui s'y déposent.

ALIMENTS SOLIDES. En ce qui concerne les aliments, le principe fondamental dont l'Européen doit s'inspirer aux colonies, c'est d'épargner toute fatigue à l'estomac. Il faut donc ne faire qu'un usage modéré du gibier, aliment trop nourrissant et de digestion difficile ; employer les volailles, le mouton jeune, le bœuf, qu'on mangera rôti et [illegible], le lait frais ou concentré, additionné, s'il y a lieu, d'eau alcaline naturelle ou artificielle, les poissons, les [illegible]. On s'abstiendra des graisses de viande qui ne sont pas digérées dans les pays chauds par suite, notamment, des modifications qu'y subit la bile et on remplacera dans la plus large mesure les graisses animales (beurre, huile) ; les [illegible] sont des aliments [illegible], dont il ne faut pas trop faire emploi. Les légumes et les fruits se trouvant en abondance dans les colonies, on donnera une part importante aux légumes rafraîchissants et aux fruits, [illegible] qui sont acides, ils peuvent être quelquefois l'origine de troubles intestinaux.

Les condiments, particulièrement le curry (coriandre, safran, poivre et piment), rendent de grands services en variant le goût des mets ; il y a lieu seulement de n'en pas abuser.

La sobriété doit être la loi alimentaire ; toute dérogation qui y est faite se paye par la maladie et cela à bref délai ; mais il sera bon de varier autant que possible les mets, de façon à conserver l'appétit, d'éviter les ragoûts, toujours peu digestibles, et de donner la préférence aux viandes rôties ou bouillies.

La meilleure répartition des repas dans la journée sera la suivante. Premier déjeuner avec du lait et du pain vers 7 heures du matin, c'est-à-dire une demi-heure après le lever et seulement après avoir libéré l'intestin par une selle qui, en tout pays, mais surtout en pays chauds, doit être le premier acte de la matinée. Deuxième repas vers 11 heures à la fourchette et le plus abondant de la journée ; la mastication devra être parfaite, les viandes et les légumes très divisés, de façon à faciliter la digestion. Troisième repas vers 7 heures, composé d'aliments légers. La régularité dans les heures de repas est indispensable.

Habillement. — Vêtements. Ils doivent répondre à de multiples obligations : protéger le corps contre la chaleur, le froid, l'humidité de l'air, contre les poussières et les piqûres des insectes ; faciliter l'évacuation de la sueur en modérant son évaporation de façon à ne pas abaisser brusquement la température du corps. Le vêtement sera différent le jour et le soir. L'emploi de deux vêtements superposés est utile pour se protéger contre une haute température : l'air interposé entre eux étant mauvais conducteur de la chaleur.

Pour le haut du corps, on fera usage sur la peau d'un maillot descendant devant l'abdomen et qui devra être formé d'un tricot de coton ou mieux de laine légère à mailles larges ; celui de laine a l'avantage : 1° de conserver beaucoup d'air interposé entre ses mailles ; 2° de ne céder que lentement à l'atmosphère la sueur absorbée. Un caleçon de cotonnade légère recouvrira les jambes. La ceinture de flanelle est indispensable jour et nuit aux personnes qui ont le ventre susceptible.

Comme vêtement extérieur, on donne la préférence aux tissus de coton à texture serrée, peu poreuse et à surface lisse ; la forme sera celle d'un veston échancré en haut, ample à la taille et à l'attache des bras, d'un pantalon, également très ample, peu serré à la ceinture, large et flottant sur les membres. Le coutil est employé dans certaines colonies. Les jours de pluie ou de brume, ce costume sera remplacé par un vêtement de flanelle qu'on portera, en tout cas, le soir et pendant la nuit.

A l'intérieur, au contraire, pendant les heures très chaudes, on pourra se contenter de vêtements très amples en soie ou en coton léger.

L'expérience a montré que la couleur à préférer pour les vêtements est le blanc, puis le cachou, le jaune ou le gris, toutes teintes qui absorbent peu de chaleur.

Coiffure. L'air interposé entre les cheveux constitue une couche mauvaise conductrice de la chaleur ; les cheveux sont, par suite, les protecteurs-nés du crâne ; il convient donc de les garder assez longs. Pour une raison analogue, il faut aussi garder sa barbe.

Le chapeau de paille à fond élevé et à bords très larges est la coiffure de beaucoup de colons. Elle n'a cependant pas les qualités du casque lorsqu'il remplit les conditions suivantes : être de tissu très léger doublé d'étoffe bleue ou verte et à bords très évasés ; ne reposer sur la tête que par une couronne gondolée, de façon à laisser libre accès à l'air ; avoir un fond assez élevé pour que l'air placé au-dessus de la tête, et qui par le procédé précédent sera en grande partie renouvelé d'une façon continue, forme une couche suffisamment isolante. Si l'on veut éviter les insolations, on ne doit jamais sortir sans casque, même lorsque le temps est couvert, du lever au coucher du soleil.

Des *ombrelles* doublées de bleu ou de vert compléteront la protection de la tête. Celle des yeux se fera par l'usage de *lunettes* à verres coquilles, neutres, fumés ou bleus.

Chaussures. Des sortes d'espadrilles par le beau temps, des souliers ou des bottines de chevreau souples à lacets par les temps de pluie, sont les chaussures des pays chauds.

Bains. Massage. — Les bains seront pris après la sieste, très courts (5 à 6 minutes), dans l'eau courante, *desiderata* qu'on peut réaliser dans une baignoire par l'ouverture permanente des robinets d'entrée et de sortie de l'eau. A défaut de bain, on prendra chaque jour une ablution générale suivie d'une friction. — Le massage est également une excellente pratique, par l'action générale produite sur l'organisme.

Habitation. — Construction. Employer la pierre et la brique de préférence au bois, que dévorent les insectes, qu'envahissent les champignons, qu'altèrent les alternatives de chaleur humide et de sécheresse brûlante. Treille admet simplement à titre temporaire la maison en fer et bois, comportant un matelas d'air entre des doubles parois.

Les murs doivent se composer d'une paroi extérieure de briques dures de 30 centim., doublée d'un premier revêtement de briques creuses de 20 centim. et à l'intérieur de briques vernissées ou vitrifiées. Il y a avantage à employer ces derniers matériaux pour les cloisons, qui devront s'arrêter à 1 mètre du plafond afin d'assurer la ventilation uniforme de tout l'appartement.

Une large véranda entourera la maison.

Les services accessoires, cuisine, cellier, water-closets, seront placés dans une annexe reliée à la maison par une galerie.

Le sol des pièces sera carrelé, ce qui permet le lavage et donne de la fraîcheur.

Les tuiles semblent le meilleur procédé de couverture ; elles seront placées au-dessus d'un faux grenier.

Des fenêtres nombreuses, fermées par des persiennes à claire-voie, assureront l'aération des pièces, qui doivent toutes cuber au moins 100 mètres cubes avec 4 mètres au moins de hauteur. La nuit, il sera bon, au contraire, de fermer les fenêtres. On pourra remplacer les vitres par une fine toile métallique, empêchant l'entrée des moustiques.

La maison sera ouverte seulement pendant quelques heures un peu avant le coucher du soleil ; on évitera ainsi l'entrée du soleil le jour, des moustiques et des vapeurs marécageuses la nuit.

Ameublement. Nattes et mobilier canné. Lit de cuivre poli très large (1m. 60 à 2 m.) afin de permettre au dormeur de trouver des parties fraîches ; les pieds du lit doivent reposer sur des godets en verre remplis d'eau, de façon à empêcher la montée des fourmis et des scorpions ; l'eau doit être renouvelée chaque semaine pour détruire les larves ; une moustiquaire entourera entièrement la couche. Le sommier sera en toile métallique et le matelas assez mince, en laine et crin, ou mieux en crin pur ; les draps, en coton. Ne pas oublier, pour le nombre de couvertures, le refroidissement nocturne, souvent très intense.

Voyages. — Voyage d'arrivée. La rapidité actuelle des voyages par mer ou par terre est assez grande pour ne pas permettre une adaptation progressive à des climats très différents. La transition brusque d'un climat froid à un climat chaud provoque surtout des maladies de l'abdomen ; celle d'un climat chaud à un climat froid, des affections de poitrine.

Il convient d'apporter avec soi les vêtements appropriés au climat sous lequel on va vivre. On n'oubliera pas, d'autre part, que dans la plupart des colonies la variole existe à l'état endémique, et l'on aura soin de se faire revacciner avant le départ.

Au cours du voyage, pendant les relâches, ne descendre à terre qu'avant neuf heures du matin et après quatre heures du soir, et tenir en suspicion l'eau qu'on y trouvera.

VOYAGE DE RETOUR. Il est très utile et souvent même indispensable de revenir en France ou de se rendre dans un pays plus tempéré tous les deux ou trois ans pendant la saison d'été.

Conditions d'arrivée. — ÂGE ET SEXE. Il est prudent de ne pas amener dans les pays tropicaux d'enfants ayant moins de 8 à 10 ans. De 15 à 20 ans, l'acclimatement s'effectue peut-être mieux que de 20 à 40. Les hommes plus âgés s'adaptent encore assez bien au climat, et les vieillards ne semblent pas présenter une mortalité supérieure à celle de la métropole.

Les femmes s'acclimatent aussi bien et même, dans certains cas, mieux que les hommes, par la nature de leurs travaux.

ÉPOQUE. On doit prendre ses dispositions pour arriver sous les tropiques au début de la saison saine, après la terminaison des chaleurs et de la recrudescence annuelle des affections épidémiques. On fera d'autant plus facilement son apprentissage du climat à ce moment que la fraîcheur des nuits reposera des chaleurs du jour.

Ces époques favorables sont les suivantes pour les colonies françaises : Côte d'Ivoire, Congo, Dahomey, Guinée, Sénégal, Soudan, janvier à mai ; île de la Réunion, mai à octobre ; Cambodge, Cochinchine, 15 décembre-15 avril ; Annam et Tonkin, octobre-fin juin ; Antilles, 15 janvier-30 juin ; Guyane, décembre-fin février ; Nouvelle-Calédonie et Tahiti, avril-octobre, mais de préférence juin-septembre. Pour Madagascar, V. ce mot.

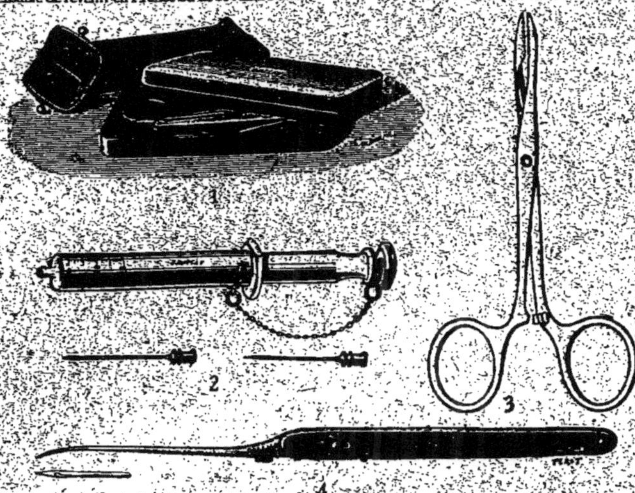

FIG. 886. — Trousse d'urgence.

1. Boite métallique pour instruments et enveloppe de cette boite ; 2. Seringue hypodermique ; 3. Pince hémostatique ; 4. Aiguille de Reverdin pour la suture des plaies.

Conditions de travail. — En général, l'Européen ne doit exercer que des fonctions de surveillant ou de directeur dans les colonies ; ce n'est guère qu'en Nouvelle-Calédonie et à Tahiti qu'il pourra se livrer aux travaux des champs ; presque partout ailleurs il devra s'en abstenir. Les bouleversements du sol dans les terres chaudes sont toujours accompagnés et suivis d'explosion de fièvre paludéenne. *Celui qui creuse le sol, creuse sa fosse.* V. aussi COLONIALE (Hygiène), CHINE, SANATORIUM, SIESTE.

Troubles menstruels. — V. RÈGLES.

Trousse d'urgence (*fig.* 886). — Elle doit contenir une pince* à artère, une paire de ciseaux et une seringue de verre. On peut y ajouter, pour un voyage dans des pays dépourvus de médecins, une aiguille de Reverdin, qui permet de suturer facilement une blessure de la peau.

Trypanosomes (du gr. *trypanoson*, tarière, et *soma*, corps). — Protozoaires à corps fusiforme effilé contenant deux masses chromatiques ; un fouet ou flagelle, s'accolant au corps, produit la membrane ondulante et se termine par une extrémité libre (*fig.* 887).

Les trypanosomes sont des parasites de l'homme et des mammifères : ils existent dans les différents liquides de l'organisme (sang, lymphe, liquide céphalo-rachidien).

Trypanosomiases. — Affections causées par les trypanosomes, chez l'homme et chez l'animal. La principale trypanosomiase humaine est la *maladie du sommeil.*

Maladie du sommeil. — Cette trypanosomiase sévit surtout sur la race noire et est répandue dans tout l'Ouest africain, en Haute-Guinée, au Soudan, dans la Côte d'Ivoire, dans tout le bassin du Congo, l'Oubanghi, une partie du Tchad.

CAUSES. La maladie du sommeil est due à la pénétration dans le sang et le liquide céphalo-rachidien de trypanosomes transmis à l'homme par des piqûres de mouches tsé-tsé ou *glossines* (*fig.* 888), qui montrent une préférence marquée pour les localités basses, humides et chaudes, sur les bords des rivières ou dans le voisinage de l'eau. Ces mouches piquent toujours pendant le jour et leur voracité augmente avec la température.

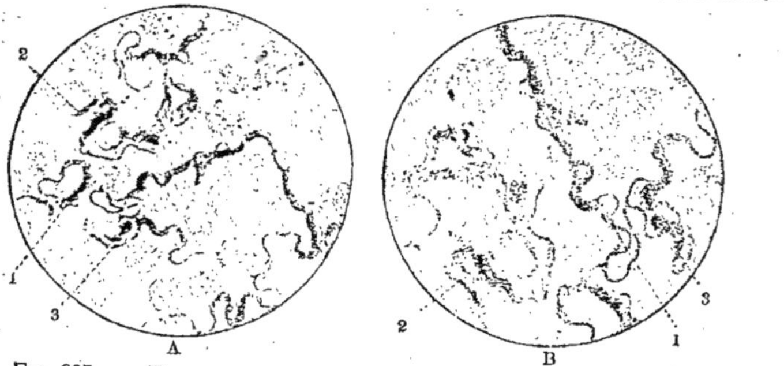

FIG. 887. — *Trypanosoma Gambiense* parmi les globules rouges du sang (A, grossis 200 fois; B, grossis 1 400 fois).
1. Forme normale; 2, Début de division, étirement du centrosome; 3. Stade de division plus avancé.

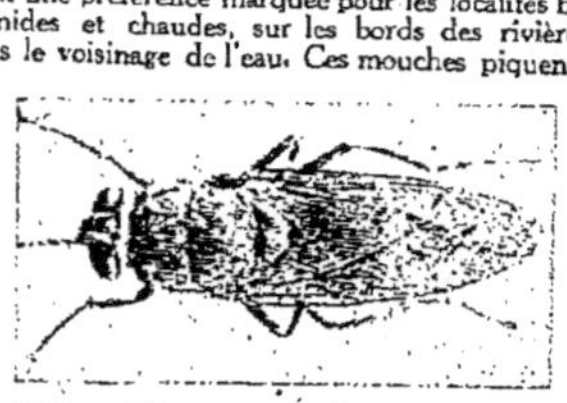

FIG. 888.— *Glossina palpalis*, les ailes au repos (grossissem. 2,5).

SIGNES. Dans une *première période*, la maladie se caractérise surtout par des poussées irrégulières de fièvre, que l'on prenait autrefois pour du paludisme. Souvent les malades, à ce stade de l'affection, ne présentent aucun symptôme accusé et paraissent en bonne santé.

Certains malades présentent cependant de la bouffissure de la face et des paupières, des maux de tête extrêmement violents et une augmentation de volume des glandes du cou. L'intelligence est moins vive, la mémoire est moins précise; il existe souvent des troubles mentaux : délire, folie, mélancolie. Parfois la maladie se déclare, chez un sujet en apparence sain, par un accès de manie aiguë, avec impulsions homicides : l'individu, conduit en prison ou enchaîné, tombe dans un état comateux qui nécessite son transfert à l'hôpital. On observe alors peu à peu l'établissement de tous les symptômes caractéristiques de la maladie du sommeil.

Dans la *deuxième période*, le sommeil est le signe caractéristique de la maladie.

Au début, ce n'est pas un sommeil véritable, mais plutôt de la somnolence. Le malade, après son repas de midi, dort 2 heures, puis se réveille et peut vaquer à son travail. Cette somnolence n'est pas profonde, car il suffit d'appeler le sujet par son nom pour qu'immédiatement il se réveille.

Après un certain laps de temps, un second accès de sommeil survient le soir avant dîner, puis peu à peu le sommeil de l'après-midi se réunit au sommeil du soir, et bientôt le malade dort 20 heures sur 24.

Progressivement, à la *période terminale*, le sommeil s'étend sur les 24 heures, et à mesure qu'il s'allonge, il devient aussi plus profond : ce n'est plus du sommeil, c'est du coma. Il devient bientôt impossible de le nourrir et il meurt de dépérissement dans un état squelettique (*fig.* 889).

La période de sommeil ne dépasse guère 6 mois, elle atteint rarement 1 an ; la mort est la terminaison fatale : le malade s'éteint doucement, à moins qu'une attaque convulsive, tétaniforme ou épileptiforme, ne vienne mettre fin à cette lente agonie.

TRAITEMENT : I. CURATIF. Aucune médication ne s'est montrée jusqu'ici efficace dans les cas de maladie déclarée depuis longtemps, surtout après l'apparition des symptômes nerveux.

Mais si la trypanosomiase est traitée dès le début, on peut en obtenir la guérison par des sels arsénicaux : atoxyl, arsacétine, galyl, arsénobenzol, stovarsol, ou des dérivés de l'antimoine (stibényl, émétique, stibacétine).

II. PRÉVENTIF. Destruction des glossines. Isolement des malades dans des camps construits dans des régions dépourvues de glossines ; pour plus de sûreté, les cases de ces camps seront pourvues de grillage métallique comme pour le paludisme.

Trypsine. — Ferment pancréatique qui agit sur les albuminoïdes.

Tub. — Récipient en zinc ou en caoutchouc qui permet de faire des ablutions complètes. Le tub en caoutchouc, très commode pour emporter en voyage, doit être utilisé

Phot. du Dr Brumpt.

FIG. 889. — Groupe de nègres atteints de la maladie du sommeil.

d'une façon continue ; sinon il se produit des coupures au niveau des plis.

Tubage (*fig.* 890). — Introduction par un

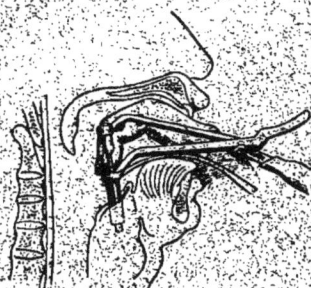

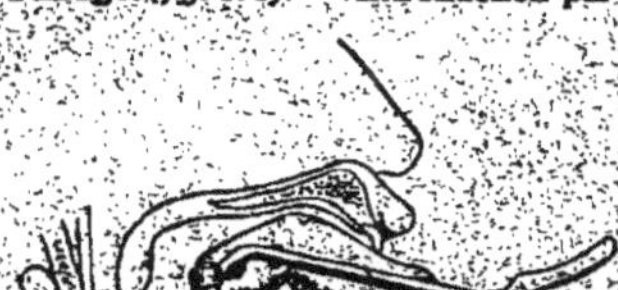

FIG. 890. — Tubage du larynx.

médecin d'un tube dans le larynx pour faciliter la respiration chez les diphtériques.

Tubaire (du lat. *tuba*, trompe). — Qui a trait à la trompe* de Fallope.

Grossesse tubaire : grossesse extra-utérine se développant dans une trompe.

Tubercule anatomique. — Petite lésion tuberculeuse siégeant le plus souvent au doigt à la suite d'une inoculation directe par piqûre, au cours d'une autopsie par exemple.

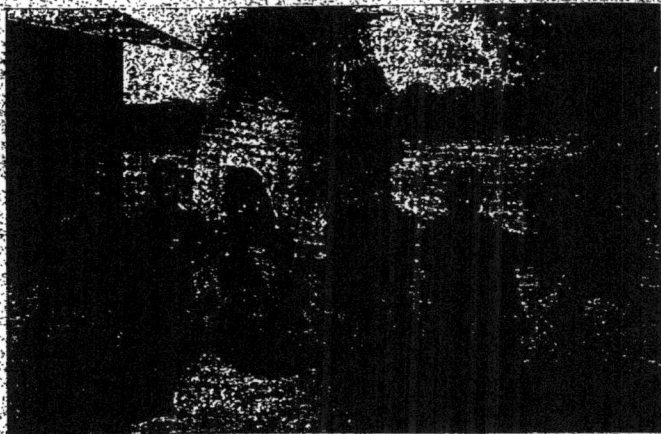

Tubercule de Carabelli. — Cuspide supplémentaire de la face interne de la première molaire supérieure et dont on a voulu faire un signe d'hérédo-syphilis.

Tuberculide. — Lésion tuberculeuse atténuée de la peau, ex. : lichen scrofulosorum, lupus érythémateux, érythème induré de Bazin.

Lichen scrofulosorum. — Petites papules aplaties ou amincies, groupées en amas sur le tronc, évoluant par poussées successives, surtout chez l'enfant.

TRAITEMENT. Tuberculine, arsenic.

Tuberculides papulo-nécrotiques. — Petites élevures siégeant aux mains, aux pieds, à la face, s'ulcérant et laissant une petite cicatrice.

Même traitement.

Tuberculine. — Préparation obtenue en cultivant le bacille de Koch dans un milieu approprié (bouillon glycériné). Il en existe plusieurs variétés : tuberculine de Koch, de Maragliano, de Beranek, de Calmette.

Tuberculino-réaction. — Diagnostic de la tuberculose au moyen de la tuberculine.

Chez l'homme plusieurs méthodes ont été préconisées.

Cuti-réaction. — Von Pirquet ayant observé la sensibilité très particulière des tuberculeux à la tuberculine, hypersensibilité qu'il désigna sous le nom d'*allergie*, dépose sur une scarification de la peau (région deltoïdienne de préférence) une goutte de tuberculine brute. Quand la réaction est positive, il se produit, au bout de 48 heures, un nodule d'infiltration central avec halo périphérique érythémateux, sans réaction générale très sensible : quand elle est négative, il se produit un point d'induration qui disparaît en moins de deux jours.

Ophtalmo-réaction. — Si l'on dépose dans le cul-de-sac conjonctival une goutte de tuberculine diluée au centième, on note, en cas de réaction positive, des phénomènes inflammatoires locaux, une rougeur conjonctivale ; malheureusement ils provoquent parfois des accidents oculaires sérieux et persistants ; aussi cette méthode a-t-elle été à peu près abandonnée.

Intradermo-réaction (Mantoux). — On introduit dans le derme, au moyen de l'aiguille d'une seringue, une goutte de tuberculine. Réactions identiques à celles de la cuti-réaction.

RÉSULTATS. En principe, tout individu qui ne réagit pas peut être considéré comme indemne de tuberculose active ou latente. Mais cette affirmation ne peut pas être acceptée intégralement, attendu que, dans les tuberculoses aiguës, la granulie, dans la méningite tuberculeuse, dans la cachexie tuberculeuse avérée, la réaction est souvent négative. D'autre part, au cours de la rougeole, de la variole ou de l'évolution de la vaccine chez des tuberculeux, la réaction devient négative pour redevenir plus tard positive. Chez les tuberculeux, quand la maladie est à son début ou latente, que le sujet résiste bien, les réactions sont intenses ; elles s'affaiblissent, au contraire, quand la maladie est plus avancée et que la résistance diminue.

La valeur de la réaction positive est plus grande chez l'enfant, rarement porteur, au-dessous de 2 ans, de tuberculose latente.

A partir de 2 ans, on trouve déjà 29 p. 100 des cas positifs chez les enfants de 3 à 4 ans ; 50 p. 100 chez les enfants de 5 à 10 ans ; 82 p. 100 à partir de 14 ans. Et chez l'adulte des villes, âgé de plus de 20 ans, c'est à peine si on en trouve 7 à 8 qui fournissent une réaction négative, montrant qu'ils n'ont pas été touchés par le bacille de Koch.

Ces faits montrent la fréquence de la tuberculose chez l'homme. Heureusement l'homme réagit souvent victorieusement contre la toxine tuberculeuse et la tuberculose demeure latente toute sa vie. A l'autopsie de vieillards, on trouve des lésions tuberculeuses dans 60 p. 100 des cas. Brouardel en rencontrait dans la moitié des autopsies faites à la Morgue sur des sujets même jeunes et vigoureux.

Tuberculinothérapie. — Procédé thérapeutique qui consiste à faire des injections de tuberculine dans différentes formes de tuberculoses.

Dans la *tuberculose pulmonaire*, les résultats obtenus ont été fort inconstants. Quand le traitement est favorable, l'amélioration commence à se dessiner après le premier mois : les signes locaux s'amendent, le poids augmente, l'état général devient satisfaisant, en même temps que la toux et les expectorations se modifient heureusement. Mais rien n'assure que cette amélioration soit définitive ; des récidives peuvent se produire, et c'est pourquoi le traitement doit être continué très longtemps.

En somme, le traitement tuberculinique n'est pas le traitement *spécifique* de la tuberculose pulmonaire, il n'est qu'un adjuvant, un auxiliaire ajouté à tous les autres moyens utilisés en clinique dans la lutte contre le bacille.

Par contre, dans certains *rhumatismes tuberculeux*, dans la *tuberculose cutanée*, en particulier dans les *tuberculides**, la tuberculinothérapie a donné de véritables succès. A la suite d'injections progressivement croissantes de 1/1000 de milligr. à 1 milligr. faites prudemment de façon à ne pas déterminer de réactions générales fortes (frissons, fièvre à 40°), on a pu obtenir rapidement la disparition de l'érythème induré de Bazin, du lichen scrofulosorum, de certaines sarcoïdes, de certaines ulcérations tuberculeuses, mais les récidives sont possibles.

Tuberculose. — Maladie résultant de la formation de *tubercules* dans l'organisme, c'est-à-dire de productions anatomiques anormales dues à la présence du bacille de Koch, nom du médecin allemand qui le découvrit en 1882. Elle est contagieuse de l'homme à l'homme, des animaux à l'homme et de l'homme aux animaux.

LOCALISATIONS. — Le bacille peut envahir toutes les parties de l'organisme. Dans des cas assez rares, il provoque d'emblée une tuberculose généralisée avec formation de granulations disséminées par le sang dans le corps entier (*granulie*).

Quelquefois, même avant que des tubercules aient eu le temps de se constituer, il produit la *typhobacillose* de Landouzy, qui tue l'individu infecté par une telle quantité de bacilles qu'il est hors d'état de réagir.

Le plus souvent, le bacille se localise à l'*appareil respiratoire*, au poumon seul, aux bronches seules ou à la fois au poumon et aux bronches, avec forme aiguë ou chronique (*phtisie* galopante, subaiguë, chronique), au nez, au larynx, à la trachée. Il atteint toutes les *séreuses*, la plèvre (*pleurésie*) et le péritoine (*péritonite*), n'y donnant lieu souvent qu'à des tuberculoses atténuées et guérissables ; la *méningite* tuberculeuse est au contraire très grave. Plus rarement, il envahit l'endocarde et le péricarde, les séreuses articulaires avec création du *rhumatisme tuberculeux* de Poncet pouvant aboutir à la tumeur blanche, parfois primitive.

Sa localisation préférée est le *ganglion* lymphatique, d'où il peut gagner tel ou tel organe et provoquer des lésions circonscrites (abcès froid du cou) ou rester longtemps sans amener d'inflammation aiguë (ganglions trachéo-bronchiques) et comme « en sommeil », puis subitement, sous le coup de fouet d'une altération banale, il se réveille et donne lieu à des lésions très importantes.

Sur le *tube digestif*, ses altérations frappent la langue (ulcérations très douloureuses), le pharynx avec impossibilité d'avaler, l'estomac, l'intestin (entérite) et particulièrement le cæcum et l'anus (fistules).

En dehors de l'altération des méninges précédemment indiquée, le *cerveau* peut être le siège de tumeurs formées de gros tubercules. Le *rein*, quelquefois l'*ovaire*, mais plus fréquemment les testicules sont atteints. Il en est de même des *os* (carie), notamment des vertèbres (mal de Pott) et même des *muscles*.

Sur la peau les manifestations prennent des noms divers ; ce sont le *lupus** *vulgaire* ou *érythémateux*, les *tuberculides**, les *tuberculoses cutanées*, où les bacilles semblent atténués.

CAUSES DÉTERMINANTES. Le bacille de Koch existe dans les crachats (*fig.* 891), dans le pus, dans les matières fécales des tuberculeux. On l'a trouvé aussi dans le lait et certaines parties d'animaux servant à l'alimentation. Lorsqu'une quelconque de ces substances se dessèche sans avoir été détruite, les bacilles arrivent dans l'atmosphère sous forme de poussière.

La contagion se fait : 1° par le *poumon* (absorption des poussières contenant le microbe ou des particules pulvérisées de crachats pendant les efforts de toux) ; 2° par les *voies digestives* (absorption de lait de vaches tuberculeuses, surtout lorsque cette alimentation est exclusive, comme chez les enfants et dans la diète lactée ; absorption d'abats, foie, ris de veau, cervelle, tripes, rognons, poumon de grands et de petits animaux comme lapins et volailles) ;

3° par la *peau* (pansement avec des linges ayant servi à des tuberculeux, blessures avec des crachoirs).

On peut contracter la *tuberculose des oiseaux* (tuberculose aviaire), notamment des perroquets, en les faisant manger dans sa propre bouche. Les bacilles se trouvent dans des végétations verruqueuses, siégeant particulièrement sur la tête, les joues, les coins du bec, la langue, la salive, le liquide nasal, les excréments (nettoyage des cages).

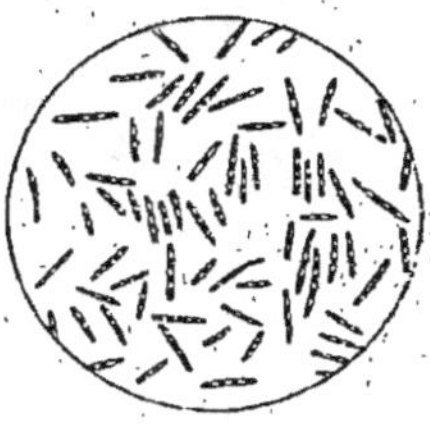

FIG. 891. Bacilles de la tuberculose.

Les chiens, les chats et surtout les singes peuvent répandre des bacilles autour d'eux en toussant ou par leurs matières fécales.

CAUSES PRÉDISPOSANTES : 1° L'existence de la tuberculose chez les parents, par la faiblesse qui en est la conséquence, donne d'ordinaire simplement une grande aptitude à la tuberculose. L'enfant, ainsi *tuberculisable*, contracte ensuite la maladie par contagion ordinaire ; aussi l'*hérédité* est-elle notée dans la moitié des cas. L'enfant éloigné du contact des parents malades peut rester, au contraire, indemne ;

2° Certaines *constitutions* y prédisposent les personnes qui ont les cheveux roux, les omoplates saillantes, dont la poitrine est étroite (c'est-à-dire dont le tour du corps au niveau des mamelons est inférieur à la moitié de la taille + 2 centim.) et portant une dépression au-dessus des clavicules. L'hypertrophie des amygdales, les tumeurs adénoïdes ont une action non douteuse, en obligeant l'enfant à garder la bouche ouverte et en servant de terrain d'ensemencement pour les bacilles ;

3° L'*âge* où la maladie est la plus fréquente est la vieillesse (après 50 ans), puis de 40 à 50 ; le plus rare, de 5 à 10. L'*homme* est plus souvent frappé ;

4° *Plus la densité d'une ville est grande, plus la tuberculose y est répandue* ; pour 1 000 habitants, 5 à Paris (*fig.* 892) ; 2 1/2 dans les villes de 10 000 à 20 000 habitants ; 1,81 dans celles de moins de 5 000 habitants.

« La fréquence des décès tuberculeux est proportionnelle à la hauteur des maisons et sous la dépendance directe des espaces libres qui les entourent *immédiatement*. » (Juillerat) ;

5° *Moins les individus, surtout s'ils sont agglomérés dans un local clos, prennent d'exercice, plus le nombre de tuberculeux augmente* (près de la moitié de la mortalité totale dans les couvents et les prisons). La mortalité est grande dans l'armée et va en croissant ;

6° Les *professions* les plus frappées sont celles où le travail se fait dans des ateliers fermés et où l'air est chargé de poussières (boulangers, charbonniers, ramoneurs, polisseurs de verre ou de métaux, marbriers, tailleurs de pierre, serruriers, imprimeurs). Les agriculteurs, les gardes forestiers et bûcherons, les tanneurs restent au contraire, en général, indemnes ;

7° Certaines *maladies*, la pleurésie, la bronchite, la rougeole, la variole, le diabète favorisent le développement de la tuberculose, qui est aussi l'issue terminale de maladies chroniques affaiblissantes (neurasthénie, maladies de la moelle épinière). Il en est de même des goutteux, des rhumatisants, des vieillards chez lesquels le rein fonctionne mal ;

8° L'*alcoolisme* est une des origines les plus fréquentes de la tuberculose, par l'affaiblissement qu'il apporte dans tout l'organisme et par les privations qu'il entraîne. Les départements où l'on boit beaucoup, comme la Bretagne, la Normandie, le Pas-de-Calais, sont aussi ceux qui fournissent le plus de morts par tuberculose, ainsi que le démontre la carte montrant la répartition des décès dans notre pays (*fig.* 893) ;

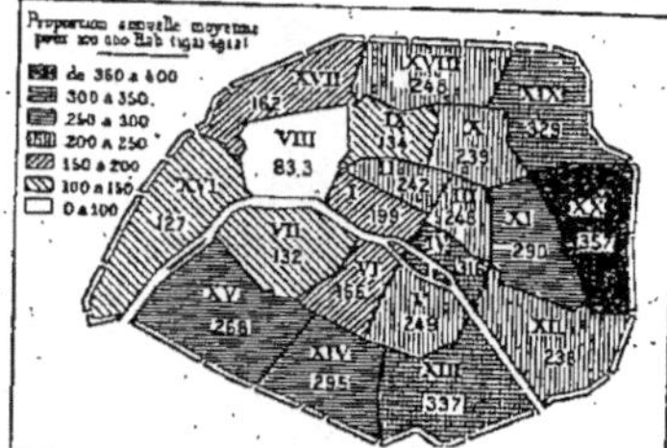

FIG. 892. — Tuberculose à Paris en 1921-22.

9° *Mariages prématurés* pour les femmes, c'est-à-dire avant 20 ans, surtout lorsque la jeune fille a eu des causes d'affaiblissement (enfant de vieillards, séjour dans les villes, maladies graves ou simplement prolongées, comme la chlorose). Si les accidents tuberculeux ne se produisent pas dans les premières années à la suite du changement de vie, on les voit survenir trop souvent à l'occasion d'une grossesse ou d'un accouchement ;

10° Travail exagéré, excès vénériens, sport exagéré.

Tuberculose pulmonaire. — Elle peut évoluer d'une façon aiguë ou chronique.

Tuberculose aiguë ou Phtisie aiguë. — La caractéristique de cette grave maladie est son évolution rapide et sa forme infectieuse.

Il existe trois variétés : les *formes septicémiques*, la *forme aiguë granulique*, ou *tuberculose miliaire aiguë*, où les lésions sont petites et disséminées ; la *forme aiguë pneumonique*, qu'on appelle encore *pneumonie caséeuse*.

Formes septicémiques. La tuberculose aiguë revêt ici l'aspect des grandes infections dues à d'autres micro-organismes ; les manifestations cliniques sont variables : fièvre et phénomènes généraux plus ou moins accentués, érythèmes noueux à poussées multiples, endocardites aiguës, rhumatismes infectieux aigus, etc. V. SEPTICÉMIE.

Une forme spéciale a été décrite par Landouzy sous le nom de *typho-bacillose*. L'aspect revêt au début le masque de la typhoïde, qui, au bout de quelques semaines, guérit au moins sous cette apparence, mais laisse après elle une localisation tuberculeuse variable. Cette localisation peut porter sur différents organes ou tissus, les os, les articulations, le poumon, le péritoine, les méninges. La lésion tuberculeuse évolue ensuite pour son propre compte, bénigne ou grave selon les cas.

Formes granuliques. Dans cette forme, le follicule tuberculeux n'atteint pas le stade de tubercule ; il existe à l'état de granulation : le bacille de Koch est charrié dans l'organisme par voie sanguine. Cette forme peut s'observer chez des sujets non bacillisés, vierges de toute imprégnation tuberculeuse antérieure (primo-infection) ; on la rencontre chez l'enfant jeune, les races noires indemnes de tuberculose, chez les campagnards transplantés et brusquement contaminés. [illegible] chez des tuberculeux, soit en activité, soit plus ou moins latents par surinfection [illegible] endogène.

Évolution. Le début est insidieux comme celui de la fièvre typhoïde : courbature, mal de tête, insomnie, [illegible]

A la période d'état, les troubles sont ceux de la fièvre typhoïde ; la fièvre est élevée, [illegible]

Les formes pulmonaires sont en général, mais dans cette forme typhoïde, [illegible] La mort survient [illegible]

Il existe des formes où prédominent les signes de bronchite ou de broncho-pneumonie (pneumo-typhus), de bronchite capillaire (catarrhe suffocant), des signes méningés (méningite tuberculeuse aiguë). Toutes ces formes sont très graves et rapidement mortelles.

Formes caséeuses. Elles sont caractérisées par la

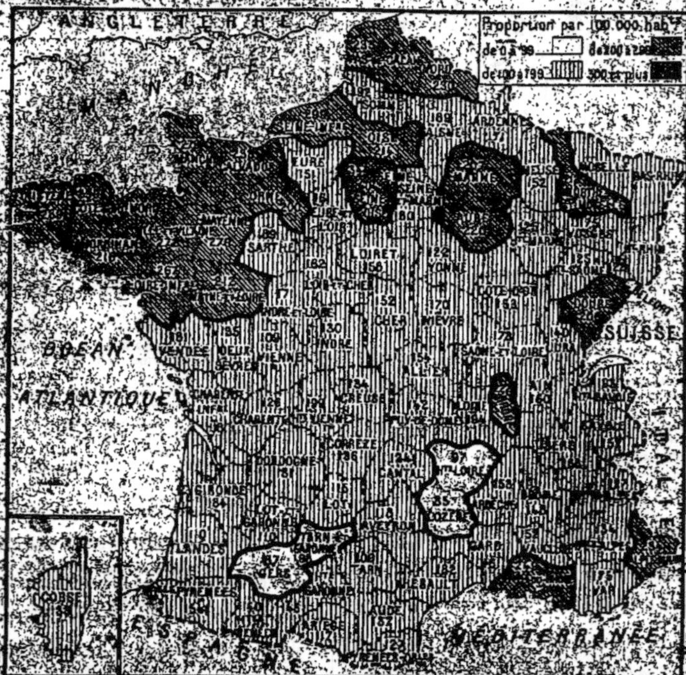

FIG. 893. — Carte de la tuberculose en France.

production de tubercules situés autour des bronches (forme broncho-pneumonique), dans l'alvéole pulmonaire (pneumonie caséeuse), à la surface du poumon et sur la plèvre [illegible] tuberculeuse).

Signes. La broncho-pneumonie caséeuse ou phtisie galopante apparaît soit chez des sujets en apparence sains, soit chez des tuberculeux chroniques. Elle revêt l'aspect de la forme ulcéro-caséeuse chronique (V. plus loin), mais au lieu de durer [illegible] [illegible] Le début est [illegible] la toux est [illegible] crachats sont formés de [illegible] semblent à une [illegible] ; la fièvre s'accompagne de sueurs profuses, [illegible] colorées, des yeux brillants. Quelquefois il y a [illegible]

die à poussées successives, entrecoupée de rémissions souvent fort longues. Surtout dans les premières années de l'infection, ces rémissions sont si complètes qu'elles peuvent en imposer pour une guérison. La température

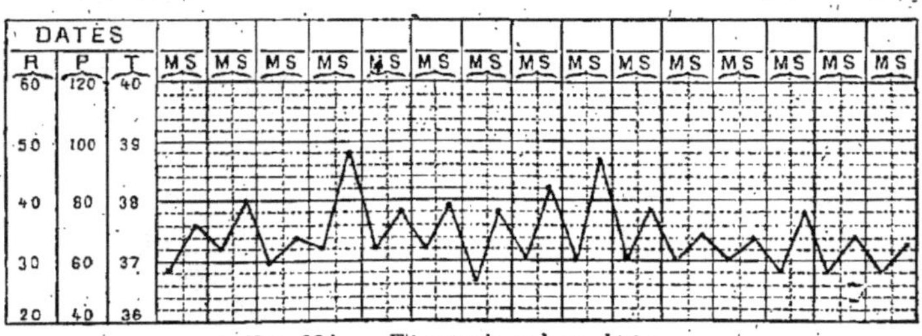

FIG. 894. — Fièvre tuberculeuse légère.

redevient normale, l'état général se relève. Puis de nouveaux foyers peuvent apparaître et la maladie reprend son cours.

COMPLICATIONS. Des localisations nouvelles viscérales sont fréquentes et semblent hâter la marche, même des tuberculoses les plus chroniques. Parmi les plus fréquentes : l'entérite tuberculeuse, la méningite

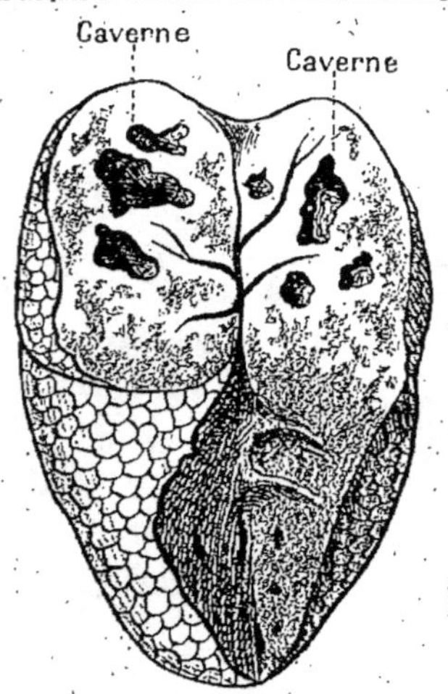

FIG. 895. — Tuberculose pulmonaire (3e période : phase des cavernes).

tuberculeuse, les néphrites tuberculeuses, les ulcérations tuberculeuses de l'amygdale, de la langue, du voile du palais, du larynx, les pleurésies, le pneumothorax, l'otite moyenne. Enfin, bien souvent, des infections à germes divers viennent hâter l'évolution d'une tuberculose pulmonaire.

Tuberculose pulmonaire fibreuse. — Cette forme se caractérise par la tendance fibreuse du tubercule qui l'emporte sur sa tendance caséeuse ; les lésions ulcéreuses s'entourent au fur et à mesure de leur développement d'un tissu fibreux qui les enkyste, les étouffe et envahit avec elles le parenchyme pulmonaire.

C'est la forme la plus lente de la maladie ; elle dure 20 ans et plus.

Dans certains cas, la sclérose atrophiante des parois des alvéoles pulmonaires aboutit à la formation d'emphysème qui se manifeste par les signes habituels. Tantôt ces emphysémateux sont porteurs d'un foyer tuberculeux reconnaissable et ont une expectoration bacillaire, tantôt ils ne présentent aucun signe de tuberculose apparente, si le foyer s'est cicatrisé en ne laissant qu'une cicatrice fibreuse.

Diagnostic. — La tuberculose au début ne présente que des signes difficiles à déterminer et, cependant, c'est à ce moment surtout qu'il importe de la reconnaître, pour arrêter l'évolution de la maladie par une hygiène et un traitement préservateurs.

Quand l'examen clinique du malade (auscultation, percussion, etc.) ne permet pas d'affirmer le diagnostic, on peut recourir à diverses méthodes :

Examen radiographique. Il peut fournir d'importants renseignements sur l'état du parenchyme pulmonaire, mais il doit cependant céder le pas à la clinique et à l'examen bactériologique.

La radioscopie montre habituellement un voile ou une obscurité dès sommets du poumon, parfois des taches sombres au lieu de la clarté habituelle des poumons sains ; elle montre également des ombres dues à l'hypertrophie et à la densification des ganglions (*fig.* 899, 900 et 901). Mais elle ne permet pas de définir si les lésions observées sont toujours de nature tuberculeuse et de plus on ne peut préciser s'il s'agit de lésions éteintes ou de lésions en activité.

Enfin dans certaines formes de tuberculose avérée avec expectoration bacillifère, l'examen radioscopique ne révèle aucune modification de l'image pulmonaire normale.

Tuberculino-diagnostic. V. TUBERCULINO-RÉACTION.

Examen des crachats. La constatation du bacille de Koch dans l'expectoration constitue l'élément le plus important du diagnostic, le signe de certitude. La présence du bacille de Koch dans les crachats est relativement précoce, même dans les crachats muqueux ne renfermant que de minces parcelles purulentes.

Mais il ne suffit pas de l'examen rapide d'un crachat étalé sur lame. Il faut chercher avec patience. Il faut répéter l'examen. Il faut, en cas d'insuccès, pratiquer l'homogénéisation ou l'étuvation des crachats.

Albumino-réaction. On peut rechercher aussi l'albumine dans le filtrat de crachats triturés avec une égale quantité d'eau distillée ; cette réaction est constamment positive dans la tuberculose, quel qu'en soit le degré.

Le bacille de Koch peut également être recherché dans les urines et dans les selles.

Quand les examens restent négatifs, il faut faire une *inoculation au cobaye* qui, en cas de tuberculose, succombe en 3 semaines avec des lésions caractéristiques.

Pronostic et gravité. — La tuberculose pulmonaire est une affection grave ; mais la gravité dépend des formes et de diverses circonstances.

Les *formes aiguës* conduisent rapidement à la mort (2 à 5 semaines pour la granulie, 2 à 3 mois pour la pneumonie caséeuse, 2 à 5 mois pour la phtisie galopante broncho-pneumonique). La guérison est extrêmement rare.

La *forme fibro-caséeuse chronique* aboutit à la mort en 2 ou 3 ans, mais cette durée peut être dépassée, car il existe des périodes de rémission suivies de poussées qui peuvent prolonger le malade de plusieurs années. La mort survient habituellement dans la cachexie progressive et à la suite d'un accident aigu : poussée granulique, hémoptysie ou pneumothorax.

La *tuberculose fibreuse* est compatible avec une très longue survie, les malades n'ont pas de fièvre ni de phénomènes généraux, ils supportent bien leurs hémoptysies. Ils finissent par mourir au bout de 20 à 30 ans des complications cardiaques de leur emphysème, à moins qu'une poussée granulique terminale ne se produise prématurément.

Certains signes sont d'un mauvais pronostic : la toux émétisante, l'expectoration abondante purée de pois, des crachats de sang répétés, une dyspnée avec cyanose même au repos, une fièvre élevée avec sueurs, frissons, un amaigrissement progressif et rapide, une diarrhée persistante, une hypotension avec tachycardie.

Certaines *maladies* peuvent aggraver le pronostic de la tuberculose : le *diabète*, qui favorise l'évolution caséeuse rapide ; l'*alcoolisme*, le *paludisme*, la *fièvre typhoïde*, la *grippe* qui peuvent activer une tuberculose pulmonaire latente ; chez les enfants, la *rougeole* et la *coqueluche* agissent de même.

Nous avons déjà signalé l'influence de l'*hérédité* et de certaines *professions* sur la marche de la tuberculose.

Il est d'ailleurs souvent difficile de juger et de prévoir la marche d'une telle affection : les trois moyens les plus utiles et les moins trompeurs sont : le *thermomètre* qui décèle la fièvre, la *balance* qui montre l'amaigrissement progressif, le *sphygmomanomètre* qui met en évidence l'hypotension, trois signes du plus fâcheux pronostic.

Hygiène préventive de la tuberculose. — I. ***Pour tout le monde.*** — Prendre l'habitude de respirer le plus profondément possible et toujours par le nez, dont le mucus est microbicide.

Ne pas s'habituer à porter des foulards, qui rendent le cou sensible au moindre changement de température. Ne jamais embrasser sur la bouche, la contagion pouvant se faire par cette voie.

Vivre le plus possible au grand air (V. plus loin). Ne boire que du lait bouilli, ne manger d'abats d'animaux que soigneusement cuits, ne faire manger aucun

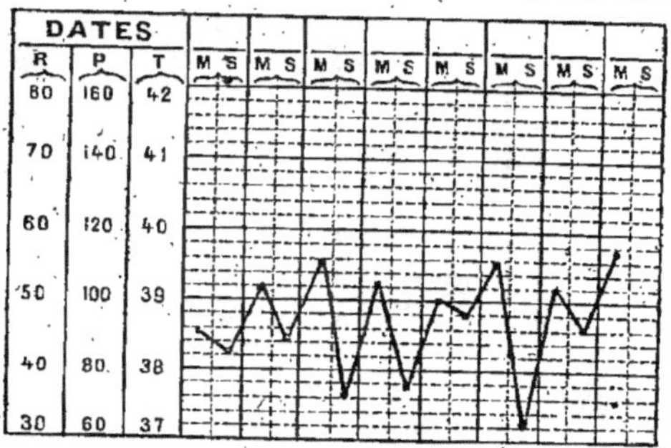

FIG. 896. — Fièvre tuberculeuse à rémission, le soir.

oiseau dans sa bouche, se défier des animaux qui toussent, les faire examiner par un vétérinaire et, s'ils sont tuberculeux, les faire abattre immédiatement.

Faire de l'exercice *chaque jour*, mais sans excès et en observant les règles prescrites par le bon sens : entraînement progressif, cessation avant la grande fatigue,

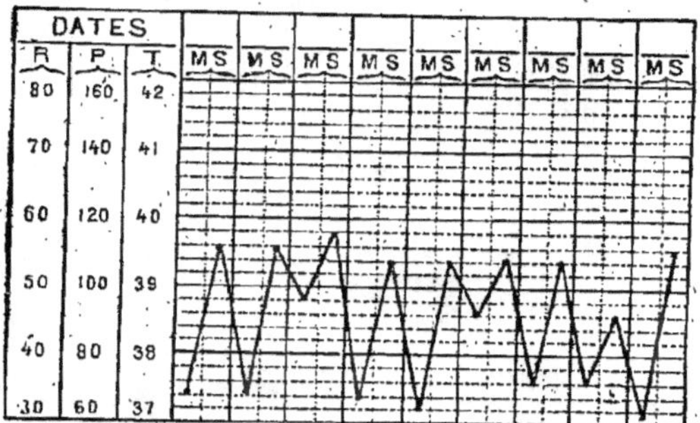

FIG. 897. — Fièvre tuberculeuse à rémission, le matin.

pas de repos étant en sueur dans un courant d'air, emploi de vêtements de laine et de manteaux pendant les arrêts en cas de froid. Si l'on se trouve dans un atelier ou un bureau avec un tousseur, le prier et au besoin l'obliger à se servir d'un crachoir contenant un liquide antiseptique (*fig.* 902 et 903). En cas d'hypertrophie des amygdales ou de végétations adénoïdes, qui non seulement diminuent la quantité d'air inspiré, mais servent de station d'arrêt aux bacilles tuberculeux, faire opérer la destruction ou la réduction de ces glandes. V. AMYGDALES.

II. ***Hygiène spéciale au tuberculeux.*** — Les

prescriptions précédentes lui sont naturellement applicables ; mais il en est d'autres qui lui sont particulières :

1° *Crachats et crachoirs.* Le tuberculeux, chez lui comme au dehors, doit toujours cracher dans un crachoir fermé (fig. 902) et contenant une solution de sublimé, non seulement pour ne pas répandre sa maladie autour de lui, mais avant tout dans son propre intérêt. En négligeant de détruire les milliers de microbes qu'il rejette et pour lesquels il est le meilleur terrain de culture, il se réinfecte continuellement et annule les effets de son traitement.

Le tuberculeux ne doit jamais avaler ses crachats, car ils pourraient infecter au passage les voies digestives, notamment l'intestin ; mais il s'efforcera d'éviter la toux qui n'a pas pour but l'expulsion d'un crachat et qui le fatigue ainsi sans résultat. La volonté a une action puissante sur la suppression des toux inutiles.

Lorsqu'il tousse avec violence, il projette des particules de crachats qui peuvent être des agents de contagion ; il protégera donc sa bouche avec un mouchoir, qui devra être bouilli avant d'être mêlé au linge ordinaire.

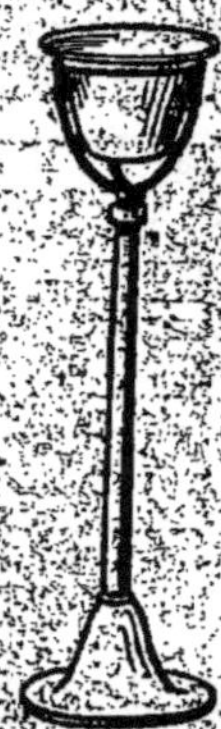
FIG. 898. Crachoir commun.

Le crachoir doit être vidé dans les fosses d'aisances après que son contenu aura été stérilisé par une ébullition d'un quart d'heure dans un bain-marie. On fera bouillir ensuite le crachoir dans une solution de cristaux de soude.

2° *Chambre.* La chambre, où le malade couchera seul, ne doit contenir que les meubles strictement nécessaires ; toutes les tentures doivent être supprimées ; chaque jour on y fera pénétrer le plus possible l'air et le soleil, qui est le meilleur antiseptique. Elle sera lavée et balayée, non à sec, mais avec un torchon humide. De temps en temps, et notamment pendant les séjours du malade dans une autre localité, la désinfection devra y être opérée. V. DÉSINFECTION.

3° *Peau et vêtements.* Frictions sèches, puis alcooliques, ensuite à l'eau froide, et remplacées plus tard encore par des douches. Pour le linge directement en rapport avec la peau, employer des chemises et des caleçons de laine blanche à grosse trame, frictionnant incessamment la peau, et qu'on remplace fréquemment.

4° *Bouche.* Défense de fumer, désinfection fréquente de la bouche et surveillance des dents. Emploi de pâte dentifrice alcaline.

Ne pas embrasser les membres de la famille et particulièrement les enfants.

Aux repas, *se laver soigneusement les mains* et se servir d'un *couvert marqué*, qui sera désinfecté par l'ébullition après chaque repas.

III. ***Hygiène spéciale des enfants tuberculeux.*** — Les enfants de tuberculeux doivent être éloignés des parents et nourris à la campagne par une bonne nourrice soigneusement surveillée.

Vaccination avec le vaccin de Calmette et Guérin dès la naissance.

Séjour à la campagne, en hiver à Cannes, Hyères, Menton, en été sur les plages de l'Océan ou de la Manche, avec emploi fréquent des bains de mer ; ou toute l'année à Arcachon, à Biarritz et dans les stations de haute altitude.

Traitement. — Le tuberculeux doit s'astreindre à

FIG. 899. — Poumon sain.
(Radiogr. Radiguet.)
(Les sommets du poumon sont clairs.)

FIG. 900. — Tuberculose au début.
(Radiogr. Radiguet.)
(Le sommet du poumon gauche présente des taches.)

FIG. 901. — Tuberculose avancée.
(Radiogr. Radiguet.)
(Le sommet du poumon gauche est très sombre.)

[illegible]

Le jour. — S'il est *fébrile*, il fera sa cure au lit. S'il est *apyrétique*, ou que sa fièvre soit seulement *vespérale*, il fera sa cure d'air dehors. Il sera placé, dans les meilleures conditions pour être à l'abri des courants d'air et recevoir la plus grande quantité de soleil. Le malade sera chaudement couvert sur le corps, une bouillotte aux pieds, et si nécessaire, du feu dans la pièce pour maintenir l'air ambiant plus sec que l'air extérieur humide en hiver. Il sera placé sur une chaise longue, dehors quand la température le permet, en ayant toujours soin de prendre toute précaution utile pour éviter un refroidissement, surtout au niveau des extrémités, donc pas de lectures. La chaise longue doit être confortable, avec dossier à crémaillère mobile pour permettre la position horizontale ou demi-assise. [illegible]

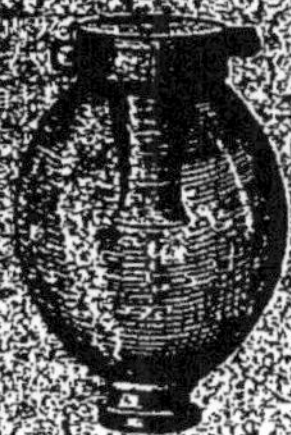

Fig. 902. Crachoir de poche.

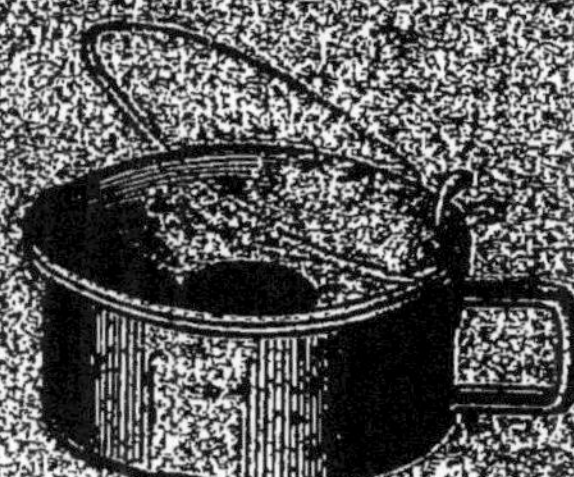

— Fig. 903. Crachoir d'appartement.

mais à l'exclusion des nerveux, des excitables ; le malade ne devra pas rester cependant si la toux est persistante, si les insomnies sont fréquentes ou si une laryngite tuberculeuse complique la situation. Les stations de plaine ou maritimes (Arcachon, Banyuls) donnent alors les meilleurs résultats.

On pourra aussi se rendre à moyenne altitude moyenne (400 à 850 mètres), Saint-Gervais, Brides et dans ces stations maritimes situées un peu loin de la mer (Grasse, Cannes, Hyères, Amélie-les-Bains).

Au début encore, tous chez les lymphatiques, les stations de la Méditerranée (Capri, [illegible]) sont indiquées [illegible]

[illegible]

générale doivent contre-indiquer l'exercice, même le plus léger.

Le repos pulmonaire. — S'abstenir des respirations profondes et des causes qui les provoquent, particulièrement de gymnastique respiratoire.

Le repos moral. — Mener une vie calme, sans émotions ; éviter les préoccupations professionnelles.

Le repos intellectuel. — Lire, écrire, parler et penser le moins possible.

Le repos sexuel. — Les « embrasés » diminuent leurs chances de guérison.

III. ***La cure d'alimentation.*** — L'alimentation sera *substantielle* et plus *abondante* que la ration d'entretien : la *suralimentation nocive* sera révélée par les signes de souffrance du tube digestif (somnolence, pyrosis, flatuences, essoufflement après le repas).

On prescrira 4 repas par jour, à la mode française, dont les menus alléchants et variés seront composés de : hors-d'œuvre, poissons, viandes froides et chaudes, légumes, pâtes, œufs, laitages, beurre frais, fruits ; boire peu.

En cas d'alimentation insuffisante, on donnera de l'huile de foie de morue vierge ou blonde ambrée, du lait, des œufs crus, de la viande crue (150 gr. par jour de tranche de cheval, *râpée, pulpée* et *tamisée*), absorbée en boulettes dans du potage, ou sur une tartine mélangée à des confitures de groseilles.

Aliments à proscrire. — Le vinaigre et tous les mets acides (citron, vin, orange, etc...) qui précipitent la décalcification des tuberculeux.

Tous les aliments contenant de l'acide oxalique doivent être proscrits (poivre, cacao, oseille, thé noir, épinards, tomates, chicorée, céleri, artichauts).

Supprimer vin, bière, café.

Toutes les fois que l'estomac, l'intestin présentent quelques signes d'intolérance (dyspepsie, diarrhée), réduire la ration alimentaire, multiplier le nombre des repas en diminuant la quantité.

IV. ***La cure d'endurcissement.*** — Outre la cure d'air permanente, qui constitue sa partie essentielle, elle comprend :

Les frictions. — Elles conviennent aux *apyrétiques* ; frictionner tout le corps chaque matin avec une flanelle imbibée d'eau alcoolisée froide.

Les lotions. — Elles conviennent aux *fébriles* ; laver le corps avec une serviette-éponge, imbibée d'eau froide, puis essuyer légèrement avec une flanelle sèche.

L'habillement. — Il ne doit comporter ni foulards, ni cache-nez, ni plastron de laine, ni de multiples gilets de flanelle.

V. ***Après la guérison.*** — Enfin, quand, après plusieurs années de soins ininterrompus, le tuberculeux pourra reprendre une vie utile, il devra toujours éviter le surmenage.

Il évitera les fatigues trop grandes, intellectuelles et physiques, et devra continuer soigneusement l'aération continue.

Le mariage ne lui est permis qu'après un examen médical.

Traitement symptomatique. — Jamais la suppression ou l'atténuation d'un des symptômes de la tuberculose pulmonaire n'a enrayé l'évolution de la maladie ; cependant certains d'entre eux, par leur continuité et leur intensité, peuvent devenir préjudiciables au malade et, dans ces cas, sont justiciables d'une thérapeutique palliative.

On pourra combattre la *fièvre* par le pyramidon, la cryogénine, l'*asthénie* par la strychnine, la *toux* par les préparations opiacées, la terpine.

En cas de *crachements de sang* : repos au lit, glace sur les parties génitales, potion à l'ergotine.

TRAITEMENT GÉNÉRAL. Certains médicaments ont été vantés dans la tuberculose pulmonaire : les arsénicaux, la créosote, le tanin, les iodiques, la médication récalcifiante, l'huile de foie de morue, le sucre. Aucun d'eux ne donne des résultats certains.

Il en est de même du *traitement spécifique* par les vaccins ou sérums antituberculeux.

Le *pneumothorax* artificiel* donne dans certains cas des améliorations notables.

Armement antituberculeux. — Il était inexistant en France avant 1914. Pendant et depuis la guerre, le vote de deux lois sur les dispensaires et les sanatoria a introduit le mot tuberculose dans la législation française.

Le *Conseil national de défense contre la tuberculose*, créé en 1919, coordonne les divers efforts, en collaboration avec les Pouvoirs publics, la Fondation Rockefeller, l'Œuvre de la tuberculose et ses divers organes, le corps médical, etc. Son siège est 66 *bis*, rue Notre-Dame-des-Champs, à Paris. Il est en liaison avec tous les organismes départementaux et notamment avec l'*Office public d'Hygiène sociale du département de la Seine*.

Dispensaires. Alors qu'avant la guerre, il n'y avait en France que 46 *dispensaires antituberculeux*, leur nombre en 1923 a dépassé 500. Ce sont eux qui doivent mettre en marche toute l'organisation de la prévention de la tuberculose, dépister et diagnostiquer les cas de tuberculose, soigner et placer les malades, prévenir de la contagion tuberculeuse les familles, en particulier les enfants.

Cette tâche est en partie fonction de l'activité déployée par les *infirmières visiteuses*, formées dans 8 écoles, 2 à Paris, 1 à Lille, Nantes, Bordeaux, Marseille, Lyon et Strasbourg ; la durée des études varie de 10 mois à 2 ans.

La tâche des infirmières visiteuses est très ardue : il leur faut dépister et éduquer le tuberculeux, l'assister, lui faire observer exactement les prescriptions médicales, surveiller son hygiène et celle de son entourage, monter la garde autour des foyers de contagion, apprendre aux individus à se défendre contre la tuberculose.

C'est dans le département de la Seine que les dispensaires aidés par les infirmières visiteuses fonctionnent avec le plus de rendement. Des dispensaires dépendant de l'Office public ou en liaison avec lui existent dans la plupart des arrondissements de Paris et dans la plupart des communes de la banlieue.

I. — Dispensaires antituberculeux (1).

3e *arrondissement* : 5 et 7, rue de Saintonge. — 4e : 9, rue de Jouy. — 5e : 25, rue Monge. — 6e : 40, rue Saint-André-des-Arts. — 7e : dispensaire Léon-Bourgeois, 65, rue Vaneau (dépendant de l'Assistance publique). — 8e : dispensaire Siegfried-Robin, 208, rue Saint-Honoré. — 9e : dispensaire Œuvre de Villepinte, 17, rue de la Tour-d'Auvergne; 60, rue de Dunkerque. — 10e : 35, rue Bichat. — 11e : 3, rue Omer-Talon. — 12e : 7, place Lachambeaudie. — 13e : 22, rue de la Glacière (dispensaire Albert-Calmette) ; 140, boulevard de la Gare (dispensaire Edith-Wharton); 76, rue de la Colonie (dispensaire Franco-Britannique). — 14e : dispensaire Hôpital Cochin, 47, rue du Faubourg-Saint-Jacques; dispensaire Saint-Joseph, 183, rue de Vanves; 23, rue Guilleminot ; 33, rue Bezout. — 15e : 12, rue Tiphaine ; 61, rue Vasco-de-Gama. — 16e : 46, rue de Passy (S. S. B. M.). — 17e : 54 *bis*, rue Boursault (dis-

(1) O. P. H. S., signifie Office public d'hygiène sociale ; S. S. B. M., Société de secours aux blessés militaires ; U. F. F., Union des femmes de France.

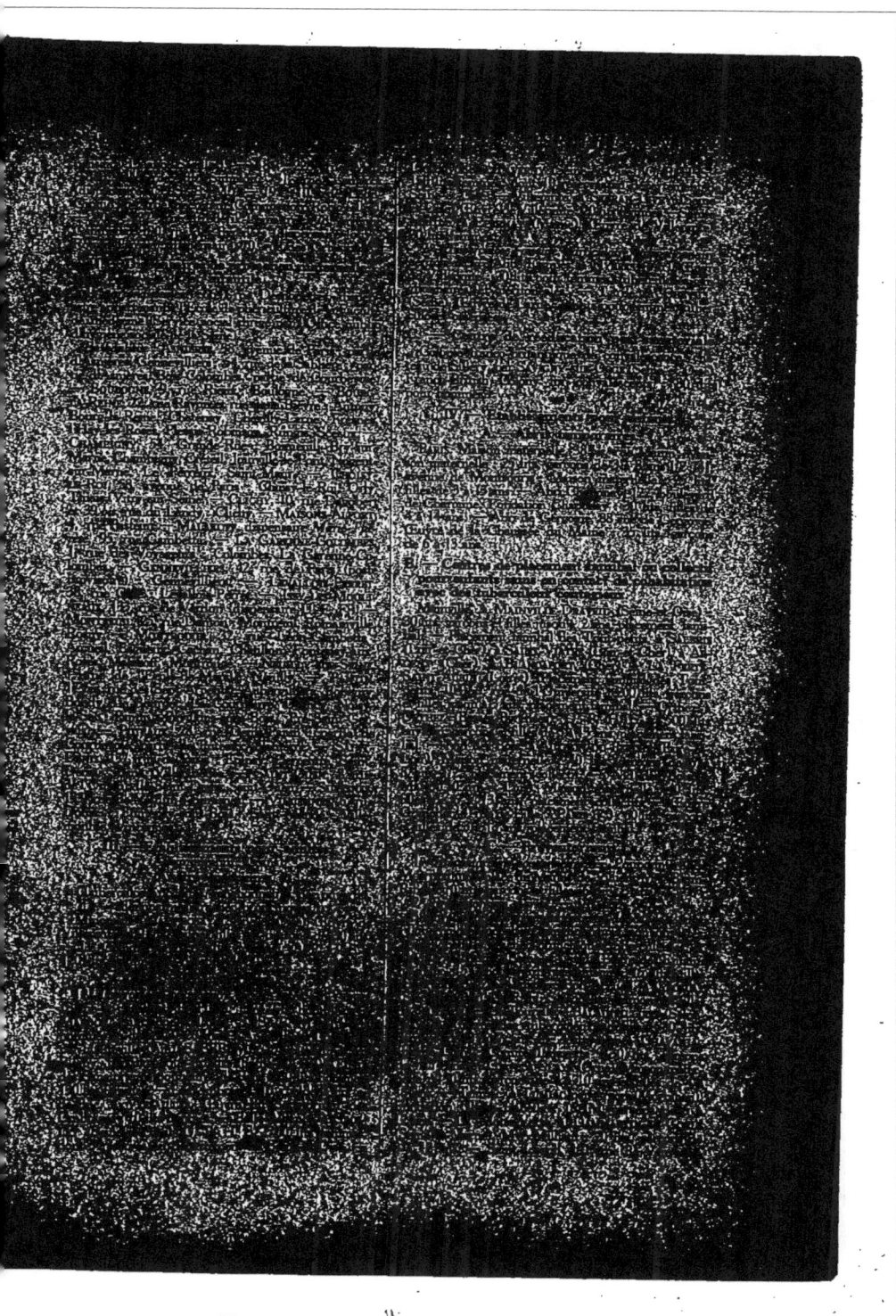

PARIS, Hôpital Saint-Joseph : 20 lits, garçons et filles de 5 à 11 ans des 14ᵉ et 15ᵉ arrondissements ; externat, entrée à 8 heures, sortie à 17 heures en hiver et à 19 heures en été. — Jean-Nicolle, à Guivaudes (Oise), Fondation d'Ophove, 11, rue Boissière (16ᵉ) : 20 lits, filles de 5 à 13 ans. — Le Glandier, à Beyssac (Corrèze), O. P. H. S. : 188 lits, filles de 6 à 15 ans. — Bry-sur-Marne, à Bry-sur-Marne (Seine), Association Léopold-Bellan : 65 lits, garçons de 6 à 13 ans. — Isches, à Isches (Vosges), Association Léopold-Bellan : 53 lits, garçons de 6 à 13 ans. — Fontaine-Bouillant, à Fontaine-Bouillant (Eure-et-Loir), O. P. H. S. : 25 lits hiver, 35 lits été, filles de 6 à 13 ans. — Plessis-Robinson, à Plessis-Robinson (Seine), O. P. H. S. : 210 lits, garçons et filles de 8 à 12 ans.

D. — Écoles-externats en plein air.

(Ouvertes d'avril à septembre inclus.)

PARIS, boulevard Victor (bastion 70), O. P. H. S. : 80 garçons et filles d'âge scolaire, réservée aux enfants des écoles du XVᵉ. — 50 bis, rue Saint-Fargeau, O. P. H. S. : 80 garçons et filles d'âge scolaire, réservée aux enfants des écoles du XXᵉ. — Bois de Vincennes (entre les portes de Picpus et de Reuilly), O. P. H. S. : 80 garçons et filles d'âge scolaire, réservée aux enfants des écoles du XIIᵉ. — PANTIN, parc de la Seigneurie, 49, rue Gaudale, O. P. H. S. : 80 garçons et filles de 2 à 6 ans, réservée aux enfants des écoles maternelles de Pantin. — SURESNES, Haras Bois Fouilleuse, O. P. H. S. : 80 garçons et filles d'âge scolaire, réservée aux enfants des écoles de Suresnes.

E. — Sanatoriums.

1° *Tuberculose pulmonaire.* — Villiers, à Villiers-sur-Marne, géré au compte O. P. H. S. par l'Œuvre des Enfants tuberculeux : 125 lits, garçons de 3 à 15 ans. — Ormesson, à Ormesson (Seine-et-Oise), Œuvre des Enfants tuberculeux : 35 lits, filles de 3 à 15 ans. — Villepinte, par Sevran-Livry (Seine-et-Oise), Œuvre de Villepinte : 80 lits, filles de [illegible] à 15 ans.

2° *Tuberculose osseuse, articulaire, ganglionnaire, péritonéale.* — Sainte-Marie, à Cannes, route de [illegible] (Alpes-Maritimes), Fondation Sainte-Marie : 30 lits, filles de 4 à 15 ans. — Saint-Aubin, à Saint-Aubin (Calvados), Œuvre des Enfants heureux, [illegible] boulevard Haussmann : 40 lits, garçons de 3 à 18 ans.

Œuvres de préservation de l'enfance. — La préservation de l'enfant est à la base de la lutte antituberculeuse. Comme on ne peut toujours établir une barrière autour du crachoir du malade, il faut mettre l'enfant à l'abri de la contagion familiale ; il doit être éloigné des siens.

1° S'il s'agit d'un enfant sain, de 3 à 13 ans, exposé à la contagion familiale, il y a lieu de l'envoyer en *Placement familial*, c'est-à-dire de le placer à la campagne dans une famille de paysans sains, où il séjournera, jusqu'à l'âge de l'âge scolaire, et souvent plus, qu'il [illegible] [illegible] se fixent définitivement à la campagne, loin du foyer de famille de parents.

L'Œuvre de Grancher, qui fonctionne depuis 1903, a obtenu des résultats [illegible] [illegible] 1929, elle a placé [illegible] 500 enfants parisiens. Tandis que les enfants [illegible] des parents tuberculeux [illegible] contractent la tuberculose dans une proportion de 30 à 37 p. 100, [illegible] 40 p. 100, il n'y a eu que [illegible] [illegible] [illegible] [illegible] [illegible] [illegible] [illegible] à 0,3 p. 100. [illegible] [illegible] [illegible] [illegible] 40 p. 100 [illegible] [illegible] [illegible] [illegible] [illegible] [illegible] environ

60 000 francs à la société, l'œuvre Grancher préserve le même capital social pour une somme de 3 000 à 4 000 francs.

Pour effectuer ce placement, on s'adressera pour la Seine à l'Œuvre parisienne de Grancher, 4, rue de Lille, ou à l'Office public d'Hygiène sociale de la Seine, 9, place de l'Hôtel-de-Ville, ou au Dispensaire antituberculeux de l'arrondissement, et pour les autres départements, aux Filiales de l'Œuvre Grancher, à Troyes, Alger, Constantine, Nice, Chaumont, Oran, Marseille, Bourges, Dijon, Saint-Brieuc, Besançon, Morlaix, Quimper, Nîmes, Toulouse, Bordeaux, Montpellier, Rennes, Tours, Saint-Étienne, Nantes, Angers, Metz, Lille, Clermont-Ferrand, Lyon, Rouen, Le Havre, Strasbourg.

Si c'est un enfant du premier âge (de la naissance à 3 ans), il sera envoyé en placement familial dans un Centre d'élevage de nourrissons. Ces organismes sont encore peu nombreux ; citons celui de Salbris, celui de Mainville et Champrosay, près Paris, fondés par l'Association centrale du travail par les soins de l'Œuvre du placement familial des Tout-petits, 104 bis, rue de l'Université ; le centre de Contres (Loir-et-Cher), à l'Œuvre parisienne de Grancher, la pouponnière de Remaday (Loir-et-Cher).

S'il s'agit d'un enfant non contagieux, non fébricitant, atteint de tuberculose latente ou présentant une forme bénigne de la maladie, caractérisée par des adénopathies inactives, trachéo-bronchiques, cervicales ou autres, par des séquelles de pleurésie ou d'arthropathie tuberculeuses, l'enfant sera placé en Préventorium, c'est-à-dire dans une maison de plein air avec régime hygiénique, alimentation surveillée, aération continue, repos, instruction et entraînement physique, respectivement dosés par la collaboration d'un médecin et d'un pédagogue (Léon Bernard). Là, il sera soustrait aux contaminations familiales et se trouvera dans les conditions les plus favorables pour guérir.

A côté de ces préventoriums, il existe un certain nombre d'établissements qui ne sont pas des sanatoriums proprement dits, ni [illegible] [illegible] mais des établissements aux enfants, aux convalescents [illegible] débiles qui peuvent bénéficier d'une cure d'aération ou d'altitude.

Aisne. — *B. Henri-Lange*, à Saint-Quentin (100 lits pour enfants des deux sexes).

Alpes-Maritimes. — *Le Sélé*, à Vence (30 lits pour [illegible] de 7 à 18 ans).

— *[illegible] Saint-Jean*, à Grasse, quartier Saint-Jean (10 lits, 25 à 30 fr. par jour).

— *[illegible]* (15 chambres pour hommes [illegible] [illegible]. Prix 15 à 20 fr. par jour [illegible] convalescents [illegible].

Aube. — *Nazareth-Pont-Hubert* (20 lits pour enfants de 3 à 16 ans du département).

Bouches-du-Rhône. — *L'Infirmerie de la Jeune Fille*, à la Rose (37 lits pour jeunes filles de [illegible] ans du département).

— *La Villa des Chalets-Saint-Joseph* (45 lits pour enfants des deux sexes).

Charente-Inférieure. — *La Maison des Enfants*, au Bois, île de Ré (115 lits pour garçons de [illegible] et 10 lits de filles de 5 à 12 ans).

— *[illegible]*, à Royan (70 lits [illegible] [illegible] [illegible]).

Corrèze. — *Le Glandier*, par Beyssac (120 lits, dont 50 pour enfants de 5 à 12 ans, [illegible] pour femmes, filles de [illegible]).

Côtes-du-Nord. — *[illegible]*, [illegible]

par [illegible] (10 lits pour jeunes filles de 7 à 17 ans du département).

Doubs. — [illegible], par Besançon (65 lits pour enfants de 4 à 12 ans, du département).

Eure. — Saint-Maurice, à Gournay-sur-[illegible] (150 lits pour fillettes et jeunes filles).

Eure-et-Loir. — Fontaine-Bouillant (42 lits pour fillettes de 5 à 15 ans, de la Seine).

— [illegible] des Bois, à Authon-[illegible] (120 lits pour enfants des deux sexes, de 3 à 15 ans).

Finistère. — *Port-Blanc*, à Plougasnou (36 lits pour enfants des deux sexes du département, garçons de 3 à 10 ans et fillettes de 3 à 13 ans).

Haute-Garonne. — Salies-du-Salat (60 lits pour enfants des deux sexes).

Gironde. — Gradignan (60 lits pour enfants de 3 à 14 ans).

— *La Solitude*, à Martillac (45 lits pour fillettes de 3 à 12 ans).

— Montchic (360 lits pour garçons au-dessous de 10 ans et fillettes au-dessous de 15 ans).

— Cabanac (40 lits pour enfants, pupilles de la Nation).

— *Fontaudin*, à Pessac (170 lits pour garçons de 5 à 13 ans, orphelins ou pupilles de la Nation).

— Barsac (80 lits pour fillettes de 3 à 13 ans, orphelines ou pupilles de la Nation).

Ille-et-Vilaine. — *La Motte*, à Saint-Coulomb (25 lits pour garçons).

Indre. — *Les Bates*, à Pellevoisin (50 lits pour garçons [illegible] (8 ans).

Indre-et-Loire. — *Beau Site*, à Tours (16 lits pour enfants des deux sexes).

— *[illegible]*, à Rochecorbon, près de Tours (65 lits pour enfants des deux sexes de la ville de Tours, garçons de 5 à 10 ans et fillettes de 5 à 15 ans).

[illegible]. — [illegible] (60 lits pour enfants des deux sexes, de 3 à 15 ans).

Haute-Loire. — *[illegible]*, à [illegible], par Paulhaguet (60 lits pour garçons de 5 à 13 ans). Prix : 5 à 6 francs par jour.

— Le Chambon-[illegible]. — *Les [illegible]* (110 enfants de 7 à 15 ans). Prix : 10 à 12 francs par jour. *[illegible]* (10 malades adultes). Prix : 13 à 16 francs. *[illegible]* (17 malades). Prix : 18 à 28 francs. [illegible]

[illegible]. — [illegible], par Salbris (12 [illegible]).

[illegible]. — *[illegible]*, à Varades [illegible]

[illegible]

— Oise. — *[illegible]*, à [illegible] (40 lits pour filles de 2 à 14 ans).

Orne. — [illegible] (140 lits pour garçons de 4 à 9 ans et filles de 4 à 16 ans).

Puy-de-Dôme. — *Saint-Jean*, à Saint-Jean-[illegible] (pour fillettes et jeunes filles).

Pyrénées (Basses-). — [illegible], par Saint-[illegible] (enfants des deux sexes et jeunes filles).

— *[illegible]*, à [illegible] (50 lits pour enfants des deux sexes). Prix : 125 francs par mois.

— Andorre, par [illegible] (pour enfants des régions dévastées).

Pyrénées (Hautes-). — [illegible] (80 lits pour fillettes de 5 à 11 ans).

Rhin (Bas-). — *La Forêt de Neuhof* (50 lits pour femmes et enfants).

Rhône. — [illegible] (50 lits pour garçons de 5 à 13 ans).

— Charly (56 lits pour filles de 5 à 13 ans).

— Vaugneray (20 lits pour filles de 5 à 13 ans).

Savoie. — [illegible], près Saint-Pierre-d'Albigny (25 lits pour filles).

Haute-Savoie. — [illegible], par Annemasse (250 lits pour enfants des deux sexes).

— *Sainte-Anne*, à Sallanches (25 lits pour fillettes à partir de 7 ans).

— *Les Campanules*, à Saint-Gervais-les-Bains, cure de montagne (850 m.), cure d'hiver.

Seine. — Le Plessis-Robinson (210 lits pour enfants des deux sexes).

— Bry-sur-Marne (55 lits pour garçons).

— Paris. *Maison des Tout-petits*, 95, rue Michel-Ange (45 berceaux).

— *Saint-Joseph*, externat, rue de Vanves.

Seine-et-Oise. — [illegible] (25 lits pour enfants).

— *[illegible]*, à [illegible] (pour jeunes filles).

— *[illegible]*, à [illegible] (45 lits pour enfants des deux sexes de 3 à 7 ans).

[illegible]-sur-Oise (pour enfants des deux sexes pupilles de la Nation).

— *La [illegible]*, à [illegible] (40 lits pour garçons de 3 à 7 ans).

— *[illegible]*, à Champrosay (200 lits pour fillettes et jeunes filles de [illegible] à 30 ans).

— *[illegible] des Enfants [illegible]*, à [illegible]-les-Bains (75 lits pour enfants des deux sexes de la Seine).

— *[illegible]*, à [illegible] (18 lits pour filles de [illegible] à 18 ans).

[illegible]. — [illegible] (110 lits pour enfants des deux sexes, de 5 à 15 ans).

[illegible]

(1) [illegible]

Sanatoriums de grande altitude :

Pyrénées-Orientales. — Les Escaldes, par Angoustrie. Climat de montagne, (1 400 m.), sec, ensoleillé, exempt de brouillard. 110 chambres, dont 40 pourvues de salle de bain, dans un nouveau pavillon. Héliothérapie en toutes saisons. Cure thermale dans l'établissement. Pneumothorax artificiel. 70 lits. Dr Hervé.

Sanatoriums de moyenne altitude :

Ain. — Belligneux (920 m.), par Hauteville, 70 lits. Dr Dumarest. Prix : 43 francs par jour.

Alpes-Maritimes. — *La Maison blanche*, à Vence (395 m.). 14 malades. Prix : 40 francs par jour.

Creuse. — *Sanatorium de Sainte-Feyre* (102 chambres). Ouvert toute l'année. Altitude 490 mètres. Reçoit les instituteurs et les institutrices publics exclusivement.

Gard. — *Sanatorium du Mont Duplan* (Nimes). 120 mètres d'altitude. Bois de pins. Soleil, sécheresse, température égale. Pneumothorax artificiel.

Puy-de-Dôme. — Château de Durtol, près de Clermont-Ferrand. Parc de 7 hectares dans climat tempéré sédatif. Pension : 31 à 42 francs par jour (56 lits). Dr Tobé.

— *Sanatorium d'Enval*, près Riom (420 m.). Grand confort. Chauffage central. Galerie de cure à chaque chambre. Pneumothorax artificiel, radiographie, tuberculinothérapie, laboratoire. Depuis 32 francs par jour. Dr Sigot.

Sanatoriums de plaine :

Basses-Pyrénées. — *Sanatorium de Cambo*. Dans un parc de 4 hectares; belle vue sur la vallée. Eau chaude et froide dans les chambres. Prix : 25 à 35 francs par jour.

— *Tresbocy*, à Pau, 35 lits. Dr Crouzet. Prix : 26 à 35 francs.

— *Ramonhaut*, à Gan, 20 lits. Dr Beigbeder. Prix : 20 francs.

— *Beaulieu*, à Cambo, 40 lits. Dr Dieudonné.

— *Les Terrasses*, Cambo. Situé à l'extrémité des allées de Cambo, jouissant d'une belle vue sur les Pyrénées et la vallée de la Nive; eau chaude et froide dans les chambres, 25 à 35 francs par jour.

Loir-et-Cher. — *Sanatorium des Pins*, Lamotte-Beuvron, en plaine et en forêt. — Climat sédatif, favorable aux congestifs et à tous les cas en évolution (80 chambres).

Seine-et-Marne. — *Avon*, à Avon, 25 lits. Dr Salivas.

Seine-et-Oise. — Château de Sainte-Colombe, par Bazemont. Rayons X, pneumothorax, vaccinothérapie. Spécialement pour les malades du sexe féminin. A partir de 20 francs par jour.

— *Sanatorium de Buzenval*, à Rueil. Près les bois de Garches. Parc de 3 hectares. 31 chambres, depuis 25 francs. Radioscopie, pneumothorax. Dr Poussard.

2° Sanatoriums populaires. Ils appartiennent à des œuvres sociales ou à des groupements professionnels, ou aux départements, mais toujours ils sont en relation avec des organisations antituberculeuses départementales.

Ces établissements s'adressent aux classes pauvres ou peu aisées et les malades y sont admis soit gratuitement, soit proportionnellement à leurs ressources. Leur développement rapide explique les imperfections que présentent encore certains de ces établissements, soit dans leur installation, soit dans leur fonctionnement ; ces lacunes ne tarderont pas à disparaître grâce à la surveillance organisée par la loi.

Ain. — *Sanatorium départemental*, Bellecombe (53 lits).

— *Mangini*, à Hauteville (130 lits pour malades des deux sexes, particulièrement de la région lyonnaise). Personnel religieux. Prix : 13 francs (*fig.* 904).

Allier. — Le Montet (260 lits pour hommes du département).

Aube. — Chanteloup (20 lits pour hommes et garçons à partir de 12 ans).

Aveyron. — *Fenaille*, à Engayresque (50 lits pour hommes). Prix : 15 à 20 francs par jour.

Creuse. — Sainte-Feyre (122 chambres pour instituteurs et institutrices). Prix : 12 à 15 francs par jour.

Doubs. — Villeneuve-d'Amont (75 lits pour hommes à partir de 15 ans, du département). Prix : 12 à 15 francs.

Eure. — Ecouis (100 lits pour hommes du département).

Eure-et-Loire. — Haut-Saint-Jean (50 lits pour adultes des deux sexes du département).

Finistère. — *Guervenan*, à Plouconven (200 lits pour malades des deux sexes du département).

— *Le Porsmeirr*, à Morlaix (20 lits pour femmes domiciliées dans le département).

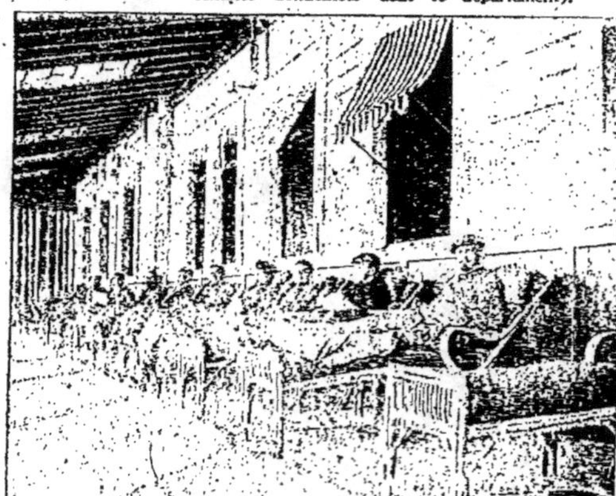

Fig. 904. — Galerie de cure, à Hauteville-en-Bugey.

Gard. — Nimes, *Sanatorium protestant* (20 lits). Prix : 5 francs par jour.

Garonne (Haute-). — Salies-du-Salat (92 lits pour pupilles de l'Assistance publique). Gratuit.

— Saint-Bertrand-de-Comminges (34 lits pour enfants de 4 à 14 ans, indigents du département).

Gironde. — Lège (60 lits pour hommes du département).

— Pessac (60 lits pour femmes et enfants).
— Bordeaux. *Sanatorium de Feuillas* (120 lits).

Hérault. — Montpellier. *Bon Accueil* (100 lits). Prix : 14 francs.

Ille-et-Vilaine. — Ponchaillou, près Rennes (20 lits pour fillettes de 4 à 18 ans).

Indre-et-Loire. — Bel-Air, près Tours (75 lits pour hommes). S. S. B. M. Prix : 13 francs.
— *La Croix Montoire*, à Tours (30 lits pour jeunes filles et femmes).

Isère. — Seyssuel (200 lits pour hommes). Prix : de 12 à 15 francs.
— Les Petites Roches, près Grenoble, en construction (300 lits).

Loire. — Chavannes, par Saint-Chamond (40 lits pour femmes et enfants).

Loiret. — *Beauregard*, à Mardié (15 lits pour femmes et enfants).
— Chécy (30 lits pour hommes), indigents du département.

Marne. — *Sainte-Marthe*, à Epernay (36 lits pour femmes et jeunes filles).

Meurthe-et-Moselle. — Lay-Saint-Christophe, près Nancy, en voie d'organisation (100 lits pour hommes).

Moselle. — Albreschviller (55 lits pour hommes).

Nièvre. — *Pignelin*, à Varenne-les-Nevers (130 lits pour femmes et enfants).

Nord. — Wormhout, près Zuydcoote (320 lits pour enfants des deux sexes).

Oise. — *Villemin*, à Angicourt, par Liancourt (211 lits pour femmes à partir de 16 ans).

Pyrénées (Basses-). — *Franclet*, à Cambo (28 lits pour femmes).

Rhin (Bas-). — Schirmeck (120 lits pour malades des deux sexes).
— Saales (150 lits pour hommes).

Rhin (Haut-). — *Lalance*, à Lutterbach, près Mulhouse (160 lits pour enfants des deux sexes).
— Aubure (100 lits pour femmes et jeunes filles).
— *Salem*, à Aubure (70 lits pour hommes).
— Massevaux (40 lits pour femmes).

Rhône. — Bayère, par Charny (48 lits pour hommes).

Saône-et-Loire. — *Mardor*, à Combes-les-Mines (70 lits pour hommes du département de la Seine).
— La Guiche (230 lits pour hommes).

Seine. — *Larue*, à L'Hay-les-Roses (28 lits pour femmes et jeunes filles du département).

Seine-Inférieure. — Oissel (132 lits pour hommes du département).
— Saint-Etienne-du-Rouvray (50 lits pour femmes du département).

Seine-et-Oise. — Yerres (75 lits pour hommes du département de la Seine).
— *La Baronnie*, à Balainvillers (44 lits pour femmes du département de la Seine).
— *Belle Alliance*, à Groslay (70 lits pour femmes et enfants des deux sexes de 3 à 10 ans du département de la Seine).
— Bligny, par Bris-sous-Forges (60 lits pour hommes et 100 lits pour femmes).
— La Tuyolle (150 lits pour femmes de la Seine).
— *Les Ombrages*, à Versailles (70 lits pour femmes).
— Villiers-sur-Marne (125 lits pour enfants des deux sexes).
— *Les Cheminots*, à Ris-Orangis (150 lits pour cheminots).

Var. — *La Pouverine*, à Cuers (40 lits pour adultes des deux sexes).

3° Stations sanitaires. Créées au cours de la guerre, elles sont dirigées par le ministère de l'Hygiène et réservées aux militaires réformés n° 1 pour tuberculose ; cependant l'admission dans ces établissements a été étendue aux indigents bénéficiant de l'assistance médicale gratuite.

Il existe depuis 1923 dix stations sanitaires, comprenant 1 148 lits :

Ain. — *Bellecombe*, à Hauteville (53 lits).

Alpes-Maritimes. — *La Maison Russe*, à Menton (70 lits).

Loire. — Saint-Jobard (333 lits).

Loiret. — La Chapelle-Saint-Mesmin (40 lits).

Lot. — Montfaucon (225 lits).

Lot-et-Garonne. — Monbran, par Agen (80 lits).

Mayenne. — Clavières, par Meslay-du-Maine (100 lits).

Morbihan. — *Moncan*, à Auray (37 lits).

Puy-de-Dôme. — *Les Roches*, à Chamaillières (200 lits).

Rhône. — Bayères, par Charnay (10 lits).

4° Ecoles sanitaires de rééducation professionnelle. Ces écoles sont destinées à recevoir les malades à leur sortie du sanatorium et à leur donner un enseignement, surtout pratique, portant sur l'agriculture en général et particulièrement sur le jardinage et les petits élevages. Elles sont encore peu nombreuses ; la plupart dépendant de l'Office des mutilés et sont réservés aux mutilés de la guerre ; une seule de ces écoles est destinée aux femmes ; on compte huit de ces établissements comprenant 605 lits :

Aude. — Campagne-les-Bains (140 lits pour réformés de guerre). Gratuit. Enseignement aux prétuberculeux et aux tuberculeux de la vannerie, l'enclume, la menuiserie, l'apiculture, le jardinage.

Charente. — Tonnay-Charente (50 lits pour réformés de guerre).

Corrèze. — Boulou-les-Roses (70 lits pour réformés de guerre).

Loire-Inférieure. — La Placelière, par Château-Thibaud (50 lits pour réformés de guerre).

Seine. — *La Villa-des-Champs*, à Villejuif (30 lits pour femmes).

Seine-et-Oise. — Sillery, par Savigny-sur-Orge (80 lits).

Var. — Taxil, par Fayence (45 lits pour réformés de guerre).

Yonne. — Passy-Véron (140 lits pour réformés de guerre).

Les malades atteints de tuberculose pulmonaire avérée, les phtisiques arrivés à la phase ultime de la maladie, ressortissent soit aux *Hôpitaux-sanatoriums*, soit aux *Services hospitaliers d'isolement*, suivant les conditions d'organisation locale.

1° Hôpitaux-sanatoriums. Les hôpitaux-sanatoriums sont des établissements situés à proximité des villes, au milieu d'espaces libres, plantés d'arbres ; ils utilisent le plus souvent des locaux existants et aménagés de telle sorte que les malades puissent y pratiquer la cure sanatoriale. Ils reçoivent les tuberculeux pulmonaires de toutes catégories.

Il existe, depuis 1923, quatorze hôpitaux-sanatoriums, comprenant 2 884 lits :

Gironde. — *Feuillas*, à Pessac (124 lits pour les deux sexes).

Hérault. — *Bon-Accueil*, à Montpellier (115 lits pour adultes des deux sexes de Montpellier).

— *Bellevue*, à MONTPELLIER (80 lits pour hommes de Montpellier).

Isère. — LA TRONCHE, près Grenoble (192 lits pour malades des deux sexes du département).

Loire-Inférieure. — *Chantenay*, à NANTES (150 lits pour malades des deux sexes de 3 à 40 ans).

Meurthe-et-Moselle. — *Villemin*, à NANCY (240 lits pour malades des deux sexes).

Rhin (Bas-). — *Saint-François*, à ROBERTSAU, près Strasbourg (200 lits pour enfants et adultes des deux sexes).

Rhône. — SAINT-GENIS-LAVAL (107 lits pour femmes et fillettes).

— LE MONTET (40 lits pour hommes).

— *Villa Saint-Joseph*, à SAINT-GENIS-L'ARGENTIÈRE (28 lits pour femmes entre 15 et 40 ans).

— *Asile Notre-Dame-de-Lourdes*, au Point-du-Jour, à LYON (24 lits pour femmes).

Seine-et-Oise. — BRÉVANNES (1 085 lits pour enfants et adultes des deux sexes).

— VILLEPINTE (530 lits pour femmes et jeunes filles de 6 à 30 ans).

Seine-Inférieure. — *H. S. de la route de Darnétal* (140 lits pour hommes).

2° SERVICES HOSPITALIERS D'ISOLEMENT. L'isolement des tuberculeux n'est pratiqué en France que d'une manière insuffisante. A ce point de vue la situation de la plupart de nos hôpitaux est scandaleuse (Léon Bernard). On ne constate en effet de services d'isolement de tuberculeux que dans 37 départements, qui comprennent 4 280 lits, et Paris, à lui seul, dans ce nombre, compte pour plus de 2 000 lits.

Tuberculose pulmonaire (Fausse ou pseudo). — Des lésions tuberculeuses peuvent être produites par des poussières, des parasites, autres que le bacille de Koch, parasites animaux et surtout des champignons (aspergillus, oospora, notamment l'actinomycose), que l'analyse microscopique permet de reconnaître dans les crachats. Les signes sont analogues à ceux de la tuberculose pulmonaire.

TRAITEMENT. Il est très important que l'analyse des crachats soit effectuée de bonne heure, car un traitement ioduré et arsenical guérit rapidement ces malades en cas de mycose pulmonaire.

Tuberculose de la peau. — Les lésions cutanées, dues au bacille de Koch, se présentent sous des formes cliniques variables ; elles se distinguent des *tuberculides** par deux signes principaux : la présence constante du bacille tuberculeux dans les lésions en plus ou moins grand nombre et l'inoculation positive au cobaye qui devient tuberculeux en 3 semaines environ.

Ulcère tuberculeux. — Lésions primitivement ulcéreuses de la peau ou des muqueuses, siégeant le plus souvent au niveau de la bouche, du pharynx, du larynx et de l'anus. Les malades sont habituellement des tuberculeux avérés et l'ulcère provient d'une auto-inoculation, d'une érosion ou d'une plaie minime par des bacilles de crachats ou des matières fécales.

SIGNES. Ulcération à bords taillés à pic, souvent décollés, à fond sanieux, parfois parsemé de saillies jaunâtres, miliaires, entourées d'une auréole inflammatoire.

Ces lésions sont souvent très douloureuses.

TRAITEMENT. Cautérisation avec de l'acide lactique pur au 1/10, du permanganate de potasse à 1 p. 50, du bleu de méthylène 1 p. 50. Injections intramusculaires d'éther benzyl-cinnamique.

Gommes tuberculeuses. — Se rencontrent surtout chez des sujets atteints de tuberculose viscérale,

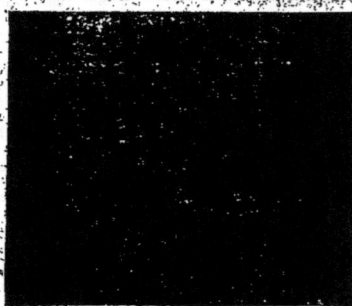

FIG. 905.
Gomme tuberculeuse ulcérée de la jambe.

osseuse ou ganglionnaire, en particulier au cou (écrouelles), au thorax, sur les membres.

SIGNES. Nodosité sous-cutanée de la grosseur du pois à une noisette, à laquelle la peau adhère précocement en formant une teinte lie de vin ; les nodosités se ramollissent, se perforent en plusieurs points formant des clapiers, d'où il s'échappe un pus grumeleux, mal lié. Les différents pertuis peuvent se confondre ; il se constitue alors une grande ulcération à fond saignant et blafard, atone fongueux ; la sécrétion est longue, chronique, froide, durant des mois et des années (*fig.* 905).

La cicatrice qui succède à la gomme est irrégulière, vascularisée, souvent à type de chéloïde. Elle peut devenir le point de départ d'un lupus au niveau du cou.

TRAITEMENT. Héliothérapie, radiothérapie. Ponction suivie d'injection modificatrice (éther iodoformé ou gaïacolé). Cautérisation au chlorure de zinc. Injections de tuberculine ou d'éther benzyl-cinnamique.

Tuberculose verruqueuse. — Souvent produite par une inoculation externe professionnelle (infirmiers,

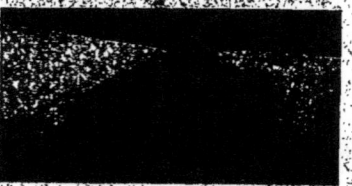

FIG. 906. — Tuberculose verruqueuse avérée.

vétérinaires) ou une auto-inoculation chez un tuberculeux par les crachats ou les déjections. Siège surtout à la face dorsale des mains et des doigts, aux coudes, aux genoux, à la région fessière et anale.

SIGNES. Plaque arrondie ou serpigineuse, infiltrée,

brunâtre, violacée, présentant à la périphérie des pustulettes, des croûtelles et au centre un aspect papillomateux, verruqueux, corné. La pression fait sourdre des gouttelettes de pus (*fig.* 996).

La durée est très longue, le centre s'affaisse peu à peu, devient cicatriciel et les bords peuvent s'étendre (forme serpigineuse). La cicatrice est plane, blanche ou violacée, souvent adhérente.

Tubercule anatomique. — Cette variété de tuberculose verruqueuse s'observe chez les médecins, les étudiants, les infirmiers, au niveau des doigts, de la face dorsale de la main par inoculation externe, piqûre au cours d'une autopsie ou souillure d'une érosion.

SIGNES. Saillie papuleuse, rouge, dure, douloureuse, surmontée d'une zone cornée. Puis la lésion s'étend en surface et en profondeur et prend l'aspect d'un papillome corné, reposant sur une base violacée et douloureuse.

L'infection tuberculeuse virulente peut gagner les lymphatiques du bras (ganglions du coude et de l'aisselle) et même déterminer une tuberculose générale.

TRAITEMENT. Ablation chirurgicale, quand elle est possible. Destruction par le curetage et le thermocautère et radiothérapie.

Lupus tuberculeux. — V. LUPUS.

Tuberculose ostéo-articulaire. — Peut se traduire de différentes façons suivant le siège.

Ostéite tuberculeuse. — (V. OS), *mal de Pott*, à la colonne vertébrale, au niveau des articulations : coxalgie, *tumeur blanche*.

Tumeur blanche. — Arthrite tuberculeuse caractérisée par la production de fongosités, la tendance à la suppuration et l'envahissement progressif de tous les tissus de la jointure, lésions dont la conséquence dernière est la perte des fonctions du membre. Les articulations atteintes sont, par ordre de fréquence, la hanche, le genou, le cou-de-pied, le coude, l'épaule.

S'observe surtout dans l'enfance et l'adolescence, rare après trente ans : hérédité tuberculeuse, alcoolique ou syphilitique, mauvaise alimentation, affaiblissement par fièvre éruptive ou typhoïde. Peut survenir à la suite d'une contusion, entorse, luxation, arthrite blennorragique.

SIGNES. Quelquefois, début brusque et aigu, mais ordinairement début lent et insidieux par *douleur* sourde, d'abord intermittente à la suite de fatigues, puis continue, localisée à un point où la pression l'exagère. Dans certains cas elle a pour siège l'articulation inférieure (genou pour tumeur blanche de coxalgie). Les mouvements de l'articulation deviennent difficiles, la jointure est *gonflée*, puis la peau devient chaude, blanche, luisante, et dans les points où l'articulation est superficielle on sent de la *fluctuation*. Les membres sont immobilisés dans des *attitudes* [illegible] (celle où la jointure occupe le [illegible] de douleur) ils semblent raccourcis ou allongés.

ÉVOLUTION. La guérison peut se produire avec conservation des [illegible] avec ankylose, mais des rechutes sont possibles. La terminaison peut [illegible] avec tuberculose pulmonaire [illegible] malheureusement plus fréquente.

TRAITEMENT. 1° GÉNÉRAL (V. TUBERCULOSE). Notamment bains salés et de Salies-de-Béarn. 2° LOCAL. Immobilisation, injections sclérogènes de chlorure de zinc, opération chirurgicale (résection, amputation).

Tumeur. — Masse constituée par un tissu de formation nouvelle ayant la tendance à persister ou à s'accroître.

Elle est due à l'activité anormale de certains éléments d'un ou plusieurs des tissus entrant dans la composition de l'organisme adulte ou embryonnaire et constitue, en somme, une sorte de monstruosité de détail, tissulaire. Dans certains cas, il y a distension d'un organe ou d'une partie d'organe par un liquide (kyste).

CAUSES. I. DÉTERMINANTES. Encore inconnues. V. CANCER.

II. PRÉDISPOSANTES. Les coups, les chocs sont signalés fréquemment. Il en est de même des irritations répétées, notamment la fumée de tabac, le frottement de la pipe (cancroïde des lèvres et de la langue), la suie (épithélioma des ramoneurs). L'hérédité n'est nullement fatale.

VARIÉTÉS. Les tumeurs se divisent en *bénignes*, gênantes seulement par leur volume et les troubles de compression qu'elles entraînent, et en *malignes*, à marche plus progressive et à tendance ulcérative, qui provoquent des hémorragies et, après ablation, récidivent soit à la même place, soit dans les ganglions voisins, ou enfin se généralisent. Malheureusement cette distinction n'est pas absolue et, dans certains cas, rares il est vrai, des tumeurs primitivement bénignes peuvent devenir malignes. La gravité peut aussi dépendre du siège, notamment au point de vue de la rapidité de l'évolution. La combinaison de deux tumeurs de nature différente est fréquente (fibromyxome, lipo-angiome).

Les tumeurs peuvent se développer aux dépens de tissus différents : tissu conjonctif, musculaire, nerveux, épithélial.

Tissu conjonctif. — ***Fibrome.*** — Tumeur ordinairement blanchâtre, dure, encapsulée, par conséquent bien limitée, qui refoule et même use les tissus voisins, mais ne les envahit pas et contient généralement peu de vaisseaux. Les sièges habituels de ces tumeurs sont l'utérus et le nasopharynx. Elles peuvent occuper aussi la gaine des nerfs (neurofibromatose). Elles sont constituées par les fibres du tissu conjonctif et sont bénignes.

Lipome. — La tumeur est constituée par de la graisse et partagée en lobules par des fibres lâches de tissu conjonctif qui forment, en outre, une capsule à l'extrémité. Son évolution est lente. Le lipome est fréquent au-dessous de la peau et tout à fait bénin. Quelquefois il se complique d'angiome.

Myxome. — Tumeur rare à l'état pur, formée par des cellules étoilées unies entre elles par leur prolongement et noyées dans une substance à demi liquide (polypes muqueux). Le myxo-sarcome est plus fréquent.

Enchondrome ou Chondrome. — Constitué par des cartilages de nouvelle formation, cette tumeur est rare à l'état pur. On l'observe aux doigts de la main et du pied ; son évolution est lente, progressive, caractérisée par des bosselures indolentes implantées sur l'os. Plus fréquents sont le chondrofibrome et le chondrosarcome de l'omoplate ou du bassin.

Ostéome. — Tumeur très dure, s'accroissant progressivement en l'absence de tout processus inflammatoire et gênante seulement par la compression des organes voisins. Ces tumeurs sont bénignes, car elles ne récidivent ni ne se généralisent. On les observe de préférence sur les os du crâne, de la colonne vertébrale et aux membres, quelquefois dans les muscles.

Angiome. — Tumeur due seulement à la dilatation et à la multiplication des capillaires sanguins (angiomes simples) ou avec formation de lacunes de tissu érectile (angiome caverneux). V. NÆVUS.

Lymphangiome. — Tumeur constituée par la dilatation et la multiplication des lymphatiques (lymphangiomes simples) ou avec formation de lacunes communiquant entre elles (lymphangiomes caverneux) ou de cavités kystiques. Les simples se trouvent au niveau des lèvres, de la langue, du périnée ; les caverneux, au cou, à l'aisselle. Ces tumeurs sont, comme les angiomes, en général congénitales ; elles forment une tumeur mollasse, mal délimitée, diminuant un peu sous la pression du doigt, et ont une évolution bénigne.

Lymphadénome ou Lymphome. — Tumeur constituée par des mailles remplies de cellules rondes comme les ganglions lymphatiques. Ces tumeurs se développent d'ailleurs aux dépens des ganglions, notamment au cou, à l'oreille, à l'aine, ou des tissus analogues (amygdales, rate). Ce sont des tumeurs malignes qui se généralisent.

Sarcomes. — Ils proviennent de la multiplication du tissu conjonctif embryonnaire et peuvent se produire dans tous les organes qui en contiennent, de préférence avant 20 ans. Assez grave, à évolution rapide.

Tissu musculaire. — ***Myomes.*** — Les myomes peuvent provenir des fibres lisses, *léiomyomes*, et sont alors souvent combinés avec des fibromes (*fibromyome* de l'utérus). Ils sont arrondis, lisses, entourés d'une capsule et ne récidivent ni ne se généralisent. Les myomes à fibres striées sont exceptionnels.

Tissu nerveux. — Ces tumeurs peuvent être formées : 1° par des fibres nerveuses (*névromes*), mais sont très rares à l'état pur ; 2° par le développement de la névroglie (*gliomes*) ; 3° par des cellules nerveuses et de la névroglie (*neurogliomes*), également très rares.

Epithéliums. — Les tumeurs d'origine épithéliale sont les unes bénignes (adénome, papillome), les autres malignes (épithéliome).

Adénomes. — Ces tumeurs sont produites par le développement exagéré de l'épithélium d'une glande ; bien encapsulées, elles sont, par suite, bénignes, et ont leur siège de préférence au sein, à la glande thyroïde, au col de l'utérus (polypes du col).

Papillomes. — Ils sont formés par l'hypertrophie des papilles recouvertes d'épithélium. A la peau, ils constituent les *condylomes*, les *verrues** ; sur les muqueuses, ils ont la forme d'un chou-fleur et se rencontrent surtout au larynx et dans la vessie. Ce sont des tumeurs bénignes.

Epithéliome. — Tumeur maligne formée par la multiplication exagérée des diverses cellules épithéliales. L'évolution est souvent rapide.

L'épithéliome peut se développer dans les différents organes (viscères ou glandes). Les plus fréquents sont les épithéliomes de la peau, du tube digestif (estomac, rectum, foie), l'épithéliome du sein chez la femme.

Tumeur blanche. — V. TUBERCULOSE OSTÉO-ARTICULAIRE.

Turbith minéral. — V. MERCURE.

Tussilage (pas-d'âne). — Les feuilles et les fleurs de cette plante, de la famille des Composées, sont employées comme adoucissantes en infusion (10 gr. par litre).

Tympan (du gr. *tumpanon*, tambour). — V. OREILLE (description).

Tympanite. — Gonflement du ventre par des gaz contenus ordinairement dans l'intestin (occlusion intestinale), ou quelquefois dans le péritoine.

Tyndallisation (de Tyndall, physicien anglais, né en 1820, mort en 1893). — Procédé spécial de stérilisation qui consiste à chauffer à 58° les liquides organiques, notamment les sérums dans lesquels on veut détruire les microbes, plusieurs jours de suite pendant deux heures chaque fois.

Cette température tue les bactéries, mais non les spores ; cependant comme entre les cuissons les spores se transforment en bactéries, celles-ci sont détruites à leur tour. Ce procédé a l'avantage sur l'ébullition de peu modifier la composition chimique.

Typhique (du gr. *tuphos*, stupeur). — *Etat typhique.* Nom donné à la dépression physique et morale observée dans la fièvre typhoïde et le typhus et employé par comparaison dans d'autres affections.

Typhlite et **Pérityphlite** (du gr. *typhlos*, cæcum). — Inflammation du cæcum et de son appendice.

Actuellement, on considère la typhlite proprement dite comme rare et on rapporte tous les accidents à l'*appendicite* (V. ce mot) ; cependant, la typhlite existe certainement dans quelques cas. La question a, du reste, peu d'importance au point de vue pratique, le traitement étant le même.

Typho-bacillose. — V. TUBERCULOSE.

Typhoïdes (Fièvres) [du gr. *typhos*, stupeur]. — Maladies infectieuses fébriles causées par le bacille d'Eberth (*fièvre typhoïde* proprement dite) et les bacilles paratyphiques (*fièvres paratyphoïdes*).

Fièvre typhoïde. — CAUSES : 1. DÉTERMINANTES. Le bacille d'Eberth est un bâtonnet long de 2 à 4 millièmes de mm., aux extrémités arrondies, très mobile, grâce à des cils très allongés, insérés sur toute la longueur du corps (*fig.* 907).

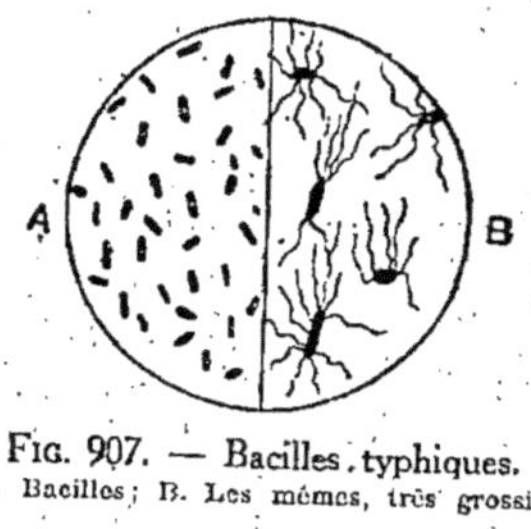

FIG. 907. — Bacilles typhiques.
A. Bacilles ; B. Les mêmes, très grossis.

Le bacille se rencontre en abondance dans les excreta des typhiques : en particulier dans les matières fécales et dans l'urine (*1 cm³ d'urine peut contenir plus de 150 millions de bacilles et 1 gr. de matière fécale de 50 à 200 millions de microbes*). On le rencontre également dans les vomissements et l'expectoration des typhiques.

Le bacille d'Eberth peut végéter dans l'organisme humain presque indéfiniment après la guérison de la fièvre typhoïde et être rejeté au dehors par les fèces et par les urines. Il peut même se rencontrer chez des sujets n'ayant jamais eu de fièvre typhoïde.

Cette notion de *porteurs de germes* est de la plus haute importance dans la transmission de la fièvre typhoïde.

Les *porteurs sains* sont très nombreux, mais il semble

que les bacilles soient chez eux d'une virulence très atténuée et constituent simplement des saprophytes, aptes, dans certaines conditions, à devenir pathogènes, mais de faible contagiosité. Il est même possible que la présence de ces bacilles dans leur intestin leur donne une certaine immunité.

Les *porteurs malades* peuvent malheureusement conserver très longtemps, plusieurs années, des microbes pathogènes qui sèment la fièvre typhoïde dans l'entourage. Ces microbes existent surtout dans les matières fécales et un porteur chronique peut évacuer par jour 120 milliards de bacilles typhiques ; ils existent également dans les urines, dans le pus des suppurations tardives et prolongées des os longs qu'on observe à la suite de la fièvre typhoïde.

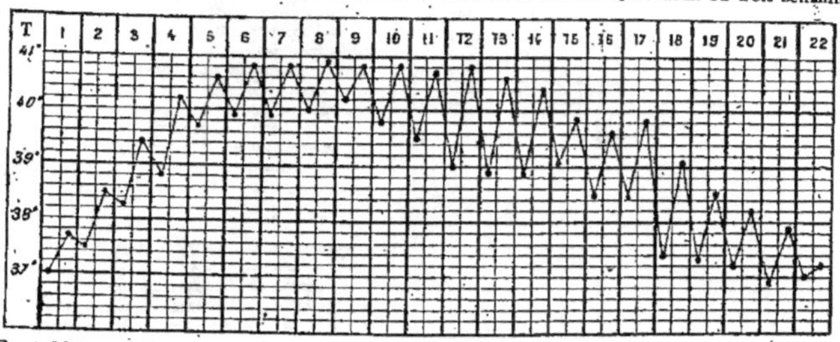

FIG. 908. — Courbe de la fièvre typhoïde (forme simple). D'après Wunderlich.

Parmi les porteurs de germes de la fièvre typhoïde, il est admis que les femmes prédominent de beaucoup sur les hommes. Formant seulement 1/5 des malades atteints de fièvre typhoïde, elles constituent les 4/5 des porteurs chroniques. Plus de la moitié des femmes typhoïdiques continuent longtemps, après la guérison, à éliminer des bacilles. Cette observation est très importante au point de vue de la contamination alimentaire, les femmes étant plus particulièrement chargées du soin de la préparation de la nourriture. C'est parmi les cuisinières, les bonnes à tout faire et les ménagères qu'on trouve le plus fréquemment l'origine des contagions. On comprend l'utilité de la surveillance des mains chez ces personnes. Une cuisinière, porteur de germes, a en 10 ans contaminé 7 familles, provoquant 36 cas de fièvre typhoïde.

MODE DE TRANSMISSION. — Le bacille d'Eberth se transmet d'homme à homme, par l'intermédiaire des excreta virulents des typhiques, des convalescents ou des porteurs de germes ; il se transmet également à distance, disséminé par l'eau de boisson, le lait, les légumes ou les fruits crus, les huîtres parquées à proximité des égouts ; par les insectes (mouches, puces, punaises).

SIGNES. Souvent, pendant plusieurs jours et même quelquefois une ou deux semaines, on observe des douleurs vagues dans les membres, de la perte d'appétit, des vertiges, des saignements de nez et surtout un sentiment de lassitude générale. Puis les premiers signes de l'affection se produisent.

Première période (durée, quatre à six jours). Des frissons marquent d'ordinaire le début, puis la fièvre apparaît et monte graduellement à 40°, 41°. Le malade se plaint de torticolis et de violentes douleurs de tête, il entend des bourdonnements dans les oreilles et ne peut se tenir debout sans être pris de vertige. Il a de la diarrhée et tousse un peu. La langue est pâteuse, et les nuits se passent sans sommeil. Mais le signe le plus caractéristique, c'est la *prostration extrême.*

Deuxième période (dix à quinze jours). On aperçoit sur le ventre et quelquefois sur le dos et la poitrine de petites *taches rosées* de la grandeur d'une lentille, qui s'effacent sous la pression du doigt et disparaissent définitivement après deux ou trois semaines. Les selles, toujours liquides, répandent une très mauvaise odeur, et le ventre, souvent très gonflé, est douloureux lorsqu'on presse à droite sur la partie la plus inférieure. Le malade est amaigri, il est devenu un peu sourd, et son état d'abattement a encore augmenté. Sa langue est sèche et il a toujours soif. La fièvre oscille en plateau autour de 40°.

Troisième période (huit à dix jours). La fièvre descend en lysis à la normale, la stupeur et tous les autres signes disparaissent progressivement, si le malade doit guérir. Le sommeil reparaît également (*fig.* 908).

COMPLICATIONS. Elles sont innombrables.

Digestives. Ce sont les plus graves :

L'*hémorragie intestinale* se produit du quatorzième au vingt et unième jour, soit une fois, soit plusieurs fois dans une journée et, dans certains cas, plusieurs jours de suite ; elle se traduit par l'expulsion de sang plus ou moins noir par l'anus (*melena*) et la chute

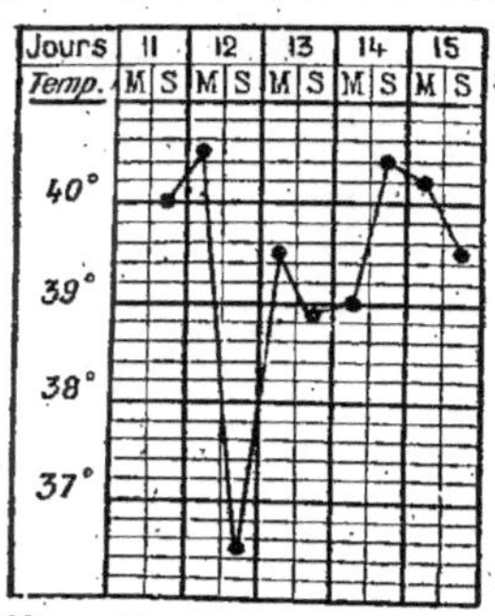

FIG. 909. — Fièvre typhoïde. Chute de la température succédant à une hémorragie intestinale. (D'après Dieulafoy.)

brusque de la température, suivie, en quelques heures, d'une nouvelle ascension de la fièvre (*fig. 909*).

La *perforation intestinale*, par ulcération des plaques de Peyer, aux environs du point de réunion des deux dernières parties de l'intestin grêle, l'iléon et le cæcum, s'accompagne d'une péritonite, qui peut être précédée par une hémorragie intestinale ; elle peut être latente,

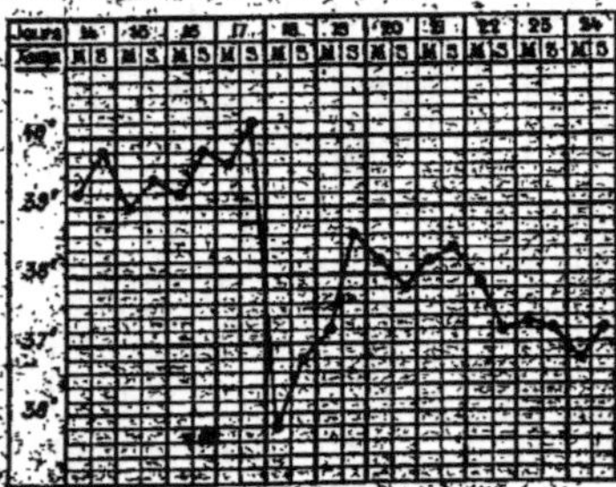

FIG. 910. — Fièvre typhoïde. Modification de la température après une perforation intestinale.

mais peut aussi se révéler par ses signes habituels (vomissements, hoquets, ballonnement du ventre). Dans ce cas encore, il y a parfois chute brusque de la température, mais, contrairement à ce qui se produit dans l'hémorragie simple, l'abaissement persiste et n'est suivi d'une nouvelle ascension qu'après 4 à 5 jours (*fig. 910*).

Angio-cholécystite. L'infection de la vésicule et des canaux biliaires par le bacille d'Eberth se traduit par de l'ictère et une tuméfaction douloureuse dans la région vésiculaire.

Respiratoires. Bronchite aiguë, congestions pulmonaires, broncho-pneumonie, laryngite, pleurésie.

Cardio-vasculaires. Myocardite, endocardite, péricardite, phlébite des membres inférieurs, artérite.

Rénales. Néphrite aiguë, pyélite.

Nerveuses. Méningites, paralysies, troubles mentaux.

Ostéo-articulaires. Ostéite du tibia, du sternum, des côtes au cours de la convalescence, arthrites simples, suppurées, myosite.

Cutanées. Escarre fessière, abcès, furonculose, purpura.

ÉVOLUTION. La *guérison* définitive représente l'évolution habituelle de la fièvre typhoïde. Il existe des *formes abortives* qui durent 10 à 15 jours, des *formes moyennes* qui se terminent en 3 semaines, des *formes prolongées* et des *formes à rechutes* (5 p. 100) ; les rechutes apparaissent du sixième au quinzième jour après la disparition de la fièvre et durent une à 3 semaines.

La mort s'observe suivant les cas dans 7 à 26 p. 100, en moyenne 14 p. 100 chez l'adulte, 8 p. 100 dans la deuxième enfance, 70 p. 100 chez les nourrissons. Elle survient vers la troisième semaine. Rarement subite et attribuée dans ces cas à la myocardite ou à l'insuffisance surrénale aiguë, elle s'observe dans les formes graves compliquées d'escarre, de broncho-pneumonie, d'accidents nerveux ataxo-adynamiques, d'hémorragies, de perforation intestinale.

La guérison peut être incomplète et des séquelles peuvent persister : infections biliaires, suppurations osseuses, albuminurie, troubles nerveux, anémie.

DIAGNOSTIC. Le diagnostic peut être hésitant au début. On peut alors avoir recours à certains procédés de laboratoire.

Séro-diagnostic de Widal. Cette méthode consiste à ajouter quelques gouttes de sérum ou même de sang du malade suspect de cette maladie à une culture de bacille d'Eberth. Après quelques heures, si le malade est réellement un typhique, la culture perd son trouble uniforme, devient granuleuse et finit par se clarifier complètement : les microbes se sont amassés au fond du tube pour y former un précipité de petits grumeaux blanchâtres que l'on n'arrive pas à résoudre complètement en agitant le tube. Cette agglutination s'obtient en général dès le cinquième jour de la maladie.

Hémoculture. Ce procédé consiste à aspirer L à C gouttes de sang de la veine du bras du malade avec une aiguille en platine (V. SANG [Prise de]). On les verse dans 500 cm³ de bouillon de culture où le bacille se développe et se multiplie. Il ne reste plus qu'à l'identifier.

Recherche du bacille dans les fèces. On ensemence les matières fécales dans des boîtes de Petri, additionnées de teinture de tournesol. Les cultures de bacille d'Eberth, ayant une réaction acide, font virer le tournesol au rouge, tandis que les cultures de coli, étant alcalines, le font passer au bleu. Ce procédé est long et délicat ; en pratique il n'est guère utilisé que pour la prophylaxie, en vue de dépister les porteurs de bacilles.

On peut aussi rechercher le bacille d'Eberth dans la bile extraite de l'estomac par tubage 3 heures après l'ingestion de 250 cm³ d'huile d'olive stérilisée. On peut également le trouver dans l'urine, dans les crachats.

Diazo-réaction d'Ehrlich. Elle consiste à verser dans un verre :

1° 2 cm³ de la solution suivante :

Acide sulfanilique à saturation	5 gr.
— chlorhydrique	50 cm³
Eau distillée	950 gr.

2° 1 L gouttes de la solution suivante :

Nitrite de soude	0,25 cent.
Eau distillée	50 gr.

3° 2 cm³ d'urine du malade ;

4° A ajouter quelques gouttes d'ammoniaque et à agiter le tout.

Si le malade est un typhique, le liquide prend une teinte rouge ou rose intense ; s'il ne l'est pas, le liquide devient jaune ou jaune brun. Cette réaction existe depuis le cinquième jour de la maladie. Elle a été observée dans d'autres maladies, notamment la rougeole, la grippe, la granulie. Mais elle est tellement fréquente dans la fièvre typhoïde que son absence du cinquième au quinzième jour d'une affection fébrile doit faire écarter l'hypothèse de fièvre typhoïde.

Fièvres paratyphoïdes. — Maladies produites par des microbes ayant des affinités très étroites avec le bacille d'Eberth et le colibacille, mais s'en différenciant par certains caractères.

On en connaît deux variétés : les bacilles paratyphiques A et B, petits bâtonnets mobiles à cils vibratiles comme le bacille typhique, mais s'en distinguant par la culture.

Le bacille paratyphique B est l'agent de certaines maladies animales (salmonelloses), hog choléra, septicémie des veaux, psittacose, et il peut engendrer chez l'homme des manifestations morbides très différentes de la fièvre typhoïde.

Ils sont introduits comme le bacille d'Eberth dans le tube digestif par ingestion et passent dans la circulation sanguine.

MODE DE TRANSMISSION. — Les fièvres paratyphoïdes

seraient sensiblement plus contagieuses que la fièvre typhoïde ; l'entourage du malade est fréquemment contaminé. Les porteurs de germe sont surtout dangereux quand ils sont préposés à la préparation des aliments.

L'eau paraît être le principal véhicule des bacilles paratyphiques ; diverses substances alimentaires : chair d'animaux malades (vaches atteintes d'entérite), de canard [illegible], de charcuterie (galantine, pâtés), de poissons, d'huîtres, de légumes, de gâteaux à la crème, ont pu causer de petites épidémies de paratyphoïdes.

SIGNES. Ils sont à peu près les mêmes que ceux de la fièvre typhoïde, mais plus atténués.

Des complications intestinales (hémorragies, perforation), cardio-vasculaires, pleuro-pulmonaires, nerveuses et rénales peuvent s'observer comme dans la typhoïde. Mais, en général, elles sont moins graves.

ÉVOLUTION. La mortalité des paratyphoïdes est 3-5 fois plus faible que dans la typhoïde. Elle [illegible] des mêmes causes. Elle est plus faible pour la para A que pour la para B.

[illegible] dans la typhoïde.

DIAGNOSTIC. Il n'est possible que par l'hémoculture et par la séro-agglutination. V. plus haut.

Traitement des fièvres typhoïdes et paratyphoïdes. 1. ***Préventif.*** En temps d'épidémie n'utiliser comme boissons que du thé léger, de l'eau bouillie, filtrée ou minérale. Pour les troupes en campagne, on peut recourir à l'eau javellisée. Le lait, les boissons fermentées (cidre, bière, poiré), coupés d'eau polluée ou contenus dans des récipients souillés, peuvent propager l'infection. Éviter de manger des légumes verts, salades ; on peut cependant tuer les microbes en baignant salades ou légumes verts pendant 1 h. 1/4 dans 1 litre d'eau additionnée d'une cuillerée à soupe de vinaigre.

Le vinaigre ou le citron ajouté à l'huître ne donnent pas de résultats : 1° parce que le contact est trop court, et il ne peut être long, car, après 5 minutes, l'huître meurt et devient molle ; 2° parce que ces substances acides ne pénètrent pas dans le tube digestif de l'animal. Il est donc prudent de n'absorber que des huîtres stabulées ou cuites à l'ambroisie.

Approvisionnement des communes en eau potable. Lutte contre les mouches ; nettoyage des [illegible], protection des aliments par des grillages métalliques.

Dépistage et isolement précoce des porteurs de germes.

Une fois la fièvre typhoïde reconnue, il faut en faire la déclaration et transporter le malade à l'hôpital ou dans une clinique, sinon le soigner chez lui en l'isolant dans une chambre bien aérée.

Les personnes de l'entourage porteront une blouse auprès du malade et se laveront les mains dans une solution de sulfate de cuivre à [illegible] chaque fois qu'ils auront touché le linge souillé, et surtout avant de manger.

Les selles et l'urine [illegible] un vase contenant [illegible] sublimé [illegible] les mains seront désinfectées. V. DÉSINFECTION.

Vaccination. — La vaccination constitue le moyen le plus simple et le plus sûr d'échapper à la contagion. On utilise actuellement des vaccins mixtes contre la typhoïde et les paratyphoïdes. Il en existe plusieurs sortes :

1° Le vaccin T.A.B. [illegible] (Chantemesse et Widal) préparé à l'Institut Pasteur suivant la technique de Chantemesse. C'est une émulsion de bacilles typhiques et A et B stérilisés [illegible] sans addition d'antiseptiques.

Ce vaccin peut être injecté en 2 fois (1 injection de 1 cm³, suivie, à 7 jours d'intervalle, de 1 injection de 2 cm³) ; chaque cm³ contient 3 milliards 300 millions de germes. On peut même injecter en 1 fois 1 cm³ 5 d'une émulsion contenant 5 milliards de germes.

2° Le vaccin T.A.B. n° 2 ou [illegible] (Vincent), obtenu par émulsion de culture des 3 bacilles [illegible] dans l'eau physiologique. Après centrifugation, le liquide surnageant est recueilli, additionné d'éther et laissé en contact avec celui-ci durant 24 heures ; au bout de ce temps on évapore l'éther par chauffage à 37°.

Ce vaccin contient par cm³ 1 milliard de bacilles d'Eberth et 500 millions de chaque paratyphique. On l'administre en 2 injections de 1 cm³ 5 ou en une seule injection de 2 cm³ 5.

3° Le lipo-vaccin T.A.B. (Le Moignic), qui est une suspension huileuse de bacilles typhiques et paratyphiques stérilisés par la chaleur (7 milliards par cm³).

[illegible]

FIG. 911. — Injection du vaccin antityphique.

Le rôle de l'excipient huileux est de retarder la résorption des bacilles et d'atténuer leurs effets toxiques [illegible] dose [illegible] d'injection [illegible] cm³ [illegible] on injecte [illegible] T.A.B. [illegible]

[illegible] C. Guérin [illegible] Gastinel [illegible] pour tous comme le [illegible] typhoïdes [illegible] [illegible] On injecte 2 à 8 injections à 7 jours d'intervalle.

TECHNIQUE. C'est une simple injection sous-cutanée dans la région de la fosse sous-épineuse [illegible] (fig. 911). L'injection doit [illegible] [illegible] de la vaccination [illegible]

INCIDENTS ET ACCIDENTS. Normalement, la vaccination antityphique ne s'accompagne d'aucun accident grave. On a signalé pendant la guerre de 1914-1918 quelques cas de mort consécutifs à la vaccination ; ils sont extrêmement rares et explicables par une tare antérieure de l'individu ou une complication infectieuse (*fig.* 912).

On peut noter localement une réaction légère inflammatoire durant quelques heures et gênant momentanément les mouvements du bras.

Les réactions générales sont nulles ou légères : petit mouvement fébrile, céphalée, courbature.

Exceptionnellement, on note des accidents plus graves de choc vaccinal : fièvre élevée, dyspnée, frissons, vomissements, tendance à la syncope, cyanose, anurie, herpès. Ces troubles sont améliorés par l'adrénaline.

On a noté dans certains cas rares une albuminurie avec ou sans hématurie, une poussée aiguë chez un tuberculeux, des symptômes nerveux.

INDICATIONS. Toutes les unités valides des armées en campagne ou d'une collectivité en temps d'épidémie doivent être vaccinées.

Il peut être utile de vacciner les nourrissons en temps d'épidémie; quelques gouttes suffisent. Chez la femme, il est préférable d'ajourner la vaccination pendant la période menstruelle; la grossesse ne constitue pas, par elle-même, une contre-indication, lorsque l'état général est bon et que les reins fonctionnent bien.

On peut vacciner les nourrices sans inconvénients pour elles et leurs nourrissons. L'âge n'est pas une contre-indication ; mais un examen minutieux des organes sera pratiqué toutes les fois qu'il s'agira de vacciner les personnes âgées. Quant aux enfants, ils tolèrent la vaccination d'une façon d'autant plus remarquable qu'ils sont plus jeunes ; les réactions sont, chez eux, exceptionnelles et la douleur locale est souvent nulle.

CONTRE-INDICATIONS : I. TEMPORAIRES. Surmenage, affections aiguës (angine, diphtérie, rougeole, scarlatine), intoxication aiguë (alcoolisme).

II. PERMANENTES. Tuberculose sous toutes ses formes, et dans toutes ses localisations, pleurésies chroniques, lésions rénales (examiner systématiquement les urines) ; lésions cardiaques mal compensées; affections graves du foie ou des poumons, insuffisance surrénale, hypotension artérielle.

Vaccination par voie buccale. Ces contre-indications ainsi que la pusillanimité de certains sujets, la perte de temps causée par les injections sous-cutanées ont incité à chercher s'il était possible d'employer la voie digestive pour vacciner contre la typhoïde. Des entéro-vaccins kératinisés (afin de traverser indemnes l'estomac) ont été préparés par Lumière, par Besredka. Mais cette méthode n'offre pas encore un caractère de certitude suffisant pour la généraliser.

HYGIÈNE. Le malade doit être isolé dans une pièce aussi grande que possible, son lit placé au milieu de la chambre, qui sera *aérée plusieurs fois par jour* en évitant que l'air froid ne vienne frapper le malade. Si le temps est froid, préserver ce dernier par un paravent et faire du feu, mais sans trop élever la température de la chambre, qui ne devra pas dépasser 16°. Les rideaux, tentures, tapis et tous les meubles qui ne sont pas indispensables doivent être enlevés. Une demi-obscurité doit régner dans la pièce et un silence absolu.

Lorsque l'isolement est impossible, la chambre

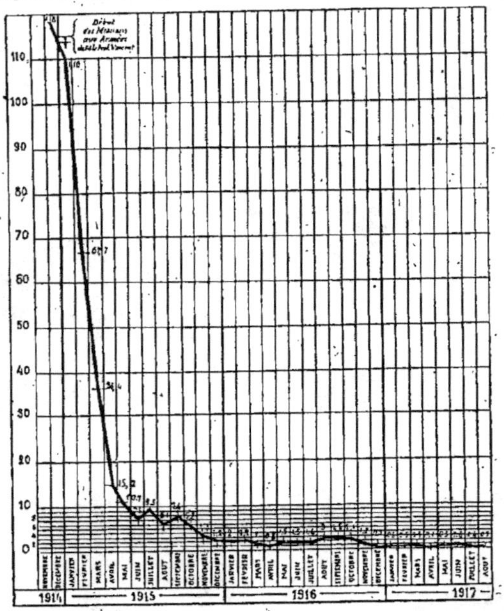

FIG. 912. — Mortalité par typhoïdes et paratyphoïdes aux armées (1914-1917). — Mortalité par 100000 hommes.

étant commune à plusieurs personnes, ou si cette pièce est petite et sans cheminée, le transport à l'hôpital s'impose. Les chances de guérison seraient très faibles dans ces conditions et la propagation de la maladie presque fatale.

Le malade sera tenu dans un état constant de propreté. Toutes les déjections seront immédiatement désinfectées. Les personnes qui soignent le typhique pénètrent seules près de lui. Elles s'astreignent à ne prendre aucune boisson, ni aucune nourriture dans la chambre du malade, à ne jamais manger sans s'être lavé les mains avec du savon et une solution désinfectante. Elles font chaque jour une promenade d'au moins deux heures.

II. *De la maladie.* Faire plusieurs fois par jour des lavages de la bouche avec de l'eau boriquée ou bouillie, parfumée avec de l'essence de menthe, et brosser les dents avec une poudre dentifrice. On diminue ainsi la sécheresse et le mauvais goût de la bouche, et on évite les complications dues à des infections secondaires.

Lotions générales, sauf prescription contraire, faites successivement sur chaque partie du corps et qui, selon l'état de la fièvre, seront faites tièdes ou froides avec de l'eau simple ou additionnée de vinaigre ou d'eau de Cologne.

Compresses froides sur la tête ou sur le ventre.

Bains tièdes ; bains graduellement refroidis, c'est-à-dire de deux degrés au-dessous de la température du malade et qu'on refroidit progressivement d'un degré toutes les dix minutes jusqu'à 30°.

Lavements froids (10 à 15°) d'eau bouillie à la dose de 1 litre chez les adultes. Lavement de sérum artificiel goutte à goutte.

MÉDICAMENTS. Antipyrétiques : sulfate de quinine, cryogénine, pyramidon. De préférence s'en abstenir.

Antiseptiques intestinaux ; calomel (0 gr. 50), salycilate de bismuth, benzo-naphtol, acide lactique.

Antiseptiques généraux : urotropine (1 gr. 50 à 2 gr.), métaux colloïdaux* en injection intraveineuse. Abcès de fixation dans les formes graves.

Toniques généraux : alcool, adrénaline.

MÉDICATION SPÉCIFIQUE. *Sérothérapie.* Les sérums de Chantemesse, de Rodet et Lagriffoul ont donné quelques résultats favorables (sédation des phénomènes généraux), mais ces résultats sont inconstants.

Vaccinothérapie. Cette méthode, pratiquée dans les premiers jours d'une fièvre typhoïde moyenne ou bénigne, peut abréger la durée de la maladie.

Dans les formes graves, ou quand la maladie date de quelque temps, les résultats sont moins heureux.

TRAITEMENT DES COMPLICATIONS. *Complications cardiaques :* caféine, huile camphrée, spartéine, adrénaline, strychnine.

Complications digestives. En cas d'hémorragie* intestinale : immobilisation, glace sur le ventre, injection d'ergotine, adrénaline, chlorure de calcium*.

En cas de perforation intestinale : opium, intervention chirurgicale ; celle-ci est indiquée également dans les complications biliaires (cholécystite).

Complications nerveuses. Hydrothérapie, chloral, en cas d'ataxie ; huile camphrée, strychnine, en cas d'adynamie.

Complications pulmonaires. Mettre le malade demi-assis, ventouses sèches ou scarifiées, caféine.

Complications osseuses. Vaccins.

ALIMENTATION. On a conseillé, dès le début, une alimentation substantielle avec des potages, des œufs, de la gelée de viande (Vaquez). Mais il est préférable de ne donner au malade que des aliments liquides et des boissons abondantes : 1 à 2 litres de lait ; 1/2 litre de bouillon frais dégraissé ou de bouillon de légumes ; 1/4 de litre de vin de Bordeaux ou de Champagne coupé d'eau, 1/4 de litre de thé ou de café légers, 1 litre de boissons diverses : limonade, infusion, eau minérale (Evian, Alet, Vals). Ces boissons seront prises de préférence pendant ou après le bain. Cinq jours après la chute de la fièvre, on reprendra prudemment l'alimentation : potages de tapioca ou semoule, œufs, crèmes, purée, gelée de viande, cervelles, poissons maigres, blanc de poulet, mie de pain. A la moindre élévation thermique, revenir au régime lacté.

Typhus exanthématique (ou pétéchial). — Maladie infectieuse ayant des points de ressemblance à la fois avec la fièvre typhoïde et avec les fièvres éruptives comme la rougeole.

Elle est contagieuse dès l'incubation, jusques et y compris la convalescence. Les cadavres seraient eux-mêmes contagieux.

CAUSES. Le typhus se produit dans les maisons pauvres et encombrées de locataires peu soucieux de la propreté, notamment pendant les périodes de disette et les guerres.

Le typhus produisait autrefois des épidémies terribles ; actuellement encore il est endémique dans certains pays : Russie (région Baltique), Allemagne-du Nord (Prusse, Silésie), Autriche (Galicie, Bohême), Irlande et Algérie.

Le typhus prédomine pendant la saison froide (novembre à avril).

L'infection se fait par les *poux* de corps et de tête. Il est probable que la punaise et la puce peuvent être aussi incriminées. Quant au microbe, il est encore inconnu ; on a trouvé plusieurs fois des bacilles dans les crachats, dans le sang du malade dès le début de l'infection, pendant la période fébrile et les deux jours qui la suivent. Le pou, qui s'est nourri du sang du malade, peut inoculer le typhus 8 à 10 jours plus tard par une *seule piqûre.*

SIGNES. — I. *Invasion.* Frisson, mal de tête, tremblement, vertige, fièvre élevée, agitation, insomnie, prostration rapide.

II. *Eruption.* Elle apparaît du troisième au cinquième jour, d'abord au ventre, puis sur tout le corps, sauf au visage. Elle est formée par des taches d'abord rosées, puis devenant rouge foncé par suite de l'extravasation sanguine. Les signes précédents s'accroissent, et un délire violent s'y ajoute. La constipation est la règle.

III. La stupeur et l'abattement deviennent extrêmes. La fièvre tombe subitement si la guérison doit survenir.

COMPLICATIONS. Bronchite, pneumonie, phlébite, escarre au sacrum, névrites.

EVOLUTION. La mortalité varie entre 15 et 20 p. 100.

HYGIÈNE PRÉVENTIVE : I. *Générale.* Propreté extrême de tous les locaux où un grand nombre d'hommes doivent vivre ensemble dans un espace limité. Bonne alimentation. Eviter les grandes agglomérations dans les localités où se trouvent des faméliques. Aération complète.

II. *Spéciale :* 1° Extermination soigneuse, au moment même où l'on constate le typhus chez un sujet, de tous les parasites qu'il peut héberger sur sa peau, dans ses poils et cheveux (V. À POUX) ;

2° Désinfection rigoureuse de tous les vêtements du typhique, qui doivent être recueillis avec les précautions d'usage et de façon qu'ils ne puissent rien contaminer autour d'eux jusqu'à la désinfection ;

3° Désinfection rigoureuse de tous les locaux habités par le typhique ;

4° Isolement rigoureux du malade et désinfection de tout ce qui peut émaner de lui pendant sa maladie.

Pour la désinfection des vêtements, l'emploi de l'acide sulfureux, qui exige un contact d'une vingtaine d'heures, peut être remplacé par la pulvérisation d'une solution de 10 p. 100 de formol du commerce pour 90 d'eau, qui ne demande que quelques minutes. On se contente ensuite de brosser les effets avec une brosse un peu dure pour enlever les lentes et les cadavres de poux. On a conseillé aussi la fumée de tabac.

Le personnel en contact avec le malade (médecins, infirmiers) devra prendre des précautions, notamment en ce qui concerne l'antisepsie des mains et le port des blouses. Il est particulièrement exposé à la contagion, celle-ci s'effectuant en proportion de la durée des contacts avec le malade.

TRAITEMENT. Alimentation modérée, toniques*, boissons alimentaires, grogs, lotions froides, calmants*, purgation contre la constipation, sérum préventif et curatif de Nicolle, provenant des malades convalescents.

U

Ulcération. — Perte de substance de la peau ou des muqueuses résultant d'un processus pathologique de destruction moléculaire ou d'une gangrène. Les ulcérations s'opposent aux plaies qui dérivent directement d'un traumatisme.

Les ulcérations de la peau peuvent reconnaître des causes multiples.

Mécaniques : Les traumatismes répétés (instruments professionnels, chaussures, bandages mal appliqués) ; certaines ulcérations peuvent être provoquées par des simulateurs.

Physiques : Brûlures, gelures, rayons X.

Chimiques : Ulcérations arsenicales, professionnelles, sur les mains, la face, les organes génitaux.

Microbiennes : Ulcérations du chancre mou, de la syphilis, de la blennorragie, de la tuberculose, de la morve.

Les ulcérations des muqueuses siègent surtout à la muqueuse buccale et génitale. On peut trouver à *la langue* et sur les muqueuses des joues de petites ulcérations [illegible] ; les autres [illegible] : aphtes, herpès, stomatite [illegible], syphilis, tuberculose, [illegible], leucoplasie, cancer.

Aux muqueuses *génitales* on peut trouver des ulcérations traumatiques et infectieuses dues à l'herpès, la syphilis, le chancre mou, la blennorragie. V. ces noms.

TRAITEMENT. Celui de l'affection causale.

Ulcère. — On réserve ce nom aux ulcérations chroniques ayant une tendance marquée à persister longtemps ou indéfiniment.

Ulcère de la jambe. — Affection très fréquente qui reconnaît des causes multiples.

[illegible]

CAUSES. L'ulcère de la jambe s'observe surtout entre 35 et 65 ans, plus souvent chez l'homme, dans les professions fatigantes exigeant la station debout, chez les femmes ayant de nombreuses grossesses, chez les diabétiques.

Les varices jouent un rôle prédisposant, en modifiant la résistance du terrain ; on a incriminé aussi une névrite variqueuse, une artérite ; les malades sont souvent des athéromateux, des scléreux.

L'ulcère de la jambe débute à la suite d'une [illegible], d'une [illegible], d'une rupture variqueuse, d'un eczéma, d'une pustule d'impétigo ou d'ecthyma streptococcique.

TRAITEMENT. 1. MÉDICAL. Repos horizontal, avec le pied légèrement levé. Bains prolongés, pulvérisations, pansements humides avec du sérum artificiel. Quand la plaie est détergée, pansements secs avec des poudres, [illegible], sous-carbonate de fer. Cautérisations légères au nitrate d'argent, [illegible], baume du Pérou, emplâtres, [illegible] en injections ou en pommade.

Injections sclérosantes dans les veines variqueuses.

Bains de jambe, radiothérapie, effluves de haute fréquence, douches d'air chaud.

2. CHIRURGICAL. [illegible]

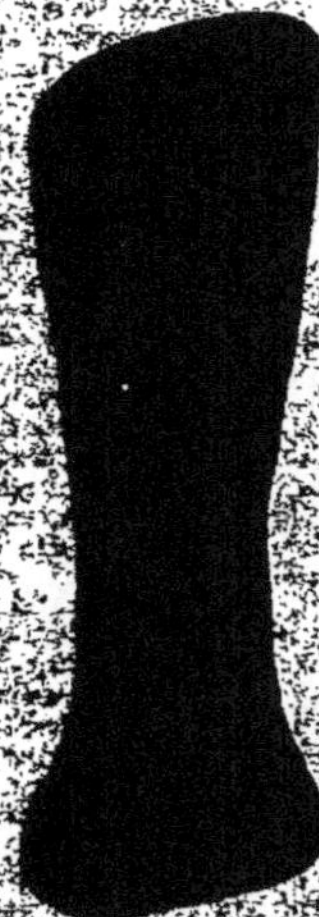

FIG. 913. Ulcère variqueux. [illegible]

[illegible]

Ulmaire (Syn. : reine-des-prés, vignette). — Plante de la famille des Rosacées, la fleur est employée en infusion, 10 à 30 gr. par litre, comme tonique, diurétique et sudorifique.

Ulmarène (de *ulmaire*, plante). — Liquide jaune rosé, presque inodore, formé par un mélange d'éthers salicyliques et d'alcools.

Remplace avec avantage le salicylate de méthyle dont l'odeur est désagréable, mais est plus irritant pour la peau.

MODE D'EMPLOI. On l'étend sur la peau, à l'état pur, à la dose de 4 à 10 gr., contre les douleurs névralgiques ou rhumatismales. On s'en sert aussi, dans de même cas, pour faire des frictions en l'associant à la vaseline liquide et au menthol. A l'intérieur, 4 à 8 capsules de 50 centigr.

Ultra-microbes. — On a reconnu que, outre les microbes visibles avec les grossissements usuels (1 500 à 1 800 diamètres) et avec les colorants connus, il existe des microbes invisibles, ou plutôt que nous ne savons pas voir, qui traversent les filtres à paroi de porcelaine (Pasteur, Berkefeld) ou une couche de collodion.

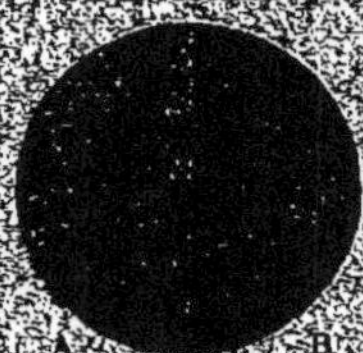

A. B.

FIG. 914. Image ultra-microscopique (Nicle).

A. Grattage d'un [illegible] de la langue [illegible] [illegible] et microbes [illegible]. B. Grattage d'une [illegible] [illegible] [illegible].

Aussi les appelle-t-on encore *microbes invisibles* ou *virus filtrants*.

On en connaît une quarantaine, causes des maladies humaines (herpès, poliomyélite, variole, vaccine, etc.), animales ou végétales.

Ces ultra-microbes ne cultivent pas sur les milieux

FIG. 915. — Dispositif d'ultra-microscopie.

usuels artificiels *in vitro*. Par contre, ils peuvent cultiver sur l'animal (vaccine) ou [illegible] en [illegible] avec des éléments cellulaires vivants.

Ultra-microscope (condensateur parabolique à fond noir). — Combinaison optique permettant de voir non seulement les éléments microscopiques, mais encore les objets ou particules ultra-microscopiques (mesurant un millionième de mm.) avec leur forme et leurs mouvements, tels qu'ils sont dans la nature, c'est-à-dire *vivants*.

Le procédé consiste à envoyer au-dessous de la préparation, placée entre deux lamelles sous l'objectif, le faisceau lumineux intense d'une lampe à arc dans une direction suffisamment oblique pour subir la réflexion totale. On empêche au moyen d'un diaphragme placé sous le condensateur du microscope qu'aucun rayon lumineux ne pénètre directement dans l'objectif, d'où fond noir. On éclaire, par contre, très vivement l'objet à examiner par des rayons lumineux latéraux très obliques. Il en résulte que les objets ainsi éclairés apparaissent lumineux et brillants sur fond noir, comme des constellations d'étoiles dans le ciel par une nuit claire sans lune (fig. 915).

Ce dispositif est surtout employé pour la recherche des tréponèmes ; on peut aussi l'utiliser dans l'examen des sécrétions (urines, lait), des colloïdes [illegible] se présentent sous la forme de [illegible] [illegible].

Ultra-violets (Rayons). — V. RAYONS ULTRA-VIOLETS.

Unguéale (Matrice) [du lat. *unguis*, ongle]. — Repli de la peau dans lequel s'enfonce

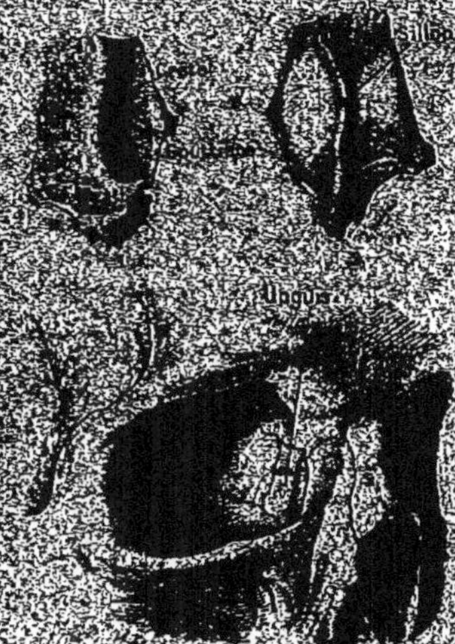

FIG. 916. — Os unguis.

1. Face externe ; 2. Face interne ; [illegible].

l'extrémité postérieure de l'ongle et aux dépens duquel il vit.

Unguis (Os). — Petit os mince compris à

un ongle (en lat. *unguis*), placé à l'intérieur de l'orbite, où il contribue à former la gouttière lacrymale et le canal nasal qui conduit les larmes dans le nez (*fig.* 916).

Urate et **Acide urique.** — Les *urates*, produits incomplets de la combustion des matières azotées de l'organisme, sont les sels formés par l'acide *urique* avec la soude (*tophus* de la goutte), avec l'ammoniaque ou la chaux (*calculs* de la vessie). L'acide urique et ses sels existent dans le sang, dans l'urine, dans la sueur. V. aussi URINE.

Urée (du gr. *ouron*, urine). — Résidu de la combustion complète des matières albuminoïdes des tissus.

Elle est recueillie par le sang, traverse le filtre rénal et forme un élément important de l'urine. (V. ce mot.) L'urée existe aussi dans la sueur, dans le sérum sanguin : celui-ci en renferme en moyenne 0 gr. 30; la teneur augmente au moment de la digestion, surtout des albuminoïdes. La teneur du sérum en urée a une signification importante au point de vue du pronostic de l'azotémie*. V. REINS (maladie des).

Le liquide céphalo*-rachidien renferme en moyenne 0 gr. 30 à 0 gr. 50 d'urée à l'état normal ; la présence d'urée en excès a la même signification que l'azotémie.

Urémie (du gr. *ouron*, urine, et *aima*, sang). — Maladie provoquée par l'accumulation de l'urée dans le sang. V. REINS (maladies) : *Urémie*.

Uréomètre (de *urée*, qui vient du gr. *ouron*, urine, et *metron*, mesure). — Appareil pour mesurer la quantité d'urée existant dans l'urine. V. ce mot.

Uretère (du gr. *ourêtêr*, de *ourein*, uriner). — Canal conduisant l'urine des reins à la vessie. V. *fig.*, à REINS (description).

Cathétérisme urétéral. — Ce cathétérisme renseigne sur la valeur comparée de chaque rein; il remplace la division des urines, qui est à peu près complètement abandonnée.

Le cathétérisme urétéral a été rendu pratique par l'adaptation au cystoscope de Nietze (V. VESSIE) de l'onglet d'Albarran, situé près de l'objectif. Cet onglet qu'on peut mobiliser à l'aide d'une petite roue placée près de l'oculaire permet de diriger les sondes vers le méat urétéral sous le contrôle de la vue. Grâce au cystoscope à cathétérisme urétéral double d'Albarran (*fig.* 917), on peut introduire simultanément les deux sondes urétérales à droite et à gauche. Ces sondes sont des sondes en gomme de 75 centim. de long; elles sont graduées de centim. en centim. sur toute leur longueur, de façon à connaître leur degré de pénétration dans l'uretère.

Le cathétérisme urétéral renseigne d'abord sur le *degré de perméabilité de l'uretère*. L'arrêt de la sonde en un point quelconque du canal permet de diagnostiquer un rétrécissement ou un calcul. Mais le cathétérisme est surtout un mode d'exploration du rein. On peut l'associer à la radiographie* (*fig.* 918).

Le cathétérisme urétéral permet enfin de recueillir séparément les urines de chaque rein et de préciser le degré d'altération fonctionnelle de cet organe par l'examen clinique et histo-bactériologique des échantillons d'urine recueillis.

Urétralgie (du gr. *ourêthra*, urètre, et *algos*, douleur). — Douleur dans l'urètre.

CAUSES. Calcul de la vessie*, maladies de la prostate*, rétrécissement de l'urètre. Pour cette dernière affection, V. URÈTRE (maladies).

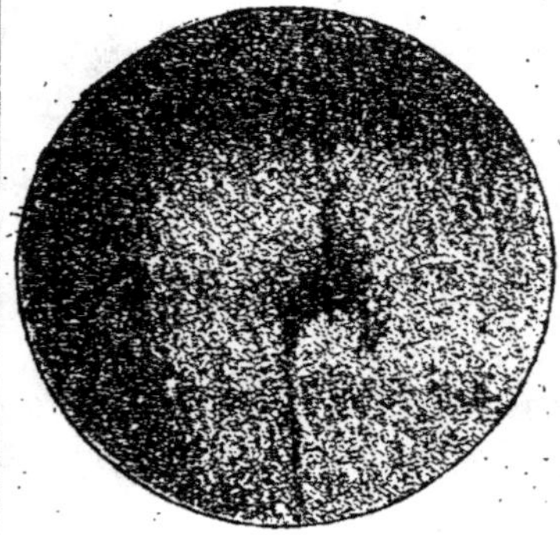

FIG. 918. — Pyélogramme.

Urètre (du gr. *ourêthra*, dérivé de *ourein*, uriner). — Canal allant de la vessie au méat urinaire ; il est tapissé par une muqueuse rosée.

I. ***Chez l'homme.*** — L'urètre est formé : 1° d'une partie postérieure fixe qui, dans une longueur de 2 centim. 1/2 à 3 centim., est entourée, surtout en arrière, par une glande, la *prostate* (V. ce mot), laquelle le sépare du rectum, puis est constituée par une couche de fibres musculaires (la région *membraneuse* 1 centim. 1/2); 2° par une partie antérieure mobile, région *spongieuse* qui contient des vaisseaux très nombreux et peut notablement augmenter de dimension ; elle a une longueur de 9 centim. 1/2 à 14 centim., ce qui donne à la totalité de l'urètre 14 à 19 centim. (*fig.* 919).

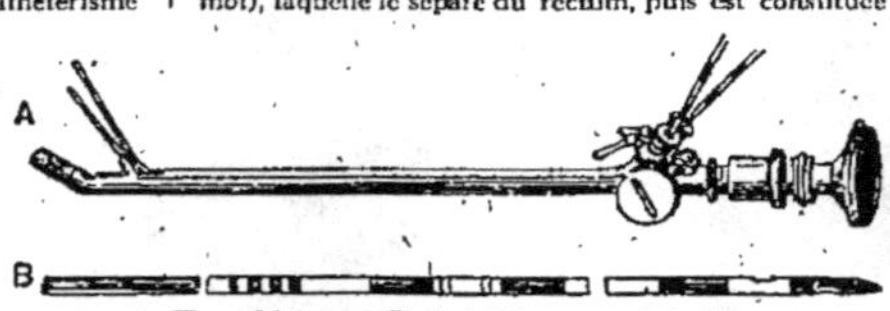

FIG. 917. — Cathétérisme urétéral.

A. Cystoscope à cathétérisme urétéral double ; B. Sondes urétérales.

Au niveau de la prostate s'ouvrent les ouvertures des canaux de cette glande et ceux des canaux spermatiques. V. TESTICULE.

A l'état ordinaire, les parois de l'urètre sont accolées ; elles s'écartent au moment du passage de l'urine ;

le diamètre du canal varie suivant les points entre 6 et 11 millimètres.

II. ***Chez la femme.*** — L'urètre n'a chez la femme que 3 centim. 1/2 ; placé au-dessus du vagin et s'ouvrant dans le vestibule des organes génitaux, il est exclusivement membraneux et, par suite, très dilatable.

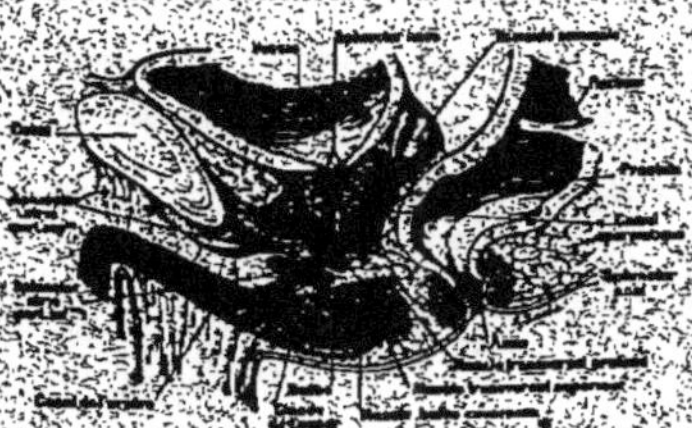

FIG. 919.
Coupe de l'urètre et de ses annexes.

Urètre (Maladies de l'). — L'inflammation de l'urètre a été étudiée au mot BLENNORRAGIE. Les autres maladies de l'urètre sont les suivantes :

Vices de conformation. — Ce sont des lésions existant à la naissance.

1° ***Epispadias*** (du gr. *epi*, au-dessus, et *spaô*, je divise). — Ouverture anormale du méat urinaire au-dessus de l'urètre, au niveau du gland, au dos de la verge ou, cas le plus fréquent, au niveau du pubis ; cette dernière variété entraîne souvent une incontinence d'urine.

TRAITEMENT. Opération chirurgicale.

2° ***Hypospadias.*** — Ouverture anormale du méat urinaire sur la paroi inférieure de l'urètre, à une distance plus ou moins grande de l'extrémité du gland. Cette anomalie est plus fréquente que l'épispadias. On en observe 1 cas environ sur 300 individus.

TRAITEMENT. Opération chirurgicale.

Calcul. — CAUSE. Concrétion pierreuse, soit sortie de la vessie et enclavée dans l'urètre, soit formée sur place ; ce dernier cas est très rare.

SIGNES. Douleur, envies d'uriner fréquentes, avec quelquefois rétention d'urine.

Fistule. — Ouverture accidentelle de l'urètre.

I. ***Fistule chez l'homme.*** — Ce sont les plus fréquentes ; elles se divisent : 1° en fistules *urétro-périnéo-scrotales*, qui s'ouvrent sur le scrotum par une ou plusieurs ouvertures, terminaison d'un trajet fistuleux plus ou moins long, et ont pour cause, en général, un rétrécissement de l'urètre ; 2° en fistules *urétro-péniennes*, qui s'ouvrent sur le trajet de la verge et ont pour cause ordinaire une plaie ou un chancre ; 3° en fistules *urétro-rectales* (très rares), produites par des abcès de la prostate ou du rectum.

SIGNES. Écoulement de l'urine par le ou les orifices anormaux de l'urètre ; si cette ouverture est large, il ne sort rien par le méat urinaire. Dans le cas de fistules urétro-rectales, l'urine s'écoule en partie ou en totalité par l'anus.

TRAITEMENT. Celui du rétrécissement de l'urètre, s'il existe, et, en tout cas, rétablissement du passage régulier de l'urine, puis opération chirurgicale avivant les bords du trajet, de façon à en assurer la cicatrisation.

II. ***Fistule chez la femme.*** — CAUSES. Accouchement difficile, passage d'un calcul. — SIGNES. L'urine s'écoule dans le vagin. — TRAITEMENT. Opération chirurgicale.

Rétrécissement de l'urètre. — Diminution du calibre du canal urétral.

CAUSES, SIÈGES, FORMES ET DATE D'APPARITION. Dans la grande majorité des cas, il est dû à une blennorragie antérieure, plus ou moins ancienne. Quand le rétrécissement est unique, il a son siège assez près de la vessie ; lorsqu'il en existe plusieurs (cas ordinaire), ils se trouvent dans différents points du trajet du canal et même assez près de son orifice. Les rétrécissements *cicatriciels*, plus rares et toujours uniques, sont dus soit à un *chancre* et avoisinent alors l'ouverture de l'urètre (méat), soit à une *rupture du canal* dans un rapport vénérien et ils sont placés en avant des bourses, soit à une *chute sur le périnée* et ils y sont localisés.

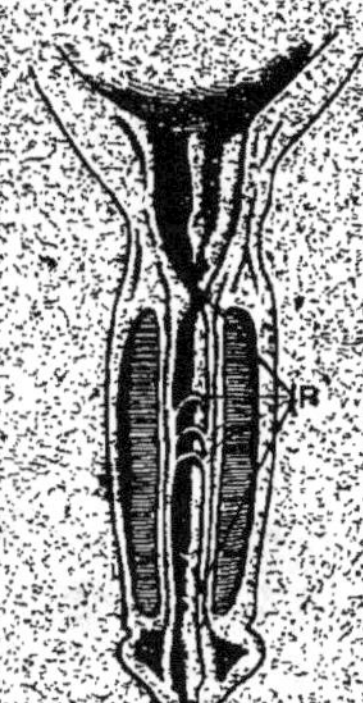

FIG. 920. — Rétrécissement de l'urètre.
R. Points de rétrécissement.

La longueur du rétrécissement varie de quelques millimètres à 1 ou 2 centim., et leur forme affecte celle d'un manchon plus ou moins complet.

Le rétrécissement cicatriciel se produit quelques semaines après l'accident ; le rétrécissement inflammatoire, 1 à 20 ans après la blennorragie (*fig.* 920).

SIGNES. Le jet est modifié dans sa *forme* (bifurqué, aplati en éventail, en vrille), dans son *volume* (filiforme, goutte à goutte), dans sa *force de projection* (impossibilité d'uriner horizontalement sur un mur, action d'uriner sur ses bottes), dans la *rapidité d'émission* qui oblige le malade à s'attarder dans les urinoirs. *Incontinence spéciale* (urine s'écoulant après la terminaison de la miction sur la chemise).

Efforts nécessaires pour uriner, existant pendant *toute la durée* de la miction. (L'effort qui se produit seulement à la fin de la miction est plus spécial à la cystite et celui du début à l'hypertrophie de la prostate.)

Incontinence pendant la journée, plus tard la nuit. D'autres troubles sont liés à la rétention diurne. V. URINE : *Rétention*.

COMPLICATIONS. Infiltration d'urine, abcès urineux, fistules urinaires.

ÉVOLUTION. Les récidives après le traitement sont fréquentes.

TRAITEMENT. Dilatation par des bougies introduites par un médecin, sous peine d'accidents graves. Urétrotomie.

Urétrorragie (du gr. *ourêthra*, urètre, et *rêgnumi*, je romps). — Hémorragie urétrale.

Urétrorraphie (du gr. *ourêthra*, et *raphê*, suture). — Suture d'une plaie de l'urètre.

Urétroscopie (du gr. *ourêthra*, urètre, et

skopein, examiner). — Examen de l'urètre à l'urétroscope (*fig.* 921).

Celui-ci est un tube éclairé par une lampe minus-

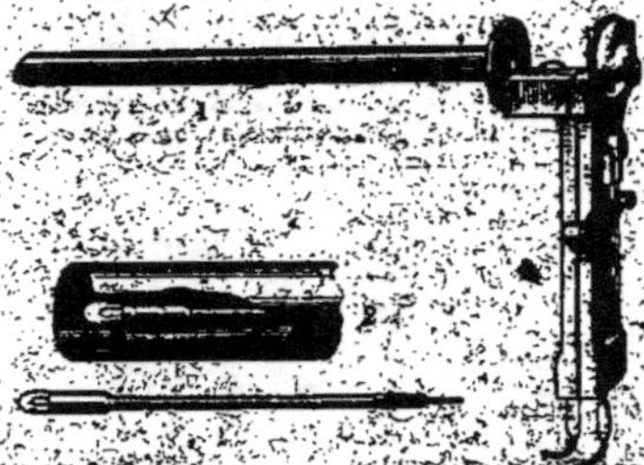

FIG. 921. — Urétroscope du Dr Luys.
1. Manche porte-lampe, avec loupe et cordons ; 2. Détail de la lampe.

cule à incandescence placée à l'extrémité d'une tige qui parcourt toute la longueur du tube (urétroscope de Luys) ; au manche est adaptée en outre une loupe qui agrandit l'image et lui donne du relief.

Urétrotomie (du gr. *ourêthra*, urètre, et *tomê*, coupure). — Incision de l'urètre, qui

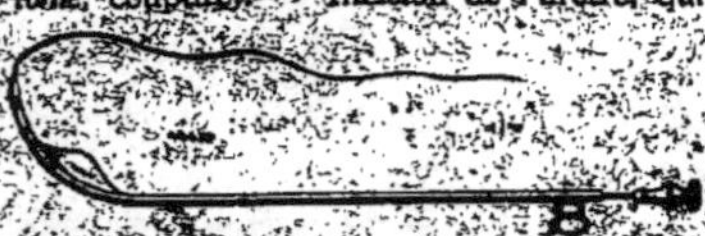

FIG. 922.
Urétrotome interne de Maisonneuve.

peut se faire à l'intérieur du canal (*urétrotomie interne*) ou de dehors en dedans (*urétrotomie externe*) (*fig.* 922). — CAUSES. Calcul, rétrécissement.

Uriage. — Établissement d'eau minérale près de Grenoble (Isère), ouvert du 15 mai au 15 septembre. Température très chaude en été dans la journée, fraîche matin et soir. Altitude 414 mètres.

COMPOSITION. La source principale donne une eau fortement chargée de chlorure de sodium (6 gr.) et contenant des sulfates et du gaz hydrogène sulfuré, à une température de 27°. Il existe aussi à Uriage une source ferrugineuse.

MODE D'EMPLOI. Cure, 20 jours en 1 ou 2 fois. Buvette ; salle d'inhalation de gaz et d'eau pulvérisée, de gaz et de vapeur ; bains, douches.

ACTION. Apéritive, purgative, diurétique. Active les fonctions de la peau et les fonctions gastro-intestinales.

INDICATIONS. Maladies de la peau : eczéma, sclérose, acné, séborrhée, urticaire chronique, lichen, psoriasis, prurigo, syphilis, lymphatisme.

Affections chroniques des voies respiratoires : coryza, pharyngite granuleuse, végétations adénoïdes.

Affections rhumatismales, musculaires, névralgiques, cardiopathies, etc.

Affections utérines : métrites, aménorrhée, dysménorrhée, névroses.

CONTRE-INDICATIONS. Affections aiguës. Maladies du foie, des reins, de la vessie. Affections chroniques du cœur et des gros vaisseaux. Tuberculose pulmonaire. Hystérie. Chorée. États congestifs.

Urinal et Urinoirs. — On donne ce nom : 1° à des *bassins* de lit (*fig.* 923) destinés à recevoir les urines ; 2° à des *appareils* (*fig.* 924, 925) permettant aux personnes atteintes d'incon-

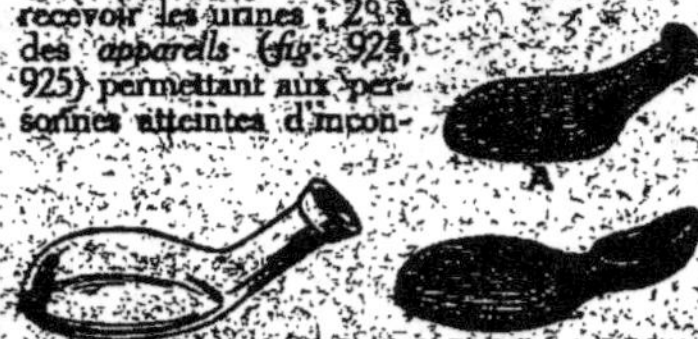

FIG. 923. — Urinaux de lit.
1° Pour *homme* : A. En caoutchouc ; B. En verre ;
2° Pour *femme* : C. En gomme ou en cuir bouilli.

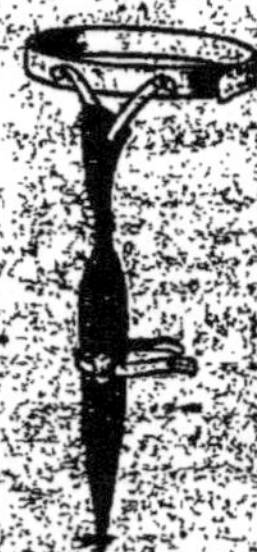

FIG. 924.
Urinal de jour pour homme.

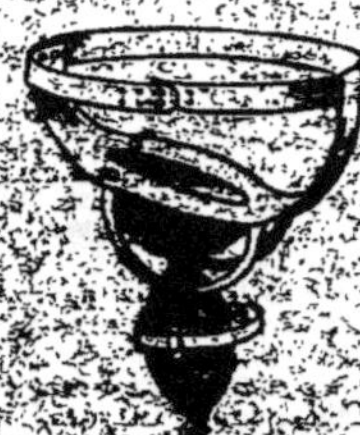

(Modèle Raynal.)
FIG. 925.
Urinal de jour pour femme.

tinence d'uriner sans souiller leur vêtement. Il en existe des variétés diverses pour les deux sexes et pour le jour et la nuit.

Urine. — Liquide excrémentitiel séparé du sang par les reins et qui est expulsé par l'urètre.

I. Caractères généraux à l'état normal et pathologique. — *Volume*. — A) ÉTAT NORMAL. En 24 heures, 1 litre chez la femme, 1 lit. 1/4 à 1 lit. 1/2 chez l'homme (on élimine en moyenne 1 centim. cube d'urine par heure pour chaque kilogr. de poids du corps). La quantité de nourriture et surtout de boisson et, d'autre part, de sueurs font varier ce volume. Une altération ne peut donc être affirmée que si, en dehors de ces causes, le chiffre, pendant quelques jours, tombe à moins de 800 gr. ou dépasse 1 800 gr. En égard à leur taille, les enfants émettent beaucoup plus d'urine que les adultes. La quantité d'urine émise en 24 heures est ordinairement, mais non toujours, supérieure à celle des liquides ingérés ; on sait, en effet, que tous nos aliments contiennent une très grande proportion d'eau. — PENDANT LES MALADIES. Diminution sous l'action de la fièvre et de l'hydropisie. Augmentation (*polyurie*) : 1° de la quantité d'*eau seulement* (hypertrophie de prostate, hystérie, épilepsie, excès alcooliques, refroidissement brusque) ; 2° avec présence d'albumine ou de sucre (albuminurie et diabète). — PAR L'ACTION DE MÉDICAMENTS. Augmentation par diurétiques. Diminution par les sels de fer et de cuivre et surtout l'arsenic, la cantharide.

Couleur. — A L'ÉTAT NORMAL. Jaune (plus ou moins intense suivant la quantité de boisson). — PENDANT LES MALADIES. Incolore (diabète, maladies nerveuses, migraine) ; jaune intense (fièvre) ; acajou, jaune orange ou brun verdâtre (maladies du foie) ; rouge (sang, dans l'hématurie) ; blanchâtre, graisseuse (dans l'hématurie des pays chauds). (V. REINS [maladies].) — PAR L'ACTION DE MÉDICAMENTS. Noire (acide phénique), jaune pouvant tacher le linge (séné, rhubarbe, safran, santonine).

Consistance et Aspect. — A L'ÉTAT NORMAL. Liquide, transparente à l'émission ; mais, après un certain temps, elle devient louche, par suite de la précipitation de flocons de matières organiques et d'une petite quantité de phosphates. — PENDANT LES MALADIES. Visqueuse si elle renferme du pus (maladies de vessie). Toute urine mousse lorsqu'on l'agite dans un vase ; mais cette mousse est plus persistante lorsque l'urine est alcaline ou qu'elle contient de l'albumine.

Odeur. — A L'ÉTAT NORMAL. Caractéristique. — PENDANT LES MALADIES. Pouvant devenir fétide, ammoniacale dès l'émission (maladies de vessie). — PAR L'ACTION D'ALIMENTS OU DE MÉDICAMENTS. Odeur spéciale après l'absorption d'asperges. Parfum de violette (térébenthine).

Réaction. — A L'ÉTAT NORMAL. Légèrement acide. — PENDANT LES MALADIES. Elle peut devenir alcaline dans diverses maladies, notamment dans la cystite. Les réactions acide ou alcaline sont constatées par l'emploi des papiers de tournesol : le bleu rougit dans l'urine acide, le rouge bleuit dans l'urine alcaline. — PAR L'ACTION DE MÉDICAMENTS. L'usage de carbonates alcalins (eaux alcalines), de citrates et de tartrates rend l'urine alcaline.

Dépôts ou Sédiments. — Ils sont formés par la précipitation de substances tenues en suspension dans l'urine : 1° *dépôt jaune rouge*, cristaux d'acide urique et d'urates (goutte, gravelle) ; 2° *dépôt blanchâtre*, phosphates dans urine alcaline ou pus.

Concrétions et Calculs. — Ils peuvent être formés par les sels des dépôts et indiquent la gravelle.

II. **Analyse.** — Recherche des produits anormaux. *Règle générale.* L'examen doit porter sur une urine récemment émise. La quantité à remettre au médecin peut être de 150 à 200 gr., mais il est nécessaire de lui faire connaître la quantité totale émise en 24 heures, en recueillant dans 1 litre tout ce qui est produit entre une heure donnée et la même heure le lendemain. *Il est bien entendu que les procédés indiqués ci-après ne donnent que des résultats approximatifs et ont besoin d'être contrôlés par un médecin ou un pharmacien.*

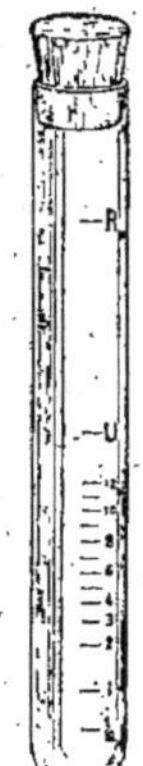

FIG. 926. Albuminimètre d'Esbach.

Albumine. — 1° Filtrer à travers du papier à filtre* ; 2° la verser dans un tube et chauffer la partie supérieure du liquide jusqu'à ébullition ; 3° s'il se forme un coagulum blanchâtre, verser goutte à goutte dans le tube de l'acide azotique (le coagulum persistera s'il est constitué par de l'albumine) ; dans le cas contraire, le trouble est produit par des sels qui se dissolvent. Cette analyse est dite *qualitative.*

Pour avoir la *quantité* d'albumine, il faut employer le tube d'Esbach (*fig.* 926) dans lequel on verse l'urine jusqu'à la marque U tracée sur le verre, puis de l'acide picrique jusqu'à la marque R ; on renverse alors une dizaine de fois le tube, préalablement bouché, et on le pose bien droit sur son fond dans un porte-tube. Après 24 heures, on vérifie sur l'échelle placée à la partie inférieure du tube la hauteur atteinte par le dépôt d'albumine.

Sucre. — 1° Filtrer l'urine à travers du papier à filtre* ; 2° verser dans un tube 3 à 4 centimètres cubes de liqueur de Fehling ou cupro-potassique ; 3° chauffer ce liquide, qui doit rester *bleu* et limpide par l'ébullition s'il n'est pas altéré ; 4° verser sur le liquide l'urine à analyser, en la laissant glisser le long des parois du tube, de façon qu'elle ne se mélange pas avec la liqueur de Fehling, mais la surnage. Si, à la surface de séparation, il se forme une couche jaune, orangée, puis rouge, il existe du sucre dans l'urine.

Bile. — La présence de la bile dans l'urine lui donne une teinte jaune ou verdâtre. Si la teinte est jaune, on acidifie l'urine avec quelques gouttes d'acide chlorhydrique, puis on agite avec du chloroforme, qui se colore en jaune. Si la teinte est verte, agiter l'urine avec de l'éther, qui se colore en vert.

Si, ayant versé dans un verre à pied du réactif de Gmelin (acide nitrique nitreux), on y fait couler lentement de l'urine ictérique, l'on voit se former au point de réunion de l'acide avec l'urine une *zone verdâtre* surmontée d'anneaux bleu, violet, jaune, puis tout finit par se confondre en une teinte orangée. Lorsque la teinte verdâtre n'apparaît pas et que l'urine prend une coloration vieil acajou, les urines sont dites *hémaphéiques.*

Pus. — Verser dans de l'urine *récente* de l'ammoniaque, qui fait gonfler le pus et le précipite sous forme d'une gelée visqueuse adhérant aux parois du vase.

Autres éléments anormaux. — L'analyse qualitative des autres éléments anormaux (bacilles, sang, etc.) et l'analyse quantitative d'éléments normaux de l'urine (acide urique, urée, etc.) sont très délicates et doivent être faites par des spécialistes.

Urine (Incontinence d'). — Écoulement *involontaire* d'urine par le canal de l'urètre. Il existe trois variétés :

1° *Incontinence vraie.* L'urine s'écoule goutte à goutte, au fur et à mesure de la sécrétion par les reins, fait que démontre le résultat négatif du sondage. Cette incontinence est due à une paralysie du sphincter, c'est-à-dire du muscle qui ferme la vessie ; elle est la conséquence d'une maladie du cerveau ou de la moelle, ou d'un rétrécissement de l'urètre. La perte involontaire d'urine tient alors à l'allongement et à la dilatation de la partie du canal comprise entre le col et le point rétréci ;

2° *Incontinence par regorgement.* L'urine s'écoule encore goutte à goutte, mais le sondage donne issue à une quantité considérable de liquide. Cet état est ordinairement provoqué par une hypertrophie de la prostate*, quelquefois aussi par une paralysie de la vessie ;

3° *Incontinence intermittente.* L'urine s'écoule toujours involontairement, mais en jet et, par suite, en quantité notable. Cette évacuation a lieu plus fréquemment la nuit, mais quelquefois aussi le jour. On constate ce trouble surtout chez les enfants nerveux, et l'affection est alors purement psychique ; l'incontinence se produit à intervalles plus ou moins éloignés pendant le sommeil, quelquefois aussi lorsque l'enfant est distrait par le jeu. L'origine est analogue chez les personnes qui perdent de l'urine, à l'occasion de secousses de rire ou de toux. Certains ataxiques ou paralytiques généraux sont affligés aussi de cette infirmité.

TRAITEMENT : I. COMMUN. Sauf chez les enfants, il faut toujours faire procéder au sondage, qui indiquera la variété d'incontinence ; le traitement sera celui de la cause.

II. DE LA FORME INTERMITTENTE. 1° *Hygiène.* Faire uriner à intervalles réguliers et notamment avant le coucher ; supprimer au repas du soir les boissons, notamment les boissons gazeuses, alcooliques, le thé ou le café. Si l'enfant se couche de bonne heure, le réveiller au moment de se coucher soi-même. Le coucher la tête basse et le bassin surélevé par un coussin ; 2° *Médication.* On emploie les douches, l'électricité, la suggestion, la belladone ou la noix vomique, le sulfate de quinine et l'antipyrine à dose progressive.

Injections épidurales de sérum artificiel (Cathelin). Cautérisation de la partie antérieure des fosses nasales (Bonnier).

Urine (Rétention d'). — Elle peut être complète ou incomplète et coïncider, dans certains cas, avec l'incontinence.

CAUSES : 1° *Impossibilité de la contraction de la vessie* (rare). Paralysie de la moitié inférieure du corps, dite « paraplégie », due à une maladie du cerveau ou de la moelle ; fièvres graves (fièvres éruptives, fièvre typhoïde, érysipèle, diphtérie) ; surdistension de la vessie lorsqu'on a résisté longtemps au besoin d'uriner ;

2° *Obstacle matériel à la sortie de l'urine.* Calcul ou caillot de sang dans la vessie ; rétrécissement de l'urètre (cas fréquent) se produisant soit au cours d'une blennorragie par suite du gonflement inflammatoire qui s'accuse subitement à la suite d'une fatigue ou d'un excès quelconque, soit après une blennorragie par retrait graduel du tissu cicatriciel dû à cette maladie, soit, enfin, à la suite d'une blessure de l'urètre et surtout d'une hypertrophie de la prostate (cas le plus ordinaire) ; grossesse, tumeur utérine, hernie de la vessie.

SIGNES. *Rétention complète.* Besoins d'uriner continuels qui, malgré des efforts assez violents pour provoquer l'évacuation de matières fécales et même des hernies, ne sont pas suivis d'effets. Le malade éprouve une sensation de plénitude au périnée, des douleurs sourdes dans le bas-ventre, qui augmentent lorsqu'il est debout ou qu'il marche et qui s'atténuent un peu si, étant couché, il fléchit les cuisses et incline le corps en avant, de façon à relâcher les muscles de l'abdomen. En tâtant celui-ci, on sent une tumeur, qui remonte plus ou moins haut. Il est indispensable d'agir, car la mort serait la suite fatale de cet état après un temps variable, mais qui ne peut se prolonger longtemps. Dans nombre de cas, l'obstacle est forcé par l'urine qui s'écoule goutte à goutte (*incontinence par regorgement*). V. précédemment.

Rétention incomplète. Cet état est spécial aux vieillards. Les troubles se réduisent le plus souvent à des envies d'uriner plus fréquentes, surtout la nuit, avec, quelquefois, *difficulté* d'obtenir un résultat ; mais, dans certains cas, sous l'influence d'un excès vénérien, d'une fatigue, d'un refroidissement, cette difficulté devient une *impossibilité* avec tous les signes de la rétention complète. Dans d'autres cas, l'évacuation de l'urine s'effectue, mais elle est incomplète. Les vieillards qui, urinant fréquemment la nuit, n'éprouvent pas après la miction un soulagement complet, qui ressentent au niveau du périnée une sensation de poids et dont les urines sont troubles, surtout si les organes digestifs fonctionnent mal et s'ils souffrent d'un malaise général et sont atteints d'une fièvre faible, mais continue, doivent se faire sonder. Alors qu'ils croyaient uriner normalement, ils seront étonnés de voir la quantité d'urine qui sortira de la sonde, bien que venant récemment d'uriner. La quantité d'urine est souvent considérablement accrue (2 lit. 1/2 à 3 litres par vingt-quatre heures). Cette obligation s'imposera encore davantage s'ils urinent quelquefois involontairement (*incontinence par regorgement*).

TRAITEMENT. Si un malade dont le canal a été exploré par un médecin peut parfaitement, après avoir reçu les indications nécessaires, se sonder lui-même, il est absolument imprudent de procéder à cette opération à l'aveuglette. Le résultat est la formation de *fausses routes*, c'est-à-dire de blessures de l'urètre pouvant avoir les plus graves conséquences par elles-mêmes et par la difficulté, sinon l'impossibilité, où elles mettent ensuite le médecin d'obtenir l'évacuation de l'urine. La ponction de la vessie peut devenir nécessaire dans ces conditions. Il est souvent imprudent d'évacuer complètement d'un seul coup une vessie extrêmement distendue ; une hémorragie (hématurie), de la fièvre, un évanouissement peuvent être la suite d'une évacuation trop grande d'urine.

Urineux, Urineuse. — Qui a trait à l'urine.

Abcès urineux. — Collection de pus ayant une odeur urineuse, soit qu'elle renferme réellement de l'urine, par suite d'une communication avec l'urètre ou la vessie, soit que le foyer ne soit séparé du canal urinaire que par l'épaisseur de la muqueuse.

L'abcès urineux peut s'observer au cours d'un rétrécissement de l'urètre, des inflammations blennorragiques du canal ; il peut être l'aboutissant d'une infection qui se propage de dedans en dehors de l'urètre vers les tissus péri-urétraux ; le passage de l'urine à travers une fissure urétrale n'est nullement nécessaire.

SIGNES. L'abcès urineux évolue d'une façon aiguë ou chronique.

L'*abcès aigu* forme une tumeur au périnée, avec parfois des plaques gangréneuses, ayant souvent leur siège près de l'anus (ces plaques s'ouvrent en donnant issue à une quantité fétide de pus mêlé d'urine). Le pus peut aussi s'écouler par l'urètre. L'abcès peut enfin se terminer par infiltration urineuse, fièvre intense avec affaissement général.

Dans la *forme chronique*, les mêmes symptômes se produisent, mais après une période pendant laquelle la tumeur du périnée allongée, dure, s'accroît lentement.

TRAITEMENT : I. DE LA FORME AIGUË. Incision hâtive, grands lavages antiseptiques.

II. DE LA FORME CHRONIQUE. Grands bains, cataplasmes.

Empoisonnement urineux et Fièvre urineuse. — Troubles auxquels sont exposés les individus atteints d'une des maladies des voies urinaires, vessie et urètre en particulier.

SIGNES. L'infection urineuse se traduit essentiellement par la *fièvre*.

Dans la *forme aiguë*, un frisson avec claquement de dents, tremblement, ouvre la scène ; les extrémités se refroidissent, puis des bouffées de chaleur surviennent, la peau est sèche et chaude. Enfin apparaît le stade de sueur. La température s'élève à 39°, 40°, 41° lors de l'accès, mais en 24 heures, parfois en quelques heures, le thermomètre est redescendu à 37°.

D'autres fois l'accès se répète les jours suivants, séparé par des intervalles apyrétiques (*fièvre intermittente*) ; dans la *forme rémittente*, la courbe ne redescend pas à la normale. La langue est sèche et rouge (langue de perroquet), la salive est rare et acide et le muguet s'ensemence facilement : les vomissements et la diarrhée sont fréquents. Les urines sont rares.

On peut observer des complications : phlegmons urineux, abcès sous-cutanés, musculaires, articulaires. Chez les vieux urinaires dont les reins sont insuffisants, la mort survient en 15 à 20 jours.

Dans la *forme chronique*, les troubles digestifs toxiques tiennent le premier rang, l'amaigrissement est rapide, la peau se sèche et jaunit. Cette cachexie urinaire, s'accompagnant d'urines troubles, de frissons, peut persister pendant 6, 12, 15 mois et plus.

CAUSES. L'infection urineuse apparaît habituellement à la suite de manœuvres chirurgicales sur l'urètre et la vessie : cathétérisme, urétrotomie interne, lithotritie. Des fermentations microbiennes se développent en un point lésé des voies urinaires, constituant le point de départ d'une véritable septicémie urinaire. Les microbes en cause sont surtout le colibacille, puis les streptocoques et les staphylocoques.

TRAITEMENT : I. PRÉVENTIF. Asepsie des mains et des instruments.

II. CURATIF. Tenir le malade au chaud, infusions chaudes, purgations régime lacté, eau de Vichy, sulfate de quinine.

Infiltration urineuse. — La rupture des canaux de l'urine peut s'effectuer en un point quelconque de l'appareil urinaire, rein, uretère, vessie, provoquant une péritonite* ; mais il sera question ici seulement de l'infiltration dans le tissu cellulaire du périnée, consécutive à une lésion de l'uretère.

CAUSES. Rupture traumatique de l'urètre chez un individu à urines saines ; plus souvent infection périurétrale chez des malades atteints d'un rétrécissement avec urines septiques.

SIGNES. *Infiltration d'origine traumatique.* Début assez brusque, tuméfaction du périnée, des bourses, du prépuce. Frissons répétés.

Infiltration d'urine chez le rétréci. Début insidieux. Fièvre, langue sèche. Le périnée est tuméfié, infiltré d'un œdème mou, puis il s'endolorit et s'indure ; la peau se teinte de rouge cuivré ; des phlyctènes se soulèvent, s'emplissant d'un liquide brunâtre. La verge et le prépuce peuvent aussi être œdématiés et montrer des taches gangréneuses. Etat général mauvais. Peau recouverte d'une sueur froide ; pouls petit, soif vive. Evolution grave, mortelle chez les vieux urinaires.

TRAITEMENT. Incisions hâtives du périnée au thermocautère. Lavages antiseptiques.

Urobiline. — Poudre rouge foncé extraite de l'urine. C'est une transformation de l'hémoglobine due à un mauvais fonctionnement du foie.

Urotropine ou **Uroformine.** — Combinaison d'aldéhyde formique et d'ammoniaque (hexaméthylène tétramine).

Cristaux blancs, solubles dans l'eau et se décomposant en ses corps constituants dans l'organisme, d'où son action antiseptique et bactéricide.

Employé contre les infections générales (fièvre typhoïde), les infections des voies biliaires et des voies urinaires, les infections du système nerveux central (encéphalite épidémique). Utilisé en cachets de 0 gr. 50, 2 à 4 cachets par jour, en solution ou en potion, ou encore en injection intraveineuse.

Intoxication. — L'absorption de haute doses d'urotropine peut causer des hématuries, des troubles digestifs, de l'arthite sèche.

Urticaire (du lat. *urtica*, ortie) [Syn. : fièvre ortiée]. — Eruption analogue à celle provoquée par le contact de l'ortie, c'est-à-dire plaques irrégulières, plus rouges ou plus pâles que la peau environnante et donnant lieu à un prurit et à une cuisson pénible (*fig.* 927).

Souvent l'urticaire n'entraîne aucun trouble de santé ; cependant elle peut être précédée et accompagnée d'un malaise général, de fièvre, de frissons, de mal de tête et même de gêne respiratoire. Un certain degré d'enflure accompagne l'urticaire qui siège sur des régions où la peau est unie aux parties sous-jacentes par un tissu cellulaire lâche (paupières). L'urticaire peut se produire sur les muqueuses (bouche, pharynx) ; elle provoque quelquefois, dans ce cas, des troubles sérieux. Des poussées successives peuvent prolonger la maladie pendant une à plusieurs semaines.

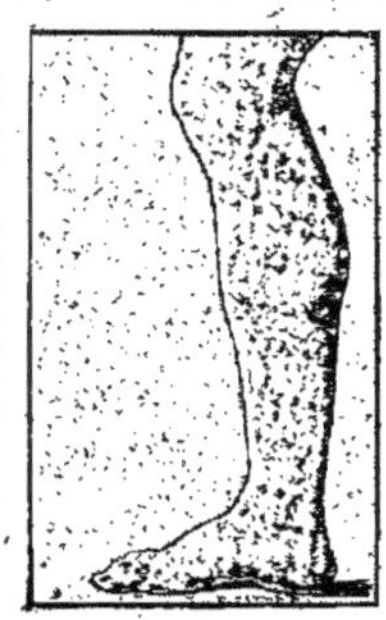

FIG. 927.
Urticaire simple.

CAUSES : I. EXTERNES. Contact des orties, chenilles, punaises.

II. INTERNES. Une série d'aliments donnent chez les prédisposés de l'urticaire : poissons, crustacés, charcuterie, œufs, fraises, etc... Quelquefois il s'agit d'un médicament : copahu, santal, quinine, etc. Au cours de certaines infections (fièvre paludéenne, fièvre typhoïde, kyste hydatique) on peut observer des poussées d'urticaire ; au cours des injections de sérum (sérum antidiphtérique), l'apparition d'urticaire généralisée fait partie du tableau des accidents sériques, parfois très graves.

On observe l'urticaire à la suite de fermentations intestinales, dans l'insuffisance rénale ou hépatique, au cours de la goutte, de la grossesse, de certaines maladies du sang (leucémies).

On considère actuellement l'urticaire comme la manifestation externe d'une perturbation humorale, qui se produit le plus souvent chez des sujets préalablement *sensibilisés*.

L'urticaire offre des relations intimes avec l'anaphylaxie* et le choc* colloïdal. Dans la crise d'urticaire, les phénomènes cutanés sont précédés ou accompagnés de tous les signes de la crise hémoclasique* (Widal).

TRAITEMENT : I. INTERNE. Surveiller l'alimentation et les médications. Ichtyol, chlorure de calcium (3 gr. par jour) en potion, hyposulfite de soude (3 à 5 gr.) en potion ou en cachets, ou en injection intraveineuse (25 à 20 cm³ d'une solution à 20 p. 100). Injection sous-cutanée d'adrénaline ou de pilocarpine.

Désensibilisation progressive du malade. Faire ingérer ou injecter au malade des doses minimes de la substance nocive pendant les heures qui précèdent le repas. Prendre 0 gr. 50 de peptone en cachet une heure avant le repas.

Autoséro ou hémothérapie*.

II. EXTERNE. Lotions chaudes, vinaigrées, poudre

d'amidon et bismuth, pommades mentholées. Pansement ouaté occlusif quand l'éruption n'est pas généralisée.

Urticaire factice. — On a rapproché de l'urticaire le fait que l'on peut observer chez certains sujets et qui porte le nom de *dermographisme :* chez ces sujets, un frottement exercé sur la peau avec l'ongle, un crayon, etc., amène le développement d'élevures

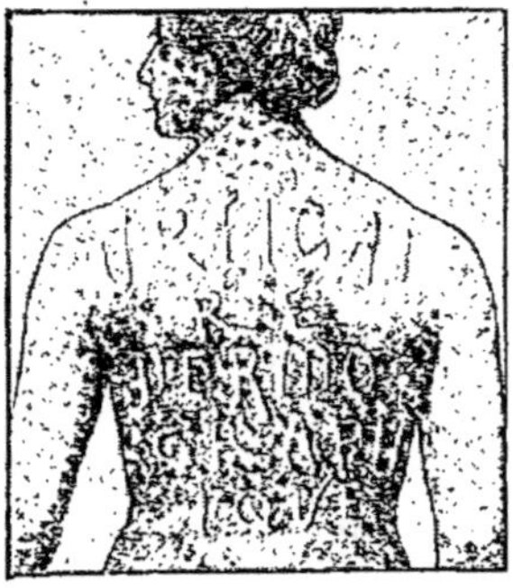

FIG. 928. — Urticaire dermographique.
(On a inscrit le nom de la maladie sur la peau même du sujet par des raies faites avec un crayon.)

blanc rosé de type urticarien, et la saillie produite donne le tracé du traumatisme qui l'a déterminé (*fig.* 928). Cette élevure superficielle dure quelques minutes ou même une heure. Objectivement le dermographisme peut se confondre avec l'urticaire, mais il s'en distingue par l'absence complète de prurit et de phénomènes généraux.

On considère le dermographisme comme un stigmate de nervosisme ; on l'observe chez des hystériques, des épileptiques, les idiots, les intoxiqués, les saturnins, les alcooliques.

On admet que l'exagération du réflexe vaso-moteur qui constitue l'urticaire factice peut dépendre d'une viciation humorale ou d'un trouble des glandes à sécrétion* interne.

TRAITEMENT. Hygiénique.

Utérus. — L'utérus ou matrice est l'organe destiné à contenir le fœtus pendant la grossesse.

Il est placé dans le petit bassin, au-dessous de l'intestin grêle ; sa longueur est de 7 à 8 cent. sur 5 de large et 2 à 3 d'épaisseur (*fig.* 929). La partie supérieure plus large, le *corps*, forme un cône aplati d'avant en arrière, dont la base regarde en haut et dont les deux angles sont constitués par l'ouverture des *trompes*, canaux qui sont en rapport avec l'*ovaire*. La partie inférieure, le *col*, qui est rétrécie et cylindrique, regarde en bas et fait légèrement saillie dans le vagin ; cette partie proéminente présente un orifice par lequel s'écoulent les règles.

L'utérus est constitué par une muqueuse et une couche musculaire. Il est maintenu en place par de nombreux ligaments qui permettent à l'organe de se distendre pendant la grossesse et de modifier en partie sa direction sous l'influence de la dilatation plus ou moins grande de la vessie placée au-devant d'elle et du rectum placé en arrière. Après la grossesse, l'utérus reprend peu à peu ses dimensions normales.

Utérus (Maladies de l').

Prolapsus utérin (Descente de matrice). — CAUSES : I. DÉTERMINANTES. Relâchement et distension exagérée des ligaments suspenseurs de l'utérus, atonie et rupture complète ou incomplète de la sangle périnéale, absence de soutien du vagin, déchirure et atrophie des releveurs. II. PRÉDISPOSANTES. Grossesses répétées à faibles intervalles, lever trop hâtif après l'accouchement, faiblesse congénitale des tissus (prédisposition aux hernies, aux ptoses), sénilité diminuant la tonicité des parois du vagin, habitude de retenir l'urine jusqu'à distension complète de la vessie.

SIGNES. Les signes du prolapsus utérin restent d'ordinaire longtemps inaperçus ; cette absence de signes en constitue le réel danger ; on ne consulte le médecin que lorsque la matrice est très abaissée, alors que la descente a provoqué des lésions sérieuses et que la distension exagérée devient plus difficile à corriger. Les troubles consistent dans des tiraillements, une sensation de pesanteur dans le bas-ventre, des douleurs dans les reins, de la fatigue pendant la marche, l'impossibilité de soulever des objets lourds, des flueurs blanches, de la constipation et des besoins fréquents d'uriner ; ces derniers signes sont liés à une ptose de la vessie, entraînée par la paroi vaginale distendue (cystocèle) qui ne la soutient plus, à un prolapsus de l'ampoule rectale (rectocèle), que ne maintiennent plus le vagin, ni le releveur, ni le périnée. La cystocèle en avant, la rectocèle en arrière, forment une tumeur arrondie, saillante, se projetant en dehors de la vulve dans les efforts de miction ou de défécation. Cette sensation d'issue de corps étrangers venant sortir à l'extérieur est une des premières ressenties par la malade. Dès qu'on a constaté ce début de prolapsus, on doit conseiller l'intervention.

TRAITEMENT : I. PRÉVENTIF. Toute femme qui n'a pas eu un accouchement parfaitement normal doit rester au lit pendant un temps plus prolongé ; si le périnée a été déchiré, il faut en faire la suture immédiate dès le moment qui suit l'accouchement ; la femme doit porter une ceinture abdominale (V. GROSSESSE), dont elle continuera le port après ses relevailles. — II. CURATIF. Les pessaires pourront un certain temps amener un soulagement. Mais l'indication formelle et rapide, dès que le prolapsus même à faible degré est constaté, est la restauration du périnée et le rétrécissement du vagin par résection d'une partie de la muqueuse.

Déviations utérines. — CAUSES. Les déviations de l'utérus sont dues au relâchement de certains moyens de suspension de l'utérus, dus soit à un changement de volume de cet organe (fausse couche, accouchement, grossesses répétées à faibles intervalles), soit à la présence d'une tumeur du voisinage (vessie ou rectum surdistendus, constipation prolongée, tumeur de la vessie, de l'utérus lui-même, des annexes, kystes de l'ovaire, salpingites, etc.).

SIGNES. Les symptômes, quelquefois nuls, sont dans d'autres cas très caractérisés, sans que l'accentuation de la déviation explique ces différences. Douleurs dans les lombes, pesanteur dans le bas-ventre, avec tiraillements dans l'aine, fatigue par la marche et par la position debout, règles douloureuses et prolongées, sensation de gêne et de poids au fondement, troubles digestifs et nerveux, vertiges, migraines, névralgies dentaire ou faciale, métrite, dysménorrhée et stérilité : cette dernière est particulièrement fréquente dans l'*antéversion* (renversement de l'utérus en avant) [*fig.* 930] et l'*antéflexion* (exagération de l'angle que forme normalement en avant le col avec le corps de l'utérus). La *rétroflexion* (flexion du corps sur le col en formant un angle plus ou moins aigu ouvrant en arrière), et surtout la *rétroversion* (renversement total de l'utérus en arrière) [*fig.* 931], amènent des douleurs parfois intolérables au niveau du sacrum, vers les reins : par pression sur les organes voisins : ténesme et pollakiurie, dans l'antéversion ; douleurs et difficultés pénibles pendant la défécation, dans la rétroversion. Complications : hémorroïdes, fissures anales.

TRAITEMENT. Redressement utérin. Opération d'Alexander, hystéropexie, ligamentopexie.

Pour maintenir la réduction, on peut recourir aux *pessaires* (de Hodge, Smith) [*fig.* 932]. Chaque jour, matin et soir, la malade prend une injection. Le pessaire est enlevé et nettoyé tous les 8 jours. Bien appliqué, le pessaire n'entraîne pas d'inconvénients.

Maladies inflammatoires de l'utérus ou **Métrites** (du gr. *metra*, matrice). — Infection utérine qui peut être totale, occuper toute la muqueuse utérine (endométrite) ou se limiter à la muqueuse du corps ou du col utérin (cervicite).

CAUSES. Le plus souvent, l'infection se produit à l'occasion d'un *accouchement* ou d'une *fausse couche* (métrite puerpérale) ou après une *blennorragie* (métrite blennorragique). Parfois la métrite s'observe après des *traumatismes* (cathétérisme, dilatation, curettage). Elle apparaît surtout aux époques de la vie où l'utérus est exposé à des *poussées congestives* : ainsi à l'établissement de la menstruation (métrite vaginale), lors de la ménopause (métrite de la ménopause) ; chez les jeunes mariées, à la suite d'excès, et souvent elle est causée par une véritable infection gonococcique du mari. Chez les femmes âgées, la métrite est rare (métrite sénile). La métrite peut être aiguë ou chronique.

Métrite aiguë. — SIGNES. Elle se révèle par un malaise général avec ou sans frisson, sensation de poids dans le bas-ventre, qui est sensible spontanément et à la pression, douleurs dans les reins, les aines et les cuisses, brûlures dans le vagin avec besoins fréquents d'uriner et d'aller à la selle. Apparition d'un écoulement par le vagin, d'abord visqueux, épais, puis louche, blanchâtre et rapidement purulent, jaune verdâtre. A l'examen, au toucher, le col, l'utérus tout entier est douloureux à la pression ; et à la vue par le spéculum, si la douleur n'en interdit l'emploi, le col se montre rouge et donne issue à un liquide purulent, épais, adhérent aux lèvres de ce conduit dont on ne peut le détacher ; la muqueuse du col saigne facilement. L'état général s'altère. L'état nerveux de la malade s'exaspère et le caractère se modifie.

EVOLUTION. La guérison peut survenir après 1 mois ou 6 semaines ; mais, ce qui est plus fréquent, la métrite passe à l'état chronique, à moins qu'il ne survienne des complications que l'on doit toujours prévoir : propagation aux annexes, salpingites, salpingo-ovarites suppurées, pelvi-péritonites.

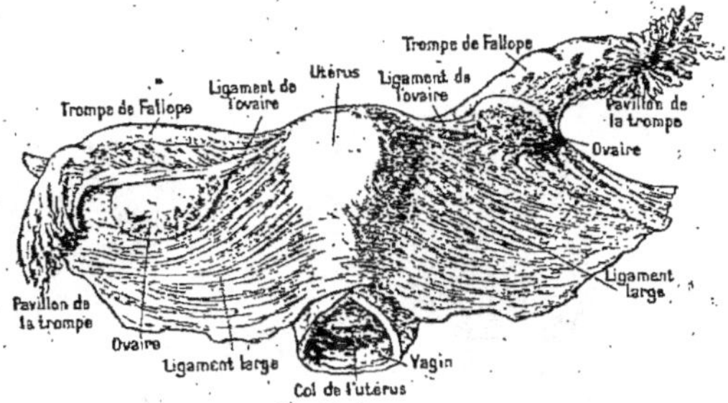

FIG. 929. — Utérus et ses annexes.
Le pavillon de gauche a été relevé ainsi que l'ovaire.

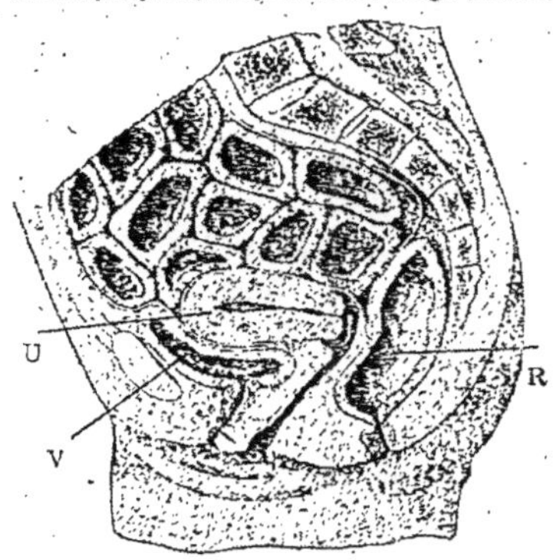

FIG. 930. — Utérus en antéversion.
U. Utérus ; V. Vessie ; R. Rectum.

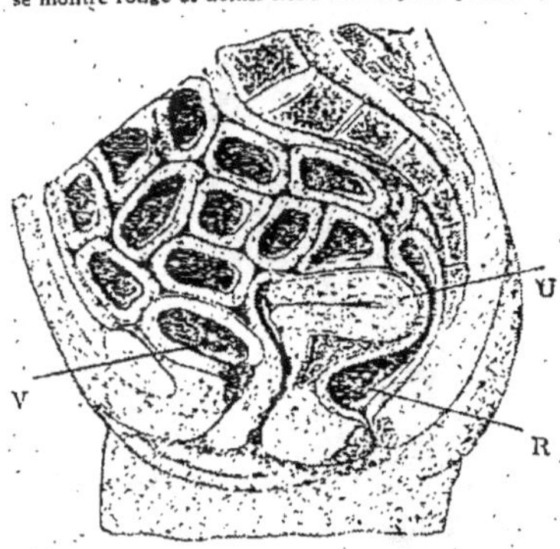

FIG. 931. — Utérus en rétroversion.
V. Vessie ; U. Utérus ; R. Rectum.

TRAITEMENT. Repos au lit absolu et prolongé, applications humides chaudes sur le ventre, lavages et douches vaginales prolongées à 45°-50° au sublimé ou au permanganate de potasse. Combattre la constipation qui entretient la stase et la congestion pelvienne.

Localement, après la rémission des phénomènes aigus, on agira sur le museau de tanche par l'intro-

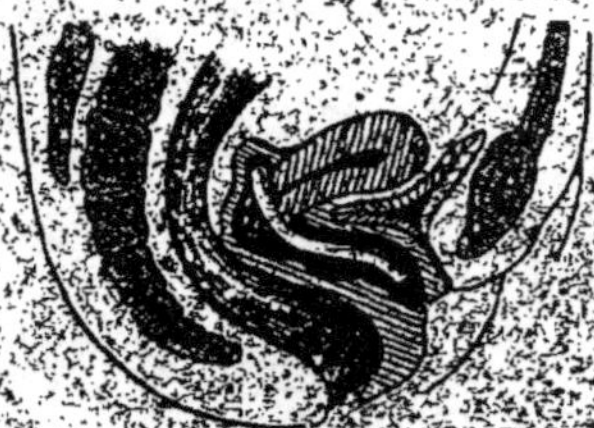

FIG. 932 bis. — Pessaire en place.

duction dans le vagin de longues mèches de gaze imprégnées de glycérine au tanin ou au chloral.

Métrite chronique. — Elle succède quelquefois à la métrite aiguë, mais, le plus souvent, est chronique d'emblée et se produit à toutes les périodes de la vie féminine avec prédominance entre vingt et quarante ans.

CAUSES. I. PRÉDISPOSANTES. 1° *Générales.* Toutes les causes d'affaiblissement de l'organisme : constitution faible, chloro-anémie, scrofule, tuberculose, allaitement prolongé, insuffisance de nourriture, d'aération, d'exercice. 2° *Locales.* Grossesses et fausses couches très rapprochées, lever trop hâtif après accouchement, déplacements et déviations de l'utérus, vaginite.

II. DÉTERMINANTES. Les mêmes que pour métrite aiguë. V. précédemment.

SIGNES. I. LOCAUX. Flueurs blanches plus ou moins abondantes. Les *règles* deviennent irrégulières, elles se prolongent, se rapprochent ou, au contraire, mais plus rarement, retardent, sont plus espacées ; des hémorragies (métrorragies) peuvent en outre se produire dans leur intervalle. Elles s'accompagnent en général de coliques très fortes, notamment dans la forme dite *membraneuse*, où la malade expulse de grands lambeaux de muqueuse.

Les *douleurs* sont plus ou moins tardives ; elles sont d'abord sourdes et ont pour siège la partie inférieure du dos, puis deviennent plus intenses et irradient en divers sens.

Il existe en général de la *constipation*, et quelquefois il se produit des besoins fréquents d'uriner et d'*aller à la selle*.

II. GÉNÉRAUX. *Troubles digestifs et nutritifs* : dyspepsie, gastralgie, amaigrissement avec altération des traits. *Troubles nerveux* : névralgies diverses, palpitations.

MARCHE ET ÉVOLUTION. La métrite chronique est une maladie longue et rebelle, à rechutes et à récidives, par suite de la difficulté de supprimer certaines causes, comme les déplacements de l'utérus, état [illegible] constitutionnel de la malade, de la difficulté aussi d'agir efficacement sur certains replis de la muqueuse utérine ; enfin, par suite de la fréquence de complications du côté des Annexes (trompes, ovaires) et de l'ancienneté des lésions au moment où la malade décide [illegible] soigner sérieusement.

TRAITEMENT. I. GÉNÉRAL. Reconstituants ; cures hydro-minérales (Luxeuil, Saint-Sauveur).

II. LOCAL. Irrigations vaginales matin et soir, prolongées pendant 10 à 15 minutes avec de l'eau à 45° additionnée par litre de 40 gr. d'acide borique ou de 25 centigr. de sublimé, la malade étant couchée et le siège élevé sur un bassin plat ; la quantité totale d'eau sera de 3 à 4 litres ; on aura soin d'élever peu le bock et de faire l'injection lentement (robinet ouvert à moitié seulement). Ovules glycérinés pendant 24 heures. Badigeonnage local avec la teinture d'iode, pansements locaux du col, pansements intra-utérins, introduction de crayons antiseptiques à l'iodoforme, à l'ichtyol dans la cavité utérine, cautérisations dans le col avec le caustique de Filhos.

Enfin, si le traitement médical régulier et prolongé n'a pas donné de résultat, ou si des phénomènes graves (hémorragies, douleurs, végétations) se révèlent, dilatation lente de l'utérus à la laminaire et curettage de la muqueuse, la malade étant chloroformée.

L'application de terres rares (thorium, néodyme), de radium ont donné de bons résultats dans certains cas de métrite, en particulier la métrite hémorragique des jeunes filles et dans celle de la ménopause.

Dans certaines métrites, le traitement médical est impuissant, et quand il existe des ulcérations chroniques étendues du col, une hypertrophie des lèvres du col, infection glandulaire profonde, il faut joindre au curettage les opérations autoplastiques sur le col (opérations de Schröder, d'Emmet, de Bouilly).

Fibromes utérins (corps fibreux, myomes, fibromyomes). — Tumeurs bénignes pouvant atteindre un volume énorme, se produisant fréquemment chez la femme, de préférence de 30 à 40 ans (1 sur 5 d'après Reclus), capables de régresser spontanément soit après

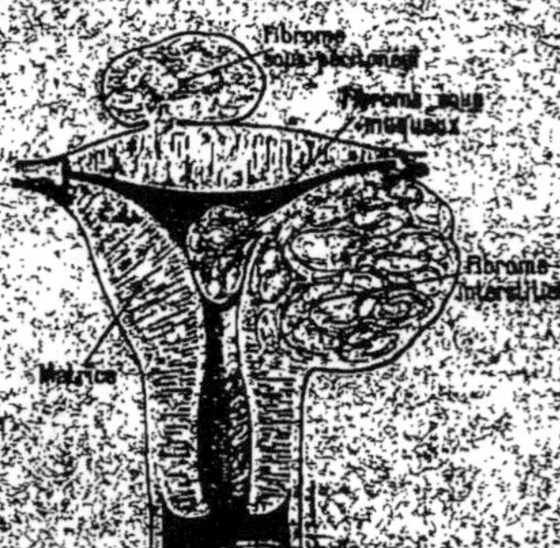

FIG. 933. — Fibromes utérins.
(Figure demi-schématique.)

un accouchement, soit après la ménopause, capables aussi de se transformer en tumeurs malignes (sarcome).

Les fibromes semblent plus fréquents chez les femmes stériles (nullipares ou vierges) ; cependant des mères de famille peuvent en être atteintes. Formés par les éléments mêmes qui constituent la masse de l'utérus, tissu musculaire et tissu conjonctif, ils peuvent occuper l'épaisseur même de l'utérus (*fibromes interstitiels*) (*fig.* 933) et sont alors presque toujours multiples ; ils ont tendance à venir faire saillie soit vers la face péritonéale (*polypes sous-péritonéaux*), soit vers la face muqueuse (polypes [illegible], polypes fibreux).

de l'utérus, ce qui les amène parfois à s'énucléer et même à se détacher de l'utérus, lorsque leur pédicule vient à se rompre.

SIGNES. Troubles fonctionnels : écoulement leucorrhéique (pertes blanches) ou liquide, clair comme de l'urine, sans odeur (hydrorrhée), plus ou moins abondant, dans l'intervalle d'*hémorragies*. Celles-ci constituent le signe le plus important : tantôt les règles sont plus abondantes et durent plus longtemps (ménorragies), tantôt les pertes de sang surviennent en dehors des règles et durent 8 à 15 jours par mois (métrorragies), entraînant une anémie profonde et grave.

Douleurs variables, ordinairement peu intenses, pesanteur dans le bassin, tiraillements lombaires.

Signes physiques : augmentation de volume du ventre, sensation d'une tumeur dure, médiane, mobile ou non à travers la paroi abdominale, pouvant occuper tout l'abdomen.

COMPLICATIONS. Anémie par hémorragies, obstruction et compression des organes voisins par la tumeur, rétention d'urine, parfois ténesme et envies fréquentes, constipation pouvant aller jusqu'à l'occlusion intestinale, douleurs dans la partie inférieure des reins. Phlébite, gangrène des polypes ou des fibromes sous-muqueux.

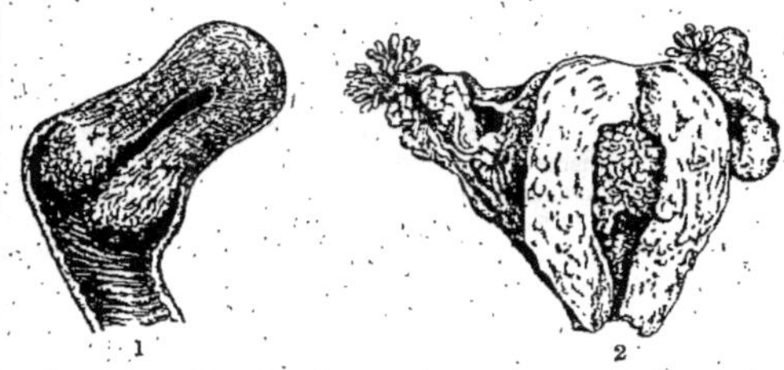

FIG. 934. — Cancer de l'utérus.

1. Cancer du col ; 2. Cancer du corps (d'après Bégouin).

PRONOSTIC. Le fibrome est loin d'être une affection sans gravité. Du fait de complications possibles, de sa transformation maligne en sarcome, le fibrome peut entraîner la mort. La vie sexuelle est plus ou moins compromise, souvent le fibrome est cause de stérilité. S'il y a grossesse, il expose à l'avortement ou à l'accouchement prématuré.

TRAITEMENT : I. MÉDICAL. Repos au lit durant les hémorragies ; ergotine, hamamélis, opothérapie thyroïdienne, hypophysaire, injections vaginales chaudes.

Cures hydrominérales : eaux chlorurées sodiques fortes (Salies-de-Béarn, Briscous, Salins).

Électrothérapie : *Électrolyse* intra-utérine ; *radiothérapie* (2 à 15 séances peuvent amener en 3 mois la suppression des hémorragies) ; *radiumthérapie* qui détruit souvent l'hémorragie et fait disparaître la tumeur (sur une trentaine de cas, J.-L. Faure n'a eu qu'un insuccès et qu'un accident).

II. CHIRURGICAL. Ablation du fibrome seul, quand cela est possible, ou de l'utérus entier (hystérectomie par voie abdominale ou vaginale).

Cancer de l'utérus (épithéliome). — La plus fréquente des tumeurs malignes de l'utérus (le sarcome et le chorio-épithéliome étant très rares). C'est également le plus fréquent des cancers de la femme (1/3 du nombre total des cancers). Il s'observe généralement entre 35 et 50 ans ; cependant on peut le rencontrer chez les jeunes femmes de 20 à 25 ans.

Il en existe deux variétés : le cancer du corps de l'utérus et le cancer du col.

Cancer du col. — Le plus habituel (10 fois plus fréquent que le cancer du corps), débute par une induration du col, peut déterminer une *infiltration* interstitielle du col ou bien des masses bourgeonnantes ou *végétantes* en chou-fleur (*fig.* 934) se gangrénant facilement, ou encore des ulcérations envahissant le corps utérin. Rapidement, le cancer du col s'étend aux organes voisins : le vagin, le tissu cellulaire péri-utérin ; les ligaments larges, les ganglions du bassin, plus tardivement le péritoine, le rectum et la vessie. La généralisation est rare.

Cancer du corps. — Il peut être diffus et envahir rapidement presque toute la muqueuse, ou rester circonscrit ; les ganglions sont rarement pris (*fig.* 934). L'ovaire, le vagin peuvent présenter des noyaux secondaires. Le col est ordinairement indemne. Cette forme s'observe surtout chez les femmes âgées, après la ménopause.

SIGNES. Le début reste souvent ignoré car, pendant un certain temps, la maladie demeure latente et indolore. Parfois même le cancer a dépassé les limites de l'utérus et est devenu inopérable quand apparaissent les symptômes.

Habituellement deux signes viennent trahir son existence :

1° Les *hémorragies* qui surviennent en dehors des règles, en pleine santé, à l'occasion d'une fatigue, d'un traumatisme local. Se méfier du retour des règles chez une femme d'âge mûr et surtout ayant dépassé la ménopause ;

2° Les *écoulements leucorrhéiques* : pertes blanches souvent teintées de sang et ultérieurement mélangées à des sécrétions donnant l'aspect d'eaux rousses, de raclure de boyaux, de lavure de chair, d'odeur souvent fétide.

Il faut consulter immédiatement un médecin qui, au toucher et à l'examen, constatera l'existence d'un épithélioma au début, parfois même déjà avancé, qui plus tard eût été inopérable.

Il ne faut pas attendre l'apparition des douleurs, qui sont souvent tardives (pesanteur dans le bas-ventre, brûlure, élancements, déchirures pénibles) et qui traduisent souvent un envahissement des régions voisines par le cancer et une compression de filets nerveux.

ÉVOLUTION. Abandonné à lui-même, le cancer évolue progressivement vers la cachexie et la mort. Les malades s'anémient, s'amaigrissent, les membres inférieurs gonflent (phlegmatia). La mort survient par septicémie (perforation vésicale ou rectale, péritonite) ou par urémie. La durée ne dépasse guère 1 à 2 ans. Chez la jeune femme, la marche est particulièrement rapide, galopante ; chez la femme âgée, la maladie peut se prolonger pendant 6 à 10 ans. La grossesse donne souvent un coup de fouet au cancer du col.

TRAITEMENT : I. CURATIF. L'opération chirurgicale est jusqu'ici le seul traitement du cancer, avec ablation aussi large que possible. Hystérectomie vaginale, abdominale. Pour que l'opération ait des chances de succès, il faut qu'elle soit précoce, sinon des récidives sont à craindre. V. CANCER.

II. PALLIATIF. Si le cancer est inopérable, en retarder l'extension trop rapide par la destruction locale au thermocautère, à la curette, aux caustiques.

Soins d'hygiène : atténuer les douleurs, débarrasser

le néoplasme des infections secondaires et diminuer la fétidité et les hémorragies. Injections vaginales chaudes (40°-45°) avec une cuillerée d'eau oxygénée de liqueur de Labarraque, de formol.

Radiothérapie et radiumthérapie, qui peuvent amener des améliorations passagères (cessation des pertes et des douleurs).

Uva ursi (raisin d'ours). — Busserole ou petit buis. V. BUSSEROLE.

V

Vaccin. — Virus atténué qui, introduit dans l'organisme, détermine la formation d'anticorps* capables d'immuniser cet organisme contre le germe utilisé.

On distingue deux sortes de vaccins, les vaccins *préventifs* et les vaccins *curatifs*. Les premiers ont pour but de rendre réfractaires à une maladie donnée les personnes qui n'en manifestent pas encore les symptômes, mais qui sont exposées à la contracter ; les seconds se proposent au contraire de faciliter la guérison d'une maladie déclarée.

PRÉPARATION. Le microbe est obtenu par des cultures sur gélose simple ou glucosée et diluée et émulsionné dans du sérum jusqu'à un taux fixé, variable suivant les techniques de préparation.

Les microbes émulsionnés ne sont pas des microbes vivants, virulents, car ils ne feraient qu'aggraver la maladie. On emploie des microbes morts, capables d'agir seulement par leurs endotoxines.

Différents procédés sont utilisés pour tuer les microbes : la chaleur (vaccin de Wright, vaccin antityphique de l'Institut Pasteur, de Widal et Salembeni, vaccin de Delbet, etc.), le froid (vaccin antiméningococcique), l'éther (vaccin antityphique et antiparatyphique de Vincent), l'iode (vaccin antityphoïdique de Ranque et Senez), le fluorure de sodium (vaccin antigonococcique de Nicolle et Blaizot), l'acide phénique, l'action combinée de la chaleur et d'un antiseptique (Le Moignic et Sézary), un sérum immunisant (vaccins sensibilisés de Besredka, utilisant les microbes vivants mais atténués).

Le liquide de suspension peut être de l'eau salée ou de l'huile ; les *lipo-vaccins* de Le Moignic et Sézary (antityphique et antigonococcique) sont absorbés très lentement et peuvent renfermer des doses plus considérables de bacilles injectables.

Les microbes des cultures employées pour préparer les émulsions sont empruntés, soit au malade lui-même, c'est l'*auto-vaccin*, soit à des malades étrangers atteints de la même maladie, c'est le *stock-vaccin*. Il y a avantage à recourir, quand on le peut, à l'auto-vaccin, parce qu'on a plus de chances ainsi de réaliser exactement la protection qui convient. Mais l'auto-vaccin est long à préparer (plusieurs jours) ; il requiert en outre la proximité d'un laboratoire bien outillé pour sa préparation ; enfin, il est strictement individuel. Le stock-vaccin est sans doute d'une adaptation moins étroite ; il renferme des microbes de provenances diverses et de races différentes (staphylocoque de l'ostéomyélite, de l'anthrax, etc.), mais, en revanche, il convient ou peut convenir à plusieurs fins, est préparé d'avance dans le commerce et peut être immédiatement utilisé.

On distingue, sous le nom de *monovalent*, le vaccin qui ne renferme qu'une seule race de microbes ; sous celui de *polyvalent*, le vaccin qui en renferme plusieurs de la même espèce, et sous celui de *polyvaccin*, le vaccin qui renferme des microbes de plusieurs espèces.

Les vaccins sont préparés de manière à ce que 1 cm³ contienne des quantités variant de un million à plusieurs milliards de microbes ou, avec plus de rigueur, de quelques fractions de milligr. à quelques milligr.

En pratique, les émulsions sont telles qu'on ait à injecter de 1,4 de cm³ à 2 cm³, les doses moyennes oscillant autour du cm³. La dose varie d'ailleurs suivant l'état physiologique du sujet et suivant la nature du vaccin.

Les vaccins s'administrent habituellement par injections sous-cutanées. V. VACCINOTHÉRAPIE.

On a aussi préparé des *entérovaccins*, destinés à être absorbés par la bouche (Cournont, Lumière, Danysz), en particulier dans la fièvre typhoïde, le choléra, dans la gonococcie. L'entérovaccin polyvalent de Danysz à colibacilles, *proteus* et entérocoques, a été préconisé contre les symptômes douloureux et intestinaux des gastro-entérites chroniques et des entérites muco-membraneuses.

Ces entérovaccins ont l'avantage de ne provoquer aucune réaction générale, mais l'efficacité des entéro-vaccins n'est pas encore démontrée.

Les principaux vaccins à germes microbiens connus sont :

Les *vaccins antityphiques* (V. TYPHOIDE), *antimélitococciques*, contre la fièvre de Malte ; *anticholériques*, *antipesteux*, *antistaphylococciques*, contre la furonculose, l'ostéomyélite ; *antigonococciques*, contre la blennorragie et ses complications ; *antiméningococciques*, contre la méningite cérébro-spinale ; *anticharbonneux*.

Parmi les *vaccins polyvalents*, le *vaccin de Calmette* (B.C.G.) contre la tuberculose (V. VACCINOTHÉRAPIE), citons le *vaccin TAB*, antityphique et paratyphique ; le *bouillon Delbet* (Propidon), culture de staphylocoques, de streptocoques et de pyocyaniques atténués, utilisés contre les furoncles, anthrax, phlegmons, ostéomyélites.

Certains vaccins sont à germes inconnus : le *vaccin antirabique* (V. RAGE) et le *vaccin antivariolique*. V. VACCINATION, VACCINE.

Vaccination (du lat. *vacca*, vache). — Méthode qui consiste à immuniser l'organisme par inoculation ou ingestion d'un vaccin*.

Vaccination antivariolique. — C'est la plus ancienne, puisqu'elle date de 1798, époque à laquelle Jenner, médecin à Gloucester, remarqua que les femmes qui s'inoculaient les mains en trayant les vaches atteintes de cow-pox n'étaient jamais atteintes de la variole. La vaccination fut alors substituée en Angleterre à la variolisation*. Deux ans plus tard la méthode était introduite en France par le duc de La Rochefoucauld-Liancourt.

Préparation du vaccin. Le vaccin humain est actuellement abandonné, en raison de ses dangers (syphilis). On se sert habituellement du vaccin prélevé sur la génisse et mélangé à parties égales avec de la glycérine (pulpe glycérinée). La glycérine détruit, en effet, la flore microbienne qui abonde dans le vaccin animal (staphylocoques, B. subtilis, B. mesentericus, etc.).

Ce vaccin glycériné n'a cependant pas une durée indéfinie et il est prudent de ne pas faire usage de celui ayant plus d'un mois.

Opération. On fait à chaque bras, au niveau de son tiers supérieur en dehors (au point d'insertion inférieur du deltoïde), ou à la région externe de la jambe ou de la cuisse (1) trois petites piqûres ou scarifications destinées à introduire dans la partie superficielle de la peau une petite quantité de vaccin. Celui-ci doit être employé immédiatement après avoir été pris à la génisse ou extrait du tube en verre.

Les incisions sont si légères qu'elles ne doivent pas entraîner l'issue du sang. Préalablement à la vaccination, on lavera soigneusement la partie qui doit être inoculée avec un peu d'alcool ou d'éther.

Ces petites plaies sèchent après une dizaine de minutes et on peut alors les préserver contre les frottements par une application de collodion ou un carré de gutta-percha laminée.

Instruments. Autrefois on employait exclusivement une lancette d'un modèle spécial et qui présente dans ce but une petite rainure destinée à recevoir le vaccin.

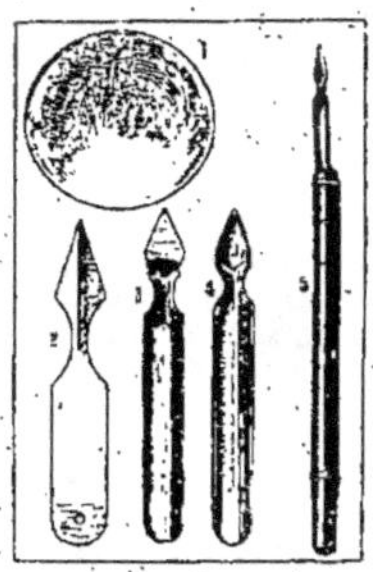

FIG. 935. — Instruments pour la vaccination.

1. Cupule de verre pour vaccin; 2. Lancette; 3, 4. Vaccinostyles; 5. Porte-vaccinostyle.

Aujourd'hui on l'emploie encore, mais comme il est nécessaire de l'antiseptiser entre chaque vaccination faite à un individu différent, on lui a substitué des sortes de plumes, ou vaccinostyles (*fig.* 935), qui, ayant une valeur minime, peuvent être jetées après l'opération. On introduit la plume dans un porte-vaccinostyle ou l'on tient directement le vaccinostyle entre le pouce et l'index pour faire l'inoculation du vaccin.

A quel âge doit-on procéder à la première vaccination? En général, à moins d'épidémie, on attend que l'enfant ait 6 semaines à 2 mois; à cet âge, l'évolution des dents n'est pas encore commencée, la peau est presque toujours saine, le moment est donc favorable.

Dans les maternités, les enfants ne restant que 8 à 10 jours, on est obligé de profiter de leur présence et, au moment de l'opération, il s'en trouve qui n'ont que 2 à 6 jours, quelquefois même c'est le jour de leur naissance qu'elle a lieu. L'expérience montre que cette vaccination hâtive n'a aucun inconvénient.

La vaccination antivariolique est obligatoire pour les enfants au cours de la première année de la vie, ainsi que la revaccination au cours de la onzième et vingt et unième année (art. 6 de la loi du 25 févr. 1902).

Ces revaccinations sont insuffisantes et, dans la loi en préparation, l'article 6 sera ainsi modifié : La vaccination antivariolique est obligatoire au cours des 3 mois qui suivent la naissance ainsi que la revaccination au cours de la septième, de la treizième, de la vingt et unième et de la trentième année.

Autres vaccinations. — V. VACCIN, VACCINOTHÉRAPIE.

Vaccine. — Maladie bénigne infectieuse, contagieuse, inoculable, déterminée par l'inoculation d'un *vaccin*, c'est-à-dire du virus provenant de la vaccine naturelle observée chez le cheval (horse-pox) ou la vache (cow-pox) [voir fig. au mot COW-POX].

La vaccine humaine inoculée soit de bras à bras, soit de génisse à homme, soit avec de la pulpe glycérinée de vaccin bovin présente des caractères différents selon qu'il s'agit d'une première vaccination ou d'une revaccination.

Primo-vaccination. — Après l'inoculation du vaccin, il existe une période d'incubation latente de 3 jours environ.

A la fin du 3e jour, sur chaque point d'inoculation, on note une tache (*macule*) rouge qui le lendemain devient saillante (*papule*), le 5e jour se transforme en *vésicule* transparente, puis opaline, qui devient circulaire et se creuse en son centre (s'ombilique). Le 6e jour la lésion vaccinale présente deux parties distinctes, une périphérique, une centrale. La zone périphérique est tout d'abord un mince liséré rouge. Mais au 8e jour, cette simple bordure érythémateuse devient brusquement et d'un seul coup une aréole inflammatoire atteignant l'apogée de sa formation au 10e jour. La partie centrale encore appelée papille est d'abord constituée par une vésicule devenant ensuite une pustule ombiliquée. Les ganglions du voisinage s'engorgent et deviennent douloureux, parfois fièvre.

Les phénomènes d'involution débutent au 12e jour, l'aréole s'atténue en même temps que la dessiccation de la pustule se fait. La rougeur disparaît, la croûte tombe du 17e au 20e jour, laissant une cicatrice gaufrée ou légèrement piquetée, blanche, indélébile. Parfois elle prend l'aspect chéloïdien.

Revaccination. — A ce tableau s'oppose nettement celui des lésions revaccinales.

Chez l'individu qui *vient d'être vacciné*, les nouvelles inoculations de vaccin n'aboutissent plus à une différenciation entre l'élément central papillaire et l'élément périphérique aréolaire. Elles se résument en une simple papule débutant dans les 6 premières heures après l'inoculation, atteignant son acmé en 24 heures et entrant bientôt en régression pour achever son cycle en 2 à 4 jours. C'est le type de *réaction précoce* décrit par Pirquet.

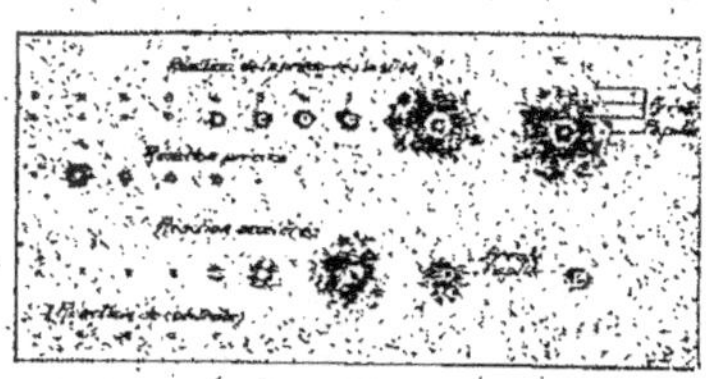

FIG. 936. — Vaccination. Développement de la pustule. (V. Pirquet.)

Si la revaccination est effectuée chez un individu *vacciné depuis longtemps*, la réaction obtenue se différencie bien en ces deux éléments essentiels : papille

(1) Le choix du bras a l'avantage de placer les boutons de vaccin dans une région où ils ne risquent pas d'être infectés par les déjections des nouveau-nés, de permettre la constatation facile, mais a l'inconvénient, chez les jeunes filles, de laisser des cicatrices quelquefois assez visibles.

et aréole, mais toutes les phases évolutives sont accélérées. La phase de latence est raccourcie : dès le 3e jour, la papule est formée, l'aréole apparaît plus vite et atteint précocement son maximum (6e, 7e jour). La papille est rapidement arrêtée dans son évolution au stade vésiculeux ou bien la pustulation est à peine indiquée. Ainsi est réalisé le type de *réaction accélérée* (*fig.* 936).

Ces faits prouvent donc que l'individu immunisé conserve une aptitude à réagir vis-à-vis du vaccin ; il a acquis des dispositions nouvelles pour réagir selon un mode nouveau à l'égard d'une nouvelle dose de virus vaccinal (allergie).

Il ne s'agit donc pas de *fausses vaccines*, comme on l'a dit, mais de réactions vaccinales vraies, traduisant un état particulier d'un sujet déjà immunisé. Ces réactions revaccinales se différencient des réactions primo-vaccinales par les points suivants : différence dans le temps d'évolution ; différence dans l'aspect objectif ; absence de symptômes généraux.

COMPLICATIONS. *Vaccine généralisée* (fièvre vaccinale). Eruption plus ou moins abondante d'éléments de vaccine apparaissant vers le 7e ou 8e jour : cette généralisation est parfois grave et peut entraîner la mort de l'enfant.

Eruptions vaccinales : roséole ou miliaire apparaissant vers le 3e ou 4e jour ; érythèmes divers, echtyma, impétigo, pemphigus.

Vaccines ulcéreuses, simulant le chancre syphilitique.

Erysipèle par introduction du streptocoque au lieu de la piqûre ; il est dû soit à la malpropreté de l'inoculation, soit à la saleté du sujet.

Tricophytie vaccinale. Apparition d'une plaque d'herpès circiné au lieu de l'inoculation avec du vaccin provenant d'une génisse atteinte de teigne*.

Tuberculose vaccinale. Transmission de la tuberculose avec du vaccin recueilli sur un animal ou un homme tuberculeux ; rare, si même elle existe.

Syphilis vaccinale. De véritables petites épidémies de contamination syphilitique ont été rapportées alors qu'on vaccinait de bras à bras ; un chancre apparaissait 25 jours après l'inoculation du vaccin. Aussi la méthode de vaccination de bras à bras a-t-elle été abandonnée.

Eczéma. Des poussées d'eczéma ont été observées après vaccination chez des sujets prédisposés ou déjà atteints d'eczéma. Il faut donc éviter de vacciner l'enfant en poussée d'eczéma ou ne faire qu'une piqûre dans la région la plus éloignée de la dermite.

NATURE. Encore obscure ; il s'agit d'un virus filtrant, analogue, mais non identique à celui de la variole; car on n'a jamais pu transformer, en France, la variole en vaccine par passage sur l'animal ; ou bien l'éruption provoquée par l'inoculation de la variole s'éteint, ou bien elle reste la variole et ne ressemble nullement à une éruption vaccinale (Chauveau).

A l'étranger, au contraire (Allemagne, Suisse, Angleterre), l'identité de la variole et de la vaccine est acceptée, enseignée officiellement dans les universités, et la *variolo-vaccine* est la méthode légale de vaccination.

Or l'expérience de la guerre de 1914-1918 a montré que parmi l'armée française et la population civile qui étaient immunisées par la vaccine, il y eut en tout 20 cas de variole, dont 12 furent importés (1) ; au contraire, en Allemagne, si convaincue de la supériorité de son procédé de variolo-vaccination, on nota une épidémie grave de variole dans l'armée et la population civile, ainsi qu'en Autriche-Hongrie (Teissier et Tanon).

RÉCEPTIVITÉ. La réceptivité originelle pour la vaccine est presque absolue. Certains nouveau-nés sont réfractaires au début, du fait de la variole ou de la vaccination de la mère pendant la grossesse. Un nourrisson est d'ailleurs à peu près immunisé jusqu'à 3 mois pour toutes les maladies. On peut aussi, mais rarement, rencontrer un état réfractaire chez des adultes.

La réceptivité à la primo-vaccination ne s'éteint jamais complètement, même dans l'extrême vieillesse ; mais les résultats positifs diminuent avec le progrès de l'âge, 70 à 80 p. 100 de succès durant la période scolaire, 60 à 65 p. 100 après 20 ans.

IMMUNITÉ. L'immunité naturelle est donc rare ; l'immunité acquise peut être créée par la variole ou par la vaccine.

Pour une première vaccination, l'action préservatrice commence à se manifester entre le 5e et le 7e jour pour atteindre son maximum du 11e au 13e jour.

L'immunité dure en moyenne de 7 à 10 ans, mais elle peut s'éteindre au bout de 1 à 3 ans ; les enfants de 2 à 3 ans ont pu être revaccinés avec succès.

(1) Rappelons que pendant la guerre de 1870-1871, qui ne dura que 6 mois, l'armée française, qui ne comprenait que quelques centaines de mille hommes, en grande partie non vaccinés, eut 23 400 morts par variole, alors que l'armée allemande, vaccinée resta indemne.

Vaccinostyle. — Sorte de plume servant à vacciner. V. VACCINATION.

Vaccinothérapie (de *vaccin*, et du gr. *therapeia*, traitement). — Absorption ou injection de microbes ou de produits microbiens destinés à produire la formation d'anticorps, et à conférer à l'organisme une immunité active.

La vaccinothérapie peut être *préventive*, c'est-à-dire dirigée contre une infection ultérieure. Elle peut être *curative*, c'est-à-dire dirigée contre une maladie infectieuse en évolution.

MODE D'ACTION. Les microbes pathogènes déterminent, dans l'organisme qu'ils infectent, des réactions de défense caractérisées en partie par la formation d'anticorps spécifiques, c'est-à-dire de substances capables de détruire ces microbes et ceux-ci de préférence aux autres. Quand on injecte à un sujet des bacilles, on fait appel au pouvoir défensif de son organisme ; on le force à augmenter sa résistance, à intensifier ses moyens de lutte ; l'effet est lent à se produire, mais il est plus énergique et plus durable, et la protection ou immunité réalisée est *active*, puisque l'organisme l'acquiert par ses propres efforts de réaction.

Le mécanisme de la vaccinothérapie diffère donc de celui de la sérothérapie* ; celle-ci fournit une immunité *passive* immédiate et de courte durée.

Dans la sérothérapie, au contraire, au lieu de demander au malade de produire lui-même son antitoxine, en réagissant à l'inoculation de toxines, on introduit directement dans son organisme un sérum* qui contient des antitoxines toutes formées, parce qu'il provient d'un animal chez lequel on a développé, par vaccination, une immunité contre la maladie qu'on veut traiter.

TECHNIQUE. On utilise les mêmes voies que pour la sérothérapie ; les voies buccale et rectale sont peu fréquentes. Les injections sous-cutanées sont de beaucoup les plus utiles ; elles ont des effets assez rapides et assez efficaces, sans être trop violents. Elles se font habituellement dans les régions sous-épineuses et sous-claviculaires, l'insertion deltoïdienne de la face externe du bras, la région sus-fessière, à deux travers de doigt au-dessous de la crête iliaque. La voie intraveineuse est peu employée.

ACCIDENTS. L'injection donne lieu à des réactions locales et générales. Comme réaction locale, mentionnons la douleur au point d'inoculation (voie sous-cutanée) avec rougeur et tuméfaction pouvant durer 2 à 3 jours ; quelquefois aussi les ganglions correspondants peuvent se tuméfier et devenir douloureux. La réaction générale est plus ou moins accentuée suivant la voie d'injection ; elle consiste en fièvre à 39°, céphalée, malaise, courbature générale, d'une durée de 12 à 24 heures. Quand on emploie des doses trop fortes d'emblée ou la voie intraveineuse, les accidents s'accusent et peuvent devenir dramatiques : malaises intenses, frissons, état syncopal, fièvre élevée, etc., mais ils sont généralement de courte durée. Ces réactions rentrent dans le cadre du choc* hémoclasique. Enfin on peut aussi observer des accidents rénaux (albuminurie, hématurie, urémie) et pulmonaires (poussée aiguë de tuberculose), parfois même un choc vaccinal mortel, rappelant le choc* anaphylactique.

De là résultent certaines contre-indications de la vaccinothérapie : tuberculose pulmonaire en évolution, néphrite aiguë, artériosclérose, tachycardie avec myocardite, ictère avec gros foie, état ataxo-adynamique, collapsus, etc.

INDICATIONS. — V. VACCINS.

Vaccinothérapie préventive contre la tuberculose. — Calmette a préparé avec un bacille bovin un vaccin antituberculeux sur milieu bilié (vaccin B. C. G.) destiné à préserver de la tuberculose les jeunes enfants exposés à la contagion familiale. Cette prémunition peut être réalisée, par l'inoculation ou par l'*absorption par voie buccale*, d'une quantité convenable de culture de vaccin B. C. G.

Pratiquement on donne aux nouveau-nés, dans un peu d'eau, deux ou même trois doses du vaccin délivré en ampoules, les 4e et 8e jours, ou les 5e, 7e et 9e jours après la naissance. Le vaccin est fourni par l'Institut Pasteur.

Depuis 1924 jusqu'en février 1926, 5.183 nouveau-nés ont été prémunis, et 1.317, dont la vaccination remontait à 6 ou 18 mois, ont pu être individuellement contrôlés.

Sur ces 1.317 enfants, 10 sont morts de maladies présumées tuberculeuses, soit 0,7 % ; 586 sont demeurés de 6 à 18 mois au contact de bacillifères et pour eux la mortalité par maladie présumée tuberculeuse atteint la proportion de 1,8 %. Or la mortalité normale des nourrissons élevés au milieu de tuberculeux varie de 35 à 80 %.

Comme cette méthode de prémunition des nouveau-nés par le vaccin B. C. G. contre l'infection tuberculeuse est *sûrement inoffensive*, qu'elle n'entraîne ni accidents d'aucune sorte, ni réaction fébrile, ni trouble physiologique quelconque et que *son efficacité paraît actuellement démontrée*, on ne peut qu'en conseiller l'emploi aux familles dont les nouveau-nés sont exposés au contact de tuberculeux.

Vagin (du lat. *vagina*, gaine). — Canal commençant à la vulve et se terminant à l'utérus*, dont il emboîte le col ; il est placé dans le petit bassin, en avant du rectum, en arrière de la vessie, puis de l'urètre.

Sa longueur est de 14 à 16 centimètres ; il est entouré par des muscles et tapissé par une muqueuse qui, à l'entrée, forme une cloison temporaire incomplète (hymen).

Vagin (Maladies du).

Vaginite. — Inflammation du vagin due le plus souvent à la blennorragie*.

Vaginisme. — Contracture douloureuse et spasmodique des muscles qui entourent la vulve et le vagin.

CAUSES : 1° PRÉDISPOSANTES. Hystérie, nervosisme. 2° DÉTERMINANTES. Lésions, ordinairement insignifiantes (petites ulcérations), d'une des parties du vagin, de l'utérus, de l'urètre ou du rectum ; vaginite.

SIGNES. La contracture ferme le canal vaginal et entraîne, comme complication, de la difficulté d'uriner et même d'aller à la selle. La durée est très variable.

TRAITEMENT : 1° HYGIÉNIQUE. Bains, douches, bromure de potassium. 2° LOCAL. Badigeonnage avec une solution de cocaïne et pansement de la lésion.

Fistules. — Elles font communiquer le vagin avec le rectum ou la vessie ou l'urètre, sont dues à des accouchements difficiles et exigent un traitement chirurgical.

Vaginale. — Enveloppe séreuse qui entoure les testicules.

Valériane (*fig.* 937) et **Valérianates.** — Plante de la famille des Valérianées (herbe aux chats), dont on emploie la racine, comme antinerveux et antispasmodique, dans les névroses, l'hystérie, la neurasthénie, dans tous les cas d'hyper-excitabilité psychique et sensorielle, d'éréthisme cardio-vasculaire.

S'adresser de préférence aux préparations faites avec la plante fraîche (énergétène) ou stabilisée (intrait) contenant tous les principes actifs de la valériane.

Energétène de valériane, 2 à 6 cuillerées à café par

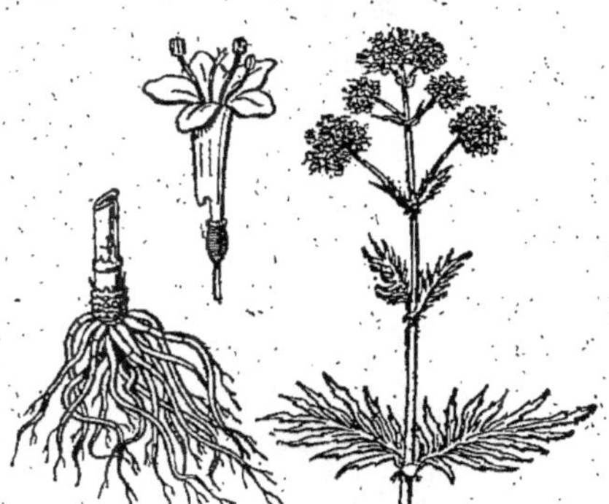

FIG. 937. — Valériane.

jour dans de l'eau sucrée. Pour les enfants, 1 gr. (XXXVI gouttes) par année d'âge.

Intrait de valériane (sans odeur), 0,20 à 0,60 centigr. par jour en cachets, pilules ou solution titrée à 0,10 centigr. par cuillerée à café. Pour les enfants, 1 à 2 centigr. par année d'âge.

On emploie aussi l'acide valérianique, son principe actif, associé à du fer, *valérianate de fer* (dose, 10 à 50 centigr.) ; à de l'ammoniaque, *valérianate d'ammoniaque* (5 à 50 centigr.) ; à du zinc, *valérianate de zinc* (10 à 40 centigr.) ; à de la quinine, *valérianate de quinine* (30 centigr. à 1 gr.). Ces trois dernières préparations sont d'excellents antinévralgiques.

On utilise aussi la valériane en lavement (30 gr. pour 1,4 de litre).

Valétudinaire (du lat. *valetudo*, santé, mauvaise santé). — Syn. de *malade*.

Valgus. — Qui est dévié en dehors. S'oppose à *varus*.

Vals (Ardèche). — Station d'eaux minérales froides (13° à 16°) contenant de 1 à 7 gr. de bicarbonate de soude par litre. Certaines sources renferment du fer, de l'arsenic. Altitude, 260 mètres. Climat doux.

MODE D'EMPLOI : Boisson, bains, douches, inhalations.

ACTION : Apéritive, digestive, excitante sur la sécrétion et la motilité gastrique, sur la sécrétion biliaire, sur la diurèse.

INDICATIONS : Dyspepsie et atonie gastrique ; lithiase biliaire et congestions du foie ; lithiase rénale. Diabète arthritique. Anémies paludéennes. Goutte. Rhumatisme chronique. Obésité. Maladies de peau.

CONTRE-INDICATIONS : Ulcère et cancer de l'estomac. Diarrhée chronique chez les tuberculeux. Néphrites. Etats congestifs. Tuberculose pulmonaire.

Valvuves. — Replis placés dans le cœur et les vaisseaux. Ils sont destinés à fermer les orifices et à empêcher le retour du sang en arrière. V. CŒUR.

Vanadate de soude. — Sel de vanadium, blanc jaunâtre, *toxique*, employé comme antiseptique interne et stimulant dans la tuberculose, l'anémie, le diabète.

DOSE : 1 à 5 milligr. par jour, en granules qu'on donnera avec un intervalle d'un jour de repos.

Vanille. — Plante de la famille des Orchidées (*fig.* 938), dont le fruit (gousse), qui con-

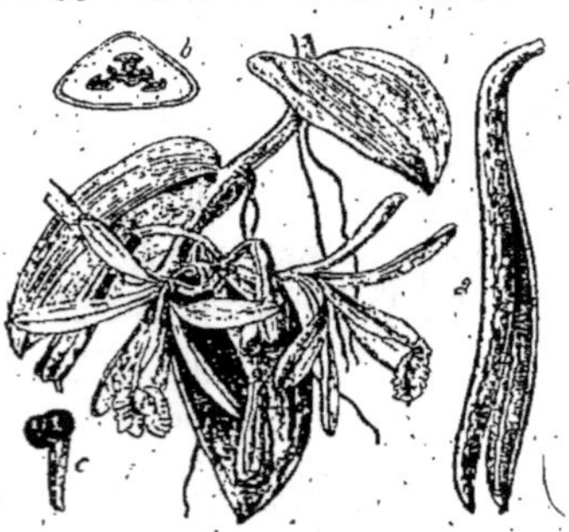

FIG. 938. — Vanillier.
a. Gousse ; *b.* Coupe de la gousse ; *c.* Deux graines.

tient de la *vanilline*, est excitant et aphrodisiaque.

Intoxication (vanillisme). — 1° ALIMENTAIRE. Rare. Peut s'observer à la suite d'absorption de glaces, crèmes à la vanille : diarrhée cholériforme, vomissements, crampes.

2° PROFESSIONNELLE. Les ouvriers qui manipulent la vanille sont dans certains cas atteints de démangeaisons aux mains et au visage avec éruption papuleuse, gonflement et desquamation de la peau ; de blépharite chronique et de rhume de cerveau. Ces troubles ont été attribués à un acare existant sur la plante.

On a aussi observé des maux de tête, des vertiges, des douleurs dans les muscles et dans la vessie. Absorbée en trop grande quantité, la vanille peut provoquer des vomissements, des crampes du mollet et un refroidissement général.

Vapeur (Bains de). — V. BAINS : *Bains de vapeur.*

Vapeurs. — Troubles tenant à une affection nerveuse, l'hystérie, à une gastropathie ou des altérations de glandes à sécrétion interne (ovaire).

Vapeurs industrielles. — Il existe plusieurs variétés de vapeurs nuisibles.

Vapeurs et poussières arsenicales (usines d'extraction, filatures, verreries, chapelleries, orfèvrerie, bronzage en noir ou vert, fabriques de papiers peints, de fleurs artificielles, de peinture, fabriques d'aniline). — SIGNES. Plaques rouges aux plis du coude, du genou, de l'aine, de l'aisselle ; plaques d'urticaire, d'eczéma, en différents points ; ulcération sur les parties génitales et sur les doigts ; conjonctivite, rhume de cerveau, angine, affaiblissement général.

Pour le traitement, V. ARSENIC.

Vapeurs azoteuses ou **nitreuses** (fabriques d'acides nitrique, arsénique, picrique ; d'arséniate de soude, de nitrobenzine ; orfèvrerie et dorure). — SIGNES. Irritation des bronches et de la peau ; conjonctivite.

Vapeurs chlorées (fabriques d'eau de Javel, de soude, de papiers ; lavoirs, blanchisseries ; damasquinage). — SIGNES. Conjonctivite avec larmoiement intense, rhume de cerveau, accès de suffocation, toux violente, crachements de sang, bronchite.

Vapeurs mercurielles (extraction du mercure et fabrication des sels, glaces, papiers peints, fleurs artificielles, chapeaux de soie et de feutre, bijoux, draps imprimés, couleurs d'aniline ; dorure et damasquinage). — SIGNES. Stomatite* mercurielle, tremblement, affaiblissement général. Fausse couche. V. aussi MERCURE.

Vapeurs et poussières de plomb ou **saturnines.** — V. PLOMB.

Vapeurs sulfhydriques (tanneries, vidanges, usines à gaz, raffineries ; fabriques de produits chimiques, d'oxychlorure de plomb ; de bronzage). — SIGNES. Perte d'appétit, pesanteur d'estomac, décoloration des muqueuses, teinte jaune de la peau, oppression, furoncles, faiblesse générale. Chez quelques individus, asphyxies instantanées. Les prédisposés aux accidents ne s'acclimatent pas.

Pour le traitement, V. ASPHYXIE.

Vapeurs sulfureuses (fabriques de chapeaux de paille, de bleu outremer ; blanchiment de la soie, de la laine, des plumes). — SIGNES. Elles produisent des maux de tête, la perte de l'appétit, des douleurs d'estomac et d'intestin, une toux quinteuse, de l'oppression, des angines et des ophtalmies.

Vapeurs sulfuriques. — SIGNES. Les troubles sont peu accentués, ces vapeurs très lourdes s'abattant sur le sol. Conjonctivites, acidité de l'estomac, toux.

Vapeurs de sulfure de carbone. — V. CARBONE (Sulfure de).

Vapeurs de térébenthine. — SIGNES. Maux de

tête, vertiges, perte d'appétit, ivresse spéciale, conjonctivite, angine granuleuse, rhume de cerveau et toux.

Vaporisateur. — Appareil destiné à répandre des vapeurs. L'appareil de chauffage peut être une lampe à alcool ou un bec Bunsen. Pour le fonctionnement, V. PULVÉRISATEUR.

Varech. — Les bains de varech sont employés contre le lymphatisme.

L'incinération des varechs à ciel ouvert produit une fumée âcre et nauséabonde, nuisible aux personnes habitant le voisinage, mais surtout à l'ouvrier chargé de remuer la masse avec un ringard. Cette opération devrait être faite dans des fours portatifs.

Varice. — Dilatation excessive et permanente d'une ou de plusieurs veines (*fig.* 939, 940).

Les parois sont épaissies par hypertrophie du tissu conjonctif et la membrane moyenne de la veine ; le développement anormal de ce tissu se produit bientôt dans la peau, le tissu sous-cutané et les muscles voisins, qui sont eux aussi épaissis ; la peau est fréquemment atteinte consécutivement de dermite ou d'ulcérations chroniques (*ulcère* variqueux*).

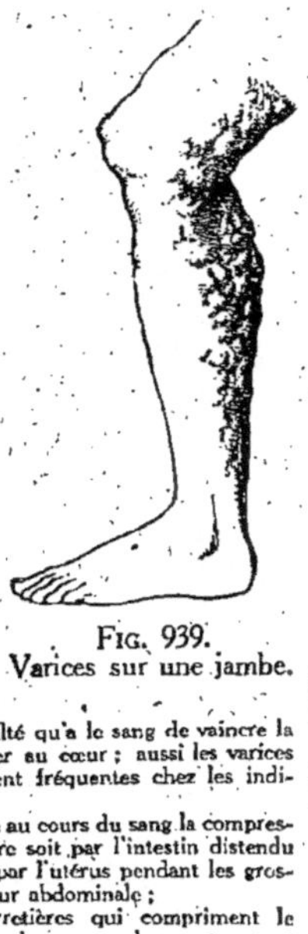

FIG. 939. Varices sur une jambe.

VARIÉTÉS. Les varices se produisent le plus fréquemment aux jambes et aux cuisses (*varices proprement dites*), dans les veines de la région anale, les veines hémorroïdales (*hémorroïdes**), dans les veines spermatiques (*varicocèle**), dans les veines de la vulve et du vagin*, dans les veines de la vessie*. Elles peuvent donc se produire aussi bien sous une muqueuse que sous la peau.

Varices des jambes. — Elles ont pour siège les veines superficielles et profondes des jambes.

CAUSES. Elles sont multiples : 1° La difficulté qu'a le sang de vaincre la pesanteur pour remonter au cœur ; aussi les varices sont-elles particulièrement fréquentes chez les individus de grande taille ;

2° La gêne qu'apporte au cours du sang la compression des veines du ventre soit par l'intestin distendu par la *constipation*, soit par l'utérus pendant les grossesses, ou par une tumeur abdominale ;

3° L'emploi des jarretières qui compriment le membre et par suite les vaisseaux au-dessus et surtout au-dessous du genou ;

4° L'immobilisation debout prolongée, comme on l'observe dans certaines professions (blanchisseuses, typographes, sergents de ville, menuisiers, laquais). Par contre les varices sont plutôt rares chez les professionnels de la marche, les facteurs ruraux ;

5° Emploi de chaufferette qui congestionne les jambes ;

6° Prédisposition particulière de certains individus ;

7° Phlébite antérieure.

SIGNES. Apparition de saillies bleuâtres qui soulèvent la peau sur le trajet des veines : parfois il existe un ou deux cordons irréguliers à bosselures molles, dépressibles, réductibles sous la pression du doigt ; on peut trouver des masses énormes qui augmentent beaucoup le volume du membre déformé, recouvert de tumeurs qui ressemblent à des sangsues, à des serpents entrelacés sous les téguments ; ces amas sont de consistance pâteuse, mollasse, mais leur réduction n'est que partielle ; on sent des portions dures produites par les parois épaissies. Le volume des varices est variable : il s'accroît après les efforts, les fatigues de la journée et s'accompagne d'une enflure du pied qui disparaît d'ordinaire après le repos au lit.

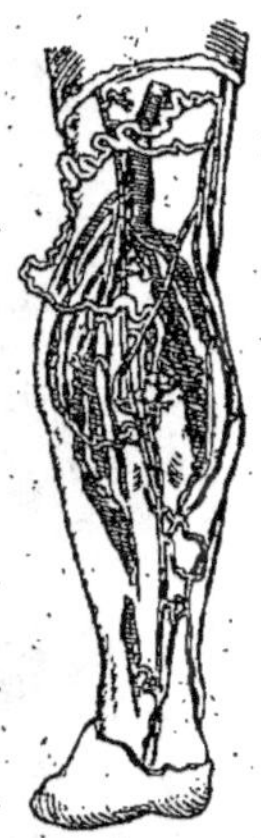

FIG. 940. Varices profondes et superficielles de la jambe.

Ces varices dites *superficielles* sont précédées par des varices des veines profondes du membre inférieur qu'atteste principalement la lourdeur de la jambe après une station debout prolongée, quelquefois aussi par des crampes.

Lorsque les varices sont très développées, la moindre fatigue entraîne de l'engourdissement et une douleur plus ou moins intense. La peau est empâtée, il se produit de l'œdème, les tissus infiltrés prennent une teinte violacée et adhèrent à la varice.

La mauvaise nutrition de la région entraîne sous l'action d'un choc ou même d'un simple frottement la production d'un *ulcère**, annoncé par la couleur noire de la peau à ce niveau (*fig.* 941). L'ouverture cutanée s'accompagne souvent d'une hémorragie, assez facile, du reste, à arrêter par la compression. On observe aussi des phlébites et quelquefois un phlegmon.

TRAITEMENT : I. PRÉVENTIF. Faire usage de jarretelles*. Tenir le moins souvent possible les genoux pliés et faciliter la circulation dans les jambes en les étendant dans une position telle que les pieds soient très élevés. Élévation des jambes en l'air, quand cela est possible (le matin au réveil). Marche modérée, hydrothérapie froide chaque matin.

La nuit, donner une situation déclive aux jambes, en glissant un coussin sous la partie inférieure du matelas, ou placer les pieds sur un coussin de crin recouvert de toile caoutchoutée.

II. PALLIATIF. Comprimer la jambe, à l'aide de la bande Velpeau ou de bas à varices, depuis les orteils jusqu'au-dessus du siège des varices.

III. CURATIF. Ablation chirurgicale du paquet variqueux. Les résultats post-opératoires sont très variables et de nombreux cas de récidives de varices ont été signalés.

Injections coagulantes intravariqueuses avec une solution de salicylate de soude à 30 p. 100, de chlorhydrate neutre de quinine (0 gr. 40 pour 3 cm³ d'eau), de biiodure de mercure (un demi ou 1 centigr. par cm³), de liqueur de Gram. Des améliorations nettes ont été obtenues par ces procédés.

Varice lymphatique. — Dilatation acquise des

lymphatiques de la peau ou des muqueuses déterminée par une oblitération lymphatique en amont (canaliculaire ou ganglionnaire), sous l'influence de la tuberculose, de la syphilis, de l'érysipèle à répétition et, dans les pays chauds, de la filariose*.

Les varices lymphatiques siègent surtout à la bouche, sur la muqueuse de la lèvre inférieure, des

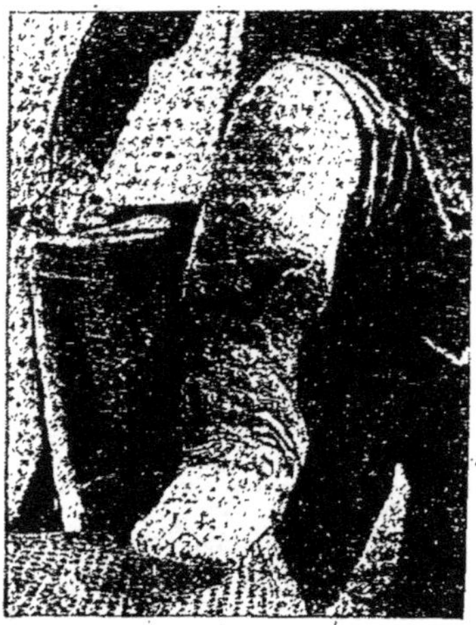

FIG. 941. — Ulcère variqueux de la jambe.

joues et de la langue. Ce sont des pseudo-vésicules claires, translucides, parfois blanches et opaques, réductibles par la pression. Quand on les pique, il sort une quantité presque indéfinie d'un liquide clair (lymphe).

Un autre siège d'élection est constitué par les organes génitaux externes, les membres inférieurs ; dans ce cas elles coexistent avec l'éléphantiasis et sont habituellement d'origine filarienne.

TRAITEMENT. Compression, opération chirurgicale.

Varicelle (Petite vérole volante). — Affection contagieuse et épidémique, très fréquente dans le jeune âge et rare au contraire après 10 ans ; elle est exceptionnelle chez le nouveau-né.

Cette affection n'a aucun rapport avec la variole, et la vaccine n'a aucune action sur elle. La varicelle ne protège pas contre la variole, ni la variole contre la varicelle.

CAUSE. L'agent de la varicelle est inconnu ; c'est un virus filtrant comme celui de la variole. Il serait, pour certains auteurs, identique à celui du zona* ; on a observé en effet un certain nombre de zonas, consécutifs à la varicelle et inversement.

La *contagiosité* de la varicelle est moindre que celle de la variole. La transmission est assurée par un contact direct ou un contact indirect à faible distance ; elle s'opère surtout à la période pré-éruptive. La varicelle peut se manifester selon le mode sporadique ou épidémique.

SIGNES. *Incubation.* Environ 14 à 15 jours, silencieuse.

Invasion. Peut manquer ou durer 24 heures, se traduisant par une légère fièvre.

Eruption. Parfois précédée d'un *rash* scarlatiniforme comme dans la variole. L'élément caractéristique est une petite vésicule située à fleur de peau, souvent ombiliquée au centre et succédant à une tache rougeâtre passagère, de volume d'une tête d'épingle ou d'un pois à contenu clair, puis trouble, se desséchant rapidement ou se recouvrant d'une croûte noire qui tombe au bout de 8 jours en laissant quelquefois, surtout après grattage, une petite cicatrice.

L'éruption est discrète, mais toutes les parties du corps peuvent être atteintes : face, membres, tronc, cuir chevelu, et même la muqueuse de la bouche, des conjonctives, de la vulve.

L'éruption se fait par poussées successives qui durent 3 à 4 jours ; aussi trouve-t-on en un même point du corps des éléments à tous les stades d'évolution : macules, vésicules claires, troubles, desséchées, contrairement à ce qu'on observe dans la variole, où tous les éléments sont de même âge.

FORMES RARES. Varicelle uniquement *maculo-papuleuse*, sans vésicules.

Varicelle *ulcéreuse*, *gangréneuse*, avec suppuration, sphacèle, phagédénisme.

Varicelle *hémorragique* : les vésicules contiennent du sang noir et des hémorragies du nez et du rein peuvent survenir.

Toutes ces formes sont exceptionnelles.

COMPLICATIONS. *Néphrite* passagère au cours de la convalescence. *Rhumatisme, vulvite.*

PRONOSTIC. Bénin, la guérison est de règle. La mort s'observe à l'hôpital, dans les crèches, par bronchopneumonie, suppuration et gangrène de la peau.

TRAITEMENT. Garder le lit, puis simplement la chambre dès la chute de la fièvre. Empêcher le grattage en appliquant de la poudre d'amidon sur les pustules et en baignant le malade. Lavages fréquents de la bouche et de la vulve. Léger purgatif. La désinfection* est inutile. L'enfant rentrera en classe au bout de 25 jours.

Varicocèle (du lat. *varix*, varice, et du gr. *kêlê*, tumeur). — Dilatation permanente (*varices*) des veines du cordon spermatique, c'est-à-dire des veines qui vont du testicule à la veine iliaque, placée dans l'intérieur du bassin.

SIGNES. Tumeur mollasse, pâteuse, que l'on peut suivre en haut jusque dans le trajet inguinal et qui en bas entoure souvent une partie du testicule. La situation horizontale et le froid en diminuent le volume, qu'augmentent la position verticale et la chaleur. Sensation de pesanteur, quelquefois même douleur, notamment après une station prolongée.

CAUSES PRÉDISPOSANTES. Constipation, d'où plus de fréquence à gauche, par suite de la compression que le gros intestin exerce sur la veine iliaque. Compression due à un bandage herniaire mal posé.

TRAITEMENT. Affusions froides. Suspensoir. Ablation chirurgicale.

Variole. — Maladie infectieuse, épidémique et contagieuse qui constitua un fléau redoutable jusqu'à l'époque où la vaccination fut découverte.

Elle se voit encore chez les sujets qui n'ont pas été vaccinés ou dont la vaccination trop ancienne ne confère plus l'immunité. La contagion se fait par le virus contenu dans les pustules et par les croûtes qui leur succèdent. *Une première atteinte immunise,* tout au moins dans la généralité des cas (Louis XV l'eut deux fois).

L'agent causal de la variole est inconnu.

SIGNES. *Incubation,* 11 à 14 jours. Période d'*invasion* (4 à 5 jours) ; frisson, fièvre augmentant rapidement, mal de tête, vomissements, douleurs caractéristiques à la partie inférieure de la colonne vertébrale, quelquefois convulsions chez les enfants. *Période d'éruption* (six jours) : la fièvre tombe à mesure qu'apparaissent, sur toute la surface du corps et notamment au visage, de petites taches rouges qui deviennent des *vésicules* à liquide transparent, puis des *pustules,* à contenu louche. La fièvre reparaît souvent à ce moment. *Période de dessiccation* (quinze jours à un mois) : le pus forme des *croûtes* qui se détachent progressivement en laissant des cicatrices spéciales.

On peut observer une série d'aspects spéciaux. Quand les pustules sont extrêmement nombreuses, empiétant les unes sur les autres, c'est la *variole confluente,* d'un pronostic redoutable.

La variole est dite *discrète,* quand il y a de larges intervalles de peau saine entre les pustules.

La *variole hémorragique* (variole noire) est d'un pronostic presque toujours mortel. Elle frappe les débilités. Elle est caractérisée par des rash purpuriques et des hémorragies multiples. La variole peut devenir hémorragique à toutes les périodes.

La variole peut s'arrêter dans son évolution, ne pas arriver à la suppuration : c'est une forme atténuée ou *varioloïde.*

La variole *congénitale* est réalisée quand les enfants naissent contagionnés par la mère. L'éruption apparaît souvent quelques jours après la naissance ; cette forme évolue avec de l'hypothermie et souvent avec de l'ictère.

COMPLICATIONS. *Œdème de la glotte, ophtalmie purulente,* suppurations multiples de la peau, bronchopneumonie, myocardite, néphrite.

PRONOSTIC. Bénin dans les formes normales et les sujets vaccinés. Grave (mortel) dans les formes hémorragiques, confluentes, adynamiques, chez la femme enceinte.

CONTAGION ET PROPHYLAXIE. La contagion de la variole peut être *directe* par transmission interhumaine. Les cadavres des varioleux sont également dangereux ; on a observé des cas de contagion parmi les personnes qui ont participé aux funérailles de varioleux, chez les désinfecteurs, les employés des pompes funèbres.

La transmission peut se faire *indirectement* par des personnes vivant au contact des varioleux, le virus demeurant dans les cheveux, la barbe, les plis des vêtements. Les animaux séjournant près d'un varioleux, les objets infectés en contact avec lui, les moyens de transport en commun sont autant de causes de propagation.

En présence d'un cas de variole, faire la déclaration* exigée par la loi de 1902 et pratiquer la désinfection* des linges, des vêtements souillés, des déjections, des locaux.

L'entourage devra être vacciné ou revacciné dans le plus bref délai. Tout malade suspect de variole doit être isolé rigoureusement. L'isolement d'un varioleux, jusqu'à la complète chute des croûtes, doit être fait dans une chambre largement aérée et sans tenture. Il ne doit être soigné que par des personnes nouvellement revaccinées.

TRAITEMENT. Repos au lit pendant la période fébrile ; alimentation liquide, lait, bouillon, grogs, acétate d'ammoniaque, quinine ou antipyrine ; xylol*, V à XX gouttes dans un peu de lait. Désinfection de la bouche, du nez, des oreilles.

Pour réduire la suppuration des pustules et atténuer les cicatrices, on a proposé des onctions à la vaseline salicylée, des pulvérisations d'eau oxygénée, d'une solution de sublimé dans l'éther, le badigeonnage des vésicules avec une solution saturée de *permanganate de potasse* ou de *teinture d'iode.*

Dans les formes compliquées, hyperthermiques : bains froids ou tièdes ; contre les hémorragies : chlorure de calcium, sérum de cheval ; contre la défaillance cardiaque : huile camphrée, digitale.

La variole est une maladie qui devrait complètement disparaître, si chaque individu se soumettait toujours aux vaccinations et revaccinations ordonnées par la loi.

Variolisation. — Opération préservant de la variole grave, employée autrefois avant la découverte de la vaccine et qui est encore en usage dans certains pays (Chine).

Elle consistait dans l'inoculation au bras, par deux piqûres superficielles, d'une solution faite en transportant dans de l'eau la pointe d'une lancette chargée du pus variolique desséché.

Varioloïde. — Forme très atténuée de la variole, mais qui peut donner à des individus non vaccinés la vraie variole. Elle se produit chez des personnes qui n'ont pas été vaccinées depuis longtemps.

SIGNES. La fièvre disparaît très vite, l'éruption est limitée à quelques bulles très espacées qui ne se transforment pas en pustules.

TRAITEMENT. Bains.

Variqueux (Ulcère). — V. ULCÈRES et VARICES.

Varus (du lat. *varus,* cagneux). — V. à PIED BOT la forme *varus.*

Vaseline ou **Pétroléine.** — Mélange d'huiles lourdes, résidu de la distillation du pétrole, purifié et décoloré par le noir animal.

Cette substance est neutre, insipide, insoluble dans l'eau, molle et onctueuse, fondant à 40°. Il en existe de trois couleurs dans le commerce : blonde, blanche et brune (impure). La plus recommandable est la vaseline blonde (Cheesebrough), parce que la blanche est souvent décolorée par des acides qui la rendent irritante. La vaseline ne s'altère pas comme l'axonge*, les cérats ; elle ne rancit pas, elle est généralement bien tolérée par la peau ; cependant, chez des sujets à peau susceptible et quand elle est impure, elle peut donner lieu à des éruptions.

Elle est employée en dermatologie dans la confection des pommades* et des pâtes*.

Vaseline liquide (huile de vaseline). — Elle a été conseillée contre la constipation chronique à la dose d'une cuillerée à soupe, 1 *heure avant le premier repas.* Elle infiltre les matières fécales et les maintient en état de consistance molle, lubrifie à la fois celles-ci et la surface de l'intestin.

Vaso-moteur (du lat. *vas,* vaisseau, et *motor,* moteur).

Nerfs vaso-moteurs. — Filets nerveux produisant la contraction et le relâchement de la couche musculaire des vaisseaux et, par suite, l'accélération ou le ralentissement du mouvement sanguin dans une partie ou la totalité du corps. Suivant leur action, ces nerfs sont dits *vaso-constricteurs* ou *vaso-dilatateurs.*

Ces nerfs ont deux origines, les ganglions sympathiques et la moelle épinière. L'action produite à une origine réflexe, l'excitation pouvant partir soit de la périphérie (froid), soit des centres nerveux (émotion).

Médicaments vasculaires. — Certains médicaments agissent sur les fibres des vaisseaux, les faisant contracter ou relâcher.

Médicaments vaso-constricteurs : ergotine, adrénaline (V. SURRÉNALE), hydrastis, hamamelis, marron d'Inde, extrait d'hypophyse*.

Médicaments vaso-dilatateurs : nitrite d'amyle, trinitrine, nitrite de soude, gui. V. ces mots.

Veau. — La viande de veau, contrairement à ce que beaucoup de gens pensent, est de digestion plus difficile que celle de bœuf tout en étant moins nutritive.

CONTRE-INDICATIONS. Malades atteints d'acné, d'eczéma ou d'affections des reins et de la vessie (arthritiques, goutteux).

Bouillon de veau. — Ce bouillon, fait avec du veau, passe pour plus léger ; il est en tout cas moins nutritif.

Végétations. — Excroissances développées aux dépens des papilles de la peau ou des muqueuses, plus ou moins saillantes, coniques, filiformes ou en choux-fleurs. La couche cornée qui revêt les végétations peut être normale, amincie ou épaissie ; les verrues* rentrent dans ce dernier groupe.

Végétations vénériennes (végétations simples, crêtes de coq, choux-fleurs). — Excroissances rosées ou grisâtres, affectant les organes génitaux et les plis voisins ; chez l'homme elles siègent surtout au gland ou au filet ; chez la femme, à la vulve, aux plis génitaux ou à l'anus.

Au début, ce sont de simples grains rosés qui, en grandissant, forment des prolongements filiformes pouvant atteindre plusieurs centimètres. Ces végétations sont sessiles ou pédiculées. Chez les femmes qui se négligent, en cas de blennorragie ou de grossesse, elles arrivent à former d'énormes masses mamelonnées grosses comme le poing, d'un rouge vif, suintantes et fétides.

Ces végétations sont contagieuses et auto-inoculables. La macération de l'épiderme sous l'influence des sécrétions favorise leur apparition. On a découvert des spirochètes dans ces végétations.

TRAITEMENT. Soins hygiéniques, lotions astringentes, poudres inertes, attouchements à l'acide chromique, au crayon de nitrate d'argent. Excision aux ciseaux, ablation à la curette, galvano-cautérisation. Radiothérapie.

Végétations adénoïdes. — V. ADÉNOÏDES.

Végétaux et Végétarisme. — Les végétaux sont des aliments très utiles, à condition que leur quantité ne soit pas exagérée.

Les aliments végétaux contiennent en premier lieu et surtout des *matières féculentes* et *sucrées* (50-75 dans les graines), puis en moindre quantité des *albuminoïdes* (10-25 dans les graines). La proportion des matières *grasses* est nulle dans les feuilles et les racines, de 1 à 2 gr. dans la plupart des graines et n'est importante que dans l'olive, les amandes et les noix.

Quant aux matières minérales, elles sont assez abondantes : 2 à 3 p. 100 dans les légumes.

L'eau n'entre que pour 5 p. 100 dans les fruits secs, pour 12 à 15 p. 100 dans les graines sèches ou *légumes secs* (blé, riz, haricots), substances par suite plus nutritives que la viande ; mais elle constitue la majeure partie des *légumes aqueux*, c'est-à-dire des racines, des tubercules et des champignons (75 p. 100 de la pomme de terre, 78 p. 100 des pois *verts*, et 89 p. 100 des navets) ; des fruits (80 p. 100 dans les cerises, 89 p. 100 dans les oranges) ; des tiges et des feuilles jeunes (90 p. 100 dans les choux et les épinards, 93 p. 100 dans les salades, asperges, 96 p. 100 dans les concombres).

AVANTAGES. Prix modéré ; impossibilité de suralimentation, étant donné le gros volume déjà nécessaire pour l'entretien normal ; les végétaux contenant beaucoup d'eau et en retenant beaucoup aussi pendant la cuisson ; absence ordinaire de fermentation nuisible ; action de la cellulose indigestible qui provoque les contractions intestinales et facilite ainsi l'évacuation des matières fécales ; apport abondant des alcalins nécessaires à l'organisme (notamment dans les fruits).

INCONVÉNIENTS. Quantité considérable provoquant une surcharge du tube digestif ; difficulté et même impossibilité de la transformation des matières féculentes lorsque leur quantité est excessive ; possibilité, dans ce cas, de fermentation acide des végétaux (acides lactique et butyrique) à la partie inférieure de l'intestin et, par suite, insuffisance encore plus grande de la digestion desdits aliments.

Difficulté du travail intellectuel après un gros repas de végétaux.

RÉGIME VÉGÉTARIEN ABSOLU. Pour les raisons ci-dessus, il ne peut être que temporaire et doit être absolument interdit aux estomacs délicats. C'est par l'association au pain (600 gr.), de fèves (200 gr.), de haricots (450 gr.) et de pommes de terre (1 000 gr.) qu'on obtient une quantité suffisante des éléments nécessaires à la vie ; mais la masse alimentaire dépasse encore 2 kilogrammes.

RÉGIME MITIGÉ OU NON CARNÉ. Il diffère du régime mixte ordinaire par l'absence de viande et l'utilisation d'œufs, fromages, beurre et graisse. Etant alcalinisant, il protège contre l'arthritisme, le rhumatisme, la goutte, les dyspepsies par toxines alimentaires.

RÉGIME MIXTE ANIMAL ET VÉGÉTAL. La conclusion qui s'impose après les comparaisons des avantages et des inconvénients des nourritures exclusivement animale et végétale est l'emploi d'un régime mixte. C'est celui qui est pratiqué, du reste, généralement ; mais dans les villes et surtout pour les personnes recevant beaucoup et dînant souvent hors de chez elles, la partie végétale est tout à fait insuffisante ; aussi est-ce parmi elles surtout que sévit l'arthritisme.

Pour que le régime soit normal, il est nécessaire que les deux tiers de l'albumine soient formés par les végétaux, ce qui répond à une quantité importante de ces aliments.

Veilleuse. — Récipient en porcelaine contenant de l'huile sur laquelle on place une petite mèche de cire fixée dans une lamelle de liège.

Ce récipient est entouré d'un vase surmonté d'une théière dans laquelle on fait chauffer la tisane du malade et qui répand, en outre, une douce lumière.

Veines. — V., pour la *description*, CŒUR et CIRCULATION. Pour les *maladies*, V. HÉMORRAGIE, PHLÉBITE, VARICES.

Vénériennes (Maladies). — V. BLENNORRAGIE, CHANCRE MOU, SYPHILIS.

Venin. — Liquide nocif sécrété par certains animaux (vipères*, vives*) chez lesquels il existe à l'état *normal*, tandis que les virus* qu'on observe chez d'autres animaux sont toujours la marque d'une maladie (virus de la rage).

Ventilation et Ventilateurs (*fig.* 942-943). — La ventilation a pour but d'assurer le renouvellement de l'air dans une pièce à l'aide

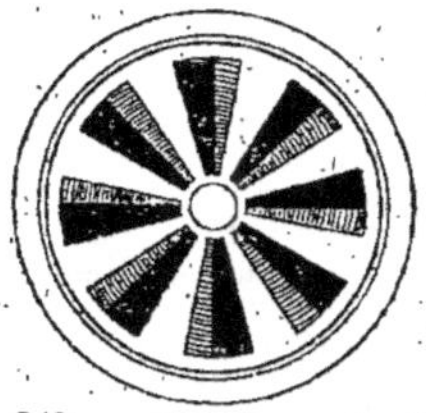

FIG. 942. — Ventilateur papillon.

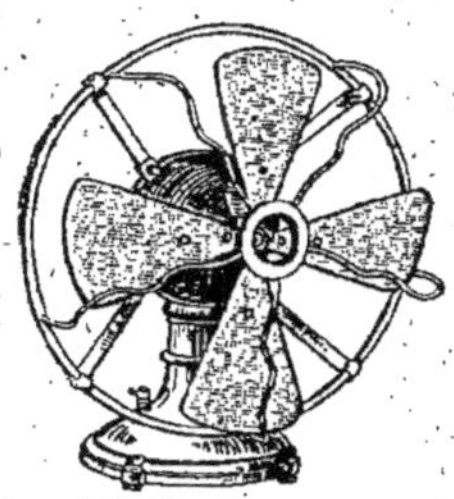

FIG. 943. — Ventilateur à moteur électrique.

d'appareils, les *ventilateurs*, dont il existe une grande variété. Les cheminées sont les ventilateurs les plus usuels.

Ventouse. — Petit récipient en verre, dont l'entrée doit être moins large que le fond (*fig.* 944).

De simples verres à boire ou des pots à pommade peuvent, au besoin, en tenir lieu. Il existe aussi des ventouses en caoutchouc.

Ces ventouses sont employées pour opérer une révulsion (ventouses sèches) ou une saignée (ventouses scarifiées).

Application de ventouses sèches. — Les ventouses de verre étant placées sur un plateau, on introduit dans chacune d'elles une feuille de papier à cigarette ou un mince fragment d'ouate bien étiré, puis on mouille le bord du verre afin d'augmenter l'adhérence. Prenant alors successivement les ventouses d'une main, pendant que l'autre tient une bougie allumée, ou mieux la flamme d'une lampe à alcool, on enflamme l'ouate et on applique chacune rapidement et fortement sur le corps. L'air étant dilaté par la chaleur, le vide se fait dans la ventouse et le sang afflue à la surface de la peau, qui forme une bosse violette à l'intérieur de la cloche. La flamme s'éteignant dès que la ventouse est appliquée, il n'y a pas de brûlure, et la douleur, du reste assez légère, tient à la dilatation de la peau. Elle cesse dès qu'on enlève la ventouse, résultat qu'on obtient en déprimant la peau d'un côté pendant qu'on incline la ventouse de l'autre. Les ventouses doivent être maintenues pendant 8 à 10 minutes ; pendant ce temps, on recouvrira d'un tissu léger de laine la région, qui est ordinairement la poitrine ou le dos. Une tache bleuâtre, une *ecchymose*, suite de l'extravasation sanguine, persiste pendant quelques jours.

Quelques *incidents* peuvent se produire au cours de

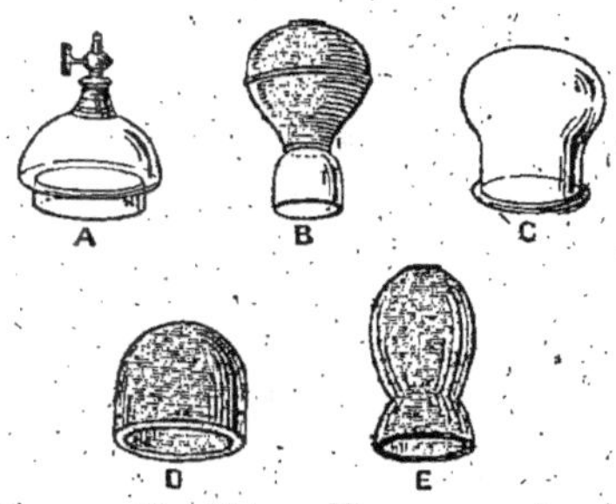

FIG. 944. — Ventouses.

A. En verre, avec ajutage pour s'adapter à une pompe aspiratrice ; B. En verre et caoutchouc ; C. En verre (modèle habituel) ; D, E. En caoutchouc.

l'application. La ventouse peut ne pas s'appliquer parce que le vide a été incomplètement réalisé, ou en raison de la maigreur du sujet, de la convexité de la région, de la pilosité de la peau.

Des *brûlures* cutanées peuvent être la conséquence d'un chauffage défectueux.

Aussi a-t-on cherché à poser des ventouses sans alcool, sans ouate ni papier enflammé, dans lesquelles l'aspiration se fait à l'aide d'une pompe.

Application de ventouses scarifiées. — Après avoir procédé comme il vient d'être dit, on fait de petites incisions superficielles sur chacune des ecchymoses avec un bistouri ou un instrument spécial, le *scarificateur** ; puis on applique de nouveau les ventouses, qui se remplissent de sang (environ 30 gr.) : on applique ensuite un pansement sec. Les cicatrices des scarifications sont indélébiles.

INDICATIONS. Congestion pulmonaire, péricardite, congestion hépatique, néphrite aiguë. On peut aussi de cette façon recueillir du sérum pour la recherche de l'urée* et de la réaction de Wassermann* : mais dans ce cas la saignée* est préférable.

Ventre. — V. ABDOMEN.

Ventre en bateau. — Disposition telle que le ventre, au lieu d'être, comme à l'ordinaire, saillant ou tout au moins plat, est au contraire déprimé, le bord du thorax et du bassin faisant saillie autour de lui. C'est le signe d'un amaigrissement extrême qu'on observe dans les grandes cachexies (tuberculose). Cette dépression se produit très rapidement dans la méningite tuberculeuse, dont elle est un des signes caractéristiques.

Ventre en besace. — La peau du ventre, étant relâchée par des grossesses antérieures ou par une obésité extrême, vient retomber sur les cuisses.

Ventricule. — Nom des cavités inférieures du cœur*.

Ver. — Classe d'animaux dont plusieurs intéressent la médecine. V. FILAIRE, LOM-

BRIC, OXYURE, TÉNIA, TRICHINE, TRICOCÉPHALE.

On donne aussi faussement ce nom aux larves d'insectes. V. MOUCHES.

Vergetures. — Lésions ordinairement multiples, indélébiles, de la peau consistant dans des stries allongées, ordinairement parallèles, tranchant par leur couleur d'abord violacée, puis nacrée, avec le reste de l'épiderme.

Les points où on les observe encore sont la région des trochanters, la cuisse, les épaules, le dos, les reins, les fesses, la face externe des bras. A mesure que le temps s'écoule, les vergetures se plissent et se flétrissent; à leur niveau la peau se déprime facilement.

CAUSES. Amincissement de la peau par étirement avec rupture du réseau de fibres élastiques constituant la trame du derme, à la suite de la distension lente ou progressive de la peau. Les distensions *lentes* sont la conséquence de : 1° l'engraissement, notamment de celui qui accompagne la grossesse, ou de cette grossesse seule ; 2° de l'ascite, de l'anasarque, d'une pleurésie, des tumeurs de l'abdomen ; 3° de la croissance (notamment de celle qui se produit si rapidement à l'occasion des affections fébriles) avec vergetures perpendiculaires à l'axe du corps, notamment au-dessus du genou et aux malléoles ; 4° de certaines affections nerveuses chez des prédisposés.

TRAITEMENT. Uniquement préventif : bandages, ceintures, corsets de grossesse.

Vermifuges. — Médicaments destinés à provoquer l'expulsion des vers intestinaux. Ex. : Semen-contra, santonine, mousse de Corse, tanaisie, fougère mâle ; écorce de racine de grenadier, kousso, graine de courge, thymol, huile de chenopodium, calomel. V. ces mots et LOMBRIC, ASCARIDE, TÉNIA, OXYURE.

Vermineuses (du lat. *vermis*, ver). — Les maladies vermineuses sont celles qui sont produites par les diverses variétés de vers (oxyures, ténias).

Vernet (Le) [Pyrénées-Orientales]. — Station d'eaux sulfuro-sodiques chaudes, *ouverte toute l'année.*

Climat très doux. Altitude, 620 mètres. La température des eaux varie entre 31° et 36°. La station est, du reste, organisée comme station hivernale. Il existe un sanatorium antituberculeux à 700 mètres (sanatorium du Canigou).

MODE D'EMPLOI. Bains, douches, sudations, inhalations, pulvérisations. Boisson.

INDICATIONS. Rhumatismes. Angines, laryngites et bronchites chroniques. Maladies de la peau. Dyspepsie gastro-intestinale. Affections utérines. Névropathie ; surmenage.

CONTRE-INDICATIONS. Etats fébriles et congestifs.

Vernis. — Préparations liquides employées en dermatologie et obtenues par dissolution dans l'alcool de résines diverses (gomme laque, benjoin, baume de tolu, succin) auxquelles on incorpore des substances médicamenteuses diverses.

Appliqués sur la peau ou les muqueuses, les vernis y laissent, par évaporation de l'alcool, une mince pellicule solide très adhérente.

Le *baume du commandeur* est un exemple de vernis

Vérole. — V. SYPHILIS.

Petite Vérole. — V. VARIOLE.

Petite Vérole volante. — V. VARICELLE.

Véronal. — Cristaux incolores, amers, employés contre l'insomnie nerveuse, où ils agissent assez rapidement (une demi-heure à une heure).

DOSE. 25 à 50 centigr. en cachets ou dans une infusion de tilleul.

Assez toxique ; contre-indiqué dans les maladies des vaisseaux, du rein et les maladies infectieuses (fièvre typhoïde).

Intoxication. — Asthénie, vertiges, coma et mort en cas d'absorption massive du véronal.

TRAITEMENT. Vomitifs, lavage d'estomac, inhalation et injection sous-cutanée d'oxygène. Réchauffer le malade.

Véronique (thé d'Europe). — Plante de la famille des Scrofularinées.

Les sommités sont employées à la dose de 10 gr. par litre en infusion, comme amer, excitant. Cette infusion n'a guère d'autres vertus que celles de l'eau chaude qui a servi à la préparer.

Verre. — Pour la capacité, V. MESURES. Pour la correction de la réfraction oculaire. V. ŒIL.

Verrues. — Excroissances cutanées, de forme généralement aplatie ou ronde, plus ou moins saillantes, ordinairement multiples, et siégeant aux régions découvertes.

On en distingue trois variétés :

Verrues vulgaires. — Elevure saillante, parfois pédiculée (poireau), grande comme une tête d'épingle ou un pois, de coloration grisâtre.

La surface des verrues est irrégulière, rugueuse, constituée par une série de saillies séparées par des dépressions profondes. En se réunissant entre elles, les verrues peuvent déterminer des surfaces bourgeonnantes (*fig.* 945).

Elles persistent longtemps et tendent à se propager comme par réinoculation. Souvent une série d'éléments secondaires sont groupés autour de l'élément primitif : la *verrue mère.*

Le siège habituel est la face dorsale des mains et des doigts, en particulier autour des ongles. Elles peuvent se voir au visage, au cuir chevelu, aux organes génitaux, à la plante du pied. Les verrues ne provoquent des douleurs que si elles sont crevassées et enflammées.

Les verrues sont *contagieuses* et *auto-inoculables*. En broyant des verrues dans de l'eau physiologique et filtrant cet extrait sur bougie Berkefeld, on obtient un liquide qui, inoculé dans le derme, détermine la production de verrues. Le microbe qui existe dans les verrues est un *virus filtrant.*

Les *frottements*, les *érosions accidentelles*, le *grattage*, suffisent à provoquer le développement de verrues nouvelles en placards ou en séries linéaires dans le voisinage de la verrue initiale (verrue mère).

Verrues planes juvéniles. — Petites papules épidermiques de 3 mm. de diamètre, aplaties, peu saillantes, à contours arrondis ou polygonaux, de coloration jaune rosé, non prurigineuses (*fig.* 946).

Elles existent surtout à la face, aux joues, front

menton, au nombre d'une dizaine à plusieurs centaines. Elles peuvent être associées à des verrues vulgaires sur les mains. La nature des deux verrues est sans doute identique.

Verrues séniles ou **Verrues séborrhéiques.** — Élevures arrondies ou ovalaires, recouvertes d'un enduit corné, de coloration grisâtre ou noirâtre. Sous

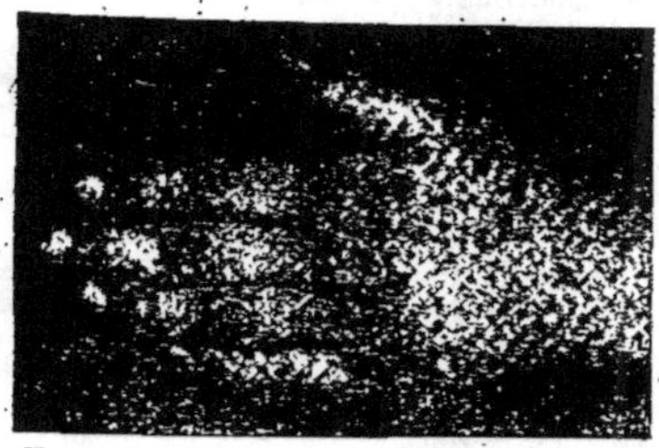

FIG. 945. — Verrues vulgaires des mains.

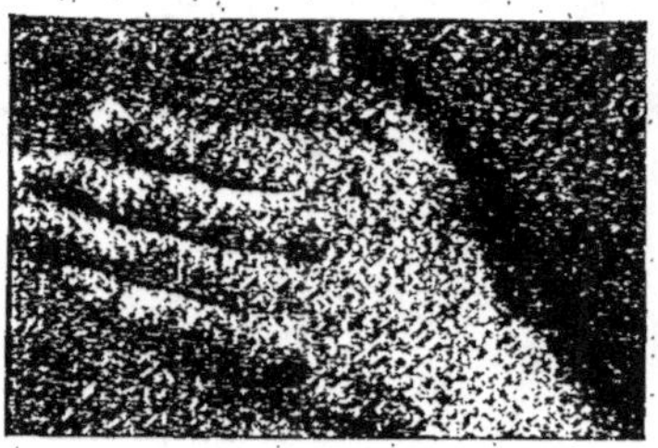

FIG. 946. — Verrues planes juvéniles.

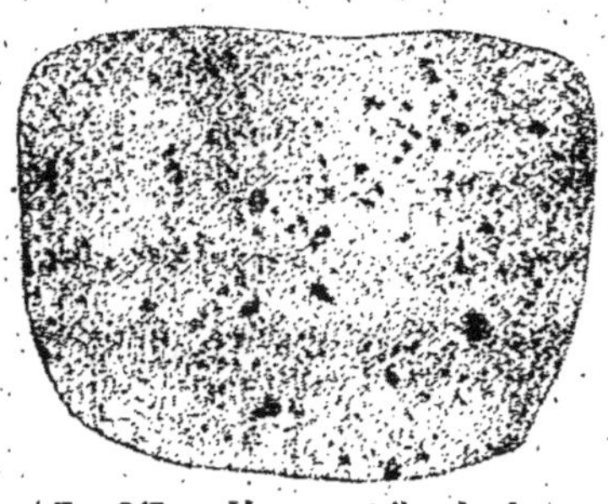

FIG. 947. — Verrues séniles du dos.

cet enduit on trouve une surface mamelonnée, gaufrée. Les verrues séniles siègent surtout sur le dos (*fig.* 947), le cou, les épaules, le front, les joues, le dos des mains. Elles se développent surtout à partir de la quarantaine et augmentent avec l'âge. Elles n'ont aucun rapport avec les verrues vulgaires. Elles ne doivent pas être confondues avec les taches de kératose sénile (crasse des vieillards) et n'ont pas la même tendance que ces dernières à se transformer en épithéliome.

TRAITEMENT. *Verrues vulgaires.* — Galvano-cautère, neige carbonique, radiothérapie, électrolyse négative. Cautérisations chimiques : acide nitrique (dangereux), collodion salicylique, latex d'euphorbe ou de grande chélidoine. Dans certains cas, il suffit de toucher la verrue mère pour voir les autres disparaître.

Traitement interne : magnésie, teinture de thuya, arsenicaux, pilules mercurielles.

On a signalé des cas où les verrues sont disparues par suggestion.

Verrues planes juvéniles. — Pommade salicylée, radiothérapie, magnésie, suggestion.

Verrues séniles. — Galvano-cautérisation ou curettage.

Version (du lat. *vertere*, tourner). — Opération par laquelle l'accoucheur modifie la situation de l'enfant dans l'utérus, lorsqu'il n'est pas dans une position favorable au moment des couches. Dans la version par manœuvres externes, l'action des mains s'exerce sur l'abdomen ; dans la version par manœuvres internes, la main est introduite dans l'utérus.

Vert-de-gris ou **Verdet** (Empoisonnement par le). — V. CUIVRE (Sulfate de).

Vertèbres. — Os constituant la colonne vertébrale. V. COLONNE VERTÉBRALE.

Déviation vertébrale. — V. COLONNE VERTÉBRALE.

Tuberculose vertébrale. — V. POTT (mal de).

Entorse vertébrale. — Partielle, sans déplacement des vertèbres, elle se guérit facilement ; totale, entraînant une contusion interne de la moelle, elle est rapidement mortelle et heureusement très rare.

TRAITEMENT. Immobilisation.

Fracture des vertèbres. — Assez rare.

CAUSES directes (balle, épée), indirectes (les plus fréquentes), par chute sur les pieds ou les ischions ou flexion excessive du tronc.

VARIÉTÉS. Fracture de l'apophyse épineuse, des lames vertébrales, des corps vertébraux. Les vertèbres le plus souvent atteintes sont la douzième dorsale et la première lombaire, points où la mobilité de la colonne vertébrale est la plus grande.

SIGNES. Douleur et déformation localisées, dues à la lésion osseuse. Ils sont moins importants que la paralysie et l'anesthésie provoquées par les lésions de la moelle. Dans certains cas, celle-ci n'est pas atteinte ; la guérison est donc possible.

TRAITEMENT. Coucher sur un plan horizontal et ferme (un matelas d'eau). Lit spécial permettant le soulèvement.

Luxation des vertèbres. — Elle se produit au niveau des 5 dernières vertèbres cervicales, à l'occasion de la flexion ou la rotation de la tête. La luxation est curable par réduction, s'il n'existe pas de lésion de la moelle épinière.

Vertex. — Sommet du crâne compris entre les deux oreilles.

Vertige (du lat. *vertere*, tourner). — Sensation subjective erronée, en vertu de laquelle le malade croit tourner alors qu'il est immobile, ou voir tourner les objets environnants alors qu'ils sont fixes. Quand le vertige est très accentué, il peut déterminer la chute du sujet, s'il est debout. Il peut s'accompagner de nausées, de vomissements, de nystagmus.

CAUSES : I. PHYSIOLOGIQUES. Changement brusque d'attitude, de direction, de mouvements, ascension rapide sur un lieu élevé, fait de regarder en bas. Parfois le déplacement en chemin de fer, en tramway, suffit à donner le vertige à certains sujets.

II. PATHOLOGIQUES : 1° ***Affections auriculaires.*** — Le vertige auriculaire s'observe à la suite de lésions de l'*oreille externe* (bouchon de cérumen), d'*otite moyenne* ou d'*otite labyrinthique* (traumatisme, syphilis, tabes) ; il s'agit alors, le plus souvent, d'une hémorragie du labyrinthe. La forme suraiguë, apoplectiforme, porte le nom de vertige de Ménière. V. OREILLE.

2° ***Affections du cœur et des vaisseaux.*** — L'*hypertension artérielle,* liée ou non à une néphrite chronique, à l'athérome cérébral, est la principale cause des vertiges chez les gens âgés ; la tension artérielle doit donc toujours être mesurée dans ces cas.

Insuffisance et rétrécissement aortiques ; pouls lent permanent.

3° ***Affections nerveuses.*** — *Tumeur cérébrale* (examen du fond de l'œil, ponction lombaire) ; *tumeur cérébelleuse* (démarche ébrieuse) ; *sclérose en plaques, paralysie générale, syphilis cérébrale.*

Epilepsie, hystérie, neurasthénie, migraines, surmenage intellectuel.

4° ***Affections oculaires.*** — Vices de réfraction. V. ŒIL.

5° ***Intoxications.*** *a) Externes :* alcool, tabac, oxyde de carbone, quinine, salicylate de soude.

b) Auto intoxication : diabète, goutte, urémie, inanition, ménopause, chlorose.

6° ***Affections digestives.*** — Dyspepsies, ptoses abdominales, constipation, indigestion.

TRAITEMENT. De la cause.

Verveine. — Plantes de la famille des Verbénacées.

La *verveine officinale* est employée comme antinévralgique et fébrifuge (en infusion 15 p. 100 ; extrait fluide de plante stabilisée, 1 à 2 cuillerées à café par jour).

La *verveine odorante* peut être employée en infusion comme antispasmodique. Son essence sert à parfumer les pommades, à désodoriser l'iodoforme.

Vésanie. — Synonyme de folie.

Vésical. — Qui a trait à la vessie.

Vésicants. — Substances qui font naître des phlyctènes sur la peau : cantharides*, ammoniaque*, huile de croton*, thapsia*.

Vésicatoire. — Emplâtre fait avec la poudre de cantharides ou le principe immédiat retiré de ces insectes, la *cantharidine,* dans le but de provoquer le soulèvement de l'épiderme par de la sérosité, c'est-à-dire une phlyctène (*ampoule*).

La *mouche de Milan* est une petite rondelle de taffetas noir de 4 centim. de diamètre, recouverte d'un mélange à base de cantharide.

APPLICATION. La peau étant nettoyée, on chauffe légèrement le vésicatoire, on l'applique et on le fixe à l'aide d'un bandage. On le laisse 2 heures chez les petits enfants, 4 heures chez les plus grands, 8 heures chez l'adulte. On perce la phlyctène avec une aiguille flambée en ayant soin de ne pas enlever l'épiderme et on panse au tulle gras.

INCIDENTS ET ACCIDENTS. Ulcérations douloureuses chez les enfants et les cachectiques. Intoxication cantharidienne (néphrite, cystite). Infection de la plaie (érysipèle, lymphangite, furoncles).

INDICATIONS. Médication tombée en défaveur, après une vogue prolongée. Elle possède cependant une action dérivative et sédative des douleurs. Indiquée dans la tuberculose pulmonaire à poussées congestives, les pleurésies au déclin, la péricardite, les névralgies, l'hydarthrose.

CONTRE-INDICATIONS. Albuminurie, diabète, cachexie, diphtérie, agitation, œdème des membres.

Vésicule (du lat. *vesicula,* diminutif de *vesica,* vessie). — Soulèvement épidermique circonscrit, contenant une sérosité transparente, qu'on rencontre dans certaines affections de la peau : l'eczéma, la dyshidrose, l'herpès, le zona, la varicelle, les sudamina.

Vésicule biliaire (ou du fiel). — Réservoir membraneux piriforme, placé dans une dépression de la face inférieure du lobe droit du foie* et destiné à contenir la bile pendant l'intervalle des digestions. La partie supérieure ou *col,* se continue par le *canal cystique,* qui aboutit au canal cholédoque, constitué par la fusion des canaux cystique et hépatique. La

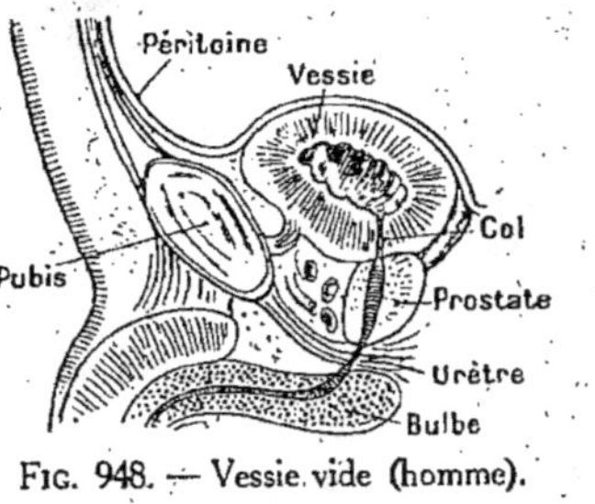

FIG. 948. — Vessie vide (homme).

bile passe dans la vésicule par ce canal cystique, entre les digestions, et y repasse ensuite pendant celles-ci pour se rendre par le canal cholédoque dans l'intestin.

A l'état pathologique, la vésicule biliaire peut renfermer des calculs.

Vésicules séminales. — Vésicules annexées aux canaux déférents chez l'homme et situées en arrière de la vessie.

Vessie. — La vessie est une sorte de poche

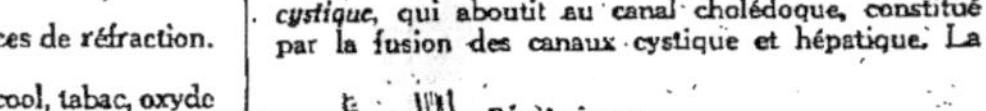

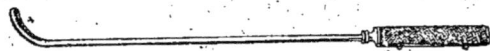

FIG. 949. — Explorateur métallique de Guyon.

placée entre les *uretères,* qui lui apportent l'urine excrétée par les reins, et l'*urètre,* par lequel elle expulse cette urine au dehors (*fig.* 948).

Conformation extérieure. La forme de la vessie et ses dimensions sont très variables. Située dans le petit bassin, où elle est maintenue par des ligaments ayant une grande laxité, lorsqu'elle est complètement vide, elle n'a pas plus de 3 centimètres et se dissimule alors derrière la symphyse du pubis; mais, étant pleine, elle peut remonter jusqu'à peu de distance de l'ombilic, et sa paroi postérieure répond chez l'homme au rectum, chez la femme au vagin et à une partie de l'utérus.

Conformation intérieure. La vessie est tapissée par une muqueuse qui, lorsqu'elle est rétractée, forme des plis disparaissant par la distension; souvent il existe en outre des saillies provoquées par les muscles

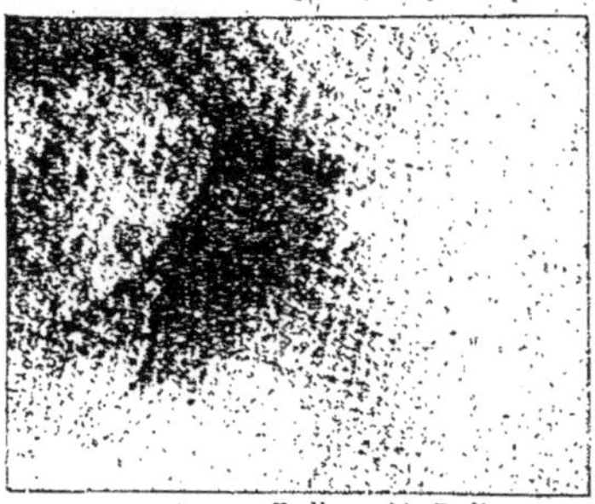

Radiographie Radiguet.

Fig. 950. — Calculs de la vessie.

sous-jacents (*vessie à colonnes*) et entre lesquelles peuvent se loger les calculs. En dehors de la muqueuse se trouvent des couches musculaires dont les unes sont longitudinales et les autres transversales. Ces muscles sont formés de fibres lisses sur lesquelles la volonté n'a pas d'action. La vessie renferme de nombreux vaisseaux, notamment un très riche réseau de veines.

Capacité de la vessie. La moyenne à l'état sain est de 250 gr. chez l'homme, un peu plus chez la femme, ce qui veut dire que le besoin d'uriner se

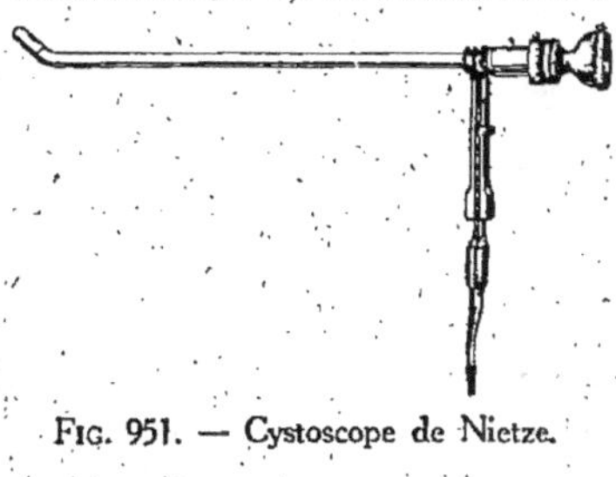

Fig. 951. — Cystoscope de Nietze.

produit lorsque la vessie contient cette quantité ; mais il y a des différences de tolérance très grandes entre les individus. Dans les inflammations de la vessie, l'expulsion s'effectue quelquefois dès qu'il existe quelques grammes de liquide dans la poche ; chez les hypertrophiés de la prostate, au contraire, la vessie peut contenir plusieurs litres de liquide.

Exploration. L'examen de la vessie se fait par l'*inspection*, mais seulement lorsqu'elle est distendue par de l'urine, des liquides ou du gaz injectés. Elle fait saillie alors au-dessus du pubis, lorsque la paroi de l'abdomen est relâchée (amaigrissement, vieillesse, affections nerveuses) ou lorsqu'elle est entièrement distendue et se rapproche de l'ombilic. On perçoit à la *palpation* une tumeur globuleuse.

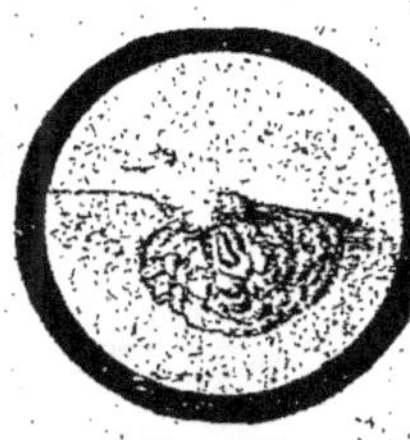

Fig. 952.
Petit papillome de la vessie vu au cystoscope.

L'*exploration instrumentale* se fait à l'aide des cathéters coudés métalliques, dits *explorateurs* de Guyon (*fig.* 949), qui renseignent sur l'existence ou non d'un bas-fond vésical, sur la présence des colonnes, de tumeurs ou de calculs de la vessie.

La *radioscopie* (*fig.* 950) donne des indications dans le cas de calcul ou de corps étrangers, mais c'est surtout la *cystoscopie* qui renseigne sur l'état de la vessie. Ce cystoscope, dont le type est le cystoscope de Nietze (*fig.* 951), est un tube métallique ayant la forme d'une sonde béquille, renfermant à l'extrémité vésicale une lampe de 4 volts, contenue dans une ampoule de verre. Un oculaire situé à l'orifice externe du tube permet de voir l'image de la vessie. Normalement la muqueuse vésicale apparaît lisse, jaune orange, régulière, avec quelques arborisations vasculaires. Celles-ci sont augmentées en cas de cystite. On peut noter dans les cas pathologiques des *ulcérations* de forme, d'aspect variable (syphilitiques, tuberculeuses, cancéreuses) ; la présence de productions anormales : *végétations, papillomes* (*fig.* 952), *calculs* (*fig.* 953), *corps étrangers* (*fig.* 954).

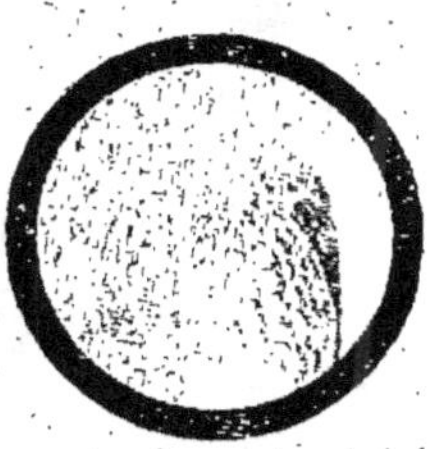

Fig. 953.
Vue au cystoscope d'un calcul de la vessie.

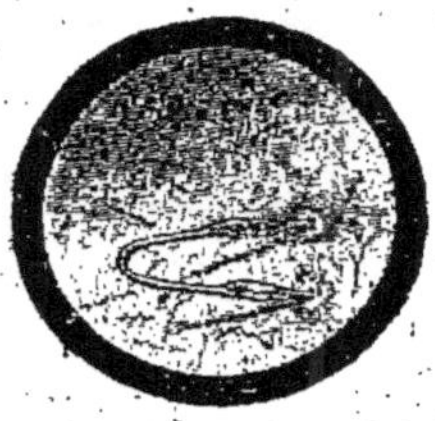

Fig. 954.
Corps étrangers dans la vessie.

Vessie (Maladies de la). — Les principales maladies de la vessie sont les suivantes :

Lithiase vésicale (calcul ou pierre). — Causes

PRÉDISPOSANTES. Ordinairement vieillards aisés, enfants pauvres, rarement chez les femmes. Nourriture trop abondante, gravelle, obstacle à la miction (rétrécissement, hypertrophie de la prostate). Urine alcaline (le phosphate de chaux n'étant soluble que dans l'urine acide) ou trop acide (les urates se déposant dans ces urines). Caillots sanguins venus du rein, de l'uretère, de la vessie, et qui servent de noyau sur lequel les sels s'incrustent.

DESCRIPTION DES CALCULS (*fig.* 955, 956). — *Nombre.* Ordinairement le calcul est unique chez l'enfant, en nombre variable chez l'adulte (3 à 4 le plus fréquemment, mais on en a trouvé jusqu'à 300). — *Volume.* Il est variable et d'autant plus petit que les calculs sont

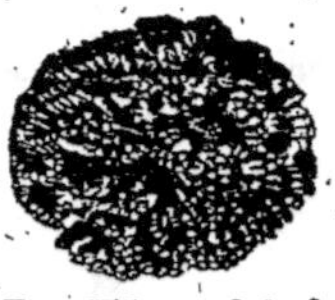

FIG. 955. — Calcul vésical coralliforme d'oxalate de chaux. (Grandeur naturelle.) D'après Ziegler.

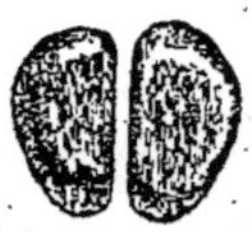

FIG. 956. Calculs jumeaux de phosphate de chaux.

plus nombreux ; en général, ils ont 3 à 4 centimètres, mais dans des cas exceptionnels ils peuvent peser jusqu'à 1 500 gr. — *Forme.* Ovalaire, aplati et lisse ou à facettes et à saillies plus ou moins aiguës et alors très rugueux. — *Couleur.* Elle varie avec la composition fauve (acide urique) ; gris (urate d'ammoniaque ; brun (oxalate de chaux) ; blanc (phosphate et carbonate de chaux et d'ammoniaque). — *Fréquence.* Les calculs les plus communs sont ceux formés par l'acide urique et les urates, puis ceux composés de phosphates. Quelques-uns peuvent avoir une composition mixte. — *Origine.* Les calculs d'acide urique et d'oxalate de chaux viennent du rein ; ceux de phosphate de chaux se sont formés sur place.

SIGNES. Sable dans l'urine, qui est trouble, visqueuse, purulente, fétide ; pissement de sang (hématurie). Besoins d'uriner fréquents, surtout le jour ; brusque interruption du jet, qui reprend ensuite. Douleurs variées,

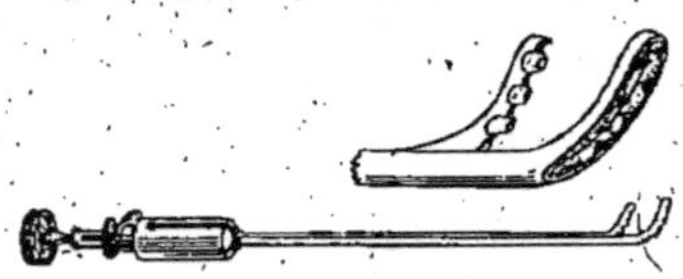

FIG. 957. — Lithotriteur.
Instrument pour broyer les calculs dans la vessie.

plus marquées, à la fin de la miction, le calcul appuyant sur le col de la vessie ; elles augmentent par l'exercice, notamment l'équitation. Parfois il se fait à la longue une infection de la vessie. V., plus loin, CYSTITE.

PREMIERS SOINS. Eaux de Contrexéville, de Vals, de Vittel, de Vichy.

TRAITEMENT : 1° *Lithotritie* (*fig.* 957), c'est-à-dire broiement du calcul à l'intérieur de la vessie chaque fois qu'il n'est ni trop dur, ni trop volumineux. Il est réduit à l'état de sable, qui s'évacue par l'urètre.

2° *Taille*, c'est-à-dire ouverture de la vessie et extraction du calcul avec des pinces lorsque les calculs uriques ou oxaliques ont plus de 5 centim., qu'ils résistent au broiement, que la vessie est trop douloureuse pour permettre l'introduction du lithotriteur, qu'elle est injectée ou que le canal de l'urètre (enfant) est trop étroit pour permettre le passage de l'instrument.

Tumeurs. — Ce sont des tumeurs conjonctives (fibromes, sarcomes), soit des tumeurs musculaires (myomes), soit surtout des tumeurs épithéliales (papillomes, épithéliomes) ; celles-ci peuvent être primitives ou secondaires à un néoplasme du rectum ou de l'utérus.

CAUSES. Adultes (de préférence hommes) de 40 à 60 ans.

SIGNES. *Hématuries* : 1° *spontanées*, pouvant se produire à toute heure et s'interrompant de même pour disparaître pendant des mois et des années ; 2° *abondantes*, formées de sang rouge ou de caillots souvent arrondis et volumineux se reproduisant à plusieurs mictions successives ; 3° *terminales*, c'est-à-dire constituées à la fin de la miction par du sang pur. Quelquefois les envies d'uriner deviennent fréquentes et des douleurs accompagnent l'émission d'urine.

ÉVOLUTION. Lente dans les tumeurs bénignes qui, en dehors des hémorragies, sont facilement supportées ; assez rapide dans les malignes.

TRAITEMENT : I. CURATIF. Toute tumeur vésicale doit être enlevée ou détruite en totalité, dès qu'elle est reconnue. 1° Destruction par voie endoscopique à l'aide de courants de haute fréquence (étincelage, électro-coagulation) ; 2° Ablation par cystotomie hypogastrique et excision de la vessie.

II. PALLIATIF. Dérivation des urines par cystotomie hypogastrique.

Cystite (du *gr. kustis*, vessie, et *ite*, indiquant l'inflammation). — Inflammation d'origine microbienne de la paroi de la vessie, la muqueuse étant seulement atteinte dans beaucoup de cas, puis plus tard la couche musculaire. Elle peut être, soit totale, soit localisée au col, être aiguë, chronique d'emblée ou après une phase aiguë. Elle est beaucoup plus fréquente chez l'homme que chez la femme, à cause de la facilité d'évacuation de la vessie donnée à celle-ci par la brièveté et l'extensibilité plus grande de son urètre.

CAUSES : I. PRÉDISPOSANTES. 1° *Gêne dans l'évacuation de l'urine ; rétention d'urine*, par suite de rétrécissement de l'urètre, de prostatite, d'hypertrophie de la prostate, d'atonie de la vessie, par maladie de la moelle épinière ;

2° *Congestion de la vessie*, à la suite d'hyperhémie des organes voisins (règles excessives ou supprimées, rapports vénériens répétés, métrite, déviation de l'utérus, excès de boisson) ; tumeurs de la vessie. Evacuation trop rapide après rétention d'urine. Compression au cours de la grossesse ou de l'accouchement ;

3° *Calcul, corps étrangers, traumatismes.* Refroidissement local ou général.

II. DÉTERMINANTES. Microbes venant de l'urètre (gonocoque dans la blennorragie) ou des uretères, par propagation de l'inflammation de ces conduits.

Inoculation de bacilles se trouvant dans l'urètre (coli-bacille, streptocoque, staphylocoque), à la suite d'un sondage fait avec un instrument non aseptique ou devenu septique par le contact avec un urètre, lui-même renfermant des microbes.

Cystite aiguë. — SIGNES. *Douleur* dans le bas-ventre irradiant vers les aines, le périnée et l'anus, avec *besoins incessants d'uriner*, surtout dans la journée et après une marche ou une fatigue, mais aussi la nuit,

Pendant l'émission des urines, le malade éprouve la sensation d'un fer rouge à la partie profonde et à l'extrémité de la verge. En recevant dans un autre verre l'urine de la seconde moitié de la miction, on y constate un dépôt abondant formé de mucus et de pus mélangés à une quantité variable de sang, qui peut être rejeté sous forme de caillots.

L'hématurie est en général peu abondante ; elle se produit à la fin de la miction, sous forme de gouttes rosées ou complètement formées de sang. La quantité d'urine est souvent accrue, 1 800 à 2 000 gr. au lieu de 1 200 gr.

Des *besoins fréquents d'aller à la selle* viennent souvent compliquer la situation. Le malade est agité et peut éprouver des troubles digestifs (nausées, vomissements, hoquets).

La fièvre n'existe que lorsque l'infection a envahi les reins.

Traitement. Bains prolongés, grands cataplasmes sur le bas-ventre, sangsues, lavements chauds prolongés ; lavements laudanisés ou au chloral, ou avec 1 gr. d'antipyrine, suppositoires belladonés ; térébenthine en capsules ; instillation de V à XXX gouttes d'une solution de nitrate d'argent contenant 1 à 5 gr. de ce sel p. 100 d'eau. Eaux de Vals, Contrexéville, Vittel, Vichy.

Cystite chronique. — Douleur ordinairement beaucoup plus faible que dans la forme aiguë, se réduisant même souvent à une sensation de pesanteur dans le bas-ventre, mais pouvant s'accompagner de besoins incessants d'uriner et d'aller à la selle. Le froid humide, les excès vénériens ou alcooliques exaspèrent cette douleur, qui oblige les malades à s'accroupir pour la miction. L'*urine* est trouble, laiteuse, d'odeur fétide, et s'évacue difficilement. Elle est alcaline et contient du pus, des flocons muqueux et souvent du sang et des urates.

Les troubles généraux varient avec la durée de l'affection et ses causes (rétrécissement, calculs, prostatite et hypertrophie de la prostate).

Évolution. Elle dépend de la cause : l'enlèvement d'un calcul, la suppression d'un rétrécissement font rapidement disparaître la cystite.

Complications. Les efforts faits pour uriner peuvent provoquer l'apparition de hernie, d'hémorroïdes.

L'infection du rein (néphrite purulente) succède aux cystites aiguës très étendues, notamment aux cystites chroniques prolongées.

Traitement préventif. Ne jamais se retenir d'uriner quand le besoin s'en fait sentir. Climat sec et chaud ; pas d'alcool, de café, de thé, d'aliments échauffants ; bains fréquents, régime lacté, tisane de chiendent, lotions froides, frictions à l'alcool. Eaux minérales (V. plus haut). Térébenthine.

Contre la transformation alcaline des urines, acide benzoïque (2 à 6 gr.) avec quantité égale de glycérine dans une potion à répartir dans la journée. Huile de foie de morue chez les affaiblis. Cataplasme sinapisé sur le bas-ventre. Évacuation régulière (2 à 4 fois par jour) de l'urine par la sonde en cas de rétention. Injections intra-vésicales tièdes faites lentement et à petites doses avec une solution de nitrate d'argent 1500, acide borique 3 p. 100, tanin 1 p. 100 (ce dernier surtout si les urines contiennent du sang). Instillation de nitrate d'argent (1 à 4 p. 100).

Fausses cystites chez la femme. — Les signes de la cystite peuvent se produire sous l'influence de causes diverses : certaines modifications des urines, notamment l'ingestion de bière fraîchement brassée ; 2° la menstruation par la congestion générale du bassin ; 3° la grossesse, les fibromes utérins, par les tiraillements, la compression, le déplacement de la vessie ; 4° l'inflammation du péritoine.

Diagnostic. Si la douleur précédant l'émission d'urine diminue pendant celle-ci, il y a cystite vraie ; si la douleur est au contraire brûlante pendant l'évacuation même, il y a urétrite ; enfin, si la douleur est rapportée à la partie inférieure du ventre et persiste quelque temps après, on doit penser à des troubles vésicaux dus à l'inflammation du péritoine.

Paralysie de la vessie. — Lorsque la paralysie atteint l'anneau musculaire (*sphincter*) qui ferme la vessie, il se produit un écoulement continu et involontaire d'urine (*incontinence*). Lorsque la paralysie atteint les parois mêmes de la vessie, il y a d'abord *rétention* d'urine, puis incontinence par regorgement, le trop-plein de la vessie s'écoulant involontairement. Dans ce dernier cas, il est indiqué de sonder le malade à intervalles réguliers.

Vessie à glace. — Pour appliquer de la glace sur une région que l'on désire refroidir

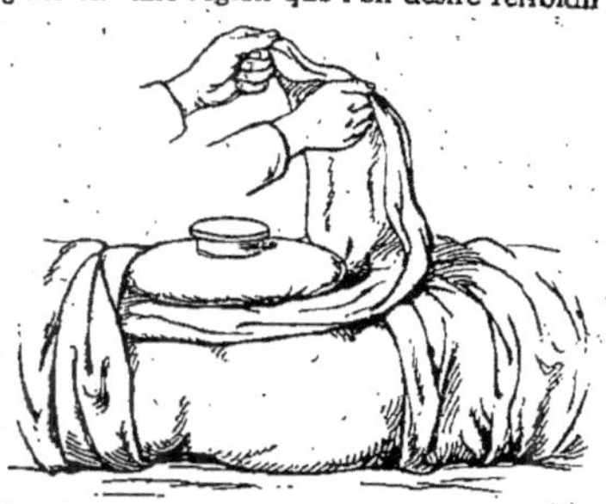

Fig. 958. — Application de la vessie à glace.

dans le but de la décongestionner ou de calmer la douleur, on emploie une vessie de porc ou une vessie en caoutchouc dont la disposition varie suivant l'organe à refroidir.

Précautions. Lorsque l'application doit être prolongée, il est nécessaire d'interposer 4 à 5 épaisseurs de toile ou une flanelle entre la peau et la vessie de glace et de surveiller afin d'empêcher la formation d'une escarre (*fig.* 958).

Vêtement. — Le but du vêtement est de : 1° maintenir la température propre du corps contre les pertes de calorique en hiver, contre l'excès de la chaleur extérieure en été, contre l'action du vent, de la pluie en toute saison ; 2° de le protéger contre les poussières de l'air, contre les frottements des objets.

Le vêtement doit remplir les conditions suivantes :

1° *Être ample*, pour rendre faciles les mouvements et permettre l'agrandissement de la poitrine nécessaire à la respiration, et celle des autres parties du corps sous l'action de la digestion, du travail des muscles et de l'affluence plus ou moins grande du sang dans la peau : la couche d'air interposée entre le vêtement et la peau, étant mauvaise conductrice de la chaleur, est protectrice de la température du corps. Cette ampleur ne doit cependant pas être excessive en hiver, car elle permettrait un trop rapide renouvellement de l'air interposé, et par suite, un refroidissement continu de la peau, agréable seulement pendant les chaleurs.

Il est particulièrement utile que les vêtements ne soient pas trop serrés ni au cou (col), ni à la taille (ceinture, corset), ni autour des membres (manches étroites, jarretières, poignets de culotte au-dessous du genou);

2° *Etre perméable*, de façon à laisser s'effectuer les échanges gazeux (absorption d'oxygène et dégagement d'acide carbonique) et l'évaporation de la sueur qui s'opèrent à la surface de la peau ;

3° *Etre mou et léger*, c'est-à-dire contenir une assez grande quantité d'air, qui facilite les échanges gazeux tout en étant suffisamment *épais* suivant la saison, de façon à limiter au nécessaire cette circulation d'air;

4° *Ne pas traîner par terre*, de façon à ne pas rapporter dans les intérieurs toutes les poussières et par suite tous les microbes de la rue.

Viandes. — Aliments essentiellement albuminoïdes (18 à 22 p. 100), plus ou moins riches en graisses (10 à 45 p. 100), dépourvus d'hydrates de carbone, contenant des substances extractives excrémentitielles (purines) pauvres en chlorure de sodium.

Leur valeur nutritive est médiocre, puisque 10 gr. de viande fournissent à peine 100 calories, mais il faut tenir compte avant tout de la quantité de graisse associée, qui relève le taux nutritif à des chiffres variant entre 150 et 450 calories.

La viande se digère rapidement et assez facilement. Cette digestibilité est en raison inverse de la quantité de graisse associée ou que renferment les sauces. La viande rôtie se digère mieux que la viande bouillie et la viande saignante mieux que la viande très cuite. Les viandes rouges sont aussi digestives que les viandes blanches et ne sont pas plus toxiques. Le gibier a l'inconvénient d'être riche en matières extractives, mais il n'est vraiment nuisible qu'autant qu'il est forcé et faisandé.

Le *bouillon de viande* a une valeur nutritive très réduite, puisque 1 litre équivaut à peine à 40 gr. de viande. Il stimule les fonctions gastriques. Il n'enlève guère à la viande qu'un peu de graisse qui surnage et qui doit être rejetée, son albumine, ses sels et matières extractives qui le rendent nuisible dans les néphrites.

Les *extraits de viande* sont riches en albuminoïdes, en sels et substances extractives ; de valeur nutritive médiocre, ce sont surtout des excitants digestifs et nerveux.

INDICATIONS. La viande fournit à l'organisme les albuminoïdes dont il a besoin ; elle excite les fonctions digestives, cardiovasculaires et cérébrales ; elle favorise la putréfaction intestinale et provoque la formation abondante des déchets azotés.

Elle est indiquée dans l'alimentation normale ; elle est à la base de tout régime reconstituant, chez les débilités, les tuberculeux, les hypotendus, chez la plupart des dyspeptiques, chez les diabétiques, qui ne doivent absorber qu'une petite quantité d'hydrates de carbone, et les obèses, pour lesquelles la graisse est proscrite.

CONTRE-INDICATIONS. Infections intestinales, uricémie, hypertension, azotémie, affections hépatiques, maladies nerveuses avec agitation ou hyperexcitabilité (Savy).

Viande crue. — Aliment reconstituant qui se digère trois fois plus vite que la viande cuite, même saignante, à condition qu'on emploie exclusivement la pulpe, c'est-à-dire la partie musculaire complètement digestible, débarrassée par hachage de la trame fibreuse (aponévrose, tendon, fibres élastiques et conjonctives).

INDICATIONS. Elle est utilisée surtout pour les anémiques, les tuberculeux et dans certaines diarrhées, à la dose de 100 gr. par jour.

CHOIX DE LA VIANDE. On conseille d'employer exclusivement la viande fraîche de mouton ou, à défaut, de cheval, à cause de la possibilité de ténias dans celles de bœuf ou de porc.

Viande (Poudre de). — Prendre du bœuf dépourvu de graisse, bouilli ou rôti, le hacher, puis le dessécher entièrement au bain-marie et, enfin, le réduire en poudre par le passage dans un moulin à café ou un pulpeur. V. HACHE-VIANDE.

MODE D'EMPLOI. La dose quotidienne est de 100 à 500 gr., répartie en trois ou quatre fois ; chaque repas supplémentaire est de deux cuillerées à soupe. On mêle la poudre à du potage, de la poudre de chocolat, ou trois cuillerées à soupe de sirop de punch et du lait (grog à la viande).

Jus de viande. — V. JUS.

Viandes malsaines. — Les viandes peuvent provoquer des troubles de la santé : 1° par *insuffisance de fraîcheur*, qui entraîne des vomissements, de la diarrhée et quelquefois des accidents plus graves (V. PORC). Faire vomir si l'on peut agir moins de deux heures après le repas ; sinon, purger ; 2° par la *présence de ténias*. V. TÉNIAS.

Vibice (du lat. *vibix*, coup de fouet). — Ecchymose linéaire.

Vibrion. — Bactérie de forme recourbée.

Vichy (Allier). — La plus importante ville d'eaux minérales de France. La caractéristique de ces eaux est la présence de *bicarbonate de soude* (4 à 5 gr. par litre), associé à une abondance d'*acide carbonique* libre (500 à 1 000 cm³ par litre), et une température qui varie de 14° (source des Célestins) à 16° (source Mesdames) et à 42° (source Grande Grille).

Ces sources contiennent, en outre, du bicarbonate de potasse, de magnésie, de chaux, de l'arséniate de soude (Grande Grille), de la lithine (Célestins), du bicarbonate de fer (Lardy et Mesdames).

Une installation très complète de toutes les variétés de douches, de bains, d'inhalations de gaz, de pulvérisation, d'électrothérapie en fait un établissement modèle qui est ouvert du 15 mai au 1er octobre.

MODE D'EMPLOI. Boisson, 1/4 de verre à 6 verres ; bains et douches ; on emploie le gaz acide carbonique qui s'élève des sources sous forme de douches générales et partielles, de bains et d'inhalations. Les eaux sont en outre exportées.

INDICATIONS. Arthritisme. Lithiase biliaire et rénale, congestion hépatique liée aux troubles digestifs, à l'alcoolisme, à la pléthore abdominale, chez les obèses. Ictère catarrhal, angiocholite, gastrite hypopeptique, albumine légère des goutteux et graveleux. Diabète chez les sujets non amaigris à gros foie.

Neurasthénie. Certaines maladies de la peau (prurigo, urticaire, couperose, etc.). Alcoolisme et morphinisme. Rhumatisme chronique. Anémie des convalescents, des paludéens, maladies de cœur. Congestions rénales. Catarrhes vésicaux. Affections utérines.

CONTRE-INDICATIONS : Cancer. Tuberculose. Anévrisme. Artériosclérose avancée. Phlébites. Hémorragies. Apoplexie. Péritonite. Mal de Bright. Cirrhose hépatique. Calculs du cholédoque.

Vic-sur-Cère (Cantal). — Petite station d'eaux minérales *ferrugineuses* (0,05 bicarbonate de fer), *carbonatées* (1,5 bicarbonate de soude), *chlorurées* (1,2 de chlorure de sodium), *arséniées* (8 milligr. d'arséniate de soude) et *gazeuses* (800 cm³ d'acide carbonique libre par litre). Altitude : 670 mètres.

ACTION. Apéritive et eupeptique. Augmente l'élimination des chlorures, le chiffre de l'azote total et élève le rapport azoturique. V. URINES.

MODE D'EMPLOI. Bains, douches, boissons.

INDICATIONS. Obèses avec dyspepsie intestinale et constipation. Goutteux, graveleux. Chlorotiques. Paludéens. Convalescents de maladies aiguës.

CONTRE-INDICATIONS. Cardiopathies insuffisamment compensées. Artériosclérose à forte tension artérielle.

Vidanges. — Matières excrémentitielles.

L'expulsion des vidanges est une question qu'il n'est pas toujours facile de résoudre à la campagne et en campagne. A la campagne, où souvent il n'existe pas de service de vidange, une fosse non cimentée au fond est d'usage fréquent ; les puits et les sources du voisinage peuvent, par suite, être infectés. D'autre part, les fosses complètement cimentées présentent l'inconvénient de déterminer le possesseur à économiser l'eau, dans la crainte de frais trop fréquents de vidange. Le système le meilleur semble donc le système diviseur, dans lequel les matières solides seules sont conservées. A certains intervalles, on fait enlever le récipient et on en fait déposer le contenu loin des nappes d'eau. Les water-closets, partout où l'on dispose d'une pression d'eau, ont leur réservoir directement en rapport avec les conduites de la ville, de façon à lancer les matières dans l'égout (tout-à-l'égout) ; mais leur inconvénient est justement la dépense importante d'eau (5 litres à chaque mouvement de bascule). Lorsqu'il est possible d'établir un vaste récipient sur le toit de la maison, de façon à recueillir les eaux pluviales, la même disposition peut être établie ; dans le cas contraire, on est obligé de recourir à des réservoirs remplis chaque jour et ne débitant à chaque tirage qu'un demi-litre d'eau.

Vieillesse. — V. EXERCICE, CONSTIPATION, CERVEAU (maladies) : *Congestion*.

Vin. — Boisson faite avec du jus de raisin.

Composition. — Le vin contient de l'*eau* (en moyenne 85 p. 100), de l'*alcool* ou plutôt des alcools (esprit-de-vin) ou alcool éthylique avec traces d'alcools supérieurs (propylique, amylique) dans la proportion de 7 à 23 p. 100 : 1° Vins de *liqueurs* : Marsala (23 p. 100), Madère et Porto (20 p. 100), Bagnols (17 p. 100), Malaga (17 à 15 p. 100) ; 2° vins *mousseux* : Champagne (12 p. 100), vins rouges et blancs Jurançon (13 p. 100), Bordeaux (10 p. 100), Chablis (7 p. 100). Il contient, en outre des éthers qui lui donnent son *bouquet*, des acides libres ou associés avec de la potasse, *crème de tartre*, du sucre, des matières colorantes.

Les vins blancs légers sont préférables aux vins rouges. Ces derniers sont produits par la fermentation du grain de raisin complet (jus, peau et pépins), tandis que le jus seul est employé pour le vin blanc, qui a l'avantage d'être diurétique*.

Préparations vineuses. — Le vin est souvent employé comme véhicule ou dissolvant. Citons le vin de quinquina, le vin tonique *amer* (extrait de quassia et de colombo ; de chacun, 2 gr. pour 500 gr. malaga), le vin de gentiane, le vin diurétique*, la limonade* vineuse.

Altérations naturelles du vin. — Les maladies des vins sont nombreuses. Elles sont dues à des fermentations spéciales qui se produisent presque toutes dans des récipients mal bouchés ou incomplètement remplis :

1° Les vins *piqués* ont à leur surface de petites taches blanchâtres, des *fleurs* ; leur goût est aigrelet. Ces vins sont altérés par un champignon, le *Mycoderma aceti* (*fig.* 959) de Pasteur, qui transforme le liquide en vinaigre. Il se forme des acétates et des propionates

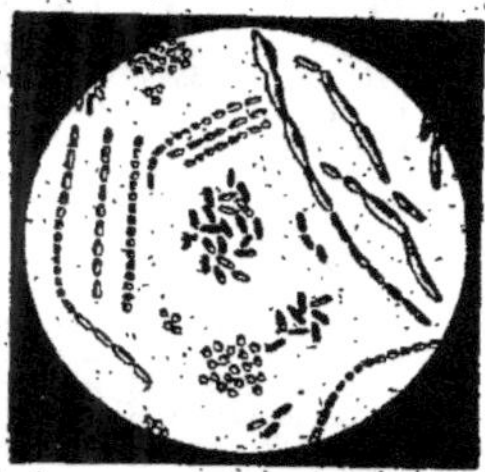

FIG. 959. — Mycoderme du vinaigre.

de potasse en quantité d'autant plus grande que, pour combattre et masquer l'acidité de ce vin, les marchands y ajoutent souvent de la potasse caustique. L'acétate et le propionate de potasse sont encore plus toxiques que le sulfate de potasse produit par le surplâtrage.

Lorsque le piquage se produit chez les marchands, ceux-ci se hâtent aussi, souvent, de distiller le vin ainsi altéré. L'alcool recueilli dans ces conditions contient en quantité nuisible des acides acétique et propionique ;

2° Les vins *plats* doivent leur goût peu agréable à

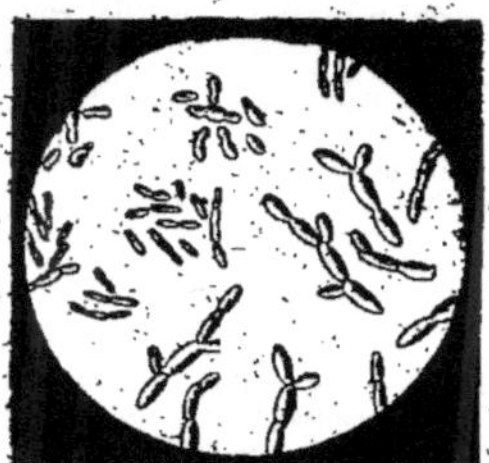

FIG. 960. — Mycoderme du vin.

l'action d'un autre champignon, le *Mycoderma vini* (*fig.* 960), qui forme aussi à la surface du vin des productions blanchâtres. Une partie de l'alcool de ces vins, qui sont déjà d'un degré faible, a été transformée en eau et anhydride carbonique ;

3° D'autres ferments produisent : 1° le vin *tourné*, qui se trouble, devient acide et change de couleur ; 2° le vin *gras*, *filant*, le vin *amer*.

Pasteur a démontré qu'en chauffant les vins à une température de 53°, on détruit tous ces germes et on assure la conservation des vins.

Moyens de reconnaître les falsifications. — 1° MOUILLAGE (adjonction d'eau). Si l'on jette une goutte de vin mouillé sur un morceau de toile, il se forme un cercle plus clair autour de la tache ;

2° PLATRAGE (adjonction de sulfate de chaux). Cette falsification *fréquente*, tolérée par la loi jusqu'à 2 gr. par litre, a pour but de clarifier le vin, d'en rehausser la couleur et surtout de le conserver. Elle produit des maladies de l'estomac et des reins. Pour la reconnaître, préparer une solution titrée composée de 1 gr. 40 de chlorure de baryum et 25 gr. d'acide chlorhydrique auxquels on ajoute quantité suffisante d'eau pour remplir une bouteille de 250 gr. Verser alors dans un verre ordinaire un verre à liqueur de vin et un demi-verre à liqueur de la solution. Puis, après 24 heures, filtrer le tout sur du noir animal. Si le liquide clair ainsi obtenu donne un dépôt blanchâtre lorsqu'on y ajoute une pincée de chlorure de baryum, la quantité de plâtre est supérieure à 2 grammes, c'est-à-dire à la dose tolérée.

3° SUCRAGE PAR LA SACCHAROSE. Si dans une solution de saccharose, on verse quelques gouttes d'un sel de cobalt et qu'on ajoute au liquide un léger excès d'hydrate de soude, la solution prend une belle couleur violet améthyste, assez foncée et persistante.

Le même essai avec une solution de glucose donne une coloration bleu d'azur, pâlissant peu à peu et devenant finalement vert sale. Cette réaction est sensible pour une solution contenant 5 décigr. de saccharose pour 1 000 d'eau.

Un liquide contenant les deux sucres donne la réaction de coloration de la saccharose, qui se maintient très nette, même si dans 100 parties de glucose il y en a 9 de glucose et 1 de saccharose.

La présence de la glycérine ne masque pas la réaction : elle donne, avec le cobalt et la soude, une légère coloration verdâtre.

Les liquides complexes doivent être au préalable traités par l'acétate basique de plomb, afin de les débarrasser des gommes, dextrines, acide tartrique, tartrates, qui peuvent diminuer l'intensité de la coloration.

4° SALICYLAGE (adjonction d'acide salicylique). Cette falsification est destinée à assurer la conservation du vin et à lui permettre de voyager. Certains marchands, notamment d'Algérie, emploient assez fréquemment ce procédé, interdit à cause de son action nuisible sur la santé.

On décèle l'acide salicylique de la façon suivante :

Dans un tube muni d'un robinet à sa partie inférieure ou, à défaut, d'un simple bouchon, on verse jusqu'à moitié le vin à analyser, auquel on ajoute 2 gouttes d'acide chlorhydrique. On verse ensuite une quantité d'éther égale à la moitié du vin ; puis, après avoir agité le tout, on laisse reposer le mélange verticalement. Lorsque l'éther est remonté au-dessus du vin, on ouvre le robinet, ou on enlève à moitié le bouchon de façon à laisser couler le vin et à ne conserver que l'éther. On ajoute alors à celui-ci un volume double d'eau distillée avec laquelle on l'agite pour le laver, et, lorsque l'éther est de nouveau remonté au-dessus, on évacue cette eau comme on a fait pour le vin.

L'éther est alors versé dans un petit verre qui est trempé dans de l'eau assez chaude pour être supportable à la main ; il s'évapore alors en laissant des cristaux d'acide salicylique qui, redissous dans de l'eau, donnent avec 2 ou 3 gouttes de perchlorure de fer une coloration violette.

5° COLORATION ARTIFICIELLE PAR LES BAIES DE SUREAU, ROSE TRÉMIÈRE, BOIS DE CAMPÊCHE. Elle est destinée à donner de la couleur aux vins mouillés avec l'apparence du bourgogne ou du bordeaux.

Remplir un plat creux blanc de 250 gr. d'eau à laquelle on ajoute 5 gr. de vin. Si la couleur rouge persiste après plusieurs heures, le vin est naturel ; si elle tourne au vert ou au violet, le vin a été coloré artificiellement.

6° PROCÉDÉ SPÉCIAL POUR RECONNAITRE LA COLORATION PAR LA FUCHSINE, substance extrêmement nuisible à cause de l'acide arsénieux qu'elle renferme. — Verser 2 à 3 gouttes de vin sur un morceau de craie préalablement trempé dans du blanc d'œuf étendu d'eau, puis séché à 100° et dont la surface aura été légèrement grattée. Si ces gouttes prennent une coloration violette, le vin contient de la fuchsine.

Vins médicinaux. — Les vins officinaux du Codex sont des préparations qui résultent de l'action du vin sur une ou plusieurs substances médicamenteuses contenant des principes solubles dans ce véhicule. On emploie pour ces préparations, soit du vin *blanc*, soit du vin *rouge* contenant environ 10 p. 100 d'alcool, soit des vins *muscats* contenant de 13 à 15 p. 100 d'alcool, soit des vins dits de *liqueur* (Malaga, Madère, etc.), contenant un minimum de 15 p. 100 d'alcool. On les prépare par macération en vase clos. Quelques-uns sont préparés par solution à froid ou par simple mélange. Ils doivent être conservés en lieu frais et dans des bouteilles remplies et bien bouchées.

Les vins officinaux les plus connus sont le *vin aromatique* (composé d'alcoolature vulnéraire, 125 gr., et de vin rouge, 875 gr.), employé pour l'usage externe : les *vins de coca, de kola, de Colombo, de gentiane, de quinquina, vin créosoté, vin iodo-tannique phosphaté* (V. IODE). Certains vins médicamenteux sont très actifs, en particulier ceux qui contiennent de la digitale*, de la scille* (vin de Trousseau, vin de la Charité).

Vinaigre. — Liquide acide, produit par la fermentation de l'alcool sous l'action d'un champignon, le *Mycoderma aceti* ; il renferme 7 à 8 p. 100 d'acide acétique. On l'emploie comme condiment et comme médicament.

I. **Vinaigre alimentaire.** — Le vinaigre le plus employé est fabriqué actuellement avec des solutions alcooliques et non avec le vin. L'abus de ce condiment provoque des dyspepsies.

II. **Vinaigre pharmaceutique.** — Il en existe trois variétés : 1° ***Vinaigres stimulants,*** employés en inhalations ou à la dose de quelques gouttes dans de l'eau, à l'occasion des syncopes : *vinaigre ordinaire, vinaigre aromatique anglais* (acide acétique cristallisable 100 gr., camphre 10 gr., essences de cannelle, de girofle, de lavande, 20 centigr. de chaque) ; ou stimulants de l'appétit : limonade au vinaigre (sirop de sucre 100 gr., vinaigre blanc 20 gr., eau 1 000 gr.) ; 2° ***Vinaigres antiseptiques et de toilette,*** employés en lotions externes : *vinaigre des quatre voleurs* (absinthe, sauge, romarin, menthe, rue, lavande, de chaque 15 gr.; cannelle, girofle, ail, de chaque 2 gr.; camphre 4 gr., acide acétique 15 gr. et vinaigre blanc 1000 gr.), *vinaigre salicylique* (acide salicylique, parfums, vinaigre et alcool); 3° ***Vinaigres dissolvants de médicaments :*** vinaigre de camphre, de colchique, de digitale, de scille.

Empoisonnement. — SIGNES. Odeur de vinaigre de l'haleine, douleurs dans le ventre, vomissements. — PREMIERS SOINS. Magnésie abondamment, lait, huile, gruau.

Vincent (Angine de). — V. à PHARYNX (maladies du).

Vioforme. — Poudre antiseptique (dérivée de la quinoléine à base d'iode), gris jaunâtre, sans odeur ni saveur, moins toxique que l'iodoforme, dont elle est un succédané.

Elle est employée soit nature, soit sous forme de pommade (1.20 de vaseline). Elle rendrait les mêmes services que l'iodoforme sans en avoir l'odeur désagréable.

Violette. — Plante de la famille des Violariées (*fig.* 961).

La racine de violette odorante jouit de propriétés

émétisantes en décoction et ses fleurs sont béchiques. Elles font partie des fleurs pectorales.

Vipères et Serpents (Morsures des). — Les morsures des divers serpents venimeux

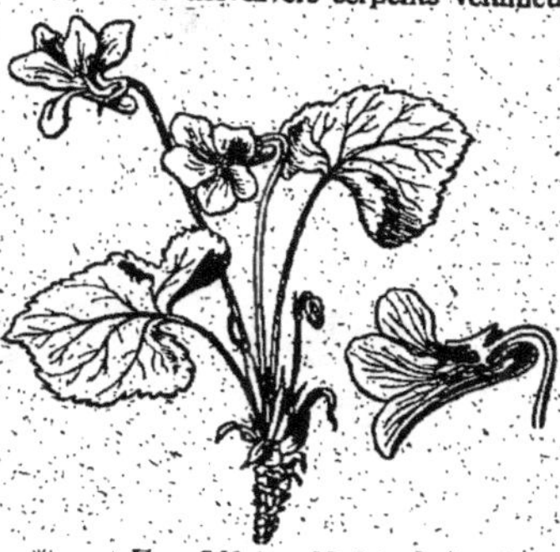

FIG. 961. — Violette.

ont été réunies ici parce que le même traitement leur est applicable.

Serpents d'Europe. — A part le *Cœlopeltis*, qu'on rencontre en France aux environs de Montpellier et de Nîmes, en Espagne et en Dalmatie, ce sont surtout des vipérinés, dont la longueur ne dépasse pas 75 centim., qu'on observe. Les principales espèces de vipères sont *Vipera berus, Vipera aspis, Vipera ammodytes.*

En France, on rencontre surtout les *V. berus* ou *Péliade* et la *V. aspis* ou *Aspic* ou *Vipère rouge.*

La *péliade* (*fig.* 962), longue de 35 à 70 centim., a une couleur très variable : grise, jaunâtre, olive, brune avec une bande ondulée ou en zigzag le long de la colonne vertébrale, une tache noire en V ou en X sur la tête. Son corps est allongé sans rétrécissement à la nuque. Très commune en France, elle abonde dans le Jura, l'Ardèche, en Auvergne, en Bretagne, en Vendée et dans la forêt de Fontainebleau.

Elle chasse pendant la nuit et se nourrit de campagnols, de petits oiseaux, de grenouilles, de lézards et de petits poissons, car elle nage facilement. La lumière et le feu l'attirent. Elle ne grimpe pas sur les arbres, mais elle s'enroule volontiers sur les branches de bois mort qui jonchent le sol. Quand elle s'apprête à mordre, elle rejette sa tête en arrière et bondit subitement à 30 ou 40 centim. de distance. Elle produit une sorte de sifflement quand elle est irritée.

Pendant l'hiver, elle se réfugie dans les crevasses des rochers et dans les vieux trous d'arbre et s'enlace étroitement avec 10 ou 15 de ses congénères. En avril, toute la bande se réveille, et c'est alors qu'a lieu l'accouplement. La ponte se fait en août et en septembre, et les petits sortent aussitôt de l'œuf en rampant, pourvus de venin et prêts à mordre. Ils ont à leur naissance 23 centim. de longueur.

La vipère *aspis* (*fig.* 963), plus grande que la précédente, a un museau légèrement retroussé, une coloration grise, brune ou rouge en dessus, avec des bandes en zigzag et une marque noire en V sur la partie postérieure de la tête qui est fortement élargie : elle atteint une longueur de 67 centim., sa queue est courte et conique.

Cette vipère se rencontre en France, surtout en Vendée, dans la forêt de Fontainebleau et dans le Midi ; elle vit sur les coteaux secs, rocailleux, exposés au

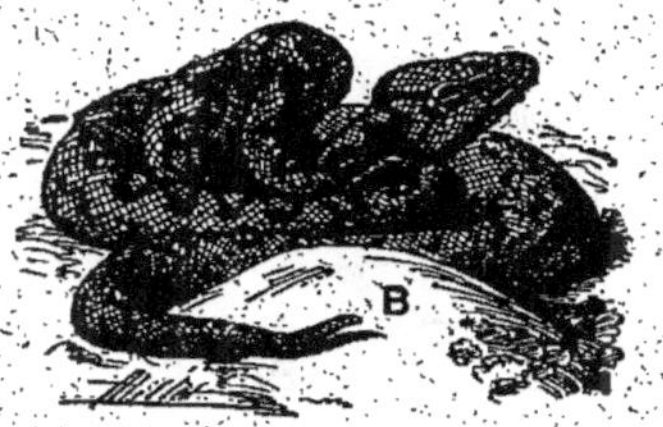

FIG. 962. — Vipère péliade.

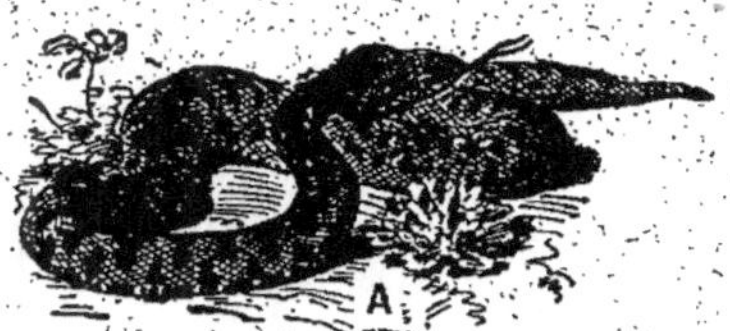

FIG. 963. — Vipère aspic.

soleil, et se nourrit de petits rongeurs, de vers, d'insectes et de jeunes oiseaux. Les rapaces, les cigognes et les hérissons font la chasse aux vipères et en dévorent un grand nombre.

Quant à l'*ammodyte* ou vipère des sables, assez rare en France, elle se plaît surtout dans le Dauphiné, en Italie, en Grèce et en Espagne. Son museau est prolongé en verrue conique, molle et recouverte de petites écailles ; sa tête, large et triangulaire, est séparée par un cou assez net de son corps à demi-arrondi. Il est difficile de la confondre avec ses deux

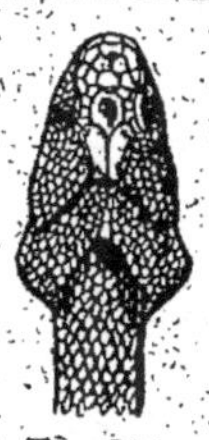

FIG. 964.
Tête de vipère.

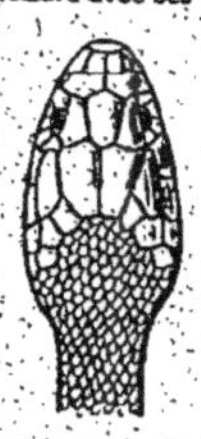

FIG. 965.
Tête de couleuvre.

congénères. Très diversement colorées comme les vipères aspics ou les péliades, les ammodytes sont tantôt grises, tantôt d'un jaune ferrugineux, avec des taches irrégulières, qui forment une bande dorsale plus ou moins droite ; leur venin paraît fort actif.

Les remarques suivantes permettront de distinguer les vipères des inoffensives *couleuvres* (*fig.* 964, 965). D'abord, deux lignes longitudinales semblent naître sur la plaque sourcilière protégeant l'œil des premières, puis se prolongent jusqu'au milieu du pariétal et se séparent ensuite l'une de l'autre pour simuler un V ou un Y, assez bien dessinés d'ordinaire, et dont les deux branches regardent l'arrière. En outre, la tête de la vipère est plate, large, distincte du cou, gonflée aux tempes et nettement triangulaire, tandis que celle de la couleuvre prolonge son corps et a de larges plaques frontales.

Serpents d'Asie. — Les serpents venimeux les plus répandus dans l'Hindoustan sont le cobra capel,

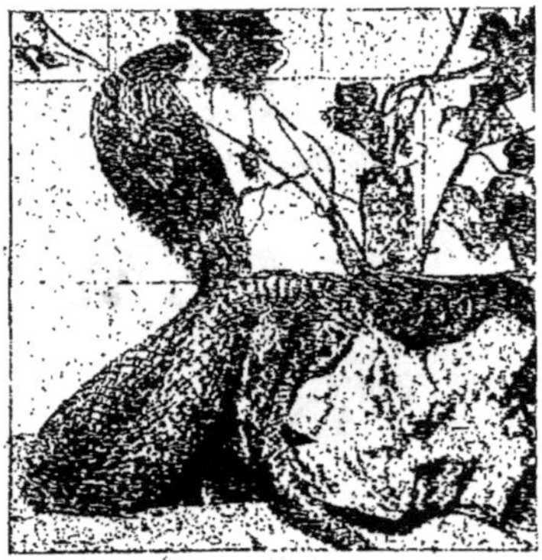

FIG. 966.
Naja hindou, ou cobra, ou serpent à lunettes.

ou serpent à lunettes (*Naja tripudians*) [*fig.* 966], le bungare et le daboia. Dans l'Indochine, le cobra est rare, mais le bungare, l'élaps, le bothrops sont communs. C'est au moment des inondations que les serpents font le plus de victimes en Cochinchine.

Serpents d'Afrique. — En Egypte, on trouve trois espèces venimeuses, le *Naja haje* (aspic de Cléopâtre), la vipère à cornes (*Bitis arietans*) et l'efa ou vipère des Pyramides (*Echis carinatus*).

Serpents d'Amérique. — On y rencontre diverses variétés de *crotales*, appelés vulgairement serpents à sonnettes (*fig.* 967). Ces reptiles se distinguent des autres parce que l'extrémité de leur queue porte une

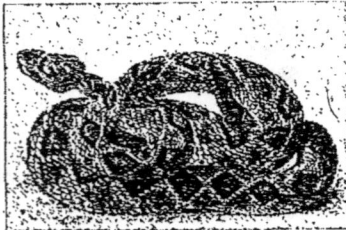

FIG. 967. — Crotale ou serpent à sonnettes.

série d'écailles volumineuses, coniques, formant grelots mobiles, que l'animal agite avec rapidité quand il est irrité, produisant ainsi un bruit strident. La longueur de ces animaux dépasse souvent 2 mètres ; leur tête est plate, très grosse et élargie en arrière. Ils sont armés d'énormes crochets et les glandes venimeuses ont le volume d'une grosse amande.

On trouve encore en Amérique les *élaps* ou serpents corail, et à la Martinique le *lachesis* (fer de lance).

Morsure des vipères (*fig.* 968). — SIGNES. **I.** *Forme grave.* La plaie présente l'empreinte des deux

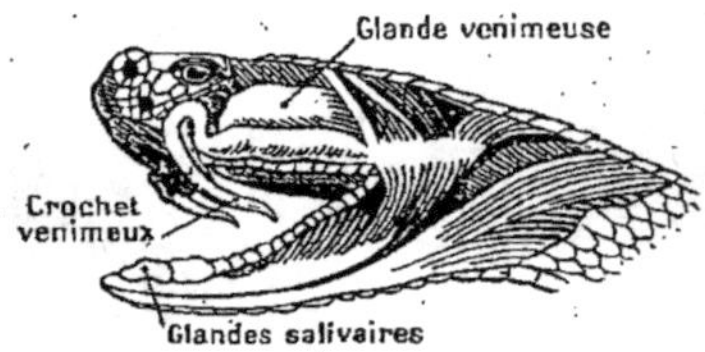

FIG. 968. — Appareil venimeux de la vipère.

dents venimeuses, elle saigne peu, mais provoque une douleur vive et cuisante et un gonflement assez notable qui bientôt gagne le membre tout entier. Les points piqués deviennent rouges, puis bleuâtres, et une sérosité roussâtre s'en écoule. Peu à peu la douleur diminue ; puis la région se refroidit, s'engourdit, et des plaques violacées, noirâtres et même gangreneuses, se produisent.

Une heure ou deux après la morsure, le blessé se sent extrêmement faible, il éprouve une oppression et un sentiment d'angoisse qu'explique la difficulté de la respiration. Il a des nausées, des vomissements, des évacuations intestinales et des douleurs au niveau de l'estomac et du ventre. La peau jaunit et se recouvre d'une sueur froide et visqueuse. Quelquefois, on observe des pertes de connaissance et des troubles de la vue. Des hémorragies multiples peuvent mettre fin à l'existence.

II. *Forme légère.* Le gonflement qui constitue toute la maladie dure seulement quelques jours.

HYGIÈNE PRÉVENTIVE. Pour éviter les morsures de vipère qui en France est le seul serpent à redouter, il importe de connaître ses habitudes.

La vipère n'attaque pas l'homme spontanément. Elle ne le mord que si celui-ci l'excite ou s'approche trop de l'endroit où elle est réfugiée, c'est-à-dire, en général, des feuilles ou des brindilles où elle se tient volontiers. Il y a donc imprudence grave, dans les régions où ces reptiles sont connus pour n'être pas rares, à risquer ses mains dans des endroits semblables, pour chercher des champignons, par exemple. En second lieu, la vipère ne saute pas ; elle ne peut, par conséquent, atteindre un homme au-dessus du mollet ; la seule protection d'un vêtement, surtout s'il est épais, est déjà efficace, car le crochet de l'animal s'y essuie et les effets de la morsure sont par là considérablement atténués. A plus forte raison, les chaussures, d'une part, les molletières de l'autre, sont-elles des armures impénétrables pour le reptile.

Ce qui rend encore, dans nos pays du moins, la morsure de la vipère rarement redoutable, c'est qu'il faut, pour qu'elle ait son plein effet, que l'animal n'ait pas mordu depuis un temps relativement long, sans quoi ses glandes venimeuses sont plus ou moins dépourvues. Enfin l'homme offre à cette envenimation une résistance très notable. Celle-ci est moindre chez [illegible] affaiblis, les vieillards et les enfants. La morsure est surtout à craindre si, chez l'enfant, elle atteint les parties nues du corps comme les mains ou la face. D'ailleurs, en France, le bilan des morts par morsures de vipères n'excède pas quelques unités dans les années les moins favorables. Or cet animal est, dans certaines contrées, remarquablement abondant.

TRAITEMENT. — Vaccinothérapie. — Le sérum antivenimeux, découvert par Calmette en 1912, est préparé à l'Institut Pasteur.

On fabrique autant de sérums qu'il y a d'espèces venimeuses dont on veut combattre les morsures. On, pour être plus exact, on prépare, pour les différents pays, des sérums dont l'efficacité principale est dirigée contre le venin de l'espèce la plus répandue dans la région considérée, mais à qui des inoculations complémentaires ont donné une efficacité secondaire contre le venin des autres espèces que l'on peut y rencontrer. Les sérums sont donc [illegible].

Pour la France, le sérum est obtenu au moyen d'injections aux chevaux de venin de l'aspic auquel on ajoute une petite proportion de venin de la péliade.

Injection de sérum. — Les divers sérums antivenimeux sont délivrés par l'Institut Pasteur de Paris en ampoules scellées de 10 cm³ (*fig.* 969).

Si l'on intervient peu de temps après la morsure et [illegible]

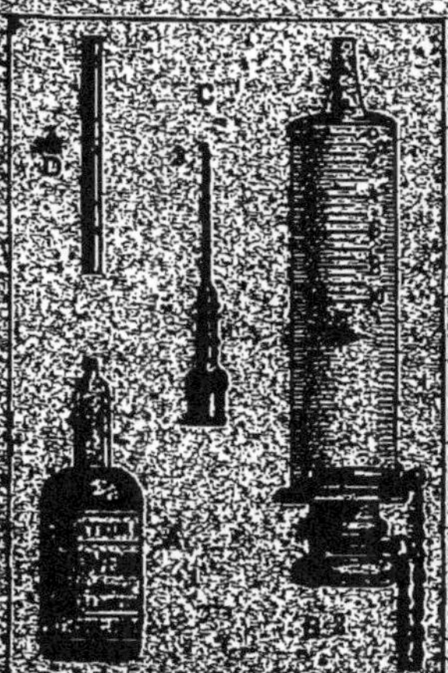

FIG. 969.

[illegible]

[illegible]

Si des signes d'intoxication sont déjà apparus [illegible] est que le blessé se trouve dans un état grave, il ne faut pas hésiter à injecter 30 cm³ [illegible] et renouveler la dose s'il était nécessaire. Il est bon également de pratiquer la respiration artificielle si les centres respiratoires sont déjà atteints au moment de l'injection, ce qui prolonge la phase pendant laquelle l'organisme peut résister au venin et permet d'attendre les effets du sérum. Quelque désespéré que paraisse le cas à traiter, il ne faut jamais hésiter à recourir au sérum qui a à son actif des guérisons absolument inespérées.

En principe l'injection de sérum doit être faite le plus rapidement possible. On ne peut guère donner de limites maxima au delà desquelles elle ne serait plus opérante. D'une façon générale, pour les vipères, on admet qu'un délai de 3 à 4 heures ne lui retire pas son efficacité. La chose dépend néanmoins de quelques facteurs secondaires, tels que le lieu de la morsure. Injectés à temps, 10 à 20 cm³ de sérum spécial pour serpents de France donnent une sécurité absolue.

Il n'en est pas de même, évidemment, s'il s'agit de serpents très venimeux comme les cobras dont la morsure amène parfois la mort en 2 heures. Pour ceux-là il faut que l'injection de sérum soit autant que possible immédiate. En outre, elle doit être abondante et l'on a, aux Indes, été jusqu'à injecter de 20 à 100 cm³. Les autres serpents, comme ceux de l'Afrique Occidentale, n'occasionnent guère la mort qu'en 1 ou 2 jours, mais les lésions déterminées par le venin dans les organes [illegible] malgré l'injection [illegible] le malade guérit. La mort, lorsqu'elle [illegible] des accidents nerveux comme dans les morsures de cobras, soit par des altérations du sang, des hémorragies, des embolies, comme dans les morsures de serpents d'Europe ou d'Afrique.

Autres modes de traitement. — La sérothérapie [illegible] contre les morsures des serpents [illegible] efficace par excellence, ne doit pas priver le blessé du bénéfice possible des autres moyens [illegible]

[illegible]

venimeux, ce qui occasionne des pertes considérables aux agriculteurs. L'emploi du sérum antivenimeux permet d'éviter ces pertes. On en fait usage exactement comme pour l'homme et aux mêmes doses. Les injections aux animaux doivent être faites de préférence tous la peau du dos, entre les deux épaules.

Vipérine. — Plante de la famille des Borraginées (*fig.* 970), douée comme la bourrache

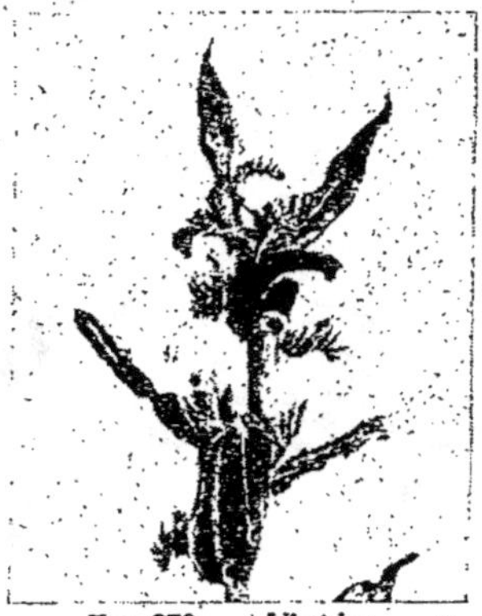

FIG. 970. — Vipérine.

de propriétés sudorifiques, diurétiques et dépuratives.

Virulence (du lat. *virus*, poison). — Propriété en vertu de laquelle certains micro-organismes déterminent quand ils sont introduits dans l'organisme, des troubles plus ou moins graves.

La virulence des microbes peut être exaltée au cours de certaines épidémies (grippe, toux), suivant la plus ou moins grande résistance individuelle.

Virus (du lat. *virus*, poison). — Agent d'infection dont le microbe est inconnu. Ex. : virus rabique, virus variolique, etc.

Virus filtrant. — V. ULTRA MICROBE.

Virus sensibilisé. — Besredka a proposé une méthode de vaccination par *virus sensibilisés*.

Les microbes mis en contact avec le sérum d'un animal vacciné s'imprègnent de ce sérum et perdent leurs moyens de défense. Ils ne peuvent plus résister aux phagocytes et sont dits *sensibilisés*. Pour ne pas cependant trop atténuer leur action, on évite un excès de sérum en les lavant à l'eau salée avant de les injecter.

Ce procédé a été préconisé comme mode de vaccination dans la fièvre typhoïde.

Vitamine (du lat. *vita*, vie). — Principe vital qui se trouve dans la cuticule de certaines graines alimentaires, dans les feuilles vertes, les fruits acides, etc.

On a cru pendant longtemps que pour assurer une bonne nutrition d'un sujet normal, il suffisait de lui donner une alimentation constituée par des protéines, des hydrates de carbone et des graisses correspondant à un nombre de calories déterminées.

Il est actuellement démontré que le maintien de la santé est impossible, même avec le nombre de calories voulues, quand il manque aux aliments certaines qualités physiques et chimiques. Ces dernières sont l'apanage de certaines substances, contenues seulement dans des matières alimentaires déterminées, et auxquelles on a donné le nom de *vitamines*. Sans vitamines, ni la croissance des jeunes sujets, ni l'équilibre nutritif chez les adultes, ni la persistance d'une certaine jeunesse chez les vieillards, ne sont possibles.

On distingue trois variétés de vitamines :

1° Les *vitamines A* (*facteur A*) sont caractérisées par leur solubilité dans les graisses et sont contenues soit dans les corps gras extraits de certaines parties vertes des végétaux, soit dans des aliments d'origine animale : lait, tissus glandulaires, et surtout dans l'huile de foie de morue. Fait curieux, elles sont contenues dans les organes essentiels, tels que le foie, le cerveau, mais jamais dans la graisse sous-cutanée ;

2° Les *Vitamines B* (*facteur B*) sont caractérisées par leur solubilité dans l'eau. Ce sont les vitamines isolées dans le son de riz, et dans la levure de bière, le lait, certains végétaux ;

3° Les *Vitamines C antiscorbutiques* ont été isolées dans les végétaux frais, légumes, fruits, surtout les oranges et les citrons. On les trouve aussi dans le lait frais, mais pas toujours, car certains laits, même celui de la mère, peuvent en être dépourvus, ce qui explique l'apparition du scorbut chez des nourrissons au sein. Ce sont elles qui, sous forme de jus de citron, servaient à préserver les marins du scorbut dans les expéditions polaires. Ces vitamines antiscorbutiques sont très fragiles et perdent facilement leurs propriétés, surtout quand elles sont chauffées ; leur préparation demande de grands soins.

SOURCE DE VITAMINES. ***Produits végétaux.*** — *Céréales et graines de légumineuses alimentaires.* Elles sont pauvres en vitamines A, un peu plus riches en vitamines B et presque dépourvues de C. Les vitamines paraissent localisées dans les couches les plus externes des graines, ainsi que dans l'embryon.

Légumes verts. Tubercules. Ils sont très riches en vitamines A, B et C et constituent une excellente source de vitamines.

Fruits. Le jus de fruits frais (citron, orange, raisin) est surtout riche en vitamine C. Les fruits contiennent également des vitamines B. La banane par contre est pauvre en C.

Produits animaux. — *Viande.* Le tissu musculaire ne renferme que des quantités faibles des facteurs A et B, il serait un peu plus riche en facteur C. Les viscères ont par contre des propriétés biologiques supérieures à celles de la viande.

Graisses animales. Elles sont pauvres en éléments A et B et ne paraissent pas renfermer de facteur C.

Poissons. Les extraits d'organes de certains poissons (huile de foie de morue) sont très riches en facteurs A et C. La chair du poisson renferme des quantités variables de facteur A.

Lait. Le lait frais contient des quantités moyennes de vitamines A, B et C. Le beurre, le fromage gras sont une source excellente de facteur A.

Œufs, miel. Ils renferment des quantités moyennes de l'élément A, des quantités plus fortes de l'élément B. Par contre ils paraissent dépourvus de vitamines C.

La *cuisson* des légumes diminue plus ou moins la valeur antiscorbutique (facteur C) sans toucher notablement au facteur A. Le facteur B, en raison de sa solubilité, passe en partie dans l'eau de cuisson. Si donc on rejette celle-ci de la consommation, il en résulte un appauvrissement de la valeur biologique du légume considéré.

La *stérilisation* à 100° et au-dessus altère le facteur C, puis l'élément A ; le facteur B semble plus résistant. La consommation exclusive d'éléments stérilisés (lait) peut donc entraîner des troubles graves chez le jeune enfant.

Troubles causés par l'absence de vitamines (Maladies par carence). — On sait depuis longtemps que les marins, au cours d'une longue traversée, les habitants d'une ville assiégée peuvent présenter du *scorbut** ; on connaît également, chez les nourrissons alimentés exclusivement avec du lait stérilisé, le *scorbut infantile ;* on connaît encore le *béribéri**, chez les individus se nourrissant surtout du riz décortiqué; la *pellagre**, attribuée à l'absence de vitamines du maïs altéré. Mais ce sont là des affections qui traduisent les *formes maxima* de la carence.

Weill et Mouriquand ont montré que la carence peut avoir une *expression plus atténuée*, caractérisée par des symptômes moins précis, mais qui reconnaissent tous, à quelque âge qu'on les observe, une cause commune : l'absence de vitamines.

Un *nourrisson* alimenté par les méthodes modernes peut ne pas présenter de scorbut infantile, mais il est pâle, anémique, bouffi, sa croissance se fait mal; que l'on vienne à lui prescrire des vitamines dans son alimentation et l'on verra très vite son aspect se modifier.

Plus âgés, les *enfants* qui reçoivent une alimentation pauvre en vitamines paraissent vieux ; ils sont tristes, maussades, grognons, apathiques et somnolents, ils

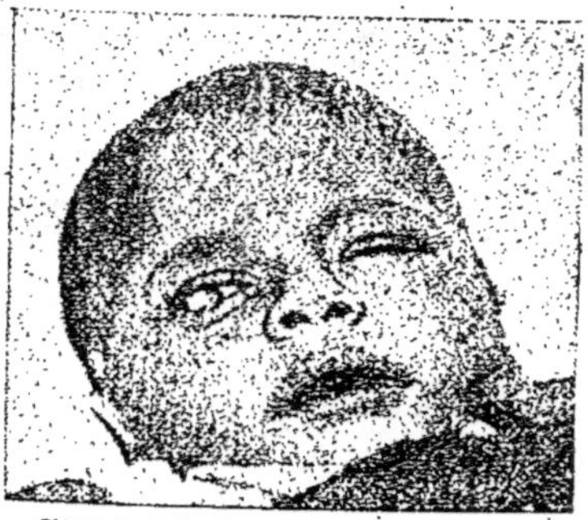

Cliché *Bulletin Société d'hygiène alimentaire.*

FIG. 971.
Tête d'enfant atteint de xérophtalmie.

restent indifférents à ce qui les entoure : les jeux ne les attirent pas, ou, s'ils tentent un effort, ils sont fatigués aussitôt. Ils se plaignent de lassitude vague, de douleurs dans les membres, de sensations pénibles qu'on ne peut localiser. Parfois, ils sont maigres, pâles, légèrement voûtés ; tantôt gras, mais mous, facilement essoufflés, leur teint est mat, leurs muqueuses, sans être absolument décolorées comme dans la chlorose, n'ont pas la teinte fraîche et rosée qu'elles présentent chez les enfants bien portants. Souvent aussi on note des troubles digestifs, parfois des altérations de la cornée (*xérophtalmie*) [*fig.* 971].

Tous les troubles montrent que l'enfant a été carencé, soit dans le ventre de sa mère, si celle-ci a été mal nourrie, soit par un lait maternel lui-même pauvre en vitamines, soit par des laits industriels stérilisés et privés de vitamines. L'addition au régime de lait frais, de jus de fruits, d'huile de foie de morue guérira rapidement tous ces accidents.

Les vitamines agissent sur les glandes à sécrétion* interne qui jouent un si grand rôle dans le développement de l'enfant. A la puberté, les vitamines interviennent encore. Les anémies de la puberté, la fréquence de la tuberculose à cet âge sont dues, pour Weill et Mouriquand, à un déficit de vitamines dans l'alimentation.

Les *hommes adultes*, par suite de leur alimentation très variée, échappent le plus souvent aux effets de la carence en vitamines. Cependant, on peut observer au bout d'un certain temps chez des malades dyspeptiques ou entéritiques, soumis au régime des pâtes, des farines, des légumes secs, soigneusement décortiqués, bien cuits et passés, des malaises variés, surtout la perte des forces, de l'apathie, de l'inappétence, de la diarrhée, etc. Si les sujets, fatigués de leur régime, le rendent moins strict et y ajoutent des légumes verts, des fruits, ces troubles dus à l'avitaminose disparaissent, mais les troubles d'entérite apparaissent.

La *femme enceinte*, qui doit fournir des matériaux d'accroissement en quantité considérable pour l'enfant qu'elle porte dans son sein, a particulièrement besoin de vitamines. Si son pain est fait avec des farines trop blutées, elle manque d'un des éléments les plus indispensables ; si elle se nourrit trop abondamment de viande, ce que l'on voit de plus en plus, dans les milieux ouvriers eux-mêmes, si elle n'a pas les crudités qui lui sont nécessaires, l'enfant en souffre dans son développement. Et c'est pourquoi l'on voit si souvent les mères les mieux constituées donner naissance à des enfants chétifs et d'un poids au-dessous de la moyenne.

On peut en dire autant de la *nourrice*. Son lait vaut ce que vaut son alimentation. Or, la plupart des nourrices recherchent plus la quantité que la qualité ; une nourrice doit manger modérément, mais avoir une nourriture très choisie pour ses apports en vitamines. Le rachitisme deviendrait infiniment plus rare et la croissance des nourrissons serait mieux assurée.

Dans la *convalescence* des maladies aiguës, l'absorption des vitamines joue un rôle considérable, d'abord pour stimuler l'activité des glandes à sécrétion interne qui doivent agir pour rétablir l'équilibre organique compromis par l'infection, puis pour accélérer la nutrition. Souvent on voit les convalescents de fièvre typhoïde grandir, précisément parce que la nourriture qu'on leur donne est riche en vitamines.

Chez les vieillards, les vitamines sont indispensables ; or, ils absorbent habituellement moins de nourriture que lorsqu'ils étaient jeunes; l'apport en vitamines est ainsi diminué. Ce déficit doit être compensé par un régime de laitage et de végétaux riches en vitamines, quoique pauvre en calories, et cher aux cénobites du moyen âge.

Vitiligo (en lat. tâche blanche). — Maladie de la peau due à une modification de la pigmentation, caractérisée par l'absence de pigment en certaines régions (achromie) et par leur accumulation en d'autres points adjacents (hyperchromie).

L'affection se reconnaît par la présence de taches blanches de dimensions variables, irrégulières ou arrondies, circonscrites par une zone hyperpigmentée (*fig.* 972).

Le siège est variable ; on l'observe surtout au dos des mains, aux poignets, aux avant-bras, à la face, au cou, aux organes génitaux. Il peut prendre sur les membres une disposition symétrique. Quand le vitiligo siège sur une région couverte de poils, ceux-ci se déco-

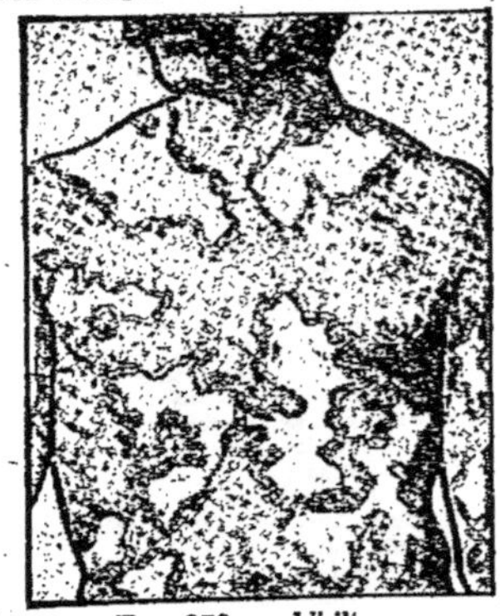

FIG. 972. — Vitiligo.

lorent souvent. Au niveau des plaques achromiques, la sensibilité est normale.

Le vitiligo se développe lentement et tend à se généraliser. Les taches peuvent se déplacer et parfois même complètement disparaître.

CAUSE. Inconnue. Le vitiligo est plus fréquent à l'adolescence, chez la femme. Un ébranlement nerveux, un choc normal peut y prédisposer. Les traumatismes, les frottements peuvent aussi jouer un rôle d'appel. On l'observe souvent associé à la pelade, à la sclérodermie, à la maladie de Basedow et au tabes. La syphilis héréditaire ou acquise peut être la cause de certains vitiligos. On a invoqué également une lésion des glandes à sécrétion* interne.

Dans la lèpre, on observe des taches achromiques parsemées dans des nappes pigmentées (*vitiligo gravior*) ; ces taches sont anesthésiques.

TRAITEMENT. Peu actif quand la syphilis est en jeu. Hydrothérapie, courant continu, opothérapie* thyroïdienne, ovarienne.

Vitré (Corps). — V. ŒIL.

Vitrée (Humeur). — V. ŒIL.

Vitriol (Syn. : acide sulfurique). — Le *vitriol blanc* est du sulfate de zinc* ; le *vitriol vert*, du sulfate de fer ; le *vitriol bleu*, du sulfate de cuivre. V. SULFURIQUE.

Vittel.—Station d'eaux minérales calciques froides dans les Vosges, au pied des monts Faucilles ; saison : 15 juin-30 septembre ; ressources, vie calme. Eau d'exportation. L'eau de Vittel contient une petite quantité de sulfate de chaux et de magnésie, de fer et d'acide carbonique.

PRINCIPALES SOURCES. *Grande source* lithinée ; *source salée*, sulfatée, chlorurée. — MODE D'EMPLOI. Boissons (moyenne 6-8 verres), bains et douches. — ACTION. Apéritives, digestives, diurétiques, laxatives (source salée), dissolvantes des sables graveleux.

INDICATIONS. Gravelle, goutte avec anémie, diabète, albuminurie, dyspepsie avec constipation, coliques hépatiques, pyélites, maladies de la vessie avec anémie. Diabète, albuminurie goutteuse.

CONTRE-INDICATIONS. Affections aiguës, cancer, artériosclérose avancée, hyperchlorhydrie, cirrhose du foie, néphrite.

Vive (*fig.* 973). — Variété de poissons qui passent une partie de leur vie dans le

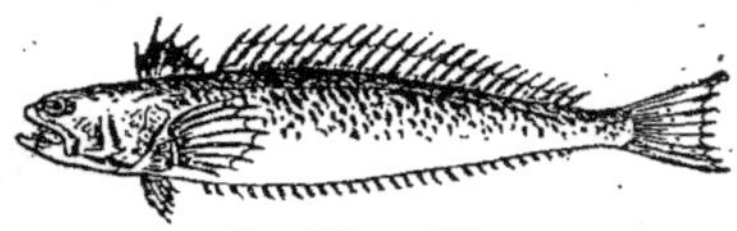

FIG. 973. — Vive.

sable de la mer ; leur chair est délicate et fort appréciée.

Les vives possèdent de chaque côté de la tête, sur l'opercule (partie qui recouvre les branchies), un aiguillon percé d'un canal qui, à sa base, est en communication avec une glande à venin dont le contenu se rend dans l'aiguillon.

VARIÉTÉS : 1° La *petite vive* (la plus dangereuse), appelée *toquet* sur les côtes de la Manche, a une longueur de 12 cent. Elle n'a pas d'épines sur le bord antérieur du sourcil ; le corps est court, de couleur gris jaunâtre sur le dos, blanc d'argent sur le ventre ; le dessus de la tête est pointillé noir ;

2° La *vive commune*, qui peut atteindre 30 centim., a une épine sur le bord antérieur de l'orbite ; la partie supérieure du corps est gris roussâtre, la partie inférieure rayée de jaune. Elle vit sur toutes nos côtes comme la précédente ;

3° La *vive à tête rayonnée* et la *vive araignée* sont des espèces spéciales à la Méditerranée.

Blessures par les vives. — CAUSES. C'est en marchant sur ces poissons les pieds nus, ou en cherchant à les prendre avec la main, que les accidents se produisent. — SIGNES. Ils sont très rapides : une douleur très vive se fait sentir à l'instant, le membre enfle rapidement et un phlegmon plus ou moins étendu est la suite de la blessure.

TRAITEMENT. Le premier soin à prendre doit être d'élargir la plaie et de la faire saigner. Applications d'essence de térébenthine.

Voile du palais. — Partie mobile du palais formant la partie postérieure et inférieure des fosses nasales en haut, postérieure et supérieure de la bouche en bas.

Il est constitué par des muscles tapissés, à la partie inférieure, par la muqueuse buccale qui, à ce niveau, contient des glandes nombreuses et, à la partie supérieure, par la muqueuse pituitaire. Il s'attache en avant, au bord postérieur de la voûte du palais, et son bord inférieur, qui est libre au-dessus de la langue, se prolonge au milieu par une partie rétrécie, pendante, la *luette*. Ses bords se continuent en avant avec la langue, en arrière avec le pharynx*, de chaque côté par deux replis, les *piliers antérieurs* et *postérieurs*, qui circonscrivent une loge triangulaire à base inférieure dans laquelle est placée l'amygdale : les deux piliers antérieurs bornent l'orifice de l'isthme du gosier ; les deux postérieurs, plus rapprochés que les précédents, bornent l'orifice faisant communiquer l'arrière-cavité des fosses nasales avec le pharynx.

ACTION. Le voile du palais joue un rôle important

dans la déglutition en poussant en arrière le bol alimentaire et en fermant par les piliers postérieurs l'orifice conduisant aux fosses nasales postérieures au moment du passage de ce bol dans le pharynx. Il modifie en outre les sons.

Paralysie. — Elle peut atteindre à la fois la sensibilité et le mouvement ou seulement l'un des deux, être limitée à l'un des côtés ou à la totalité.

CAUSES. Maladies du cerveau, du bulbe ou du glosso-pharyngien. C'est la manifestation la plus fréquente de la paralysie diphtérique.

Voitures.

Voitures de malades. — Il existe un grand nombre de types de voitures de malades, à des prix plus ou moins élevés. La figure 974 montre la voiture employée pour les enfants immobilisés sur le dos dans un appa-

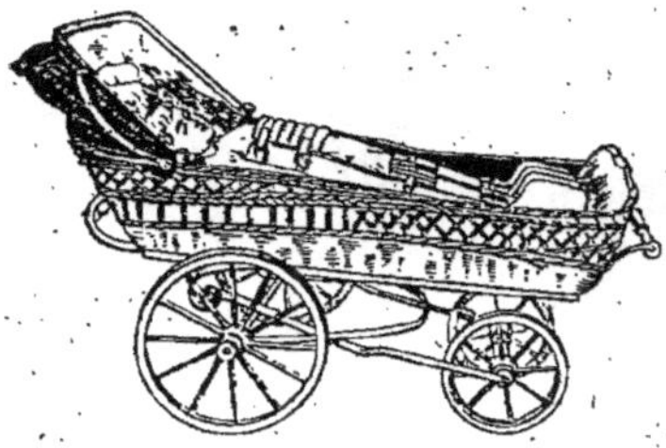

FIG. 974. — Voiture pour enfant.
(L'enfant est dans un appareil pour coxalgie.)

reil plâtré ou dans une gouttière de Bonnet et qu'on rencontre souvent à Berck. Dans la figure 975 est représenté un type de voiture pour transporter des malades de chez eux ou de la voie publique à l'hôpital ou à la campagne.

Pour le transport à l'hôpital, le service est gratuit à Paris et s'effectue sur la demande d'un médecin

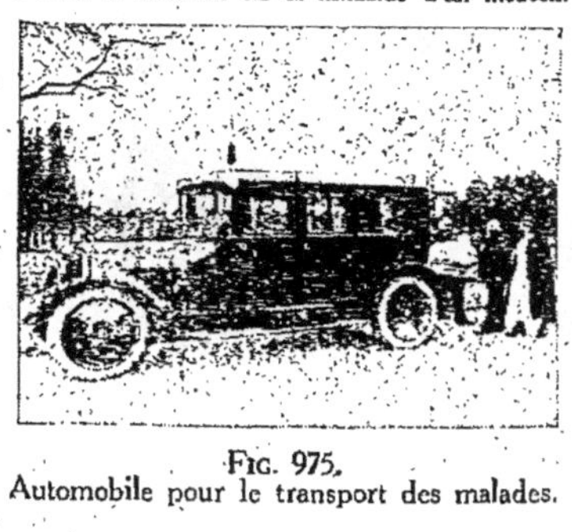

FIG. 975.
Automobile pour le transport des malades.

adressée au commissaire de police. Il existe, d'autre part, des services privés et payants.

Voitures publiques. — Les transports en commun : autobus, tramways, wagons, etc., sont d'autant plus dangereux au point de vue de la propagation des maladies infectieuses qu'ils sont plus confortables. Les tapis, les stores, les sièges, etc., sont faits des tissus les plus aptes à condenser les poussières et les plus difficiles à nettoyer ou à désinfecter. V. à DÉSINFECTION.

Voix. — L'usage bien entendu de la voix est le principal moyen que nous possédions pour lui conserver ses qualités et au besoin pour l'améliorer ; mais cela ne vient pas naturellement, des efforts laborieux et un habile entraînement sont nécessaires.

Structure et fonctionnement de l'appareil vocal. — La voix est produite par la réunion de trois appareils : 1° un *porte-vent*, le poumon ; 2° des *anches* vibrantes, les cordes vocales inférieures du larynx ; 3° des *résonateurs*, le pharynx, la bouche, le nez, destinés à donner à la voix son timbre, c'est-à-dire le son individuel et caractéristique.

Pour bien parler et surtout pour bien chanter, il faut donc savoir : 1° bien respirer ; 2° donner aux cordes vocales une tension appropriée ; 3° disposer de façon convenable le pharynx, le nez, la bouche.

Il semble bizarre, au premier abord, d'apprendre à bien respirer ; c'est là un acte instinctif que chacun croit posséder par droit de naissance. Combien de gens ignorent cependant que la respiration doit s'effectuer par le nez ; le chanteur s'exercera même utilement à respirer devant une glace, bouche fermée.

On ignore aussi, généralement, qu'une profonde inspiration (entrée d'air) remplit mieux le poumon que plusieurs petites. Le chanteur ne doit pas, du reste, s'astreindre à respirer toujours à longs intervalles, mais apprendre à respirer d'une façon aussi complète et aussi silencieuse que possible, en répartissant utilement l'air respiré. La perfection de l'art de respirer en chantant est atteinte lorsque cet acte, d'abord difficile, arrive à s'effectuer inconsciemment.

La forme de respiration qui donne le maximum d'air au poumon en demandant le minimum de mouvement au corps est la respiration par le diaphragme, gros muscle qui sépare la poitrine du ventre et dont la contraction dilate le thorax en tous sens ; c'est donc celle que chanteurs et orateurs doivent s'habituer à employer. Pour obtenir ce résultat, on recommande les exercices de respiration dans la position horizontale.

Le chanteur qui ne sait pas bien respirer exagère la contraction des muscles de la gorge et provoque ainsi des cris, la congestion du larynx et des granulations de la gorge ; sa voix est mauvaise au point de vue artistique et son organe devient rapidement malade.

Arrivons maintenant à l'organe proprement dit de la voix, au larynx, qui est une partie de la trachée modifiée dans sa forme en vue de la phonation. La charpente du larynx se compose de trois cartilages (*fig.* 976) : l'un en forme de bouclier, le cartilage *thyroïde*, ou pomme d'Adam, est placé sur la partie antérieure d'une sorte d'anneau, le cartilage *cricoïde*. Celui-ci porte en arrière deux facettes avec lesquelles s'articulent deux pyramides triangulaires, les cartilages *aryténoïdes* (*fig.* 976-978).

La partie essentielle du larynx est la *glotte*, rétrécissement du tube aérien en forme de fente triangulaire (*fig.* 979 et 980). La pointe antérieure du triangle glottique répond à la face postérieure du cartilage thyroïde et la base aux muscles ary-aryténoïdiens, qui réunissent en arrière les deux cartilages aryténoïdes. Quant aux côtés du triangle, ils sont formés dans les deux cinquièmes postérieurs par lesdits cartilages et, dans les trois cinquièmes antérieurs, par les *cordes vocales* inférieures ou *vraies*, constituées de dehors en dedans par la muqueuse, un ligament élastique et le

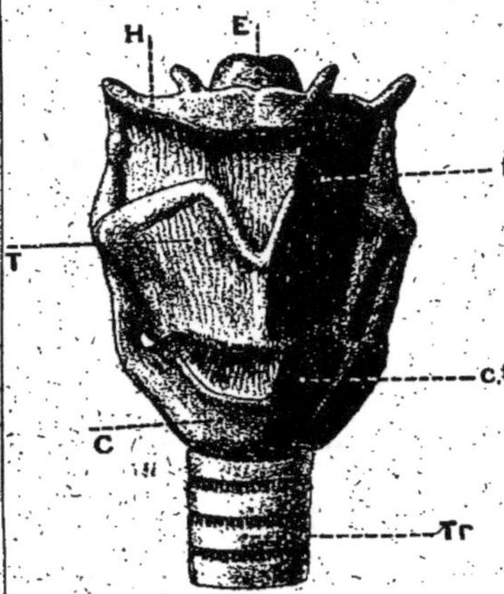

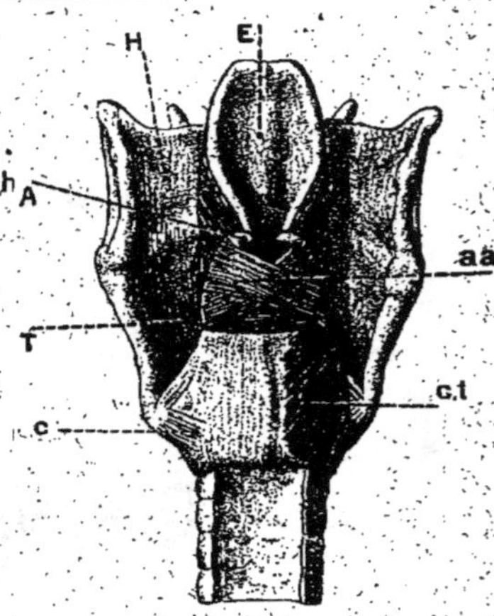

FIG. 976. — Larynx vu par devant. FIG. 977. — Larynx vu par derrière.

T, Cartilage thyroïde; C. Cartilage cricoïde; A. Cartilage aryténoïde; B. Épiglotte; H. Os hyoïde; Tr. Trachée; th. Muscle thyroïdien (élévateur du larynx); ct. Muscle crico-thyroïdien; aa. Muscles ary-aryténoïdiens.

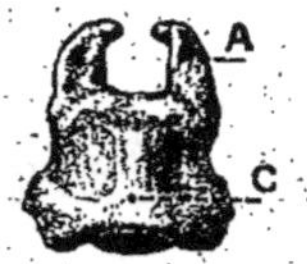

FIG. 978.
Système des cartilages cricoïde et aryténoïde.

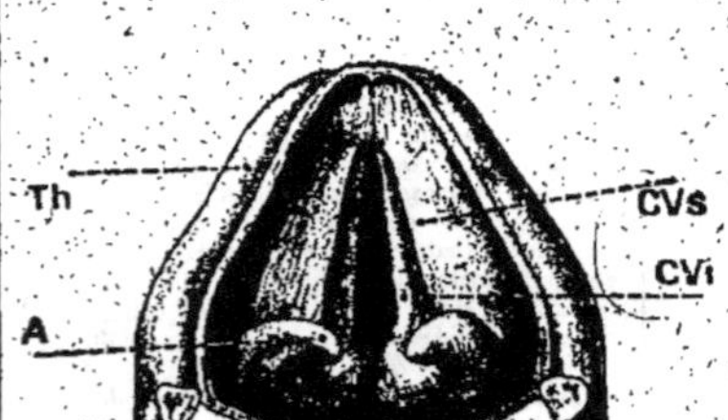

FIG. 979.
La glotte vue en dessus.

Th. Cartilage thyroïde; A. Cartilage aryténoïde; CVs. Corde vocale supérieure; CVi. Corde vocale inférieure.

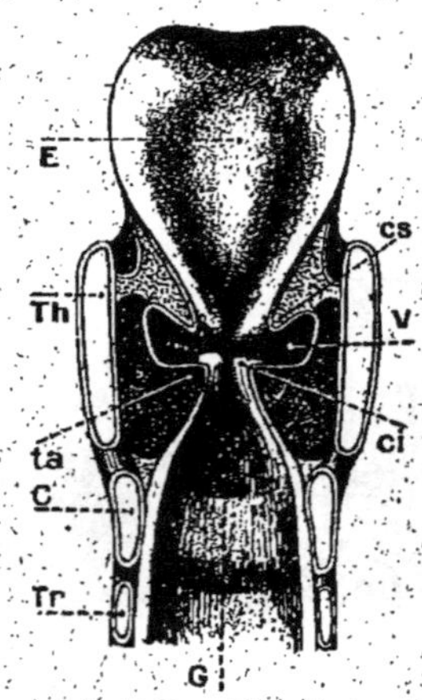

FIG. 980.
Coupe transversale du larynx.

E. Épiglotte; Th. Section du cartilage thyroïde; C. Cartilage cricoïde; Tr. Trachée; G. Glotte, ventricule du larynx; cs. Corde vocale supérieure; ci. Corde vocale inférieure; ta. Muscle thyro-aryténoïdien.

FIG. 976 à 980. — Organes de la voix.

muscle thyro-aryténoïdien qui forme un pont allant de chaque cartilage aryténoïde au cartilage thyroïde.

Lorsque les muscles ary-aryténoïdiens sont relâchés, la glotte est ouverte au maximum [respiration] (*fig.* 981); chante de poitrine, aucune vibration ne se produit quand on chante de tête. La voix mixte est formée par les notes les plus élevées de la voix de poitrine.

Comment s'effectue l'échelle des sons qui constituent les diverses variétés de voix ? Par des modifications des cordes vocales : tension, raccourcissement, épaississement, amincissement, rapprochement l'une de l'autre.

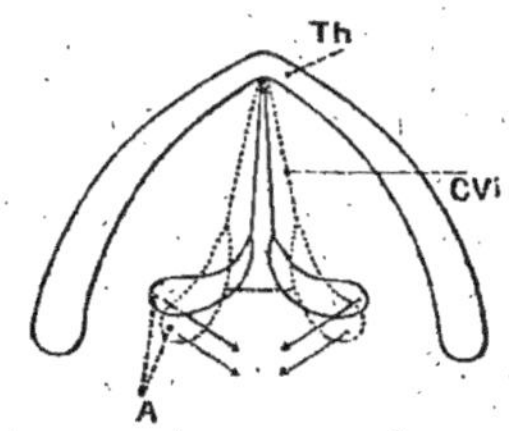

FIG. 981.
Glotte dans les inspirations moyenne et profonde.

Th. Cartilage thyroïde; A. Cartilage aryténoïde; CVi. Corde vocale inférieure écartée pendant l'inspiration profonde.

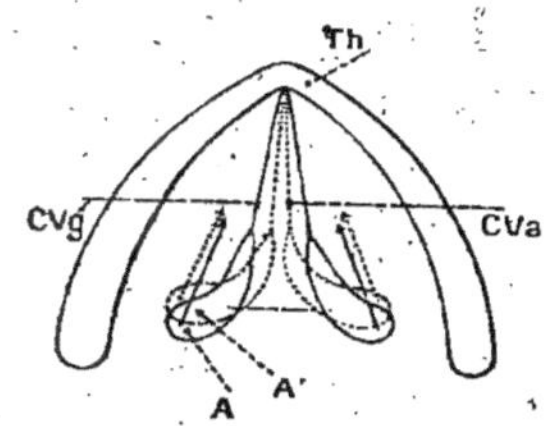

FIG. 983. — Glotte dans la voix grave et dans la voix aiguë.

Th. Cartilage thyroïde; A. Position du cartilage aryténoïde dans la voix grave et A' dans la voix aiguë; CVg. Position de la corde vocale dans la voix grave; CVa. Position de la corde vocale dans la voix aiguë.

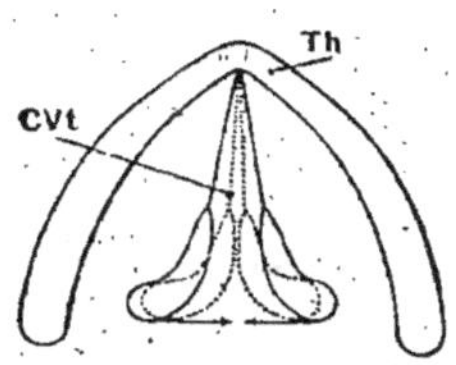

FIG. 982.
Glotte dans la voix de tête.

Th. Cartilage thyroïde; CVt. Position de la corde vocale dans la voix de tête.

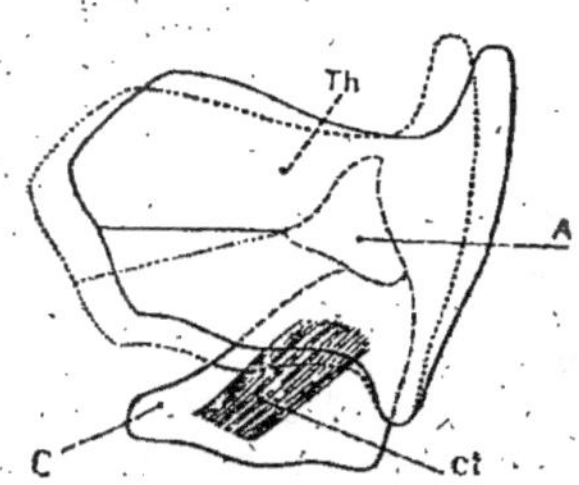

FIG. 984. — Action du muscle crico-thyroïdien fixateur et tenseur des cordes vocales inférieures.

Th. Cartilage thyroïde; C. Cartilage cricoïde; A. Cartilage aryténoïde; ct. Muscle crico-thyroïdien.

FIG. 981 à 984. — Modifications des cordes vocales pendant la parole et le chant.

lorsqu'ils se concentrent, ils rapprochent les cartilages (*fig.* 982), et suppriment la partie postérieure de l'ouverture glottique, de façon à ne laisser passer que lentement l'air venant du poumon (expiration) par la partie antérieure de la glotte formée par les cordes vocales. Celles-ci vibrent alors sous la poussée de l'air.

Lorsqu'on emploie la *voix de poitrine* (*fig.* 981, 983), la vibration se produit dans toute l'étendue et dans toute l'épaisseur de la corde; pour la *voix de tête* (*fig.* 982) ou de fausset, la muqueuse des cordes vocales qui, du reste, peut se décoller des parties qu'elle recouvre, entre seule en vibration. Cette vibration est encore diminuée par une action accessoire : les fausses cordes vocales, qui sont placées au-dessus des vraies, viennent, en effet, s'appliquer sur ces dernières, constituant ainsi une sorte de *rasette.* Tandis qu'une main placée sur la poitrine sent vibrer celle-ci lorsqu'on

L'*intensité* du son dépend de la largeur de la corde et du développement de la poitrine; d'où l'utilité des exercices respiratoires indiqués précédemment.

La *hauteur* du son est liée à d'autres causes. Il est d'autant plus *grave* : 1° que les cordes vocales sont plus longues (hommes); 2° que la trachée est elle-même plus allongée (en général les ténors sont petits, les basses grands); 3° que le rapprochement des aryténoïdes est moins complet. Le son est, par contre, d'autant plus *aigu* que la tension des cordes est plus vigoureuse, leur étendue plus courte, leur rapprochement plus intime : ainsi le coup de glotte s'opère par la mise en contact presque complète des cordes. L'accolement augmente à mesure que la gamme monte; d'où la nécessité, pendant les études, de n'atteindre que très progressivement les notes élevées, si l'on veut éviter la fatigue.

En employant la voix de tête, le chanteur peut atteindre des notes que l'étendue de son registre de poitrine ne lui permet pas ; mais le passage doit s'opérer avant la limite extrême de la voix de poitrine, sous peine de *trou* dans la voix. Au moment du passage, on éprouve un sentiment de détente dans la gorge, par suite de l'arrêt de la contraction du muscle tenseur des cordes qui était devenue excessive. Cette voix de repos ne monte pas très haut (cinq à six notes), et ces notes ne sont pas très éclatantes, l'orifice glottique étant trop ouvert.

La voix de tête n'est pas facile à régler, parce qu'elle est due à l'action d'un seul muscle ; elle est fragile chez l'homme : 1° parce qu'on ne peut pas se servir de la respiration pour surélever le son sans risquer des avaries ; 2° parce que la muqueuse vibrant seule, la voix disparaît dès que celle-ci est malade ; or, quelle que soit l'altération du larynx, la muqueuse est la première touchée, la dernière guérie.

Arrivons maintenant à l'action des *résonateurs*. Le *timbre* est la voix habillée. Chaque son se compose d'un son fondamental et de sons accessoires, dits *harmoniques*, qui, plus ou moins renforcés par les résonateurs sus-glottiques, modifient le son d'une note et lui donnent un caractère agréable ou désagréable.

Les muscles du pharynx, en allongeant la cavité résonnante, aident à la formation des sons graves et sombrent la voix ; en se raccourcissant, ils favorisent la formation des sons aigus et éclaircissent la voix.

Le voile du palais, en se relevant, ferme les fosses nasales et supprime les résonances nasales, nasillardes ; l'effet est inverse si le voile est paralysé, comme, par exemple, à la suite des angines. Une luette grosse donne aussi une résonance nasale.

La place de la langue joue un rôle important dans le timbre de la voix, dans les vices de prononciation (blésité ou zézaiement, balbutiement, etc.).

La bouche en s'ouvrant donne un timbre aigu, en se fermant un timbre sombre.

Quand les harmoniques sont bien accordées avec le son principal, la voix est pure ; l'inverse se produit dans le cas contraire. Il est donc très important de savoir que l'étude peut apporter des modifications profondes aux résonateurs, à condition que le professeur soit habile et l'élève patient et énergique.

Hygiène générale. — Quelle doit être l'hygiène générale de l'orateur, du chanteur ? Les prescriptions sont nombreuses et visent les diverses fonctions.

On doit augmenter la puissance musculaire et la capacité pulmonaire par un *exercice progressif*, arrêté avant la fatigue : promenades à pied, au minimum de 4 kilomètres pour les femmes, de 8 pour les hommes, en évitant les ascensions et les courses trop rapides, de façon que la résistance de l'air ne porte pas à l'excès l'effort respiratoire : la bicyclette (sans emballement), la natation, l'escrime, la gymnastique, surtout celle avec haltères, et suivie d'hydrothérapie et de massage, contribuent au même but et préservent de l'obésité.

Comme *appartement*, l'orateur et le chanteur choisiront l'exposition au levant ou au midi, à cause de la fréquence, chez eux, des rhumes produits par le froid, et n'hésiteront pas à loger aux étages supérieurs de la maison, afin d'être éloignés des poussières de la rue, si nuisibles au larynx. Pour éviter les brusques changements de température, ils doivent demander à leurs appareils de chauffage, toujours à tirage libre, une température de 15° à 18°, et ne pas employer la houille, dont la fumée monte à la gorge.

A l'effet nuisible des poussières et des fumées il faut joindre celle des *odeurs* et *parfums* naturels ou artificiels (orange, lis, datura, violette, coing, gaz se dégageant des water-closets) qui peuvent enlever instantanément la voix. Dans le même ordre d'idées, il convient de mentionner le tabac, qui est proscrit par presque tous les auteurs, artistes ou médecins, surtout aux ténors et aux personnes dont la voix est déjà fatiguée.

A la *campagne*, l'homme soucieux de sa voix n'oubliera pas que les bois sont souvent humides et que le refroidissement habituel de l'air au moment du coucher du soleil y est souvent particulièrement intense. Partout, s'il est surpris par un abaissement de température, il fermera la bouche et évitera de parler.

L'*air de la mer* surexcite les nerveux et voile leur voix ; les bains à la lame peuvent produire des inflammations de l'oreille si l'on n'a pas soin de bien fermer la bouche et d'introduire un tampon d'ouate dans le conduit auditif externe. Sauf, du reste, ces restrictions et à condition de ne pas choisir une localité où le vent règne avec trop de violence, un séjour à la mer, notamment près de l'Océan, est souvent utile.

L'*alimentation* doit-elle être spéciale ? Le but à atteindre étant l'intégrité de la capacité respiratoire, il convient de ne pas gêner l'expansion du poumon et le travail du diaphragme par une dilatation excessive de l'estomac et des intestins. Les repas seront donc pris à intervalles réguliers, de façon à éviter le surcroît de nourriture qu'entraîne l'usage contraire ; le souper après le spectacle est une bonne pratique pour le chanteur de profession, obligé de dîner de bonne heure et de se coucher tard.

Quant aux aliments, il est préférable, pour la même raison, de choisir ceux qui nourrissent beaucoup sous un petit volume et se digèrent rapidement : viande rouge peu cuite, lait et œufs, légumes verts bien divisés, fruits frais, vins légers.

Les aliments qui contiennent de la gélatine (huîtres, escargots) jouissent de la réputation de donner de la voix, tandis qu'au contraire les fromages fermentés, les choux, les champignons, les artichauts, les amandes, la moutarde, l'eau glacée et surtout les alcools sont considérés comme nuisibles. L'anisette et le kummel diminuent, puis éteignent complètement la voix. Le café, qui, précipitant les battements du cœur, rend la respiration courte, ne doit être pris qu'à faible dose. Enfin, avant de quitter ce sujet, il est nécessaire de signaler l'utilité d'un régime rafraîchissant, la constipation gênant l'expansion pulmonaire.

Le *costume* ne peut être absolument celui de tout le monde, tout au moins pour la chanteuse ; elle doit renoncer aux corsets serrés, qui diminuent de plus d'un tiers la capacité respiratoire. Les cols hauts gênent les mouvements du larynx, les ceintures et les chaussures étroites congestionnent le visage.

Toutes les prescriptions précédentes ont particulièrement leur application le jour où l'on doit parler ou chanter en public. Une exception doit cependant être faite pour celles qui ont trait aux exercices physiques ; il convient alors, en effet, d'éviter toute fatigue, même passive, comme la station debout, de parler le moins possible et surtout de ne point causer en voiture, le bruit obligeant inconsciemment à forcer le ton.

Une salle surchauffée ou encombrée d'un public trop nombreux est nuisible au chanteur, à l'orateur, qui doivent avoir à leur disposition un air normal ; l'abondance de l'acide carbonique, qui vicie l'air, oblige à des respirations très fréquentes et gêne, par suite, l'émission de la voix.

L'orateur, au début de son discours, parlera lentement et assez bas, quitte à s'échauffer ensuite progressivement. Il tiendra la tête droite, même s'il lit, les épaules en arrière, dirigeant sa voix sur l'auditoire et non au-dessus. Chanteurs et orateurs ne doivent pas oublier que tout effort dans les traits est une fatigue, et qu'il importe, pour pouvoir se servir longuement de sa voix, de rester le plus calme possible. Si la gorge est sèche, humecter la bouche avec une très petite quantité d'eau ou placer sous la langue une petite pastille de chlorate de potasse ; si elle s'irrite facilement, une pastille de cocaïne permettra d'effectuer l'effort nécessaire.

Voix (Maladies de la).

Lorsque la voix se voile, *s'enroue*, l'orateur peut encore au besoin parler ; mais qu'il se garde de tousser pour éclaircir sa voix : il congestionnerait ainsi l'organe ; il se contentera d'essayer d'articuler le plus nettement possible, en buvant de temps en temps une gorgée de boisson chaude (thé, café), et il sera souvent étonné du résultat qu'il peut obtenir ainsi. Utiliser une voix enrouée, « chanter sur un rhume », est beaucoup plus grave pour un artiste lyrique que pour un acteur, et la prudence la plus élémentaire l'oblige à s'abstenir. Les *angines* et les *laryngites* ne sont si fréquentes chez les ecclésiastiques et les instituteurs que par suite de l'impossibilité, pour eux, de ce repos de l'organe.

Le traitement de ces maladies exige, en premier lieu, le silence du malade. Il devra garder la chambre, employer les gargarismes boriqués et les fumigations au benjoin, à l'eucalyptus ou aux bourgeons de pin.

Les muqueuses de la gorge et du larynx se congestionnent facilement ; les granulations sont la grande terreur des orateurs et surtout des chanteurs. Ces lésions sont bien souvent la suite des maladies du nez, qu'il serait très simple de prévenir par des lavages quotidiens, des irrigations nasales avec l'eau boriquée à 3 p. 100. V. NEZ.

Il est d'autant plus important de faire ces lavages que la pharyngite chronique menace à la fois la voix et l'audition, la muqueuse se continuant dans la trompe d'Eustache, conduit qui va de la gorge à la caisse du tympan. La béance de l'ouverture de cette trompe à la suite d'inflammations chroniques du pharynx accroît, en outre, d'une façon excessive l'audition de la propre voix du malade et produit des bourdonnements dans ses oreilles chaque fois qu'il chante.

Un trouble spécial, la *crampe des orateurs et des chanteurs*, consiste dans une sensation de congestion, de plénitude, d'embarras de la gorge, résultat de la fatigue de la voix. Son traitement consiste dans : 1° l'abstention de la parole ; 2° l'application d'une éponge trempée d'eau tiède sur la pomme d'Adam, puis des applications d'un mélange d'eau froide et d'eau de Cologne pendant quelques minutes, qu'on fera suivre d'un essuyage avec une serviette assez rude. On pourra, en outre, pétrir les côtés du larynx et le pousser en haut et en bas avec une suffisante énergie pour que ces manœuvres soient senties profondément.

Les femmes doivent savoir qu'au moment des règles, il leur est interdit de faire des efforts vocaux exagérés, sous peine d'hémorragies dans l'épaisseur des cordes, et que les maladies des organes maternels peuvent suffire à produire l'aphonie.

L'extinction de voix peut être provoquée, du reste, par beaucoup d'autres causes : les plus fréquentes sont les excès alcooliques, les congestions passagères par le froid. Les muscles du larynx étant très superficiels, l'électricité donne souvent de bons résultats.

Eaux minérales. Aix en cas de congestion chronique et de relâchement des cordes ; Mont-Dore si les catarrhes se répètent chaque hiver.

Troubles dans l'émission de la voix.

1° ***Balbutiement.*** — Trouble de la voix résultant de l'incertitude des mouvements de la langue et des lèvres (spasme). Il peut coexister avec le bégayement*. La frayeur est sa cause la plus ordinaire, puis l'ivresse. On débarrasse les enfants de ce défaut en les faisant parler lentement, à haute voix.

2° ***Bégayement.*** — Ce trouble est produit par l'impossibilité de disposer convenablement les cordes vocales pour la phonation ou par le spasme du diaphragme.

L'imitation consciente ou inconsciente est une de ses causes : d'où l'intérêt de ne pas mettre des bègues guéris en communication avec d'autres bègues.

Le traitement du bégayement consiste à apprendre à respirer convenablement, c'est-à-dire à faire en sorte que l'air venant du poumon ne puisse pas sortir avant que le larynx soit prêt à le recevoir. Le tabac est nuisible aux bègues.

3° ***Blésité et Zézaiement.*** — Vice de prononciation consistant dans la difficulté d'articuler les consonnes *c* et *s*, *g* et *j*. Comme dans le *th* anglais, la langue, chez ceux qui zézayent, s'avance outre mesure au moment de prononcer les lettres et vient se placer entre les dents, mettant ainsi obstacle à l'articulation exacte : d'où *zéant* pour *géant*, *ceval* pour *cheval*.

Il faut, pour se corriger de ce défaut, maintenir la langue appuyée sur les dents de la mâchoire inférieure et en opérer le retrait en la dirigeant au palais chaque fois qu'on doit prononcer une des quatre lettres difficiles.

4° ***Grasseyement.*** — Vice de prononciation assez commun à Paris (accent parisien). Les vibrations de la lettre *r*, qui devraient être déterminées par le mouvement rapide de la *pointe* de la langue, se produisent dans l'arrière-bouche entre la *base* de la langue et le voile du palais ; d'où la transformation de l'*r* en *g* ou *k*. Il faut : 1° chercher à imiter des personnes qui parlent bien ; 2° prononcer lentement et distinctement, puis de plus en plus vite les mots *Pédé, Bédé, Tédé* : on donnera ensuite plus d'importance à *dé* et on fera des lectures à haute voix de prose ou de poésie en substituant *d* à tous les *r*. On élèvera la pointe de la langue vers la voûte palatine à trois ou quatre lignes en arrière de l'arcade dentaire supérieure, en veillant à ce que l'arrière-bouche reste dans une inaction complète, et on s'efforcera, en chassant une grande masse d'air, de faire osciller la pointe de la langue et de la faire vibrer comme un drapeau.

5° ***Lambdacisme.*** — Vice de prononciation consistant dans le remplacement de *l* par le son de *ll* mouillé.

TRAITEMENT. Diriger l'air vers le milieu de la langue.

Volonté (Maladies de la).

— Les troubles de la volonté sont fréquents et il y a déjà été fait allusion dans différents articles : ALCOOLISME, ALIÉNATION MENTALE, ÉPILEPSIE, FOLIE, GROSSESSE, HYPNOTISME, HYSTÉRIE, MÉNOPAUSE, OPIUM (morphinisme), NEURASTHÉNIE. On ne trouvera donc ici que des renseignements généraux sur l'*affaiblissement de la volonté* et particulièrement sur une de ses variétés, la *maladie du scrupule*.

Affaiblissement et abolition de la volonté (aboulie). — Th. Ribot et Dallemagne en décrivent plusieurs variétés :

L'*affaiblissement par défaut d'impulsion* est la caractéristique des apathiques, des indifférents, auxquels on peut ajouter les irrésolus, dont les déterminations sont si variées et si contradictoires qu'elles n'ont aucun résultat. Les muscles, les organes de mouvements sont intacts ; l'intelligence peut être parfaite, mais la sensation excitatrice est trop faible pour exercer une action sur la volonté. Les influences dépressives, notamment les intoxications (morphinisme), sont les causes ordinaires de cet état, qui peut disparaître, par contre, sous l'action d'une vive émotion morale. — Dans d'autres cas, l'affaiblissement de la volonté est dû à un sentiment de crainte sans motif raisonnable : peur de traverser une rue ou une place (*agoraphobie*), hésitation continuelle (*folie du doute*), vérification incessante d'actes antérieurs, par crainte d'erreurs d'orthographe, de perte d'une clef, d'oubli de fermeture d'un meuble, de malpropreté des mains.

Le malade peut avoir la perception très nette de la détermination à prendre, mais être dans l'impossibilité de *vouloir* les moyens nécessaires à sa réalisation. Tel est le cas des individus débordés par le flux incoercible de leurs idées, avec affaiblissement corrélatif du pouvoir de les diriger, l'attention volontaire étant insuffisante.

L'*impulsion morbide* est le dénouement d'une obsession transformée en idée fixe. Elle peut, dans certains cas, être instantanée (épilepsie), mais, le plus souvent, ne s'effectue qu'après de longs mois et seulement sous l'action d'une cause occasionnelle fortuite. Dans cette variété de malades rentrent les individus qui marchent des heures entières sans s'arrêter, sans regarder autour d'eux, comme des appareils mécaniques que l'on a montés ; les hystériques, qui éprouvent le besoin à certains moments d'aller vociférer dans un endroit solitaire, les personnes obligées à de continuels calculs (arithmomanie) ou à la recherche du nom des passants (onomatomanie) ; enfin, les obsédés du suicide ou du crime, qui sollicitent eux-mêmes leur entrée dans les asiles, où ils recouvrent immédiatement le calme en se sentant protégés contre eux-mêmes.

Des formes incomplètes (tics, lubies, bizarreries, petites manies) relient, par des transitions presque insensibles, l'état sain à ces formes de troubles de la volonté.

Maladie du scrupule. — La maladie du « scrupule » est plus fréquente chez les femmes que chez les hommes, chez les personnes aisées que dans la clientèle d'hôpital et entre vingt et quarante ans.

Les caractères essentiels du langage du scrupuleux sont : le désir de se confesser, aucune raison sérieuse ne s'y opposant, et l'impuissance où se trouve le malade d'exprimer clairement son état. C'est là un fait qui tient à la maladie et qui rentre dans tout un groupe de phénomènes du même genre. Il se rattache à une impuissance générale de rien faire avec précision, de rien terminer. Ces malades sont persécutés par des obsessions de différentes natures, c'est-à-dire par une idée fixe qui revient assiéger leur pensée vingt, cent fois par jour.

VARIÉTÉS D'OBSESSIONS. *Obsession du sacrilège.* « Elles sont constituées par l'association de deux pensées : l'une d'ordre élevé, le plus souvent religieuse et en tout cas infiniment vénérable aux yeux du sujet : Dieu, l'âme, les enfants, l'église, l'hostie, et de l'autre une pensée basse, répugnante, ignoble, les excréments, les organes génitaux, les paroles grossières. » Ex. : scrupule d'avoir voué ses enfants au démon.

Obsession du crime. Impulsion au vol, à l'assassinat, au viol, au suicide.

Obsession du remords d'un sacrilège ou d'un crime. Remords d'une faute religieuse : confession insuffisante, action de mâcher l'hostie, d'avoir mal fait la prière, remords de crimes dont le malade a eu l'impulsion ou dont il a simplement entendu parler.

Obsession de honte morale. Mécontentement de son esprit, de sa volonté, de son intelligence, de son caractère, des actes dont on est ou non responsable ; obsession qu'on est atteint de folie. Ce qui distingue le scrupuleux du mélancolique, c'est que celui-ci est *convaincu* de sa déchéance, alors que le scrupuleux est loin de croire complètement tout ce qu'il dit ou pense à ce sujet.

Obsession de honte physique. Mécontentement de son corps en général, de son embonpoint, de la rougeur du visage, de ses formes féminines, de la gaucherie avec laquelle on tient ses bras, ses jambes : honte des parties génitales avec, comme conséquence, le refus de manger, de se montrer, de sortir dans la rue, la peur de ne plus être aimé, même dans l'enfance, d'être lourd, d'avoir les mains sales, de faire des bruits inconvenants, de perdre ses urines.

Obsession hypocondriaque. Les scrupuleux ont moins la crainte de la maladie elle-même que de provoquer cette maladie par une faute personnelle.

CARACTÈRES COMMUNS. Ces idées des scrupuleux sont des troubles de la volonté : elles portent toujours sur des actes personnels. Ces actes sont non seulement toujours mauvais, mais les plus mauvais qu'ils peuvent imaginer. Les obsessions s'accompagnent de doute, d'interrogation, d'hésitation, de compensation, d'expiation, de promesses, de serment.

HYGIÈNE PRÉVENTIVE. Eviter les mariages entre familles de même profession (universitaires, magistrats, etc.).

Chez les enfants prédisposés par l'hérédité, développer l'adresse manuelle, habituer à l'action libre, aux exercices même dangereux donnant confiance en soi, faire vivre avec des camarades, empêcher les rêveries.

TRAITEMENT. Les scrupuleux souvent ne savent ni travailler seuls, ni s'amuser seuls : ils n'ont aucune personnalité, mais sont des reflets d'autres individus qu'ils répètent consciemment ou inconsciemment.

Le premier caractère de leur volonté est l'indécision : ils ne mettent pas à exécution leur idée fixe, parce que leur résolution est trop faible pour résister au moindre obstacle, que leur idée elle-même est imprécise. Il en résulte que le médecin doit chercher : 1° à prendre la direction complète de l'esprit du malade ; 2° à réduire cette domination au minimum et à apprendre peu à peu au malade à s'en passer. Pour obtenir ce résultat on peut employer la suggestion et une gymnastique de l'attention, notamment étude du piano, du dessin à des heures données et en faisant des choses assez difficiles pour contraindre la pensée à un travail précis ; on doit aussi chercher à diminuer la fatigue de la pensée par une simplification de la vie du malade.

Volvulus (du lat. *volvere*, enrouler). — Torsion d'une anse intestinale autour de son mésentère, d'où résultent un arrêt des matières fécales et des symptômes d'occlusion intestinale. V. INTESTIN.

Vomer. — Petit os placé à l'intérieur du nez, dont il forme une partie de la cloison.

Vomique (du lat. *vomere*, vomir). — Rejet brusque par les bronches d'une collection liquide presque toujours purulente, passée par effraction dans ces canaux de l'air.

CAUSES. Quand la vomique est d'*origine pulmonaire*, la collection qui tend à s'évacuer par des bronches peut être un abcès ou un kyste hydatique du poumon. Dans les *vomiques d'origine pleurale*, le pus, qui provient presque toujours d'une pleurésie purulente enkystée, le plus souvent interlobaire, s'est frayé un chemin à travers le poumon jusqu'aux bronches. Il en est de même des vomiques, très rares, provenant d'un abcès du médiastin, ou des *vomiques d'origine abdominale*, provenant d'un kyste hydatique ou d'un abcès hépatique, périnéphrétique ou sous-phrénique.

TRAITEMENT : 1° *Au moment de la vomique :* Oxygène, huile camphrée, éther ;

2° *Après la vomique :* Soutenir l'état général, antisepsie bronchique par les balsamiques, mais surtout *traitement de la cause* de la vomique.

Vomique (Noix). — V. NOIX VOMIQUE.

Vomissement. — Rejet brusque par la bouche : 1° d'une quantité plus ou moins grande des substances contenues dans l'estomac, aliment ou mucus (*vomissement alimentaire* ou *muqueux*), ou 2° de la bile déversée dans ce viscère (*vomissement bilieux*) par le pylore ; 3° du sang provenant de la rupture de ses vaisseaux ou de la déglutition du sang provenant du nez, de la bouche ou de l'œsophage (*vomissement de sang* ou *hématémèse*) [V. HÉMORRAGIES]. Parfois le vomissement est *fécaloïde*, brunâtre, d'odeur nauséabonde.

Le vomissement doit être distingué de la *régurgitation*, reflux du contenu de l'estomac en petite quantité dans la bouche, sans effort ni expulsion en dehors. Il se produit surtout chez les nourrissons.

Le terme de *pituite* désigne les vomissements de mucus qui se produisent notamment au réveil chez les alcooliques. Ils sont constitués par un mélange de salive et de sécrétion de l'œsophage par suite de l'irritation de ce conduit.

CAUSES. ***Chez l'adulte,*** le vomissement peut s'observer :

1° Au cours d'*affections aiguës*, au début de diverses maladies fébriles (pneumonie, érysipèle), au cours d'affections abdominales douloureuses (appendicite, colique néphrétique ou hépatique, péritonite, occlusion intestinale), dans la méningite aiguë; au cours d'une indigestion ou après un vomitif, un empoisonnement ; après l'anesthésie chloroformique ;

2° *Dans les maladies de l'appareil digestif :* gastrite alcoolique, hystérique, ulcère ou cancer de l'estomac, sténose du pylore, obstruction intestinale (vomissements fécaloïdes) ; le vomissement est le plus souvent précédé de douleurs stomacales ;

3° *En dehors des affections gastriques :* dans la *grossesse* (vomissement aqueux, bilieux, au réveil, après les repas) ; dans l'*urémie*, dans la *migraine*, dans les *maladies nerveuses* (tabes, tumeur cérébrale, méningite) ; ils s'effectuent alors sans douleur, sans nausées, ni efforts.

Chez le nourrisson, les vomissements peuvent être dus à une malformation de l'estomac (rétrécissement du cardia ou du pylore) qui est incompatible avec une survie de plus de 8 jours.

Certains nourrissons « vomisseurs » rejettent dès les premiers jours de la vie, copieusement et fréquemment le lait de vache ou de femme. Ces vomissements habituels sont d'origine hérédo-syphilitique. Parfois les vomissements sont incoercibles et explosifs. Cette maladie pylorique du nourrisson a été attribuée à un spasme, une hypertrophie congénitale du pylore. Elle peut guérir surtout chirurgicalement, parfois spontanément vers la 10e ou 12e semaine de la vie.

Chez l'enfant, les vomissements peuvent apparaître comme chez l'adulte au cours d'*affections aiguës*, au cours d'*affections subaiguës* ou *chroniques* (coqueluche, adénopathie trachéo-bronchique, méningite tuberculeuse, appendicite chronique, convalescence de la diphtérie [pronostic grave], vers intestinaux).

Certains vomissements sont spéciaux à l'enfance : *vomissements acétonémiques* ou *cycliques*. Ils s'observent chez des enfants de souche arthritique ; le premier accès apparaît ordinairement entre la 1re et la 6e année, jamais après 12 ans. Pendant 2 à 8 jours l'enfant a des vomissements incoercibles alimentaires ou bilieux qui débutent brusquement ; l'haleine a une odeur acétonique et l'urine contient de l'acétone*. Pas de douleurs abdominales. La durée de l'accès varie entre quelques heures et 3 et 4 jours : la crise se reproduisant plusieurs fois par an ; la guérison est habituelle. Ces vomissements périodiques paraissent sous la dépendance de l'uricémie ou de l'arthritisme ou sont dus à une appendicite chronique (Comby).

TRAITEMENT : I. SYMPTOMATIQUE. Repos au lit ; diète, fragments de glace ou boissons gazeuses glacées, vessie de glace ou compresses chaudes sur l'estomac ; eau chloroformée, 100 gr. par jour ; éther, V à XX gouttes, potion de Rivière.

II. SUIVANT LA CAUSE. Dans les crises douloureuses abdominales (coliques hépatiques, néphrétiques, appendiculaires, péritonite, occlusion) : diète, morphine intervention chirurgicale.

Dans la grossesse : hydrothérapie, purgation, bromure, opothérapie surrénale, ovarienne.

Dans les affections nerveuses : traitement de la cause ; syphilitique en cas de vomissements du tabes ; psychothérapie, suggestion dans les vomissements hystériques.

En cas de vomissements acétonémiques : diète hydrique, eau glacée, lavements d'eau salée chaude, bains à 36° ; bicarbonate de soude : 20 à 50 cg. 5 fois par jour ; dans l'intervalle des crises, régime végétarien sans graisses ni œufs.

Dans les vomissements des nourrissons, en cas de mauvaise hygiène alimentaire, bien régler les tétées, citrate de soude : 5 gr. pour 300 gr. d'eau, une cuillerée à café dans chaque biberon.

S'il existe une intolérance pour le lait, injection sous-cutanée de 6 cm³ de lait chauffé à 110° ou bouilli pendant 20 minutes (Weil).

En cas de gastrospasme, alimentation bien réglée, teinture de belladone, IV gouttes par jour et par année d'âge, lavage de l'estomac ; traitement syphilitique, intervention chirurgicale suivant les cas.

Vomitifs. — Le plus simple consiste à chatouiller la luette avec une plume ou du bout des doigts.

Les vomitifs peuvent s'administrer par la bouche (ipéca*, émétique* [V. ANTIMOINE], sulfate de cuivre) ou par injection sous-cutanée (apomorphine*).

La médication vomitive est actuellement très rarement utilisée. On lui reproche en effet de provoquer une dépression très forte et souvent une diarrhée consécutive sans résultats utiles dans la plupart des cas où elle était autrefois mise en usage. On en a fait autrefois un abus considérable dans les familles, notamment dans les affections pulmonaires ou de l'estomac, en dehors du conseil des médecins. Ils peuvent déterminer des accidents cardiaques, avec hémorragie cérébrale par rupture vasculaire chez les artérioscléreux, les vieillards. Dans les empoisonnements même, on ne doit y avoir recours que si le *lavage de l'estomac* ne peut pas être opéré.

Antivomitif. — V. VOMISSEMENTS, POTION de Rivière.

Vomito negro (en esp. vomissement noir). — V. JAUNE (fièvre).

Voyages. — Les voyages, en distrayant l'esprit et en le détournant de tout travail, sont excellents pour les individus ayant une grande fatigue intellectuelle, confinant à la neurasthénie.

Voyages en mer. — La cure marine peut se faire au cours d'une croisière sur un navire d'un tonnage convenable, confortablement aménagé et pourvu d'un pont-promenade aux vastes dimensions pour pouvoir y faire de la marche, s'y étendre en humant l'air marin et y organiser des jeux variés.

Le voyage en mer a un effet sédatif sans dépression et en même temps tonique. Il est recommandé dans certains cas de faiblesse organique et d'anémie, dans les convalescences, aux personnes surmenées par le travail ou déprimées par le chagrin, à ceux qui souffrent d'insomnie, aux nerveux, aux neurasthéniques, aux scrofuleux, aux prétuberculeux.

Le séjour sur l'océan dans les mers chaudes pendant l'hiver est utile dans les laryngites et bronchites chroniques, les rhumatismes chroniques.

Les contre-indications sont : la goutte (les attaques étant fréquentes en mer), les hémorroïdes, les affections chroniques de l'estomac et de l'intestin, les maladies du cœur, l'épilepsie, la tuberculose avancée avec tendance aux *hémoptysies* (Loir).

Vue. — V. ŒIL.

Vulnéraire. — Ce mot signifie « propre à guérir les blessures ».

On employait autrefois l'*eau vulnéraire* ou *eau rouge* des pharmaciens, produit de la distillation avec de l'eau ou de l'alcool des *plantes* dites *vulnéraires* (lavande, basilic, hysope, mélisse, menthe poivrée, origan, romarin, sarriette, sauge, serpolet, thym, absinthe, angélique, fenouil), pour panser les blessures et surtout les contusions, et on en prenait à l'intérieur 1 ou 2 cuillerées dans un verre d'eau. Actuellement, on emploie plutôt dans les mêmes conditions la teinture d'arnica*. En fait, l'action est celle de l'alcool et il est préférable d'employer simplement l'*alcool camphré* à l'extérieur, l'*eau de mélisse* à l'intérieur. Le *baume vulnéraire* est un mélange de vin, d'huile, d'eau-de-vie dans lequel on faisait macérer les plantes vulnéraires. La liqueur dite *vulnéraire* est à base d'arnica*.

Vultueux. — Visage congestionné et bouffi.

Vulve. — Orifice d'entrée du canal génital de la femme.

Il est constitué par un anneau se continuant de chaque côté par des replis, les grandes et petites lèvres. L'orifice est rétréci chez la vierge par la présence d'une membrane, l'*hymen*, de forme variable et qui, à la suite des rapports sexuels, se déchire en laissant de petits tubercules arrondis dentelés, irréguliers, appelés *caroncules myrtiformes*.

De chaque côté de l'orifice vaginal, se voient deux orifices punctiformes : l'un à droite, l'autre à gauche, qui sont les orifices des glandes vulvo-vaginales ou *glandes de Bartholin*, dont le volume varie de celui d'un pois à celui d'une petite amande. Elles sécrètent un liquide transparent, filant, et elles peuvent être l'origine d'inflammations, d'abcès parfois fort dangereux.

Vulve (Maladies de la).

Vulvite. — Inflammation de la vulve.

Elle est parfois due à des microbes banaux, mais le plus souvent d'origine blennorragique ; chez la femme, elle résulte d'une contagion vénérienne ; mais on l'observe aussi chez les petites filles (*vulvo-vaginite* des petites filles) ; elle est due souvent, non à une tentative de viol par un individu malade, mais à une contagion accidentelle par les éponges, le linge et objets de toilette souillés par un membre de la famille atteint de blennorragie. A l'école, les vases et les cabinets peuvent servir d'agents de transmission ; à l'hôpital, les thermomètres et les canules.

SIGNES. Sensation de brûlures, de cuisson vive, de chaleur. Douleur exagérée par la marche, le moindre contact. La rougeur est intense, sécrétion abondante d'un pus jaune verdâtre, très irritant. Les lèvres se gonflent et la marche peut devenir impossible.

TRAITEMENT. Grands bains, bains locaux, soins de propreté scrupuleux. Lavages et pansements avec de la glycérine à l'ichtyol, au thigénol, des lotions de sublimé au 1/1000, pansements secs avec poudre d'aristol, d'amidon, de bismuth ; lotions avec du sulfate de zinc (5 p. 1000), du permanganate de potasse (1 p. 2000) ; attouchements avec une solution de nitrate d'argent à 1 p. 100, protargol 1/20.

Bartholinite. — L'infection peut parfois se localiser aux glandes de la vulve et en particulier aux glandes de Bartholin, constituant la *bartholinite*. Gonflement sphérique au niveau des glandes, accompagné de douleurs vives, lancinantes ; l'œdème de la lèvre devient dur. Puis la muqueuse se perfore et donne issue à un pus d'ordinaire épais, d'odeur infecte, couleur chocolat souvent. L'infection peut amener un sphacèle de la paroi ; il se forme alors une ulcération difficile à cicatriser.

TRAITEMENT. Repos au lit, bains répétés, pansements humides chauds. Dès que l'abcès se forme, il faut en pratiquer de suite l'ouverture large, en réséquant la paroi, pour éviter les fistules.

Eruptions vulvaires. — La vulve peut être le siège de diverses éruptions parfois fort pénibles.

Herpès. — L'*herpès* se montre surtout au moment des règles, chez certaines femmes ; il reparaît souvent à chaque époque, et se manifeste, sur la face interne ou le bord libre des petites lèvres, par l'apparition de petites vésicules, d'abord transparentes, qui s'ouvrent et laissent après elles un petit groupe d'ulcérations microcycliques et polycycliques. L'herpès est d'ordinaire précédé et accompagné d'une démangeaison très intense, très irritante, empêchant le sommeil.

Parfois les vésicules deviennent confluentes, donnant lieu à des ulcérations assez étendues recouvertes de fausses membranes (*vulvite couenneuse*), d'où s'écoule un liquide fétide.

TRAITEMENT. Grande propreté de la vulve : bains prolongés, pansements humides, attouchements au nitrate d'argent : poudrer avec de l'oxyde de zinc ou du peroxyde de zinc.

Eczéma. — L'eczéma aigu ou chronique peut occuper les grandes lèvres, la région voisine des cuisses et du périnée. V. ECZÉMA.

Diabétides. — Sous l'influence de l'irritation due à l'urine sucrée et aux grattages, peuvent apparaître à la vulve des gerçures, des pustules, des furoncles. V. DIABÈTE.

Prurit vulvaire. — Les démangeaisons se produisent au niveau de la vulve, constituant une affection fréquente très pénible et pouvant avoir un retentissement sur l'état général. Ce prurit n'est pas rare à la ménopause ou après la castration.

CAUSES : I. LOCALES. Végétations minimes au niveau de la vulve, notamment du méat urinaire, polype ; oxyures ; vulvites, vaginites, métrites avec leucorrhée.

II. DE VOISINAGE. Constipation, hémorroïdes, cystite.

III. GÉNÉRALES. Diabète, anémie, eczéma.

TRAITEMENT. Suivant les causes : excision des

végétations ; antihelmintiques ; traitement de la vulvite, vaginite, métrite.

Comme *calmants internes généraux*, valérianate d'ammoniaque, eau de laurier-cerise, bromure de camphre.

Comme *calmants locaux*, décoction de guimauve, de feuilles de belladone auxquelles on ajoutera un vingtième d'alcool camphré. Poudres inertes (talc, sous-nitrate de bismuth, oxyde de zinc ; pommade au glycérolé d'amidon, 30 gr. avec 1 gr. de menthol).

Radiothérapie ; air chaud, haute fréquence ; scarifications.

Papillomes (*végétations* ou *crêtes de coq*). — Petites saillies irrégulières, framboisées, d'une couleur rose foncé ; elles surviennent presque toujours chez des personnes peu soigneuses et malpropres, à la suite d'une irritation, soit blennorragique, soit banale, soit gravidique ; elles siègent en tous les points de la muqueuse ou de la peau, principalement en bouquets au niveau des divers orifices glandulaires. Elles peuvent être isolées, disséminées ; le plus souvent elles sont en groupe plus ou moins serré, déformées par pression réciproque, et donnent l'aspect d'une tête de chou-fleur. Elles sont sessiles ou pédiculées. Enfin elles peuvent être conglomérées et occuper toute la surface ano-vulvaire et recouvrir le périnée.

Les papillomes entraînent parfois des troubles de la miction, lorsqu'ils siègent au niveau de l'urètre; une oblitération du vagin, une irritation de la peau ; il existe souvent un suintement à odeur fétide.

TRAITEMENT. Les soins de propreté et d'hygiène suffisent parfois pour amener leur disparition. Si elles sont survenues au cours de la grossesse, elles peuvent disparaître après l'accouchement. Le plus souvent, il faut recourir à l'ablation avec la curette après gelure au chlorure d'éthyle ou, dans les cas de grosse tumeur, ablation au thermocautère. L'ablation au bistouri ou à la curette expose à une hémorragie parfois très abondante. En cas de grossesse, il faut craindre de provoquer un avortement par l'ablation.

W X Y Z

Wassermann (Réaction de). — Wassermann a appliqué au diagnostic de la syphilis la méthode générale de Bordet et Gengou de la *déviation du complément**.

En réalité, l'hypothèse qui a été le point de départ de la réaction de Wassermann a été reconnue fausse; cette réaction n'a rien à voir avec les réactions dites d'immunité (anticorps spécifiques, agglutinines, bactériolysines, etc.). Ces dernières sont spécifiques, c'est-à-dire qu'elles traduisent la réaction élective d'un organisme contre un germe infectant (ou des germes du même groupe).

Rien ne permet de dire que c'est un phénomène analogue qui entre en jeu dans la réaction de Bordet-Wassermann. Celle-ci repose tout entière sur l'apparition, dans les humeurs des syphilitiques, d'une modification physico-chimique, sur laquelle nous ne savons rien, sinon qu'elle existe et qu'on la met en évidence par des méthodes détournées.

La réaction de Wassermann n'est donc pas une réaction biologique spécifique, c'est une réaction physico-chimique.

D'ailleurs, cette réaction ne s'observe pas seulement dans la syphilis, mais aussi dans d'autres affections comme le pian*, la spirochétose* ictéro-hémorragique, les trypanosomiases*, la lèpre*.

Malgré cela, la réaction de Wassermann possède dans la syphilis une haute valeur diagnostique, à la condition de savoir l'interpréter. Dans tous les cas, un résultat négatif ne signifie rien et, en dernière analyse, quand la clinique et le laboratoire sont en désaccord, c'est le laboratoire qui doit céder le pas à la clinique.

Pour ce qui concerne la valeur de la réaction de Wassermann dans la syphilis, V. SYPHILIS.

Water-closets. — V. VIDANGES.

Weber (Douche de). — Injection nasale faite avec un siphon. V. NEZ.

Wharton (Canal de) — Canal de la glande sous-maxillaire V. SALIVAIRES (Glandes).

Whisky. — Boisson distillée anglaise, provenant de la fermentation de l'orge ou du seigle ; elle contient 60 à 75 p. 100 d'alcool.

Winter. — Ecorce d'une plante de la famille des Magnoliacées ; elle entre dans la composition des vins diurétiques.

Wintergreen (Essence de). — Elle est extraite de la gaulthérie ; sa composition est celle du salicylate de méthyle, qu'il est préférable d'employer. V. SALICYLIQUE et SALICYLATE.

Wirsung (Canal de). — Canal du pancréas.

Wormiens (Os). — Petits os placés d'ordinaire aux angles des sutures des os du crâne.

Wrisberg (Nerf de) — Partie du nerf facial.

X (Rayons). — V. RADIOLOGIE.

Xanthélasma (du gr. *xanthos*, jaune, et *elasma*, plaque). — Petites taches jaunes plus ou moins foncées ou peu saillantes, à contours bien nets, occupant symétriquement les paupières près de l'angle interne de l'œil (*fig.* 985).

Les plaques, absolument indolentes, peuvent n'exister qu'aux paupières, surtout chez les femmes et les vieillards ; elles peuvent s'observer en même temps que d'autres lésions de xanthome*. La cause est celle du xanthome.

TRAITEMENT. Cautérisation au galvanocautère. V. XANTHOME.

Xanthome (du gr. *xanthos*, jaune). — Affection cutanée caractérisée par l'existence de petites tumeurs saillantes ou aplaties de coloration jaunâtre. Le xanthome se présente sous différentes formes.

Xanthome plan des paupières ou Xanthélasma*.

Xanthome éruptif tubéreux. — Elevures papuleuses, grosses comme une tête d'épingle ou une

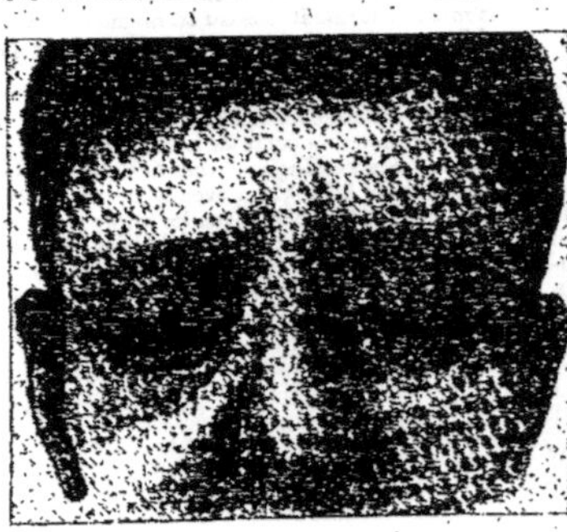

FIG. 985. — Xanthélasma.

fève, de consistance ferme ou molle, évoluant par poussées successives à tout âge. Quelquefois les éléments sont prurigineux et douloureux. Ils se disposent avec une certaine symétrie sur les coudes, les genoux, les doigts, les épaules, les fesses, le cuir chevelu. Ils peuvent persister indéfiniment ou disparaître par résorption.

Xanthome congénital. — Tumeurs globuleuses sessiles ou pédiculées, de coloration jaune bistre ou

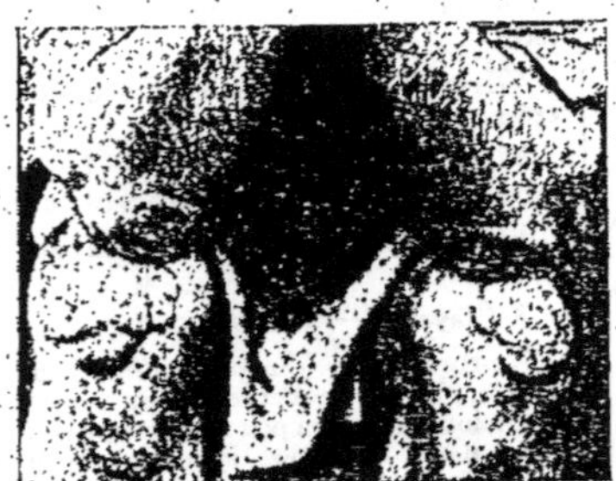

FIG. 986. — Xanthome tubéreux symétrique des coudes et des genoux.

violacée, molle ou d'une dureté fibreuse, qui peuvent atteindre le volume d'une mandarine et plus.

Elles occupent surtout les coudes et les genoux (*fig.* 986). Elles apparaissent dès la naissance ou au cours du premier mois de la vie.

CAUSE. Augmentation de la cholestérine dans le sang.

TRAITEMENT. Cautérisation, ablation chirurgicale. Ingestion prolongée de capsules d'essence de térébenthine. Régime hypocholestérinique : viandes rôties et grillées, légumes verts, lait écrémé, fruits et sucre.

Xanthopsie (du gr. *xanthos*, jaune, et *opsis*, vue). — Coloration jaune de l'œil et vue des objets avec une teinte jaune (*ictère*). V. FOIE et intoxication par la SANTONINE*.

Xeroderma pigmentosum (du gr. *xeros*, sec, et *derma*, peau). — Maladie congénitale et familiale de la peau, apparaissant au cours de la première enfance et résultant d'une sensibilité anormale de la peau aux rayons lumineux (ultra-violets).

Elle affecte les régions découvertes (face, cou, mains, avant-bras, quelquefois jambes) et se caractérise par

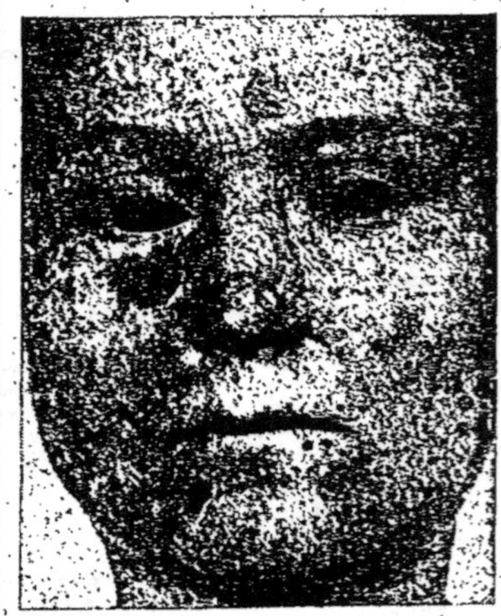

FIG. 987. — Xeroderma pigmentosum.

des saillies verruqueuses sèches, des épithéliomes de types divers, fongueux ou ulcéreux, par transformation maligne des lésions verruqueuses (*fig.* 987).

Cette affection est donc une affection précancéreuse. Ces tumeurs peuvent guérir ; habituellement les épithéliomes deviennent mutilants et amènent par généralisation la mort avant 12 ans. Certains sujets peuvent vivre jusqu'à 40 ans.

TRAITEMENT : I. PALLIATIF. Eviter la lumière solaire, enduire la peau de pâtes protectrices additionnées de sels de quinine ou d'esculine.

II. CURATIF. Destruction des tumeurs à mesure qu'elles apparaissent (neige carbonique, galvanocautère, électrolyse, rayons X et radium prudemment maniés).

Xérodermie (du gr. *xeros*, sec, et *derma*, peau). — Peau sèche avec desquamation poudreuse qui constitue le premier degré de l'ichtyose*.

Xérophtalmie (du gr. *xeros*, sec, et *ophtalmos*, œil). — V. XÉROSIS.

Xérosis (en gr. *dessèchement*). — Sécheresse et rétraction de la conjonctive, qui est blanc mat et ridée autour de la cornée : la sécrétion de la glande lacrymale ne se produit plus et la cornée peut s'opacifier.

Cette affection dépend de lésions oculaires cicatricielles profondes ou de modifications de l'état général (absence de vitamines).

TRAITEMENT. Lotions fréquentes de la conjonctive.

Xiphoïde (du gr. *xiphos*, épée, et *eidos*, ressemblance).

Appendice xiphoïde. — Partie terminale inférieure du sternum.

Xiphopage (du gr. *xiphos*, épée, et *pageis*, réuni). — V. MONSTRES.

Xylol (Diméthylbenzine). — Sous-produit de la houille.

Liquide très mobile, à odeur pénétrante, préconisé à l'*extérieur* contre la phtiriase, la séborrhée; à l'*intérieur* (L à LXX gouttes), dans la variole* (affaissement des pustules, atténuation, arrêt ou suppression de la suppuration, et, par suite, des cicatrices).

Yaourt ou **Yoghourt** (lait caillé). — V. à LAIT.

Yersin (Bacille de). — Bacille de la peste* découvert par le médecin français Yersin.

Yeux. — V. ŒIL.

Yeux d'écrevisse. — Concrétions blanches en forme de boule qu'on trouve dans l'estomac des écrevisses au moment où se renouvelle leur carapace calcaire, dite *test*. Elles contiennent p. 100 :

Carbonate de chaux	63,16
Carbonate de soude	1,41
Phosphate de chaux	17,30
Phosphate de magnésie	1,30

Les yeux d'écrevisse étaient employés autrefois en poudre comme absorbant dans les maladies d'estomac et sont remplacés actuellement par du carbonate, du phosphate de chaux ou de la magnésie.

Yohimbine. — Alcaloïde extrait de l'écorce du Yohimbe, famille des Rubiacées, originaire de l'Afrique Occidentale.

Employée sous forme de chlorhydrate, comme aphrodisiaque dans l'impuissance, à la dose de 1 centigr. par jour en 3 fois. Médicament dangereux. Peut donner des troubles cardio-vasculaires et parfois causer la mort subite.

Zinc. — Les préparations de zinc sont très *actives* et, par suite, *dangereuses*. Les plus usitées sont :

Chlorure de zinc (beurre de zinc). — MODE D'EMPLOI ET USAGES. A l'*extérieur*, comme caustique, *pâtes de Canquoin* ; solution de Lannelongue, 1/9 d'eau, pour durcir les tissus autour d'une lésion tuberculeuse (maximum de dose dans chaque série d'injection, 20 gouttes).

Oxyde de zinc (blanc de zinc). — MODE D'EMPLOI ET USAGES. A l'*extérieur*, sous forme de glycéré, de pommade, contre l'eczéma, les engelures, les démangeaisons, les maladies des yeux. A l'*intérieur*, pilules de *Méglin* (mélange à parties égales de jusquiame, d'oxyde de zinc et de valériane), contre l'épilepsie, la chorée, les névralgies. Dose d'adulte, 1 à 2.

Peroxyde de zinc (*Ectogan*). — Poudre jaune, très antiseptique, dégageant de l'oxygène sous l'action des acides, notamment de l'acide tartrique; d'où son emploi pour le pansement des plaies, en nature ou dans de l'eau, à laquelle on ajoutera au moment de l'emploi quantité égale d'acide tartrique.

Phosphure de zinc. — MODE D'EMPLOI ET USAGES. Granules de 1 milligr., dont on donne 8 à 10 comme excitant dans les paralysies musculaires et comme antimigraineux dans la neurasthénie.

Sulfate de zinc (vitriol blanc, couperose blanche). — MODE D'EMPLOI ET USAGES : 1° Collyre contre les conjonctivites (15 centigr. pour 100 gr. d'eau de rose). Il forme aussi la base des collyres dits *eaux de Provence*, de l'*épicier*, de la *duchesse d'Angoulême*, mais la dose est plus forte (50 centigr. pour 110 gr.), de l'eau *quadruple* de Raspail; 2° Vomitif, 50 centigr. pour 125 gr. de tilleul ; 3° Antispasmodique et astringent, en pilules à la dose de 20 centigr. A l'*extérieur*, poudre pour la conservation des cadavres (50 gr. de sciure, 20 gr. de sulfate, 1 gr. de lavande).

Valérianate de zinc. V. VALÉRIANE.

Empoisonnement. — CAUSES. Les sels de zinc sont employés, en dehors de la pharmacie, pour la peinture et la photographie; d'autre part, l'eau *pluviale* attaque les sceaux en zinc, mais les accidents les plus nombreux viennent de méprises (sulfate de zinc pris en place de magnésie ou de sulfate de soude). — SIGNES. Vomissements énergiques incessants, brûlures des lèvres et de la bouche, paralysie.

TRAITEMENT. Carbonate de soude* ou de potasse* en grande quantité dissous dans de l'eau chaude. Lait et œufs avec de l'eau tiède. Thé fort. Cataplasmes sur le ventre.

Zomothérapie (du gr. *zomos*, jus de viande, et *therapeia*, thérapeutique). — Médication par le jus de viande ou plasma musculaire, préconisée dans le traitement de la tuberculose et les états consomptifs (anémie, chlorose, atrophie infantile, surmenage, débilité sénile, neurasthénie, etc.).

Zona [Herpès zoster] (du gr. *zonè*, ceinture). — Affection caractérisée : 1° par une

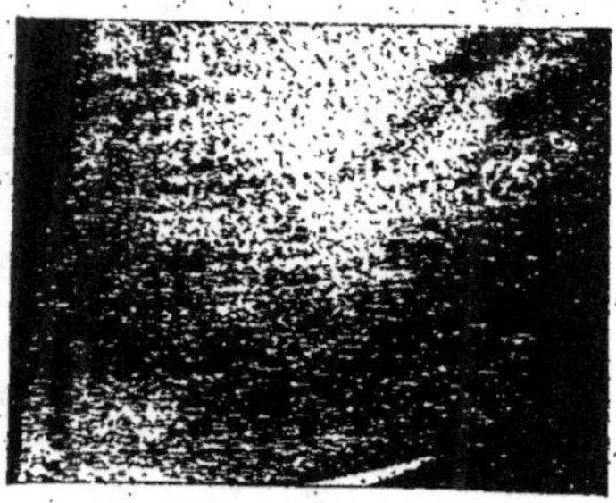

FIG. 988. — Zona intercostal.
(Musée de l'hôpital Saint-Louis.)

éruption de vésicules d'herpès localisée à un seul côté du corps et disposée suivant le trajet d'un nerf ; 2° par des phénomènes généraux et fébriles donnant à cette affection l'allure d'une maladie aiguë et infectieuse. Elle récidive rarement et confère l'immunité.

SIGNES. Le zona peut siéger en différents points ; le plus souvent, il se trouve sur le trajet des nerfs intercostaux ; il est unilatéral et unique, occupant de préférence le troisième, le quatrième ou le cinquième espace intercostal.

Zona intercostal. — Après avoir éprouvé un certain malaise général, des frissons, de la fièvre, des douleurs névralgiques intercostales, le malade remarque (*fig.* 988) sur un des côtés de la poitrine des plaques érythémateuses ovales, à grand diamètre horizontal ou oblique, dans le sens des espaces intercostaux, séparées par des intervalles de peau saine. Sur chaque plaque se forment rapidement des vésicules contenant un liquide citrin et durant de 4 à 8 jours environ. L'éruption s'arrête assez exactement à la ligne médiane, mais souvent un petit groupe de vésicules débordent cette ligne. Les vésicules peuvent se réunir pour constituer des bulles. Elles peuvent aussi devenir purulentes et former des pustules ; en se desséchant, elles se recouvrent d'une croûtelle dont la chute est accompagnée de cicatrices blanchâtres souvent indélébiles. Parfois il se forme des ulcérations très douloureuses dont la cicatrisation est très lente. Les vésicules offrent quelquefois un aspect purpurique (*zona hémorragique*). Chez les débilités, les diabétiques, elles peuvent donner des escarres noirâtres (*zona gangréneux*).

L'éruption du zona s'accompagne d'une douleur vive, avec sensation de cuisson, de brûlure fort pénible (feu sacré, feu de Saint-Antoine). Elle est aug-

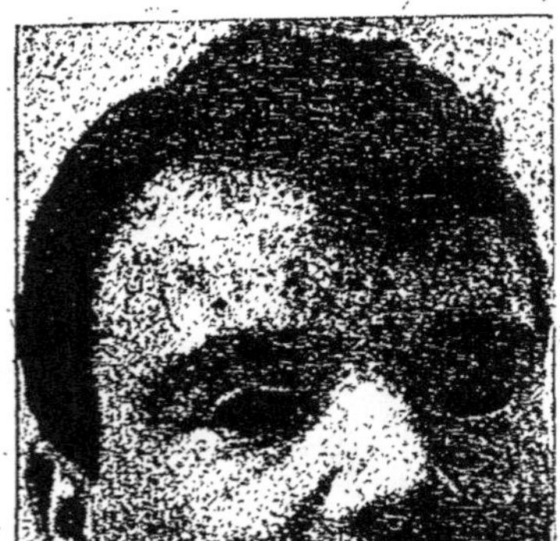

FIG. 989. — Zona ophtalmique.
(Musée de l'hôpital Saint-Louis.)

mentée par les frottements et la pression. Cette douleur disparaît à la fin de l'éruption ; cependant, chez les vieillards, elle peut durer fort longtemps sous forme de douleurs névralgiques très tenaces et particulièrement intenses. Il existe toujours une inflammation des ganglions dans le territoire atteint.

La fièvre, la céphalée et les troubles gastro-intestinaux sont des signes constants au cours du zona.

L'évolution se fait en une quinzaine de jours. Les croûtes laissent à leur place des macules brunâtres qui sont remplacées par des cicatrices blanches présentant une anesthésie complète.

Autres formes. — Le zona peut siéger à la face. Dans le territoire de la branche ophtalmique du trijumeau, c'est le *zona ophtalmique* (*fig.* 989), qui est caractérisé par des douleurs circumorbitaires et des vésicules sur le front, empiétant même sur le cuir

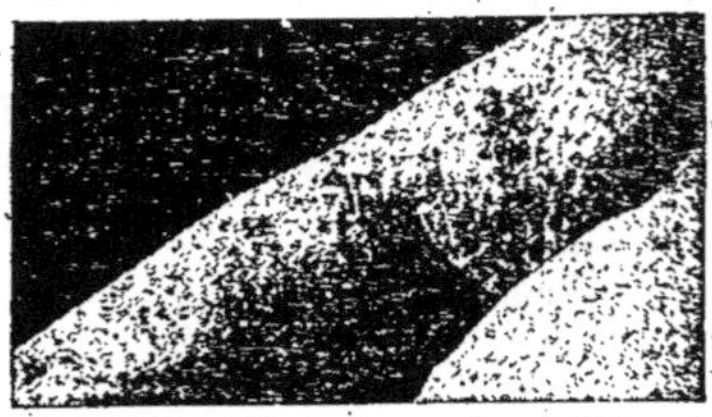

FIG. 990. — Zona du membre inférieur.
(Musée de l'hôpital Saint-Louis.)

chevelu, la conjonctive et la muqueuse nasale. Ce zona est grave ; il s'accompagne de phénomènes douloureux extrêmement violents et parfois de lésions oculaires trophiques, pouvant entraîner la perforation de la cornée et la fonte purulente de l'œil. Des paralysies oculaires peuvent compliquer cette variété de zona.

Plus rares sont le *zona du maxillaire supérieur* et le *zona du maxillaire inférieur* ; dans le premier cas, on peut voir des vésicules d'herpès sur le voile du palais

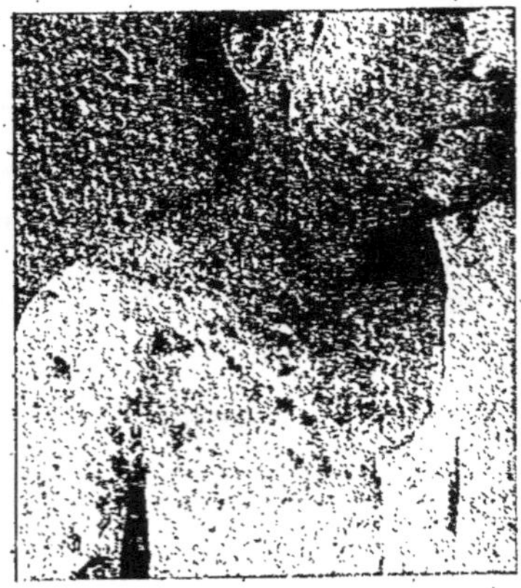

FIG. 991.
Zona du plexus cervical superficiel.

et la voûte palatine ; dans le deuxième cas, une éruption sur la langue. Ces zonas s'accompagnent parfois de paralysie faciale.

Au cou, on peut noter un *zona occipito-cervical* suivant les branches ascendantes du plexus cervical superficiel (cuir chevelu, nuque, oreille), ou les branches descendantes (épaule, partie supérieure du bras) : c'est le zona *cervico-brachial* (*fig.* 991).

Au membre supérieur, le zona est rare et est disposé en traînées parallèles à l'axe du membre.

On peut observer un zona à la partie supérieure de l'abdomen (*zona dorso-abdominal*), à la région inguinale et lombaire (*Z. lombo-inguinal*), fessière (*Z. sacro-ischiatique*), aux membres inférieurs (*Z. lombo-fémoral et fémoral*) [*fig.* 990].

Certains zonas s'accompagnent de *vésicules aberrantes*, à distance de l'éruption régionale. Parfois le zona se généralise à une moitié du corps, ou dans des régions symétriques bilatérales (Z. en ceinture autour du thorax).

Complications. *Paralysies oculaires*; *paralysie faciale*; *méningite* fugace. *Névralgies* rebelles, *atrophies musculaires*, *causalgies*, dues à des troubles du sympathique.

Causes. Le zona survient à tout âge, surtout entre 15 et 30 ans, plutôt au printemps. Souvent il existe de véritables petites épidémies, parfois conjugales.

Le zona apparaît à la convalescence des maladies infectieuses (fièvre typhoïde, rougeole, pneumonie), chez les tuberculeux, les syphilitiques. Il est fréquent dans le diabète, le rhumatisme, l'urémie, certaines intoxications (oxyde de carbone, arsenic) ; on l'observe assez souvent chez les syphilitiques traités par les arsénobenzènes.

Nature. Les lésions du zona siègent essentiellement dans les ganglions spinaux postérieurs (hémorragies, lésions de dégénérescence) ; elles ressemblent à celles de certaines maladies infectieuses comme la rage, le typhus exanthématique.

Certains auteurs admettent l'identité du virus du zona et de celui de la varicelle.

Pronostic. Habituellement bénin, seul le zona ophtalmique est grave, en raison de la possibilité de lésions oculaires.

Traitement : 1° Calmer la douleur (aspirine) ; 2° Protéger les vésicules pour empêcher qu'elles ne s'infectent (talc, oxyde de zinc). Se garder des cataplasmes, des pansements humides, qui favorisent l'infection, l'ulcération et les cicatrices.

Contre les névralgies tenaces si douloureuses qui s'observent chez les vieillards après le zona, on a proposé divers traitements : radiothérapie, hydrothérapie, injection intranerveuse d'alcool, injection sous-cutanée d'air stérilisé ; section chirurgicale du ganglion postérieur ou du sympathique ; autohémothérapie.

Zoopsie (du gr. *zoon*, animal, et *opsis*, vue). — Hallucination visuelle caractérisée par l'apparition d'animaux ; s'observe surtout chez les alcooliques.

Zygomatique (du gr. *zugôma*, objet servant à unir).

L'**apophyse zygomatique** est une saillie transversale du temporal qui, unie à une saillie de l'os de la pommette (malaire), forme l'**arcade zygomatique**.

Les **muscles grand** et **petit zygomatiques** vont de l'os malaire à l'angle des lèvres, qu'ils relèvent.

Zymase (du gr. *zymè*, ferment). — Ferment soluble ; ex. : diastase, pancréatine.

Imp. Larousse, 1 à 9, rue d'Arcueil, Montrouge (Seine). — 3-27.